U0275411

Brenner & Rector's The Kidney

Brenner & Rector 肾脏病学

下卷

11th Edition
原书第 11 版

原著 [美] Alan S.L. Yu　[美] Glenn M. Chertow
[瑞士] Valérie A. Luyckx　[加] Philip A. Marsden
[以] Karl Skorecki　[英] Maarten W. Taal

主译 孙 林 刘友华 杨俊伟 杨天新 陈 旻 蔡广研
刘必成 郑 丰 丁国华 陶立坚 付 平

中国科学技术出版社
·北 京·

图书在版编目（CIP）数据

Brenner & Rector 肾脏病学 : 原书第 11 版 . 下卷 /(美) 阿伦 ·S.L. 余 (Alan S.L. Yu) 等原著 ; 孙林等主译 . — 北京 : 中国科学技术出版社 , 2022.1

书名原文 : Brenner & Rector's The Kidney, 11e

ISBN 978-7-5046-9215-3

Ⅰ . ① B… Ⅱ . ①阿… ②孙… Ⅲ . ①肾疾病—诊疗 Ⅳ . ① R692

中国版本图书馆 CIP 数据核字 (2021) 第 197217 号

著作权合同登记号：01-2021-5586

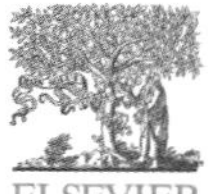

Elsevier(Singapore) Pte Ltd.
3 Killiney Road, #08-01 Winsland House I, Singapore 239519
Tel: (65) 6349-0200; Fax: (65) 6733-1817

ISBN: 978-0-323-53265-5

This Translation of Brenner & Rector's The Kidney, 11e by Alan S.L. Yu, Glenn M. Chertow, Valérie A. Luyckx, Philip A. Marsden, Karl Skorecki, Maarten W. Taal was undertaken by China Science and Technology Press and is published by arrangement with Elsevier (Singapore) Pte Ltd.
Brenner & Rector's The Kidney, 11e by Alan S.L. Yu, Glenn M. Chertow, Valérie A. Luyckx, Philip A. Marsden, Karl Skorecki, Maarten W. Taal 由中国科学技术出版社进行翻译，并根据中国科学技术出版社与爱思唯尔（新加坡）私人有限公司的协议约定出版。

Brenner & Rector 肾脏病学（原书第 11 版）（孙 林 刘友华 杨俊伟 杨天新 陈 旻 蔡广研 刘必成 郑 丰 丁国华 陶立坚 付 平，译）
ISBN: 978-7-5046-9215-3

译校者名单

主　译（以章节先后为序）

孙　林（中南大学湘雅二医院）

杨俊伟（南京医科大学第二附属医院）

陈　旻（北京大学第一医院）

刘必成（东南大学附属中大医院）

丁国华（武汉大学人民医院）

付　平（四川大学华西医院）

刘友华（美国匹兹堡大学医学院）

杨天新（美国犹他大学医学院）

蔡广研（中国人民解放军总医院）

郑　丰（大连医科大学医学科学研究院）

陶立坚（中南大学湘雅医院）

副主译（以章节先后为序）

杨宝学（北京大学基础医学院）

庄守纲（美国布朗大学医学院）

吴永贵（安徽医科大学附属第一医院）

孙世仁（中国人民解放军空军军医大学西京医院）

王俭勤（兰州大学第二附属医院）

王伟铭（上海交通大学附属瑞金医院）

肖　力（中南大学湘雅二医院）

何伟春（南京医科大学第二附属医院）

徐　虹（上海复旦大学儿童医院）

李贵森（四川省人民医院）

彭　晖（中山大学附属第三医院）

张　春（华中科技大学附属协和医院）

刘华锋（广东医科大学附属医院）

许钟镐（吉林大学第一医院）

蒋更如（上海交通大学附属新华医院）

王惠明（武汉大学人民医院）

焦军东（哈尔滨医科大学第二附属医院）

译 校 者（以姓氏笔画为序）

丁国华　卜　茹　于双艳　万　程　马屹芃　马甜甜　王　伟　王　畅　王　显　王　琴
王　蔚　王子宜　王文娟　王玉娟　王伟铭　王俭勤　王婉宁　王惠明　方　丽　尹　叶
孔凡武　石　明　石彩凤　叶增纯　田秀娟　付　平　付　饶　付玉琪　冯启健　冯松涛
冯韵霖　司佶宜　吕韵晖　朱　威　朱冬冬　朱吉莉　朱雪婧　任　倩　任志龙　仰　欣
庄守纲　刘　研　刘　菁　刘　爽　刘　鸽　刘　煜　刘　曦　刘友华　刘玉秋　刘冬梅
刘必成　刘华锋　刘佳鹭　刘金瑞　刘洁琼　刘晓燕　刘崇斌　江　蕾　江园燕　汤济鑫
许钟镐　孙　林　孙世仁　孙伟霞　孙晓菁　远　航　严　苗　苏　可　苏嘉慧　李　明
李　怡　李一莎　李小丽　李小慧　李志盈　李作林　李灿明　李迪儿　李贵森　李晓庆
李晓宇　李雪娟　李晨睿　李勰家　李鑫睿　杨　明　杨　晨　杨　琛　杨天新　杨叶猗
杨乐天　杨金斐　杨宝学　杨俊伟　杨莹莹　杨璨粼　肖　力　吴　昊　吴永贵　邱志维
何　娟　何伟春　汪　澈　沈　茜　沈　琰　沈安然　宋冬岩　宋安妮　宋盼爱　张　春
张　凌　张　宇　张　顺　张　俊　张　语　张　娅　张　涛　张　琦　张小艳　张历涵
张沥文　张承巍　张春云　张素兰　张晓良　张朝阳　张慧芳　陈　旻　陈　径　陈　娟
陈　铖　陈　蔚　陈小翠　陈国纯　陈星华　陈艳亭　陈素芳　陈莎莎　陈晓君　陈馨韵
邵广莹　苟慎菊　林芙君　罗世露　周　莉　周　阳　周　舟　周小春　周丽丽　郑　丰
郑华清　宗　雪　赵　清　赵　晶　赵文波　赵梓易　赵婵玥　郝　旭　荆凯鹏　胡宁宁
胡雪茹　钟　慧　段彤月　俞传琪　闻　萍　闻　毅　姜　玲　姜　娜　姜安妮　洪大情
姚　瑶　姚碧晴　贺理宇　骆　静　袁　蔚　袁琼婧　耿晓强　栗　明　夏　甜　钱诗睿
钱晓倩　徐　虹　徐　虎　徐丽梨　徐潞君　奚易云　高月明　高碧霞　郭　琴　郭亚男
唐程远　陶立坚　陶思蓓　黄　玲　黄自能　黄诗纯　黄健妮　黄跃波　黄燕如　曹红娣
盛丽莉　常冬元　符　晓　商静月　梁　伟　彭　晖　彭张哲　蒋更如　韩秋霞　韩雅纯
傅海燕　焦军东　鲁　荐　曾涵虡　谢　芸　谢艳云　蒲　敏　雷　蕾　詹　明　詹展基
蔡　娟　蔡广研　廖巾琳　熊　薇　熊明霞　熊雅冰　滕思远　潘庆军　潘林蓉　戴选彤
魏　蕾　魏甜甜

学术秘书　周　阳　杨　明　刘　研

目　录

上　卷

中　卷

下　卷

第 53 章 慢性肾脏病 – 矿物质和骨异常

Chronic Kidney Disease–Mineral Bone Disorder

Marta Christov　Stuart M. Sprague　著
仰　欣　刘玉秋　杨璨粼　司佶宜　译
张晓良　刘必成　校

要　点

- 矿物质代谢参数异常最早发生在慢性肾脏病（chronic kidney disease，CKD）2 期，最常伴有血清成纤维细胞生长因子 23（fibroblast growth factor 23，FGF–23）的浓度升高。
- 磷的生物利用度取决于食物来源形式，由于人类无法消化植酸盐——植物中磷的主要储存形式，所以豆类等植物来源的磷生物利用度较低。
- 在 20% 的 CKD 患者中，白蛋白校正总钙值会误诊高钙血症或低钙血症，因此医务人员应尽可能检测离子钙浓度，尤其是在开始或调整慢性肾脏病矿物质和骨异常（chronic kidney disease–mineral and bone disorder，CKD–MBD）治疗方案时。
- 弹性动脉中层的钙化在 CKD 患者中极为常见，其病理生理学机制可能与动脉粥样硬化时的内膜钙化相似。
- 尚无确定的非侵入性方法（影像或血液检查）可以评估骨的生理学参数，如骨转化和骨矿化。
- 肾性骨营养不良分类的新系统着眼于骨转化、骨矿化和骨容积的异常，这些都会影响骨强度。
- 双能 X 线吸收法（dual–energy X–ray absorptiometry，DXA）可被用于评估 CKD 患者骨折风险，但是暂无临床试验证明 DXA 的结果异常与相关结局（包括骨折）之间的关系。
- 尚无随机对照试验证明，CKD 或终末期肾脏病患者针对甲状旁腺激素靶标的治疗可改善预后。
- 在所有年龄组中，透析患者髋关节骨折的发生率都高于普通人群，并且骨折后死亡率也更高。
- 肾移植受者好发骨折，尤其是附肢骨骼的骨折。

健康人血清磷和钙的正常水平主要由以下 3 种激素维持，分别为甲状旁腺激素（parathyroid hormone，PTH）、维生素 D 的活性代谢产物——骨化三醇［1,25– 二羟维生素 D_3，$1,25(OH)_2D$］和成纤维细胞生长因子 23（fibroblast growth factor23，FGF–23）。此外，研究发现可溶性 Klotho 蛋白在该调节过程中也发挥一定作用。这些激素主要作用于 4 个靶器官：骨、肾脏、肠道和甲状旁腺。由于肾脏在血清钙和磷浓度以及 3 种激素的调节中发挥重要作用，所以慢性肾脏病（chronic kidney disease，CKD）患者极易发生矿物质代谢紊乱。矿物质代谢紊乱开始于CKD早期，而在肾功能恶化至肾小球滤过率（glomerular filtration rate，GFR）＜ 30ml/min 的过程中普遍存在。随着 CKD 进展，机体逐渐通过调节骨化三醇、PTH、FGF–23 和 Klotho 的生成来维持正常的血清钙和磷浓度。当疾病进展至一定程度，最终这些代偿反应不能维持矿物稳态，导致以下后果：①血清钙、磷、PTH、骨化三醇、FGF–23 和 Klotho 的水平异常；②骨重建和骨矿化紊乱（常称为“肾性骨营养不良”）和（或）儿童线性生长受损；③骨外软组织和动脉钙化。2006 年，“改善全球肾脏病预后组织”（Kidney Disease Improving GlobalOutcome，KDIGO）提出了“慢性肾脏病矿物质和骨异常（chronic kidneydisease–mineral and bone disorder，CKD–MBD）”这一名词，用以描述生化指标异常、骨骼异常和异位钙化这三联征（表 53–1）[1]。这些异常在病理生理学和疗效方面相互关联。CKD–MBD 的 3 个部分与 CKD 4～5D 期透析患者的骨折、心血管疾病和死亡率有关。为加强读者对 CKD 这些异常表现的综合理解，我们首先分别讨论每个部分。

一、慢性肾脏病矿物质和骨异常的病理生理学

（一）磷和钙稳态

1. 磷平衡和稳态

无机磷对许多生理功能很重要，包括骨骼发育、矿物代谢、细胞膜磷脂成分构成和功能发挥、细胞信号传导、血小板聚集以及线粒体代谢过程中的能量转移。由于磷在这些功能中的重要性，矿物稳态需将血清磷浓度维持在 2.5～4.5mg/dl（0.81～1.45mmol/L）。血清磷浓度在婴儿时最高，随着人体生长发育，血清磷浓度逐渐下降，在青少年晚期达到成人水平。成人全身储存的磷约为 700g，其中 85% 以羟磷灰石［$(Ca)_{10}(PO_4)_6(OH)_2$］的形式储存在骨中，余下 14% 的磷储存在细胞内，仅 1% 储存在细胞外。细胞外的磷，70% 为有机磷储存于磷脂中。30% 为无机磷，这部分可被测定的无机磷可以自由循环。在这 30% 的无机磷中，15% 与蛋白质结合，剩余 85% 可与钠、镁或钙结合，也可以 HPO_4^{2-}、H_2PO^{1-} 形式自由循环。在 pH 为 7.4 时，无机磷酸盐 HPO_4^{2-}：H_2PO^{1-} 的比例约 4∶1。因无机磷酸盐的离子价数不一，所以血清磷浓度通常以 mmol/L 为单位，而非 mEq/L（与离子价数有关）。此外，健康人群 [2] 和晚期 CKD 患者 [3] 的血清磷浓度每日都存在相当大的变化。所以，血清磷测定的结果仅反映机体总磷的一小部分，不能准确地反映出在 CKD 矿物质紊乱状态下的机体总磷含量。磷和磷酸盐这两个名词经常被混用，但严格地说，“磷酸盐”指无机的、容易获得的形式（HPO_4^{2-} 和 H_2PO^{1-}）。然而多数实验室将磷酸盐——机体总磷中可测定的无机磷部分，称为“磷”。为了简化，我们在本章中使用简写“磷（Pi）”代表磷酸盐和（或）磷。

表 53–1 慢性肾脏病矿物质和骨异常和肾性骨营养不良的改善全球肾脏病预后组织分类

慢性肾脏病矿物质和骨异常（chronic kidneydisease–mineralbone disease，CKD–MBD）的定义	由 CKD 导致的矿物质及骨代谢异常综合征，可出现以下一项或多项临床表现
	钙、磷、甲状旁腺激素或维生素 D 代谢异常
	骨转化、骨矿化、骨容积、骨线性生长或骨强度异常
	血管或其他软组织钙化
肾性骨营养不良的定义	肾性骨营养不良是 CKD 患者体内一种骨形态学的改变。它是对 CKD–MBD 综合征骨骼情况的一种评价，可通过骨活检的组织形态计量学进行定量

引自 Moe S, Drüeke T, Cunninghum J, et al, Definition, evaluation, and classification of renal osteodystrophy: a position statement from kidney Disease: Improving Global Outcomes (KDIGO). Kidney Int. 2006; 69: 1945–1953.

大多数食物中的磷，存在于食物蛋白和含磷添加剂中。在不含添加剂的常见食物中，每克蛋白质的平均含磷量在 9.0～14.6mg 范围内，蛋白质含量高时，食物含磷量通常更高。很多食物内因含有防腐剂、酸化剂、酸度缓冲剂和乳化剂等添加剂，其含磷量比一般食物中的高 28% [4]。尽管医务人员建议，CKD 患者每日磷的摄入量应限制在 800mg 以内，但美国人的每日饮食中平均含磷量约 1000～1400mg，这个数据还未计入防腐剂中的无机磷含量 [5]。磷对机体的作用受生物利用度影响，而磷的来源形式又决定了其生物利用度的高低。以添加剂形式存在的磷，生物利用度接近 100%，而由于人体缺少植酸酶，磷与豆科植物中的植酸盐结合时，其生物利用度较低 [6]。一些研究发现，磷的来源形式直接影响磷稳态 [3]。因此，在 CKD 患者中，尤其是在多达 50% 的透析患者合并营养不良的情况下，如何在满足蛋白质摄入需求的同时限制膳食磷的摄入是一个挑战。由于 PTH 和 FGF–23 可影响尿中磷酸盐含量，磷平衡在 CKD 3 期～4 期患者体内一般为中性平衡 [7]；然而，当这些代偿机制开始失效，尤其在患者残余肾功能很少或没有时，可能出现正磷平衡。

虽然磷转运可发生在肠道所有节段，但仅 60%～70% 的膳食磷可被胃肠道（主要是小肠）吸收，胃肠道内的磷转运有非钠依赖型被动转运和钠依赖型主动转运这两种方式。尽管磷转运的发生情况可根据研究和实验设计有所不同，但主动转运发生率约占所有转运过程的 50%（图 53-1）[8]。磷的被动转运沿着电化学梯度，通过细胞旁的紧密连接实现；Claudins 和 Occludins 这两种膜蛋白可能参与控制转运速率和离子特异性[9]。上皮刷状缘Ⅱ型（溶质载体 A34）转运体，特别是钠－磷共转运体Ⅱb（sodium-Pi cotransporter，NaPi-Ⅱb），介导磷的主动吸收，该过程利用了基底外侧钠－钾 ATP 酶转运体产生的能量。一项基于 NaPi-Ⅱb 相关基因敲除模型的研究表明，该转运体承担肠道内 90% 的钠依赖型磷转运，但这在肠道总磷转运中仅占 50%[10]。另一项针对 CKD 动物的研究发现，敲除 NaPi-Ⅱb 相关基因、使用磷结合剂司维拉姆均可降低血清磷水平，表明主动转运和被动转运在 CKD 中都发挥重要作用[11]。NaPi-Ⅱb 主要受高磷膳食和骨化三醇的调控[8]。此外，研究表明磷调节因子、细胞外基质磷酸糖蛋白（matrix extracellular phosphoglycoprotein，MEPE）[12] 和 FGF-23[13] 可能在肠道内磷转运过程中发挥作用。Tenapanor 是肠道钠 / 水交换的抑制剂，也可影响磷在肠道的转运，其机制是通过增加紧密连接处磷转运的阻力以减少细胞旁吸收，同时抑制 NaPi-IIb 表达，从而减少磷的主动转运[14]。但是在以上这些调控肠道磷吸收的因素中，膳食磷可能是最重要的调节因子。

肾脏通过排泄所吸收的富余磷以维持磷平衡（见第 7 章）。多数无机磷被肾小球自由滤过，70%～80% 在近端小管重吸收，剩余 20%～30% 的无机磷在远端小管重吸收，因此，近端小管是肾脏

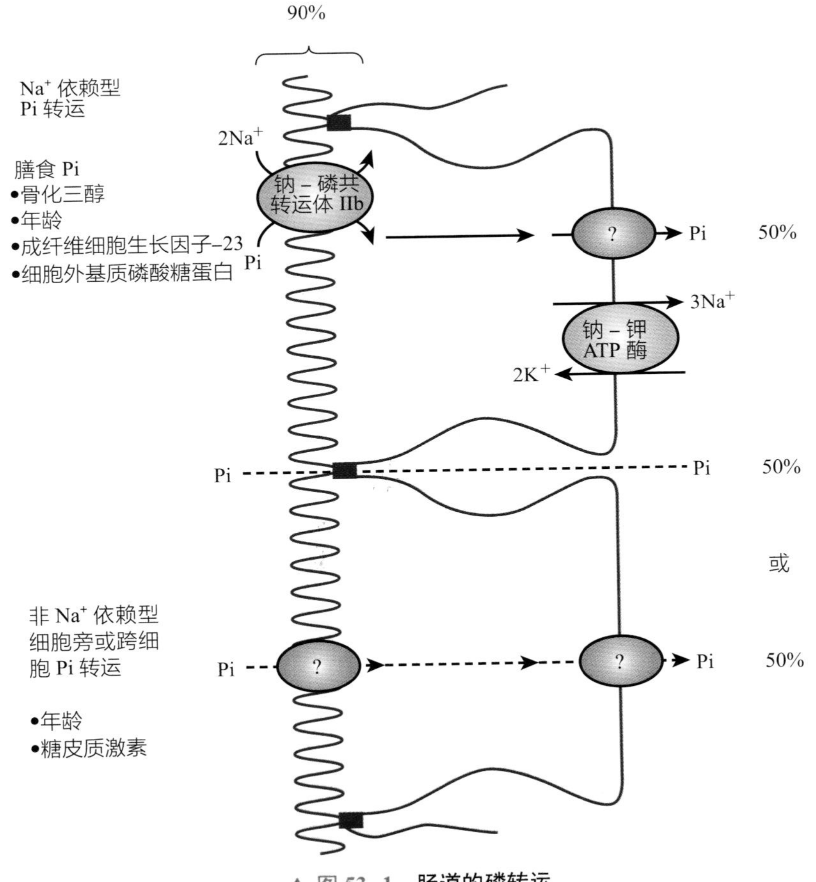

▲ 图 53-1 肠道的磷转运

约 50% 的磷（Pi）转运是钠（Na^+）依赖型主动转运，且受很多因素调节。其余磷转运是非钠依赖型的细胞旁或跨细胞转运

引自 Lee GJ, Marks J. Intestinal phosphate transport: a therapeutic target in chronic kidney disease and beyond? *Pediatr Nephrol*. 2015;30:363–371. 已获许可

的主要调节部位。穿过顶端腔的磷转运通过主动转运实现，该过程由基底外侧的钠主动转运（钠－钾 ATP 酶介导）驱动。管腔表面的主要钠－磷转运体为 NaPi-IIa（SLC34A1）和 NaPi-IIc（SLC34A3），一小部分通过Ⅲ型钠－磷共转运体 Pit-2（SLC20A2）转运。PTH 和 FGF-23 通过不同的信号机制下调这些钠－磷共转运体。后面将介绍，FGF 受体（FGF receptor，FGFR）－Klotho 复合物发出信号后，FGF-23 可刺激转运蛋白的内吞作用。而 PTH 与 PTH 受体 1（PTH receptor 1，PTHR1）结合，增加环磷酸腺苷 / 蛋白激酶 A（cyclic adenosine monophosphate/protein kinase A，cAMP/PKA）信号，同时支架蛋白 Na^+-H^+ 交换调节因子（Na^+-H^+ exchanger regulatory factors，NHERF）1 和 3 也在该过程中发挥重要作用。FGF-23 抑制 25(OH)D 向骨化三醇的转化，促进 25(OH)D 的分解代谢，也可减少骨化三醇生成。骨化三醇的减少进一步抑制肠道内的磷吸收。

2. 钙平衡和稳态

血清钙浓度被严格控制在一个相对狭窄的范围内，通常为 8.5～10.5mg/dl（2.1～2.6mmol/L）。但是，因为血清钙浓度低于全身钙含量的 1%，体内剩余的钙都储存在骨骼中，所以血清钙浓度不能很好地反映机体总钙含量。离子钙一般占血清钙总量的 40%，具有生理活性，而非离子钙则与白蛋白或如枸橼酸根离子、碳酸氢根离子和磷酸根离子等阴离子结合。低蛋白血症时，离子钙水平相对于总钙值有所上升；因此总血清钙的测定可能会低估血清离子钙浓度。常用的估算总血清钙中离子钙浓度的公式是：人血白蛋白在 4mg/dl 以下时，每下降 1mg，离子钙值增加 0.8mg/dl。然而，一项对 CKD 3 期～5 期非透析患者的研究发现，总钙浓度、白蛋白校正总钙值未能正确诊断 20% 的低钙血症或高钙血症患者[15]。总血清钙诊断低钙血症或高钙血症的敏感性分别仅为 40% 和 21%，而白蛋白校正总钙值诊断的敏感性也分别仅为 36% 和 21%[15]。虽然 pH 的影响还存在争议，但一般认为，白蛋白、PTH 和 pH 的影响是以上血清钙诊断不一致性的主要原因[16]。因此，医务人员应尽可能地测定离子钙来判断患者血清钙水平。后面会讲到，机体通过分泌 PTH 将血清离子钙浓度维持在正常范围内。

在正常个体中，净钙平衡（钙摄入与钙排泄之间的平衡关系）随着年龄而变化。儿童和年轻成人通常处于一个轻微正净钙平衡的状态以促进线性生长；超过 25—35 岁后，骨停止生长，钙平衡趋于中性。正常个体在 PTH 和骨化三醇的作用下，促进肾脏对钙的排泄，抑制肠道对钙的吸收，从而预防钙过载。但在 CKD 时，机体维持正常稳态的能力，如维持正常血清离子钙水平、维持与年龄相适应的钙平衡的能力会减弱甚至完全丧失。两项对 CKD 3～4 期患者的研究表明，每日饮食或补钙 / 钙结合剂 1000mg 可使钙平衡接近中性（见第 19 章）[7, 17]。

肠上皮的钙吸收主要有跨细胞吸收和细胞旁吸收两种机制，前者为维生素 D 依赖性的饱和途径，后者为非维生素 D 依赖性的不饱和途径。在膳食钙充足时，细胞旁机制主导；但在钙缺乏时，维生素 D 依赖性的途径至关重要。跨细胞的钙吸收通过以下 3 步实现：①钙经瞬时电位香草酸受体（transient receptor potential vanilloid，TRPV）通道从管腔进入细胞，其中 TRPV6 在肠道最重要[18]；②细胞内钙与钙结合蛋白 -D9K 连接，被运送至基底膜；③肠上皮细胞内的钙主要通过钙 -ATP 酶（Ca^{2+}-ATPase，PMCA1b）被去除，而 Na^+-Ca^{2+} 交换子（Na^+-Ca^{2+} exchanger，NCX1）发挥次要作用。虽然小肠的其他节段和结肠也有助于净钙吸收，但十二指肠是钙吸收的主要部位。骨化三醇可上调钙主动转运的所有关键调控成分——TRPV、钙结合蛋白、PMCA1b 和 NCX1[19]。因为 PTH 诱导的骨重吸收增加，所以敲除肠道维生素 D 受体（vitamin D receptor，VDR）的小鼠可维持正常的钙水平；但全面敲除 VDR 仍可导致低钙血症。高钙膳食（和研究者推测为肠道内细胞旁钙转运增加）或服用骨化三醇可纠正敲除 VDR 导致的低钙血症[20]。因此，骨和肾脏可纠正肠道 VDR 的反应性受损造成的低钙血症，而饮食本身可以弥补维生素 D 的完全缺乏。虽然催化骨化三醇生成的 1α- 羟化酶（1α-hydroxylase enzyme，CYP27B1）遍布肠道，但到目前为止，研究仅在炎症的结肠上皮细胞中发现 25(OH)D 向骨化三醇的转化[21]。

钙在肾脏中的转运在第 7 章已详细阐述。肾脏中，大部分（60%～70%）的钙在近端小管被动重吸收，这个过程由钠和水重吸收产生的跨上皮电化学梯度驱动。在髓襻升支粗段，另外 10% 的钙通过细胞旁转运被重吸收。钙敏感受体（calcium-sensing receptor，CaSR）在这一节段的激活可抑制钙吸收。这种细胞旁的重吸收也需要特异的蛋白旁素 -1（paracellin-1）参与，编码该蛋白的基因突变可致遗传性的旁素 -1 异常，进而导致高钙尿症和低镁血症为主要表现的综合征[22]。然而，钙的重吸收更主要受远曲小管和连接小管处的跨细胞途径调控的（图 53-2），其机制与肠道转运相似：钙通过 TRPV5 钙通道沿着电化学梯度进入这些细胞；在这些细胞中，钙与钙结合蛋白 -D28K（28K）结合，被转运至基侧膜，在此钙被 NCX1 和（或）PMCA1b 主动重吸收。像在肠上皮中一样，骨化三醇上调所有这些转运蛋白[23]。PTH 通过刺激骨化三醇的合成、增加 TRPV5 活性，对肾脏调控钙有间接作用[24]。研究已证明可溶性 Klotho 蛋白的酶活性使其可分解 TRPV5 通道的细胞外结构域，使这些通道固定在细胞膜上，从而促进钙的重吸收[25]。

3. 钙敏感受体

20 世纪 80 年代，科学家以动物和人类为实验对象进行了相关生理学研究。该研究表明血液中离子钙的轻度减少将导致 PTH 的快速释放。这一发现为甲状旁腺中 CaSR 的存在提供了支持。1993 年，科学家成功克隆出了 CaSR[26]。CaSR 是 G 蛋白耦联受体的超家族成员之一，同时也是一种糖基化蛋白，它具有很大的胞外结构域、七个跨膜 α 螺旋和相对较大的胞质结构域。CaSR 的主要配体是 Ca^{2+}，但它也能与其他的二价和多价阳离子结合，这些离子包括 Mg^{2+}、Be^{2+}、La^{3+}、Gd^{3+} 和聚精氨酸[27]。细胞外的钙与多个位点结合后，其构象发生改变，从

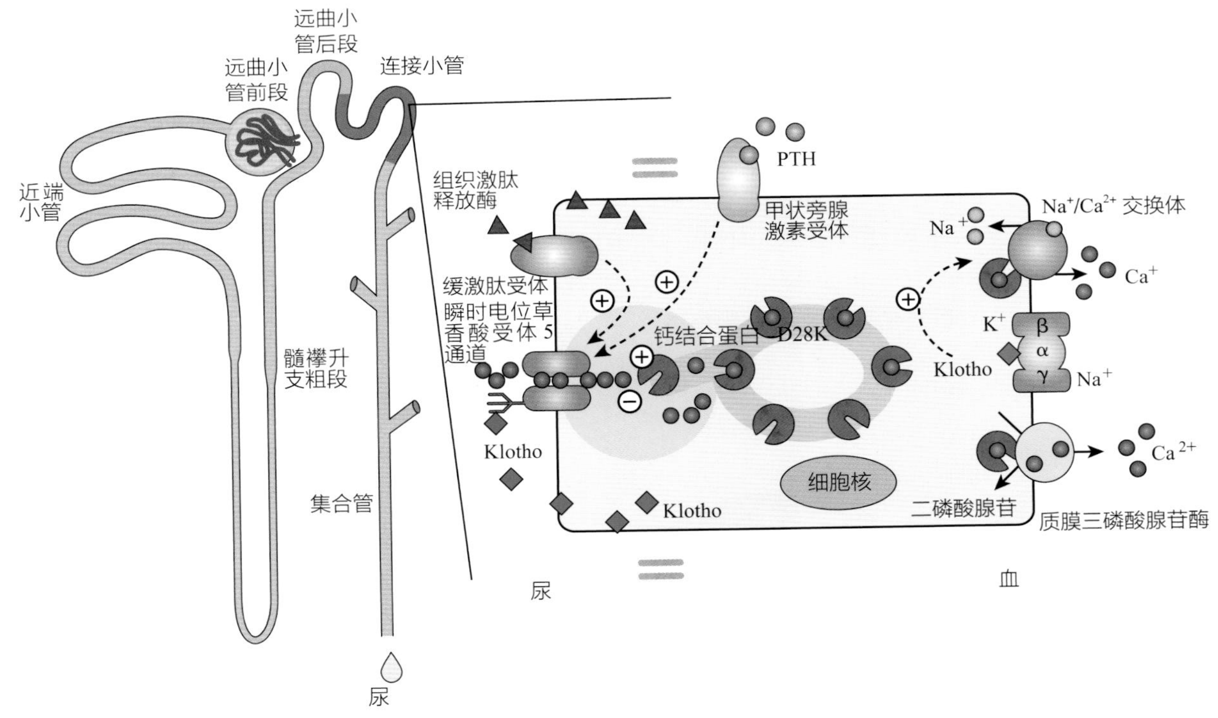

▲ 图 53-2 上皮细胞中钙的主动转运

远曲小管后段与连接小管在肾脏分泌 Ca^{2+} 的微量调节中起重要作用。TRPV5 主要在上述区段中表达，它与 28K、NCX1 和 PMCA1b 有着相同的定位。Ca^{2+} 首先通过 TRPV5 进入细胞，再经 28K 转运至基底膜，最后在 NCX1 和 PMCA1b 的协同作用下释放至细胞间质。基底膜可以表达 PTHR 和由 α，β 和 γ 亚基组成的钠 – 钾 –ATP 酶。首先，PTH 激活 PTHR，PTHR 再激活 TRPV5；然后，Ca^{2+} 通过 TRPV5 进入细胞内，并且控制 Ca^{2+} 转运蛋白的表达水平。在顶端膜，缓激肽受体可以被尿液中的组织激肽释放酶激活，从而再激活 TRPV5 介导的 Ca^{2+} 内流。在细胞中，进入细胞内的 Ca^{2+} 充当了 TRPV5 通道活性的负反馈因子。在细胞内 Ca^{2+} 浓度低下时，28K 与 TRPV5 联合发挥调节作用。在细胞外，尿液中的 Klotho 可以通过修饰 N– 聚糖直接激活顶端膜上的 TRPV5；而细胞内的 Klotho 则可增强 钠 – 钾 –ATP 酶的表面表达，从而激活 NCX1 介导的 Ca^{2+} 外排。PTH. 甲状旁腺激素（引自 Boros S, Bindels RJM, Hoenderop JGJ. Active Ca^{2+} reabsorption in the connecting tubule. *Pflügers Arch Eur J Physiol.* 2009;458:99–109）

而激活磷脂酶（C、A_2、D）以及 cAMP 抑制剂[28]。CaSR 的活化会刺激磷脂酶 C，导致肌醇 1,4,5- 三磷酸（inositol 1,4,5-triphosphate，IP_3）增加，从而使细胞内钙外流并减少 PTH 的分泌（图 53-3）。而 CaSR 的失活则减少了细胞内钙外流，并且增加了 PTH 的分泌。CaSR 的信使 RNA（messenger RNA，mRNA）在多种组织中广泛表达，其中包括与 CKD-MBD 相关的器官，如甲状旁腺、肾脏、甲状腺、骨骼、肠和脉管系统。研究表明在疾病过程中 CaSR 发挥了多种作用，包括在胃肠道中调节胃泌素、胰高血糖素样肽 -1、胃酸和激素的分泌，参与味觉、胃肠液运输和细胞更新等过程[29]。

$CaSR^{-/-}$ 小鼠出生后不久，往往会因为高钙血症、低钙尿症和甲状旁腺功能亢进死亡。但是，如果同时敲除小鼠的 PTH 基因，那小鼠则可以存活。在组织学上，$CaSR^{-/-}$/ $PTH^{-/-}$ 小鼠的大多数器官都很正常，并且伴有骨矿化障碍的好转，但是小鼠仍然存在低钙尿症[30]。先给予 $CaSR^{-/-}$/ $PTH^{-/-}$ 小鼠钙剂口服，再予其 PTH 输注或者骨化三醇口服，小鼠则会出现高钙血症；而 $CaSR^{+/+}$/ $PTH^{-/-}$ 小鼠却能够减少胃肠道钙的吸收，同时增加肾脏钙的排泄，从而维持了血清钙的正常水平[31, 32]。这些结果表明，可以通过激活 CaSR 来增加 PTH 分泌，从而纠正低钙血症；而在高钙血症中，CaSR 的作用不依赖于 PTH，主要是通过增加肾脏钙的排泄来维持钙稳态。

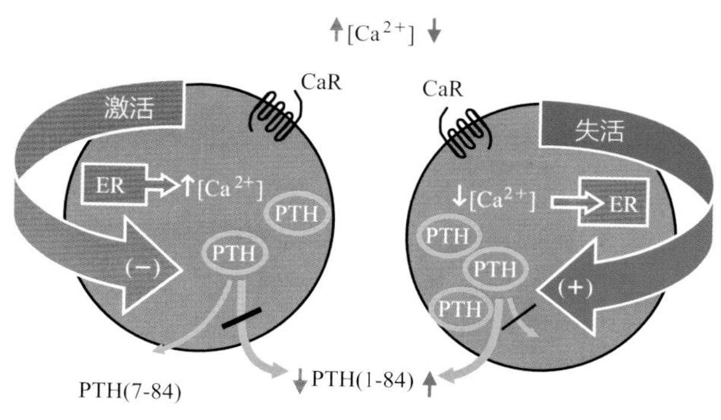

▲ 图 53-3 **钙敏感受体（CaSR）**

Ca^{2+} 激活 CaSR 后会刺激磷脂酶 C，导致肌醇 1,4,5- 三磷酸（IP3）增加，从而使细胞内钙外流并减少了甲状旁腺激素的分泌。Ca^{2+} 的降低会抑制细胞内的信号传导，导致 PTH 合成和分泌增加；ER. 内质网；PTH. 甲状旁腺激素［经许可引自 Friedman PA, Goodman WG. PTH(1-84)/PTH(7-84): a balance of power. *Am J Physiol Renal Physiol*. 2006;290:F975-F984］

在尿毒症动物中，高磷饮食会使甲状旁腺中 CaSR 的表达减少，而镁[33]和拟钙剂会使其表达增加。与非尿毒症患者相比，继发性甲旁亢患者的甲状旁腺中 CaSR 的表达减少[34]，但给予西那卡塞时其表达可以增加[35]。

CaSR 在肾脏的不同部位均有表达且可执行多种生理功能，如足细胞（细胞骨架改变）、近端小管（磷酸盐重吸收、骨化三醇合成、酸化 / 液体重吸收）、致密斑（肾素分泌）、髓袢升支粗段（钙、钠、钾和氯化物的调控）、远曲小管 / 连接小管（钙转运）和连接小管（酸 / 碱、水的调控）[36]。肾脏的上述功能表明肾脏的正常工作依赖于钙稳态，反之，钙稳态的维持也离不开肾脏。此外，上述许多功能可以避免肾脏的钙沉积。其中最显著的是，尿钙的升高会激活连接小管管腔上的 CaSR，从而导致尿酸化、多尿[37]（高钙血症常见的临床症状），同时防止钙磷沉积。

关于 CaSR 在骨骼中的作用以及其作用是否取决于 PTH 尚存在一些争议。很明显，骨细胞与钙之间有所联系。CaSR 在胎儿的骨骼发育中起重要作用，早期成骨细胞中 CaSR 的条件性缺失会导致骨表型的改变，但结果因其结构而异[38]。研究表明 CaSR 可以调节 PTH 所诱导的骨吸收和骨形成[39]。在体外，间充质干细胞的分化可能需要 CaSR 的参与[40]，但在分化程度更高的细胞中，钙通道则更多地参与钙转运[41]。有实验表明，钙也能调节骨骼中 FGF-23 的合成，但这种作用可能并不能通过 CaSR 介导[42]。拟钙剂作为 CaSR 变构激活剂可以用于治疗继发性甲状旁腺功能亢进症（如第 63 章所述）。

以下实验数据说明了 CaSR 在血管钙化中的作用。免疫组织化学染色显示 CaSR 可以在健康者的动脉中表达，但在动脉钙化区域中，CaSR 的表达减少[43]。CaSR 在培养的血管平滑肌细胞（Vascular smooth muscle cell，VSMC）中表达，拟钙剂可以抑制体外钙化[43, 44]。在切除 5/6 肾脏的大鼠模型中，拟钙剂 R-568 可以逆转骨化三醇诱导的动脉钙化[45]并抑制 VSMCs 和内皮细胞的增殖[46]。同时，拟钙剂可以延缓 $ApoE^{-/-}$ 小鼠的尿毒症相关性的血管钙化和动脉粥样硬化[47]，可以阻止 Cy / + 小鼠缓慢进展为 CKD-MBD 过程中发生动脉钙化和心肌钙化[48]。拟钙剂还可以上调潜在的局部动脉钙化抑制因子——基质 Gla 蛋白（matrix gla protein，MGP）[49]。一项针对西那卡塞的实验中，使用西那卡塞治疗既往有含钙磷结合剂用药史的终末肾脏病（end stage renal disease，ESRD）患者，结果显示治疗组与安慰剂组（和活性维生素 D 类似物）相比，治疗组患者的钙化明显好转[50]。这些数据支持 CaSR 在 CKD-MBD 中的作用。

（二）CKD-MBD 的激素调节

1. 甲状旁腺激素

PTH 的主要功能是维持钙平衡（图 53-4）：①增加骨矿物质的溶解，从而释放钙和磷；②增加肾脏对钙的重吸收和磷的排泄；③增加肾脏 CYP27B1 酶的活性，从而将 25(OH)D 转化为骨化三醇；④间接地通过其对骨化三醇的合成作用，增加胃肠道对钙磷的吸收。健康人发生低钙血症时，血清 PTH 的浓度反应性增加，这可以有效地恢复血钙浓度并维持血磷浓度。在这种正常的稳态反应中，肾脏的作用十分重要。因此严重的 CKD 患者可能失去了维持钙平衡的能力。

PTH 在甲状旁腺中被裂解为 84 个氨基酸组成的蛋白质，并以碎片的形式存储在甲状旁腺的分泌颗粒中等待释放。1-84- 氨基酸蛋白释放入循环后，其半衰期为 2～4min，在肝脏和肾脏中进行代谢。低钙血症、高磷血症和骨化三醇缺乏等可以引起 PTH 分泌。促使 PTH 从分泌颗粒释放的最重要的因素是细胞外离子钙的浓度。CaSR 介导了 PTH 的快速分泌反应，这种反应在离子钙浓度变化后的几秒钟内发生。CaSR 的失活突变与新生儿严重甲状旁腺功能亢进和良性家族性高钙血症伴尿钙减少有关。在没有抑制 PTH 的情况下，该患者的血清钙无症状性升高。研究者在常染色体显性的低钙血症患者中发现了激活突变，该突变导致了血清钙浓度相对较低时 PTH 分泌被抑制。PTH 以完整的（1-84）蛋白和羧基（C）末端片段的形式释放（通常称为 PTH（7-84）；请参见图 53-3）。在动物颅骨和人工体外培养颅骨的钙释放方面，C 末端 PTH 与具有完整 N 末端的 PTH 具有相反的作用[51]。C 末端 PTH 抑制成骨细胞的凋亡，而 N 末端 PTH 则诱导其凋亡[51]。通过改变 PTH（1-84）和 PTH（7-84）之间的比例可以调节 PTH 的分泌。

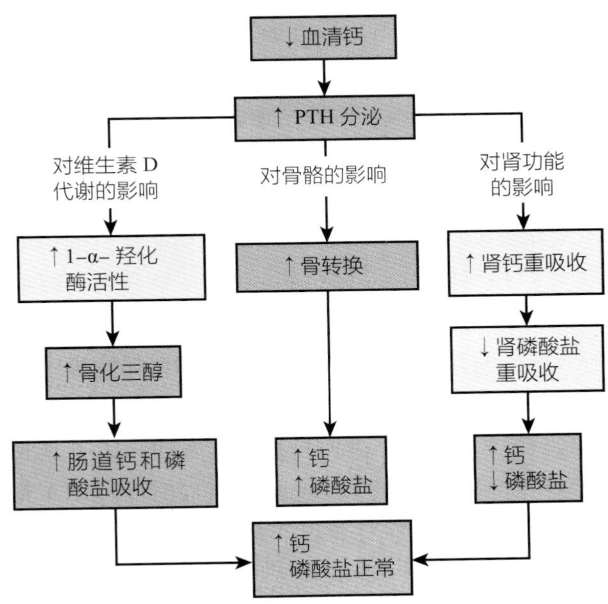

注：蓝色显示的条目直接受到肾功能下降的影响

▲ **图 53-4　甲状旁腺激素（PTH）调节血清钙的多种途径**

通过诱导 PTH 分泌增加，使得血清钙离子水平保持在正常范围内；PTH 有以下作用，如增加骨吸收、增加肾脏对钙的重吸收以及促进肾脏中 25(OH)D 向骨化三醇转化，从而增加胃肠道对钙的吸收；蓝色框表示在慢性肾脏疾病中钙平衡改变的异常过程（引自 Moe SM. Calcium, phosphorus, and vitamin D metabolism in renal disease and chronic renal failure. In: Kopple JD, Massry SG, eds.*Nutritional Management of Renal Disease*. Philadelphia:Lippincott Williams & Wilkins; 2004:261–285. 已获许可）

PTH 通过与 PTH1 受体（PTH1 receptor，PTH1R）结合而发挥作用。PTH1R 是 G 蛋白相关的七个跨膜受体家族的成员之一，并在多种组织中广泛表达。此外，PTH 相关肽（PTH-related peptide，PTHrp）与 PTH 的前几个氨基酸具有同源性，所以 PTHrp 也能够与 PTH1R 结合。PTH1R 的激活会刺激异二聚体 G 蛋白 Gs（激活 cAMP 和 PKA 信号）和 $G_{\alpha q}$（激活 IP3 和蛋白激酶 C），最终导致细胞内钙水平的变化[52]。PTH1R 的激活可能会随时间改变而变化，结合后它的次级构象发生改变，并且可以优先激活某种细胞信号传导机制。通常，PTH 的作用是全身性的，而 PTHrp 的作用是自分泌的。

在 CKD 患者继发性甲状旁腺功能亢进的发展过程中，钙、磷、FGF-23 和骨化三醇之间的关系十分复杂，这些关系不可能在人类身上进行全面评估，因为其中一种指标的变化会导致其他指标的快速改变。在钙离子减少时，CaSR 所介导的反应可能是机体释放 PTH 最有效的刺激。磷可以通过增强 PTH mRNA 的稳定性来促进 PTH 的生成[53]。FGF-23 通过 Klotho 依赖的途径直接刺激 PTH 释放[54]。骨化三醇通过 VDR 抑制 PTH 释放，从而可以直接抑制该基因。与 VDR 结合的其他维生素 D 化合物亲和力较低时，如果给予高剂量，则仍可减少 PTH 释放[55]。尽管 PTH 诱导的信号主要影响矿物质代谢，但在 CKD 患者中也有许多 PTH 过量所致的骨骼外表现。这些骨骼外表现包括脑病、贫血、骨骼外钙化、周围神经病变、心功能不全、高脂血症、骨骼疼痛、肌肉疼痛、瘙痒和阳痿等[56]。

如前所述，在肾脏中，PTH 可以促进钙的重吸收和磷的排泄。在骨骼中，PTHR 位于成骨细胞之上，且具有时间依赖性。长期给予 PTH 可抑制成骨细胞的分化和矿化。但是，以脉冲方式而非连续方式向成骨细胞施用 PTH 会刺激成骨细胞增殖，这为使用 PTH 治疗骨质疏松奠定了基础[57]。如骨骼部分所述，PTH 还与 Wnt /β-catenin 信号途径相互作用。

2. 维生素 D

胆固醇合成为 7- 脱氢胆固醇，然后在皮肤中代谢为维生素 D_3（图 53-5）。紫外线（紫外线 B）和高温可以促进该反应；而在皮肤黑色素含量高且涂抹防晒系数为 8 及以上的防晒霜的个体中，该反应则减少。此外，饮食中还含有维生素 D_2（麦角钙化醇）和维生素 D_3（胆钙化醇）。D_2（植物来源）和 D_3（动物来源）化合物之间的差异在于 D_2 在侧链碳数 22 和 23 之间存在双键。D_2 和 D_3 进入血液后，与维生素 D 结合蛋白（vitamin D-binding protein，DBP）结合并转运至肝脏，在肝脏中它们被 25- 羟化酶（25-hydroxylase，CYP27A1）羟化生成 25(OH)D，人们通常称 25(OH)D 为骨化二醇（该反应基本不受调节）。当它们转化为骨化二醇后，D_2 和 D_3 的生物活性可能就不存在区别了。然后，通过 1α- 羟化酶（1α-hydroxylase enzyme，CYP27B1）的作用，骨化二醇在肾脏（或其他细胞）中转化为骨化三醇 [calcitriol，$1,25(OH)_2D$]。骨化三醇可以被其他肾脏酶如 24- 羟化酶（24-hydroxylase，CYP24A1）和 24,25- 羟化酶（24,25-hydroxylase，CYP3A4）降解，这是它主要的代谢途径。

DBP 是在肝脏中合成的分子量为 58kDa 的蛋白。它在人体内的血清水平为 4～ 8mmol/L，半衰期为 3 天。在循环系统中，母体维生素 D、骨化二

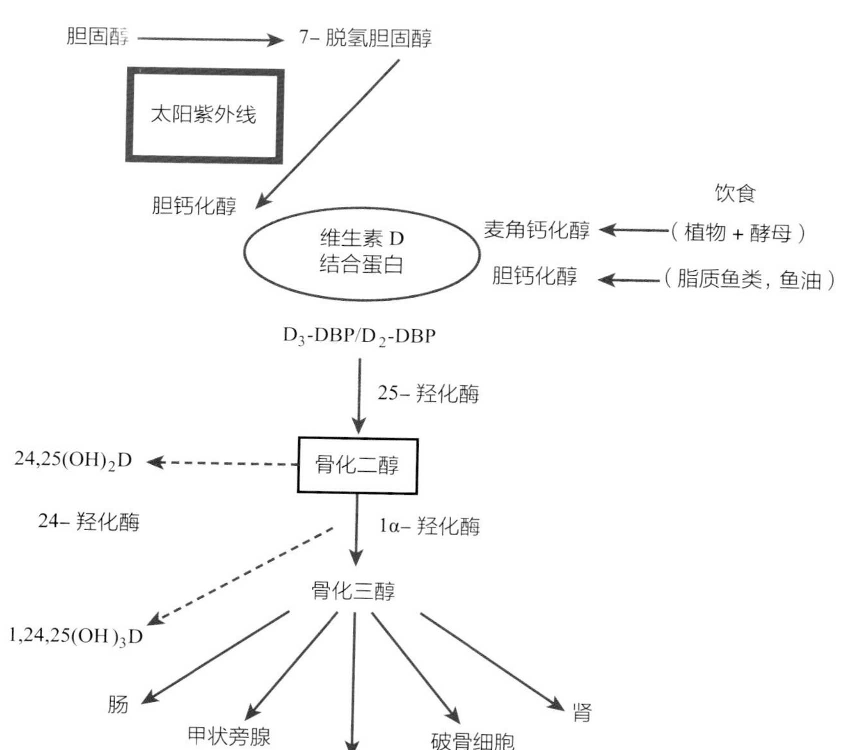

◀ 图 53-5 **维生素 D 代谢概述**

维生素 D 从饮食中获取，并在紫外线（紫外线 B [UVB]）作用下从皮肤中的 7- 脱氢胆固醇转化而来。两种来源（饮食和皮肤）的麦角钙化醇和胆钙化醇均与维生素 D 结合蛋白结合并循环至肝脏。在肝脏中，维生素 D 被 25- 羟化酶羟化为 25(OH)D，通常称之为骨化二醇。然后，骨化二醇通过 1α- 羟化酶在肾脏进一步代谢为骨化三醇。活性代谢物骨化三醇主要作用于肠，甲状旁腺，骨细胞前体和肾脏。骨化三醇通过 25- 羟化酶作用被代谢为惰性 $1,24,25(OH)_3D$。类似地，骨化二醇经羟基化转化为 $24,25(OH)_3D$。DBP. 维生素 D 结合蛋白（经许可转载自 Moe SM. Renal osteodystrophy. In: Pereira BJG, Sayegh M, Blake P, eds. Chronic *Kidney Disease: Dialysis and Transplantation*. 2nd ed. Philadelphia: Elsevier Saunders; 2004.）

醇和骨化三醇都由 DBP 携带，其中 DBP 对骨化二醇有着更强的亲和力。靶向基因干扰研究表明，对于 DBP 缺乏的小鼠，它骨化三醇的循环量和组织分布均明显减少，但其血钙水平仍然正常，这表明 DBP 的主要作用是维持血清中稳定的维生素 D 代谢产物量[58]。在细胞水平上，骨化二醇和骨化三醇均被内吞。在细胞内部，骨化三醇可以被线粒体中的 CYP24A1 灭活，或者与细胞质中的 VDR 结合。VDR 与配体结合后，VDR 就转移至细胞核，在该细胞核中与维 A 酸 X 受体形成异源二聚体。该复合物结合靶基因的维生素 D 反应元件，募集转录因子和调节转录的辅阻遏物 / 辅激活物[59]。这些辅阻遏物和辅激活物可能对配体具有特异性，因此维生素 D 的不同形式和类似物在不同的组织上可能产生不同的作用，这为维生素 D 类似物的药理学发展奠定了基础。人们认为骨化二醇的降解主要发生在肾脏中，通过侧链分解和氧化形成 $24,25(OH)_2D$[59]。

人们普遍认为循环中骨化三醇的主要来源是肾脏。有证据表明骨化二醇和骨化三醇都具有局部组织作用，因为在全身的许多细胞中都发现了 VDR，CYP27B1 和 CYP24A1[60]。尽管肾脏是骨化二醇转化为骨化三醇的主要部位，但有证据表明其他器官也可以完成该转化，这与正常和异常细胞中 CYP27B1 的表达和（或）活性有关。可将骨化二醇转化为骨化三醇的其他活跃细胞包括成骨细胞、乳腺上皮细胞（正常和癌性）、前列腺（正常和癌性）、肺泡和循环巨噬细胞、胰岛细胞、滑膜细胞和动脉内皮细胞。其中一些细胞也许能直接摄取骨化三醇，另一些则可能以受体糖蛋白（megalin）介导的方式吞噬 DBP-25(OH)D 复合物（图 53-6），然后在 CYP27B1 作用下将骨化二醇羟基化，再作用于特定细胞。细胞中 CYP24A1 的存在还表明可以在细胞水平上调节骨化三醇的代谢。骨化二醇的循环浓度比骨化三醇的循环浓度高 1000 倍，因此骨化二醇对许多细胞类型均具有局部或自分泌 / 旁分泌作用[60]。

循环的骨化三醇通过非基因组和基因组机制介导其细胞功能。骨化三醇通过增加电压依赖性钙通道 TRPV5 和 TRPV6 的活性促进肠道和肾上皮钙的吸收。然后，骨钙三醇通过上调钙转运蛋白、钙结合蛋白（肠中的钙结合蛋白 -D9K，28K）和基底膜侧的 PMCA1b 来增强细胞内外钙的转运。肾脏中的 CYP27B1 是调节骨化三醇合成的位点，调节骨化三醇合成的因素包括血钙、血磷、雌激素、催乳激素、生长激素、FGF-23 和骨化三醇本身。研究表明，FGF-23 和炎性介质（如干扰素）可以在非肾脏部位调节 CYP27B1[61]。在维生素 D 缺乏的动物中，尽管它们的血清钙正常，但仍可观察到其甲状旁腺增生。但是，即使在没有 VDR 的情况下，外源给予骨化三醇也可抑制腺体生长，这证明了骨化三醇在甲状旁腺生长中的调节作用[62]。在大鼠中，单次小剂量的骨化三醇会使 PTH 分泌减少。20 世纪 70 年代的研究表明，是口服骨化三醇而不是前体激素维生素 D_3 抑制了透析患者的 PTH 水平，因此骨化三醇或其类似物被广泛用于治疗继发性甲状旁腺功能亢进症。后来的动物研究证明了骨化二醇抑制 PTH 的疗效，但其需要的剂量比骨化三醇要大得多。人类研究已经证明了骨化二醇在 CKD 晚期患者中可以有效抑制 PTH 分泌，但这尚缺乏直接的对照研究[63]。

骨化三醇对参与骨重建的细胞具有多种影响，因此，维生素 D 缺乏会导致骨损害。但是，在维生素 D 缺乏的模型中，维生素 D 对骨骼的直接作用很难与低钙血症和甲状旁腺功能亢进的不良反应区分开来。转基因动物如 $CYP27B1^{-/-}$/ $VDR^{-/-}$ 和 $CYP27B1^{-/-}/VDR^{-/-}$，其骨矿化均受到破坏。在这些动物中，将血清钙浓度调整至正常水平可纠正骨矿化；在血清钙浓度未达到正常水平的情况下，即使应用外源性骨化三醇也不能完全纠正 $CYP27B1^{-/-}$ 动物的骨矿化。支持这一观点的发现是，当通过调整饮食将血清钙浓度“抢救”至正常水平并预防了继发性甲状旁腺功能亢进的发生时，成骨细胞数量、矿化活动和骨容积仍然减少。如果低钙血症没有得到纠正（引起继发性甲状旁腺功能亢进），PTH 会增加成骨细胞活性并促进骨形成。PTH 对破骨细胞的活化作用减弱，提示维生素 D 与 PTH 有协同作用。一些关于骨重建的研究也证实了骨化三醇 / VDR 系统的重要作用。此外，一项 $CYP27B1^{-/-}$ 和 $PTH^{-/-}$ 小鼠的对照研究证明 PTH 在软骨外加生长中有重要作用，维生素 D 在软骨内骨形成的过程中也有着不可或缺的作用。因此，骨化三醇 /VDR 系统具有调节骨的合成代谢作用，这是骨形成所必需

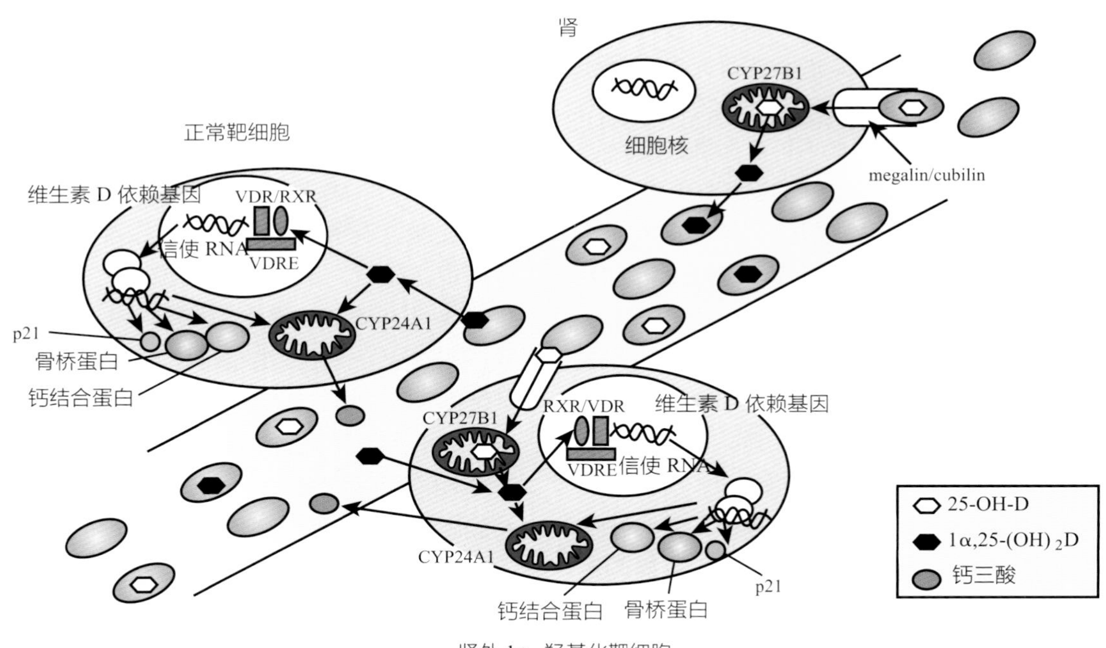

▲ 图 53-6 肾外 1α- 羟化酶的作用

图右上方显示了近端肾小管细胞摄取 25(OH)D 并将其转化为 1α,25(OH)$_2$D 的过程。其中，megalin/cubilin 是具有胞吞作用的细胞表面受体，将维生素 D 结合蛋白 (DBP)-25(OH)D 复合物摄入细胞内。CYP27B1 是 1α- 羟化酶的主要组成成分，负责制造 1α,25(OH)$_2$D。图左为含有 1α,25(OH)$_2$D 的简单靶细胞，1α,25(OH)$_2$D 可作为游离配体与 1α,25(OH)$_2$D 结合，并将其运送至与 DBP 结合的靶细胞。图中还显示了参与转录的关键元件以及一些有代表性的基因产物，包括细胞分裂蛋白 p21，骨基质蛋白（骨桥蛋白），钙转运蛋白（钙结合蛋白）和自调节蛋白 CYP24A1。图右下方为肾 CYP27B1 的靶细胞，其具有 megalin/cubilin，能够摄取 DBP-25(OH)D 复合物，并且能表达 CYP27B1，可在细胞内产生 1α,25(OH)$_2$D，此外，这种靶细胞还具有维生素 D 受体（VDR）和其他转录机制，故能对简单靶细胞做出应答。我们推测参与细胞分化或控制细胞分裂的细胞需要更高浓度的 1α,25(OH)$_2$D，通过调节一组基因促进 CYP27B1 的产生，从而增加肾脏中“循环的”1α,25(OH)$_2$D。在正常的生理过程中，局部产生的 1α,25(OH)$_2$D 不会进入循环，但在病理条件下（如结节病）是可能的。目前尚不清楚有多少种可视作简单靶细胞的细胞及具有 CYP27B1 和 megalin / cubilin 的可以在局部产生激素的细胞。VDRE. 维生素 D 反应元件；RXR. 维 A 酸 X 受体；CYP24A1.24α- 羟化酶；CYP27B1.1α- 羟化酶（经许可转载自 Jones G. Expanding role for vitamin D in chronic kidney disease: importance of blood 25-OH-D levels and extra-renal 1α-hydroxylase in the classical and nonclassical actions of 1α,25-dihydroxyvitamin D$_3$. *Semin Dial*. 2007;20:316–324. With permission.）

的，同时也是 PTH 作用的补充[64]。

3. FGF-23 和 Klotho 蛋白

“磷调节因子”是调节尿磷排泄的循环因子。目前已知两种主要的磷调节因子：FGF-23 和 MEPE。现已发现各种形式的佝偻病都是由 FGF-23 异常所导致的。常染色体显性遗传低磷佝偻病是很罕见的，与限制 FGF-23 正常降解的基因突变有关。常染色体隐性遗传低磷佝偻病也很少见，是由牙本质基质蛋白（dentin matrix protein，DMP）的突变所引起的。DMP 是一种局部产生的 FGF-23 抑制剂。由 *PHEX* 基因突变导致的 X 连锁低磷血症性佝偻病是最常见的佝偻病，*PHEX* 是与位于 X 染色体上的内肽酶具有同源性的磷酸盐调节基因，目前已发现 *PHEX* 突变会使骨细胞中 FGF-23 的降解减少，使 FGF-23 的血清浓度异常增高[65]。可见，以前人们认为由不同病因引起的疾病现在都与 FGF-23 有关。

FGF-23 是在活跃的骨重建过程中由骨髓细胞（骨细胞和成骨细胞）产生的一种有 251 个氨基酸类激素，其 mRNA 存在于心脏，肝脏，甲状腺 / 甲状旁腺，肠和骨骼肌中[66]。PTH[67] 和骨化三醇[68] 可以刺激骨细胞产生 FGF-23。Pi 升高或过载以及高钙血症也可能间接刺激 FGF-23 的产生。在骨细胞中，DMP1 和 PHEX 蛋白能够降解 FGF-23，相应基因突变则会导致 FGF-23 过量[65]。反过来，骨化三醇可使 PHEX 增加，FGF-23 又会抑制骨化三醇生成，从而形成一个负反馈环路。FGF-23 对 NaPi-Ⅱa 的调节不依赖 PTH。FGF-23 也可以通过抑制肾小管[69]和肾外部位[61]的 CYP27B1 来抑制骨化二醇向骨化三醇的转化，并通过激活 CYP24A1[69]增加骨化三醇的分解代谢，导致低磷血症以及异常的血清骨化三醇浓度。图 53-7 为 FGF-Klotho 轴的概况。

FGF-23 是 18 个 FGF 家族中的一员，依赖硫酸乙酰肝素辅助因子或 Klotho 辅受体与四种 FGFR 之一结合，引起多种生物效应[70]。由于敲除此基因的小鼠表现出几乎相同的表型，包括高磷血症、高钙血症以及骨化三醇水平过高引起的早期死亡率增加、生长迟缓、血管钙化、心肌肥厚和骨容积减少[71]，故将 Klotho 确定为 FGF-23 的辅受体。Klotho 最初被认为是一种抑制衰老的基因。其中，α-Klotho 在肾脏和甲状旁腺中表达，与 FGFR1 和 FGFR4 形成复合物以增强 FGF-23 信号。β-Klotho 在肝脏和脂肪中表达，与 FGFR1 和 FGFR4 形成复合物从而增强 FGF-15/19 和 FGF-21 信号。γ-Klotho 在眼睛、脂肪和肾脏中表达以增加 FGF-19 的活性。三个 Klotho 都是跨膜蛋白，具有短胞内结构域和有 β-葡萄糖苷酶切割位点的大胞外结构域。在动物中，远端小管表达的 α-Klotho 能够被裂解从而打开胞外结构域与血液循环相通。而且，α-Klotho 基因的可变剪接只产生从细胞内向外释放的胞外结构域，称为可溶的 Klotho 蛋白[72]。可溶性 α-Klotho 作为肾外的辅受体，能防止 FGF-23 诱导的心脏肥厚[71]。肾脏能够调节可溶性 Klotho 的产生和排泄[72]。

在 CKD 早期，肾脏组织中的 Klotho 下调[72]，FGF-23 上调[73]。Klotho 从远曲小管脱离，在近端小管作为 FGF-23 的辅受体，以抑制 NaPi-Ⅱa、NaPi-Ⅱc 和 Pit-1 调节的（类似于 PTH，但通过不同的信号机制产生作用）Pi 的重吸收，并抑制 CYP27B1 从而减少骨化三醇的产生（与 PTH 相反）[74]。α-Klotho 也可通过刺激 TRPV5 增加钙的重

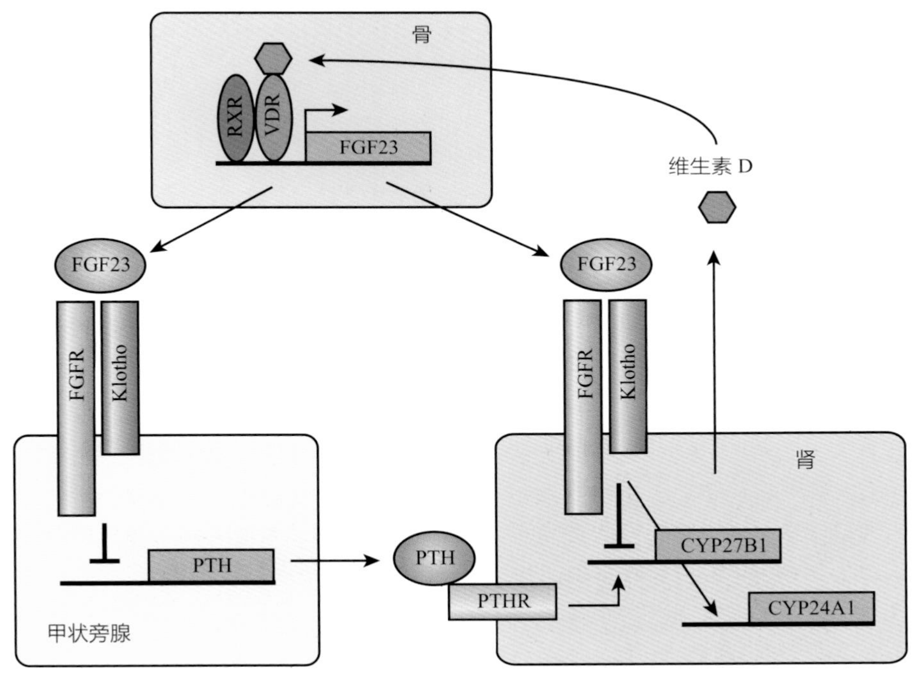

▲ 图 53-7 **FGF-23 和 Klotho 介导的骨 - 肾 - 甲状旁腺内分泌轴**

活性维生素 D（骨化三醇）与骨（骨细胞）中的维生素 D 受体结合。与配体结合的 VDR 与细胞核受体（RXR）形成异二聚体并激活 FGF-23 基因的表达。骨细胞分泌的 FGF-23 作用于在肾脏（骨 - 肾轴）和甲状旁腺（骨 - 甲状旁腺轴）中表达的 Klotho-FGFR 复合物。在肾脏中，FGF-23 通过下调 *CYP27B1* 基因的表达抑制活性维生素 D 的合成，并通过上调 CYP24A1 的表达加速活性维生素 D 的失活，从而关闭了维生素 D 稳态的负反馈循环。在甲状旁腺中，FGF-23 抑制 PTH 的产生和分泌。PTH 与肾小管细胞表达的 PTHR 结合，上调 CYP27B1 基因的表达。因此，FGF-23 抑制 PTH 的产生，降低 CYP27B1 基因的表达，进一步降低血清骨化三醇水平。这一步关闭了维生素 D 稳态的另一个长负反馈回路。FGF-23. 成纤维细胞生长因子 23；VDR. 维生素 D 受体；FGFR.FGF 受体；PTH. 甲状旁腺激素；PTHR.PTH 受体；CYP24A1.24α- 羟化酶；CYP27b1.1α- 羟化酶（经许可转载自 Kuro-o M. Overview of the FGF-23-Klotho axis. *Pediatr Nephrol*.2010;25:583-590.）

吸收[75]，并能作用于肾外髓质钾 1（renal outer medullary potassium 1，ROMK1）通道减少钾的排泄[76]，以防止肾脏损伤和纤维化[77]，减少胰岛素抵抗[74]。表 53–2 阐明了 Klotho 缺乏和 CKD 的平行变化。

除了在矿物质代谢中的作用外，Klotho 和 FGF–23 还与心血管疾病有关。FGF–23 可以诱导心肌肥厚，并以一种不依赖 Klotho 调节的方式增加细胞内钙水平[71, 78, 79]。Klotho 位于心脏的窦房结，其缺乏可导致心律失常[80]。Klotho 能抑制心肌细胞凋亡[81]，并在心肌细胞中下调瞬时电位离子通道 6（transient receptor potential cation 6，TRPC6）钙通道[82]。Klotho、FGFR1 和 FGFR3 均在人动脉中表达，但 FGF–23 和 FGFR4 不表达[83, 84]。在 CKD 患者存在动脉钙化的情况下，Klotho、FGFR1 和 FGFR3 下调。VDR 激活剂能够上调 Klotho，拮抗 FGF–23 诱导的钙化[84]，故 Klotho 减少会引起内皮功能的损害[85]。肾素 – 血管紧张素 – 醛固酮系统的激活会下调 Klotho 在肾脏中的表达[86]。FGF–23 和 Klotho 系统的发现已经彻底改变了我们对 CKD–MBD 的理解。

（三）骨生物学

人体大部分的钙和磷储存在骨骼中，因此骨骼在自身稳态中有着不可或缺的作用。骨小梁（松质）主要位于长骨的骨骺中，其 15%～25% 存在钙化，具有代谢功能，钙相关研究[45]显示骨小梁的代谢周期相对较短。相反，皮质骨（致密）主要位于长骨骨干，80% ～ 90% 钙化。这部分骨主要起机械保护作用，并且有数月的代谢周期。骨骼主要（90%）由 I 型胶原蛋白交联纤维高度有序排列而成，其余部分由蛋白聚糖和“非胶原蛋白”蛋白如骨桥蛋白、骨钙素、骨连接蛋白和碱性磷酸酶组成。羟基磷灰石［$Ca_{10}(PO_4)_6(OH)_2$］是骨骼的主要成分。

骨的细胞成分包括软骨细胞、成骨细胞（即骨形成细胞）和破骨细胞（即骨吸收细胞），对骨骼的发育至关重要。成骨细胞来源于骨髓中的祖间充质细胞，随后诱导成为骨原细胞、骨内、外膜祖细胞，最后成为成熟成骨细胞。这一分化途径的控制是十分复杂的，涉及循环激素、间充质造血细胞岛产生的局部因子和转录因子的整合。骨形成的过程完成后，成骨细胞可能会发生凋亡，或以骨细胞的形式静止于矿化骨内[87]。骨细胞通过一系列骨小管相互连接，充当机械感受器。骨细胞通过旁分泌信号来探测及应答机械负荷，并通过调节局部的破骨细胞形成来启动骨重建。破骨细胞来源于造血前体细胞，后者进行分化并在骨保护素（osteoprotegerin，OPG）/ NF–κB 受体激活因子配体（receptor activator of nuclear factor κB ligand，RANKL）系统的信号

表 53–2　Klotho 缺乏和 CKD 的表型比较

	Klotho 缺乏	CKD
血生化		
磷	↑↑↑↑	↑或↑↑↑[a]
钙	↑	↔或↓↓
肌酐	↑	↑↑↑
骨化三醇	↑↑↑	↓↓↓
PTH	↔或↓	↑↑
FGF–23	↑↑↑	↑↑
Klotho	↓↓↓或消失	↓↓（ESRD[b]）
总表型		
体重	↓↓↓	↓↓
生长迟缓	↓↓↓↓	↓↓（儿童）
体力活动	↓↓↓	↓
生育能力	↓↓↓↓	↓↓
寿命	↓↓↓↓	↓↓
心血管疾病		
心肌肥厚	↑↑	↑↑↑
心肌纤维化	↑↑	↑↑↑
血管钙化	↑↑↑↑	↑↑
动脉粥样硬化	↑↑	↑↑↑
血压	↑	↑↑↑↑
血细胞比容水平	↓	↓↓↓↓
骨病	↓↓↓	↓↓↓

a. 在 CKD 早期血磷水平处于正常范围
b. 早期 CKD 患者可出现血 Klotho 增高。ESRD，终末期肾病；↓. 减少；↑. 增加；↔. 不变
改编自 Hu MC，Kuro–o M，Moe OW. Renal and extrarenal actions of Klotho. *Semin Nephrol*. 2013；33：118–129.

指导下到达骨骼的特定区域。一旦到达这个特定区域，它们就会融合形成多核细胞，即破骨细胞，其高度极化，通过释放衍生酶来完成骨的重吸收。这些细胞根据细胞骨架的变化沿重吸收面移动。PTH、细胞因子和骨化三醇都是诱导破骨细胞前体融合的重要物质。

骨重建的控制是非常复杂的，其发生在不同的阶段，包括：①破骨细胞的招募和激活；②破骨细胞的吸收；③前成骨细胞的迁移和分化；④成骨细胞沉积于基质（骨样或未矿化骨）；⑤矿化；⑥静止。任何时候都有不超过 15%～20% 的骨表面正在进行重建，这个过程在单个骨重建单元中可能需要 3～6 个月[88]。目前还不完全清楚一个特定的骨段是如何进入或为什么进入一个新的重建周期。骨重建由三个主要的系统进行调节，分别是 OPG/RANKL，sclerostin/Wnt/β-catenin 和 PTH/PTHR1，下面将分别进行讨论。

在 20 世纪 80 年代，OPG 和 NF-κB 受体激活因子（receptor activator of nuclear fact or κB ligand，RANK）系统的发现为破骨细胞功能的控制和成骨细胞与破骨细胞的长期耦合提供了新的思路。RANK 位于破骨细胞中，RANKL 则由成骨细胞分泌。成骨细胞还可合成 OPG，OPG 可与 RANKL 结合，抑制 RANKL 与 RANK 在破骨细胞上的结合，从而抑制骨吸收（图 53-8）。如果 OPG 减少，RANKL 可以与破骨细胞上的 RANK 结合，诱导破骨细胞性骨吸收。这个系统受到几乎所有被认为对骨重建具有重要作用的细胞因子和激素的调节，包括 PTH、骨化三醇、雌激素、糖皮质激素、白细胞介素、前列腺素以及生长因子 β（TGF-β）超家族的成员[89]。OPG 已经成功地预防了骨质疏松模型中的骨吸收以及激素和细胞因子诱导的骨吸收[89]。一种抗 RANKL 抗体，地诺单抗（denosumab），已被批准用于治疗骨质疏松症[90]。值得一提的是，目前已在肾脏疾病中发现了 OPG/RANKL 系统的异常[91]。早期动物模型表明，OPG 的治疗可能对甲状旁腺亢进骨病有保护作用[92]。一项透析患者的初步研究表明，使用地诺单抗会出现一种严重的不良反应，低钙血症[93]。我们仍需要更多的信息来了解这个系统是如何在 CKD 中调节骨重建的。

目前已在罕见的骨骼疾病中发现了 *SOST* 基因的遗传缺陷。该基因的蛋白产物硬化蛋白（该蛋白仅由骨细胞分泌）与骨细胞上的低密度脂蛋白受体相关蛋白 5/6（low-density lipoprotein receptor-related proteins 5 and 6，LRP5/LRP6）结合，竞争性抑制蛋白 Wnt 的结合（图 53-9）。通常情况下，Wnt 与 LRP5 /LRP6 结合可稳定 β- 连环蛋白（β-catenin）（经典路径）并通过成骨细胞的分化来调节骨的生长。在硬化蛋白存在时，β-catenin 分解，间充质干细胞向成熟骨细胞的分化受到抑制。在动物模型中，硬化蛋白的缺失能促进骨生长[94]。一个早期人体试验发现用一种抗硬化蛋白的抗体进行治疗可促进骨的合成代谢[95, 96]。CKD 患者的血液和骨组织中[97]以及 CKD 动物骨组织中[98]的硬化蛋白浓度均升高，提示抗硬化蛋白抗体合成剂可能对治疗肾性骨营养不良有效。然而，一项动物的初步研究发现，当 PTH 被抑制时，抗硬化蛋白抗体确实可以改善骨容积，但在 PTH 升高的情况下效果并不显著[99]。Dickopff 相关蛋白 -1（Dickkopf-related protein1，dkk-1）也可抑制 Wnt 与 LRP5/LRP6 的结合，在早期 CKD 模型中 Wnt 信号循环抑制剂的抗体可改善骨重建[100]。在骨细胞中，PTH 直接抑制硬化蛋白和 dkk-1 的分泌[67, 101]从而抑制 Wnt 信号的循环抑制剂的产生。

PTH 与它的受体——PTH1R 在骨中结合，通过多种机制激活 β-catenin 信号通路（图 53-9）：①通过 cAMP（环磷酸腺苷）信号通路直接激活；②通过激活破骨细胞间接激活，这将会增加成骨细胞中 β-catenin 的活性；③通过结合 LRP6 而激活 LRP5/LRP6 信号通路，此机制中无须 Wnt、骨硬化蛋白、dkk-1 的调节[94]。当暴露于持续或间断的 PTH，机体会产生不一样的反应。表达活性 PTH1R 的小鼠以及被持续输注 PTH 的动物（类似于继发性甲状旁腺功能亢进的患者）会出现依赖 Wnt 信号的骨重建，通过下调 OPG，减少 OPG 与 RANKL 的结合，破骨细胞的吸收增加，从而使得成骨细胞和 β-catenin 活化[102, 103]。高磷血症也可以激活 β-catenin 信号[104]。因此，在合并高磷血症和继发性甲状旁腺功能亢进的患者体内，PTH 抑制了 Wnt 信号的循环抑制剂（骨硬化蛋白和 dkk-1），从而激活 β-catenin，PTH 和磷都促使间质细胞向成骨细胞分化，增加 RANKL 诱导的破骨细胞的活性，促进

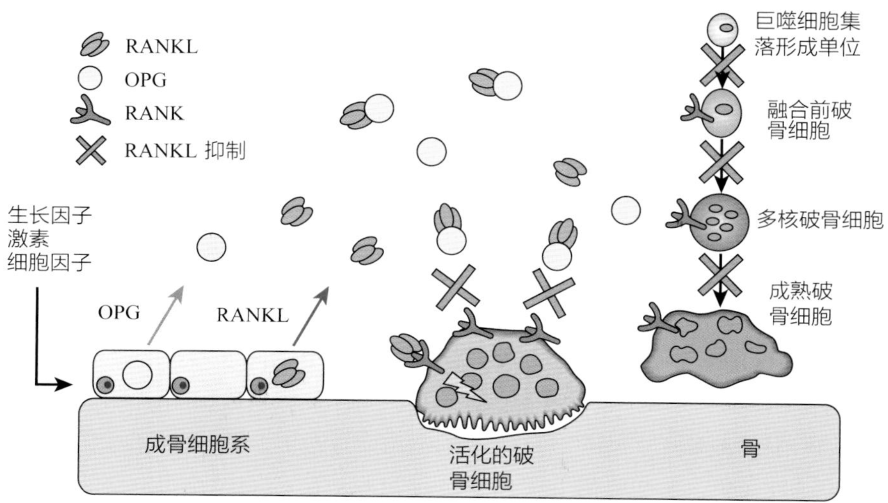

▲ 图 53-8 **OPG / RANKL**

在骨重建中的作用 OPG、RANKL 和 RANK（NF-κB 受体激活因子）的作用机制如图所示。RANKL 是由成骨细胞、骨髓基质细胞等在各种促重吸收生长因子、激素和细胞因子的调控下产生的。成骨细胞和基质细胞产生 OPG，OPG 与 RANKL 结合而抑制 RANKL 的活性。两者主要的结合复合物可能是单个 OPG 同源二聚体与单个 RANKL 同源三聚体以高亲和力相互作用形成的。在 OPG 缺失的情况下，RANKL 激活其受体 RANK，该受体存在于破骨细胞和破骨细胞前体中。RANK-RANKL 相互作用引起破骨细胞前体募集、融合成多核破骨细胞、破骨细胞活化并最终形成有活性的破骨细胞。OPG 可以完全抑制 RANK 介导的这些反应。RANKL. NF-κB 受体激活因子配体；OPG. 骨保护素；RANK. NF-κB 受体激活因子（经许可转载自 Kearns AE, Khosla S, Kostenuik PJ. Receptor activator of nuclear factor kappaB ligand and osteoprotegerin regulation of bone remodeling in health and disease. *Endocr Rev.* 2008;29:155–192.）

骨质吸收。

（四）血管钙化的病理生理学

不同直径大小的动脉出现病变时，病理过程各不相同，但所有的动脉节段都可能出现钙化。动脉粥样硬化的特征是纤维 - 脂质斑块的形成，根据尸检数据和动物模型实验，钙化常发生在疾病的晚期。这些纤维 - 脂质斑块可以向动脉腔内突出，表现为血管的充盈缺损（图 53-10A）。然而，快速发展的影像学，尤其是血管内超声，揭示了动脉粥样硬化斑块也有可能是圆周形的病变（不伴有管腔的阻塞），此类动脉病变过程中钙化往往出现较早[105]。弹性动脉的粥样硬化和增厚常见于动脉中膜层（图 53-10B）。不仅仅是大弹性动脉，较小的弹性动脉也会出现中膜层增厚和钙化，这种中膜层的钙化被称作 Mönckeberg 钙化或动脉中膜钙质沉积，常见于高龄、糖尿病、CKD 的患者，且和糖尿病、CKD 患者的全因及心血管死亡率相关。

最初认为，血管钙化是在高血钙及高血磷状态下的自然沉淀，但现在广泛认为它是一个类似于骨骼矿化的过程，并且始终被活化的钙化抑制剂“监控”着。目前最被广泛认可的假说是血管平滑肌细胞去分化或转化为骨样或软骨样细胞（图 53-11）。所形成的骨样或软骨样细胞产生胶原和非胶原蛋白的细胞外基质，并促使基质囊泡与细胞外基质产生关联，启动并传播矿化的信号。上述过程会受到细胞、细胞外基质蛋白和一些抑制剂局限性或系统性地调节。CKD 晚期，骨重建出现异常，肾脏对磷的排泄减少，钙磷代谢处于正平衡，能够满足基质囊泡所需的矿物成分，也增强了现存钙化扩增的能力。下面几节将讨论每个环节的证据。

1. 细胞转化

血管平滑肌细胞、成骨细胞、软骨细胞、脂肪细胞有别于正常分化的间充质干细胞前体，它们的分化过程需要多种转录因子。在肾移植术后成人的腹壁下动脉[106]以及透析儿童的肱动脉中[107]，发现了成骨细胞分化的核心结合因子 α-1（core binding factor α-1，Cbfα1）的表达，$Cbf\alpha_1$ 又称 Runx 相关转录因子 2（Runx-2）。Runx-2 对于正常的骨骼发

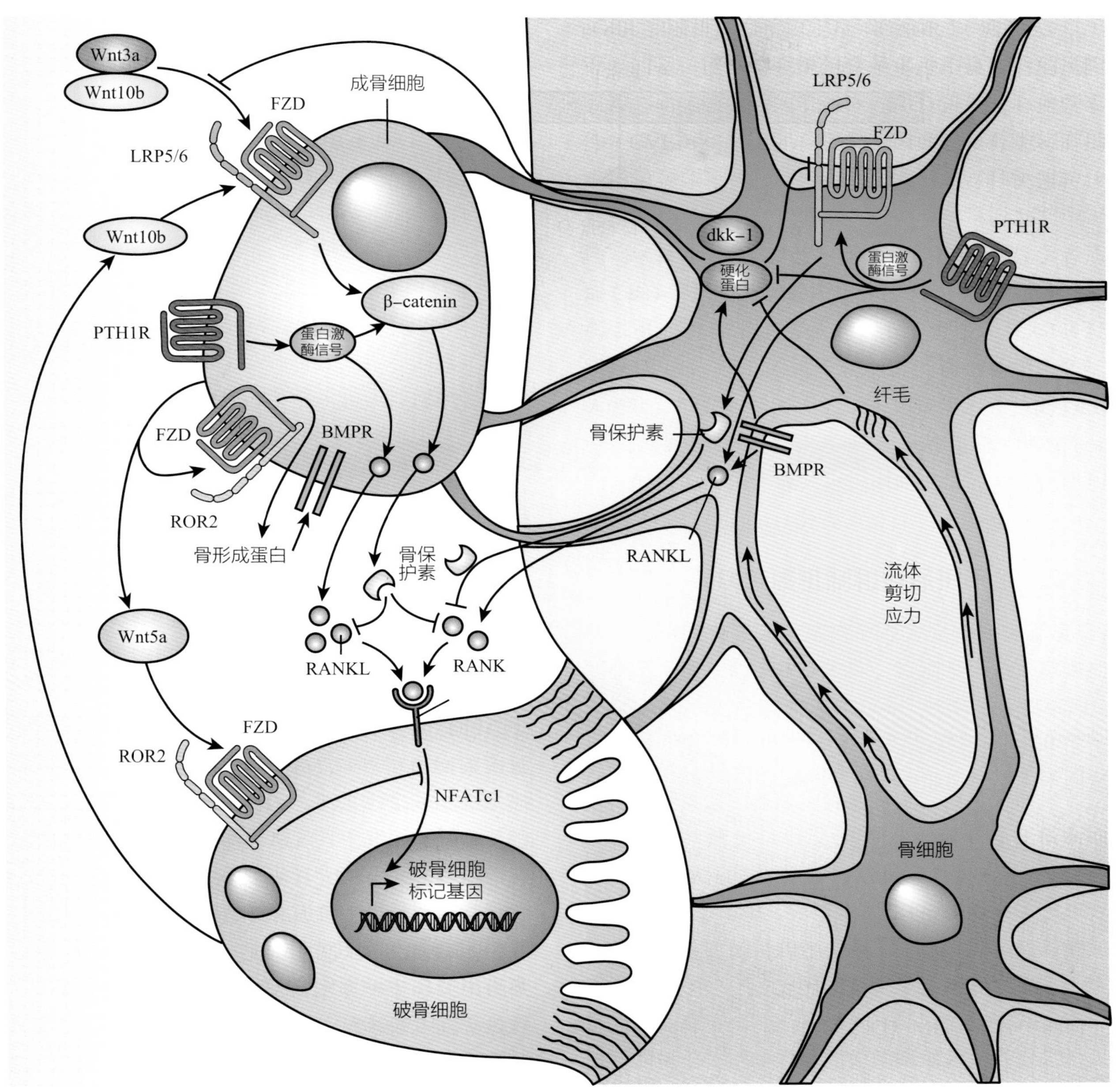

▲ 图 53-9　**骨重建时的 PTH 以及连环蛋白信号通路的示意图**

骨细胞分泌骨硬化蛋白和 dkk-1，这两种物质抑制 Wnt 信号通路，从而抑制了骨的形成。PTH 可以抑制这 2 种拮抗剂的表达，而 BMP 信号作用与之相反，可诱导它们的表达。此外，骨保护素也是骨重建的抑制剂，它受骨细胞中的 Wnt 信号调控，是 RANKL 的诱骗受体，可阻碍 RANKL 与 RANK 的后续结合，从而抑制骨吸收。成骨细胞表达的 Wnt5a 与 FZD-ROR2（卷曲受体 - 酪氨酸激酶样单受体 2）受体复合体结合，从而刺激破骨细胞前体细胞的分化。在骨重建的反馈回路中，破骨细胞于骨吸收末期分泌 Wnt 配体，刺激成骨细胞的局部分化。除此之外，在成骨细胞和骨细胞中，激活 PTH1R 所介导的信号可以稳定 β-catenin 并激活 Wnt 信号。RANK.NF-κB 受体激活因子；RANKL.NF-κB 受体激活因子配体；LRP5/6. 低密度脂蛋白受体相关蛋白 5/6；PKA. 蛋白激酶 A；FZD-ROR2. 卷曲受体 - 酪氨酸激酶样单受体 2；FZD. 卷曲受体；ROR2. 酪氨酸激酶样单受体 2；PKA. 蛋白激酶信号；BMPR. 骨形成蛋白；dkk-1.Dickkopf WNT 信号通路抑制剂 1；NFATc1. 活化 T 细胞核因子 c1；PTH1R. PTH 受体 1（经许可转载自 Baron R, Kneissel M. WNT signaling in bone homeostasis and disease: from human mutations to treatments. *Nat Med*. 2013;19:179–192.）

育是必不可少的，被敲除 Runx-2 的小鼠骨骼形成异常[108]。遗传学技术已证实，在发生钙化的血管中，血管平滑肌细胞可以产生软骨样细胞（与循环细胞相反）[109]。破骨样细胞常可见于损伤的内膜中，在骨中，它们来源于循环前体细胞[110]。

体外实验中，当血磷升高，在Ⅲ型钠依赖性

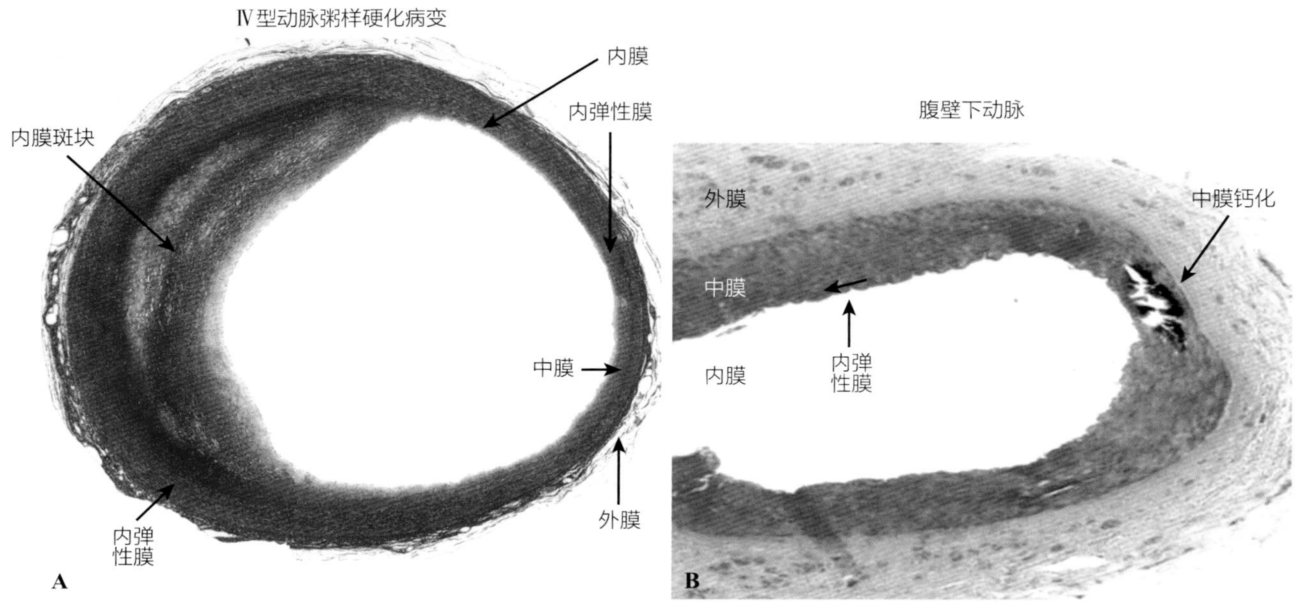

▲ 图 53-10 **动脉钙化**

动脉粥样硬化、动脉内膜钙化（A）与中膜钙化（B）的组织学区别

磷转运蛋白 Pit-1 和 Pit-2 的调控下，血管平滑肌细胞会反应性地上调 Runx-2 [111]。除此以外，与正常血清培养的血管平滑肌细胞相比，尿毒症患者血清（来源于无尿的透析患者）培养的血管平滑肌细胞通过非磷介导的机制表达 Runx-2 及其下游骨桥蛋白 [112]。在体外，过量的钙也可以诱导矿化，钙可以增加高磷的作用 [113]。最后，FGF-23 通过促进成骨细胞分化，增强了磷诱导的大鼠主动脉环和大鼠主动脉血管平滑肌细胞的钙化 [114]。体外实验中，很多经典的、非经典的 CKD 心血管危险因素都可以诱导血管平滑肌细胞向成骨样细胞转化，随后便会出现钙化（图 53-12）。根据以上资料，便很容易理解 CKD 患者常常出现动脉钙化的现象。

在动物 CKD 模型中，继发性甲状旁腺功能亢进随着肾功能的衰竭自然进展，这可能与血管钙化相关 [48, 115, 116]。但很难辨别磷和 PTH 的作用。一项研究发现，给肾切除术后的动物输注超生理剂量的 PTH，无论血磷处在什么水平，都会出现血管钙化 [117]。类似实验中，共有 4 个摄入磷和 PTH 的模型组，其中的 3 组（分别是正常 PTH+ 高磷、高 PTH+ 高磷、高 PTH+ 低磷）都出现了 Runx-2 的上调，表明了磷和 PTH 均可以上调动脉中的 Runx-2。但是，高 PTH+ 低磷组未出现动脉钙化 [118]，这提示钙化的过程需要磷作为底物。

动脉的钙化和骨质的矿化呈负相关。在骨吸收过度的动物模型中，治疗的目的是通过抑制破骨细胞活性来减少骨重建，代表药物有双膦酸盐和拟钙剂，在部分研究中发现这类药物有助于预防血管钙化 [119-121]，但并非所有研究都如此 [122]。纠正低转化性骨病似乎也会增加动物动脉钙化的风险 [123, 124]。维生素 D 的作用尚存在争议，但目前有数据表明，只有当循环中的骨化三醇浓度升高到一定水平并导致高钙及高磷血症，才会观察到钙化 [125]。针对人类治疗方案的研究综述见 63 章。

2. 基质囊泡和细胞凋亡

在软骨细胞和成骨细胞中，正常的骨质矿化是基质囊泡从细胞表面极化出芽后释放至细胞外开始，随后再和细胞外基质蛋白结合。基质囊泡直径小（50～200nm），在电子显微镜下表现为球形的电子致密物，内含钙、磷、碱性磷酸酶、膜联蛋白等成分。人体内所有形式的钙化 / 矿化（包括骨骼、软骨、肌腱、钙化防御和动脉粥样硬化），都需要基质囊泡的参与。高钙及高磷培养基培养的血管平滑肌细胞向介质中释放基质囊泡，胎球蛋白 A（又称为 AHSG、α-2-HS 糖蛋白）是矿化的循环抑制剂（具体见后），能降低基质囊泡对钙的摄

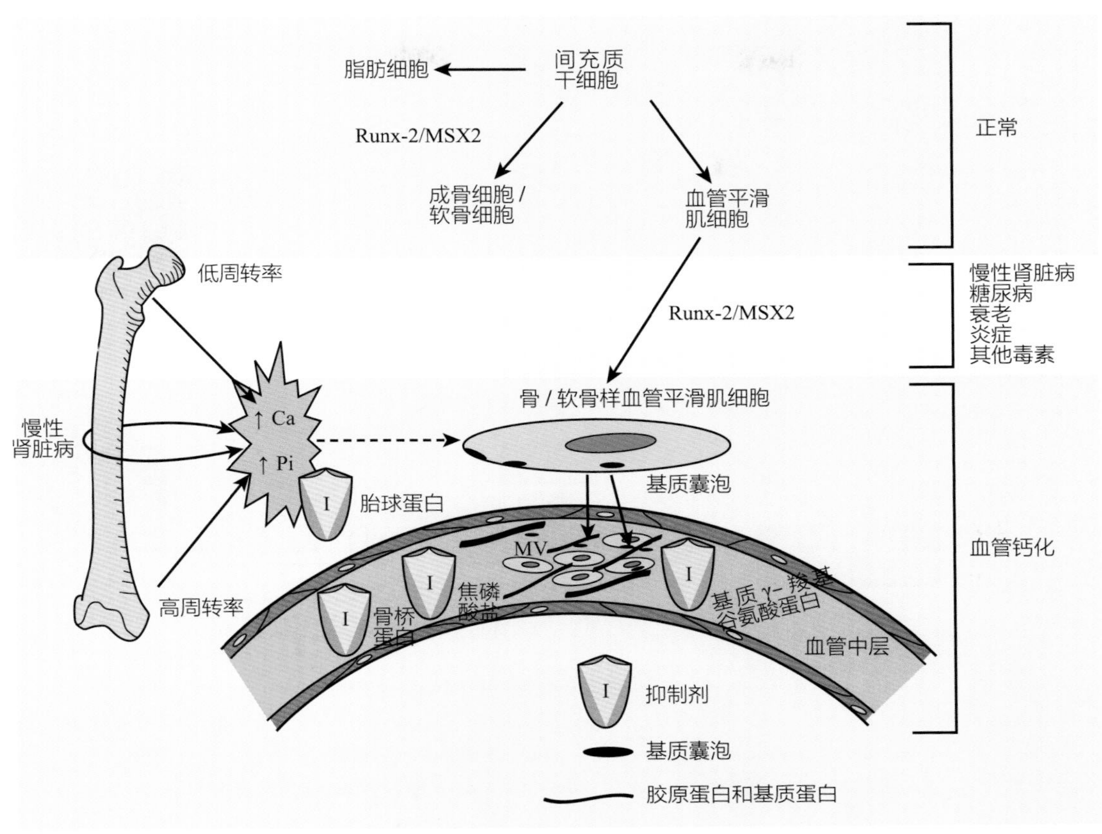

▲ 图 53-11　**血管钙化的病理生理学示意图**

正常情况下，间充质干细胞会分化成脂肪细胞、成骨细胞、软骨细胞以及血管平滑肌细胞。但在 CKD、糖尿病、高龄、炎症以及多种毒素存在的情况下，转录因子（如 Runx-2 和 MSX2）的表达上调，会促使血管平滑肌细胞向成骨 / 软骨样细胞分化或转化。上述转录因子对正常的骨发育十分关键，当其上调，会对血管平滑肌细胞的表型转换起着指向性的作用。血管平滑肌细胞成骨或软骨样变后会出现钙化，这过程类似于骨的形成。胶原蛋白和非胶原蛋白在内膜或中膜中沉积，并将钙和磷结合到基质囊泡中，从而启动矿化，矿物质进一步生长为羟基磷灰石。大多数透析患者的钙磷都处于正平衡状态，能够满足细胞转化和产生基质囊泡的需求。除此之外，当 CKD 患者骨转换处于极限情况（低转化性和高转化性骨病，又称无力型骨病和甲状旁腺功能亢进性骨病），可减少骨中的矿物质含量以获得更多的钙和磷。总的来说，动脉钙化与否，主要取决于循环中和动脉中存在的抑制剂（如胎球蛋白 A、焦磷酸盐、基质 γ- 羧基谷氨酸蛋白、骨桥蛋白）的强度。Runx-2. Runx 相关转录因子 2；MSX. 同源异型盒蛋白 2（经许可转载自 Moe SM, Chen NX. Mechanisms of vascular calcification in chronic kidney disease. *J Am Soc Nephrol. 2008*;19:213–216.）

取[126]。血管平滑肌细胞被胶原酶消化会产生两种基质囊泡，第一种为分泌型，存在于基质中，富含胎球蛋白 A 但膜联蛋白量少，这种基质囊泡不能使 Ⅰ 型胶原蛋白矿化；而另一种细胞基质囊泡，富含膜联蛋白而胎球蛋白 A 量少，可以参与矿化[127]。基质囊泡与外泌体很相似，可以帮助微小 RNA（microRNAs，miR）在细胞间迁移，因此在钙化中有一定的作用[128]。已有研究发现，miR 可以调控血管平滑肌细胞由收缩型向合成型转化[129]，也可以调控动物模型体外的动脉钙化[128, 130]。这些结果表明，当细胞调节基质囊泡的含量，可能会同时调节它的类型和矿化能力。

除基质囊泡以外，凋亡小体也可以在体外诱导血管平滑肌细胞的钙化。直径 ≥ 1μm 的钙磷晶体刺激凋亡小体，导致细胞内的钙浓度快速升高且出现细胞凋亡，这是溶酶体降解引起的效应[131]。既往研究曾在 ESRD 儿童的动脉钙化段内发现细胞凋亡的存在[107]。A 型核纤层蛋白前体激活的 DNA 损伤会加速动脉钙化[132]。自噬是细胞生存的一种调控过程，可以通过减少基质囊泡的释放来抵消磷对钙化的诱导作用[133]。而阿托伐他汀可以通过抑制 β-catenin 通路来诱导细胞自噬，从而避免钙

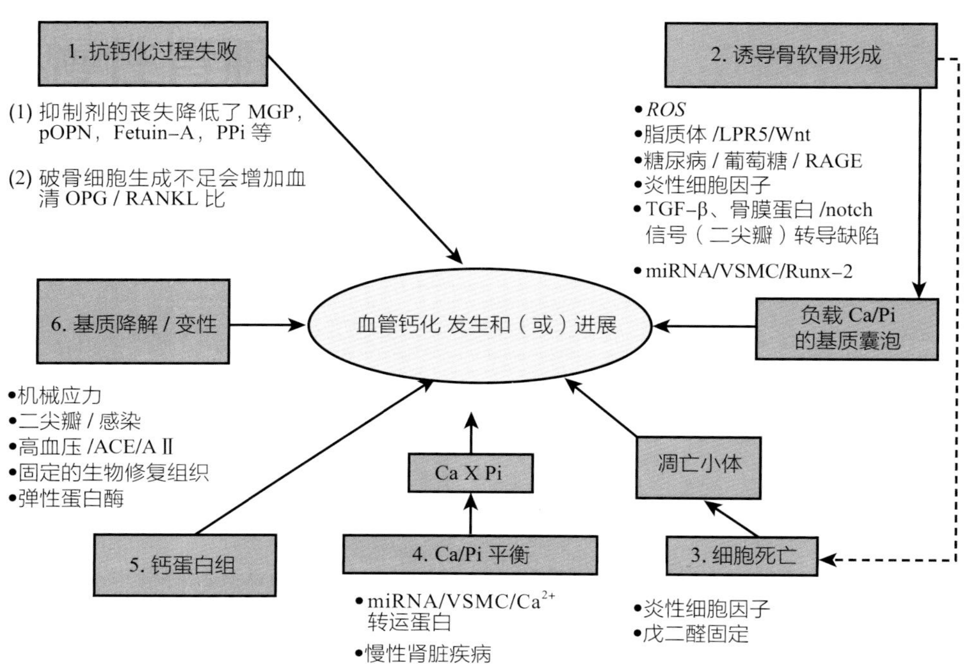

▲ 图 53-12 调控血管钙化发病机制相关通路的因素

多种因素调节着骨外钙化的每一步。ACE. 血管紧张素转化酶；AⅡ. 血管紧张素Ⅱ；Ca. 钙；LRP5. 低密度脂蛋白受体相关蛋白 5；MGP. 基质 γ- 羧谷氨酸（GLA）蛋白；miRNA.microRNA；OPG. 骨保护素；Pi. 磷酸盐；POPN. 骨桥蛋白；PPi. 焦磷酸；RAGE. 晚期糖基化终产物受体；RANKL. NF-κB 受体激活因子配体；ROS. 活性氧；Runx2. Runx 相关转录因子 2；TGF-β. 转化生长因子 β；VSMC. 血管平滑肌细胞；Wnt. 无翅型 MMTV 整合位点家族成员（经许可转载自 Wu M, Rementer C, Giachelli CM. Vascular calcification: an update on mechanisms and challenges in treatment. *Calcif Tissue Int*. 2013;93:365–373.）

化形成 [134]。因此，细胞可以通过很多不同的途径来避免钙化。

3. 血管钙化抑制剂

血管钙化虽然在 CKD 患者中，尤其在透析患者中普遍存在，但是其表现并不一致。已发表的系列研究显示，约有 20% 的透析患者存在与钙化患者相似的危险因素，但是并未发生血管钙化，并且在其持续的随访中仍未发现钙化。这一特点证实钙化抑制剂的存在。基因敲除动物模型的实验显示，许多基因的选择性缺失会导致血管钙化 [135]。上述研究表明，如果不是受到抑制，至少在某些物种或人群中会发生动脉矿化（或钙化）。血管钙化的调节主要通过抑制而不是促进来实现，这一理念在骨骼矿化的调节中可能也是正确的 [136]。抑制剂可以是循环中的，也可以是局部产生而作用于特定位点的。CKD 的动脉钙化中，已经有较好阐述的三种抑制剂分别是胎球蛋白 A、基质 γ- 羧基谷氨酸蛋白 [matrix gamma-carboxyglutamate（Gla）protein，MGP] 和 OPG。

除此之外，还存在许多其他的钙化抑制剂。总的来说，本节讨论的内容展示了天然存在的钙化抑制剂的多样性和丰富性。CKD 中的血管钙化表现为一种钙化促进剂增加和钙化抑制剂减少的状态。

(1) 胎球蛋白 A：胎球蛋白 A 是一种循环中的钙化抑制剂，在血浆中含量丰富，主要由成人肝脏产生。在炎症过程中，胎球蛋白 A 的转录和合成下调，因此它与人血白蛋白及其他肝脏蛋白一样，也是一种反向的急性反应蛋白。胎球蛋白 A 与血清中的钙、磷结合，形成小的"钙化颗粒"，并进一步被网状内皮系统清除。胎球蛋白 A 抑制磷灰石前体（碱性磷酸钙）的初始形成和沉淀，但并不能溶解已经形成的碱性磷酸钙 [137]。总的来说，胎球蛋白 A 可被视作一种宿主防御，以"净化血液"中不需要的钙和磷，防止循环中的不良钙化发生，而不会导致骨质脱钙。VSMC 的基质囊泡中发现了胎球蛋白 A，其存在使囊泡无法矿化 [127, 138]。此外，胎球蛋白 A 在血清中含量丰富，是影响血清钙化倾向的主要因素 [139]，其水平已被证明反映了 CKD 患者的全因死亡率[140]。

靶向破坏胎球蛋白 A 可导致弥漫性深部软组织钙化，肌肉、肾脏和肺部的小动脉钙化，但不累及大动脉[141]。将胎球蛋白 A 敲除的 $Ahsg^{-/-}$ 小鼠与已知会增加胆固醇和动脉粥样硬化的 $ApoE^{-/-}$ 小鼠杂交，可诱导双重缺陷的 $Ahsg^{-/-}$/$ApoE^{-/-}$ 小鼠。单独使用高磷饮食或者加速 CKD 进展均可使 $Ahsg^{-/-}$/$ApoE^{-/-}$ 小鼠的主动脉和冠状动脉钙化进展[142]。因而，在该动物模型中存在的广泛且多部位的动脉钙化依赖于动脉粥样硬化（$ApoE^{-/-}$）的遗传易感性，矿化抑制剂（$Ahsg^{-/-}$）的遗传缺陷，以及 CKD 进一步加剧的高磷血症。抑制剂系统具有冗余性，其中多个局部调节剂会弥补循环抑制剂胎球蛋白 A 的缺失。ESRD 患者的血清胎球蛋白 A 浓度降低与死亡率相关[143, 144]。在透析患者中发现，血清胎球蛋白 A 的浓度与螺旋计算机断层扫描（computed tomography，CT）评估的冠状动脉钙化[145]、颈动脉斑块[146]，以及透析儿童的动脉硬化[107]严重程度之间呈负相关。尽管基因多态性也发挥了作用，但是 CKD 的胎球蛋白 A 缺乏可能与慢性炎症有关。此外，还可能存在不适当的上调，导致在钙和磷升高的情况下，出现胎球蛋白 A 的相对缺乏。

(2) 基质 γ- 羧基谷氨酸蛋白：MGP 是一种维生素 K 依赖性蛋白，在多种组织中表达，尤其在动脉和骨骼中高度表达，主要作为血管钙化的局部调节因子。MGP 基因敲除的小鼠出现软骨过度、生长板矿化和动脉中膜钙化，导致早期死亡[147]。在缺乏 MGP 的小鼠中，弹性蛋白酶生成增加所致的弹性蛋白破裂促进钙化发生[148]。应用华法林或营养性维生素 K 缺乏会导致 MGP 羧化不足和功能受损[149]。华法林应用史也是钙性尿毒症性小动脉病（也称钙化防御）的公认危险因素，可在 CKD 动物模型中诱导钙化[150]。服用维生素 K 可以预防钙化，在 CKD 患者中的确切试验正在进行中[149]。透析患者和动脉粥样硬化患者的血清中，几乎检测不到羧化 MGP[149]。此外，透析患者中低水平的羧化 MGP 与冠状动脉钙化、动脉硬化及血磷水平升高有关[151]。与匹配的对照组相比，20 例钙性尿毒症性小动脉病患者血清中相对羧化 MGP 的浓度更低，而且存在维生素 K 缺乏[152]。服用华法林的患者冠状动脉钙化的进展更为明显[153]。透析患者补充维生素 K_2 可以提高羧化 MGP 水平[154]，目前正在进行研究以确定这种补充是否会减少钙化和心血管事件[149]。

(3) 焦磷酸盐：另一种天然存在的矿化抑制剂是焦磷酸盐，它可以在体外抑制钙磷结晶形成。焦磷酸盐由 VSMC 产生并抑制动脉钙化。组织非特异性碱性磷酸酶（tissue-nonspecific alkaline phosphatase，TNAP）能够抑制焦磷酸盐，而尿毒症动物[155]和 CKD5 期患者[107]的钙化动脉中 TNAP 活性增加。焦磷酸盐还受到另一种酶的抑制，即外核苷酸焦磷酸酶 / 磷酸二酯酶 Ⅰ（ectonucleotide pyrophosphate/phosphodiesterase Ⅰ，NPP Ⅰ）。NPPI 缺乏的儿童患有婴儿型动脉钙化症[156]。循环中焦磷酸盐的水平在透析患者中降低[157]，并且与 CKD 患者的动脉钙化程度呈负相关[158]。腹腔注射焦磷酸盐可减少啮齿动物 CKD 模型中的血管钙化[159]。

(4) 骨保护素：OPG 缺失的小鼠出现骨容积减少和动脉钙化，提示 OPG 是血管钙化的重要直接抑制剂，但目前尚不清楚这种变化是骨骼异常[160]还是直接的动脉效应所致。对低密度脂蛋白受体缺失小鼠（一种动脉粥样硬化模型）的研究表明，应用 OPG 不能防止动脉粥样硬化病变，但可以预防这些病变的钙化[161]。骨髓和血管壁的 OPG 通过调节 RANKL 对 VSMC 的原致钙作用来减少动脉粥样硬化和钙化[162, 163]。这种原致钙作用似乎与炎症有关[164]，并可能解释了富集巨噬细胞的动脉粥样硬化斑块区域的钙化机制。

4. 磷和钙的综合调控

PTH、FGF-23、骨化三醇和 Klotho 四种激素共同作用来维持体内钙磷水平的正常稳态，使血液和尿液中的离子浓度达到适当的平衡。这种稳态有助于避免病理性矿化的发生，并确保钙磷离子对正在增长（造模）或重塑的骨骼有充足的可用性。图 53-13 总结了高磷血症的综合生理反应。这是一个非常复杂的系统，具有多个集成的反馈回路，将其分解为调节骨化三醇、磷和钙的通路更易于理解。

(1) PTH—FGF-23—骨化三醇循环：PTH 和 FGF-23 在刺激磷分泌方面具有相似的作用，然而，它们对维生素 D 轴的影响不同。PTH 刺激 CYP27B1 的活性，增加骨化三醇的生成，而升高的骨化三醇又负反馈作用于甲状旁腺以减少

PTH 分泌。相反，FGF-23 抑制 CYP27B1 并刺激 CYP24A1，从而减少骨化三醇生成，并通过反馈作用来限制 FGF-23 的进一步分泌，这是由于在通常情况下骨化三醇会刺激 FGF-23 产生。

(2) 磷—PTH—FGF-23 循环：随着磷水平增加（或长期存在高磷负荷），PTH 和来自骨骼的 FGF-23 水平均随之增加。PTH 和 FGF-23 含量升高均可通过下调 NaPi 转运蛋白来增加尿液中磷的排泄。FGF-23 对肾脏的影响依赖于 Klotho。PTH 增加肾脏对钙的重吸收，能够在最大程度地降低尿液中钙磷浓度的同时，提高尿磷排泄量。PTH 刺激骨细胞分泌 FGF-23，而增加的 FGF-23 则通过降低 PTH 的基因表达和分泌来抑制 PTH [165, 166]。

(3) 钙—PTH—FGF-23 循环：低钙血症是一种强效的 PTH 刺激剂，会阻碍 FGF-23 的释放 [167]，来“消除”FGF-23 对 PTH 及骨化三醇合成的抑制作用。该循环通路中将最大化 PTH 的作用，以增加肾脏对钙的重吸收、增加骨吸收，并增强骨化三醇对肠道钙吸收的刺激，从而使血清钙浓度维持在正常范围。而高钙血症具有相反的作用：它不仅可以通过刺激 FGF-23 来降低 PTH 和骨化三醇的合成 [168]，而且能够直接抑制骨化三醇合成和 PTH 分泌，最终导致肠道钙吸收、肾脏对钙重吸收和骨再吸收均减少。

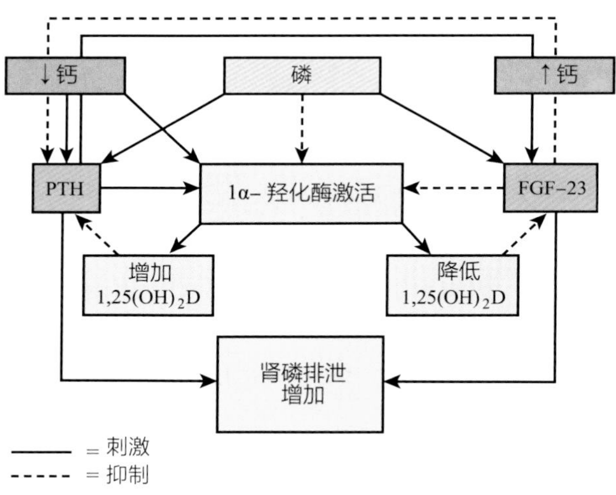

▲ 图 53-13 血清磷水平的调节

随着磷水平增加（或长期存在高磷负荷），甲状旁腺激素（parathyroid hormone，PTH）和成纤维细胞生长因子 23（fibroblast growth factor 23，FGF-23）的水平均增加。PTH 和 FGF-23 水平升高则会促进尿液中磷酸盐（phosphate，Pi）的排泄。这两种激素对维生素 D 轴的作用不同。PTH 刺激 1α- 羟化酶的活性，增加骨化三醇的生成，而升高的骨化三醇又负反馈作用于甲状旁腺以减少 PTH 分泌。相反，FGF-23 抑制 1α- 羟化酶活性，减少骨化三醇的生成，通过反馈作用限制了 FGF-23 的进一步分泌。FGF-23 和 PTH 也存在相互调节。低钙水平刺激 PTH，而高钙水平刺激 FGF-23。此外，有证据表明 FGF-23 也能抑制 PTH 的分泌

二、慢性肾脏疾病 - 矿物质和骨骼疾病的诊断

（一）CKD-MBD 中生化异常的检测

本章前面已讨论了钙和磷的测定。表 53-3 总结了目前用于 CKD-MBD 诊断和治疗的生物标志物。

1. 甲状旁腺激素

血浆或血清中的 PTH 浓度不仅是 CKD-MBD 中矿物质代谢异常的指标，而且可以作为初步诊断 CKD-MBD 中最常见的肾性骨营养不良——纤维囊性骨炎的非侵入性生化标志。PTH 测定也可以作为监测肾性骨营养不良进展的有用指标，并且用作 CKD 患者骨转化的替代指标。尽管 PTH 作为骨重建标志物的敏感性和特异性并不理想，但它是目前可用的最佳标志物 [169]。然而，在个别患者中确定肾性骨营养不良具体类型的最终方法需要骨活检（一种侵入性诊断方法），并需要具备骨组织学评估能力的专业实验室人员和设备。

PTH 不仅以具有 84 个氨基酸的完整多肽形式在血液中循环，而且以多个激素片段的形式循环，尤其是来自 PTH 分子中间和羧基末端的片段。这些 PTH 片段来源于甲状旁腺的直接分泌，同时也来自于 PTH（1-84）在外周器官的代谢，特别是在肝脏和肾脏。所产生的具有生物活性的激素［PTH（1-84）］通过其最前面的 34 个氨基酸与受体（PTHR1）结合发挥作用。PTH（1-84）的血浆半衰期为 2～4min。然而，在肾脏功能正常的情况下，主要由肾脏清除的羧基片段的半衰期延长了 5～10 倍，而在 CKD 的情况下半衰期甚至更长。此外，PTH 的分泌存在昼夜节律变化，释放具有波动性，进一步增加了检测的复杂性。

多年来，PTH 的检测方法进行了许多改进（图 53-14）。20 世纪 60 年代初期，放射免疫测定法被

表 53-3　慢性肾脏病 – 矿物质骨病的生物标志物

	受样本处理的影响	测定可靠性	经肾排泄	昼夜变化	随季节变化	随进餐变化	随透析时间变化
甲状旁腺激素	是	否；有些化验会检测到碎片	否	是	否	否	是
25(OH)D（骨化二醇）	否	好（不确定将 D_2 与 D_3 区分的重要性）	否	否	是	否	否
1,25$(OH)_2$D（骨化三醇）	否	好	否	是	否	否	?
成纤维细胞生长因子 23	否	完整分子与羧基末端片段	否	?	?	是	否
可溶性 α-Klotho	?	不确定	是	?	?	?	?
骨硬化蛋白	?	不确定，可能有效	否	?	?	?	?
骨特异性碱性磷酸酶	否	好	否	否	否	?	否

“测定可靠性”表示该测定是针对生物活性激素或标志物，而不是片段。
?. 表示数据不足

开发用于测量 PTH，称为“第一代”检测方法。然而，由于所用抗血清具有不同特性，这种方法被证实是不可靠的。随后推出的双抗免疫分析法（two-site immunometric assay，IMA）被认为是“第二代及第三代”检测方法。目前在临床实践中最常用的是典型的第二代 IMA（也称全段 PTH 检测），由于检测抗体不能与 1 位的氨基酸结合，因而其可测定 PTH（1～84）和其他具有羧基端的大的 PTH 片段。第三代检测方法（针对具有生物活性的、完整的或生物完整的 PTH 测定）使用的捕获抗体与第二代相似，但是使用的检测抗体是直接针对氨基末端的最末端抗原决定部位（表位 1～4），因此被认为能够检测具有完整生物活性的 PTH（1～84）（图 53-14）。这些检测方法的变化也许有些难以理解，但是对提高检测准确度至关重要，这是因为人体中羧基末端片段（缺少小部分或大部分的氨基末端）最为丰富，在健康个体中约占循环 PTH 的 80%，而在 CKD 患者中几乎约占 95% [170]。这一发现可能部分解释了为什么在 CKD 中 PTH 浓度升高是“正常的”，而在没有 CKD 的患者中则相对升高。第二代全段检测方法通常用于自动化平台。虽然每种检测方法都有一个合理的变异系数，但是商用检测方法的标准并不统一，并且检测抗体也不都与相同位点结合。因此，试剂盒间的差异性可能很高 [171]。这就是为什么 KDIGO 指南建议每次均使用相同的检测方法并侧重评估 PTH 的变化趋势，而不是针对精确的目标值 [172]。

2. 维生素 D

尽管骨化二醇测定的金标准是高效液相色谱法，但临床上尚不能广泛使用，目前血清骨化二醇浓度通常采用免疫分析法测定。与 PTH 检测法不同，骨化二醇 IMA 中样品处理对结果的影响很小。然而，维生素 D 同时以 D_2 和 D_3 的形式循环，部分实验室试剂盒仅能测定 D_2 或者 D_3，还有一些则同时测定两者 [以 25(OH)D 表示]。由于尚不清楚维生素 D 结构的差异对临床管理或患者结局的影响，所以区分 D_2 与 D_3 的原理存在争议。与 PTH 一样，不同检测方法之间存在一定的差异，这可能会影响对骨化二醇水平不足 / 缺乏或充足的分级 [173]。值得期待的是，目前正在采取措施将这些检测方法标准化 [174]。骨化二醇的半衰期很长，可用于代表全身的总储存量。

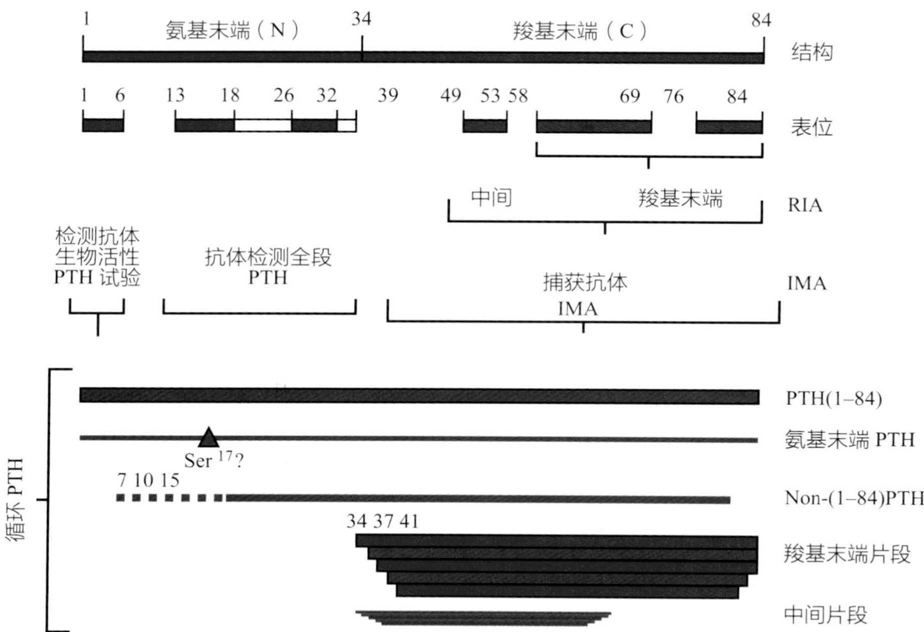

▲ 图 53-14 甲状旁腺激素（parathyroid hormone，PTH）检测

此为 PTH（1–84）以及循环中 PTH 检测方法、PTH 检测表位和检测到的 PTH 分子形式之间关系的示意图。上图描绘了人 PTH 的结构和各种 PTH 测定法检测的表位。第一代 PTH 检测法除了检测全长 PTH（1–84）外，还检测 PTH 片段。这些检测包括放射免疫测定法（radioimmunoassay，RIA），使用针对 PTH 氨基末端（amino–terminal，N–RIA）、中间（middle，MID–RIA）或羧基末端（carboxyl–terminal，C–RIA）区域的特异性抗血清。第二代“全段 PTH（intact PTH）”检测法可检测全长 PTH（1–84）和非（1–84）–PTH 片段。第三代 PTH 检测法（生物完整 PTH）仅检测全长 PTH（1–84）。下图描绘了循环中存在的 PTH 分子形式（经许可转载，引自 HenrichLM, Rogol AD, D'Amour P,Levine MA, Hanks JB, Bruns DE. Persistent hypercalcemia after parathyroidectomy in an adolescent and effect of treatment with cinacalcet HCl. *Clin Chem*. 2006;52:2286–2293.）

相比之下，骨化三醇水平通常只在高钙血症的情况下测定。骨化三醇半衰期相对较短，检测成本较高且难度较大，而且需要结合临床情况解读检测结果。举例来说，CKD4 期或 5 期合并高钙血症的患者可能具有正常高值的血清骨化三醇水平，但是综合考虑其 CKD 分期和血清钙浓度，该水平可能已经存在明显异常，应考虑及时补充肾外来源的骨化三醇。

3. FGF–23

FGF–23 目前主要通过两种不同的检测方法进行测定（图 53–15）。第一种方法使用两种针对羧基末端的抗体，可以检测到完整的分子及羧基末端片段（结果用相对单位 /ml 表示）。第二种检测方法则同时使用一种针对氨基末端区域内表位的抗体和另一种针对羧基末端区域内表位的抗体，因而检测完整的分子（结果用 pg/ml 表示）。尽管这两种检测方法目前在与临床事件相关性上具有可比性，但是由于 FGF–23 片段检测、抗体特异性和校准方面的差异，导致它们结果的一致性较差。鉴于存在分析变异性，通常不允许直接比较使用不同检测法测定的 FGF–23，这一点可能至少部分解释了观察性研究中指出的某些矛盾之处[175]。尿液中可以检测到 FGF–23，但尚不明确经肾脏清除的 FGF–23 所占比例[176, 177]。从临床角度来看，如果要在常规临床管理中应用 FGF–23 检测值，还需要更多的研究数据来证实其价值。

4. 可溶性 KLOTHO

目前尚不清楚可溶的 α–Klotho 蛋白水平是否反映了 Klotho 的组织表达水平。一些研究发现 Klotho 循环水平低与 CKD 进展有关[178]，但是在其他研究中未能证实这一发现[179]。尿液中可检测到 Klotho[180]，提示其水平可能受到残余肾功能的影响。不同的检测试剂盒得出的结果也不尽相同[72, 181]。

5. 骨硬化蛋白

CKD 患者循环中的骨硬化蛋白浓度偏高[182]，

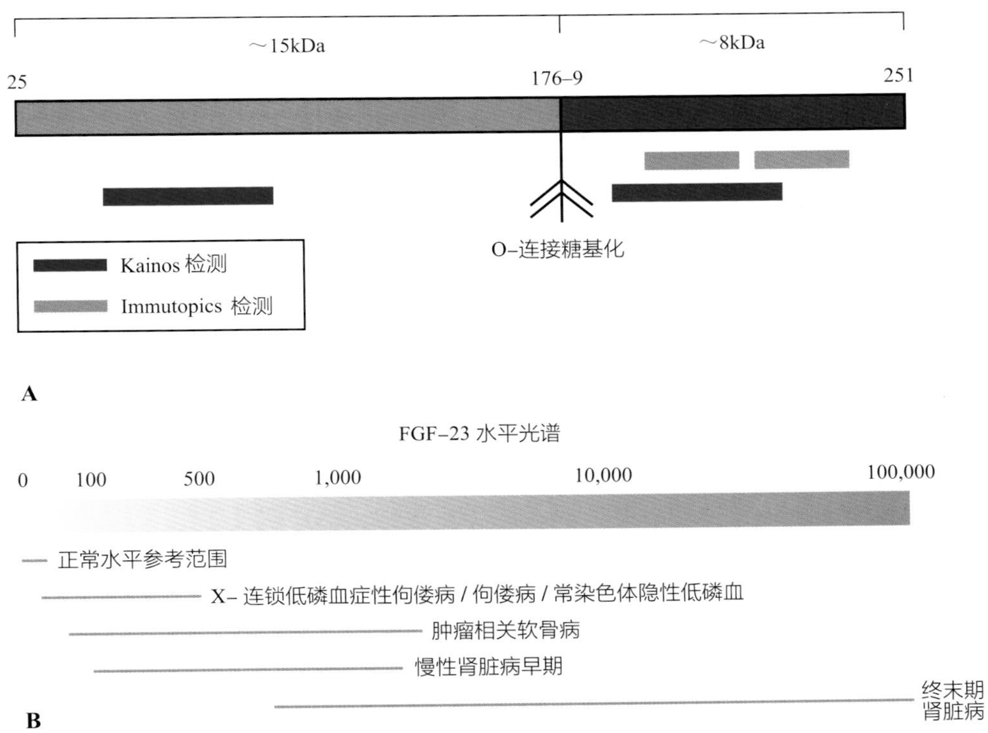

▲ 图 53-15　**FGF-23 检测**

A.FGF-23 O- 连接糖基化（O-linked sugar）位点和目前检测中使用抗体的识别表位；B. 血清 FGF-23 水平在下列状态中的表达谱（经许可转载，引自 Block GA, Ix JH, Ketteler M, et al. Phosphate homeostasis in CKD: report of a scientific symposium sponsored by the National Kidney Foundation. *Am J Kidney Dis*.2013;62:457–473.）

并随疾病进展而升高。然而，骨硬化蛋白可能并不经肾脏排泄[183]，这表明其水平升高存在尚未阐明的生物学机制。虽然骨硬化蛋白水平升高与动脉钙化[184]和人骨活检标本中成骨细胞数量增加[185]有关，但是硬化蛋白在 CKD 临床诊断中的作用仍有待进一步探索。

6. 骨特异性碱性磷酸酶

特异性碱性磷酸酶（bone-specific alkaline phosphatase，BALP）不经肾清除。BALP 浓度与 CKD 中的骨形成有相对较好的相关性，可能对 PTH 检测结果的解释起到补充作用[172]。然而，其浓度作为一种独立检测方法的应用价值有限[169, 186]。

7. 骨胶原生物标志物

成骨细胞分泌的Ⅰ型前胶原羧基端和氨基端分裂产物即分泌型Ⅰ型胶原氨基端前肽（s-PINP）和分泌型Ⅰ型胶原羧基端前肽（s-PICP）是骨形成的标记。而血清Ⅰ型胶原羧基端肽（s-CTX）和血清Ⅰ型胶原氨基端肽（s-NTX）则是骨重吸收时所释放的交联片段。除了 s-PICP 外，所有标志物均经肾脏排泄，测量结果没有确切意义[187]。在横断面分析中，较高的血清浓度与较高的骨折率有关[188]。

8. 抗酒石酸酸性磷酸酶 5b

在骨吸收的过程中，破骨细胞释放抗酒石酸酸性磷酸酶 5b，其可能成为骨吸收的敏感标志物[189]。然而，这种生物标志物在 CKD-MBD 患者中的研究有限[187]。

（二）骨活检评估慢性肾脏病 - 矿物质和骨异常

CKD-MBD 中常出现骨质和骨容积异常（图 53-16），可导致儿童骨折和生长发育障碍。“肾性骨营养不良”定义为 CKD 患者骨形态的改变，可通过骨组织形态计量学来量化[1]。

1. CKD 患者骨组织的形态计量学

骨小梁组织活检是临床用来评估骨重建的最好方法，通常定位在髂嵴。在骨活检前 3～4 周左右，给患者使用四环素衍生物，前 3～5 天再使用另一种四环素衍生物。四环素与羟基磷灰石结合可发出荧光，从而作为骨的标记。研究人员收集以小梁骨为主的骨核，并将其嵌入塑料包材中，然后切片。切片可以用特殊染色来处理，在荧光显微镜下观察并确定两种四环素标签之间的骨容积，或在间隔期间形成的骨容积。骨活检的动态参数是评价骨代谢的基础，也是鉴别肾性骨营养不良症类型的关键。除了动态指标外，还可以通过骨组织形态计量学来定量分析静态参数。这些评估的命名已经标准化[190]。

临床上，骨活检对于鉴别骨转化、骨容积和骨矿化极具价值。然而，随着一些新型骨转化标志物的出现，骨活检主要用于肾性骨营养不良的诊断和研究。Sherrard 等利用两个参数即类骨质（未矿化骨）面积占总骨面积的百分比和纤维化，提出了一个肾性骨营养不良的分类系统[191]。上述两个静态参数，和评估骨转化的动态参数即形成率或活跃度一起，在过去 30 年中用于区分肾性骨营养不良的类型[191]。但是，这种评价体系已被“KDIGO”的转化、矿化、骨容积评价系统（KDIGO TMV）所取代（稍后讨论）[1]。

图 53-17 为采用最初的分类法呈现骨组织结构，正常骨见图 53-17A。高转化性疾病（以甲状旁腺功能亢进或纤维囊性骨炎为主要表现）的组织学特征是骨形成、重吸收增加，广泛的破骨细胞和成骨细胞活跃以及骨内膜周围细胞纤维化进行性增加（图 53-17B）。成骨细胞高度活跃的表现为未矿化骨基质、破骨细胞数量和总吸收面增加。破骨细胞通过隧道进入单个小梁可有许多解剖腔形成。不同于正常骨中胶原束的正常板层排列（平行排列），在纤维囊性骨炎中，骨基质中的胶原束排列呈不规则的编织模式。骨骼看起来可能更厚，但紊乱的胶原结构使其在物理上更易受到压力。

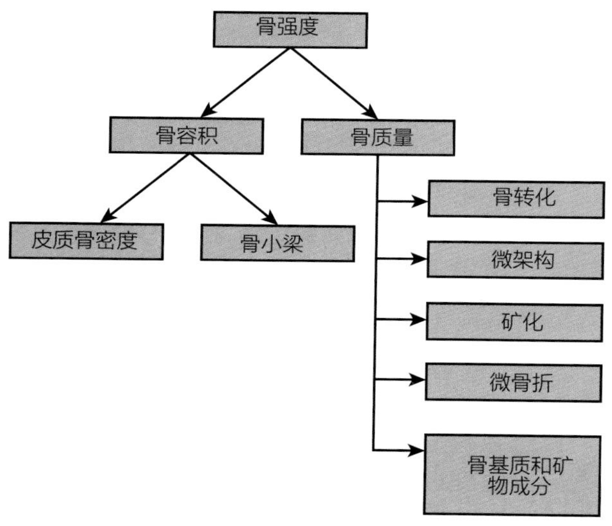

▲ 图 53-16 **骨强度的决定因素**

骨强度 = 骨密度 + 骨质量。“骨质量”指骨转化、微架构、微骨折、矿化和基质矿物质成分“骨小梁微架构”包括骨小梁厚度、板状与针状的比例以及它们的连通性和间隔。“皮质微架构”包括皮质厚度、孔隙度、骨尺寸等。基质矿物质成分即 I 型胶原蛋白交联、骨盐规格、结构等可发生改变。久而久之，正常生理活动中即可发生骨骼累积性微骨折（经许可转载，引自 Moorthi R, Moe S. Recent advances in the noninvasive diagnosis of renal osteodystrophy. *Kidney Int*. 2013;84:866–894.）

低转化性（无动力型）骨病（图 53-17C）的组织学特征是缺少活跃的成骨和破骨细胞，伴有骨样形成、骨内膜纤维化等，主要表现为骨形成减少并继发骨矿化减少。低转化性疾病常见于铝缺乏，最初也被描述为铝中毒。特殊染色显示铝沉积在矿化前沿可诊断铝骨病（图 53-17D），其与骨软化症密切相关。骨软化症的特征是存在大量的未矿化的类骨并表现为宽类骨质接缝和矿化率明显降低（图 53-17E）。非矿化骨样的增加本身并不一定意味着矿化缺陷，因为当矿化滞后于基质合成的增加时，大量的骨样出现在骨生成活跃的状态下。此外，骨软化症还可能表现为细胞活跃度下降和骨内膜纤维化。

“混合型尿毒症性骨营养不良”是一个用于描述骨活检证明同时具有继发性甲状旁腺功能亢进和骨矿化缺陷状态的术语（图 53-17F），表现为广泛的破骨细胞和成骨细胞活跃，骨内膜周围细胞纤维化增加并伴有更多的类骨质，且四环素标记揭示其伴随矿化缺陷。然而，混合型尿毒症性骨营养不良症、高转化和低转化性骨疾病的定义一直不明确也尚未达成一致。

2. CKD 患者骨组织形态病理谱

过去十年来，不同类型的肾性骨营养不良症患

> **临床意义**
>
> 无动力型或低转化性骨病患者有骨折和血管钙化的风险。常见治疗骨质疏松症的方法如双膦酸盐和地诺单抗抑制骨转化，可导致 CKD 和 ESRD 患者继发无动力型骨病。因此，不推荐这些药物用于 CKD 患者，除非诊断提示为高转化状态。

病率一直在变化，其主要类型是由严重的甲状旁腺功能亢进引起的纤维囊性骨炎，但混合型尿毒症性骨营养不良和无动力型骨病的患病率也在增加。尽管骨软化症基本上被无动力型骨病“取代”，然而在过去二三十年里，低转化和高转化性骨病患者的总体比例并没有发生显著改变。混合型尿毒症性骨营养不良的患病率在未接受透析的患者中存在的差异性可能取决于肾小球滤过率的水平和研究所在的国家[192]。两项关于长期透析患者的大型研究分析显示，低转化性骨病发生率高；一项主体为白种人的 489 例活检标本的研究显示，59% 的患者为低转化性骨病[169]；在另一项样本量为 630 例的研究中，62% 的白种人患者为低转化性骨病，但非洲裔美国人低转化性骨病发生率仅为 32%，矿化缺陷或骨软化症的患病率相对较低只有 3%[193]。这些数据表明，在 CKD 过程中，骨组织学异常很早发生，而骨转化异常发生率的差异可能基于种族差异。

低转化性骨病具有多种病理生理机制。20 世纪 80 年代，铝诱导的骨软化症很常见。铝的潜在毒性最初由 Alfrey 发现，他在透析患者中发现了一种致命的神经系统综合征，包括运动障碍、癫痫和脑电图异常，尸检发现这些都与脑中较高的铝含量有关[194]。高浓度的透析液以及后来确定的含铝磷酸盐结合剂是病例中铝的来源。除了最初的神经病学症状，骨折、肌病和小细胞性贫血等其他症状也被陆续报道[194, 195]。幸运的是，现在铝的接触途径是有限的，铝骨病的发病率相对较低。然而，因为铝毒性是在组织中蓄积，而不体现为血清浓度，铝骨病的诊断困难。因此，如果怀疑是铝骨病，骨活检仍是诊断的金标准[195, 196]。

在无动力型骨病中，骨细胞欠缺降低了骨转化速率（图 53-17C）。与骨软化症不同，在无动力型骨病中，类骨质或未矿化骨并未增加。由于缺乏骨细胞活性，这种疾病最初称为“再生障碍型”骨病。早期的研究人员认为，这种疾病是和铝相关，但后来确定没有铝的参与。无动力型骨病是多因素疾病，主要诱因包括糖尿病、衰老和营养不良[197]。

表 53-4 列出了骨呈现低转化的病理生理机制。作为 Wnt 信号的可溶性抑制剂，骨硬化蛋白和 dkk-1 抑制成骨细胞的骨形成，它们的增加可能在无动力型骨病的发生中作用[97, 198, 199]。循环中的 PTH 片段（7～84 氨基酸片段）也是 PTH 的拮抗剂[200]，可在骨水平有效抵抗 1～84 氨基酸。有证据表明，FGF-23 浓度显著升高可能与成骨细胞活性降低有关[201]。此外，肾衰时细胞分化的异常调节可能部分解释了动力骨中细胞的相对缺乏，尽管这种可能性仍有待证实。在大鼠中，给予骨形态发生蛋白 -7 可以恢复正常的细胞功能，修复多因素导致的细胞正常分化的失败[202]。虽然大多数低转化性骨病患者没有症状，但由于重塑受损，骨折的风险增加[201, 203, 204]，并且骨失去了缓冲突发钙负荷的功能，增加了血管钙化的风险[201, 205, 206]。

3. TMV 分类

如前所述，KDIGO 建议将肾性骨营养不良的定义局限于描述 CKD 患者的骨形态改变，并将其作为 CKD-MBD 系统疾病中骨骼组成的一种测量方法，可通过骨组织形态学计量学加以量化[1]。历史上，“肾性骨营养不良”常包括骨矿物质代谢紊乱和骨组织形态改变。随着对骨生物学理解的不断深入，我们对导致相似的骨活检结果的不同生理过程有了更多的了解。此外，骨容积作为一个独立参数的所传达的信息是有用的[207]。因此，KDIGO 对以前的分类进行了更新，使用了三个关键的组织学描述符——骨转化、矿化和骨容积（TMV 系统），每个描述符在给定标本中可以任意组合（表 53-5）[1]。TMV 分类方案通过组织形态计量学的评估，提供了与临床相关的骨病理学描述，从而帮助定义病理生理学，指导治疗。

骨转化反映了骨重建的速率，骨重建是骨吸收和骨形成的耦联过程。同前所述，人们可以通过动态测量四环素双标记的成骨细胞功能，对骨转化水平进行组织形态计量学评估。骨形成速率和活化频率是评价骨转化的常用指标。骨转化主要受激素、细胞因子、机械刺激和生长因子等的影响，这些因子可以影响破骨细胞和成骨细胞的募集、分化和活性。生理状态下，骨形成速率与骨吸收速率处于平衡状态，但以上过程的失衡会影响骨容积。例如，当骨吸收速率超过骨形成速率，就会出现负骨平衡，进而引起骨容积减少。

骨矿化反映了骨重建过程中骨胶原钙化的程度，它可以通过静态测量骨容积和骨厚度或动态测

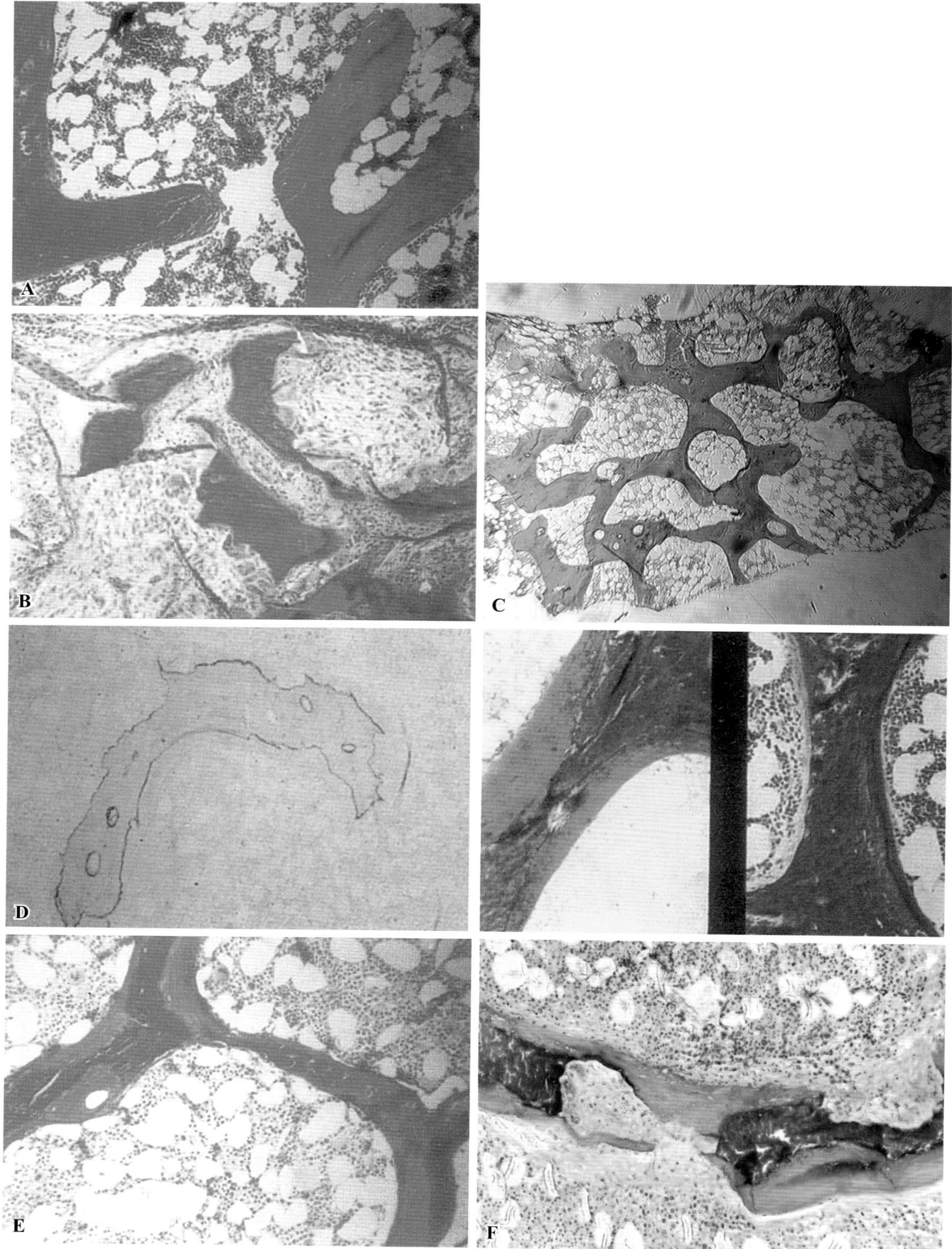

▲ 图 53-17 骨组织

A. 正常骨组织；B. 甲状旁腺亢进骨组织（成骨、破骨细胞和纤维化增加）；C. A 无动力型骨组织（无细胞活性和类骨质）；D. 铝骨病［左：铝沉积在矿化前沿，右：两块载玻片显示类骨质积累（橙 – 红染色）］；E. 骨软化症（呈现粉色或红色的未矿化类骨质增加）；F. 混合型尿毒症性骨营养不良表现为类骨质增加（橙红色）提示矿化障碍以及破骨细胞活跃［图 A、B、D（右）和 E 由 S.L. Teitelbaum 博士提供；图 D（左）由 D. J. Sherrard 博士提供］

表 53-4　慢性肾脏病患者骨生成减少的病因及发病机制

	成骨细胞活性下降的机制
血清骨化三醇水平低下	成骨细胞分化↓
	成骨细胞寿命↓
代谢性酸中毒	骨化三醇生成↓
	胶原合成↓
血清高钙磷负荷 / 高钙血症	骨化三醇生成↓和骨化三醇降解（由钙敏感受体介导）↑
血清 IL-1、IL-6 和肿瘤坏死因子水平高	成骨细胞寿命↓
血清胰岛素样生长因子 -I（IGF-I）活性低	IGF-I 和 IGF 结合蛋白 5（IGFBP 5）水平↓
	抑制性 IGFBP（2，4，6）水平↑
	成骨细胞寿命↓
骨硬化蛋白	Wnt/β- 蛋白信号↓
	成骨细胞活性↓
Dickkopf-1（dkk-1）	Wnt/β- 蛋白信号↓
	成骨细胞活性↓
营养不良，低蛋白血症	IGF-I，骨化三醇↓
糖尿病	骨化二醇和骨化三醇水平↓
	晚期糖基化终产物（AGE）↑
	成骨细胞寿命↓
年龄相关	AGE ↑
	成骨细胞寿命↓
性腺发育不良	
女性［雌激素↓和性激素结合球蛋白（SHBG）↑］	成骨细胞寿命↓
男性（睾酮↓和 SHBG ↑）	成骨细胞寿命↓
尿毒症毒素（尿酸）	骨化三醇生成↓
	维生素 D 受体活性↓
	成骨细胞增殖↓
铝中毒	成骨细胞活性↓

↓下降；↑上升

表 53-5　肾性骨营养不良的骨转化、矿化、骨容积分类系统

骨转化	矿　化	骨容积
• 低 • 正常 • 高	• 正常 • 异常	• 低 • 正常 • 高

引自 Moe S,Drüeke T,Cunningham J,et al. Definition, evaluation,and classification of renal osteodystrophy: a position statement from Kidney Disease: Improving Global Outcomes (KDIGO). *Kidney Int.* 2006;69:1945–1953.

量四环素标记的矿化延迟时间和类骨质成熟时间来进行组织形态计量学评估。矿化障碍的原因包括维生素 D 缺乏、矿物质（钙或磷）缺乏、酸中毒和铝中毒等。

骨容积表示每单位组织体积的骨含量，通过静态测量松质骨中骨容积可以对其进行组织形态计量学评估。骨容积的决定因素包括年龄、性别、种族、遗传因素、营养状态、内分泌失调、机械刺激、毒性、神经功能、血管供应、生长因子和细胞因子等。

KDIGO 分类标准[191]与传统分类系统基本一致，但相比之下提供了除骨转化以外更多的参数信息。基于最新的 TMV 系统开展的两个大规模研究表明，较新的 TMV 分类系统能提供临床相关信息[169, 193]。在成人 ESRD 患者中，低骨容积和低骨转化比既往更为常见，而矿化障碍则相对少见。

临床上，血清 PTH 浓度常用作预测骨转化水平的生物标志物。但是，评价血清全段 PTH 浓度用于预测低和（或）高转化性骨病能力的研究，其结果都不太理想。当血清 PTH 浓度超过 500pg/ml 时，才能可靠地预测高转化性骨病[169, 193]。根据基于 Allegro 全段 PTH 测定法的早期研究，肾脏病预后质量倡议（Kidney disease outcomes quality initiative，KDOQI）指南建议将目标 PTH 水平设定为 150～300pg/ml[195]。然而，全段 PTH 联合骨组织学相关的检测方法目前已不再使用。当前可用的检测方法表明，全段 PTH 值在 150～300pg/ml 并不能预测潜在的骨组织形态[208]。但是，有研究分析了 610 个活检标本后发现，尽管全段 PTH 值不能预测潜在的骨组织形态，但它能够区分低转化性与非低转化性骨病，或高转化性与非高转化性骨病[169]。

（三）骨的非侵入性检测方法

1. 双能 X 线吸收法

双能 X 线吸收法（Dual-energy X-ray absorptiometry，DXA）辐射剂量小，扫描速度快，以 g/cm² 为单位测量面积骨密度（areal bone mineral density，aBMD 或简化 BMD）。DXA 测量 BMD 具有良好的可重复性（< 1%～2% 变异系数）和可靠的参考范围（基于年龄、性别和种族）。在一般人群中，DXA 测量的 BMD 可用于临床定义骨质疏松症，并且经一项前瞻性研究证明 DXA 对骨折具有年龄依赖性的预测价值后，DXA 测量的 BMD 被公认为骨折的替代终点[209]。有研究显示，DXA 测量结果的改善并不总伴随着药物对骨折的预防作用的提高，其主要原因是 DXA 无法对骨骼“质量”进行评估。因此，目前建议治疗骨质疏松症的新药的研究仍以骨折为治疗终点。

KDIGO CKD-MBD 指南建议，对于 CKD 1～3 期早期患者，在生化参数未提示 CKD-MBD 的情况下，可用 DXA 评估其骨折风险[172]。但是，在 CKD 3b～5 期患者中，由于缺乏 DXA 预测其骨折风险的确切证据，指南不建议使用 DXA。一项基于 683 例患者的六项研究结果的 Meta 分析[210]，提示在透析患者中，股骨颈、脊柱和桡骨的 DXA 测量值与脊柱和（或）非脊柱骨折的关系，最终显示骨折与脊柱和桡骨远端较低的 BMD 相关，而与股骨颈无关。尽管有 CKD 和骨折病史患者的 BMD 可能较低，但 BMD 有较多重影，因此 BMD 对个体骨折的识别能力差。此外，使用 DXA 测量腰椎 BMD 的结果还会受主动脉钙化的影响。自 KDIGO 指南发布以来，研究表明 DXA 在 CKD 受试者中的骨折预测价值至少与普通人群相同[211, 212]。因此，以上结论支持 DXA 可用于预测 CKD 患者的骨折风险。但是，DXA 无法对低 BMD 的原因做出具体诊断。肾功能正常同时经 DXA 测量的低 BMD 患者被诊断为骨质疏松症，而低 BMD 的 CKD 患者不需要常规接受抗骨质疏松治疗[213]。DXA 是一种成本低廉且应用广泛的技术，易于对各个检测位点进行标化，因此，它可能是纵向 CKD 研究中动态评估干预措施对 BMD 影响的有力工具。遗憾的是迄今为止，以 DXA 为终点的 CKD 患者治疗的研究仍有限。

2. 定量计算机断层扫描技术

定量计算机断层扫描（quantitative computerized tomography，QCT）可以对中央骨和中轴骨的横截面进行三维成像，以测量体积骨密度（volumetric BMD，vBMD），同时可以区分骨皮质和骨小梁间隔。在 CKD 患者中，QCT 测量的脊柱骨小梁 BMD 与骨小梁骨容积的组织形态计量学存在相关性[214]。末梢骨 QCT（peripheral quantitative CT，pQCT）扫描范围局限于胫骨和桡骨远端，从而避免了患者受到大剂量的电离辐射暴露，而电离辐射暴露被证实与骨折相关[215]。尽管以上结果来自单一研究，但与透析患者的骨质破坏和骨折风险之间的预期关联是相符的。

高分辨率外周定量计算机断层扫描（High-resolution peripheral computerized tomography，HRpQCT）具有较 pQCT 更高的分辨率，并且可以评估骨小梁微结构（骨容积分数、骨小梁厚度、骨小梁分离度和骨小梁数目）。桡骨和胫骨的 HRpQCT 可以区分 CKD 患者是否具有骨折风险[216, 217]。但是，受试者工作特征曲线分析显示 HRpQCT 鉴别个体有无骨折的能力低于 0.75。当患者的 CKD 病程较长时，对于多个参数，包括桡骨皮质厚度、桡骨总 vBMD 和骨皮质 vBMD，受试者工作（特征）曲线下面积可提高至大于 0.8。有意思的是，对于肾脏疾病病程较长的这组人群，DXA 测量的桡骨末端的 aBMD 与 HRpQCT 在区分常见骨折方面的能力类似[218]。另一项研究显示，通过 DXA 测量的桡骨末端 aBMD 来进行鉴别骨折的能力甚至优于 HRpQCT[219]。因此，虽然 HRpQCT 技术确实可用于评估骨结构，但目前仅限于研究中心使用，尚未证实其优于桡骨远端 DXA。

3. 微计算机断层扫描和微磁共振成像

与 HRpQCT 的分辨率约为 100μm 相比，显微技术的分辨率低至 8mm，几乎是实际骨活检的分辨率。微计算机断层扫描（microcomputed tomography，Micro-CT）被用于评估严重高转化性肾性骨营养不良对幼鼠的骨小梁和骨皮质结构的影响，可显示股骨颈骨小梁的不规则增厚、连接性丧失，以及股骨干骨皮质内层孔隙率的增大，这与高转化性骨营养不良的骨活检结果一致[220]。然而，该技术目前仅限于体外研究。在一项针对 17 名患有继发性甲状旁腺功能亢进的血液透析患者的研究中，表明使用微磁共振成像（micromagnetic resonance imaging，Micro-MRI）可显示出胫骨远端骨小梁网的破坏[221]。但目前尚无后续的验证性研究或对比研究来证实 micro-MRI 预测 CKD 患者骨折的能力。

（四）血管钙化评估

多种技术可用于检测人体动脉钙化，如 X 线片用于评估是否存在血管钙化，从而评估血管钙化的患病率，虽然敏感性低于 CT 成像，但 X 线片采用沿腰椎的主动脉节段钙化数量评分的方法可以在随访期间对患者进行重复定量[222]。尽管 X 线片可以区分某些中膜和内膜钙化，但尚未评估该方法在鉴别多个研究位点钙化类型中的可重复性[223]。颈动脉超声检查可用于评估内膜 - 中膜厚度，其与动脉粥样硬化和心血管事件密切相关。冠状动脉的血管内超声检查能够检测到动脉粥样硬化和钙化，尽管该技术具有侵入性，但可以检测到动脉粥样硬化的周围病变和外部重构，如病变是透过内弹力膜累及中膜层而非伸入血管腔。而血管造影技术仅用于检测血管腔内病变，因此对将血管造影术用作诊断动脉粥样硬化的“金标准”存在一定的争议[224]。随着技术的进步，超高速 CT 扫描技术如电子束 CT（electron beam CT，EBCT）和多层螺旋 CT（multislice CT，MSCT），可以通过心电门控实现仅在心脏舒张期成像，从而避免了心脏运动伪影的影响。上述 CT 技术能够实现对冠状动脉和主动脉钙化的重复定量，因此可以作为 CKD-MBD 干预措施研究的合适的中间终点。然而，以上技术具有不能区分血管中膜或内膜钙化且辐射剂量大的缺点。

一项临床研究，比较了 140 名血液透析患者的腹主动脉 X 线侧位片、超声心动图和 EBCT 脉压值[225]，具体将腹主动脉钙化评分由 0～24，分为三个等级；根据有无二尖瓣和主动脉瓣钙化，超声心动图评分为 0～2；脉压分为四个等级。该研究发现，对于超声心动图上存在任一瓣膜钙化的患者，EBCT 冠状动脉钙化评分 ≥ 100 时的血管钙化预测率为 1.79（95%CI 1.09～2.96），腹外侧 X 线片评分 ≥ 7 时的血管钙化预测率为 7.50（95%CI 2.89～19.5）。Verbeke 等在 1000 多名透析患者中也证实了腹部 X 线片的血管钙化预测价值[226]。

观察性研究显示，影像学检查检测到的钙化与 CKD 患者的死亡率有关。Bellasi 和 Raggi 回顾了多项此类研究，计算出非侵入性成像技术诊断钙化的阳性预测值为 19%～52%，阴性预测值为 68%～100%[227]。基于患者年龄、透析年份及腹主动脉钙化评分等计算出的“心血管钙化指数”，与死亡呈线性关系，心血管钙化指数每升高 1 个点，死亡风险比就增加 12%[228]。

三、CKD-MBD 的异常临床结局

（一）生化异常

1. 磷和钙

流行病学数据表明，尽管各种研究纳入的样本量、采取的分析方法和选择的参考范围不同，且大多数研究仅评估了透析患者，但血清磷水平高于正常范围与 CKD 患者的发病率及其全因死亡率和心血管死亡率的增加相关。一项针对 CKD 2～5 期患者的研究显示[229]，即使血磷在正常范围内，血磷水平越高，全因死亡率或心血管死亡率的风险也可能随之增加，但尚无其他研究得出该结论[230, 231]。在透析患者中，血磷显著增加全因死亡率的拐点或范围目前存在细微差异，但几乎所有的研究表明血磷升高与死亡率相关。此外，一些回顾性研究表明，使用磷结合剂可降低透析患者死亡风险约 20%～40%[232-234]。然而，尚无前瞻性研究证实血清磷酸盐浓度的降低具有生存益处，也没有确定的有临床意义的目标血清磷酸盐浓度。而目前也没有数据支持血清钙浓度的升高会增加 CKD 3～5 期患者的死亡率或骨折风险。但是在针对透析患者的研究中，有研究表明血清钙浓度升高，患者死亡率更高；也有研究显示，极低的血清钙浓度与高死亡率相关，后者可能归因于严重的维生素 D 缺乏症和继发性甲状旁腺功能亢进。

2. 甲状旁腺激素

长期以来，PTH 一直被当作骨病的标志物，但也具有系统性作用，包括对内皮、心脏和骨骼健康的影响。观察性研究表明，CKD 患者的全因死

亡率与不同的 PTH 水平相关，当 PTH 水平大于 400～600pg/ml 时患者全因死亡率显著升高。考虑到这些观察性数据和测定方法的局限性，KDIGO 指南将 iPTH 的目标范围设定为正常值上限的 2～9 倍（＜130pg/ml 和＞585pg/ml，大多数试剂盒的正常上限为 65pg/ml），该范围内的精确值应该通过趋势评估来解释。一旦发现 iPTH 呈现持续上升或下降趋势，应及时干预 [172]。但是，除了在第 63 章讨论的盐酸西那卡塞治疗降低心血管事件的试验（EVOLVE）外，还没有随机临床试验可以证明达到特定的 PTH 浓度可改善疾病结局。

一项 Meta 分析表明，与 CKD 患者的全因死亡率相关的是血磷和血钙浓度，而非 PTH 浓度 [235]。

3. 钙、磷和甲状旁腺激素的异常结合

钙、磷和 PTH 与 CKD 结局之间的关系十分复杂，因为这些临床参数并非独立的，而是根据其他参数水平和治疗而变化的。例如，Stevens 等评估了各种生化参数组合，发现当血钙和血磷浓度升高而血清 PTH 浓度低时，死亡率最高；当血钙和血磷浓度正常而血清 PTH 浓度升高时，死亡率最低 [236]。透析预后和实践模式研究（Dialysis Outcomes and Practice Patterns Study，DOPPS）也评估了不同血清矿物质代谢参数组合的临床意义，得出的结论略有不同 [237]。DOPPS 研究发现，在血清 PTH 升高（＞300pg/ml）的情况下，即使血清磷正常，高钙血症（＞10mg/dl）也与更高的死亡风险相关。Block 等对超过 26 000 名透析患者的生化参数平均值进行了 4 个月以上的随访，并根据血清钙、磷和 PTH 的浓度是否低于、等于或高于目标范围进行了分类，结果显示只有 20% 的患者这三个变量均在目标范围内，高 PTH 和高钙血症患者的死亡率也较高 [238]。重要的是，矿物质代谢异常是很常见的，我们需要高质量的证据（即针对特定生化终点进行的前瞻性随机对照试验）来确定这些治疗方法（尽管治疗方案已经使用了数十年）是否真正安全有效。

4. 成纤维细胞生长因子 23

在慢性肾功能不全队列（Chronic Renal Insufficiency Cohort，CRIC）研究中，分别在 70% eGFR 为 50ml/(min · 1.73m^2) 和 100% eGFR 小于 20ml/(min · 1.73m^2) 的患者中观察到血清 FGF-23 的浓度升高（＞100RU/ml）[73]。在 CKD 进展期，血清 FGF-23 浓度持续上升，可能是为了维持磷和钙的相对稳态。在 CKD 患者中，死亡 [239]、CKD 进展 [239, 240]、左心室肥大 [78, 241, 242] 和心血管事件与血清 FGF-23 的升高有关，而与血清磷和 PTH 浓度无关 [243, 244]。部分研究表明，一旦患者的肾功能水平下降至需要透析的水平，血清 FGF-23 浓度可能呈 1000 倍增加，这些都可能与患者较差的生存期有关 [245-247]。在多数透析患者中，血清 FGF-23 水平与死亡率 [248]、左心室质量指数 [247] 呈正相关。在对接受西那卡塞治疗的近 2000 名血液透析患者的次要分析中，血清 FGF-23 浓度降低 30% 及以上与死亡和心血管事件风险的降低相关 [249]。

（二）营养性维生素 D 缺乏

尽管传统上使用术语“维生素 D”来指代活性代谢产物骨化三醇，但该术语的正确用法是用于其前体分子——骨化二醇或称 25(OH)D。在一般人群中，血清骨化二醇浓度被视为营养摄入的标准值，因为其与终末器官效应关系最为显著。CYP27A1 将维生素 D_2 和维生素 D_3 转换为 25(OH)D 的过程基本不受调节，因此 25(OH)D 的水平可视为特定个体维生素 D 状态的可靠指标。但尚未确定“25(OH)D 缺乏”的绝对含量，通常定义为低于 10ng/ml（25nmol/L）的水平，因为该浓度与儿童佝偻病和成人骨软化症有关。“维生素 D 不足”指不太严重的骨化二醇缺乏。骨化二醇水平的参考范围是 10～30ng/ml（25～75nmol/L），仍存在争议。与维生素 D 缺乏导致严重的骨病相反，维生素 D 不足与 PTH 升高和骨质疏松症有关 [250]。尽管在各种食物如牛奶中添加了骨化二醇，但在普通人群，尤其是在一些高危人群，如非裔美国人、住院患者、疗养院居民和生活在北方气候的人中，骨化二醇不足仍较常见 [251]。医学研究所于 2010 年 11 月发表报道称，血清维生素 D 浓度为 20ng/ml 是足够的，成人建议的维生素 D 膳食许可量为 600IU/d，较高水平的摄入量为 4000IU/d [252]。内分泌学会建议血清维生素 D 水平应高于 30ng/ml，40～60ng/ml 是理想的，最高 100ng/ml 是安全的 [253]。应该使用维生素 D_3 还是 D_2 来补充血清维生素 D 的问题一直存在争议，大多数分析发现两者在补充和维持非 CKD 患者的血清维生素 D 水平方面同样有效[254]，因此，维生素 D_2 或 D_3 均可用于补充维生素 D。

许多观察研究均表明维生素 D 在促进健康和预防疾病中具有重要作用，主要是通过局部细胞（自分泌）转化而非内分泌作用。维生素 D 缺乏（＜ 20ng/ml）可能是许多慢性病发病机制中的一个重要因素，包括自身免疫性疾病（如多发性硬化症、1 型糖尿病）、炎症性肠病（如克罗恩病）、感染、免疫缺陷、心血管疾病（如高血压、心力衰竭、心脏性猝死）、癌症（如结肠癌、乳腺癌、非霍奇金淋巴瘤）和神经认知障碍（如阿尔茨海默病）[253, 255–260]。血清维生素 D 浓度与全因死亡率呈负相关但非线性关系，当血清维生素 D 浓度低于 30ng/ml 时，患者死亡风险显著增加。维生素 D 缺乏还与癌症和呼吸系统疾病相关性死亡率显著升高有关[260]。但是，唯一一项前瞻性、有安慰剂对照的关于维生素 D 的临床研究不能证明补充维生素 D 可降低浸润性癌症或心血管事件的发病率[261]。

对骨折和跌倒患者补充维生素 D 的安全性和有效性进行的随机试验结果多样，其可能的解释一是在大多数研究中同时使用了钙剂，二是所使用维生素 D 的剂量范围很广。根据最新版 Cochrane 评价分析，单独使用维生素 D 及其类似物不能预防绝经后妇女和老年男性骨折。然而，同时补充维生素 D 和钙剂可以预防髋部及任何类型的骨折。一项 Meta 分析显示，联合使用维生素 D 和钙剂会导致胃肠道症状和肾脏疾病的小幅但显著增加。但是钙剂和维生素 D 不增加（或降低）患者死亡风险[262]。

维生素 D 缺乏（＜ 20ng/ml）和维生素 D 不足（＜ 30ng/ml）在 CKD 患者中很常见，分别只有 29% CKD 3 期和 17% CKD 4 期患者血清维生素 D 水平达标[263]。维生素 D 缺乏和不足的患病率在 CKD 人群、非 CKD 的疗养院居民、住院患者以及髋部骨折的老年妇女中是相似的。然而，分别有 14% 的 CKD 3 期和 26% 的 CKD 4 期患者存在维生素 D 缺乏（＜ 10mg/ml）[263]。多项研究发现 CKD 患者普遍存在维生素 D 不足，但并非所有研究都确定了其与 CKD 分期的关系[263–266]。

尽管存在很多混杂因素，无法进行准确的因果推断，流行病学研究的证据表明，无论透析与否，维生素 D 的缺乏和补充均与 CKD 患者的生存有关[267–272]。一项前瞻性研究的 Meta 分析显示，血清维生素 D 浓度每增加 10ng/ml，患者死亡风险显著降低 14%[273]。此外，维生素 D 的补充与生存的关系与血清钙、磷和 PTH 浓度的变化无关。有几种潜在机制可以解释维生素 D 缺乏和维生素 D 不足与死亡率之间的关系。例如，血清维生素 D 的浓度与多种心血管危险因素呈负相关，包括血浆肾素活性、血压、左心室质量、炎症标志物，胰岛素抵抗、2 型糖尿病和蛋白尿[274–278]。

动物试验显示，活化的维生素 D 可以抑制肾素的产生[279, 280]。针对 CKD 患者进行的几项试验表示，使用活性维生素 D 类似物——帕立骨化醇，可以显著降低蛋白尿[281–283]。通过评估非透析 CKD 患者发现，血清维生素 D 浓度与肱动脉血流之间呈负相关，血清维生素 D 浓度作为内皮功能障碍的标志物可以介导血管舒张[284]。维生素 D_3 可降低血透患者炎症指标，表现为人血白蛋白升高、C 反应蛋白、白细胞介素 –6 浓度降低以及心功能改善如降低脑钠肽水平和左心室质量指数[285, 286]。另一项非透析患者的前瞻性安慰剂对照试验显示，使用帕立骨化醇治疗 48 周后并不能降低轻至中度左心室肥厚患者的左心室质量，但是可以降低患者住院率[287]。这种无效性可能归因于相对较高剂量的帕立骨化醇可能会增加血清 FGF–23 的浓度，既往多项研究表明 FGF–23 与左心室肥大之间存在直接联系[78, 241, 287, 288]。尽管有多项观察性研究和临床试验，仍需要进行对照试验才能确定在 CKD 患者中补充（营养和活性）维生素 D 的安全性和有效性。

（三）骨折

虽然非透析 CKD 患者骨折发生率较透析患者低，但有报道证明，与肾功能正常或接近正常的患者相比，其骨折发生率明显增高[172, 289–291]，这提示我们，肾脏病进展与进行性骨骼退化有关。但并不是所有的研究都证实 CKD 患者髋部、腕部和椎体骨折率的增加独立于年龄和性别因素[292]。最近的研究表明，ESRD 患者的骨折率较既往数据呈下降趋势[293]。

在所有年龄组别的透析患者中，研究者们得

出的一致结论是髋部骨折的发生率明显高于其他类型的骨折[203, 294]。血透患者的髋部骨折发生率可能比腹透患者高 50%[295]。此外，透析患者髋部骨折后的死亡风险是非透析患者的 2 倍[203, 296]。有研究发现，10%～25% 的透析患者存在骨折史[172]。遗憾的是，这些研究大多是横断面或随访有限的队列研究。

甲状旁腺功能亢进可引起异常的骨重建，尤其是皮质骨。系列研究使用 HRpQCT 发现透析患者的皮质骨急剧减少[297]。继发甲状旁腺功能亢进的透析患者，临床上以皮质骨折为主[298]。然而，PTH 与骨折的关系并不统一[172]，可能是因为 PTH 的高值和低值均与骨折有关。髋部骨折的其他危险因素包括：高龄、女性、低白蛋白、肾移植前、周围血管病[188, 299–301]。CKD 患者常发生跌倒，且更易骨折。透析患者跌倒可能与周围血管病[294]，肌力减低，神经肌肉功能受损[302]，精神药物的使用有关[300]。

总之，骨骼异常包括骨质、骨容积、生化指标及多种异常并存等，这都可能是导致 ESRD 患者骨折的原因。这种复杂性还限制了普通人群的常规疗法在 ESRD 患者骨折当中的应用。

（四）病理性钙化

动脉钙化有多种临床表现。内膜钙化（与动脉粥样硬化疾病相关）会导致冠状动脉和外周动脉的缺血或由血管狭窄和急性血栓形成造成心机梗死。中膜钙化（也称环形钙化）会导致动脉硬化，动脉顺应性降低即压力增加时动脉管壁无法适度扩张。冠状动脉也会出现类似的缺血症状，理论上会导致心律失常和猝死。大动脉（如主动脉）钙化可导致脉率增加、脉压升高，与老年人收缩期高血压的发生有关，也是一般人群心血管疾病已知的危险因素。除此之外，收缩期缩短会导致冠状动脉灌注发生改变，特别是伴有左心室肥厚时。最后，皮肤和其他器官的小动脉钙化可导致局部梗死和缺血，包括缺血性肠病和钙性尿毒症性小动脉病（钙化防御）。

CKD 患者的血管钙化

CKD 患者血管钙化的高发病率并不是最近才发现的，早在 1979 年，Ibels 等发现肾移植受体的肾动脉和髂内动脉比供体出现更多的动脉硬化 / 内膜病变和钙化（通过生化方式检测）[303]。此外，与供体相比，出现尿毒症的受体其动脉内膜更厚，钙化程度更高。以年龄匹配、死于心血管事件的透析和非透析患者为研究对象，一项分析冠状动脉组织学改变的研究发现：两者的动脉粥样硬化斑块负荷和内膜厚度相似，但透析患者的钙化更多[304]。此外，当研究人员利用形态学测量多次评估和验证冠状动脉远端发现，中膜增厚为中膜钙化[305]。对肾移植受体腹壁下动脉的研究显示，31% 的患者存在钙化，组织学显示仅有中膜钙化，没有动脉粥样硬化或内膜异常改变的证据，并且发现同一动脉中膜和内膜钙化均未破坏内弹力膜[306]。因此，以下为 CKD 患者血管钙化的组织学证据：①透析患者冠状动脉、肾动脉和髂动脉的钙化增加；②透析患者可同时存在内膜和中膜的钙化，两种钙化的发生彼此独立，这提示我们其发生的刺激因素不同。虽然前人有报道指出斑块钙化（动脉粥样硬化）和中膜钙化的机制可能相似，但现在看来，其启动因素显然是不同的。

Braun 等使用 EBCT 首次发现透析患者冠状动脉钙化随年龄增加而加重，且钙化评分比同年龄组肾功正常的冠心病患者高 2～5 倍[307]。大约 50%～60% 的血透患者有冠状动脉钙化的证据[308]，伴有糖尿病的患者钙化率更高[309]。冠状动脉和外周血管钙化的发生率在透析患者中为 51%～93%，在 CKD 3 期～5 期的患者中为 47%～83%。瓣膜钙化也很常见，透析患者的发生率为 20%～47%[172]。评估冠状动脉钙化自然史的研究显示，钙化一旦发生，即呈进行性进展。反之，没有钙化的患者可维持无钙化状态数年[172, 310, 311]。冠状动脉、瓣膜、外周血管的钙化与患者的死亡率相关[227]。鉴于钙化的高发病率，目前不确定常规影像学检查是否具有临床价值，也不确定它能否将对特定治疗有效和无效的患者区分开来。

透析患者的骨矿化与血管钙化呈负相关。骨代谢异常可能会导致或加速血管钙化并存几种不同但互不排斥的机制[307, 312]。有趣的是，低转化性骨病引起血管钙化的风险可能更大。London 等对接受超声和骨活检检查的血透患者进行评估，发现低转化性骨病患者成骨率最低，成骨细胞表面积减少，但外周血管的钙化程度最明显，且与是否行甲状旁腺切除术无关[313]。另一项研究采用连续多排 CT 监测 1 年以上发现低转化性骨病比高转化性骨病的患者更易出现冠状动脉钙化的进展[208]。HRpQCT 上可见骨皮质和骨小梁的异常与冠状动脉钙化有关[314]。其机制可能与 ESRD 患者骨矿化能力下降有关，尤其是低转化性骨病，在钙（和维生素 D）摄入不足时出现营养不良性钙化；相反，Kurz 等发现积极进行骨重建能够恢复骨矿化[205]。与低转化性骨病相比，有关高转化性骨病对血管钙化影响的数据并不具有强劲的说服力，可能是高转化性骨病的治疗掩盖了钙化的影响。

四、肾移植受体的 CKD-MBD

骨和矿物质疾病是 CKD 患者移植前的常见并发症。理想情况是成功肾移植之后所有并发症均得以改善。然而，很多肾移植受体仅仅肾功能得到了改善，他们依然饱受 CKD-MBD 的困扰。此外，由于药物影响（激素和钙调磷酸酶抑制剂）、潜在因素持续存在（甲状旁腺功能亢进和维生素 D 缺乏）、高磷尿症和低磷血症（尤其是持续性甲状旁腺功能亢进），移植成功后会出现矿物质代谢紊乱。

（一）移植后的生化改变

肾移植后受体出现矿物质代谢紊乱很常见[315-318]。据报道，高达 81% 的肾移植受体骨化二醇水平降低[316]，原因可能包括营养不足，吸收不良、日照减少等。然而，肾功能的改善使得 CYP27B1 的活性升高，骨化二醇向骨化三醇转化，进而导致移植后 3～6 个月内 PTH 浓度逐渐降低。但是，在移植后 6 个月和 12 个月时，分别有 33% 和 20% 的患者持续性甲状旁腺功能亢进[319]。虽然移植后血清磷浓度依然很高，但是血清 FGF-23 浓度立即迅速下降。移植后大约 3 个月时，血清 FGF-23 浓度降低了 89%，到 12 个月时，血清 FGF-23 浓度与同期未接受移植的 CKD 患者水平相仿[316]。血清 FGF-23 浓度升高抑制了 CYP27B1 的活性，导致移植后早期骨化三醇水平降低，这很可能是移植后甲状旁腺功能持续亢进的原因。因此高水平的 FGF-23、PTH 与低水平的骨化三醇可能联合作用导致移植后患者的低磷血症[319, 320]。

通常来讲，移植后早期由于停用骨化三醇及其类似物和（或）钙磷结合剂，常出现血钙浓度下降。但是，血钙浓度在经历早期下降之后，开始逐渐增加，以致移植后的第一个月到第三个月，大量患者出现高钙血症。高钙血症可以是暂时性的，一部分患者 6～8 个月后恢复正常，另一部分患者则会持续很多年。一般来说，高钙血症与甲状旁腺功能亢进有关，由于移植后 PTH 水平的变化和骨化三醇对胃肠道重吸收钙的影响，加之 PTH 对骨钙外流的直接作用，所以肾小管对钙的重吸收增强。低转化性骨病以及相对低的 PTH 水平也会导致甲状旁腺功能亢进，这是因为骨骼不能作为循环中钙池的缓冲[315, 316]。

（二）移植后的骨改变

由于矿物质代谢紊乱及其相关骨病的影响，肾移植成功的受体中，高达 44% 的患者术后出现骨折。其骨折风险低于其他器官移植[315]。肾 - 胰腺联合移植术后的骨折风险比单纯肾移植高[321, 322]。一项回顾性研究发现，68 814 名肾 - 胰腺联合移植患者 5 年的骨折发生率为 22.5%[323]。在 1997—2010 年首次接受肾移植的患者中，髋部骨折的年发生率为 3.8/1000 人。2010 年肾移植受体骨折风险和 1997 年相比为 0.56（95%CI 0.47～0.77），这 13 年来骨折风险有所下降，可能是由于免疫抑制剂治疗方案的改变[324]。移植后前 5 年骨折高危因素包括：女性、年龄大于 45 岁、白种人、供体肾功下降、不匹配的人类白细胞抗原数目增加、糖尿病、移植前接受透析治疗、激素药物的使用、积极诱导方案的应用[323]。值得注意的是，即使使用非激素疗法，移植 6 年后患者骨折（所有部位的骨折都统计）发生率高达 50%[324, 325]，相比之下，加拿大一项研究评估了 4821 例肾移植受体，其 10 年髋部骨折累积发生率仅为 1.7%[326]。

肾移植受体骨组织学的研究十分有限。主要的改变就是骨重建的失耦联导致骨形成减少，持续骨吸收和净骨丢失。一个小型队列研究选取接受肾移植且激素治疗为主的年轻患者，行骨活检发现早在移植后 6 个月内就出现了矿化缺陷 [327]。另一项研究评估了移植后早期骨组织学改变，发现类骨质容积、类骨质厚度、类骨质吸收面积、破骨细胞表面积均高于移植前正常值，且会持续增高 35 天。但是，移植前增加的类骨质和成骨细胞表面积在移植后约 35 天迅速下降 [328]。移植后骨形成和矿化也被抑制。有研究发现移植前骨活检毫无细胞凋亡的迹象，但是移植后大约 35 天，45% 的样本可见明显的细胞凋亡。因此，移植后早期细胞凋亡和成骨细胞数量及表面积的减少在移植后骨病的发病机制中起重要作用，这可能与激素的使用直接相关。很少有研究评估移植对骨组织学改变的长期影响，通常认为骨转化率低且组织学改变与无动力型骨病一致 [329, 330]。Lehmann 等对肾移植术后约 54 个月的 57 名患者进行回顾性研究 [330]，根据组织学改变分为 7 个亚组：正常组、纤维囊性骨炎组、轻度纤维性骨炎组、混合性尿毒症性骨病组、骨软化症组、无动力型骨病组、骨质疏松症组。由于病例数有限，并未发现病理改变与 PTH 和碱性磷酸酶水平的显著相关性。但是，此研究发现了移植后组织学异常改变的程度，这是无法通过生化检测预测的，且证实了已经出现的骨病损伤移植后依然存在。

有研究监测了免疫抑制剂对骨组织学的影响。约移植后 10 年对患者进行骨活检，发现使用环孢素单药治疗、联合硫唑嘌呤和泼尼松疗法或三联免疫抑制方案对骨组织学的影响并无差异 [331, 332]。对 21 例血清 PTH 浓度正常的患者进行亚组分析后发现，与其他方案相比，环孢素单药治疗可显著降低骨厚度 [332]。另外，环孢素单药治疗组比硫唑嘌呤和泼尼松联合治疗组骨小梁附着率更低。多元回归分析显示性别和移植后时间是预测骨容积和矿化面积的重要因素。年龄和移植前的透析时间是骨表面受侵蚀和破骨细胞数量的预测因子 [331, 332]。

通过 DXA 检测 BMD 的初步研究显示，肾移植后迅速出现严重骨流失 [327]。然而，随后的研究并没有发现最初描述的骨容积急剧减少，可能是因为目前应用低剂量激素或无激素免疫抑制方案 [315, 333]。激素的使用是 BMD 减低的决定性因素，因为药物会损伤胃肠道对钙的吸收，并且会抑制骨细胞的招募和功能。Cueto-Manzano 等用 BMD 作为评估免疫抑制剂疗效的指标 [331, 332]。与年龄和性别匹配的对照组相比，治疗组的腰椎和股骨颈的 BMD 均无显著降低。但是与年轻健康对照组相比，除绝经妇女外，均可见骨容积减少。BMD 与免疫抑制剂方案、性别、绝经状态无显著相关性。

虽然在绝经后妇女、激素治疗的男性以及接受心脏或肝脏移植的患者中，BMD 的减少与骨折风险增加相关，但是鲜有数据支持其在预测肾移植后骨折的作用。一项研究表明 BMD 降低是骨折风险的预测指标，肾功不同的 283 例肾移植受体接受了 670 次髋部 BMD 检查。发现 BMD 值小于 $0.9g/cm^2$ 与骨折风险增加有关 [334]。一项对肾移植术后早期撤退激素的患者的评估发现，使用 DXA 进行监测仅见桡骨远端 BMD 的下降。之后使用 HRpQCT 证实了持续甲状旁腺功能亢进会导致皮质骨丢失 [335]。如前所述，骨代谢异常可能会改变 CKD 患者 BMD 检测的预测价值，因此，移植前的骨转化率可能影响移植受体骨病的评估和预后。

（三）移植后血管钙化的改变

大多数移植受体在移植后血管钙化依然存在；在 CKD 患者中，血管钙化对心血管事件和全因死亡率具有很强的预测作用。但很遗憾，目前有关肾移植受体血管钙化性质及后果的研究较少。尽管移植之前存在的血管钙化继续进展，但其进展速度明显慢于移植前 [336, 337]。一项关于肾移植受体血管钙化作用的 13 例临床综述表明，接受肾移植的 CKD 人群，传统和非传统危险因素与预后的关系是可变的 [338]。基线冠状动脉钙化评分与冠状动脉钙化的进展有很强的相关性。移植后继发性甲状旁腺功能亢进的显著改善可减缓冠状动脉钙化的进展。肾移植受体冠状动脉钙化的独立危险因素包括血清中骨化二醇、胎球蛋白、MGP 浓度的降低。虽然糖尿病是目前肾移植受体冠状动脉钙化的危险因素，但它与冠状动脉钙化的进展并不独立相关。有关免疫抑制剂物影响疾病进展的资料很少，也没有定论；但是，霉酚酸酯因其抗增殖作用可抑制平滑肌细胞的增生而发挥积极作用，因此其对内皮细胞活性产生有益影响[338]。在一般人群和 ESRD 患者中，冠状动脉钙化与 BMD 呈负相关，但是在肾或肾胰腺移植中并未表现出此种关联[339]。

五、总结

总的来说，肾移植后一些 CKD–MBD 的异常表现仍然存在，同时移植特异性表现也时有发生。随着免疫抑制方案的改变和慢性肾病的持续存在，移植并发症的治疗面临挑战。目前的研究强调移植前 CKD–MBD 管理的重要性。同时也需要更多的研究来确定现有的和新的治疗方案在 CKD、ESRD 以及肾移植后患者的安全性和有效性[317, 318, 340]。

第54章 肾脏疾病的心血管病变

Cardiovascular Aspects of Kidney Disease

Richard Haynes David C. Wheeler William G.Herrington
Martin J.Landray Colin Baigent 著
严 苗 姚碧晴 译
王惠明 校

一、概述

在发达国家，透析和肾移植的普及改善了ESRD患者的预后。然而，接受RRT患者的预期寿命仍远低于与之年龄和性别相匹配的健康对照组患者，且心血管和非心血管疾病的死亡风险在所有年龄段都有所增加[1]。本章将重点介绍CKD人群的心血管疾病的病理改变、流行病学和治疗。

Richard Bright是第一个将肾脏疾病和心血管系统疾病联系起来的学者，他在170多年前对肾脏萎缩的患者进行尸检时发现其出现了心脏肥大[2]。随着肾脏透析治疗的出现，这种关联更为显著，因为ESRD患者生存期明显延长，使心血管疾病临床症状得以显现。早在20世纪70年代早期，临床医生就对接受RRT的年轻患者心血管事件的高发生率高度关注，并推测肾脏疾病或透析过程本身会加速动脉粥样硬化[3]。

20世纪90年代，美国国家肾脏基金会发布的工作任务报告将肾脏病学界的注意力集中在与CKD相关的心血管疾病风险增加的问题上[4]。过去10年的研究提高了我们对肾功能受损导致心血管疾病这一观点的认识并帮助提出了适当的治疗策略。例如，对CKD患者发生复杂的心脏和动脉变化的根本原因进行了更好的阐述。尽管动脉粥样硬化在晚期CKD患者的动脉病理改变中产生了作用，但非动脉粥样硬化的改变（包括动脉壁增厚和钙化）才是晚期CKD患者动脉变化的主要病理特征[5]。虽然，有研究表明CKD患者发生动脉粥样硬化斑块破裂相关的心血管事件的风险有所增加[6]，但结构性心脏病的临床结局（如心力衰竭和突发心律失常）导致死亡相对于动脉粥样硬化的并发症而言似乎才是肾脏疾病患者高死亡率的重要原因[7]。

虽然透析人群中发现了早期心血管疾病的问题，但肾功能受损程度较轻的患者患心脏疾病的风险亦有所增加[8]。许多研究表明，预估肾小球滤过率（eGFR）与患心血管疾病的风险成反比[9]。心脏和动脉的结构与功能可能会随着肾功能的下降而改变，这会对制定最佳的治疗策略产生影响。此外，研究发现无论eGFR是否降低，蛋白尿都与心血管疾病风险增加有关[9, 10]。

因此，为降低发病率和死亡率，心血管疾病的评估和管理应在CKD早期就开始进行，因为大多数早期诊断的CKD患者并不会进展为ESRD。在开始RRT时，这些患者可能已经存在显著的结构性心脏病和血管损伤[11, 12]。而在考虑患者是否适合肾移植时，这一点尤为重要，大多数临床医生对拟行肾移植的患者（或至少是那些他们认为处于高风险的患者）进行心血管疾病的筛查，以期降低围术期的发病率和死亡率，并优化器官分配的结果[13]。尽管有这种筛查策略，接受肾移植患者的发病率及死亡率风险仍然高于与其年龄和性别相匹配的未患肾脏疾病的对照组[4]。

目前，如何降低CKD患者心血管疾病的风险存在诸多不确定性。公认的心血管危险因素和特定临床结局之间的流行病学关系往往被其他影响CKD患者健康相关的因素所混淆，如炎症和营养不良[14, 15]，这种混淆导致他们之间的关系不可能被准确或完整地阐述清楚。因此，先通过界定 CKD 患者中观察到的心血管改变病理类型，然后从无 CKD 患者个体研究中了解该种心血管病理改变该如何治疗或预防，最后考虑应该如何应用到 CKD 患者中，这种方法可能更适合于解决 CKD 患者心血管疾病的预防问题。这种方法提供了更可靠的信息，说明特定药物在特定疾病过程中的有效性。另一种策略是，当有改变某一特定危险因素的治疗方法可用时，就可以采用这种治疗方法进行随机试验，这样就可以对该危险因素与某一特定类型心血管疾病的因果关系进行无偏倚评估。

二、慢性肾脏疾病的心血管病理变化

在 CKD 患者中观察到的心血管变化主要表现为两大类：血管疾病（特别是动脉）和心脏疾病（框 54–1），虽然在 CKD 人群中心血管疾病的发生很普遍，但对特定的疾病和特定的心血管危险因素之间的关系却知之甚少。特定的危险因素和特定的心血管疾病之间的联系很可能与因素的强度（以及推动方向）有关，所以在流行病学研究中，对心血管结局进行详细的表型分析是至关重要的。

框 54–1　慢性肾脏疾病心血管疾病特征

动脉
- 壁增厚
- 动脉硬化
- 内皮功能障碍
- 动脉钙化

心脏
- 心肌结构改变
- 心肌纤维化
- 左心室功能障碍
- 瓣膜病
- 心律失常和传导障碍

（一）动脉疾病

动脉硬化一词（来源于希腊语 arteriosclerosis，意思是动脉发生硬化）通常用来描述一系列病理过程。严格地说，动脉硬化包括三种不同的病变：动脉粥样硬化、动脉硬化和 Mönckeberg 内侧钙化硬化（或 Mönckeberg 硬化）[16]。动脉粥样硬化，一个来自希腊“粥样斑”（稀粥样物质）的词，其特征是动脉内膜层脂质富集斑块的形成。钙化是动脉硬化的一个重要特征，其存在与病变的发展阶段有关[17]。动脉非粥样硬化在 1868 年才首次在布赖特氏病中被提出，并被称为“动脉硬化”。35 年后，Mönckeberg 在 1903 年报道了他认为的第三种不同形式的动脉疾病即 Mönckeberg 硬化，它涉及动脉介质，并以内侧增厚和重度钙化为特征，不存在动脉粥样硬化[18]。

CKD 患者可能表现出动脉硬化的所有特征。在任何特定的患病个体中，动脉疾病的确切性质很可能取决于包括年龄、危险因素的暴露、CKD 的病因和持续时间等多种因素。例如，因动脉粥样硬化性肾血管疾病而发展为 CKD 合并动脉粥样硬化的患者，其病理表现可能与具有相似肾功能水平并由肾小球肾炎导致肾脏疾病患者的病理表现截然不同。与 CKD 相关的各种结构和功能动脉异常将在稍后更详细地介绍。

1. 动脉壁增厚

在一项关于 ESRD 患者动脉病理尸检的研究中，与已知患有冠状动脉疾病（CAD）且以年龄和性别相匹配的非 CKD 患者相比，ESRD 患者的冠状动脉内侧壁增厚更为明显。动脉壁增厚可通过无创超声测量颈动脉内膜和中膜的联合宽度（颈动脉内膜－中膜增厚[CIMT]）进行评估，在心血管疾病的高危人群如老年人[19]和 2 型 DM 患者[20]中发现较多的动脉壁增厚的现象。追溯到 20 世纪 90 年代中期，研究表明与健康对照组相比，血液透析患者的颈动脉和股动脉内膜中层厚度值更高[21]。最近更多的研究表明，在稍晚期 CKD 患者中也发现了 CIMT 增加，表明 eGFR 可独立预测颈动脉直径，而颈动脉直径可以反映血管壁应力是否增加[22]。CIMT 也被证实是 CKD 患者发生心源性死亡的独立于其他危险因素的强有力的预测因子[23, 24]。

2. 动脉硬化

动脉硬化被认为是动脉壁增厚和钙化的一个功能性结果，可通过测量脉冲波在动脉分支中的传播速度进行无创性评估（脉冲波速度[PWV]）[25]。动脉硬化可能是 CKD 相关动脉疾病的一个早期特征，其早在接受透析的患儿生存的第一个 10 年中被检测到[26]。动脉硬化可用来评估预后，颈动脉[27]和主动脉硬化[28]可独立预测血液透析的成年患者以及其他高危人群，例如 DM 患者[29]和老年人[30]的死亡风险。

另一种测量动脉硬化的方法是评估易探及的动脉（如颈动脉）的脉冲波形。增强指数是由脉冲波形导出的一个参数，可提供测量点上的输出和反射脉冲波形之间的相互作用，这种度量方法一定程度上反映了动脉分支的硬化程度[31]。在对 ESRD 患者进行的一项研究中发现，颈总动脉的增强指数可预测死亡率[32]，而在另一项研究中则并不提示[33]。进一步的研究比较了不同的测量动脉硬化的方法，发现较高的 PWV 而非较高的增强指数可以预测 CKD 患者患心血管疾病的风险增加[34]。

第三种方法是测量颈动脉硬化程度参数 β，该指标是通过在回声追踪超声过程中监测动脉搏动变化来确定的[35]，该种检测方法被应用于一项 423 例血液透析患者动脉硬化的独立预测价值的前瞻性队列研究中。这种测量方法即使在对动脉厚度进行了调整之后，亦可独立预测心血管事件，这可能暗示了动脉硬化和增厚在 CKD 患者的动脉并发症发展中的不同作用[36]。

3. 内皮功能障碍

血管内皮主要通过不断产生一氧化氮（NO）而发挥维持动脉张力的关键作用。NO 是一种有助于维持动脉静息张力，并通过抑制血管平滑肌细胞的增殖、血小板聚集和单核细胞黏附来防止动脉疾病进展的血管活性化合物[37]。NO 是由缺氧、血管应切力增加或局部释放介质如乙酰胆碱等刺激而产生的。

通过评估动脉血管对内皮刺激的反应可测量内皮功能。这可以通过直接将化合物注入动脉（通常是肱动脉）或监测暂时性动脉闭塞后反应性充血的反应来实现。动脉血管扩张可以通过测量前臂尺寸的变化来评估，其原理是前臂的扩张率与动脉流入率成正比，或者用高分辨率超声测量动脉管腔的直径[38]。

对 CKD 4 期～5 期患者的研究表明，侵袭性[39]和非侵袭性[40]的内皮功能测量方法都会损害内皮功能。CKD 患者中内皮功能障碍的一个可能机制是不对称二甲基精氨酸（ADMA）的蓄积，这是一种 NO 合成酶的内源性抑制剂[41]。ADMA 通过抑制 NO 合成酶而限制 NO 的生物利用度，而 NO 对维护正常的内皮功能是必不可少的[42]。CKD 患者血液中 ADMA 浓度升高与 GFR 成反比[41, 43]；在部分研究中，ADMA 的浓度增加似乎与普通人群患心血管疾病的风险增加有关[44]。目前尚无可以选择性降低 ADMA 浓度的干预措施，因此这一危险因素临床相关性的因果关系仍不清楚。

4. 动脉钙化

动脉钙化是 CKD 患者动脉病理过程中公认的特征变化，即动脉粥样硬化[17]和 Mönckeberg 硬化症[18]（见上文）。在动脉粥样硬化中观察到的是斑片状内膜钙化与脂质沉积有关，而在 Mönckeberg 病中，为一个线性的内侧钙沉积模式（图 54–1）[45]。两者都与钙和磷酸盐代谢紊乱以及骨矿物质代谢异常密切相关（见第 53 章）。

尸检研究表明，ESRD 患者的动脉钙化程度高于已知 CAD[5]患者。我们可通过超声和 X 线技术来检测活体的钙化[46]。电子束计算机断层扫描技术是一种能够快速获取图像，在舒张期“冻结”心脏的一门技术[47]，在一项使用电子束计算机断层扫描技术的研究中发现，与已知患有心血管疾病的患者相比，透析患者的钙化评分要高得多[48]。此外，CKD 患者发生钙化的年龄比非 CKD 人群要更早[49]，甚至在儿童和青少年中都能发现[50]。

一些研究者试图在影像学研究的基础上区分动脉钙化的两种模式[51]。尽管它们可能代表同一病理过程的连续过程[52]，斑片状钙沉积（提示动脉粥样硬化模式）在开始透析前且有心血管事件临床病史的老年患者中更为常见[51]。动脉钙化的生理影响可能包括动脉硬化[53]，但目前尚不清楚钙化是否对斑块稳定性有影响[54]。

（二）心脏病变

20 世纪 90 年代中期进行的超声心动图研究表明，在开始透析的患者中，心脏结构性异常的发生率很高，有研究中[12]发现 74% 的患者左心室质量增加。左心室重构发生在透析开始之前[55]，在 2–3 期 CKD 患者中亦可以检测到[56, 57]。尽管患者可适应心脏早期阶段的这种结构变化，但这种结构改变最终可能导致功能损害，包括舒张期左心室壁的顺应性下降（舒张功能障碍），心肌收缩能力受损（收缩功能障碍），或两者同时出现[58]。除了左心室结

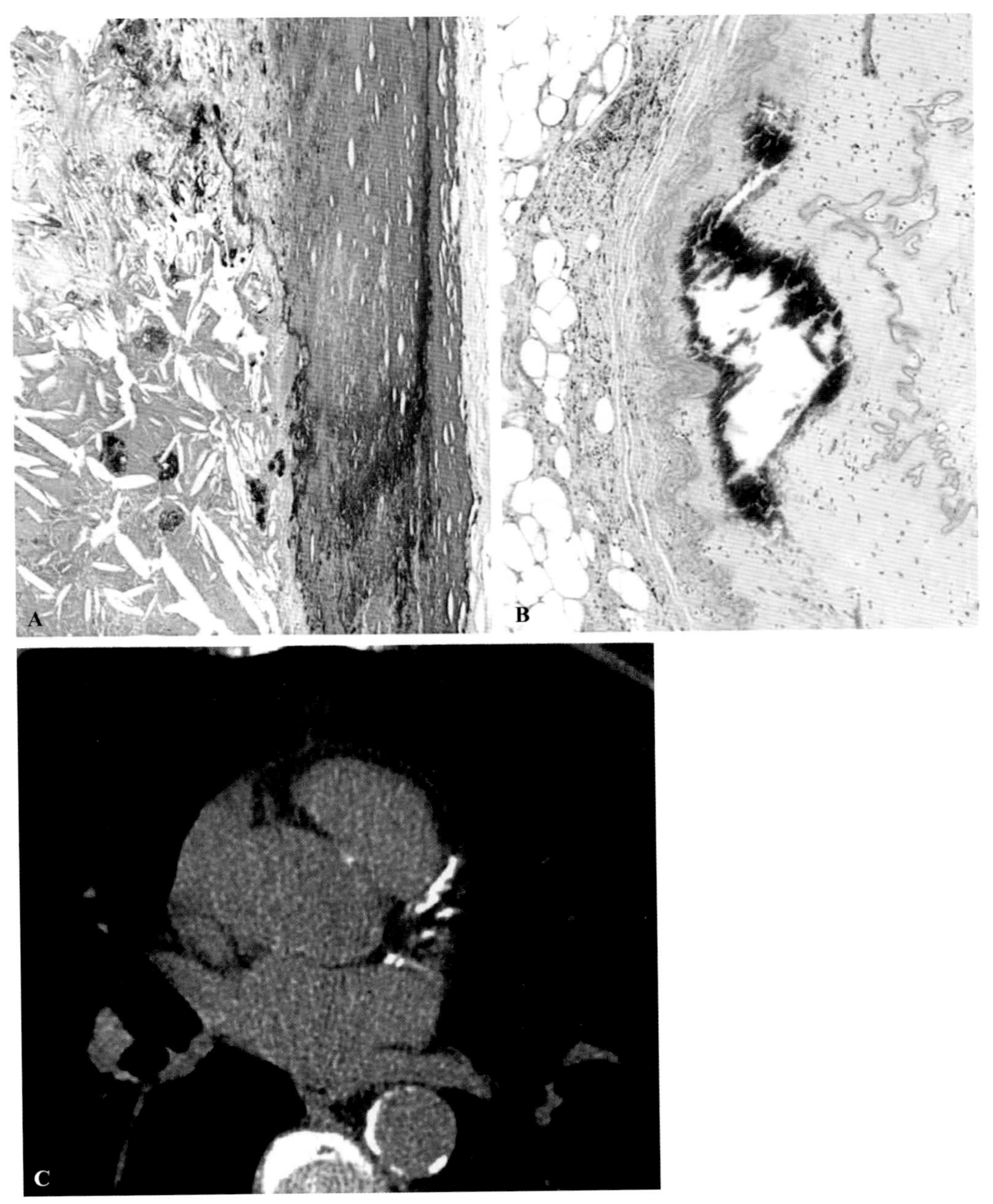

▲ 图 54-1　**慢性肾脏病（CKD）动脉钙化**

A 和 B 所示为一名 CKD 患者的中型动脉横断面，显示了内膜（A）和中膜（B）的钙（黑色）沉积与动脉粥样硬化（von Kossa 染色）相关。心脏 CT 扫描可见钙沉积，如 C 所示，左前降支和左回旋支以及降主动脉均可见钙化（上图由 AJ Howie 提供）

构的改变，心肌组织学改变如纤维化和钙化[59]、瓣膜钙化也较常见[60]。

1. 心脏结构改变

左心室肥厚一般根据超声心动图上的主要异常模式进行分类。在对 3487 例 CKD 患者的研究中发现，对于 eGFR 60ml/(min · 1.73m^2) 或以上、45～59ml/(min · 1.73m^2)、30～44ml/(min · 1.73m^2) 和小于 30ml/(min · 1.73m^2) 的患者，左心室肥厚的患病率分别为 32%、48%、57% 和 75%（图 54–2）[57]。经过对众多潜在混杂因素的调整，在 eGFR 小于 30ml/(min · 1.73m^2) 的患者中，左心室肥厚发生的可能性比 eGFR 60ml/(min · 1.73m^2) 或更高 eGFR 的患者高出一倍以上（HR 2.2；95%CI 1.4～3.4）。左心室肥厚在其他混杂疾病不太常见的儿童中也是公认的常见病（图 54–2）[61]。

认识到与透析有关的心脏体积变化使心肌病的分类变得复杂，在一项关于开始透析患者的研究中，Foley 及其同事发现，44% 的患者主要是左心室壁增厚（向心性肥大），30% 为心腔容积增大（离心性肥大）[12]。这种变化很可能代表心脏对容积和压力过载的适应 [62]。容积过载增加了左心室充盈压力，从而使心室壁延展。心脏通过延展现有的肌细胞进行调适，从而扩大左心室腔的容积。这一过程通常伴随着心室壁增厚，这是一种适应性反应，以降低壁应力。因此，容积超载导致心室壁增厚和心腔增大，但具有正常壁厚 – 内径比（离心性肥大）。相反，压力过载增加了收缩期的壁应力，导致肌细胞增殖和壁增厚，维持或减少心腔容积（向心性肥大；图 54–3）。先前的适应性反应在早期阶段可能是可逆的且基本上是有益的。在类似的能量消耗水平下，舒张使心排血量增加，而心室壁增厚在更大的面积上重新分配了增加的张力，并减少能量消耗 / 肌细胞 [63]。然而，即使心脏有这种适应性，最近一项大型的血液透析队列研究中发现，容积超载被证实与不良结局有关，且独立于对血压的影响之外 [64]。

心脏磁共振以与容积无关的方式评估心脏的几何形状。这样的研究已经在晚期 CKD 患者中明确了两种主要类型的心肌病 [65]。钆剂对比研究表明，超过 2/3 的患者有左心室肥厚，却保留收缩末期的容积和功能，这与弥漫性心肌纤维化有关。另有 15% 的患者左心室扩张和收缩功能受损，但相比之下，这与传统的动脉粥样硬化危险因素和较高的 CAD 血管造影负担密切相关 [65]。然而，考虑到钆剂导致的肾脏纤维化风险，这类研究应尽量避免。

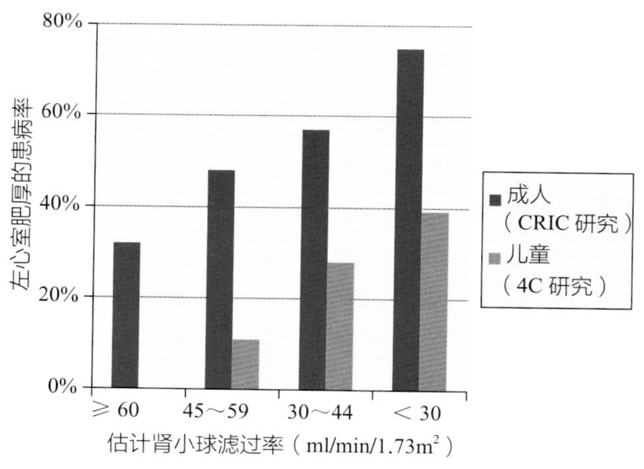

▲ 图 54–2 **通过肾小球滤过率估计成人和儿童左心室肥厚的患病率**

引自 Park M, Hsu CY,Li Y, et al. Associations between kidney function and subclinical cardiac abnormalities in CKD. J Am Soc Nephrol 2012;23:1725–1734; Schaefer F, Doyon A, Azukaitis K, et al. Cardiovascular phenotypes in children with CKD: The 4C Study. Clin J Am Soc Nephrol 2017;12:19–28.

2. 血管生成受损

维持对肥厚左心室的血液灌注需要毛细血管的生成，但这在 CKD 患者中受到干扰，因此出现了术语“血管适应受损”。在大鼠肾次全切除模型中，在诱导后约 8～12 周毛细血管减少，并呈进行性减少 [66]。因此，这种心肌更容易受到缺血损伤，从心脏容积的增加可看出，与患有类似缺血性损伤的健康大鼠相比，这种大鼠模型中的梗死发生率较高。CKD 患者比肾功能保留患者表现出更易发生应激缺血，这种差异并不能由传统的心血管危险因素或冠状动脉粥样硬化的负担而被解释清楚 [67]。血管生成减少的原因尚不清楚，尽管骨骼肌和皮肤等其他组织亦受到类似的影响，但这表明系统性血管生成因子的失衡，如血管内皮生长因子（VEGF）及其受体，特别是可溶性 FMS 样酪氨酸激酶 –1（sFlt–1）[68]。

3. 心肌纤维化

从长期来看，过量的心肌细胞工作会导致细胞死亡和心肌间质纤维化 [59]。这种不适应的变化可能会因缺血而加剧。即使在没有闭塞性冠状动脉病变的情况下，肥大心肌细胞的毛细血管密度可能降低，从而加重局部缺氧 [69]。此外，冠状动脉的硬化导致舒张压下降，这反过来又可能损害冠状动脉在舒张期的灌注。最后，血液透析引起的重复性心肌缺血有可能加重心肌细胞损伤 [70]。心肌供氧和需求不匹配可能解释了公认的临床观察，即透析患者容易发生心绞痛，即使在主要心外膜冠状动脉没有闭塞性病变的情况下（即需求缺血）[71]。

对于上述的变化，另一种解释是患者会发展出一种独特的尿毒症心肌病，定义为与 CKD 相关并引起收缩功能障碍的心肌原发性疾病 [72]。其特征性组织学改变包括心肌间质纤维化。这种病理改变可能发生在 CKD 早期 [73]，这可能是代谢改变的结果［如成纤维细胞生长因子 23（FGF–23）浓度的升高；

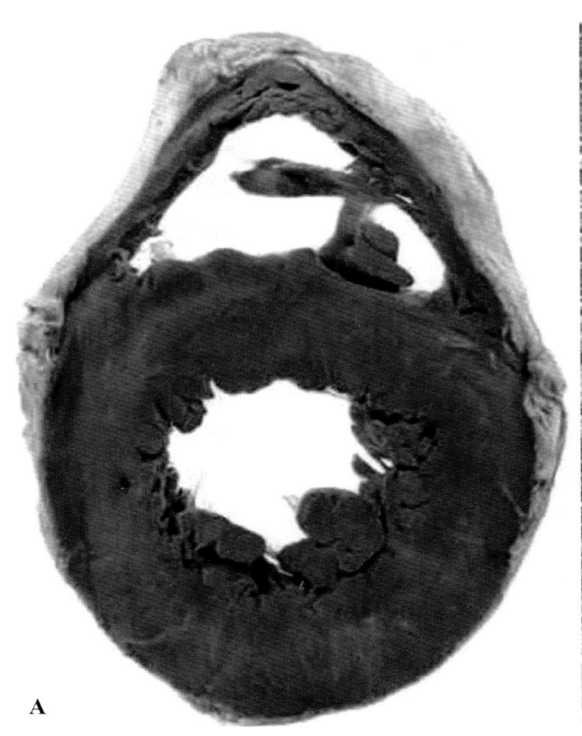

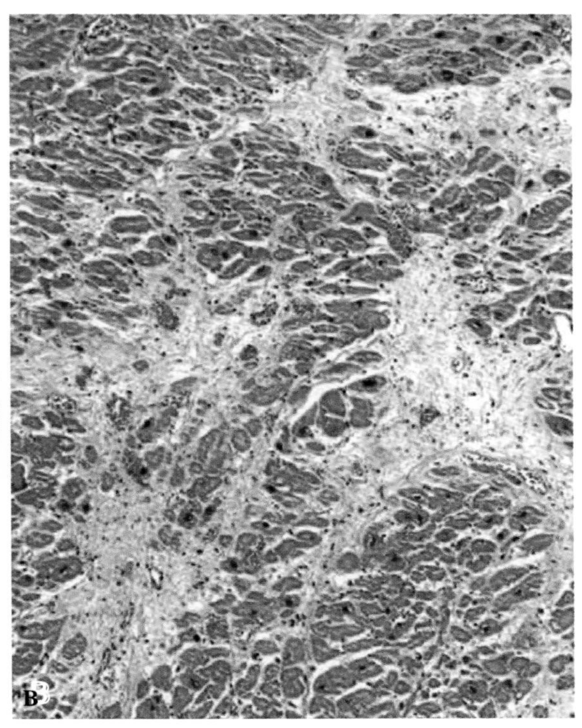

▲ 图 54-3　**慢性肾脏病（CKD）心肌疾病**

A. 一名长期患有 CKD 患者死后的心脏横断面，显示向心性左心室肥厚。B. 组织学分析显示心肌纤维化（染色苍白）破坏了心肌细胞的正常结构（图 A 来源于 AJ Howie；图 B 来源于 M.Rubens）。

见下文“成纤维细胞生长因子 23”]，或神经激素适应性改变（如激活肾素 - 血管紧张素系统），但不是对左心室结构变化的反应[74]。

4. *左心室功能改变*

在左心室重塑的早期阶段，心肌收缩功能指数可通过 Starling 机制和增加交感神经活动来维持[59]。然而，从长期来看，心肌收缩能力受损，同时射血分数会降低（或收缩功能障碍）。超声心动图研究表明，大约 20% 的维持性透析患者存在收缩功能障碍[75]。这种疾病在早期临床上是无法发现的，但到一定时候，患者可能会出现症状，暗示可能已经存在充血性心力衰竭。此外，在射血分数良好的患者中，舒张功能障碍（见下文）可能引起临床症状[76]。严重的收缩功能障碍可能导致高血压患者的收缩压下降，这可能有助于解释透析患者收缩压降低与死亡率之间的关系（见“血压”）[77]。观察性研究表明，肾移植成功后，即使在患有严重疾病的患者中，收缩功能障碍也会得到改善[78]。因此，将这些人排除在移植等待名单之外的做法应该受到质疑，特别是如果延长透析或 CKD 加重了心肌功能障碍[79]。

前面所述的心肌组织学改变无疑会导致舒张功能障碍，其特点是心室舒张功能受损和心室顺应性降低。与收缩功能障碍相比，舒张功能障碍更容易导致心力衰竭等临床表现。左心室僵硬的患者可能对快速性心律失常（如心房颤动）或血管内容量增加和肺水肿特别敏感，而对血管内容量耗尽导致心室充盈减少（有晕厥的危险）和透析时血流动力学不稳定不敏感[80]。透析患者的舒张功能障碍比收缩功能障碍更常见，约 50% 的患者普遍存在这种功能障碍[81]，与收缩功能障碍相比，舒张功能障碍可能与更严重的预后有关[82]。

5. *瓣膜病变*

二尖瓣和（或）主动脉瓣钙化在透析患者中的发生率是对照组的四倍，并且与内膜中层增厚和动脉钙化增加有关，这可能提示着一种共同的致病机制[60]。瓣膜钙化后的影响包括主动脉硬化加速，以及可能进展为主动脉狭窄症状[83]和随后出现左心室压力超载和二尖瓣关闭不全（左心室扩张加剧），这进一步加重可能存在的左心室容积超载。

6. 心律失常

CKD 与心脏内传导受损有关，表现为 PQ 和 QRS 间隔的延长 [84]。在危重患者 [85] 和梗死幸存者中 [86]，eGFR 低于 60ml/(min·1.73m^2) 时心律失常如心房颤动、室性心动过速和心室颤动等的发生风险增加两至三倍。在透析患者中心律失常的发生率很高，一项研究发现非持续性和持续性室性心动过速分别占血液透析患者的 25% 和 57% [87]。这些异常导致透析患者和移植后猝死风险增加的原因尚不清楚。

大多数 CKD 患者的电生理研究都是在血液透析人群中进行的，因此代表了 CKD 表型的一个极端。血液透析与已知的引发心律失常的特殊危险因素有关，如血管外容量的巨大变化和电解质的快速移动 [88]。每周第一次透析前后（即典型的较长透析间隔后）死亡人数过多，这也表明这些血液透析特异性因素很重要 [89]，CKD 自主神经病变的存在（最明显的是 DM）和心率变异性降低 [90, 91]，使之易发生心律失常。

心房颤动在 CKD 患者中也较为常见 [92, 93]。心房颤动的发展可以减少依靠心房收缩来填充左心室的左心室肥厚患者的心排血量。此外，CKD 也是心房颤动并发血栓栓塞的危险因素 [94]。然而，抗凝治疗存在不确定性，因为发生出血事件时抗凝药物的绝对过量较大，因此风险 – 收益平衡尚未得到证实（见第 55 章）。此外，基质 Gla 蛋白（一种重要的内源性钙化抑制剂）的合成依赖于维生素 K，因此维生素 K 拮抗剂可能导致过多的血管钙化 [93]。

（三）慢性肾脏疾病心血管疾病的临床表现

虽然在一般人群中冠状动脉疾病（CAD）的心血管死亡率占到了一半以上 [95]，但研究表明，透析患者中 CAD 的心血管死亡率不到 20% [96–98]。因此，在 CKD 的发展过程中的某一阶段，非动脉粥样硬化性心血管疾病会演变为 CKD 的主要病变。

随着 GFR 的下降，动脉硬化和结构性心脏病的负担越来越重 [57, 62, 99]。患有结构性心脏病但肾功能正常患者的临床表现包括心力衰竭、心律失常和心源性猝死（SCD）[100]。晚期 CKD 患者也观察到类似的综合征。美国的数据表明，CKD 患者的 SCD 年发病率为 2.8%，是一般人群的 5 倍 [101]。在透析人群中，SCD 占所有心血管死亡率的一半以上 [101, 102]。针对非动脉粥样硬化性心脏病的救治策略非常需要，这些策略的随机试验应该优先开展。

虽然动脉粥样硬化性疾病在晚期 CKD 患者心血管事件中所占比例较小，但动脉粥样硬化事件的绝对风险很高，每年此类患者患心肌梗死的风险为 2%～3% [96, 97]。因此，针对动脉粥样硬化性疾病的策略可能有效地减轻晚期 CKD 患者的心血管负担 [103]。

三、慢性肾脏病并发心血管疾病的流行病学

尽管 CKD 与心血管疾病之间的关联首先从对年轻透析患者的观察中显现出来，但现在人们认识到，心血管疾病增加的风险在 CKD 的发展进程早期即存在。

（一）肾脏功能与心血管疾病之间的关系

许多研究表明，肾功能（至少用 GFR 或其估计值来衡量）与心血管风险之间存在着反比关系 [8, 104–110]。评估肾功能与心血管风险之间关系的研究通常分为三类—基于社区的前瞻性流行病学研究，随机对照试验的观察数据和保健管理数据库的分析。尽管所研究的人群存在差异和混杂变量进行过调整，但结果却令人惊讶地一致。对 19 项基于肌酐研究（包括超过 160 000 个事件）的 Meta 分析表明，eGFR 每降低 30%，包括非致命和致命事件在内的主要血管事件的风险增加了约 30% [111]。

在对年龄、性别、种族、DM、血压、总胆固醇、吸烟和心血管疾病史进行调整后，CKD 预后协会综合了 21 项普通人群的研究结果 [9] 表明与参照组相比［eGFR，90～104ml/(min·1.73m^2)；图 54–4］，较低的 eGFR 与心血管疾病死亡风险的增加相关。

然而，目前很少有研究评估 eGFR 的减少和特定类型的心脏事件之间的相关性，如冠状动脉疾病、心力衰竭和心律失常。来自冰岛的一项基于社区的前瞻性研究明确表明，eGFR 与冠状动脉疾病呈负相关，但很少有参与者患有 CKD，如果有，亦为轻度的 CKD［CKD 组平均 eGFR 58.7ml/

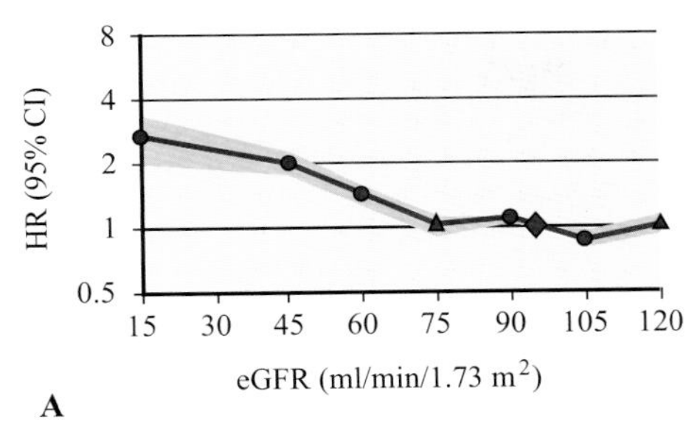

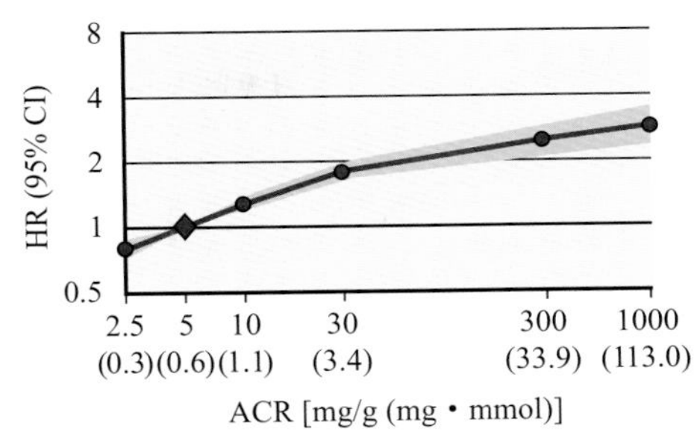

▲ 图 54–4　预估肾小球滤过率（eGFR；A）和蛋白尿（B）与心血管死亡率之间的关系

这项 Meta 分析包括来自 21 个队列的 1 234 182 名普通人群参与者的数据。白蛋白与肌酐比值（ACR）可以从 14 项研究的 105 872 名参与者中获得

(min・1.73m^2)］[110]。如果我们要更好地理解肾功能下降与心血管疾病死亡总风险增加相关的原因，则这样的研究将是必不可少的。

（二）蛋白尿与心血管疾病的关系

CKD 预后协会的数据表明，在已知没有肾脏疾病的人群中，蛋白尿水平越高，患心血管疾病的风险就越高，而且没有明显的阈值表明低于这个阈值，蛋白尿越低与心血管疾病风险越低无关（见图 54–4）[9]。在另一个对超过 7000 例冠状动脉事件的 26 个队列的 Meta 分析中，蛋白尿的程度与 CAD 风险之间存在着持续的相关性[112]。与“正常范围”白蛋白尿水平相比（即男性＜ 2.5mg/mmol，女性＜ 3.5mg/mmol），微量白蛋白尿（即＜ 30mg/mmol）与 CAD 风险增加 50% 有关（HR 1.47；95%CI 1.30～1.66），大量白蛋白尿(≥ 30mg/mmol)与风险加倍独立相关(HR 2.17；95%CI 1.87～2.52)。蛋白尿与心血管风险之间的关系似乎与 GFR 无关[9, 10, 113]。

因为白蛋白渗漏到血管外可能是由于内皮功能障碍所致，因此有人认为一些白蛋白尿可能是进展性弥漫性动脉疾病的肾脏表现[114, 115]。如果确实如此，这可能意味着观察到的白蛋白尿和心血管疾病之间的部分或全部关联可归因于残留的“疾病混淆”，其中未经测量的血管疾病（表现为内皮功能障碍）既是蛋白尿的原因，也是心血管事件的原因。因为现有的治疗方法可以减少白蛋白渗漏，还能对心血管风险产生其他有益的影响，使得这些疗法的多重益处不太可能被揭示。因此，目前尚不清楚减少蛋白尿本身是否会降低患血管疾病的风险。采用更高强度的降蛋白尿策略（例如，在血管紧张素受体阻滞剂中加入血管紧张素转化酶或直接肾素抑制剂），并没有显示出额外的心血管保护作用[116, 117]。

四、肾脏疾病可导致心血管疾病

正如前面几章所描述的，肾脏负责各种各样的生理过程，包括清除代谢废物、水电解质平衡、血压调节和激素产生。即使是轻微的肾脏疾病也可以直接影响到这些过程的调节，进而可能导致其他系统的功能和代谢紊乱，包括心血管系统。因此，考虑这种紊乱在多大程度上可以解释 CKD 患者患心血管疾病的过度风险很有意义。

在本节和后面的部分（间接危险因素：肾脏疾病和心血管疾病的病因）中，我们提出了一个框架来考虑 CKD 中心血管风险的演变，如图 54–5 所示。我们考虑两种主要的风险因素：

1. 直接危险因素（如高血压）是肾损害的直接后果，与一种或多种心血管疾病有关（表 54–1）。

2. 间接危险因素引起肾脏疾病和一种或多种心血管疾病（如 DM、肥胖）（见下文）

一般而言，对肾脏疾病患者中特定危险因素的观察性研究可能无法提供一定量可靠且有关联的信息，可能是因为存在难以适应疾病的困扰，也称为“反向因果关系”[14]。例如，透析患者左心室功能降低可能导致血压降低，从而导致血压降低与心血管死亡率之间的明显联系，可这并不是因果关系[14, 118]。然而矛盾的是，在 CKD 中，当评估特定危险因素与观察到的各种心血管疾病病因的潜在相关性时，主要依靠在非肾脏人群中进行的流行病学研究可能更合适。

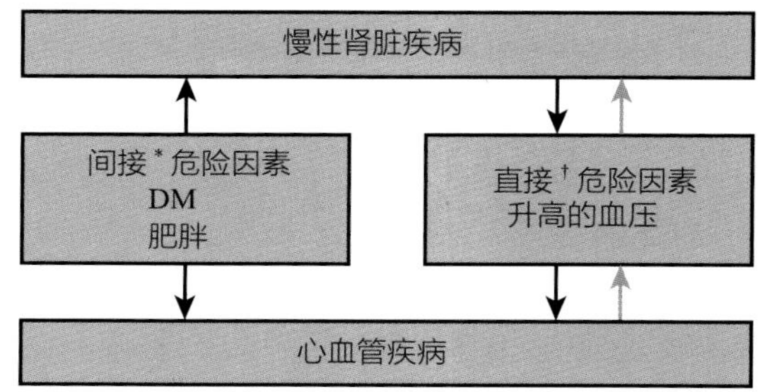

▲ 图 54-5 **慢性肾脏疾病（CKD）与心血管疾病的关系是由直接和间接的危险因素介导的**

*. 间接危险因素是指那些同时引起肾脏疾病和一种或多种心血管疾病的因素；† 直接危险因素是指那些直接导致肾脏损害的因素，并与一种或多种心血管疾病有关

（一）血压

肾脏主要参与血压调节。即使相对轻微的肾损害也会升高血压，该过程主要是由水钠潴留（从而血管内体积扩张）、交感神经过度活动、肾素 – 血管紧张素系统的激活和内源性血管升压素的积累所介导[119]。反过来，高血压会进一步损害肾脏，导致血压升高的恶性循环（动脉透明变性和血管硬化）和 GFR 下降。来自参与研究时身体健康且肾功能残留的捐肾者的证据，已经表明 GFR 降低 10ml/(min · 1.73m^2) 会直接（即因果关系）导致收缩压增加 5mmHg。然而，这可能被低估了，因为血压升高时，这类患者很可能得到了治疗[113]。

在普通人群中，高血压与几种不同类型的心血管疾病密切相关。前瞻性流行病学研究表明，高血压与 CAD、缺血和出血性卒中以及充血性心力衰竭风险增加之间存在对数线性关系。在 61 项前瞻性 Meta 分析研究的协作中（其中包括 100 万没有心血管疾病的成年人和 5.6 万心血管死亡患者）发现收缩压持续增加 20mmHg 与卒中相关的死亡风险增加两倍以及 CAD 相关的死亡风险和心力衰竭相关的死亡风险增加两倍相关[120]。

通过随机试验证明，降低收缩压可以降低卒中、CAD 和动脉粥样硬化的风险，而这些关联是因果关系，收缩压每减少 5mmHg，上述疾病风险降低约 29%[121]。尽管有一些证据表明肾素 – 血管紧张素系统抑制剂可能对心力衰竭有特别有益的影响，但在不同类型的降压治疗中效果大致相同[122]。

由于高血压在 CKD 发展过程中出现较早，进展到 CKD3 期的患者一般会长期暴露在血压升高的环境中，这取决于所接受的治疗程度并将大大增加随后发生非动脉粥样硬化和动脉粥样硬化心血管疾病的风险。例如，由于 GFR 的轻度降低［例如，从 90ml/(min · 1.73m^2) 降低到 80ml/(min · 1.73m^2)］而产生 5mmHg 血压差异可转化为卒中死亡风险增加约 25% 和 CAD 相关死亡和其他心血管死亡的风险增加 20%。这些相对风险在年轻个体中可能要大得多，他们的血压和心血管死亡之间的联系比年长个体更紧密[120]。

（二）血脂异常

CKD3 期以上肾脏功能受损的典型脂质特征是部分分解代谢富含三酰甘油（TG）的极低密度脂蛋白（VLDL）和中等密度脂蛋白（IDL）的蓄积，从而导致血清 TG 浓度升高，高密度脂蛋白（HDL）胆固醇浓度降低。除了肾病范围的蛋白尿导致低密度脂蛋白（LDL）胆固醇升高外，CKD 患者的 LDL 胆固醇浓度与人群平均水平相似或更低[123]。胆固醇继续从这些颗粒中逐渐去除，三酰甘油被加入，最后导致过多的小而致密的 LDL 颗粒，而这些颗粒可能导致动脉粥样硬化[124]。CKD 中 HDL 功能也可能受损[125]。此外，脂蛋白（a）［Lp（a）］浓度的增加与 CKD 有关；同样，这种异常是肾功能受损的直接结果，因为它可以通过肾移植来恢复正常[126, 127]。

根据对无 CKD 患者的流行病学研究所知，目前还不清楚 CKD 中所见的典型血脂异常是否会导致（非肾源性的）CKD 患者动脉粥样硬化事件风险的大幅增加。尽管流行病学研究[95, 128]和大规模随机试验[129]指出 LDL 胆固醇升高是动脉粥样硬化事件的一个促进因素，但所观察到的 CKD 动脉粥样硬化事件的发生并非主要由 LDL 胆固醇浓度升高所引起的，因为由 LDL 胆固醇浓度升高所引起的 CKD 动脉粥样硬化事件主要发生在少数患者身上，且通常与严重蛋白尿有关。

TG 浓度升高与 CKD 动脉粥样硬化事件发生的相关性尚不清楚。传统的流行病学观察研究表明，TG 浓度与心血管风险之间的正相关关系不明确，一旦对 HDL 胆固醇和其他混杂因素进行调整，这种正相关关系就不存在了[128]。然而，最近

表 54–1　慢性肾脏病和心血管疾病的直接危险因素[a]

危险因素	预估变化 [eGFRb 每降低 10ml/(min·1.73m^2)]	慢性肾脏病临床分期	相对危险[c]	是否存在因果关系	证据评价
CAD					
收缩压	↑ 5mmHg	1～2	1.2	是	大规模观察研究[120]和 RCT[121]试验所得的可靠数据支持因果关系
高密度脂蛋白胆固醇	↓ 0.2～0.4mmol/L	3	1.2	可能	大规模观察性研究[128]支持与 CAD 呈负相关，遗传学研究和随机试验还没有定论
脂蛋白 a	↑ 0.2～0.4mmol/L	3	< 1.5	可能	遗传学研究支持与冠状动脉和主动脉瓣疾病的因果关系[138, 203]，大部分的额外风险发生在脂蛋白白（a）分布的前 1/5，即载脂蛋白（a）颗粒较小的个体；需要在试验中得到验证
甘油三酯	↑ 0.1mmol/L	3	1.1	可能	经典的观察性研究尚不清楚，但遗传数据支持因果关系；需要在试验中得到验证。
磷酸	↑ 0.3mmol/L	3b～4	1.4	可能	在一般人群中进行的观察性研究[170]表明可能存在因果关系；需要在实验中验证
甲状旁腺激素	↑ 3pmol/L	3	1.3	可能	在一般人群中进行的观察性研究[190, 204]表明可能存在因果关系
贫血	↓ 0.2～0.5g/dl	3b～4	–	否	关于 CKD 人群的 RCT 试验并没有显示纠正贫血可以改善心脏结局[205]
同型半胱氨酸	↑ 0.5μmol/L	3	< 1.5	否	RCT 试验并没有表明减少同型半胱氨酸可以降低了冠心病的风险[161]
尿酸	10～15μmol/L	2～3	1.1	否	孟德尔随机化研究表明观察到的关联可能不是很明确[202]
充血性心力衰竭					
收缩压	↑ 5mmHg	1	1.2	是	大规模观察研究[120]和 RCT[121]试验所得的可靠数据支持因果关系
磷酸	↑ 0.3mmol/L	3b～4	1.4	可能	在一般人群中进行的观察性研究[170]表明两者可能存在因果关系；需要在实验中验证
甲状旁腺激素	↑ 3pmol/L	3	1.3	可能	在一般人群中的观察性研究数据（和试验的次要结果）表明可能两者可能存在因果关系[190, 204, 206]
贫血	↓ 0.2～0.5g/dl	3b～4	–	否	虽然观察性研究支持贫血和结构性心脏病之间存在相关性[147]，但随机试验并不表明纠正贫血可以改善心脏结局[205]

（续表）

危险因素	预估变化 [eGFRb 每降低 10ml/(min·1.73m²)]	慢性肾脏病临床分期	相对危险 c	是否存在因果关系	证据评价
成纤维细胞生长因子 23 抗体	↑ 10RU/ml（不同 GFR 范围）	1～2	＜1.5	可能	CKD 和一般人群的实验和观察数据支持两者因果关系 [180]
卒中					
收缩压	↑ 5mmHg	1～2	1.3	是	大规模观察研究 [120] 和 RCT [121] 试验所得的可靠数据支持因果关系
高密度脂蛋白胆固醇	↓ 0.2～0.4mmol/L	3	1.1	可能	观察性研究数据支持两者之间的弱负相关性 [128]
磷酸	↑ 0.3mmol/L	3b～4	1.4	可能	在一般人群中进行的观察性研究 [170] 表明可能存在的因果关系
贫血	↓ 0.2～0.5g/d/L	3b～4	–	否	在一般人群中进行的观察性数据不支持 [207]，CKD 人群中进行的 RCT [208] 试验提示用 ESA 纠正贫血后可能导致卒中
同型半胱氨酸	↑ 0.5μmol/L	3	＜1.5	否	RCT[161] 试验并没有表明减少同型半胱氨酸可以降低卒中的风险

a. 该表显示了轻度肾功能损害患者与健康的中年普通人群在 CAD、卒中和充血性心力衰竭的危险因素方面的典型差异。
b. 与 GFR 每降低 10ml/(min・1.73m²) 后引起的相关危险因素变化。
c. 与 GFR 每降低 10ml/(min・1.73m²) 后引起的相关危险因素变化。
CHD. 冠状动脉性心脏病；eGFR. 预估肾小球滤过率；ESA. 促红细胞生成药剂；PTH. 甲状旁腺激素；RCT. 随机对照试验

的遗传流行病学研究表明，高 TG 浓度相关的单核苷酸多态性（SNP）也与更高的心血管风险相关，这种关联通过调整 TG 浓度而减弱，这表明 TG 与心血管风险有因果关系 [130]。在横断面研究中，TG 浓度随着 GFR 的下降而增加，eGFR 每下降 10ml/(min・1.73m²)，TG 浓度增加约 0.1mmol/L[131]。

CKD 患者的 HDL 胆固醇普遍降低，例如，在一项研究中，血液透析患者的 HDL 胆固醇平均值为 0.89mmol/L，而健康对照组为 1.4mmol/L [132]。前瞻性研究表明，HDL 胆固醇每升高 0.4mmol/L（15mg/dl）可降低 20% 的冠状动脉事件（HR=0.78；95%CI 0.74～0.82）[128]，而与缺血性卒中的关系则不甚明确 [128, 133]。然而，提高 HDL 胆固醇的药物试验到目前为止还没有显示出明显的益处，遗传研究也未成定论 [134–137]。因此，目前还不清楚 HDL 胆固醇的降低是否是普通人群或 CKD 人群患冠心病（CHD）的主要原因。

高 Lp（a）也可能导致冠心病风险的增加。GFR 中度降低的患者血 Lp（a）浓度增加 0.2～0.4mol/L [126]，遗传数据强烈表明 Lp（a）浓度与普通人群中 CAD 之间存在因果关系 [138]。然而，Lp（a）大多数的额外风险发生在携带载脂蛋白（a）[apo（a）] 较小基团的个体中，这主要是由 kringle（IV）重复的数量决定的 [139]，而大部分 CKD 患者中 Lp（a）的增加发生在携带较大基团的 apo（a）的患者中 [126]。因此，在 CKD 中观察到的冠心病的额外风险有多少可归因于 Lp（a）代谢紊乱尚不确定 [140]。

总之，与 CKD 相关的典型的血脂异常多大程度上导致 CKD 患者中观察到的动脉粥样硬化性心血管疾病尚未明确。然而，在普通人群中，甚至在胆固醇处于平均值或者低水平的人群中，降低 LDL 胆固醇可以降低动脉粥样硬化事件的风险，并且在 CKD 患者中这一措施也被证实可减低动脉粥样硬化风险（详见“心血管事件风险预防：血脂异常”一节）。

（三）其他直接危险因素

在普通人群中，血压升高与心血管疾病有关联，除此之外，由肾脏疾病引起的其他几种代谢异常也可能增加心血管疾病的风险。

1. 凝血功能障碍

CKD 患者血纤维蛋白原（FIB）浓度升高，而 FIB 浓度升高会增加血浆黏度而促进凝血[141, 142]。CKD 亦会增加Ⅷ因子和血管性血友病因子浓度[143]。虽然在 CKD 中 FIB 的增加并不是很明显，但有项研究报道了 CKD 中血 FIB 浓度增加了 1g/L[143]。在普通人群中进行的流行病学研究表明，在调整了潜在的混杂因素后，FIB 浓度增加与 CAD、卒中和其他心血管事件的风险增加 1.8 倍有关[144]。然而，决定 FIB 浓度的遗传变异与心血管风险之间缺乏关联，这使得 FIB 升高是动脉粥样硬化疾病病因的这一说法不太可信，因此 CKD 中 FIB 浓度增加而导致心血管疾病风险增加的相关性尚不确定[145]。

2. 贫血

CKD 贫血是由多种因素引起的，包括促红细胞生成素缺乏、功能性铁缺乏和慢性炎症（见第 55 章）。因为贫血通常是病理性，故而慢性贫血对心血管系统的影响尚未在普通人群中得到充分研究。然而，在 CKD 中，贫血与左心室肥厚有关。一项研究表明，血红蛋白浓度降低 0.5g/dl 与左心室增重比例增加 30% 相关（定义增重为比基线增加 20%）[146]。在另一项对透析患者的研究中，血红蛋白每降低 1g/dl，左心室扩张的风险增加 50%，心力衰竭的风险增加 25%[147]。

尽管一些小的非随机研究表明部分矫正贫血可以降低 CKD 患者的左心室质量指数[148, 149]，随机试验并没有显示完全纠正贫血，与部分纠正相比，可导致左心室质量的减少[150–152]。贫血往往在肾功能明显丧失 [如 eGFR ＜ 40ml/(min · 1.73m^2)] 后才出现，而在 eGFR 较高的人群中似乎不太可能观察到贫血明显增加心血管疾病的风险，因此目前尚不清楚贫血是否是 CKD 中结构性心脏病的病因[153]。关于增加血红蛋白治疗的随机试验的结果，包括评估心血管终末点将在后面章节（心血管风险干预：贫血）讨论，并在第 55 章中关于贫血治疗的背景章节进行回顾。

3. 同型半胱氨酸

同型半胱氨酸尿症患者的血同型半胱氨酸浓度大幅增加与早期心血管疾病有关，这一现象引起推测—同型半胱氨酸更进一步的增加是否导致 CAD 风险增加[154]？同型半胱氨酸浓度与 GFR 明显负相关，并且同型半胱氨酸水平在肾移植后降低，因此同型半胱氨酸水平的升高是肾功能受损的直接结果[155]。然而，CKD 中潜在的高同型半胱氨酸血症的机制是复杂的，并没有完全被了解。同型半胱氨酸并非因肾脏清除减少而升高，因为肾脏对同型半胱氨酸排泄只占其清除量的不到 1%，所以它应该是涉及再甲基化和经硫酸化途径的代谢紊乱等其他机制[156]。GFR 中度下降与血浆总同型半胱氨酸浓度增加 5μmol/L 有关[157]。

一项前瞻性观察研究的 Meta 分析表明，同型半胱氨酸浓度降低 25%（约 3mol/L）与冠心病风险降低 11% 和卒中风险降低 19% 有关[158]。最早的 *MTHFR* 突变的遗传学研究表明这种关联似乎是因果关系[159]，但随后对所有的遗传数据进行 Meta 分析表明，这种关联不太可能存在因果关系[160]。使用叶酸和维生素 B 以降低血浆同型半胱氨酸浓度的大规模随机试验也未能证明降低同型半胱氨酸的益处（见下文“心血管风险干预：同型半胱氨酸”）[161–163]。

4. 慢性肾脏病矿物质和骨代谢异常

慢性肾脏病矿物质和骨代谢异常（CKD–MBD）是指肾功能受损导致的钙磷代谢紊乱的一种复杂性疾病，它包括对维生素 D 和甲状旁腺激素（PTH）的影响（详见第 53 章），该影响在 CKD3b 期以后尤为显著。由于这种异常情况在非 CKD 人群中并不常见，因此我们主要通过对 CKD 患者进行的观察研究来获取这类信息，而鉴于存在残存混杂的可能，这种方式获得的信息严重限制了对这种疾病的全面认识。

(1) 磷酸盐：一旦饮食中的磷酸盐负荷超过肾脏的排泄能力，血磷酸盐浓度会增加[153]。尽管肾功能受损会导致排泄减少，但是机体通过复杂的自我调节稳态机制维持血磷水平在正常范围内。因此血磷酸盐浓度在参考范围内并不意味着磷酸盐的代谢正常[164]。血中高浓度的磷酸盐可加剧动脉硬化[165, 166]和血管钙化[167, 168]，可能是由于高磷血症诱导血管平滑肌细胞向成骨细胞表型转化[169]。这种动脉硬化似乎增加了罹患结构性心脏疾病的风险，进而导致心力衰竭和心律失常[76]。

通过至少是对普通人群血磷浓度的检测发现，高磷血症与心血管事件和死亡率的风险呈相关性[170, 171]。从 Framingham 后代研究中发现，校正了传统心血管疾病的危险因素和 eGFR 对心血管疾病的影响后，血磷水平每增加 1mg/dl（0.32mmol/L），心血管疾病即 CAD、卒中、外周动脉疾病或心力衰竭等发生的风险增加 1/3（HR=1.30；95%CI 1.05～1.63）[170]。然而，与心力衰竭相关的事件太少，不能与典型的动脉粥样硬化相关事件分开评估。

降低血磷水平（如使用磷结合剂）的随机试验用来证实 CKD 中是否存在高磷血症或反向调节机制的激活以及证实高磷血症与心血管疾病的因果关联。含钙的磷结合剂因可能产生的不良反应使得情况变得复杂；含钙的磷结合剂通过诱导钙的正反馈导致钙沉积于血管而非骨中从而引起血管钙化[172]。

(2) 成纤维细胞生长因子 23：在 CKD 中，成纤维细胞生长因子 23（FGF-23）的浓度较血磷、血 PTH 浓度更早上升[173]，FGF-23 通过尿液磷酸盐的排泄而参与维持正常的血磷浓度。最初在维持性透析患者[174]中证实了 FGF-23 与死亡率的关联性，此后发现了在 CKD 患者中 FGF-23 浓度与全因和心血管因素致死的死亡率之间的关联[175-177]。最近有一项对先前未患心血管疾病的人群随访超过 10 年的观察研究了 FGF-23。这项研究中，FGF-23 再次被证实与全因死亡率（HR=1.25；95%CI 1.14～1.36）和心力衰竭（n=697；HR=1.41；95%CI 1.23～1.61）单独相关，而与动脉粥样硬化的关联无统计学意义（n=797；HR=1.12；95%CI 0.98～1.29）[178]。

与磷酸盐不同，血 FGF-23 浓度与动脉钙化无相关性[179]。实验证实敲除 FGF-23 共同受体 Klotho 时，FGF-23 可诱导左心室心肌肥大，此外，在 CKD 和肾功能正常患者中 FGF-23 和左心室容积都呈正相关[180, 181]。假定这些关联存在因果关系，那么 FGF-23 和心血管疾病相关的生物机制可能不同于血磷的调节机制。

(3) 维生素 D：正如在第 53 章中详细讨论的，维生素 D 的 1α 位点在肾脏羟基化而被激活，因此 CKD 进展早期即可出现完全活化的 1,25-$(OH)_2D_3$ 的浓度下降[153, 182]。另外，增加的 FGF-23 浓度也抑制维生素 D 的激活。原始的维生素 D［通常指 25-(OH)D］浓度与 GFR 之间亦存在关联[182]。然而，这反映了慢性疾病患者营养较差的状况。维生素 D 缺乏（和随后的低钙血症）消除甲状旁腺的负反馈，因此随着 GFR 下降 PTH 浓度增加[153]。

在普通人群中展开的观察性研究表明 25-(OH) D 与后续的心血管事件呈负相关，然而亦有研究并不证实这种关联[183]。一项 Meta 分析证实 25-(OH) D 与由血管因素、肿瘤及其他非血管因素等组成的全因死亡率[184]呈负相关。普通人群使用维生素 D 补充剂并未导致心血管事件的减少[183]。然而这可能是由于在试验中的维生素 D 剂量太低不足以发挥潜在的保护机制。有些研究证实维生素 D 缺乏患者易患 DM 和高血压，但是这些数据并不成定论[183]。目前尚不清楚维生素 D 的代谢紊乱是否真的是 CKD 中观察到的心血管疾病的过度风险发生的关键因素。

(4) 甲状旁腺激素　CKD 进展早期，GFR 下降导致 PTH 浓度增加，20% CKD 1 期～2 期的患者并发继发性甲状旁腺功能亢进（sHPT）[153]。即使是在人群参考范围内，因 1,25-$(OH)_2D_3$ 和血钙水平下降和高磷血症时负反馈调节的缺乏导致 PTH 浓度增加。PTH 与动脉粥样硬化形成（动脉粥样硬化病变中的钙化）以及动物模型中的心肌纤维化相关[185, 186]。有病例报告显示甲状旁腺切除术后可改善心肌代谢和结构，提示高浓度的甲状旁腺激素可能损害心脏[187]。尽管有项研究报道了 CKD3 期人群中 PTH 升高与全因死亡率相关[189]，但是在 CKD 患者中 PTH 与全因死亡率、心血管事件死亡率似乎并没有明确的关联[188]。在普通人群中进行的研究或许不太让人混淆，这些研究表明 PTH 浓度升高与致死性心血管疾病和非致死性心血管疾病之间存独立相关[190]。对 12 项此类研究的 Meta 分析表明，PTH 最高组的心血管疾病的风险比 PTH 浓度最低组的风险高 50%[190]。

5. 氧化应激和炎症反应

氧化应激的定义是过量的氧化物造成的组织损

伤，它对预防感染和组织修复很重要。氧化应激导致一氧化氮生物利用度降低，从而导致内皮功能障碍[191]，还可能导致左心室重构、心室肌纤维化以及脂蛋白的氧化[192]。尽管很难精确量化关联性，但是 CKD 与氧化应激是明确相关联的[193]。在普通人群中，抗氧化维生素［维生素 A（胡萝卜素）、C 和 E］的饮食摄入量或血浓度与心血管疾病发病率和死亡率呈负相关[194]，但抗氧化剂治疗的随机试验表明，至少在研究的剂量中，使用这些药物并不能降低心血管疾病的风险[195]。

与年龄和性别匹配的对照组相比，CKD 患者的炎症指标有所增加[141]。尽管其机制尚不清楚，但来自普通人群的遗传数据表明炎症与 CAD 有关联性[196, 197]。在陈旧性心梗和高灵敏度 C 反应蛋白高于 2mg/L 的患者中给予每 3 个月 150mg 的卡纳单抗［一种白介素 -1β（IL-1β）的拮抗剂］实验中观察到其非致死性心肌梗死、卒中或心源性死亡的发生率降低 15%（HR=0.85；95%CI 0.74～0.98；P=0.021），这证实了由 IL-1β 介导的炎症反应参与动脉粥样硬化性心血管事件的假设[198, 199]。

6. 尿酸

尿酸经肾脏排泄，故 GFR 下降时尿酸浓度增加，GFR 每下降 10ml/（min · 1.73m^2），血尿酸浓度增加 10～15μmol/L。已有报道指出尿酸浓度与 CHD 发生风险呈正相关，每增加 10～15μmol/L 的尿酸，CHD 发生风险增加约 10%[200, 201]。然而，孟德尔随机实验将遗传变异的多效性纳入考虑后，人们对这种关联是否具有因果关系产生了质疑[202]。

五、肾脏疾病和心血管疾病的间接危险因素

（一）糖尿病

糖尿病（DM）是全球范围内有 1.5 亿患者的一种常见病。DM 的总体患病率正在上升，肥胖的流行和人口的老龄化在一定程度上推动了这一趋势。据估计，到 2025 年全球将有超过 3 亿人患有 2 型 DM[209]。一项纳入 23 项研究的包括了 21 237 例心源性死亡事件的 Meta 分析发现在既定的 eGFR 或尿白蛋白 - 肌酐比值（UACR）的情况下，DM 患者心源性死亡的风险比非 DM 患者高 1.2～1.9 倍，且没有证据表明两者之间存在相互作用[210]。

糖尿病肾脏疾病（DKD）是由肾脏内慢性高血糖和结构蛋白糖基化的血流动力学效应引起的，起始于肾小球基底膜，后来引起系膜和间质基质的扩张（见 39 章）。在美国，大约 40% 的新开始透析的患者患有 DKD，另有 10% 的患者同时存在 DM；换句话说，DM 是既定的但并不被认为是 ESRD 的主要原因[101]。严格的血糖和血压控制（使用肾素 - 血管紧张素系统抑制剂）可以延缓 DKD 的发生和发展[211-215]。1 型或 2 型 DM 患者死亡风险正在增加，约 2/3 的死亡可归因于心血管疾病[216]。

通过对 102 项研究的 Meta 分析得出的关于致死性和非致死性结局的前瞻性数据表明，合并 DM 使冠心病的风险增加 1 倍（HR=2.00；95%CI 1.83～2.19）[217]，缺血性卒中增加约一半（HR=1.56；95%CI 1.56～2.09），出血性卒中增加约五分之四（HR=1.84；95%CI 1.54～2.13）以及另有四分之三（HR=1.73；95%CI 1.51～1.98）的人死于心血管疾病（包括心力衰竭）。这些评估不受传统心血管危险因素（如血脂、血压）和调整后的肾功能的影响[217]。因此在 CKD 患者中，除了与肾功能受损相关的直接风险因素外，合并 DM 似乎可能增加额外的风险（见图 54-5）。

（二）肥胖

在普通人群中的观察性研究表明，体重指数（BMI）超过 25kg/m^2 时，肥胖会增加心血管疾病的风险，且 BMI 每增加 5kg/m^2，心血管疾病死亡风险就会增加 40% 左右（HR=1.41；95%CI 1.37～1.45）[218]。这种关联可能是由已知的肥胖对血压、脂蛋白水平和葡萄糖耐量异常的不良影响引起和介导的。

当 BMI 大于 25kg/m^2 时，BMI 每增加 5kg/m^2，非肿瘤性肾病的死亡风险增加约 60%（HR=1.59；95%CI 1.27～1.99）[218]。一项系统回顾表明，与 BMI 在 18～25kg/m^2 时相比，体重超重（25kg/m^2 ≤ BMI ＜ 30kg/m^2）时患肾脏疾病的风险增加 40%（HR=1.40；95%CI 1.30～1.50），而肥胖组（BMI ≥ 30kg/m^2）增加 80%（HR=1.83；95%CI 1.57～2.13）[219]。这种关联可能部分是通过对血压和 DM 的影响来调节的，但这些并不能解释所有观察到的归因危险度[220]。对超重患者（无 DM 或高血压）的肾脏活检

显示典型的肾小球高滤过，这是一种已知的肾功能过早下降的机制[221]。而且，减重可以降低血压和蛋白尿[222]。

六、心血管疾病的风险预测

CKD 人群的风险预测模型是可取的，因为它有助于针对风险最大的群体进行治疗。大多数 CKD4–5 期患者患动脉粥样硬化疾病的风险较高，因此适合接受有效的治疗，但在 CKD 早期阶段的患者，其心血管事件的风险可能较低，因此我们需要建立评估应该接受治疗的患者的模型。目前已建立了纳入人口统计学变量（如年龄、性别），基础的临床测量指标（如血压、人体测量数据）和简单的血液、尿液生化指标的评估模型，也有纳入影像学或其他测量数据（如脉冲波速）的模型版本。

（一）基础风险预测评分

目前已经在普通人群中建立了基于一些基础参数来预测心血管事件的方程式。例如，Framingham 风险评分要求了解患者的年龄、性别、吸烟情况、总胆固醇和 HDL 以及收缩压等情况[223, 224]。然而，这样的方程式通常低估了 CKD 患者心血管事件的发生率，因此并不准确[225]。

（二）eGFR 在风险预测中的作用

eGFR 方程式无须通过侵入性检测而可以评估肾脏功能。自从其被引入以来，eGFR 和心血管风险之间的关系一直是许多研究的主题。最广泛使用的滤过指标是肌酐，但其在检测肾功能方面的不足（包括肌酐值对肌肉含量的依赖和在低 GFR 时显著的由肾小管分泌）是已得到公认的。然而，影响肌酐的非肾脏因素和其他滤过指标如半胱氨酸蛋白酶抑制剂 C，可改善对心血管风险的预测[226]，因为它们并入了其他心血管风险因素的信息如 DM[227]。事实上，结合其他滤过指标可更好地预测风险[228]。

（三）将成像和其他的心血管功能的评价用于风险预测中

评估心肌损伤和功能障碍的血生化指标如肌钙蛋白和 B 型脑利钠肽，对 CKD[229] 包括透析患者的心血管风险有很强的预测作用[230, 231]。此外，大量研究表明超声心动图的测量数据包括静态测量（如左心室容积）和动态测量（如多巴酚丁胺负荷的超声心动图）可提供评估预后的有用信息。例如，左心室容积可预测透析患者的死亡率[72, 232–234]，并且出现收缩功能障碍可以提供进一步的信息[235]。因此，超声心动图被推荐常规应用于透析患者[236]，但其相对于更简单的风险分层工具的额外价值尚未得到详细研究。CIMT 已用于普通人群中预测心血管事件的风险，但使用技术的差异使比较研究变得困难。虽然 CIMT 似乎可以预测普通人群冠状动脉和脑血管事件的风险，但它似乎不能为比如从 Framingham 方程式推导出来的标准评分提供更多其他的预后信息[237]。在 CKD 人群中，CIMT 是否提供独立的预后信息尚不清楚；一项 203 例 CKD3–4 期中国患者的研究发现 CIMT 与预后独立相关，然而另外 1 项纳入 315 例 CKD4–5 期患者的研究未发现这种关联[34]。

血管钙化也可以用基于 X 线的方法进行评估，血管钙化的存在与随后的心血管事件独立相关[239, 240]。然而，在普通人群中，冠状动脉钙化评分的价值是不确定的，因为它可能不会为传统的评分提供有用的信息[241]。动脉钙评分的增量预测值尚未在 CKD 人群中进行详细研究。同样，一些研究中钙化的功能当量（即动脉硬化）可独立地预测了随后发生心血管事件的风险，但所使用的方法可能很重要（见前文“动脉硬化”）

风险预测的目的是筛选出可从干预措施中获益最多的一组高危患者。需要指出的是，不应该仅仅基于目前讨论的经治疗后可改善的风险因素而做出治疗决定。例如，关于是否降低 LDL 不应该基于测量 LDL，而应该是一个考虑到所有可用数据的全面的风险评估。基于单一风险因素的治疗决策将导致高风险患者得不到充足的治疗。下一节将讨论 CKD 人群中心血管疾病治疗随机试验的可用证据。

七、心血管疾病的风险干预

一般来说，预防心血管事件的单一治疗最多只能达到降低 25% 风险的一般效果，因此只能通过大规模随机试验才能可靠地检测疗效[242]。观察性研究倾向于产生至少是适度的偏差，这些偏差可能掩盖或模仿治疗效果[243]。由于进入 CKD3 期至 5 期患者的心血管疾病的病理生理学可能会产生质的差异，而结构性心脏病所占的比例更高，因此以在普通人群中进行的试验结果来推断 CKD 患者的结果可能并不合适。更为合适的做法是在类推之前，有必要考虑从大型试验的亚组分析以及仅在 CKD 患者中进行的试验中可以获得哪些信息。

（一）戒烟

普通人群中，吸烟会增加心血管疾病的风险[244]，而这种因果关联证实了戒烟的益处[244, 245]。大量 CKD 患者吸烟[246, 247]，最近的数据表明 CKD 患者吸烟的危害与普通人群中相似[248]。与同龄的非 CKD 患者相比，CKD 患者中吸烟引起的心血管疾病（和非心血管疾病）的绝对风险可能更大，因此，戒烟的潜在好处很可观。

（二）血压

非 CKD 人群中的随机试验验证了降低血压可以降低随后心血管事件的风险[121]。虽然不同的降压药方案在疗效上可能有细微的差异，但疗效的主要决定因素是绝对降压量[122]。在对降压量进行标准化处理后，风险的相对降低似乎与初始血压水平无关。这表明，即使是对那些血压没有明显升高，但由于其他原因导致心血管事件发生风险增加的人进行降压治疗同样可降低心血管事件的发生风险[249]。

有关降低 CKD1 期至 3 期患者血压的获益的信息可从主要在无肾脏疾病患者身上进行的试验中获得。例如，培哚普利预防复发卒中的研究（PROGRESS）纳入了 6105 名既往有脑血管疾病的参与者，其中包括 1757 名 CKD3 期或以上的参与者[250]。接受积极降压治疗的 CKD 患者卒中风险降低 35%（HR=0.65；95%CI 0.50～0.83），这与在整个研究人群中观察到的风险降低情况相似。因为患 CKD 的受试者有更高的心血管事件的背景风险，绝对治疗效果比非 CKD 患者高 1.7 倍[251]。

同样地，心脏预后及预防评估研究（HOPE）纳入了 980 例肾脏功能受损［血肌酐＞ 124μmol/L（1.4mg/dl）］的患者[252]，结果表明在肾功能受损和肾功能未受损患者中，每天服用 10mg 雷米普利对其心源性死亡事件、心梗和卒中的降低比例，两者之间无显著差异（HR=0.79 vs. HR 0.80，$P > 0.2$）。对包括 152 290 名参与者的 26 项试验进行的个体患者数据进行 Meta 分析后发现，降低 eGFR 小于 60ml/(min・1.73m^2) 患者血压的获益与 eGFR 更高的患者相似[253]。而大多数参与者合并 CKD3a 期，仅有 1% 参与者 eGFR 低于 30ml/（min・1.73m^2）。个体患者数据进行 Meta 分析证实，在 eGFR 小于 60ml/(min・1.73m^2) 的患者中，血压降低的比例效应与保留肾功能的患者相似[253]。

收缩期血压干预试验（SPRINT）纳入了 9361 名有心血管疾病风险的参与者，其中 2646 人在基线时患有 CKD，旨在比较收缩压靶标低于 120mmHg 和低于 140mmHg 的获益情况。该研究因观察到在血压控制更密集的实验组中主要实验结果包括急性冠状动脉综合征、卒中、心力衰竭或心源性死亡等的发生频率明显更低（5.2% vs. 6.8%；HR 0.75；95%CI 0.64～0.89）而提前终止[254]。在未患有 CKD 参与者中的实验结果与之相同。

然而，大多数 CKD 患者［平均 eGFR 为 47ml/(min・1.73m^2)］病情相对较轻。随后对 CKD 患者的亚组分析证实，较低的收缩压指标与全因死亡率的降低（HR=0.72；95%CI 0.53～0.99）和心血管事件减少（HR=0.81；95%CI 0.63～1.05）相关，尽管 6 个月后 GFR 有较大的下降［每年约 0.47ml/(min・1.73m^2) vs. 每年约 0.32ml/(min・1.73m^2)］，急性肾损伤、低钾血症和高钾血症增加，总体上没有严重不良事件的增加[255]。

目前大多数研究涉及 CKD3b 期至 5 期，主要评估肾脏终末点事件，而关于降低血压对 CKD 晚期患者心血管结果影响的信息较少。厄贝沙坦 DKD 试验纳入 1715 例 2 型 DM 患者，其中女性患者血肌酐水平 1.0～3.0mg/dl 和男性 1.2～3.0mg/dl，分为三组：每天 300mg 厄贝沙坦、每天 10mg 氨氯地平及安慰剂组，主要评估每个方案对 CKD 进展的影响。结果表明，厄贝沙坦可有效预防血肌酐水平加倍、透析或死亡组成的肾脏结局事件[214]。然而，尽管厄贝沙坦组血压降低 6/3mmHg 和氨氯地平组血压可降低 4/3mmHg，但在预防心源性死亡、心肌梗死、充血性心力衰竭、卒中、冠状动脉血运重建组成的复合心血管事件结局上，与安慰剂组相比并无优势[214]。

同样，血管紧张素Ⅱ受体拮抗剂氯沙坦降低非胰岛素依赖型 DM（NIDDM）患者的心血管事件的研究（RENAAL）未能降低心血管事件如心肌梗死、卒中、首次住院不稳定心绞痛或心力衰竭、动脉血运重建术或心源性死亡等的发病率和死亡率[215]。这两项研究仅仅检测出对心血管结局的细微影响，但是关于晚期 CKD 患者降低血压的影响的额外信息可以从仅在透析患者中进行的试验的 Meta 分析中获知，其中一项包括 5 个试验[256]的共计 1202 名患者和另外一项包括 8 个试验的 1679 名患者[257]。两项分析指出与对照组相比，降压治疗可降低透析患者的心血管事件发生率和心源性死亡率。在进一步的 Meta 分析中，与对照组相比，收缩压平均降低 4～5mmHg 和舒张压降低 2～3mmHg 可减少 29% 的心血管事件发生率和心源性死亡率（HR=0.71；95%CI 0.55～0.92）[257]。这与在普通人群中预期的血压降低幅度相当。

虽然在肾移植受者中进行了大量降压干预的随机对照试验，但这些试验几乎只检查移植相关的结果，如移植肾失功、GFR 改变和蛋白尿，而没有评估心血管终点事件[258]。

尽管关于控制血压的最佳时间、治疗的阈值、最大可能及最安全的降压方法待进一步了解，但基于目前认识，治疗 CKD 患者的高血压仍是明智之举[259]。包括由美国国家肾脏基金会发布的旧版指南在内推荐 CKD 患者的目标血压低于 130/80mmHg[260]。这一目标值主要是基于其他高危人群如 DM 或充血性心力衰竭患者的数据。然而，却鲜有研究探讨 CKD 患者的最佳血压目标。对 11 项关于晚期 CKD 患者不同降压目标值的临床试验进行的一项系统回顾表明，将血压控制在 140/90mmHg 以下对非蛋白尿患者来说是足够的，而强化降压并没有额外的获益[261]。在观察性研究中发现只有不到 50% 的 CKD 患者达到了目前的血压目标值，部分原因是因为强化降压可能导致不良事件的发生[262]。

国际指南 KDIGO 于 2012 年的一项研究建议将未透析的非蛋白尿性的 CKD 患者的血压控制在 140/90mmHg 以下[263]。基于回顾分析和对先前随机分组的不同血压目标值的长期随访，指南推荐蛋白尿（UACR ＞ 3mg/mmol）时，应控制血压低于 130/80mmHg。普通人群的数据支持强化降压，并表明强化降压对 CKD 患者的潜在益处是巨大的。对最佳靶标的不确定性不应阻碍肾脏学家对患者（尤其是大多数收缩压远高于 140mmHg 的患者）实行降压，这些患者往往因降压治疗不充分而面临本不必要的风险[262]。

（三）血脂异常

除了肾病范围的蛋白尿外，CKD 患者的血液 LDL 胆固醇浓度通常不会升高。尽管如此，在普通人群中进行的随机试验明确表明，即使是在低胆固醇或处于平均水平的人群中，降低 LDL 胆固醇仍可以降低心肌梗死（MI）或死于 CAD、缺血性卒中和冠状动脉血运重建术的风险[129]。与非 CKD 比较，即使血脂异常可能不是导致 CKD 患者动脉粥样硬化的主要原因，但诸多随机试验已证实降低 LDL 胆固醇水平可有效降低这种风险。

对一般人群进行的随机试验的回顾分析表明，在无明确肾脏疾病的人群中，MI 或 CAD 死亡、卒中或冠状动脉血管重建术的风险呈比例降低与肾功能无关[129]。如前所述，然而当患者进展至 CKD4 期至 5 期时，心血管疾病的病理生理学可能已经被“尿毒症”环境所改变，并且除了增加动脉粥样硬化事件的风险外，还增加了心律失常和心力衰竭的风险。

两项随机试验检验了他汀类药物降低 LDL 胆固醇水平对患者（特别是对接受透析治疗的患者）的心血管结局的影响。4D 研究（德国 DM 透析研究）纳入 1255 名患有 2 型 DM 的维持性血液透析患者，分别给予每天 20mg 阿托伐他汀和安慰剂，阿托伐他汀组 LDL 胆固醇水平平均降低约 39mg/dl（1.0mmol/L），平均 4 年可使心源性死亡、非致死性 MI 或卒中的预先指定的主要结局的发生率显著

> **临床意义**
>
> 血压可能是 CKD 患者合并心血管疾病的主要致病因素。由于 CKD 患者通常有较高的血压，故降压可显著降低风险。尽管关于血压控制到何种程度尚无定论，但降压至当前的目标值可能大有裨益，而更大的获益则需要更强化的治疗。

降低 8%[97]。一项评估瑞舒伐他汀在常规血液透析患者中的应用：生存和心血管事件评估的研究（AURORA）的随机试验纳入 2776 例维持性血液透析患者（其中约 25% 为 DM 患者），与安慰剂相比，每日服用 10mg 的瑞舒伐他汀平均降低约 43mg/dl（1.1mmol/L）的 LDL 胆固醇水平，平均 4 年可使心源性死亡、非致死性 MI 或卒中的主要结局的发生率不显著降低 4%[96]。这些试验中很大比例的心源性死亡不能归因于 CAD，这两项试验中均无证据表明可以降低这类死亡的风险（图 54–6）[96, 97]。

尽管在 ESRD 患者中使用他汀类药物降低 LDL 胆固醇水平在这些试验的主要结局中并没有产生统计学意义上的显著降低，但 4D 试验中主要心血管事件发生率呈比例降低 18%（RR=0.82；95%CI 0.68～0.99；P = 0.03），在 AURORA 试验中非致死性 MI 的发生率降低 16%（RR=0.84；95%CI 0.64～1.11；P = 0.2）[96, 97]。这些发现对透析患者动脉粥样硬化结局增加了细微的但有意义的益处。

随后，心脏和肾脏保护研究（SHARP）评估了在 CKD3 期至 5 期包括接受透析治疗的患者中降低 LDL 胆固醇水平的安全性和有效性。在不使用高剂量（高剂量的他汀类药物会增加肌病的风险，尤其是对肾功能受损的患者）他汀类药物的情况下，通过低剂量的他汀类药物（每日 20mg 辛伐他汀）联合胆固醇吸收抑制剂[9]（每日 10mg 依折麦布），LDL 胆固醇平均降低约 1mmol/L；该方案的生化有效性和耐受性首次在 UK–HARP 试点研究中得到证实[266, 267]。总计 9270 名患者被随机分为依折麦布组或辛伐他汀组与安慰剂组，依折麦布组或辛伐他汀组在 4.9 年的中位随访中，LDL 胆固醇水平下降约为 0.85mmol/L（约 2/3 的依从性），并使主要动脉粥样硬化事件发生率降低 17%［n=526 [11.3%] 依折麦布组或 n=619（13.4%）辛伐他汀组；RR=0.83；95%CI 0.74～0.94；log P = 0.0021；图 54–7］[98]。

非致死性 MI 及死于冠状动脉相关疾病的风险无显著性降低［n=213（4.6%）vs n=230（5.0%）；RR=0.92；95%CI 0.76～1.11；P=0.37］，非出血性卒中显著降低［n=131（2.8%）vs 174（3.8%）；RR=0.75；95%CI 0.60～0.94；P = 0.01］和血管重建术的死亡风险显著降低（n=284（6.1%）vs n=352（7.6%）；RR=0.79；95%CI 0.68～0.93；P=0 .0036）。依折麦布或辛伐他汀与肌病、肝炎、胆结石无显著相关性，与癌症的发生率、死亡率，或死于其他非心血管疾病风险无显著相关性。

SHARP 研究中，基线透析患者和非基线透析患者之间无统计学差异（P=0.25），这一发现乍看似乎与早期对透析患者的研究存在矛盾。对包括 18 万多名参与者在内的 28 个临床试验的个体患者数据进行 Meta 分析后发现，随着肾功能的下降，主要血管事件呈比例减少（图 54–8）[103]。然而它无法确定当 eGFR 低于 30ml/(min · 1.73m^2) 时，比例效应是否逐渐减弱，或者是直至透析前都保持一致，而透析后这种比例效应大幅降低。这种比例效应进行性下降可能归因于 CAD 引起的心源性死亡事件的发生率随 CKD 进展而下降以及对晚期 CKD 尤其是透析的患者中急性冠状动脉综合征的非典型表现所引起潜在的错误分类（尽管经过仔细的临床结果判定）。

注意，尽管随着 CKD 的进展相应的获益可能下降，但动脉粥样硬化疾病的绝对风险显著增加。先前的 Meta 分析表明，eGFR 每降低 30%，主要心血管事件的发生风险增加 29%，因此 eGFR 从 60 降低至 10ml/(min · 1.73m^2)，该风险增加 4 倍。这与降低 1mmol/L 的 LDL 胆固醇水平的比例效应的降低幅度相似，结果是在 eGFR 为 10ml/(min · 1.73m^2) 和 60ml/(min · 1.73m^2) 组的绝对获益相似。这些评估是基于持续 3～5 年的试验结果，但对其中一些试验的长期随访表明，这些益处可能会在试验期间之外产生[268, 269]。

最近的指南强调了针对整体而不是单个风险因素的重要性[270, 271]。KDIGO 在 2013 年发布的一项国际指南中建议对年龄在 50 岁以上和 50 岁以下的 CKD3–5 期以及合并其他危险因素的患者使用他汀类药物或以他汀类药物为基础的降脂方案[270]。基于他汀类药物治疗的安全性和当前成本，根据最近的美国指南，未来 10 年 LDL 治疗的风险阈值将降低 7.5%[271]。虽然大多数的风险计算器尚未在 CKD 人群中得到验证，但基于大多数 CKD 患者有动脉粥样硬化的风险，即使他们的 LDL 胆固醇水平处于甚至低于平均水平，亦需要治疗。潜在的获益是确定的，且对 CKD 患者普遍实行降脂治疗将使得心血管疾病并发症减少。

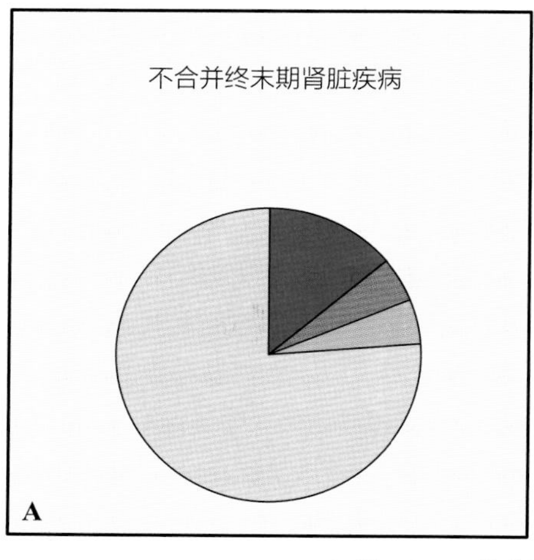

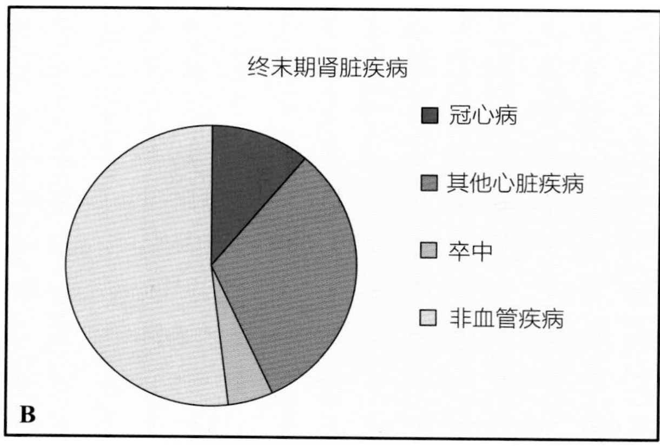

▲ 图 54-6　**终末期肾病和非终末期肾病患者的死亡原因**

(A) 所示的是纳入他汀类药物治疗（胆固醇治疗试验协会）试验中的一组无明显肾脏病的患者，与源自美国肾脏数据系统的数据，或纳入 4D 试验，或源自评估瑞舒伐他汀在规律血液透析受试者中的使用 –AURORA 研究的终末期肾脏病患者（B）比较。注意在 ESRD 人群中，冠状动脉疾病的贡献下降，其他心脏病的比例增加

引自 Baigent C, Keech A, Kearney PM, et al. Efficacy and safety of cholesterol–lowering treatment: prospective meta analysis of data from 90 056 participants in 14 randomised trials of statins.Lancet 2005;366:1267–1278; US Renal Data System. USRDS 2009 Annual data report: Atlas of chronic kidney disease and end–stage renal disease in the United States. Bethesda: National Institutes of Health, National Institute of Diabetes and Digestive and Kidney Diseases; 2009; Wanner C, Krane V, Marz W, et al. Atorvastatin in patients with type 2 diabetes mellitus undergoing hemodialysis. *N Engl J Med* 2005;353:238–248; Fellstrom BC, Jardine AG, Schmieder RE, et al. Rosuvastatin and cardiovascular events in patients undergoing hemodialysis. *N Engl J Med* 2009;360:1395–1407.

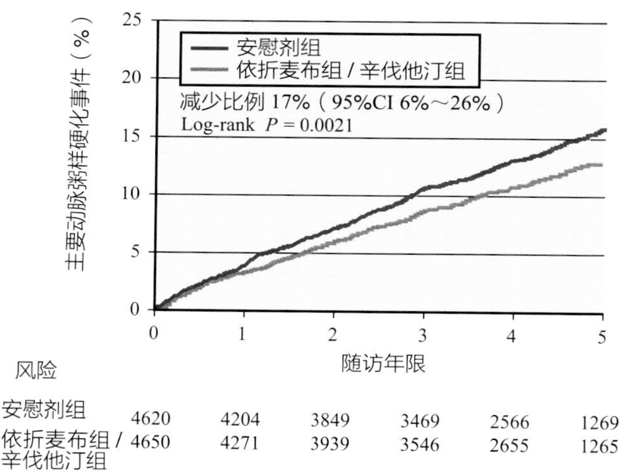

▲ 图 54-7　**依折麦布组或辛伐他汀组对主要动脉粥样硬化事件的影响**

（四）严格的血糖控制

随机试验显示在不合并 CKD 的患者中进行严格的血糖控制可以降低微血管疾病的发生风险（包括蛋白尿的发生）。在 1 型 DM 中，强化血糖控制策略可使微量白蛋白尿的发生减少 39%（95%CI 21%～52%）[211]。在 2 型 DM 患者中使用以格列齐特为基础的治疗将糖化血红蛋白（HbA1c）降至 6.5% 以下，与肾病进展负相关（HR 0.79；95%CI 0.66～0.93，P = .003）[212]。最近的一项患者个体数据 Meta 分析显示，强化降糖（平均降低糖化血红蛋白 0.9%）降低 20% 的肾病风险（HR=0.80；95%CI 0.72～0.88）和 13% 的视网膜病变风险（HR =0.87；95%CI 0.76～1.00）[272]。在一般的 1 型或 2 型 DM 患者中，通过严格控制血糖来降低心血管风险的个别试验并没有显示出明显的益处，事实上，有些试验甚至提出了风险 [273]。然而，一项对随机试验进行的 Meta 分析支持了更严格的血糖控制（平均降低 0.9% 的糖化血红蛋白）可以降低心血管疾病的风险事件（OR=0.85；95%CI 0.77～0.93）的这一假设 [274]。

现有证据表明，某些降低血糖的机制可能在降低心血管风险方面特别有效。钠 – 葡萄糖协同转运蛋白的抑制剂 2（SGLT2i）已被证明可以降低 DM 患者心血管疾病死亡的风险，在有和没有 CKD 的患者中观察到类似的效果 [275, 276]。这类药物特别值得关注，因为有一些初步证据表明其可

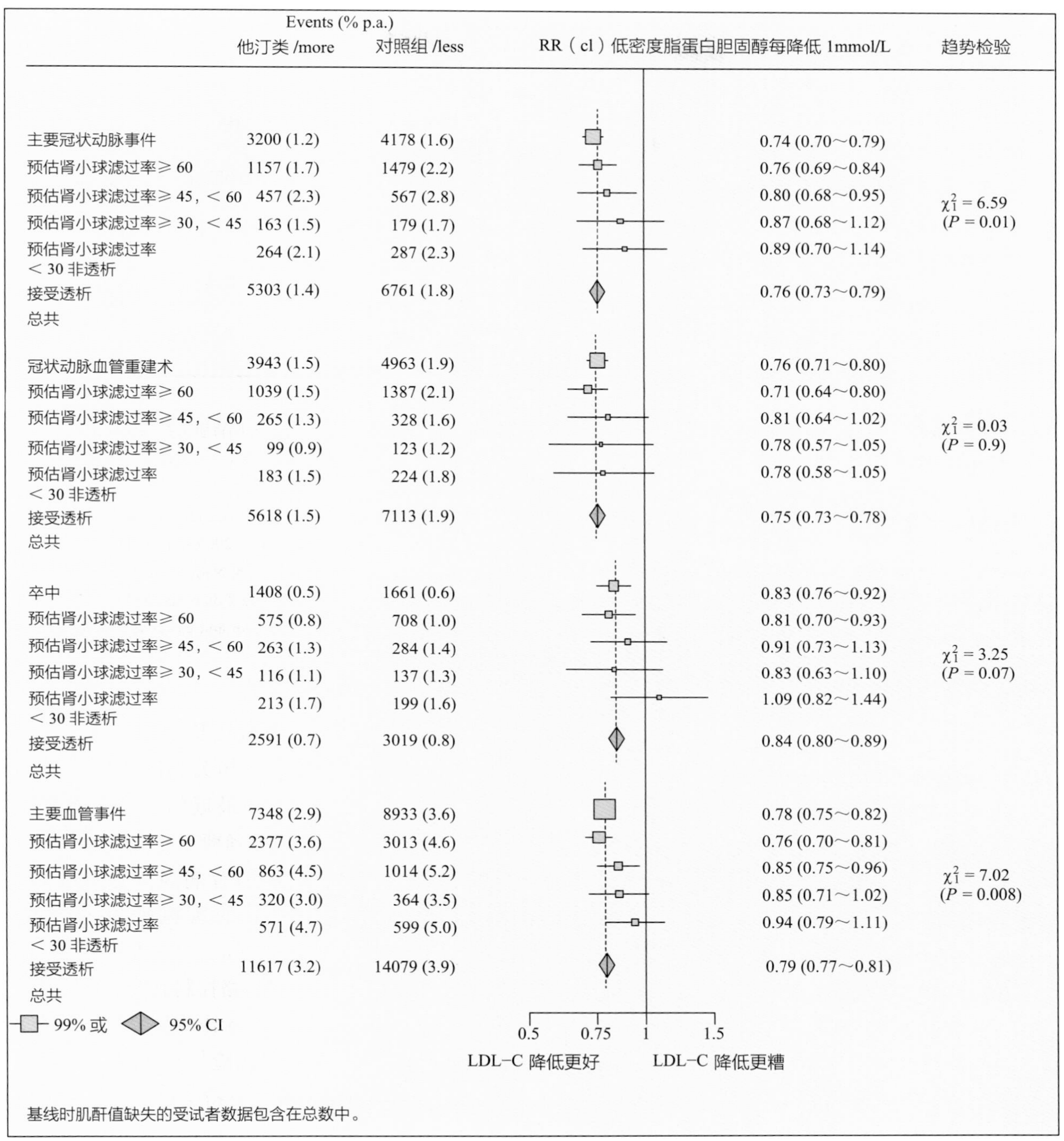

▲ 图 54-8 **28 个试验降低低密度脂蛋白对特定血管事件的影响（以肾功能为基准）**

能延缓 DKD 的进展，从而降低心血管疾病的风险 [277]。胰高血糖素样肽 -1（GLP1）激动剂也被证明可以降低 DM 患者患心血管疾病的风险 [278, 279]，因此，除了降低血糖的程度外，降低血糖的机制同样重要。

很有可能现有的试验包括相当比例的 DKD 患者，但这些患者的结果尚未作为一个具体的亚组的分析报告。因此现存数据显示对 CKD 患者进行严格的血糖控制是合理的，但是需考虑到对过快降低糖化血红蛋白和低血糖的潜在危害 [273, 280] 以及降血糖药引起的药代动力学改变 [281]。

临床意义

虽然 CKD 患者的 LDL 胆固醇水平可能不会显著升高，但降低它将降低动脉粥样硬化疾病的风险，因此大多数 CKD 患者应考虑使用他汀类药物降低 LDL 胆固醇水平。为了有效降低 LDL 胆固醇水平，可能有必要将中等剂量的他汀类药物与其他治疗相结合（例如，依折麦布）。

（五）贫血

正如前面关于贫血的章节所指出的，较低的血红蛋白水平与结构性心脏病的风险增加有关。一些非随机的研究表明，重组促人红细胞生成素纠正贫血可能会改善心脏结构和功能[282, 283]，从而我们可假设这样的治疗可能会改善肾性贫血患者的心血管结局。对 9 项小型试验的 Meta 分析表明，促红细胞生成素药物治疗可能降低因心力衰竭住院的风险，但这项分析中，734 名参与者中只有 114 例发生上述事件[284]。4 项大型试验评估了部分或全部纠正贫血对死亡率和心血管事件的影响。前三项研究使用两种不同的促红细胞生成素方案使血红蛋白达到正常值、而非部分纠正贫血，以证实是否会改善心血管结局。只有最近的 TREAT 试验（见下文）是安慰剂对照的。

第一项研究随机选取了 1233 例血液透析患者，其临床特征提示缺血性心脏病或心力衰竭。该试验因为较高的血红蛋白浓度会增加血管通路血栓形成的风险而被提前终止（中位随访 14 个月后）。有关于该风险—33% 的患者在血红蛋白目标值为 14g/dl 的随机分组中死亡或经历了非致命性心肌梗死，而 10g/dl 的分组中，这一比例为 27%（RR=1.3；95%CI 0.9～1.9）[285]。对肾功能不全结局影响的研究（CHOIR）支持了这一观察结果，该研究招募了 1432 名对促红细胞生成素治疗不敏感的未接受透析的 CKD 患者。该试验之所以终止，是因为随机选取的血红蛋白目标值为 13.5g/dl 的患者比 11.3g/dl 组更有可能（HR=1.34；95%CI 1.03～1.74）达到初级终点事件—死亡、心肌梗死和因心力衰竭住院治疗[286]。

在 CKD3–4 期患者中通过重组促红细胞生成素治疗早期贫血以减少心血管风险的研究（CREATE）的试验结果相似；以正常血红蛋白值（13.0～15.0g/dl）为目标没有任何益处，在数值上与低于正常值的目标值（10.5～11.5g/dl）相比，正常血红蛋白组发生的心血管事件更多[287]。人们早就认识到促红细胞生成素药物（ESA）可以升高血压和增加血液黏度（尤其是当血红蛋白变化迅速时），20 多年前就有人预测，血流动力学和流变学效应可能抵消了纠正贫血的心血管益处[288]。因此在第一个大型随机对照试验—用 Aranesp 治疗以减少心血管事件的试验（TREAT）中，用 ESA 和安慰剂对照，旨在避免血红蛋白浓度的快速变化[208]。在这项研究中，4038 名例患有 2 型 DM 和 CKD 的贫血患者注射阿法达贝汀（Darbepoietin-α）以使血红蛋白达到 13g/dl 的目标水平，如果血红蛋白低于 9g/dl，则使用“抢救”疗法中的安慰剂。以死亡或非致命心血管事件为主要终点的发生率在积极治疗组为 31.4%，在安慰剂组为 29.7%（HR 1.05；95%CI 0.94～1.17）。Darbepoietin-α 治疗组的卒中风险增加了两倍（101 vs. 53 例卒中，HR 1.92；95%CI 1.38～2.68）。

综上所述，这四个关键试验的结果并不支持使用 ESA 纠正贫血可降低 CKD 患者（无论是否透析）心血管风险这一观念[205]。然而，目前的数据并不排除在 CKD 背景下血红蛋白的小的修正（如固定低剂量的 ESA）是有益的。尽管迄今为止的研究尚未达成定论，但 ESA 的使用可能会改善虚弱的贫血患者的生活健康质量，同时亦可降低潜在的移植受者对输血的需求以及非自体人白细胞抗原致敏的风险（更详细地讨论在 55 和 70 章）。

（六）同型半胱氨酸

对普通人群和 CKD 患者进行的叶酸和 B 族维生素的随机试验表明，降低同型半胱氨酸水平并不能降低心血管事件的风险[161]。肾脏和终末期肾病的同型半胱氨酸试验（HOST）选取 2056 名 eGFR 小于 30ml/(min・1.73m^2)（n=1305）或终末期肾脏疾病（ESRD）（n=751）患者随机分成叶酸和 B 组维生素组或安慰剂组[289]。尽管血浆同型半胱氨酸水平降低了 25.5%，但死亡率没有差异（治疗组 448 例死亡与安慰剂组 436 例死亡；HR=1.04；

95%CI 0.91～1.18），同样地，包括心肌梗死、卒中和下肢截肢等心血管事件组成的次要终点事件亦并没有减少。此外，叶酸对移植血管结局的影响试验（FAVORIT）是选取了 4110 例同型半胱氨酸升高且 eGFR 不低于 30ml/(min·1.73m^2) 的接受肾移植的患者，随机分为叶酸、维生素 B_6 及维生素 B_{12} 组成的复合维生素组或低剂量的维生素 B_6 和 B_{12} 组 [290]。尽管预期治疗组的同型半胱氨酸水平降低，但复合心血管终点事件无差异（调整的 HR=1.0）。对 CKD 人群中所有叶酸试验的 Meta 分析发现了类似的无效结果 [163]。这些结果与总体的证据是一致的 [161]。

（七）慢性肾脏病和矿物质骨代谢异常

最初为了预防严重的骨骼疾病而提出的干预措施旨在纠正 CKD–MBD 的生化和内分泌的临床表现，但 CKD 患者中骨和血管健康之间可能存在联系的联想导致人们更多地关注评估干预措施对心血管结果的影响。

1. 降低血磷

大量观察性研究表明，血清磷酸盐水平升高与死亡率之间存在联系。然而，目前还没有以安慰剂为对照研究降低磷酸盐水平益处的试验 [291]。因此，我们并不明确知道关于当前的指南建议将血清磷酸盐浓度保持在特定目标以下是否有益。尽管对磷酸盐平衡的影响（如尿磷酸盐排泄的变化所示）可能比仅降低血清磷酸盐水平的影响更大，目前的治疗方法只是略微降低了血清磷酸盐水平 [292]。

当前应用最广泛的磷酸盐结合剂是含钙的，有一些数据表明它们的使用导致血管钙化。晚期 CKD 和 ESRD 患者服用含钙的磷酸盐结合剂呈正钙平衡；只有残存肾功能较高的患者服用襻利尿剂后的钙平衡为中性或阴性。不含钙的磷酸盐结合剂（如司维拉姆，碳酸镧，新型的含铁化合物）的可用性使这一假设得以验证，但旨在评估与含钙的磷酸盐结合剂相比，司维拉姆是否能延缓血管钙化进展的试验得出了相互矛盾的结果 [172, 293, 294, 295]。在 2103 例维持性血液透析患者中，DCOR（透析患者临床预后回顾）试验比较了司维拉姆和含钙的磷结合剂 [294]。尽管将近一半的试验参与者提前终止治疗以及超过 200 人失去了随访，但以全因死亡率为主要结果的发生率在两组相似（HR=0.93；95%CI 0.79～1.10）。因此，目前并不清楚是否要治疗高血磷，如果需要，用什么药剂和靶目标值。

降低血清磷酸盐水平可能会降低 FGF–23 的浓度。然而，一项比较司维拉姆、碳酸镧和含钙的磷酸盐结合剂的随机试验发现，总的来说（例如积极治疗组与安慰剂相比），将血清磷酸盐水平降低 0.3mg/dl 对 FGF–23 浓度没有影响 [292]。然而，服用含钙的磷结合剂组 FGF–23 增加（中位数增加 28pg/ml；P=0.03），司维拉姆组 FGF–23 下降（中位下降 24pg/ml），而碳酸镧组 FGF–23 无变化。

烟酸通过抑制肠道钠 – 磷转运蛋白使血清磷酸盐水平降低约 0.4mg/dl [296]。除了对磷酸盐平衡有影响外，还能调节血脂和降低血压，尽管它有多种潜在的有益作用，然而最近的随机试验表明，烟酸并不能降低心血管疾病的风险，而且确实有许多有害的影响 [136, 297]。因此，这些试验并不支持使用烟酸降低血清磷酸盐水平或其他减少 CKD 或 ESRD 心血管风险。

2. 维生素 D

骨化三醇［1,25-$(OH)_2D_3$］及其合成类似物（统称为“活性维生素 D 衍生物”）多年来一直用于纠正 CKD 患者的维生素 D 缺乏症。这些化合物可补充肾脏产生的骨化三醇，抑制 PTH 水平，防止 sHPT 的发生 [298]。最近，人们开始关注原始维生素 D 的缺乏［通常间接测量 25(OH)D］—在肝脏中产生的羟基化化合物）。超过 80% 的 CKD 患者存在维生素 D 不足或完全缺乏 [299]。在未进行透析的患者中，低水平的 25(OH)D 比骨化三醇［1,25–$(OH)_2D$］与 ESRD 进展和死亡的相关性更强 [300]。两项对帕立骨化醇（一种活性维生素 D 化合物）的小型试验通过心脏磁共振检测均未证明其对心脏结构有任何影响 [301, 302]。迄今为止，还没有关于维生素 D 的试验（任何形式）专门调查 CKD 患者如骨折、心血管疾病的临床结果，一项对关于维生素 D 的 76 项随机试验进行的 Meta 分析发现，关于心血管结果的现有数据不足，无法评估此类事件风险是否可能降低 [303]。尽管观察数据表明补充维生素 D 可能是有益的，但没有随机试验证据支持推荐这种治疗以减少 CKD 的心血管事件。

3. 拟钙剂

拟钙治疗可降低血清 PTH 和钙离子浓度[304]。评估盐酸西那卡塞治疗以降低心血管事件（EVOLVE）试验纳入 3883 例患有中到重度 sHPT 的血液透析患者，比较了以西那卡塞为基础的治疗方案和不以西那卡塞为基础的治疗方案（包括安慰剂）[305]。主要的综合结果包括至死亡的时间、非致命性心梗、住院治疗不稳定心绞痛、心力衰竭或周围血管事件。在治疗意向的分析中，西那卡塞组主要综合结果事件发生率不显著降低 7%（HR=0.93；95%CI 0.85～1.02；P=0.11）[206]。然而，随机化的过程仅按国家和 DM 状况进行分层，由于偶然，两组在年龄上是不平衡的（西那卡塞组年龄中位数为 55 岁和安慰剂组 54 岁）。调整年龄后，西那卡塞组与主要结果（HR=0.88；95%CI，0.79～0.97；P=.008）和全因死亡率（HR=0.86；95%CI，0.78～0.96；P=.006）呈显著降低相关。

治疗效果对于主要结果的所有组成部分以及血管和非血管死亡率都是相似的。将所有致死性和非致死性心血管事件结合起来，随机到西那卡塞组可降低非动脉粥样硬化性心血管事件 16% 的风险（95%CI 4%～26%）。尽管动脉粥样硬化事件的危险在西那卡塞组中的数值也较低（95%CI -1%～24%），但差异不显著。虽然这些数据来自于回顾分析，但是佐证了 CKD-MBD 促进非动脉粥样硬化性心血管疾病的假说。

西那卡塞可降低未透析的 CKD 患者的 PTH。然而，在透析患者中，西那卡塞对血钙水平的降低比 PTH 更为显著（62% 的西那卡塞治疗的患者血钙＜ 8.4mg/dl，而安慰剂组只有 6%）。这导致了对其安全性的担忧，限制了西那卡塞在透析患者中的使用，或极少对其他甲状旁腺疾病患者［如不适合手术的甲状旁腺癌、原发性甲状旁腺功能亢进（HPT）患者］的应用[306]。

（八）抗血小板疗法

抗血小板治疗降低了高危患者闭塞性心血管疾病的风险，这些益处大大超过了出血的风险[307]，但对于 CKD 患者的出血风险增加[308]。因此，在这些患者中，对获益和风险的平衡是否仍然是有益的尚不清楚。抗血栓治疗（ATT）试验组对闭塞性血管疾病高危患者抗血小板治疗试验的协同 Meta 分析包括 14 项试验，共纳入 2632 例放置透析移植物或瘘管后进行维持性血液透析的患者。总的来说，抗血小板治疗使非致死性心肌梗死、非致死性卒中或血管死亡的风险降低了 41%，这与在其他研究中的高危患者中观察到的获益比例是一致的，但没有足够的出血风险数据来评估其安全性[307]。基于 SHARP（应用源自 ATTMeta 分析中阿司匹林的总风险比）透析患者的事件发生率[309]，1000 名患有血管疾病的透析患者服用阿司匹林 5 年，预计将导致 19 例颅内出血和 53 例严重的颅外出血。因此，抗血小板治疗在 ESRD 中的相对益处和危害存在很大的不确定性。

目前还没有在未透析的 CKD 患者中进行的大规模的关于阿司匹林的临床终点试验。在早期 CKD 患者中，高血压最佳治疗试验的回顾分析显示，在 470 例血清肌酐水平高于 117μmol/L（1.5mg/dl）的患者中，阿司匹林的疗效与那些血清肌酐水平较低的相似，但没有报告指出有额外的出血风险[310]。然而，关于阿司匹林对严重 CKD 患者的影响的信息非常少。一项初步研究表明，阿司匹林会增加 CKD 患者轻微出血的风险，但没有发现会增加大出血的风险[266, 307]。下一步需进行随机试验以评估在 CKD 的不同阶段抗血小板治疗的相对风险和益处。

（九）盐皮质激素的拮抗作用

盐皮质激素拮抗剂（MRA）已被证明可降低心力衰竭患者的心源性死亡率和发病率，并降低射血分数[311-313]。尽管证据不太清楚，MRA 治疗也有可能改善了心力衰竭和射血分数低的患者的死亡率及发病率[314, 315]。考虑到 CKD 中心力衰竭与心血管疾病表型相似，在 CKD 患者中进行 MRA 检测是合理的。然而，众所周知，MRA 会增加钾离子浓度[316]，所以在 GFR 下降的患者中使用这种方法的安全有待考证。然而，透析患者中心脏衰竭高风险，而由于经常透析和缺乏功能肾单位来保存钾，其高钾血症的风险却降低。因此，在透析患者中进行的大型 MRAs 试验的结果是相当有益的[317]。

（十）透析技术

对于接受血液透析的 CKD 患者来说，改良透析技术是否能改善相关的心血管风险一直是人们关注的问题。大多数以医院为基础的血液透析频次是每周 3 次，其中包括每周 3 天的长时间间隔。观察性研究表明，长间隔末期的死亡风险最高，最有可能是由于这一时期液体和毒素的积累[89]。高频次的透析试验提示替代指标如左心室容积有改善，然而还不足以确定对临床结果的影响[318]。HEMO 研究检测了高通量和低通量血液透析以及高强度和低强度血液透析（尿素清除指数即 Kt/V 目标为 1.45 vs.1.05），但两种干预均未证实于临床有益[320]。

高通量透析在其他试验中没有显示出益处。Meta 分析证实在线血液透析滤过（即 OL–HDF，提供较高通量透析）与降低死亡率风险相关[321]，但是最新的 Meta 分析纳入进一步的试验后发现这种获益不再明显[322]。因此与标准血液透析相比，改良后的能清除所谓的中分子毒素的 OL–HDF 的临床获益仍有待证实。

八、总结

CKD 患者罹患动脉粥样硬化和非动脉粥样硬化性心脏病以及卒中和外周动脉疾病的风险增加。在 CKD 进程的早期即出现心血管疾病风险的增加，因此对这种风险的了解应该从评估已知因果风险因素任何早期变化的程度开始。高血压似乎是最重要的危险因素，因为血压的控制在 CKD 的早期进程即受到影响。随着 CKD 的进展，出现了其他异常包括矿物质代谢紊乱（FGF–23、PTH 升高以及钙磷代谢改变），可能也会导致罹患心血管疾病的风险增加，但尚缺乏这些过程发生的机制的证据。

对晚期 CKD 患者的特定危险因素的观察性研究不能期望产生可靠的信息，因为与其他患病人群（如高龄患者）中观察到的一样，观察到的关联易被混淆扭曲而产生误导的结果。例如，有大量的观察性研究表明，胆固醇与透析患者的主要结局呈负相关，然而，在随机化的 SHARP 试验中，一项关于降低胆固醇效果的可靠评估表明，降低 LDL 胆固醇水平是有益的。对于本章所述的诸多风险因素，是否确定为有因果关系的（如高血压）或不确定的相关性（如矿物质代谢紊乱）尚不确定，尚无足够有力的随机试验来评估目前可用的（和经常广泛使用的）治疗方法是否可以安全地降低心血管事件的风险。SHARP、TREAT 和 EVOLVE 等研究表明，国际合作可以产生大型的信息量较大的试验。但如果要确定降低心血管疾病风险的有效策略，尚需要更多类似规模的试验。

第55章 肾脏疾病的血液学特性

Hematologic Aspects of Kidney Disease

Carlo Brugnara　Kai-Uwe Eckardt　著

汤济鑫　李晓宇　陈小翠　译

刘华锋　校

要点：

- 贫血在慢性肾脏病（CKD）的早期阶段（G1–3 期）并不常见。
- 在肾小球滤过率（eGFR）低于 60ml/(min·1.73m^2) 时，贫血的患病率开始显著增加，但贫血通常不是 CKD 常见或严重的并发症，直到 GFR 低于 30ml/(min·1.73m^2) 时，才被认为是 CKD 的常见或严重并发症。
- 贫血对年轻女性、年老男性和黑人来说是一个更严重的问题。
- 贫血发生在其他疾病进展的早期，在 CKD 和糖尿病患者中常常更为严重。
- 贫血筛查（测量血红蛋白 Hgb）一般应在 CKD 的 G3 期开始。
- CKD 患者血清中 EPO 浓度一般等于或高于非 CKD 患者。
- 在轻度至中度 CKD 患者中，血清中 EPO 的平均浓度随着贫血的加重而升高，但升高程度不大。
- 当 GFR 低于 40ml/(min·1.73m^2) 时，平均血清 EPO 浓度（而不是 Hgb 的浓度）可更好地反映 GFR。
- 即使是晚期的 CKD 患者也具有产生 EPO 的能力和对某种程度低血红蛋白的反应能力。

一、肾病性贫血

CKD 的常见后果之一是红细胞数量减少或贫血，这是由于促红细胞生成素（EPO）在调节红细胞生成过程中所发挥的核心作用所引起的。贫血可在 CKD 早期表现出来，其严重程度和发生率与肾脏疾病的进展有关。严重贫血可对肾衰竭患者的生活质量产生严重影响，因此被认为是肾衰竭在临床上最常见的并发症之一。然而，人们对 CKD 相关贫血的直接后果及 CKD 患者的贫血应纠正到什么程度仍然存在争议[1]。

（一）慢性肾病贫血的定义和患病率

贫血是一种状态，其特征为血液中红细胞（RBC）数量和血红蛋白（Hgb）浓度降低，由此导致载氧能力和输送到身体组织和器官的氧含量下降[2–4]。由于直接测量红细胞数量烦琐且不容易操作，贫血被定义为低于正常范围的 Hgb 浓度和红细胞压积（Hct）；以上正常标准取决于患者的性别、种族和年龄，老年人贫血的患病率会增加[5–8]。贫血的定义存在很大的主观性。世界卫生组织（WHO）将贫血定义为成年男性的 Hgb 浓度低于 13.0g/dl，成年女性的 Hgb 浓度低于 12.0g/dl[9]。由 KDIGO 发布的临床实践指南已经采用了 WTO 对 CKD 患者贫血的定义[10]，而之前的指南所建议男性的阈值略高（13.5g/dl）[11, 12]。由于高海拔地区的外界环境氧张力降低，为了代偿性维持组织所需的氧输送，生活在高海拔地区的人们红细胞体积较大，Hgb 氧亲和力较低[13–19]。由于生活在高海拔地区的受试者 Hgb 的正常范围还没有很好的确定，由此可能导致贫血的分类错误[20]。

关于 CKD 患者贫血的发病率已经做了广泛研究。一般来说，贫血在肾功能低下的患者中更为常见，在终末期肾病（ESRD）患者中几乎普遍存在（图 55–1 和 55–2）[21, 22]。由于对贫血的定义和目标人群的选择不同，不同的研究报道的发病率也有所不同。最有价值的分析是那些基于社区的分析，这些分析可避免临床人群研究中固有的偏倚。Hsu 及其同事研究了来自波士顿健康诊所的 12 055 名成人门诊患者，他们使用 Cockcroft–Gault 方程来评估肌酐清除率，用肾脏疾病饮食修正（MDRD）方程来估计与体表面积相关的肾小球滤过率（GFR）[23]。他们发现，当男性 GFR 低于 60ml/(min・1.73m^2)，而女性低于 40ml/(min・1.73m^2) 时，Hct 平均值逐渐降低。当女性的 GFR 低于 30ml/(min・1.73m^2)，男性的 GFR 低于 20ml/(min・1.73m^2) 时，20% 以上的患者存在中度严重贫血（Hct ＜ 33%）[23]。在其他人群中也得到了类似的结果。在日本，一项针对 54 848 名受试者的研究发现，男性和女性 eGFR 低于 60ml/(min・1.73m^2) 时，贫血发病率会显著增加，男女性一致；而 45ml/(min・1.73m^2) 为贫血与并发症的关联阈值，eGFR 低于该阈值后贫血相关并发症会显著增加[24]。Hsu 及其同事还进行了第二次研究，通过测量血清肌酐、Hgb 值和铁指数研究了第三届全国健康与营养调查（NHANES Ⅲ；1988—1994）中的 15 971 名 18 岁以上的成年人。肌酐清除率采用 Cockcroft–Gault 公式进行估计[25]，他们研究发现，与肌酐清除率大于 80ml/(min・1.73m^2) 的受试者相比，肌酐清除率低于 70ml/(min・1.73m^2) 的男性与肌酐清除率低于 50ml/(min・1.73m^2) 的女性受试者平均 Hgb 的降低具有统计学意义。但只有那些肌酐清除率低于 30ml/(min・1.73m^2) 的受试者，才会出现平均 Hgb 下降 1.0g/dl 的现象。Astor 和同事研究了与 Hsu 及其同事相同的 NHANES III 数据，但限定分析的年龄范围不同，他们选择了 15 419 名 20 岁及以上作为研究对象[22]。根据世界卫生组织对贫血的定义，他们发现所有受试者中有 7.3% 出现贫血（见图 55–1），功能性缺铁和绝对缺铁是贫血的重要预测因子[22]。同一数据库的另一项研究表明，在 eGFR 低于 30ml/(min・1.73m^2) 的受试者中，Hgb 值低于 11g/dl 的占 42.2%，而在 eGFR 介于 30～60ml/(min・1.73m^2) 的受试者中，Hgb 值低于 11g/dl 的占 3.5%（MDRD 方程）[26]。Staffer 和 Fan 使用 2007—2008 年和 2009—2010 年 NHANES 的数据库，估算出大约 14.0% 的美国成年人患有 CKD，CKD 个体发生贫血的发病率是普通人群的两倍(15.4% vs. 7.65%)[27]。

1990 年至 2010 年，世界范围内与 CKD 相关的贫血发病率是上升的。目前世界范围内导致女性贫血的第六大致病因素是 CKD，它也是男性贫血的第九大致病因素[28]。

贫血在妇女和非西班牙裔黑人中更为常见。一项研究发现，非西班牙裔黑人贫血的风险通常是非西班牙裔白人的两倍多[25]。另一项研究表明，黑人的贫血发病率是白人的 3.3 倍，其中 CKD 在贫血黑人中的普遍性要低于贫血白人（22% vs. 34%），这意味着非 CKD 相关贫血的发病率更高[29]。研究人员根据他们的数据推测美国普通人群，他们认为大约有 1 590 000 名 GFR 低于 50ml/(min・1.73m^2) 的美国人合并贫血，他们的 Hgb 浓度低于 12g/dl[25]。一项基于社区的 CKD 筛查计划证实，黑人患贫血的可能性是白人的 3 倍，黑人贫血的发病率是 NHANES 人群调查的两倍[30]；同一项研究报道标，吸烟者贫血的患病率低于非吸烟者，这是由于吸烟导致的相对缺氧增强了对红细胞生成的刺激（图 55–2）。

传统上公认用于定义 CKD 的 eGFR 阈值为 60ml/(min・1.73m^2)，在黑人中，由于代谢异常和贫血更为常见，且 eGFR 值高于白人，因此，有人主张在黑人中将 CKD 的 eGFR 阈值修改为更高的数值[31]。一项大型回顾性分析发现，贫血与 ESRD 的相关性在黑人和白人中并无差别[32]。然而，在透析患者中，黑人的 Hgb 阈值（Hgb 低于该值即提示死亡率升高）要高于白人（11g/dl 比 10g/dl）[33]。总之，对种族和民族的观察结果不能孤立地加以解释，而必须考虑到社会经济地位以及文化和行为上的差异[34]。

在 eGFR 为 30～59ml/(min・1.73m^2) 的人群中，25- 羟基维生素 D［25(OH)D］浓度降低和 C 反应蛋白（CRP）升高与 Hgb 浓度低于 12g/dl 独立相关[35]。在接受过肾移植的 ESRD 患者中也发现了类似的关联性[26]。其他研究也发现在 eGFR 小于 60ml/(min・1.73m^2) 的患者中高敏感性 CRP 结果与

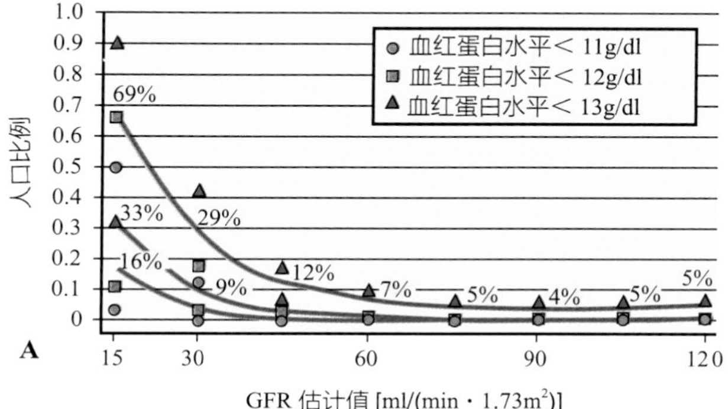

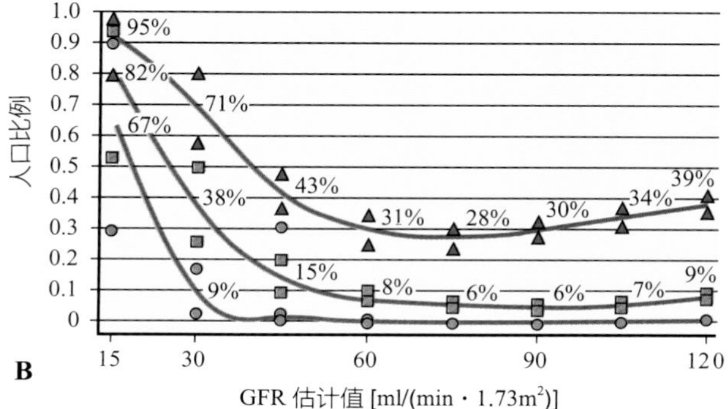

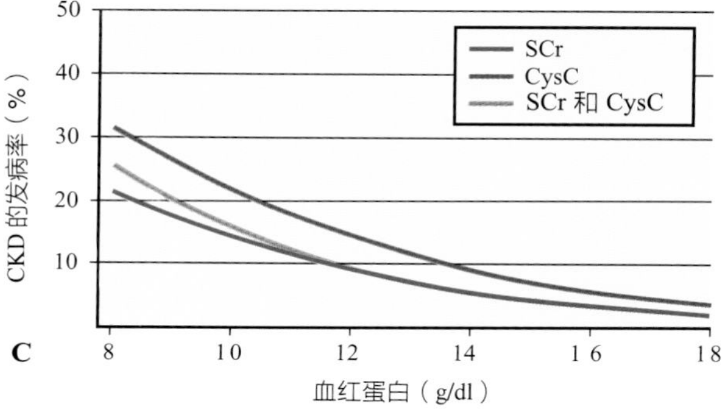

▲ 图 55-1 **第三次全国健康与营养调查中（NHANES Ⅲ；1988—1994），调查年龄在 20 岁及以上的男性（A）和女性（B）中的血红蛋白（Hgb）值分别低于 11g/dl，12g/dl 和 13g/dl 的患病率。所有数值均已调整为 60 岁。C. 预测 CKD 患病率。这被定义为使用不同的 GFR 估算方法在 20 岁以上的美国成年人中通过血红蛋白估算的 eGFR 为 1～59ml/(min · 1.73m²)。eGFR 值分别基于血清肌酐（SCr）、血清胱抑素 C（CysC）以及 SCr 和 CysC 的组合。当相关参与者的数量少于 30 时，发病率曲线将被截断**

A 和 B 引自 A and B modified from Astor B, Muntner P, Levin A, et al. Association of kidney function with anemia. Arch Intern Med. 2002;162:1401–1408; C from Estrella MM, Astor BC, Köttgen A, et al. Prevalence of kidney disease in anaemia differs by GFR-estimating method: the Third National Health and Nutrition Examination Survey (1988–94). Nephrol Dial Transplant. 2010;25:2542–2548.

贫血存在独立关联性[37]。

糖尿病患者在 CKD 进展过程中贫血发生较早，其程度在糖尿病患者中比非糖尿病患者更为严重[8, 38–46]。El-Achkar 和他的同事研究了 5380 名居住在社区的患者，这是一个针对肾脏疾病高危患者的社区筛查项目，该项目为肾脏早期评估项目（KEEP）的一部分[44]。贫血在糖尿病患者中更为普遍，并且比非糖尿病患者出现的更早。在 G3 期［GFR，30～59ml/(min · 1.73m²)］的 CKD 患者中，22.2% 的糖尿病 CKD 患者患有贫血；在 G4 期［GFR，15～29ml/(min · 1.73m²)］CKD 患者中，糖尿病 CKD 患者贫血的发病率可达 52.4%。糖尿病患者与非糖尿病患者之间贫血的发病率在 G3 期 CKD 患者中差异最为显著，在 G3 期 CKD 患者中，糖尿病患者贫血发病率比非糖尿病患者的贫血发病率几乎高三倍。男性糖尿病患者比女性糖尿病患者更容易出现贫血。

肾功能正常的糖尿病患者其贫血的发病率高达 32%，高龄和使用噻唑烷二酮（格列酮）治疗者贫血更加严重[47]。Symeonidis 和他的同事通过研究 694 名贫血个体探讨了贫血在糖尿病中的发病机制，694 名贫血个体中有 237 人患有糖尿病[45]。研究发现，糖尿病患者血清中 EPO 浓度较低，EPO 浓度与贫血程度显著相关，血清 EPO 值与糖化血红蛋白的比例呈显著负相关。Thomas 和同事对 315 名澳大利亚 1 型糖尿病患者研究蛋白尿对贫血的影响[43]，发现大量蛋白尿患者的贫血发病率显著高于微量蛋白尿患者或无蛋白尿患者（分别为 52%、24% 和 8%）。

一项针对 79985 名糖尿病成年人的大型研究显示，与白人受试者相比，黑人受试者贫血的风险更高，亚洲受试者贫血的风险更低[48]。最近的一项研究在为数众多的具有美国医疗保险和商业保险的患者中证实，贫血在老年患者、妇女、黑人（仅有医疗保险）、存在并发症的患者、CKD 的严重程度较高的患者中发病率更高[49]。在贫血患者中，使用 RBC 输注、促红细胞生成剂（ESA）和静脉铁剂治疗的年轻患者（18—63 岁；n=15716）分别为 11.7%、10.8% 和 9.4%；而在老年患者（年龄在 66—85 岁；n=109251）分别为 22.2%、12.7% 和 6.7%，值得注意的是，在 2012 年的数据库中，

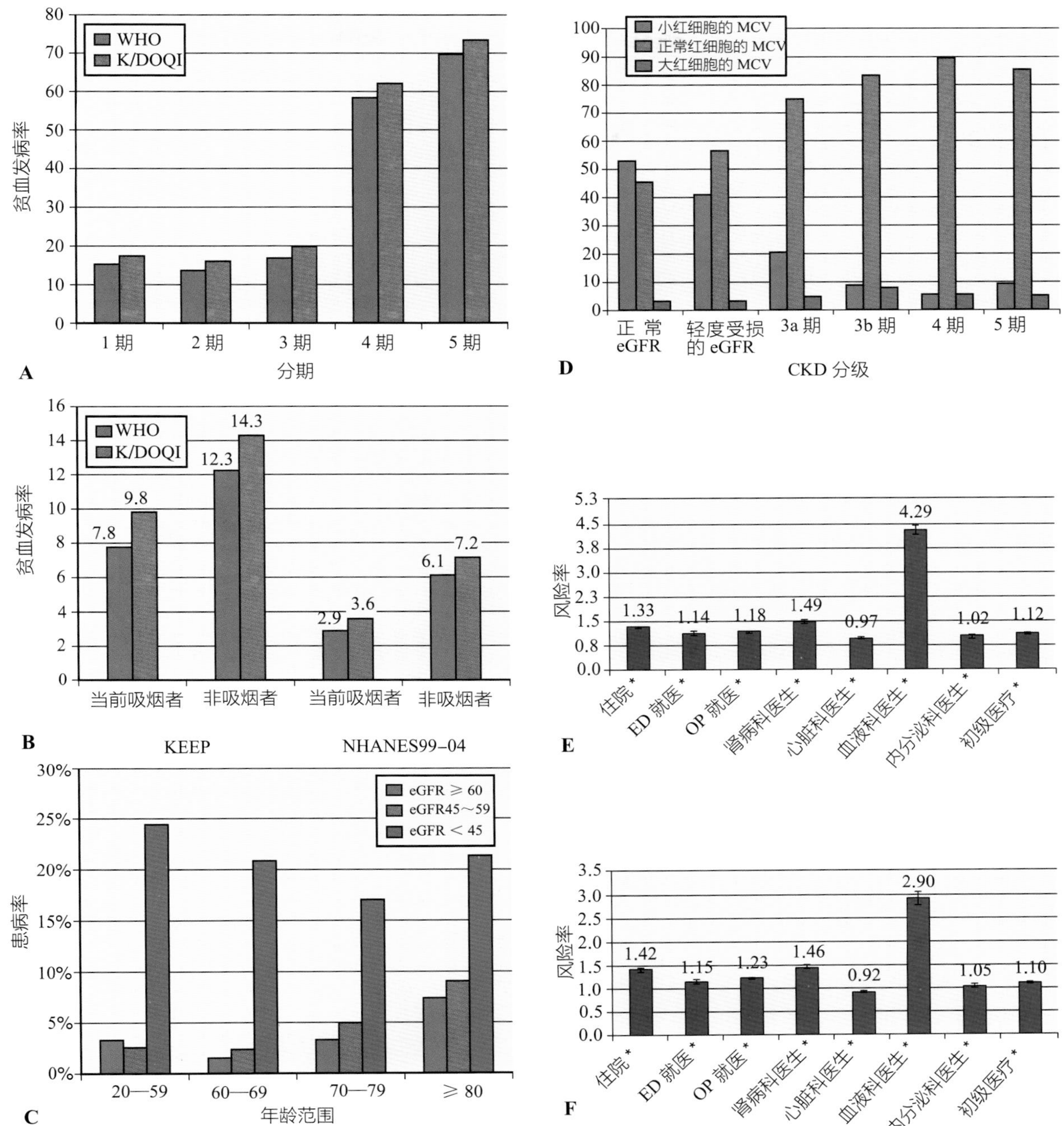

▲ 图 55-2　**A. 在肾脏早期评估计划（KEEP）中按慢性肾脏病（CKD）分期划分的贫血患病率。B. 不同吸烟状态下贫血的发病率。C. 按 eGFR 和年龄划分的 CKD 患者中年龄特异性发病率。D. 小红细胞性、正常红细胞性和大红细胞性贫血在 CKD 各个阶段所占的比例。图中显示的是处于 3～5 期、非透析依赖的患有或不患有贫血的 CKD 患者中，使用医疗保健调整后的风险率。E. 被医疗保险覆盖年龄在 66—85 岁的患者。F. 18—63 岁的商业保险患者。结果来自 Poisson 回归模型，以各类医疗卫生服务的数量作为因变量，根据患者参数、基线并发症、炎症状态和 CKD 分期进行调整**

*. $P < 0.05$。ED. 急诊部；K/DOQI. 肾脏病预后质量倡议；MCV. 平均红细胞体积；NHANES. 国家健康与营养检查调查；OP. 门诊；WHO. 世界卫生组织［经许可 A和 B转载自 McFarlane SI, Chen SC, Whaley-Connell AT, et al. Prevalence and associations of anemia of CKD: Kidney Early Evaluation Program (KEEP) and National Health and Nutrition Examination Survey (NHANES) 1999–2004. Am J Kidney Dis. 2008;51(Suppl):S46–S55, 2008; C 和 D 转载自 Dmitrieva O, deLusignan S, Macdougall IC, et al. Association of anaemia in primary care patients with chronic kidney disease: cross-sectional study of quality improvement in chronic kidney disease (QICKD) trial data. BMC Nephrol. 2013;14:24; E 和 F 转载自 St Peter WL, Guo H, Kabadi S, et al. Prevalence, treatment patterns, and healthcare resource utilization in Medicare and commercially insured non-dialysis-dependent chronic kidney disease patients with and without anemia in the United States. BMC Nephrol. 2018;19:67］

RBC 输注是最常见的贫血治疗方法[49]。贫血患者使用卫生资源的可能性更高（见图 55-2）。

随着年龄的增长，肾功能逐渐下降。衰老和肾功能丧失叠加可能会增加贫血的发病率，实际上，衰老和贫血的关系可能更为复杂[50]。在 CKD 男性，年龄较大则贫血发病率较高，但在 CKD 女性，较年轻的女性贫血往往发病率较高[25]，经期妇女缺铁率较高可能是造成这种差异的原因。然而，如果仅限于老年男性和老年女性，那么高龄和贫血之间的关系就比较清楚了。Ble 和他的同事研究了 1005 名生活在意大利社区的老年人（InCHIANTI 研究）[51]，发现男性和女性贫血的患病率均随年龄的增大而增加，通过多变量分析发现，贫血的风险主要集中在肌酐清除率低于 30ml/(min・1.73m^2) 且平均血清 EPO 浓度较低的个体。另一项 InCHIANTI 分析显示，无论男性还是女性睾酮浓度低于正常生理水平时，会导致其在随后 3 年的随访中发生贫血的风险显著升高[52]。在一项针对 6200 名疗养院居民（主要是白人女性）的研究发现，贫血和慢性肾病的患病率分别为 60% 和 43%[53]。在无 CKD 时，年龄是贫血的重要决定因素，而在 CKD 存在时，CKD 则成为贫血的最强决定因素[53, 54]。在高龄成年人（＞ 65 岁）中发现的贫血，其中有 1/3 可能无法解释，但贫血与低 EPO 浓度和低淋巴细胞计数之间存在明显的关联性[55]。

晚期 CKD 患者的血红蛋白测定值经常被 ESA（见后文）和铁的使用所干扰。尽管过去会在将要进行透析的患者及正在进行透析的患者中增加 ESA 的使用量，但随机对照试验 结果发表后，这一趋势发生了逆转 - 处方说明和新指南发生了变化（见下文）。事实上，在开始透析之前，ESA 的使用正在稳步下降（图 55-3）。自 2007 年以来，开始透析时 Hgb 浓度一直在下降，目前美国大多数开始血液透析患者中 Hgb 值低于 10g/dl[56, 57]。

（二）慢性肾脏病贫血的病理生理学

1. 正常红细胞生成

向周围组织输送氧气是一个复杂的调节过程；一个至关重要的决定因素是红细胞的数量，红细胞数量是由血液循环中旧细胞清除与骨髓中新细胞产生之间的动态平衡决定的。在正常情况下，血液循环中每天大约有 1% 的红细胞被替换，相当于大约 2500 亿个红细胞，每秒产生 250～300 万个红细胞[58]。红细胞数量的控制是基于经典的负反馈环路，由 EPO 激素产生量的改变来介导。EPO 主要在肾脏产生，通过与骨髓红系祖细胞上的特异性促红细胞生成素受体（EPO-R）相互作用来调节红细胞的生成。为了使这一机制正常运作，还需要几个其他的辅助因子，如铁、维生素 B_{12} 和叶酸。

(1) 促红细胞生成素：EPO 是一个大小为 30.4 kDa 的糖蛋白，是红细胞产生的主要调节激素。它在肾脏中产生的多少是通过血液循环中红细胞输送的氧气量来调节的。当血循环中的红细胞由于生成减少、破坏加剧或丢失而减少时，导致氧气输送量减少，进而导致 EPO 激素的生成增加。第一次认识到缺氧和红细胞数量之间联系来自于 19 世纪对高海拔生活人群的敏锐观察[59, 60]。Carnot 和 Deflandre 首先提出可能有体液因子（即所谓的红细胞生成素）调节红细胞的生成[61]，他们将从贫血兔中提取的血清注射入正常动物体内，发现网状红细胞计数增加，他们将这个循环因子命名为"红细胞生成素"。然而，回顾过去，这一观察结果可能是人为现象，因为通过血清注射转入的促红细胞生成素的量很低，理论上不能促使网状红细胞增加，并且后来试图证实他们实验结果的实验尝试也都没有获得促使网状红细胞增加的效果[62]。

44 年后，Reissmann 通过对联体生活大鼠（人造联体动物）的巧妙实验重新激发了人们对该领域的兴趣[63]。在该模型中，大鼠通过皮肤肌肉连接，耳尾连接，在联体状态下共生 3 个月。当一只动物呼吸低氧压力的空气而另一只动物呼吸正常的空气时，两只动物都表现出骨髓红细胞生成的增加。这一发现提供了强有力的证据，表明体液因子是红细胞生成的刺激因素。1953 年，Erslev 明确地证明了血清因子具有促红细胞生成的作用，现在该因子被称为"促红细胞生成素"[64]。他从失血性贫血兔子提取到 100～200ml 血浆，将之输注给正常兔子，这些受体兔网状红细胞数量迅速升高，在输注后 4 天内红细胞的数量增加了 4 倍[64, 65]。在 1957 年，Jacobson 及其同事提供了间接证据，表明肾脏是 EPO 的主要来源[66]，他们探讨不同器官切除会不会影响放血后 EPO 的产生，结果发现，肾脏切除

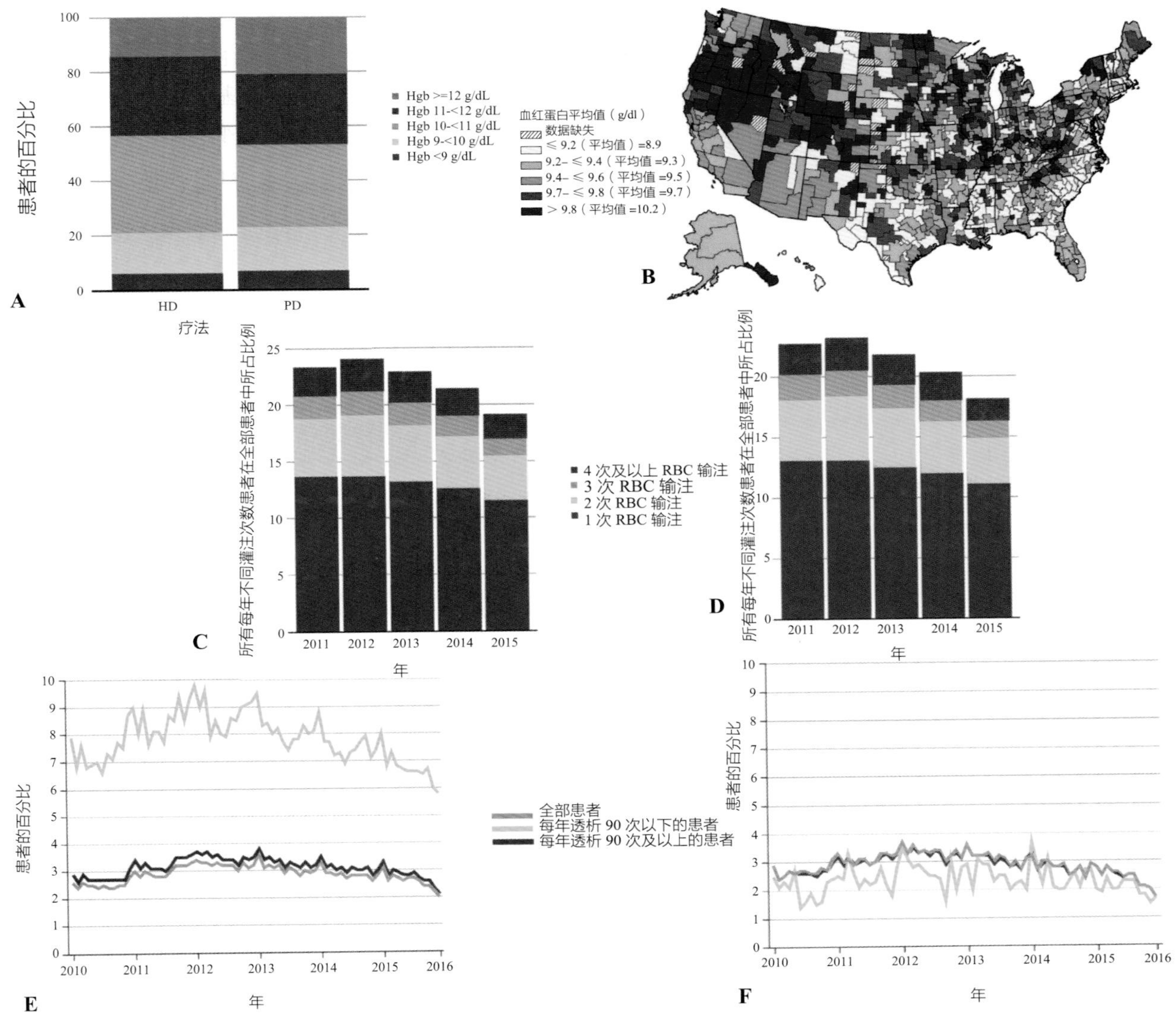

▲ 图 55-3　**终末期肾病中的贫血及治疗**

A. 血液透析和腹膜透析患者中 Hgb 水平的百分比分布。B. 2011—2015 年间按照卫生服务区域划分的肾脏替代治疗开始时平均血红蛋白水平。C. 所有成年血液透析患者在一年内接受红细胞输注次数的比率。D. 所有成人腹膜透析患者在一年内接受红细胞输注次数的百分比。E. 所有患者、透析少于 90 天的患者或者透析 90 天及以上的患者在一个月内需要一次及以上红细胞输注的百分比例。F. 所有成年腹膜透析患者中一个月内需要一次及以上红细胞灌注的百分比（来自美国肾脏数据系统，2017 年度数据报告。国家卫生研究院，国家糖尿病、消化和肾脏疾病研究所，贝塞斯达，MD，2017 年。A 来自 CROWNWeb 数据，2016 年 5 月第 2 卷，图 2.1.b；B 来自第 2 卷图 1.20；C 来自 2011—2015 年医疗保险索赔数据，第 2 卷，图 2.7.a；D 来自 2010—2015 医疗保险索赔数据，第 2 卷图 2.13.a；E 来自医疗保险索赔数据 2011—2015，第 2 卷，图 2.7.b；F 来自 2010—2015 年医疗保险索赔数据，第 2 卷，图 2.13.b）

后的大鼠和兔子在失血后 EPO 产生不能增加（铁 -59 已经进入红细胞了）[66]。Koury 和 Lacombe 及其同事进一步研究表明，负责 EPO 生成的细胞是管周间质细胞 [67, 68]，随后被鉴定为位于肾皮质的管周成纤维细胞 [69, 71]。虽然这些细胞的性质仍未完全阐明，但它们可能来源于神经嵴 [72]，并且具有周细胞的特征 [73, 74]。

研究还表明，随着贫血严重程度增加，产生 EPO 的管周细胞数量也增加，管周细胞数量的增加主要出现在肾皮质的内部，但当贫血特别严重时，在整个肾皮质都会出现 [75, 76]。EPO 的产生受特定的低氧感知机制的调控，该机制基于低氧稳定的转录因子，该因子称为“低氧诱导因子”（HIF；图 55-4）。这种调节机制不是 EPO 独有的，它是基于两个独立的螺旋－环－螺旋组分 HIF-α 和 HIF-β，两者形成复合物并与特定的低氧应答 DNA 元件结合，调节低氧诱导基因的转录[77]。β 亚基的浓度对低氧无反应[78, 79]。α 亚基（1α、2α 和 3α）可持续产生，但在氧存在下，会被泛素－蛋白酶体系统迅速降解[80–83]。在缺氧条件下，α 亚基的降解受到抑制，导致 HIF-α 浓度迅速升高，并形成了 HIF 转录复合物。对于 EPO 调节，HIF-2 似乎是重要的 HIF 亚型[84–89]。肾脏中的 HIF-2 是低氧诱导 EPO 生成所必需的因子；在无肾脏 HIF-2 存在的情况下，肝脏 HIF-2 便成为 EPO 产生的主要调节因子[74, 84]。HIF-2α 与 HIF-ß、肝细胞核因子 4（HNF-4）及 p300 结合到一个 120-bp 的增强子上，该增强子位于人的 EPO 多聚腺苷酸化信号的 3' 端[58, 79, 90–92]。这种相互作用导致 EPO 的快速转录，随后是 EPO 糖蛋白的翻译和分泌[93–96]。

在氧充足的情况下，HIF-α 的快速降解取决于其与肿瘤抑制蛋白 von Hippel-Lindau（VHL）的结合，该过程导致 HIF-α 分子被通过泛素连接酶的多泛素化作用而标记为可被蛋白酶体降解的分子[97, 98]。该调节机制基于两个脯氨酸残基的羟基化，这对于 HIF-α 被 VHL 识别至关重要。HIF 与 p300 的结合还需要一个额外的天冬酰胺残基的羟基化[99–103]。这三个位点的羟基化反应取决于氧的存在，氧可作为特定羟基化酶的分子底物，从而使这些酶在感知氧和检测低氧中起着核心作用。VHL 蛋白基因突变会抑制 HIF-α 的降解并使 EPO 的产生增加，从而导致所谓的 Chuvash 先天性红细胞增多症，这是一种常染色体隐性遗传疾病，在伏尔加河中部地区很普遍[104]。HIF-2α 而非 HIF-1α 在其 5' 非翻译区（UTR）中具有典型的铁反应元件（IRE），这已在小鼠中被证明可在低氧或铁负载情况下形成 HIF-2αmRNA 翻译的重要调控环路[105]。这种调节系统在可利用的铁减少的情况下将使铁反应蛋白 1（IRP1）与 IRE 亲和力增强，从而抑制 mRNA 的翻译，减少 HIF-2α 合成及 EPO 产生。当细胞内的铁充裕时，IRP1 会失去其与 RNA 结合的活性，并变成胞质顺乌头酸酶，导致 mRNA 翻译抑制解除，从而增加 HIF-2α 的合成和 EPO 的产生。

EPO 的纯化和鉴定应归功于 Miyake 及其同事[106]。他们从再生障碍性贫血患者收集 2550L 尿液，通过多个分离步骤，他们终于获得了少量高纯度 EPO 糖蛋白[106]。人的 EPO 蛋白的纯化使该基因的成功克隆成为可能，Lin 及其同事在 1985 年报道了这一重要研究成果[107]。他们发现，EPO 基因编码 193 个氨基酸，包括一个含 27 个氨基酸的前导序列和一个单个氨基酸的末端，在剪接过程中，这两部分都将被剪切掉，最终产生一个具有 165 个氨基酸的成熟 EPO 分子。这些研究人员将该基因引入到中国仓鼠卵巢细胞时，便产生了具有完全生物学活性的 EPO[107]。上述发现被几乎同时发表的 Jacobs 及其同事报道的研究结果所证实[108]。以上结果迅速促进了重组人 EPO（rhEPO）生产技术的发展。至 1989 年，rhEPO 临床试验已经证明了其显著的疗效[109–112]，EPO 替代治疗方案获得监管部门的批准而在临床常规应用。

EPO 本身是 1 型细胞因子家族中的一员[113]。糖类部分对于分子稳定性很重要，而含 165 个氨基酸序列的蛋白质成分对于受体结合至关重要[114–116]。糖类有四个离散的碳链，三个是 N 连接型，一个是 O 连接型，每个糖类都有两到四个分支，其中大部分的末端为带负电荷的唾液酸[114, 117–121]。糖类链的生理作用是比较复杂的，它们似乎是 EPO 的体内生物学活性所必需的，但对于体外受体结合或培养细胞的生长刺激而言并不是必需的[122]。在 EPO 的糖基化过程中存在很大的异质性，导致多个亚型具有不同数量的唾液酸残基。唾液酸含量较高的亚型尽管其对 EPO-R 的亲和力较低，但其在循环中的半衰期较长，诱导促红细胞生成的作用反而更强[123]。一种高糖基化的重组 EPO，称为“新型促红细胞生成蛋白”（NESP）或达贝泊汀，含有两个额外的 N-连接的糖链，每个糖链上唾液酸残基数多达 22 个，而内源性 EPO 糖链上的唾液酸残基最多为 14 个[124]。尽管对 EPO-R 的亲和力较低（大约低 5 倍），但达贝泊汀在循环中的半衰期比 EPO 的半衰期约长 3 倍[125, 126]。Gross 和 Lodish 已开发出一种体外模型，来解释为什么达贝泊汀的生物活性会延长[123]。他们发现，当与 EPO-R 结合时达贝泊汀和 EPO 具有相似的内化率，降解和再分泌速率也相似，但 EPO 与 EPO-R 的解离速率比达贝泊汀与 EPO-R 解离速率慢得多，因此更多的 EPO 被内化并被降解。

在胎儿时期，EPO 主要由肝脏产生；出生后，

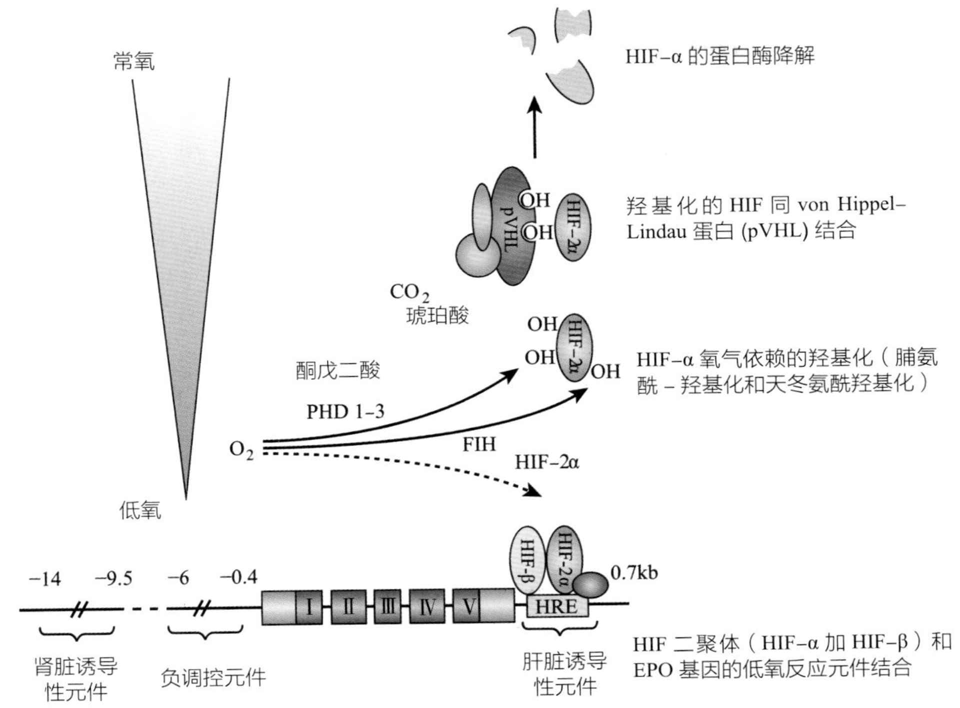

▲ 图 55-4　**低氧诱导因子（HIF）信号通路和氧依赖的红细胞生成素（EPO）基因表达调控示意图**

HIF 由两种氧依赖性的 α 亚基（HIF-1α 和 HIF-2α）和一个持续表达的 β 亚基组成。HIF-2α 是调节 EPO 的相关亚型。在常氧情况下，HIF-α 的两个脯氨酰和一个天冬酰胺残基被脯氨酰羟化酶（PHD 1-3）和天冬氨酰羟化酶［HIF 的抑制因子（FIH）］羟基化，这些酶需要酮戊二酸作为共底物。天冬氨酰残基羟基化抑制了转录共激活因 p300 的结合，脯氨酰残基羟基化使得 von Hippel-Lindau 蛋白能够结合，该蛋白代表一个 E3 泛素连接酶的识别成分。因此，羟基化的 HIF-α 被标记为蛋白酶体降解蛋白，即使它能逃脱蛋白酶体的降解，也不具有转录活性。在低氧条件下，羟基化反应没有底物（氧气），因此 HIF-α 可稳定存在，能够与其靶基因的缺氧反应元件结合，诱导或增强靶基因的转录。EPO 基因的缺氧反应元件（HRE）位于该基因的 5’ 端；其他调节元件决定了其表达的组织特异性，从而使 EPO 主要在肝脏和肾脏中表达

肾脏成为其主要的产生来源[69, 70, 113, 127-130]。循环中 EPO 的清除机制还未被完全阐明。研究认为肝脏、肾脏和骨髓都可能清除 EPO。小部分内源性或外源性 EPO 似乎可以通过肾小球滤过而从尿液清除[131]，在尿液中可以发现 EPO 降解产物，但负责这种降解的具体位置和机理尚不清楚[118]。

决定循环中 EPO 命运的重要因素是其与红系细胞上 EPO-R 的结合[132]；红细胞前体的相对丰度(即红系祖细胞库的大小）被认为可以调节血清中 EPO 浓度[133]。而 EPO-R 是一种 55kDa 跨膜蛋白，属于细胞因子受体超家族[134-139]。它存在于红系祖细胞中，包括从红细胞系集落生成单位（CFU-E）阶段到晚期的嗜碱性成红血细胞[134]。据估计，受体的数量为每个细胞 1000 个左右。研究者已经详细地研究了 EPO 与 EPO-R 结合后活化的分子信号级联反应，第一步似乎是受体的同型二聚化，该过程受体也经历了构象的改变，随后是通过网格蛋白介导的内吞导致的细胞内信号的产生，以及整个配体受体复合物的蛋白水解，最终导致了 EPO 从循环中清除[123, 140-145]。

EPO-R 信号转导途径依赖于 Janus 酪氨酸激酶 2（JAK2）的活化，而不是酶本身具有的活性，JAK2 正常状态下与受体结合，当受体的构象因与 EPO 的结合而改变时，JAK2 被磷酸化[146-153]，活化的 JAK2 使 EPO-R 胞质侧的八个酪氨酸分子中的几个磷酸化，从而暴露出关键信号蛋白的 SH2（src 同源异构体 2）结合位点[154, 155]。其结果是信号转导级联反应，激活了多种途径，包括 Ras/MAP 激酶、JNK/p38 MAP 激酶、JAK/STAT、磷酸肌醇 3- 激酶（PI3K）的 p85 调节亚基和蛋白激酶 B（AKT）[156-161]。JAK2 和 EPO-R 胞质部分的酪氨酸似乎都在内吞的过程中起作用[162]。家族性和遗传性红细胞增多症发病机

制由于 EPO-R 蛋白的几种截断型缺少关键的酪氨酸（如 Y429 和 Y431），导致 EPO-R 复合体的内吞缺陷，使信号转导时间延长，EPO 敏感性增加 [162]。EPO-R 内吞机制主要依赖于 Cb1/p85/epsin-1 通路，该通路最终导致受体下调 [163]。

JAK2 与信号转导重要中介 STAT（信号转导子和转录激活子）之间的相互作用已被广泛关注。STAT5 磷酸化后被激活并进行同源二聚化；STAT5 活化后可以转移到细胞核激活 EPO 诱导基因的表达 [164]。在同时缺失 STAT5a 和 STAT5b 的转基因小鼠中，由于早期成红细胞的存活期缩短导致红系祖细胞凋亡增加，出现胎儿贫血 [165, 166]。

EPO 与 EPO-R 结合诱导的信号转导最终导致红系祖细胞及其前体（特别是 CFU-E）[167] 的数量增加，同时导致相关分子途径的激活，通过酪氨酸磷酸酶使得 JAK2 去磷酸化而使其失活，下调细胞表面的 EPO-R，并诱导诸如 CIS/SOCS（可诱导的细胞因子，含有 SH2 蛋白 - 细胞因子信号抑制因子）之类的负调节剂，最终抑制了 EPO-R 的信号转导 [168–176]。

Koury 和 Bondurant 阐明了 EPO 总体作用机制的一个关键点 [167]，他们证明 EPO 并不直接刺激红系增殖，而是阻止了红系祖细胞的程序性死亡（凋亡）（图 55-5）[177–179]。以其能产生多簇细胞集落的能力而得名的红系突发形成单位（BFU-E）是最早用于红细胞系研究的细胞类型 [180]，研究者认为这些细胞是由多能干细胞随机产生的。在任何特定时间内，只有少数 BFU-E（10%～20%）处于细胞周期中，其余的作为不活跃的祖细胞而储备起来。随后，这些细胞开始表现出 CFU-E 的特性 [181]。BFU-E 仅包含少量红系发育的关键转录因子 GATA-1，而 CFU-E 中 GATA-1 的浓度要高得多 [182, 183]。CFU-E 开始表达成熟红细胞的某些特性，包括血型和 Rh 抗原 [184, 185]。EPO 在 CFU-E 阶段发挥的影响力最大；CFU-E 细胞表达 EPO-R 浓度在所有红细胞前体细胞中最高 [180, 186, 187]。在缺乏 EPO 时，这些细胞会通过程序性细胞死亡而迅速丢失 [188–190]。从 CFU-E 阶段一直到嗜碱性成红细胞，EPO 是红系祖细胞必不可少的存活因素。红系祖细胞对 EPO 的反应性在特定的组织和分化的阶段存在很大的异质性，可能与 EPO-R 的数量有关，也可能与 EPO-R 的功能状态有关，也可能和两者都有关 [191]。这种 EPO 反应的多样性与患者中可以测量到的 3-log 单位的血清 EPO 浓度差异相一致。

一直以来，我们都用单位来描述 EPO 的量，其中 1 单位（U）相当于用 5mmol 氯化钴刺激后在动物中产生的相同的促红细胞生成作用 [113]。持续产生的少量 EPO 可使血清 EPO 浓度保持在大约 10～30U/L，这个浓度可以刺激足量的红细胞生成，以替代因衰老而丢失的红细胞 [90, 113]。当出现贫血或缺氧时，血清 EPO 浓度迅速增加，可达 10 000U/L [93–95]。人体试验表明，静脉切开放血手术后血清 EPO 浓度会持续升高，可持续数周时间 [192, 193]。对于慢性贫血，如纯红细胞再生障碍性贫血（PRCA）和再生障碍性贫血，血清 EPO 值长期升高，极严重的再生障碍性贫血患者中的血清 EPO 值可比正常人血清 EPO 值高 1000 倍 [194–198]。

Koury 和 Bondurant 等已将这些基本生理学概念整合到模型中，该模型解释了 EPO 如何在各种病理条件下调节红细胞生成的（见图 55-5）[58, 167, 199]。在此模型中，依赖 EPO 的红细胞生成阶段包括三个阶段（从 CFU-E 到早期的成红细胞），每一阶段都只有一定比例的细胞存活，而其余的细胞则因凋亡而丢失。由于对 EPO 的反应性降低（或对 EPO 具有更高的依赖性），大多数处于 CFU-E 阶段的细胞发生凋亡，因此健康受试者的红细胞生成由逃避凋亡的一小部分祖细胞而来的。当 EPO 浓度因缺氧、失血或溶血而增加时，一些祖细胞可以逃避凋亡，几天后网织红细胞绝对数量便可增加，最终使得红细胞数量增加。如果这种反应足以弥补血液中携氧能力的下降，那么 EPO 浓度就会下降，红细胞生成也会减少。当 EPO 生成受损时（如在 CKD 中），凋亡的细胞数量增多，并且 EPO 浓度不足以维持一个合适的处于分化期的祖细胞库，导致网织红细胞生成受损，最终导致贫血。

很明显，红细胞生成不是凭空发生的，很大程度上依赖于有核红细胞与位于骨髓有核红细胞岛中心的巨噬细胞之间的相互作用 [200]。基础和受 EPO 刺激的红细胞生成仍有一部分需要有核红细胞和中心巨噬细胞的相互接触 [201, 202]。巨噬细胞不仅参与有核红细胞的增殖和最终去核，还有可能向有核红细胞提供铁蛋白和铁 [203]。在慢性炎症条件下，巨噬细胞产生的细胞因子 TNF-α、TGF-β、INF-γ 和

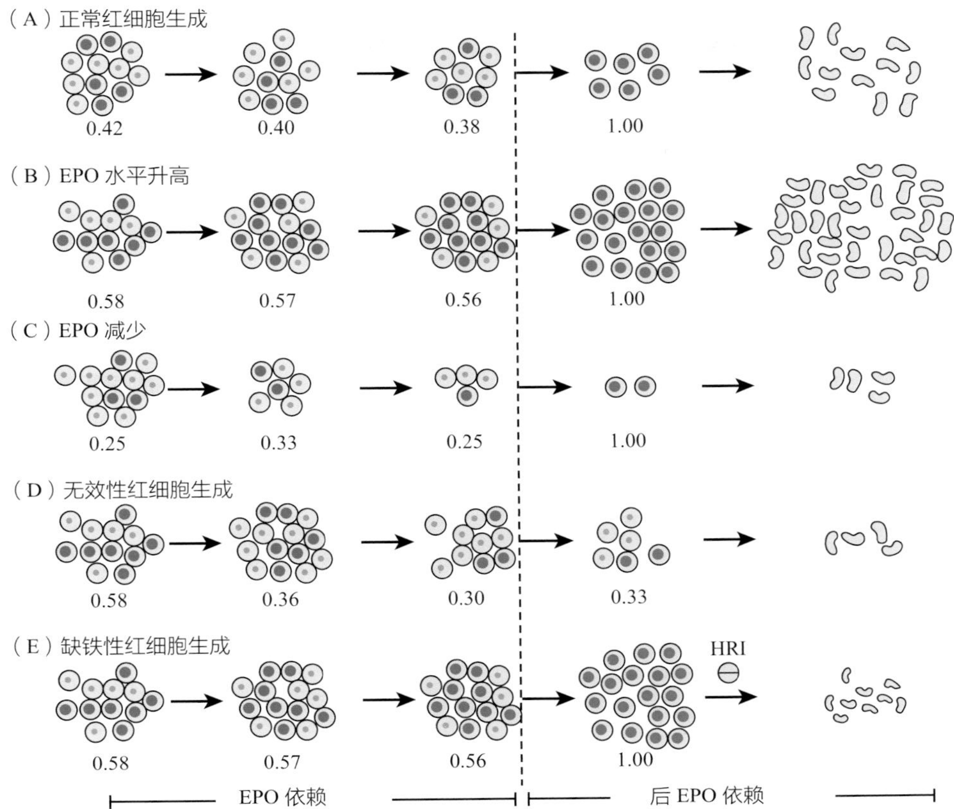

▲ 图 55-5　**基于促红细胞生成素（EPO）抑制程序性细胞死亡（凋亡）及红细胞中 EPO 依赖异质性的促红细胞生成模型**
A. 正常红细胞生成，每一个 EPO 依赖世代的平均存活率为 40%。即使只有一小部分产生红细胞的红系祖细胞能在 EPO 依赖期存活，也可以每天产生约 2500 亿个新的红细胞，以维持正常红细胞数量。B. 急性失血或溶血后 EPO 值升高，每一个 EPO 依赖世代的平均存活率增加到 55%，红细胞的日产量增加到正常水平的三倍。C. 肾衰竭时 EPO 值降低，每一个 EPO 依赖世代的平均存活率降低到 28%，红细胞的日产量是正常的 1/3。D. 无效性红细胞生成且 EPO 值高使得因病理过程（如叶酸或维生素 B_{12} 缺乏）而引起的细胞凋亡率升高。高 EPO 水平是对早期 EPO 依赖世代中红细胞生成量减少和细胞存活增多的反应，而 EPO 依赖晚期和后 EPO 依赖期细胞凋亡率的增加使每日红细胞生成量减少到正常水平的 1/3。E. 与 B 图相似，缺铁红细胞生成与 EPO 值升高导致红系平均存活率增加到 55%，但在后 EPO 依赖期，当血红蛋白合成时，血红蛋白调节抑制因子（HRI）通过抑制蛋白合成来防止细胞凋亡。蛋白质合成抑制使所产生的红细胞变小，导致每日红细胞的生成量降低到正常数量的 75%（引自 Koury M: Red cell production and kinetics. In Simon T, Snyder EL, Solheim BG, et al, eds. Rossi's Principles of Transfusion Medicine. Hoboken, NJ: Blackwell Publishing; 2009.）

IL-6 可能在局部介导了红细胞生成的负调控。成骨细胞是骨髓造血微环境的另一个重要组成部分。成骨细胞能够产生 EPO，这种局部产生可以调节对系统性贫血的反应 [204]。

(2) 铁、叶酸和维生素 B_{12} 在红细胞生成中的作用：红系组织的持续增殖活动和大量血红蛋白生成需要充足的叶酸、维生素 B_{12} 和铁的供应，它们对维持红细胞的正常生成是必不可少的。如果这三种成分中的任何一种不足，就不能同时满足基础的和刺激条件下的红细胞生成的需求。

红细胞生成效率低下是巨幼红细胞性贫血的一个显著特征，由于 DNA 合成和修复受损，红细胞祖细胞无法正常完成细胞周期从而导致细胞走向凋亡。Koury 及其同事的研究表明，叶酸或 B_{12} 缺乏对红细胞分化影响最大的阶段是 EPO 依赖效应的结束和 Hgb 合成起始阶段 [205, 206]。EPO 诱导的红细胞祖细胞增殖产生了一个大的红系祖细胞库（CFU-E 和前红细胞），这些祖细胞极易发生凋亡。巨幼红细胞性贫血低效率红细胞生成的特点是网织红细胞数量减少，血清胆红素和 LDH 升高，铁周转加快。在缺乏维生素 B_{12} 的情况下，胸苷和嘌呤的合成受阻，归因于亚甲基四氢叶酸和甲酰四氢叶酸无法利用，而叶酸以甲基四氢叶酸的形式被储存起来 [207]。叶酸缺乏影响了参与嘧啶、嘌呤合成以及氨基酸代谢有关的几个关键辅酶的活性。

正常的红细胞生成的关键是如何调节铁的供应使之能够满足红骨髓对铁的需求。细胞内铁、血红素和珠蛋白链必须完全匹配，因为这些成分中的任何一种过量对细胞都是有毒的。人类每天可以从肠道中吸收 1mg 的铁，大约是西方日常饮食所含 14mg 铁中的 5%～10%，而绝大多数用于红细胞生成的铁来自于巨噬细胞回收的老化 RBC 的铁。平均每毫升血液中含 0.5mg 的铁。小量、长期的失血最终导致体内铁储备耗竭，导致缺铁性红细胞生成和贫血。铁缺乏会部分抑制贫血诱导的 HIF-2α 合成，从而减少 EPO 的产生，导致红细胞生成减少，网织红细胞计数显著降低，达到贫血的程度 [105, 208, 209]。珠蛋白合成的关键调控因子是血红素调控的真核起始因子 2（eIF-2α）激酶（HRI），该因子根据铁 / 血红素是否可用来发挥作用 [210]。在铁含量充足的状态下，游离血红素与 HRI 结合，抑制 eIF-2α 的磷酸化，使珠蛋白合成得以进行。在缺铁状态下，HRI 磷酸化 eIF-2α 并抑制 mTORC1，导致小红细胞生成数量增加，但不能生成有效的红细胞 [211]。在巨噬细胞中，HRI 是细胞因子和铁调素生成的正向调控因子，可同时影响炎症和铁代谢 [212]。

（三）慢性肾病贫血

CKD 患者出现贫血可能是由于某种疾病或营养缺乏，这些疾病或营养缺乏也可能会影响没有肾脏疾病的人，如铁缺乏、维生素 B_{12} [213, 214] 或叶酸缺乏及慢性失血 [215]。然而，CKD 最常见的贫血形式是正常红细胞、正常血色或轻度低血色贫血 [216]，同时伴随红细胞产量不足（图 55-2）[217–220]。这种现象的产生是多因素的，主要原因有 EPO 缺乏、铁缺乏、失血、溶血、慢性炎症、非甾体抗炎药（NSAID）应用等 [221]，其他因素可能包括循环红细胞生成抑制剂 [220, 222–224]。大量证据表明，EPO 缺乏是导致 CKD 患者贫血的主要原因 [225–228]。最后，在肾性贫血的发病机制中，EPO 缺陷导致贫血的最好的证据是使用 rhEPO 或其衍生物进行贫血治疗是有效的。如果贫血的严重程度远远超出预期，或者 rhEPO 需求剂量比通常的剂量要高，并且出现白细胞减少或血小板减少，则应考虑其他原因导致的贫血。

1. 促红细胞生成素的产生与肾脏疾病

在正常人群，机体面对红细胞数量减少或贫血，血清中的 EPO 浓度会反应性升高。而在 CKD 患者，EPO 的浓度相对于贫血程度来说相对偏低，但仍有可能与正常非贫血者相似，甚至更高 [229–233]。贫血时 EPO 生成量是否充足与肾单位数量的减少密切相关，生成量越低肾单位数量越少，大致成正比 [234–236]。Radtke 和同事测量了 135 名 CKD 患者和 59 名正常受试者的血清 EPO [237]，在 CKD 所有阶段，血清 EPO 值均高于非贫血的正常受试者，但 Hgb 与血清 EPO 之间的相关关系取决于 CKD 的严重程度，在轻度至中度 CKD 患者，呈反相关，即较低的 Hgb 浓度与较高的血清 EPO 浓度，但在肌酐清除率低于 $40ml/(min \cdot 1.73m^2)$ 的患者，血清平均 EPO 浓度严重降低，且与贫血程度无关，但与肌酐清除率正相关，提示肾脏排泄功能和内分泌功能同时丧失 [237]。Fehr 及其同事研究了 395 名接受冠状动脉造影患者，其中 84% 的患者肌酐清除率下降 [238]，和 Radtke 及其同事的发现相似，他们发现 Hgb 较低的患者血清 EPO 浓度较高，但肌酐清除率低于 $40ml/(min \cdot 1.73m^2)$ 患者除外 [237, 238]。

为什么病变肾脏产生的促红细胞生成素不足，至今尚未完全弄清楚。一些证据表明，EPO 的产生减少依赖于管周成纤维细胞转分化为肌成纤维细胞 [239, 240]。另一方面的研究表明，通过脯氨酰羟化酶抑制剂使得 HIF 在药理学上更加稳定后，可引起显著的 EPO 从肾和肾外组织分泌，甚至在透析患者中也是如此 [241]。根据这些发现和其他间接证据，导致肾性贫血的主要原因似乎是氧感知机制受到干扰所致，而不是因为 EPO 的生产能力被破坏造成的。事实上，尽管晚期 CKD 患者的 EPO 反应严重减弱，但仍有一定程度的持续反馈。Radtke 和他的同事发现，在开始透析前 6 个月透析患者，随着贫血加重，血清 EPO 浓度上升，而在开始透析后 6 个月，情况正好相反 [237]。Walle 及其同事也证实了晚期 CKD 患者能够对贫血产生持续的响应，他们发现血液透析患者出血后血清 EPO 水平升高，而输血后血清 EPO 水平下降 [242]。其他人也报道了低氧可显著促进 CKD 贫血患者 EPO 产生 [243, 244]。与这些观察结果及 CKD 患者体内 EPO 分泌能力相一致，美国的一项大型分析显示，随着海拔的升高（也就是在给定的 Hgb 浓度下，血液含氧量降低），这些人使用了较低剂量的 ESA 也能观察到更高的 Hgb 上升值[245]。

当肌酐清除率低于 40ml/(min·1.73m^2) 时，EPO 应答贫血而生成的能力被严重破坏，这与临床上贫血仅常见于中度至重度 CKD 患者相吻合（见前面的讨论和图 55–1 和 55–2）[22, 25]。

2. 红细胞存活时间缩短

虽然已经有几篇关于 CKD 红细胞存活率降低的报道发表[21, 218, 246]，但尚不清楚它在 CKD 贫血中的作用有多大。尿毒症患者红细胞有几种异常，这些异常可能导致过早破坏的红细胞数量增加。磷脂酰丝氨酸（PS）是一种通常只存在于 RBC 膜内部的磷脂，PS 的异常外化与 CKD 中红细胞吞噬增多以及贫血有关[247]。据报道尿毒症患者红细胞对渗透刺激的反应更加敏感[248]，但这一发现在儿科腹膜透析患者中尚未得到证实[249]。由于尿毒症患者红细胞的形状改变以及变形能力降低，导致其红细胞的流变特性发生了改变[250]。尿毒症红细胞可能无法对氧化应激产生有效的反应[251–253]，这可能是由于谷胱甘肽缺乏所导致[254]，透析膜结合维生素 E 的抗氧化作用有益于此缺陷[253, 255]。卡尼汀缺乏也可能导致尿毒症患者的红细胞存活率降低[256, 257]。CKD 患者红细胞补体异常沉积也可能是导致红细胞过早脱离循环的原因之一[258]。由于这些因素中的每一个对缩短红细胞寿命的作用因患者而异，不易量化，而且由于目前没有简单可靠测量红细胞存活时间的方法，因此很难识别贫血是受哪种因素特别影响，除非他们既往有红细胞疾病。

3. 失血

长期以来，失血过多一直被认为是 CKD 一种常见而重要的并发症[259]。本章最后一节将讨论 CKD 的凝血障碍，我们认为 CKD 的凝血障碍在 CKD 患者消化道隐性失血中起主要作用[260]。除此之外，由于透析过程和相关的实验室检查造成的失血也应引起注意。30 年前发表的一篇经典论文评估，透析患者每年因血液透析导致的失血量可达 1～3L[261]，目前随着透析技术和临床实验室检测方法的改进已大大减少了这种失血。现在，对每次透析整个体外循环的失血量的估计从 0.5～0.6ml 的范围到中位数 0.98ml（范围 0.01～23.9ml）不等[263]。每毫升血液中大约含有 0.5mg 铁，所以失血的一个重要后果就是铁的流失和铁缺乏的进展（见下文）。

4. 尿毒症“抑制剂”对红细胞生成的影响

虽然在 CKD 中已经鉴定出多种尿毒症毒素[264, 265]，包括一些具有血液学效应的毒素，如喹啉酸[266]和 *N*– 乙酰 – 丝氨酸 – 天冬氨酸 – 赖氨酸 – 脯氨酸（AcSDKP）[267]，但没有令人信服的证据表明它们中的任何一种在 CKD 贫血中起重要作用。然而，通过透析可以改善 CKD 患者对 ESA 的反应，且 CKD 患者用于治疗贫血的 EPO 剂量远远高于正常人内源性产生的量，说明 CKD 患者对 EPO 的反应性降低。除了与导致贫血相关的因素有关外，CKD 患者红细胞生成抑制也可能由慢性炎症状态所导致，因为这是慢性病贫血（ACD）典型的特征，慢性炎症状态导致贫血的原因包括 EPO 产量或反应性降低，铁调素所诱导的铁的可用性或吸收降低[268, 269]。但与传统的每周 3 次血液透析患者相比，接受频繁血液透析（6 次 / 周）的患者用于控制贫血的 ESA 剂量未见明显减少[270]。

5. 铁代谢、铁调素和慢性病贫血

在过去的十年中，人们对铁代谢调节的认识空前提高[271]，这不仅深刻地影响了人们对 CKD 铁代谢的理解，而且也为新的治疗机会打开了大门[272]。虽然缺铁和功能性缺铁一直是 CKD 铁代谢临床和基础研究的一个主要焦点，但目前更多的研究关注处于正向铁平衡的患者以及铁过载可能产生的不良后果[259]。

CKD 患者由于失血增加而处于负铁平衡状态（如前所述），这往往不能得到充分的补偿。在没有慢性炎症的情况下，失血导致血清铁蛋白和血清铁值降低，并逐渐使转铁蛋白去饱和，直至低于保证红系骨髓铁正常供应的 16% 的阈值[273]。一些研究报道了维持性透析患者肠道铁吸收减少[274, 275]，主要是由于伴随的炎症反应所致。然而，其他研究表明，EPO 的使用可使铁吸收增多，且与正常受试者相比并无明显损害[276, 277]。众所周知，CKD 常伴随慢性炎症状态，这对铁的适当吸收和利用造成了额外的限制[268]。

铁调素被认为是正常状态和 ACD 状态下铁稳态的关键调节因子，这更新了我们对 CKD 铁稳态的理解（图 55–6）[278–286]。铁调素是由肝脏产生和分泌的由 25 个氨基酸组成的肽[287]，它通过促进转铁蛋白的内化和降解来调节铁的可用性[288]，是一个关键的铁转运体（到目前为止鉴定的唯一一个哺乳动物铁输出载体），对十二指肠中铁的吸收和巨噬细胞中的铁循环/铁流至关重要[289, 290]。

高浓度的铁调素可同时关闭十二指肠对铁的吸收和巨噬细胞铁的释放，而低浓度的铁调素可促进铁吸收、血红素铁回收及巨噬细胞中铁的调动。因此，人们希望铁调素浓度在铁超载状态下升高，而在缺铁状态下降低。在正常受试者中，口服铁剂可使铁调素浓度有所增加[291]。铁调素敲除小鼠模型显示铁吸收增加，肝脏铁浓度增加，网状内皮组织的铁储备减少[279]。铁调素在小鼠中的过表达导致严重的铁缺乏[292]。有些血色素沉着病的遗传方式，如幼年血色素沉着病，是由铁调素基因突变引起的[293]。由 IL-6 而非 IL-1 或 TNF-α 介导的Ⅱ型急性炎症反应可诱导铁调素产生[294, 295]，形成了炎症状态下影响铁可用性和导致 ACD 的机制。尽管铁调素不是 HIF 的直接靶基因[298]，但贫血、EPO 给药和缺氧可通过降低铁调素的产生来增加铁的吸收和动员[296, 297]。红细胞铁酮（ERFE）已经被确定为铁代谢过程中红细胞生成调节的关键中介，ERFE 产生随着促红细胞生成素活性的增加而增加，从而导致铁调素的抑制和铁库的动员[299, 300]。

尿和血清中铁调素的浓度可以通过质谱法测定[301–303]。现已开发出血清铁调素的免疫分析方法，其检测下限为 5ng/ml，正常范围男性为 29～254ng/ml，女性为 16～288ng/ml[291]。该分析方法有足够的灵敏度来检测血清铁调素值因昼夜变化和口服铁的反应而发生的变化。前铁调素是铁调素（具有生物活性，由 25 个氨基酸组成）的前体，它的测量值与铁调素的测量值相关性似乎很低，而且对已知的铁调素调节因子没有反应[304]。有几项研究测量了 CKD 患者中铁调素的浓度，但偶尔却会产生相互矛盾的结果[305]。要正确解释这些研究结果，必须考

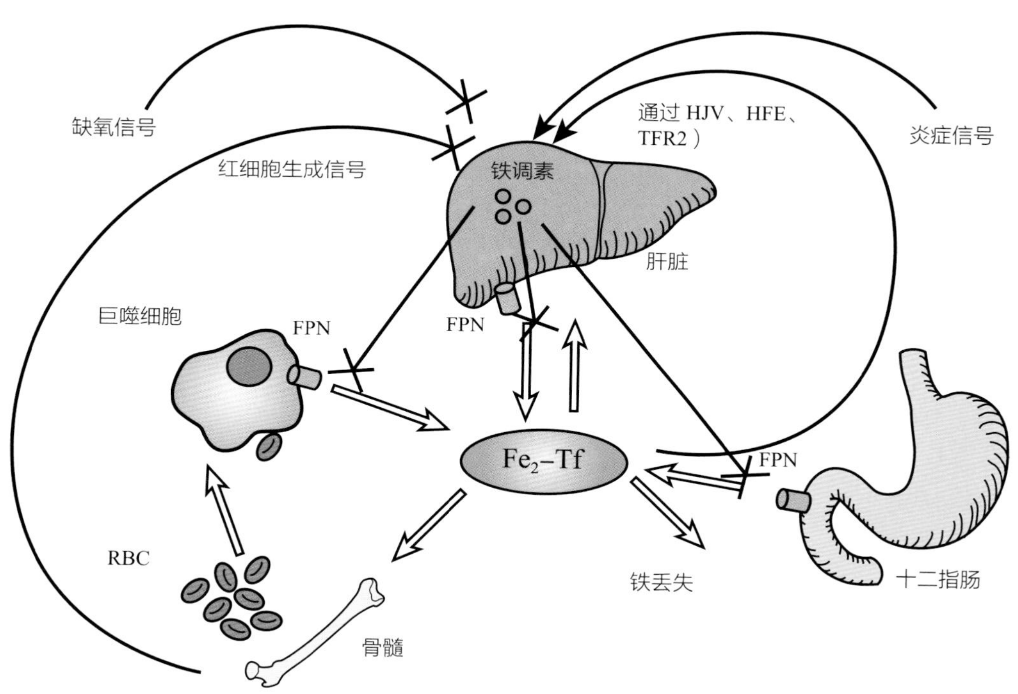

▲ 图 55–6 铁调素是全身铁稳态的中央调节因子

血清铁浓度由铁的摄入和利用之间的平衡来维持，肠道吸收、巨噬细胞铁循环、肝细胞储备动员是铁摄入的主要方式，铁的利用则主要由骨髓中的红细胞完成。铁调素是一种由肝脏分泌的肽类激素，它通过下调吸收性肠上皮细胞、巨噬细胞和肝细胞的铁输出蛋白－铁卟啉（FPN）的细胞表面表达来控制铁向血浆的释放。铁调素的产生受到促红细胞生成的驱动和缺氧的抑制，以确保红细胞生成过程中所需的铁。铁调素的产生是由铁［通过人血色素沉着蛋白（HFE）、铁调素调节蛋白（HJV）、转铁蛋白受体 2（TFR2）］作为负反馈回路来维持稳定的铁浓度。炎症也会刺激铁调素的产生，从而在感染背景下使铁和入侵的病原体隔离开，但也会导致慢性病贫血的低铁血症。FE2–Tf. 转铁蛋白结合铁；RBC. 红细胞（引自 Babitt JL,Lin HY: Molecular mechanisms of hepcidin regulation: implications for the anemia of CKD. Am J Kidney Dis. 2010;55:726–741.）

虑以下注意事项。首先，在存在贫血的情况下，肾功能正常患者的铁调素浓度会降低；因此，CKD中正常的铁调素浓度对于贫血程度而言仍然可能过高。第二，健康人应用 EPO 24h 后，铁调素浓度下降 70%～75% [306]。

残余肾功能、铁储备、红细胞生成状态和炎症都可能影响 CKD 患者铁调素浓度 [307]。在一项研究中发现，透析患者的铁调素浓度升高，但与IL-6 浓度或对治疗的反应性无关，尽管在开始 EPO治疗后它们降低了 [308]。不需要透析的 CKD（ND-CKD）患者贫血的进展或严重程度似乎与较高的血清铁调素浓度有关 [309, 310]。在合并肾脏衰竭［GFR，20～70ml/(min·1.73m^2)］和心力衰竭的贫血患者中也观察到血清铁调素升高 [311]，并与维持性血液透析患者的致命性和非致命性心血管事件有关 [312]。EPO 治疗导致与骨髓反应相关的血清铁调素值降低 [311]。研究者发现儿童和成人 CKD 患者血清铁调素浓度升高与铁蛋白和（或）CRP 浓度升高以及 5期 CKD 相关 [291, 313]。用表面增强 / 基质辅助激光解吸电离飞行时间质谱（SELDI-TOF）法作为成人血液透析和维持性 ESA 治疗患者铁需求的预测指标评估血清铁调素和传统已建立的标记相比似乎无任何优势 [314]。透析治疗后血清铁调素浓度降低 [315, 316]。铁调素浓度在携带伴随 HFE 基因突变的血液透析患者中也可能不同，这种突变的存在会导致铁调素的产生减少 [317]。其他研究已经报道了 CKD 中铁调素的正常浓度，但没有考虑到前面提到的注意事项 [315, 318]。虽然有研究表明根据铁调素浓度可更好的识别移植前 CKD 患者是否缺铁 [319]，但仍需更多的工作来确定铁调素在 CKD 铁状态评估中的作用。在无 CKD 的铁缺乏患者，铁调素升高已被证明可用来预测对口服铁剂治疗的无反应性 [320]。这些发现在非透析依赖型 CKD 患者（ND-CKD）中尚未得到证实 [321]。在 61 例 ND-CKD 患者中，血清铁调素基线值或随治疗时间的变化不能预测其对铁剂治疗的反应 [321]。

ERFE 是 EPO 驱动铁调素产生的负调控因子 [299]。一项对 148 例 CKD 患者的研究表明，血清内源性EPO 值或每周 rhEPO 剂量与血清 ERFE 值呈正相关 [322]。然而，ERFE 值似乎不影响血清铁调素值，提示 CKD 患者中铁调素值的高低可能受其他调节机制的影响。在含有 59 名血液透析患者的另一项研究中，ESA 的治疗与血清中 ERFE 值的升高和铁调素值的降低有关 [323]。

鉴于铁调素在 ACD 中发挥着核心的作用，对其生成或生物利用度的药理调节有可能成为一种新的治疗方法 [324]。有意思的是，使用抗肝素化合物可以恢复 ACD 中铁的利用率，并提高 ESA 治疗的有效性 [325]。靶向调控铁调素的产生、用特定的肽中和铁调素、干扰铁调素与铁蛋白结合或干扰铁调素所诱导的铁蛋白内吞等策略目前正在研究之中 [324]。另一方面，针对铁负荷过高的情况 [320]，铁调素类似物（minihepcidin）在动物模型中已经显示出疗效 [326]，铁调素刺激剂或促进铁调素产生的方法也正在研究中 [272]。

另一种铁稳态调节因子 - 生长分化因子 15（GDF15），在低氧和铁消耗下被诱导产生 [327]，并可下调铁调素，从而在骨髓显著增生和红细胞生成效率低下的情况下（如严重的 β 珠蛋白生成障碍性贫血）导致铁超载 [328]。然而，ACD 患者 GDF15 和铁调素浓度之间似乎没有明显的关联，这表明在炎症状况下，这一调节环路可能不活跃 [328]。两个独立的患者队列（n=224 和 n=297）研究提示 GDF15血清值与进展为 CKD 的风险密切相关 [329]。

跨膜丝氨酸蛋白酶 6（TMPRSS6）可作为铁缺乏的细胞膜感受器，进而抑制铁调素的产生并使肠道对铁的吸收增加 [330]。TMPRSS6 的突变与铁剂难治性缺铁性贫血（IRIDA）有关 [331]，人群研究已鉴定出一个 TMPRSS6 等位基因，该等位基因与较低的血清铁和血红蛋白浓度相关 [332-337]。CKD 患者的铁代谢可能同样受到 TMPRSS6 基因多态性的影响。

6. 慢性疾病中的炎症和贫血

炎症也可能对红细胞生成产生影响，该影响独立于其对铁代谢和 RBC 存活的影响。CKD 患者在急性炎症、细菌感染和合并癌症时对 EPO 反应性下降 [338]。研究者已经对透析患者的慢性炎症状态做了描述，在慢性炎症状态下，患者血清细胞因子浓度升高，淋巴细胞和 CD4$^+$ T 细胞计数下降 [339]。血清 CRP 目前已经被用来监测或预测炎症的血液学指标 [340]。炎性细胞因子可通过抑制 EPO 的产生及红细胞对 EPO 的反应、抑制红系祖细胞的分化和增殖、并可能降低红细胞存活率等机制来诱导贫血发生。TNF-α 是已知的可直接抑制红细胞生成[341]、减少促红细胞生成素产生的细胞因子[342]。抗体介导的 TNF-α 阻断可改善类风湿性关节炎[343]和炎症性肠病患者中的贫血[344]。TNF-α、IL-1、IL-8、IL-12 和 INF-γ 等细胞因子可能通过多种机制损害红系细胞增殖，其机制包括细胞因子诱导的细胞凋亡[345]、EPO-R 的下调、干细胞因子等其他因子的抑制以及对祖细胞的直接毒性作用[346, 347]。也有人提出，炎症可能通过促进可溶性 EPO-R 的释放，进而抑制 EPO 信号转导并增加 EPO 抵抗，从而促进贫血[348]。Sotatercept 和 luspatercept 是两种靶向激活素 A 和其他的 TGF-β 超家族受体的新型治疗药物，这两种药在预防 CKD 患者血管钙化和改善贫血中的作用目前正在研究中[349, 350]。

7. 叶酸、维生素 D 和锌缺乏

叶酸的净损失与透析有关，尽管这种不足通常可以通过正常饮食和（或）常规补充水溶性维生素来弥补。体内叶酸量最好通过测量 RBC 叶酸来评估，因为血浆分析受到最近饮食摄入量的影响，从而会高估叶酸缺乏的真实患病率[351]。RBC 参数的改变（如 MCV 和 MCH 较基线增加）有助于确定透析患者叶酸缺乏[352, 353]。

维生素 D 缺乏是早期 CKD 患者贫血[35, 354]及正常人贫血的独立预测因子[355]，但维生素 D 是否直接影响红系细胞增殖[356]，还是仅仅只是一个标志物[357]，还有待证实。在一项研究中，透析患者服用维生素 D 补充剂（50 000IU/ 月）并没有改变 Hgb 浓度，尽管有报道称可减少 EPO 用量[358]，在 3 或 4 期 CKD 成人患者[359]、ESRD 患者[360]和儿童 ND-CKD 患者也有类似的阴性结果报道[361]。

据报道，血液透析患者的血浆锌（Zn）浓度较低的发病率各不相同[362-364]，一项补充锌的临床试验显示，补锌后患者血红蛋白浓度有了明显的改善[365]。

8. 铝过载

以前，铝制剂通常用于透析患者，因为它是一种有效的磷酸盐肠道黏合剂。虽然含钙和不含钙的磷酸盐黏合剂已经在很大程度上取代了铝，但铝中毒对造血的影响仍具有意义，目前仍然可以观察到肠外铝暴露，无论是通过透析液污染[366]还是其他途径[367]。铝中毒的造血效应主要表现为铁代谢改变[368]、红细胞生成直接抑制[369, 370]、红细胞膜功能和流变学的破坏[371-373]。在透析患者中，铝超载最显著的血液学效应是小细胞性贫血[374, 375]，使用去离子水降低透析液中的铝含量[370]或用去铁胺进行螯合治疗可改善小细胞性贫血[377]。血清铝浓度基础值或去铁胺处理后仍较高的透析患者，其 EPO 的反应性降低[378]，但可以通过去铁胺治疗恢复[379]。即使在没有明显铝中毒的情况下，使用去铁胺进行螯合治疗的患者，贫血也可明显改善[380, 381]。有趣的是，HIF 失稳需要铁作为辅助因子，而铁与去铁胺螯合可以促进 HIF 表达，这为贫血的改善提供了另一种可能的解释。

9. 激素、甲状旁腺素与骨髓纤维化

据报道，CKD 患者血清脂联素水平升高，一项大型前瞻性研究显示，在基线水平的 1227 名非贫血患者中，脂联素水平与 Hgb 水平呈负相关，与发生贫血的风险显著相关[382]。由于脂联素与 CKD 疾病严重程度的各种标志物之间存在多重关联，因此这一发现的确切相关性和价值仍有待明确。

在小鼠肾衰竭模型中，全段成纤维细胞生长因子已被证明是贫血和缺铁的重要决定因素[383]。在 3869 名轻度到重度 CKD 患者中，血清中成纤维细胞生长因子 23（FGF-23）值与 Hgb 浓度值呈负相关[384]，在 1164 名非贫血患者中高 FGF-23 值与发生贫血的风险有关[385]，也和静脉用铁治疗后血清值的降低有关[386]。然而，在一组含有 282 名血液透析患者的研究发现，FGF-23 值与贫血无关[387]。

甲状旁腺激素（PTH）对红细胞生成的抑制作用主要是间接的，是骨髓纤维化的结果[388]。继发性甲状旁腺功能亢进与 EPO 反应性降低有关[389]。此外，研究者认为 PTH 是成年 CKD 血液透析患者 EPO 促进红细胞生成的效应调节剂[390]。在一项含有 979 名非透析 CKD 患者的研究中发现，PTH 与血红蛋白呈显著负相关[391]。然而，在儿科患者中，未发现血清全段 PTH 和 Hgb 浓度之间存在关联[392]。据报道，血清甲状旁腺素水平存在种族差异，黑种人的甲状旁腺素水平高于白种人[393]。另有报道，甲状旁腺切除术后 EPO 值升高，贫血得到改善[394, 395]。

10. 药物

肾素 - 血管紧张素 - 醛固酮系统（RAAS）抑制剂的使用可能会诱发或加重贫血[396]。原因有几个，其一，血管紧张素 II 对红系祖细胞有直接促进作用，但这种促进作用被 RAAS 抑制剂这些化合物所抑制[397]；其二，AcSDKP 是一种内源性红细胞生成抑制剂，在接受血管紧张素转化酶（ACE）抑制剂治疗的患者体内积聚[267]；其三，内源性 EPO 的产生也可能通过血管紧张素Ⅱ抑制后的血流动力学效应而减少；最后，由于血管紧张素Ⅱ导致肾小球输出小动脉的优先收缩，它增加了肾耗氧的主要决定因素－滤过钠与肾小管周围血流量和供氧的比率，从而可能降低了肾小管周围的氧分压，而 RAAS 抑制剂逆转了这些效应，因此有可能减轻肾脏缺氧和 EPO 产生的信号[398]。还有另一种观点认为，RAAS 抑制剂可能通过降低 60 岁以下男性的睾酮血清浓度来促进贫血和 EPO 抵抗[399]。免疫抑制的骨髓抑制效应可能进一步导致贫血，特别是在肾移植后的情况下[400–402]。

（四）贫血与不良预后的关系

rhEPO 的普及极大地提高了人们对贫血在 CKD 患者健康相关生活质量（HRQOL）和预后方面所起作用的兴趣。大量的观察性研究一致表明，即使 Hgb 浓度轻度降低也会导致不良后果，导致透析患者[11, 403]、非透析 CKD 患者[404]、普通人群[405]或患有其他复杂慢性病（如心力衰竭）患者[406]的死亡率升高[406]。针对 159 720 名接受血液透析和促红细胞生成素治疗患者进行的一项大型研究表明，贫血持续时间（而不是血红蛋白浓度本身）是短期死亡率最有力的预测因子，血红蛋白浓度低于 11g/dl 3 个月或更长时间与死亡风险增加相关[407, 408]。然而，关于如何最好地研究 Hgb 变化对死亡率的影响还没有达成一致，多种方法已被应用于描述 Hgb 的变化性[409]，但由于透析中心之间 Hgb 浓度的划定存在差异[410]以及 ESA 剂量和铁治疗的影响导致描述 Hgb 变化性的各种方法间存在显著的混淆[411]。在一项超过 31 000 名美国退伍军人的研究中发现，进展为 ESRD 前 Hgb 值低于 10g/dl 和超过 12g/dl 与较高的全因死亡率和心血管死亡率相关，而 Hgb 低于 10g/dl 与住院率增加有关[412]。

一项系统评价支持这样一种观点，即血红蛋白浓度低于先前确定的参考范围（一些研究中为 9～10g/dl，另一些研究中为 11～12g/dl）通常与透析患者全因死亡率的增加有关。在接受腹膜透析的儿科患者中也有类似的发现[413]。在 ND–CKD 患者中，贫血的严重程度也与肾功能下降的速率有关[414]，这与贫血可能加重肾内缺氧的概念是一致的[415–417]。此外，贫血还被发现是左心室肥厚发展的一个强烈的危险因素[418, 419]，而左心室肥厚是死亡率和心血管事件的既定替代者。作为维持贫血氧输送的代偿机制的一部分，心排血量的增加被认为是贫血导致心脏形状改变的可能原因[418]。

研究者发现其他特殊的并发症（如糖尿病患者的增殖性视网膜病变）也与贫血有关[420]。在美国一个相对较大的（21 899）透析患者队列中，Hgb 浓度低于 8g/dl 与 Hgb 浓度在 10～11g/dl 之间的患者相比，死亡率增加了两倍；几个与铁代谢和营养代谢有关的实验室参数以及透析剂量也与血红蛋白浓度有关[216]。在美国的这项队列研究中，当 Hgb 高于 11g/dl 时，死亡率与 Hgb 无关，但其他研究表明，Hgb、并发症和预后之间的关系扩展到 Hgb 的正常范围，从而导致产生了这一假设，即 Hgb 正常化可能与最佳预后相关。然而，RCT 未能证实这一建议（见后文）。因此，尽管贫血是不良结局的敏感危险标志是毋庸置疑的，但其作为因果危险因素的作用尚未被确定。

（五）肾病患者红细胞增多症

虽然贫血是晚期 CKD 患者典型的并发症，但无论其原因如何，在少数情况下，肾脏结构和功能紊乱也会导致异常高的红细胞生成率－即红细胞增多症。这些疾病的发病机制尚不完全清楚，但它们可能都是由于肾脏 EPO 产生增加所致。

1.（多）囊性肾病

常染色体显性遗传性多囊肾病（ADPKD）患者的贫血程度通常比其他原因导致的 CKD 患者的贫血程度要轻一些，尽管 ADPKD 透析患者通常需要 ESA 治疗。ADPKD 患者偶尔会出现红细胞增多症[421]。获得性肾囊肿和单个囊肿的血液透析患者也可能发生红细胞增多症[422, 423]。ADPKD 患者血清 EPO 浓度比其他原因 CKD 患者平均高 2 倍多[244, 424, 425]，在多囊肾患者 EPO 的动静脉浓度存在显著差异[426]。ADPKD 患者的囊壁间质细胞表达 EPO mRNA，来自近端肾小管而不是远端肾小管的囊肿含有较高浓度具有生物活性的促红细胞生成素[426]。在后来的一项研究中，在 ADPKD 患者的囊壁和囊性肾病的大鼠模型中证实了 HIF 的持续激活[427]。囊壁维持了肾小管细胞 HIF-1α 表达与肾小管周细胞 HIF-2α 表达的生理差异。ADPKD 的遗传缺陷不会导致 HIF 激活。然而，囊肿扩张导致囊周缺氧，低氧刺激囊周血管生成被认为在囊肿进展中起重要作用[428, 429]。因此，囊性肾脏促红细胞生成素的增加可能是由于局部缺氧并通过 HIF 激活介导的。通过这一途径诱导的 EPO 以外的其他因素，可能促进了囊肿的生长。局部缺氧似乎也刺激了囊肿的生长，主要是通过增加囊腔内的液体分泌[430]。

2. 移植后红细胞增多症

肾移植后通常能完全纠正肾性贫血[406, 431, 432]。有趣的是，EPO 产生的规律性增加与移植器官的存在与否无关，但与移植器官功能的起始发挥相关[433]，这为肾排泄功能调节 EPO 产生提供了进一步的证据。10%～20% 的患者表现出过度矫正和红细胞增多症，通常在移植后的前 6 个月内[434-436]。移植物衰竭与贫血有关，因此肾功能正常的患者更容易发生红细胞增多症[406, 424]。

据报道，移植后红细胞增多症患者血浆促红细胞生成素浓度升高[437]。选择性静脉插管研究和切除固有肾脏后的反应表明，固有肾脏是 EPO 产生增多的主要来源[437, 438]，虽然这一研究清楚地表明，疾病肾脏可能保留足够的 EPO 生产能力，但移植后分泌率如何提高的机制尚不清楚。据推测，尿毒症状态的改善起到了一定作用。此外，鉴于炎性细胞因子可以抑制促红细胞生成素的产生，免疫抑制剂的应用在理论上可以促进促红细胞生成素的形成。有趣的是，在肾和胰腺联合移植中，移植后红细胞增多症的患病率似乎较高[439]，但红细胞增多症是否与 EPO 形成增强或者是与胰岛素刺激途径有关，目前尚不清楚。在一些移植后红细胞增多症患者中，循环中的 EPO 浓度正常或降低，这可能是由于红系祖细胞对 EPO 的敏感性增加或失去了其他反馈控制机制导致的。

治疗移植后红细胞增多症最有效的方法是使用阻断 RAAS 剂[435, 440-442]。没有证据表明血管紧张素直接作用于产生 EPO 的细胞，但是 RAAS 抑制剂可以通过几种途径抑制红细胞生成（见前面）。降低移植后升高的红细胞浓度的替代治疗策略包括停用利尿剂、应用茶碱[441] 和静脉放血术，然而，这些措施可能会导致缺铁。

3. 肾动脉狭窄

虽然肾动脉狭窄减少了肾脏的氧气供应，但它与红细胞增多症的关联性并不强[443-446]。在这种情况下，EPO 生成有关的数据是相互矛盾的。一些（但不是全部）研究在实验动物中已经证实，肾动脉狭窄会促进促红细胞生成素的产生[447]。一项在大鼠身上进行的研究表明，肾脏血流量逐渐减少到对照值的 10%，导致血清 EPO 浓度最大才增加 3 倍[448]。因此，肾脏 EPO 的产生对肾脏血流量的变化似乎相当不敏感。由于氧需求量和氧供应量的比例决定了 EPO 产生细胞区域的局部氧张力，因此有可能在肾血流量减少后，氧需求量和氧供应量两者同时降低，从而不会导致足够的缺氧来刺激 EPO 基因的表达。有研究者声称，氧气需求与氧供应的间接耦合使肾脏成为氧感知的最佳场所，通过氧感知可以控制 RBC 的产生[449]。

4. 肾肿瘤

高达 5% 的肾癌患者有红细胞增多症[450]，相反，大约 1/3 的肿瘤相关性红细胞增多症是由肾癌引起的[451]。关于肾肿瘤患者血清 EPO 浓度的报道相互矛盾，但是，至少在一些患者中，发现了血清 EPO 浓度值的升高[452]。此外，EPO mRNA 在肾脏肿瘤中也有过表达现象[453]。原位杂交显示 EPO mRNA 在上皮性肿瘤细胞中积聚，而在肿瘤基质的间质细胞中不积聚[453]。透明细胞肾癌是最常见的肾癌类型，大多数透明细胞肾癌与 VHL 基因突变有关，VHL 基因突变干扰了其靶向 HIF 的能力，从而使 HIF 不能通过蛋白酶体降解（见前面）[454]。事实上，透明细胞肾癌含有高浓度的低氧诱导因子[455-458]。虽然稳定的 HIF 在肾肿瘤中似乎在诱导 HIF 靶基因的功能上是活跃的，但目前还不清楚为什么 EPO 仅在大约 1/3 的肾肿瘤中过度表达[459]。虽然 HIF 的激活似乎是肾癌 EPO 基因表达所必需的，但它显然不是唯一的决定因素。肾癌患者中红细胞增多症的发生率远低于 EPO 过表达发生率。导致癌症患者贫血可能存在多种机制，其中包括抑制 EPO 的作用和减少铁的可利用性。有一些有争议的证据表明，EPO 具有通过自分泌或旁分泌促进肿瘤生长的作用[460, 461]。

（六）肾性贫血的治疗

1. 促红细胞生成剂

重组人促红细胞生成素是在一个孤儿药物项目的支持下于 20 世纪 80 年代开发出来的。当时，还不清楚这种激素的应用能在多大程度上改善肾病患者的贫血，以及有多少患者可能从这种治疗中获益。最初的临床研究显示，接受透析的患者具有意想不到的疗效，既有很高的应答率，也有证据表明血红蛋白浓度不仅可以在一定程度上增加，而且实际上可以正常化 [110, 112]。在接下来的几年里，世界上大多数地区的维持性透析患者已普遍使用 rhEPO。该适应证随后扩展到更广的 ND–CKD 患者，以及其他几种贫血患者，包括那些接受化疗的癌症患者。

多年来，治疗的有效性和可能获益导致几乎所有接受治疗的患者 Hgb 浓度持续升高（见图 55–3）。来自美国肾脏数据系统表明，在患有 ESRD 的老年人（≥ 67 岁）中，这些药物（以及静脉注射铁剂和输血）的使用大幅增加 [462]。毫不奇怪，临床应用的推广带来了非凡的商业成功。研究人员最初打算尽可能地克隆内源性 EPO 分子，但考虑到专利和营销方面以及改善患者管理的理念，推动了一些药物代谢动力学不同的 EPO 分子衍生物的开发，后来又开发出可以直接或间接刺激 EPO–R 的不同分子。关于所有这些化合物的合适术语的讨论至今还未平息，但是术语“促红细胞生成剂”（ESA）通常被用来描述通过刺激促红细胞生成素受体而刺激红细胞生成的不同种类药物的总称。

> **临床意义**
>
> 在使用 ESA 时，一定要考虑到功能性缺铁的可能性，特别是在铁储存正常或接近正常的女性和男性。血清铁蛋白值在炎症和大多数 CKD 或 ESRD 患者中并不能反应铁储备。当 ND–CKD 患者的血清铁蛋白水平＞ 100，透析患者＞ 200 时，功能性铁缺乏发生可能性较低。监测血液学反应并根据 Hgb 的增加和正常网织红细胞 Hgb 含量的存在（CHr 或 Ret–He）来评估体内铁充足与否。

(1) 促红细胞生成素：术语 *Epoetin* 通常用于 rhEPO 制剂，该制剂是通过在哺乳动物细胞系中过表达人 EPO 基因而产生。rhEPO 需要在哺乳动物细胞而不是细菌中产生，是因为 EPO 是一种高度糖基化分子，而细菌缺乏产生糖蛋白的能力。促红细胞生成素 α 和促红细胞生成素 β 是由两家不同的公司最先开发的两种化合物。两者均在中国仓鼠卵巢（CHO）细胞中产生，并显示出高度的相似性，具有 165 个氨基酸的相同蛋白质骨架，以及一个 O– 连接和三个 N– 连接的糖基化位点，但其糖类组成略有不同 [463]。

虽然氨基酸序列明确地决定了糖基化位点，但糖侧链的精确组成也由糖化酶的酶谱和活性决定，这些糖化酶在不同的细胞系和不同的组织培养条件下可能会有所不同。EPO 分子的糖基化不是结合或激活其受体所必需的 [122]，事实上，去糖基化的促红细胞生成素的体外活性是增强的 [464]。然而，在体内，去糖基化的 EPO 是不起作用的，因为它被迅速地从循环中清除，因此糖类链负责其药物代谢动力学特性。

早期临床试验是通过给血液透析患者静脉注射（IV）促红细胞生成素，每周注射三次；随后，还研究了腹膜（IP）、皮下（SC）和皮内给药途径 [465, 466]。IV 给药后，血浆促红细胞生成素浓度呈单指数衰减，清除的半衰期约为 4～11h[467]。EPO 的表观分布体积约为血浆体积的 1～2 倍，而机体总的清除率低于其他蛋白质激素，如胰岛素、胰高血糖素和催乳素。有研究认为 IP 途径是一种潜在的给予腹膜透析患者 EPO 的方法，但令人失望的是，腹腔内促红细胞生成素的生物利用率很低，只有 3%～8%。因此，没有进行这项申请 [465, 468, 469]。

使用 SC 给药，大约在 12h 左右获得相当于静脉注射剂量的 4%～10% 的峰值血药浓度，此后它们缓慢衰减，在 4 天时仍然存在高于基线的浓度 [466, 467]。SC 促红细胞生成素的生物利用率为 20%～25%。然而，SC 应用比静脉应用更有效，维持相同的血红蛋白浓度所需的药物剂量可以减少大约 30% [470, 471]。据推测，静脉注射促红细胞生成素后其早期峰值浓度是无效的，而皮下注射给药后，促红细胞生成素水平的持续升高可以更持续地刺激红细胞的产生。虽然每周 1 次[472]、每周 2 次、每周 7 次（一天 1 次）的给药频率也有人使用[473]，但是每周 3 次给药仍然是静脉注射和皮下注射给药途径最常见的给药频率。在静脉注射促红细胞生成素时，每周 1 次给药可能效果不佳，因此需要每周 2 次或 3 次给药。2015 年美国成人血透和腹透患者的 EPO 平均每周剂量低于 1 万 U/ 周，这与 2010 年相比大幅减少（图 55-7）。

世界各地还开发了一些其他的促红细胞生成素制剂。有些在生产过程中有很大的区别，比如促红细胞生成素 δ 是在人细胞系中通过增加内源性 EPO 基因的转录而生成的[474]，但该产品目前尚未发布。其他的促红细胞生成素是所谓的“生物相似”仿制药，是作为促红细胞生成素 α 或促红细胞生成素 β 的复制品而设计的；这些仿制药是在欧洲原创化合物专利到期后，根据更有限的临床试验结果获得许可的[475]。世界其他地区也有其他的促红细胞生成素，它们不一定按照美国和欧洲销售的制剂所采用的相同监管标准生产且可能有不同的产品特性[476]。在 CKD 患者中进行的多项研究都对 ESA 和其生物仿制药进行了比较，但疗效或结局无明显差异[477-483]。

2002 年，抗体介导的纯红细胞再生障碍性贫血（PRCA）病例激增，突显了促红细胞生成素配方的重要性，这些病例与皮下注射美国境外销售的促红细胞生成素 α 制剂有关，可能是由于该制剂的配方改为无白蛋白配方所致。受这种并发症影响的患者会产生针对 rhEPO 和内源性 EPO 的中和抗体，导致严重的贫血和输血依赖[484]。这种严重并发症的原因尚不清楚，尽管间接证据表明，用于无白蛋白的促红细胞生成素 α 制剂的预填充注射器的橡胶塞可能释放了起免疫佐剂作用的有机化合物[485]。冷藏链断裂等因素也可能起到了作用。在迄今观察到的抗 EPO 抗体病例中，皮下注射途径通常是前提条件。虽然导致抗体诱导的 PRCA 暂时增加的不利因素的组合只针对一种产品，但使用促红细胞生成素 β 和阿法达贝泊汀也有极低比例的 PRCA 出现（见下文）[486]。

(2) 阿法达贝汀：阿法达贝汀是一种 EPO 衍生物，具有另外 2 个 N 连接的糖基化位点，通过定点突变来延长其血浆存活时间（如前所述）[124]。这些糖基化位点中的每一个都可以携带额外的四个唾液酸残基。因此，这种分子［称为“阿法达贝汀”或“新型促红细胞生成蛋白”（NESP）］含 5 个 N 连接和 1 个 O 连接的糖基化链，能够携带多达 22 个唾液酸残基，而原始 rhEPO 最多携带 14 个唾液酸残基。与分子量为 30.4kDa 的 EPO 相比，阿法达贝汀的额外糖基导致其分子量增加到 37.1kDa。正如预期的那样，在静脉给药后，阿法达贝汀在体内的半衰期比 rhEPO 长（分别为 25.3h 和 8.5h）[126]。在皮下注射给药后，阿法达贝汀的消除半衰期约为 48h，这大约是之前报道的促红细胞生成素 α 或促红细胞生成素 β 的两倍。一些研究对每周一次和隔周一次的效果进行了比较[487, 488]。阿法达贝汀在这些剂量频率下可以纠正和维持 Hgb 浓度，其不良反应与促红细胞生成素 α 或促红细胞生成素 β 非常相似[465, 489]。几项“转换”研究表明，将患者从促红细胞生成素 α 或促红细胞生成素 β 切换到阿法达贝汀的适当转换比例是 200U 的促红细胞生成素变成 1μg 的阿法达贝汀。与促红细胞生成素 α 或促红细胞生成素 β 相比，阿法达贝汀的剂量要求在静脉注射和皮下注射给药途径之间没有显著的区别。

(3) 甲氧基聚乙二醇促红细胞生成素 β：进一步延长 EPO 半衰期的替代生物工程技术导致了甲氧基聚乙二醇促红细胞生成素 β［也称为“连续促红细胞生成素受体激活剂”（CERA）］的开发，这是一种聚乙二醇化的促红细胞生成素 β 衍生物，在静脉或皮下注射时消除半衰期约为 130h[490-492]。甲氧基聚乙二醇聚合链通过赖氨酸（主要是赖氨酸 -52 或赖氨酸 -45）的 N- 末端氨基或 ε - 氨基之间的酰胺键整合在一起，使用一个单一的琥珀酰亚胺丁酸连接。CERA 的分子量是促红细胞生成素的两倍（约 60kDa）。三期临床研究结果表明，由于 CERA 的半衰期较长，较少频率的注射足以维持稳定的血红蛋白值，而且在纠正血液透析患者贫血方面，每 2 周静脉注射一次 CERA 和每周三次静脉注射促红细胞生成素一样安全和有效[493]。一项规模更大的研究还表明，在维持 Hgb 浓度方面，每 4 周给药一次的 CERA 并不逊于每周给药 3 次的促红细胞生成素[494]。到目前为止，与其他 ESA 相比，CERA 在结果或并发症方面没有出现显著差异[495]；已经测试了从其他 ESA 到 CERA 的转换，并确定了转换

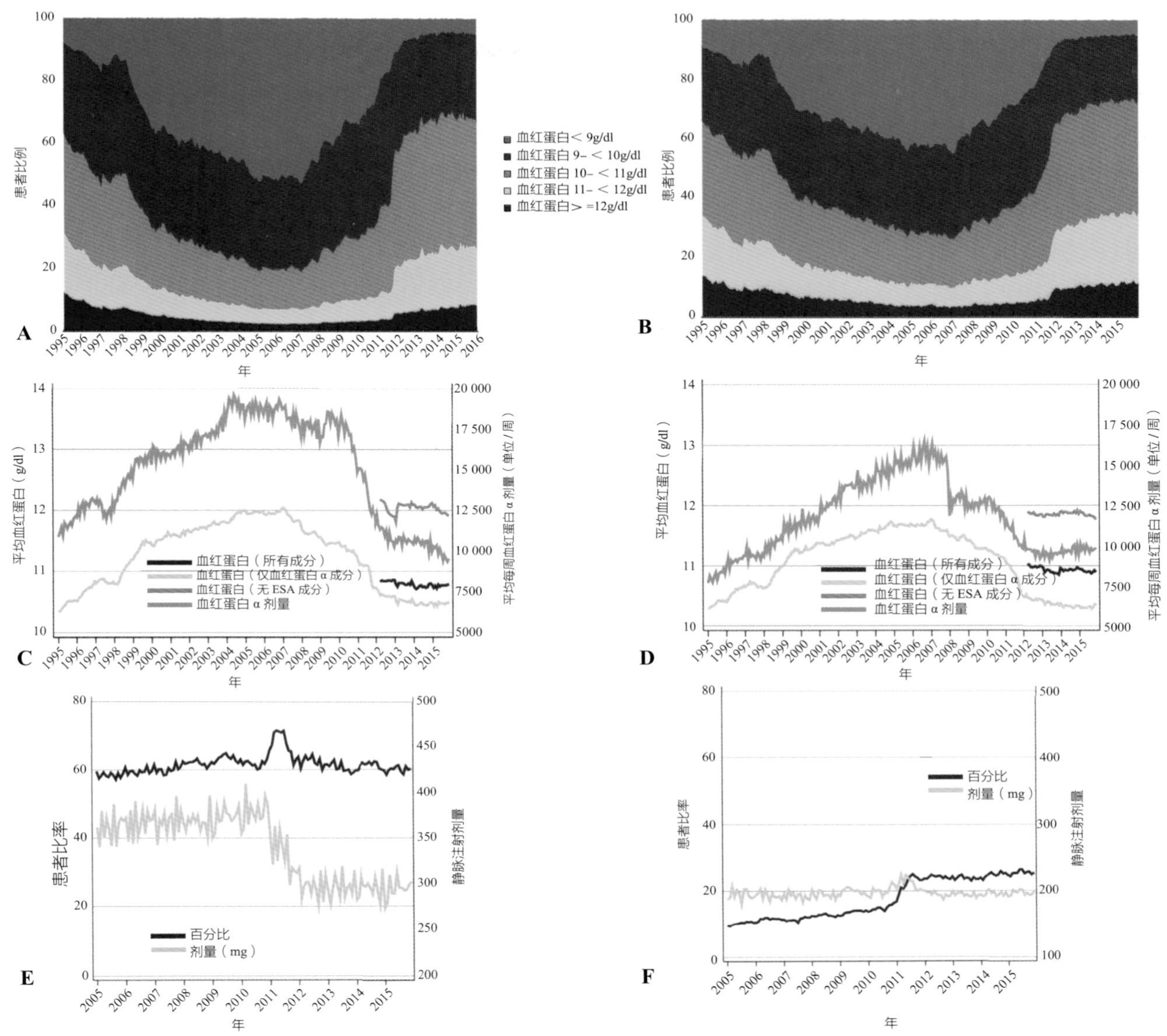

▲ 图 55-7　血液透析和腹膜透析患者的贫血、红细胞生成刺激剂（ESA）和静脉注射铁

A. 1995—2015 年医疗报销数据中 ESA 治疗的成人血液透析患者（透析时间≥ 90 天）每月 Hgb 值的分布情况。B. 1995—2015 年医疗报销数据中 ESA 治疗的成人腹膜透析患者（透析时间≥ 90 天）每月 Hgb 值的分布情况。C. 1995—2015 年透析时间≥ 90 天成人血液透析患者的贫血情况检测数据。D. 根据 1995—2015 年医疗保险报销数据，透析时间≥ 90 天的成人腹膜透析患者贫血情况检测数据，平均每月 Hgb 值和平均每周 EPO α 剂量（根据 1 个月以上的数据算得）。E. 2005—2015 年医疗报销数据中，透析时间≥ 90 天的成人血液透析患者中每月使用静脉注射铁的患者比例和平均每月静脉注射铁的剂量。F. 2005—2015 年医疗报销数据中，透析时间≥ 90 天的成人腹膜透析患者中每月使用静脉注射铁的患者比率和平均每月静脉注射铁剂量。EPO. 促红细胞生成素（引自 US Renal Data System. 2017 Annual Data Report. Bethesda, MD: National Institutes of Health, National Institute of Diabetes and Digestive and Kidney Diseases; 2017.）

的合适比例[496]。

(4) 其他促红细胞生成剂：另外几种 ESA 也已经被开发或目前正在临床研发中[497-499]，包括 EPO 聚合物、EPO 融合蛋白、EPO 模拟分子和所谓的 HIF 稳定剂，它们可以诱导内源性 EPO 的形成[500]。20 年前，首次描述了结构与 EPO 无关的分子具有使 EPO-R 二聚化并激活细胞内级联信号的能力[501]。培尼沙肽是一种 EPO 模拟肽，后来被开发出来用于治疗贫血。尽管它与 EPO 在 EPO-R 激活方面具有相同的生物学特性，但其氨基酸序列与天然 EPO 或 rhuEPO 完全无关[502, 503]。这种化合物的潜在优点包括体外稳定性更高，可在室温下储存；药效更长，可以每月一次给药；合成制造工艺简单。此外，由于培尼沙肽在结构上与 EPO 无关，所以不与抗 EPO 抗体发生交叉反应，可以有效治疗抗 EPO 抗体介导的 PRCA [504]。两项 3 期研究已经证明，培尼沙肽在纠正 CKD 贫血方面并不逊色于传统的促红细胞生成素 [505, 506]。然而，由于尚不清楚的原因，培尼沙肽增加了 ND-CKD 患者合并心血管终点的风险 [505]，因此，它只在美国被批准用于透析患者。仅仅在上市 6 个多月之后，这种药物就因出现严重的过敏反应而被召回，这种严重的过敏反应（其中大约 0.02% 的患者有致命危险）发生在第一次静脉注射后 30min 内，但在临床试验中没有报告 [507]。目前，没有类似 EPO 的药物可用于抗 EPO 抗体介导的 PRCA 患者的救治。

(5) 低氧诱导因子稳定剂：HIF 稳定剂是 HIF 脯氨酸羟化酶和天冬酰羟化酶的竞争性抑制剂，这两种酶分别参与 HIF 降解和转录抑制（如前所述）[74, 508, 509]。因此，HIF 稳定剂导致内源性 EPO 生成增加 [510]。这些药物是可以口服的。它们已被证明能有效地刺激猴子的红细胞生成 [511]，目前正针对 CKD 患者进行临床 2 期及 3 期研究 [512, 513]。一项小规模的 1/2 期单剂量研究比较了天然肾脏透析患者与双侧肾切除的透析患者促红细胞生成素的形成，该研究结果提供的证据表明 EPO 的产生可以由肾外部位（假设是肝脏）和患病的、无功能的、纤维化的肾脏受刺激后产生 [241]。这些数据证明，肾氧敏机制的紊乱是肾性贫血的主要原因，而非 EPO 生成细胞的丢失。关于 HIF 稳定剂是否不仅会上调 EPO 基因的表达，而且还会上调其他 HIF 靶基因的表达，如一些参与铁代谢和血管新生的基因，也已经有很多讨论。虽然其中一些效应可能促进血红蛋白浓度的增加，但其他效应的长期结果还未确定 [508]。Roxadustat（FG-4592）和 vadadustat（AKB-6548）已经在 CKD 患者（透析和非透析）中进行了临床试验，结果较好，目前正在进行临床三期临床试验 [514-517]。另外两种 HIF 稳定剂，Daprodustat 和 molidustat 也处于后期临床开发阶段 [517a-517d]。

有趣的是，HIF 降解受损的遗传原因，可能与长期药物抑制 HIF 降解相当，遗传原因已被确认为导致罕见红细胞增多症的病因 [104, 518, 519]。

(6) 治疗的启动和维持：ESA 治疗开始后，网织红细胞计数通常在第 1 周时显著增加，增加至基线的 2～3 倍左右，而 Hgb 浓度在治疗后的 2～3 周开始升高，呈剂量依赖性。最好控制在每月增加幅度不超过 1g/dl，以尽量减少不良反应。ESA 治疗一般是在开始透析治疗时就开始了，而且根据美国肾脏数据系统报告，在大多数患者中，在开始透析后的第 2 个月 ESA 的用量会达到峰值（图 55-7）。只有 0.3% 的美国 CKD 患者在透析前接受 ESA 治疗，这些患者通常年龄较大，疾病处于更晚期阶段，并有明显的并发症，这些因素导致患者死亡率和心血管并发症发病率更高 [520]。

接受 ESA 治疗后，Hgb 浓度的升高与红细胞计数的增加有关。白细胞或血小板计数通常没有明显的变化，尽管在一些研究中血小板计数有少许增加。在 ESA 治疗开始后，如果没有同时补充铁储存，血清铁蛋白浓度和（或）转铁蛋白饱和度的值通常会显著下降，因为有大量的铁被用于制造新的红细胞（见后文）。

放射性同位素血容量研究证实，ESA 治疗后红细胞数量增加，并伴随着血浆容量的代偿性减少，从而使全血容量保持不变。早期铁动力学研究表明，促红细胞生成素治疗可诱导骨髓促红细胞生成活性增加两倍，表现为骨髓和红细胞铁转换率翻了一番 [243, 521]。红细胞平均寿命在治疗后几乎没有改变；因此，红细胞数量的增加主要是由于产生了更多的红细胞，而不是它们的存活率发生了任何显著的变化。

2. 铁管理

铁是地壳中仅次于氧、硅和铝的第四种最常见的元素，也是人体中含量最丰富的过渡金属。虽然铁在多种生物过程中起着重要作用，如氧的运输、电子的传递、DNA 的合成和基于血红素的酶反应，但铁也很容易从二价铁状态（Fe^{2+}）转变到三价铁（Fe^{3+}）状态，并通过 Haber-Weiss-Fenton 反应产生活性氧（ROS），因此需要存在多种体系来防止或控制这种潜在的有害转变 [522]。

铁的代谢是为了保证铁能够合理的贮存和循环利用，在成年人，铁的胃肠道吸收受到严格的调控，吸收的铁用来弥补日常丢失并使体内总铁池保持稳定，使总铁库维持在每公斤体重含铁 35～45mg 的范围。在铁库中，约有 2/3 的铁以 Hgb 形式储存在红细胞库中，其余部分储存在巨噬细胞、网状内皮系统（RES）、肝脏和肌肉（肌红蛋白）中。

多种因素导致 CKD 患者出现负性铁平衡，包括摄入和吸收减少，隐匿性和显性失血所致慢性丢失，以及由于慢性炎症状态和铁调素的生成增加所致铁的生物利用度降低（参见上文）[523]。CKD 患者的铁损耗可达每日 5～6mg（正常人每日 1mg），而且这种损耗不能通过口服铁补充剂充分补偿，因为慢性炎症状态和铁调素限制了胃肠道对铁的吸收。此外，在接受 ESA 治疗的 CKD 患者中，体内储存的铁释放不足，无法满足 ESA 驱动的红细胞生成的大量需求[524]。同样，对于正常人来说，当进行高频度献血或者通过 EPO 使红细胞生成增加时，即使同时口服补铁剂，也难以满足身体对铁的需求[525-527]。

(1) 铁状态的标志物：当铁缺乏红细胞生成的血液学指标（Hgb 值降低，MCV 和 MCH 值异常降低，网织红细胞反应不足，且网织红细胞 Hgb 含量降低）与低铁储存的生化标志物（异常低的血清铁蛋白）相关时，就可以直接诊断为绝对性缺铁。然而，根据以上标准 CKD 患者很难被直接确诊为铁缺乏。CKD 患者的铁可能以储存形式存在，但很难用于红细胞生成，血清铁蛋白浓度也因伴随的炎症状态而升高。因此，CKD 铁缺乏的诊断必须依赖于各种标志物、生化及血液学指标，在一些特殊的情况下还必须依靠静脉注射铁的红系反应来判断（见下文骨髓活检的显著局限性）。这些标志物已逐渐被确定，低变异性的标志物（如 Hgb、Hct 和网织红细胞 Hgb 含量）比高变异性的标志物（如转铁蛋白饱和度和铁蛋白）更适合评估铁状态[528, 529]。

① 血清铁蛋白：建议透析患者血清铁蛋白值应高于 200μg/L[11, 12]，ND-CKD 患者的正常血清铁蛋白值下限应为 100μg/L[530]。据报道，铁蛋白浓度为 300μg/L 时患者缺铁的概率为 10%，铁蛋白浓度为 500μg/L 及以上时患者缺铁的概率为零[531, 532]。考虑到铁毒性和铁超负荷，一些指南将铁蛋白的上限设定为 500μg/L[10-12, 530]，超过这一上限不建议使用静脉注射铁。但是，这个建议并无证据可寻[533]。升高血清铁蛋白的其他因素包括甲亢、肝病（与丙型肝炎病毒或其他疾病有关）、饮酒和口服避孕药，而维生素 C 缺乏和甲状腺功能减退会使铁蛋白浓度降低[534]。超过 50% 的美国血液透析患者血清铁蛋白值高于 800ng/ml，超过 20% 的患者血清铁蛋白值高于 1200ng/ml（图 55-8E）。

② 血清铁、转铁蛋白和转铁蛋白饱和度：血清铁、转铁蛋白和转铁蛋白饱和度（TSAT）是诊断铁缺乏的常规生化指标，但这些指标对于诊断铁缺乏有严重的局限性。血清铁浓度和 TSAT 值受昼夜变化和饮食摄入量影响，血清铁浓度在早晨较高。这些指标会因食物或膳食补充剂所造成的铁摄入量增加而升高，因感染及炎症的存在而降低[535]。一些用于测量铁的生化方法对溶血很敏感，会产生虚假的铁值升高[536]，而其他的血清铁测定法在透析患者中表现不佳[537]。口服避孕药会提高血清转铁蛋白水平，炎症或感染时会降低血清转铁蛋白水平。一些研究表明，这些传统的生化铁参数在 CKD 中表现不佳，不如一些较新的血液学参数（稍后介绍）[538-541]。然而，较低的血清铁浓度已被证明是接受透析的患者死亡率和住院率的独立预测指标[542]，较高的 TSAT 值与较低的死亡率有关[543]。通常认为 TSAT 的阈值为 20%，低于这个阈值需要进行铁剂治疗[11, 12]。在一项使用 NHANES 数据的研究中发现，超过 50% 的未住院的美国成年人血清铁蛋白值和 TSAT 的值低于 CKD 铁蛋白的阈值（100ng/ml）和 TSAT 的（20%）阈值[544]。总的来说，女性更容易出现缺铁；患有 CKD 的男性比未患 CKD 的男性更容易缺铁，而患有 CKD 和未患 CKD 的女性缺铁概率相似（图 55-8）。血清转铁蛋白和总铁结合能力（TIBC）是铁状态以及营养状态和蛋白质平衡的双重标志物：透析患者的基线 TIBC 值较低或 TIBC 值随着时间的推移而下降与更高的死亡率以及蛋白质能量消耗和炎症的存在相关[545]。大约有一半的美国慢性血透患者的 TSAT 数值达到或超过 30%（见图 55-8D）。

③ 血清转铁蛋白受体：血清转铁蛋白受体（sTfR）浓度是反映 CKD 患者铁状态的标志物，在评价 CKD 患者铁缺乏方面有较好的应用前景。转铁蛋白受体以可溶性形式或囊泡的形式从成熟的红细胞和网织红细胞的细胞膜上脱落[546-548]。在铁缺乏时，sTfR 的浓度异常升高，已被证明是包括 ACD 在内的几种不同临床疾病的一个有价值的参考指标[549-553]。虽然 sTfR 浓度不受炎症的影响，但它能

反映成熟红细胞库的大小；而且，与铁状态无关，该参数在增生性贫血和 ESA 的使用中增加。

sTfR 检测还没被广泛应用，而且直到最近才建立了一个单一的参考标准[554]，但不同的方法仍然采用不同的单位和参考范围。一项在透析贫血患者中的研究表明，sTfR 浓度低于 6mg/L（这可以排除缺铁；正常值为 3.8～8.5mg/L）与初始 EPO 治疗反应有关[555]。然而，由于红细胞生成增多本身也会提高 sTfR 的浓度，sTfR 的测量不能可靠地检测出维持性 EPO 治疗患者是否存在功能性铁缺乏。其他研究未能证明 sTfR 在 CKD 贫血管理中的预测价值[556, 557]。当静脉注射的抗坏血酸被用来动员铁存储库时，sTfR 浓度的下降可能反映铁的利用增加[558]。种族、吸烟、饮酒和体重指数已被证明与 sTfR 值有关[559, 560]。人们可以通过考虑血清铁蛋白来校正反映铁库价值的 sTfR 值：sTfR/ 铁蛋白的比值可准确地评估铁的状况和补铁需求[547, 561, 562]。然而，到目前为止，支持在透析患者中使用这一或类似比率的证据有限[563–565]。

(2) 红细胞铁蛋白浓度：20 世纪 90 年代的一些研究表明，将红细胞铁蛋白浓度作为透析患者的铁状态标志物具有潜在应用价值[532, 566–568]。虽然这种检测可以使用常规血清铁蛋白方法在自动分析仪上进行[569]，但方法烦琐，需要完全去除白细胞以避免测到白细胞铁蛋白[570]，对铁状态的动态变化也不敏感，因此，临床很少使用。

① 红细胞锌原卟啉浓度：红细胞锌原卟啉（ZPP）浓度的测定在一定程度上可反映出需要铁替代治疗的维持性透析患者[571–574]。当缺铁性红细胞生成时，ZPP 升高，因为锌取代血红素前体原卟啉中的铁[575]。当铅中毒时，红细胞 ZPP 浓度也会升高。然而，红细胞 ZPP 浓度的诊断价值似乎低于 RBC 或网织红细胞参数[539, 576]。此外，由于全血 ZPP 浓度在接受透析的患者中以及在胆红素和各种药物存在的情况下会错误地升高，因此，需要仔细地清洗 RBC 来消除这些干扰，导致这种分析方法不适合常规临床应用[577, 578]。

② 低色素红细胞的百分比：缺铁性红细胞生成的一个显著特征是产生低色素红细胞。缺铁性红细胞生成导致低色素红细胞百分比（%HYPO）增加，低色素红细胞的定义为平均红细胞血红蛋白浓度（MCHC）低于 28g/dl（西门子医疗公司生产的血液学分析仪检测）[579, 580]。使用 Beckman–Coulter 和 Sysmex 仪器也可以分别得到类似的参数［分别为低血红蛋白密度,（LHD%）和 DF–Hypo XE］[581, 582]。Macdougall 和他的同事的一项经典研究表明，促红细胞生成素和静脉注射铁引起的功能性铁缺乏可以通过 %HYPO 值的变化来检测[524]。

有几项研究已经证实，%HYPO 的增加是一个敏感的、早期的铁缺乏指标[539, 583–587]。欧洲的一项研究发现，%HYPO 是各种铁状态参数中唯一的一个与死亡率相关的独立预测因子，高于 10% 的患者的死亡风险是低于 5% 的患者的两倍[588]。根据《欧洲治疗慢性肾衰竭患者贫血最佳实践指南》，%HYPO 值高于 6% 的患者最有可能对静脉注射铁治疗有反应[530]。一项临床研究已经测试了这些治疗贫血的治疗指南；他们推荐低于 10% 的 %Hypo 目标，在 228 名患者中前瞻性地将静脉注射铁的剂量增加，从而实现 %Hypo 值低于 2.5% 而血清铁蛋白浓度维持在 200～500ng/ml 的范围[587]。在这项研究中，%Hypo 的中位数从 8% 下降到 4%，血清铁蛋白的中位浓度从 188ng/ml 增加到 480ng/ml，rhEPO 的中位剂量从每周 136IU/kg 减少到 72IU/kg，这表明旨在实现 %HYPO 值远低于 10% 的策略可能

临床意义

虽然口服铁可能对 ND–CKD 患者有效，但总体疗效不佳，而且大多数患者没有表现出血液学反应。由于不良反应的存在，患者的依从性差。美国和欧洲市场现有的不同静脉注射铁制剂（如蔗糖铁、葡萄糖酸铁、羧甲基糖铁、铁氧基、异麦芽苷）的不良反应通常很少，仅限于轻度至中度过敏反应。这些反应很多是由于与苯海拉明的预给药所致。在大约 1∶200 的静脉注射铁的患者中，在输注开始时会出现关节痛、肌痛或潮红，没有出现伴随的低血压、呼吸暂停、心动过速、喘息、喘鸣，或眶周水肿。除了暂停静脉输液外，没有必要进行干预。症状减轻后，可重新开始静脉输液。

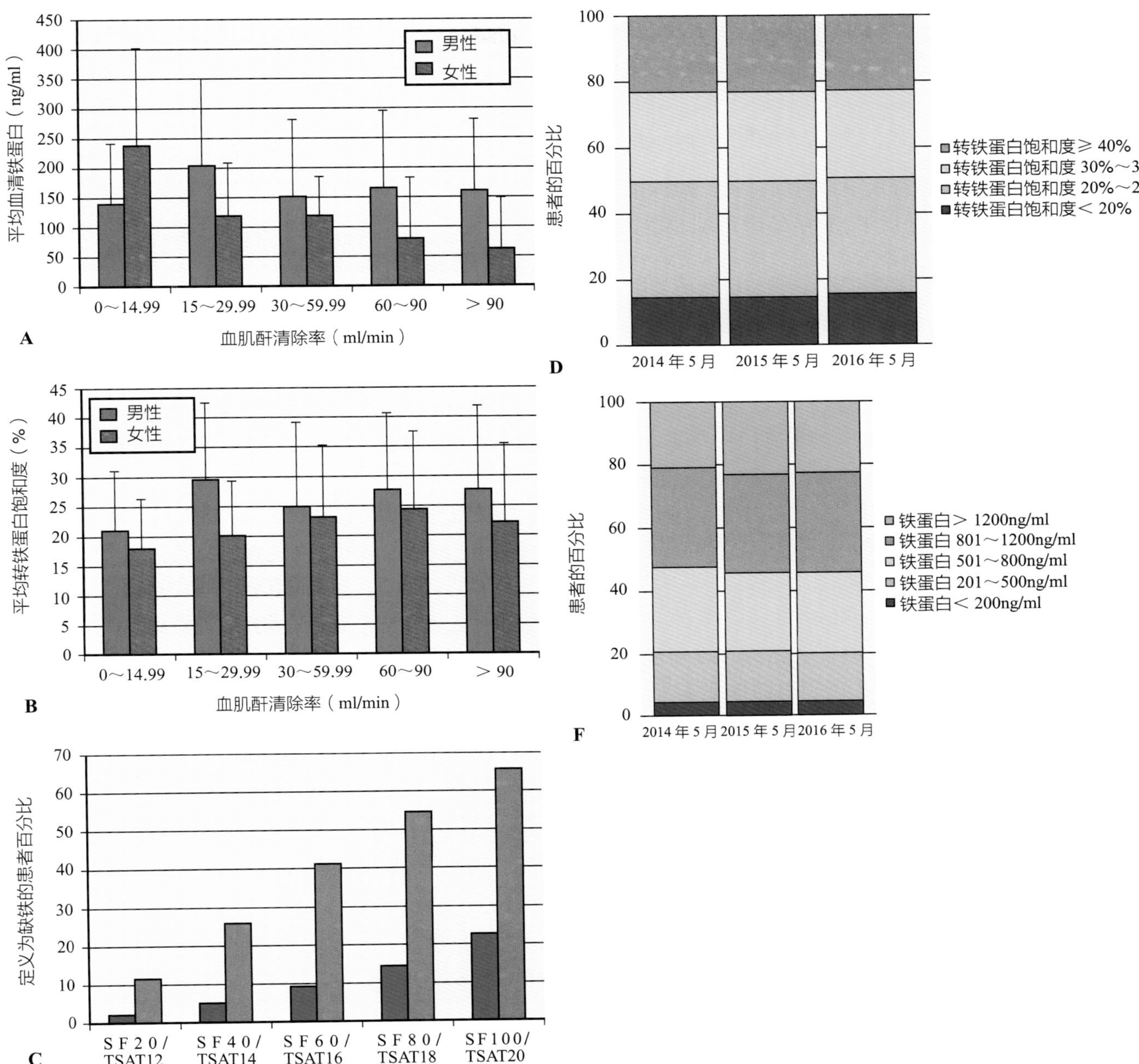

▲ 图 55-8　**全国（美国）健康和营养综合调查队列，A. 平均血清铁蛋白和 B. 转铁蛋白饱和度（TSAT）与肌酐清除率（CrCl）的相关性［误差线是标准差（SD）］。D. 2014 年、2015 年和 2016 年 5 月，透析时间≥ 90 天的成人血液透析患者的 TSAT 值分布情况。E. 2013—2016 年 3 月至 5 月透析时间≥ 90 天的成人腹膜透析患者血清铁蛋白的最新检测值分布情况**

对男性来说，TSAT 和铁蛋白的水平与肌酐清除率不相关（NS），但对女性来说，肌酐清除率与血清铁蛋白（$P < 0.0001$）和 TSAT（$P < 0.02$）水平相关。国家肾脏基金会（NKF）慢性肾脏疾病（CKD）分期相对于 CrCl（ml/min）的分期：5 期，CrCl 在 0～14.99ml/min；4 期，CrCl 在 15～29.99ml/min；3 期，CrCl 在 30～59.99ml/min。如果存在其他肾脏异常，CrCl 60～90ml/min 的患者和 CrCl > 90ml/min 的患者可能分别处于 1 期或 2 期。C. 使用血清铁蛋白（SF）和 TSAT 不同阈值组合定义的缺铁患者的百分比。NKF 肾脏疾病结果质量倡议（KDOQI）血清铁蛋白（100ng/ml）和 TSAT（20%）的阈值与非 CKD 人群缺铁指标不同，后者通常使用较低的阈值。绿色条表示两个测试结果都低于指定阈值的概率，黄色条表示其中一个测试结果低于阈值的概率

（A 至 C 引自 Fishbane S, Pollack S, Feldman HI, et al. Iron indices in chronic kidney disease in the National Health and Nutritional Examination Survey 1988—2004. Clin J Am Soc Nephrol. 2009;4:57–61; D 和 E from US Renal Data System. 2017 Annual Data Report. Bethesda, MD: National Institutes of Health, National Institute of Diabetes and Digestive and Kidney Diseases; 2017.）

是比较划算的。然而，它也导致一些患者的血清铁蛋白值远高于指南的推荐值。

与欧洲的研究相反，北美的研究未能显示 %HYPO 值在评估透析患者铁可用性中的价值[589, 590]，造成这一差异的原因尚不清楚。值得注意的是，随着血液样本储存时间延长，%HYPO 值也逐渐增加，这是由于 MCV 的增加和 MCHC 的减少导致的，因此最好在 4h 内测量 %HYPO 值。此外，%HYPO 值随着网织红细胞的增加而增加，这是因为网织红细胞比成熟的 RBC 具有更低的 MCHC[591]。

③ 网织红细胞血红蛋白含量：网织红细胞从骨髓中释放出来后，在循环中需要 18～36h 才能变成成熟的红细胞。因此，对网织红细胞细胞特征的研究提供了对骨髓功能状态的实时评估。自动化分析仪不仅可以非常精确地确定网织红细胞的绝对数量，而且还可以确定其细胞大小、血红蛋白浓度和含量[592, 593]。网织红细胞 Hgb 含量[594]（CHR 或 RetHe；pg/ 细胞）已被广泛研究，特别是在接受 rhEPO 治疗的患者群中[595]。CHR 的降低是功能性缺铁最敏感的指标。有正常铁储备的健康受试者接受 rhEPO 治疗后，当他们的血清铁蛋白值低于 100μg/L 时，会产生相当一部分低血色、低血红蛋白含量的网织红细胞[526]。当静脉注射铁与 EPO 联合应用于正常受试者时，低色素网织红细胞消失[596]。几项小型研究已经描述了 CHR 在鉴别透析接受者缺铁方面的价值，主要是基于对静脉注射铁后的反应[541, 589, 590, 597]。一项研究报告了 100% 的敏感性和 70%～80% 的特异性[590]，虽然其他研究报告的数值较低[541, 597]。这些初步研究引发了大型临床试验的开展，旨在探讨 CHR 检测在监控透析患者静脉注射铁和 rhEPO 剂量方面的价值。Fishbane 和他的同事将 157 名患者随机分配到两种不同的静脉注射铁管理方案中，一种是基于 CHR，如果 CHR 低于 29pg/ 细胞，则开始静脉注射铁；另一种是如果血清铁蛋白低于 100ng/ml 或 TSAT 值低于 20%，则开始静脉注射铁[540]。在以 CHR 为基础的管理组，静脉注射铁显著减少，两组之间每周 EPO 剂量没有差异[540]。Tessitor 和同事[539]比较了各种血液学和生化指标的诊断准确性，以确定哪些受试者在静脉注射铁后 Hgb 值增加。基于 Hgb 对静脉注射的反应，%HYPO 高于 6%，CHR 低于 29pg/ 细胞的组合被证明对缺铁的诊断效率最佳（80%）。其他研究进一步证实了 CHR 的诊断价值[598, 599]，虽然有人对其优于 TSAT 的论断提出质疑[600]，而且只有一项研究表明，针对 CHR 低的患者采用静脉注射铁治疗，可以减少 rhEPO 的每周使用量[601]。如果需要，正常的网织红细胞 Hgb 含量可以用来优化和减少静脉注射铁的使用量[602]。

一些研究还检验了由 Sysmex 公司生产的分析仪所测定的网织红细胞 Hgb 测量结果（RET-He 和 Ret-Hb）[528, 582, 603-606]。目前网织红细胞 Hgb 参数在几个分析平台上的可及性使该参数获得更为广泛的应用。缺铁的诊断和治疗指南已将网织红细胞 Hgb 纳入推荐检测指标[529, 607]。网织红细胞 Hgb 的一个局限性是它不能用来评估存在地中海贫血特征（α 或 β）或有巨红细胞生成时的铁供应。

④ 骨髓铁：虽然骨髓活检的铁染色被认为是评估铁储备最好的方法，但通过这种侵入性的、有创性检查所获得的检测结果对评估缺铁也并不十分准确[608-611]。一项针对 100 名 ND-CKD 患者的研究表明，通过胸骨骨髓穿刺铁染色来评估铁储备在鉴别 IV 铁是否应答方面并不优于 TSAT 或铁蛋白[612, 613]。虽然一些 CKD 患者中血清铁蛋白浓度出现了从正常到升高的变化，但在胸骨骨髓活检中铁染色却可能为阴性[611, 614]。骨髓活检在确定具有进展为功能性缺铁风险的 EPO 治疗患者方面也没有价值。

⑤ 肝磁共振成像：肝磁共振成像（MRI）是一种无创性评估肝脏铁沉积的方法，是监测患者铁过载的最佳方法。然而，有关这一技术在 CKD 应用价值相关研究仍很少[615-618]。在现有的这些研究中，最大的一项研究是在 119 名接受血液透析并在一个中心接受静脉注射铁剂的患者中进行，根据目前的指南，MRI 结果显示 84% 的患者存在肝脏铁沉积，30% 的患者存在严重的铁超载[617]。这些数据引起了人们的担忧，即静脉注射铁的使用和目前实验室参数的阈值可能过于宽松，特别是考虑到自 2011 年以来，美国静脉注射铁正在增加（图 55-7）。另一方面，与心脏铁 MRI 评估相反[619]，目前还没有证据表明肝铁增加具有任何功能意义和（或）与临床相关的不良结局有关[259, 620]。

⑥ 铁平衡考量：如上所述，1ml 血液中通常含

有 0.5mg 的铁，失血会导致 Hgb 浓度按该比例降低。据估计，中度贫血透析受者每年失血 2L（血红蛋白降低 20%），因此大约相当于损失 0.8g 铁。不管铁代谢的所有参数如何，静脉注射补铁超过这一剂量都会导致铁的正平衡，除非失血（相应的铁丢失）比预期的更严重。根据患者肝脏铁沉积水平对患者进行分类发现，有轻度和中度铁超载迹象的患者每月平均铁剂量分别为 150mg 和 283mg，而没有铁超载迹象的患者为 100mg [617]。然而，正铁平衡的功能后果，特别是它是否存在风险，目前仍不清楚 [259]。

(3) 静脉注射铁疗法：人们普遍认为，口服铁剂疗法不能正常满足 ESRD 患者因 EPO 刺激红细胞生成的功能需求。系统评价和 Meta 分析表明，与口服铁相比，Hgb 对静脉注射铁的反应更强，在透析患者中这种差异更为明显，而在 ND-CKD 患者中这种差异较小 [621, 622]。一项系统循证医学分析发现，静脉注射铁疗法与 Hgb、铁蛋白和转铁蛋白饱和度的增加以及 ESA 的需求降低有显著关联，但与死亡率无关 [623]。

这些发现在最近的一项 Meta 分析中得到了证实，该分析表明静脉注射铁使 ESA 的剂量减少了 23% [624]。在假设 Hgb 值＜ 9.0g/dl 与较高死亡风险相关的前提下，静脉注射铁疗法的成本效益也得到了证实 [625]。

然而，口服铁可能对 ND-CKD 患者有效 [624]。FIND CKD 研究（缺铁性贫血和非透析依赖型慢性肾脏病患者的铁剂注射评估）比较了口服铁与静脉注射羧基麦芽糖铁剂以两种不同血清铁蛋白范围（100～200μg/L 和 400～600μg/L）为目标的疗效和安全性 [626]。虽然达到较高铁蛋白范围，静脉注射治疗的疗效更好，但在较低铁蛋白范围的静脉注射组和口服铁治疗组之间，血红蛋白浓度并没有明显差异，也不需要更换到另一种贫血疗法。然而，许多患者对口服铁剂的反应并不理想，只有 21.6% 的患者在 4 周的口服铁治疗后 Hgb 增加了 1g/dl 以上，超过一半的患者在整个试验过程中，从来没有达到这样的反应水平 [627]。最近对 CKD 患者口服和静脉注射铁疗法的比较试验进行了系统回顾和 Meta 分析，结果表明在 CKD 3 期～5 期静脉注射铁剂疗效比较好 [628]。

有几种静脉注射铁制剂可供临床使用，其中大多数含有与糖类结合的铁。铁与糖类的关联强度或能力对于给药是至关重要的，因为最稳定的制剂，如右旋糖酐，适合大剂量使用，而更不稳定的制剂，如葡萄糖酸铁，需要多次给药，单次剂量最高约为 100mg。静脉输注铁可导致输注的铁与转铁蛋白立即结合，导致其完全饱和并产生游离铁，游离铁具有血管活性作用，并可产生降压和（或）过敏性反应。这种风险主要存在于半稳定的铁 - 糖复合物（如蔗糖铁和葡萄糖酸铁）应用中，应用更稳定的铁 - 糖复合物（如羧甲基麦芽糖铁、纳米氧化铁和右旋糖酐铁）则不存在这种风险。

在美国和欧洲市场上有几种静脉注射铁的制剂可供选择（表 55-1）。

① 低分子量右旋糖酐铁：它由位于丹麦霍尔拜克的 PharmaCosmos 公司生产，目前在美国（INFeD，Actavis，Dublin Ireland）和欧洲（CosmoFer，Pharmacosmos，Holbaek；Ferrisat，HAC Pharma，Caen，France）使用。它比高分子量的产品具有更好的耐受性和更少的不良反应，高分子量的产品现在已经从美国和欧洲市场上撤下 [629-635]。

② 蔗糖铁：这款产品名为 Venofer，由位于瑞士圣加仑的 Vifor 公司生产，并由位于纽约州希尔利的 American RegentLaboratories 公司在美国销售。它被广泛用于治疗肾性贫血，是美国使用最多的肠外铁制剂 [636]。据报道，在不到 1/100 000 的静脉注射蔗糖铁的患者中出现了过敏反应。给大鼠静脉注射三种不同品牌的蔗糖铁，大鼠出现不同程度的炎症和氧化应激反应，提示不同品牌蔗糖铁制剂的铁复合物的稳定性可能有所不同 [637]。

③ 葡萄糖酸铁：商品名为 Ferrlecit，由位于新泽西州布里奇沃特的赛诺菲安万特美国公司销售。它是美国第二种最常用的静脉用铁制剂，在世界各地的血液透析患者中经常使用 [638]。

④ 羧基麦芽糖铁：它的商品名为 Ferinject（Vifor，St. Gallen，Switzer-land）或 Injectafer（American Regent，Luitpold Pharmaceuticals，Shirley，NY）。这是在欧洲和美国最新注册的一种铁制剂 [639]。这种制剂的一个显著优点在于可以在短时间（15min）内注入 750mg 的铁，且不良反应很小 [640, 641]。据报道，用羧基麦芽糖铁治疗非 CKD 患者和 ND-CKD 患者可出现短暂低磷血症，可能是由于肾小管重吸

表 55-1　静脉注射铁制剂

	FDA 批准					非 FDA 批准
名称	右旋糖酐铁	蔗糖铁	复合葡萄糖酸钠铁	羧基麦芽糖铁	纳米氧化铁	异麦芽糖铁 1000
美国商品名（销售商）	INFed（Actavis）	Venofer（American Regent，Luitpold harmaceuticals）	Ferrlecit（Sanofi- Aventis）；Nulecit（Actavis）	Injectafer（Luitpold，American Regent）	Feraheme（AMAG Pharmaceuticals）	Monofer（Pharmacosmos A/S）
欧洲商品名	Cosmofer，Uniferon，Ferrisat	Venofer，Idafer，FerroLogic，Ferion，Venotrix，Fermed，Netro-Fer	Ferrlecit/Ferlixit	Injectafer，Ferinject	Rienso	Monofer，Monover，Monoferro，Diafer
糖类	葡聚糖多糖（低分子量）	蔗糖	葡萄糖酸酯	羧麦芽糖苷	聚葡萄糖山梨醇羧甲基醚	异麦芽糖苷
分子量	165kDa	34～60kDa	289～444kDa	150kDa	750kDa	150kDa
铁含量，mg/ml	50	20	12.5	50	30	50/100
血液透析，mg/ 次	100	100	125	—	510	100～200（UK）
腹膜透析	100	1 × 300mg；		—	510	
		14天后 1 × 300mg；14 天后 1 × 400mg；				
非透析 CKD	100mg	200/500mg		750mg	510mg	
TDI 可能性	是	否	否	是	否	是
最大准许剂量	100mg	400mg	125mg	750mg 体重＞ 50kg	510mg	最多 20mg/kg（UK）
最大安全剂量	TDI 超过 1～4h	300mg 超过 2h	250mg 超过 1h	750mg 超过 15min	510mg ＞ 15min	20mg/kg 超过 15min
术前用药	否	否	否	否	否	否
需剂量试验	是	否	否	否	否	否
黑匣子警告（FDA）[a]	是	否	否	否	是	否
不良反应				低磷血症	MRI 影像改变	
防腐剂	无	无	苯甲醇	无	无	无

a. FDA 警告—右旋糖酐和苯氧基，致命过敏反应

CKD. 慢性肾病；FDA. 美国食品药物管理局；LMW. 低分子量；MRI. 磁共振成像；NA. 不适用；TDI. 每日可耐受摄入量

所有静脉注射铁剂引起过敏反应的风险很小，但发生时如不及时处理，可能会危及生命。欧洲药物管理局，管理静脉注射含铁药物过敏反应风险的新建议。http://www.ema.europa.eu/ema/index.jsp?curl=pages/news_and_events/news/2013/06/news_detail_001833.jsp&mid=WC0b01ac058004d5c1

收磷酸盐减少所致[642, 643]。FGF-23 在羧甲基麦芽糖铁剂所致低磷血症起着重要作用。缺铁时，FGF-23 的生成增加，但 FGF-23 在骨细胞中的切割也增加，最终 FGF-23 血浆值不变，而 FGF-23c 端片段血浆值升高。应用羧基麦芽糖铁可导致血浆 FGF-23 水平大幅增加，这可能是由于 FGF-23 被切割减少所致。在第 0 周、第 1 周予 750mg 的羧基麦芽糖铁静脉注射，给药后观察 1～2 周，发现血清磷酸盐降低，磷酸盐排泄增加及血清 1,25 羟维生素 D 降低[634a]。在血清铁蛋白值为 400～600ng/ml 之间（FIND-CKD 试验）的 ND-CKD 患者中，羧基麦芽糖铁在延迟和（或）降低 ESA 需求方面优于口服铁剂[626]。在 FIND-CKD 试验中，没有证据表明静脉注射与铁剂相关的肾毒性或肾功能下降相关[644]。

⑤ 纳米氧化铁：药品名为 Feraheme，由 AMAG 制药公司销售。这是一种具有聚葡萄糖山梨醇羧甲基醚涂层的纳米氧化铁粒子，可允许快速注射大剂量（510mg）铁，并可以在 3～8 天后重复注射，以期尽量减低免疫反应敏感性，释放自由铁[645-648]。由于输液时间为 17～60s 会产生显著的不良反应，美国 FDA 要求输液时间需超过 15min。

CKD 患者使用蔗糖铁的疗效和不良事件与纳米氧化铁相似[649]。纳米氧化铁是唯一的具有超磁性特性的静脉注射铁制剂，类似于 MRI 对比剂，由于其被摄取进入网状内皮系统，因此可能会改变磁共振成像达 3 个月[646]。FDA 注册的基础研究表明，0.2% 的治疗对象有过敏反应或类过敏反应，3.7% 有超敏反应（如瘙痒、皮疹、荨麻疹、喘息），发生低血压者占 1.9%，有 3 名患者出现严重的低血压反应[646]。通过大量数据的研究表明，使用纳米氧化铁的 CKD 患者不良反应发生率高于使用其他静脉铁制剂的 CKD 患者[650]。纳米氧化铁与三羧基麦芽糖铁在超敏反应或静脉输液后低血压方面无显著差异，而发生低磷血症不良反应的几率则大于三羧基麦芽糖铁（38.7% vs. 0.4%）[651]。纳米氧化铁治疗贫血 CKD 试验（FACT）表明，在治疗透析患者缺铁性贫血时，纳米氧化铁与其他蔗糖铁相比具有相似有效性和安全性[652]。

由于钆剂使用可加剧肾脏纤维化，因此纳米氧化铁可被用作 CKD 4 期或 5 期患者以及透析依赖 CKD 患者的 MRI 替代对比剂[653, 654]。

⑥ 异麦芽糖苷铁：这是由 Pharmacosmos A/S（Holbaek）公司作为单药出售的。其基于无分枝糖类，不像其他静脉注射铁制剂那样形成典型的球状铁糖类纳米颗粒，这似乎与其较低的免疫源性有关。异麦芽糖苷铁可单次给药，剂量最高可达 20mg/kg，并已被证明在透析的 CKD 患者中与蔗糖铁功效相当[655]。目前，异麦芽糖苷铁在 28 个国家获得批准和销售，其中包括除美国之外的 21 个欧盟成员国。

美国于 1994—2002 年对静脉输注铁应用情况进行调查，发现慢性肾病静脉输注铁主要是蔗糖铁和葡萄糖酸铁，84.4% 的血液透析患者和 19.3% 的腹膜透析患者接受了某种形式的静脉输注铁治疗[656]。肠外铁剂治疗在美国已大幅增加，最可能的原因是补偿方式向捆绑模式转变（见图 55-7）。来自透析结果和实践模式研究（DDOPPS）的数据显示，2010—2012 年，血液透析患者静脉铁使用率从 55% 增加到 68%[657]。与之类似的趋势也出现在欧洲国家、日本、澳大利亚、新西兰[658]。现在对于维持透析治疗的患者，通常把铁蛋白 800ng/ml 作为提示停止静脉注射铁疗法的阈值。

(4) 静脉注射铁的不良反应：蔗糖铁、低分子量的右旋糖酐铁和三羧基麦芽糖铁在安全性和耐受性方面有着很好的记录。过敏反应（如红斑性皮疹、荨麻疹）是罕见的，其强度通常为轻度或中度。再诱发后无复发也说明，这类过敏反应大多不是由于免疫反应引起的。严重危及生命的过敏反应一直是高分子量右旋糖酐铁的突出问题，迫使其撤出欧洲和美国市场。在美国，在使用右旋糖酐铁之前仍然需要进行剂量测试，但欧洲药物管理局不要求这样做[659]。Chertow 及其同事对 5000 多万剂静脉注射铁进行了回顾性研究，结果表明，高分子量右旋糖酐铁发生反应的风险更高，而低分子量右旋糖酐铁相关的严重事件发生率与其他形式的静脉注射铁剂相似（约为 1/200 000）[630, 631]。一项来源于不良事件报告系统（AERS）和其他美国数据库的 FDA 研究表明，由于这些报告中的品牌信息不完整，无法提供关于在美国销售的四种静脉注射制剂相对安全性的确切数据，但它确实证实了所有品牌都报告了过敏反应[660, 661]。Chertow 和他的同事估计，每百万剂的绝对致命不良反应率为：蔗糖铁 0.6，葡萄糖酸铁钠 0.9，低分子量右旋糖酐铁 3.3，高分子量右旋糖酐铁 11.3 [631]。然而，后来的一项系统综述强调，尚无针对低分子量右旋糖酐铁和蔗糖铁的不良事件发生率进行比较的权威研究 [662]。不同的静脉注射铁制剂中不稳定铁的含量不同，这可能是氧化和亚硝化应激的一个重要决定因素 [663]。

FIND-CKD 研究发现，在 ND-CKD 患者，与口服铁剂相比，静脉注射型三羧基麦芽糖铁未见不良反应 [664]。而另一种以评估静脉注射铁对慢性肾病进展是否有影响的 REVOKE 试验，他们比较了静脉注射蔗糖铁与口服硫酸铁，每周 200mg，连续使用两周，结果发现，虽然在斜率和 GFR 上无差异，但静脉注射铁剂组中有较多的不良反应事件，并由此得出结论，静脉注射铁剂增加了感染和心血管事件的风险 [665]。这一意外结果在 FIND-CKD 研究中未得到证实，两项研究结果之间的差异至今仍未得到阐明 [666, 667]。

① 感染风险和静脉补铁治疗：体外数据似乎支持这样一观点，即铁可以促进细菌生长，同时损害白细胞功能 [576, 668-671]。在一些研究中发现，在透析患者中静脉注射蔗糖铁与淋巴细胞中出现剂量依赖性氧化剂损伤标志物以及血浆中抗坏血酸和 α-生育酚的降低有关 [672]，而其他患者并没出现此现象 [673-675]。此外，这些研究还没有考虑到白细胞应对氧化损伤的能力明显受到谷胱甘肽 S- 转移酶 M1（GST M1）多态性的影响 [676]。虽然有间接的和非结论性的证据证明铁贮量和菌血症之间有联系 [668]，但大多数研究未能证明静脉注射铁剂治疗与透析患者感染风险增加之间有联系 [576, 669-671]。如前所述，许多试图将铁的状态和细菌感染风险联系起来的研究都使用了血清铁蛋白，但它是 CKD 患者铁状态不可靠的标志 [668, 677-681]。一项研究表明，患者在 6 个月内接受超过 10 瓶 100mg 右旋糖酐铁，其死亡和住院的风险增加 [682]。一项无对照的回顾性研究表明，相较于葡萄糖酸铁，使用蔗糖铁引起的菌血症发生率更高 [683]。其他研究未能显示在菌血症中静脉注射铁剂量或铁贮量（使用血清铁蛋白）对死亡率、感染或住院治疗有显著影响 [576, 671, 684, 685]。另一方面，后续一项引用大量数据的观察性研究发现，静脉注射高剂量的铁剂与感染相关的住院和死亡风险升高存在关联，特别在使用导管进行透析而非行动静脉瘘或肾移植的患者 [686]。目前未能证明高剂量的静脉注射铁剂与死亡风险或感染风险升高有关 [687]。

尽管缺乏证据证明静脉铁剂对感染率、心脏事件和死亡率有显著影响，但其长期毒性，特别是自由基生成导致的氧化损伤的可能后果仍然令人担忧 [604, 688]。不幸的是，到目前为止还没有进行大规模的前瞻性研究来预测铁替代物的有效性和安全性，无论是短期的还是长期的 [689]。英国的一项试验（PIVOTAL）对 2141 名开始透析患者进行了前瞻性试验，比较高剂量与低剂量静脉注射蔗糖铁制剂的反应性，并评估了两种方案对死亡率和心血管事件的影响，结果发现高剂量静脉注射蔗糖铁明显减少每月 ESA 剂量，而死亡率、心血管事件和感染率则与低剂量相似 [690]。

② 铁制剂治疗慢性肾病患者：慢性肾病给予铁剂治疗应以铁贮量检测结果和临床考虑为指导，并需要考虑关于避免或尽量减少输血、ESA 使用和贫血相关症状的潜在益处，以避免潜在的伤害风险 [10]（表 55-2）。在 ESA 治疗初期应每月进行一次铁检测，此后每 3 个月进行一次 [11, 12]。如前所述，透析患者铁代谢的目标值是血清铁蛋白靶浓度应高于 200ng/ml、TSAT 值大于 20% 或细胞 CHr 值大于 29pg[11, 12]。而 KDIGO 指南建议，如果血清铁蛋白值低于 500ng/ml，TSAT 值低于 30%，则需要使用静脉注射铁剂增加 Hgb 浓度或降低 ESA 用量 [10]。对于 ND-CKD 和腹膜透析患者，血清铁蛋白的目标值应大于 100ng/ml，TSAT 的目标值应高于 20%。慢性肾病中应用铁剂的目的是消除显性和（或）功能性铁缺乏，因为这会降低 ESA 的反应和有效性。联用静脉注射铁剂可优化 ESA 应答，从而显著减少 ESA 剂量 [691]。在 20 世纪 90 年代早期和晚期进行的几项研究表明，静脉注射铁剂疗法与 ESA 剂量的显著减少有关 [623, 674, 693-700]。DRIVE（高铁蛋白透析患者对静脉注射铁剂的反应）研究表明，强化静脉注射铁方案（8 次血液透析，每次 125mg 葡萄糖酸铁）可以显著降低 ESA 剂量要求 [701, 702]。一项 Cochrane 系统综述为静脉注射铁剂的 ESA 节约效应提供了额外的证据支持 [623]。Shirazian 和他的同事们已经注意到，当缺铁率高、静脉注射铁剂使用率低时，静脉注射铁剂可降低 ESA 用量的效果很容易被证实 [691]。然而，虽然他们建议静脉注射铁剂

以减少 ESA 用量的大部分益处已经实现，但是考虑到 60%～80% 的美国透析患者正在接受静脉注射铁剂治疗，目前并不清楚使用加强静脉注射铁制剂可以使 ESA 剂量进一步减少多少。

考虑到 ESA 的潜在不良反应（见下文），最新的 KDIGO 贫血指南明确指出：避免或尽量减少 ESA 用量的建议会影响到铁制剂的使用 [10]（见表 55–2）。

如表 55–1 所示，全世界有几种类型静脉注射铁剂。虽然他们在配方与剂量上有重大区别，但是没有确切的证据表明在 CKD 疾病背景下，其中一种制剂优于其他制剂。REPAIR–IDA 试验表明，对于患有 NK–CKD 的贫血患者，一周内使用两剂 750mg 三羧基麦芽糖铁并不差于 14 天内注射 5 次蔗糖铁 [643]。使用大剂量的静脉注射铁剂，而不是较低的维持剂量，并不会明显影响血液透析患者的心血管病发病率和死亡率 [703]。

一些研究表明，在予以 ESA 和铁剂的治疗方案中加用抗坏血酸可增加获益，尽管这些研究均未能严格提供明确的证据 [704, 705]。有限的证据表明，抗坏血酸可能是促氧化剂，并可能增加细胞因子值 [706]。一项系统综述和 Meta 分析得出结论，在小型研究中有限数量证据表明使用抗坏血酸可导致 Hgb 浓度升高、转铁蛋白饱和度升高和 EPO 利用率降低 [707]。然而，在 KDOQI 或 KDIGO 指南中不推荐使用抗坏血酸 [10–12]。

3. 促红细胞生成素和铁剂治疗贫血的有效性和安全性

随着 rhEPO 的出现，维持性透析患者的境况发生了巨大的变化。以往认为输血是治疗贫血唯一可行方案，现由于输血需求下降，既往输注红细胞导致铁超载的问题逐渐得以解决，现在患者可以很容易地维持血红蛋白值。雄激素疗法也因其显著不良反应已被舍弃。基于这些明显的益处，重组人红细胞生成素很快成为常规疗法，对贫血进行监测现被认为是任何 CKD 阶段患者管理不可或缺的组成部分（图 55–9），如果检查结果排除了其他原因导致贫血，特别是排除了缺铁的可能性，那么 ESA 治疗几乎为所有 CKD 患者纠正贫血的选择。然而，尽管这些好处很明显，但一直以来没有正式的证据证明其能长期获益。

一些间接证据表明，纠正或改善贫血可以减少或至少减轻左心室肥厚发生率，它是慢性肾病常见并发症，与预后不良明显相关（见前面的讨论）。再加上 ESA 治疗无明显不良反应，以及更高的血红蛋白浓度可能改善生存质量和身体功能，这些证据都支持提升血红蛋白目标值。此外，还将治疗范围扩大到那些尚未接受透析治疗的患者，因为这些患者的贫血通常没有透析患者严重，直观认为避免贫血而非延迟纠正贫血才是改善这些患者预后和生活质量的最合适策略。

然而，不幸的是，在前瞻性研究中，血红蛋白浓度的长期降低和不良反应之间的真实关系并未得到充分验证。很少研究将 ESA 与安慰剂进行比较，而那些测试两种不同血红蛋白指标范围的试验通常都没有足够的说服力。随后，几个随机对照试验的证据表明，ESA 与血红蛋白浓度的标准存在有限的益处和相关的危害。

(1) 实验概述：自 1989 年以来，有关 CKD 患者 ESAs 随机对照试验略多于 25 个，其中比较了血红蛋白不同的靶浓度，或将 ESA 治疗与安慰剂进行比较。大约有 50% 的试验是在透析患者中进行的，另一半则是在 ND–CKD 患者中进行的。总的来说，大约共有 11000 名患者参与了这些试验，其中超过 4000 人参与了其中一项研究，即使用 Aranesp 治疗减少心血管事件 TREAT 研究 [708]。其他试验的患者数量从少于 20 人到大约 1400 人不等 [11, 12]。1997 年之前的几个小型临床试验比较了 ESA 和安慰剂，此后则只针对两种不同 ESA 方案进行比较，直到 TREAT 方案首次设计在未透析患有糖尿病和 CKD 患者中比较了 ESA 治疗与安慰剂治疗。

(2) 大型随机对照试验：美国正常血细胞比容试验是首次测试血红蛋白浓度正常是否改善透析患者预后的一项研究 [709]。该试验假设任何假定的益处在心脏病患者中最明显，因此，该试验纳入了 1200 多名患有充血性心力衰竭或缺血性心脏病的血液透析受者，其中一组血细胞比容目标为 42%，另一组则为 30%。研究的主要终点是死亡及首次非致命性心肌梗死。由于高血细胞比容组有更多的患者达到了主要终点，这项研究在第 29 个月被提前终止。虽然差异没有达到统计学上的显著性，但建议终止研究，因为很明显，最初的假设（即较高的红细胞压积目标是有益的）无法得到证实。此外，较高的

表 55-2 当前的贫血指南和铁剂给药的情况说明

指 南	注 解
KDIGO 临床实践指南（国际版）	2.1.1：在开始铁剂治疗处方时，应权衡其潜在益处，如避免或尽量减少输血、ESA 治疗以及个体患者贫血相关症状的伤害风险等（如过敏反应和其他急性反应，未知的长期风险）（未分级） 2.1.2：成年 CKD 贫血患者在没有采取铁剂治疗或 ESA 治疗时，若患者满足以下条件，我们建议尝试进行静脉注射铁剂（或予以 ND-CKD 患者口服铁试验治疗持续 1～3 个月）： • 未开展 ESA 治疗且 Hb 浓度增加 [b]； • TSAT ≤ 30%，铁蛋白≤ 500ng/ml（或 500μg/L） 2.1.3：对于已进行 ESA 治疗但未进行补铁的成年 CKD 患者，若满足以下条件，我们建议尝试静脉注射铁剂（或予以 ND-CKD 患者口服铁试验治疗持续 1 至 3 个月）： • Hb 浓度增加 [c] 或计划减少 ESA 剂量 [d]； • TSAT ≤ 30%，并且铁蛋白≤ 500ng/ml（或 500μg/L）
KDOQI 注释（美国）	• 我们认为 KDIGO 表达的谨慎意见并没有得到现有证据的支持，可能会产生负面影响，如持续的缺铁性贫血、更高的 ESA 剂量要求和更多的输血。 • 因此，我们认为，当 TSAT 较低（≤ 30%）时，即使铁蛋白浓度高于 500ng/ml，也可以考虑进行静脉注射铁剂治疗试验。 • 目前还没有足够的证据来支持应设置铁蛋白上限，即在超过该上限时坚决停止静脉注射铁剂。 • 在高铁蛋白浓度情况下给予铁剂治疗，需要同时权衡持续性贫血的潜在风险和益处、ESA 剂量、共病情况和生活质量。根据 KDIGO 建议，应该密切监测铁剂治疗过程中 Hb、TSAT 和铁蛋白的变化，并相应地进行剂量调整。
CSN 注释（加拿大）[a]	• 当 TSAT 和铁蛋白阈值分别在 20% 和 200ng/ml 之上时，有很好的证据（1B）支持对成年 CKD 患者予铁剂治疗。如果需要增加血红蛋白、减少 ESA 或避免 ESA 和输血，可以考虑进行铁剂试验性治疗，同时也应认识到当 TSAT ＞ 30% 且铁蛋白浓度＞ 500ng/ml 时，铁剂治疗使血红蛋白增加的可能性则较小。 • 然而，与 KDIGO 贫血指南相反，CSN 贫血工作组认为，目前的证据不允许明确划定 TSAT 或铁蛋白浓度的上限。

a. 引用的材料摘录以血液透析为重点；铁蛋白单位用于 CSN 注解时转换为 ng/ml
b. 基于患者症状和总体临床目标，包括避免输血、改善与贫血相关的症状和排除活动性感染
c. 与建议 3.4.2 和 3.4.3 相一致
d. 基于患者症状和总体临床目标，包括避免输血和改善与贫血相关的症状，排除活动性感染和其他致 ESA 低反应性的病因
CKD. 慢性肾病；ND-CKD. 非透析相关 CKD；CSN. 加拿大肾病学会；ESA. 促红细胞生成剂；Hb. 血红蛋白；IV. 静脉注射；KDIGO. 改善肾脏病全球预后组织；KDOQI. 美国肾脏病基金会肾脏病预后质量倡议工作组；QoL. 生活质量；TSAT. 转铁蛋白饱和度［改编自 Weiner DE，Winkelmayer WC. Commentary on "The DOPPS practice monitor for US dialysis care: update on trends in anemia management 2 years into the bundle": iron(y) abounds 2 years later. Am J Kidney Dis. 2013;62:1213–1220; quoted material from Kidney Disease Improving Global Outcomes (KDIGO) Anemia Work Group: KDIGO clinical practice guideline for anemia in chronic kidney disease. Kidney Int Suppl. 2012;2:279–335, 2012; Kliger AS, Foley RN, Goldfarb DS, et al. KDOQI US Commentary on the 2012 KDIGO clinical practice guideline for anemia in CKD. Am J Kidney Dis. 2013;62:849–859; and MoistLM, Troyanov S, White CT, et al. Canadian Society of Nephrology commentary on the 2012 KDIGO clinical practice guideline for anemia in CKD. Am J Kidney Dis. 2013;62: 860–873.］

血细胞比容目标组的血管通路血栓发生率明显较高。血细胞比容值越高，自我报告的身体功能评分越高，但重要的是该参数在两个治疗组之间没有显著差异。后来的一项分析，其中包括数据安全监测委员会在建议终止研究时尚未考虑的终点事件，也没有显示出显著差异，在研究终止后的 1 年随访期间，两个治疗组的事件发生率相似 [710]。

针对 ESRD 患者进行的第二个大型试验涵盖近 600 名无心脏病症状及左心室扩张的新入血液透析患者 [711]。这些患者被以双盲方式随机分配到血红蛋白治疗目标为 13.5～14.5g/dl 或 9.5～11.5g/dl 的两个组中。实验主要终点是左心室容积指数的改变，以验证提高血红蛋白浓度可以防止左心室肥厚的进展。然而，两组的左心室容积指数变化相似；次要结果之间的唯一区别是，高血红蛋白组比低血红蛋白组的 36 项简明健康状况调查表（SF-36）积分更高。两组不良事件发生率也相似，只是低血红蛋白组骨骼疼痛、手术和头晕发生率较高，而高血

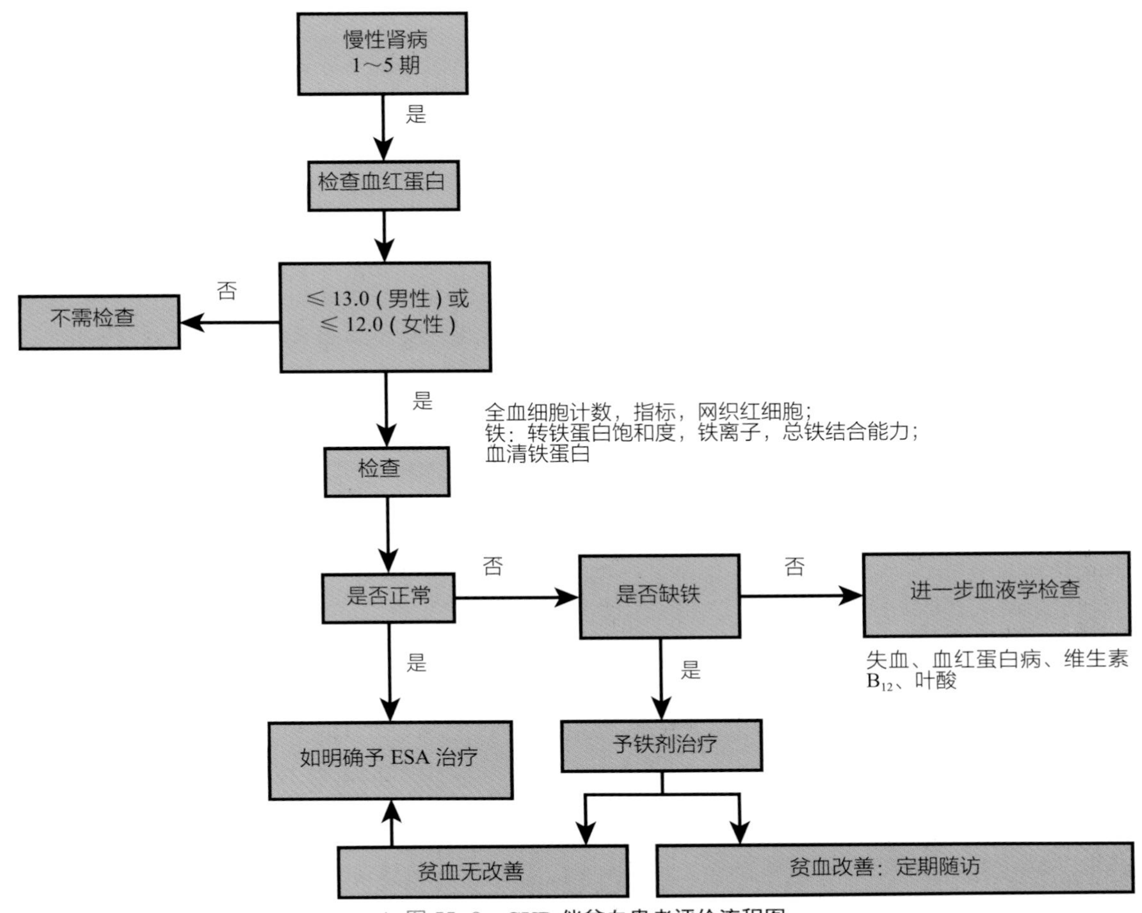

▲ 图 55-9　**CKD 伴贫血患者评价流程图**

引自 Lankhorst CE, Wish JB. Anemia in renal disease: diagnosis and management. Blood Rev. 2010;24:39–47.

红蛋白组的头痛和脑血管事件发生率略高。

因此，两项试验都没能提供支持透析患者血红蛋白浓度正常化的任何证据。然而，由于透析患者的预后、共患病程度、血流动力学和代谢环境与 ND-CKD 患者有很大不同，因此，在 3 个更大的研究中，研究者进一步在 ND-CKD 患者中测试了纠正贫血的益处。

在欧洲、墨西哥和中国台湾进行了 CREATE 试验（予重组红细胞生成素治疗早期贫血以期降低心血管风险）[712]。该研究纳入了大约 600 名 eGFR 为 15～35ml/(min · 1.73m^2)、血红蛋白浓度为 11～12.5g/dl 的患者。患者被随机分配到两个治疗组，一组立即开始重组红细胞生成素治疗，使血红蛋白浓度达到 13～15g/dl；另一组在血红蛋白降到 10.5g/dl 之前，不开展重组红细胞生成素治疗，其血红蛋白目标浓度是 10.5～11.5g/dl。实验主要终点是联合八项心血管事件，包括内容如下。

首次心血管事件发生的时间，包括猝死、心肌梗死、急性心力衰竭、卒中、短暂性脑缺血发作、导致住院 24h 或以上的心绞痛或延长住院时间、周围血管疾病并发症（截肢或坏死）或导致住院 24h 或以上的心律失常 [712]。

这项研究没有显示出两组之间在 8 个心血管事件发生时间上的显著差异。治疗越早、目标越高的那一组，HRQOL 的某些方面都得到了改善，但出乎意料的是，这一治疗组的透析时间明显缩短。该试验的局限性之一是，观察到的心血管事件发生率远远低于预期的心血管事件发生率，统计说服力低于预期。

在美国进行的 CHOIR 研究（校正血红蛋白和肾功能不全的结果）也采用了类似的设计，但纳入了更多共病患者，得出了不同的结论 [713]。1400 多名 eGFR 值为 15～50ml/(min · 1.73m^2)、Hgb 浓度低于 11g/dl 的患者被随机分配到重组人红细胞生成素治疗组，以达到 13.5g/dl 或 11.3g/dl 两种不同的血红蛋白靶值。实验主要终点包括死亡、心肌梗死、因充血性心力衰竭住院治疗和脑卒中。更多高血红蛋白组的患者出现至少一次心血管事件时，导致实验终止。对构成实验终点的四个指标分析发现，高血红蛋白靶值组出现更频繁的心力衰竭住院和更频繁的死亡趋势，但心肌梗死和脑卒中的发生率没有差异。此外，在高血红蛋白靶值组，肾脏疾病进展有加速趋势。然而，一项含有 19 项临床试验的 Meta 分析并不支持较高的血红蛋白靶值对 CKD 进展、不良事件或死亡率有影响 [714]。与 CREATE 试验不同，CHOIR 研究需要两到三倍剂量的红细胞生成素维持达到血红蛋白靶值。有趣的是，一项利用多重分析研究显示，在死亡率较高的亚组中，与高血红蛋白靶值相关的风险联系并不明显 [715]。

与其他四项大型试验相比，TREAT 研究的目的在于设计一项充分而有力的试验来对比 ESA 与安慰剂的治疗效果。超过 4000 名患有 CKD［eGFR=20～60ml/(min・1.73m^2)］、2 型糖尿病及血红蛋白浓度低于 11g/dl 的患者被随机分配接受促红血细胞生成素或安慰剂治疗组，其治疗目标为 13g/dl[708]。为了避免安慰剂治疗组出现严重贫血，因此制定了一项抢救方案，根据该方案，当血红蛋白低于 9g/dl 时，给予促红细胞生成素治疗。该研究实验采用双盲。实验主要终点有两个：心血管复合终点和肾脏复合终点，包括死亡或开始维持透析。该实验结果显示在肾脏或心血管复合终点方面没有差异，但对实验主要终点的分析发现，促红细胞生成素治疗组的脑卒中风险增加了 2 倍。作为一个额外的安全信号，尽管并不显著，在治疗组中癌症导致死亡人数往往更高；在一个约有 350 名恶性肿瘤病史的亚组中，全因死亡率往往更高，癌症导致的死亡人数明显增多。这些发现与在癌症患者中予 ESA 治疗随机对照试验的一些结果一致，使用 ESA 治疗化疗相关贫血时，患者死亡率更高，恶性肿瘤进展更快 [716]。在 TREAT 研究中，促红细胞生成素治疗组的患者输血较少，并且在癌症治疗的功能评估：疲劳（FACT）评分中显示出较大的平均变化。

(3) 风险 – 收益关系和目标血红蛋白推荐值：总之，从精心设计的大型随机对照试验所获得的证据表明，使用 ESA 将血红蛋白升高到正常或接近正常值，并不提高 ND–CKD 或 ESRD 患者的生存率或降低心血管事件的发生率，但却增加损害风险 [717]。这些结果也与另一项针对心力衰竭患者的大型试验一致，其中许多患者患有 CKD [633]。几乎所有的研究都显示血栓栓塞发生率增加，但是，由于未知的原因，其他风险在不同的研究中并不一致。例如，尽管 CHOIR 研究显示存在死亡风险 [713]，但这一发现并未在 TREAT 研究中得到证实 [708]。同样，在 CREATE 研究中发现 ESA 使用会对透析时间产生负面影响 [712]，但在 TREAT 研究中没有发现。另一方面，TREAT 研究发现脑卒中的发生率增加 [708]，尽管先前另一项研究报道高血红蛋白治疗组脑卒中的次数稍微增多 [718]，但 CREATE 研究和 CHOIR 研究都没有发现脑卒中率有差异 [712, 713]。这些不一致结果表明了可能存在尚未被认识的决定 ESA 不良反应的重要因素。尽管进行了深入的调查，目前还无法确定在 TREAT 研究中予以 ESA 治疗时患者发生卒中的特征 [719]。尚不清楚所观察到的不良事件是否与实际达到的血红蛋白值有关，是否与红细胞生成增加的间接影响有关，或者 ESA 是否直接影响血红蛋白 [715]。

平均而言，当血红蛋白浓度达到 10g/dl 以上时，血红蛋白值继续升高所带来生存质量的任何好处似乎都不大。血红蛋白值较高时，输血率较低 [720, 721]，但很明显，试图使血红蛋白值正常化并不能消除输血要求。此外，在个别患者中，很难确定避免输血的实际益处，但应强调考虑到预期接受移植患者的致敏风险 [722]。

目前尚不清楚 ESA 治疗的利弊是否取决于患者的反应性。在为达到血红蛋白靶浓度的治疗方案中，为避免低反应性而使用更高剂量 ESA 可能导致更大的不良事件，但 ESA 是否起主要作用仍不清楚。对 CHOIR 研究的二次分析表明，高 ESA 剂量与不良预后相关，而并非与高血红蛋白浓度相关 [411, 715]。在 TREAT 研究中，患者使用 ESA 的前两次用量根据体重来确定，此时患者对 ESA 的反应能力是不良预后的一个重要预测因素，对 ESA 反应能力最差的 25% 患者具有更高的心血管复合终点率或死亡率 [723]。然而，由于低反应者仅能在患者接受治疗时被识别，因此尚不清楚其不良预后是否受到 ESA 治疗的影响。

KDIGO 全球贫血指南在慢性肾病贫血方面考虑了这些因素[10]。慎重平衡 ESA 和铁剂治疗法的风险和好处。对于没有进行透析的患者，指南建议当血红蛋白在 9～10g/dl 之间时，通过启动 ESA 疗法来避免血红蛋白值下降到 9g/dl 以下。一般来说，不应用 ESA 将血红蛋白浓度维持超过 11.5g/dl，强烈建议血红蛋白浓度不要超过 13g/dl。然而，个体化治疗似乎是适当的，因为血红蛋白值高于 11.5g/dl 时，一些患者的生活质量可能得到改善，且对抗更大风险的能力增强[724]。

在美国，透析和相关服务的付费发生了重大变化，导致实验室辅助设备和静脉注射药物及其类似口服药物的付费被捆绑在一起。再加上前面提到的临床试验的结果以及 FDA 随后对药物标签的更改，这些付费方式的更改显著减少了对 ESA 和血红蛋白浓度值的使用，并进而导致维持性透析患者的输血率升高[57, 725]。美国的经验可能并不直接适用于其他国家[726]。欧洲一项针对 1679 名血液透析患者的研究发现，ESA 每周剂量超过 8000IU 是导致全因死亡和住院的独立危险因素[727]。

(4) 以柠檬酸铁为基础的磷酸盐黏合剂和慢性肾脏疾病患者的铁代谢：柠檬酸铁（Zerenex、Keryx 生物制药、纽约），一种含铁磷酸盐黏结剂，可降低血清磷酸值、增加 TSAT 值，与使用安慰剂的 ND-CKD 患者相比可适度升高血红蛋白值，为该产品作为口服铁补充剂在该患者群体中的应用提供进一步的支持[728–730]。然而，FDA 已经批准该产品仅能作为磷酸盐黏合剂使用，对其可能过高的铁含量发出安全警告，并建议定期监测血清铁蛋白和 TSAT 值[731]。与安慰剂相比，柠檬酸铁增加了胃肠道不良反应的发生率[732]。使用另一种基于磷酸盐黏合剂的柠檬酸铁控制血清磷已被证明可降低 ESA 用量和减少静脉注射铁剂量[733]。另一种 FDA 最近批准的磷酸盐结合剂 - 蔗糖氧化铁，对静脉注射铁剂的代谢和患者的贫血无显著影响[734]。

4. 红细胞输注

当大型随机对照试验质疑 ESA 以及更高目标 Hgb 浓度的安全性和整体效益时，血红蛋白值小于 10g/dl 的患者比例明显增加，因这些患者经常需要输血治疗，造成需要输血的患者的绝对数量升高[720]。如图 55-10（和图 55-3）所示，2011 年美国维持性透析患者的输血率为 2.9%，2012 年则为 3.0%。有趣的是，2002—2008 年，ND-CKD 患者的输血率也显著上升（图 55-10）[721]。

输血与同种异体抗体的产生及人类白细胞抗原（HLA）的增敏有关[735]，这对肾移植匹配产生重要的负面影响。HLA 增敏也会增加对移植器官排斥反应，降低移植器官存活率。针对随后的同种异体移植器官功能而言，输血不太可能有任何益处。尽管发表的文献似乎表明结果有好有坏，但接受输血时产生同种抗体的患者接受移植的可能性更小。将接受输血但未产生同种异体抗体的患者与所有未接受输血的患者进行比较是不合理的，并可能产生误导。我们同意当前的共识，即应尽可能避免输血[722]。由于在美国大部分地区和许多发达国家，移植的等待时间超过了预期的寿命，患者可能负担不起治疗费用（如输血费用），这些治疗的好处是有限的，而且可以进一步降低接受肾脏移植的可能性。

相对常见的红细胞输血并发症是发热、荨麻疹和（或）过敏（即时过敏）反应。较少见的并发症包括急性和迟发性溶血性输血反应、低血压输血反应、输血相关呼吸困难、输血相关循环过载、输血相关急性肺损伤、输血后紫癜和输血相关排斥反应。输血的其他并发症包括已知和未知感染因素的潜在传播和铁超载。

二、慢性肾脏疾病的凝血障碍

（一）出血和慢性肾脏病

长期以来，出血一直被认为是尿毒症的一个重要并发症[736–738]。在透析和 rhEPO 出现之前尤其如此。例如可能是轻微的鼻出血，刷牙时过度出血，或容易擦伤。更严重与临床相关的出血往往发生在创伤或侵入性手术后，而不是自发的[739]。在透析常规应用之前，消化道大出血是尿毒症死亡的主要原因[736]。出血往往是增加死亡或并发症风险的一个预测因素[740, 741]。

1. 病理生理学

血管内皮外伤性破裂引发复杂调节反应以维持血管完整性和防止出血。止血的第一道防线是血小板，它专门与内皮损伤后暴露的配体相互作用。这

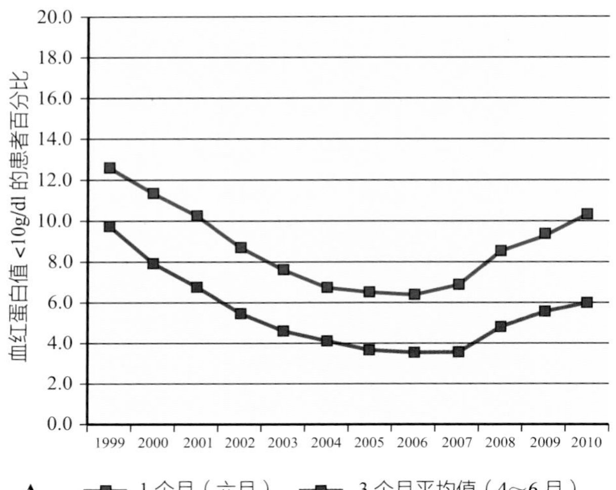

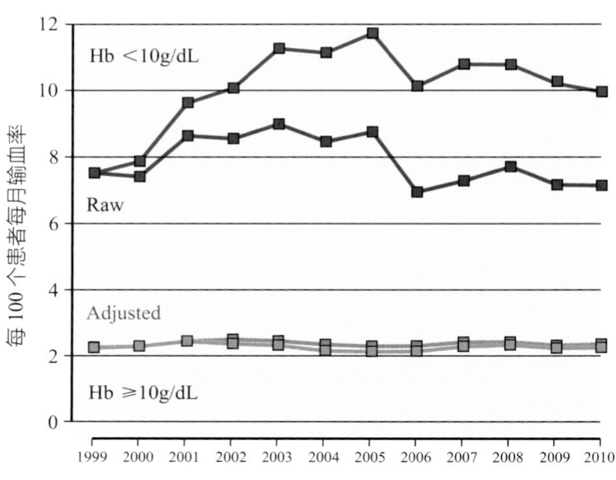

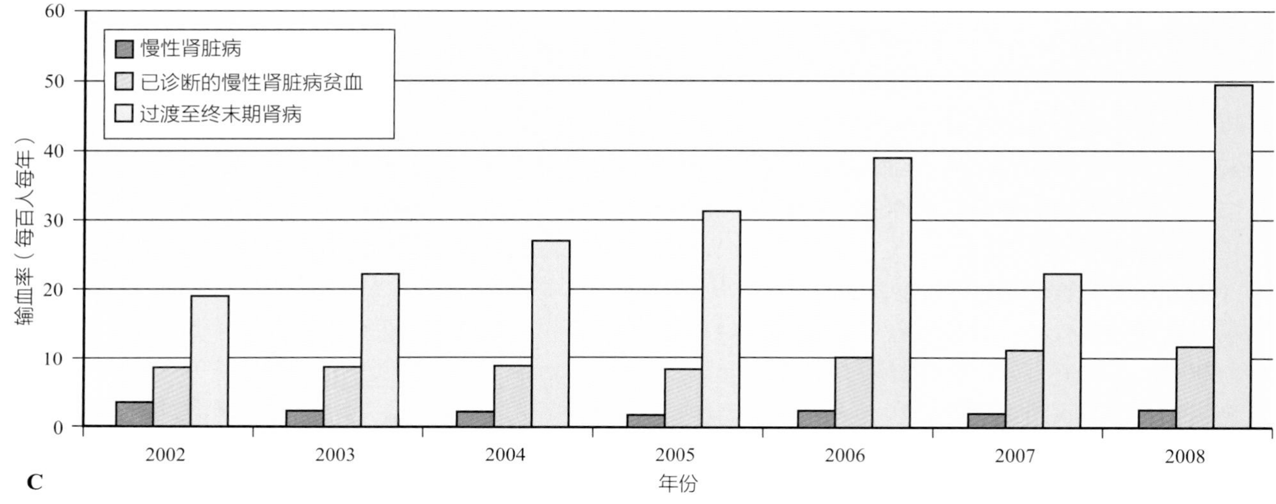

▲ 图 55-10 **慢性肾脏病（CKD）患者红细胞输注情况**

A. 单月或 3 个月平均血红蛋白（Hgb）浓度低于 10g/dl 的患者比例，1999—2010 年。B. 未经调整和经（年龄、性别、种族、终末期肾病的主要原因、住院天数和促红细胞生成素剂量）调整血红蛋白值低于 10g/dl、10g/dl，或以上患者 6 个月的输血率（1999—2010 年）。C. 慢性肾病患者、慢性肾病合并贫血患者、慢性肾病合并 ESRD 患者每年的红细胞输血率，每 100 人每年（2002—2008 年）

经许可 A 和 B 引自 Gilbertson DT, Monda KL, Bradbury BD, et al. RBC transfusions among hemodialysis patients (1999–2010): influence of hemoglobin concentrations below 10g/dl. Am J Kidney Dis. 2013;62:919–928; C 引自 Gill KS, Muntner P,Lafayette RA, et al. Red blood cell transfusion use in patients with chronic kidney disease. Nephrol Dial Transpl. 2013;28:1504–1515.

些配体包括胶原蛋白、纤连蛋白、层黏连蛋白、血小板反应蛋白和血管性血友病因子（vWF），它们能促进血小板与内皮细胞的黏附和活化。活化的血小板进一步释放储存在 α 颗粒中的黏附配体，如 vWF、纤维蛋白原、血小板反应蛋白、纤连蛋白和卵黄蛋白，并通过释放凝血素 A2（TXA2）和二磷酸腺苷（ADP）等聚集剂，促进其他血小板的活化。血小板沉积在胶原纤维上，最终形成血栓堵塞。血小板在血浆中的凝血级联反应中起着重要的作用，可以使凝血酶的激活、纤维蛋白原向纤维蛋白的转化及纤维蛋白栓形成，而纤维蛋白栓则通过 XⅢa 因子保持稳定。凝血酶的产生进一步增强了血小板的活化，并上调糖蛋白（GP）受体，如 GPⅠb- Ⅸ -Ⅴ和 GPⅡb/Ⅲa 受体。一些系统在凝血激活和血栓形成的过程中发挥重要限制作用，一氧化氮（NO）和前列环素限制血小板的活化。组织因子途径抑制物（TFPI）、蛋白 C 和蛋白 S 抗凝系统以及抗凝血酶在凝血级联反应的不同阶段关闭激活的凝血因子。纤维蛋白溶解系统在限制血栓生长和促进其组织清除方面也起至关重要作用。纤维蛋白消化是由纤溶酶介导的，它作为纤溶酶原在血浆中循环，纤溶酶原则是一种非活性前体。组织纤溶酶原激活剂（tPA）可促进纤溶酶原向纤溶酶的转化，而纤溶酶原激活剂抑制剂（PAI-1 和 PAI-2）可抑制纤溶酶原向纤溶酶的转化[742, 743]。

有几个因素会增加 CKD 患者出血风险（图 55-11）[744]。人们早已注意到，尿毒症患者的出血常发生在凝血因子循环值正常或升高的情况下[736]，提示血小板异常是容易出血的主要原因。血小板功能经常受损（血小板功能不全），一般循环血小板的数量通常是正常的，却也可能随着患者接受透析的时间的延长而减少[745]。维持性血液透析和接受 rhEPO 治疗的患者血小板生成素升高，但与血小板计数无关[745, 746]。血小板功能障碍的证据包括出血时间延长[736]，对 ADP 和肾上腺素的聚集反应减弱[747]，利斯多丁诱导的血小板凝集减弱[748]，使用血小板功能分析仪（PFA，Siemens Medical Solutions）检测时检测时间延长[749-751]。

尿毒症患者血小板功能异常通常表现为血小板与血管内皮的相互作用受损[736]，因此导致血小板黏附和聚集受阻。其原因尚未完全阐明，可能与血管壁、血小板或血浆成分异常有关。至于血管壁，在尿毒症中其功能可能发生改变。特别注意的是，内皮细胞产生的 NO，一种强大的血小板抑制剂，被观察到增高[752, 754]，导致了环鸟苷单磷酸（cGMP）浓度升至更高，最终血小板反应性降低。在尿毒症大鼠，使用 NO 抑制剂治疗可以部分恢复血小板功能[755]。有趣的是，长期以来被认为在尿毒症血小板功能障碍中起作用的胍丁二酸（GSA），已被发现可上调血管内皮细胞的 NO 生成[756]。由内皮细胞释放的前列腺素 I2（PGI2），在出血时间延长的 CKD 患者中增高[757]，其可能在降低血小板聚集性中起作用[757]。

尿毒症患者的血小板质量会发生异常改变。例如，尿毒症患者血小板中的血清素和 ADP 含量降低[747]。在血液透析过程中会被反复激活的血小板的介质的分泌功能也可能受损[758]。在血管壁黏附和聚集中起关键作用的血小板受体，如 GPⅠb 和 GPⅡb-Ⅲa，在尿毒症患者中数量可能没有显著减少[759]。然而，受体与血管壁的蛋白之间的相互作用可能是异常的[760]。特别激活 GPⅡb-Ⅲa，以促进其黏附到 vWF 这一过程可能受损[761]。由于肌动蛋白结合减少，血小板细胞骨架可能发生改变，细胞内分子转运较差[762-764]。

尽管尿毒症患者血小板本身并不完全正常，但导致血小板功能障碍另一个更重要致病因素可能是尿毒症血浆影响血小板的反应性。来自正常个体的血小板暴露于尿毒症血浆中后，其黏附功能受损[765]。相比之下，尿毒症患者血小板暴露于正常血浆后却可恢复一些功能[765]。由于某些分子的分子量较大导致血液透析对其不能充分清除，这些分子在尿毒症患者体内积累而可能导致血小板功能障碍[766]。包括喹诺林酸和胍类物质在内的多种毒素都与此有关[736]。此外，甲状旁腺功能亢进也被关注，Benigni 和他的同事已经发现，PTH 会损害多种物质对血小板聚集的诱导作用[767]。甲状旁腺功能亢进可能通过对硝苯地平等钙通道阻滞剂敏感的通道，升高胞内钙浓度，从而影响血小板功能[768]。

一般认为透析可以减少尿毒症患者血小板功能障碍和出血的风险，但透析也并不能完全消除这个问题。此外，血液透析可能导致一过性的血小板功能恶化。Sloand JA 和 Sloand EM 在治疗前后分别立即测定多种血小板功能指标，检测到血液透析后血小板膜受体糖蛋白 GPⅠb 表达发生一过性下降[769]。利托菌素反应性在血液透析后受损，并在治疗后一天恢复正常。血液透析的其他潜在有害后果包括削弱血小板反复激活的能力[770, 771]、清除功能更强的未成熟血小板[772-774]，以及活化的白细胞引起的血小板功能损伤[775]。

贫血是尿毒症患者血小板功能障碍的重要原因[776]。在正常循环中，红细胞倾向于迫使血小板径向流动，远离流动中心，流向内皮表面。当发生血管损伤时，血小板更靠近血管壁，促进血小板的黏附和血管壁成分（如胶原）的活化。贫血时，更多的血小板在血管中心循环，远离内皮表面，阻碍血小板的有效活化[776]。此外，贫血可能导致血小板功能障碍，因为通常需要红细胞释放 ADP 以刺

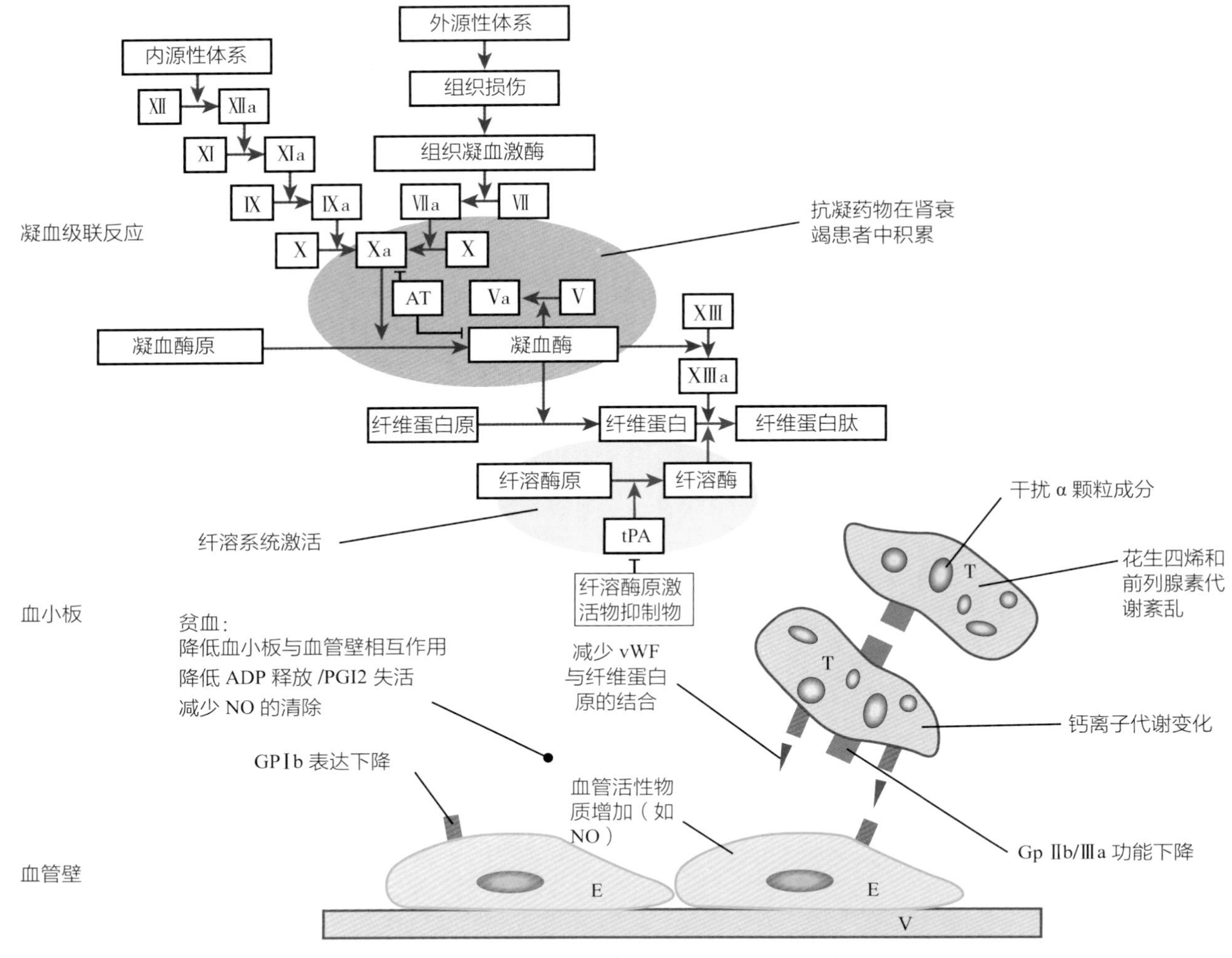

▲ 图 55-11 增加肾衰竭患者出血风险的因素

加或不加小写英文字母的罗马数字指代的是凝血因子；ADP. 二磷酸腺苷；AT. 抗凝血酶；Ca^{2+}. 钙离子；E. 内皮；GP. 糖蛋白；NO. 一氧化氮；PGI2. 环前列腺素；T. 凝血细胞；tPA. 组织纤溶酶原激活物；V. 血管；vWF. 血管性血友病因子（引自 Lutz J, Menke J, Sollinger D, et al. Haemostasis in chronic kidney disease. Nephrol Dial Transpl. 2014;29:29–40.）

激血小板与胶原的相互作用[777, 778]。在 CKD 1 期～4 期患者中，贫血也与尿中血小板活化标志物的增加有关[779]。贫血的治疗可能有助于逆转血小板功能障碍，其依据是输血[776, 780]和重组人 EPO 治疗（rhEPO）[781]都是有益的。贫血是血液透析患者出血性卒中而非缺血性卒中的重要危险因素[782]。

尿毒症患者血浆主要黏附蛋白血管性血友病因子（vWF）和纤维蛋白原（fibrinogen）含量正常。一项研究显示，尿毒症患者 vWF 多聚体呈正态分布[748]，但另一项研究则报道大分子 vWF 多聚体减少[783]。然而，vWF 的功能改变，主要是在与 GPⅠb/Ⅸ－Ⅴ血小板受体相互作用的水平上，这是信号传导通路中的关键步骤，最终导致血栓素 A2（TXA2）的产生[784–787]。

关于血小板源性促凝微粒在 CKD[788, 789]中也有描述，但不一致的结果和不可靠的测量方法阻碍对其临床意义的评估。循环内皮源性微颗粒在 CKD 中增加，其基线值（但不是纵断面）显示与死亡风险相关[790]。

2. 诊断

尽管大量证据表明出血时间用来诊断出血并发症方面价值有限[791]，但在 CKD 有关的研究中仍有使用该检测指标的报道[744]。也有更可靠的检测方法，如血小板聚集和血小板功能分析（PFA），尽管它们在预测和处理出血并发症方面的价值受到质疑[792]。凝血酶生成分析可能有助于评估低凝状态和高凝状态，但迄今为止，在 CKD 患者中相关研究有限[793]。

3. 治疗

肾衰竭患者发生出血治疗处理方法如下：

(1) 评估失血严重程度；

(2) 稳定血流动力学；

(3) 根据需要更换血液制品；

(4) 明确出血部位及出血原因；

(5) 纠正血小板功能障碍及其他影响出血因素（图 55–12）。

前四个因素是临床护理的常规组成部分，此处不再赘述。第五部分来自先前关于尿毒症出血病理生物学的讨论。然而，应该清楚的是，纠正尿毒症血小板功能障碍的干预措施的强度取决于出血严重程度。

纠正尿毒症血小板功能障碍的治疗首要方面是充分透析。开始透析可使血栓和出血风险相应改善[747, 794]。在一次透析后进行血小板功能分析，25% 的患者凝血时间得到改善[795]。没有充分的证据阐明血液透析比其他透析方法更有效。但是利用 CD62 表达来评估血小板活性，结果提示血液滤过可提升血小板活性[796]，而血液透析则增加血小板脱颗粒产物。无论如何，必须尽量减少抗凝。透析剂量与血小板功能改善的关系尚未得到充分研究。

用 rhEPO 治疗贫血可能是治疗尿毒症血小板功能障碍最有效的方法（见上文）。有关病例发现，静脉注射阿法依伯汀（重组人红细胞生成素）每千克体重 40 个单位，随着血红蛋白的上升，血小板功能得到相应的改善[797]。其他人发现注射人工合成的 ESA 有相同的治疗效果[110, 781]。促红细胞生成素治疗后，血小板向血管壁移动，因此血小板功能的改善很可能与血流动力学变化有关。然而，EPO 治疗本身也可能直接影响血小板功能。Tassies 和他的同事发现，在促红细胞生成素治疗开始后，在血红蛋白值升高之前，一些患者的血小板功能即有所改善[798]。他们将此归因于血小板功能特征得到改善、年轻血小板进入循环增多。ESA 其他潜在的直接有益作用包括改善血小板内钙的动员[799]，增加 GPⅠb 的表达[736, 800] 和修复血小板信号转导[801]。

去氨升压素（1- 去氨基 -8-d- 精氨酸升压素；DDAVP）是一种合成的抗利尿激素，常用于治疗尿毒症出血。这种药物几乎没有加压作用，而且很少引起低钠血症，它改善血小板功能的机制尚未完全清楚，促进内皮细胞高分子 vWF 多聚体的释放可能是其重要作用机制[802, 803]。其他因素包括改善与胶原[804] 接触所致血小板的聚集和使血小板 GPⅠb/Ⅸ的浓度增加[805]。鉴于出血时间的不可靠性，静脉注射 DDAVP［0.3μg/kg（皮下注射 3.0μg/kg）］产生不一致的结果也就不足为奇了[802, 806–808]。DDAVP 可改善体外血小板功能，提高 vWF 和Ⅷ因子的血浆浓度[749]。DDAVP 也可以通过鼻内途径给药，剂量比静脉给药的量大十倍[809–811]。DDVP 的多次给药可能导致反应减弱，而内皮细胞储存 vWF 多聚体的耗尽导致反应减慢[812, 813]。

其他治疗尿毒症出血的方法包括注入冷沉淀，一种富含 vWF 和纤维蛋白原的血浆制品[814, 815]。几乎没有公开的证据支持使用冷沉淀，而且使用冷沉淀的反应性变异很大。在一项对 5 名活动性出血患者的研究中，只有 2 名患者在注射冷沉淀治疗后出血时间正常，且临床效果良好[816]。由于感染并发症的风险以及资源有限，冷沉淀应在危及生命危险的出血情况下才进行使用。

雌激素改善男性和女性的血小板功能[817–819]。Livio 及其同事发现，静脉输注结合雌激素后，其有益作用注射初期就会出现，并可持续 2 周[820]。雌激素治疗的作用机制尚不完全清楚，但它可能通过减少 L- 精氨酸（一氧化氮前体）的产生而抑制血管一氧化氮的生成有关[821]。长期治疗时，推荐低剂量（< 50μg/d）雌激素经皮给药优于口服雌激素，以平衡止血益处和血栓风险[822, 823]。

短期（6 天）和长期（3 个月）使用纤溶抑制剂氨甲环酸治疗可减少出血时间以及改善血小板功能[824, 825]。氨甲环酸在治疗急性上消化道出血中也可能是有益的[826]。

（二）高凝状态与慢性肾脏病

虽然晚期 CKD 对止血功能影响大多表现为出血，但一些证据表明，CKD 患者存在血栓前高凝状态，并可能在动脉粥样硬化 / 心血管并发症中起作用。深静脉血栓形成（DVT）似乎主要影响年轻的、非裔美国人或西班牙裔背景的 CKD 患者，与心血管疾病和前期手术干预有关[827]。一项汇集了欧洲

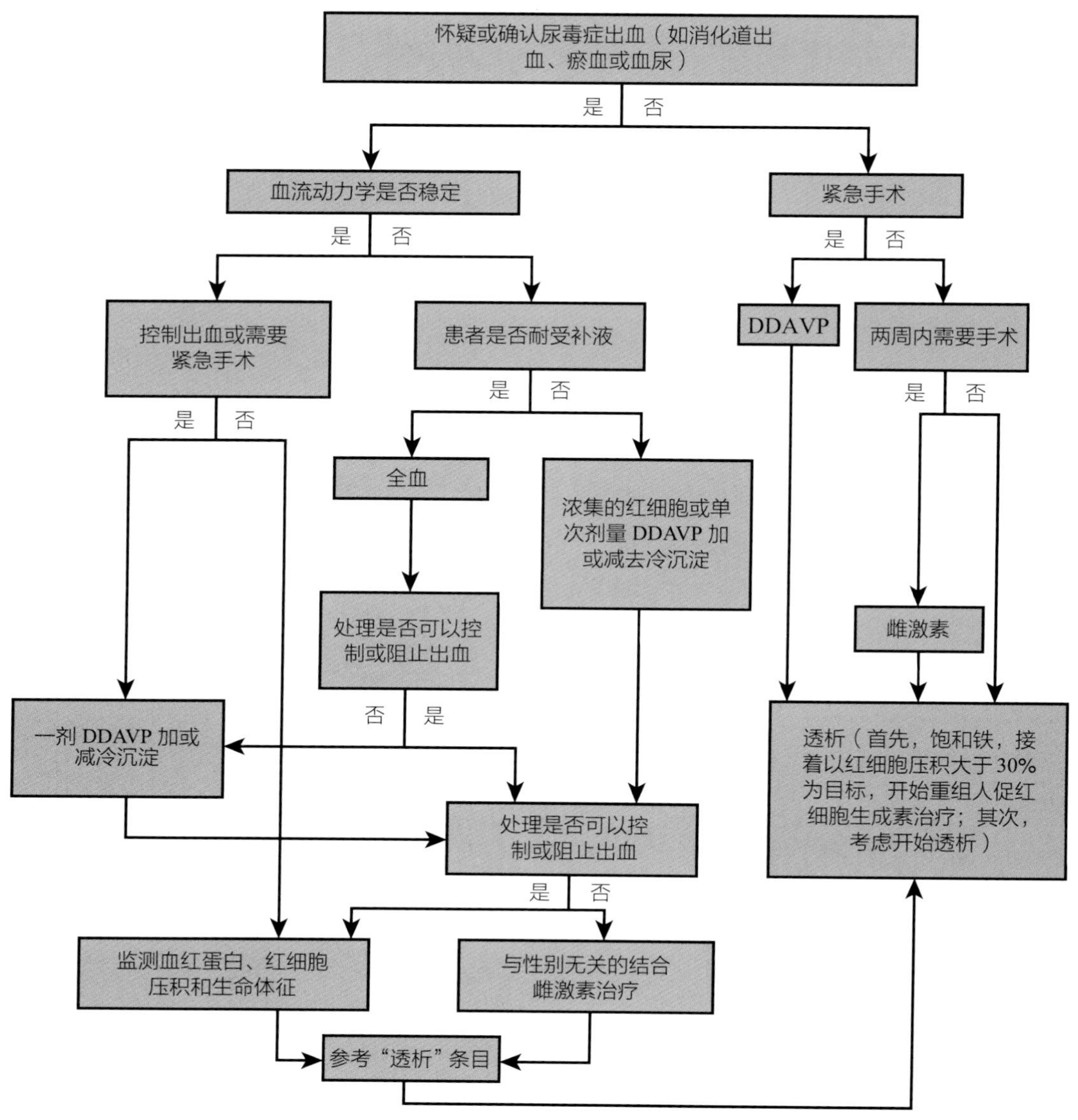

▲ 图 55-12 尿毒症患者血小板功能障碍的治疗流程

如果在流程的任何阶段，患有尿毒症血小板功能障碍的患者开始出血，临床医生应回到治疗流程的顶端。该流程的目的不是为了取代合理的临床判断，也不是为了防止对可能影响治疗决策的患者因素的额外考虑。DDAVP. 去氨升压素（1- 去氨基 -8-d- 精氨酸升压素，单次静脉注射 0.3μg 每 kg 体重）；EPO. 促红细胞生成素。（引自 Hedges SJ, Dehoney SB, Hooper JS, et al: Evidence-based treatment recommendations for uremic bleeding. Nat Clin Pract Nephrol. 2007;3:138–153.）

3 个和美国 2 个社区的队列研究显示 [828, 829]，轻至中度 CKD（基于 eGFR 和蛋白尿）的症状性静脉血栓栓塞的发病率轻度增加，丹麦 [830] 的一项大规模人群研究以及较少患者的系列研究也提示了这一点 [831]。CKD 和 ESRD 患者肺栓塞的发生率尚不清楚（这种情况在血管通路手术后尤其常见，见第 65 章），但透析患者的肺栓塞死亡率明显高于一般人群 [832]。如上所述，ESA 治疗可进一步增加血栓栓塞并发症。血管钙化和皮肤坏死是钙化防御的主要特征，严重的皮肤疾病影响 1%～4% 的 ESRD 患者，这与高凝状态有关 [833]。

1. 慢性肾脏病高凝状态的证据

如图 55-13 所示，CKD 患者有几种途径导致高凝状态，并增加血栓形成的风险 [744]。有报道称，肾功能受损或下降的患者体内存在活化的高凝血小板 [834, 835]，而其他研究显示患者体内活化的凝血和纤溶可溶性标志物增加 [836, 837]。在透析 CKD 患者中，提示凝血酶激活的几个有价值的标志物（凝血酶原碎片 F1.2 和凝血酶 – 抗凝血酶复合物）和纤维溶解（D– 二聚体和纤溶酶 – 抗纤溶酶复合物）异常升高，红细胞膜磷脂酰丝氨酸外化可能在这种促凝状态中起作用[838–841]。磷脂酰丝氨酸外化可能是由尿毒症毒素介导的，因为它在透析治疗后有所改善[842]。

尽管存在上述功能性血小板缺陷，但可溶性凝血级联反应和某些天然抗凝系统（如纤溶系统）的异常可导致高凝状态，这可能会促使透析患者发生心血管和血栓并发症[843, 844]。在透析过程中补体活化可能发生，伴有外周血中性粒细胞组织因子表达增加，以及粒细胞集落刺激因子（G–CSF）产生增加，最终导致高凝状态[845]。据报道，透析后促血栓标志物和血小板活化增加[846]，根据所用透析膜的类型不同存在一定的差异[847]。血栓弹力图显示 CKD 患者中血栓形成延迟，血凝块分解减少，随之升高的血浆纤维蛋白原水平可能在此过程中发挥作用[848]。吲哚类尿毒症溶质也与动物模型[849]和 CKD 患者尿毒症的促凝血表型有关[850]。氧化型血浆白蛋白也可通过 CD36 介导的血小板活化而发生促血栓状态[851]。

2. 药理学干预

高凝状态的治疗可能使患者面临额外的出血并发症。针对 CKD 患者抗血小板药物治疗的出血率进行系统回顾表明，这些药物在减少动静脉瘘和中

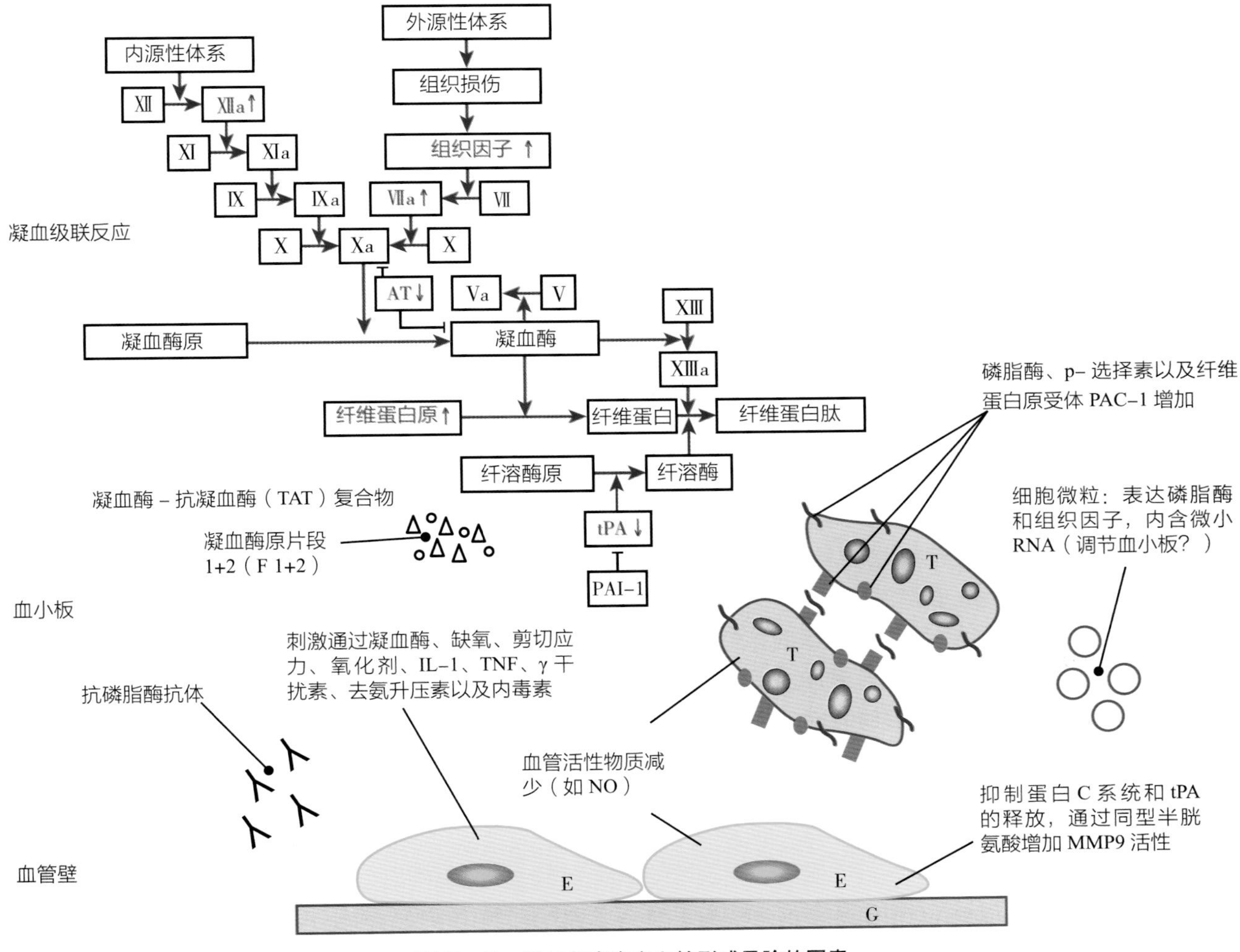

▲ 图 55–13　**增加肾衰患者血栓形成风险的因素**

罗马数字加或不加小写英文字母指示凝血因子；AT. 抗凝血酶；E. 内皮；G. 皮下结缔组织；IL–1. 白介素 –1；MMP–9. 金属基质蛋白酶 9；NO. 一氧化氮；PAC–1. 抗 GPⅡb–Ⅲa 活化形式的特异性单克隆抗体；PAI–1. 纤溶酶原激活剂抑制剂 –1；T. 凝血细胞；TNF. 肿瘤坏死因子；tPA. 组织纤溶酶原激活物；↓ . 减少；↑ . 增加（引自 Lutz J, Menke J, Sollinger D, et al. Haemostasis in chronic kidney disease. Nephrol Dial Transpl 29:29–40, 2014.）

心静脉导管引起的血栓方面是有效的，但在减少动静脉移植血栓方面无效[852]。没有确切的结论表明单药治疗患者出血率增加，但联合治疗的确明显增加出血风险[852]。在接受缺血性卒中治疗的患者中，CKD 患者出现氯吡格雷抵抗比非 CKD 患者高两倍（通过 VerifyNow P2Y12 分析，仪器实验室，贝德福德，马萨诸塞州）[853]。

心房颤动是 CKD 和 ESRD 患者中较常见的一种疾病。预防脑卒中和其他栓塞并发症的最佳途径尚不清楚。有人担心长期服用维生素 K 拮抗剂可能会加重血管钙化[854]。华法林在 CKD 和 ESRD 中的应用剂量因药物相互作用、饮食摄入的改变和频繁使用抗生素等原因而复杂化，导致抗凝控制不良[855]。华法林预防晚期CKD和ESRD卒中的风险－效益平衡尚不清楚，应密切注意可能增加出血风险[856, 857]，尤其是在老年心房颤动患者和 eGFR 小于 45～50ml/(min・1.73m^2) 的患者；这些患者死亡率较低，但出血发生率较高、缺血性卒中的风险较高或不变[858, 859]。

一项研究表明，华法林治疗对伴有房颤透析 CKD 患者，不能降低卒中风险和高出血风险[860]。然而，华法林可以降低 CKD 患者心肌梗死后（MI）的心房颤动和死亡率，降低 MI 和缺血性卒中的发病率，而且不显著增加出血并发症的发生风险[861]。丹麦的一项注册研究表明，在高危 CKD 患者中，华法林治疗房颤可显著降低全因死亡率、卒中和出血住院率[862]。这与一项小型回顾性研究相矛盾，该研究显示，华法林治疗 CKD 3 期～5 期和 ESRD 患者，显著增加死亡、出血和心肌梗死的风险[863]。一项 Meta 分析表明，华法林治疗 CKD 患者心房颤动，不能降低患者卒中发生风险和死亡率，却轻度增加出血风险[864]。一项类似的研究，使用华法林治疗慢性透析合并房颤的患者，研究结果显示既无益也无危害[865]。

新型口服抗凝剂（NOAC）已被批准用于一般人群，研究包括了一定比例（7～21%）伴有肾功能受损［eGFR ＜ 50ml/(min・1.73m^2)］的受试者[866]。一项系统回顾和 Meta 分析显示，华法林或 NOAC 治疗 CKD 患者在血栓栓塞或出血并发症的发生风险方面没有显著差异[867]。与华法林相比，一项类似的研究表明，只有肾排泄较低的药物才能显著减少肾功能受损患者的出血并发症（＜ 50%；如阿哌沙班、利伐沙班、依多沙班）[866]。在一个基层保健机构，CKD 伴心房颤动的患者使用 NOAC 或华法林治疗，出血风险和卒中发生率接近[868]。纳入肾衰竭患者的大型随机试验显示，NOAC 或华法林治疗可以有效预防卒中，但不增加出血风险[856, 869]。然而，由于缺乏针对 CKD 或 ESRD 患者的具体试验，建议在 CKD 3 期[870]而非 CKD 晚期[871]患者使用NOAC，并在CKD患者中进行合适的研究[872]。

达比加群[873]是一种直接凝血酶抑制剂，阿哌沙班[874]和利伐沙班[875]两种药物是凝血因子Xa 抑制剂，已应用于 CKD 患者。对于较新的药物，如凝血因子Xa 间接抑制剂磺达肝素，医生使用经验有限[876, 877]。低分子肝素（LMW）和普通肝素（UFH）抗凝血剂过量可以通过注射鱼精蛋白硫酸盐中和，新的药物如磺达肝素没有特异性的解毒剂，虽然重组因子ⅦA 和抗凝血酶被用于中和新的抗凝血剂使用过量[878–880]。表 55–3 为心房颤动和 CKD 患者口服抗凝剂的选择提供了一些建议[856]。这种方法的一个重要部分是使用 CHA2DS2–VASc 和 HAS–BLED 分数[856]等既定手段正确识别卒中风险和出血风险，虽然加拿大的一项大型研究质疑其效用[881]。

使用维生素 K 拮抗剂进行无肝素化慢性抗凝治疗的安全性，已经在透析患者中得到证实[882]。PROMETHEUS 研究表明，在经皮冠状动脉介入治疗的 CKD 患者，普拉格雷和氯吡格雷治疗在临床结局上无显著差异，该研究证实主要不良心脏事件和出血并发症在 CKD 患者中存在较高的校正后风险[883]。

（三）肝素诱导血小板减少症

血液透析患者因反复和频繁接触肝素，可出现肝素诱导的血小板减少症（HIT）[884, 885]。血小板因子 4– 肝素（PF4–H）复合物抗体的存在与动静脉血栓形成和患者死亡率增加有关[886, 887]，但其他研究发现这些抗体的存在与血小板数量减少[888]、临床并发症[885, 889]或血管通路血栓形成之间没有相关性[890]。维持性血液透析患者发生急性血栓栓塞或体外循环患者意外发生阻塞时[891]，应尽可能检查是否存在 HIT。然而，单独存在的 PF4–H 抗体本身不应导致 HIT 或建立特异性抗 HIT 治疗。中国生产的肝素中有目的地掺杂杂质多硫酸软骨素，导致

表 55-3 房颤和慢性肾脏病患者口服抗凝药选择

药物（肾脏排泄分数[a]）	CrCl（ml/min）[b]				RRT 治疗 ESRD
	≥ 50	30 ~ 49	15 ~ 29	< 15	
首选类别	NOAC	NOAC	VKA 或 NOAC	VKA 或 NOAC（谨慎使用）	VKA 或 NOAC（谨慎使用）
VKA（NA）	维持 TTR ≥ 70%	维持 TTR ≥ 70%	维持 TTR ≥ 70%	维持 TTR ≥ 70%	维持 TTR ≥ 70%
达比巴特（80%）	150mg 每天 2 次，如果患者 ≥ 80 岁，或正在接受维拉帕米治疗或出血风险增加则为 110mg 每天 2 次	150mg 每天二次，如果患者 ≥ 80 岁，或正在接受维拉帕米治疗或出血风险增加则为 110mg 每天二次	美国，75mg；其他国家，不使用	不使用	不使用
利伐沙班（35%）	20mg 每天 1 次	15mg 每天 1 次	15mg 每天 1 次	不使用	不使用
阿皮沙班（27%）	5mg 每天 2 次；如果符合以下两项或两项以上标准则为 2.5mg 每天 2 次：年龄 ≥ 80 岁，体重 ≤ 60kg，sCr ≥ 1.5mg/dl（133μmol/L）	5mg 每天 2 次；如果符合以下两项或两项以上标准则为 2.5mg 每天 2 次：年龄 ≥ 80 岁，体重 ≤ 60kg，sCr ≥ 1.5mg/dl（133μmol/L）	2.5mg 每天 2 次	美国，5mg 每天 2 次；其他国家，不使用	美国，5mg 每天 2 次；其他国家，不使用
依多沙班（50%）	60mg/d；如果符合以下两项或两项以上标准则为 30mg//d：体重 ≤ 60kg；CrCl，30~50ml/min，以及同时使用维拉帕米、屈诺达酮或奎尼丁治疗。	30mg/d	30mg/d	不使用	不使用

a. 吸收剂量的分数；b. 使用 Cockcroft-Gault 标准进行评估。CrCL. 肌酐清除率；NA. 不排泄；NOAC. 非维生素 K 拮抗剂口服抗凝剂；sCr. 血清肌酐；TTR. INR 在治疗范围内的时间，即口服华法林期间达到目标 INR 的时间百分比；VKA. 维生素 K 拮抗剂（改编自 January CT, WannLS, Alpert JS, et al. 2014 AHA/ACC/HRS guideline for the management of patients with atrial fibrillation: a report of the American College of Cardiology/American Heart Association Task Force on Practice Guidelines and the Heart Rhythm Society. *J Am College Cardiol*. 2014; 64:e1–e76; Kirchhof P, Benussi S, Kotecha D, et al. 2016 ESC guidelines for the management of atrial fibrillation developed in collaboration with EACTS Eur. Heart J. 2016; 37:2893–2962; and Heidbuchel H, Verhamme P, Alings M, et al. Updated European Heart Rhythm Association practical guide on the use of non-vitamin K antagonist anticoagulants in patients with non-valvular atrial fibrillation. Europace. 2015; 17:1467–1507.）

大量不良事件，也与 PF4-H 抗体患病率增加有关，但不出现血小板减少[892]。如果根据既定标准确定 HIT 的存在[885]，则应停止所有基于肝素的抗凝治疗，并应考虑使用直接凝血酶抑制剂或凝血因子 Xa 抑制剂。在血小板减少症缓解之前，不应考虑使用华法林，也不考虑预防性血小板输注。

三、慢性肾病患者的白细胞功能

CKD 患者常伴慢性炎症状态，其发病机制复杂，至少部分原因是由氧自由基的生成增加和单核细胞的活化引起的。尿毒症毒素被认为是引起这种功能异常的可能原因，但没有特异证据直接证实[264, 265, 893, 894]。对于尿毒症毒素生物学意义更具体的信息，可以在欧洲尿毒症溶质数据库（EUROX-DB，http://eutoxdb.odeesoft.com/index.php）中找到。使用特定的透析器和透析液可引起透析中白细胞活化和氧化应激增强，这可能加剧潜在激活的炎症状态。活化的血小板黏附在透析膜可能引起白细胞活化和活性氧的产生[895-901]。不同类型的合成透析膜已经被证明可以诱导不同程度的氧化应激（测定血清中 ROS 替代指标丙二醛含量）[902, 903]。

（一）白细胞（单核细胞）活化

一些研究表明，透析患者白细胞和单核细胞活化标志物升高[900, 904–906]，白细胞和淋巴细胞异型聚集增加[907]。在透析患者血清中已鉴定出主要以人血白蛋白为载体的晚期氧化蛋白产物（AOPP）[908]。AOPP 被认为是蛋白质氧化的最终产物，这些物质的浓度与尿毒症的严重程度、单核细胞的活化程度（用血清新喋呤评估）[909, 910]，以及透析患者而非透析前患者体内中性粒细胞产生的髓过氧化物酶有关[911]。AOPP 可引起中性粒细胞活化和呼吸暴发，而 N- 乙酰半胱氨酸在体外可降低这一作用[912]。白细胞 8- 羟基 -2'- 脱氧鸟苷（8-OHdG）是氧化剂诱导的 DNA 损伤的标志物，在携带 GST M1 多态性异常变异的患者中升高尤为明显[676]。从血液透析患者采集的单核细胞具有独特的功能特征，包括跨内皮细胞迁移的增加以及对培养的人内皮细胞上的多个标志物的诱导激活，这些功能特征依赖于超氧化物的产生[913]。

在 ND-CKD 患者中也发现了白细胞活化和 ROS 生成的证据[914]。中性粒细胞脱颗粒导致各种酶和促炎介质的释放[915, 916]；其中一些介质，如乙酰肝素酶[917]，一种参与细胞外基质降解的内切糖苷酶，与动脉粥样硬化病变的发生有关；另一些介质，如髓过氧化物酶，产生次氯酸，一种具有有效的杀菌作用和氧化作用的化合物，次氯酸可能通过激活单核细胞产生一系列炎性细胞因子（如 IL-6、TNF-α、IL-1β）。

（二）白细胞功能损害

血液透析患者的粒细胞与纤维连接蛋白的黏附性受损，在营养不良时尤甚[918]。CKD 患者的单核细胞凋亡显著增多[919]，单核细胞亚群（$CD16^+$）的改变与趋化因子（C-X3-C 基序）配体 1 或 CX（3）CL1 等可溶性促炎标志物的增加有关[920]。与尿毒症相关的 ROS 增多和有毒产物的积累[264, 265]可能是 CKD 患者免疫功能紊乱的原因，但尚未证实。血液透析患者中性粒细胞的吞噬功能受到损害，这与血清内毒素增多有关[921]。还有报道提及，血透患者对细菌或病毒的易感性增强、而对乙肝疫苗的反应性降低[922]。也有报道称，血透患者可出现单核细胞、T 淋巴细胞[923–925]以及自然杀伤（NK）细胞[926]的功能异常。有人认为，这种异常可能代表了红细胞生成的髓样改变，类似于观察到的衰老[927]。减轻免疫功能障碍的新型透析膜正在研发中，目前已取得令人鼓舞的初步结果[928]。

（三）白细胞活化标志物

血液透析患者的血清 C 反应蛋白（CRP）或髓过氧化物酶升高与较高的死亡风险相关[929]。使用寡核苷酸微阵列芯片进行研究，发现透析患者中的炎症反应和氧化应激反应的表达模式不同[930]，一些证据表明线粒体呼吸系统受损可能起致病作用[931]。静脉注射维生素 C 在一小部分患者中引起了氧化应激标志物变化[932]。由于维生素 C 需要静脉注射，疗程较长，且存在高草酸尿的风险，因此，在血液透析中补充维生素 C 仍存在争议[933]。更好地阐明发病机制和识别疾病修饰基因，将使我们能够为 CKD 相关的炎症状态设计针对性更强和更个性化的治疗方法[934, 935]。

第56章

慢性肾脏病的内分泌问题

Endocrine Aspects of Chronic Kidney Disease

Juan Jesús Carrero　Peter Stenvinkel　BengtLindholm　著
张小艳　潘林蓉　朱冬冬　译
林芙君　蒋更如　校

肾脏是强大的内分泌器官，是内分泌功能的关键调节器，也是激素作用的重要靶点。因此，在肾脏疾病中，激素的信号反馈机制以及激素的产生、运输、代谢、清除及和蛋白质的结合的改变都相当普遍。作为直接的结果，慢性肾脏疾病（CKD）、终末期肾脏疾病（ ESRD）和肾脏移植都与许多激素的合成或作用异常有关。本章的目的是对肾脏疾病引起的特定内分泌异常进行概述。

一、胰腺激素紊乱：胰岛素抵抗

胰岛素抵抗（insulin resistance，IR）是 CKD 的共同特征，无论其潜在原因是什么，它描述了一种临床状况，在该状况下，任何给定的血液中的胰岛素浓度，其生物效应都会降低[1]。机体对胰岛素作用的抵抗导致胰腺产生和分泌胰岛素的代偿性增加，并导致高胰岛素血症以维持正常血糖。如果同时伴有胰岛素分泌不足，则此病表现为糖耐量异常，如果严重，则表现为糖尿病。在 CKD 中，甲状旁腺功能亢进和维生素 D 缺乏均可介导胰岛素分泌异常。事实上，已有报道表明甲状旁腺功能亢进的治疗[2]和给予药理剂量的维生素 D[3]可纠正糖耐量。确定 IR 的金标准是正常血糖高胰岛素钳夹技术[4]。但是，由于钳夹技术复杂、昂贵且在大量人群研究中不切实际，因此已经开发了几种替代方法［如稳态模型评估（homeostasis model assessment，HOMA）］。不幸的是，所有确定胰岛素抵抗的替代方法都存在明显的局限性，包括精密度低，口服葡萄糖耐量试验（oral glucose tolerance test，OGTT）衍生的胰岛素敏感性指数可能比空腹样品衍生的指数更受欢迎[5]。胰岛素抵抗被认为是许多代谢紊乱的共同因素，包括高胰岛素血症、糖耐量受损、脂肪肝、腹型肥胖、高尿酸血症、三酰甘油水平升高、高密度脂蛋白（high-density-lipoprotein，HDL）胆固醇水平低和高血压[6]。

（一）尿毒症胰岛素抵抗的原因

DeFronz 和他的同事进行的开创性研究表明，组织对胰岛素的敏感性降低是尿毒症中胰岛素抵抗的主要原因，这意味着外周骨骼肌存在受体后缺陷[7]。尽管如此，人类受体后缺陷的分子位点尚不清楚[8]。最近一项使用代谢表型和对照方法的研究证实，尿毒症患者表现出 IR，并伴有胰岛素分泌的代偿性增加[9]。在糖尿病动物模型和 2 型糖尿病患者中，都观察到炎症介导的胰岛素受体磷酸化水平降低[10]。CKD 患者中是否存在同样的机制尚不清楚。在尿毒症动物模型中的研究报道了肌肉中 GLUT-4 的下调[11]，胰岛素未能激活丙酮酸脱氢酶[12]，胰岛素受体底物 1（insulin receptor substrate 1，IRS-1）相关的磷酸肌醇 3- 激酶（phosphoinositol 3-kinase，PI3K）的下调，以及与 IRS-2 相关的 PI3K 活性上调[13]。最近在血液透析（hemodialysis，HD）患者和对照组中基于高胰岛素 - 正常血糖 - 正常氨基酸钳夹[14]和 Na- 磁共振成像（以测量皮肤和肌肉中 Na^+ 的浓度）的研究表明，肌肉钠离子过高也可能是 HD 患者 IR 的决定因素[15]。因此，在尿毒症环境中，IR 的原因是多方面的，许多代谢变化可能同时起作用（表 56-1）。

1,25- 二羟基维生素 D［$1,25(OH)_2D$］是一种具有多种非钙化功能的多效维生素，晚期 CKD 的

表 56-1　慢性肾脏疾病胰岛素抵抗和胰岛素分泌异常的多重原因及后果

原　因	后　果
• 胰岛素分泌异常： – 甲状旁腺功能亢进 – 维生素 D 缺乏 • 胰岛素抵抗： – 尿毒症毒素 – 贫血 – 代谢性酸中毒 – 炎症 – 氧化应激 – 肌肉丢失和肌肉钠过量 – 脂肪量增加 – 缺乏身体锻炼	• 血脂紊乱 • 钠潴留 • 血管钙化 • 肌肉萎缩 • 高尿酸血症 • 肾素活化 – 高血压及心血管疾病

一个特征是存在低水平的 $1,25(OH)_2D$。一项针对透析患者的国际研究证实了维生素 D 在尿毒症 IR 中发挥重要作用，而没有甲状旁腺激素（parathyroid hormone，PTH）的变化的情况下，其中 $1,25(OH)_2D$ 输注纠正了葡萄糖不耐受和 IR [16]。尽管普通人群中的许多研究表明，血清 25- 羟基维生素 D 浓度低与 IR 和糖尿病风险有关 [17]，但补充维生素 D 改善 IR 的确切机制尚不清楚。代谢性酸中毒是尿毒症的另一种常见并发症，也与 IR 有关，已发现接受透析的患者口服碳酸氢钠 2 周可改善胰岛素敏感性 [16]。正如在没有肾脏疾病的普通人群中一样，脂肪含量似乎是 CKD 患者 IR 的重要危险因素 [18]。鉴于肥胖的流行，高果糖的摄入在代谢综合征和 CKD 发展中作用必须强调。果糖不仅会诱发代谢综合征，高尿酸血症和体重增加 [19]，而且还会对肾小管细胞产生直接的不良影响 [20]。

持续性炎症和蛋白质能量消耗（protein-energy wasting，PEW）是尿毒症环境的两个常见且相互关联的特征，也可能介导 IR。骨骼肌质量丢失导致葡萄糖代谢异常，因此在一项外科患者研究中，静脉营养治疗 PEW 可以改善 IR 似乎是合乎逻辑的 [21]。循环中促炎细胞因子的升高也可能介导 IR [22]。事实上，代谢综合征似乎与 CKD 中的炎症标志物 [23] 和白细胞计数 [24] 有关。在炎症介质中，尤其是肿瘤坏死因子（tumor necrosis factor，TNF；部分由脂肪组织产生）影响胰岛素刺激葡萄糖转运的能力 [25]。2 型糖尿病患者用阿那白滞素（IL-1 受体拮抗剂）阻断白细胞介素 -1（interleukin-1，IL-1）不仅与减少炎症反应有关，而且与改善血糖控制有关 [26]。已有研究表明，细胞因子信号传导（suppressors of cytokine signaling，SOCS）蛋白家族的抑制剂不仅加剧 IR，而且还能抑制胰岛素信号传导和胰岛素样生长因子（insulin-like growth factor，IGF）信号传导 [14]。基于这些发现，及从 SOCS-1 基因敲除小鼠血糖水平低和胰岛素信号转导增加的事实出发 [14]，SOCS 蛋白被认为是细胞因子水平升高和 IR 之间的重要联系。在 2 型糖尿病患者中，高 IL-6 水平与骨骼肌中 SOCS-3 的表达增加有关，IL-6 诱导的 SOCS-3 的表达抑制体外培养的人类分化肌管中的胰岛素信号传导 [27]。在 CKD 中，很少有研究检查炎症和 IR 之间的联系。然而，HD 期间的炎症反应与 SOCS-3 值和 IR 升高有关 [28]。

在尿毒症小鼠中，尿素诱导产生的活性氧（reactive oxygen species，ROS）被认为可以诱导 IR [29]，尽管其机理尚需在人类中得到证实。可能导致尿毒症 IR 的其他因素包括缺乏运动能力和贫血。据报道，通过红细胞刺激药（erythroid-stimulating agent，ESA）纠正贫血可逆转 HD 患者的 IR，而与铁超负荷无关 [30]。此外，一项针对非肥胖、非糖尿病、稳定的透析患者的小型研究表明，ESA 治疗对 IR 有益 [31]。观察认为 IR 与透析患者对 ESA 的反应性降低有关，这可能部分归因于两种情况下均存在持续性炎症 [32]。最后，接受腹膜透析（peritoneal dialysis，PD）的患者的 IR 值得讨论，因为除了尿毒症状态外，透析过程本身似乎可以调节 IR 的强度 [33]。腹膜内含葡萄糖的透析液可能会加剧 IR [34, 35]。PD 的 IR 明显高于 HD，可能反映了腹膜腔中存在基于葡萄糖的透析液 [36, 37]。

（二）胰岛素抵抗是慢性肾脏病的危险因素

IR 和代谢综合征是 CKD 的前驱症状还是仅仅是肾功能受损的结果，一直存在争议。基于人群的大规模研究表明，代谢综合征与 CKD 发病风险增加有关 [38, 39]。代谢综合征特征的数量与微量白蛋白尿患病率之间存在剂量反应关系 [39]。此外，一项针对非糖尿病 CKD 患者的较小规模的研究表明，HOMA 估计的 IR 在 CKD 患者中的发生率是对照组的 2.5 倍。最后，日本一项针对患有高血压和 CKD 3 期的非糖尿病患者的研究表明，IR（由 HOMA 和 IR 指数估算）是肾功能恶化的重要危险因素[40]。这些研究的横断面设计排除了因果关系，因此需要进行机制和干预研究来确定代谢综合征是 CKD 的原因、结果抑或是两者都有。然而，胰岛素具有很强的刺激生长的特性，可能促进肾小球和肾小球系膜细胞的增生，并且还刺激转化生长因子 -β（growth factor-β，TGF-β）和肾素 - 血管紧张素 - 醛固酮系统（renin-angiotensin-aldosterone system，RAAS）。尽管胰岛素也可能促进纤维化[41]，目前尚不清楚针对代谢综合征的疗法是否会延缓甚至阻止 CKD 的进展。

（三）胰岛素抵抗和心血管风险

在一项非糖尿病 ESRD 患者的前瞻性观察研究中，IR 与心血管疾病死亡率（图 56-1）有关，而与 Quételet 指数（体重指数，BMI）、高血压和血脂异常无关[42]。因此，与普通人群一样，IR 和随之而来的高胰岛素血症可能是 ESRD 患者心血管并发症的独立危险因素。最近的一项基于 CRIC（慢性肾功能不全队列）的 6.3 年的随访的研究表明，除了贫血、炎症和血糖控制不佳之外，IR 也是 CKD 充血性心力衰竭的独立预测因子[43]。

高胰岛素血症可促进肾小管钠潴留[44]，降低尿酸清除率，并上调 RAAS[45]，而上述表现都是高血压的危险因素。IR 和 CVD 之间的另一个致动脉粥样硬化联系是尿毒症血脂异常，通常表现为高三酰甘油血症，HDL 胆固醇降低，极低密度脂蛋白（very low-density-lipoprotein，VLDL）和细小致密低密度脂蛋白（low-density-lipoprotein，LDL）颗粒增加。值得注意的是，静脉注射 1,25$(OH)_2D$ 治疗后，尿毒症脂质异常会随着 IR 和葡萄糖耐量异常的纠正而改善[16]。

由于胰岛素会加速人体血管平滑肌细胞中的钙沉积[46]，据推测，尽管胰岛素的有益代谢和血管舒缩作用在 IR 中受到损害，但促有丝分裂信号却增强了，由此导致的失衡会促进血管钙化[47]。最后，胰岛素在蛋白质更新中的作用值得关注，尤其是考虑到蛋白质更新的变化可能在 CKD、心血管疾病（cardiovascular disease，CVD）和 PEW 中起作用。胰岛素缺乏的动物模型表明，胰岛素对蛋白质更新的影响是通过泛素蛋白酶体途径的激活来介导的[48]。因此，与非糖尿病患者相比，接受透析的 2 型糖尿病的尿毒症患者的骨骼肌蛋白质分解增加[49]。

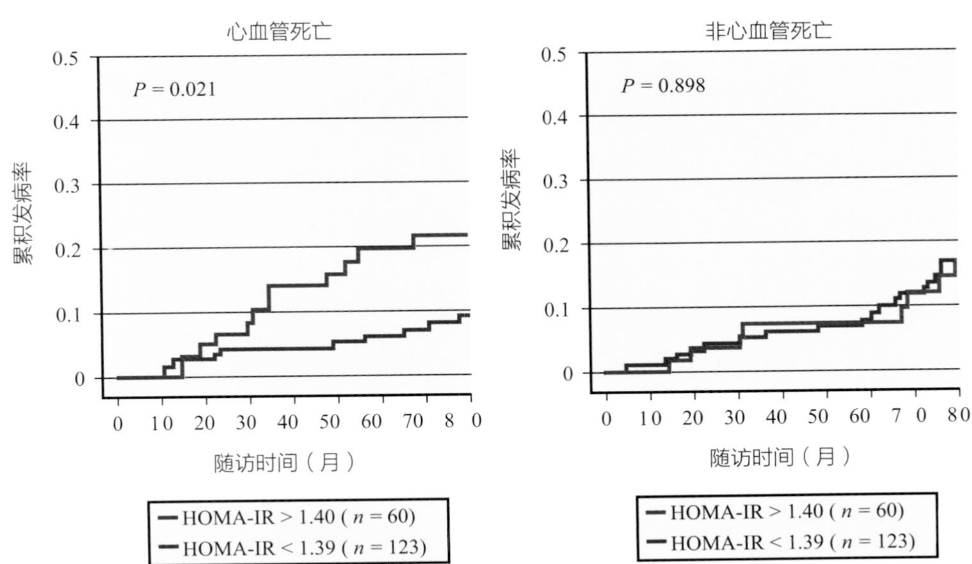

▲ 图 56-1　**Kaplan-Meier 曲线显示在 183 例维持性血液透析治疗的非糖尿病终末期肾病（ESRD）患者中，采用稳态模型（HOMA）评估胰岛素抵抗（HOMA-IR）与死亡率之间的关系**

引自 Shinohara K, Shoji T, Emoto M, et al: Insulin resistance as an independent predictor of cardiovascular mortality in patients with end-stage renal disease. *J Am Soc Nephrol.* 2002;13:1894-1900.

（四）慢性肾脏病的胰岛素抵抗治疗

尿毒症中 IR 的管理应多方面。除了重视和治疗可能导致 IR 和（或）胰岛素分泌受损的尿毒症代谢改变外，还应与患者讨论其他更具体的治疗选择。定期运动和改变生活方式应该是 IR 管理中不可或缺的一部分。一项接受 HD 的患者的小型干预试验表明在 3 个月的有氧运动训练后 IR 并未得到改善 [50]，一项研究显示，对 295 名糖尿病和非糖尿病的日本患者进行为期 12 周的生活方式改善计划可降低白蛋白尿，并维持其估算的肾小球滤过率（estimated glomerular filtration rate，eGFR），降低代谢综合征患者空腹血糖水平 [51]。由于血管紧张素转化酶（angiotensin-converting enzyme，ACE）抑制剂治疗似乎可以改善原发性高血压患者胰岛素敏感性，并且可以降低的 2 型糖尿病风险 [52]，ACEI 或血管紧张素受体阻滞剂（angiotensin receptor blockers，ARB）对 IR 的影响需要在 CKD 患者中进行测试。使用雷米普利和罗格列酮药物进行的糖尿病降低评估（DREAM）[53] 涉及没有 CVD 但空腹血糖水平受损的参与者，表明雷米普利不会降低糖尿病或死亡的发生率，但确实有助于糖尿病的患者得高血糖降至正常血糖水平。

在评估 2 型糖尿病患者口服降糖药单一疗法的新使用者时，格列本脲、格列吡嗪和罗格列酮的死亡率高于二甲双胍 [54]。由于发现罗格列酮可大大降低 2 型糖尿病的发生率，并增加回归正常血糖的可能性 [55]，噻唑烷二酮（格列酮）治疗被认为是 CKD 患者的一种有吸引力的治疗选择。但是，随后的研究提供了矛盾的结果。一项横断面评估显示罗格列酮使用者的心血管和全因死亡率显著升高 [56]，与对 2 型糖尿病患者试验的系统评价一致，该试验显示心肌梗死的风险增加，并且心血管原因导致的死亡风险也略有增加 [57]。无论如何，直到在随机对照试验中证明了噻唑烷二酮的疗效之前，目前尚不能提倡用噻唑烷二酮治疗。后来一项针对 CKD 患者的随机临床试验表明，短期罗格列酮治疗可降低 IR，但对动脉功能和硬化没有影响 [58]。

胰岛素增敏药二甲双胍是治疗肥胖和 2 型糖尿病的一线药物，已被广泛使用了 50 多年。它与血红蛋白 A1c（hemoglobin A1c，HbA1c）的降低以及微血管和大血管并发症的改善有关。值得注意的是，这种多效双胍类药物还具有令人感兴趣的其他结局，例如抗癌和延长寿命的作用 [59]。但是，二甲双胍会被肾脏清除，因此在 CKD 中存在二甲双胍蓄积和相关的乳酸性酸中毒的风险。临床实践指南建议，当估算的肾小球滤过率（estimated glomerular filtration rate，eGFR）低于 60ml/(min · 1.73m^2) 时，应谨慎使用该药物，欧洲肾脏病最佳实践和欧洲药物管理局咨询委员会建议二甲双胍可用于 GFR 低至 30ml/(min · 1.73m^2) 时 [60, 61]。然而，有人认为，在 CKD 患者中，对二甲双胍的安全性存在不成比例的担忧，如果患者得到仔细的咨询和监测，则这种担忧是不存在的。

一项比较口服降糖药有效性的回顾性研究表明，与二甲双胍相比，使用磺酰脲类药物治疗增加了 eGFR 降低、进展 ESRD 以及死亡风险 [62]。由于存在低血糖的风险，许多磺脲类药物在 CKD 患者应避免使用，其他磺脲类药物应谨慎使用。诸如提供钠葡萄糖共转运蛋白 2（sodium glucose cotransporter 2，SGLT-2）抑制剂和（或）基于肠促胰岛素类药物的疗法等新的改善 IR 的方法为糖尿病肾脏疾病提供了新的策略。由于最近的大型随机试验表明，依帕格列净（SGLT-2 的抑制剂）可降低发生复合性心血管事件的风险 [63]，并减缓糖尿病肾脏疾病的进展 [64]。这种新型药物似乎很有希望，并且可能是一种对当前延缓糖尿病肾脏疾病进展的策略的重要补充。尽管通常对二肽基肽酶Ⅳ抑制剂的耐受性良好，但仍需要根据肾脏功能调整剂量以避免不良反应。

二、下丘脑垂体轴

（一）甲状腺激素的改变

尽管甲状腺激素对于肾脏的生长和发育以及维持水和电解质的动态平衡是必不可少的，但是肾脏参与了这些激素的代谢和清除。因此，肾功能下降伴随着甲状腺生理特征性紊乱（表 56-2）。

1. 慢性肾脏病中甲状腺激素紊乱的原因

肾脏有助于清除碘化物。CKD 患者中的血浆碘化物潴留有利于甲状腺碘化物的摄取，并可能通过负反馈机制阻止甲状腺激素的产生 [65, 66]。血清游

表 56-2　慢性肾脏病中的甲状腺异常

部　位	异　常
下丘脑	• TSH 正常或升高 • TSH 的昼夜节律改变 • TRH 和 TSH 的清除改变
垂体腺	• 甲状腺体积增大 • 甲状腺肿和甲状腺功能减退症的患病率更高 • 总 T_3 和总 T_4 降低或正常 • 游离的 T_3 和游离的 T_4 降低或正常 • T_3 转化成 T_4 受损 • 总的 rT_3 正常，游离的 rT_3 升高 • 结合蛋白改变 • 肾脏排泄减少导致血清碘升高
细胞	• 甲状腺激素细胞摄取减少 • 甲状腺激素受体和 DNA 的结合受损

rT_3. 反三碘甲状腺原氨酸；T_3. 三碘甲状腺原氨酸；T_4. 甲状腺素；TRH. TSH- 释放激素；TSH. 促甲状腺激素

离三碘甲状腺原氨酸（triiodothyronine，T_3）在尿毒症中的浓度也可能很低，可以作为一种适当的代偿性反应，旨在减少 PEW 存在时的能量消耗并最大程度地减少蛋白质分解代谢[67]。代谢性酸中毒[68, 69]和全身性炎症[70–72]是尿毒症的其他特征，可进一步加剧上述表现。能够抑制甲状腺激素代谢的药物包括皮质激素，胺碘酮，普萘洛尔和锂[73, 74]。

CKD 患者的血清促甲状腺激素［甲状腺刺激激素（thyroid–stimulating hormone，TSH）］浓度通常正常或升高，但对促甲状腺激素释放激素（TSH–releasing hormone，TRH）的反应通常减弱[75]。在 CKD 患者中，TSH 昼夜节律和 TSH 糖基化均改变。后者可能损害 TSH 的生物活性。由于血清 TSH 浓度通常在正常范围内，因此尿毒症患者通常被认为甲状腺功能是正常的。游离甲状腺素和总甲状腺素（thyroxine，T_4）浓度可能正常或略有降低，这主要是由于激素与血清载体蛋白的结合受损所致。循环甲状腺激素通常与甲状腺激素结合球蛋白（thyroid hormonebinding globulin，TBG）结合，在较小程度上与前白蛋白（转甲状腺素蛋白）和白蛋白结合。CKD 中的残留物质可能会抑制激素与这些蛋白质的结合。如尿素、肌酐、吲哚和苯酚都强烈抑制 T_4 的蛋白质结合。HD 过程中血浆 T_4 水平的短暂升高可能是由于肝素可防止中空纤维透析器及相关管中的凝结，因为肝素会抑制 T_4 与其结合蛋白的结合[76]。大多数 ESRD 患者的血浆游离 T_3 水平降低（低 T_3 综合征），这主要反映了外周血 T_4 向 T_3 转化的减少[77]。然而，由于血浆反向 T_3（reverse T_3，rT_3）水平在尿毒症中通常是正常的，所以这种特殊的激素特征与 T_4 转化为无代谢活性的 rT_3 的转化率不相关。这样的发现将尿毒症患者与患有其他慢性疾病的患者区分开。

另外，尿毒症患者中甲状腺激素的生物利用度和细胞摄取可能会部分减弱，导致甲状腺抵抗状态。考虑到这种可能性很重要，因为血清 TSH 水平可能不能精确测量甲状腺激素细胞的作用。在正常的大鼠肝细胞中，用尿毒症患者的血清进行治疗可使 T_4 摄取降低 30%[78]。HD 患者的尿毒症血浆抑制甲状腺激素受体与 DNA 的结合，并损害 T_3 依赖的转录激活[79]。因为透析本身可以纠正这些异常，所以研究者认为涉及一种可透析物质[79]。

因此，CKD 与原发性甲状腺功能减退症（通常是亚临床的）的高患病率相关[80, 81]。在透析患者中，18% 的腹膜透析患者和 22% 的血液透析患者患有甲状腺功能减退症。相比之下，低 T_3 综合征（在 TSH 和 T_4 正常水平下 T_3 降低）的患病率非常高，据报道，超过 70% 的 ESRD 患者患有低 T_3 综合征[82, 83]。

2. 慢性肾脏病中甲状腺激素改变的临床意义和后果

据报道，甲状腺激素补充后，甲状腺功能减退患者的肾功能得以维持或改善[84–86]，因此推测甲状腺功能紊乱可能损害肾功能，反之亦然。两项针对亚临床甲状腺功能减退症和既往有 CKD 的患者进行的纵向设计观察研究表明，补充 T_4 可以缓解肾功能随时间的下降[87, 88]。上述提到的这些研究可能因适应证混淆而受到限制，但他们的发现证明了需要探索这种有趣的可能性。

甲状腺功能减退相关的结局最近已成为透析患者各种研究的主题。这些研究报道了在精力、疲劳、身体功能和疼痛方面的死亡风险增加[89–92]，并损害了健康相关的生活质量[93]。

另一方面，亚临床甲状腺功能减退症或低 T_3 综合征可能构成 CKD 中炎症应激，随后的 PEW 和心血管反应受损之间的中间联系。大量研究一致表明，低 T_3 浓度与全身炎症反应指标呈负相关，并且是 ESRD 甲状腺功能正常患者（图 56-2）[94] 和透析人群 [95-97] 死亡率的独立预测因子，与心血管死亡有较强的关联 [98, 99]。低 T_3 水平也与心功能和心脏的几何形状受损 [100, 101]，冠状动脉钙化 [102, 103]，心内膜中层厚度增加 [103]，血流介导的血管舒张（flow-mediated vasodilation，FMD）[104] 和全身动脉硬化的测量有关 [105]。肾脏移植前 T_3 水平低与移植物存活率降低有关 [106]。报告这些结果的研究的观察性质强调了验证没有原发性甲状腺功能障碍的尿毒症患者是否将从甲状腺激素治疗中受益的重要性。到目前为止，尚无足够的证据推荐对仅具有低 T_3 的 CKD 常规提供甲状腺激素替代治疗。由于甲状腺毒症的潜在不良影响，如心动过速、骨骼肌和骨骼的丢失，成功治疗 CKD 中非甲状腺疾病的关键治疗方法可能仅仅是恢复甲状腺激素缺乏并将甲状腺激素维持在正常范围内。

早期的一项干预研究表明，ESRD 患者摄取生理剂量的 T_3（50μg/d）会降低促甲状腺激素水平，并导致临界的负氮平衡（蛋白质分解代谢增加）[107]。这可能是恢复甲状腺功能的自然结果，并且在我们看来，可以通过增加蛋白质摄入量来轻松抵消。其他间接方法包括纠正酸中毒 [108]、氧化应激 [109] 或硒缺乏症 [110]。在一项对 30 名接受 HD 的甲状腺功能正常的患者进行的安慰剂对照研究中，外源性 T_4 给药超过 3 个月可降低脂蛋白以及总的和低密度脂蛋白胆固醇水平，而无甲状腺毒症的证据 [111]。然而，在一项对 ESRD 患者的大型观察性研究中，与未接受药物治疗的患者相比，接受外源性甲状腺激素的甲状腺功能减退患者的死亡风险相同 [112]。

（二）生长激素

生长激素（growth hormone，GH）/ 胰岛素样生长因子 1（insulin-like growth factor 1，IGF-1）系统对于合成代谢、身体生长和身体组成至关重要。它调节生命各个阶段中人体细胞和组织生长所需的一系列代谢过程，但在儿童时期影响最大。生长激素，其分子量为 22kDa，是一个由 191 个氨基酸组成的蛋白质，自垂体腺中产生，其代谢和分泌被生长抑素抑制，并被 GH 释放激素刺激，但还有许多其他因素也参与其中，例如脂肪酸和其他营养物质以及和营养摄取相关的物质，比如胃生长激素释放素，瘦素和神经肽 Y。通常营养素摄入调节 GH 的分泌，从而保留人体蛋白质的储存而不是脂肪组织，特别是在能量限制期间。禁食及胰岛素引起的低血糖会增加 GH 的分泌，而葡萄糖负荷则通过减少生长抑素的释放来降低循环 GH。另一方面，蛋白质和氨基酸（尤其是精氨酸）的供应会增加 GH 的分泌。在 CKD 期间，许多途径可能会受到干扰 [113-115]。

GH 是一种合成代谢激素，可刺激蛋白质合成、骨骼生长、钙潴留、骨骼矿化和脂解作用，并减少体内脂肪（图 56-3）。尽管 GH 的效果可能会根据患者是空腹还是进食而有所不同，但 GH 降低了肝脏对葡萄糖的摄取，并促进了糖异生和脂解作用，从而对抗了胰岛素的降糖作用。垂体释放的 GH 以内分泌方式作用于肝 GH 受体，从而触发了 IGF-1 的合成和从肝脏的释放。IGF-1 在循环中游离（具有生物活性）或与蛋白质［IGF 结合蛋白（IGF-binding protein，IGFBP）1-6］结合。IGF-1 与特定肌肉受体的结合可诱导肌肉合成，抑制肌肉蛋白水解，促进氨基酸和葡萄糖向肌细胞的传递，并刺激成肌细胞增殖 [113-115]。因此，GH/IGF-1 系统的紊乱可能导致 CKD 的许多并发症，如生长迟缓、PEW 和肌肉减少症以及肾脏病进展（即 CKD 中肾功能的丧失）。GH 缺乏与 GFR 和肾血浆流量减少有关。IGF-1 的低循环水平与 CKD 5 期患者透析开始时的死亡率增加有关 [116]。GH 用于促进晚期 CKD 生长发育迟缓的患儿的生长是一种公认的疗法，但 GH 或 IGF-1 的给药也可能改善 CKD 成人的营养状况。此外，GH 和 IGF-1 的循环水平升高可能会明显改善儿童和成人的肾脏功能 [117-119]。例如 IGF-1 受体拮抗剂作为新的治疗工具为调节 IGF 系统治疗肾病患者提供了可能性（如患有糖尿病肾脏疾病的患者）[120]。但是，应该指出的是，在小鼠中进行的实验研究表明，GH 和 IGF-1 可能会增加肾小球硬化的风险，从而可能促进 CKD 的进展 [121, 122]。

1. 慢性肾脏病对生长激素的抵抗

由于即使 CKD 患儿血清 GH 浓度正常或升高，生长迟缓也很常见，因此有人提出了 GH 抵抗

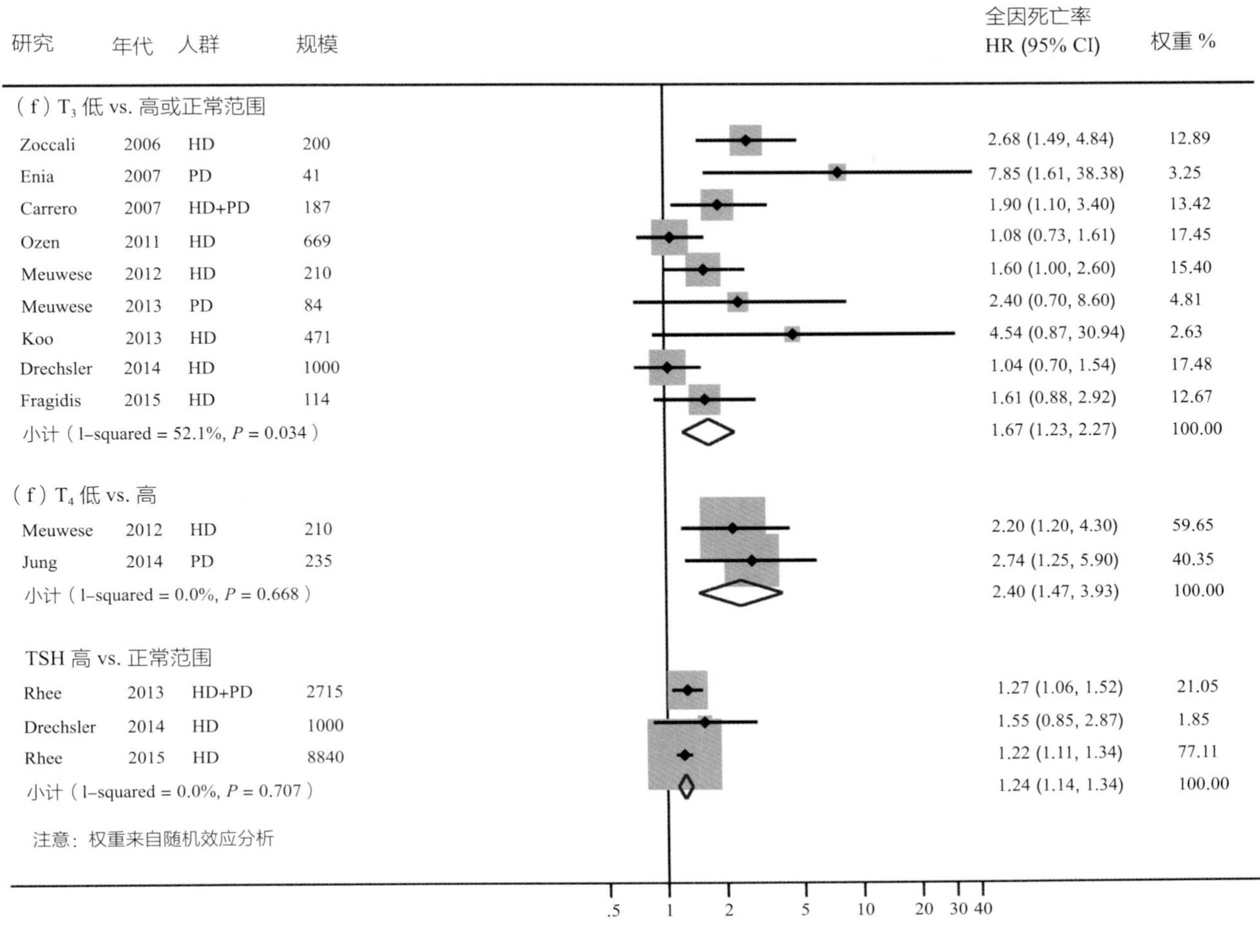

▲ 图 56-2　**甲状腺功能改变和死亡率**

该森林图通过 DerSimonian 和 Laird 随机效应模型的 Meta 分析，描绘了各种形式的甲状腺功能异常与全因死亡风险之间的关联。所有危险比（HR）均基于最充分调整的报告模型。CI. 置信区间；（f）T_3. 游离的三碘甲状腺原氨酸；（f）T_4. 游离甲状腺素；HD. 血液透析；PD. 腹膜透析；TSH. 促甲状腺素［引自 Xu H, Brusselaers N,Lindholm B, et al. Thyroid function test derangements and mortality in dialysis patients: a systematic review and meta-analysis. *Am J Kidney Dis*. 2016;68(6):923–932.］

状态，可能还有 IGF-1 抵抗状态 [113, 123, 124]。对 GH 不敏感是 GH/IGF-1 系统多重缺陷的结果，包括在分子水平上的 JAK/STAT 磷酸化缺陷，可能部分由并发炎症引起 [125, 126]。对 GH 和 IGF-1 抵抗的临床意义体现在生长受损的晚期 CKD 儿童经常需要非常大剂量的 GH 才能达到正常或接近正常的身体生长。

成年 CKD 晚期患者通常对 GH 和 IGF-1 的作用产生抵抗 [114]。这可能是由于 GH 受体减少和（或）GH 下游受体缺陷，以及 IGF-1 合成减少所致。一般而言，血清 IGF-1 水平较低，而 IGFBP 的循环浓度通常会升高 [120]。由于以下原因，IGF-1 的生物利用度可能降低：①肌肉中 IGF-1 受体的合成减少 [127]；②由于与 IGFBP 的结合增加而使 IGF-1 失活；③尽管总的血清 IGF-1 浓度正常，但肝中 IGFBP 的产量增加（IGFBP-1 和 IGFBP-2），而 IGFBP 的排泄减少，导致失活的 IGF-1 比例增加 [128, 129]。重组人 IGF-1(recombinant human IGF-1，rhIGF-I）可用于靶向治疗 GH 抵抗。重组人 IGFBP3（recombinant human IGFBP3，rhIGFBP3）和 IGFBP 置换蛋白被证明可能对治疗 CKD 的生长迟缓更为有效 [114]。最后，研究表明药理剂量 GH 的耐药性可能与尿毒症本身无关，而与尿毒症相关的炎性状态增加有关 [130]。这些过程涉及其他分子，如胃生长激素释放素，肌生长抑制素和 SOCS 家族的相互作用的异常也可能很重要 [113]。

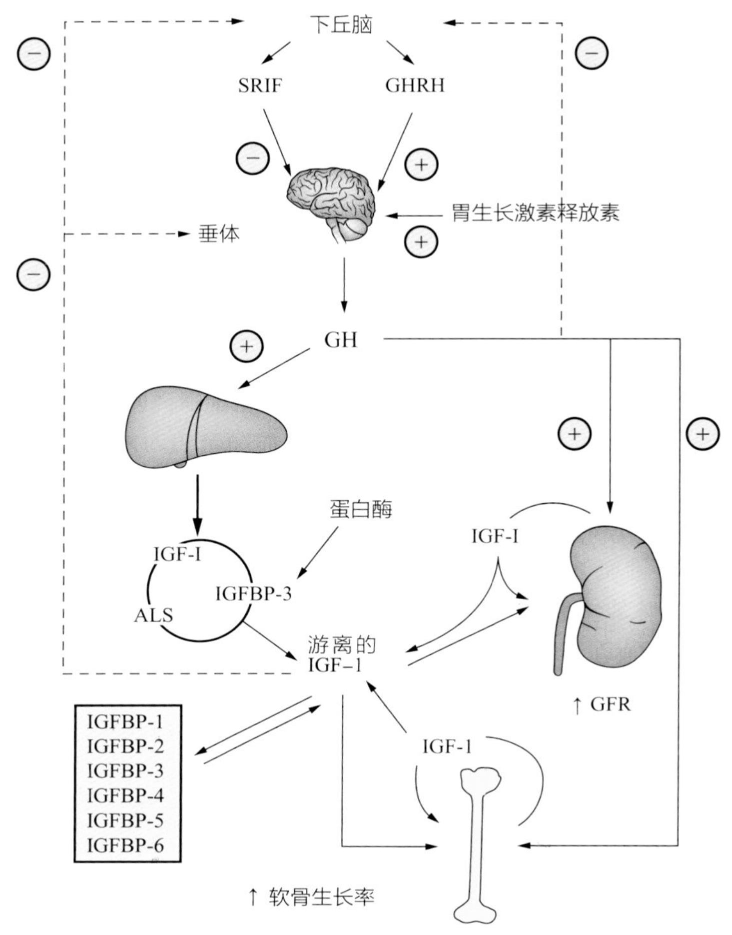

▲ 图 56-3 **慢性肾衰竭的生长轴紊乱**

慢性肾脏病（chronic kidney disease，CKD）患者中的生长激素 / 胰岛素样生长因子 -1（growth hormone/insulin-like growth factor-1，GH/IGF-1）轴与正常轴明显不同。在 CKD 中，GH/IGF-1 轴上激素的总浓度没有降低，但是内源性 GH 和 IGF-I 的有效性降低，这可能在减少线性骨生长中起主要作用。内源性 IGF-1 有效性降低可能是由于循环抑制性 IGF 结合蛋白（IGF binding protein，IGFBP）水平的升高，游离的生物活性 IGF-1 水平降低。ALS. 酸不稳定亚基蛋白；GFR. 肾小球滤过率；GHRH. 生长激素释放激素；SRIF. 生长激素释放抑制因子（引自 Roelfsema V, Clark RG: The growth hormone and insulin-like growth factor axis: its manipulation for the benefit of growth disorders in renal failure. *J Am Soc Nephrol*. 2001;12:1297–1306.）

2. 慢性肾脏病患儿的生长迟缓

重组人生长激素（recombinant human GH，rhGH）是一种的安全有效的肾衰竭儿童生长迟缓治疗方法。早期发现并解决生长迟缓是治疗 CKD 儿童的重要组成部分。在美国，大约有 15% 接受透析的儿童使用 rhGH 治疗[131]。不幸的是，许多患有 CKD 和发育迟缓的儿童仍然没有得到 GH 治疗。身高低于均值 2 个标准差（standard deviation，SD）以下的 CKD 儿童应考虑进行 GH 治疗。同时应调查可能导致生长迟缓的其他原因，如甲状腺功能减退。尽早行 GH 治疗可能会改善成年身高。rhGH 使用方法为每天皮下注射一次。一旦开始治疗，应每隔 3～4 个月进行一次生长监测、青春期、营养状况、眼底检查（以检查因颅内高压引起的视盘水肿）和血液检查，以确定生长是否适当以及是否需要调整剂量。对于 3 岁以下的患儿，还应常规监测头围。后来的研究表明，rhGH 治疗从小就开始是最有效的，且治疗后生长反应受肾功能损害程度的影响[132]。

尽管已显示 rhGH 可以改善“追赶”生长，但最终的成年身高可能仍低于遗传指标。肾脏移植后，生长迟缓可能由于多种因素（如使用皮质激素、肾功能下降、GH/IGF-1 轴异常）而持续存在[114]。尽管有人担心长期使用 rhGH 治疗可能会产生各种不良反应，但患者对 rhGH 的耐受性通常很好，似乎与糖耐量异常、胰腺炎、肾功能进行性恶化、急性同种异体移植排斥反应或液体潴留的发生率增加无关[133-135]。新的 rhGH 制剂一直在进行实验测试，希望可以进一步减少不良反应并提高疗效，并且与目前可用的制剂相比，给药方案可能更方便。

3. 慢性肾脏病成人患者生长激素的治疗

许多研究探索了 rhGH 和 rhIGF-1 治疗在 CKD 人群中的可能治疗作用。在接受透析的患者中，有证据表明，rhGH 刺激蛋白质合成，减少尿素氮生成，并改善氮平衡[123]，效果似乎与剂量有关[136]。IGF-1 增强葡萄糖和氨基酸的细胞内转运，刺激蛋白质合成，抑制蛋白质降解，并刺激骨骼生长和许多器官的生长[115, 137]。在透析患者中使用 rhGH 或 rhGH 加 rhIGF-1 耐受度高[136-138]，且长期 GH 替代治疗可能改善 GH 缺乏成年人的心血管死亡率和发病率[139, 140]。但急性重症患者的 rhGH 治疗可能导致死亡率增加[141]。在报道的 GH 治疗不良反应中，良性颅内高压、高血糖和体液潴留的发生率较高。尽管空腹血糖和胰岛素水平增加，在肥胖的成年人中，rhGH 治疗可导致内脏脂肪减少和瘦体重增加，以及体脂分布发生有益变化，而不会引起体重减轻[142]。

4. 生长激素 / 胰岛素样生长因子 -1 系统与肾功能

在包括多囊肾（polycystic kidney disease，PKD）在内的许多肾脏疾病中都发现了 IGF 系统的紊乱。IGF-1 刺激 PKD 患者囊肿内衬细胞增殖，这一作用可被罗格列酮抑制[120]。GH 和 IGF-1 的受体在肾脏中表达，并影响肾脏的结构和功能[117]。CKD 的短期 rhGH 治疗与毛细血管血流的总体改善有关[143]。

对于肾功能，GH 可能会增加肾血流动力和滤过率，而接受短期 rhIGF-1 治疗的 ESRD 患者 GFR 和肾血浆流量增加[118]。与此相关，肢端肥大症患者的 GFR 和肾血浆流速增加，而在 GH 缺乏状态下肾功能通常较差。GH 可以延迟长达数小时（最多 1 天）来提高 GFR，这与诱导 IGF-1 合成一致。内源性 IGF-1 可能有助于 GFR 的生理调节[144]。

几项研究评估了 rhGH 和（或）rhIGF-1 给药后改善肾功能的潜力。GH 在终末期 CKD 的成年人和生长障碍的儿童中没有或仅有短暂的 GFR 升高[117]，但 IGF-1 使 GFR 和肾血浆流量更持续增加[118]。终末期 CKD 患者使用 rhIGF-1 的方案耐受性良好，并导致肾功能持续改善[119]。表达 GH 的转基因小鼠发生了系膜增生，随后出现进行性肾小球膜硬化，这在表达 IGF-1 的转基因小鼠中未出现[121, 122]，且有人担心 GH/IGF-1 治疗可能会促进肾小球系膜异常。然而，尚无报道对 CKD 患儿进行长期 GH 治疗导致病情进展[133, 134]。

三、催乳素

催乳素在女性中的正常功能是促进泌乳，但其在男性中的功能尚未完全明确。CKD 患者的血清催乳素浓度通常会升高，ESRD 中高催乳素血症的患病率介于 30%～65%[145-147]。CKD 中的高催乳素血症被认为是肾脏清除率降低的结果[147]和多巴矿物质的抑制活性导致[148]。因此，应尽可能减少或避免使用能进一步刺激催乳激素产生的抗多巴胺能药物（如抗精神病药、甲氧氯普胺、西咪替丁）。CKD 和 ESRD 中高催乳素血症的后果反映在生殖异常中，这通常是由促性腺激素分泌相关抑制引起。催乳激素过多的患者最终会由于促性腺激素分泌受到抑制而出现溢乳和不孕症。女性可能会出现闭经，而男性会经常出现勃起功能障碍和性腺功能减退。尽管已证明溴隐亭治疗可降低尿毒症男性和女性的催乳素水平[149]，但前述症状不能完全消失，表明可能同时有其他因素起作用。有学者提出使用 ESA 治疗可降低血清催乳素水平[150]，并改善性功能[151]。因此，推测催乳激素可能与肾性贫血的严重程度相关。

催乳素血症可能具有先前未被充分认识的作用，且与其对性腺的作用无关。CKD 患者的研究表明，催乳素血症与内皮功能障碍、动脉硬化、心血管结局之间有很强的联系[152]。这些关联可能是由以下原因引起的：①促性腺激素受到抑制，其本身可能与心血管风险增加有关（稍后讨论）；②多巴胺能活性下降；③其他影响催乳激素生成的危险因素，如高细胞因子血症[153]；④未知的机制。对催乳激素生理了解的进展揭示了其他功能，例如调节免疫系统并充当生长和抗凋亡因子。催乳素作为一种生长因子会影响造血、血管生成和凝血。催乳素调节炎症反应，刺激单核细胞黏附于内皮，并增强血管平滑肌细胞增殖[154-157]。催乳素还通过 $β_2$- 肾上腺素能和一氧化氮（NO）机制诱导局部血管收缩[158]。一些小型研究评估了溴隐亭治疗对 CKD 的影响，结果发现透析患者治疗后出现血压下降和左心室肥大的消退[159-161]。另一项针对糖尿病和 CKD4 期患者的随机对照试验，溴隐亭补充了 6 个月与安慰剂相比[162]，也观察了血压下降和左心室质量指数改善。这些作用是否至少部分由催乳激素减少介导尚不清楚。

（一）肾上腺

由于高皮质醇血症和高醛固酮血症的症状在 CKD 中很常见，因此有人提出下丘脑 - 垂体 - 肾上腺轴（hypothalamic-pituitary-adrenal，HPA）可能上调[163]。鉴于糖皮质激素和醛固酮代谢物均由肾脏排泄，而皮质醇的代谢部分由肾脏调节，因此该提议是合理的。然而，迄今为止，很少有研究针对 CKD 的肾上腺疾病，该问题部分受到 RAAS 系统和皮质醇系统的药物处方的干扰。

1. 促肾上腺皮质激素

促肾上腺皮质激素（adrenocorticotropic hormone，ACTH）60 年前被用于儿童肾病综合征的治疗，但逐渐被合成的糖皮质激素类似物替代。除了其在控制激素生成中的作用外，ACTH 还作为黑皮质素系统的生理激动剂。临床和实验证据表明，促肾上腺皮质激素可能具降低蛋白尿、降血脂和保护肾脏的作用，但其激素生成作用尚不能完全解释[164, 165]。

2. 醛固酮和皮质醇

除了增加钠重吸收的经典作用外，醛固酮还可能对肾脏和心血管损害产生其他作用。醛固酮会限制 NO 的生物利用度，从而增加氧化应激，促进血管炎症[166, 167]，并损害血管反应性[168]。在存在盐超载的情况下，醛固酮会导致心脏肥大和纤维化，可通过给予盐皮质激素受体（mineralocorticoid receptor，MR）拮抗剂来预防[169]。MR 以相似的亲和力结合醛固酮和皮质醇。在正常情况下，皮质醇无法激活 MR，因为皮质醇会被 11β- 羟基激素脱氢酶 2 型（11β-hydroxysteroid dehydrogenase type 2，11β-HSD2）转化为非活性代谢物可的松[170]。因此，可以推测 MR 拮抗剂作用是由醛固酮和皮质醇的阻断作用引起的。在对维持性血液透析治疗的 2 型糖尿病患者的观察性分析中[171]，合并存在高血清醛固酮和高血清皮质醇浓度与猝死有关。MR 拮抗剂的使用是否可以降低此类患者猝死风险，仍须在以后的试验中进行研究。

3. 肾上腺雄激素

脱氢表雄酮（dehydroepiandrosterone，DHEA）和硫酸脱氢表雄酮（dehydroepiandros-terone sulfate，DHEA-S）是从肾上腺的网状带分泌的。DHEA 和 DHEA-S 是相互转化的，DHEA 是性激素的前体。在一个基于年轻人群研究中，血清 DHEA 浓度与肾功能呈负相关[172]。低循环血清浓度 DHEA-S 也与 2 型糖尿病男性肾小球损伤的进展有关[173]。这一发现与两项研究一致，后者表明维持性透析的男性患者血清 DHEA-S 显著降低，并且与全因死亡率和 CVD 相关的死亡率有关[174, 175]。像其他激素的浓度一样，DHEA-S 浓度的降低可能与疾病严重程度相关，在严重疾病中被抑制。然而，考虑到补充 DHEA 可以改善男性的内皮功能和胰岛素敏感性，DHEA-S 可能具有抗动脉粥样硬化和 CVD 的保护功能[176]。DHEA-S 可能还具有其他功能，如过氧化物酶体增殖物激活受体 α（peroxisome proliferator-activated receptor α，PPARα）激活剂，可以调节免疫功能、炎症和氧化应激[177]。最后，不要忘记 DHEA-S 可能是催乳素（上游）和睾丸激素（下游）通路的中间产物，从而产生一定风险。

（二）性腺功能失调

下丘脑 - 垂体 - 性腺轴的紊乱在 CKD 患者中很常见，并且在性功能障碍的发展中起重要作用（表 56-3）。这些患者的性功能障碍是多因素的，受多种生理、心理因素以及并发症的影响。除了后面描述的一些内分泌改变外，例如糖尿病和血管疾病还会干扰男性患者勃起和女性患者性唤起的能力。各种心理因素（如抑郁症）都会严重影响男女性功能。

1. 女性

(1) 内分泌异常：尿毒症女性通常会出现血清催乳素（见前面的讨论）、促卵泡激素（follicle-stimulating hormone，FSH）和黄体生成素（luteinizing

hormone，LH）的浓度升高。月经异常和生育障碍很常见，通常在诊断 ESRD 时会出现闭经。透析开始后，月经周期仍旧不规律。女性透析患者卵巢功能异常的特征是缺乏周期性促性腺激素和雌二醇的释放，从而导致子宫内膜出现缺乏孕激素的变化[178]。给予内源性雌激素不能减轻月经中期 LH 激增，证实了下丘脑中枢的紊乱[179]。因此，无排卵和随后的不孕症可能是尿毒症女性的主要异常，同时有性欲降低和性高潮能力降低[180]。因此，ESRD 女性很少有成功怀孕。病理性子宫内膜形态在接受透析的育龄期尿毒症女性中很常见，其中增生性改变占 30%，萎缩性改变占近 25%。但是，子宫内膜似乎保留了对循环雌激素的正常反应性[181]。

(2) 临床表现：年轻的尿毒症女性绝经时间通常比健康同龄人提前约 4.5 年。女性性腺功能减退与睡眠障碍、抑郁、尿失禁以及骨质疏松症、认知障碍和心血管风险增加有关[182]。高达 65% 的透析女性表示存在性功能障碍，多达 40% 的人不再进行性行为[183]。性欲减退也可导致不孕。

最后，甲地孕酮作为 PEW 的有效药物，已成功用于 ESRD 患者[184-187]。这一发现，以及与男性尿毒症患者相比，女性患者厌食症状减轻[188]，表明性激素在调节尿毒症的营养稳态方面尚存在未知的多效作用。

(3) 治疗：治疗的一般原则包括对 CKD 患者的性功能进行教育、充分透析以及对潜在的抑郁症进行治疗。改变生活方式，如戒烟、力量训练和有氧运动，可减少抑郁症，改善体型，并对性行为产生积极影响[179]。有限的证据表明，CKD 可改变雌二醇的药代动力学。口服雌二醇后，ESRD 女性的游离和总雌二醇血浆浓度升高，但雌酮浓度未发生变化。雌二醇和雌酮均未从透析中清除[189]。口服雌二醇的稳态药代动力学显示，患有 ESRD 的女性应服用常规剂量的大约 50%[190]。目前没有关于 CKD 中任何孕激素药代动力学的数据。

表 56-3　慢性肾脏疾病内分泌异常导致的性功能障碍

性　别	内分泌异常
男性	• 睾丸激素产生减少 • 黄体生成素（LH）明显增加 • LH 分泌脉冲振幅降低 • 卵泡刺激素（LSH）不同程度增高 • 催乳素增加
女性	• 月经周期无排卵 • 月经中期 LH 无激增 • 催乳素增加

尿毒症女性的慢性无排卵和孕激素缺乏可通过口服孕激素治疗。由于月经可导致 CKD 贫血，特别是月经过多的患者，因此推荐在月经周期结束时使用孕激素。目前，雌激素刺激（由于无排卵周期）是否使 CKD 女性易患子宫内膜增生或子宫内膜癌尚不明。因此，建议对此类患者进行常规妇科随访。接受透析的闭经女性中的雌二醇水平低会导致阴道萎缩和性交困难。局部雌激素乳膏和阴道润滑剂可能对这些患者有帮助。建议月经正常的尿毒症女性使用节育措施。雌激素替代疗法能够使绝经前、雌激素缺乏的透析女性患者的月经恢复并改善性功能[191]，改善尿毒症动物模型的骨组织形态学[192]。雌激素治疗可积极影响绝经后 ESRD 女性的性欲并防止骨容积流失[193, 194]。CKD 女性中最常见性问题是性功能低下和性欲障碍，睾丸激素替代疗法已证明对没有肾脏疾病的患者有效[195, 196]。尽管如此，成功的肾脏移植仍然是恢复 CKD 女性正常性欲的最有效手段。

(4) 女性性激素与慢性肾脏病的进展：由于男性肾脏疾病的进展速度通常比女性快[197]，有人认为，这种性别差异性可能是循环激素与肾脏中特定受体的相互作用造成的。在实验动物模型中，内源性雌激素在肾脏中显示出抗纤维化和抗凋亡的作用[198, 199]，在切除卵巢的大鼠中，外源性雌二醇通过雌激素受体 β 上调保护足细胞免受损伤来减轻肾小球硬化和肾小管间质纤维化[200, 201]。这些动物研究的直接推论表明，外源雌激素给药可能会减慢 CKD 的进展。但是，在这方面的临床证据较为复杂，有证据表明雌激素替代疗法和口服避孕药都与蛋白尿、肌酐清除率增加、肾功能丧失有关[202-206]。这些研究的意义需要在其观察性和大多数情况下具有回顾性的背景下进行了仔细考虑。还应注意的是，一般而言，绝经后 ESRD 患者的激素替代疗法开处方频率要低于普通人群[207]，这可能会导致选择和代表性不足。

2. 男性

(1) 内分泌异常：据估计，在 40—75 岁的社区男性居民中，睾丸激素缺乏症的发生率在 6%～9.5%，而在糖尿病或肥胖的男性中则上升至 15%～30% [208, 209]。在 CKD 男性中，该病的患病率要高得多，为 50%～75% [210–213]。游离和总血清睾丸激素存在不足，尽管性激素结合球蛋白的结合能力和水平似乎都在正常范围内。CKD 患者性腺功能低下的原因多种多样，必须考虑到高催乳素血症（见前面的讨论）、并发症（如 PEW、肥胖、糖尿病、高血压）和可能影响性腺功能的药物（如 ACEI、ARB、螺内酯、酮康唑、糖皮质激素、他汀类药物、西那卡塞）。

男性尿毒症患者的 LH 血浆浓度通常会升高，这主要是由于促性腺激素释放激素和 LH 自身脉冲性释放的改变，LH 产生的反馈抑制作用减弱（由于睾酮水平低）以及肾脏清除功能受损所致。此外，由于 Sertoli 细胞产生的肽抑制素减少致 FSH 的反馈抑制作用减弱 [179]。男性 CKD 患者的 FSH 分泌也会不同程度的增加，通常 LH / FSH 比值会升高。上述异常在 GFR 仅轻度降低的情况下即可检测到，并且随着 CKD 的进展进一步恶化。较少随着透析的开始而恢复正常。相反，常常是进展的。运转良好的肾脏移植很可能会恢复正常的性活动，尽管生殖功能的某些特征仍然可能受损。

(2) 临床表现：男性性腺功能减退的症状和体征取决于性腺功能减退的发展阶段及其持续时间。在患有 ESRD 的成人中，性腺功能低下，睾酮水平降低以及高催乳素血症均有可能导致性欲下降、勃起功能障碍、少精子症或不育症，出现骨容积减少，在某种程度上还会导致骨质疏松和贫血。据报道，男性 CKD 和 ESRD 患者中有 70%～80% 存在勃起功能障碍 [214]。高龄、糖尿病、高血压、血脂异常、吸烟和焦虑是增加勃起功能障碍可能性的风险因素。该类患者精液分析通常显示射精量减少，精子数量少或无精子症或精子低活动率。经常用于治疗 CKD 患者的药物，如利尿剂、降压和抗抑郁药及组胺 H_2 阻滞剂，可能会导致勃起功能障碍。其他药物，如螺内酯、酮康唑、糖皮质激素和西咪替丁，可以直接干扰性激素的合成 [215]。自主神经系统功能障碍是 CKD 患者（尤其是糖尿病患者）的常见表现，也可能导致 CKD 的性异常 [216]。盆腔自主神经系统的功能障碍会减少性行为中对刺激的感觉和唤醒。复杂的神经轴是实现充分勃起是必要条件，而自主神经病变能够干扰这一复杂的神经轴。

尿毒症性腺功能减退可能导致肌肉减少。在生理条件下，睾酮是一种合成代谢激素，它可以通过促进氮存储、刺激部分肌肉蛋白质的合成、诱导成肌细胞的分化并提高骨骼肌氨基酸的再利用效率，在诱导骨骼肌肥大中发挥重要作用 [217]。因此，有报道指出接受透析的男性的血清游离睾酮水平和总睾酮水平与肌酐和握力之间呈正相关 [218, 219]。CKD 3 期～4 期男性的内源性睾酮已成为决定肌肉体积和力量的重要因素 [220]。在透析人群中使用癸酸诺龙（一种睾酮激素合成激动剂）进行的干预研究显示，其肌肉体积和肌力以及营养状况均有明显改善 [221, 222]。

已知睾酮通过诱导分化的干细胞生长及提高红系祖细胞对循环促红细胞生成素（erythropoietin, EPO）的敏感性来刺激红细胞生成 [223–225]。由于 CKD 在老年男性中更为常见，因此年龄相关的睾酮下降和包括男性性腺功能低下的内分泌 CKD 异常都有可能在某种程度上导致红细胞系质量下降，并可能导致贫血。因此，已提出睾酮缺乏是未接受过 ESA 治疗的非透析 CKD 男性贫血的另一原因，也是接受 HD 治疗的男性对 ESA 抵抗的另一原因 [226]。在 1989 年临床引入重组人 EPO（recombinant human EPO, rhEPO）治疗之前，雄激素是纠正 ESRD 贫血的主要药理学干预措施。相应地，ESRD 患者的贫血与性欲下降和内皮功能障碍相关 [227]，rhEPO 疗法导致某些（非全部）患者性欲和性行为的增加以及勃起功能的改善 [228, 229]。贫血的纠正，幸福感的改善和直接的内分泌作用可能在这一结果中起作用 [180]。此外，评估 rhEPO 治疗与健康相关的生活质量变化的研究表明，身体和社会功能、整体心理健康以及对性活动的满意度有了显著改善 [230]。

最后，非透析 CKD 男性性腺功能减退与动脉硬化、内皮功能障碍和心血管事件风险有关 [231]。在接受透析的患者中，性腺功能减退还与死亡风险增加 [213, 218, 232]（图 56–4）、动脉硬化程度 [233]、生活质量下降 [210] 和炎症加剧有关 [212]。睾酮与心血管并发症之间的联系可以通过其与血脂异常、肥胖、糖尿病和代谢综合征等危险因素的关联来解释，这些因素可能导致内皮功能障碍和动脉粥样硬化。然而，睾酮在心血管系统中也可能具有直接的动脉粥样硬化保护作用[123]。在稳定型心绞痛的男性的运动负荷测试中，经皮睾酮疗法改善运动诱导的心肌缺血[124]，接受雄激素剥夺疗法的前列腺癌男性的中枢动脉压升高[125]。在动物模型中，补充睾酮可抑制新内膜斑块的发展[126]，刺激内皮祖细胞[127]，增加从血管内皮细胞释放的一氧化氮[128]，并增强心肌灌注[129, 130]。

性腺轴被炎性细胞因子抑制[234, 235]，因此任何炎性疾病都可能导致睾酮缺乏。因此，低的睾酮水平可以被认为是慢性炎性疾病的生物标志。为了证明这种观点，有研究表明内源性睾酮与各种 CKD 人群中的炎症替代物之间存在强烈的负相关[212, 218, 232, 233]。然而，睾酮本身也可能具有免疫调节作用，补充睾酮后，患有糖尿病、冠心病和（或）代谢综合征的性腺功能减退的男性的细胞因子产生受到抑制[236–238]。

(3) 治疗：男性性腺功能减退的一般治疗原则包括最佳透析治疗和充足的营养摄入以及筛查抑郁症状。一项研究比较了 ESRD 患者和肾功能正常的性腺功能减退男性睾酮贴剂的药代动力学改变[239]。研究发现，停用贴剂后，睾酮的半衰期在两组之间没有差异，在贴剂使用期间，血清睾酮的最低或最高浓度亦无差异。因此，在患有 ESRD 的男性中可能可以使用常规剂量的睾酮替代疗法，并常规监测血清睾酮浓度，根据需要进行剂量调整。目前，有关睾酮在 ESRD 患者中使用的数据是有限的；一些研究表明，补充睾酮并不能改善 ESRD 的勃起功能，在 ESRD 中使用睾酮的数据有限；一些研究表明，补充睾酮并不能改善 ESRD 的勃起功能[240]，另有研究表明，晚期 CKD 性腺功能减退的男性通过局部凝胶使内源性睾酮正常化可以改善性功能[241]。在 40 名患有性腺功能减退的 ESRD 男性中，每天服用 100mg 的 1% 睾酮凝胶剂 6 个月，既不会增加血清睾酮的浓度，也不会影响 ESA 需求[242]。在该组患者中可能需要更高的睾酮剂量才能获得临床益处。替代的给药方式，如肌内注射，可能会降低依从性和生物利用度。在这种情况下，睾酮的反应可能受患者的营养状况、活动水平和 GH（和 GH 结合蛋白）状况的调节。由于心理社会因素也可能参与勃起功能障碍的病理生理改变，因此可通过夜间阴茎膨胀试验鉴别阳痿的病因是器质性改变抑或心理因素所致。

睾酮缺乏是否可能构成 CKD 相关并发症（如贫血、PEW 和心血管疾病风险）的新病理生理途径，值得进一步关注。超生理剂量的雄激素治疗与不良反应有关[28, 160]。有报道显示个别健康老年男性出现血压升高和临床上明显的水肿[28, 151, 152]。还有部分接受 HD 治疗患者出现液体潴留[75]。因而，必须密切监测接受治疗的患者，缺乏状态的恢复并将总睾酮和游离睾酮浓度维持在正常范围内可能是成功治疗的关键。

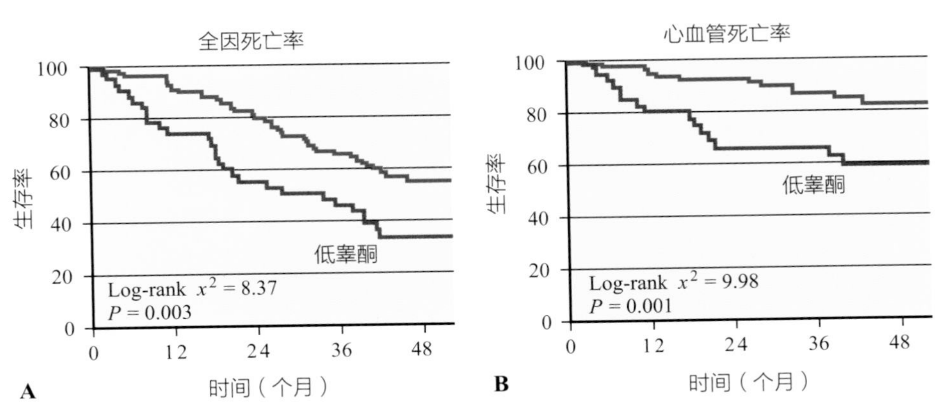

▲ 图 56-4　**慢性肾脏病（CKD）患者的性激素变化和预后**

接受血液透析的男性患者睾丸激素水平降低与死亡风险增加有关，尤其是心血管原因（引自 Carrero JJ, Qureshi AR, Parini P, et al:Low serum testosterone increases mortality risk among male dialysis patients. *J Am Soc Nephrol*. 2009;20:613–620.）

(4) 男性性激素与慢性肾脏病的进展：与男性CKD进展快于女性的研究发现一致，肾损伤的动物模型表明睾丸切除可减轻肾小球、肾小管损害，减轻肾纤维化和蛋白尿[243, 244]。此外，动物研究描述了超生理剂量的睾酮在急、慢性肾脏损伤中的促炎、促凋亡和促纤维化作用[199, 245, 246]。另一方面，由于CKD进展会导致睾酮产生减少，并且CKD的发生和发展主要发生在平均睾酮浓度较低的老年男性中，因此很难将这些实验结果与临床观察相协调。据此，一项基于人群的男性研究报告指出肾功能受损和血清睾酮水平降低是加重（和独立）的死亡危险因素[247]。因此，已有证据表明睾酮可能对肾脏具有保护作用。

一项涉及10 000多名新诊断为非转移性前列腺癌的男性的病例对照研究表明，雄激素剥夺疗法会增加急性肾损伤的风险[248]。其潜在的保护机制包括诱导肾血管舒张和增加一氧化氮的产生[249]。因此，雄激素剥夺疗法的使用可能拮抗睾酮，增加肾小球受损的风险。在患有肾缺血再灌注的雄性大鼠中，还证实了性腺功能低下对肾损伤的作用[250]。在这种情况下，仅3h后，睾酮的浓度就急剧下降。再灌注后3h输注睾酮可减少24h血浆肌酐和尿肾损伤分子1（kidney injury molecule-1，KIM-1）的增加，防止髓外血流量减少，并减轻48h肾内炎性反应的增加。去势治疗后血浆肌酐水平和KIM-1的升高更为显著，阿那曲唑（一种芳香酶抑制剂）联合睾酮治疗几乎可以使这些标志物正常化[250]。

四、维生素D、甲状腺旁腺激素和肾病

维生素D和PTH的内分泌系统对于维持钙磷的动态平衡以及健康的骨骼状态至关重要。血清磷、钙、维生素D、PTH和成纤维细胞生长因子23（fibroblast growth factor 23，FGF-23）的水平改变会导致慢性肾脏病矿物质及骨代谢异常综合征（CKD-mineral and bone disorder，CKD-MBD），而CKD-MBD的出现会导致骨质疏松、骨折、CVD和其他并发症[251-253]。鉴于此，PTH异常和甲状旁腺功能亢进是CKD-MBD治疗中是公认的临床问题[254]，人们对维生素D缺乏重要性的认识也有所提高[251-253]。事实上，维生素D受体（vitamin D receptor，VDR）能够在许多不同的组织和细胞中的表达，表明这个系统具有多方面的作用[255, 256]。这些激素改变的生理学和调控在第53章中进行了更详细的讨论。

（一）维生素D和甲状旁腺激素在慢性肾脏疾病中的代谢和作用

维生素D家族包括具有生物学惰性的脂溶性激素-维生素D_2（麦角钙化醇）和维生素D_3（胆钙化醇）。这些激素原主要来自阳光照射，通过皮肤、食物（尤其是鱼的脂肪）和营养补品中7-脱氢胆固醇的光化学转化。这些激素原通过肝脏中的羟基化反应转化为25-羟基维生素D，并通过第二步羟基化（由1α-羟化酶进行）转化为其活性形式1,25-二羟基维生素D（骨化三醇）。肾脏是人体中1α-羟化酶的最丰富来源（但并非唯一），因此CKD与骨化三醇的天然缺陷相吻合[252, 253]。

在正常情况下，肾脏骨化三醇的生成受到PTH以及血清钙和磷水平的严格调节。从骨骼中分泌出来的FGF-23、代谢性酸中毒均会抑制骨化三醇的合成。肾外骨化三醇可在其他组织中转化，包括皮肤、结肠、前列腺和巨噬细胞，但是对于这种转化的调节过程尚不清楚。骨化三醇的半衰期仅为4～6h，而且循环水平低。骨化三醇通过维生素D结合蛋白（vitamin D-binding protein，VDBP）转运到各个靶器官，通过促进肠道食物中钙和磷的吸收以及肾脏对钙的重吸收，将钙动员到血液中。骨化三醇还通过成骨细胞和破骨细胞促进骨矿化、骨生长和骨重塑，并防止低钙血症。维生素D缺乏症与多种疾病有关，包括生长迟缓、骨骼异常（如骨容积减少、骨质疏松、骨折风险增加）、肌肉无力、左心室肥大，以及对癌症、糖尿病以及自身免疫性和传染性疾病的易感性增加[254, 257-259]。维生素D的作用超出了与钙和骨骼稳态有关的影响。在患有CKD的患者中显示有骨骼代谢紊乱、肌肉萎缩和肌肉无力，维生素D被认为有助于维持肌肉骨骼健康[260]。在肾脏中，维生素D对于维持足细胞功能、防止上皮向间质转化及抑制肾素基因表达和减轻炎症具有重要作用[261]。而且，维生素D似乎通过靶向RAAS和核因子-κB（nuclear factor-kappa B，NF-κB）途径在糖尿病性肾病模型中也起到保护作用[262]。

PTH在钙磷的动态平衡中起关键作用。PTH可

以刺激肾小管细胞排泄磷酸盐，并通过刺激骨化三醇合成的活化间接调节肠道钙的吸收。随着维生素 D 缺乏的进展，最大程度地刺激了甲状旁腺，从而导致继发性甲状旁腺功能亢进。因此，25- 羟基维生素 D 的水平与 PTH 水平成负相关，骨化三醇抑制 PTH 的表达。PTH 会增加 25- 羟基维生素 D 代谢为骨化三醇，进一步加剧了维生素 D 的缺乏。甲状旁腺功能亢进症与左心室肥大以及代谢综合征有关，导致糖耐量降低和血脂异常 [263]。PTH 和血磷是 CKD-MBD 公认的生物标志物，而 FGF-23 已引起越来越多的关注 [264]。然而，由于 PTH 和 FGF-23 具有广泛的（且依赖于测定的）生物变异性，PTH [265] 和 FGF-23 在临床监测 [266] 等方面的价值受到了质疑。

（二）慢性肾脏病的维生素 D 缺乏症

据报道，大多数患有 CKD 的患者，包括接受维持性透析的和其他非透析的 CKD 患者，其 25- 羟基维生素 D 水平是不足的 [267, 268]。该现象似乎在黑人中尤为明显 [269]。伴随着肾功能的恶化，循环中 25- 羟基维生素 D 和骨化三醇水平会出现降低 [268, 270]。由于 25- 羟基维生素 D 半衰期更长于骨化三醇（约 3 周），故其被认为是衡量维生素 D 水平的最佳标准 [271]。基于此，当 25- 羟基维生素 D 水平低于 30ng/ml 时，通常定义为维生素 D 功能不足，当至少低于 15ng/ml 时被认为是维生素 D 缺乏症。虽然已知存在与季节、地理、种族和年龄相关的变化，但 CKD 患者所需的维生素 D 水平尚未确定。尽管如此，仍然建议将血清 25- 羟基维生素 D 的浓度保持在 30ng/ml 以上 [254]。人们认为，大多数商业化的 25- 羟基维生素 D 检测方法可以检测到维生素 D 缺乏症 [252]。但是，应该指出的是，25- 羟基维生素 D 和 PTH 的循环浓度在实验室检测和实际测定间之间存在相当大的差异 [272]。由于 25- 二羟基维生素 D 的水平通常会因该疾病中 1α- 羟化酶活性降低而降低，但它们也可能是正常的，甚至是因继发性甲状旁腺功能亢进而升高，因此，1,25- 二羟基维生素 D 分析法不应该用于检测 CKD 中的维生素 D 缺乏症。

（三）维生素 D 补充在慢性肾脏病中的应用

为儿童和成人每天提供至少 800IU 的 25- 羟基维生素 D_3 或等同剂量的维生素 D 能够保证维生素 D 充足。除非一个人经常吃多脂鱼，否则很难每天从饮食中获得这么多的维生素 D_3。因此，需要适当的日光照射和（或）补充剂来满足 CKD 患者的维生素 D 需求 [267]。维生素 D 的药理剂量可以以营养补充剂或活性维生素 D 制剂的形式给予。美国国家肾脏基金会肾脏疾病成果质量计划（K/DOQI）指南建议在伴有维生素 D 缺乏的甲状旁腺功能亢进的患者中，使用活化的维生素 D 衍生物之前应先补充营养维生素 D [267, 271]。尽管一些研究表明补充维生素 D 可以改善身体功能 并延缓甲状旁腺功能亢进的发展，但可提供证据有限 [260]。在 CKD 患者中使用骨化三醇或维生素 D_3 治疗 6 个月并未改善血管内皮功能或炎症 [273]。而在另一项研究中，补充 6 个月的维生素 D 类似物可使晚期 CKD 患者的脉搏波速度降低 [274]。尽管流行病学研究普遍表明，在 CKD 所有阶段提供活性维生素 D 衍生物可提高生存期 [267, 275-278]，并且接受骨化三醇或类似物治疗的患者的相关死亡风险降低了 27% [279]，但这些研究容易因适应证而混淆。因此，有关营养维生素 D 补充剂的建议很大程度上是经验性的。然而，现有的随机对照试验并未提供充分或准确的证据表明补充维生素 D 可以降低 CKD 患者的死亡率 [267, 280]。

第57章 肾脏疾病的神经系统表现

Neurologic Aspects of Kidney Disease

Manjula Kurella Tamura 著

詹 明 黄诗纯 沈 琰 译

孙 林 校

慢性肾脏病（CKD）在神经系统方面的表现涵盖了一系列临床疾病和综合征。事实上，尿毒症最初就被描述为一种以认知功能、躯体感觉、神经肌肉以及自主神经功能紊乱为表现的神经系统病变[1]。肾脏替代治疗能够减轻尿毒症综合征的这些表现，提示尿毒症中潴留的毒素在神经系统病变的发病机制中扮演着关键角色。然而，事实证明要确认其中的致病毒素较为困难，部分原因在于CKD中有大量的毒素潴留。此外，CKD患者的早期识别和治疗以及CKD患者人群的老龄化改变了肾脏疾病中神经系统方面的临床表现，这进一步增加了确认致病因素的难度。透析治疗本身也存在神经系统并发症，包括透析失衡和透析性痴呆。前者是一种罕见的以谵妄为表现的综合征，常发生在初次透析治疗；后者是一种进展性的疾病，与患者父母铝元素过度暴露史相关。所幸这些并发症的发生率在过去的30年里已经大幅减少了。

脑血管疾病已被公认是CKD患者的主要致病原因和死亡原因之一，也是CKD相关神经系统病变的重要组成部分。在透析治疗的患者中，卒中的发生率增加了6～10倍，卒中引起的死亡率增加了2～3倍。尽管在普通人群中对于卒中的识别、治疗与预防方面已取得了实质性的进展，然而针对CKD患者卒中的循证治疗方案仍匮乏。此外，亚临床脑血管疾病不仅是卒中的主要危险因素和未来发生心血管事件的标志，而且可能在CKD患者的认知功能表现中起重要作用。

本章综述了肾脏病患者的卒中、认知功能障碍、睡眠障碍和神经病变的流行病学、病理生理学以及治疗策略。

一、卒中

在美国，卒中为第三大致死原因且为致残的主要原因之一[2]。急性卒中的特征为突发的局灶神经系统症状，包括语言障碍、构音障碍、偏盲、无力、共济失调和感觉丧失，这些症状都是由大脑相应区域的血供中断导致的。患者的症状通常表现在单侧，除了部分后循环卒中，患者的意识一般能被保留。通常意义上说，持续超过24h的神经功能障碍被称为卒中，短于24h的神经功能障碍则被称为短暂性脑缺血发作（TIA）。随着脑部影像检查的广泛应用，现在可以确定症状持续时间短于24h的患者中有15%～20%存在脑梗死的证据，因此一些权威专家建议更改TIA的定义为临床症状持续时间短于1h且不存在脑梗死的证据[3]。超过30%的TIA患者随后发生了卒中，这些卒中事件多数出现在TIA事件发生后的几周内[4]。

卒中可被分为缺血性卒中和出血性卒中，前者由血管闭塞引起，后者则由血管破裂引起。在美国和欧洲的普通人群中，80%的卒中患者是由缺血所致，20%则为出血引起[5]。依据致病的机制（大动脉粥样硬化，心源性栓塞，小血管闭塞性病变以及其他不明病因）[6]和梗死的部位（前循环或后循环）来对缺血性卒中进行分类非常实用，因为这些类型区别对于治疗选择具有重要的提示作用。在普通人群中，25%的缺血性卒中由心源性栓塞引起，其次是大动脉粥样硬化以及小血管闭塞性病变；但是这些比例因性别和种族/民族而异。据报道男性和白人发生大动脉动脉粥样硬化的概率要分别高于女性和黑种人[7-9]。出血性卒中同样也可以分为两个亚型：脑出血（绝大多数出血性卒中属于此类）和蛛网膜下腔出血。脑出血多由高血压病、淀粉样血管病、脓毒性栓塞、细菌性动脉瘤以及出血倾向性疾病引起，而蛛网膜下腔出血则通常由动脉瘤破裂或血管畸形引起。

CKD 的定义为患者的估算肾小球滤过率（eGFR）＜ 60ml/(min · 1.73m^2)。CKD 的存在，会对患者卒中的监测、管理和预防产生重要的影响。相比普通人群，CKD 患者有着不同的卒中危险因素特征和卒中流行病学表现，他们发生卒中和卒中相关死亡事件的风险均升高。除此之外，卒中监测、管理和预防的策略在 CKD 人群中效果不佳或安全性更差。

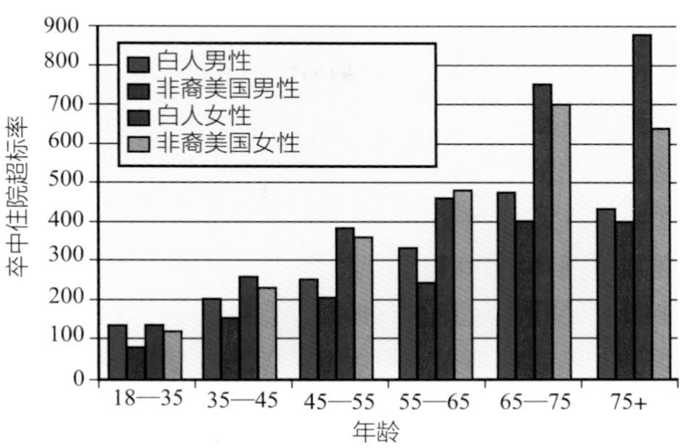

▲ 图 57–1　**与普通人群相比，透析患者卒中住院超标率（每 10 000 人年）**

引自 Seliger SL, Gillen DL,Longstreth Jr WT, et al. Elevated risk of stroke among patients with end-stage renal disease. *Kidney Int.* 2003;64:603–609. With permission.

（一）慢性肾脏病、终末期肾病及肾移植患者中卒中的流行病学

在终末期肾病（ESRD）透析患者中，卒中是导致心血管疾病死亡的第三大原因[10]。相比普通人群，透析患者的卒中发生率和致死率增加了 6～10 倍（图 57–1）[11, 12]。在普通人群中缺血性卒中更常见[11, 13]，而出血性卒中的风险更高[14]。心源性栓塞是美国透析患者缺血性卒中的最主要原因，其次是小血管闭塞性病变，再次是大动脉卒中（表 57–1）[12]。在日本患者中小血管闭塞更常见，其次是心源性栓塞[13]。累及椎基底系统的后循环卒中在透析患者中发生率高于普通人群[13]。这种分布模式提示通过筛查颈动脉疾病来预防卒中的策略，其有效性在透析人群中低于普通人群。相对于尚在等待肾脏移植的患者，移植后患者发生卒中和短暂性脑缺血发作的风险降低了 30%，但同时同种异体移植失败会使卒中或短暂性脑缺血发作的风险增加 1.5 倍[15]。

非终末期 CKD 患者，独立于传统危险因素增加卒中风险的程度尚不明确，而且大多数专业协会指南并没有将 CKD 作为卒中的危险因素。在一个包含了 33 项队列研究的 Meta 分析中，CKD 将卒中发生的风险增加了 1.4 倍[16]。这项 Meta 分析存在的一个局限性是没有考虑尿蛋白。有部分研究报道了卒中风险在种族之间存在差异，即黑种人族群中 CKD 导致卒中的风险高于白种人族群，但并非所有研究都支持此结论[17]。相比于普通人群，CKD 患者的卒中致死和致残风险增加了 2～3 倍[18]。

神经影像学研究提示，CKD 及 ESRD 患者，即使不发生卒中，也有较重的脑血管疾病负担。例如，在没有临床卒中病史的透析患者中，高达 50% 存在磁共振成像（MRI）下可见的脑梗死影像学证据，这些患者未来发生心血管事件的概率也更高[19, 20]。脑白质病变作为一种小血管病变的标志，在透析患者[21-22]或不需要透析治疗的轻中度 CKD 患者中亦十分常见[23-25]。在脑出血患者中，脑微出血是脂质玻璃样变性或淀粉样血管病的标志，CKD 患者发生脑微出血的概率要比非 CKD 患者高 2～3 倍[26]。且这种关联在黑种人族群中比白人更强。

（二）慢性肾脏病及终末期肾病患者卒中预防

肾脏和脑的血管床相似，两者都是接受高血容量的低阻终末器官[27]。脑白质病变疾病（或微出血）与非糖尿病性 CKD 即小动脉的内中膜增厚和玻璃样变的病理机制也非常相似。因此，CKD 患者脑血管疾病的高发病率可能提示两者具有一种或多种共同的危险因素以及相似的血供情况。CKD 患者卒中高风险，可能是因为该人群中传统卒中危险因素（如高血压、高脂血症）的患病率或累积暴露率更高。全基因组关联研究提示 CKD 与大动脉粥样硬化性卒中之间具有共同的遗传成分[28]。传统的卒中危险因素如高血压和高脂血症，可能被 CKD 改变，或因蛋白质能量消耗、心力衰竭及其他共病情况的存在而变得棘手。另外，非传统的 CKD 相关的因

表 57-1　普通人群和透析人群的卒中亚型

卒中亚型	美国普通人群	美国透析人群（*n*=176）	
	患病率（%）	患病率（%）	致死率（%）
缺血性卒中	80	87	28
大动脉	7～18	10	29
心源性脑栓塞	15～27	24	36
小血管闭塞	11～21	17	17
多重原因	3～7	16	41
其他 / 未确定的	35～42	20	19
出血性卒中	20	13	90

美国普通人口数据改编自 Zimmerman D, Sood MM, Rigatto C, Holden RM, Hiremath S, Clase CM. Systematic review and meta-analysis of incidence, prevalence and outcomes of atrial fibrillation in patients on dialysis. Nephrol Dial Transplant. 2012; 27: 3816–3822; Locatelli F, Choukroun G, Truman M, Wiggenhauser A, Fliser D. Once-monthly continuous erythropoietin receptor activator (C.E.R.A.) in patients with hemodialysis-dependent chronic kidney disease: pooled data from phase III trials. Adv Ther. 2016; 33: 610–625; Yamada S, Tsuruya K, Taniguchi M, et al. Association between serum phosphate levels and stroke risk in patients undergoing hemodialysis: the Q-cohort study. Stroke. 2016; 47: 2189–2196. Data for incident dialysis population modified from Panwar B, Jenny NS, Howard VJ, et al. Fibroblast growth factor 23 and risk of incident stroke in community-living adults. Stroke. 2015; 46: 322–328.

素也可能增加卒中的风险。以下章节将探讨在 CKD 及 ESRD 患者中可被干预的卒中危险因素。

1. 高血压病

高血压病是缺血性卒中和出血性卒中的一个主要危险因素。在普通人群中，血压从 115/75mmHg 开始，收缩压每升高 20mmHg 或舒张压每升高 10mmHg，卒中风险就会增加 1 倍[29]。大量临床随机对照研究证实了在普通人群中治疗高血压病可减少约 40% 的卒中风险[2, 30–32]。

在透析患者群体中，平均血压每升高 10mmHg，卒中发生的风险就会增加 11%[33]。一些针对 CKD 及 ESRD 患者的研究报道了收缩压与卒中发生率存在 J 形关联[33–35]。例如，一项基于社区 CKD 患者的研究提示，相比于收缩压控制在 120～129mmHg 的患者，收缩压低于 120mmHg 的患者卒脑卒中险增加了 1 倍[34]。然而，此研究结果还没有在临床研究中得到重复验证。

例如，通过对培哚普利预防复发性卒中（PROGRESS）研究的事后分析[35]，发现在 CKD 人群亚组中使用血管紧张素转化酶（ACE）抑制剂降低血压可以减少 25% 的卒中风险（图 57–2）。且不管是降低收缩压还是舒张压，在预防缺血性或出血性卒中的获益是一致的。控制糖尿病患者心血管疾病风险性行动（ACCORD）研究将 2 型糖尿病患者随机分为 2 组，强化降压组收缩压控制目标为低于 120mmHg，标准降压组收缩压控制目标为 120～140mmHg，结果发现强化降压组的患者相比标准降压组的患者卒中风险降低了 40%[36]。这项研究包括了蛋白尿患者，但几乎没有中晚期 CKD 患者。在收缩压干预研究（SPRINT）中，使用了同样的血压分组标准分配了有高心血管风险的非糖尿病患者，强化降压组的患者与标准降压组患者的卒中风险并无显著差异[37]。同样在 SPRINT 研究中，卒中风险在数量庞大的 CKD 患者亚组中也并无差异，不过发生的卒中事件总数较少[38]。目前还没有临床研究评估过接受透析治疗的 ESRD 患者的血压控制目标。

血管紧张素转化酶抑制剂、血管紧张素受体阻滞剂（ARB）、β 受体拮抗剂、钙通道阻滞剂以及噻嗪类利尿剂等多种类型的降压药均可降低卒中风险[39]，但是少有研究将不同类型的降压药进行逐一比较。一项氯沙坦干预高血压患者降低终点事件的研究（LIFE）纳入了 9193 名患高血压合并左心室肥厚的患者，研究结果表明，相比阿替洛尔，尽管降压幅度相似，氯沙坦将卒中的相对危险度（RR）减少了 26%（95%CI，0.63～0.88）[40]。目前除了 LIFE 研究结果，尚缺乏其他在预防卒中方面不同降压药种类之间优势比较的有力证据。因此，在制定起始治疗方案时需将其他适应证纳入考虑。例如，在合并蛋白尿、射血分数降低或糖尿病的患者中，ACEI 或 ARB 类药物可作为首选。大多数 CKD 患者需要联用 2 种或 2 种以上的降压药物来达到目标血压水平[41]。

饮食干预是一种易被忽视但有效的降压方案。例如，高血压病患者若按照以蔬菜、水果和低脂乳制品为主的得舒饮食（DASH）与低盐饮食搭配进食，平均可使收缩压水平降低 11.5mmHg[42]。美国医学会及临床实践指南均推荐，非 CKD 患者摄入

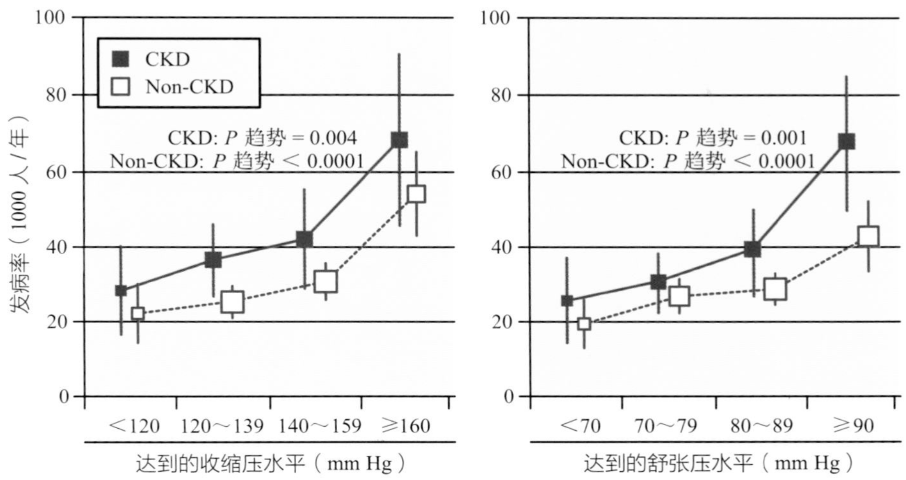

▲ 图 57-2　**在培哚普利预防卒中复发研究中，根据随访的血压水平和慢性肾脏疾病（CKD）状况，调整年龄和性别的总卒中发病率**

引自 Ninomiya T, Perkovic V, Gallagher M, et al.Lower blood pressure and risk of recurrent stroke in patients with chronic kidney disease: PROGRESS trial. *Kidney Int.* 2008;73:963–970. With permission.

钠盐量应低于 2300mg（即 5.8g 氯化钠）[43]。但是，对于盐敏感性高血压人群（包括 CKD 患者），此标准是否应该降低至 1500mg（3.8g 氯化钠）以下尚存在争议 [44]。

2. 糖尿病

在普通人群中，糖尿病可使初发卒中的风险增加约 2～6 倍 [2]，这种关联在 CKD 和 ESRD 人群中也有相似的结果。例如，一项基于社区的美国成年人群研究提示，CKD 患者若合并糖尿病将使卒中风险升高 89% [45]。另一项研究提示，在接受初始透析治疗的患者中，合并糖尿病会增加 35% 的卒脑卒中险 [33]。

针对高血压、血脂异常、蛋白尿以及行为危险因素的多元干预可以使糖尿病患者的卒中风险降低 50% [46]。两项大型随机临床研究通过对比糖尿病人群标准降糖治疗（糖化血红蛋白控制在 7%～7.9%）与强化降糖治疗（糖化血红蛋白低于 6%～6.5%）发现，尽管强化降糖治疗确实减少了微血管并发症的发生，但在控制大血管并发症（包括卒中）上并无明确获益 [47-50]。值得一提的是，这些研究的人群中 CKD 患者的占比低于 30%，而且多数 CKD 患者肾小球滤过率仅轻至中度下降（即 CKD3 期）。

3. 蛋白尿

一项针对多个卒中队列研究的 Meta 分析纳入了分布于各大洲总数超过 14 万的人群，该分析指出，蛋白尿可以独立于糖尿病、高血压等传统卒中危险因素，使卒中风险增加 50%～70% [51]。蛋白尿与卒中的联系在不同的性别、人种、糖尿病亚群、卒中亚型之间均存在。在美国的一项纳入 30 000 名成年黑种人和白种人群体的研究发现，在黑种人人群中蛋白尿与增加的突发卒中风险存在联系，在白种人人群中无此联系。此联系独立于传统的卒中危险因素，并且在低于 30mg/g 的蛋白尿水平下得以体现 [52]。在汇总了 4 项队列研究的汇总分析中，降低的 eGFR 与缺血性卒中风险显著相关，同时蛋白尿与发生缺血性卒中和出血性卒中的风险增加相关 [53]。此外，还有一项研究指出，蛋白尿在很大程度上解释了 CKD 患者的卒中后死亡或残疾高风险 [54]。因此，对于卒中的风险（和卒中的预后），蛋白尿的存在以及水平相较于透析溶质清除率可能起着更大的决定作用。目前尚不确定的是，针对蛋白尿采取的治疗措施（相比于降压治疗）能否降低卒中风险。

4. 心房颤动

在普通人群尤其是老年人群中，心房颤动是卒中的重要危险因素。非瓣膜性心房颤动可使卒中风险增加 2.5～4.5 倍 [55]。合并有瓣膜性心脏病的房颤患者，卒中的风险和预防策略取决于瓣膜病变的类型。对于接受透析治疗的 ESRD 患者，已有 Meta 分析指出心房颤动与卒中风险升高存在联系，但该结果在各个研究之间存在较大的差异 [56]。本书第

55 章详细讨论了抗凝策略的安全性和有效性。

5. 血脂异常

有脑血管疾病或冠状动脉疾病病史的患者，使用 3- 羟基 -3- 甲基戊二酰辅酶 A 还原酶抑制剂(他汀类药物）治疗可减少 25%～30% 卒中风险 [57-59]。很多大型随机对照研究是通过降低血脂作为一级或二级预防措施减少心血管事件发生，但这些研究的对象大多不包含 CKD 患者 [60]。然而，部分研究会纳入一些轻中度 CKD 患者，因为这些研究基于以血清肌酐浓度而非 eGFR 指标来作为排除标准。一项在中度 CKD 患者（CKD 3 期）中评估他汀类药物疗效的 Meta 分析表明，他汀类药物不仅可降低 CKD 患者心血管事件发生率，而且不会增加肝酶浓度或横纹肌溶解等不良事件的发生 [61]。但这项研究没有单独分析卒中的发生率。非他汀类降脂药物如烟酸或吉非罗齐应用在普通人群中也有类似的益处 [62]，不过目前这些药物有关预防卒中的研究较少。

自从这些研究发表以来，与 CKD 或 ESRD 患者或肾移植后患者相关的随机对照研究一直有被报道。一项德国糖尿病透析研究（4D 研究），纳入了 1255 名接受维持性血液透析的 2 型糖尿病患者。研究结果表明，与对照组相比，阿托伐他汀组的低密度脂蛋白胆固醇含量平均降低了 42%，但在原发性复合型心血管疾病预后方面两组没有差别 [63]。而且阿托伐他汀组致命性卒中事件的发生率升高了两倍（RR= 2.03；95%CI 1.03～3.93），主要归因于缺血性卒中事件的发生率增加。而非致命性卒中事件的发生率两组间无明显差别。另一项瑞舒伐他汀在常规血液透析患者生存和心血管事件评估研究（AURORA），纳入了 2776 名接受血液透析治疗的患者，结果显示，瑞舒伐他汀组较对照组脂质和炎症代表性标志物发生有利改变，但并不能改善复合型心血管疾病预后 [64]。不过与 4D 研究不同的是，AURORA 研究中患者卒中的发病率并没有增加。

在一项心脏和肾脏保护研究（SHARP）中，纳入了 9000 多名 CKD 患者，其中约有 1/3 的患者正在接受透析治疗，研究结果表明，与安慰剂治疗相比，应用依泽替米贝联合辛伐他汀治疗，主要心血管事件终点中的首次血管事件发生率降低了 17%，次要终点事件缺血性卒中发生率降低了 28% [65]。而且出血性卒中的发生率也没有显著增加。在一项随机对照试验中，对入组的 2102 名肾移植后患者分别采用氟伐他汀和安慰剂治疗，结果显示，氟伐他汀组较安慰剂组对改善患者主要复合型心血管事件终点无明显差异（RR= 0.83；95%CI 0.64～1.06）[66]。而且在降低卒中发病率方面也没有统计学差异。

6. 营养因素

流行病学研究表明，在普通人群中，高钠和低钾饮食与卒中风险增加有关。这种关联部分可能由血压介导，因为高钠摄入往往会以剂量依赖的方式升高血压，而高钾摄入会减弱钠的升压作用 [42, 67, 48]。也有一些研究指出，饮食中钠、钾的摄入可通过调节与血压无关的机制影响卒中的风险 [69]。

除了特定的饮食因素外，营养不良和炎症综合征与透析患者发生动脉粥样硬化和心血管事件密切相关，但营养不良和炎症综合征与卒中的关联尚不清楚。例如，一项基于大样本量的美国透析患者的研究表明，主观评估得出的营养不良与出血性卒中和缺血性卒中风险增加相关 [33]，而人血白蛋白浓度和体重与卒中风险的相关性并不一致。一项基于社区的成人 CKD 患者研究显示，低人血白蛋白浓度、低体重和其他炎症标志物与患者卒中风险显著升高相关 [45]。

7. 贫血

多项 CKD 的流行病学研究表明，贫血是 CKD 的常见并发症，并与包括卒中在内的心血管事件风险增加相关。一项研究指出，合并贫血的 CKD 患者卒中风险将增加 5 倍；反之，在没有贫血的情况下，其卒中风险不会显著增加 [70]。另一项基于透析患者的研究显示，贫血增加了 22% 的卒中风险 [33]。

一些基于 CKD 合并贫血患者（包括透析和非透析患者）的大型随机对照试验发现，用于完全或部分纠正贫血的促红细胞生成素（ESA）会增加不良事件发生，且不会降低患者死亡率或心血管事件（包括卒中）的发生率 [71-73]。同样，一项在合并 2 型糖尿病、慢性肾脏病和血红蛋白低于 11g/dl 患者中评估达贝泊汀疗效的随机对照试验中，达贝泊汀组相较于安慰剂组在主要复合型心血管事件终点方面两组无明显差别，但次级终点事件中的卒中风险增加了 2 倍 [74]。但这项研究的事后分析不能确定引起卒中增加的相关因素，包括血压、达贝泊汀剂量或基线血红蛋白水平。一项基于美国退伍军人的观察性研究发现，使用促红细胞生成素的 CKD 患者卒中风险较高，此高风险主要发生在 CKD 合并癌症患者中，因为与非癌症 CKD 患者相比，他们需要更大剂量的促红细胞生成素[75]。基于这些数据，改善全球肾脏病预后指南（KDIGO）2012 年的指南推荐，有卒中病史的 CKD 患者应谨慎使用促红细胞生成素[76]。另外，初步研究数据提示，持续性促红细胞生成素受体激活药具有与促红细胞生成素或达贝泊汀相似的安全性[77]。

8. *矿物质代谢紊乱*

矿物质代谢紊乱的特点是钙、磷、甲状旁腺激素、维生素 D 和成纤维细胞生长因子 23（FGF-23）代谢异常。在普通人群中，血清磷浓度与卒中风险之间存在不一致的关联。在 CKD 患者中，升高的血清磷浓度与出血性卒中风险增加有关，而低血清磷浓度与缺血性卒中风险增加有关[78]。一些研究指出，FGF-23 浓度升高与卒中风险增加相关，这种相关性独立于其他矿物质代谢指标[79, 80]。已有大量研究报道 FGF-23 浓度升高与发生出血性卒中相关[79, 80]；另一项研究指出，FGF-23 浓度升高与发生心源性卒中相关[81]。通过干预血清磷、FGF-23 或矿物质代谢轴的其他成分来降低卒中风险的有效性尚未得到研究。

9. *同型半胱氨酸*

大量基于普通人群的观察性研究表明，高同型半胱氨酸血症是发生卒中的一个危险因素[82-84]。亚甲基四氢叶酸还原酶（MTHFR）基因中单核苷酸的多态性，可以降低同型半胱氨酸代谢酶的活性，因而在纯合子基因型人群中可引起血清同型半胱氨酸的浓度升高，这类人群发生卒中的风险也相应增加[2]。CKD 患者血清同型半胱氨酸的浓度较高，且高达 90% 的透析患者血清同型半胱氨酸浓度升高[85]。CKD 和 ESRD 患者血清中同型半胱氨酸浓度升高的原因被认为是同型半胱氨酸代谢（肾脏或非肾脏源性）的改变和叶酸缺乏，通过肾脏对同型半胱氨酸的消除对其血浆浓度的影响较小[85, 86]。

尽管有大量观察性研究数据，但通过维生素 B 降低同型半胱氨酸的临床试验并没有得到有意义的结果。在一项随机对照试验中纳入既往有卒中病史患者，来开展维生素干预对卒中的预防研究，结果显示高剂量维生素 B 治疗不能降低患者卒中复发的风险[87]。在三项基于 CKD 患者的临床试验中，其中两项基于透析患者而一项基于肾移植患者，结果均提示，通过补充维生素 B 来降低同型半胱氨酸浓度，并不能降低患者死亡率或包括卒中事件的心血管事件发生率[88, 89]。因此对于合并高同型半胱氨酸血症的 CKD 和 ESRD 患者，不建议使用大剂量的叶酸和维生素 B 来降低卒中风险。

10. *抗血小板药物*

对于非心源性卒中或短暂性脑缺血发作患者，指南推荐使用抗血小板药物来降低卒中的复发风险。目前美国食品和药物管理局已经批准了四种抗血小板药物——阿司匹林、双嘧达莫联合阿司匹林、噻氯匹定和氯吡格雷。对于普通人群，指南推荐当卒中风险较高（10 年发病率＞ 6%）时，由于阿司匹林治疗获益大于治疗风险，其可作为卒中的一级预防用药[2]。一项对阿司匹林作为卒中二级预防的研究表明，阿司匹林将卒中的相对风险降低了 20%～30%[90]。高剂量和低剂量的阿司匹林治疗似乎有相似的疗效，但使用高剂量的阿司匹林治疗会增加不良事件的发生率。

2012 年 KDIGO 指南推荐，有动脉粥样硬化事件风险的 CKD 成人患者推荐使用抗血小板药物，除非患者有较高的出血风险。这些建议是基于对高血压最佳治疗临床试验的事后分析得出的。这项临床研究结果表明，每 1000 例 eGFR 低于 $45ml/(min \cdot 1.73m^2)$ 的 CKD 患者，通过阿司匹林治疗 3.8 年后，可预防 54 例全因性死亡事件和 76 例主要心血管事件，但同时可发生 27 例大出血事件[91]。

同样，一项基于 ESRD 患者的观察性研究显示，使用阿司匹林可减少 18% 的脑血管事件[92]，而且不会显著增加出血性并发症的风险[92, 93]。数项关于阿司匹林治疗急性冠状动脉综合征的短期研究也证实了在 CKD 和 ESRD 患者中服用阿司匹林的安全性[94, 95]。但在 ESRD 患者和既往有脑血管病史的患者中，阿司匹林的处方率相对较低（19%～30%）[92]。

一项在有缺血性事件风险的患者中比较氯吡格雷与阿司匹林的临床试验（CAPRIE）显示，与阿司匹林相比，氯吡格雷可降低复发性血管事件的风险，同时安全性优于或等于阿司匹林[90]，但是该实验并未纳入 CKD 患者。在一项经皮冠状动脉介入治疗后患者接受氯吡格雷与安慰剂试验的事后分析发现，接受氯吡格雷治疗的 CKD 患者与肾功能正常的患者相比，出血风险并没有增加，但也没有获益 [97]。一项氯吡格雷联合阿司匹林预防 ESRD 患者动静脉内瘘人造血管血栓形成的研究显示，氯吡格雷联合阿司匹林治疗使出血风险增加了 2 倍 [98]。随后一项更大型的比较氯吡格雷和安慰剂促进动静脉瘘成熟的研究表明，与安慰剂相比，氯吡格雷并没有增加出血风险 [99]。已有多项研究评估了双嘧达莫联合阿司匹林预防卒中的疗效。与单独使用某一药物或安慰剂相比，该联合疗法可将卒中复发概率降低 23%～38% [100]。一项预防 ESRD 患者移植物血栓形成的研究表明，相比安慰剂，双嘧达莫联合阿司匹林治疗不会增加不良事件发生风险 [101]，因此这种联合疗法在 ESRD 患者中使用是相对安全的。美国卒中协会指南推荐在评估个体危险因素和并发症的基础上，合理选用抗血小板药物来预防卒中。对于 CKD 或 ESRD 的患者，基于阿司匹林的费用低，安全性好且无须开处方，单独使用阿司匹林治疗是一种合理的选择。高风险患者可考虑使用阿司匹林联合双嘧达莫治疗，对于不耐受阿司匹林或近期患有急性冠状动脉综合征或支架植入的患者，可考虑使用氯吡格雷治疗。

11. 颈动脉狭窄

在普通人群中，颈动脉内膜切除术（CEA）对有临床症状的动脉粥样硬化狭窄程度达到 70% 及以上的患者是有益的 [102-104]。在伴有临床症状的动脉粥样硬化狭窄程度为 50%～69% 的患者中，CEA 的获益尚不明确，而几项研究表明狭窄程度小于 50% 的患者行 CEA 手术并无益处。一项对北美症状性颈动脉内膜切除术临床试验的事后分析中，将症状性高度狭窄（狭窄 70%～99%）患者，其中包括 524 名 CKD 患者，随机分配到 CEA 组与药物治疗组，结果显示，CKD 患者卒中的发生率高于非 CKD 患者组。值得注意的是，CKD 患者经过 CEA 治疗可使同侧卒中的风险降低 82%，且 CEA 围术期发生卒中和死亡的风险均未增加。一项接受 CEA 治疗的美国退伍军人的研究结果显示，与未患 CKD 的患者相比，患有 CKD 的退伍军人接受 CEA 手术后发生心血管和肺部并发症的风险增加，并且在 4 期 CKD 患者中 CEA 术后死亡率也升高了。但此项研究并没有报道 CKD 患者术后卒中的发生率 [105]。因此，在充分考虑和评估患者心脏危险因素后，对于大多数有临床症状的颈动脉严重狭窄的 CKD 患者，应考虑使用 CEA 治疗。

12. 透析相关因素

据推测，许多与透析有关的因素会增加卒中的风险。即使没有发生透析相关性低血压，血液透析仍可导致脑灌注不足。在一项血液透析过程中应用无创性脑血氧饱和度监测研究显示，平均动脉压的绝对和相对变化与脑缺血相关，而收缩压的变化与脑缺血无关 [106]。重要的是，大脑通过自我调节来保持大脑供血的平均动脉压的下限因患者而异。综上所述，这些观察结果可以解释为什么在流行病学研究中收缩压与卒脑卒中险之间存在不一致的关联。尤其是在超滤情况下过度纠正贫血，可能会通过血流淤积和血栓形成导致卒中发生。相反，用于血液透析的抗凝药也可能是导致透析期间发生出血性卒中的原因之一。目前该方面的临床研究结果尚存在争议。一些研究发现，在血液透析治疗期间或透析即刻后发生卒中风险增加 [13]。另一项研究发现，与开始透析前一年相比，在透析开始前后的几个月内卒中的发生率增加 [107]。然而，其他一些研究发现血液透析与卒中事件发生时间 [12] 以及类型之间没有关联。此外，透析方式（血液透析或腹膜透析）和卒中风险方面的相关性研究数据目前仍然缺乏。

（三）慢性肾脏病和终末期肾病患者急性卒中管理

1. 初步评估

诊断和评估卒中的第一步是确定患者的症状是由卒中引起的，而不是其他的全身性或神经系统疾病，并区分出是缺血性还是出血性卒中。如果患者表现为严重头痛、呕吐、昏迷、收缩压高于 220mmHg 或有抗凝血药物使用史，应考虑发生出血性卒中的可能性更高 [108]。但仅凭临床症状缺乏诊断的准确性，脑成像检查是非常必要的，用于有效地区分出血性卒中和缺血性卒中。下一步是确定溶栓治疗的适应证。应确定患者症状出现的时间、近期的疾病史（特别是近期是否有任何创伤、手术或心血管事件病史），以及明确患者抗血小板药物或抗凝药的用药情况。美国国立卫生研究院卒中量表可用于评估患者预后并明确溶栓治疗的出血风险，但需要强调的是，该量表尚未在透析患者中得到临床研究验证，所以可能低估了透析患者的出血风险 [109]。

2. 神经影像学

在溶栓治疗时代，神经影像学在处理急性卒中方面起着核心作用。神经影像学可以显示梗死的大小、位置、血管分布以及出血情况，根据所使用的技术不同，还可以提供有关颅内血管可逆转程度和完整信息。常规 CT 检查是用于早期诊断卒中的最常见的神经影像学方法，因为它通常可即刻操作，能明确地区分梗死或出血，并且能识别引起神经系统症状的其他疾病。但需要注意的是，CT 对于检测皮质或皮质下小梗死（尤其在颅后窝部位）相对不敏感。诊断急性卒中通常不需要静脉造影，但在某些情况下，比如高度怀疑是脑瘤或感染，则可能需要静脉造影。在这些情况下，必须权衡发生放射性对比剂相关性肾病的风险与静脉造影的潜在益处。美国卒中协会推荐溶栓治疗的患者在到达急诊室的 25min 内完成 CT 扫描 [110]。

标准的 MRI 技术对检测缺血性卒中的急性变化不够敏感，因此常规评估中通常不建议使用 MRI。脑血管造影、CT 血管造影或 MR 血管造影，通常不是初步评估的标准部分，但如果动脉内溶栓治疗更广泛采用的话，那么这些影像学检查可能会变得更普遍。在考虑动脉内溶栓治疗的情况下，必须仔细权衡发生放射性对比剂相关性肾病或肾源性系统纤维变性（与钆增强 MR 血管造影相关）的风险与造影成像的潜在益处。

3. 静脉溶栓

普通人群在卒中症状发作 3h 内，静脉注射重组组织型纤溶酶原激活物（rt–PA）药物溶栓治疗可改善卒中预后 [110]。然而，CKD 和 ESRD 患者溶栓治疗的安全性、有效性和实用性尚不清楚。尽管透析患者经常与医护人员接触，但透析患者从出现征兆到有明显的临床表现平均时间约为 8h，因此大多数透析患者不考虑溶栓治疗 [12]。一项溶栓治疗急性心肌梗死患者的研究发现，CKD 患者出现大出血事件（包括颅内出血）的可能性是非 CKD 患者的 2～4 倍，根据 CKD 的严重程度其出血发生率一般是 3%～4% [111, 112]。在溶栓治疗卒中患者的研究中也有类似的发现 [113, 114]。该研究还指出，CKD 患者接受 rt–PA 治疗后，缺血性卒中的复发概率较高，这就对急性缺血性卒中患者溶栓治疗的有效性提出了质疑。基于这些研究报道，晚期 CKD 或 ESRD 患者应谨慎考虑溶栓治疗。如若使用，应在 rt–PA 给药后 24h 内停用抗凝或抗血小板药物。

4. 支持性护理

高血压是急性卒中发病前后常见的并发症，但卒中患者最佳的降压治疗方案目前尚无定论。缺血性卒中患者若过度降压可能会导致脑灌注减少和梗死灶扩大，但这一论点目前仍缺乏临床数据支持。非 CKD 患者的高血压通常可自行恢复，而 CKD 患者的高血压自行恢复的可能性较低，因为与肾功能正常或接近正常的患者相比，CKD 患者的高血压往往更为严重更难控制。共识指南提出，对于收缩压＞ 220mmHg 或舒张压＞ 120mmHg 且不适合溶栓患者，或有终末器官损伤患者，推荐降压治疗 [110]。而接受溶栓治疗患者若收缩压＞ 185mmHg 或舒张压＞ 110mmHg 时就应降压治疗。对于出血性卒中患者因存在颅内出血，开始降压治疗的阈值应更低。必要时推荐使用易于滴定的注射用药，如尼卡地平或拉贝洛尔。急性卒中患者血液透析时机应考虑体液和代谢水平，并根据个体情况调整。处于急性卒中时期的患者在血液透析期间中不建议过度超滤，如果患者体液超负荷，透析超滤率可调低。出血性卒中发生后可继续透析相关抗凝治疗，缺血性卒中发生后应保持或适量减少透析相关抗凝治疗。

二、认知功能障碍

随着当前 ESRD 流行病学和临床实践的变迁极大地改变了对 ESRD 患者认知障碍的表现、意义和危险因素的认识。神经认知症状是尿毒症综合征最早得到描述的症状之一，也是透析充分性或透析治疗不良反应的敏感指标。然而，随着 ESRD 患者人群的老龄化和透析治疗的改变，包括初始透析时间提前以及透析液中铝污染的清除，神经认知障碍与尿毒症的关系尚不明确。目前认为神经认知障碍患者的死亡、住院和终止透析的风险升高。神经认知障碍也可能降低 CKD 患者健康相关生活质量，以及降低对特殊饮食和用药方案的依从性。本节将回顾 CKD 和 ESRD 患者谵妄、痴呆和慢性认知障碍的诊断和管理。

（一）谵妄综合征

谵妄是一种急性精神混乱状态，其特征常表现为近期出现意识波动、记忆力和注意力的受损，以及由于疾病状态、中毒或药物不良反应引起的思维混乱。谵妄通常由急性或亚急性事件引起，如神经系统功能紊乱、感染、电解质紊乱或中毒等（框 57–1）。谵妄常见于有认知或感觉障碍、慢性疾病或服用多种药物的老年患者，故 ESRD 患者易发生谵妄。以下章节将更详细地阐述 ESRD 患者特有的几类谵妄综合征。

框 57–1　终末期肾病谵妄的鉴别诊断

- 脑血管病（卒中、硬膜下血肿、高血压性脑病）
- 癫痫发作
- 感染（脓毒症、脑膜炎）
- 电解质紊乱（低血糖、低钠血症或高钠血症、高钙血症）
- 中毒（酒精、药物、铝、阳桃、蘑菇）
- 酒戒断
- 营养缺乏症（维生素 B_1）
- 肝性脑病
- 尿毒症脑病或透析不足
- 透析失衡
- 透析相关性低血压

1. 尿毒症脑病

(1) 临床特征：尿毒症脑病可表现为谵妄综合征，常见于未治疗或未充分治疗的 ESRD 患者。早期症状可表现为昏睡和神志混乱，进一步进展出现癫痫和（或）昏迷。可伴有其他神经系统症状表现，包括震颤、肌阵挛或扑翼样震颤。脑电图异常与临床症状相对应，并可随着尿毒症的治疗而得到改善[1, 115]。但氮质血症的严重程度与尿毒症脑病的存在或严重程度的关联不大。

目前有关尿毒症脑病的放射学和病理学研究很少。虽然目前部分研究提出脑白质病变可能提示脑小血管疾病（见上一节），但这些病理异常是否在尿毒症脑病病程进展中发挥作用尚不明确，因为大多数尿毒症脑病研究没有进行同步的神经生理学或神经精神病学测试。一项纳入 30 名血液透析患者和非 CKD 患者的对照研究显示，认知障碍可能与第三脑室和颞角扩大有关，而与脑血管病变无关[21]。一项脑灌注研究证明，与对照组相比，血液透析治疗的患者额叶皮层灌注减少，但这个表现与认知能力不相关[116]。通过弥散加权成像来检测脑组织水含量变化的 MRI 研究显示，脑组织水含量的变化与尿毒症脑病脑水肿的表现一致[117, 118]。

(2) 病理生理学：急性和慢性尿毒症脑病会发生较多生化改变，包括水转运和脑水肿改变、血脑屏障的紊乱以及大脑代谢的变化[119–124]。但这些变化对神经递质释放和神经功能的影响尚不明确。

动物模型的研究通过对比肝性脑病和急性肾损伤所致的尿毒症脑病，结果发现，与肝性脑病相比，尿毒症脑病的脑部炎症加重与血管通透性改变有关[125]。肾脏损伤可能会激活通过血脑屏障的细胞因子或激活引起神经功能障碍的其他信号分子。另外，尿毒症滞留的毒素可能会同时引发炎症反应和神经元功能障碍。尿毒症患者体内滞留了大量毒素（第 52 章），其中一些可能有直接的神经毒性，一些通过改变血脑屏障间接参与尿毒症脑病的发病机制。例如，胍类化合物是低分子量毒素，在体内对免疫和神经功能有害。尿毒症患者脑组织和脑脊液中胍丁二酸和甲基胍的水平升高了 100 倍[126]，几种胍类化合物，包括胍丁二酸、甲基胍和高精氨酸，可能通过作用于 N– 甲基 –d– 天冬氨酸（NMDA）受体和（或）通过调节钙离子通道来诱发癫痫[127–129]。人体研究表明肠道微生物代谢产生的毒素也与认知功能受损有关。例如，与苯丙氨酸、苯甲酸和谷氨酸相关的代谢物与透析患者认知功能受损有关[130]。

除了尿毒症滞留毒素外，贫血和继发性甲状旁腺功能亢进也是诱发尿毒症脑病的危险因素。一项非对照短期研究表明，应用促红细胞生成素可改善患者认知功能和电生理测试结果[131–133]。研究表明甲状旁腺激素对原发性甲状旁腺功能亢进患者的中枢神经系统有影响[134]，原发性甲状旁腺功能亢进且肾功能正常患者行甲状旁腺切除术后可以改善患者认知功能[135, 136]。尿毒症动物模型研究发现，应用甲状旁腺激素后可使大脑钙含量增加以及脑电图异常，这一变化可通过行甲状旁腺切除术来预防[123]。而大脑钙含量的改变，可能通过阻断神经递质释放或改变大脑代谢而损害大脑功能。

(3) 治疗：一旦排除了导致谵妄的其他原因，应立即开始或加强肾脏替代疗法来治疗尿毒症脑病。通过治疗，症状一般在几天内会消退。限制蛋白质饮食是延缓尿毒综合征进展的另一种辅助措施，尽管很少有公开发表的数据支持将其用于改善认知功能。在适当的指导和随访下，在某些情况下适量的低蛋白质饮食可能是适宜的治疗方法。

2. 透析失衡

(1) 临床特征：透析失衡综合征可归因于透析过程本身，常见于首次透析期间或结束后不久。最易发生于儿童或老年人、严重氮质血症患者、接受高效率血液透析治疗的患者。也有相关研究报道，接受腹膜透析和维持性血液透析患者出现透析失衡[137, 138]。透析失衡常见的临床表现是头痛、视觉障碍、恶心或躁动，严重时出现谵妄、嗜睡、癫痫甚至昏迷。由于高危患者及早开始透析并采取相关预防措施，包括降低透析效率、增加透析液钠浓度和甘露醇的使用，这种综合征的发生率和严重程度正在逐渐下降[139]。而且这些症状通常是自限性的。

(2) 病理生理学：透析失衡综合征的临床特征主要归因于脑水肿，但脑水肿的性质和原因尚不明确。现有两种假说解释脑水肿成因。第一种假说是，通过透析快速清除尿素（和其他水溶性、迅速扩散的溶质）导致血脑之间产生溶质梯度，从而使水进入脑组织。这一理论得到了动物实验的支持，在动物实验中，快速血液透析引起脑 – 血尿素浓度梯度形成，进而导致脑组织水含量增加[140]。第二种假说是，当透析期间产生渗透梯度时，细胞内 pH 降低和脑内自发性渗透压（渗透分子）形成从而引起脑水肿[119]。

（二）慢性认知障碍综合征

痴呆是一种慢性精神混乱状态，常见的特征是记忆力损害和至少一种其他认知领域功能受损，如语言、定向力、推理或执行功能。认知功能受损指患者基本的认知能力下降，并严重影响日常活动和自主能力。“透析性痴呆”是用于描述一种与铝中毒相关的进行性痴呆综合征，几十年前在透析液铝污染的背景下首次被描述。虽然以铝为基础的磷酸盐结合物常被认为是该病的主要致病因素，但胃肠道对铝的吸收率很低，因此可能与肠道外接触有关。越来越多的发现指出许多 CKD 患者患有一种与铝中毒无关的慢性认知障碍综合征。这一综合征在文献中被提及，包括“轻度认知障碍”、“亚临床痴呆”、“残余综合征”[141] 和“慢性透析依赖型脑病”，反映了一个未知但可能多因素的来源。

1. 透析性痴呆

20 世纪 70 年代首次提出透析性痴呆，在成人中该病几乎只发生于血液透析患者，而不是腹膜透析患者[142, 143]。也有研究报道过流行性、散发性和儿童期的透析性痴呆。流行性透析性痴呆以地区聚集发生为特征并与透析液中铝污染密切相关。铝中毒与散发性和儿童期透析性痴呆的关系尚不清楚。一些早期研究表明，透析性痴呆患者大脑中的铝的含量比正常人高出 11 倍，比血液透析而无痴呆的患者高 3～4 倍[144]，这可能与使用含铝磷酸盐结合剂有关。透析性痴呆的临床表现包括多种神经精神症状、骨软化、肌病和贫血。血液透析或使用去铁胺或去铁胺等螯合剂可能会加重这些症状，这可能是组织铝活化并再分配到大脑中所致。如明确了铝中毒，则应检查透析液是否有铝污染，并应检查是否有其他肠外铝暴露的来源。尽管螯合疗法存在前文所述不良反应，但这一疗法依然适用于透析患者，因为目前尚无其他有效的方法清除铝。

2. 慢性认知障碍

(1) 流行病学：由于缺乏对认知障碍的标准定义，且对认知的纵向研究相对较少，慢性认知障碍在 CKD 中的流行病学特征尚未被完全阐明。最早由 Fukunishi 团队提出了 ESRD 患者中痴呆的发病率较普通人群高。他们的研究发现，ESRD 患者痴呆的年发病率约为 2.5%，是普通人群的两倍[146]。65 岁以下美国患者的痴呆发病率估计为 1%～2%，而 85 岁以上患者的发病率高达 6%～8%[147]。由于样本量和认知障碍的定义不尽相同，研究发现以神经认知测试为依据，中度至重度认知障碍的患病率为 16%～38%[148-151]（图 57-3A）。

在不需要透析的 CKD 患者中，认知障碍的发病率和患病率也有所增加。认知障碍在 CKD 患者中发生较早，同时 eGFR 越低，认知障碍患病率越高，eGFR 低于 20ml/(min · 1.73m^2) 患者的认知障碍患病率达到 20%[152]（图 57-3B）。患有 CKD 和 ESRD 的儿童患者中也存在神经认知障碍。例如，在不需要透析的 CKD 儿童中，21%～40% 儿童的学习成绩、注意力调节和执行功能低于标准值，尽管 GFR 与认知能力的表现并不一致[153]。一项针对居住在社区老年人的队列研究显示，由于 CKD 患者的血管性痴呆发病率增加，其发生痴呆风险也增加了 37%[154]。同样，其他几项主要针对老年人的队列研究也描述了 CKD 与认知能力下降之间的独立相关性[155]。然而，并非所有的研究都证实了这种联系[156, 157]。目前尚不清楚这种结果是否由痴呆的队列风险差异，CKD 的错误分类，蛋白尿等混杂因素引起的。例如，胱抑素 C 被认为是评估低肌肉质量 CKD 患者更敏感的标志物，与基于肌酐值的 eGFR 正常患者其认知能力减退风险的增加有关[158]。一些研究认为，蛋白尿而非 eGFR 与认知减退的风险增加有关[156]。

(2) 危险因素和机制：微血管疾病可能是导致 CKD 患者慢性认知障碍的主要因素。CKD 和 ESRD 患者的亚临床卒中，脑白质高信号（慢性缺血表现）和神经影像学确认的脑微出血的患病率都很高。在普通人群中，这些病变与痴呆和认知能力

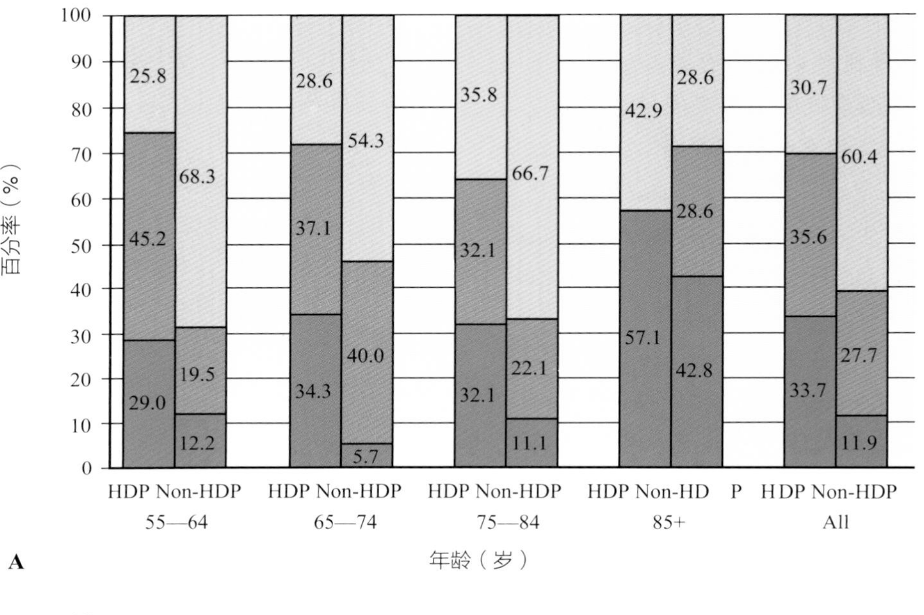

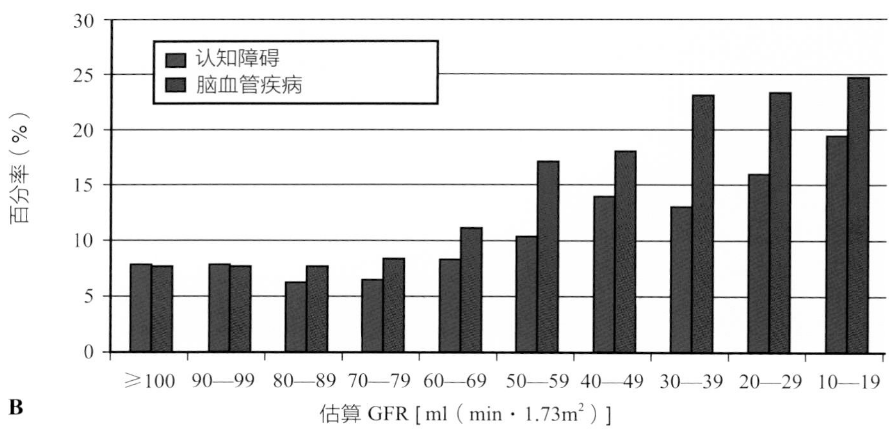

▲ 图 57-3 **A. 101 例血液透析患者（HDP）和 101 例非血液透析患者（non-HDP）不同年龄组的认知障碍发生率。黄色条表示正常至轻度障碍，红色条表示中度障碍，蓝色条表示严重的认知障碍。B. 根据估计的肾小球滤过率（GFR），在 23 405 名黑人和白人美国成年人中，未调整的认知障碍患病率**

A 图改编自 Murray AM, Tupper DE, Knopman DS, et al. Cognitive impairment in hemodialysis patients is common. *Neurology*. 2006;67:216–223；B 图改编自 Kurella Tamura M, Wadley V, Yaffe K, et al. Kidney function and cognitive impairment in US adults: the Reasons for Geographic and Racial Differences in Stroke (REGARDS) Study. *Am J Kidney Dis*. 2008;52:227–234. With permission.

下降的风险增高有关。在 CKD 和 ESRD 的患者中，卒中和卒中症状与下降的认知功能有关[148, 151, 159]。而肾功能的变化与认知变化相平行[156]，提示肾功能减退和认知能力下降存在共同危险因素（图 57–4）。

一些新的因素也可能导致 CKD 患者慢性脑缺血和认知功能下降。如贫血、维生素 D 缺乏、血管钙化、炎症和氧化应激等因素在 CKD 患者中普遍存在，并且与一般人群的认知功能下降有关，但仍需进一步的研究以证实这些因素在 CKD 患者中的重要性[160–162]。

尽管透析已经符合传统标准（通常是尿素动力学），但滞留的尿毒症毒素可能导致慢性认知障碍。支持"尿毒症毒素"假说的研究表明，与等待移植的患者相比，已接受移植的儿童和中年人的认知功能有所改善，并且有研究表明尿毒症毒素与接受透析患者的认知功能障碍有关[130, 163, 164]。血液透析过程中循环应激引起的反复性脑缺血也被认为是导致慢性认知障碍的因素之一。一项脑氧合测量研究发现，透析过程中的脑缺血与平均动脉压的绝对和相对值与认知功能下降有关[106]。在一项小型临床试验中，用冷却透析液进行透析治疗可改善血流动力学不稳定，并可消除脑缺血改变[165]。

除了冷却透析液以外，频繁的血液透析对认知功能的影响也在两项小型临床试验中得到评估。在一项血液透析中心进行频繁透析的随机临床试验和一项频繁的家庭夜间血液透析的平行试验中发现，与常规的每周三次透析相比，并没有发现更频繁的透析次数可以改善认知能力[166]。

(3) 评估：病史采集最好从患者和护理人员采集，重点关注认知和行为障碍的持续时间和严重程度，以及可能干扰认知功能的药物的使用，例如抗组胺药，抗精神病药和抗胆碱能药。在普通人群中常规筛查痴呆的意义存在争议。鉴于 CKD 人群中认知障碍的高患病率及其对疾病管理的影响，筛查老年 CKD 患者的认知障碍似乎是有必要的。基于使用时机和诊断准确性有较多可供选择的筛查测试

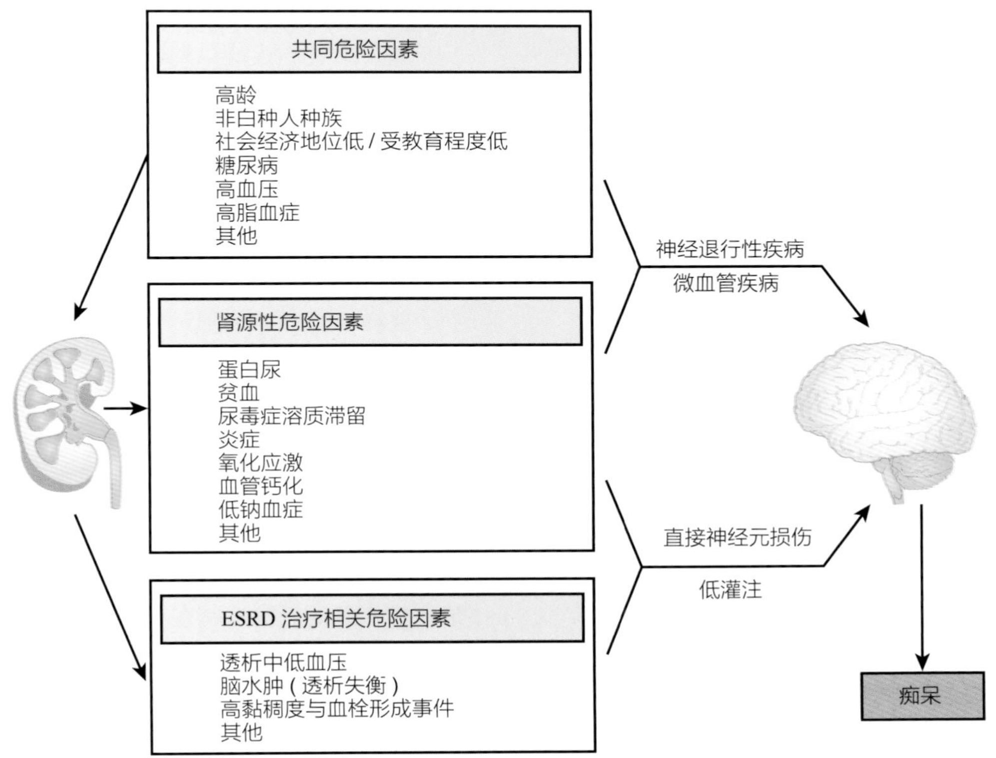

▲ 图 57–4　慢性肾脏疾病慢性认知损害机制的研究进展

ESRD. 终末期肾脏疾病（改编自 Kurella Tamura M, Yaffe K. Dementia and cognitive impairment in end–stage renal disease: diagnostic and therapeutic strategies. *Kidney Int*. 2011;79:14–22.）

工具，因此没有一个单一的最佳筛查测试。其中执行功能的损伤是最常观察到的，且确认该损伤是很重要的，因为这个认知领域的损伤与治疗依从性和独立生活的能力均密切相关。认知功能的筛查测试也可能有助于识别哪些患者对医疗操作缺乏提供知情同意的能力。

谵妄和抑郁常与痴呆共存。然而，排除这些因素导致的认知障碍，对诊断痴呆十分重要。实际上，在鉴别诊断中将谵妄和抑郁从痴呆中鉴别开来可能会有困难，因为未解决的尿毒症和透析失衡可导致认知功能出现短暂的波动变化[167, 168]。如果诊断尚未明确，或为确认是否存在可逆性（如肾移植前），在非透析日进行神经心理学检查是有用的。除认知功能检查外，建议对所有疑似痴呆患者进行维生素 B_{12} 缺乏和甲状腺功能减退方面的实验室检查。对 ESRD 患者，应排除透析不充分，严重贫血和铝中毒情况。对于在慢性认知障碍检查中常规使用结构性的神经影像学检查，目前各指南制定组并未达成一致推荐建议[169]。检测痴呆风险的遗传标志物（如载脂蛋白 E 变体）的作用仍有争议。

(4) 管理：对于存在慢性认知障碍但不符合痴呆标准的 CKD 和 ESRD 患者而言，尚不存在明确的管理方法。虽然肾移植是大多数 ESRD 患者的最佳治疗方法，但许多患有慢性认知障碍的 ESRD 患者可能由于伴随其他疾病而不适合进行移植。此外，移植对患者认知障碍可逆转的程度，尤其是对身体虚弱且并存疾病的患者的认知障碍的逆转程度仍不确定。一些研究报道青年或中年患者进行肾移植可改善认知功能[170]，但一些横断面研究指出即使在移植后，患者认知障碍的发生率仍很高[163]。由于两项临床试验并未得到肯定性的结果，一般不建议强化透析方案。可能有一部分认知障碍患者可从这些治疗方案中受益，例如那些没有潜在微血管疾病且存在认知障碍的患者，然而这仍只是猜测性质的。补充维生素 B 可降低同型半胱氨酸水平，但未显示出对普通人群以及 CKD 和 ESRD 患者认知功能下降风险具有益处[171]。

对于痴呆患者而言，现在有两类药物可用于治疗阿尔茨海默症和血管性痴呆。胆碱酯酶抑制剂被批准用于治疗轻度至中度痴呆，而美金刚（一种 NMDA 受体拮抗剂）被批准用于治疗中度至重度阿尔茨海默痴呆，同时也可能对血管性痴呆具有一定疗效。这两类药物的临床获益似乎都很有限，而且该治疗对如在疗养院安置的患者的远期预后影响尚不清楚。有限的药代动力学数据表明，在 CKD 和 ESRD 患者中使用胆碱酯酶抑制剂多奈哌齐和利斯的明不需要调整剂量[172]。治疗中度肾脏疾病患者时，建议调整胆碱酯酶抑制剂加兰他敏，但不建议 ESRD 患者使用该药。在肌酐清除率低于 30ml/min 的患者（包括 ESRD 患者）中使用 NMDA 受体拮抗剂美金刚治疗时，也建议调整药物剂量。鉴于这些药物在晚期 CKD 患者中使用的安全性或有效性的数据有限，制定治疗决策应采取个体化原则。

行为症状（如躁动或幻觉）应采用阶梯式疗法，首先采用非药物治疗，例如去除诱发因素（如疼痛、过度噪音），然后进行社会心理干预（如护理人员宣教），并将药物治疗作为最后一步。痴呆管理的一个关键方面是评估患者的安全性、自理能力、治疗依从性以及参与医疗决策的能力。患有痴呆的透析患者全因死亡率和透析终止的发生率均升高[173]，因此应尽可能在疾病早期讨论治疗护理目标。

三、癫痫

（一）ESRD 患者发生癫痫的流行病学

癫痫是由大脑阵发性、无序的电活动引起的。癫痫发作可表现为运动、感觉、自主神经或精神症状，伴或不伴认知障碍。癫痫症是一组相关的失调症，以反复发作为特征，影响了约 1% 的美国人口。

目前关于 ESRD 患者癫痫的发病率和患病率的数据非常有限。有研究指出在接受维持性透析的儿童中，有 7%～8% 的儿童有癫痫发作[174]。这些研究中的危险因素包括癫痫发作的既往史、血液透析或腹膜透析的治疗模式选择。在接受维持性透析的成人中，癫痫的发病率在 2%～10%[175, 176]。

（二）ESRD 患者癫痫的鉴别诊断

ESRD 患者新发癫痫的鉴别诊断包括急性颅内事件如蛛网膜下腔出血、脑外伤、颅内肿瘤，全身性疾病如脑膜炎、药物中毒，以及代谢性疾病如低血糖症、低钙血症和低镁血症。尿毒症降低了癫痫发作的阈值。也就是说，仅中枢神经系统损伤可能不会导致癫痫发作，但尿毒症的存在可能会导致癫痫发作。以下内容将讨论需要特别考虑的 ESRD 患者中癫痫发作相关内容。

1. 尿毒症脑病

晚期尿毒症引起的癫痫发作通常表现为全身强直－阵挛性发作或肌阵挛发作[174]。单纯部分性发作也有报道。最主要的治疗方式为肾脏替代治疗。低透析清除率的抗癫痫药物（AED）也可用作辅助治疗。

2. 透析失衡

癫痫发作可能是透析失衡综合征的一种严重表现。 如前一节所述，新开始接受血液透析治疗的患严重氮质血症的儿童或老年患者，透析失衡发生风险较高。癫痫发作通常在血液透析治疗期间或结束之后即刻发生。

3. 可逆性后部脑病综合征

可逆性后部脑病综合征（PRES）的特征是头痛、精神状态改变、视觉障碍和癫痫发作。据报道，多达 90% 的 PRES 患者有癫痫发作。PRES 的诊断是基于影像学中血管源性水肿的存在，这类水肿主要影响后脑半球的白质[177, 178]。这种情况往往与高血压危象有关，也可能与子痫、血管炎、血栓性微血管病以及免疫抑制剂物如钙调神经磷酸酶抑制剂、利妥昔单抗和西罗莫司等有关。

接受透析治疗的 ESRD 儿童和成人中均可发生 PRES[179, 180]。此外，促红细胞生成素也被认为是引起 PRES 的病因之一，且通常伴有高血压[181]。尽管 PRES 的确切发病机制尚不清楚，但可能与大脑自身调节功能失效和内皮功能障碍有关。在 ESRD 患者中，液体超负荷被认为起着核心作用。基于此，促红细胞生成素治疗由于提升了血浆容量，也可能导致 PRES。发生 PRES 的风险是否与血红蛋白浓度的升高或促红细胞生成素的剂量有关尚不清楚。PRES 的临床症状通常可以通过适当的调整容量和血压治疗来逆转。

4. 药物和中毒

许多药物和（或）其代谢物可能会降低 ESRD 患者癫痫发作的阈值，包括哌替啶、阿昔洛韦、青霉素、头孢菌素、茶碱、甲氧氯普胺和锂。食用阳桃也被报道与 ESRD 患者的癫痫发作有关[182]。

（三）抗癫痫药物的使用

1. 第一代抗癫痫药物

第一代 AED 包括卡马西平、苯妥英钠、苯巴比妥、丙戊酸和乙琥胺，主要经过肝脏代谢，且大部分药物的肾脏清除率很低。这些药物的药代动力学特征复杂、治疗窗口狭窄、药物相互作用和（或）不良反应显著。

苯妥英钠与血浆蛋白质高度结合，且只有未结合的部分才有药物活性[183]。尿毒症和低白蛋白血症均可影响游离苯妥英钠的浓度。在这两种情况下，苯妥英钠总浓度可能不是游离苯妥英钠浓度的可靠指标。与没有低白蛋白血症和（或）尿毒症的患者相比，患有这些疾病的患者的游离苯妥英钠浓度更高，但苯妥英钠总浓度相似。如果条件允许，在 ESRD 患者中直接测量游离苯妥英钠浓度是理想方法。同样的，苯巴比妥也具有显著的血浆蛋白结合能力，且受尿毒症和低白蛋白血症的影响。

对于大多数使用第一代 AED 药物的患者而言，即使在肾功能降低的情况下，也不建议减少药物剂量。苯巴比妥和扑痫酮可部分经肾脏清除，故可能需要更长的给药间隔。苯妥英钠、卡马西平和丙戊酸的透析清除率最低，因此不推荐透析后常规补充药物剂量。苯巴比妥、乙琥胺和扑痫酮可在透析过程中被清除[183]，因此建议在监测药物浓度水平的基础上予以补充给药。

2. 第二代抗癫痫药物

与第一代 AED 相比，新型 AED 的药代动力学特征更易预测，药物相互作用或严重不良反应发生更少。一些第二代药物可由肾脏排泄，故 CKD 或 ESRD 患者在使用时需调整剂量。当 eGFR 低于 60ml/(min・1.73m^2) 时，建议调整加巴喷丁、左乙拉西坦、托吡酯和非尔氨酯的使用剂量，而当 eGFR 低于 30ml/(min・1.73m^2) 时，建议调整奥卡西平的使用剂量[23]。使用噻加宾时不建议调整剂量，而使用拉莫三嗪时是否需调整剂量仍缺乏临床数据[23]。

四、神经病变

（一）尿毒症多发性神经病

尿毒症性神经病是一种肢体远端对称的感觉运

动混合型的多发性神经病变。该病通常累及下肢多于上肢，出现感觉症状往往早于运动症状。运动系统受累通常提示疾病已进入晚期。一些专家认为不宁腿综合征（RLS）是尿毒症性多发性神经病的一个临床表现。临床上较难鉴别区分尿毒症性多发性神经病与其他导致 ESRD 并影响神经功能的系统性疾病（如糖尿病、淀粉样变性和系统性红斑狼疮）。运动神经传导速度异常与肾小球滤过率下降平行，且可通过肾移植得到显著改善[184, 185]。据报道，接受透析治疗的患者中，神经传导异常的发生率高达 60%[186]。尿毒症神经病的其他表现包括对称性肌无力、反射消失和振动觉丧失。与尿毒症脑病相似，许多尿毒症毒素（包括甲状旁腺激素、肌醇和其他“中间分子”）的残留可影响运动神经传导速度。神经兴奋性研究证实了膜电位改变的存在，并提出高钾去极化而不是中间分子，可能是尿毒症性神经病发展的基础[187]。

（二）单神经病变

单神经病变综合征通常涉及尺神经或正中神经的受压或缺血，往往是由于透析相关（β_2- 微球蛋白）的淀粉样变性或动静脉瘘相关的缺血性单神经病变所造成。

（三）自主神经病变

是否存在由尿毒症导致的自主神经病变目前尚有争议，自主神经病变的临床表现包括直立性或透析相关性低血压和勃起障碍。一项针对 25 名未接受透析的 ESRD 患者和 8 名健康对照者的研究，对自主神经功能进行了全面测试。结果发现，未接受透析的 ESRD 患者和健康对照组的交感神经传出通路功能相似。然而与对照组相比，未接受透析的 ESRD 患者的副交感神经传出通路功能和压力感受器敏感性出现异常[188]。在 8 例开始血液透析的患者中，他们的自主神经功能在透析 6 周后没有改变。相比之下，在 12 例接受肾移植的患者中，他们的自主神经功能平均在移植 24 周后得到改善。

五、睡眠障碍

（一）睡眠障碍的患病率

在透析患者中，无论是否存在睡眠障碍，患者的睡眠问题十分常见。在某些情况下，超过 80% 的透析患者存在睡眠问题[189]。临床研究发现睡眠 – 觉醒周期的中断是尿毒症的一个典型特征，往往表现为日间过度嗜睡和夜间失眠[190, 191]。30%～67% 的透析患者存在日间嗜睡问题[189, 192, 193]，而 50%～73% 的透析患者存在夜间失眠问题[192, 194]。使用多项睡眠潜伏期测试（一种客观衡量日间嗜睡程度的方法）后发现，日间嗜睡的患病率虽低于睡眠问卷估计的患病率，但仍偏高[192–194]。部分研究证明了睡眠障碍［如睡眠呼吸暂停、RLS 和睡眠周期性肢体运动（PLMS）］与日间过度嗜睡相关。而与尿毒症相关的其他因素，如褪黑素代谢改变或与透析液使用有关的体温调节紊乱，被认为是睡眠障碍潜在的发病机制[195]。

（二）睡眠呼吸暂停综合征

睡眠呼吸暂停综合征的特征是在睡眠中反复出现呼吸停止，从而导致氧饱和度下降和觉醒。其中与持续性呼吸困难相关的呼吸暂停被归类为阻塞型，而与呼吸困难无关的呼吸暂停被归类为中枢型。其临床症状包括大声打鼾、反复夜间觉醒并伴有呼吸困难感觉、夜尿症、日间过度嗜睡和认知障碍。

1. 流行病学

通常利用多导睡眠监测仪来诊断睡眠呼吸暂停综合征，该疾病在 ESRD 人群中的患病率约为 50%，明显高于最近估计的美国普通人群 10%～20% 的患病率[196]。造成这种差异的部分原因是年龄差异以及其他易导致睡眠呼吸暂停综合征的慢性疾病。一项研究显示，与年龄、性别、种族和体重指数匹配的对照组相比，接受透析的患者其睡眠呼吸暂停综合征患病率要高出四倍，这表明 ESRD 的特异性因素可能与该病的发病机制有关[197]。虽然阻塞型睡眠呼吸暂停综合征是普通人群中最常见的类型，但睡眠呼吸暂停综合征在 ESRD 患者中的分布与之不同，该人群中阻塞型、中央型和混合型呼吸暂停综合征均较常见。

2. 病理生理学

分析 ESRD 人群中睡眠呼吸暂停综合征亚型的分布后发现，上呼吸道阻塞和中央通气控制障碍均与该人群睡眠呼吸暂停综合征的病理生理学机制相关。与健康对照组相比，透析患者被证实存在咽部狭窄，而这一变化可引起上呼吸道阻塞[198]。上呼吸道阻塞的原因包括咽部含水量和夜间嘴部液体移位，以及由尿毒症性神经病变引起的上呼吸道肌张力下降[199]。机体适应慢性代谢性酸中毒所致的低碳酸血症可能导致了中央通气控制障碍。一项针对 58 名需行血液透析患者的研究发现，睡眠呼吸暂停综合征患者存在中枢和外周的化学感受器兴奋性增强现象，这反过来可能会破坏通气控制的稳定性[200]。ESRD 患者补充被消耗的支链氨基酸可能会改善通气和睡眠结构[201]。

3. 治疗

在普通人群中，持续气道正压通气（CPAP）是治疗睡眠呼吸暂停综合征的主要方法，而有小型临床研究提示这种治疗方法对 ESRD 患者具有相似的疗效[202]。CPAP 治疗可改善患者日间嗜睡症状、生活质量和高血压，并且还可以降低普通人群中其他心血管危险因素[203, 204]。但是，患者对 CPAP 的依从性往往不理想，并且多达 1/3 的患者无法耐受 CPAP。非药物疗法例如减肥已被证实对改善睡眠呼吸障碍有一定作用。一些临床研究表明，夜间血液透析或肾移植可能对睡眠呼吸暂停综合征产生有益的效果。例如在一项针对 14 名需要血液透析的患者的研究中，从传统的每周 3 次透析改为夜间透析后，患者睡眠呼吸暂停综合征的严重程度较前明显改善[205]。随后也有研究表明，夜间透析患者的睡眠呼吸暂停综合征的严重程度改善，与咽部狭窄的改善和化学感受器兴奋性降低相关[206, 207]。

（三）不宁腿综合征

不宁腿综合征（RLS）主要表现为有活动双腿的冲动，且与静息状态下双下肢感觉异常和不适感觉相关。症状通常发生在静息状态并可通过活动双腿得以缓解。RLS 的临床诊断标准详见框 57-2。目前 ESRD 患者中 RLS 的患病率的相关研究结果差异较大[189, 194, 208, 209]。RLS 会引起严重的不良临床结局，不仅会降低患者的生活质量，而且可引起全因死亡率和透析终止的风险增加[209, 210]。

RLS 的发病机制与脑内多巴胺功能紊乱有关。铁是大脑某些区域产生多巴胺的辅助元素，铁缺乏被认为是导致疾病进展的重要因素。ESRD 相关并发症、患者活动的减少以及特定的药物也可能是

框 57-2　国际不宁腿综合征研究组标准

- 腿部运动的冲动，通常伴随着腿部的不适的感觉，或由腿部的不适的感觉引起。
- 运动的冲动或不适的感觉在休息或静止期间开始或恶化，如躺着或坐着
- 持续的运动（如散步或伸展）能部分或完全缓解运动的冲动或不适的感觉。
- 运动的冲动或不适的感觉在晚上或深夜比白天更严重，或者只在晚上或深夜发生。

四个标准是诊断所必需的。

引自 Allen RP，Picchietti D，Hening WA，et al. Restless legs syndrome：diagnostic criteria，special considerations，and epidemiology. A report from the restless legs syndrome diagnosis and epidemiology workshop at the National Institutes of Health. *Sleep Med.* 2003；4：101–119

ESRD 患者发生 RLS 的常见原因。到目前为止，还没有确定引起 RLS 的尿毒症相关的具体危险因素。

对于有轻中度症状的患者，建议改变生活方式，如保持良好的睡眠卫生，戒除可能加重疾病的物质，如抗抑郁药物、咖啡因、尼古丁和酒精等。对于症状较重的患者，推荐多巴胺药物治疗作为一线治疗。左旋多巴和多巴胺受体激动剂如普拉克索和罗匹尼罗均能有效地减轻 RLS 相关症状[211]。这些药物在透析患者的短期研究中似乎是安全有效的，尽管持续使用可能会引起白天症状加重等不良反应[212–215]。抗惊厥药物，如卡马西平或加巴喷丁以及苯二氮䓬类药物可作为治疗 RLS 的二线药物，但除了加巴喷丁外，其他药物尚未得到广泛研究[216, 217]。肾移植和每日短时间的血液透析，而不是传统的透析方式，似乎对症状的改善是有益的[218, 219]。一项针对 25 例进行血液透析的 ESRD 患者的临床试验表明，在透析过程中进行锻炼活动可以缓解 RLS 相关症状[220]。

（四）睡眠中周期性肢体活动

睡眠中周期性肢体活动（PLMS）主要表现为睡眠时下肢突发反复的抽搐。这种疾病可通过睡眠测试来诊断。与其他睡眠障碍一样，PLMS 在透析患者中较常见，并与白天嗜睡、生活质量低下相关。一项研究发现 PLMS 与透析患者死亡风险增加有关[221]。PLMS 的发病机制目前尚不清楚。据报道肾移植可以减少 PLMS 的发生并改善白天嗜睡的症状[222]。

第58章

肾脏疾病的皮肤病表现

Dermatologic Conditions in Kidney Disease

Christine J. Ko　Shawn E. Cowper　著

夏　甜　张素兰　李晓庆　译

王惠明　校

要　点

- 终末期肾病的皮肤表现多种多样，其中瘙痒最常见。
- 钙化可能导致高发病率和死亡率。在形态上，皮肤病变早期表现为粉色裂纹花边样破溃，随后发展为网状血管样紫色红斑，再到溃疡，后期呈现为黑色焦痂。
- 假卟啉症和迟发性皮肤卟啉病可能有非常相似的临床表现，血浆尿卟啉和红细胞原卟啉水平正常是前者的典型特征。

许多终末期肾病（ESRD）患者都有相应的皮肤病表现[1, 2]。皮肤表现可以特异性地指导有经验的临床医生检查患者可能伴随的肾功能异常。本章节总结了肾脏疾病患者可能出现的各种皮肤病情况。由于大多数疾病属于同一类（框 58–1、框 58–4 和表 58–1），因此本文重点放在较常见的实例上。

一、继发于肾功能不全的非特异性皮肤表现

见框 58–1。

（一）症状和体征

1. 瘙痒症

与急性肾损伤（AKI）相比，瘙痒症在终末期肾病（ESRD）患者中更为常见。高达 90% 的血液透析患者会出现瘙痒症。与腹膜透析患者相比，血液透析患者通常更容易受到影响[2]。在透析预后与实践模式研究（DOPPS）中，近 42% 的血液透析患者出现瘙痒症，且睡眠和情绪受到负面影响[3]。与没有严重瘙痒症的血液透析患者相比，患有严重瘙痒症的患者预后较差[4]。

主诉瘙痒的患者可能有皮肤改变，也可能没有。瘙痒症可定义为在 2 周内出现至少 3 次使患者痛苦的瘙痒发作，或者发生持续超过 6 个月的普通瘙痒症状[3]。瘙痒可以是局限性的也可以是广泛的[5]。当瘙痒症出现时，皮肤表现是继发的，主要表现为表皮脱落（图 58–1），也可能出现皮肤苔藓样变、结节样痒疹和柯布化（创伤线上出现皮肤病变）。瘙痒往往持久、频繁且剧烈[3]。加重因素包括高温、夜间皮肤干燥和汗水[3]。

肾衰竭患者瘙痒可能是多因素导致的，但具体原因尚不清楚。其危险因素包括男性、高浓度的血尿素氮、β_2–微球蛋白、钙和磷酸盐[4, 6]。使用血管紧张素转化酶抑制剂治疗的患者比使用呋塞米的患者更容易出现瘙痒症[3]。尿排出量减少、继发性甲状旁腺功能亢进、镁和铝的异常水平、组胺和维生素 A 水平的升高、肥大细胞数目的增加[7]、干燥症[8]和缺铁性贫血是其他加重因素[9, 10]。

瘙痒是通过皮肤中的 C 纤维传播的[11]。C 组神经纤维无髓鞘、直径小、传播速度低。在周围神经系统中，它们代表了三类神经纤维中的一类，并携带感觉信息。它们是传入纤维，从外周向中枢神经系

统（CNS）发送输入信号。已知的 C 纤维兴奋剂包括细胞因子、组胺、5- 羟色胺、前列腺素、神经肽[5]和酶[12]。由于细胞因子可以刺激神经纤维[12]，因此它涉及的全身性炎症反应是肾衰竭中瘙痒症发病机制的一个主要理论[13]。炎症标志物，如 C 反应蛋白和白介素 -6，在与肾脏疾病相关的瘙痒症中水平升高[13, 14]。有理论认为炎性蛋白失衡可能以某种方式导致瘙痒，而紫外线治疗可以降低炎性标志物水平[15]，通常可缓解瘙痒，这一事实支持了这一理论。

框 58–1　继发于肾脏疾病的皮肤表现

非特异性
- 瘙痒症
- 干燥症
- 获得性鱼鳞病
- 色素改变
  - 苍白（继发于贫血）
  - 色素沉着
  - 色素脱失（黄色）
- 感染（真菌、细菌、病毒）
- 紫癜

部分特异性
- 获得性穿通性皮肤病
- 钙化防御
- 异位钙化
- 大疱病
  - 迟发性皮肤卟啉病
  - 假卟啉症
- 暴发性黄瘤
- 假性卡波西肉瘤

特异性
- 肾源性系统性纤维化
- 透析相关性窃血综合征
- 转移性肾细胞癌
- 透析相关性淀粉样变
- 动静脉分流性皮炎
- 尿毒症霜

另一个重要理论集中在阿片系统。阿片类物质可以刺激 C 纤维[12]。在小鼠中，刺激中枢 μ- 阿片受体会导致抓挠，刺激中枢 κ- 阿片受体可抑制抓挠[16]。瘙痒症患者使用阿片受体拮抗剂可成功抑制瘙痒，这也支持阿片系统参与瘙痒症的理论[17–19]。其他潜在的致病因素包括干燥病、组胺升高、尿毒症毒素过高、周围神经病变和甲状旁腺功能亢进[2]。

瘙痒症的治疗必须个体化。抗组胺药通常无

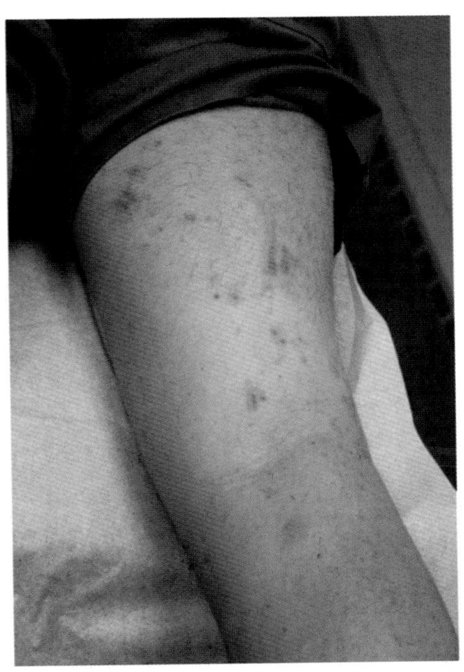

▲ 图 58–1　瘙痒症
患有线性表皮脱落的患者（图片由 Oscar Colegio 博士提供）

效[20]。任何可以加重瘙痒症的情况如干燥病等均应治疗[21]。优化血液透析[1]及使用促红细胞生成素均可减轻症状[22]。局部瘙痒可局部外用糖皮质激素、普拉莫星（又称普莫卡因）[23]和辣椒素[5, 24]等。另外，每周 2 次的紫外线光疗是有效的[25]。口服治疗药物包括 γ- 亚油酸[26]、纳曲酮[17, 18]、考来烯胺[27]、加巴喷丁[28, 29]、普瑞巴林[30]、沙利度胺[31]和活性炭[32]。κ- 阿片受体激动剂如纳呋拉啡[19]和纳布啡[33]可能有效。肾移植可以像甲状旁腺切除术[35]一样有效地“治愈”患者的瘙痒症[34]。

基于对疗效和安全性的考虑，形成了阶梯式治疗理念[34]。阶梯的第一步由润肤剂和辣椒素组成。如果瘙痒症状没有缓解，可以增加紫外线光疗。紫外线 B（UVB；280～320nm）光疗可以有效缓解透析患者的瘙痒症，并能通过抑制表皮中的组胺释放或维生素 A 水平而起作用，组胺和维生素 A 为已知的致瘙痒介质。重要的是，决定使用紫外线疗法时应权衡皮肤癌的风险，尤其是在接受免疫抑制剂治疗的患者中。UVB 辐射被“载色体”分子吸收在表皮和真皮浅层中，这些分子包括 DNA、咪唑丙烯酸、角蛋白和黑色素。UVB 辐射诱导角质形成细胞和 T 细胞释放多种促炎性细胞因子和免疫抑制细胞因子。如果光疗失败或对患者不可行，可以考虑口服加巴喷丁或静脉注射纳氟拉芬。

2. 干燥症

干燥症或皮肤干燥在普通人群中非常普遍。皮肤看起来干燥、粗糙或发亮。它可能是鳞屑状的或裂缝状的，外观带有裂纹。干燥的皮肤不一定有瘙痒表现 [21]。如果有瘙痒，则可能出现表皮脱落。皮肤受累可能是弥漫性的，通常在下肢的伸肌表面最为明显（图 58–2）[1]。

干燥症的原因尚不清楚。角质层水合作用减少 [21] 和汗腺功能异常 [36] 是目前提出的两种机制假说。治疗的主要方法是皮肤水化。对于有瘙痒的病例，直接治疗瘙痒症可能会有所帮助。

3. 获得性鱼鳞病

鱼鳞病与干燥症有关，其不仅仅表现为皮肤干燥，还会形成鳞屑。组织病理学特征包括过度角化和偶发的表皮颗粒层减少。肾衰竭患者中获得性鱼鳞病的发病机理尚不清楚。治疗包括皮肤水化。

4. 色素改变

在接受透析的患者中，70% 或更多的患者会有皮肤色素改变 [2, 37]。最常见的变化是黄褐色调的形成，在血液透析患者中较腹膜透析患者更为常见 [2]。

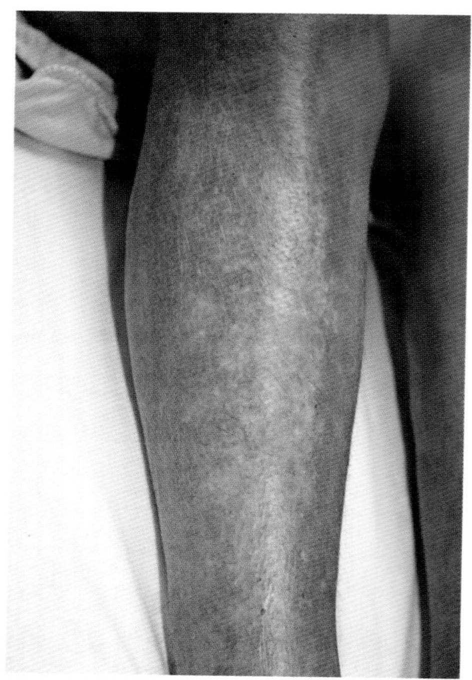

▲ 图 58–2　干燥症和色素沉着
图片由 Marcus McFerren 博士提供

色素沉着可能是由于 β- 促黑色素细胞激素水平升高引起黑色素生成增加而导致的 [38]。有些色素改变则是继发于贫血的皮肤苍白 [1]。

（二）继发于肾脏疾病的部分特异性皮肤病表现

1. 获得性穿通性皮肤病

成人肾功能不全和（或）成人糖尿病的患者患有的穿通性疾病统称为“获得性穿通性皮肤病”。该术语常可代替较早的术语（如穿通性毛囊炎、Kyrle 病、反应性穿通性胶原病）。一些作者认为这种疾病是结节性痒疹的一种变异体 [39]。该疾病的瘙痒症状通常很严重 [40]，病变主要分布在腿和手臂上，也可能波及躯干和头部。个别病变是火山口状的、脐样凹陷状的或中央角化过度的丘疹和结节（图 58–3）。这些丘疹和结节可以大量形成，在 6～8 周后形成瘢痕，而后消失。从表皮通道挤压出的真皮组织的组织病理学证据对于明确诊断是必要的（图 58–4）。

这种疾病的发病机理尚不清楚。目前被认为可能的因素包括纤维连接蛋白增加 [41]、瘙痒和抓挠 [40]、表皮不成熟及肾衰竭患者未排泄的物质在皮肤中沉积 [42, 43]。比起没有糖尿病的患者，有糖尿病和肾衰竭的患者更容易表现出获得性穿通性皮肤病 [1, 40]。其他可能的因素包括肝炎和甲状腺功能减退 [43]。健康人也可能患获得性穿通性皮肤病 [43]。这种疾病的治疗非常困难，皮质激素、角质层分离剂、润滑剂、外用或口服维甲酸等可能缓解 [42]。窄带 UVB 光也可能有帮助 [44]。合并严重和全身性瘙痒症的患

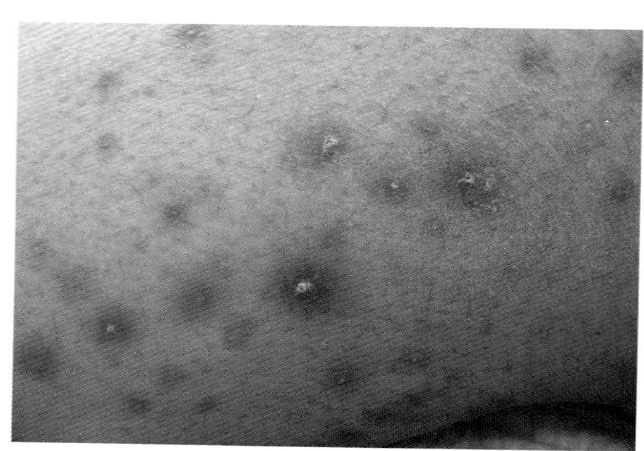

▲ 图 58–3　获得性穿通性皮肤病
图片由 Yale Residents 提供

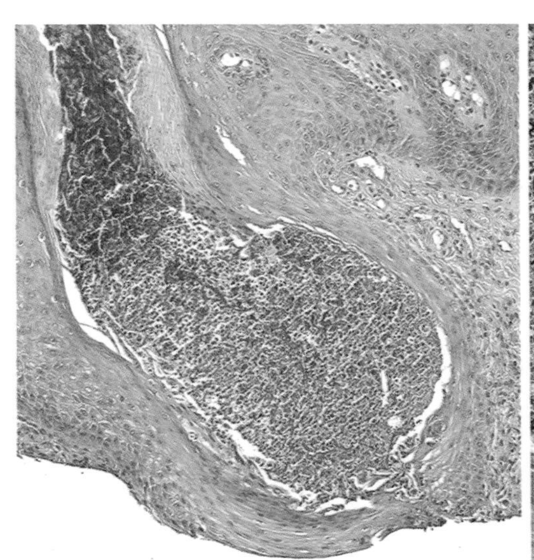
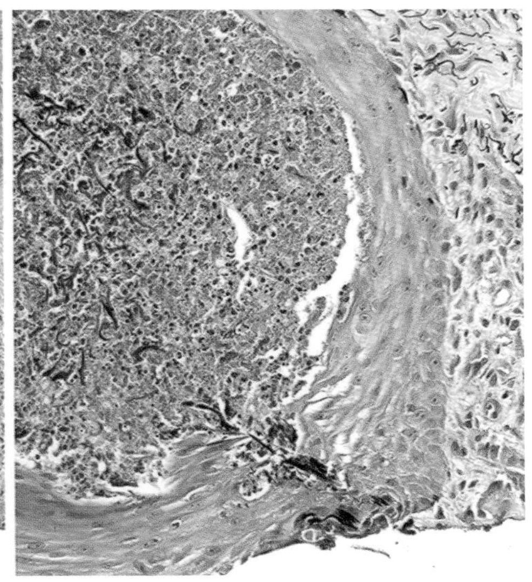

▲ 图 58–4　**获得性穿通性皮肤病**

可挤压出真皮弹性组织和炎性细胞的表皮通道（左，HE 染色，40×；右，弹性纤维范吉森染色，100×）

者可能会受益于瘙痒症的特异性治疗措施。

2. 钙化防御（钙化性尿毒症性小动脉病）

钙化防御在进行血液透析的 ESRD 患者中最常见，通常伴有甲状旁腺功能亢进或血磷酸钙盐指标的升高。钙化性尿毒症性小动脉病（CUA）虽然罕见，但也可出现在慢性肾脏病（CKD）中。据报道，在一个透析中心，患者每年的钙化防御发病率约为 4%[45]。钙化防御的发病率和死亡率都很高，尤其是一旦形成溃疡时[45]。躯干和臀部的受累与高死亡率有关[46]。其他危险因素包括女性[45]、糖尿病[45]、肥胖、低蛋白血症[47]、恶性肿瘤、全身性使用激素药物、使用铁剂、使用华法林[47]、化疗、全身炎症反应、肝硬化、体重迅速减轻、蛋白 C 或 S 缺乏以及感染[48]等。

钙化防御的确切机制尚不清楚。Selye 描述的大鼠经典模型中假设了诱发因素和二次诱发因素[49]。该模型被认为不能完全反映人类的钙化防御反应，因为 Selye 大鼠仅表现出软组织钙化而不是皮肤坏死[50, 51]。虽然以前的文献集中在研究钙、磷酸盐和血管钙化的抑制剂和诱导剂上[51]，但血液高凝状态可能起着更重要的作用[52]。

在临床上，钙化防御通常对称性地影响腹部、大腿和臀部的脂肪区域。病变也可能波及下肢[45]。早期病变可能是粉紫色破溃的圆形硬斑、暗粉色或带斑点的硬结、网状紫癜、糜烂或皮下结节（图 58–5）[53]，偶有大疱。早期病变可能发展为伴有疼痛的黑色焦痂状溃疡（图 58–6），溃疡周围的皮肤可能有斑点、网状色素沉着，皮肤可能变得很脆弱。支持钙化防御的组织病理学研究包括中型血管的动脉中层钙化（图 58–7），伴有内膜增生和血栓形成。特殊染色如 von Kossa 或茜素红可检测早期钙化。放射学检查和组织 X 线检查也可能显示皮肤中的线性钙沉积。实验室评估应包括肾功能、与骨矿化有关的评估指标（如钙、磷酸盐、甲状旁腺激素）、血栓形成倾向检查、肝功能、根据患者表现评估的感染指标和协助诊断自身免疫性疾病的临床表现指标等。血管钙化抑制剂的缺乏可能在 CUA 的发病机理中起作用，特别是胎球蛋白 A 和维生素 K 依赖性基质 Gla 蛋白的缺乏。外显子 –5'– 核苷酸酶 CD73、维生素 D 受体和成纤维细胞生长因子 23（FGF–23）的多态性在钙化防御进展中起重要作用[54]。

对症支持和预防措施是主要的治疗方式，包括伤口护理、疼痛处理和减少危险因素。对于未溃疡的病变，使用全身性激素可能会有利于快速愈合[45]。应注意保持溃疡清洁，必要时清创，根据临床因素和患者反映，可加用高压氧[55]和抗生素治疗。潜在的相关因素如钙和磷酸盐水平的升高可以通过静脉注射硫代硫酸钠[56]、甲状旁腺切除术[45, 50]、口服西那卡塞和磷酸盐结合剂[57]、使用低钙透析液和非钙基磷酸盐结合剂[58]以及双磷酸盐

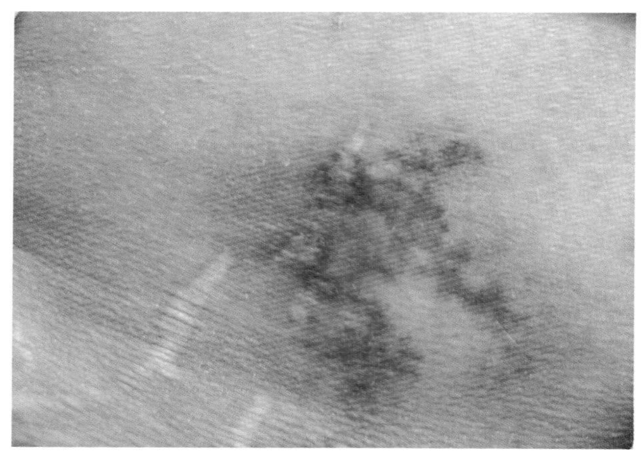

▲ 图 58-5 钙化防御
具有网状紫癜外观的早期病变

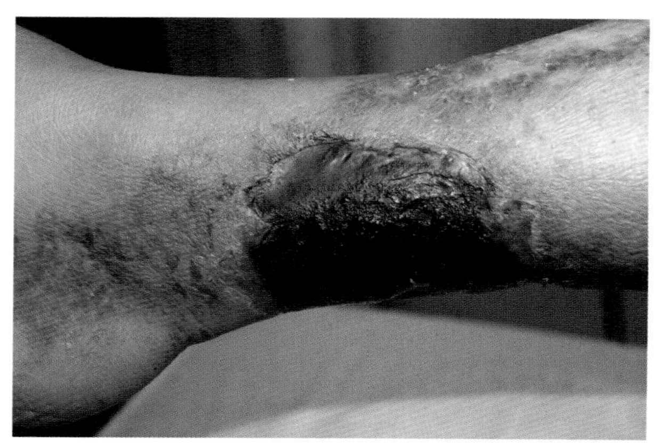

▲ 图 58-6 钙化防御
带有黑色焦痂的溃疡性病变（图片由 Yale Residents 提供）

[59] 来解决。如果患者处于高凝状态，可考虑抗凝治疗。如果患者正在使用华法林，则可考虑换用其他类型的抗凝药 [51, 52]。

3. 异位钙化

伴或不伴甲状旁腺功能亢进的磷酸钙盐指标异常均可导致皮肤的异位钙化。临床上，异位钙化病变为硬的黄色至浅蓝色的丘疹和结节，通常分布在关节周围区域和指尖 [58]。结节的活检标本可显示组织中的钙沉积。重要的是，皮肤中的钙化并非都属于异位钙化。创伤可能会导致营养不良性钙化。一些系统性疾病如皮肌炎可能与皮肤钙化有关。钙化也可能是特发性的。

异位钙化的治疗重点在于使钙和磷酸盐水平恢复正常。如果存在甲状旁腺功能亢进，甲状旁腺切除术可能是有益的。使用磷酸盐结合剂及减少膳食

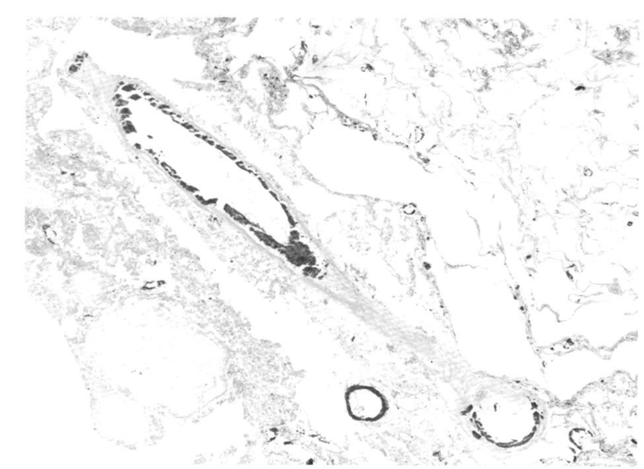

▲ 图 58-7 钙化防御
广泛钙沉积的中型血管（HE 染色，40×）

中的磷酸盐非常重要。应避免的食物包括牛奶和奶制品、某些蔬菜（如西蓝花、甘蓝）、牡蛎、鲑鱼、啤酒、坚果和小麦胚芽 [58]。如果有特殊病变的症状，可以考虑手术切除异位钙化。

4. 迟发性皮肤卟啉病

由于肝脏中血红素生物合成酶尿卟啉原脱羧酶（UROD）的活性不足，高达 18% 的肾衰竭患者可能患有迟发性皮肤卟啉病。这些患者的尿中尿卟啉（如果不是无尿的话）和粪便异卟啉的水平升高。肾病患者中的迟发性皮肤卟啉病的发病机理尚不清楚，但是 UROD 活性的降低是导致卟啉原积累的原因，卟啉原会自动氧化为光敏性卟啉，当暴露在波长接近 400nm 的光时会造成光损伤。由于获得性功能性 UROD 缺乏的叠加，UROD 的杂合性突变可能会使得一些患者易感。血清铝水平也可能是一个促成因素 [60]。迟发性皮肤卟啉病的其他危险因素包括乙型和丙型肝炎、服用雌激素、过量饮酒和人类免疫缺陷病毒（HIV）感染。

皮肤病表现包括非炎性水疱、糜烂和硬壳（图 58-8），尤其是当涉及手背侧和前臂时病变更典型。水疱可能会治愈并留下瘢痕或粟丘疹。面部毛发可能会显著增多，伴随色素沉着和硬皮病样斑块。活检结果通常可见表皮下裂隙，常伴有极少的炎症，在裂隙基础上可能有真皮乳头层着色，可能会出现血管壁增厚。迟发性皮肤卟啉病的直接免疫荧光检测发现免疫球蛋白 G（IgG）和 C3 呈颗粒状或线状沉积于真皮表皮交界处及血管周围。

治疗包括避免日晒、避免伴随的恶化因素（如酒精、雌激素、铁剂、肝炎）。铁过多会加重皮肤疾病，小剂量静脉放血可能会有帮助，治疗时需要仔细监测贫血指标，可使用铁螯合剂去铁氧胺协助去铁。如果患者不是无尿的，可以谨慎使用氯喹[58]。

5. 假卟啉症

假卟啉症患者的表现与迟发性皮肤卟啉病相似，四肢有非炎性水疱，尤其是手和前臂以及其他受阳光照射的部位，可能会有粟丘疹、瘢痕形成和色素沉着[61]。少数患者会出现多毛症[61]。血浆尿卟啉和红细胞中原卟啉水平很少升高[60]，当这些指标水平正常时能更清楚地区别假卟啉症和迟发性皮肤卟啉病[61]。假卟啉症的发生可能与同时使用的药物如四环素、呋塞米、萘普生、胺碘酮、萘啶酸有关[61]。该疾病组织学性状与迟发性皮肤卟啉病相似[61]。假卟啉症的发病机理尚不清楚，一项小型研究发现血铝水平升高可能与该疾病有关[60]。

6. 暴发性黄瘤

暴发性黄瘤表现为在臀部和四肢迅速出现的橙黄色光滑丘疹和斑块（图 58–9）。病变的组织病理学检查可见细胞外脂质和泡沫巨噬细胞（图 58–10）。这些病变与家族性或其他原因引起的高脂血症有关，如甲状腺功能减退症和肾病综合征。在肾病综合征中，黄瘤病可能继发于各种血脂异常，包括胆固醇和三酰甘油的升高、脂蛋白合成增多、脂蛋白脂酶水平降低、载脂蛋白 B–100 水平升高、肝脏对脂蛋白的摄入减少[62]。总之，一旦血脂水平恢复正常，暴发性黄瘤就会自发消退。

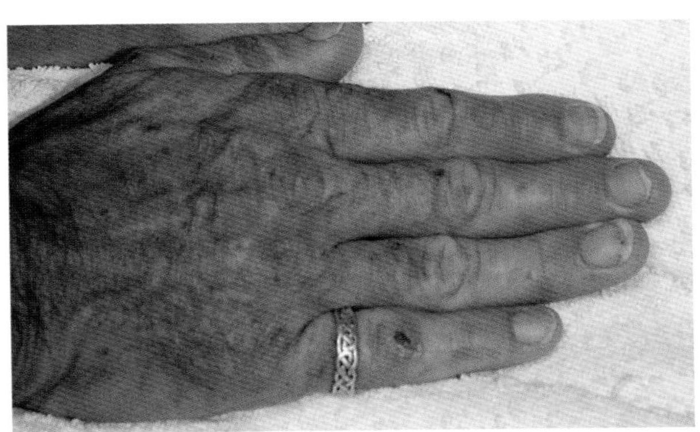

▲ 图 58–8　迟发性皮肤卟啉病
糜烂的水疱和硬壳（图片由 Yale Residents 提供）

7. 假性卡波西肉瘤

极少数情况下，患者动静脉内瘘分流附近的皮肤上可能会出现类似卡波西肉瘤的血管增生[63]。

8. 碘疹

通常，肾功能不全或肾衰竭的患者，因静脉造影而接触碘后，可能会出现半透明丘疹结节状的碘疹或营养性碘疹（图 58–11）[64]。组织病理学上可见明显的表皮增生，表皮内有中性粒细胞脓疱，有时是嗜酸性粒细胞脓疱（图 58–12）。必要时需使用临床和组织病理学证据来排除感染原因。

（三）某些肾脏疾病特有的皮肤表现

见框 58–1

1. 肾源性系统性纤维化

第一例肾源性系统性纤维化（NSF）于 1997 年被发现，最初被描述为“肾衰竭中的硬化性黏液水肿样改变”和“肾源性纤维化皮肤病”等[65]。虽

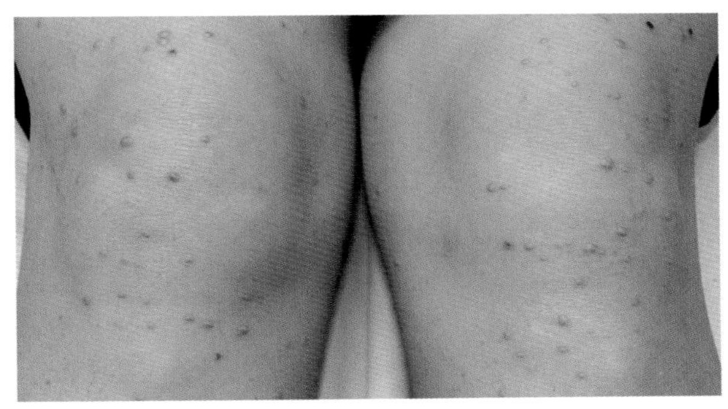

▲ 图 58–9　暴发性黄瘤
膝盖上的橙黄色小丘疹（图片由 Yale Residents 提供）

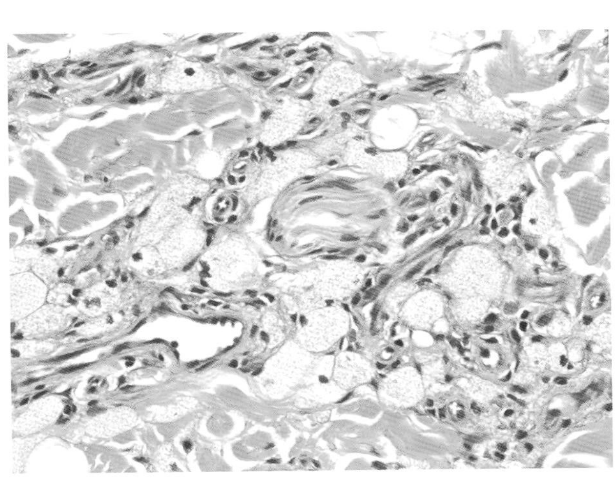

▲ 图 58–10　暴发性黄瘤
真皮内含脂质的泡沫巨噬细胞（HE 染色，40×）

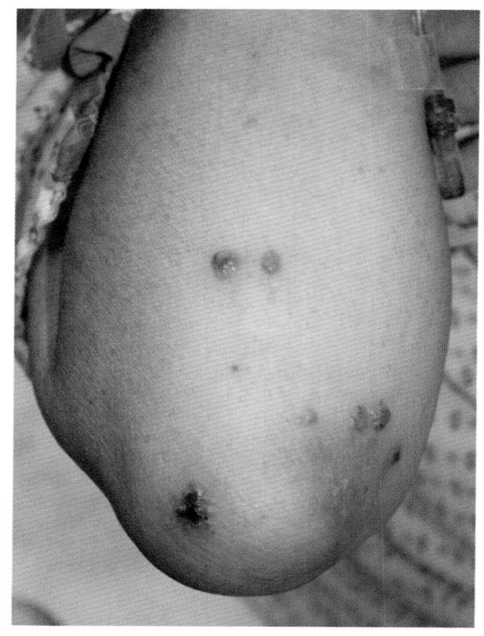

▲ 图 58-11 碘疹

肘部的半透明丘疹和硬斑（图片由 Oscar Colegio 博士和 Christine Warren 博士提供）

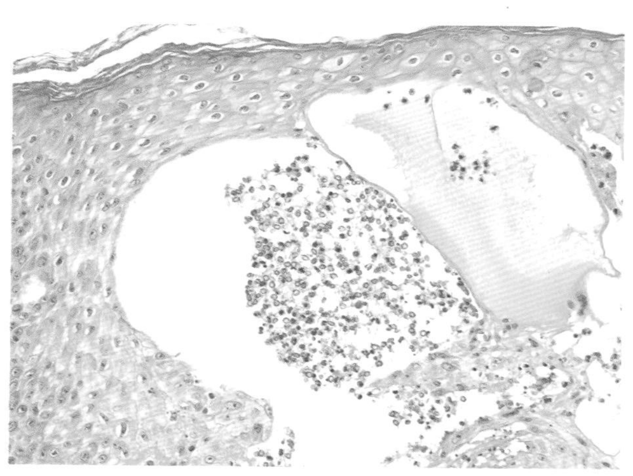

▲ 图 58-12 碘疹

伴有表皮内脓疱的表皮增生（HE 染色，200×）

然引起 NSF 的原因一直存在争议，但目前认为，肾功能异常的患者暴露于含有钆剂的磁共振成像（MRI）对比剂是诱发因素[6, 67]。美国食品药品管理局（FDA）建议，对于肾小球滤过率（eGFR）小于 30ml/(min・1.73m^2) 的患者以及正在透析或有 AKI 的患者，在使用钆时需谨慎。对于 AKI 患者尤其重要，因为在非稳态环境下很难预测 eGFR。钆是一种对组织有高度毒性的元素，在游离状态下，以螯合形式存在于对比剂中，如钆二胺和钆喷酸葡胺。钆是镧系元素中一类非放射性顺磁性元素。钆基对比剂的排泄障碍使钆原子有更多时间脱离其专有配体分子。理论上，游离钆可与其他游离阴离子（主要是磷酸盐）结合并在周围沉积，这可能对局部组织成纤维细胞和（或）被称为“循环纤维细胞”的循环基质干细胞产生长期影响。在 NSF 患者的组织和动物体内研究中已经检测到钆，这些发现证实了的钆暴露增加的可能影响[68]。

临床上，NSF 患者的肢端皮肤紧绷、硬化（图 58-13），也可能累及躯干。皮肤外观可能呈鹅卵石样（图 58-14）。在 NSF 的早期，患者可能有水肿和类似蜂窝织炎的红斑，常见关节挛缩（图 58-13 和图 58-15）、巩膜黄斑（图 58-16）。组织病理学上，真皮和（或）皮下成纤维细胞样细胞增多（图 58-17）。由于纤维化病变可以扩展到皮下组织，需要进行深部活检。免疫组织化学染色法显示细胞 I 型前胶原和 CD34 为阳性，可以推测这些细胞是循环纤维细胞[69]，其中还可观察到粘蛋白沉积。全身受累的发生率尚不清楚，但已报道了许多不同的器官系统表现（如心脏、肌肉、肺），全身受累患者的血沉和血清 c 反应蛋白水平明显升高，临床和组织病理学差异广泛，并与一些更常见的病变重叠，如脂皮硬化症和硬斑病。为了达到准确的诊断，临床病理的相关性是必要的[70]。

NSF 没有可靠的治疗方法，关键是通过避免给 CKD 或 ESRD 患者使用钆剂来预防。有证据表明 NSF 和钆剂两者之间存在剂量 - 反应关系，对于 eGFR 介于 15～59ml/(min・1.73m^2) 的个体的风险尚不清楚，但已有病例报道。改变含钆对比剂的种类和仔细排查患者的潜在肾脏疾病可有效预防 NSF。对于出现 NSF 的患者，肾移植可阻止甚至能逆转病情发展[71]。体外光分离可能有效。理疗可以改善病人的某些症状。伊马替尼治疗的效果也有积极的报道[72]。

2. 透析相关性窃血综合征

透析相关性窃血综合征是一种少见的瘘管并发症[73]。这种综合征通常发生在糖尿病患者的肱骨区，表现为溃疡、坏死或坏疽，周围的皮肤可能伴有苍白，或表现为由网状粉色到蓝色的变色（图 58-18）。发病机制为瘘管改变血流动力学导致远端灌注减少。相关的危险因素有糖尿病、血管狭

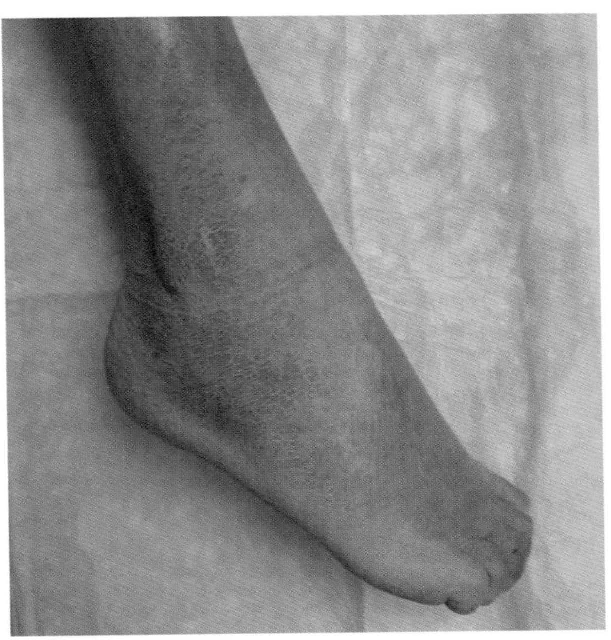

▲ 图 58–13　肾源性系统纤维化

下肢皮肤硬化、紧绷，脚趾挛缩［引自 Cowper SE, Rabach M, Girardi M. Clinical and histological findings in nephrogenic systemic fibrosis. *Eur J Radiol*. 2008;66(2):191–199.］

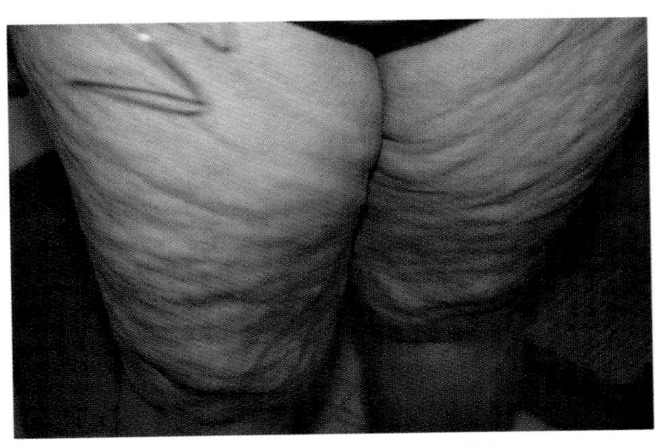

▲ 图 58–14　肾源性系统纤维化

腿部硬化的皮肤呈现鹅卵石外观［引自 Girardi M. Nephrogenic systemic fibrosis: a dermatologist's perspective, *J Am Coll Radiol*. 2008;5(1):40–44.］

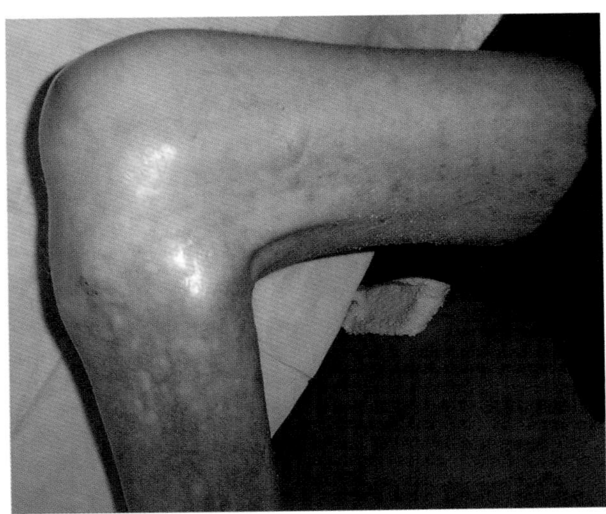

▲ 图 58–15 肾源性系统纤维化

关节挛缩［引自 Girardi M. Nephrogenic systemic fibrosis: a dermatologist' s perspective, *J Am Coll Radiol*. 2008;5(1):40–44.］

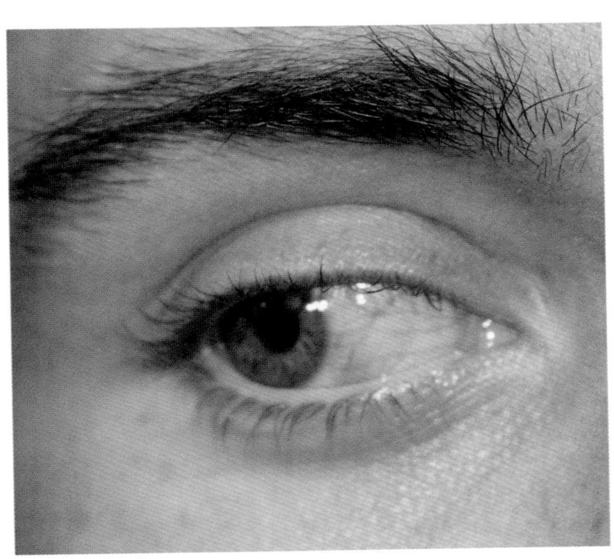

▲ 图 58–16　肾源性系统纤维化

巩膜斑块［引自 Cowper SE, Rabach M, Girardi M. Clinical and histological findings in nephrogenic systemic fibrosis. *Eur J Radiol*. 2008;66(2):191–199.］

窄、神经病变和血管钙化硬化。有效的治疗有瘘管结扎和（或）束带术。

3. 转移性肾细胞癌

尽管约 4.6% 的皮肤转移起源于肾脏，但只有 3%～4% 的肾细胞癌会转移至皮肤[74]。少数肿瘤转移发生在原发肿瘤诊断之前，但皮肤转移通常是晚期表现[75]。该病预后不良，5 年生存率低于 5%。肾细胞癌转移最常见的皮肤部位是躯干和头皮[75]，结节可呈肉色、紫色或粉红色，转移肿瘤的组织病理学检查常可见透明细胞及明显出血，后者是 von Hippel–Lindau（VHL）缺乏性肾透明细胞癌高血管性的表现。

4. 透析相关淀粉样变

透析相关淀粉样变性继发于 β_2– 微球蛋白沉积。不同于轻链沉积性淀粉样变性（AL amyloid），透析相关淀粉样变性很少累及皮肤，更多表现为腕管综合征和破坏性关节病。然而，有少量报告 β_2- 微球蛋白沉积导致真皮结节形成，结节活动性差，最常发生在臀部皮肤[76, 77]。

5. 动静脉瘘皮炎

在一项研究中，88 例长期血液透析患者中有 7 例患者的内瘘处出现刺激性接触性皮炎[78]，这些患者均未对皮疹产生过敏反应。用生理盐水代替血液透析前用来清洁皮肤的清洁剂（肥皂、消毒剂和酒精）有助于减轻皮疹。局部使用温和的激素药物也有助于减轻病变。

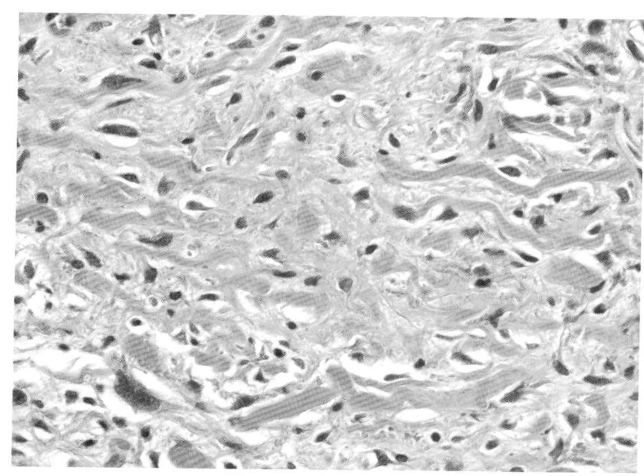

▲ 图 58-17 肾源性系统纤维化

纤维母细胞样细胞增多，弹性结构尚存，胶原束间隙增大，提示粘蛋白沉积（HE 染色，200×）

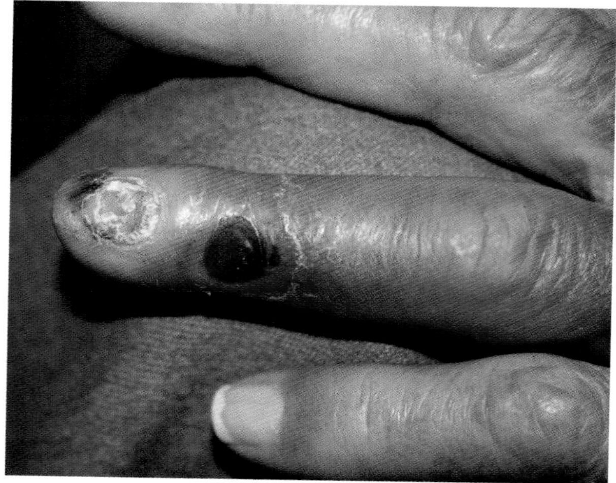

▲ 图 58-18 透析相关性窃血综合征

溃疡上覆硬壳，周围有红斑，指远端苍白，伴有指甲萎缩（引自 Kravetz JD, Heald P. Bilateral dialysis-associated steal syndrome, *J Am Acad Dermatol*. 2008;58:888-891,2008.）

二、与肾脏疾病相关的指甲变化

见框 58-2。

框 58-2 肾脏疾病相关的指甲变化

- 林赛指甲（两截甲）
- 三角形半月痕（指甲 - 髌骨综合征）
- 甲下裂片状出血
- 甲真菌病
- 凹甲
- 甲脱离
- 米氏线
- 梅尔克氏线
- 博氏线（甲横沟）

林赛指甲（两截甲）

高达 40% 的肾功能不全患者有林赛指甲（图 58-19）[2]，这种情况可能会自行消退，更可能继发甲床和甲板的黑色素沉积。指甲比脚趾甲更容易受影响。指甲的近端一半颜色从白到正常，远端一半为红褐色。

三、皮肤和肾脏同时受累的特定情况

见框 58-3。

（一）红斑狼疮

红斑狼疮的皮肤表现多种多样。急性皮肤变化

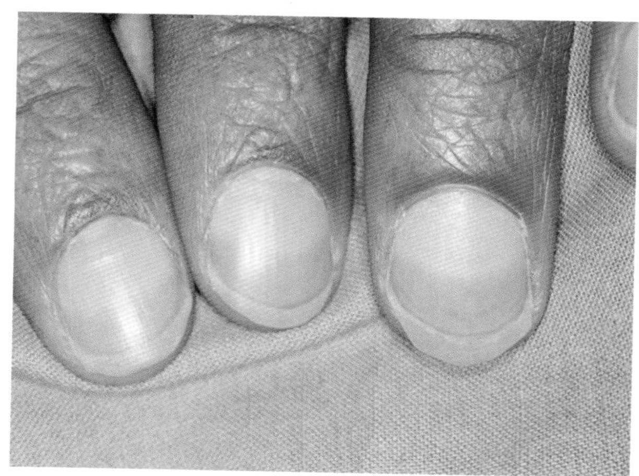

▲ 图 58-19 林赛指甲

引自 Butler DF. Pruritus. In Schwarzenberger K, Werchniak A, Ko C, eds. *General Dermatology*. Philadelphia: Saunders; 2009:17-22.

框 58-3 同时累及皮肤和肾脏的特定条件

常见

- 红斑狼疮
- 白细胞破裂性脉管炎
- 过敏性紫癜
- 混合型冷球蛋白血症
- 糖尿病
- 系统性血管炎

少见

- 指甲 – 髌骨综合征
- 溶血性尿毒症综合征
- 中毒性休克综合征
- 混合性结缔组织病
- 皮肌炎
- 类风湿性关节炎
- 干燥综合征
- 疱疹样皮炎
- 结节病
- 系统性硬化病
- 溃疡性结肠炎
- 淀粉样变
- 中毒性表皮坏死松解症
- 甲状腺功能减退
- Graves 病
- Fabry 病
- 神经纤维瘤
- Hurler 综合征（黏多糖病）
- Castleman 病
- 感染性心内膜炎
- 葡萄球菌性烫伤样皮肤综合征（成人）

包括典型的颧骨皮疹。皮下红斑狼疮的典型表现是环状斑和伴鳞屑和红斑的丘疹，这些病变通常没有疤痕。在盘状红斑狼疮中，硬币状圆形到椭圆形的斑块可愈合，伴有色素沉着和瘢痕形成，通常这些病变上附着有鳞屑，当剥离鳞屑后，其下可见“钉突”。图 58-20 中这种位于外耳廓的盘状病变是红斑狼疮的特征表现。患有红斑狼疮的新生儿暴露于阳光下的身体区域偶有环状红斑。除了这些皮肤损伤外，患者可能还会有光敏感、口腔溃疡或脱发等表现。

狼疮的皮肤病变表现不同，在组织病理学上却是相似的。在表皮下真皮交界处可见空泡状改变，伴随淋巴细胞浸润，表皮及深层的血管周围及附件周围有淋巴细胞浸润，黏蛋白可能增加。直接免疫荧光检测可见 IgG、C3、IgA 和（或）IgM 呈不连续线性条带沉积在真皮表皮交界处。

红斑狼疮的发病机制涉及自身抗体形成免疫复合物沉积在末端器官造成损害[79]。狼疮动物模型表明，通过核因子 κB 途径的失活来抑制氧化应激和一氧化氮的产生可能是控制该疾病的重要途径[80]。

红斑狼疮的皮肤症状可用激素（口服或外用）、抗疟药和（或）其他免疫抑制剂治疗。

（二）白细胞破裂性血管炎

白细胞破裂性血管炎，临床上称为“可触及的紫癜（明显紫癜）”，可在多种临床情况下见到。典型病变常见于下肢，表现为丘疹和斑块部分变白（图 58-21）。组织病理学表现为白细胞减少、血管内纤维蛋白血栓、红细胞外渗、内皮细胞肿胀。皮肤组织的直接免疫荧光染色可见 IgG、IgM 和 C3 沉积于血管周围。

相关疾病包括 Henoch-Schonlein 紫癜、感染（如链球菌、支原体、病毒性感染）、系统性血管炎［包括肉芽肿性多血管炎（正式命名为韦格纳肉芽肿）、嗜酸性肉芽肿性多血管炎（正式命名为 Churg-Strauss 综合征）、结节性多动脉炎］、炎症性肠病、恶性肿瘤[81]。病变也可能由药物引起。在过

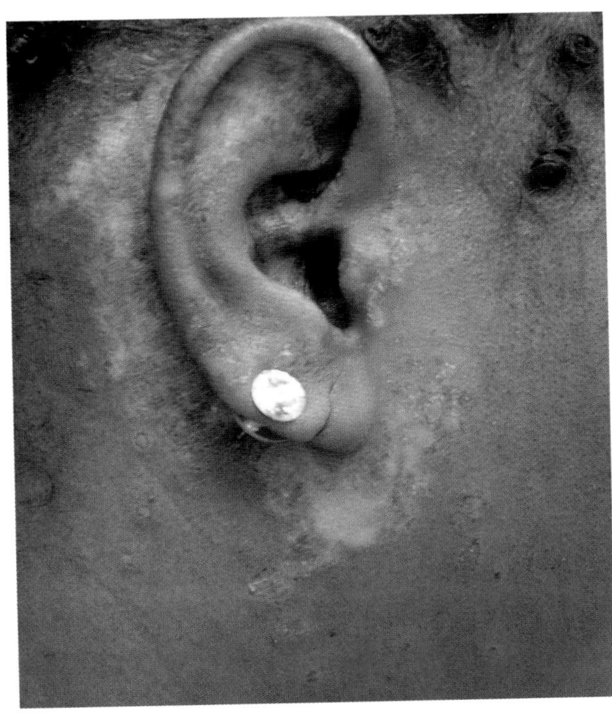

▲ 图 58-20　**盘状红斑狼疮**
图片由 Yale residents 提供

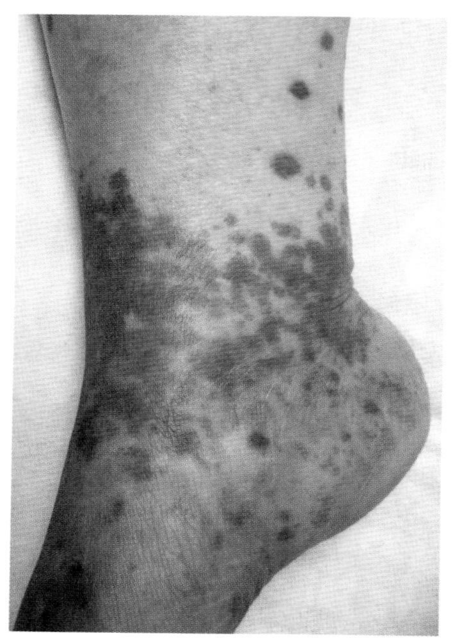

▲ 图 58-21　白细胞破裂性血管炎
图片由 Yale Residents 提供

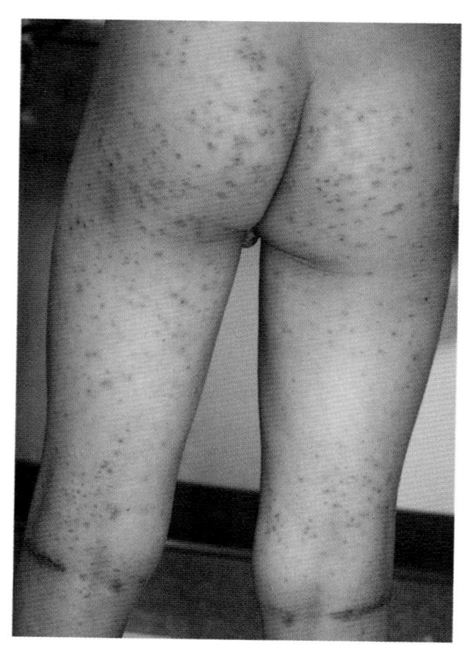

▲ 图 58-22　过敏性紫癜
未褪色的斑点丘疹分布于臀部和下肢

敏性紫癜中，皮肤病变常与胃肠道疼痛、关节疼痛和肾脏受累有关。混合型冷球蛋白血症是另一种可在皮肤上出现明显紫癜、伴有低补体血症和膜性增殖性肾小球肾炎的疾病[82]，其他皮肤表现包括溃疡和色素沉着异常。许多混合型冷球蛋白血症病例与丙型肝炎感染有关。其他感染、全身性疾病或淋巴增生性疾病也可能与此疾病有关。

（三）过敏性紫癜

过敏性紫癜通常累及皮肤（图 58-22）、关节、胃肠道和肾脏[83]，最常见于 3—10 岁的儿童。在一个报道中，82% 的患儿有关节疼痛，63% 有腹痛，33% 有胃肠道出血，40% 有肾炎[84]。在一个 250 名成年人的队列研究中，61% 患有关节炎，48% 患有胃肠道疾病，32% 患有蛋白尿或血尿[85]。

皮肤受累表现为明显紫癜，主要累及下肢，偶尔累及上肢、臀部和躯干。皮损组织活检显示为白细胞破裂性血管炎，直接免疫荧光检测可发现 IgA 沉积于血管壁内，少数可见 C3 和 IgG 沉积。皮肤症状通常可自行消失。膝关节和踝关节受累后的疼痛症状比其他关节更严重。疼痛、恶心、呕吐、黑便和便血预示胃肠道受累，特别是肠套叠。

肾脏受累可能仅表现为显微镜下血尿和蛋白尿，部分患者会发展为肾病综合征。肾脏受累是过敏性紫癜最严重的并发症[84]。儿童患者接受治疗后，肾功能通常会恢复正常[86]。在 250 名成年人的队列研究中，11% 发展至 ESRD 终末期肾病，另有 27% 发展至慢性中度至重度肾功能不全[85]。一项对过敏性紫癜患者的回顾性研究显示，肾病综合征、细胞因子 XⅢ 水平下降、高血压和某些活检结果（如新月体、间质巨噬细胞、肾小管间质纤维化）与肾脏发病率增加有关。肾活检显示肾小球肾炎，常在系膜和血管壁内有 IgA 沉积[87]。成人患者皮肤中 IgM 沉积与肾脏受累的关系尚不清楚[88, 89]。

过敏性紫癜的发病机制尚不清楚。在一项病例研究中，62% 儿童患者的血清 IgA 水平升高[84]。异种抗原刺激（病原体）可能是一个影响因素[84]。有关研究报道过敏性紫癜患者体内血管内皮生长因子和内皮素水平升高[90, 91]，XⅢ 因子水平降低。之前的相关研究也已经描述了过敏性紫癜患者体内存在细胞因子水平异常（肿瘤坏死因子 -α 和白介素 -1β 升高）[93]。高滴度的 IgA 抗内皮细胞抗体见于肾损害较严重的患者[94]。

大多数患者不需要治疗，因为这种疾病是自限性的。关节痛可通过止痛剂改善，严重的胃肠道疼痛可通过系统性激素治疗改善。血浆置换和使用激素、静脉注射免疫球蛋白和其他免疫抑制剂可以降低肾脏受累的发病率[83, 84]。

四、遗传性皮肤病

一些遗传性皮肤病有明显的皮肤和肾脏表现（表 58-1）。Birt-Hogg-Dube 综合征[95, 96]患者面部有大量肉色至浅棕褐色的光滑丘疹（图 58-23），腋窝区也可见标志性皮肤改变[97]，在组织病理学上为纤维毛囊瘤或毛盘瘤。血管纤维瘤和毛囊周围纤维瘤是皮肤病变的潜在表现[98]。这种常染色体显性遗传性疾病缺乏人肿瘤抑制因子 Folliculin，而 Folliculin 是 17 号染色体上 *BHD* 基因的产物，Folliculin 可能具有抑癌作用，单倍体功能不全导致皮肤肿瘤的形成[99]。该病与肾细胞癌（如嫌色细胞、杂合性、嗜酸细胞和罕见的透明细胞肾细胞瘤）和囊肿有关。其他表现包括自发性气胸。

结节性硬化症[100]是一种散发的常染色体显性遗传性疾病，可见大量的面部丘疹簇状分布在鼻唇区和鼻子上方，形成皮脂腺瘤或血管纤维瘤，病变表现为光滑红斑或类似痤疮。组织病理学特征与鼻的纤维丘疹相似，可见扩张的血管、星状成纤维细胞以及血管和附件周围的洋葱样皮肤纤维化。其他皮肤表现包括灰白色叶状色素减退斑和斑片，腋窝区呈纸屑样的小色素减退斑和甲周纤维瘤。可伴发肾血管平滑肌脂肪瘤、囊肿或癌。患者可能有癫痫或智力迟钝。该病的基因突变发生于结节蛋白 tuberin、错构瘤蛋白 hamartin 和肿瘤抑制蛋白中。

在 von Hippel-Lindau 综合征中，葡萄酒色的皮肤斑点（少数患者可见）与眼部、小脑、脊髓肿瘤和脊髓血管母细胞瘤、肾透明细胞癌和囊肿，嗜铬细胞瘤、胰腺肿瘤和囊肿及睾丸囊肿有关。该疾病为常染色体显性遗传，眼部症状评估应从出生时开始。如果有症状，可以在 8 岁以前开始用腹部超声进行神经、耳科和内分泌方面的评估。缺陷基因为 3 号染色体上的抑癌基因 VHL[101]。VHL 蛋白调控缺氧诱导因子 1α 和 2α，调控异常时则导致肿瘤血管生成增加。

在遗传性平滑肌瘤和肾细胞癌综合征中，皮肤改变（图 58-24）和子宫平滑肌瘤与肾细胞癌的侵袭相关。遗传方式可能是常染色体显性遗传，突变可能发生于富马酸水合酶（一种三羧酸循环酶）。

表 58-1 与皮肤和肾脏肿瘤相关的遗传性皮肤病

综合征	皮肤表现	肾脏表现
Birt-Hogg-Dube 综合征	纤维毛囊瘤	肾细胞癌
	毛盘瘤	囊肿
	皮肤结节样改变	
结节性硬化症	腺瘤性皮脂腺肿	血管平滑肌瘤
		囊肿
von Hippel-Lindau 综合征	葡萄酒色斑	透明细胞癌
		囊肿
Muir-Torre 综合征	皮脂瘤	泌尿生殖系统肿瘤
遗传性平滑肌瘤和肾细胞癌综合征	平滑肌瘤	肾细胞癌

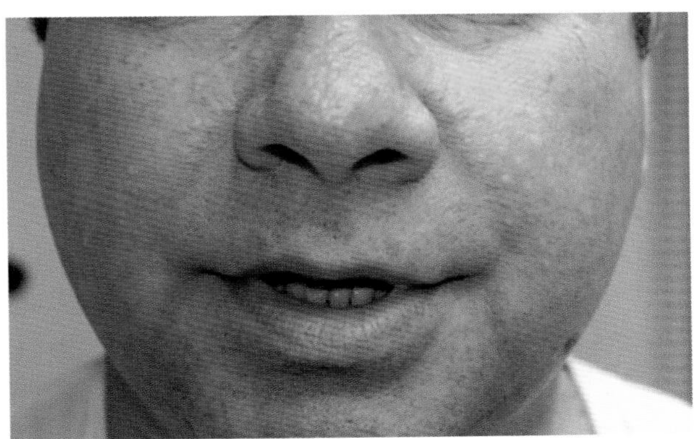

▲ 图 58-23 **Birt-Hoggg-Dube 综合征**

面部有多个白色、表面光滑的丘疹（活检诊断为纤维毛囊瘤）（图片由 Yale Residents 提供）

它的缺陷可能导致与 VHL 综合征相同的缺氧诱导因子的失调[102]。

Fabry 病患者的躯干可见大量鲜红色的、偶有角化过度现象的丘疹[103]。这种病变也可能出现在其他遗传疾病中，如岩藻糖苷贮积症和其他脂质储存疾病。其他相关症状包括阵发性疼痛、角膜涡状营养不良、卒中、癫痫、心脏疾病和慢性肾衰竭。组织病理学上，这些病变被称为“血管角化瘤”，由毗邻表皮下层的扩张血管组成。该病缺陷存在于 X 染色体上 GAL 基因的产物 α- 半乳糖苷酶 A 中。

在 Muir-Torre 综合征中，多发性角化棘皮瘤或单一皮脂瘤（腺瘤、癌或上皮瘤）与内在恶性肿

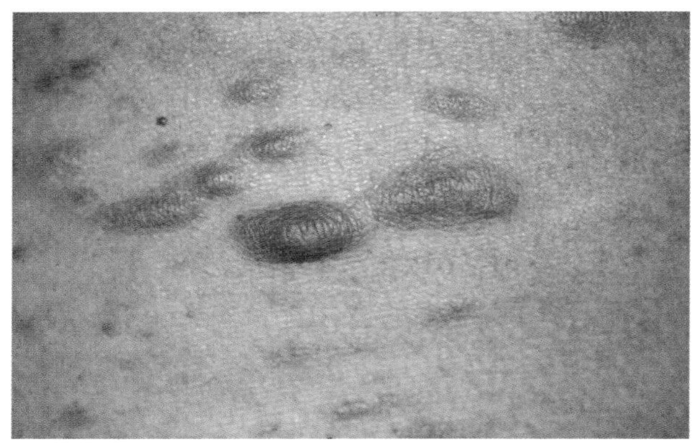

▲ 图 58–24 **一例 Reed 综合征患者的多发毛发皮滑肌瘤**
图片由 Yale Residennts 提供

瘤相关。患者常患有结肠直肠癌、但也与肾盂癌、输尿管癌和膀胱癌等有关联。Muir Torre 综合征是一种常染色体显性遗传性疾病，突变位于 MSH2、MSHI，罕见位于 MSH6 [104]。

Alport 综合征通常表现为血尿性肾病、听力缺陷和眼部异常。虽然没有皮肤表现，但是值得注意的是，简单的皮肤活检可以协助诊断。在 Alport 综合征中，Ⅳ型胶原蛋白的编码基因发生突变。在 X 染色体相关的 Alport 综合征患者的皮肤活检标本中可发现Ⅳ型胶原蛋白的缺乏 [105]。

五、可能涉及肾脏的皮肤病

见框 58–4。

框 58–4　可能涉及肾脏的皮肤病
• 皮肤脓疱和链球菌感染 • 转移性黑色素瘤

皮肤脓疱和链球菌感染

虽然链球菌感染后肾小球肾炎通常与链球菌性咽炎有关，但链球菌性皮肤感染可能是其始发症状。肾脏症状可能出现在皮肤感染后 2～3 周或更长的时间内，此时皮肤症状通常已经消失。

第九篇

慢性肾脏疾病管理

Management of Chronic Kidney Disease

第59章

慢性肾脏病分期与管理

Classification and Management of Chronic Kidney Disease

Maarten W. Taal　著

刘佳鹭　李小慧　译

肖　力　校

要　点

- 2012 年改善全球肾脏病预后组织（KDIGO）制订的慢性肾脏病（CKD）分类系统提供了简单的风险分层，并为指导不同阶段的管理提供了框架。
- 生活方式干预包括戒烟、减肥和限制钠盐摄入等应成为实现 CKD 肾脏保护和降低 CKD 患者心血管风险的任何策略的一部分。
- 血管紧张素转化酶抑制剂或血管紧张素受体拮抗剂作为 CKD 伴白蛋白尿患者的一线降压方案是实现最佳肾脏保护的主要治疗手段。
- 收缩压干预试验（SPRINT）的证据表明，降低收缩压的治疗目标可能会改善心血管风险，但也与急性肾损伤和高钾血症的风险增加可能有关。降低血压目标的风险与益处应在不同个体中进行评估。
- 为获得最佳肾脏获益，应特别关注 CKD 可改善要素，以达到血压靶目标、减轻蛋白尿并延缓肾小球滤过率下降。
- 所有 CKD 患者都应被视为心血管疾病高风险，应采取降低该风险的管理措施，包括使用他汀类药物进行治疗。

一、概述

慢性肾脏病（CKD）是指各种原因引起的肾脏结构和（或）功能异常，持续至少 3 个月以上，包括蛋白尿或血尿等尿液成分异常、肾脏结构或组织学异常，伴或不伴肾小球滤过率（GFR）下降[1]。广泛意义上 CKD 涵盖了具有共同病理生理改变的肾损害，以及对不同病因所致的 CKD 都应采取延缓 CKD 进展或降低心血管风险的干预措施。该 CKD 定义于 2002 年提出，并对肾脏病领域产生了深远影响。之前由于每个研究使用不同定义，因此，对流行病学和临床研究结果很难进行比较。另外，缺乏统一和术语不精确，如不同作者使用慢性肾脏疾病、肾损害、肾功能不全和肾衰竭等。基于统一 CKD 定义的流行病学研究表明，CKD 是一种常见病，全球范围内，影响 13.4% 的成人[2]，也是导致全球疾病负担的主要死亡原因[3]。但由于多数流行病学研究仅依赖单一异常 GFR 值诊断 CKD，因此可能高估其真实发生率。目前，肾脏病学已从以往重视治疗罕见、进展期肾脏病和肾脏替代治疗（RRT）发展成为关注影响较大比例普通人群的 CKD 模式，这也使得非肾脏病专业医护人员需更多了解 CKD 的知识与管理。更重要的是，CKD 所需的治疗多数相对便宜且应用简单，可在诊断设备有限和 RRT 不足的医疗机构中开展。医护人员对 CKD 管理的教育，不需要复杂诊断流程或昂贵药物，可有助于减轻疾病负担和 RRT 的需求，本章将详细回顾 CKD 的分类和以循证为基础的 CKD 治疗，主要包括四个方面：①延缓 GFR 下降，防止或延迟透析需求。越早干预和阻止 CKD 进展，维持肾功能至正常的可能性越大；②预防各阶段 CKD 心血管事件导致的过早死亡；③认识和处理 CKD 并发症，尤其是 CKD 4 期～5 期患者；④及时 RRT 准备或保守与对症治疗。

随着病情发展，针对与 CKD 相关的病理生理学改变，我们还提出了一种阶梯式护理方法，并考虑到了初级和二级护理需要临床医生如何配合，为目前确诊为 CKD 的大量患者提供理想护理。

二、慢性肾脏病的分类

2002 年提出的最初分类按照 GFR 水平，将 CKD 分为 5 期，观察到多数 CKD 病例在发展到终末期肾病（ESRD）之前进展较为缓慢。2008 年美国国家健康与保健医学研究所（NICE）指南建议将 CKD 3 期 [GFR 59～30ml(min・1.73m^2)] 分为 3a 期 [GFR 59～45ml/(min・1.73m^2)] 和 3b 期 [GFR 44～30ml/(min・1.73m^2)]，发现该两组在临床和预后方面存在较大差异。CKD 分期具有两个重要意义：首先，CKD 如在早期阶段发现，采取干预措施可阻止或减缓至进展期 CKD[4]；其次，GFR 下降时重视 CKD 患者的危险因素和并发症变化。因此，CKD 分期制订有助于建立 CKD 优化干预和治疗的综合策略。尽管该 CKD 分期已广泛应用，但其未反映其他一些疾病分期时所考虑的患者风险因素，故存在一定不足。大量流行病学调查发现，GFR 下降和蛋白尿是不良事件的独立危险因素。因此，改善全球肾脏病预后组织（KDIGO）于 2012 年对 CKD 分类系统进行修订，保留原有 GFR 分期，在 CKD 分为 G_1～G_5 五期的基础上，新增白蛋白尿分期，分为 A_1～A_3，分别对应于“正常白蛋白尿”“微量白蛋白尿”和“大量蛋白尿”。并强调 CKD 病因应包括在分类中，建议“CGA”分类，即 CKD 病因、GFR、蛋白尿（图 59-1）[5, 6]。根据该分类系统，如一位患者为免疫球蛋白 A（IgA）肾病，GFR 为 34ml/(min・1.73m^2)，尿白蛋白与肌酐比值（UACR）为 367mg/g 时，应被归类为“IgA 肾病 G_{3b} A_3”。CGA 分类的实施主要依据按血清肌酐浓度计算的 eGFR 和随机尿白蛋白定量（UACR）（见第 23 章）。重要的是，该分类系统包含了多种不良预后的风险因素，如热图所示的 ESRD、CKD 进展、心血管事件（CVE）和全因死亡率等。因此，该分类将有助于指导各阶段 CKD 的治疗，并在必要时快速转诊至相关专家治疗。

尽管 CKD 分类已广泛采纳，但有少数学者质疑 CKD 定义与分类的应用，他们认为 CKD 的高患病率可能包含了正常衰老，不伴蛋白尿仅 GFR 轻度降低（G_{3a} 期）的风险较低，特别是老年人[7, 8]。为解决该问题，学者们尝试采用按年龄调整的 GFR 值来定义 CKD，或针对不同年龄组进行 CKD 分类，但目前尚未达成共识，因此，目前全球仍沿用 KDIGO 推荐的 CKD 分类。

三、疾病进展机制和肾保护干预的依据

长期以来认为，无论是否为原发性肾脏疾病，肾脏损害往往向 ESRD 发展，特别是当肾小球毁损超过 50% 时，这表明可能存在一个导致肾脏损害、进而肾单位丢失的共同机制和恶性循环。20 世纪 60 年代以来，研究者们发现肾小球血流动力学因素（肾小球高压和高滤过）、血管紧张素Ⅱ多重效应、蛋白尿、促炎症和促纤维化因子是该途径的关键要素（在第 51 章中详细讨论）。共同途径造成不同病因引起的进展性肾脏损害，认识此途径对肾脏保护策略的制订至为重要。因此，下述各节我们主要基于与疾病进展相关的机制，制订延缓 CKD 进展的干预措施。由于生物系统的复杂性，为取得最优肾脏保护，需尝试多靶点抑制机制中的共同途径和恶性循环（图 59-2）。

四、延缓慢性肾脏病进展的干预措施

（一）生活方式干预

所有指南均支持 CKD 患者健康的生活方式，其引用的大量文献主要源自普通人群。由于生活方式干预的随机对照研究（RCT）较少纳入 CKD 患者，且生活方式改变需付出诸多努力，且需数年才可能有效，故肾脏病科和普内科医生对 CKD 的生活方式管理缺乏借鉴经验。一项观察慢性肾功能不全的前瞻性队列研究（CRIC）结果显示，规律的体力活

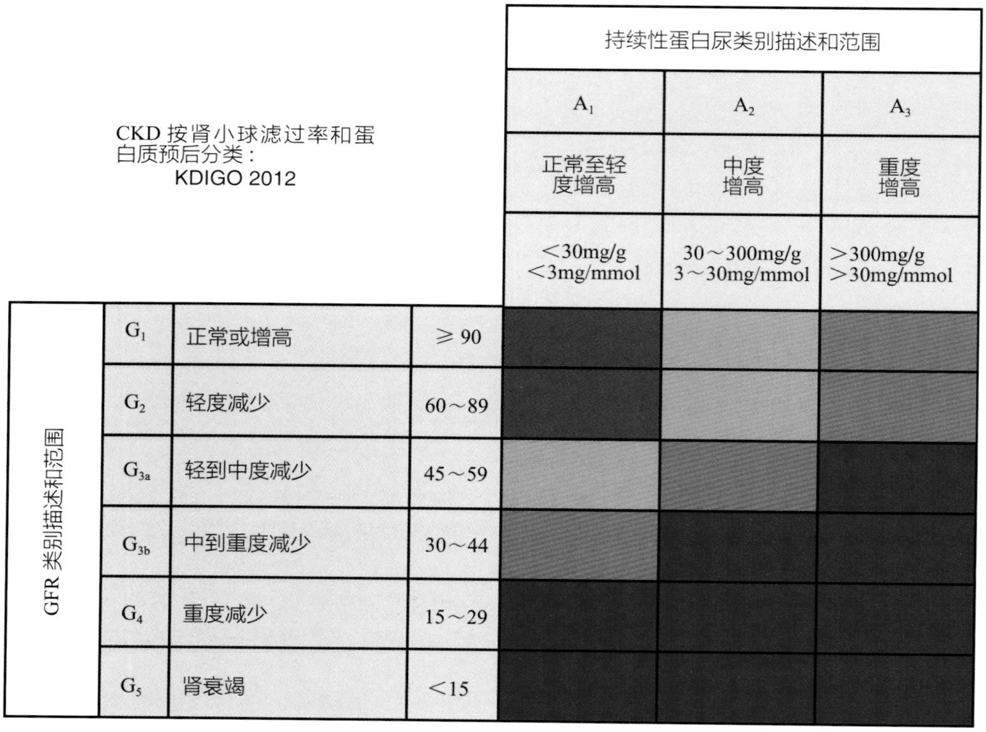

持续性蛋白尿类别描述和范围
A1
A2
A3
正常至轻度增高
中度增高
重度增高
<30mg/g
<3mg/mmol
30～300mg/g
3～30mg/mmol
>300mg/g
>30mg/mmol
CKD 按肾小球滤过率和蛋白质预后分类：
KDIGO 2012
GFR 类别描述和范围
G1
正常或增高
≥ 90
G2
轻度减少
60～89
G3a
轻到中度减少
45～59
G3b
中到重度减少
30～44
G4
重度减少
15～29
G5
肾衰竭
<15

▲ 图 59-1 **2012 年 KDIGO（改善全球肾脏病预后组织）分类**

慢性肾脏病（CKD）指肾脏结构或功能异常，持续 3 个月，损害健康。CKD 根据病因、肾小球滤过率（GFR）和蛋白尿分类 [引自 Kidney Disease: Improving Global Outcomes CKD Work Group. KDIGO 2012 clinical practice guideline for the evaluation and management of chronic kidney disease. *Kidney Int*. 2013;3（Suppl）:1–150.]

绿色．无或低危
黄色．中危
橙色．高危
红色．很高危

降压药
限钠
减重
减少膳食蛋白摄入
控制血糖
↑血压
↑肾小球毛细血管静水压
↑单个肾单位肾小球滤过率
减轻
蛋白尿
原发性肾病
↓肾单元
↑血管紧张素Ⅱ
蛋白尿
肾小球细胞损伤
血管紧张素转化酶抑制剂或血管紧张素受体阻滞剂
他汀类
血脂异常
局灶节段性肾小球硬化
肾间质纤维化
炎症反应
戒烟
抗纤维化药物

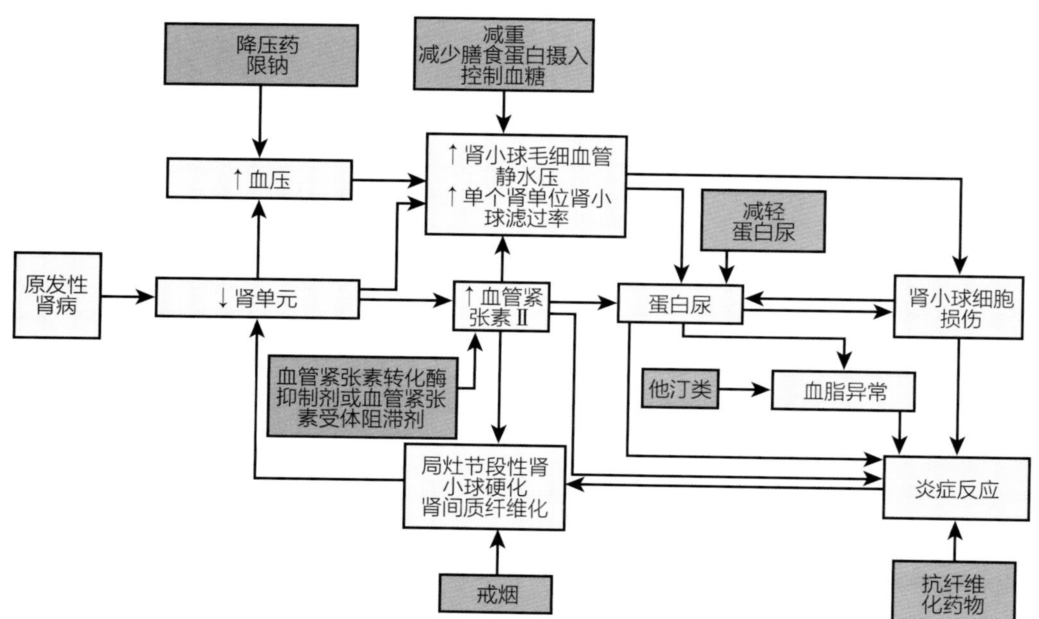

▲ 图 59-2 **慢性肾脏病（CKD）肾单位丢失恶性循环的共同途径**

肾脏保护措施（红色）旨在通过多靶点抑制共同途径减缓 CKD 进展

动、不吸烟和 25kg/m² 或更高的体重指数（BMI），与不良事件如肾小球滤过率（eGFR）降低 50% 或发展至 ESRD、动脉粥样硬化和全因死亡等的发生减少相关[9]，但由于心血管疾病和 CKD 患者本身存在低体力活动（逆向因果关系），故可能导致潜在偏倚。生活方式干预有助于治疗高血压和预防静脉血栓形成。尽管针对 CKD 患者生活方式干预的相关研究尚缺乏，但仍可合理地预测其可能带来的相对甚至绝对益处。

1. 戒烟

吸烟是影响全球心血管死亡率最常见的可控因素，因此，戒烟成为控制普通人群和 CKD 患者心血管风险的最有效方法之一。有证据显示戒烟可能有助于防止 CKD 进展[10]。多危险因素干预试验（MRFIT）显示，吸烟与 ESRD 风险的增加明显相关[11]；预防肾脏和血管终末期疾病（PREVEND）的研究显示，尿白蛋白排泄率与吸烟数量相关[12]。吸烟被认为是 1 型和 2 型糖尿病患者发生微量白蛋白尿、显性蛋白尿及 CKD 预后的危险因素[13-15]。瑞典一项大型研究比较了吸烟者和不吸烟者的 CKD 患病风险，其结果显示存在中度关联，特别是每天吸烟>20 支 / 天、吸烟时间长（>40 年）和高累积剂量(>30 包 / 年）人群 CKD 患病风险增加。同时，吸烟显著增加 CKD 肾硬化阶段和肾小球肾炎患者的风险[16]。Jackson 心脏研究发现，吸烟与 GFR 快速下降（较基线下降 30% 以上）有关，呈现剂量依赖性[17]，美国 5 项大规模队列研究（n=954029）联合分析显示，吸烟与 ESRD 死亡风险加倍有关[18]。此外，基于 15 项社区队列研究的 Meta 分析表明，发现既往吸烟者（HR=1.15，95%CI 1.08～1.23）或现吸烟者（HR=1.34，95%CI 1.23～1.47）CKD 及 ESRD 患病风险(前者 HR=1.44，95%CI 1.00～2.09；后者 HR=1.91，95%CI 1.39～2.64）均有所增加，然而，吸烟与蛋白尿无明显相关性[19]。

吸烟已被认为是多种非糖尿病 CKD 进展的危险因素，如成人多囊肾、IgA 肾病及狼疮性肾炎患者，吸烟者进展至 ESRD 的风险显著增加[15, 20]。两项大型队列研究观察了吸烟对 CKD 进展的影响，CRIC 研究发现，吸烟与全因（包括联合终点事件）死亡率增加、CKD 进展相关[21]。心脏和肾脏保护研究（SHARP）数据分析显示中位随访 4.9 年期间，吸烟与较高水平蛋白尿有关，并与心血管并发症(CVE)、癌症和全因死亡率显著增加相关，而与 CKD 进展无关[22]。关于戒烟对 CKD 进展影响的 RCT 尚未见报道，且较少有前瞻性研究。但一项针对糖尿病患者的研究发现，戒烟可延缓进展至大量白蛋白尿(蛋白尿）并使 GFR 下降减慢[23]。而且，上述几项研究中显示既往吸烟史者较现吸烟患者不良事件的中等风险提供了戒烟获益的间接证据。尽管尚需进一步的前瞻性研究，但已发表数据强有力地支持戒烟作为减少 CKD 发病率和进展的干预措施。

药物戒烟疗法已渐开展，一项涉及 32 908 人、69 项随机对照试验的 Meta 分析表明，伐仑西林、安非他酮和 5 种尼古丁替代疗法，在 6 个月、12 个月时在促进戒烟方面较安慰剂有效。与服用安慰剂相比，服用这些药物戒烟的可能性高 1.5～2.5 倍，具体取决于药物疗效的个体化[24]。另外，联合使用伐尼克兰和尼古丁替代贴片，与单独使用伐尼克兰治疗相比，在 12 周内（55.4% vs. 40.9%）可达到更高的持续戒断率，6 个月时戒断率为 65.1% vs. 46.7%[25]。另一重要发现，如提供行为支持和药物治疗等多种干预措施，吸烟者将更有可能戒烟。多因素干预现已成为公共卫生指导方针的一部分，CKD 患者建议也应被纳入指导对象。

2. 减重

肥胖不仅是 2 型糖尿病发生的主要危险因素，也是导致高血压和 CKD 进展的重要危险因素。有证据提示代谢综合征和 CKD 有关，代谢综合征的每一因素均与 CKD 发病率和微量白蛋白尿增加有关。动物实验（2 型糖尿病肥胖 Zucker 大鼠模型）发现，高脂血症与早期进行性足细胞损伤、巨噬细胞浸润有关，并促进肾小球硬化和小管间质损伤[26, 27]。临床研究发现，代谢综合征各因素的数量与 CKD 或微量白蛋白尿发生率之间存在分级相关性[28]。

流行病学研究发现，肥胖是 CKD 的危险因素[29, 30]，也是 IgA 肾病进展的独立危险因素[31]。另外，评估肥胖与 CKD 风险的大样本研究显示，BMI 与 ESRD 风险增加存在很强的梯度关联。与 BMI 18.5～24.9kg/m² 患者比较，BMI 30～34.9kg/m² 的患者 ESRD 风险为其 3.6 倍，BMI 35～39.9kg/m² 的患者 ESRD 相对风险为 6 倍，BMI 40kg/m² 或更高患者 ESRD 风险增至 7 倍。如控制基线血压和糖尿病的发生，可减轻两者间的相关性，但体重增加与 ESRD 风险仍存在很强的梯度关联[32]。由于上述因素是 CKD 发生、进展的主要因素，因此，CKD 患者与普通人群一样，可获益于减轻体重和代谢综合征的逆转[33]，如早期研究发现肥胖患者体重减轻后，肾小球高滤过功能和蛋白尿有所改善[34]。

此外，有证据表明在较大比例的超重人群中，体重即使减轻 10 磅（4.5kg），也可降低血压和预防高血压的发生，尽管最理想的是能保持正常体重[35]。Framingham 心脏病研究发现，体重减轻 5 磅（2.25kg）或以上，男女心血管风险降低约 40%[36]，因此，这也可作为超重 CKD 患者减重的一个明确目标。无论采用何种方式（改变生活方式或进行减重手术），减重的程度更与降低血压和降低血糖疗效有关[37]。然而，长期研究表明，患者改变生活方式和接受减肥手术后，随时间推移，尽管血管预后优于对照组，但其降压效应会有所下降[33, 38, 39]。

一项包含 5 个对照试验、8 个非对照试验，522 名受试者参与的 Meta 分析表明，减轻体重（如饮食能量限制、运动、减肥药物和手术）干预具有较好的肾脏保护作用[40]。减重患者尿蛋白平均降低 1.7g/d，即使是微量白蛋白尿患者，其尿白蛋白排泄量也平均降低 14mg/d。尽管该结果与明显蛋白尿、血压和血糖控制对微量白蛋白尿长期改善的研究结果相比，其获益有限[40]。Look AHEAD 将 5145 例超重或肥胖的 2 型糖尿病患者随机分配至生活方式干预（ILI）或糖尿病支持教育（DSE）组，进行前瞻性观察研究发现，主要终点 - 心血管事件两组间未见差异，但肾脏结局事件分析显示，ILI 组与 DSE 组相比，按照 KDIGO 分类系统定义的高危 CKD 发病率降低了 31%（HR=0.69，95%CI 0.55～0.87），并获益于减重、血压和血糖的控制[41]。荟萃 31 项研究的综合分析显示，减肥手术、药物或节食所获的体重减轻与蛋白尿减少有关；肾小球高滤过患者 GFR 随体重减轻而降低，而 GFR 低于正常者，随体重减轻而回升[42]。

随着手术治疗肥胖症的普及，评估其对肾功能和 CKD 发病率影响的研究也渐增多。一项对 2144 例接受减肥术的患者的长期观察研究，按 KDIGO 定义评估 7 年后 CKD 风险，结果显示，初始基线在中等风险组人群 53% 改善，5%～8% 恶化。高危组 56% 改善，3%～10% 恶化；即使很高危组改善比也达 23%。eGFR 最初改善在 2 年时达峰值，然后逐渐下降。蛋白尿在中危组（中位 UACR 48～14mg/g）和高危组（中位 UACR 326～26mg/g）中呈现持续的大幅度减少[43]。另一项仅 CKD 3 期和 4 期患者参与的研究中，接受减肥手术者 3 年后 eGFR 平均值较未接受手术者高 9.84ml/(min · 1.73m^2)[44]。该类研究由于需要长期随访 eGFR 来评估肾功能而具有局限性，但研究发现手术带来的长期获益不仅仅是因为术后体重减轻导致的早期血清肌酐下降。23 项含 3015 例接受减肥手术患者的队列研究 Meta 分析发现，减重手术后血清肌酐（平均下降 0.08mg/dl）和蛋白尿（平均下降 0.04g/d）方面均有一定程度的改善[45]。

鉴于目前研究发现，胃旁路手术与肾结石等肾脏疾病发生率增加有关[46, 47]，奥利司他治疗则与急性肾损伤（AKI）、CKD 发病风险增加相关[48]，因此减重对于 CKD 患者是否必要仍需进一步的大规模随机研究。基于现有数据，我们推荐 CKD 肥胖人群主要通过增加运动量和减少能量摄入的综合方式减重，在这些方式无效时方考虑减重手术。

3. 限制钠盐摄入

大量流行病学、基因、动物和干预性研究证据表明，盐摄入对血压调节起重要作用。原发性高血压多发生在平均钠摄入量超过 100mEq/d（2.3g 钠或 6g 氯化钠）人群，平均钠摄入量低于 50mEq/d（钠 1.2g 或氯化钠 3g）人群中少见[49]。钠摄入量与高血压的关系相当密切，限制钠摄入会明显降低血压[50, 51]。许多国家盐（氯化钠）摄入量为 9～12g/d。世界卫生组织（WHO）目前建议成人食盐摄入量减少至 5g/d 或更少。

持续＞4 周的随机对照试验 Meta 分析表明，盐摄入量减少 3g/d，高血压患者的血压将预测可平均线性下降 3.6～5.6mmHg，收缩压（SBP）下降 1.9～3.2mmHg，舒张压（DBP）下降 1.8～3.5mmHg。正常血压人群其舒张压（DBP）也下降 0.8～1.8mmHg[52]。如将钠摄入量减少 6g/d，该降压效应或将翻倍。另外，钠盐摄入量减少 9g/d（如从 12g/d 减至 3g/d）将减少 33% 脑卒中和 25% 缺血性心脏病的发生。特别是老年人群，减重和减少钠摄入量对其获益更为明显。老年非药物干预试验（TONE）发现，限制钠摄入量至 80mEq/d(2g/d) 可在 30 个月内降低血压，且约 40% 的低盐饮食参与者可停服降压药[53]。

一些 CKD 患者，特别是肾小球疾病和严重蛋白尿患者，高血压呈现盐敏感性。一项针对 3106 例不伴 CKD 的高血压患者，随访 10 年以上的大型观察研究发现，高钠（>4.03g/d）摄入组较低钠（<2.08g/d）摄入组的 CKD 发病率增加，但无高血压者（n=4871）的钠摄入量与 CKD 发病无相关性[54]，提示盐敏感在钠摄入量和 CKD 的发生中较为重要。低钠摄入与血压间的关系尚不清楚，其原因为低钠摄入可能尚受其他营养因素，如钾、能量、脂肪、蛋白质和糖类等摄入的影响。16 项小型研究的系统回顾分析发现，食源性钠摄入量与 CKD 进展之间可能存在一定的个体异质性[55]，但总体趋势是钠摄入量增加可能与蛋白尿加重有关。3757 例 CKD 患者参与的 CRIC 研究发现，随访 15 807 人年后，尿钠排泄量的最高四分位数（>195mmol/d）与最低四分位数（<117mol/d）相比，CKD 预后风险（HR=1.54，95%CI 1.23～1.92）和全因死亡率（HR=1.45，95%CI 1.08～1.95）均显著增加[56]。

研究表明，食物高钠摄入可削弱血管紧张素转化酶（ACE）抑制剂降尿蛋白的作用[57]。一项前瞻性随机对照试验发现，限制钠摄入可增加非糖尿病 CKD 患者 ACE 受体拮抗剂（ARB）作为单一治疗或与噻嗪类利尿剂联合治疗的降压和降蛋白尿效应（图 59–3）[58]。尽管该方案食盐摄入目标是限制在 50mEg/d（钠 1.2g 或氯化钠 3g）以下，但发现当钠摄入减低至 92mEq/d 时，患者即可从中获益[58]。另外，REIN 研究观察雷米普利对肾病的疗效数据分析发现，与低钠摄入组相比，中钠和高钠摄入组患者的 ESRD 发生率明显增加，24h 尿钠 / 肌酐排泄量每增加 100mEq/g，ESRD 风险即增加 1.61 倍（95%CI 1.15～2.24），而与血压无关[59]。

一些小型前瞻性研究探讨了饮食限钠对 CKD 患者血压和蛋白尿的影响。其中，一项随机对照交叉研究采用 60～80mmol/d 低钠饮食加氯化钠片剂 120mmol/d 或安慰剂，结果发现，20 例 CKD 3 期或 4 期患者低钠摄入后，血压平均降低 10/4mmHg，尿白蛋白和总蛋白排泄也减少[60]。同时，一项随机研究将 CKD 3 期～4 期患者食钠限制低于 2g/d，持续 4 周后患者细胞外液平均减少 1.02L，体重减轻 2.3kg，

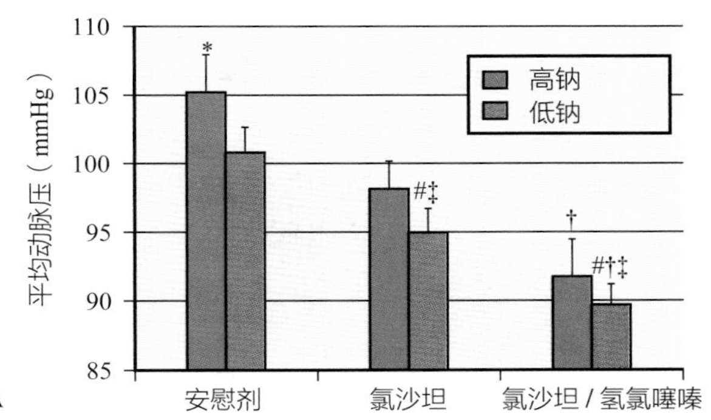

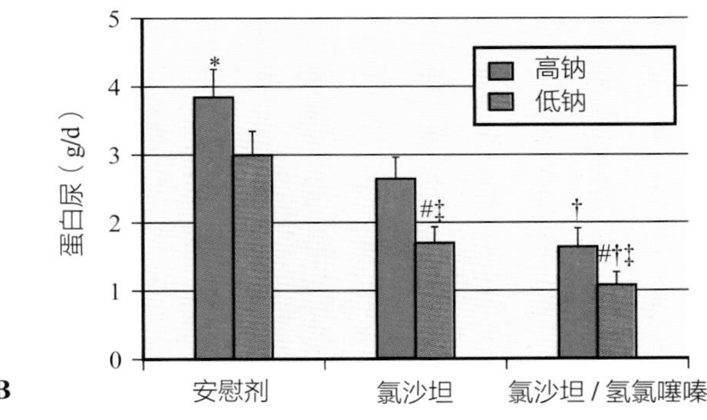

▲ **图 59-3 一项前瞻性随机对照试验表明限制钠摄入对 ACE 受体拮抗剂（ARB）作为单一治疗或与噻嗪类利尿剂联合治疗有降压（A）和降蛋白尿（B）效应**

*.$P<0.05$，与任何方式相比；#. $P<0.05$，与相同药物治疗的高盐饮食组相比（低盐饮食的影响）；†. $P<0.05$，与饮食相同的氯沙坦治疗组相比 [氢氯噻嗪（HCT）的影响]；‡. $P<0.05$，与饮食相同的安慰剂相比（引自 Vogt L, Waanders F, Boomsma F, et al. Effects of dietary sodium and hydrochlorothiazide on the antiproteinuric efficacy of losartan. *J Am Soc Nephrol*. 2008;19:999–1007.）

动态收缩压平均减低 10.8mmHg，但蛋白尿无明显改善[61]。另外，一项研究发现，持续性尿蛋白（>300mg/d）CKD 1～3 期患者在接受雷米普利 10mg/d 治疗的基础上，接受 8 周饮食限钠后，患者动脉压从 95mmHg 降至 90mmHg，尿蛋白从 1060mg/d 降至 717mg/d，肌酐清除率从 101ml/min 降至 91ml/min[62]。然而，也有研究对持续限钠的重要性存在质疑，如一项随机对照实验显示，接受 3 个月教育指导和自我监测干预的 CKD 患者尿钠排泄量减少 30mmol/d，动态 DBP 平均减少 3.4mmHg，蛋白尿减少 0.4g/d，但干预结束后 3 个月，尽管尿蛋白量仍较对照组低 0.3g/d，但尿钠排泄量和动态血压与对照组相比无明显差异[63]。目前尚需进一步的长期随机试验来确定限钠对肾保护的作用，但根据现有的证据，推荐 CKD 患者适度限制食盐摄入，即小于 5g/d。

食品加工往往改变了天然食品的阳离子含量，钠含量增加，而钾含量降低。约 10% 膳食氯化钠来源于天然食物，而约 80% 源自食品加工，余 10% 源自烹调或餐桌上的添加。我们提倡对 CKD 患者的食盐摄入量进行评估，并建议根据 KDIGO 的建议，在营养师帮助下将食盐摄入量减少至 5g/d 以下（钠摄入量＜90mmol/d）[5]。

4. 限制膳食蛋白

限制膳食蛋白质作为一种肾脏保护的策略，主要基于减少肾脏蛋白排泄的负担会延缓进行性肾损伤的速度，故限制蛋白质摄入是最早提出的延缓 CKD 进展的干预措施之一。实验研究表明，低蛋白饮食（LPD）能使残肾模型的肾小球血流动力学正常[64]，并长期有效地保护肾脏[65]。遗憾的是，临床研究尚未能提供明确的证据来支持蛋白限制在 CKD 患者中的应用。AKI 和 CKD 蛋白质能量消耗的命名与诊断标准是未来研究的重要计划[66]，建议蛋白质能量消耗的诊断标准包括体重减少（特别是肌肉质量）和一些生化指标，如血清白蛋白、前白蛋白或胆固醇水平降低等。

肾脏疾病膳食改变（MDRD）研究旨在探讨膳食蛋白质限制是否能够延缓 CKD 进展。研究主要分为两部分，研究 A 中 585 例主要为非糖尿病性 CKD 的患者 [GFR 25～55ml/(min · 1.73m^2)]，随机分为日常蛋白水平摄入组 [1.3g/(kg · d)] 和低蛋白饮食摄入组 [LPD，0.58g/(kg · d)] 两组；研究 B 中 255 例 GFR 13～24ml/(min · 1.73m^2) 的患者被机分为 LPD 组 [0.58g/(kg·d)] 和极低蛋白饮食组 [VLPD，0.28g/(kg · d)]，伴补充酮氨酸以防营养不良。2.2 年随访时，研究 A 两组间 GFR 下降率没有明显差异，但研究 B 中，VLPD 组 GFR 有延缓下降的趋势[67]。然而，进一步分析表明，随机化的各组均未达到所需蛋白质摄入量，故根据获得的膳食蛋白质摄入量，进行次级分析后发现，蛋白摄入量每减少 0.2g/(kg · d)，GFR 下降率每年降低 1.15ml/min，相当于 GFR 下降率延缓 29%[68]。如将膳食蛋白限制导致的假定急性事件进行双斜率分析，结果表明，改变膳食结构或可获得较好的长期收益，但 MDRD 研究 A 长期随访的结果尚缺乏满意结果[69]。近期一项 207 例营养良好、无糖尿病、eGFR＜30ml/(min · 1.73m^2)、尿蛋白肌酐比值（PCR）＜1g/g 的患者随机分为素食 VLPD 组 [＜0.3g(kg · d)]、酮类类似物补充组（KD）和标准 LPD 组 [非素食，＜0.6g(kg · d）]。随访 15 个月发现肾脏替代治疗（RRT）或 eGFR 减少 50% 的肾脏终末事件，在 KD 和 LPD 患者中分别为 13% vs. 42%（校正后 HR=0.1，95%CI 0.05～0.2）。KD 组 eGFR 下降速度每年减慢 3.2ml/min。KD 对代谢因子也有一定改善作用，如血清碳酸氢盐和血钙升高，而血磷降低，两组间营养状况无变化和无不良反应[70]。然而，目前尚不清楚素食 VLPD 与酮类补充剂的益处与权重。

膳食蛋白质限制的影响已经在一些较小的随机研究的 Meta 分析中得到检验。Pedrini 及其同事[71]总结了 5 项研究（包括 MDRD 试验研究 A）中 1413 例非糖尿病 CKD 患者的研究结果，即 LPD 组 ESRD 或死亡的 RR 为 0.67（95%CI 0.50～0.89）。同样，在 5 项研究的 108 例 1 型糖尿病患者中，LPD 显著减缓了尿蛋白的增加，GFR 或肌酐清除率下降（RR=0.56，95%CI 0.40～0.77）。Kasiske 及其同事[72]汇总了 13 个随机对照试验（1919 例）的结果，发现限制膳食蛋白质可以使表皮生长因子受体的下降率每年减缓 0.53ml/min。

在糖尿病患者中观察到 LPD 更大的影响，因此对糖尿病患者 LPD 的 Meta 分析结果很重要。在这项研究中，Pan 及其同事[73]评估了 8 个随机对照试验，与之前的 Meta 分析相比，他们发现与正常的蛋白质饮食相比，LPD 治疗与肾功能的显著改善无关（通过 GFR 评估）。然而，在这些试验中，只有 2 个试验中 LPD 后受试者的尿白蛋白或总蛋白出现有意义但轻微的下降。重要的是，LPD 患者的血清白蛋白水平较低，血糖控制较差，这两者都与预后及其评估有关。

Fouque 和 Laville[74] 对所有随机研究进行了 Cochrane 数据库系统回顾，比较了中重度 CKD 患者 2 种不同水平的蛋白质摄入量。10 项研究（共 40 项研究）共确定 2000 例非糖尿病患者，其中随访至少 1 年。记录到 281 例肾脏终点事件（进展为 ESRD)，其中 113 例死于 LPD，168 例死于高蛋白饮 食（RR=0.68，95%CI 0.55～0.84；P=0.0002）。作者的结论是，与较高或不受限制的蛋白质摄入量相比，减少 CKD 患者蛋白质摄入量可减少 32% 的肾脏终点事件发生。最新的 Meta 分析包括 16 个

RCT 研究，研究对象均为相对晚期（绝大多数为 CKD 4～5 期）却未接受 RRT 的 CKD 患者，每个研究至少 30 名参与者。研究发现相比高蛋白饮食组，LPD（＜0.8g/d）组 ESRD 绝对风险降低（4%），1 年时血清碳酸氢盐水平 [加权平均差 (MD)，1.46mEq/L] 较高。类似地，研究也发现相对于 LPD 组，VLPD 组 ESRD 的绝对风险降低（13%），1 年时 GFR 更高 [MD，3.95ml/（min・1.73m^2）]。但目前尚无研究报道蛋白质能量消耗的风险增加或其他安全问题与饮食蛋白质限制相关[75]。

值得注意的是，这些试验大多数持续时间较短，大型的试验（MDRD）主要排除了糖尿病患者，且在某些试验中，患者对 LPD 的依从性可能部分影响试验结果。此外，接受肾素血管紧张素醛固酮系统抑制剂（RAASi）治疗的受试者比例是可变的。现有证据表明，LPD 和 RAASi 可能具有协同肾保护作用，但这一点尚未在 RCT 中得到充分检验[76]。除了可能的肾脏保护作用，膳食蛋白质限制导致钠、磷和酸性物质的摄入量减少，所有这些都可能有益于 CKD[77]。

总之，已发表的数据表明，膳食蛋白质限制可能有一些保护肾脏的益处，但缺乏确凿的证据，特别是对已经接受 RAASi 治疗的人的额外益处。这些益处在蛋白尿和 GFR 较低的人群中更为明显；在营养不良的风险人群中风险更大，如老年人（年龄＞75 岁）、体重指数低于平均值（＜20kg/m^2）、肌肉萎缩或肌病症状的人群，以及有蛋白质能量消耗迹象的人群。因此，我们建议在接受过培训的肾脏营养师的帮助下，在个体基础上仔细考虑潜在的益处和风险。《2012 年 KDIGO 指南》建议，CKD 4～5 期的成年患者将膳食蛋白质摄入量减少到 0.8g/(kg・d) 以下，所有 CKD 成年患者避免摄入高蛋白饮食 [＞1.3g/（kg・d）] 以降低 CKD 进展风险[5]。较之不同，2014 年 NICE 指南建议所有 CKD 患者不要限制膳食蛋白质[78]。因此，关于肾脏疾病饮食方面仍需进一步讨论，参阅第 60 章。

（二）糖尿病患者的血糖控制

血糖控制在糖尿病患者肾脏保护中的作用已在第 39 章有详细讨论。总之，严格控制血糖对改善糖尿病肾脏疾病的益处似乎随着 CKD 的进展而减少，最大的益处出现在 CKD 1 期和 2 期。然而，除了对肾脏的保护作用外，有明显的证据表明，改善血糖控制可以降低其他微血管和大血管并发症的风险，如失明和心血管疾病[79]。重要的是，即使从强化控糖回归到标准控糖水平，这些益处在试验后仍能维持 10 年[80]。因此，实现最佳血糖控制应该是所有糖尿病和 CKD 患者的一个重要目标，但应与发生低血糖的风险相平衡，低血糖可能会在老年人和 CKD 较严重的患者中增加。KDIGO 指南建议，除非患者合并有多种并发症、预期寿命降低或有低血糖风险，目标糖化血红蛋白（HbA_1c）应为 7.0%（53mmol/mol），以防止微血管并发症如糖尿病肾脏疾病等，或延缓其进展[5]。

1. 降压治疗

系统性降压治疗作为首个被证明能显著减缓 CKD 进展的干预措施，在肾脏保护策略中已成为基本措施。Mogensen[81]、Parving 及其同事[82]首次发现控制血压在 1 型糖尿病患者中的作用，降压治疗显著减缓了其 GFR 下降的速度。

随后，在患有非糖尿病性 CKD 的人群中也报道了类似的观察结果[83-85]。在肾脏学最早的 Meta 分析中，Kasiske 及其同事[86]研究了 100 项对照和非对照研究，这些研究提供了糖尿病患者使用降压药物治疗前后的肾功能、蛋白尿或两者的数据。多元线性回归分析表明，ACEI 可独立于血压、治疗时间、糖尿病类型或肾病阶段及研究设计变化而降低尿蛋白。其他降压药物引起的尿蛋白减少完全可以归因于血压的变化。此外，血压降低与 GFR 的相对增加有关，平均动脉压每降低 10mmHg，GFR 值升高（3.70 ± 0.92）ml/min（P=0.0002），但与其他药物相比，ACEI 对 GFR 有额外益处 [（3.41 ± 1.71）ml/min]，而与血压变化无关（P=0.05）。

2. 降压药物

一些学者认为，降压联合降脂预防心脏病发作试验（ALLHAT）结果提示降压药物的选择可能不会影响 CKD 患者的肾脏预后，但需注意的是，ALLHAT 研究旨在探讨降压药物对高血压患者或合并 1 个以上心血管危险因素患者的心血管预后情况，而非肾脏预后。受试者随机接受噻嗪类利尿剂、钙通道阻滞剂或血管紧张素转化酶抑制剂治疗，结果发现，三组间主要终点事件，即致命性或非致命性心肌梗死的发生率无统计学差异[87]。分析尚显示次要终点事件终末期肾脏疾病（ESRD）或 GFR 下降超过 50% 的发生率亦无统计学差异，该研究受试者入组时排除血清肌酐＞2mg/dl（170μmol/L）的患者，仅包含一些 CKD 患者（5662，总人数 33 357），且大部分为 CKD 1 期～3 期患者。同时，该研究也未评估受试者合并蛋白尿情况[88]。相反，大量证据仍建议 ACEI 或 ARB 作为 CKD 患者的一线降压药物选择（见“延缓慢性肾脏病进展的干预措施”之“RAS 系统抑制剂”章节）。

尽管 ACEI 和 ARB 治疗具有肾脏保护作用，但有时尚需联合使用噻嗪类和其他利尿剂以获得更好的血压控制。研究表明，高钠摄入可能会降低 ACEI 减轻尿蛋白的作用，但如联用噻嗪类利尿剂，可恢复其降尿蛋白的效应[57]。ARB 联用噻嗪类利尿剂可降低 IgA 肾病患者的血压和蛋白尿[89]。因此，ACEI 或 ARB 单独应用控制血压欠佳时，推荐噻嗪类利尿剂作为二线降压药物治疗。CKD 进展期患者噻嗪类利尿剂可能疗效较差，但新近对已发表文献的回顾性分析表明，CKD 4 期患者使用噻嗪类利尿剂仍可能获益[90]，对于噻嗪类利尿剂无效的 CKD 患者，应考虑使用襻利尿剂。

有证据表明，尽管二氢吡啶类钙通道阻滞剂（DCCB）降压有效，但对慢性肾脏病的进展可能存在不良影响。实验性研究发现，DCCB 可增加肾小球毛细血管灌注压，较 ACEI 治疗可能导致 5/6 肾切除术模型动物肾损伤的更快进展[91]。一项小规模研究显示 DCCB 类药物硝苯地平与 ACEI 类药物卡托普利比较，两者对肾脏的保护作用无统计学差异[92]，但另两项研究显示 DCCB 药物可能存在不良反应。

有关 REIN 研究的数据次级分析显示，未接受 ACEI 治疗的受试者未能达到低于 100mmHg 的平均动脉压，其中接受 DCCB 类药物硝苯地平和氨氯地平的受试者出现更高程度的蛋白尿和更快的肾小球滤过率下降[93]。来自非裔美国人肾脏病和高血压研究（AASK）的数据更值得关注[94]。在这项研究中，慢性肾脏病患者和高血压患者被随机分配接受 ACEI 或氨氯地平（DCCB）治疗，或接受 β 受体拮抗剂与利尿剂联合应用。但该研究的氨氯地平受试被提早终止，因为该组受试者的 GFR 下降速度比 β 受体拮抗剂或 ACEI 组更快，尤其是尿蛋白超过 1g/d 的受试者 GFR 下降最快。REIN-2 涉及雷米普利的疗效研究表明，在非糖尿病性 CKD 患者接受 ACEI 治疗外联用 DCCB 没有获得额外的肾保护作用，但也无不良反应[95]。而一些实验性研究则发现，非二氢吡啶类钙通道阻滞剂（NDCCB）可以改善肾小球高血压，减少蛋白尿，并提供肾脏保护[96]。一项临床研究发现，联用 ACEI 和 NDCCB，2 型糖尿病和肾病患者的蛋白尿减少率高于单独应用这 2 种药物[97]。此外，对 28 个随机对照试验数据的 Meta 分析显示，DCCB 和 NCCB 对伴蛋白尿的高血压患者具有相当的降压作用，但 DCCB 组受试者的蛋白尿增加 2%，而 NDCCB 组减少 30%[98]。

根据以上证据，我们不建议 CKD 患者单独使用 DCCB，除非与 ACEI 或 ARB 联合使用以达到理想的血压控制。尽量优先使用 NDCCB 而非 DCCB。大多数试验已经证实，CKD 患者应当酌情选择 2～4 种降压药物以达到降压目标。其中相当大一部分患者需要三药联用。我们推荐选择联用 3 种或 4 种药物是基于肾脏保护以外的其他因素。因此，除了 RAAS 抑制剂、利尿剂和 NDCCB 外，我们建议根据并发症、不良反应、药物相互作用（特别是因为心脏传导异常的风险增加，NDCCB 不应与 β 受体拮抗剂联合使用）、便利性及费用选择性使用 β 受体拮抗剂、α 受体拮抗剂和中枢神经系统药物。

3. 降压靶目标对比试验

尽管控制血压对实现肾脏保护很重要，但最佳降压靶目标尚不明确，尤其是对于老年人和轻度蛋白尿患者。在若干项随机对照试验中，研究人员调查了强化降压至低于先前指南建议的正常血压能否有更大的肾脏获益，却尚未得到一致结论。MDRD 研究初步分析显示，随机分配的 18—60 岁受试者在分别达到目标平均动脉压 92mmHg（相当于＜125/75mmHg）和 98mmHg 时，其肾小球滤过率（GFR）下降率没有显著统计学差异；超过 60 岁（不包括 60 岁）受试者在分别达到目标平均动脉压 107mmHg（相当于 140/90mmHg）和＞113mmHg 时也无统计学差异。然而，降压靶目标更低的受试者出现 GFR 早期快速下降，这可能是由于肾血流动力学效应改变促使 GFR 早期改变更明显，从而使得研究忽视了后期较缓慢的 GFR 持续下降。然而，次级分析显示较低的降压靶目标对严重蛋白尿（尿蛋白＞1g/d）患者确有裨益。进一步分析则显示低血压与 GFR 缓慢下降有关，并且这种效应在基线尿蛋白高的人群中更为明显[67]。因此，研究者推荐尿蛋白超过 1g/d 的 CKD 患者将血压控制在 125/75mmHg（平均动脉压 92mmHg）以下，而尿蛋白介于 0.25～1.0g/d 的 CKD 患者将血压控制在低于 130/80mmHg（平均动脉压 98mmHg）[99]。

MDRD 研究参与者的长期随访结果表明，降低血压控制靶目标的益处只有在相当长时间后才会愈加明显。分析约 10 年后的随访数据显示，较低降压靶目标人群发生 ESRD 风险（校正后 HR=0.68）和ESRD或死亡终点（校正后HR=0.77）均显著降低。值得注意的是，随访人群的治疗方案和血压原始数据在试验超过 2.2 年后便缺失[100]。此外，AASK 研究也发现随机分配的受试者平均动脉压在分别达到 92mmHg 以下和达到 102～107mmHg 时，其 GFR 下降率没有显著统计学差异。导致这一结果的原因可能是 AASK 研究参与者通常仅伴有轻度蛋白尿（平均尿蛋白排泄量 0.38～0.63g/d）[101]。因此，研究结果与 MDRD 研究的结果一致，降低的降压靶目标更适用于大量蛋白尿患者。同样，在 REIN-2 研究中，对已经接受 ACEI 治疗的非糖尿病性慢性肾脏病患者进行强化降压（血压＜130/80mmHg vs. DBP＜90mmHg，不管 SBP 如何），并不能使受试者获得额外的肾脏保护[95]。可能的原因是，强化降压的程度毕竟是适度的（4.1/2.8mmHg），而在接受该治疗的组成员中伴有中重度蛋白尿的人数较少。

收缩压干预试验（SPRINT）是迄今为止比较不同降压靶目标对 CKD 患者心血管和肾脏预后影响的最大随机试验。这项研究包括 9361 名年龄在 50 岁及以上、血压介于 130～180mmHg，伴心血管疾病危险因素（包括所有 CKD 患者）的参与者。排除糖尿病、蛋白尿超过 1g/d、成人多囊肾病、既往脑卒中和心力衰竭的患者，他们被随机分配到收缩压低于 120mmHg 或 140mmHg 的两组。由于低降压靶目标组参与者的主要心血管终点事件发生率和全因死亡率有明显优势，该主要试验被提前终止[102]。研究针对 2646 例 CKD 患者进行了亚组分析。首先，主要试验的分析显示 CKD 状态对主要心血管终点事件发生率或全因死亡率没有影响。其次在 CKD 亚组中，血压靶目标较低组参与者的 CVE 发生率（HR=0.81，95%CI 0.63～1.05）和全因死亡率（HR=0.72，95%CI 0.53～0.99；图 59-4）较低。重要的是，研究者在 75 岁及以上的参与者中也观察到了这些益处。经过为期 3.3 年的随访，常规降压靶目标和低靶目标两组间肾脏终点事件（GFR 下降 50% 或 ESRD）发生率无统计学差异。但较低的血压靶目标与 eGFR 的早期下降相关，这可能是由于 RAAS 抑制剂的使用增加。相反，高血压靶目标与 GFR 的早期增加相关。排除前 6 个月的观察数据，分析显示低血压靶目标与较高的 GFR 下降率相关（每年 0.47ml/min vs. 0.32ml/min；P＜0.03）。直至 48 个月的所有时间节点，低血压靶目标组呈现较低 UACR。两组之间的严重不良事件无差异，但血压靶目标与高钾血症、低钾血症和 AKI[103]（主要为 CKD 1 期和 2 期，多数肾功能恢复）的发生率较高相关[104]。总之，这项迄今为止规模最大的随机试验发现，低血压靶目标与心血管事件和全因死亡率的显著降低有关，对肾功能预后无益无害（除了 AKI 的发病率略有增加）。需要注意的是，该研究排除了进展期和晚期 CKD（蛋白尿＞1g/d）和糖尿病患者。因此，研究结果与 MDRD、AASK 研究结果一致，证实低血压靶目标对轻症和不伴蛋白尿 CKD 患者的肾脏保护作用不大。然而，研究结果也确实显示低血压靶目标对患者的生存率和心血管功能有显著益处，同时也提出该方案对于老年人或许弊大于利。

由于不是所有上述试验的参与者都接受了 AECI 治疗，故目前尚不清楚接受 ACEI 或 ARB 治疗的 CKD 患者的降压目标水平的重要性。一些研究试图解决该问题。1 型糖尿病和肾病患者接受 ACEI 治疗 2 年后，低血压靶目标组（MAP，92mmHg）与正常血压靶目标组（MAP，100～107mmHg）相比，其蛋白尿程度明显减轻，但 GFR 没有显著差异[105]。严格的血压控制和 ACEI 对儿童慢性肾衰竭进展的影响（ESCAPE）试验旨在探讨血压控制在接受 ACEI 治疗的慢性肾脏病患儿中的作用。该研究显示达到较低的血压目标与肾脏主要终点事件（ESRD 或血清肌酐翻倍）风险显著降低相关[106]。这是一项重要的试验结果，因为主要终点（GFR 下降 50% 或进展为 ESRD 的时间）没有受老年人死亡率影响而使研究复杂化。接受强化血压控制治疗的受试者

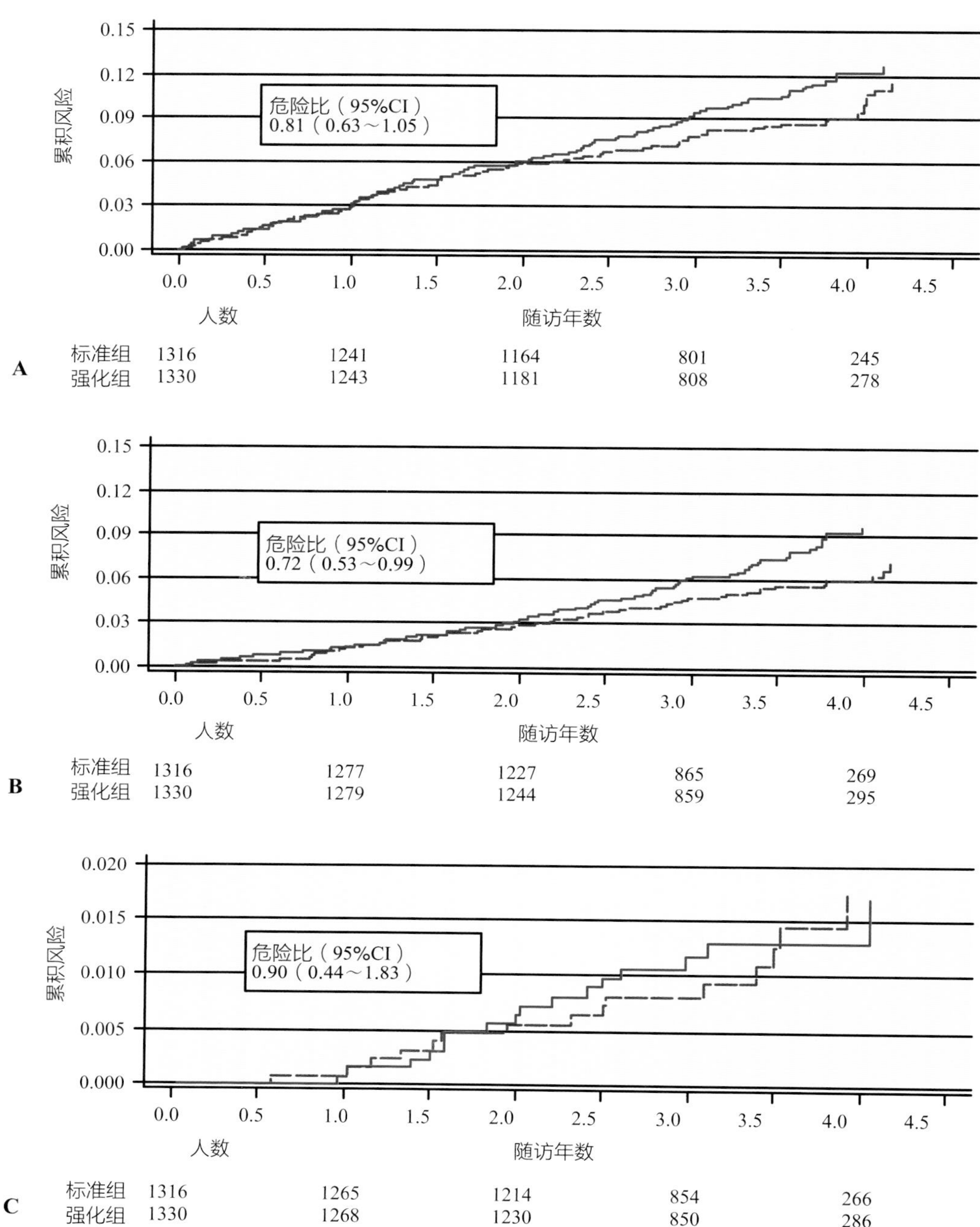

▲ 图 59-4 **CKD 患者收缩压干预试验（SPRINT）Kaplan-Meier 曲线**

A. 主要心血管事件，定义为心肌梗死、急性冠状动脉综合征、卒中、急性失代偿性心力衰竭和心源性猝死；B. 全因死亡事件；C. 主要肾脏事件，定义为肾小球滤过率较基线下降 50% 或以上（≥ 90 天后的重复试验确认）或进展至终末期肾脏疾病。虚线表示强化血压治疗组 [收缩压（SBP）< 120mmHg]；实线表示标准血压治疗组（SBP < 140mmHg）（引自 Cheung AK, Rahman M, Reboussin DM, et al. Effects of intensive BP control in CKD. *J Am Soc Nephrol*. 2017;28:2812–2823.）

中，有 30% 达到了主要终点，而接受常规血压控制治疗的受试者中，这一比例为 42%（HR=0.65，95%CI 0.44～0.94；*P*=0.02）。尽管血压控制良好，但在最初降低 50% 后，在持续的血管紧张素转化酶抑制期间，尿蛋白排泄逐渐反弹。血压目标的实现和蛋白尿的减少是慢性肾脏病预后的重要独立预测因素。

其他研究的次级分析结果也表明，接受 ACEI 或 ARB 治疗的人群血压降低后，能够实现更有效的肾脏保护。在厄贝沙坦治疗糖尿病肾脏疾病试验（IDNT）中，观察到血压较低的患者肾脏保护更优，即与 SBP＜134mmHg 患者相比，血压高于 149mmHg 的患者进展至 ESRD 或血清肌酐加倍的风险增加 2.2 倍，与是否接受 ARB 治疗无关[107]。SBP 逐渐降低至 120mmHg 与肾功能改善和患者生存率提高相关，而与 GFR 基线无关。由于更低的血压不是这些研究的主要目的，故尚不能由此推断更低血压与肾脏和患者预后间的关联存在因果关系。一些结合多个研究数据的 Meta 分析探讨 CKD 患者较低血压靶目标的潜在益处，纳入 11 个随机试验研究、1860 例尿蛋白超过 1g/d 的非糖尿病性 CKD 患者的 Meta 分析显示，无论是否接受 ACEI 治疗，收缩压处于 110～129mmHg 时进展至 ESRD 的风险最低（图 59～5）[108]。近期，涉及 9 个试验（包括 SPRINT）的 8127 名参与者的 Meta 分析发现，强化血压控制和常规血压控制对 GFR 下降率（每年 MD=0.07，95%CI 0.16～0.29ml/min）、血清肌酐加倍或 GFR 降低 50%（RR=0.99，95%CI 0.76～1.29）、ESRD（RR=0.96，95%CI 0.78～1.18）、复合肾结局（RR=0.99，95%CI 0.81～1.21）或全因死亡率（RR=0.81，95%CI 0.64～1.02）未见显著差别。在排除糖尿病患者在外的进一步分析中，强化血压控制降低了患者死亡率（RR=0.78，95%CI 0.61～0.99）。并且，蛋白尿 > 1g/d 的患者 GFR 下降趋势减缓[109]。而另一项针对 18 项随机试验的 Meta 分析显示，15 924 例糖尿病和非糖尿病受试者的全因死亡风险降低 14.0%，与强化血压控制相关（OR=0.86，95%CI 0.76～0.97；P=0.01）。在排除 SPRINT 研究数据后分析，仍有相似发现[110]。Meta 分析结果不同的原因可能与每个试验的入选标准不同有关，但它们与前面讨论的临床试验结果大体一致。

然而，一些资料表明，CKD 患者血压过度降低可能与不良反应有关。一项 Meta 分析显示，收缩压低于 110mmHg 与 CKD 进展风险增加相关（RR=2.48，95% CI 1.07～5.77）（图 59-5）[108]；IDNT 试验表明，收缩压低于 120mmHg 与全因死亡率增加相关，肾功能无进一步改善[107]。此外，正进行的替米沙坦单独或与雷米普利联用的全球终点试验（ONTARGET）显示，伴有危险因素的高血压患者，血压低于 120mmHg 时，心血管死亡率高于血压 120～129mmHg 的患者[111]。同样，控制糖尿病

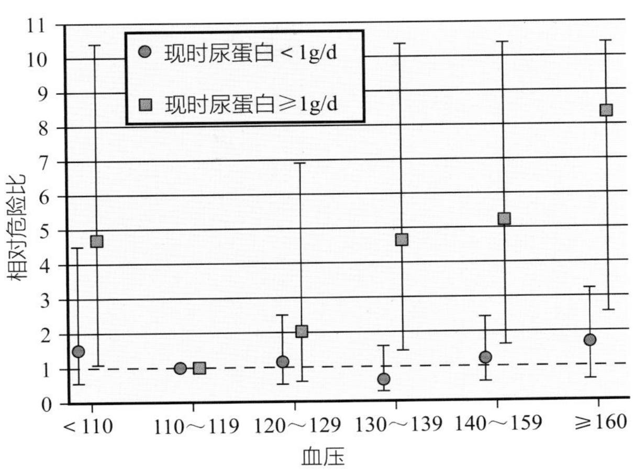

▲ 图 59-5　**11 个随机试验研究、1860 例非糖尿病性 CKD 患者的 Meta 分析表明，蛋白尿程度反映肾脏疾病进展的相对风险（血清肌酐水平翻倍或进展至终末期肾病）与收缩压之间的关系**

引自 Jafar TH, Stark PC, Schmid CH, et al. Progression of chronic kidney disease: the role of blood pressure control, proteinuria, and angiotensin-converting enzyme inhibition: a patient-level meta-analysis. *Ann Intern Med*. 2003;139:244–252.

患者心血管危险行动（ACCORD）研究发现，糖尿病患者接受强化血压控制组（SBP＜120mmHg）和常规血压控制组（＜148/80mmHg）治疗后，两组间主要心血管事件（即非致命性心肌梗死、非致命性脑血管意外或心血管死亡）无统计学差异。随访期间强化治疗患者平均收缩压为 119.3mmHg，标准治疗患者平均收缩压为 133.5mmHg。前者脑卒中发生率略低（年发生率为 0.32% vs. 0.53%），但与治疗相关的不良事件发生率较高（3.3% vs. 1.3%），特别是 eGFR＜30ml/(min・1.73m^2) 的 CKD 患者（99 vs. 52；P＜0.001），但主要心血管事件无统计学差异[112]。

随机试验研究对于 CKD 人群，“低”和“正常”血压靶目标的获益结果尚不完全一致，但总体来说，较低的血压控制目标有利于更有效的肾保护，特别是对于有明显蛋白尿的患者，降低其心血管和（或）全因死亡率的风险。但在一些研究中，也发现由此所致的不良事件有所增加。Basu 等观察到较低血压靶目标获益人群可能与发生不良事件的人群存在不同。因此，他们利用 SPRINT 研究数据，建立了一个预测较低血压靶目标获益的模型，并采用 ACCORD 数据证实了该模型，对于老龄、黑种人、高舒张压、高血脂人群，较低血压靶目标与心血管风险较大幅度降低相关，吸烟与心血管风险较小幅度降低有关（C=0.71，

95%CI 0.68～0.74）；而男性、吸烟、他汀类药物使用、肌酐升高、高血脂与不良事件的较高风险相关（C=0.71，95%CI 0.69～0.73）。SPRINT 研究中 4.7% 受试者强化降压后最高 2 个受益、最低伤害，25.7% 受试者为最低获益（即无显著获益）、2 个最高伤害。而 ACCORD 研究仅 1.5% 参与者强化降压后为最高受益、最低伤害，而 60.9% 参与者为 2 个最低获益、2 个最高伤害[113]。目前，在线风险评估工具可用于评估低血压靶目标的可能获益与风险[114]。

目前指南对血压靶目标的建议稍有不同。KDIGO 指南（SPRINT 研究发表前）建议，对于 CKD 和尿白蛋白排泄＜ 30mg/d 的糖尿病和非糖尿病成年患者，SBP/DBP 应低于 140/90mmHg。对于尿白蛋白排泄＞30mg/d 这些患者，SBP/DBP 应低于 130/80mmHg[5]。2017 年美国心脏病学会 / 美国心脏协会指南，未采纳 SPRINT 研究支持的收缩压低于 120mmHg 的目标，建议心血管风险增加患者［包括糖尿病和（或）CKD 患者］目标血压应低于 130/80mmHg[115]。我们支持这些建议，但值得注意的是，治疗应该遵循个体化，对于不良反应风险增加的患者，应避免目标血压过低。

临床意义

收缩压干预试验（SPRINT）的证据表明，收缩压治疗的较低靶目标有助于心血管风险降低，但也可能与急性肾损伤和高钾血症的风险增加有关。评估降低血压目标的风险和益处应遵循个体化原则。

（三）肾素 – 血管紧张素 – 醛固酮系统抑制剂

大量已发表的临床试验和 Meta 分析提供了明确证据，支持使用 RAAS 抑制剂，作为任何旨在达到 CKD 患者最大肾脏保护的策略内容（表 59–1）。

1. 血管紧张素转化酶抑制剂

(1) 糖尿病肾脏疾病：1993 年，卡托普利合作研究小组发表了第一个大型前瞻性 RCT 的结果，明确显示 ACEI 治疗带来的特异性肾保护，这是糖尿病和 CKD 患者实现肾保护发展战略中的一个里程碑[116]。随机分配 1 型糖尿病和肾病（尿蛋白排泄量＞0.5g/d；血清肌酐水平＜2.5mg/dl）患者（n=409）接受卡托普利或安慰剂治疗，并为两组设定低于 140/90mmHg 的降压目标。中位随访期 3 年后，结果显示卡托普利治疗组死亡、透析和肾移植等联合终点事件风险降低 50%，血清肌酐加倍风险降低 48%（图 59–6）。由于两组的降压目标一致，肾保护可能不仅仅归功于 ACEI 降压。

这些结果促使我们进一步研究 ACEI 是否也有利于以微量白蛋白尿为特征的早期肾病患者。纳入 12 项此类研究的 Meta 分析，发现 689 例监测至少 1 年的 1 型糖尿病患者人群中，经 ACEI 治疗可显著降低进展至肾病（OR=0.38）的风险，以及 3 倍提高微量白蛋白尿正常化的发生率[117]。

关于 ACEI 对 2 型糖尿病患者肾脏保护作用的数据在某种程度上是模棱两可的。若干研究本身仅纳入相对较少的肾病患者，继而对比 ACEI 和其他降压药物两组的治疗效果，只有 1 个[118]研究表明患者在接受 ACEI 治疗的同时 GFR 大幅度下降[119–121]。但这些研究均一致显示 ACEI 在肾病早期具有肾脏保护作用。其中某些研究，包括糖尿病亚组心脏预后预防评估（HOPE）研究分析，证实了 ACEI 治疗 2 型糖尿病患者在减少微量白蛋白尿[122–124]或减少从微量白蛋白尿进展为大量蛋白尿的人数（风险降低 24%～67%）方面的有益作用[125–128]。此外，HOPE 研究报道了接受雷米普利治疗的 2 型糖尿病患者和伴心血管疾病危险因素患者的心肌梗死、脑卒中或心血管死亡等主要终点事件发生率降低 25%。

两项研究揭示了 ACEI 在 2 型糖尿病肾脏疾病一级预防中的有益作用。在 156 例血压、尿白蛋白正常的人群中，使用 ACEI 可使微量白蛋白尿的绝对风险降低 12.5%[128, 129]；而在 1204 例高血压而尿白蛋白正常的人群中，维拉帕米中联用 ACEI 相对于联用安慰剂可明显降低微量白蛋白尿的绝对风险[130]。较之不同，一项更大规模的研究表明，在伴有正常白蛋白尿或微量白蛋白尿的 2 型糖尿病高血压患者中，使用 ACEI 带来的肾脏获益与使用 β 受体拮抗剂相当[131]。另一项随机对照试验显示，与安慰剂相比，接受 ACEI 治疗的 1 型糖尿病患者的微量白蛋白尿发生率没有降低[132]。以下分别是三项 Meta 分析用以探讨 ACEI 对于糖尿病肾脏疾病的

表 59–1　糖尿病和非糖尿病 CKD 患者 ACEI/ARB 相关研究

CKD 分型	试验结果	参考文献
血管紧张素转化酶抑制剂（ACEI）		
T_1DM+CKD	↓血液透析或死亡风险	• Lewis 等 [116]
T_1DM+ 微量白蛋白尿	↓肾病风险	• Mathiesen 等 [116a] • Laffel 等 [116b] • Viberti 等 [116c]
T_1DM+ 正常白蛋白尿	无显著获益	• Mauer 等 [132] • EUCLID Study Group 等 [116d]
T_2DM+CKD	仅一项研究获益	• Bakris 等 [118]
T_2DM+ 微量白蛋白尿	↓肾病风险	• Ravid 等 [125, 126] • Sano 等 [112] • Trevisan 和 Tiengo 等 [122] • Agardh 等 [124] • Ahmad 等 [127] • Ruggenenti 等 [130]
T_2DM+ 正常白蛋白尿	↓微量白蛋白尿风险	• Ravid 等 [128]
非糖尿病性 CKD	↓肌酐水平翻倍 /ESRD	• Ruggenenti 等 [138, 139]
血管紧张素受体阻滞剂（ARB）		
T_1DM+ 正常白蛋白尿	轻微↑尿白蛋白或无益处	• Mauer 等 [132] • Bilous 等 [147]
T_2DM+ 正常白蛋白尿	↓微量白蛋白尿风险或轻微↑心血管死亡	• Bilous 等 [147] • Haller 等 [148]
T_2DM+ 微量白蛋白尿	↓肾病风险	• Parving 等 [146]
T_2DM+CKD	↓肌酐水平翻倍风险 ↓ ESRD 风险	• Lewis 等 [145] • Brenner 等 [144]

CKD. 慢性肾脏病；T_1DM. 1 型糖尿病；T_2DM. 2 型糖尿病；ESRD. 终末期肾病

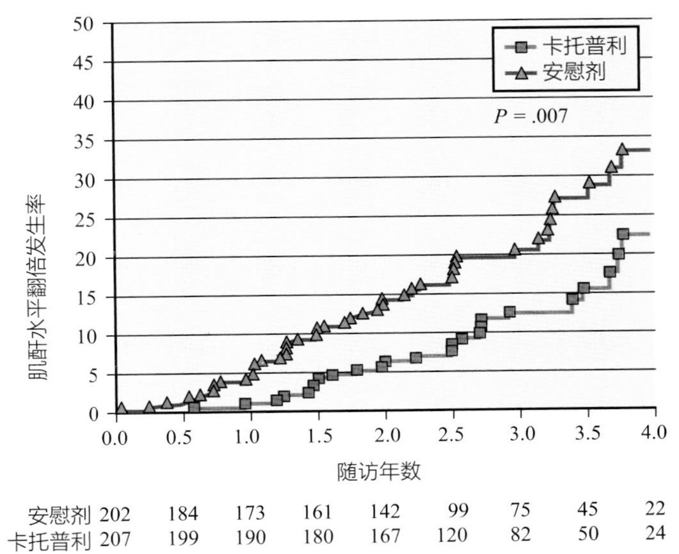

◀ 图 59–6　**首个 RCT 显示 ACEI 独立于降压作用之外的肾脏保护作用**

1 型糖尿病和肾病患者随机分为卡托普利组和安慰剂组，两组间血压匹配。上图显示，卡托普利治疗组主要终点事件累积发病率（即血清肌酐水平翻倍）显著降低（引自 Lewis EJ, Hunsicker LG, Bain RP, et al. The effect of angiotensinconverting-enzyme inhibition on diabetic nephropathy. *N Engl J Med*. 1993;329:1456–1462.）

疗效。第一项分析仅包括 2 型糖尿病伴白蛋白尿或蛋白尿的研究结果，即与安慰剂相比，ACEI 治疗组患者的蛋白尿出现显著减少[133]。第二项分析则规模较大，结合 1 型和 2 型糖尿病研究的数据发现，血清肌酐水平翻倍（RR=0.60，95%CI 0.34～1.05）或进展至 ESRD（RR=0.64，95%CI 0.40～1.03），以及微白蛋白尿进展为大量蛋白尿（RR=0.45，95%CI 0.28～0.71）等事件发生率降低与使用 ACEI 呈弱关联；接受 ACEI 治疗的患者全因死亡率显著降低（RR=0.79，95%CI 0.63～0.99）[134]。第三项分析涉及 16 项关于 ACEI 治疗降低 1 型和 2 型糖尿病微量白蛋白尿风险的研究数据的 Meta 分析显示，与安慰剂（RR=0.60，95%CI 0.43～0.84）或钙通道阻滞剂治疗（RR=0.58，95%CI 0.40～0.84）相比，接受 ACEI 治疗的患者微量白蛋白尿进展的风险显著降低[135]。

根据以上数据，我们建议将 ACEI 治疗作为所有 1 型糖尿病和微量白蛋白尿或大量蛋白尿肾病患者的一线治疗。目前，数据不足以支持使用 ACEI 预防 1 型糖尿病患者的肾病，但推荐它们作为高血压患者的首选治疗方法似乎是合理的。然而，有足够的证据表明，使用 ACEI 可以减少 2 型糖尿病和微量白蛋白尿患者的肾病进展，或预防高血压患者的微量白蛋白尿。因为缺乏足够的权威性研究，因此尚未有明确证据表明血管紧张素转化酶抑制剂能够特异性减缓 2 型糖尿病患者的肾病进展。然而，鉴于心血管疾病是 2 型糖尿病患者发病率和死亡率的最常见原因，我们建议使用 ACEI 来降低心血管风险。KDIGO 指南推荐对所有患有糖尿病和尿白蛋白排泄量超过 30mg/d（或同等水平）的成年患者使用 ACEI 或 ARB 治疗。关于糖尿病肾脏疾病治疗的进一步讨论，请参阅第 39 章。

(2) 非糖尿病性慢性肾脏病：在报道了 ACEI 治疗糖尿病肾脏疾病所带来的肾保护作用后，有研究试图进一步探讨 ACEI 在非糖尿病性慢性肾脏病中的肾保护作用。一项早期研究表明，与 ACEI 治疗相关的复合终点事件（血清肌酐水平翻倍或 ESRD）风险降低了 53%，但是与使用安慰剂相比，接受 ACEI 治疗的患者血压显著降低，这使得我们无法将降压的获益与 ACEI 的特异获益区别[136]。与之不同，在对 352 例非糖尿病性 CKD 和尿蛋白超过 1g/d 的患者进行的 REIN 研究中，随机分配患者接受 AECI 或安慰剂治疗，两组受试者的血压控制水平相当。尿蛋白基线水平超过 3g/d 的患者由于接受 ACEI 治疗，出现 GFR 下降率显著降低（每月 0.53ml/min vs. 每月 0.88ml/min）[137]，研究因此提前终止。进一步的分析显示，与安慰剂组受试者相比，ACEI 组受试者的终点事件（血清肌酐水平翻倍或 ESRD）风险显著降低（RR=1.91，95%CI 1.10～3.33）（图 59-7）。

与此同时，纳入 REIN 研究的 186 例尿蛋白低于 3g/d 的患者被随机分为两组并进行为期 31 个月的随访。结果同上述大量蛋白尿受试者，接受 ACEI 治疗的受试者 ESRD 的发生率显著降低（对比安慰剂受试者，RR=2.72，95%CI 1.22～6.08），尤其是基线 GFR＜45ml/min 的受试者变化更明显[138]。研究的随机阶段之后，服用安慰剂的患者被转为使用 ACEI，而那些服用 ACEI 的患者继续接受治疗。与第一阶段的研究结果一致，转用 ACEI 的患者 GFR 下降率显著降低。此外，继续使用 ACEI 治疗的患者 GFR 下降率进一步降低。从 REIN 研

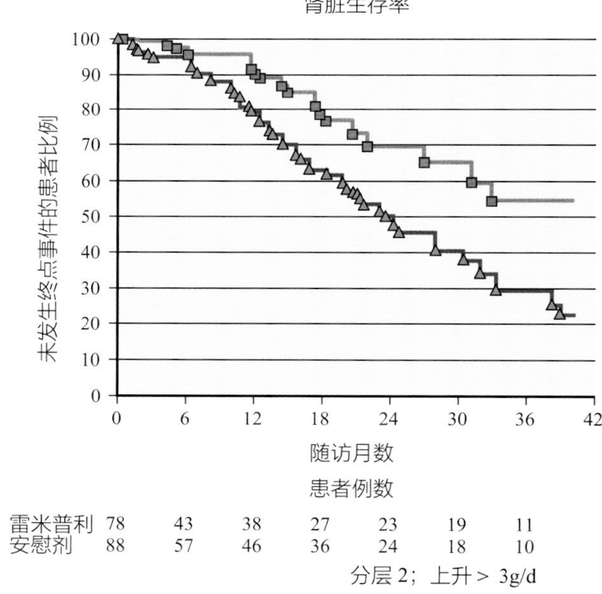

▲ 图 59-7 **非糖尿病性 CKD 和尿蛋白超过 3g/d 患者主要终点（血清肌酐水平倍增或 ESRD）事件累积发生率 Kaplan-Meier 图**

随机分配受试者接受雷米普利（■）或安慰剂（▲）治疗，显示雷米普利受试者的肾生存率有所改善

引自 Gruppo Italiano di Studi Epidemiologici in Nefrologia [GISEN]. Randomised placebo-controlled trial of effect of ramipril on decline in glomerular fifiltration rate and risk of terminal renal failure in proteinuric, non-diabetic nephropathy. *Lancet* 1997;349:1857–1863.

究开始接受 ACEI 的患者，其达到 ESRD 的风险明显低于在初始阶段后改用 ACEI 的患者（对比安慰剂受试者，RR=1.86，95%CI 1.07～3.26）。事实上，在 36～54 个月的随访中，持续 AECI 治疗组无人出现 ESRD[139]。但值得关注的是，在 ACEI 长期治疗后，少数持续服用 ACEI 者 GFR 增加 [140]。

一项 RCT 证实，即使在 CKD 晚期，也可以观察到 ACEI 对肾脏的保护作用。在血清肌酐基线水平为 3.1～5.0mg/dl 的 244 例参与者中，接受 ACEI 治疗者蛋白水平降低 52%，主要终点事件（血清肌酐水平翻倍、ESRD 或死亡）风险降低 43%[141]。对 11 项总计包括 1860 例非糖尿病性 CKD 患者的研究进行的 Meta 分析 [142] 显示，ACEI 治疗与显著降低 ESRD 风险（RR=0.69，95%CI 0.51～0.94）和血清肌酐水平翻倍或 ESRD 复合终点（RR=0.70，95%CI 0.55～0.88）相关。此外，ACEI 对基线蛋白尿较严重的患者的益处更大，但对尿蛋白少于 0.5g/d 的患者的益处尚不明确。研究发现，对常染色体显性遗传性多囊肾病患者启动 ACEI 治疗，能够使其蛋白尿的减少程度更大，但总体上减缓 CKD 进展的证据尚不明确，仅限用于严重蛋白尿的患者 [143]。

除了 ACEI 的肾保护作用外，HOPE 研究报道了 9297 例伴心血管疾病危险因素的参与者接受 ACEI 与安慰剂治疗后，其总体死亡率（RR=0.84）和心血管死亡率（RR=0.74）显著降低 [142a]。尽管 HOPE 研究没有包括大量非糖尿病性 CKD 患者，但在这些参与者中心血管疾病仍是 CKD 发病率和死亡率最普遍的原因，因此这些数据为在 CKD 患者中使用 ACEI 提供了有力支持。

鉴于缺乏说明 AECI 相关肾脏保护和可能降低心血管风险的明确数据，我们建议对所有 CKD 患者和尿蛋白超过 0.5g/d（ACR＞30mg/mmol，PCR＞50mg/mmol）的患者启动血管紧张素转化酶抑制剂治疗，除非有特殊禁忌证。KDIGO 指南同样建议对 CKD 和尿白蛋白排泄量超过 300mg/d（或同等水平）的成年患者使用 ACEI 或 ARB[5]。

2. 血管紧张素受体阻滞剂

(1) 糖尿病肾脏疾病：ARB 通过阻断血管紧张素Ⅱ型受体 1 抑制 RAAS。尽管 ACEI 和 ARB 对 RAAS 的作用显著不同，但实验研究表明，2 种治疗方法均会在肾小球血流动力学方面产生相似的变化（在一定的血压变化下），并且在多种 CKD 模型中具有同等的肾脏保护作用 [143a]。同时发表的三项大型 RCT 证实了 ARB 治疗 2 型糖尿病患者的肾脏保护作用。在通过血管紧张素Ⅱ拮抗剂氯沙坦降低 NIDDM 终点的研究中，1513 例糖尿病肾脏疾病患者随机分配接受 ARB 或安慰剂治疗，并平均监测 3.4 年 [144]。ARB 治疗与血清肌酐水平翻倍（RR 降低 25%）和 ESRD（RR 降低 28%；图 59-8）的发生率显著降低有关。在 IDNT 中，1715 例糖尿病肾脏疾病患者随机接受 ARB 类厄贝沙坦、氨氯地平或安慰剂治疗 [145]。平均 2.6 年后，厄贝沙坦组的血清肌酐水平翻倍风险比安慰剂组低 33%，比氨氯地平组低 37%。与安慰剂和氨氯地平治疗相比，ARB 治疗可使 ESRD 风险降低 23%，但这种减少没有统

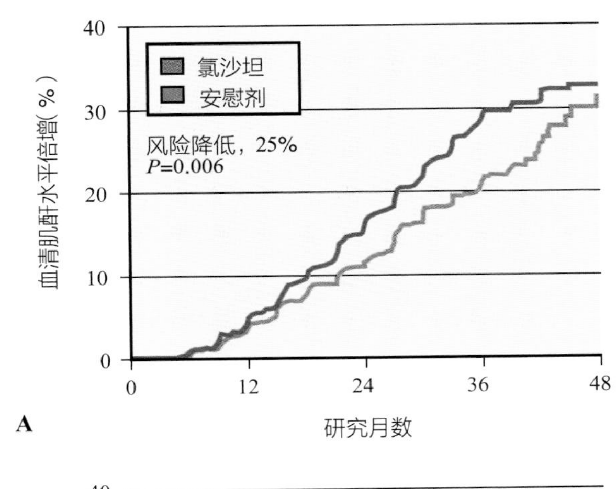

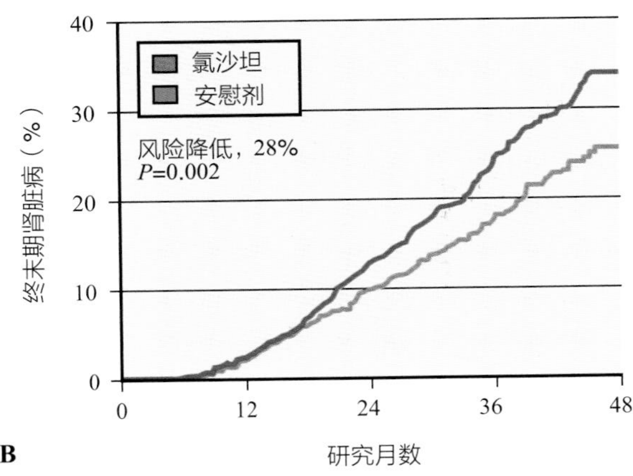

▲ 图 59-8　**Kaplan-Meier 曲线**

随机接受氯沙坦或安慰剂治疗的 2 型糖尿病肾脏疾病患者的（A）血清肌酐水平倍增发生率和（B）终末期肾脏病发生率（引自 Brenner BM，Cooper ME，de Zeeuw D,et al.Effects of losartan on renal and cardiovascular outcomes in persons with type 2 diabetes and nephropathy. *N Engl J Med*. 2001;345:861–869.）

计学意义（图 59–9）。重要的是，在这 2 个试验中，两组之间已达到的血压没有差异，这意味着，与 ACEI 研究一样，ARB 治疗的其他肾脏保护作用不能仅归因于其降压作用。

在第三项研究中，研究人员探究了 ARB（厄贝沙坦）对 590 例 2 型糖尿病、高血压和微量白蛋白尿的患者的肾脏保护作用[146]。患者随机接受 2 种不同剂量（300mg/d 或 150mg/d）的厄贝沙坦或安慰剂。2 年后，显性蛋白尿的发生率存在显著差异（5.2%、9.7% 和 14.9%），与安慰剂相比，较高剂量的厄贝沙坦与明显降低的肾病患病风险相关（HR=0.30，95% CI 0.14～0.61）。这种剂量依赖性效应表明，当将 ARB 用于治疗糖尿病性微量白蛋白尿时，应将剂量调到最大降压剂量。

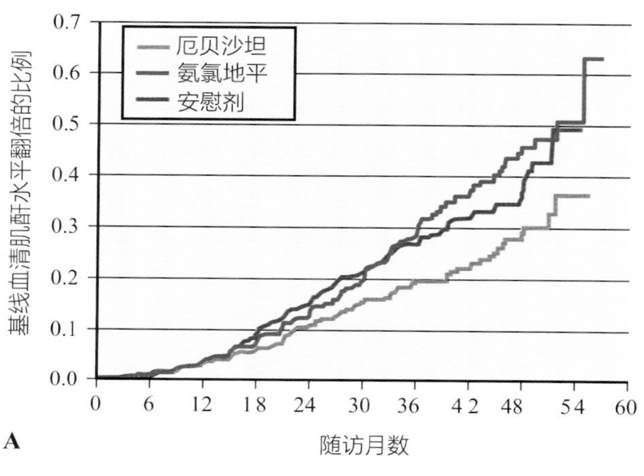

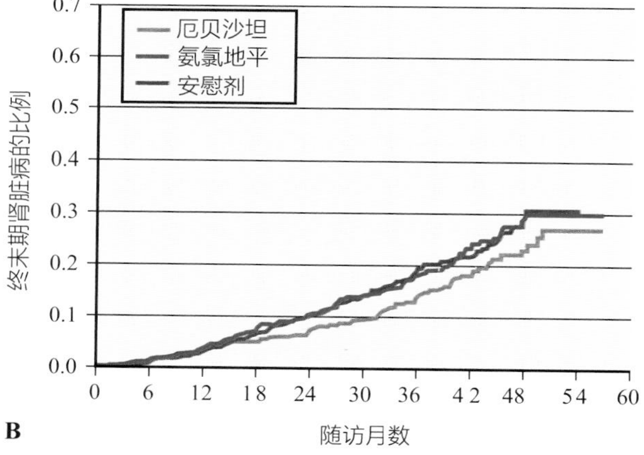

▲ 图 59–9 **Kaplan–Meier 曲线：随机接受厄贝沙坦、氨氯地平或安慰剂治疗的 2 型糖尿病肾脏疾病患者的血清肌酐水平翻倍发生率（A）和进展为终末肾脏病发生率（B）（引自 Lewis EJ, Hunsicker LG, Clarke WR, et al. Renoprotective effect of the angiotensin–receptor antagonist irbesartan in persons with nephropathy due to type 2 diabetes. *N Engl J Med.* 2001;345:851–860.）**

一项 Meta 分析通过显示出 ESRD 风险（RR=0.78；95%CI，0.67～0.91）和血清肌酐水平翻倍风险（RR=0.79，95%CI 0.67～0.93）显著降低，以及接受 ARB 和安慰剂治疗的糖尿病患者从微量白蛋白尿进展为大量蛋白尿的风险降低（RR=0.49，95%CI 0.32～0.75），从而证实了单个试验的结果[134]。有趣的是，全因死亡率没有降低。

一些 RCT 研究了 ARB 治疗预防糖尿病患者微量白蛋白尿进展的潜在作用。在肾素血管紧张素系统研究（RASS）中，接受氯沙坦治疗的血压正常的 1 型糖尿病患者的微量白蛋白尿发生率显著高于接受安慰剂者（17% vs. 6%，*P*=0.01）[132]，在糖尿病性视网膜病坎地沙坦试验中（DIRECT），接受坎地沙坦治疗的正常血压的 1 型或 2 型糖尿病患者，与接受安慰剂的受试者相比，其微量白蛋白尿的发生率并没有降低[147]。相反，奥美沙坦和糖尿病微白蛋白尿预防的随机试验发现，接受奥美沙坦治疗的伴有高血压的 2 型糖尿病患者与接受安慰剂的受试者相比，微量白蛋白尿的发病时间延迟了 23%。研究还观察到，尽管由心血管事件引起的死亡人数少，但死亡率很高，尤其是有心血管病史和血压下降幅度最大的患者[148]。

因此，有足够的证据表明 ARB 对 2 型糖尿病肾脏疾病患者具有肾保护作用，还可有效预防 2 型糖尿病患者从微量白蛋白尿进展为显性糖尿病肾脏疾病。ROADMAP 试验数据表明，ARB 治疗可延迟 2 型糖尿病伴高血压患者微量白蛋白尿的出现，但心血管疾病导致的死亡增加仍然值得关注。对无心血管疾病的 2 型糖尿病伴高血压患者，可考虑推荐 ARB 治疗，而对于 1 型或 2 型糖尿病血压正常的患者，ARB 治疗并未显示明显的肾保护益处。KDIGO 指南建议糖尿病尿白蛋白排泄量 30mg/d 以上的成人应给予 ACEI 或 ARB 治疗。

(2) 非糖尿病慢性肾脏病：尚无大型 RCT 研究针对 ARB 与其他降压药在非糖尿病性肾脏疾病中的肾脏保护作用。后续讨论中，已发表的证据表明 ARB 在非糖尿病性 CKD 中，也发挥着与在糖尿病肾脏疾病中的类似肾保护作用。基于以上证据，我们推荐将 ACEI 治疗作为非糖尿病性蛋白尿 CKD 的一线治疗，但 ARB 可作为不能耐受 ACEI 患者的替代治疗。

KDIGO 指南建议任何形式的 CKD 和尿白蛋白排泄量在 30mg/d 以上的成人都应给予 ACEI 和 ARB 治疗[5]。

3. 血管紧张素转化酶抑制剂与血管紧张素受体阻滞剂的比较

尽管作用方式不同，但很少有研究比较 ACEI 和 ARB 的肾保护作用。2 型糖尿病微量白蛋白尿或大量白蛋白尿的混合人群中，ACEI 和 ARB 治疗对 GFR 或 UACR 变化的影响，两者无显著差异[149]。小样本 Meta 分析显示，ACEI 与 ARB 治疗糖尿病相关 CKD，在 ESRD 发生率、血清肌酐水平翻倍及微量白蛋白尿进展为大量白蛋白尿等方面的保护作用相似[150]。同样，在替米沙坦单独及联合雷米普利治疗疗效的全球性试验（ONTARGET）中，随机接受 ACEI 和 ARB 治疗的患者在心血管或肾脏终点方面无差异[151]。相反，在 RASS 中，与安慰剂比较，1 型糖尿病患者 ARB 治疗组有更高的微量白蛋白尿发生率，而 ACEI 组在这方面与安慰剂组无显著差异[132]。

因此，大多数国家和国际指南建议对糖尿病和非糖尿病 CKD，选择 ACEI 还是 ARB 治疗由医生选择和决定。ARB 相对 ACEI 的优势是其不良反应少[152]，临床试验报道 ARB 的不良反应与安慰剂相似[153, 154]，特别是不引起干咳，而 20% 接受 ACEI 治疗的患者会出现。从 ACEI 转为 ARB 治疗的患者中，咳嗽的复发频率明显低于持续使用 ACEI 的患者[155, 156]。

对于 2 型糖尿病和糖尿病肾脏疾病患者，医生在选择 ACEI 和 ARB 时，须考虑 ARB 具有经证实的肾保护作用、与 ACEI 相关的死亡率获益（在无糖尿病性肾病患者中）。一项 Meta 分析表明，接受 ARB 治疗的人群中新发癌症的风险略有增加，该发现引发了一些争议[157]。然而，可以探究竞争风险的两项与癌症登记有关的长期抗高血压队列研究显示，长期抗高血压和 RASS 阻断并不会增加癌症风险[158, 159]。另一项对 70 个涉及 324 168 例抗高血压治疗的 RCT 大型 Meta 分析显示，接受治疗（包括 ARB）的受试者与对照组的癌症风险无差异[160]。

也有一些 Meta 分析质疑 RAAS 抑制剂的肾保护作用。一项研究汇总了 ACEI 和 ARB 治疗，并把对糖尿病和非糖尿病 CKD 的疗效进行综合分析，结果显示在降低 ESRD 风险（RR=0.87，95%CI 0.75～0.99）和蛋白尿（平均尿白蛋白水平 −15.7mg/d，95% CI −24.7～−6.7mg/d）方面获益，但对降低血清肌酐水平翻倍的风险（RR=0.71，95%CI 0.49～1.04）方面无明显受益。当对糖尿病和非糖尿病 CKD 数据进行独立分析时，发现它们在 ESRD 发生或血清肌酐水平翻倍方面无明显获益，但降低白蛋白尿的益处仍然存在。作者认为 ACEI 或 ARB 的肾保护可能仅归因于其降压作用[161]。但我们和其他一些研究者质疑该结果[162]，认为该 Meta 分析的主要不足是纳入了大型 ALLHAT 研究的数据，该研究实际上仅少数（5662/33 357）患者患有 CKD[88]，不应合并各试验间的异质性及缺乏患者分层数据[163]。一项近期的 Meta 分析重点探讨了 RAAS 抑制剂对糖尿病患者的潜在益处。该项分析包括 19 项 RCT、25 414 例参与者，结果表明接受 RAAS 抑制剂或其他降压药治疗组之间，除心力衰竭外，死亡、心血管死亡和 CVE 风险无显著性差异，但 RAAS 抑制剂可降低心力衰竭的风险（HR=0.78，95%CI 0.70～0.88）。此外，作为唯一评估的肾脏结局，ESRD 发生率也未见明显差异[164]。然而，该分析也存在一些不足，如纳入研究中仅有少数研究招募了 CKD 患者，因此研究结果并不完全适用于糖尿病和 CKD 患者；另外，中位随访时间 3.8 年相对较短，难以预期 RAAS 抑制剂对研究人群 ESRD 发病率的影响；同时该分析排除了安慰剂对照试验，忽略了其他降压药的使用达到了组间血压的控制。

相比之下，大型 Meta 分析包括 157 个随机试验、43 256 例糖尿病和 CKD 受试者，将一种降压治疗与另一种或安慰剂或对照进行了比较。在降低全因死亡率方面，没有药物能比安慰剂更有效，但 ARB 治疗可显著降低 ESRD 发生率（OR=0.77，95%CI 0.65～0.92），并且 ACEI 和 ARB 联合也一样有效（OR=0.62，95%CI 0.43～0.90）。ACEI 单药治疗具有临界统计意义（OR=0.71，95%CI 0.51～1.01）。内皮素抑制剂、ACEI 和 ARB 可显著降低血清肌酐水平翻倍的风险，ACEI 或 ARB 治疗可明显减少蛋白尿，没有治疗会显著增加高钾血症或 AKI 的风险，尽管 ACEI 和 ARB 联合治疗在这方面具有临界（统计学）意义。有趣的是，一些其他治疗方法作为单一疗法使用时，常与不良结局相关：钙通道阻滞剂不但不能改善蛋白尿，而且往往会使血清肌酐水平翻倍；β 受体拮抗剂与生存率降低有关；肾素抑制剂会增加血清肌酐加倍的风险[165]。

4. 血管紧张素转化酶抑制剂和血管紧张素受体阻滞剂的联合治疗

ACEI 和 ARB 在 RAAS 上的不同机制表明，两者联合应用可能具有累加或协同作用。然而，联合疗法对降压作用的增加，难以将额外血压下降带来的益处与 RAAS 双重阻断带来的肾保护作用相区分。一些小型研究表明，ACEI 和 ARB 联合治疗比单一疗法可进一步降低尿蛋白排泄，三项 Meta 分析显示，RAAS 联合抑制疗法具有更强的抗蛋白尿作用[166-168]，仅一项分析显示 RAAS 联合抑制可延缓 CKD 患者血肌酐水平翻倍和 ESRD 发生，并由于对该研究方案和数据完整性的顾虑，此发表结果已被撤回[169]。

此外，ONTARGET 试验对双重疗法的益处提出质疑[151]。该研究中，25 620 例患有高血压和其他心血管危险因素的患者随机接受单独 ACEI 或 ARB 治疗或两者联合治疗[170]。初步分析显示，随机分组之间的 CVE 无差异，但是与单药治疗相比（ARB：n=1147，或 13.4%；ACEI：n=1150，或 13.5%），联合治疗增加了透析需要、血清肌酐水平翻倍和死亡[151]的综合肾结局事件发生率（n=1233，或 14.5%；HR=1.09，95%CI 1.01～1.18；P=0.037），并主要归因于更急性的透析、所有类型透析和血清肌酐水平翻倍。此外，联合治疗的高钾血症（K＞5.5mmol/L）发生更为频繁 [ACEI，3.2%；ARB，3.3%；联合，5.6%；P＜0.001（联合对比 ACEI）]。但值得注意的是，受试者主要根据心血管风险招募，多数患者没有 GFR 降低 [平均基线 eGFR，74ml/(min·1.73m^2)] 或蛋白尿（13% 的人有微量白蛋白尿，4% 的有大量白蛋白尿），多为老年人（平均年龄 66.5 岁）和男性（73%）。他们患有严重的血管疾病，包括冠状动脉疾病（75%）、先前的心肌病梗死（50%）、心绞痛（35%）、不稳定型心绞痛（15%）和周围血管疾病（13%）。血管造影研究[171]表明，预计该队列中有 10%～15% 患有动脉粥样硬化性肾血管疾病，而更高比例人群患有小血管疾病。

其他几项研究提供了联合治疗潜在风险的证据。一项基于人群的观察性研究显示，接受 ACEI 和 ARB 联合治疗的 65 岁以上老年人血清肌酐水平翻倍，ESRD 或死亡的综合终点发生率显著高于接受单一疗法的患者（每月每 1000 人 5.2 事件 vs. 每月每 1000 人 2.4 事件；校正后的 HR=2.36，95%CI 1.51～3.71）。联合治疗的高钾血症发生率也更高（每月每 1000 人 2.5 事件 vs. 每月每 1000 人 0.9 事件；调整后的 HR=2.42，95%CI 1.36～4.32）[172]。另一项 RCT 纳入了 UACR 300 mg/g 以上的 1448 例 2 型糖尿病患者，出于安全考虑，该项研究已被提前停止，现有数据分析发现，尽管提前终止试验降低了观察获益的可能性，但相比于单药治疗，联合治疗的 CKD 进展、ESRD 或死亡的主要结局并无获益。值得关注的是，那些接受联合疗法患者的 AKI 发生率（每年每 100 人 12.2 事件 vs 每年每 100 人 6.7 事件；P＜0.001）和高钾血症的发生率更高（每年每 100 人 6.3 事件 vs. 每年每 100 人 2.6 事件；P＜0.001）[173]。

在一项纳入 59 项 RCT 的 Meta 分析中，比较了联合用药和单一 RAAS 抑制剂治疗 CKD 的疗效和安全性，联合用药与尿白蛋白和蛋白排泄及血压控制的显著改善相关。然而，获得这些益处的同时，伴随 GFR 净下降 1.8ml/(min·1.73m^2)，血清钾水平显著升高（高钾血症发生率 3.4%）和发生率高达 4.6% 的低血压。而对血清肌酐水平翻倍、住院率或死亡率无明显影响[174]。

KDIGO 指南不建议将 ACEI 和 ARB 联合疗法用于肾脏保护[5]，NICE 指南[78]和 2017 年美国心脏病学会 / 美国心脏协会指南[115]亦建议不要使用联合疗法。但如前所述，一些证据表明联合疗法有潜在的益处，特别是对非糖尿病性蛋白尿 CKD 高危人群（如严重动脉粥样硬化），如何避免联合治疗所致的伤害，提出联合使用较低剂量的 ACEI 和 ARB 可能既降低伤害并可获益，该假设目前正在 RCT 中进行验证。

5. 醛固酮拮抗剂

已证实醛固酮是参与高血压、心血管疾病和进行性肾脏损伤发生的重要机制，主要通过影响血流动力学和促纤维化途径。在实验性研究[175]和小型临床研究中，螺内酯和其他醛固酮拮抗剂治疗具有肾脏保护作用[176]。一项与其他 RAAS 抑制剂进行比较的 Meta 分析纳入了来自 10 个试验和 845 例受试者的数据。ACEI 或 ARB 与非选择性醛固酮拮抗剂联合治疗可显著降低蛋白尿（加权平均 MD−0.80g/d；95%CI −1.23～0.38）和血压，但 GFR 无明显改善 [加权 MD −0.70ml/(min·1.73m^2)；95%CI −4.73～3.34]，但醛固酮拮抗剂的添加会显著增加高钾血症的风险（RR=3.06，95%CI

1.26～7.41）[177]。最近一项纳入 27 项研究的 Meta 分析显示，使用非选择性醛固酮拮抗剂（螺内酯）与 ACEI 或 ARB 联合使用可降低蛋白尿（标准 MD –0.61g/d；95%CI –1.08～–0.13）和血压（MD –3.44mmHg；95%CI –5.05～–1.83），但未提供降低 CVE 或 ESRD 的数据。另外，与 ACEI 或 ARB（或两者）相比，醛固酮拮抗剂治疗增加高钾血症（RR=2.00，95%CI 1.25～3.20）和男性乳房发育风险（RR=5.14，95%CI 1.14～23.23）[178]。新型非甾体醛固酮拮抗剂的肾脏保护作用也已开始评估。一项 RCT 纳入了高血压、UACR 30～599mg/g、eGFR 为 50ml/(min·1.73m^2) 或以上的 336 例患者，给予依普利酮治疗 52 周，并加入 ACEI 到 ARB 治疗方案中，UACR 下降达 17.3%（安慰剂组 10.3%，P=0.02）。依普利酮治疗可提高血清钾水平，但未观察到严重的高钾血症（血清钾＞5.5mmol/L）[179]。

醛固酮拮抗剂已被推荐作为心力衰竭和顽固性高血压治疗的一部分，但其应用常受到高钾血症的限制，特别是在 GFR 降低的人群中。使用新型的钾结合药已被提出作为预防高钾血症和有利于开展醛固酮拮抗剂治疗的一种策略，临床试验正在 CKD 中进行评价[180]。在更进一步的 RCT 结果发表之前，不建议使用醛固酮拮抗剂治疗 CKD，尽管其对顽固性高血压控制可能有益，但需注意监测和避免高钾血症。有关醛固酮拮抗剂对肾脏预后、死亡率和安全性的长期影响尚需进一步研究。

6. 肾素抑制剂

肾素抑制剂在其限速步骤，即血管紧张素原转化为血管紧张素Ⅰ中抑制 RAAS，故相比 ACEI 或 ARB 可更完全阻断 RAAS。CKD 实验模型[181, 182]和 RCT[183, 184]中，肾素抑制剂是有效的降压药，并可减少蛋白尿。尽管肾素抑制剂和 ARB 联合治疗可增加降压和降蛋白尿疗效，但与 ARB 单药治疗相比，其 CVE、CKD 进展、ESRD 或死亡的复合主要终点未观察到明显获益，却与高钾血症和低血压的发生率较高有关[185, 186]。因此，目前尚无证据表明肾素抑制剂治疗单独或与 ACEI 联合治疗，比单纯 ACEI 或 ARB 治疗更有效保护肾脏。

（四）钠 – 葡萄糖协同转运蛋白 2 抑制剂

钠 – 葡萄糖协同转运蛋白 2（SGLT2）抑制剂可抑制葡萄糖和钠在近端小管中的重吸收，主要用于治疗 2 型糖尿病。纳入糖尿病、GFR 正常或轻度降低的 RCT 研究表明，SGLT2 不仅改善了血糖，但重要的是，还显著降低了致命性和非致命性心血管病、全因死亡率及糖尿病肾脏疾病进展等指标[187]。其肾保护作用与降低血压、肾小球内压，改善肾小球高滤过，减少蛋白尿，减轻体重，改善动脉僵硬度和诱导缺氧诱导因子 1 等多种机制有关[188]。目前，仅在 2 型糖尿病、GFR 正常或轻度降低 [eGFR≥45ml/(min·1.73m^2)] 的患者中使用 SGLT2 抑制剂，但进一步研究正在探究其对于进展期 CKD 是否具有肾脏保护作用。CREDENCE 试验纳入了 4401 例成人 2 型糖尿病患者，eGFR 30～89ml/(min·1.73m^2) 和 UACR 300～5000mg/g（已使用最大剂量的 ACEI 或 ARB 治疗）。该计划中期分析得到了获益的证据而提前终止。接受卡格列净治疗的受试者中，ESRD、血清肌酐水平翻倍及心血管或肾脏死亡的综合主要结局风险降低了 30%（HR=0.70，95%CI 0.53～0.81；P＜0.001），ESRD 风险降低了 32%（HR=0.68，95%CI 0.54 to 0.86；P=0.002）[189]。目前正在进行研究评估 SGLT2 抑制剂在包括非糖尿病性 CKD 在内的、更多类型的 CKD 中的肾脏保护作用。第 39 章对 SGLT2 抑制剂在糖尿病肾脏疾病治疗中的作用进行了更详尽阐述。

> **临床意义**
>
> 使用 ACEI 或 ARB 作为蛋白尿患者的一线抗高血压治疗，主要基于其可获得肾脏保护的益处。治疗应从小剂量开始，并逐渐调整剂量。初次治疗或剂量调整约 1 周后，应检测血清肌酐和血钾。

（五）高尿酸血症

大量研究已表明血清尿酸增加是 CKD 发生和发展的危险因素[190, 191]，并与社区居民队列中的心血管风险和高血压相关[192]。高尿酸血症是否是 CKD 结局的独立危险因素，或是肾脏和心血管结局更严重的标志，目前尚存争议[193]。动物研究中，血清尿酸升高会降低一氧化氮的产生，引起内皮功能障碍，血压升高，促进纤维化，增加促炎症细胞因子的释放，从而导致 T 细胞活化。一项包含 8 个小型研究的 Meta 分析纳入了 476 例受试者数据，探究了别嘌醇降低 CKD 患者尿酸的潜在益处。在 3 项报道血清肌酐浓度的研究中，别嘌呤醇治疗组血清肌酐水平低于安慰剂组，但在 5 项报道 eGFR 的研究中，别嘌醇治疗组和安慰剂组 2 组间的 eGFR 无显著差异。在 5 项检测蛋白尿的试验中，未观察到明显获益。仅有 2 项研究报道了 ESRD 的进展，尽管发生率过低以至无法得出可靠的结论，但治疗组未发现明显差异[194]。一项更新的 Meta 分析纳入了针对 CKD 和高尿酸血症患者使用黄嘌呤氧化酶抑制剂（除别嘌呤醇外还包括非布索坦和托泊司他）的 9 项试验[195]。在 3 项研究中，黄嘌呤氧化酶抑制剂治疗使 eGFR 下降 50%，血清肌酐水平翻倍或开始透析的综合风险显著降低（204 例受试者，RR=0.42，95%CI 0.22～0.80）。从 3 个月以上 [4 项研究 357 例患者，MD 6.82ml/(min·1.73m^2)；95%CI 3.50～10.15] 和设计质量较高的 [盲法设计，3 项研究 400 例患者，MD2.61ml/(min·1.73m^2)；95%CI，0.23～4.99] RCT 收集的数据，显示 eGFR 的维持效果更好。但在血清肌酐或蛋白尿未观察到明显获益[195]。

一项针对 113 例 CKD 患者的别嘌醇随机试验（上述 Meta 分析已包括该项研究）多变量 Cox 比例风险分析显示，接受别嘌呤醇治疗的受试者中，CKD 的进展风险降低 47%（定义为 eGFR 每月降低＞0.2ml/min），以及新发 CVE 风险降低 71%、住院风险降低 62%[196]。这些受试者的长期随访亦显示进一步受益，肾脏事件（初始 RRT 或 GFR 降低 50% 或血清肌酐水平翻倍）风险降低 68%、CVE 风险降低 57%[197]。一项观察性研究采用 Cox 比例风险模型比较了苯溴马隆、别嘌呤醇或非布索坦治疗的 874 例 CKD 高尿酸血症患者的疗效，非布索坦对降低血清尿酸浓度比其他治疗更有效。与别嘌醇相比，苯溴马隆治疗组 ESRD 风险较低（HR=0.50，95%CI 0.25～0.99），非布索坦缺乏获益。用非布索坦或苯溴马隆达到降低血清尿酸浓度目标的受试者 ESRD 风险也降低[198]。

尽管有上述证据表明对肾脏有保护作用，但迄今为止发表的试验尚不足以建议降低尿酸作为 CKD 治疗的一部分，除非有痛风的临床证据。

（六）代谢性酸中毒的治疗

随着功能性肾单位数目的减少，CKD 导致氢离子滞留，当 GFR 降至 40～50ml/(min·1.73m^2) 即开始[199]。GFR 从 90ml/(min·1.73m^2) 降至 20ml/(min·1.73m^2) 以下，代谢性酸中毒发生率从 2% 上升至 39%，年轻患者和糖尿病患者中比例更高[200]。随着患者临近 ESRD，血浆碳酸氢盐浓度趋于稳定在 15～20mEq/L。慢性代谢性酸中毒带来多种不良后果，包括蛋白质分解代谢和骨代谢增加、诱导炎症介质、胰岛素抵抗，以及增加皮质类固醇和甲状旁腺激素的产生。几项观察性研究，包括 CRIC 研究，已将低血清碳酸氢根水平作为 CKD 进展的危险因素[201]，尽管对 RENAAL 和 IDNT 研究的糖尿病肾脏疾病患者的数据进行事后分析，显示调整基线 GFR 后，较低的血清碳酸氢根水平与肾脏结局之间并未再显示关联[202]。

表明补充碳酸氢盐具有肾脏保护作用的第一项研究是纳入 134 例 CKD[肌酐清除率 15～30ml/(min/1.73m^2)]、基线血清碳酸氢根浓度为 16～20mEq/L 的患者的单中心研究。受试者随机分配接受或不接受口服碳酸氢盐治疗[203]。随访 2 年后，接受碳酸氢盐治疗的患者肌酐清除率的平均下降率较低 [1.88ml/(min·1.73m^2) vs. 5.93ml/(min·1.73m^2)]，ESRD 的风险也低于对照组（6.5% vs. 33%）。在随后的一项纳入平均 eGFR 为 75ml/(min·1.73m^2) 的患者的随机、安慰剂对照试验中，与安慰剂组和氯化钠治疗组相比，碳酸氢钠治疗 5 年，患者 eGFR（根据血浆半胱氨酸蛋白酶抑制剂 C 测定）下降速度较慢[204]。西方饮食通常会产生酸，但添加大量水果和蔬菜可使酸转化为碱性状态。进一步研究表明，用水果和蔬菜丰富的饮食纠正酸中毒，与碳酸氢钠减轻早期（CKD 1 期～2 期）[205] 和更晚期（CKD 4 期）CKD 肾脏损害的效果一致[206]。此外，最近一项试验报道了即使轻度酸中毒患者也获益。CKD 3 期和血清碳酸氢盐浓度为 22～24mmol/L 的患者随机口服碳酸氢盐补充剂，或富含水果和蔬菜的饮食或“常规治疗”。所有受试者接受 RAAS 抑制剂治疗后，SBP 控制在 130mmHg 以下。两种干预措施均增加了血清碳酸氢盐的含量，减少了尿中血管紧张素原水平。3 年后，两个干预组的蛋白尿和 GFR 下降均少于“常规治疗”组[207]。KDIGO 指南建议对碳酸氢盐水平低于 22mEq/L 的患者补充碳酸氢盐[3]，但需要进一步研究以阐明在酸中毒不严重情况下是否也获益。

（七）蛋白尿作为治疗目标

蛋白尿是肾小球滤过屏障完整性被破坏的标志物，故蛋白尿可作为肾小球病严重程度的指标。该观点被多项研究证实，糖尿病肾脏疾病患者[208, 209]和非糖尿病肾脏疾病患者[210-212]的随机试验中，基线蛋白尿严重程度是肾脏结局最重要的独立预测因子。此外，蛋白尿本身可引起进行性肾损伤[213]，因此改善蛋白尿应被视为一个治疗目标。

许多研究支持这一假设，MDRD 研究中，尿蛋白水平降低与血压升高无关，而与较慢的 CKD 进展相关，而降低血压所获益处的程度取决于基线蛋白尿水平[99]。此外，其他一些研究者发现，使用 ACEI 或 ARB 治疗后，尿蛋白下降的百分比和治疗期间蛋白尿（残余蛋白尿）是糖尿病和非糖尿病 CKD 患者 GFR 下降率的独立预测因子[208, 209]。一项 Meta 分析纳入了 1860 例非糖尿病 CKD 患者的数据，也证实了上述发现，降压治疗期间尿蛋白水平是血清肌酐水平翻倍或 ESRD 发生（RR=5.6，蛋白尿水平每升高 1.0g/d）的综合终点的有力预测指标[142]。另一个对 21 项关于 CKD 药物治疗随机试验的 Meta 分析，纳入了 78 342 例受试者，发现基线白蛋白尿每下降 30%，ESRD 风险就降低 23.7%（95%CI 11.4%～34.2%），且该结果与所用药物类别无关[214]。

一项 RCT 提供了蛋白尿下降程度决定预后的证据，在最佳降蛋白尿剂量的肾保护研究中，随机分配 360 例 CKD 非糖尿病蛋白尿患者接受常规剂量贝那普利（10mg/d）、常规剂量的氯沙坦（50mg/d）和向上滴定剂量的贝那普利（范围为 10～40mg/d）或向上滴定剂量的氯沙坦（范围为 50～200mg/d）[215]。在剂量增加过程中，增加了 RAAS 抑制程度，以最大限度地发挥降蛋白尿作用。中位 3.7 年后，与常规剂量相比，贝那普利和氯沙坦增加至最大降蛋白尿剂量组，分别使血清肌酐水平翻倍的风险降低 49% 和 50%，两组 ESRD 风险均降低了 47%（图 59-10）。2 种药物在最佳降蛋白尿剂量下，均可实现相似的总体 RR 降低。3 个月时尿蛋白水平下降（增加剂量使尿蛋白下降约 50%），并与随后的 GFR 下降率密切相关。所有研究组的受试者血压均有相似的降低。不管蛋白尿是否可直接导致肾损伤，临床研究中尿蛋白的减少与肾保护间的密切联系表明，改善蛋白尿应被视为肾脏保护策略中的重要治疗目标。我们建议的目标是将蛋白尿减少至 0.5g/d 以下（相当于 UACR=300mg/g 或 30mg/mmol）。

> **临床意义**
>
> 蛋白尿应被视为治疗靶点，肾素－血管紧张素－醛固酮系统抑制剂治疗应逐步升级，并应增加其他抗高血压治疗以达到血压目标，以将蛋白尿降至 0.5g/d 以下。

（八）蛋白尿反应的时间进程

大多数患者的蛋白尿减少需要数周才能达到最大效果，在调整剂量时应考虑到这一点[216]。在 CKD 早期阶段的患者（如糖尿病微量白蛋白尿），观察的效果更迅速，并与时间进程和血压降低平行[217]。

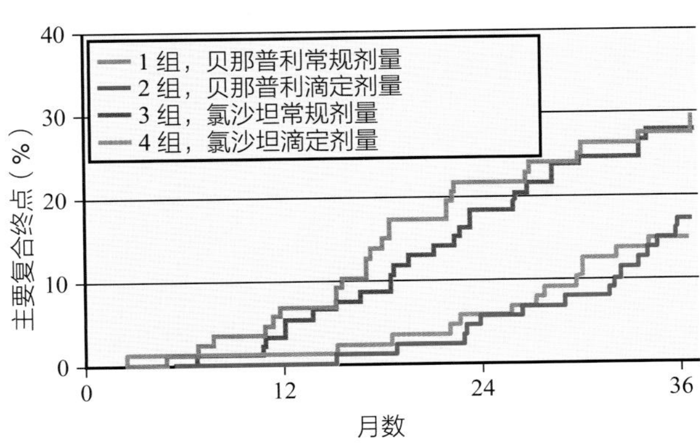

▲ 图 59-10　**Kaplan-Meier 曲线显示非糖尿病慢性肾脏病且尿蛋白水平超过 1g/d 的患者血清肌酐水平翻倍或进展为终末期肾脏病的复合终点的发生率**

第 1 组的患者随机接受标准剂量的血管紧张素转化酶（ACE）抑制剂。第 3 组的患者接受标准剂量的血管紧张素受体阻滞剂（ARB）；第 2 组中接受了最大抗蛋白尿剂量的 ACEI；第 4 组的受试者接受了类似的向上滴定剂量的 ARB[引自 Hou FF, Xie D, Zhang X, et al. Renoprotection of Optimal Antiproteinuric Doses (ROAD) study: a randomized controlled study of benazepril and losartan in chronic renal insufficiency.*J Am Soc Nephrol*. 2007;18: 1889-1898.]

（九）监测和安全评估

定期监测对优化治疗以减慢 CKD 进展并确保安全至关重要。最好使用 eGFR 评估肾功能，eGFR 是依据 KDIGO 推荐的慢性肾脏病流行病学协作（CKD-EPI）方程由血清肌酐计算得出[5]。该策略可直接监测 GFR 下降率并评估治疗目标，将每年 GFR 下降率降至 1ml/min 以下（正常衰老相关的速率）。目前，多数实验室通过报告每次血清肌酐测量值的 eGFR 来定期监测。另外，监测可检测药物治疗的不良反应，尤其是电解质紊乱（高钾血症和低钠血症）及容量减少有关的肾功能急性恶化。

肾素 - 血管紧张素 - 醛固酮系统抑制剂引起的肾功能不全和高钾血症

CKD 患者的监测频率应取决于 CKD 阶段、之前 GFR 的下降率、将来 GFR 下降风险，以及使用可能导致 GFR 急剧恶化或电解质紊乱的药物（尤其是 RAAS 抑制剂和利尿剂）等。尽管有明确的实验证据表明，ACEI 和 ARB 具有肾脏保护和心脏保护作用，但一些医生对 CKD 3 期～4 期患者使用这些药物时仍持谨慎态度，主要基于这些药物可能引起肾功能不全、血清肌酐或钾水平升高（Schoolwerth 等和 Palmer 进行了综述）的担忧[218, 219]。表 59-2 和表 59-3 给出了有关 AKI 危险因素和监测频率的一般指导。

RAAS 抑制剂初次治疗可能会引起 CKD 患者的 GFR 急剧下降或高钾血症，尤其是对全身衰竭、心脏状况较差、老年、CKD 4 期～5 期及动脉粥样硬化性肾血管疾病等患者。因此，应在治疗前或使用后 1 周，或增加剂量的情况下检测 GFR 和电解质。根据对 12 项 RCT 的数据进行回顾（非 Meta 研究）分析发现，之前提出初始使用 RAAS 抑制剂治疗后，导致血清肌酐急性升高达 30% 是可以接受的，主要考虑其是由于肾小球血流动力学的影响和随后的 GFR 逐年较缓下降[220]。但对 122 363 例初始治疗使用 RAAS 抑制剂的患者的研究却提出质疑，该研究证实开始使用 RAAS 抑制剂治疗 2 个月内血清肌酐增加了 30% 以上（在 1.7% 的受试者中观察到），与患 ESRD、心肌梗死、心力衰竭及死亡的风险显著增加相关，尽管该发生概率随着使用时间延长而减少。更重要的是，该研究还报道了这些不良结局与血清肌酐急剧增加≥10% 可能有关（图 59-11）[221]。但该分析的一个重要不足在于缺乏蛋白尿的数据。然而，这些数据表明，治疗中应更为谨慎，尽管尚不清楚血清肌酐升高是否为上述风险的生物标志物，或者血清肌酐的升高与不良预后之间是否存在因果关系。如血清肌酐水平初始快速升高或持续升高，应中止其治疗，并进一步寻找原因以排除肾血管疾病（参见第 47 章）。

需警惕的是，即使 RAAS 抑制治疗已成功进行了数月或数年，AKI 仍可能发生，常常由于血容量不足或肾毒性药物等因素所致。左心室功能不全研究（SOLVD）中，患者随机接受依那普利治疗，16% 的患者血清肌酐水平较基线升高了 0.5mg/dl（44μmol/L），而接受安慰剂治疗者只有 12%。4%GFR 的过多下降与年龄、利尿剂治疗和糖尿病有关。70 岁以下和无肾血管疾病的患者血清肌酐水平急剧升高很少见。因此，第二次评估老年人氯沙坦（ELITE Ⅱ）治疗心力衰竭研究中的患者（平均年龄 73.5 岁），50 周随访期间血清肌酐升高率相对较高[222]。氯沙坦和卡托普利受试者之间血清肌酐的持续升高无差异（均为 10.5%），故仅不足 2% 的患者停用了 RAAS 抑制剂。但约 25% 的氯沙坦和卡托普利受试者，血清肌酐水平至少增加了 26.5μmol（0.3mg）。这些研究表明，对患有其他并发症的老年患者使用 RAAS 抑制剂时需高度警惕。

ACEI 或 ARB 治疗应从低剂量开始逐渐增加剂量，并在每次剂量增加后 5～7 天，监测血清肌酐和钾水平。为避免血管内容量减少所致损害，应告知患者在呕吐或腹泻病期间终止 ACEI 或 ARB 治疗，如果这些症状 48h 内未消失，则应进行医疗干预。同样重要的是，要确保足够的血容量，临床上允许情况下，48～72h 内停用或减少利尿剂，并在开始使用 RAAS 抑制剂之前，避免使用非甾体抗炎药（NSAID），我们强烈建议停用是由于 NSAID 是 CKD 患者 AKI 的重要潜在原因。

据报道，仅不足 4% CKD 患者因难以纠正的高钾血症而停止治疗，将 6 项研究数据合并发现，接受 ACEI 和非 ACEI 治疗的患者总发生率无明显差异[223]。但是，受试者是经过高度筛选的人群，故与一般人群相比，高钾血症的风险通常较低。螺内酯随机评价研究（RALES）结果观察到高钾血症发生率更高，该研究除 ACEI 外，尚使用螺内酯治疗

表 59-2　不同分期慢性肾脏病治疗概述

特　征	1 期和 2 期	3a 期	3b 期	4 期	5 期
eGFR	• ≥60ml/(min · 1.73m²) + 蛋白尿或血尿或结构性肾损伤	• 45～59ml/(min · 1.73m²)	• 30～44ml/(min · 1.73m²)	• 15～29ml/(min · 1.73m²)	• ＜15ml/(min · 1.73m²)
监测频率	• 每年	• 6～12 个月	• 3～6 个月	• 3～4 个月	• 1～3 个月
实验室检查	• 每年电解质和 eGFR • 每年尿液 ACR（或其他蛋白尿评估） • 基线贫血、矿物质和骨骼状况 • 葡萄糖、脂质和 HbA_1c • ACEI 或 ARB 治疗后 AKI 的病因，请参见表 59-3				• 第一次使用或增加 ACEI 和 ARB 剂量 1 周后检查电解质和 eGFR；否则，根据 GFR 下降情况，每 3～6 个月评估电解质 /eGFR、矿物质、骨骼及贫血状况。
血压目标	• 如有蛋白尿，血压目标＜130/80mmHg • 如无 ARVD 临床或影像学证据或 AKI 病史、无蛋白尿，血压目标＜140/90mmHg				• CHF 和 ARVD 老年人（＞75 岁）AKI 风险增加；140/90mmHg 可能更适合该人群
降压药	• 如尿 ACR≥30 mg/g，使用 ACEI 或 ARB • 多数患者 2～4 种药物才能达到目标，ACEI 或 ARB 与以下一种或多种联合使用：利尿剂（所有类别）、钙通道阻滞剂和 β 受体拮抗剂				• 襻利尿剂控制血压和水肿
预防心血管事件	• 如 10 年内 CVD 风险≥10%，使用他汀类药物 • HbA_1c 应＜7.0%，除非有严重低血糖风险			• 服用他汀类药物	• 继续服用他汀类药物
骨骼和贫血并发症	• 如 PTH 水平持续升高，限制磷酸盐摄入，考虑维生素 D 或其类似物治疗。 • 如贫血与 GFR 无关，请证实或排除胃肠道出血				• 如血红蛋白＜10g/dl，在 ESA 前静脉给铁剂 • 维持目标血红蛋白 10～11.5g/dl
生活方式与营养管理	• 戒烟 • 每周 4～7 天，每天 30～60min 适度锻炼 • 目标体重：BMI＜25kg/m² • 根据 DASH 饮食，盐摄入量＜5g/d				• 限制钾摄入 • 每次就诊称重，评估液体负荷、厌食症、身体功能
具体 RRT 计划	• 血压目标和特定原发性肾脏疾病保守治疗进展和疗效相关教育 • 如进展风险高，接种乙肝疫苗			• 如 CKD 进展或患者处于进展高风险，则对 RRT 类型和姑息治疗进行教育 • 乙肝疫苗接种	• 建立 AVF • PD 导管置入 • 移植登记
从初级保健医师到肾脏科医生的转诊指导	• eGFR 持续或突然下降 • 蛋白尿（尿蛋白水平＞0.5g/d，ACR＞300 mg/g 或＞30mg/mmol）			• 除非病情危重，否则需转诊	• 除非病情危重，否则需转诊

ACEI. 血管紧张素转化酶抑制剂；ACR. 白蛋白与肌酐之比；AKI. 急性肾损伤；ARB. 血管紧张素受体阻滞剂；ARVD. 动脉粥样硬化性肾血管疾病；AVF. 动静脉瘘；BMI. 体重指数；CHF. 充血性心力衰竭；CKD. 慢性肾脏病；CVD. 心血管疾病；DASH. 控制高血压饮食；ESA. 促红细胞生成素；GFR. 肾小球滤过率；HbA_1c. 血红蛋白 A_1c；PD. 腹膜透析；PTH. 甲状旁腺激素；RRT. 肾脏替代治疗

表 59-3 血管紧张素转化酶抑制剂或血管紧张素受体阻滞剂治疗后急性肾损伤病因

肾血流灌注不足

- 心输出量减少
- 全身血管阻力降低（如败血症）
- 血容量不足（胃肠道丢失、摄入不足、利尿剂过量）

肾血管性疾病[a]

- 双侧肾动脉狭窄
- 优势肾或孤立肾血管狭窄
- 入球小动脉狭窄（高血压和环孢素引起）
- 较小肾血管弥漫性动脉粥样硬化

血管收缩药（非甾体抗炎药、环孢素）

a. 肾血管病临床特征包括血管杂音（上腹部、股动脉和颈动脉区）、血清肌酐升高超 30%、ACEI 或 ARB 治疗后 eGFR 减少超 20%、一过性肺水肿病史

心力衰竭[224, 225]。一项大型 Meta 分析对 27 个普通人群和 CKD 队列研究的 1 217 986 例受试者数据进行合并分析，探讨了高钾血症和低血钾症相关的风险，当血清钾在 4.0～4.5mmol/L 时，不良后果的风险最低，与参考值 4.2mmol/L 相比，血清钾浓度＞5.5mmol/L 或＜3.0mmol/L 与全因死亡率显著增加相关（HR=1.22，95%CI 1.15～1.29 和 HR=1.49；95%CI 1.26～1.76）。在心血管疾病死亡和 ESRD 的结局评估中也观察到了类似现象[226]。需进行随机试验以确定纠正血清钾异常是否能够改善结局。停止补钾、避免使用保钾利尿剂和避免高钾食物都有助于减少高钾血症的发生。目前正在进行试验，以评估使用新型口服钾结合药物来预防高钾血症并促

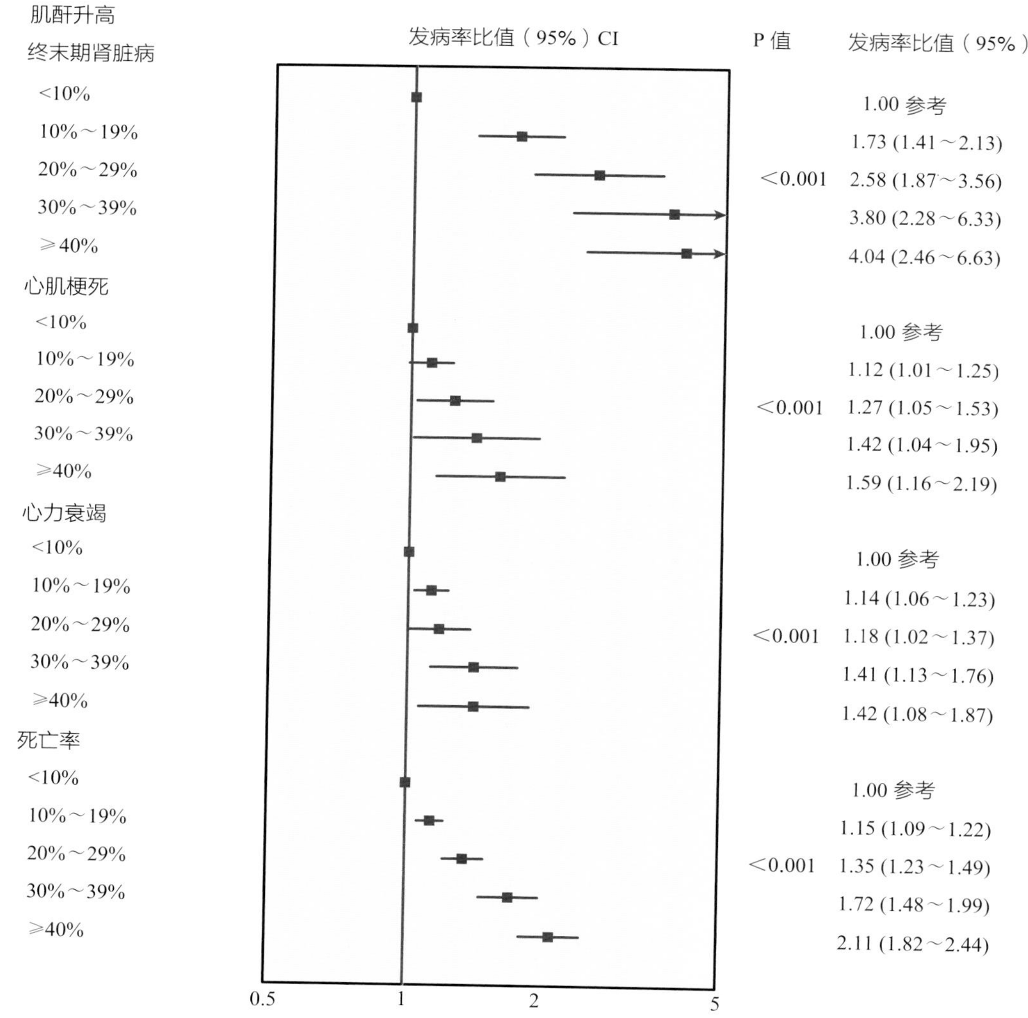

▲ 图 59-11 **开始使用肾素 - 血管紧张素 - 醛固酮系统抑制剂治疗后 2 个月内，与血清肌酐水平升高相关的心血管风险**

引自 Schmidt M, Mansfield KE, Bhaskaran K, et al. Serum creatinine elevation after renin–angiotensin system blockade and long term cardiorenal risks: cohort study. *BMJ*. 2017;356:j791.

进 RAAS 抑制剂对 CKD 患者的治疗[180]。

（十）最大限度肾保护策略：旨在延缓慢性肾脏病

延缓 CKD 进展的干预措施越早开始，对肾功能的保护和保持则越好。故获得肾保护的最佳时机是尽早实施治疗，最好是在 1 期或 2 期。“缓解”和“消退”的概念已应用于肾脏保护。“缓解”表明治疗已被优化至无活动性疾病的证据，且随年龄增长，GFR 下降不超过预期。“消退”意味着肾功能恢复和 GFR 改善。

卡托普利合作研究小组于 1994 年进行的首个随访研究，证明了肾脏疾病可达到缓解[227]。该研究招募的 409 例患者中，108 例在进入研究时有肾病范围蛋白尿（尿蛋白水平＞3.5g/d）。接受卡托普利治疗 42 例中有 7 例（16.7%），接受安慰剂 66 例中有 1 例（1.5%）达到了肾病范围蛋白尿的缓解。重要的是，后续随访期间达到缓解的患者平均尿蛋白水平下降幅度最大（从 5.0g/d 降至 0.9g/d）。相反，未达缓解的受试者平均尿蛋白水平从 6.2g/d 降至 5.1g/d，SBP 较低（缓解者为 135～119mmHg；未缓解者为 145～143mmHg），血清肌酐水平稳定（基线与最终血清肌酐：缓解患者为 1.5～1.6mg/dl；未缓解者为 1.5～3.2mg/dl）。同样，Hovind 等[228]报道了 301 例连续 7 年每年接受同位素监测 GFR 的 1 型糖尿病肾脏疾病患者缓解率为 31%，消退率（GFR 下降与正常衰老情况下相似）为 22%，Hovind 尚报道了缓解和消退的发生率随着血压的降低而增加（图 59-12）。

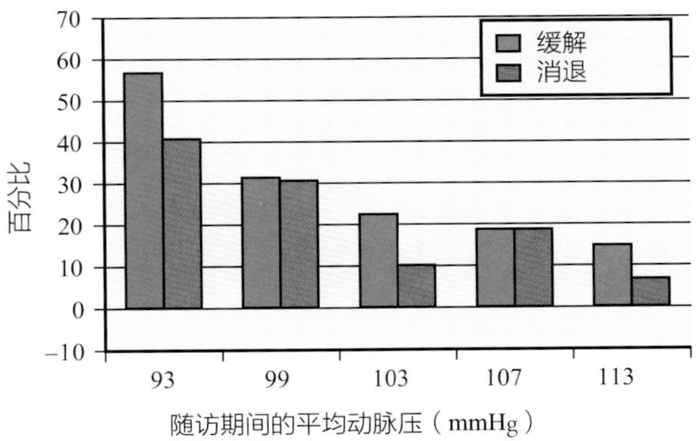

▲ 图 59-12　**包含 301 例连续 1 型糖尿病肾脏疾病患者（每年接受同位素监测 GFR 并经过积极降压治疗）的前瞻性观察性队列研究结果**

在此期间，30 例患者（10%）保持血压正常（血压＜140/90mmHg），并且未接受长时间的降压药治疗。17% 的患者接受了单一疗法，47% 的患者接受了 2 种药物治疗，30% 的患者接受了 3 种药物治疗，6% 的患者接受了 4 种或更多药物治疗。在本研究中，“缓解”的定义是尿白蛋白水平低于 200μg/min 持续至少 1 年，并且比缓解前的水平降低至少 30%（替代终点）。“消退”的定义为 GFR 的下降率等同于自然老化过程中的下降率，即在整个观察期内（主要终点）每年＜1ml/min。缓解和消退可能发生在同一位患者（改编自 Hovind P, Rossing P, Tarnow L, et al. Remission and regression in the nephropathy of type 1 diabetes when blood pressure is controlled aggressively. ***Kidney Int***.2001;60:277–283.）

然而，很显然，即使在随机试验中使用活性最高的药物（RAAS 抑制剂治疗）也不能保证一定会缓解。每种肾保护干预措施最大限度可使 CKD 病情进展减慢 50%。为实现最大限度的长期肾脏保护，故有必要针对进行性肾损伤的发病机制的不同方面，采取多种干预措施的综合策略（图 59-2）[229-231]。另外，一旦开始治疗，即须经常监测血压、蛋白尿和 GFR，以调整治疗方案，直至达成治疗目标（见表 59-2 和表 59-4）。在此，我们的方法类似于现代肿瘤化疗策略方法，即使用多种药物治疗，旨在纠正疾病活动迹象，最终实现患者的“病情缓解”。

小样本研究数据表明，如果可长期缓解，则可实现肾功能部分恢复或肾脏疾病消退[140]。有限证据表明，采用该策略可显著改善肾脏保护效应。在 160 例 2 型糖尿病微量白蛋白尿患者长达 21 年的随访中，强化治疗显著降低了显性肾病风险（OR=0.27，95%CI 0.1～0.75）[229]，并且心血管事件、生存率和 CKD 进展也显著降低[230-233]。同样，强化治疗方案使 56 例难治性肾病范围蛋白尿 CKD 患者中的 26 例达到“临床缓解”（尿蛋白降至 1g/d 以下，肾功能稳定），且 GFR 下降速度明显减慢，治疗组 ESRD 仅为 3.6%，而对照组为 30.4%[234]。此策略基于当前可用的干预措施和监测所需的检测方法，已被广泛应用。因此，综合性肾脏保护用于所有 CKD 患者是可以实现的目标。尽管认为尚需要新的肾脏保护措施，但目前这些可用的治疗方法的确尚未用于所有 CKD 患者[235, 236]。如能得到广泛应用，综合性肾脏保护策略不仅可延迟很多 CKD 患者的透析需求，也可大大减少进展为 ESRD 的患者数量。

同是发达国家，挪威和美国的 CKD 患病率相似，但 ESRD 的发病率却不同[237]，提示降低 ESRD

发病率是 CKD 治疗的现实目标。一般而言，美国白人的疾病进展风险高于挪威人。100 000 例 CKD 3 期～4 期患者中，美国有 610 例进展为 ESRD，而挪威为 240 例，前者是后者的 2.5 倍。经过校正后，美国非糖尿病患者高 2 倍，CKD 3 期和 4 期的糖尿病患者高 2.8 倍。此外，美国白人之后被肾脏科医生介入干预，该结果强调了公共卫生系统需要针对或筛查高危人群。在英国，初级保健家庭医生的绩效工资系统对糖尿病的筛查和管理产生了巨大影响，糖尿病的护理水平和肾病的检测率得到了提高[238, 239]。此外，绩效工资与 CKD 患者的血压控制得到改善有关[240]。遗憾的是，该系统后来被停用。患者的自我管理是应该采取的另一种策略，如将患者随机分为自我管理和常规护理的 RCT 所强调的那样，自我管理的高血压和心血管疾病、糖尿病或 CKD 患者的血压控制得到了改善[241]。在美国，开始透析治疗的新发患者的发病率下降的报道表明，改善肾脏保护的策略可能开始发挥作用（表 59-4）[242, 243]。

五、减少慢性肾脏病心血管风险的干预措施

自 20 世纪 70 年代初，研究报道了维持性血液透析患者动脉粥样硬化发展会加速[244]后，大量研究聚焦在 CKD 与心血管疾病的关系。目前已明确 CKD 早期心血管死亡率即增加，如在糖尿病微量白蛋白尿期[245]、CKD 3 期 GFR 开始下降[246]时，心血管疾病的死亡率会增加。另外，与 CKD 相关的 CVE 发生率很高，eGFR 降低被认为是糖尿病类似的早发心血管疾病的有效标志物（或“风险当量”）。因此，任何 CKD 治疗策略均应包括降低心血管疾病相关风险的干预措施。

与 CKD 相关的心血管疾病发病机制与治疗在第 54 章中进行了详尽阐述，在此仅作简要介绍。如前述，推荐的最佳肾脏保护干预措施有助于降低不良 CVE 的风险，包括戒烟、减肥和饮食钠盐限制在内的生活方式，可提供肾脏和心血管保护。此外，使用 RAAS 抑制剂控制高血压和将血压降至 130/80mmHg 的较低血压目标，是实现肾脏保护的关键，也可降低心血管疾病风险。他汀类药物治疗是多数干预措施可提供心肾保护原则的一个例外。迄今为止最大的 RCT 发现，他汀类药物（有或没有依泽替米贝）治疗后[247]，动脉粥样硬化 CVE 的风险降低 17%，但无 CKD 进展方面的获益[248]。关于 CKD 的脂质管理，2013 KDIGO 指南建议，所有 50 岁及以上未接受透析或肾移植治疗的 CKD 患者，无论其低密度脂蛋白胆固醇水平如何，均应接受他汀治疗或他汀与依折麦布治疗。对于＜ 50 岁

表 59-4　实现慢性肾脏病患者肾保护的综合策略和治疗目标

干　预	目　标
ACEI 或 ARB 治疗	• 尿蛋白水平＜0.5g/d • 每年 GFR 下降＜1ml/min
降压治疗	• 如果尿蛋白排泄量＞30mg/d，血压控制在 BP＜130/80mmHg • 如果尿蛋白排泄量＜30mg/d，血压控制在 BP＜140/90mmHg
肥胖患者需控制体重	• 体重减轻 5%
限制盐摄入	• ＜5g/d（相当于 90mEq/d 钠）
限制蛋白质摄入	• CKD 4 期～5 期，避免高蛋白摄入量＞1.3g/(kg・d)，应考虑将摄入量降低到 0.8g/(kg・d)
严格的血糖控制	• 除非存在低血糖的高风险，否则 HbA_1c 应＜7.0%
控制吸烟	• 完全戒烟
降脂治疗	• 总胆固醇＜200mg/dl（5.2mmol/L） • LDL 胆固醇＜100mg/dl（2.6mmol/L）

ACEI. 血管紧张素转化酶抑制剂；ARB. 血管紧张素受体阻滞剂；BP. 血压；CKD. 慢性肾脏病；GFR. 肾小球滤过率；HbA_1c. 血红蛋白 A_1c；LDL. 低密度脂蛋白

的 CKD 患者，指南建议对 10 年 CVE 风险 > 10% 的患者进行类似治疗[249]。

临床意义

所有患有慢性肾脏病的患者都应被视为具有心血管疾病高风险，应采取降低其风险的管理措施，包括使用他汀类药物进行治疗。

六、慢性肾脏病并发症的管理方式

（一）贫血

CKD 贫血是由于肾脏促红细胞生成素生成减少（反映了功能性肾单位减少）、红细胞寿命缩短和功能性铁缺乏等所致。贫血（定义为男性血红蛋白定量低于 13g/dl，女性血红蛋白低于 12g/dl）[5] 可在尿毒症症状之前出现。第三次全国健康和营养检查调查（NHANES Ⅲ）的 15 000 多例受试者中，贫血患病率从 eGFR 为 60ml/(min・1.73m^2) 的 1% 增加至 eGFR 为 30ml/(min・1.73m^2) 的 9%，当 eGFR 为 15ml/(min・1.73m^2) 时，从 33% 增加到 67%[250]。

如不及时治疗，CKD 贫血会伴有多种不良反应，包括心功能恶化、认知和精神敏锐度下降及疲劳。横断面研究发现，透析患者贫血与心脏疾病和脑卒中所致的发病率和死亡率风险增加有关[251]。另外，贫血可能影响 CKD 进展，贫血对肾小球血流动力学的影响已在多种大鼠模型中进行了研究[252]，贫血与肾小球毛细血管（PGC）静水压下降、肾小球硬化改善相关。相反，给予促红细胞生成素预防大鼠残余肾脏模型的贫血，可导致全身和肾小球血压升高，显著增加肾小球硬化（更多详细讨论参见第 51 章）。

尽管贫血在 CKD 实验模型中具有明显有利的血流动力学效应，但一些人体研究表明，贫血实际上可加速 CKD 的进展。在遗传性血红蛋白病患者中，慢性贫血与肾小球超滤有关，最终导致蛋白尿、高血压和 ESRD[253]。一些纵向研究表明，较低的血红蛋白值被确定为 CKD 进展[254, 255] 和 ESRD[256] 的危险因素。血红蛋白较低是否反映更严重的肾脏疾病，或低血红蛋白和低氧气运输本身是否继发较快进展的肾脏疾病，目前尚不清楚。

两项小型随机研究显示，促红细胞生成素纠正贫血后对肾脏具有保护作用[257, 258]。相反，几项未显示益处或不利的大型 RCT 削弱了对血红蛋白正常化的积极性。以对左心室功能影响为主要终点的 2 项研究，以及 Aranesp 治疗减少心血管事件的试验（TREAT）[259] 中，高血红蛋白与低血红蛋白对 GFR 下降率没有影响[260, 261]。另外，依泊汀 β 治疗早期贫血以降低心血管风险的研究中，与较低血红蛋白目标（10.5～11.5mg/dl）相比，达到较高的血红蛋白目标（13～15mg/dl）与较短的透析开始治疗时间相关[262]。更高血红蛋白目标相关的严重不良反应引起了进一步关注，包括死亡率增加[263] 和脑卒中的风险增加[259]。因此，当前 KDIGO 建议是使用促红细胞生成素或铁补充剂，或两者兼有，治疗 CKD 贫血，以纠正血红蛋白并达到 10～11.5mg/dl 的范围[264]，但不应超过 13g/dl[264]。CKD 贫血的发病机制和治疗方法在第 55 章进一步讨论。

（二）矿物质和骨异常

大量队列研究表明，矿物质代谢紊乱与骨折、心血管疾病和死亡率之间存在很强的关联性（KDIGO CKD-MBD 工作组进行了综述）[265]（另请参阅第 53 章）。需注意的是，多数研究报道了透析人群的观察性数据、个体参数与临床结局间的关系，但 CKD 3～5 期生化指标和激素异常的数据有限，未对原发病进行分析，而一些原发疾病可影响矿物质和骨异常的自然病程。

CKD 矿物质代谢和骨骼结构变化比以往认为要出现得更早。GFR 在 60～70ml/min 时，1,25- 二羟基维生素 D 和 25- 羟基维生素 D 含量即缓慢下降，1,25- 二羟基维生素 D 值与 GFR 呈正相关，与血浆甲状旁腺激素和血清磷水平呈负相关。血浆甲状旁腺激素在 CKD 病程较晚时升高，但当 GFR 降至 45ml/(min・1.73m^2) 以下时，即呈指数升高[266]。当 GFR 降至 40ml/(min・1.73m^2) 以下时，钙磷值才会出现异常，且在 GFR 低于 20ml/(min・1.73m^2) 时更为常见[267]。

基于社区的肾脏早期评估计划（KEEP）和 NHANES 队列研究表明，CKD 3 期患者甲状旁腺激素水平会先升高，而钙和磷水平仍保持正常[267, 268]，这些发现强调了 eGFR 低于 60ml/(min·1.73m^2) 时，监测个体甲状旁腺激素及钙磷的重要性。研究人员还描述了 CKD 患者矿物质和骨异常的早期生物标志物。成纤维细胞生长因子 23（FGF-23）调节磷代谢并与透析患者的死亡率相关[269]。一项 4000 例 CKD 2～4 期患者的队列研究显示，高水平的 FGF-23（定义为高于 100U/ml）比继发性甲状旁腺功能亢进和高磷血症更为常见[270]，进一步分析显示，FGF-23 水平升高是进展为 ESRD 和死亡的独立危险因素[271]。然而，该早期指标还不能常规检测，因此我们仍建议根据 KDIGO 指南进行监测[272]。

因此，CKD 3 期即应开始监测血清钙、磷、甲状旁腺激素水平及碱性磷酸酶活性。CKD 患者在 CKD 5 期前，矿物质和骨异常很少出现症状，故进行监测的主要原因是尽早进行预防性治疗以抑制继发性甲状旁腺功能亢进。多数不需透析的 CKD 患者中，矿物质和骨异常的治疗最初为限制磷酸盐饮食，之后为口服磷酸盐结合药，以维持磷在正常范围内，尽管尚无 RCT 证据表明这些措施会影响临床结果。

对未接受透析的 CKD 3～5 期患者，最佳的甲状旁腺激素水平尚不清楚。但是，建议先评估甲状旁腺激素水平高于正常上限患者的高磷血症、低钙血症和维生素 D 缺乏症[5]。如果纠正了上述影响因素后，甲状旁腺激素水平仍迅速升高并持续高于上限值，可考虑使用骨化三醇或维生素 D 类似物（当血磷控制后）治疗。据报道，使用维生素 D 类似物帕立骨化醇治疗可降低已接受 ACEI 或 ARB 治疗的糖尿病肾脏疾病患者的蛋白尿[273]，但需进一步探讨维生素 D 治疗的肾保护作用。CKD 中矿物质和骨异常的发病机制和治疗的讨论在第 53 章中已详尽介绍。

七、慢性肾脏病的分期治疗

除对风险分层有用外，CKD 的 KDIGO 分类尚可作为便利的框架来识别不同阶段的优先级管理。以下各节将详尽讨论该“分期疗法”，并在表 59-2 中进行总结。

（一）1 期和 2 期

CKD 1～2 期的诊断基于蛋白尿、血尿或结构性肾脏疾病，以及 eGFR 高于 60ml/(min·1.73m^2)。CKD 1 期定义为 GFR > 90ml/(min·1.73 m^2)（占美国总人口的 5.7%），2 期定义的 GFR 介于 60～89ml/(min·1.73m^2)（占美国总人口的 5.4%）[274]。这些统计数据表明，1999—2004 年，各阶段 CKD 估计占 20 岁成人的 16.8%，比 NHANES Ⅲ（1988—1994 年）估计的 14.5% 有所增加[275]。

CKD 1 期～2 期的患者没有特定的症状或肾衰竭所致的并发症，如贫血或骨骼和矿物质异常等。有症状的患者可能患继发性肾小球或间质性疾病的多系统疾病（参阅第 32 章和第 35 章）。多数 CKD 1 期～2 期患者通过常规或医疗保险强制性筛查发现，且正就诊或就医。在许多国家，只有一小部分患者曾经过肾病专家评估。随着放射影像学检查的普及，现在发现更多人肾脏结构有异常，如多囊肾或孤立肾。

这些早期阶段的重点应该是确定具体的肾脏疾病（如存在），适当转诊给肾脏科医生及降低心血管风险。详尽的家族史很重要，因为有家族史的患者需要更详细的调查，以便及早发现遗传性肾脏疾病，特别是成人多囊肾。以下初步调查适用于协助风险评估，并为转诊至肾病科医生或泌尿科医生提供决策依据（另请参阅第 23 章）：

1. 通过检测随机尿 ACR 或 PCR 估算尿白蛋白或蛋白质排泄量。尿蛋白检测值≥0.5g/d（UACR300mg/g 或 30mg/mmol）的患者应转诊给肾病科医生进行检查[5]。

2. 需要进一步的尿液分析以检测血尿。对于无痛但肉眼可见的血尿，必须确认或排除严重的泌尿系统病因，如膀胱癌、肾细胞癌和较少见的前列腺癌，尤其是在 50 岁以上、吸烟和有肾脏恶性肿瘤家族史者。通常应由具有筛查这些疾病经验的泌尿科医生或肾脏科医生对其进行评估。无痛性镜下血尿更可能是由肾小球疾病引起，但可能需要转诊至泌尿科医生以确认或排除高危人群的肾脏恶性肿瘤[276]。目前有一些关于血尿检查的国家指南[276, 277]。初始血液检查包括检测肌酐、eGFR、尿素、电解质（Na^+、K^+、HCO3$^-$、Cl^-）、骨骼和肝脏检查、血糖、糖化血红蛋白、血细胞计数、红细胞沉降率和（男性）前列腺特异性抗原。可根据症状和其他检查结果针对潜在骨髓瘤、抗中性粒细胞胞质抗体（ANCA）相关血管炎、抗肾小球基底膜疾病和系统性红斑狼疮进行血清学筛查。

3. 如尿液检查结果异常，有很强的 CKD 家族史或有明显高血压，则应进行腹部超声检查以排除结构异常，并确定肾脏的双极直径。肾脏大小不对称可能提示动脉粥样硬化性肾血管疾病，因此，如怀疑该情况，血管造影（计算机断层扫描或磁共振血管造影）可能会对其诊断有所帮助。

通常无特定肾脏疾病或明显蛋白尿的 CKD 1～2 期患者，仅需每年监测血压、eGFR 和蛋白尿。而那些 GFR 突然或持续下降或蛋白尿恶化的患者，应转诊给肾病科医生，以进一步检查和优化治疗方案[5]。

（二）3 期

CKD 3 期，GFR 为 30～59ml/(min・1.73m^2) 是一个非常重要的阶段，因为多数 CKD 患者在此阶段被确诊（1 期和 2 期除非进行尿检，否则常不易被发现）。而且，GFR 降至 45ml/(min・1.73m^2) 以下，许多并发症即开始显现，心血管疾病死亡率显著增加[246, 278]。因此，一些国家指南和 KDIGO 指南将该时期分为2个阶段，即3a期GFR为45～59ml/(min・1.73m^2) 和 3b 期 GFR 为 30～44ml/(min・1.73m^2)[5, 279, 280]。在基础病因方面，可通过初级保健与肾脏病医疗的协作来合理管理 CKD 3 期。一项使用数学建模技术的研究表明，CKD 多学科护理是一种经济有效的模式，有助减少透析的需要，并延长预期寿命[281]。此阶段的治疗目标是确定特定的肾脏疾病，纠正可逆性肾功能不全的病因，预防或延缓 CKD 的进程，降低心血管风险，并治疗 CKD 并发症（通常在 CKD 3B 期）。此期转诊标准与 CKD 早期相同，如伴有贫血、矿物质和骨异常，可能需要专科治疗。应每隔 3～12 个月监测一次血压、eGFR 和血清生化指标及完整的血细胞计数和蛋白尿评估，具体监测间隔时间取决于风险状况和临床情况（表 59–5）。

（三）4 期

CKD 4 期患者具有心血管死亡和进展为 ESRD 的高累积风险。在诊断后的 5 年中，几乎 66% 的患者经历了肾脏终点事件或 CVE。在一项基于人群的研究中[282]，在 2 期、3 期和 4 期的 5 年观察期内，需要 RRT 的比例分别为 1.1%、1.3% 和 19.9%，死亡率分别为 19.5%、24.3% 和 45.7%。意料之中的是，CKD 4 期患者通常占肾病门诊就诊者的很大比例。实现肾脏保护仍是一个重要目标，以尽量延迟 RRT 开始时机及最大限度地降低心血管风险。应每 3～6 个月监测一次血压、eGFR 和血清生化指标，包括甲状旁腺激素水平和全血细胞计数。

随着 GFR 降至 20ml/(min・1.73m^2) 以下，应将重点转移至治疗 CKD 并发症和 RRT 计划[283]。有效的 RRT 准备工作需要来自多学科（医学、护理、药学、饮食学、心理学及社会工作）投入，最好在多学科医疗中心进行。越来越多的证据表明，患者更喜欢该方法进行准备，至少在观察性研究中，该类医疗机构可带来更好的结局[284, 285]。透析准备的延迟转诊（透析开始前少于 3 个月）与死亡率显著升高[286]和生活质量降低明确相关[287]。加拿大研究结果还表明，即使转诊时间适当，在未及时开始 RRT 的患者中死亡、

表 59–5　慢性肾脏病分期推荐的监测频率

变　量	1 期和 2 期	3 期	4 期	5 期
GFR 和电解质	每 12 个月	每 3～12 个月	每 3～6 个月	每 1～3 个月
蛋白尿（ACR 或 PCR 检测）	每 12 个月	每 3～12 个月	每 3～6 个月	每 3～6 个月
血压	每次就诊	每次就诊	每次就诊	每次就诊
钙和磷酸盐水平	每 12 个月	每 12 个月	每 3～6 个月	每 3 个月
甲状旁腺激素水平	—	每 12 个月	每 3～6 个月	每 3～6 个月[a]
血红蛋白	每 12 个月	每 12 个月	每 3～6 个月	每 1～3 个月[a]

应根据先前的 GFR 下降率、未来 GFR 下降的风险评估（尤其是大量蛋白尿＞1g/d 或同等水平）及当前的药物治疗进行个体化监测
a. 对甲状旁腺激素和贫血的监测应取决于先前的结果和针对这些情况的具体治疗（如果有）。未经特殊处理的稳定值所需监测较少
ACR. 白蛋白与肌酐比值；GFR. 肾小球滤过率；PCR. 蛋白与肌酐比值

输血或随后住院的复合终点比率高达 53%[288]。

及时进行透析准备的必要性在多数国家指南中都被强调。但是并非所有 CKD 4 期的患者都进入了第 5 期，不必要的准备可能造成伤害。因此，CKD 4 期患者应进行进展到 ESRD 的风险评估（请参阅第 20 章）。这在老年人中尤为重要，因为死亡的竞争风险是老年患者一个重要的考虑因素。欧洲肾脏最佳实践（ERBP）组提出了一种评估 ESRD 与死亡风险的综合方法，以协助 RRT 的有关决策[289]。开始透析的准备需要多种干预措施，以应对医学和社会心理方面的问题。人们需要适当的咨询以帮助他们选择透析方式及应对开始透析的社会心理影响。与仍在工作、有家庭义务的年轻人相比，老年人通常更倾向于接受透析。美国的一项大型研究证实，社会支持对于血液透析和腹膜透析患者至关重要，因为它可以提高满意度和生活质量，减少住院治疗[290]。及时建立血管通路（理想情况下是前臂动静脉瘘）对充分成熟、必要时进行改良，以及在原部位失败时重复手术非常重要。腹膜导管置入需要较少的成熟时间，但应尽早进行，以便为腹膜透析提供足够的训练时间。关于透析准备和血管通路的进一步讨论，请参阅第 63 章、第 64 章和第 68 章。

1. 乙型肝炎疫苗接种

进行血液透析的患者虽然接触乙型肝炎病毒和其他血源性病毒的风险小，但仍显著增加。血液透析单位几次乙型肝炎的严重爆发，导致易感人群和工作人员患病率明显增高甚至死亡。因此，应对预期要透析的 CKD 患者进行乙型和丙型肝炎及人类免疫缺陷病毒感染的筛查。对血清乙型肝炎表面抗原和乙型肝炎表面抗体呈阴性的患者应进行免疫接种，并在接种疫苗后检测其抗体水平。由于血清转化率随 GFR 降低而降低[291]，因此对 CKD 3 期且为高危进展人群的患者进行免疫接种更为理想，然而，由于人数众多且预测结果缺乏精确性，因此通常会推迟到第 4 期。通过加大疫苗剂量和优选通过皮内途径注入疫苗可提高血清转化率。一旦开始透析，血清转化率就很低，特别是老年患者[292]。包括 12 项研究的 Meta 分析结果显示，可通过多次注射疫苗，最好是通过皮内途径来提高血清转化率[293]，其机制尚不明确，但这一发现与在 CKD 患者皮内给药后观察到的其他疫苗的免疫原性增加，以及经皮下给予重组促红细胞生成素后出现纯红细胞发育不良的罕见病例一致[294, 295]。

2. 无透析肾移植

开始透析前，应对可能进行肾移植的患者进行评估和准备。有关等候移植与接受移植的患者死亡率增加一致仍存在争议，如方法混淆了分析的提前期偏差和未测量的差异[296]。无透析移植策略对肾移植和透析需求减少明显获益。当受者 GFR 低于 15～20ml/(min・1.73m^2)，且在过去 6～12 个月内肾功能持续下降时，很多国家和中心都允许其进行肾移植[297]。无透析肾移植的最佳时机仍不清楚，移植前较高或较低的 GFR 似乎与较高的同种异体移植生存率无关[298]。

（四）5 期

当 GFR 降至 15ml/(min・1.73m^2) 以下时，需优先考虑保持最佳的健康状况和功能、实现有计划和不复杂的 RRT 启动。如果已及时将患者转诊，则 RRT 的准备工作应该已完成，但由于患者迫切需要开始治疗，故常需持续的社会心理支持。开始 RRT 的最佳时机仍存在争论[299]。896 546 例透析患者的回顾性分析显示，“早期”开始透析的患者死亡率较高 [GFR＞15ml/(min・1.73m^2)]，“晚期”开始透析的患者死亡率较低 [GFR＜5ml/(min・1.73m^2)]，尽管该研究表明，其结果可能受到未解释的混淆和选择及领先时间偏倚的影响[300]。在一项里程碑式的随机对照试验中，CKD 5 期患者被随机分为“早期”开始透析组 [GFR 为 10～14ml/(min・1.73m^2)] 或“晚期”开始透析组 [GFR 为 5～7ml/(min・1.73m^2)]，3.59 年中位随访后，两组间的生存率或不良事件发生率（CVE，感染或透析并发症）无明显差异[301]。

因此，我们建议对于 RRT 应进行个体化治疗，一般应在 GFR 低于 10ml/(min・1.73m^2) 时，并在出现明显尿毒症症状或营养不良前进行。为促进此时机，监测 GFR、血清生化和血红蛋白及临床评估的频率应增加时间缩短为每隔 1～3 个月。拒绝接受 RRT 的患者应继续接受 CKD 并发症的治疗以优化生活质量，如有必要，应在他们出现症状性尿毒症时转诊至姑息治疗服务机构，以便进行充分的护理计划。

第60章 肾脏疾病饮食疗法

Dietary Approaches to Kidney Diseases

Nimrit Goraya Donald Everett Wesson 著

宋盼爱 贺理宇 译

孙 林 校

要 点

- 饮食管理是临床医生预防或延缓慢性肾脏病（CKD）进展至终末期肾脏病（ESRD）及管理 CKD 相关并发症中未充分利用的策略。
- 饮食是预防和管理糖尿病及高血压的最基本和最重要的方法，这 2 种疾病是发达国家引起 CKD 的 2 种主要病因。
- 临床医生应该考虑到以素食为主的饮食习惯与降低 CKD 患者总体死亡风险显著相关，因为 CKD 患者比无 CKD 患者的死亡风险高。
- 低产酸饮食及能促进可降解肾毒性代谢产物的肠道菌群生长的饮食与降低 CKD 发生和发展的风险相关。
- 改变饮食可以减少因含氮废物堆积而引起的尿毒症并发症。这些改变包括限制摄入的膳食蛋白的数量，并关注其质量。
- 以素食为主的饮食似乎在 CKD 管理中起重要作用，肾小球滤过率降低但相对保存良好的 CKD 患者更能耐受以素食为主的饮食带来的血钾增加。
- 除了由临床医生向个人提供健康饮食成分外，公共政策对人群，尤其是高危人群实施“健康”饮食成分的规定也许能够预防或延缓 CKD 的发生。

一、概述

饮食是慢性肾脏疾病管理的重要组成部分

美国的数据分析表明，饮食是慢性肾脏疾病（CKD）患者死亡和残疾的最大单一相关风险因素，这说明了饮食在 CKD 管理中的重要性[1]。此外，CKD 患者的“健康”饮食与死亡率的降低相关[2, 3]。这些数据支持饮食管理可以提高 CKD 患者的生活质量并延长其寿命，应该鼓励临床医生知晓并推荐食物模式来实现这些目标。临床医生将饮食作为 CKD 治疗的基础还包括下面这些原因。

- 饮食是糖尿病管理的基础，而糖尿病是发达国家引起 CKD 的主要原因[4]。糖尿病相关的 CKD 患者在对肾脏病处理的同时必须有适当的糖尿病管理。更重要的是，由 2 型糖尿病（T_2DM）引起的 CKD 患者饮食越“健康”（我们将随后详细列出“健康”饮食成分），其死亡率及 CKD 的进展风险就越低[5]。
- 饮食管理被推荐为高血压管理的一线治疗[6]，90% 的 CKD 患者同时患有高血压[4]。因此，饮食将有助于控制慢性肾脏病患者的高血压，长期研究支持较好的血压控制可以降低慢性肾脏病患者的死亡率[7, 8]。
- 饮食也有助于减轻一些 CKD 相关的器官功能

障碍。

- 正确的饮食可以减少身体中由肾脏产生的有害废物的堆积，从而延缓需要肾脏替代治疗（透析或肾移植）的时间。伴随着酸碱、体液、电解质的失衡及矿物质骨病的发生，CKD 患者的生活质量也随之降低。通过应用有效的饮食模式可成功延迟肾脏替代治疗，改善这些代谢并发症，提高患者的生活质量，降低 CKD 治疗的社会成本。
- 饮食也可能用于延缓 CKD 的进展，如我们接下来要讨论的一样。

总之，这些数据均提示饮食在预防和延缓 CKD 进展及其相关并发症的管理中起重要作用。虽然我们讨论的重点是临床医生治疗 CKD 患者的策略，但是这些数据为饮食结构的变化提供依据，将促进一些考虑到预防 CKD 时的干预措施。本篇讨论的数据支持的观点是以饮食为基础，在 CKD 患者及高危人群的管理中以饮食为主 [9]，以药物治疗为补充。我们将从饮食对引起 CKD、糖尿病和高血压的作用开始我们的讨论，这些疾病占美国终末期肾病（ESRD）病例的 72% [4]。

二、饮食对 CKD 常见病因糖尿病和高血压的作用

（一）糖尿病

在美国，糖尿病仍然是导致 ESRD 的最大单一因素，超过 90% 的 ESRD 患者为 2 型糖尿病（T_2DM）引起的，其余的为 1 型糖尿病（T_1DM）引起的 [4, 10]。虽然美国 T_2DM 的发病率降低，但其患病率却在增加 [11]，可能是由于 T_2DM 患者寿命延长，不幸的是，这使他们面临着更大的发展为 CKD 的风险。T_2DM 诊断十年后，5.3% 的患者出现大量白蛋白尿（即尿白蛋白排泄每日 > 300mg[4]），表明肾病诊断成立 [12]。许多 T_2DM 患者在诊断时已经有 CKD 的症状 [13]，可能是因为他们经历了一段不确定的被称为“糖尿病前期”的异常代谢状态，这可能与肾脏损伤的指标，如蛋白尿相关 [14]。更令人注意的是，约 1/3 的美国成人有“糖尿病前期” [11]，并且这些人与普通人群相比，有更高的比例发生 eGFR 降低 [14]。在过去 25 年里，不论糖尿病前期如何定义，心血管疾病和肾脏疾病在有糖尿病前期的成人中非常普遍 [14]。因此，考虑饮食治疗 CKD 是非常重要的，尤其是在预防 CKD 的发生和发展方面。

饮食对 T_2DM 的作用

超重是引起 T_2DM 的一个最重要的可变危险因素 [15]，因此饮食因素在糖尿病相关的 CKD 中起重要作用。观察性研究表明坚持“健康”并反对“不健康”饮食，包括“地中海式”饮食，即强调新鲜水果和蔬菜、橄榄油、鱼肉作为的动物蛋白来源，减少单糖和红肉，与降低 T_2DM 的风险相关 [16, 17]。影响 T_2DM 风险的饮食成分包括以下方面。

- 摄入的糖类的特性。大量摄入被称为纤维的不可消化的复杂糖类，可以降低 T_2DM 发病风险 [18, 19]。增加纤维摄入量可以促进肠道细菌的生长，肠道细菌通过发酵摄入的纤维产生短链脂肪酸，从而改善血糖控制水平 [20]。全谷物食品的纤维含量特别高。一般来说，水果和蔬菜都是纤维的来源。另外，长期大量摄入易升高血糖的食物（即具有高血糖指数的食物，如单糖）与 T_2DM 发病风险增加相关 [21–23]。血糖指数是根据食物中的糖类如何影响血糖水平的一个相对排序，是一个从 0 到 100 的数字，将纯葡萄糖设定为 100。低血糖指数的糖类（55 或更小）提示消化、吸收和代谢得更慢，从而引起血糖上升也慢，常常可以使血糖维持在较低水平。
- 摄入脂肪的特性。虽然高饱和脂肪酸的摄入似乎并不影响 T_2DM 发病的风险 [24]，但是大量摄入多不饱和脂肪 ω6[25, 26] 和 ω3[27] 似乎可以降低 T_2DM 的发病风险。
- 摄入蛋白质的特性。动物蛋白摄入量高与 T_2DM 的风险增加有关 [28, 29]，尤其是红肉摄入量的增加 [28–31]。另外，植物蛋白比例高的饮食可以降低 T_2DM 的发病风险 [32]。
- 饮食对内源性酸产生的影响。动物蛋白代谢产生酸，大多数植物蛋白代谢产生碱或既产生酸又产生碱 [33]。此外，高盐（氯化钠）饮食增加内源性酸产生 [34]。摄取的饮食是产酸还是产碱在很大程度上取决于产酸和产碱饮食成分的平衡。高产酸饮食会增加胰岛素抵抗 [35]，长期摄入会增加 T_2DM 风险 [36–38]，T_2DM 患者胰岛素抵抗与高血压和微量尿蛋白有关 [36]。

总之，这些数据能够指导预防糖尿病的饮食策略，特别是在高危个人和群体中（表 60-1）。此外，它可以帮助指导糖尿病伴 CKD 患者的饮食管理。

（二）高血压

在美国，高血压是引起 ESRD 的第二大因素，亦是超过 90% 的 CKD 患者的共病因素[4]。正如前面糖尿病所讨论的，在饮食对高血压作用的背景下，考虑 CKD 患者的饮食，尤其是旨在阻止 CKD 的发生发展，降低 CKD 患者的死亡率，这点特别重要，因为控制好 CKD 患者的血压与降低死亡率密切相关[7, 8]。

饮食对高血压的影响

正如前面糖尿病部分所述，坚持“健康”，而非“不健康”的饮食与降低高血压发病率有关[39, 40]。其他观察性研究表明先前提到的地中海式饮食可以降低血压[41]。此外，目前的指南建议停止高血压的饮食方法（Dietary Approaches to Stop Hypertension，DASH）作为高血压的一线治疗[6]，因为它能有效降低血压[42]。这类饮食强调摄入水果、蔬菜、全谷物和坚果，并且限制食用红肉等动物蛋白，偏向适度摄入鱼和家禽。DASH 饮食可以降低高血压患者的血压[42]。表 60-2 汇总了降低患高血压风险的饮食成分，包括以下方面。

电解质摄入。多项研究强调钠（NaCl 或“盐”）在启动和维持高血压中起重要的作用，值得注意的是，高血压在低钠饮食的人群中很罕见，即便是老年人[43]。人群钠摄入量与血压之间存在直接联系[43, 44]，限制膳食中的钠可以降低高血压患者的血压[45]。如上所述，DASH 饮食能够降低血压[42]，但限制钠的摄入可以进一步降低 DASH 饮食人群的血压[46]。相比之下，高钠饮食似乎抵消“健康饮食”的降血压作用[47]。另外，反映膳食中钾摄入量的尿钾排泄与血压呈负相关[48, 49]。膳食中的钾似乎有许多降血压的益处，包括促进尿钠排泄[50]。膳食中低钠高钾的组合似乎可以降低高血压患病风险[48, 49]。此外，一些研究表明，膳食中镁的摄入量与高血压风险呈负相关[51, 52]，并且其他的研究表明补充镁可以轻微地降低高血压患者的血压[53]。

植物性饮食包括新鲜水果和蔬菜，天然的低钠、高钾[48] 并且富含镁[52]。

摄入蛋白的特性。与高血压风险增加有关的“不健康”饮食成分包括动物蛋白，如奶酪和加工过的红肉[54]。相比之下，能降低高血压风险的饮食成分包括植物蛋白，如水果和蔬菜[55, 56]。流行病学研究表明，绝对的素食者高血压的发生率低于非素食

表 60-1　降低 2 型糖尿病发病及延缓进展的饮食疗法

策　略	具体方法
强调促进健康葡萄糖代谢的糖类	• 提倡含有膳食纤维的食物 – 全谷类 – 水果和蔬菜
	• 尽量少吃血糖指数高的食物 – 单糖 – 果糖
强调促进健康脂肪代谢的脂肪	• 提倡多不饱和脂肪，包括 ω-6 和 ω-3
强调最低可能增加胰岛素抵抗的蛋白质饮食	• 提倡植物性食物 • 尽量减少动物性食物，特别是红肉
强调减少内源性酸产生的饮食	• 提倡产碱类的水果和蔬菜 • 尽量减少动物性食物 • 尽量减少氯化钠（盐）摄入
降低肥胖风险	• 提倡健康的热量摄入 – 尽量摄入高营养 / 低热量比的食物，如水果和蔬菜 – 减少加工食品 • 提倡 ω-3 多不饱和脂肪

者[57]，并且在发达国家素食者与正常饮食者相比，其血压随着年龄的增长而升高的可能性较小[58]。研究表明，减少正常饮食中特定成分的摄入并不是引起血压差异的原因，素食者血压低是由于摄入的蔬菜和水果中有大量潜在的、有益的营养素[59]。为了支持这个论点，在地中海饮食中补充额外的水果和蔬菜，一个类似的对 DASH 饮食的进一步加工，其蔬菜的量已经高于发达社会经典饮食，结果显示可以降低高血压患病的风险[60]。并且减少食用红肉，用植物蛋白来替代可以降低高血压前期、绝经后妇女的血压[61]。

饮食中内源性酸的产生对高血压的影响。机体以增加内源性酸产生的方式代谢动物蛋白，而以减少内源性酸产生或不产生酸的方式代谢大多数植物蛋白[33]。此外，高盐（NaCl）饮食可以增加内源性酸的产生[34]。事实上，饮食中氯化钠的摄入约有 50%～100% 转化成酸性物质[34]。对儿童[62]和成人[63, 64]研究表明增加内源性产酸的饮食可以升高血压。因为膳食钠增加[34]、钾减少、动物蛋白增加、植物蛋白减少[33]，饮食对内源酸产生的影响可能是这些和其他饮食成分影响血压和高血压风险的共同机制。

肥胖。高热量的饮食导致肥胖且研究表明肥胖与增加高血压风险相关[65, 66]。此外，肥胖患者减肥可以降低高血压[67]。

减少人群中 CKD 发病率的策略可以从减少两个主要病因，即糖尿病（特别是 T_2DM）和高血压的发病率开始。研究数据显示恰当的饮食对两者均有作用，并且提示高危患者可以制订特定的膳食谱，更广义地说，人群作为一个整体，有希望通过减少糖尿病和高血压的发病率来减少 CKD 的发生。这种干预可能对整个人群来说会更有效，而不是单个个体水平，尤其是对于 CKD 高危人群。此外，由于糖尿病在发达国家是引起 CKD 的最主要原因，并且超过 90% 的 CKD 患者有高血压，这些数据支持 CKD 患者通过有效的饮食来管理糖尿病和（或）高血压。

三、饮食对 CKD 发生发展的影响

（一）与 CKD 发生相关的饮食因素

与上述导致 CKD 的 2 种主要疾病相似，观察性研究表明坚持“健康”，反对“不健康”的饮食能降低 CKD 的发生风险[68-71]。尽管“健康”饮食的组成成分还有待明确，观察发现坚持“地中海”式饮食，强调新鲜水果、蔬菜、橄榄油和鱼作为动物蛋白的来源而减少红肉和单一的糖类来降低 CKD

表 60-2　降低高血压发病率的饮食疗法

策　略	具体方法
强调电解质摄入的“健康”谱	• 尽量减少氯化钠（盐） – 新鲜而不是加工食品 – 新鲜水果和蔬菜
	• 提倡能耐受的钾的摄入 – 水果和蔬菜
	• 提倡能耐受的镁的摄入 – 水果和蔬菜
强调促进健康血压的蛋白质	• 提倡植物性食物 • 尽量减少动物性食物
强调减少内源性酸产生的饮食	• 提倡产碱类的水果和蔬菜 • 尽量减少动物性食物 • 尽量减少氯化钠（盐）
降低肥胖风险	• 提倡健康的热量摄入 • 尽量摄入高营养 / 低热量比的食物，如水果和蔬菜 • 减少加工食品

患病风险的观点[72-75]值得借鉴和参考。

植物性饮食富含纤维，并且这样的饮食，特别是那些高纤维、低动物蛋白的饮食可以降低 CKD 的风险[75, 76]，部分原因可能是因为动物蛋白比例高的饮食与高水平肾毒性的内脏源性物质相关[77]。如上所述，大多数植物蛋白代谢后产生碱而动物蛋白代谢后产生酸[33]。低酸饮食降低 CKD 风险，高酸饮食增加 CKD 风险[78, 79]。红肉摄入过多尤其增加 CKD 发病风险[80, 81]。高酸饮食主要是由于不成比例的动物蛋白摄入过多引起的，并可能通过慢性高滤过[82]而引起肾损伤，这一现象与血流动力学诱导的肾损伤相关[83]。

地中海式饮食的其他潜在的肾脏保护作用可能来自其鱼油和其他富含 ω-3 多不饱和脂肪酸的食物，高摄入这类食物与降低 CKD 的风险相关[84]。ω-3 多不饱和脂肪酸亦与降低肥胖风险相关[85]，而肥胖本身能增加 CKD 的风险[86, 87]，甚至独立于糖尿病和高血压[88, 89]。

（二）与 CKD 进展相关的饮食因素

不管是糖尿病[90]还是原发性高血压[91]引起的蛋白尿的患者，即使最初 eGFR 正常，后续 eGFR 下降的风险也会增加[4]。如上所述，坚持“健康”，而非“不健康”的饮食与延缓 CKD 患者 eGFR 下降有关[5, 92, 93]。这些“健康”的饮食中植物蛋白含量高[68-71]，增加膳食中植物蛋白的比例可以降低肾损伤[94]，从而延缓 CKD 的进展[95-97]。植物蛋白主要是代谢后产生碱，植物性饮食的部分益处可能对减少饮食酸相关[33, 94]，因为素食可以纠正代谢性酸中毒[96-99]，即使没有代谢酸中毒亦可以减少饮食酸[100]，从而延缓 CKD 患者 eGFR 的下降速度。植物蛋白还可以促进肠道菌群生长，以减少肠道内肾毒性物质代谢产物的水平[101]。素食比荤食钠的摄入量低，尤其是肉类食物，而高钠饮食与 CKD 的进展有关[102]。

（三）饮食相关肾损伤的潜在机制

1. 高滤过

当大量功能肾单位丢失，残余功能肾单位滤过率增加[83]。CKD 动物模型证实长期的高肾小球滤过压伴随着高滤过率对肾脏有害，并导致肾小球滤过率（GFR）进行性下降[103]。在 CKD 动物模型中，高动物蛋白摄入导致高滤过与肾小球毛细血管压力增加，并且与肾单位完整的动物相比，这些高动物蛋白饮食会对肾单位受损的动物造成更严重的肾脏损伤[103, 104]。长期高动物蛋白饮食似乎同样可以引起人肾小球的高滤过[82]。研究发现 CKD 动物模型内分泌系统产生的胰高血糖素、胰岛素、胰岛素样生长因子 -1、血管紧张素 Ⅱ、前列腺素和激肽等激素也能导致肾小球高滤过[105-108]。

2. 氧化应激

氧化代谢产生的分子可能对周围组织有害，固有免疫系统通常会清除或降解这些分子。如果这些氧相关的分子产生速度超过机体正常的排毒速度或者正常的排毒机制受损，氧化应激则会引起组织损伤。CKD 动物模型肾单位的减少与氧化应激相关，动物蛋白为主的食物的摄入加重氧化应激[109, 110]。

3. 炎症

进行性肾病的特征是炎症，包括纤维化，尤其是肾小管间质纤维化[111]。动物蛋白含量高的饮食增加肾脏 TGF-β_1 和纤粘连蛋白的产生，2 种物质均可以介导肾脏纤维化[112]。此外，高摄入动物蛋白增加肾脏内皮素、醛固酮和血管紧张素 Ⅱ 的水平，每一种物质都可以介导 GFR 的下降和小管间质纤维化。相反，增加植物性膳食蛋白的摄入能延缓 GFR 下降，减少小管间质纤维化[113-116]。

4. 酸性物质诱导的肾损伤

如上所述，高酸饮食与 CKD 发生发展相关[78-79, 117]。动物实验表明，高酸饮食增加肾脏内皮素、醛固酮和血管紧张素 Ⅱ 的水平，所有这些均有助于介导肾小管酸化[118-120]，也引起肾损伤，从而导致 GFR 进行性下降[113-116, 121]。纠正 CKD 患者代谢性酸中毒从而延缓肾病的进展与减少这些物质从尿液中排泄相关[96, 99, 100]。总之，这些数据支持高酸饮食通过增加这些细胞因子和可能的其他细胞因子的肾脏水平而导致酸性肾损伤。

这些数据证明植物性饮食与减少肾损伤有关，可能通过与饮食相关的肾损伤机制减少肾损伤。

（四）饮食对增加 CKD 相关死亡率的作用

eGFR 的下降与死亡率增加有关[122]，特别是心血管死亡率[123]，在 2013 年占全球死亡人数的 4%[124]。与 GFR 正常的糖尿病患者相比，GFR 下降的糖尿病患者寿命大大缩短[125]。饮食是最大的与CKD 相关的死亡和致残的单一危险因素[1]，且“健康”饮食可以降低 CKD 的死亡率[2]。大量动物蛋白而非纤维的摄入与CKD患者死亡率增加相关[126]，但增加膳食纤维摄入可以减少 CKD 相关的炎症和降低死亡率[127]。

总之，这些数据证明膳食策略可以作为延缓高危个体发生 CKD，或阻止 CKD 患者进展，减少CKD 相关的死亡的一线管理方针。

四、CKD 患者饮食管理方案

CKD 患者饮食管理时要考虑的营养成分

1. 能量需求

大多数研究表明，CKD 患者的能量需求与非CKD 患者的能量需求相似，但是 CKD 患者并没有随着热量的摄入减少而能量消耗降低[128]，提示CKD 患者并不会因热量的摄入减少而相应地调整自身热量的消耗。一些研究表明由于尿毒症毒素导致胰岛素抵抗使得血液透析患者对能量的需求会稍有增加[129]。尽管 CKD 患者的稳态能量摄入量可能低于推荐的 30～35kcal/(kg · d)[130]，大多数研究仍然推荐 30～35kcal/(kg · d) 以避免蛋白质能量消耗[131, 132]。糖类可占 CKD 患者能量需求的 5%～15%[133]，但当水果中果糖含量高时必须非常谨慎，因为它与增加胰岛素抵抗[134]及增加心血管疾病全因死亡率[135]相关。限制或避免膳食果糖作为 CKD 患者的能量来源的另一个原因是，它增加了血清尿酸水平[135]并与加剧肾病进展相关[136, 137]。此外，降低血清尿酸水平可改善 CKD 患者肾脏的结局，减少心血管事件的风险[138]。

2. 蛋白需求

经验性观察支持最低膳食蛋白质需要量为按理想体重每日 0.6g/kg，理论上一般推荐 0.75g/（kg·d）[139]，通常在 0.8g/（kg · d）上下。这个建议适用于素食和非素食主义者[140]。指南推荐透析患者应增加至1.2g/（kg · d）因为他们具有更高的蛋白分解代谢或丢失[141]。与能量需求不同，CKD 患者可以通过减少氨基酸氧化和蛋白降解来适应饮食中蛋白的限制[142]。天然氨基酸含有氮，代谢时产生含氮废物，增加血液尿素，可能影响肾脏功能[143]。尿毒症症状与蛋白质分解代谢产物相关。因此，严格控制饮食中的蛋白质可以推迟开始肾脏替代治疗时间，尽管通过改善尿毒症症状可能导致 GFR 下降。这可能会潜在地引入有利于限制饮食蛋白质的偏向，从而混淆了直接保护肾功能的机制。根据肌酐的定义，动物蛋白饮食可以降低测量的 GFR，而与真实的 GFR 改变无关。

低蛋白饮食 [0.6～0.8g/(kg · d)]，有时辅以不含氮的酮酸衍生物，与延缓非透析的 CKD 患者 GFR 下降相关[143, 144]，且与降低肠道来源的尿毒症毒素水平相关[145]。然而，迄今为止关于蛋白限制对肾病进展的影响的最大研究，即肾脏疾病饮食调整（MDRD）研究表明，低蛋白饮食组 [0.58g/(kg · d)]和正常蛋白饮食组 [1.3g/(kg · d)] 比较，3 年后 GFR 下降没有任何差异[146]。MDRD 研究是检验 2～3 年限制蛋白质可以减缓慢性肾脏疾病进展这一假说的最大的随机临床试验。然而，1994 年发表的文章中主要结论对于这项干预的效果并不肯定。该队列研究的长期随访结果也仍不确定。此外，尽管一些研究显示低蛋白饮食可以延缓 GFR 的下降率，一些患者蛋白摄入量低于 0.8g/(kg · d)，甚至达到推荐最低水平 0.6g/(kg · d)，结果出现蛋白质能量消耗[147]，死亡率增加[144]。尽管如此，一些研究表明在不影响营养状态的情况下 CKD 患者可以安全进食这些食物[143, 148]。由于植物性饮食有诸多益处，研究者研究了这些饮食在 CKD 患者中的效果，结果显示和那些摄入等量的动物蛋白为主的饮食患者相比营养状况相似[149]。关于减少饮食蛋白摄入能否延缓肾功能下降速度的争论仍然存在。开始治疗时残存肾功能水平及 CKD 人群的个体差异是影响研究的一些混杂因素。

发达国家的人群普遍摄入过多的蛋白，平均超过约 60%[140]，且大部分是动物蛋白[33]。如上所述，动物蛋白代谢时增加内源性酸的产生[33]，而增加的酸与 CKD 发生风险[78, 79]和进展有关[96-100]。另外，动物性蛋白饮食与高水平的肠道来源肾毒性物质的产生有关[77]。由于这些原因，许多指南建议限制发达国家人群膳食蛋白摄入量，达到机体基本需求的0.7～0.8g/(kg · d) 即可[133]。

未转化为蛋白质的摄入的膳食蛋白转化为尿素，尿素是蛋白质分解代谢产生的主要代谢废物[150]，可积累并导致尿毒症症状。稳定的血尿素水平直接与导致尿毒症症状的含氮废物水平平行[151]，尿素水平可作为这些物质积累的一个标志物。尿素的稳态浓度反映了蛋白质摄入量，它是尿素产生的来源，较少地反映尿素的降解和肾脏外尿素的排泄[150]。尿素的稳态浓度也反映了肾脏对尿素的清除能力，后者与 GFR 和小管对尿素的处理相关。减少饮食中蛋白的摄入是肾功能下降患者降低尿素和相关的含氮代谢废物的有效方法。

代谢性酸中毒通常出现在 eGFR 相对较低时（一般来说，低于正常的 40%）[152]，通过三磷酸腺苷依赖的泛素化蛋白酶复合系统增加蛋白分解代谢[153, 154]。使用碱纠正CKD患者的代谢性酸中毒，可降低蛋白质的分解代谢，改善蛋白质平衡，增加肌肉量，并减少泛素化蛋白酶复合系统的激活[155, 156]。代谢性酸中毒同样也可通过降低白蛋白的合成来减少蛋白质的合成代谢[157, 158]。由于发达国家饮食常常以产酸为主[33]，在 GFR 下降的人群中易导致代谢性酸中毒[159]，调整饮食结构能预防或治疗 CKD 患者代谢性酸中毒，从而改善因蛋白代谢引起的不良反应。实现这一改变需要减少饮食中动物性蛋白质的量和（或）增加生碱的水果和蔬菜的量，后者有效地治疗 CKD 患者的代谢性酸中毒[96, 160]。

膳食指南对CKD患者的蛋白饮食通常关注在量而很少关注摄取的蛋白的特性。2013 年 KDIGO[161] 指南的第 3.1.13 条，对 2 型糖尿病（“2C”级别的推荐强度，这意味着这是一个实际效果与估计效果可能显著不同的建议）或非糖尿病（“2B”级别的推荐强度，这意味着这是一个实际效果可能接近估计效果但有可能不同的建议）伴 GFR＜30ml/(min・1.73m^2)（CKD 4 期～5 期）且受过适当教育的 CKD 患者的建议是降低蛋白质摄入至 0.8g/(kg・d)。指南推荐“高生物价值”的蛋白质，但如果是植物性蛋白质则可不必讨论。指南 3.1.14 写着“我们建议有 CKD 进展风险的成人避免高蛋白摄入 [＞1.3g/(kg・d)]”（“2C”级别推荐，如前所述）。这 2 条建议反映了在为 GFR 较低 [＜30ml/(min・1.73m^2)] 的患者制订更具体的蛋白饮食建议时需要进行更多的研究。特别是，进一步的研究将阐明蛋白质的性质相对于其量的重要性，特别是在产酸或产碱方面的能力。除了上述植物蛋白与动物蛋白相比在 CKD 中的潜在优势外，动物性蛋白中的肉碱和卵磷脂能被肠道微生物代谢为三甲胺，而三甲胺又能被肝脏黄素单加氧酶代谢为三甲胺 –N–氧化物（TMAO）[162]。血中高 TMAO 水平与心血管疾病和急性 CKD 事件强相关[162, 163]。总之，这些数据表明，对于 CKD 患者，尤其是能够耐受伴随植物性饮食而引起钾增加的患者，对膳食蛋白质的推荐摄入除了考虑蛋白质的量外，还应考虑到蛋白质的性质。

3. 钠

美国成人人均需要的钠为 3400～3600mg/d（148～156mmol）[164, 165]，大大超过了饮食推荐[140]。在美国摄入的大部分钠来自加工食品，通常加工食品增加钠是为了增加食物的存放期及增加食品的口感[166]。外出就餐的食物较家里的食物通常含有更高浓度的钠[166]。CKD 患者高钠饮食与高血压相关，减少钠的摄入可以降低血压和减少尿白蛋白[167, 168]。此外，高钠饮食与 CKD 进展相关[102]。总之，这些数据支持 CKD 患者饮食应限制钠的摄入并且某种程度低于当前饮食钠摄入量，但目前尚没有足够的数据来确定最佳的膳食钠摄入量。2015 年美国膳食指南咨询委员会[169] 推荐成人每天钠的摄入量应低于 2300mg（100mmol）。KDIGO[161] 推荐（3.1.19）成人 CKD 患者每日钠摄入量应低于 2000mg（90mmol），除非另有禁忌。尽管这个建议是“1 C”级别推荐强度（即大多数临床医生会同意，但真正的效果可能与估计的效果有很大的不同），但这似乎是合理的，直到有更精确的研究能确定一个更具体的饮食钠的限制水平。

4. 钾

CKD 患者似乎受益于以植物性为主的饮食，包括水果、蔬菜，正如前文所讨论的，但这类饮食含钾的浓度较高，而 CKD 患者随着 GFR 下降，排钾的能力也下降，使得医生不愿意推荐患者此类饮食[161]。然而，只有有限的研究支持限制饮食中钾的摄入可以改善 CKD 患者的预后，大部分都是根据医生自己的意见做出的推荐。与此相关的是，一些报道质疑那些推荐 CKD 患者限制摄入植物性食物，包括水果和蔬菜的建议[170]。增加血清钾、醛固酮并增加远端尿流量和增强 Na^+–K^+–ATP 酶活性来增强肾脏排泄可以帮助 CKD 患者保持钾的平衡[171]。CKD 4 期患者在日常饮食中加入水果和蔬菜能够增加尿醛固酮排泄，并表现出与较低的尿液 11β- 羟基类固醇脱氢酶 2 活性一致的尿液激素变化[160]。后者是对饮食中由于水果和蔬菜的增加而引起钾增加的反应，提示更多的糖皮质激素通过盐皮质激素受体结合，并与醛固酮一起刺激远端肾单位对钾的排泄[172]。重要的是，植物性食物中的钾主要以非氯离子的形式存在，这种形式可以促进尿中钾的排泄[173]。此外，CKD 患者的胃肠道钾分泌增加，粪钾流失增加[174]。总之，这些数据支持 CKD 患者有能力增加钾的排泄，以应对饮食中钾的增加。

一项对 36 000 例 CKD 3～4 期患者的综合分析发现一个 U 形的死亡风险曲线，血清钾水平较高（＞5mEq/L）和较低（＜3.5mEq/L）的患者都存在较高的死亡风险[175]。此外，对 840 例 MDRD 患者进行的二次分析发现，尿钾排泄量（饮食钾摄入量的替代指标）越高，全因死亡率的风险就越低[176]。这种较高的钾摄入不太可能是因为给这些已知钾排泄能力降低的 CKD 患者服用了药物钾，更有可能的是，更高的钾摄入量是因为这些患者耐受的含钾食物（如植物性食物成分）的摄入量较高，而没有不良反应。另一研究也支持这一假说，CKD 3 期～4 期的患者耐受植物性成分高的饮食，用于改善钙 / 磷酸盐代谢[177, 178]和治疗代谢性酸中毒[96, 160]，而并没有发展至高钾血症。此外，这些患者尽管服用肾素 - 血管紧张素 - 醛固酮系统（RAAS）抑制剂，限制尿钾排泄，但仍能耐受这些植物性饮食，用于肾脏保护。在一些研究中[96, 160, 177, 178]限制其他也可以减少尿钾排泄的药物，如非甾体抗炎药（NSAID），亦可能有助于 CKD 患者食用富含钾的饮食而避免高钾血症的发生。2015 年美国膳食指南咨询委员会[169]推荐成人每日摄入钾的量为 4700mg（121mmol）。然而，美国成人的日均钾摄入量为 2155mg（55mmol），由于水果和蔬菜的摄入量不足，可能低于推荐摄入量[169]。NKF-KDOQI 计划建议 CKD 1 期～2 期患者钾摄入量（＞4g/d 或＞102mmol/d）与一般人群相同，而 CKD 3 期～4 期患者钾的摄入量减少至 2～4g/d（51～102mmol/d）[179]。由于所述的植物性饮食的好处，对 CKD 患者推荐限制钾最好是具体情况具体分析：①高血压患者吃含有高植物性的 DASH 饮食[42]用于控制高血压；②添加植物性食物成分以有效管理 CKD 患者的钙 / 磷代谢紊乱[177, 178]；③代谢性酸中毒患者摄入产碱性的水果和蔬菜，以管理他们的代谢性酸中毒[96, 160]。到目前为止，已发表的研究还没有明确定义钾结合药的作用，这种结合药有可能使 CKD 患者自由地摄入饮食钾，尤其是在使用 RAAS 阻滞剂时[180]。

5. 磷

GFR 降低的 CKD 患者处于正磷平衡状态，但可以通过成纤维细胞生长因子 -23 和甲状旁腺激素增加引起的磷酸尿，将磷水平维持在正常范围，直到 CKD 晚期（即 4 期～5 期）[181]。在 CKD 患者中，磷代谢与 CVD、血管钙化发病率的增加有关[182]。然而，只要血清磷水平在正常范围内，通过检测 24h 尿磷排泄衡量膳食中磷酸盐的摄入，与 ESRD 发病率或与心血管死亡率无关[183]。在过去，医生常常限制含有磷酸盐的食物的摄入，尤其是含有添加磷酸盐的防腐剂的加工食品[133]。添加到加工食品中的磷酸盐特别令人关注，因为该类磷酸盐在胃肠道消化时很快就被完全吸收[184]。相比之下，植物性食品中的磷酸盐以植酸的形式存在，植酸在胃肠道的吸收远低于食品添加剂中的磷酸盐[178, 185]。这有助于解释主要以植物性饮食为主的 CKD 患者中的血清磷酸盐和 FGF-23 水平比发达国家主要以动物性饮食为主的 CKD 患者要低的原因[177, 178]。此外，以植物性饮食为主的 CKD 患者发展至终末期时需要较少的磷酸盐结合药物，从而降低了这些 CKD 晚期患者的经济负担[178]。

总之，相比于美国成人的平均磷摄入量是 1000 mg/d[140]，这些数据支持 CKD 患者限制磷摄入量的建议是低于 800mg/d[133]。重要的是，这需要限制或禁止摄入含磷酸盐添加剂的加工食品。相比而言，新鲜的家庭自制食品比加工食品能更好地控制磷酸盐且不影响营养状况[186]。限制饮食中磷酸盐的摄入也可以通过限制动物性蛋白质和（或）增加植物性蛋白质摄入和（或）用植物性蛋白质代替动物性蛋白质来实现[178, 185]。

6. 钙

对于 19—50 岁的成人，每日膳食钙摄入量建议为 1000mg（23mmol）；对于 51—70 岁的女性，建议为 1200mg（28mmol）；对于所有 70 岁以上的成人建议为 1200mg[187]。对于 CKD 患者膳食钙摄入量是否要超过一般人群，目前已发表的数据尚不能提供一个明确的建议[188]。CKD 患者中以植物为主的饮食同以动物蛋白为主的饮食相比，有潜在的益处，这些饮食会影响整体钙的代谢。以动物性蛋白质为主的饮食比以植物性为主的饮食有更高的尿钙排泄[189]。早期的研究支持这种高尿钙排泄是由于动物蛋白代谢产生的酸进行骨缓冲，吸收骨矿物质并将钙释放到细胞外[190]。最近的研究通过高动物性蛋白饮食的观察发现，增加尿钙排泄的更大的可能原因是这类饮食草酸含量通常很低，因为草酸的作用是在胃肠道与钙离子结合从而阻止钙的吸收，促进钙从粪便中排泄[191]。这些低草酸盐饮食促进胃肠道钙吸收，从而增加尿钙排泄[192]。另外，高植物性蛋白食物含有大量的钙结合草酸盐，因此能降低胃肠道对钙吸收，进而降低尿钙排泄[191, 192]。

7. 膳食纤维

晚期 CKD 患者似乎有一个“渗漏的肠道”，内毒素和细菌 DNA 易位，从而伴随炎症和心血管疾病发病率增加等不良后果[193]。发达国家的典型饮食会导致代谢异常，包括尿毒症毒素的产生、炎症和免疫抑制，最终导致进行性肾衰竭和心血管疾病的发生[193, 194]。有些食物成分在结肠内发酵代谢，主要有 2 种代谢类型，即糖解型（糖类）和蛋白水解（蛋白质）。糖化发酵有利于丁酸、丙酸和乙酸等短链脂肪酸的生成，而蛋白水解发酵则会产生对甲酚硫酸盐和吲哚氧基硫酸盐等尿毒症毒素[195]。此外，动物蛋白 / 纤维比值较高的饮食，其血清中对甲酚硫酸盐和硫酸吲哚氧基水平也较高[195]。对甲酚硫酸盐是一种存在于尿液中的微生物代谢物，可能来源于对甲酚的次生代谢。硫酸吲哚氧基，也被称为 3- 吲哚氧基硫酸盐，是饮食中的 l- 色氨酸的代谢物。吲哚是由 l- 色氨酸在人体肠道中通过表达色氨酸酶的胃肠道细菌产生的。而吲哚是通过肝内酶介导的羟基化作用而产生的。SULT1A1 似乎是肝脏中参与吲哚氧基转化为硫酸吲哚氧基的主要硫酸转移酶。另外，全国健康和营养检查调查对 14 543 名参与者的分析表明，膳食纤维摄入量的增加与慢性肾病患者炎症和死亡率的降低有关[196]。增加膳食纤维与降低 CKD 患者死亡率[196]和降低血清肌酐和尿素水平有关[197]。增加 CKD 患者饮食中植物成分（包括增加其纤维摄入量）的摄入量有许多的益处。美国普通人口平均每天摄入 16g 纤维，远低于建议的每天 25～30g[198]。另外，CKD 患者平均每日纤维摄入量为 12g[199]，比普通人群还低，这可能是由于 CKD 患者一贯以来就对植物性食物限制。美国心脏协会推荐每天摄入超过 25g 的纤维来帮助降低心血管疾病的风险[200]。由于 CKD 患者的 CVD 风险相对较高[4]，对于 CKD 患者，似乎更应遵循这一建议。增加植物性食物的摄入是增加膳食纤维的有效策略，但这种干预应该仅限于那些能够耐受钾负荷的增加而不会出现高钾血症的 CKD 患者。

8. 微量营养素

遗憾的是，几乎没有关于 CKD 患者的微量营养素状况，以及 CKD 患者关于能量生成、细胞和器官功能的维持及生长所需的微量元素和维生素方面的研究。一些研究表明，许多血液透析患者的膳食微量元素和维生素摄入量低于推荐值[201]，但血液透析患者血浆中这些物质的水平通常不低[202]。在普通人群中进行的其他研究表明，摄入多种微量营养素与降低 CKD 风险有关[203]。大多数指南建议对透析患者补充多种维生素[133]，但文献综合检索却发现，血液透析患者常规使用多种维生素的证据不足[204]。而目前临床上肾脏替代治疗时常需要补充水溶性维生素，尤其是叶酸。

由于腹膜透析患者和血液透析患者经常接触不含微量元素的透析液，并且许多透析前的 CKD 患者经常使用利尿剂，因此医生有理由担心 CKD 患者存在水溶性维生素缺乏的风险。一些研究报道指出，腹膜透析患者维生素 C 水平较低[205]，另一些研究发现补充维生素 C 可以降低患者对促红细胞生成素的剂量需求[206]。还有研究报道了补充左旋肉碱可以降低患者对促红细胞生成素的抵抗[207]。与此相关的是，研究发现 50% 以上的非透析 CKD 患者的血浆中存在铁缺乏[208]。因此，CKD 患者的膳食指南通常建议补充水溶性维生素，包括维生素 B_1、维生素 B_6、维生素 B_{12}、维生素 C、叶酸和烟酸[133]。医生通常会给 CKD 患者补充维生素 D，维生素 D 的适当使用方法在本书的其他地方有所讨论。关于其他脂溶性维生素在 CKD 患者中的作用的研究很少，尚无充分的证据对其提供循证建议。

由于冠状动脉钙化促进 CKD 患者 CVD 风险不呈比例地增加 [209]，以及维生素 K 依赖的基质 Gla 蛋白对冠状动脉钙化的生理预防作用 [210]，CKD 患者维生素 K 状态引起关注。与一般人群相比，血液透析患者膳食维生素 K 的摄入量较低，且维生素 K 的摄入量与非透析 CKD 患者的 CVD 相关死亡率呈负相关 [211-213]。由于许多水果和蔬菜含有维生素 K，因此，在 CKD 患者的饮食中添加这些水果和蔬菜似乎有助于提供维生素 K 并可能改善冠状动脉钙化 [211]。

关于 CKD 患者的微量营养素，似乎一个合理的方法是推荐前面描述的“健康”饮食，即强调植物性蛋白，加上小比例的动物蛋白来提供微量营养素，因为动物性食物比植物性食物微量元素含量（如维生素 B_2）更加丰富。

五、CKD 患者的饮食管理

（一）预防糖尿病和高血压的饮食方法

如上所述，在发达国家中 CKD 的预防重点在于预防常见的 2 种疾病，即糖尿病（主要是 T_2DM）和高血压。表 60-1 和 60-2 分别列出了预防 T_2DM 和高血压的策略，以及执行这些策略的具体方法。T_2DM 和高血压共同的预防措施包括减少内源性酸的产生、包含高比例植物成分的饮食、限制饮食中的氯化钠并降低肥胖的风险。制订以植物性饮食为主的饮食可以实现这些预防 T_2DM 和高血压的共同策略。植物性食物为主的饮食有望减少糖尿病和高血压的发病率，这 2 种疾病在发达国家对早期死亡和残疾的增加起重要作用 [1]。这类干预措施，包括注重增加植物性食物的摄入，最好应用在全体人群，以减少 T_2DM 和高血压的发病率，从而减少 CKD 的发病率。要在人口层面上做到这一点，可能需要政策与公共宣传相结合。医生可以根据家族史、种族和（或）其社会经济状况，为有 T_2DM 和高血压高风险人群提供这些建议和方法。

（二）最大限度降低人群或易感个体 CKD 发病风险的饮食方法

医生可考虑为目前没有 CKD 但风险较高的个体采用饮食疗法（表 60-3）。他们的风险增加可能是因为患有糖尿病（T_2DM 或 T_1DM）和（或）高血压，有其他与 CKD 相关的全身疾病，或因为有相关的家族史。同样，这些策略可能也适用于被认为 CKD 风险较高的全体人群，例如，集中在低收入社区的美国少数民族或美国土著人 [4]。对于 T_2DM 和（或）高血压患者，初级保健提供者也可以考虑这些干预措施。

（三）降低 CKD 发展至 ESRD 的风险的饮食

表 60-4 描述了医生为降低 CKD 患者（特别是在出现 eGFR 降低时的患者）发展至 ESRD 的风险可能考虑的方法。成功预防或延缓 ESRD 可提高 CKD 患者的生活质量并降低其管理成本 [4]。医生目前尚未充分利用饮食疗法来预防或减缓 CKD 的进展。

（四）饮食疗法降低 CKD 患者的死亡率

医生可考虑表 60-5 中所列的方法尽量降低 CKD 患者的死亡风险，特别是那些 eGFR 下降的 CKD 患者，因为死亡率与 eGFR 呈负相关 [122]。管理 CKD 患者的医生往往关注与 CKD 相关的并发症，却较少关注如何降低死亡率的方法 [122]。目前，管理重点通常是药物方法 [4]，较少关注饮食疗法的有效性 [2]。如前所述降低 CKD 进展的方法中，旨在降低死亡率的饮食疗法似乎尚未得到充分利用。

（五）CKD 患者的一般饮食管理

表 60-6 列出了 CKD 患者饮食一般管理方法，按重要的营养成分进行区分。

（六）CKD 相关并发症的饮食方法

表 60-7 列出了一些治疗 CKD 相关并发症的有效饮食疗法。医生可以通过这些饮食疗法及适当的药物对患者进行干预。

六、建议 CKD 患者增加植物性饮食

许多针对 CKD 患者的饮食建议都得到了已发表的研究的支持，其中包括增加他们饮食中的植物性成分。然而，发达国家饮食主要由动物性成分组成 [33]。促进 CKD 患者增加摄入植物性饮食需要医生、卫生系统领导者，甚至政府部门共同努力，解决患者获得和消费这类饮食的障碍，包括费用（例

表 60-3　降低易感人群 CKD 发生风险的饮食疗法

策　略	具体方法
强调减少产内源性酸的饮食	• 提倡产碱类的水果和蔬菜 • 尽量减少动物性食物 • 尽量减少氯化钠（盐）
强调高纤维 / 动物蛋白比的饮食	• 提倡植物性食物 • 尽量减少动物性食物，特别是红肉
强调增强肾脏健康的脂肪	• 提倡多不饱和脂肪，包括 ω-3

表 60-4　降低 CKD 进展风险的饮食疗法

策　略	具体方法
强调减少内源性酸产生的饮食	• 提倡产碱类的水果和蔬菜 • 尽量减少动物性食物 • 尽量减少氯化钠（盐）
强调能产生促进肾脏健康的肠道微生物群的饮食	• 提倡可耐受的植物性食物 • 尽量减少动物性食物，特别是红肉

表 60-5　降低 CKD 死亡率的饮食疗法

策　略	具体方法
强调高纤维动物蛋白比的饮食	• 提倡植物性食物 • 尽量减少动物性食物，特别是红肉
尽量减少氯化钠（盐）	• 提倡新鲜水果和蔬菜 • 尽量减少加工食品

如，新鲜水果和蔬菜的包装和食品加工通常更昂贵）和可获得性（许多低收入社区获得新鲜水果和蔬菜有限）[214]。一旦 CKD 患者获得这些食物，医生必须简化健康食物模式，使患者有多种食物选择以实现预期目标[215]。这种简化的方法必须包括对食物烹调方式的说明[96]。此外，获得患者家庭所有成员的支持有助于促进 CKD 患者成功干预饮食，为 CKD 患者推荐的饮食常常与家庭其他成员的不同[96]。

七、未来研究方向

尽管已发表的数据支持采用有效的饮食疗法来管理 CKD 患者，但仍有许多领域需要进一步探索。例如，植物性饮食降低 CKD 患者死亡率及潜在肾病的进展，预防与 CKD 相关并发症辅助 CKD 患者治疗等，这些问题将需要进一步研究，以确认植物饮食疗法是否会成为 CKD 患者管理的标准治疗方法。此外，未来的研究将更全面地确定在什么情况下这些饮食是最有效的，以及如何最好地促进这些措施在 CKD 患者中的实施。与此同时，临床医生，尤其是提供初级保健的医生，必须认识到饮食干预对 CKD 患者的肾脏保护益处。

表 60-6　GFR 下降的 CKD 患者的饮食建议的一般方法

饮食的考虑	推　荐
能　量	• 每天每千克体重 30～35kcal • 5%～15% 的糖类 • 避免果糖
蛋白质	• 非透析患者每天摄入每千克理想体重 0.7～0.8g • 透析患者每天摄入每千克理想体重 1.2g • 不含氮的酮类似物可以代替部分推荐的膳食蛋白质 • 植物蛋白可以考虑推荐给能够耐受额外钾负荷的患者
钠	• 除非有其他禁忌，每天应摄入＜2g（90mmol）
钾	• CKD 1～2 期患者每天摄入＞4g（102mmol） • CKD 3～4 期患者每天摄入 2～4g（51～102mmol） • CKD 5 期患者按照医生指示摄入
磷	• 每天摄入＜800 mg • 推荐植物来源要多于动物来源 • 尽量减少加工食品摄入
钙	• 19—50 岁患者每天摄入 1000mg（23mmol） • 51—70 岁女性患者每天摄入 1200mg（28mmol） • 超过 70 岁患者每天摄入 1200mg（28mmol）
纤　维	• 每天摄入超过≥25 g
微量营养素	• 提倡以植物为主的饮食 • 透析患者应补充多种维生素

表 60-7　有助于管理 CKD 相关并发症的饮食干预

策　略	具体方法
肾病进展	• 减少内源酸的产生 • 提倡对"肾脏友好"的肠道微生物群
高血压	• 尽量减少氯化钠（盐） • 提倡植物性食物 　– 提倡能耐受的钾 　– 提倡能耐受的镁
钙磷代谢紊乱	• 提倡植物性食物 • 尽量减少加工食品
代谢性酸中毒	• 提倡产碱类的水果和蔬菜 • 尽量减少动物性蛋白 • 尽量减少氯化钠（盐）
增加蛋白分解代谢	• 用上述饮食疗法治疗代谢性酸中毒

急性肾损伤和慢性肾脏病患者药物剂量调整

Drug Dosing Considerations in Patients With Acute Kidney Injury and Chronic Kidney Disease

第61章

Gary R. Matzke　Frieder Keller　Marisa Battistella　著
张　俊　叶增纯　译
彭　晖　校

要　点

- 慢性肾脏病（CKD）导致大多数药物的吸收、分布容积（V_D）、代谢和消除发生改变。
- 当存在急性肾损伤和CKD时，由于容量增加和（或）蛋白结合率减少，许多药物的V_D升高。
- 在CKD患者中，除了预期的肾脏清除率下降外，某些药物的非肾清除率（如胃肠道和肝脏代谢）也会降低。
- 肾功能减退患者的个体化给药方案是基于药物的药效学/药代动力学特征、患者残余肾功能及患者的整体临床情况。
- 患者因素、疾病因素和药物基因学都对药物处置有影响。
- 在许多药物信息资源中，针对CKD患者的药物剂量调整指南差异很大，而且许多对于临床使用而言并非最佳。
- 血液透析、腹膜透析、持续肾脏替代治疗对药物消除的影响取决于药物的特性和透析处方。
- 前瞻性地监测血药浓度往往是必要的，特别是对于治疗窗狭窄的药物。

据估计，在过去20年中，全球10%～15%的人口患有慢性肾脏病（CKD），并且死于CKD的患者人数增加了80%以上[1-3]。世界各地的患病率差异很大，一方面确实是由于CKD患病率的差异，另一方面则是因为用于检测CKD的实验室方法的异质性及环境因素、公共卫生政策和遗传学的差异[3]。在过去的20年中，65岁以上的成年CKD患者的发病率增加了1倍以上[4]。这是由于年龄相关的肾功能下降、合并多种共患病、心血管疾病的治疗生存率升高，以及改变肾功能的药物的使用增加等造成的[5]。CKD可以影响多个器官系统，相关的病理生理变化可以极大地影响许多药物的药代动力学（PK）和药效学（PD）[5-7]。临床医生必须评估肾功能，并考虑其如何改变体内药物及其活性或毒性代谢物的处置，以优化患者的预后。

由于诊断标准各异，急性肾损伤（AKI）的流行病学差异很大[8]。这种疾病在住院患者中的患病率为2%，在危重患者中的患病率增加30倍[9-13]。在过去的10年中，世界大多数地区的AKI患者数量都有所增加[13]。在AKI的一些幸存者中，发展成为某种程度的CKD和（或）需要长期肾脏替代治疗（RRT）的情况越来越常见[14]。肾脏替代疗法在过去的10年中广泛应用于治疗AKI患者（持续静脉血液透析滤过）和终末期肾病（ESRD）患者[血液透析（HD）或血液透析滤过]，因此这要求我们了解RRT对高危患者药物处置的影响[15, 16]。透析器技术和输送系统的进步已提高了许多患者透析治疗的效率。不幸的是，关于透析对药物处置影响的重新评估却少有进展[6, 7, 17]。虽然腹膜透析的创新比血液透析少，但仍很少有研究去检验新的评估透析充分性的指标或使用不含葡萄糖的腹膜透析液对药物处置的影响。

在 CKD 患者中使用主要以原型经肾脏排泄的药物 [分级萃取（FE）]，可能会导致药物在体内的蓄积，这会增加不良反应的发生风险。普遍认为，如果一种药物 30% 以上以原型经肾排泄，那么在 CKD 患者，特别是那些 CKD 3 期～5 期的患者中使用时，则很大程度上需要进行剂量调整[5, 7, 18]。FE 小于 30% 的药物的 PK 也可能受到影响，因此需要进行剂量调整。事实上，1998—2010 年在美国批准的 32.2% 的此类药物在产品标签中有针对 CKD 患者的剂量调整建议[19]。尽管制药和生物技术行业进行了越来越多的肾脏研究，并且批准的产品标签语言也有所改进，但 CKD 患者使用的剂量调整，尤其是抗肿瘤药物和抗逆转录病毒药物的剂量调整仍面临挑战[20]。

虽然越来越多的药物在 CKD 患者中进行了 PK 和 PD 的研究，但在过去的 10 年里，在美国，高达 70+% 的结果根本没有及时公布[19]。监管机构尚未将肾功能受损患者的 PK 和 PD 数据纳入药物开发的常规部分[6]。此外，中度至重度 CKD 患者通常未被纳入药物注册所需的主要安全性和有效性研究之内。因此，如果剂量调整建议提早制订，则不能在患有预期疾病或状况的患者中进行评估。在监管部门批准后的数年中，在 CKD 患者中使用多种药物的数据，以及透析的影响，往往是有限的或缺乏的。如果产品标签中没有官方推荐剂量，则可以根据药物的 FE 和患者残余肾功能相对于年龄和性别正常值的比率计算调整，估计肌酐清除率（ECrCl）或估计肾小球滤过率（eGFR）[21, 22]。

在 70 年代，制药业开始研究肾功能与开发的药物的 PK 和 PD 的关系。然而，直到 20 世纪 90 年代后期才出现用来规范何时进行研究，以及对研究进行何种严格程度的监管指导或临床共识，而且这些指导和共识还在不断演变[23]。因此，针对肾脏疾病患者的药物的 PK 的大部分数据是来自由临床医生发起的上市后研究。在既往研究中，评估肾功能和对肾功能受损程度进行分类的方法上存在显著差异[18]。为满足全球监管要求而进行的研究，导致某些药物出现了相互矛盾的结果，部分是源于患者的种族差异、研究设计（单剂量与多剂量），以及使用的数据分析方法不同。这导致了肾脏药物剂量推荐的常见信息来源之间存在着显著差异的[24–27]。能否为肾脏疾病患者提供可靠的信息指导处方仍然具有挑战性。尽管可以获得大量已公开的数据，但 CKD 患者的药物剂量错误仍然以惊人的速度发生[20, 22–30]。电子病历的广泛使用并没有解决临床医生对 CKD 患者药物优化使用的迫切需求，在这些研究中，多达 85% 的药物具有肾毒性潜力，超过 20% 的药物没有根据患者的肾功能进行剂量调整[28, 31–33]。因此，对于 AKI 和 CKD 患者治疗的优化最终取决于临床医生在开处方时电子病历系统所提供的可用数据。

本章介绍了 AKI 和 CKD 对药物 PK 特性的影响，并提出了针对 AKI 和 CKD 患者进行个体化药物治疗的指南。我们还提出了许多常用药物的剂量建议。我们讨论了单纯 PK 参数的作用、PK 与 PD 的联合应用、药理学试验在药物剂量方案设计中的作用。另外，还讨论了 ESRD 维持透析或持续 RRT（CRRT）对 AKI 患者药物处置的影响。另外，提出了许多关键药物的剂量建议。

一、AKI 和 CKD 对药物处置的影响

PK 描述了药物吸收、分布、代谢和消除的时间过程。PD 提供了药物浓度、受体–药物相互作用、作用机制和临床因素（如并发疾病和器官功能障碍对患者药物治疗反应的影响程度）的复杂相互作用的表征，结合药物的 PK 和 PD 特性，可帮助临床医生做出合理的处方决定。当静脉注射给药（IV）时，最开始达到最高血药浓度而后又迅速下降。这种下降发生在药物从血浆进入血管外间隙及以外时。在终末消除阶段，血浆中的药物浓度与机体组织中的浓度处于平衡状态。图 61–1 通过对在一定时间间隔内收集的血清或血浆浓度数据进行数学分析，可以确定药物吸收和分布的速率和程度及药物消除的速率。药物的终末消除半衰期是血浆浓度下降 50% 所需的时间，这可以从药物摄入或注射后血清或血浆药物浓度图的消除阶段的斜率确定。通过比较正常肾功能患者的 PK 数据和肾功能受损患者的 PK 数据，可以提出合理的药物给药方案[21, 22]。

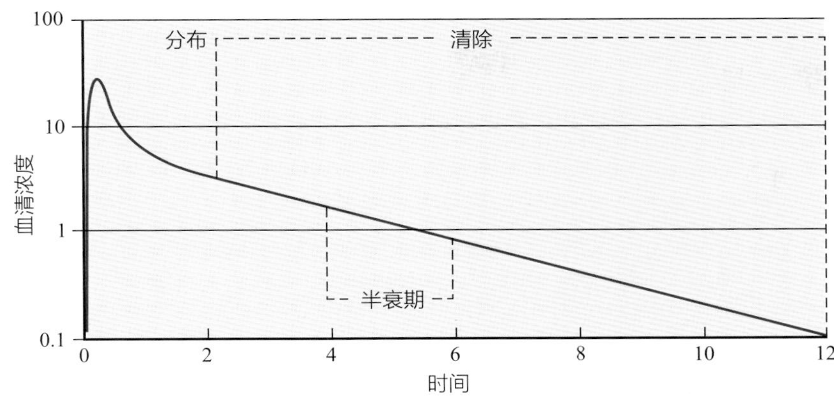

◀ 图 61-1　静脉注射后药物的分布和消除

（一）吸收

静脉注射药物直接进入血液循环一般可以快速起效。而经其他途径给药的药物则必须先经过体内某些重要器官首过消除后才能进入全身循环，因此，在许多情况下，只有一小部分给药剂量能进入血液循环，并到达作用部位发挥疗效。即使是静脉注射和吸入的药物在到达血液循环前也必须经过肺的首过消除。与其他器官相似，肺清除了大量的药物（如通过肺循环清除静脉给药的腺苷）。对于口服药物，胃肠吸收速度和程度是重要的考虑因素。药物的吸收特点可通过决定了药物的血清或血浆峰浓度，以及达峰时间来衡量。过去认为，这 2 个参数在不同患者群体之间的差异，不是由于生物利用度改变所致，而是由于胃肠道吸收不同所致[34]。药物的生物利用度取决于药物在到达全身循环之前经肠道和肝脏首过消除的程度。通过比较药物口服后血清 / 血浆浓度 – 时间曲线（AUC）下面积与 IV 给药时 AUC 面积，可以确定绝对生物利用度。用这种方法评估药物生物利用度时，几乎不受 CKD 或 AKI 的影响[7, 35]。

药物的首过消除也可发生在肠道，葡萄柚汁中的生物类黄酮可以抑制细胞色素 P450（CYP）3A4，并且非竞争性地抑制这种酶代谢药物。这种葡萄柚汁 –CYP3A4 的相互作用首次是在和钙通道阻滞剂非洛地平合用时被观察到的[36]。这种相互作用也能使环孢素的生物利用度提高 20%[37]。许多其他药物也受到同样的影响，包括几种抗抑郁和焦虑的药物（如选择性 5- 羟色胺再摄取抑制剂、5- 羟色胺 – 去甲肾上腺素再摄取抑制剂）和他汀类药物[38]。草药（如金丝桃素，一种从圣约翰草中提取出的成分）可以激活肠道黏膜中的三磷酸腺苷结合转运体或 P- 糖蛋白（多重耐药）转运体，导致药物吸收减少[39]。

虽然胃肠道症状在 ESRD 患者中很常见，但很少有关于消化道功能的具体研究。尿素在血浆中积累可以导致唾液中的尿素浓度增加。尿素在胃脲酶作用下形成氨，缓冲胃酸，升高胃内 pH。氨又可被肝脏吸收并再次转化为尿素。对于那些在酸性环境下有利于吸收的药物，由于体内这种尿素 – 氨循环碱化了胃液，会降低该类药物的吸收。另外，其他减少胃酸和减少磷酸盐吸收的药物可以进一步加重药物吸收不良，特别是在透析依赖的患者要服用多种药物治疗时更为突出[40, 41]。由此产生的螯合物和不可吸收的复合物会降低某些药物的生物利用度，包括几种抗生素和地高辛。

胃肠道药物吸收过程复杂，可以是可饱和的和剂量依赖性的，而且在 ESRD 患者中比在肾功能正常的患者中更多变。胃轻瘫常见于糖尿病患者，其中许多人也同时有 CKD，延长了胃排空和延迟了药物吸收（也就是 T_{max} 被延长了）。相反，腹泻减少肠道转运时间（T_{max} 变短和减少了胃吸收药物时间）。此外，大部分 CKD 患者的肠黏膜完整性受损，循环内毒素水平的增加就证明了这一点[42]。

（二）分布

药物的分布容积（V_D）不是对应于特定的解剖空间。相反，V_D 是一种基于 IV 给定剂量药物后，通过测定血浆浓度计算而来的。蛋白结合率高的药物和水溶性的药物通常分布于血管内和细胞外液（ECF），因此其分布容积小于 0.20L/kg。高脂溶性药物和广泛结合于组织的药物的分布容积往往超过 1L/kg。，水溶性高或蛋白结合率高的药物在 AKI 或

表 61-1　正常肾功能患者及透析患者体内部分药物的分布容积

药　物	正常肾功能（L/kg）	CKD 5 期（L/kg）	与正常相比改变的 %
增　加			
阿米卡星	0.20	0.29	45
头孢唑林	0.13	0.17	31
头孢西丁	0.16	0.26	63
头孢曲松	0.28	0.48	71
头孢呋辛	0.20	0.26	30
多利培南	0.25	0.47	88
双氯西林	0.08	0.18	125
红霉素	0.57	1.09	91
呋塞米	0.11	0.18	64
庆大霉素	0.20	0.32	60
异烟肼	0.6	0.8	33
米诺地尔	2.6	4.9	88
萘普生	0.12	0.17	42
苯妥英钠	0.64	1.4	119
甲氧苄啶	1.36	1.83	35
万古霉素	0.64	0.85	33
减　少			
阿替洛尔	1.2	0.9	−25
氯霉素	0.87	0.60	−31
环丙沙星	2.5	1.95	−22
地高辛	7.3	4.0	−45
乙胺丁醇	3.7	1.6	−57
甲氧西林	0.45	0.3	−33
美托洛尔	5.6	1.0	−82
吲哚洛尔	2.1	1.1	−48
普萘洛尔	4.4	3.6	−18

引　自 Matzke GR, Nolin TN. Drug dosing in renal disease In：Bomback A, Gilbert S, Perazella M, et al., eds. *National Kidney Foundation Primer on Kidney Diseases*. 7th ed. Philadelphia: Elsevier; 2017; Heintz BH, Matzke GR, Dager WE. Antimicrobial dosing concepts and recommendations for critically ill adult patients receiving continuous renal replacement therapy or intermittent hemodialysis. *Pharmacotherapy* 2009;29:562–577; Thummel KE, Shen DD, Isoherranen N. Appendix Ⅱ. Design and optimization of dosage regimens: pharmacokinetic data. In: Brunton LL, Chabner BA, Knollmann BC, eds. *Goodman & Gilman's The Pharmacological Basis of Therapeutics*. 12th ed. New York: McGraw-Hill; 2011; Murphy JE. *Clinical Pharmacokinetics Pocket Reference*. 5th ed. Bethesda, MD: American Society of Health-System Pharmacists; 2015; Verbeeck RK, Musuamba FT. Pharmacokinetics and dosage adjustment in patients with renal dysfunction. *Eur J Clin Pharmacol*. 2009;65:757–773; and Olyaei AJ, Steffl JL. A quantitative approach to drug dosing in chronic kidney disease. *Blood Purif*. 2011;31:138–145.

出现水肿和（或）腹水的 CKD 患者中分布体积可能会增加（表 61–1）[5, 7, 35, 43]。药物分布是 AKI 患者中最重要和最难以被量化的因素之一。在有害的液体超载和足够的水化以保持器官的灌注和功能之间有一个精妙的平衡。在治疗初期，完成充分的液体复苏后，危重患者应保持轻度液体负平衡[44–46]。如果患者体内液体增加，许多药物的常规使用剂量将达不到治疗所需的血浆浓度。

在透析过程中，药物的分布容积可能因液体的排出而改变。随着时间的推移，透析患者体内的细胞实质（非脂肪、非水、非骨矿物质质量）通常会发生变化，从而导致骨骼肌减少[47]。如果不监测体细胞实质的减少，可能会导致不适当地维持相同的干体重和药物用量，事实上是使体内的总水分增加了（因此也增加了几种药物的分布体积）[48]。最后，计算 V_D 的方法可能会受到肾功能受损的影响。最常用的 3 个 V_D 参数是中央分布容积（V_c）、末相分布容积（V_β 和 V_{area}）和稳态分布容积（V_{ss}）。许多药物的中央分布容积接近细胞外液的容量，因此可能随外液的急性变化而增加或减少。少尿性急性肾衰竭常伴有液体超负荷，从而导致许多药物的中央分布容积增加。V_β 表示终末消除阶段的血浆浓度和体内剩余药物量之间的比例常数。V_β 受分布特性和终末消除速率常数的影响。V_β 和 V_{ss} 通常在数值上相似，只是 V_{ss} 稍微大一些。V_{ss} 的优势在于不受药物消除的影响，因此它是最适合用于比较肾功能不全患者和肾功能正常者药物分布容积的参数[49]。

CKD 患者血浆结合蛋白的改变也会影响药物的分布和消除。一种药物的 V_D、可起作用的非结合药物的数量，以及药物被肝或肾消除的程度都受到蛋白结合的影响。蛋白结合的药物可逆地附着在血浆中的白蛋白或血浆中的 α_1- 糖蛋白上（图 61–2）。有机酸结合单一结合位点，而有机碱可能有多个结合位点[50–53]。

在晚期 CKD 患者中由于与蛋白质结合的有机酸如马尿酸、硫酸吲哚酚和 3- 羧基 -4- 甲基 -5- 丙基 -2- 呋喃丙酸在体内的蓄积，降低了许多酸性药物的蛋白结合率[53, 54]。透析依赖患者中的血清白蛋白浓度和白蛋白对药物的亲和力的同时下降，也会导致药物的蛋白结合率降低。即使血浆白蛋白浓度正常，某些药物的蛋白结合率也会下降，这可能与

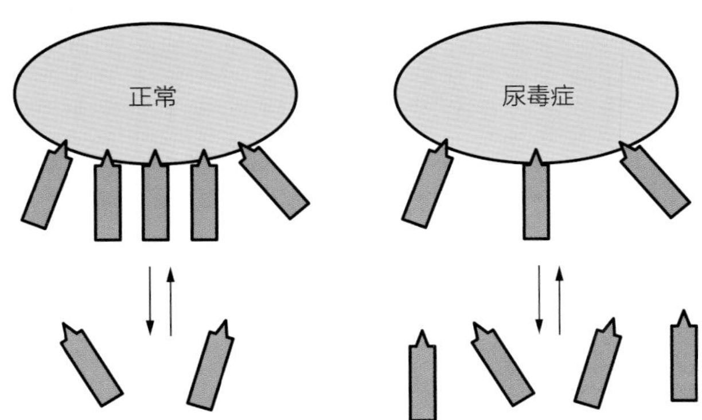

▲ 图 61–2　尿毒症中的蛋白结合缺陷

由于未明确的尿毒症毒素的积累或尿素诱导结合位点几何构象的改变，使药物从结合位点转移，从而导致血浆中的游离药物更多

氮质血症水平直接相关，可以通过透析来纠正[5, 7, 55]。药物和蛋白的亲和力受白蛋白分子构象的变化或与药物竞争结合位点的内源性蛋白结合抑制剂的积累的影响[50]。

在 CKD 中，由于血浆蛋白结合率下降，多种酸性药物的未结合部分增加。如果通过增加剂量使这些药物的血浆总浓度达到治疗窗范围，那么其中游离（活性）部分浓度则可能超过药物治疗窗，从而产生毒性。对于该类药物，应测量其非结合血浆浓度以指导治疗。测量非结合药物浓度的方法特别适用于治疗窗狭窄的药物，如苯妥英[55]。预测蛋白结合率改变后的临床结果是困难的。虽然蛋白结合率降低导致药物在作用部位或毒性部位有更多未结合的药物可用，但分布体积增加，又会导致给药后血浆浓度降低。更多的非结合药物可通过代谢和排泄，从而增加清除和降低药物在体内的半衰期。透析患者中蛋白结合率降低的药物列于表 61–2。

（三）代谢

血浆蛋白结合率的改变可能改变经肝脏代谢的药物的处置。肝脏提取率低的高蛋白结合药物的全身清除率取决于 AKI 或 CKD 对蛋白结合和内在药物代谢清除率的共同作用。由于晚期 CKD 对这 2 个因素的影响在整个系统清除率方面是相互抵消的，所以极低的全身清除率并不会出现在 ESRD 患者身上，而是出现在中重度 CKD 患者身上。与低肝提取率药物相比，高肝提取率药物的全身清除率被认为不容易受到 CKD 的影响[56]。

许多有活性代谢物或毒性代谢物的体内清除

表 61-2　正常肾功能患者及终末期肾脏病患者体内部分药物的游离分数

药　物	正常肾功能患者	终末期肾脏病患者	与正常相比改变的 %
酸性药物			
阿贝卡尔	4	15	275
阿洛西林	62.5	75	20
头孢唑林	16	29	81
头孢西丁	27	59	119
头孢曲松	10	20	100
氯贝丁酯	3	9	200
双氯西林	3	9	200
二氟尼柳	12	44	267
多西环素	12	28	133
呋塞米	4	6	50
甲氨蝶呤	57.2	63.8	12
美托拉宗	5	10	100
拉氧头孢	48	64	33
戊巴比妥	34	41	21
苯妥英钠	10	21.5	115
水杨酸	8	20	150
磺胺甲噁唑	34	58	71
丙戊酸钠	8	23	188
华法林	1	2	100
基本药物			
减　少			
苄普地尔	0.3	0.1	−67
可乐定	55.6	47.6	−14
丙吡胺	32	28	−13
普罗帕酮	3.4	2.4	−29
增　加			
两性霉素 B	3.5	4.1	17
氯霉素	45	64	42
氯硝西泮	13.9	16	15
地西泮	2	8	300
氟西汀	5.5	6.5	18

（续表）

药　物	正常肾功能患者	终末期肾脏病患者	与正常相比改变的 %
酮康唑	1	1.5	50
哌唑嗪	6	10.1	68
罗格列酮	0.16	0.22	38
氨苯蝶啶	19	43	126

引自 Matzke GR, Nolin TN. Drug dosing in renal disease In: Bomback A, Gilbert S, Perazella M, et al., eds. *National Kidney Foundation Primer on Kidney Diseases*. 7th ed. Philadelphia: Elsevier; 2017; Heintz BH, Matzke GR, Dager WE. Antimicrobial dosing concepts and recommendations for critically ill adult patients receiving continuous renal replacement therapy or intermittent hemodialysis. *Pharmacotherapy* 2009;29:562–577; Thummel KE, Shen DD, Isoherranen N. Appendix Ⅱ. Design and optimization of dosage regimens: pharmacokinetic data. In: Brunton LL, Chabner BA, Knollmann BC, eds. *Goodman & Gilman's The Pharmacological Basis of Therapeutics*. 12th ed. New York: McGraw–Hill; 2011; Murphy JE. *Clinical Pharmacokinetics Pocket Reference*. 5th ed. Bethesda, MD: American Society of Health–System Pharmacists; 2015; and Verbeeck RK, Musuamba FT. Pharmacokinetics and dosage adjustment in patients with renal dysfunction. *Eur J Clin Pharmacol*. 2009;65:757–773.

依赖于肾脏。这些代谢物在肾功能受损（AKI 和 CKD）患者中的积累，可以部分解释在这一患者群体中高发的药物不良反应事件的原因。例如，虽然肝脏通常会迅速代谢吗啡，但它仍被划分为主要经尿液排泄，因为它的活性代谢物吗啡 -3- 葡萄糖醛酸（M3G）和吗啡 -6- 葡萄糖醛酸（M6G）容易穿过血 - 脑屏障并与阿片受体结合，发挥强大的镇痛作用。在 CKD 患者中，吗啡本身代谢更慢，这些活性代谢物增加，导致发生麻醉时间延长和呼吸抑制的可能性更高[57, 58]。同样，哌替啶在体内可转化为高极性的去甲哌替啶，通常会经尿液迅速排出。去甲哌替啶几乎没有镇痛作用，但可降低癫痫发作的阈值。在肾功能受损的患者中，重复剂量的哌替啶可能会导致这种有潜在毒性的代谢物积累，诱发癫痫[59]。表 61–3 列举的药物，在 CKD 患者中可形成活性代谢物或毒性代谢物，并与不良预后有关。

（四）细胞色素 P_{450} 酶活性的改变

慢性肾脏病患者的肾脏清除率降低是值得重视的。然而，现有的临床前和新的临床证据表明，晚期 CKD（4 期和 5 期）可能导致许多药物的非肠道清除率降低，这是肝脏和其他器官的摄取和外排转运蛋白及 CYP 酶活性改变的结果（表 61–4）[60–62]。AKI 和 CKD 对非肾性药物清除率的影响似乎本质上还是取决于肾功能的下降是急性的还是慢性的，同时最近的证据显示，也取决于透析的方式（HD 或腹膜透析）[63]。

在 AKI 早期，药物的非肾脏代谢清除得到保留[64–66]，因此将从 CKD 患者中得出的药物剂量方案推广到 AKI 患者，可能会导致低药物浓度。此外，如果未能认识到血清肌酐（sCr）水平的变化不是早期 AKI 的 GFR 准确标志物，将可能导致进一步的用药剂量错误。关于 AKI 影响药物非肾脏清除率的首次报道来自于对万古霉素、头孢曲松、美罗培南和亚胺培南的研究。研究提示这些药物的非肾脏清除率在 AKI 患者中高于具有相当肌酐清除率的 CKD 患者[64–67]。

大多数关于 AKI 时药物代谢的直接证据来自动物模型研究。许多药物已经在各种 AKI 模型中进行了研究。AKI 是一种异质性损伤，通常是细胞呼吸多系统障碍的一部分，可产生多种后果[68–71]。CYP 酶会受到 AKI 的影响，而这些影响的程度可能取决于实验性 AKI 的机制。由于临床复杂性和潜在的混杂因素（缺氧、蛋白质合成减少、伴随药物竞争性抑制和肝灌注减少），关于 AKI 中药物 PK 如何变化仍未有定论。

在慢性肾病患者中，CYP 的活性似乎相对不受影响[60, 72]。据报道，CYP3A4 活性降低[60]，但最近的研究表明，有机阴离子转运多肽摄取活性降低[72]。因此，CYP3A4 活性的变化可能来源于转运蛋白活性的改变，而不是其本身活性的改变。在 CKD 4 期～5 期患者中，几种有相同 CYP 和不同转运蛋白底物的非肾清除率降低的药物支持了这一

表 61-3　具有活性代谢产物并可能影响严重慢性肾病患者的疗效或毒性的药物

原型药物	代谢产物	代谢产物的药理活性
对乙酰氨基酚	N- 乙酰对苯醌亚胺	产生肝毒性
别嘌呤醇	氧嘌呤醇	主要抑制黄嘌呤氧化酶
硫唑嘌呤	巯嘌呤	仅代谢产物具备免疫抑制活性
头孢噻肟	去乙酰头孢噻肟	具有相同的抗菌谱，但抗菌活性只有原型药物的 10%～25%
氯磺丙脲	2- 羟基氯丙酰胺	具有类似的体外促胰岛素释放活性
氯贝丁酯	氯贝丁酸	主要发挥降血脂作用及产生直接的肌肉毒性
可待因	吗啡 -6- 葡萄糖醛酸	可能比原型药物活性更强；可能会导致肾衰竭患者的麻醉作用延长
丙咪嗪	地昔帕明	具有类似的抗抑郁活性
酮洛芬	酮洛芬 - 葡萄糖醛酸	酰基葡萄糖醛酸的蓄积可能加重毒性作用（胃肠道紊乱、肾功能损害）
哌替啶	去甲哌替啶	镇痛活性弱于原型药物，但中枢神经系统刺激作用更强，可能诱发癫痫
吗啡	吗啡 -6- 葡萄糖醛酸	可能比原型药物活性更强；可能延长 ESRD 患者的麻醉作用
霉酚酸	霉酚酸葡萄糖醛酸	缺乏药理活动但可能导致剂量依赖性的（胃肠道）不良反应
普鲁卡因胺	N- 乙酰卡尼	不同的抗心律失常活性；作用机制不同于原型药物
磺胺	乙酰化代谢产物	缺乏抗菌活性；浓度升高会增加毒性
茶碱	1,3- 二甲基尿酸	已证实具有心脏毒性
齐多夫定	三磷酸齐多夫定	主要发挥抗逆转录病毒的活性

ESRD. 终末期肾脏疾病

引自 Matzke GR, Nolin TN. Drug dosing in renal disease. In: Bomback A, Gilbert S, Perazella M, et al., eds. *National Kidney Foundation Primer on Kidney Diseases*. 7th ed. Philadelphia: Elsevier; 2017; Thummel KE, Shen DD, Isoherranen N. Appendix Ⅱ. Design and optimization of dosage regimens: pharmacokinetic data. In: Brunton LL, Chabner BA, Knollmann BC, eds. *Goodman & Gilman's The Pharmacological Basis of Therapeutics*. 12th ed. New York: McGraw-Hill; 2011; Naud J, Nolin TD, Leblond FA, et al. Current understanding of drug disposition in kidney disease. *J Clin Pharmacol.* 2012;52:10S–22S; and Batistellia M, Matzke GR. Drug dosing in renal failure. In: DiPiro J, Talbert R, Yee G, et al, eds. *Pharmacotherapy: A Pathophysiologic Approach*. 10th ed. New York: McGraw-Hill; 2017.

表 61-4　药物的主要非肾清除途径（Cl_{NR}）

Cl_{NR} 途径	选择性底物
氧化酶	
CYP1A2	多环芳烃、咖啡因、丙咪嗪、茶碱
CYP2A6	香豆素
CYP2B6	尼古丁、安非他酮
CYP2C8	维 A 酸、紫杉醇、瑞格列奈
CYP2C9	塞来昔布、双氯芬酸、氟比洛芬、吲哚美辛、布洛芬、氯沙坦、苯妥英、甲苯磺丁脲、S- 华法林
CYP2C19	地西泮、S- 美芬妥英、奥美拉唑

（续表）

CI_{NR} 途径	选择性底物
CYP2D6	可待因、异喹胍、地昔帕明、右美沙芬、氟西汀、帕罗西汀、度洛西汀、去甲替林、氟哌啶醇、美托洛尔、普萘洛尔
CYP2E1	乙醇、对乙酰氨基酚、氯唑沙宗、亚硝胺
CYP3A4/5	阿普唑仑、咪达唑仑、环孢素、他克莫司、硝苯地平、非洛地平、地尔硫䓬、维拉帕米、氟康唑、酮康唑、伊曲康唑、红霉素、洛伐他汀、辛伐他汀、西沙比利、特非那定
结合酶	
UGT	对乙酰氨基酚、吗啡、劳拉西泮、奥沙西泮、萘普生、酮洛芬、伊立替康、胆红素
NAT	氨苯砜、肼屈嗪、乙胺丁醇、普鲁卡因胺
转运蛋白	
OATP1A2	胆盐、他汀、非索非那定、甲氨蝶呤、地高辛、左氧氟沙星
OATP1B1	胆盐、他汀、非索非那定、瑞格列奈、缬沙坦、奥美沙坦、伊立替康、波生坦
OATP1B3	胆盐、他汀、非索非那定、替米沙坦、缬沙坦、奥美沙坦、地高辛
OATP2B1	他汀、非索非那定、格列本脲
PGP	地高辛、非索非那定、洛哌丁胺、伊立替康、多柔比星、长春碱、紫杉醇、红霉素
MRP2	甲氨蝶呤、依托泊苷、米托蒽醌、缬沙坦、奥美沙坦
MRP3	甲氨蝶呤、非索非那定

引自 Naud J, Nolin TD, Leblond FA, et al. Current understanding of drug disposition in kidney disease. *J Clin Pharmacol.* 2012;52:10S–22S; Yeung CK, Shen DD, Thummel KE, et al. Effects of chronic kidney disease and uremia on hepatic drug metabolism and transport. *Kidney Int.* 2014;85:522–528; Kagaya H, N Ⅱ oka T, Saito M, et al. Effect of hepatic drug transporter polymorphisms on the pharmacokinetics of mycophenolic acid in patients with severe renal dysfunction before renal transplantation. *Xenobiotica* 2017;47:916–922; Thomson BK, Nolin TD, Velenosi TJ, et al. Effect of CKD and dialysis modality on exposure to drugs cleared by nonrenal mechanisms. *Am J Kidney Dis.* 2015;65:574–582; Joy MS, Frye RF, Nolin TD, et al. In vivo alterations in drug metabolism and transport pathways in patients with chronic kidney diseases. *Pharmacotherapy* 2014;34:114–122; Lee W, Kim RB. Transporters and renal drug elimination. *Annu Rev Pharmacol Toxicol.* 2004;44:137–166; Masereeuw R, Russel FGM. Therapeutic implications of renal anionic drug transporters. *Pharmacol Ther.* 2010;126:200–216; and Hsueh CH, Yoshida K, Zhao P, et al. Identification and quantitative assessment of uremic solutes as inhibitors of renal organic anion transporters, OAT1 and OAT3. *Mol Pharm.* 2016;13:3130–3140.

结论。然而，必须谨慎解读这些研究，因为合并用药、年龄、吸烟和酒精摄入往往没有被考虑在内。此外，还必须考虑 AKI 或 CKD 发病前个体中可能存在的药物代谢酶的药物遗传异质性。

（五）肾脏排泄

药物的肾清除率（CIR）是肾小球滤过率、肾小管分泌、代谢和重吸收的组合，其中 fu 是药物与血浆蛋白未结合的部分。

$$Cl_R=(GFR\times f_u)+(Cl_{分泌}+Cl_{代谢}-Cl_{重吸收})$$

肾小球滤过清除药物主要通过压力梯度，而肾小管分泌和重吸收是双向的过程，涉及载体介导的肾脏转运系统[60, 73, 74]。根据底物选择性，可将肾脏转运系统大致分为阴离子转运系统和阳离子转运系统，分别负责有机酸性或碱性药物的转运[51, 60]。多种药物可以通过这些转运蛋白家族中的一个或多个进行主动分泌清除，包括有机阳离子（如法莫替丁、甲氧苄啶、多巴胺）、有机阴离子（如氨苄西林、头孢唑林、呋塞米）、核苷（如齐多夫定）和 P-糖蛋白转运蛋白（如地高辛、长春花生物碱、类固醇）[7, 73, 74]。CKD 导致的肾小球滤过、肾小管分泌和重吸收的改变可能会对药物的分布产生显著影响[75]。对于主要通过肾小球滤过而清除的药物，GFR 的降低将导致肾脏药物清除率成比例下降。然而，最近的证据表明，通过分泌而清除的阳离子药物的清除率与测得的 GFR 关联性很差[76]，并且尿毒症溶质抑制 OAT1 和 OAT3 转运蛋白，也会导致 CKD 患者的肾脏药物清除率下降[75]。OAT1 和 OAT3 是多重特异逆电位差交换转运蛋白，主要是将阴离子底物逆浓度梯度从血液输送到近端小管细胞，随后清除到尿液中。这些研究结果限制了 eGFR 在 CKD 患者剂量方案调整中的应用。

二、药物基因组学

在过去 20 年中，全基因组分析已经确定了遗传变异与多种疾病的风险增加或降低相关[77, 78]。这些变异大多数是常见的等位基因，相对风险较低，并具有较低的区分度和预测价值[79, 80]。而一些常见的弱变体的综合效应似乎与疾病更相关。例如，参与华法林和维生素 K 代谢的不同酶的活性对抗凝作用产生了不同的影响。关于华法林代谢酶 CYP2C9 和华法林靶点维生素 K 环氧还原酶复合物 1（VKORC1）的 2 个基因的基因分型数据证实，每个基因都可以影响华法林的维持剂量[81]。两项全基因组关联研究还发现 CYP4F2 对华法林剂量的影响虽然较弱，但具有显著意义[82, 83]。*CYP2C9*2* 或 *CYP2C9*3* 等位基因变异的存在导致代谢酶活性下降，与华法林平均剂量显著降低有关[84]，而 *VKORC1* 单核苷酸多态性识别出 *VKORC1* 单倍型，这是造成华法林在不同个体间剂量差异的重要原因[85]。*VKORC1* 和 *CYP2C9* 多态性的组合与严重的过度抗凝有关[86]。与这些常见但效果较弱的遗传变异相反，某些 DNA 序列变异很少见，但具有很强的作用，如硫唑嘌呤。编码硫嘌呤 S- 甲基转移酶（*TPMT*）的基因多态性导致这种代谢酶的活性降低，酶活性降低（10% 的患病率）或缺乏（0.3% 的患病率）的患者由于药物蓄积而有更高的骨髓抑制风险[87, 88]。显然，患者对药物治疗反应方式的差异是由于 PK 和 PD 的改变及其基因型和（或）表型的差异[78, 89–94]。一般来说，DNA 序列编码变异影响药物前体的活化（即氯吡格雷）、药物代谢和降解（如华法林）或易出现药物不良反应（如硫唑嘌呤）。

混合表型的有效性及其与基因分型数据的相关性仍有待研究[95]。基因分型信息比表型数据更易获得，这进一步增加了个体化药物治疗的需求。由此，现在出现了一个关键的问题，即患者是否愿意为这些测试付费[96]？基因型鉴定现在已成为某些药物推荐剂量的基础，经过美国食品药品管理局（FDA）批准的 120 种以上药物在其说明书中标有药物基因组学信息，其中包括氟嘧啶、可待因、选择性 5- 羟色胺再摄取抑制剂、三环类抗抑郁药、β 受体拮抗剂、阿片类药、神经松弛药、抗心律失常药物和他汀类药物等[97–101]。

然而，由于存在结果准确性和复杂性等问题，药物基因组学虽然具有良好的应用前景，但目前并不容易转化为对患者治疗效果的改善。在 2013 年底，FDA 批准了 4 款高通量基因诊断测序设备，这在基因组信息检测能力方面迈出了重要的一步，最终将改善患者的治疗效果[102, 103]。来自美国国立卫生研究院和 FDA 的 Collins 和 Hamburg 指出，“在个体化医疗被真正纳入到医疗保健当中之前，还存在许多挑战。我们需要继续在基因组中发现可用于预测疾病发生、影响进展和调节药物反应的变异。”他们对临床应用挑战的认识在一定程度上得到了回应，最近多家美国医院公布其实施的计划，声明已经启动了临床服务以指导氯吡格雷和华法林的使用[104]。随着卫生保健提供者要求的基因检测数量的增加，直接向消费者发布的基因检测广告也有所增加，包括家庭检测和私营公司提供的检测。

虽然类似于直接面向消费者的处方药推广，基因检测的营销引起了更多的关注和考虑。这些问题包括：患者和卫生保健提供者对现有基因检测的准确性和可靠性的了解有限；难以解释基因检测结果；政府对提供基因检测的公司缺乏监督及隐私和保密问题。基因组的新发现需要在验证后，才能被纳入医疗决策。医生和其他卫生保健专业人员需要在以下方面得到支持，即基因组数据的解释，将其整合到临床决策，以及将结果应用于患者个体。有了正确的信息和支持，患者将能够与他们的医生一起做出更好的决策。

下面以抗凝血药华法林为例，说明基于基因组信息进行个体化药物治疗的复杂性。两项已发表的临床研究提出了根据基因组数据的指导来确定华法林初始剂量的关键问题[105, 106]。第 1 篇文章结果发现，一种基因型指导的华法林给药方法在治疗的前 4 周未能改善抗凝效果[105]。在 1015 例接受常规治疗或常规治疗加基因型指导治疗的患者中，国际标准化比率（INR）检测结果显示，基因型指导组在 4 周治疗范围内的平均时间百分比为 45.2%，常规治疗组为 45.4%。此外，2 种不同给药策略的联合终点（INR≥4，严重出血或血栓栓塞）没有显著差异。

第二项研究报道了相互矛盾的结果，即基于药物遗传学的剂量与略高但具有统计学意义的抗凝目标值范围内时间百分比（TTR）相关，而在基因型指导组中过度抗凝的发生率（INR≥4.0）则要少得多[106]。因此，目前使用基因组信息指导肾功能正常的患者服用华法林的剂量远少于 CKD 或 AKI 患者的剂量，这仍然存在争议[107]。然而，目前已经发表了采用 TPMT 基因分型指导硫唑嘌呤用药的指南[108, 109]。现已发现存在多种 TPMT 变异等位基因，其频率在不同种族之间有所不同。在非洲裔和亚裔个体中，*TPMT * 3C* 是最常见的缺陷等位基因（分别为 6.5% 和 2.5%），而在白种人个体中，*TPMT * 3A* 是最常见的变异等位基因（4.5%）[110]。处方硫唑嘌呤前检测 *TPMT* 是药物遗传学从研究转化到临床的少数例子之一，该测试通过避免（部分）酶缺乏症患者使用全剂量治疗，从而提高了药物安全性。药物遗传学的未来在于将相关基因的多态性信息和患者临床特征（如 CKD 或 AKI）相结合而形成各种治疗模式。

三、药物动力学

PD 的基本概念由 Hill 方程描述。该模型已被广泛应用于优化许多抗菌药物的治疗效果[111]。该原理适用于指导 CKD 患者和肾功能正常患者的药物剂量调整。在 CKD 患者中，许多药物的浓度 – 时间曲线发生了变化，因此预测的给药方案可能与正常方案不同。这是因为消除半衰期延长，导致 AUC 增加。在 AKI 或 CKD 患者中，很少有证据显示 PD 浓度 – 作用的关系发生改变。PK 的改变主要导致给药剂量方案需要改变。

浓度（C）是强制改变剂量方案以实现所需 PD 目标的主要驱动力。实际效果是最大效果和产生最大效果 50% 的浓度的函数。Hill 系数（H）是效应 – 浓度相关性的近似性度量，如下所示。

$$E=\frac{E_{max}}{1-\left(\frac{CE_{50}}{C}\right)^{H}}$$

从该方程式中，可以得出引起 5% 最大效应的阈值浓度，以及与 95% 最大效应相关的上限浓度。Hill 系数越高，阈值浓度越高，下限和上限目标浓度范围越窄，这是因为上限浓度下降到接近产生 50% 最大效应的浓度（图 61–3），如下所示。

$$CE_{05}=19^{\frac{-1}{H}}\cdot CE_{50}$$

$$CE_{95}=19^{\frac{1}{H}}\cdot CE_{50}$$

上限浓度和阈值浓度之间的差异可以通过各自的消除半衰期的倍数来计算。上限浓度是目标峰浓度的上限（$C_{peak}<CE_{95}$），而阈值浓度则是有效谷浓度的下限（$C_{trough}>CE_{05}$）。对于半衰期（$t_{1/2}$）较短和高 Hill 系数的药物，有效治疗浓度范围可能很小（图 61–3），如下所示。

$$CE_{05}=CE_{95}\cdot \exp\left[-\frac{\ln(2)}{t_{\frac{1}{2}}}\cdot t\right]$$

$$t_{上限-阈值}=t_{\frac{1}{2}}\cdot\frac{2}{H}\cdot\frac{\ln(19)}{\ln(2)}$$

$$t_{上限-阈值}=t_{\frac{1}{2}}\cdot\frac{8.5}{H}$$

对于肾功能正常的患者，β– 内酰胺头孢他啶的半衰期短，为 2.1h，而 Hill 系数为 3.7[112]，峰值到谷值或上限值到阈值的时间为 5h，表明头孢他啶应至少每 6h 给予一次，以最大限度地提高疗效。相比之下，与假定的抗菌后效应一致，庆大霉素的最大峰值到谷值时间估计为 13h，半衰期为 2h，但 Hill 系数为 1.3[112]。

在抗感染剂量方面最重要的进展是区分具有时间依赖性作用的药物和具有浓度依赖性作用的药物[113, 114]。β 内酰胺类抗生素及抗病毒药物属时间依赖性抗生素，而氨基糖苷类和喹诺酮类药物属浓度依赖性抗生素。阈值和上限浓度是呈现 50% 最大效

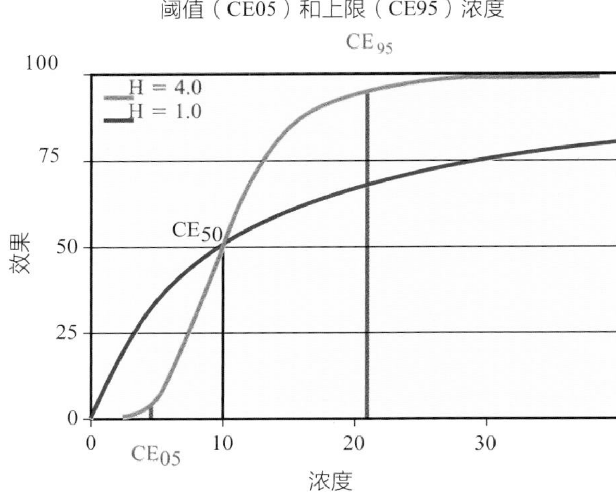

▲ 图 61-3　**CE05 阈值浓度，产生最大效果的 5%，上限浓度 CE95，产生最大效果的 95%。Hill 系数 H=1.0，CE05=0.5，CE95=190；H=4.0 时，阈值较高，CE05=6.0，但上限小得多，CE95=21 mg/L**

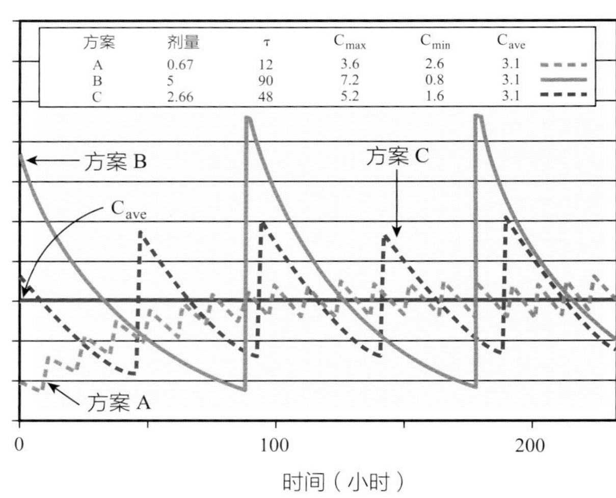

▲ 图 61-4　**尽管无论决定使用哪种剂量调整策略，平均稳态浓度（C_{AVE}）都是相同的，但如果改变剂量并保持剂量间隔（τ）恒定（方案 A），与改变剂量间隔并保持剂量恒定（方案 B）或两者都改变（方案 C），浓度 - 时间分布将显著不同。**

应的浓度与希尔系数的特定因变量。两者都可以用来解释具有时间依赖性作用的抗感染药物比浓度依赖性药物具有更高的 Hill 系数 [112]。高 Hill 系数与高阈值浓度有关，但同时与较低的上限浓度有关。因此，增加时间依赖性抗感染药物的剂量超过上限浓度是没有意义的。相反，低 Hill 系数与高上限浓度和低阈值浓度有关。因此，提供高的单次剂量可能会增加浓度依赖性抗感染药物的作用，但延长给药间隔不是那么重要，如氨基糖苷类的给药建议就是如此 [115]。实际应用上，具有时间依赖性作用的抗感染药物有必要更频繁地使用，而具有浓度依赖性作用的抗感染药物则应给予更高的维持剂量，以提高疗效（图 61-4）。

通常评价抗菌药物效果的指标，如最小抑制浓度（MIC）、AUC/MIC、T>MIC 或 C_{max}/MIC，可以统一到以下的概念。时间依赖性药物的目标浓度不应小于阈值浓度，但浓度依赖性药物的目标浓度可高达上限浓度。已有报道假定 MIC 与产生半最大效应浓度之间存在相关性 [112]。然而，很明显，对于浓度依赖性的抗菌作用，MIC 可能下降到远低于半最大效应浓度（MIC<<CE_{50}）。因此，比较细菌 MIC 和阈值浓度的 PD 参数可能更为合理，如下所示。

$$CE_{阈值}=CE_{05}=MIC$$

从 Hill 系数可以推断，时间依赖性作用和浓度依赖性作用只是一个连续体的极端情况。每种药物都可以被认为具有浓度依赖性和时间依赖性作用。为了克服耐药性，可能需要更高的剂量，因为在需要更高的浓度以达到半最大效应的情况下，可以看到相对耐药性。效力是半最大效应浓度的倒数，如下所示。

$$效力 = \frac{1}{CE_{50}}$$

这个概念能区分相对耐药性和绝对耐药性。具有相对耐药性的病原体可以通过增加药物剂量来使其对该药物敏感 [116-118]。例如，建议在密切监测不良反应的前提下，将美罗培南的标准剂量从 1000mg/d（每天 3 次）增加到 2000mg/d（每天 3 次）[119]，或达普霉素剂量从 4～6mg/(kg · d) 至>8mg/(kg · d)[120]，以治疗耐药菌株的严重感染。

临床意义

目前已发现一些预测肾脏疾病患者治疗反应和毒性的药物遗传性因素。然而，在急性肾损伤和慢性肾脏病患者中观察到药物吸收、分布和消除（代谢、运输和排泄）等药代动力学途径发生的不可预测的变化，可能会混淆个体化治疗干预的结局。

四、肾功能评估

几十年来，测量肾功能的标准是 GFR。目前可以使用多种外源性物质来测量 GFR。然而，在临床实践中，这些测量方法对于常规的个体药物剂量计算是不切实际的，因为这些测量方法不及时，也没有统一标准。

（一）慢性肾脏疾病

尽管可以通过收集 24h 尿液计算肌酐清除率来测量 GFR（mCrCl），但在临床实践中，eCrCl 或 eGFR（表 61–5）主要通过检测 sCr 和（或）胱抑素 C（CysC）的浓度，并根据患者年龄、性别、种族等因素计算得来[121–127]。经过几年的停滞后，过去几年似乎每隔几个月就会发布一种新的肾功能评估工具。这些新的 GFR 预测方法的引入，有些侧重于儿童或不同种族，使其在临床实践中的地位和相对价值具有竞争力。这些方法的优点是，及时得到的结果可用于日常临床实践，以及为许多患者提供了估算的 GFR 或 mCrCl 的合理近似值。正如过去 10 年所描述的那样，sCr 测定方法的差异导致了实验室间和实验室内报告 sCr 值的差异[128]。为了

表 61–5　评估成人稳定肾功能的肌酐清除率或肾小球滤过率的公式[a, b]

来　源	公　式
Cockcroft 和 Gault（1976）	• 男性：肌酐清除率 =（140– 年龄）× 理想体重 /（血肌酐 ×72） • 女性：肌酐清除率 ×0.85
Jelliffe（1973）	• 男性：肌酐清除率 =98–[0.8×（年龄 –20）]/ 血肌酐 • 女性：肌酐清除率 ×0.9
MDRD6（1999）	• 估算的肾小球滤过率 =170×（血肌酐）$^{-0.999}$×（年龄）$^{-0.176}$×（0.762 如果是女性）×（1.180 如果是黑人）×（尿素氮）$^{-0.170}$×（白蛋白）$^{0.318}$
MDRD4（2000）	• 估算的肾小球滤过率 =186×（血肌酐）$^{-1.154}$×（年龄）$^{-0.203}$×（0.742 如果是女性）×（1.210 如果是黑人）
MDRD4–IDMS（2007）	• 估算的肾小球滤过率 =175×（血肌酐）$^{-1.154}$×（年龄）$^{-0.203}$×（0.742 如果是女性）×（1.210 如果是黑人）
CKD–EPI（2009）	• 估算的肾小球滤过率 =141×min(血肌酐 /κ，1)$^{\alpha}$×max(血肌酐 /κ，1)$^{-1.209}$×0.993$^{-年龄}$×（1.018 如果是女性）×（1.159 如果是黑人） – κ 女性是 0.7 男性是 0.9 – α 女性是 –0.329 男性是 –0.411 – min 是血肌酐 /κ 或者 1 的最小值 – max 是血肌酐 /κ 或者 1 的最大值
Larsson 等（2004）	• 肾小球滤过率 =77.24×[胱抑素 C (mg/L)]$^{-1.2623}$
Macdonald 等（2006）	• Log_{10} 肾小球滤过率 =2.222+（–0.802×$\sqrt{胱抑素\ C（mg/L）}$+（0.009876）× 瘦体重
CKD–EPI 胱抑素 C 公式（2012）	• 肾小球滤过率 =133×min（血胱抑素 C/0.8，1）–0.499×max（血胱抑素 /0.8，1）–1.328×0.996^{年龄}（×0.932 如果是女性） – Min 是血胱抑素 /0.8 或者 1 的最小值 – Max 是血胱抑素 /0.8 或者 1 的最大值
CKD–EPI 肌酐 – 胱抑素 C 公式（2012）	• 肾小球滤过率 =135× min（血肌酐 /κ，1）α×max（血肌酐 /κ，1）–0.601×min（血胱抑素 C/0.8，1）–0.375×max（血胱抑素 /0.8，1）–0.711×0.995^{年龄}×（0.969 如果是女性）×（1.08 如果是黑人） – κ 女性是 0.7 男性是 0.9 – α 女性是 –0.248 男性是 –0.207 – min 是血肌酐 /κ 或者 1 的最小值 – max 是血肌酐 /κ 或者 1 的最大值

a. 国际标准单位换算：血清或者血浆肌酐 μmol/L×0.0113=mg/dl；肌酐清除率 ml/min×0.0167=ml/s
b. 公式来源于参考文献[121–138]
肌酐清除率单位是 ml/min；理想体重单位是 kg；血肌酐单位是 mg/dl

解决这个问题，美国国家标准和技术研究院发布了可溯源的经认证的标准参考物质，用于校正肌酐浓度测定，其校正浓度约 5% 的较低值是通过同位素稀释质谱（IDMS）分配的[122, 129]。现在估计大多数实验室目前报告的肌酐值可追溯到此参考方法。使用 IDMS 肌酐分析可能会导致肾功能估算值的变异较小，理论上在不同临床机构中给药的建议会更趋一致。基于当前肌酐测定的估算 GFR 可能会产生不同于原始研究的 CKD 诊断分类和药物剂量建议，即便使用了相同的估算方程[130]。但是用标准化肌酐测定的 eCrCl 或 eGFR 重复所有既往的 PK 研究是不可能或不切实际的，因此使用 FDA 和欧洲药品管理局（EMA）批准的产品说明中的药物剂量调整方案仍然是合理的。

传统上，药物剂量调整是基于 Cockcroft Gault（CG）公式计算的 eCrCl。对于在实验室报告中显示 eCrCl 计算结果，CG 方程是不合适的，因为电子健康记录中通常没有体重[5, 7, 8, 19]。肾脏病膳食改善研究（MDRD）方程的计算不需要体重，是从一个广泛的 CKD 患者样本中建立起来的，所有患者 mGFR（即碘酞酸盐清除率）<90ml/(min · 1.73m^2)[131, 132]。这个公式最初在临床实验室中得到应用，尽管它仅对 GFR<60ml/min 的患者较为准确。因此，一个新的 CKD-EPI 方程最近取代了 MDRD 方程用来估算 eGFR，适用于所有肾功能阶段的 CKD 患者[125]。现在美国最大的 2 家实验室服务提供商 Quest 和 LabCorp 已在检验结果中报告了 GFR 数值。目前首选标准化的 CKD-EPI 公式将肾功能分为 CKD 5 个阶段[132]。MDRD 和 CKD-EPI 方程都是估算了标准 1.73m^2 体表面积（BSA）的 GFR；因此，对于单个患者来说，BSA 必须单独测定，以便 eGFR 可以以每分钟毫升（ml/min）表示。

$$\text{BSA}=\frac{\sqrt{\text{体重（kg）}\cdot\text{身高（m）}}}{60}$$

$$\text{GFR}=\text{eGFR}\cdot\frac{\text{BSA}}{1.73（\text{m}^2）}$$

血清胱抑素 C 已被提出作为血清肌酐的替代指标进行估算 GFR。目前已建立了多个通过年龄、体重、性别、种族和肌肉质量（基于血清胱抑素 C 的测量值）来估算 GFR 的方程[133]。当联合使用胱抑素 C 和肌酐这 2 种血清标志物，比其中任何一直单独的指标可以更准确地估算肾功能[134]。在有限的临床实践当中（主要涉及化疗药物和抗生素剂量）发现，根据胱抑素 C 的测量值调整药物剂量似乎是一个有效和合理的方法[135-138]。

在临床实践中，自动报告 eGFR 值导致一些医师考虑用 eGFR 替代 eCrCl 来指导药物剂量调整。但也有人认为，使用 MDRD 和 CKD-EPI 方程进行药物剂量调整是不合适的，因为 PK 研究是通过 CG 方程估算 eCrCl 的[18, 126]。此外，许多研究强调了基于这些方程而建议的药物剂量存在不一致性[139-147]。这些研究比较了基于以上 3 个或包括其他方程对 CKD 患者常用药物的剂量建议。MDRD 方程和 CG 方程的平均不一致率在 20%～30%[139-144]。

另一项基于 CKD-EPI、MDRD 和 CG 方程的 8 种抗菌药物给药方案的研究表明，CG 公式和 CKD-EPI 方程之间的总体不一致率为 15%～25%，MDRD 方程和 CKD-EPI 方程之间的不一致率为 7%～12%[145]。最近的两项研究强调了选择最佳的 eGFR 估算方法来预测氨基糖苷类清除和达到所需的 PD 终点的重要性[146, 147]。

这些研究的主要局限性在于，所选用的方程没有与金标准（如测量的 GFR）进行比较，并且研究没有评估药物浓度或临床结局。尽管 Stevens 等描述了 MDRD 方程和 CG 方程与测量 GFR（mGFR）的平均一致率分别为 88% 和 85%，但这是一项仿真研究，没有评估药物浓度或患者预后[148]。因此，这些用于估算 GFR 的方程式都不应该用作药物剂量决策的主要决定因素。肾功能估计值和相应药物剂量方案存在潜在的差异，临床应用时有必要在收集患者完整临床资料的前提下，慎重考虑每种方程的风险收益比。

（二）儿科

Schwartz 及其同事所提出的估算儿童 GFR 的原始方程[149]，取决于孩子的年龄和身高，如下所示。

$$\text{GFR}=[\text{身高 (cm)}\times k]/\text{sCr(mg/dl)}$$

其中 k 是按年龄组定义的，即婴儿（1—52 周）=0.45；儿童（1—13 岁）=0.55；青春期男性 =0.7；

青春期女性 =0.55。以 μmol/L 为单位的 sCr 水平可以乘以 0.0113 转换为 mg/dl。Schwartz 公式[150]的新版本是从 349 名儿童（1—19 岁）的人群中建立的，患儿参与了“儿童慢性肾脏疾病（CKiD）研究”，包括轻至中度的 CKD，如下所示。

$$GFR=0.41\times 身高\ [cm]/sCr(mg/dl)$$

Lee 及其同事最近报道指出，对于中度 CKD 患者，新的 Schwartz 方程比原始 Schwartz 方程更好，但对于轻度CKD患者的准确性较差[151]。在儿科患者中，基于胱抑素 C 的方程在评估肾功能方面具有多个优势[152]。最新用于评估儿童 eGFR 的方程是来自于 CKiD 研究的 600 多名患儿，使用其胱抑素 C、血尿素氮（BUN）、sCr 水平（mg/dl）和人口统计学数据[153]。

$$eGFR[ml(min\cdot 1.73m^2)]=39.8\times[ht(m)/sCr]^{0.456}\times(1.8/胱抑素C)^{0.418}\times(30/尿素氮)^{0.079}\times 1.076^{男性}\times[ht(m)1.4]^{0.179}$$

与其他 7 个 GFR 估计方程相比，该方程具有最高的 R^2 值（0.863），并且该方程所测量的 GFR 与碘海醇计算所得的 GFR 的差异不超过 30% 的概率（P_{30}）最高（91.3%）。

（三）急性肾损伤

目前，AKI 的分期是基于 sCr 水平和尿量的连续测量[154-158]。由于 GFR 是从 sCr 或胱抑素 C 所推算出来的，因此对肾功能的所有估算均延迟并落后于实时 GFR。尽管已提出了几种方法估算该类患者的 GFR，但尚未对其进行严格的评价，因此它们在临床实践中的应用受到极大限制[159-162]。

最新提出的用于评估 AKI 患者 GFR 的方法是动力学 GFR（kinetGFR），它基于年龄（年）、体重（kg）和 sCr（μmol/L），对在波动（升高和降低）中的肾功能情况下也适用[163]。

该方法基于类似于 CG 方程的肌酐产量估算值。动态 eGFR 包含了在指定时间间隔内肌酐的变化值及实际测得的 sCr 值[121]。它将特定时间间隔内 sCr 的增加与 1 天内肌酐水平的最大增加相关联。由于尿液中肌酐的排泄与肌酐的产生相对应，因此，如果患者的实际 GFR 为 0，则 sCr 的最大增加量约为 200μmol/L。动力学 eGFR 用来预测的是随后出现的肾功能情况，但事实上已经是当时的肾功能情况。动力学 eGFR 解决了肾脏功能快速变化和可测量变量（sCr 或尿量）之间始终存在延迟的问题。通过计算患者动力学 eGFR，可以使医生能够参考源自 CKD 患者的基于 eCrCl 或 eGFR 的剂量调整建议，并且部分适用于 AKI 患者[163]。但是，这仍需要进行严格的独立研究以确认其在临床实践中的有效性和实用性。

$$kinetGFR=\frac{[150-年龄（岁）]\cdot 体重（kg）}{Cr_1（\mu mol/L）}\cdot\left[1-\frac{Cr_2-Cr_1}{t_2-t_1}\cdot\frac{24（h）}{200（\mu mol/L）}\right]$$

（四）接受透析的患者

一些透析的 ESRD 患者及进行 CRRT 的 AKI 患者具有一定的残余肾功能，这在很大程度上有助于改善患者的预后和清除药物及其代谢物[164]。不幸的是，估计透析患者的残余肾功能是困难的，因为 sCr 浓度不仅反映了残余肾功能，而且还反映了透析的效率和肌肉含量。由于以下原因，在 HD 或 CRRT 的患者中，CrCl 测量作为 GFR 的测量指标不如 CKD 早期的患者可靠，原因如下：①在间歇超滤的固有循环变化过程中，由于有效动脉血容量的改变，尿量受到了很大的影响；②清除率测量间隔中 sCr 的浓度发生了变化；③肾小管分泌肌酐。通常通过计算尿素和 mCrCl 的平均值来估计 HD 或 CRRT 患者的残余肾功能[165]。据报道，在静脉注射一定剂量后测量碘海醇的消除是透析患者残余肾功能的准确、安全的测量方法，可以用于指导调整药物剂量[166, 167]。最近，Vilar 等和 Shafi 及其同事报道，β 痕量蛋白（也称为前列腺素 H_2 D- 异构酶或 β_2-巨球蛋白）血清浓度的测定有助于估算残余肾功能，可用于个体化处方透析剂量，也许可以用于个体化药物剂量的调整[168, 169]。

在许多 eCrCl 或 eGFR 方程中，哪一个可以用于确定 AKI 或 CKD 患者药物剂量方案的调整呢？前面已经回顾了各种 GFR 估算方程的利弊。MDRD 和 CKD-EPI 方程明显高估了老年人的 CrCl（mCrCl 和 CG），这导致许多药物剂量的计算错误，尤其是在老年人和患有严重 CKD 的患者中[141, 166]。CG 公式的一个优点是包含体重，而体重被认为是药物分布容积的决定因素。对于治疗指数狭窄的药物，选择最佳 GFR 估计方程是至关重要的，对于这些药物，剂量个体化通常是连续的，而不是分类的。最后，由于在过去 40 年中对 CKD 患者进行的大多数 PK 研究均使用 eCrCl 或 mCrCl 作为 GFR 的估计值，因此成人的 CG 方法和儿童的最新 Schwartz 方法仍然是使用的标准 [18]。

因此，我们得出的结论是，当前的证据不支持在老年人中使用 eGFR 估算方程代替 CG 公式来调整药物剂量。但是，对于 AKI 患者，没有明显的最佳公式来估算 GFR 以指导药物剂量的调整。

五、药物剂量考量

（一）慢性肾脏病患者

尽管有许多针对肾功能不全患者的药物剂量指南，但尚无足够证据表明哪一个是更值得推荐的 [6, 19, 51, 170–176]。有时，甚至出现上市后研究得出的建议与这些报道及 FDA 或 EMA 官方产品说明的信息相抵触的情况。在 1998 年之前，还没有官方指南关于何时及如何描述药物的 PK 和 PD 与肾功能之间关系。FDA 于 1998 年 5 月发布的指南（2010 年进行了修订）和 2015 的 EMA 指南提供了应评估药物的框架，以及明确有关研究设计、数据分析、研究结果的解释和数据合并进入说明书的建议 [177–179]。

1. 治疗目标

理想的目标通常是维持相似的峰值、谷值或平均稳态药物浓度，或者对于抗生素而言，采用最佳的 PD 量度，如 Peak/MIC、T>MIC、AUC/MIC，这对于肾功能正常的人而言是最佳选择（有关更多详细信息见“药效学”部分）。当药物浓度与临床反应 [112]（如氨基糖苷）或毒性 [55]（如苯妥英）之间存在显著关系时，达到特定目标值就变得至关重要。但是，如果没有已报道的具体的 PK 或 PD 目标值，则达到和维持相同的平均稳态浓度的方案可能是合适的。

FDA 批准的药物说明以及常用的药物信息源，如 American Hospital Formulary Service Drug Information, Goodman and Gilman's The Pharmacological Basis of Therapeutics, the British National Formulary 和 Drug Prescribing in Renal Failure 可以查询到药物的 PK 特性、治疗目标，以及实现治疗目标的剂量方案 [173–176]。但是，在数字时代，许多临床医生倾向于通过智能手机或个人数字助理查询药物信息。查询常见药物信息（如合适剂量、药理学、不良反应、药物相互作用、妊娠安全性）的常用程序包括 Epocrates Rx[180]、Medscape Mobile[181]、Micromedex Drug Information[182] 和 mobilePDR[183]。根据肾功能调整药物剂量可以查询以下应用程序，但需要付费才能获得相关信息，如 KidneyCalc[184] 和 ABX Dosage–Adjustments in Renal Failure[185]。无论各种来源的给药建议如何，最佳剂量方案的设计均取决于药物的 PK 参数与肾功能之间的关系，以及准确评估患者肾功能。

2. 药物剂量方案的个体化

大多数药物剂量调整的指南针对较宽肾功能范围的患者使用固定的剂量或给药间隔 [51, 170–175]。CKD 的轻度、中度和重度分类因参考标准不同而异，因此对于所有患者来说，肾功能虽在此范围内，但所推荐的治疗方案可能并不是“最佳”的，尤其是对于治疗窗较窄的药物而言 [18]。为 CKD 患者制订药物剂量调整建议的方法是基于在稳态下达到所需的暴露目标。为了及时实现预期目标，应使用逐步法，考虑针对每种药物的多个注意事项（表 61–6）[172]。以下注意事项可能有助于指导个体化治疗。

在 AKI 患者中，为了达到所需的 C_{max} 药物治疗浓度，应该计算初始剂量或负荷剂量（LD），该剂量通常大于典型的维持剂量。LD 应该用于大多数具有 4 期或 5 期的 CKD 患者，以迅速达到所需的稳态浓度，还需考虑到，相对于肾功能正常的患者，AKI 和（或）CKD 患者的细胞外容量增加，药物的 V_D 也显著增加。如果已经确定了 V_D 和 CrCl 之间的关系，则可以估算 V_D。如果未使用 LD，则需要经过 4～5 个半衰期才能达到所需的稳态血浆浓度，这样可能会导致治疗失败。给定的 LD 比例会影响稳态血浆浓度的高低及达到血浆浓度的速度。如果该药物的半衰期特别长，并且体格检查显示 ECF 量正常，则应向肾功能受损的患者给予与肾功能正常的患者相同剂量的 LD。如果患者出现明显的水肿或有证据表明 CKD 患者的药物 V_D 较大，

表 61-6 逐步法调节肾功能受损患者的药物剂量

步 骤	过 程	评 估
1	获得既往和相关的人口学和临床信息	记录人口学信息，获得既往用药史（包括既往肾脏疾病史），记录现在的实验室信息（如血肌酐）
2	评估肌酐清除率	利用 Cockcroft-Gault 公式估算肌酐清除率，或者通过定时收集尿液
3	回顾现在用药情况	确定必须服用的个体化药物
4	制定个体化治疗	确定治疗目的；根据患者的肾功能和药物的药代动力学特点制定药物处方
5	监测	监测药物反应和毒性指标；如果可能监测药物浓度
6	调整处方	根据药物反应和患者状态改变（包括肾脏功能）调节药物

改编自 Battistella M, Matzke GR. Drug dosing in renal failure. In:DiPiro J, Talbert R, Yee G, et al., eds. *Pharmacotherapy: A Pathophysiologic Approach*. 10th ed. New York: McGraw-Hill; 2017.

则可以根据以下表达式计算出更高的剂量。

$$LD=V_D \times C_{mac} \times \text{实际体重}/IBW$$

其中 V_D 是药物的分布容积（在 CKD 患者中以 L/kg IBW 为单位），IBW 是患者的理想体重（以千克为单位），C_{max} 是目标稳态血药浓度峰值。

有关 CKD 患者维持剂量的信息首选从 FDA 和（或）EMA 官方产品说明书中获得。如果没有官方的药物剂量指南，则可能需要检索文献以找到从非监管或上市后临床研究中得出的推荐策略。如果找不到此类资源，则可以查阅在线或已出版的基于 Dettli 或 Tozer 方法（最初于 1974 年发表）制订剂量建议的三级参考文献[21, 22]。他们使用了类似的基本 PK 特性和方法来计算给定 eCrCl 的维持剂量。从本质上讲，应减少剂量（D）或延长间隔（τ）。当降低剂量时，C_{max} 会降低，谷浓度会比肾功能正常的人更高。当延长给药间隔时，峰谷浓度保持恒定，但给药频率降低（图 61-4）。

为了维持肾功能不全患者的正常剂量间隔，给予 LD 后的每次维持剂量可通过以下公式估算。

$$D_f=D_n \times Q$$

其中 D_f 是在正常给药间隔内给予肾功能受损患者的剂量，D_n 是正常剂量，Q 是剂量调整系数。剂量调整系数（Q）可按以下公式计算。

$$Q=1-[FE(1-KF)]$$

其中 FE 是肾功能正常的患者在肾脏中未清除的药物比例，KF 是患者的 CrCl 或 GFR 与假设的正常值 120ml/min（相当于 2.00ml/s）之比。因此，对于被肾脏完全清除的 85% 的药物，CrCl 为 10ml/min（0.17ml/s）的患者的 Q 因子如下所示。

$$Q=1-\left[0.85\left(1-\frac{10}{120}\right)\right]$$

$$=1-[0.85\,(0.92)]=1-0.78=0.22$$

如果希望给予相同的维持剂量，由于可选择的替代公式有限，可能需要一个因子，可以用如下公式计算正常剂量的给药间隔。

$$\tau_f=\tau_n/Q$$

将给药间隔延长至 24h 以上的决定应基于维持治疗峰值或谷值水平的需要。如果峰值水平最重要，则可以延长给药间隔。延长透析患者的剂量间隔通常是修改药物剂量方案的便捷方法。该方法对血浆半衰期长的药物特别有用。通常，透析治疗后应给予 1 次透析去除的剂量的药物，但氨基糖苷类是个有争议的例外[186-190]。

当计算的剂量或给药间隔不切实际时，特别有用的第 3 种选择是在保持峰值不变的情况下，根据目标谷浓度选择给药间隔，如下所示。

$$\tau_{targeta}=(t_{1/2}/0.693)\times \ln(C_{peak}/C_{trough-target})$$
$$=LD\times(1-C_{trough-target}/C_{peak})$$

或者，可以按以下预定的实际剂量间隔（τ_p 或 $\tau_{ptarget}$）计算要给定的调整剂量（D_p）。

$$D_p=(D_{n\times\tau p\times Q})/_{\tau n}$$

其中 τ_p 是估算的给药间隔，由上述 $\tau_{ptarget}$ 方程计算得出，或者是肾功能不全患者的临床实际值（如 12h、18h、24h、36h 和 48h）。这些将剂量减少和间隔延长方法结合使用的方法通常在临床上最实用。如有疑问，临床医生应咨询经验丰富的药剂师，以评估 CKD 和体质改变（如体液超负荷）的患者。

3. 药物治疗浓度的测量

测定药物浓度是一种优化治疗方案的方法，考虑到了个体之间和个体内部的差异。药物治疗浓度监测需要快速、特异和可靠的测定方法，以及明确的药物浓度与治疗效果和不良反应之间的相关性。治疗药物浓度监测的适应证包括实验性确定血药浓度与药理作用之间的关系，治疗窗口狭窄的药物，意识到药物水平影响治疗，潜在的患者依从性问题，以及仅通过临床观察无法优化药物剂量。通过治疗药物监测分析的药物实例包括地高辛、锂、苯妥英钠、茶碱、丙戊酸、华法林、他克莫司、西罗莫司、氨基糖苷、万古霉素和氯氮平。除非使用治疗药物监测来预测剂量或预防毒性，否则应达到稳态（开始治疗后 4～5 个半衰期）后再采集样品。样品采集的时间很重要，因为给药期间药物浓度会发生变化。给药间隔中采集血液样本的最小可变点恰好在下一次给药之前。药物浓度是对临床判断的补充而不是替代，因此以个体患者为治疗目标更为重要，而不是实验室结果。药物浓度可用于评估药物作用，因此治疗性药物监测可有助于剂量个体化。它也可以用于检测毒性，因此治疗药物监测可以优化患者管理并改善临床结局 [191]。

低白蛋白血症可能会影响药物浓度，是因为总的药物浓度会降低，未结合的具有活性的药物浓度通常不会降低。临床上难以测定未结合药物的浓度，因此临床医生在凭经验解释所测得的总药物浓度时，必须考虑到低白蛋白血症的影响，如苯妥英和几种抗生素（如头孢曲松，达托霉素）[55, 192.193]。

（二）急性肾损伤患者

根据定义，重症患者经常会发生 AKI，在所有非同日住院治疗患者中，有 5%～15% 会因发生 AKI 而使病情变得复杂 [9-13]。在大多数情况下，药物剂量是根据稳定的 CKD 患者的研究而获得的药物信息得出的。不幸的是，对于 AKI 患者在药物代谢和分布方面的认识仍存在很大差距。因此患者可能面临用药过量或剂量不足的重大风险。文献中已经发布了 30 多种关于 AKI 的定义 [155-158]。AKI 的定义和分类缺乏共识，反映了 AKI 病因的多样性和病情严重程度的不一致，临床表现多变，可是重症患者的多器官功能障碍（AKI 仅仅是其中的一个器官功能障碍）或仅有 AKI[194]。因此，与 AKI 相关的住院死亡率从重症监护病房（ICU）患者的 70% 到其他住院患者的 35% 不等 [195, 196]。

AKI 对药物剂量的潜在影响可导致严重的后果，因为 AKI 患者通常是重症患者，需要多种药物治疗，其中有些可能具有肾毒性或在 AKI 的情况下需要调整剂量。本章前面及其他文献来源中提到的 PK 在吸收、分布、代谢和排泄方面的变化是实现最佳药物治疗的基础 [7, 51, 172, 197, 198]。

临床医生需要注意这些因素，并意识到它们可能会在治疗过程中随着病情的恶化或改善而变化。患有 AKI 的重症患者通常很少口服食物和液体，除了一些口服药物（如降压药，免疫抑制剂），往往需要胃肠外给药。

从 AKI 患者多剂量研究中观察 PK 和 PD 而得出的指导药物治疗的剂量算法很少。大多数来自于重症监护的文献及几乎所有 FDA 或 EMA 产品说明均包含从 CKD 和 ESRD 患者观察中得出的药物剂量推荐。但针对 AKI 患者设置的有限可用数据主要是由临床医生创建的，很少将此信息合并到官方产品说明中。因此，先前描述的用于 CKD 的药物剂量方案修改原则仍然是 AKI 患者优化治疗的基础。

1. 负荷剂量

许多 AKI 患者体液负荷过重，药物分布容积比正常情况下大得多。因此，与肾功能正常患者的起始剂量相比，AKI 患者需要更高的 LD。由于 AKI 时许多药物的 V_D 显著增加，尤其是亲水性抗生素，包括 β- 内酰胺类、头孢菌素类和碳青霉烯类，因此强烈建议主动给以负荷剂量（大于正常剂量 25%）。

2. 维持剂量

预测肾功能和体液状态变化的程度和速率是困难的。因此，如前所述，应以正常或接近正常的剂量方案启动许多药物（尤其是抗微生物药）的维持给药方案，并根据药物 PK 特性与肾功能之间的关系进行调整。应尽可能测定血药浓度和使用最新的 PK 和 PD 方法进行分析。

（三）进行血液透析的患者

对于接受维持性血液透析和紧急行血液透析的患者而言，优化药物治疗完全取决于来自精心设计的 PK 研究中的可靠信息 [7, 17, 25, 199–204]。血液透析对药物治疗的影响取决于药物的特性和透析处方。与药物有关的因素包括分子量（MW）或大小、蛋白结合率和分布容积 [172, 201]。19 世纪 90 年代中期以前所使用的绝大多数透析滤过膜通常不能滤过 MW＞1 kDa 的药物 [199–201]。21 世纪的透析膜主要由孔径较大的半合成或合成材料组成，这使得分子量高达 20 kDa 的药物都可能易于滤过。

透析过程中的药物清除可通过 3 种不同的过程进行 [7, 201]。传统 HD 的药物清除主要是依赖从血浆到透析液的浓度梯度进行扩散产生的。通过增加血液和透析液的流速及使用大面积透析器，可以增强对低分子量药物的清除。较大的分子需要更多的多孔膜以增加清除率。常规 HD 对药物的清除率可以通过未结合分数（f_u）和以下关系式估算。

$$Cl_{HD}=f_u \times Cl_{urea}(60/MW_{drug})$$

其中 Cl_{HD} 是 HD 的药物清除率，Cl_{urea} 是透析器的尿素清除率，而 MW_{drug} 是药物的 MW。大多数常规透析器的尿素清除率介于 150～200ml/min，与高通量血液透析器的值相近 [201]。对于高通量 HD，药物的 V_D 和蛋白结合程度成为透析器清除药物更重要的影响因素。尽管分子量较大，但蛋白结合程度不高且分布容量相对较小的药物的血液透析清除率与尿素清除率平行 [205]。高通量 HD 时药物的对流转运和清除主要取决于滤过压力梯度、治疗时间、血液和透析液流速。尽管在世界某些地区高通量 HD 被广泛应用，但有关药物清除的数据很少。

如果增加 HD 的频率，则小分子溶质的每天清除效率更高。与每周 3 次、高通量、中心 HD 相比，日夜和夜间透析治疗具有不同的清除率，并且互相之间也有所不同。尽管透析时间增加会导致药物清除增加，但是血液和透析液的流速减慢，因此单位时间内的药物清除率减少。有关持续低效血液透析（SLED）对药物分布或不同模式之间差异的研究很少 [206–209]。在其中一种衍生的透析模式中也仅评估了几种药物。与常规的每周 3 次透析相比，缓慢的夜间透析需要显著增加庆大霉素的剂量才能达到治疗浓度水平 [206, 207]。药物清除率的变异性很高，并且与小分子物质的溶质清除率不相关。对头孢唑啉的研究也有类似的发现 [208]。NHD 期间的头孢唑林清除率（Cl=1.65L/h）略低于高流量间歇性 HD（Cl=1.85L/h）。但是与常规的 4h 高流量 HD（60%）相比，在 NHD（80%）的 8h 中清除了更大比例的头孢唑啉。研究人员得出结论，每次 NHD 后 2g LD 加 1g 静脉注射剂量的给药方案足以在至少 70% 的给药间隔内使药物浓度达到葡萄球菌的 6 倍 MIC。因此，对接受这些任何一种透析方式的患者，医生尽管可以凭经验增加药物剂量，但在可行的情况下，尽量通过监测药物浓度来指导药物剂量的调整。分子量在 500～5000Da 的药物似乎在这种透析模式中的清除率会提高。模型清除的研究表明，频繁的 HD 会增加达托霉素的清除率（从而可能导致剂量不足）[210, 211]。当观察到 PK 与延长的每日透析（EDD）相关时，这种增加的清除率在 AKI 的情况下得到了证实 [192]。这些研究结果应可适用于维持性 HD，但应注意到败血性休克可能对分布容积产生影响 [212]。延长 HD 的其他影响之一似乎是透析后药物浓度反弹减少 [213, 214]。这可能是因为从外周到中央腔隙的转移率相对于扩散清除率较低。

2013 年，美国有超过 100 种不同的透析器或滤过器，并且目前至少有 4 种不同的 HD 模式 [201]。HD 或血液滤过对药物分布的影响可能存在显著差异，并且由于透析器或滤过器清除率很少被再次评估，临床医生不得不将一种模式的数据应用到至其他的模式 [215–217]。21 世纪的透析器效率明显提高，这意味着，大多数 2000 年以前发表的文献结果可能低估了目前 HD 对药物清除的影响 [200]。因此，可能需要根据经验将剂量增加 25%～50%。对于治疗窗较窄的药物，建议进行药物浓度监测，以提高安全性和疗效。

血液透析影响的评估

评估 HD 效果最常用的方法是计算血浆中药物的透析器清除率（Cl^p_D），如下所示。

$$Cl^p_D=Q_p[(A_p-V_p)/Ap]$$

其中 Q_p 是通过透析器的血浆流量，A_p 是进入透析器的血浆中的药物浓度，V_p 是离开透析器的血浆的药物浓度[199, 214]。这个方程式往往低估了那些易于进出红细胞的药物的透析清除率。此外，如果进行强化超滤，药物静脉血浆浓度可能会人为抬高，因此 Cl^p_D 将低于实际水平。由于这些限制，废液清除率方法仍然是确定透析器清除的基准，可以计算如下[175, 199–201]。

$$Cl^r_D=R/AUC_{0-t}$$

其中，R 是在透析液中未回收的药物总量，AUC_{0-t} 是透析液收集期间进入透析器前血浆浓度–时间曲线下的面积。文献中报道的 HD 清除率值可能会差异较大，这取决于使用的是哪种方法[200]。

在大多数血液透析中心，透析后给药通常是一种惯例，以最大限度地减少 HD 额外清除所导致的药物损失。然而，也有研究建议给药后立即进行 HD 作为去除具有毒性的抗生素[187–189, 212, 217]和化疗药物的一种选择[218–240]。对于抗癌药物，如果患者在给药后进行 2～12h 的血液透析，那透析前给以正常剂量是恰当的。该策略可提供所需的最大血药浓度效应，同时将药物毒性或代谢效应降至最低（表 61–7）。考虑 PK 和 PD 因素，对于某些抗菌药物（如氨基糖苷和万古霉素），HD 后给药可能并不是最佳方法[187–189, 212, 217]。对于某些抗生素，建议在透析的最后 1 小时或透析结束前进行大剂量脉冲式给药，但很少有相关临床研究。

如果在透析后使用该药物，则透析后剂量（D_{HD}）应该首先补充在 2 次透析间期（D_{fail}）由患者残余肾功能和肾外清除的剂量。此外，应估算通过 HD（FR）清除的药物比例，并计算补充剂量（Dsuppl）。HD 后患者应接受的剂量将是这两个剂量之和（图 61–5）。

（四）接受连续性肾脏替代治疗的患者

CRRT 和杂合 RRT 通常用于重症监护病房中 AKI 患者的治疗[241]。CRRT 似乎比间歇性 HD 少了给药的挑战，因为它的连续性质类似于天然肾脏对药物的清除，并且可能适合使用标准的一级药物清除率方程式来计算剂量。但是在实践中，CRRT 很少能按计划连续进行。CRRT 模式和具体的治疗处方也会对药物的清除产生重大影响。分子量、透析膜特性（系统之间的高度差异性）、血液流速和透析液流速决定了药物清除的速率和程度[242]。因为大多数药物的 MW＜1.5kDa，所以 CRRT 清除药物对 MW 的依赖性不大。使用更大的血液滤过量，尤其是药物在滤器前注入的情况下，也会影响清除率。前置换模式可以提高尿素、肌酐和万古霉素 15%～25% 清除率[243, 244]。

因为蛋白质在透析膜上的积聚，CRRT 清除性能随着滤器的使用时间延长而下降。滤器中空纤维内的凝血也减少了用于清除的总表面积。尽管这些因素鲜有直接研究，但确实会影响药物清除率[245, 246]。

药物的蛋白结合率也影响 CRRT 清除药物的多少，因为只有未结合蛋白的药物可被 CRRT 清除。大于 80% 蛋白结合率的药物难以通过对流或扩散而清除。在持续静脉血液滤过期间，药物清除率通常接近于超滤速率。通过持续静脉血液透析滤过增加扩散，可增加药物的清除率，而扩散的增加程度取决于超滤率和透析液的流速。在高通量透析过程中，药物清除通常与尿素和肌酐的清除平行。因此，估算 CRRT 期间药物清除率的最简单方法是计算总尿素或肌酐清除率[7, 245, 246]。

杂合 RRT，包括持续或缓慢低效血液透析（SLED）、EDD、持续的 SLED、缓慢的低效率每日透析和缓慢的低效率每日血液透析滤过，它们使用更高的透析液流速和较短的治疗时间（持续 6～12h），在临床上也同样得到广泛使用[247–250]。截至 2011 年，仅发布了不到 20 种药物的杂合 RRT PK 数据[6]。RRT 机器和过滤器的改进已淘汰了旧的药物剂量指南，尤其是抗生素。因为这些指南已经过时并可能会导致药物剂量不足，因此可能有潜在的危险。尽管对于接受 CRRT 的患者只有很少的 FDA 或 EMA 官方药物剂量建议，但目前已有几种已公开的剂量指南得到了广泛的使用[17, 216, 245, 246]。不幸的是，这些建议通常尚未经过前瞻性评估，其对患者预后的影响在很大程度上未知的。

表 61-7　血透前药物最佳管理

药物类别	例　子	一次血透后药物清除水平	参考文献
抗肿瘤	卡铂	血透后 20%，血透前 84%	• Chatelut 等 [218]; Kamata 等 [219]; Yoshida 等 [220]; Oguri 等 [221]
	顺铂	85%	• Watanabe 等 [222]
	奥沙利铂	65%	• Katsumata 等 [223]
	环磷酰胺	22%（代谢物百分比未知）	• Haubitz 等 [224]
	异环磷酰胺	70%～87%（代谢物，72%～77%）	• Carlson 等 [225]
	卡培他滨	α- 氟 -β- 丙氨酸 50%	• Walko 和 Lindley[226]
	吉西他滨	2′，2′ - 二氟脱氧尿苷 50%	• Koolen 等 [227]
	甲氨蝶呤	代谢物 36%	• Garlich 和 Goldfarb[228]
	阿糖胞苷	39%（代谢物，52%～63%）	• Radeski 等 [229]
	拓扑替康	50%	• Herrington 等 [230]
	博来霉素	30%～60%	• Kamidono 等 [232]
	雷利度胺	30%	• João 等 [233]
	培美曲塞	30%	• Izzedine[234]
	特加福（S-1）	60%	• Tomiyama 等 [235]
	卡铂	84%	• Oguri 等 [236]
	氟达拉滨	2F-Ara-A 25%	• Kielstein 等 [237]
	氟尿嘧啶	α- 氟 -β- 丙氨酸 60%	• Rengelshausen 等 [238]
	^{131}I	50%	• Fofi 等 [239]
	伊立替康	SN-38 50%	• Koike 等 [240]
氨基糖苷类	庆大霉素	75%	• Veinstein 等 [212]
	妥布霉素	80%	• Kamel 等 [189]
对比剂	钆	65%～74%	• Rodby[231]

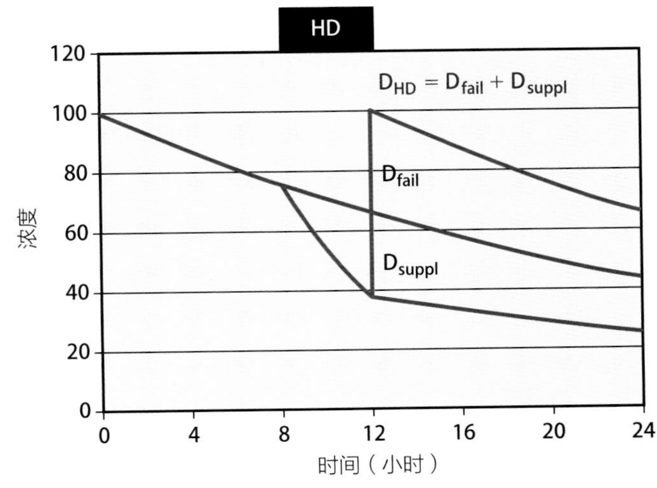

◀ 图 61-5　血液透析后补充剂量

为了维持治疗目标浓度，必须在血液透析（HD）后给予补充剂量，以替代被清除的部分，透析后的剂量（D_{HD}）结合了调整后维持剂量（D_{fail}）和补充剂量（D_{suppl}）

如果没有 FDA 或 EMA 的建议，也无第三方参考文献或任何与 CRRT 清除药物有关的已发表的研究（通常是刚推出市场的新药），则临床医生可能有必要使用本章介绍的 PK 原理来制订给药方案。目前缺乏重症患者在延长 RRT 和间歇性 HD 过程中抗生素的 PK 数据，这导致获得和维持有效药物浓度成为一项重要挑战[250, 251]。如果 V_D 很大（＞1L/kg），则 CRRT 基本上清除该药物的可能性很低。使用高通量透析器或滤过器可以容易清除 MW ＜20 kDa 的药物。如果通过 CRRT 或杂合 RRT 清除的药物少于患者估计的总体清除率的 25%，则可能无须进一步调整剂量。相比之下，如果 CRRT 或杂合 RRT 导致药物清除率增加 25%～50%，则应根据患者的估计容量状态给予 LD，维持剂量应与 CrCl 为 30～50ml/min 的推荐剂量相近。如果在技术上可行的话，这些估计显然必须考虑到变化的容量状态，并通过定期的药物浓度测定加以调整。

（五）进行腹膜透析的患者

大多数典型的腹膜透析处方可实现的尿素清除率通常≤ 10ml/min，因此腹膜透析不可能将任何药物的全身清除率提高＞10ml/min。由于大多数药物的分子量比尿素大，因此药物清除率甚至更低，很可能为 5～7.5ml/min 或更低。19 世纪 70 年代和 19 世纪 80 年代进行的许多研究表明，腹膜透析的药物清除率处于这个非常低的范围内，因此可以得出结论，腹膜透析不会将药物清除提高到需要特别调整剂量方案的程度[252–254]。如果每天仅第 1 袋腹透液加入抗生素时，则药物会通过腹膜吸收到体循环中。在随后的 3 次腹透液交换过程中，全身药物浓度将在 1 天的其余时间内继续维持。因此，口服或静脉用药可按照 eCrCl 或 eGFR＜15ml/min 的患者推荐剂量使用。

腹腔内给药是治疗腹膜透析相关性腹膜炎和其他感染的公认方法[254, 255]。给药间隔取决于药物的半衰期，而半衰期主要取决于残肾功能和肾外代谢清除。间断使用以下药物已经有了长期临床经验，对于万古霉素和替考拉宁，可每隔 5～7 天给药 1 次，而氨基糖苷类和头孢类抗生素则适用于每日 1 次给药[256, 257]。

持续非卧床腹膜透析（CAPD）的每个周期持续时间相对较长，与之相比，自动腹膜透析（APD）的周期较短，因此药物停留时间较短，在单个透析周期内，其药物血浆浓度可能更高。但相反的是，APD 方案可实现更高的透析液流量和小分子清除率，这可能导致在给药间隔中抗生素的腹膜透析清除率更高[258]。

因为大多数确定腹腔抗生素剂量的 PK 研究使用了 4～8h 的负荷时间，建议在 CAPD 和 APD 患者中通过延长周期提高抗生素负荷剂量。对于间歇性维持剂量，CAPD 患者应使用较长的夜间停留时间，而 APD 患者应使用较长的白天停留时间。在临床实践中，腹腔内抗生素给药在清除细菌生长方面并未取得明确的成功，部分质疑了抗生素向腹膜腔内扩散的概念。因此，可能需要静脉内使用抗生素以增强抗菌效果。

> 临床意义
>
> 治疗药物的血液透析移除可显著影响患者的临床疗效。高移除率可能导致治疗失败、发病甚至死亡。透析器膜技术的进步继续提高了透析过程的效率，因此治疗失败变得更加普遍，特别是临床医生是以从临床上不再用的低效率透析器中获得的数据开具处方时。

六、临床底线

表 61-8 给出了 CKD 和 AKI 患者选择药物的建议剂量。这些仅作为指导，并不意味着推荐剂量对个别患者而言是安全或有效的。对于半衰期＞12h 的药物，应考虑给以负荷剂量（与肾功能正常患者正常剂量相同）。没有对照临床研究确定了这些剂量推荐的功效。HD、动态腹膜透析和 CRRT 对药物去除的影响是可变的，表中的值更倾向于定性而不是定量。这些建议中的大多数是在实现高效 HD 治疗、普遍应用连续循环夜间腹膜透析，以及在 CRRT 的血液滤过中增加弥散之前建立的。

表 61-8 慢性肾脏病或急性肾损伤患者用药剂量建议

药 名	药物剂量减少或间隔时间延长的程度			肾脏替代治疗患者的剂量建议		
	GFR > 50ml/min	GFR=10-50ml/min	GFR < 10ml/min	HD	CAPD	CRRT
醋丁洛尔	100%	50%	25%	剂量同 GFR<10	剂量同 GFR<10	剂量同 GFR10～50
对乙酰氨基酚	q4h	q6h	q8h	剂量同 GFR<10	剂量同 GFR<10	剂量同 GFR10～50
乙酰唑胺	q6h	q12h	q24h	剂量同 GFR<10	剂量同 GFR<10	剂量同 GFR10～50
乙酰己胺	避免使用	避免使用	避免使用	避免使用	避免使用	避免使用
乙酰氧肟酸	100%	100%	避免使用	未知	未知	未知
阿司匹林	q4h	q4～6h	避免使用	同正常的 GFR	同正常的 GFR	剂量同 GFR10～50
阿伐斯汀	8 mg q6h	8 mg q8～12h	8 mg q12～24h	剂量同 GFR<10	剂量同 GFR<10	剂量同 GFR10～50
阿昔洛韦	5mg/kg q8h	5mg/kg q12～24h	2.5～5mg/kg q24h	剂量同 GFR<10	剂量同 GFR<10	剂量同 GFR10～50
别嘌呤醇	100%	50%	33%	剂量同 GFR<10	剂量同 GFR<10	剂量同 GFR10～50
金刚烷胺	q24h	q48～72h	q7d	剂量同 GFR<10	剂量同 GFR<10	剂量同 GFR10～50
阿米卡星[a]	5～6mg/kg q12h	3～4mg/kg q24h	2mg/kg q24～48h	HD 后 5mg/kg	15～20mg/(L · d)	7.5mg/kg q24h
阿米洛利	100%	50%	避免使用	NA	NA	NA
氨氯地平	100%	100%	100%	剂量同 GFR<10	剂量同 GFR<10	剂量同 GFR<10
阿莫沙平	100%	100%	100%	未知	未知	剂量同 GFR10～50
两性霉素	q24h	q24h	q24h	剂量同 GFR<10	剂量同 GFR<10	剂量同 GFR10～50
两性霉素 B	q24h	q24h	q24h	剂量同 GFR<10	剂量同 GFR<10	剂量同 GFR10～50
两性霉素 B 脂质体	q24h	q24h	q24h	剂量同 GFR<10	剂量同 GFR<10	剂量同 GFR10～50
氨苄西林	250 mg～2g q4～6h	250 mg～2g q6h	250 mg–1g q6h	剂量同 GFR<10	剂量同 GFR<10	剂量同 GFR10～50
阿哌沙班	100%	• 25～50ml/min：100% • <25ml/min：不推荐	不推荐	• 5 mg BID； • 如果年龄>79 岁，或者体重<61kg：2.5 mg BID	未知	未知

（续表）

药 名	药物剂量减少或间隔时间延长的程度			肾脏替代治疗患者的剂量建议		
	GFR > 50ml/min	GFR=10-50ml/min	GFR < 10ml/min	HD	CAPD	CRRT
阿立哌唑	100%	100%	100%	剂量同 GFR<10	剂量同 GFR<10	剂量同 GFR<10
阿替洛尔	100% q24h.	50% q24h	25% q24h	剂量同 GFR25～50	剂量同 GFR<10	剂量同 GFR10～50
金诺芬	6mg q24h	3mg q24h	避免使用	避免使用	避免使用	剂量同 GFR10～50
硫唑嘌呤	100%	75%～100%	50%～100%	剂量同 GFR<10	剂量同 GFR<10	剂量同 GFR10～50
氨曲南	100%	50%	25%	剂量同 GFR<10	剂量同 GFR<10	剂量同 GFR10～50
贝那普利	100%	50%～75%	25%～50%	剂量同 GFR<10	剂量同 GFR<10	剂量同 GFR10～50
苯扎贝特	50%～100%	25%～50%	避免使用	200 mg q72h	200 mg q72h	200 mg q24～48h
比索洛尔	100%	100%	50%	剂量同 GFR<10	剂量同 GFR<10	剂量同 GFR10～50
博来霉素	100%	75%	50%	剂量同 GFR<10	剂量同 GFR<10	剂量同 GFR10～50
溴苄胺	100%	25%～50%	25%	剂量同 GFR<10	剂量同 GFR<10	剂量同 GFR10～50
布美他尼	100%	100%	100%	剂量同 GFR<10	剂量同 GFR<10	剂量同 GFR<10
安非他酮	100% q24h.	100% q24h.	100% q24h	剂量同 GFR<10	剂量同 GFR<10	剂量同 GFR10～50
布托啡诺	100%	75%	50%	未知	未知	剂量同 GFR10～50
卡格列净	100%	• 30～50ml/min：不建议 • <30ml/min：避免使用	避免使用	避免使用	未知	未知
卷曲霉素	q24h	q24h	q48h	剂量同 GFR<10	剂量同 GFR<10	同正常的 GFR
卡托普利	100% q8～12h.	75% q12～18h	50% q24h	剂量同 GFR<10	剂量同 GFR<10	剂量同 GFR10～50
卡铂	100%	50%	25%	剂量同 GFR<10	剂量同 GFR<10	剂量同 GFR10～50
卡替洛尔	100%	50%	25%	剂量同 GFR<10	剂量同 GFR<10	剂量同 GFR10～50
头孢克洛	100%	100%	50%～100%	250～500mg q8h	250 mg q8～12h	剂量同 GFR10～50
头孢羟氨苄	q12h	q12h	q24h	HD 后 0.5～1.0g	0.5g/d	剂量同 GFR10～50
头孢孟多	q6h	q6～8h	q8～12h	0.5～1.0 g q12h	0.5～1.0 g q12h	剂量同 GFR10～50
头孢唑啉	q8h	q12h	50% q24～48h	HD 后 15～20mg/kg	剂量同 GFR10～50	剂量同 GFR10～50

（续表）

药　名	药物剂量减少或间隔时间延长的程度			肾脏替代治疗患者的剂量建议		
	GFR > 50ml/min	GFR=10-50ml/min	GFR < 10ml/min	HD	CAPD	CRRT
头孢吡肟	q12h	50%～100% q24h	25%～50% q24h	剂量同 GFR＜10	剂量同 GFR＜10	1～2g q12h
头孢克肟	100%	75%～100%	50%	剂量同 GFR＜10	剂量同 GFR＜10	剂量同 GFR10～50
头孢噻肟	q6h	q6～12h	1g q8～12h	剂量同 GFR＜10	剂量同 GFR＜10	1～2g q12h
头孢替坦	q12h	q24h	q48h	HD 后 1g	1g q24h	剂量同 GFR10～50
头孢西丁	q6～8h	q8～12h	q24～48h	HD 后 1g	1g q24h	剂量同 GFR10～50
头孢泊肟酯	100%	100%	100～200 mg q24～48h	剂量同 GFR＜10	剂量同 GFR＜10	同正常的 GFR
头孢丙烯	100%	50% q12h	50% q12h	HD 后 250 mg	剂量同 GFR＜10	剂量同 GFR＜10
头孢他啶	100%	1～2g q24h	0.5～1gq48h	HD 后 1g	0.5～1g q24h	1～2g q12h
头孢布烯	100%	50%	25%	HD 后 400 mg	剂量同 GFR＜10	剂量同 GFR10～50
头孢唑肟	q8h	q12h	q24h	HD 后 1g	0.5～1.0g q24h	剂量同 GFR10～50
头孢呋辛（IV）	100% q8h	q8～12h	750 mg q12h	剂量同 GFR＜10	剂量同 GFR＜10	剂量同 GFR10～50
塞利洛尔	100%	100%	75%	剂量同 GFR＜10	剂量同 GFR＜10	同正常的 GFR
头孢氨苄	250～500 mg q6h	250～500 mg q8～12h	250～500 mg q12～24h	剂量同 GFR＜10	剂量同 GFR＜10	剂量同 GFR10～50
头孢拉定	100%	50%	25%	剂量同 GFR＜10	剂量同 GFR＜10	同正常的 GFR
西替利嗪	100%	100%	50%	剂量同 GFR＜10	剂量同 GFR＜10	同正常的 GFR
氯喹	100%	100%	50%	剂量同 GFR＜10	剂量同 GFR＜10	同正常的 GFR
氯磺丙脲	50%	避免使用	避免使用	避免使用	避免使用	避免使用
氯噻酮	q24h	避免使用	避免使用	避免使用	避免使用	未知
西苯唑啉	100% q12h	100% q12h	66% q24h	剂量同 GFR＜10	剂量同 GFR＜10	剂量同 GFR10～50
西多福韦	50%～100%	避免使用	避免使用	没有数据	没有数据	避免使用
西拉普利	75% q24h	50% q24～48h	10%～25% q72h	剂量同 GFR＜10	剂量同 GFR＜10	剂量同 GFR10～50
西咪替丁	100%	50%	50%	剂量同 GFR＜10	剂量同 GFR＜10	剂量同 GFR10～50

（续表）

药 名	药物剂量减少或间隔时间延长的程度			肾脏替代治疗患者的剂量建议		
	GFR > 50ml/min	GFR=10-50ml/min	GFR < 10ml/min	HD	CAPD	CRRT
环丙沙星	100%	50%～100%	50%	250mg q12h	250mg q8h	200mg IV q12h
顺铂	100%	75%	50%	剂量同 GFR<10	剂量同 GFR<10	剂量同 GFR10～50
克拉霉素	100%	75%	50%～75%	剂量同 GFR<10	剂量同 GFR<10	剂量同 GFR10～50
氯膦酸盐	100%	50%	避免使用	剂量同 GFR<10	剂量同 GFR<10	剂量同 GFR10～50
氯法齐明	100%	100%	100%	剂量同 GFR<10	剂量同 GFR<10	剂量同 GFR10～50
氯贝丁酯	q6～12h	q12～18h	避免使用	剂量同 GFR<10	剂量同 GFR<10	剂量同 GFR10～50
氯米帕明	100%	开始低剂量，监测效果	开始低剂量，监测效果	剂量同 GFR10～50	剂量同 GFR10～50	剂量同 GFR10～50
可乐定	q12h	q12～24h	q24h	同正常的 GFR	同正常的 GFR	同正常的 GFR
氯吡格雷	100%	100%	100%	剂量同 GFR<10	剂量同 GFR<10	剂量同 GFR10～50
可待因	100%	75%	50%	同正常的 GFR	同正常的 GFR	同正常的 GFR
秋水仙碱	100%	100%	50%	剂量同 GFR<10	剂量同 GFR<10	剂量同 GFR10～50
环磷酰胺	100%	75%～100%	50%～75%	50%	75%	100%
环丝氨酸	q12h	q12～24h	q24h	剂量同 GFR<10	剂量同 GFR<10	剂量同 GFR10～50
达比加群	100%	15～50ml/min：75mg BID	不推荐	不推荐	未知	未知
氨苯砜	100%	100%	50%	剂量同 GFR<10	剂量同 GFR<10	剂量同 GFR10～50
柔红霉素	100%	75%	50%	剂量同 GFR<10	剂量同 GFR<10	剂量同 GFR10～50
去羟肌苷	50%～100%	33%～50%	25%	剂量同 GFR<10	剂量同 GFR<10	剂量同 GFR10～50
二氟尼柳	100%	50%	50%	剂量同 GFR<10	剂量同 GFR<10	剂量同 GFR10～50
洋地黄毒苷	100%	100%	50%～75%	剂量同 GFR<10	剂量同 GFR<10	剂量同 GFR10～50
地高辛[a]	100% q24h	25%～50% q24h	10%～25% q24～48h	剂量同 GFR<10	剂量同 GFR<10	剂量同 GFR10～50
丙吡胺	q8h	q12h	q48h	剂量同 GFR<10	剂量同 GFR<10	剂量同 GFR10～50
多巴酚丁胺	100%	100%	100%	同正常的 GFR	同正常的 GFR	同正常的 GFR

（续表）

药 名	药物剂量减少或间隔时间延长的程度			肾脏替代治疗患者的剂量建议		
	GFR > 50ml/min	GFR=10-50ml/min	GFR < 10ml/min	HD	CAPD	CRRT
多库氯铵	100%	50%	50%	未知	未知	剂量同 GFR10～50
二羟丙茶碱	75%	50%	25%	剂量同 GFR<10	未知	剂量同 GFR10～50
恩曲他滨	q24h	q48～72h	q96h	剂量同 GFR<10	剂量同 GFR<10	剂量同 GFR10～50
依那普利	100%	50%～100%	25%	剂量同 GFR<10	剂量同 GFR<10	剂量同 GFR10～50
厄他培南	100%	100%	50%	剂量同 GFR<10	剂量同 GFR<10	剂量同 GFR10～50
红霉素	100%	100%	50%～75%	剂量同 GFR<10	剂量同 GFR<10	同正常的 GFR
乙胺丁醇	q24h	q24～36h	q48h	剂量同 GFR<10	剂量同 GFR<10	剂量同 GFR10～50
乙氯维诺	100%	避免使用	避免使用	剂量同 GFR<10	剂量同 GFR<10	NA
乙硫异烟胺	100%	100%	50%	剂量同 GFR<10	剂量同 GFR<10	剂量同 GFR10～50
乙琥胺	100%	100%	75%～100%	同正常的 GFR	同正常的 GFR	同正常的 GFR
依托泊苷	100%	75%	50%	剂量同 GFR<10	剂量同 GFR<10	剂量同 GFR10～50
泛昔洛韦	100%	q12～24h	50% q24～48h.	剂量同 GFR<10	剂量同 GFR<10	剂量同 GFR10～50
法莫替丁	100%	50%	20 mg q24h	剂量同 GFR<10	剂量同 GFR<10	剂量同 GFR10～50
芬太尼	100%	75%	50%	剂量同 GFR<10	剂量同 GFR<10	剂量同 GFR10～50
非索非那定	q12h	q12～24h	q24h	剂量同 GFR<10	剂量同 GFR<10	剂量同 GFR10～50
氟卡尼	100%	50%	50%	剂量同 GFR<10	剂量同 GFR<10	剂量同 GFR10～50
氟康唑	100%	100%	50%	剂量同 GFR<10	剂量同 GFR<10	同正常的 GFR
氟胞嘧啶	50mg/kg q12h	50mg/kg q24h	50mg/kg q24～48h	剂量同 GFR<10	剂量同 GFR<10	剂量同 GFR10～50
氟达拉滨	75%～100%	75%	50%	剂量同 GFR<10	剂量同 GFR<10	剂量同 GFR10～50
膦甲酸钠	28mg/kg–q8h	15mg/kg–q8h	6mg/kg–q8h	剂量同 GFR<10	剂量同 GFR<10	剂量同 GFR10～50
福辛普利	100%	100%	75%～100%	剂量同 GFR<10	剂量同 GFR<10	剂量同 GFR10～50
加巴喷丁	300～600mg q8h	200～700 mg q12h	100～300 mg q24h	• LD：300 mg • MD：100～300 mg q24h	同正常的 GFR	同正常的 GFR

（续表）

药　名	药物剂量减少或间隔时间延长的程度			肾脏替代治疗患者的剂量建议		
	GFR > 50ml/min	GFR=10-50ml/min	GFR < 10ml/min	HD	CAPD	CRRT
加拉明	75%	避免使用	避免使用	NA	NA	避免使用
更昔洛韦	2.5～5mg/kg q12h	1.25～2.5mg/kg q24h	1.25mg/kg q24h	剂量同 GFR<10	剂量同 GFR<10	2.5mg/kg q24h
吉非罗齐	100%	75%	50%	剂量同 GFR<10	剂量同 GFR<10	剂量同 GFR10～50
庆大霉素[a]	5～7mg/(kg・d)	2～3mg/(kg・d)，按血药浓度水平调整	2mg/kg q48～72h，按血药浓度水平调整	HD 后 3mg/kg，按血药浓度水平调整	3～4mg/(L・d)，按血药浓度水平调整	剂量同 GFR10～50，按血药浓度水平调整
格列齐特	50%～100%	20～40mg/d	20～40mg/d	剂量同 GFR<10	剂量同 GFR<10	剂量同 GFR10～50
格列吡嗪	100%	50%	50%	剂量同 GFR<10	剂量同 GFR<10	剂量同 GFR<10
胍那决尔	q12h	q12～24h	q24～48h	未知	未知	剂量同 GFR10～50
胍乙啶	q24h	q24h	q24～36h	剂量同 GFR<10	剂量同 GFR<10	剂量同 GFR10～50
肼屈嗪	q8h	q8h	q8～12h	剂量同 GFR<10	剂量同 GFR<10	剂量同 GFR10～50
羟基脲	100%	50%	20%	剂量同 GFR<10	剂量同 GFR<10	剂量同 GFR10～50
羟嗪	100%	50%	50%	剂量同 GFR<10	剂量同 GFR<10	剂量同 GFR10～50
伊达比星	100%	75%	50%	剂量同 GFR<10	剂量同 GFR<10	剂量同 GFR10～50
异环磷酰胺	100%	75%	50%	剂量同 GFR<10	剂量同 GFR<10	剂量同 GFR10～50
伊洛前列素	100%	100%	50%	剂量同 GFR<10	剂量同 GFR<10	剂量同 GFR10～50
亚胺培南	100%	50%	25%	剂量同 GFR<10	剂量同 GFR<10	剂量同 GFR10～50
吲达帕胺	100%	100%	50%	剂量同 GFR<10	剂量同 GFR<10	NA
吲哚布芬	100%	50%	25%	未知	未知	未知
异烟肼	100%	100%	75%～100%	剂量同 GFR<10	剂量同 GFR<10	同正常的 GFR
卡那霉素[a]	7.5mg/kg q12h	7.5mg/kg q24～72h	7.5mg/kg q48～72h	正常剂量的 50%	15・20 mg/(L・d)	剂量同 GFR10～50
酮咯酸	100%	50%	50%	剂量同 GFR<10	剂量同 GFR<10	剂量同 GFR10～50
拉米夫定	100%	50～150 mg q24h	25～50mg q24h	剂量同 GFR<10	剂量同 GFR<10	50mg q24h

（续表）

药　名	药物剂量减少或间隔时间延长的程度			肾脏替代治疗患者的剂量建议		
	GFR > 50ml/min	GFR=10-50ml/min	GFR < 10ml/min	HD	CAPD	CRRT
来那度胺	100%	• GFR 30～60ml/min：10mg q24h • GFR 10～29ml/min：15mg q48h	避免使用	HD 后 5 mg q24h	避免使用	避免使用
来匹芦定	100%	25%～50%	避免使用	避免使用	避免使用	避免使用
左氧氟沙星	100%	50%	25%～50%	剂量同 GFR<10	剂量同 GFR<10	剂量同 GFR10～50
林可霉素	q6h	q6～12h	q12～24h	剂量同 GFR<10	剂量同 GFR<10	剂量同 GFR10～50
赖诺普利	100%	50%～75%	25%～50%	剂量同 GFR<10	剂量同 GFR<10	剂量同 GFR10～50
碳酸锂[a]	100%	50%～75%	25%～50%	剂量同 GFR<10	剂量同 GFR<10	剂量同 GFR10～50
洛美沙星	100%	50%～100%	50%	剂量同 GFR<10	剂量同 GFR<10	剂量同 GFR10～50
罗拉碳头孢	q12h	q24h	q3～5d	剂量同 GFR<10	剂量同 GFR<10	剂量同 GFR10～50
美法仑	100%	75%	50%	剂量同 GFR<10	剂量同 GFR<10	剂量同 GFR10～50
哌替啶	100%	75%	50%	避免使用	避免使用	避免使用
甲丙氨酯	q6h	q9～12h	q12～18h	剂量同 GFR<10	剂量同 GFR<10	剂量同 GFR10～50
美罗培南	500mg～2g q8h	500 mg～1g q12h	500 mg–1g q24h	剂量同 GFR<10	剂量同 GFR<10	剂量同 GFR10～50
二甲双胍	100%	• 30～50ml/min：25%～50% • 10～29ml/min：25%	避免使用	避免使用	避免使用	避免使用
美沙酮	100%	100%	50%～75%	剂量同 GFR<10	剂量同 GFR<10	剂量同 GFR10～50
甲氨蝶呤	100%	50%	避免使用	避免使用	避免使用	剂量同 GFR10～50
甲基多巴	q8h	q8～12h	q12～24h	剂量同 GFR<10	剂量同 GFR<10	剂量同 GFR10～50
甲氧氯普胺	100%	75%	50%	剂量同 GFR<10	剂量同 GFR<10	剂量同 GFR10～50
二甲箭毒	75%	50%	50%	未知	未知	剂量同 GFR10～50
美西律	100%	100%	50%～75%	剂量同 GFR<10	剂量同 GFR<10	同正常的 GFR
咪达唑仑	100%	100%	50%	剂量同 GFR<10	剂量同 GFR<10	同正常的 GFR

（续表）

药 名	药物剂量减少或间隔时间延长的程度			肾脏替代治疗患者的剂量建议		
	GFR > 50ml/min	GFR=10-50ml/min	GFR < 10ml/min	HD	CAPD	CRRT
米多君	5～10mg q8h	5～10mg q8h	2.5～10mg q8h	剂量同 GFR＜10	剂量同 GFR＜10	剂量同 GFR10～50
米力农	100%	100%	50%～75%	没有数据	没有数据	剂量同 GFR10～50
丝裂霉素	100%	100%	75%	剂量同 GFR＜10	剂量同 GFR＜10	同正常的 GFR
米库氯铵	100%	50%	50%	剂量同 GFR＜10	剂量同 GFR＜10	剂量同 GFR10～50
吗啡	100%	75%	50%	剂量同 GFR＜10	剂量同 GFR＜10	剂量同＜10
霉酚酸酯	100%	50%～100%	50%～100%	剂量同 GFR＜10	剂量同 GFR＜10	同正常的 GFR
N- 乙酰半胱氨酸	100%	100%	75%	剂量同 GFR＜10	剂量同 GFR＜10	剂量同 GFR10～50
纳多洛尔	q24h	q24～48h	q48h	剂量同 GFR＜10	剂量同 GFR＜10	剂量同 GFR10～50
萘啶酸	100%	避免使用	避免使用	避免使用	避免使用	避免使用
新斯的明	100%	50%	25%	剂量同 GFR＜10	剂量同 GFR＜10	剂量同 GFR10～50
奈替米星[a]	4～7.5mg(kg・d)	3～7.5mg/(kg・d)	2mg/kg q24h	每次 HD 后 2mg/kg	IV：2mg/kg q48h	剂量同 GFR10～50
烟酸	100%	50%	25%	剂量同 GFR＜10	剂量同 GFR＜10	剂量同 GFR10～50
硝普钠	100%	100%	避免使用	避免使用	避免使用	剂量同 GFR10～50
亚硝基脲	100%	75%	25%～50%	剂量同 GFR＜10	剂量同 GFR＜10	未知
尼扎替丁	75%～100%	50%	25%	剂量同 GFR＜10	剂量同 GFR＜10	剂量同 GFR10～50
诺氟沙星	q12h	q12～24h	q24h	剂量同 GFR＜10	剂量同 GFR＜10	剂量同 GFR10～50
氧氟沙星	100%	50%	25%	剂量同 GFR＜10	剂量同 GFR＜10	剂量同 GFR10～50
奥卡西平	100%	75%～100%	50%	剂量同 GFR＜10	剂量同 GFR＜10	剂量同 GFR10～50
泮库溴铵	100%	50%	25%	剂量同 GFR＜10	剂量同 GFR＜10	剂量同 GFR10～50
帕罗西汀	100%	50%～75%	50%	剂量同 GFR＜10	剂量同 GFR＜10	剂量同 GFR10～50
对氨基水杨酸	100%	50%～75%	50%	剂量同 GFR＜10	剂量同 GFR＜10	剂量同 GFR10～50
青霉胺	100%	避免使用	避免使用	避免使用	避免使用	避免使用

（续表）

药　名	药物剂量减少或间隔时间延长的程度			肾脏替代治疗患者的剂量建议		
	GFR ＞ 50ml/min	GFR=10-50ml/min	GFR ＜ 10ml/min	HD	CAPD	CRRT
青霉素 G	100%	75%	20%～50%	剂量同 GFR＜10	剂量同 GFR＜10	剂量同 GFR10～50
喷他脒	q24h	q24h	q24～36h	剂量同 GFR＜10	剂量同 GFR＜10	剂量同 GFR10～50
喷他佐辛	100%	75%	50%	剂量同 GFR＜10	未知	剂量同 GFR10～50
喷托普利	100%	50%～75%	50%	剂量同 GFR＜10	剂量同 GFR＜10	剂量同 GFR10～50
己酮可可碱	q8～12h	q12～24h	q24h	剂量同 GFR＜10	剂量同 GFR＜10	剂量同 GFR10～50
培哚普利	2 mg q24h	2mg q24～48h	2mg q48h	剂量同 GFR＜10	剂量同 GFR＜10	剂量同 GFR10～50
苯巴比妥	q8～12h	q8～12h	q12～16h	剂量同 GFR＜10	剂量同 GFR＜10	剂量同 GFR10～50
保泰松	100%	50%	避免使用	剂量同 GFR＜10	剂量同 GFR＜10	剂量同 GFR10～50
哌库溴铵	100%	50%	25%	避免使用	避免使用	剂量同 GFR10～50
哌拉西林	q6h	q6～12h	q12h	剂量同 GFR＜10	剂量同 GFR＜10	剂量同 GFR10～50
普卡霉素	100%	75%	50%	未知	剂量同 GFR＜10	剂量同 GFR10～50
泊马度胺	100%	避免使用	避免使用	未知	未知	未知
普伐他汀	100%	• 30～50ml/min：100% • 10～30ml/min：10mg q24h	10mg q24h	剂量同 GFR＜10	未知	未知
普瑞巴林	100% q8～12h	50% q8～12h.	25% q24h	剂量同 GFR＜10	剂量同 GFR＜10	剂量同 GFR10～50
扑米酮	q12	q12～24h	q24h	剂量同 GFR＜10	剂量同 GFR＜10	剂量同 GFR10～50
丙磺舒	100%	避免使用	避免使用	避免使用	避免使用	避免使用
普鲁卡因胺	q4h	q6～12h	q8～24h	按血药浓度水平调整	剂量同 GFR＜10	剂量同 GFR10～50
丙氧酚	100%	100%	避免使用	避免使用	避免使用	避免使用
丙硫氧嘧啶	100%	75%	50%	剂量同 GFR＜10	剂量同 GFR＜10	剂量同 GFR10～50
吡嗪酰胺	100%	100%	50%～100%	剂量同 GFR＜10	剂量同 GFR＜10	剂量同 GFR10～50
吡斯的明	100%	35%	20%	剂量同 GFR＜10	剂量同 GFR＜10	剂量同 GFR10～50
喹那普利	100%	2.5～5mg q24h	2.5mg q24h	剂量同 GFR＜10	剂量同 GFR＜10	剂量同 GFR10～50

（续表）

药　名	药物剂量减少或间隔时间延长的程度			肾脏替代治疗患者的剂量建议		
	GFR > 50ml/min	GFR=10-50ml/min	GFR < 10ml/min	HD	CAPD	CRRT
奎宁	q8h	q8～12h	q24h	剂量同 GFR<10	剂量同 GFR<10	剂量同 GFR10～50
雷米普利	100%	50%	25%	剂量同 GFR<10	剂量同 GFR<10	剂量同 GFR10～50
雷尼替丁	100%	150mg q24h	75mg q24h	剂量同 GFR<10	剂量同 GFR<10	剂量同 GFR10～50
利巴韦林	100%	避免使用	避免使用	避免使用	避免使用	避免使用
利福平	100%	50%～100%	50%～100%	剂量同 GFR<10	剂量同 GFR<10	同正常的 GFR
利伐沙班	100%	15～50ml/min：15mg q24h	避免使用	避免使用	避免使用	避免使用
辛伐他汀	100%	100%	5mg q24h	剂量同 GFR<10	剂量同 GFR<10	同正常的 GFR
西格列汀	100%	• 30～50ml/min：50% • 10～30ml/min：25%	25%	剂量同 GFR<10	剂量同 GFR<10	剂量同 GFR10～50
索他洛尔	100%	25%～50%	25%	剂量同 GFR<10	剂量同 GFR<10	剂量同 GFR10～50
螺内酯	100%	常规剂量 q12～24h	避免使用	避免使用	剂量同 GFR<10	剂量同 GFR10～50
司坦夫定	100%	50% q12～24h	50% q24h	避免使用	避免使用	避免使用
链霉素 a	q24h	q24～72h	q72～96h	剂量同 GFR<10	20～40mg/(L · d)	剂量同 GFR10～50
链佐星	100%	75%	50%	未知	未知	未知
磺胺甲噁唑	q12h	q18h	q24h	透析后 1g	1g/d	剂量同 GFR10～50
磺吡酮酮	100%	100%	避免使用	避免使用	避免使用	剂量同 GFR10～50
磺胺异噁唑	q6h	q8～12h	q12～24h	透析后 2g	3g/d	NA
舒林酸	100%	50%～100%	50%～100%	剂量同 GFR<10	剂量同 GFR<10	剂量同 GFR<10
磺曲苯	50%	30%	10%	未知	未知	未知
他唑巴坦	100%	75%	50%	剂量同 GFR<10	剂量同 GFR<10	剂量同 GFR10～50
替考拉宁	q24h	q24～48h	q48～72h	剂量同 GFR<10	剂量同 GFR<10	剂量同 GFR10～50
替莫西林	q12～24h	q24h	q48h	剂量同 GFR<10	剂量同 GFR<10	剂量同 GFR10～50
特布他林	100%	50%	避免使用	剂量同 GFR<10	剂量同 GFR<10	剂量同 GFR10～50
四环素	100%	100%	50%	剂量同 GFR<10	剂量同 GFR<10	剂量同 GFR10～50

（续表）

药　名	药物剂量减少或间隔时间延长的程度			肾脏替代治疗患者的剂量建议		
	GFR ＞ 50ml/min	GFR=10-50ml/min	GFR ＜ 10ml/min	HD	CAPD	CRRT
噻嗪类利尿剂	100%	100%	避免使用	剂量同 GFR＜10	剂量同 GFR＜10	NA
硫喷妥钠	100%	100%	75%	NA	NA	NA
替卡西林	50～75mg/kg q6h	50～75mg/kg q8h	50～75mg/kg q12h	剂量同 GFR＜10	剂量同 GFR＜10	剂量同 GFR10～50
妥布霉素[a]	5～7mg/(kg・d)	2～3mg/(kg・d)	2mg/kg q48～72h	HD 后 3mg/kg	3～4 mg/(L・d)	剂量同 GFR10～50
托伐普坦	100%	100%	避免使用	避免使用	避免使用	避免使用
托吡酯	100%	50%	25%	剂量同 GFR＜10	剂量同 GFR＜10	剂量同 GFR10～50
托泊替康	75%	50%	25%	剂量同 GFR＜10	没有数据	没有数据
曲马多	100%	50–100mg q8h	50mg q8h	剂量同 GFR＜10	剂量同 GFR＜10	剂量同 GFR10～50
氨甲环酸	50%	25%	10%	剂量同 GFR＜10	剂量同 GFR＜10	剂量同 GFR10～50
曲唑酮	100%	100%	避免使用 /50%	剂量同 GFR＜10	剂量同 GFR＜10	剂量同 GFR10～50
氨苯蝶啶	100%	避免使用	避免使用	避免使用	避免使用	避免使用
甲氧苄啶	q12h	q12h	q24h	剂量同 GFR＜10	剂量同 GFR＜10	剂量同 GFR10～50
三甲曲沙	100%	50%～100%	避免使用	没有数据	没有数据	剂量同 GFR10～50
筒箭毒碱	75%	50%	避免使用	未知	未知	剂量同 GFR10～50
缬更昔洛韦	50%～100%	450mg q24～48h	450mg q72～96h	避免使用	避免使用	450mg q48h
万古霉素[a]	1g q12～24h	1g q24～96h	1g q4～7d	剂量同 GFR＜10	剂量同 GFR＜10	剂量同 GFR10～50
文拉法辛	100%	25%～50%	25%～50%	剂量同 GFR10～50	剂量同 GFR＜10	剂量同 GFR10～50
氨己烯酸	100%	50%	25%	剂量同 GFR＜10	剂量同 GFR＜10	剂量同 GFR10～50
扎西他滨	100%	q12h	q24h	剂量同 GFR＜10	没有数据	剂量同 GFR10～50
齐多夫定	100% q8h	100% q8h	50% q8h	剂量同 GFR＜10	剂量同 GFR＜10	剂量同 GFR10～50
齐留通	100%	100%	100%	剂量同 GFR＜10	未知	剂量同 GFR10～50
佐匹克隆	100%	每天 3.75～5mg	每天 3.75～5mg	剂量同 GFR＜10	剂量同 GFR＜10	剂量同 GFR＜10

a. 使用测得的血清浓度和药代动力学建模原则，调整剂量以达到所需的血清浓度

BID. 1 天 2 次；CAPD. 连续非卧床腹膜透析；CRRT. 连续肾脏替代疗法；GFR. 肾小球滤过率；HD. 血液透析；IV. 静脉注射；LD. 负荷剂量；MD. 维持剂量；NA. 不适用；qnd. 每 n 天；qnh. 每 n 小时

第62章 晚期慢性肾脏病支持护理

Supportive Care in Advanced Chronic Kidney Disease

Sara Davison 著
刘 菁 魏甜甜 译
苟慎菊 付 平 校

要 点

- "肾脏支持护理"正在取代"肾脏姑息治疗"这一术语，以改善慢性肾脏病（CKD）患者生活质量（QOL）为主要目标提供服务，它能惠及任何年龄的患者，贯穿疾病全程无论其预期寿命长短。肾脏支持护理可以联合其他治疗方案（如透析）以延长患者生命，并需要基于文化背景的决策制订，从而发现对个体患者最重要的医疗护理要素。这包括密切关注患者身体和情绪症状的管理和预先护理计划。
- 透析治疗可以解决一些症状，如疲劳、厌食、恶心和呕吐，尤其是对较为强健且并发症较少的患者有效，但对于较为虚弱或有多发病患者，缓解症状负担的效果甚微。总体而言，采用保守肾脏管理（如那些选择非透析治疗的人）的透析前 CKD 5 期患者与进行慢性透析患者的症状负担相似。
- Edmonton 症状评估系统：肾脏（Edmonton Symptom Assessment System, ESAS-r: Renal）是一个用于筛选 CKD 中 12 种常见症状的简单工具，它采用 0～10 的视觉模拟评分。
- 症状管理的目的是改善那些严重、对患者生活质量（QOL）产生不利影响的症状，因为将其完全消除并不总是必要的或可能的。这通常需要将症状治疗到≤ 3/10。
- 加巴喷丁从低剂量开始，缓慢滴定至有效浓度，可以有效地用于治疗神经性疼痛、不宁腿综合征、瘙痒和失眠。
- 透析不太可能使已有明显的功能或认知障碍及严重并发症的患者获益。这些患者通常可通过保守的肾脏管理和密切关注肾脏支持护理而得到更好的照护。

尽管透析前护理和透析技术有所进步，晚期慢性肾脏病（CKD）患者仍存在预期寿命缩短和不良结局，包括身体、情感、精神上的痛苦及低生活质量（QOL）[1]。大多数患者都死于急症照护机构，被采取了激进的护理计划[2]而无法获得姑息治疗服务[3-6]。当前临终关怀与患者的偏好并不一致[7, 8]。

为慢性病患者提供以患者为中心的护理，支持性护理是核心。许多国家越来越强调由全科医生提供的支持性护理和临终关怀服务，其中社区医务人员作为常规护理的组成部分[9]。因此，肾脏支持护理越来越被认为是一项晚期 CKD 患者护理的核心临床能力。不幸的是，肾脏专科医生常常未得到充分培训以解决患者多方面的痛苦及应对临终照护中的诸多挑战[10]。因此，晚期 CKD 患者的护理需求明显未得到满足[7, 11, 12]。对治疗 CKD 患者的临床医生进行支持性护理培训是当务之急。本章节的目的是介绍肾脏支持护理，并为理解和实施肾脏支持护理的关键要素提供一些基础。

一、肾脏支持护理的定义

现代临终关怀运动在 20 世纪 60 年代由英国 Dame Cicely Saunders 发起，主要关注癌症患者的临终关怀。加拿大医生 Balfour Mount 于 1975 年发起了加拿大最早的两个临终关怀项目之一，他提出了“姑息治疗”一词取代了“临终关怀”，加拿大通常被认为是被遗弃者最后的避难所。然而，这些项目仍在继续把主要精力放在濒死癌症患者的护理上。自那以后，姑息疗法经历了许多发展并扩大了范围服务，增加了病程中的服务时间，拓宽了符合条件的患者群体，如姑息治疗不仅仅局限于死于癌症患者的临终关怀。世界卫生组织（WHO）将姑息治疗定义为一种通过处理威胁生命的疾病相关问题，来提高患者及家属 QOL 的方法。通过早期确定、准确评估来预防和减轻痛苦，治疗疼痛及其他心理、社会和精神等问题[13]。

不幸的是，尽管姑息治疗已经历了过去几十年的不断发展，人们仍将“姑息治疗”和“临终关怀”等同，患者、家属和医务人员仍普遍认为只有临终患者适合姑息治疗[14, 15]。这对临终前数年经常有姑息治疗高需求的 CKD 患者并不适合。因为这一原因，“支持性护理”作为另外一个术语被提出，并日渐取代“姑息治疗”一词，被用来描述旨在提高 QOL 直至临终期的非治愈性疗法。患者和医务人员似乎都更喜欢这样这一术语[16-18]。因此国际肾脏病学界正越来越多地使用“肾脏支持护理”而不是“肾脏姑息治疗”[1]。本章内容将全部使用“肾脏支持护理”这一术语，它在概念上代表了 WHO 对姑息治疗的定义。因此，肾脏支持护理被定义为包括可以改善 CKD 患者 QOL 的服务，它适用于任何年龄的患者，贯穿疾病全程，无论其预期寿命长短。肾脏支持疗法可以与其他旨在延长患者生命的治疗一起提供，如透析[1]。肾脏支持护理并不局限于透析或保守的（非透析）肾脏管理。生命终期照护（有时也称为“晚期照护”或“临终关怀”）属于支持性护理的范畴，但通常仅限于对预期会在数月内死亡的患者的护理（图 62-1）。在理想的情况下，支持性护理应该尽早开始，以保证导致患者痛苦的问题在刚出现时就能得到解决。随着病情的发展，支持性护理服务的需求可能增加并最终发展为终末期的临终关怀。

二、肾脏支持护理的核心要素

肾脏支持护理是以患者为中心的综合护理，它整合了基于文化背景的治疗决策从而优先考虑对患

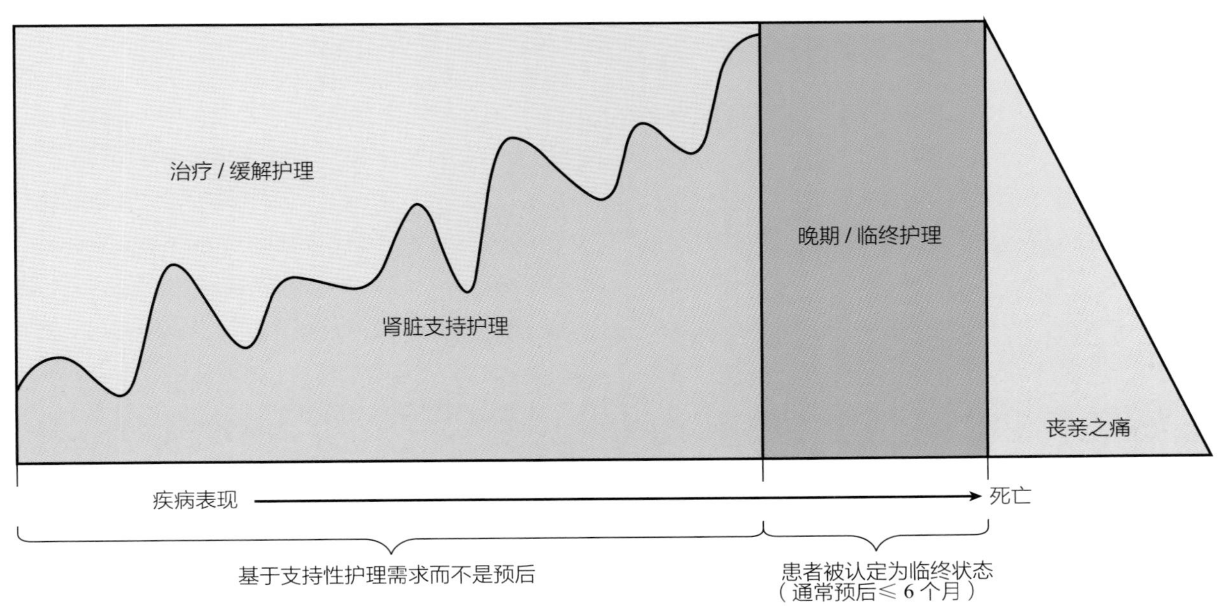

▲ 图 62-1　肾脏支持护理的概念框架

者最重要的医疗服务，保证这些优先事项指导临床决策[19-23]。肾脏支持护理通过以下措施减轻患者痛苦：①细致的症状评估和管理；②情感、社会及精神支持；③患者特异性预后评估；④预先护理计划；⑤考虑采取如保守的肾脏管理（CKM）（即非透析治疗）之类的治疗方案选择；⑥适当、及时停止透析。近期患者的参与情况强调了多数上述问题应该为晚期 CKD 患者的重中之重[24]。肾脏支持护理的综合方案也必须整合一种能识别最有可能从支持性护理干预中获益的患者的方法（图 62-2）。肾脏支持护理的每一个组成部分都是在 CKD 的背景下讨论的。

三、基于文化背景的共同决策

基于文化背景的共同决策是肾脏支持治疗的基础并且必须被整合到所有组成部分，从痛苦评估与管理、共享预后、预先护理计划，直至临终关怀和居丧支持的各个环节（见图 62-2）。为了缓解患者痛苦且提供与患者偏好和目标一致的照护，护理团队必须理解并结合患者的需求和观点，同时调整护理计划以促进与患者的生活方式结合，包括结合他/她的家庭和社区。这意味着可优先考虑医疗保健中对患者最重要的部分[19-23]。这可能需要平衡症状管理（如头晕和疲劳）和最佳血压控制或血清学指标，更加强调注重管理令患者困扰的症状而非侧重于最大化改善长期健康结局如生存。随着疾病的进展，患者的护理目标往往会转变到几乎仅关注生活质量而不是生存，更加强调情感、社会和家庭支持[7, 25]。共同决策的伦理要求将在第 82 章进一步讨论。

所有的文化都会产生解释模型以尝试解释疾病现象。定义什么是疾病、它是如何发生的、什么措施可以预防或控制它，以及为什么是特定部分人而不是其他人患病。因此，文化对患者关于生与死，治愈与痛苦，以及医患关系的观念产生着巨大的影响[26]。文化敏感性在提供临终关怀方面尤其重要，人们对临终偏好的文化差异也由来已久[27]。在多

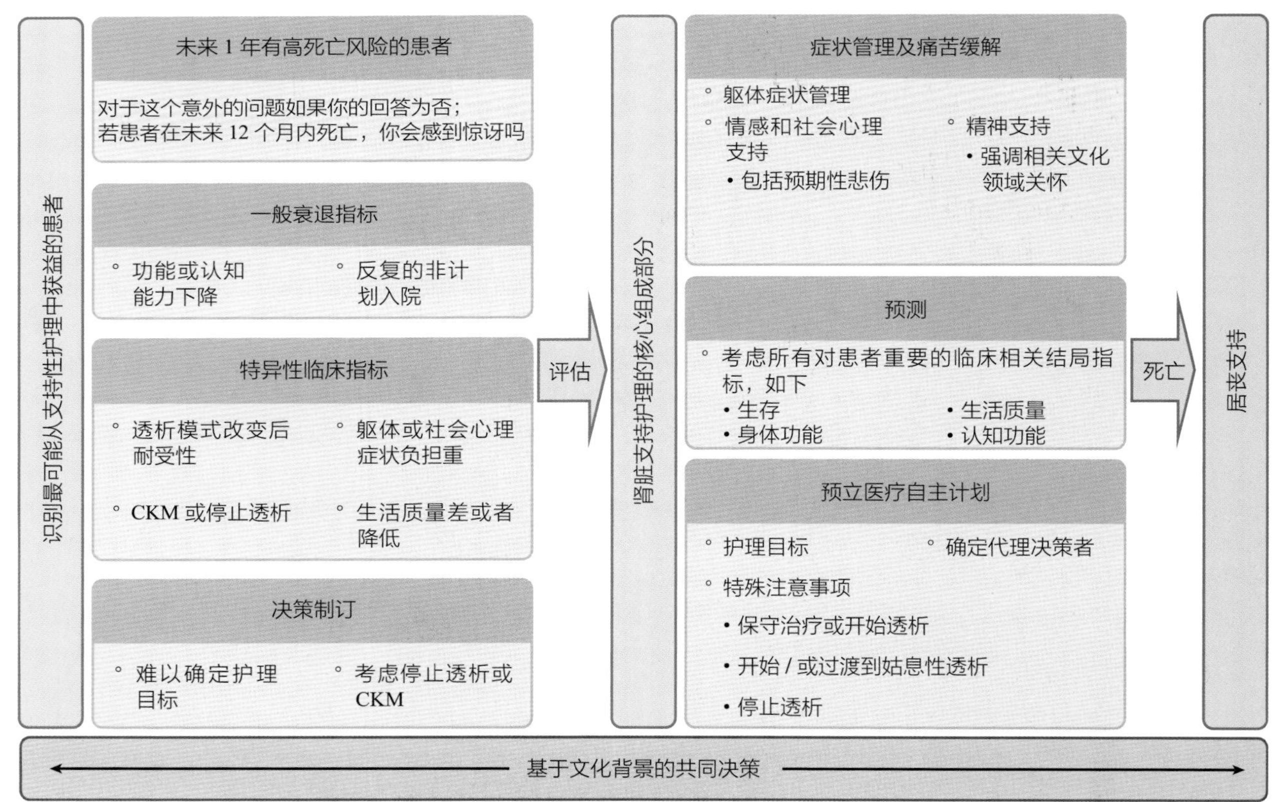

▲ 图 62-2 肾脏支持护理的途径

CKM. 保守的肾脏管理；QOL. 生活质量（改编自 Davison SN. Integrating palliative care for patients with advanced chronic kidney disease: recent advances, remaining challenges. J Palliat Care 2011;27:53–61.）

元文化社会中，可能存在差异巨大、常有分歧的价值体系，医疗保健提供者将需要意识到这些文化影响。虽然关于不同文化视角如何影响提供肾脏支持护理已有详细的探讨[26]，这里仍要讨论一些高层次的问题。

决策制订的偏好方面存在着巨大的跨文化差异。西方文化倾向于促进“患者自主权”，认为患者是做出医疗决策的最佳人选。然而，许多文化以很强的公共和社会联系为特征，在这些文化中，个体被视为一种“关系自我”，社会关系而非个人主义提供了道德判断的基础[26]。从这个角度来看，对自我决策的坚持会削弱个人相互关联性的价值，并对患者应该在脱离社区的情况下才自己做医疗决策的假设提出了挑战。在实践中，这可能意味着家属或社区接收和公布信息，即使患者有医疗决策能力。

在世界上许多地方，文化常态是为了保护患者而不告知其真相。这通常涉及围绕着疾病起因和意义的文化信仰。这也会使决策制订变得复杂，尤其是在共享预后的情况下。例如一些澳大利亚土著居民文化和亚洲文化，基于语言能够创造现实的阐述框架，禁止明确提及死亡[28]。积极的思想可以促进健康，而坏消息的传递则可能缩短患者寿命。家庭成员可能更愿意自己交流预后信息，通过这种方式去“平衡”希望和坏消息。医务人员需要理解，在某些情况下这样可能是合适的做法。

文化观念会影响患者期望如何获得护理。许多文化对姑息治疗不了解或者很少接触，患者可能在不了解直接获益的情况下不愿意采取姑息治疗。文化价值观也可能决定谁应该和谁不应该直接参与提供身体护理，在许多文化中，人们强烈地倾向于家属应该直接参与[29]。许多非西方文化如中国传统文化和土著文化，将身体、灵魂和精神在强大的人际关系背景下视为一个整体，有可能需要寻求传统治疗师的帮助。这应该类似于在西方文化背景下寻求牧师的帮助[30]。

因为强烈的文化原因，许多来自农村和偏远地区的人希望死于与土地和家庭相连的家中，临终关怀的地点也因此被调整。对于土著居民，在生命终末期被重新安置是非常可怕的体验[31]。文化影响着痛苦和悲伤的表达。许多文化不愿意抱怨痛苦，还有的文化则不喜欢坦率、直接的沟通方式，因此可能无法公然表达痛苦或悲伤（鉴于这会被认为不恰当）。在这些情况下，情绪控制并不意味着没有差别或者不够痛苦。

基于文化背景的共同决策要求临床医生和患者一起，在患者及其家属的文化信仰框架下，根据患者特异的健康特征和价值观念，共同考虑最佳的临床决策。在日益多样化的社会中，医务人员面临的挑战是去理解众多的文化差异如何影响患者的个体化护理。为解决这一问题需要了解跨文化交流策略，该策略最近得到了探究[32, 33]并在表 62-1 中进行了总结。跨文化交流始于了解自个体的信仰、价值观和经历，之后承认个人的文化传统，这在不同个体间可能大有不同。医务人员也需要认识到文化团体内信仰和实践的多样性。文化同化的过程可能会使这一点复杂化，并且许多人将会持有混合的文化视角。因此，卫生保健专业人员必须小心，不要基于一个人的文化背景就假定他们的个人喜好。当不确定患者或家属在某些情况下的感受时，最好直接询问他们[32, 33]。

四、预测

评估并与患者及家属沟通预后，平衡生物医学事实与相关的情感、社会、文化和精神问题，是共同决策和提供支持性护理所必需的[1]。准确预测的能力有助于医务人员识别高危患者，促进关于针对性的支持性护理服务需求的讨论，并调整护理方式以便最大限度满足患者需求。由于支持性护理重点关注患者的主导诉求，除了生存结局外，还需要对患者其他的特异性相关结局指标进行预测，如治疗对 QOL、身体功能、非住院生存和症状的影响。这将有助于给出建议，如向最有可能获益的患者提供透析服务，或向不太可能获益的患者提供 CKM。关于适合开始或放弃透析的进一步讨论，见第 82 章和第 84 章。

研究表明，尽管患者想要讨论他们的预后，但往往并没有做到[7, 34]。由于个体疾病轨迹的差异很大，CKD 的预测十分具有挑战性[35]。精确的预后模型是有局限性的，肾脏专科医生在尽力解释疾病的复杂性并预测临床轨迹[36, 37]。虽然有大量关于预后标志物的数据，但单独来看这些标志物往往没

表 62-1　如何制订基于文化背景的共同决策

任　务	沟通策略	其他注意事项
了解个体的信仰、价值观和经历	• 意识到患者的个体差异对于创造一个尊重和无偏见的对话非常重要。它也将有助于解决与患者的信仰及愿望存在差异而产生的分歧	• 以临床医生的立场考虑患者的观点想法，以及医疗卫生系统和医疗机构所产生的影响
了解患者的经历	• 以个人立场询问患者，他们来自哪里及与族群的融合程度。评估患者如何解释他或她的病情（如原因与影响）	• 这包括问他们在目前患病情况下最关心的问题是什么。这为协商双方均可接受的护理目标奠定了基础
承认个人文化传统	• 询问患者的健康观念、价值观、习惯和文化交流礼节。这包括对说出真相的态度。避免基于文化规范来归纳患者的信念或价值观	• “风险”降低评估是确定患者受文化影响程度的一种有效策略[33]
提供信息	• 问 – 说 – 问（这个策略可以扩展到这里描述的许多任务） – 询问患者对他或她疾病的理解，患者和（或）家属需要什么样的信息，以及他们希望如何被告知这些信息 – 简明扼要地说出（给出）信息，避免专业术语，在任何时候只透露 1～3 条信息 – 询问患者理解了什么或会从对话中得到什么	• 最后的询问环节要确保信息被患者理解，需邀请患者和家属来分享他们关心的或探讨尚未决的问题。是否存在语言障碍或健康素养水平低，可能妨碍理解和共享决策制订?
确定患者参与决策的程度	• 评估决策的偏好及谁将参与其中	• 明确弄清偏好哪种决策方式：以家庭为中心或以个体为中心
解决信任问题	• 要非主观、透明且避免防御性	• 目的是创造一种相互尊重的氛围，避免产生误解
解决资源需求	• 询问他们需要什么具体资源来利用卫生保健系统。询问他们及家属在他们的社区是否能得到帮助	• 这可能受到语言、教育水平、社会经济地位及其社会支持网络的影响

引自 Brown EA, Bekker HL, Davison SN, et al. Supportive care: communication strategies to improve cultural competence in shared decision making. *Clin J Am Soc Nephrol*. 2016;11:1902–1908.

有什么实际意义。仅有少量的研究试图将这些标志物结合起来变成一个有用的临床预测工具。最近的一项综述强调了目前可用预测工具的不足和缺陷性[38]，见表 62-2。这些工具仅局限于肾衰竭的进展和透析生存率，而不能预测非透析（CKM）照护患者的预后，也不能解决患者或家属对于 QOL、功能和症状负担的担忧。

随着预测领域的发展，新的标志物可以改进当前的方法。这可能包括使用一些工具来识别身体功能的下降，如步速、改良的 Karnofsky 活动量表、日常生活活动能力，或者虚弱评分[39–45]。重复住院[46]、QOL 评分下降[47]、营养评分降低[48]、食欲下降[49]和体重降低[50, 51]可能都是简单但可靠的鉴别慢性肾病患者存在早期死亡或不良预后风险的独立指标。理想情况下，这些预测工具将在共同决策过程中辅助患者做出决策。设计精良的决策辅助系统可以增加人们对于治疗方案的理解，减少他们因为对自己的价值观不了解或不清楚而导致的决策冲突，并能增加风险认知的准确性[52]。精确的预测可能会为满足患者及家属生命最后数月至数年的需求提供更好的机会。然而，新的模型需要在不同的临床和文化背景下进行评估。

五、症状评估与管理

症状评估与管理是肾脏支持护理的组成部分。晚期 CKD 常伴随高症状负担，患者经常经历一系列复杂的症状，如瘙痒、疼痛、不宁腿综合征、疲劳、厌食、恶心、失眠、焦虑和抑郁[53–55]。虽然透析治疗可能会解决一些症状，如疲劳、厌食、恶心和呕吐，特别是对并发症较少的身体相对健康的患者比较明显；但对于更加虚弱的患者而言，它缓解上述及其他症状的作用不大，反而可能增加患者整体症状负担。整体来看，透析前 CKD 5 期患者和慢性透析患者的症状负担相似。研究表明，症状负

表 62-2　肾脏支持护理相关预测工具

数据来源	研究人群	参　数	曲线下面积
CKD 至 ESRD 进展（定义为需要透析或先行肾移植）：衰竭风险方程			
2 个加拿大队列研究[93, 94]	• 创造预测工具并分别在 3449 例和 4942 例加拿大 CKD 3～5 期患者中进行初步验证	• 四变量模型：年龄、性别、eGFR 和 ACR • 目前可免费线上获得（https://www.qxmd.com/calculate/calculator_308/kidney-failure-risk-equation-4-variable）	• 汇集了 31 个多国队列的数据 • 2 年预测：0.9（95%CI 0.89～0.92） • 5 年预测：0.88（95% CI 0.86～0.90）
来自 CKD 预后联盟的 31 国国队列研究[71]	• 在 721 357 名参与多国研究的 CKD 3 期～5 期患者中进行了附加验证	• 八变量模型：年龄、性别、eGFR、ACR、钙、磷酸盐、碳酸氢盐和白蛋白	• 汇集了 31 个多国队列的数据 • 2 年预测：0.89（95% CI 0.88～0.91） • 5 年预测：0.87（95% CI 0.85～0.88）
透析开始后 3 个月生存率			
USRDS[95]	• 69 441 例年龄≥67 岁患者	• 年龄、白蛋白、辅助 ADL、疗养院、癌症、心力衰竭、住院 • 目前可免费线上获得（https://qxmd.com/calculate/3-month-mortality-in-incident-elderly-esrdpatients） • 一个更加全面的版本模型：增加了性别、种族、中心静脉透析导管使用、早期肾脏专科转诊、白蛋白、肌酐、周围血管疾病和酒精滥用	• 0.681（95% CI 0.676～0.686） • 0.712（95% CI 0.706～0.718）
法国 REIN 登记研究[96]	• 28 496 例年龄≥75 岁患者	• 性别、年龄、充血性心力衰竭、严重周围血管病、心律失常、严重行为障碍、活动性恶性肿瘤、血清白蛋白以及行动不便	• 0.749（95% CI 0.743～0.755）
加泰罗尼亚[97]肾脏登记研究	• 1365 例成年糖尿病患者	• 年龄、自主功能、心脏疾病和血管通路中心静脉置管	• 0.77（95% CI 0.742～0.798）
透析开始后 6 个月生存率			
法国 REIN 登记研究[98]	• 4142 例年龄≥75 岁患者	• BMI、糖尿病、充血性心力衰竭、周围血管疾病、心律失常、活动性恶性肿瘤、严重的行为障碍、依赖性转移、开始透析的初始环境	• 0.70（95% CI 0.671～0.729）
血液透析 6 个月生存率			
新英格兰 HD 诊所[99]	• 1026 例成人维持性血液透析患者	• 年龄、痴呆、周围血管疾病、血清白蛋白，以及“意外”的问题 • 目前可免费线上获得（https://qxmd.com/calculate/calculator_135/6-month-mortality-on-hd）	• 0.80（95% CI 0.73～0.88）

ACR. 尿蛋白肌酐比；ADL. 日常生活活动；BMI. 体重指数；CI. 置信区间；CKD. 慢性肾脏病；曲线下面积对应于受试者工作曲线曲线下的面积，依据识别正确率的不同范围从 0～1；eGFR. 估计肾小球滤过率；ESRD. 终末期肾病；HD. 血液透析；REIN. 肾脏流行病学及信息网络；USRDS. 美国肾脏数据系统

担在决定 CKD 患者 QOL 方面比客观临床参数更重要[56]。患者的症状负担占透析患者生理 QOL 评分损失的 29%～38.5%，占心理 QOL 评分损失的 39%～42.5%[53]。此外，症状负担的变化被证明会导致 34%～44.6% 的生理生活质量变化和 46%～48.7% 的心理生活质量变化[54, 55]。改善全球肾脏病预后组织推荐使用经过验证的工具如 Edmonton 症状评估系统：肾脏（Edmonton Symptom Assessment System，ESAS-r：Renal）[57] 进行定期全球症状筛查并投入到常规临床实践中，系统化地逐步管理这些症状[1]。

许多不同规模的全球症状评估工具已被用于 CKD 研究[58]。就临床效用而言，比较重要的是这些工具不仅要有效和可靠，而且要足够精简，以最大限度减少患者和工作人员的负担。它们必须适合用于身体虚弱且有认知障碍的高危患者。在疼痛测量方面，基于大量文献探究了疼痛强度的临床重要差异构成，我们建议使用 0～100mm 的视觉模拟量评分法（VAS）或 0～10 的数字评分法（NRS）[59]。在疼痛管理时，包括疼痛强度、功能、生活质量和不良事件在内的核心方面必须得到评估[59, 60]。

一些自我报告 QOL 测量也被用于 CKD 患者。一些是通用的测量方法，而另一些是疾病特异性的，如肾脏透析生活质量（KDQOL）问卷和精简版本（KDQOL-SF）[61]。这些多维工具关注躯体和情感症状、疾病负担及对日常生活的影响、认知功能、工作状态、性功能、社会交往与社会支持的质量、员工激励和患者满意度。然而这些工具十分繁杂。它们通常需要问卷评估人员的帮助，并且要花费大量时间才能完成，尤其是对于年老体弱的患者。尽管这些工具提供了全面的 QOL 信息，但它们可能更适合于有专门工作人员帮助管理和复杂评分的研究环境。为了将 QOL 测量纳入日常临床护理中，往往最需要简单且可解释性强的工具[62, 63]。在评估血透患者的 QOL 变化方面，一般性和疾病特异性的测量方法已被证明具有类似的效果[64]，最近一篇牛津大学的综述回顾了 CKD 患者自述的效应指标，并推荐对 CKD 患者采用 EQ-5D-5L 量表[65]。表 62-3 列举了可用于常规临床护理的症状评估工具推荐。

鉴于疾病症状并不总是有必要或可能被完全消除，故治疗的目的是缓解繁重且对患者生活质量产生不利影响的症状。认识到这一点，并与患者协商一个可接受的症状控制水平非常重要。对于疼痛管理，有很好的证据建议将目标疼痛状态定在 VAS 评分小于 33/100mm 或者 NRS 评分低于 3/10 或者疼痛强度至少改变 30%（中度受益）或 50%（显著受益），将带来有价值的 QOL 获益[60, 66]。考虑到晚期慢性肾脏病患者所经历的症状具有协同作用和相互关联的性质，处理整体症状负担的一种护理方法也可能会改善，即使每个单独的症状还没有完全解决。例如，适度地减少疼痛可能足以改善睡眠、改善情绪、提高应对健康挑战的能力，从而显著改善功能和 QOL。表 62-4 列举了 CKD 常见症状管理的推荐意见。这些建议适用于尚未开始透析的 CKD 5 期患者、选择了 CKM 的患者和透析患者[67, 68]。常规的症状渐近式管理方法包括排除影响因素，最大限度地使用非药物干预，以及最后如果症状仍对患者的 QOL 产生不利影响，则考虑药物干预。

六、慢性疼痛管理

虽然关于慢性或持续性疼痛管理的详细内容超出了本章范围，有的一般性原则仍然值得强调。慢性疼痛可以定义为任何持续 3 个月以上的疼痛状态[69]。透析患者也可能反复出现急性疼痛，如针刺内瘘时或透析相关性盗血综合征引起的疼痛、透析相关性头痛和痉挛。这些急性疼痛往往与组织损伤有关，但通常没有连续的模式、持续可预测的一段时期，随着愈合的开始而消退，也存在不疼痛的时期。相比之下，慢性疼痛持续时间较长，而且往往与原发损伤的程度不呈比例。它更有可能导致功能障碍和残疾、心理压力、睡眠不足和 QOL 差。

非药物治疗已成为慢性疼痛管理的重要组成部分，往往需要增加药物治疗以获得充分的疼痛缓解（如多重模式治疗）。它们也可以作为独立的治疗方法。表 62-4 简要列出了一些示例。制订慢性疼痛治疗计划的核心原则包括解释慢性疼痛的性质，设定适当的目标，制订全面的治疗方案和坚持计划。药物治疗不应是治疗的唯一重点，应仅在必要时结合其他治疗方式使用，从而满足治疗目标需求。最佳的患者预后一般需要通过多学科团队的协调、多个方法同时使用。

表 62-3　推荐晚期 CKD 患者使用的临床症状评估工具

描　述	临床实用性
总体症状评估	
Edmonton 症状评估系统：肾脏（ESAS-r: Renal）[57]	
涉及 12 种症状的 0～10 NRS：疼痛、活动、恶心、抑郁、焦虑、嗜睡、食欲、幸福感、气短、瘙痒、睡眠和不宁腿综合征。它也为“其他问题”留有一席之地。每种症状分别以 0 分和 10 分代表“无”和“严重”。所有得分之和为整体症状困扰评分，范围为 0～120	这是一个简短、实用的总体症状筛查工具，患者可以快速、反复地完成，因此很容易纳入常规临床护理中，即使是对临终前的患者也是如此。它已被翻译成几种语言。它使用推荐的 0～10 NRS 来评估疼痛强度
姑息治疗结果评定量表 - 肾脏（Palliative Care Outcome Scale-Renal, POS-Renal）[100]	
评估 17 种症状：疼痛、气短、虚弱或缺乏能量、恶心、呕吐、食欲差、便秘、口腔问题、困倦、行动不便、瘙痒、失眠、不宁腿综合征或难以保持双腿静止、焦虑、抑郁、皮肤变化和腹泻。根据它们在上周对患者的影响，使用 0（完全不是）到 4（绝大多数）的 Likert 量表进行评分	这个工具较 ESAS-r: Renal 稍长，但使用更简便。它已被译成许多种语言。他的一个缺点是不使用 0～10 NRS 进行疼痛评估
多维疼痛评估	
简要疼痛评估量表（Brief Pain Inventory, BPI）[101]	
评估疼痛的位置、类型（伤害性与神经性）和强度。它还评估了疼痛对功能和生活质量核心领域的影响。具体来说，它探讨了疼痛对一般活动、情绪、行走能力、工作、人际关系、睡眠和生活享受的影响。标准的 32 问工具被压缩为一个 9 个问题的简表	这个工具已经在国际临床和研究环境中得到了成功应用，以评估被确定为问题的疼痛。BPI 使用简单，应答负担最小且重症患者也可成功完成。IMMPACT 推荐使用 BPI 中的干扰量表来评估生理功能，这是疼痛评估的核心领域之一[102]。干扰量表上 1 分的变化被认为是最低限度的具有临床意义的临床重要变化[59, 60]。它已经被翻译成了多种语言
生活质量评估	
欧洲五维健康量表（5-Level EuroQol 5 Dimension, EQ-5D-5L）[65]	
通用的生活质量测量有两部分，即 EQ-5D 描述系统和 EQ VAS。描述系统包括 5 个维度，即行动能力、自理能力、日常活动、疼痛 / 不适、焦虑 / 抑郁。每个维度有 5 个级别，即“无问题”“轻微问题”“中等问题”“严重问题”和“极端严重问题”。EQ VAS 用一个垂直的 0～100mm VAS 量表记录患者的自测健康状况，2 个终点被标记为“您心目中的最佳健康状况”和“你心目中最糟糕的健康状况”	这是一个简短、实用的生活质量评估工具。它有 130 多种语言版本

CKD. 慢性肾脏病；IMMPACT. 临床试验方法、测量和疼痛评估倡议；NRS. 数字评分法；VAS. 视觉模拟评分

疼痛的药物治疗有五个基本原则。表 62-5 对此进行了说明。在给晚期 CKD 患者开处方时，谨慎选择止痛药物尤为重要。许多镇痛药及其代谢产物通过肾小球滤过、肾小管分泌或以上 2 种方式经肾脏排出，若不仔细监测，就有毒性代谢产物蓄积的危险。选择合适的初始治疗策略取决于对疼痛原因和慢性疼痛综合征类型的准确评估。尤其是应当对神经病理性疼痛与伤害感受性疼痛进行鉴别（表 62-6）。对于大多数晚期 CKD 患者，神经病理性疼痛的初始治疗包括钙通道 $\alpha_2\delta$ 配体（如加巴喷丁和普瑞巴林）或三环类抗抑郁药（见表 62-4）。阿片类药物是大多数神经性疼痛患者的二线药物。相比之下，如果非药物治疗策略不充分，伤害感受性疼痛的药物治疗主要包括非麻醉性和阿片类镇痛药。强阿片类药物如氢吗啡酮、丁丙诺啡、芬太尼和美沙酮，若能低起始剂量、缓慢滴定地使用且密切监测患者的镇痛、不良反应、整体功能和生活质量（表 62-4），一般被认为对晚期 CKD 患者更加安全。

七、临终时特殊注意事项

随着患者病情的恶化，某些非药物干预（如运动）不够现实。保留和储存能量将成为重中之重。

表 62–4　晚期慢性肾脏病患者症状管理 [67]

解决可能的促进因素	非药物管理	药物管理	其他注意事项
不宁腿综合征			
• 贫血 • 缺铁 • 高磷血症 • 药物，如多巴胺拮抗剂、抗抑郁药和阿片类药物（部分药物常在临终期使用，如氟哌啶醇和阿片类药物）	• 戒除兴奋剂（如酒精、咖啡因和尼古丁） • 智力灵敏性活动（如拼图或游戏） • 良好的睡眠卫生 • 运动	• 一线：加巴喷丁（50～300mg/d），睡前2～3h 使用，尤其适用伴随瘙痒、失眠和（或）神经性疼痛 • 二线：非麦角类多巴胺受体激动剂（普拉克索 0.125mg/d，罗匹尼罗 0.25mg/d，罗替戈汀透皮贴片 1～3mg）睡前 2h 使用 • 临终期伴吞咽困难：考虑咪达唑仑 1mg，皮下给药，q4h PRN	• 加巴喷丁最常见的不良反应是嗜睡、头晕、神志不清、疲劳，偶尔伴有周围水肿 • 非麦角类多巴胺受体激动剂可有效缓解特发性 RLS 症状，但在尿毒症 RLS 中数据非常有限。其不良反应可能包括头痛、失眠和恶心。长时间使可能会使 RLS 进一步加重。苯二氮䓬类药物不是 RLS 的一线药物，但仍有少量证据证明它们的作用。如果患者正在经历难治性 RLS 所导致严重的睡眠障碍，或者苯二氮䓬类药物有可能治疗一些并发症状（如焦虑），那么可以考虑使用这些药物
尿毒症性皮肤瘙痒			
• 贫血 • 铁缺乏 • 高磷血症 • 高钙血症 • 其他：干燥、药物过敏、过敏、感染、接触性皮炎或炎症	• 良好的皮肤护理和保湿（例如，用温水洗澡，2min 内轻拍把水吸干并保湿；使用无香味或添加剂的温和香皂） • 保持皮肤清爽 • 湿润的环境 • 避免抓挠，保持指甲短，鼓励温和按摩，晚上戴手套 • 考虑补充疗法：如光疗（UVB），3 次 / 周，3 周一个疗程；针灸。很少有证据支持这些替代疗法	**局部外用** • 0.025% 或 0.03% 辣椒素软膏 • 1% 普莫卡因 • 1% 薄荷脑 / 樟脑 / 苯酚各 0.3%； • 2.2% γ–亚麻酸乳膏 **全身用药** • 一线：加巴喷丁（50～300mg/d），睡前2～3h 服用 • 二线：三环类抗抑郁药，如多赛平 10 mg/d，夜间服用	**局部外用** • 这些药剂可以每天使用 2 次（辣椒素每天使用 4 次）。辣椒素刚开始使用可能会导致局部烧灼感 • 薄荷醇、樟脑和苯酚是可以添加到大多数面霜中的独立产品。这 3 种物质通常可按照每样 0.3% 的浓度混合在一起 **全身用药** • 加巴喷丁最常见的不良反应是嗜睡、头晕、神志不清、疲劳，偶尔伴有周围水肿 • 三环类抗抑郁药的潜在不良反应包括头晕、视力模糊、便秘和尿潴留。此类药物可增加意识混乱和镇静的风险，尤其是在老年群体中
恶心和呕吐			
• 代谢紊乱（如尿毒症） • 药物治疗（如阿片类药物、SSRI 抗抑郁药） • 胃肠功能紊乱（如便秘、胃排空延迟）	• 治疗便秘 • 鼓励保持良好的口腔卫生 • 少食多餐；细嚼慢咽 • 戒酒 • 避免油腻、辛辣或过甜的食物 • 尽量减少香味（如烹调气味、香水、烟味） • 鼓励进食后采取放松、直立的姿势来促进消化 • 宽松的衣服 • 考虑补充疗法（如采用放松技巧、穴位按摩、使用姜）	• 一线：昂丹司琼 4～8mg q8h，按需使用 • 二线：甲氧氯普胺 2.5mg q4h，按需使用 • 三线：奥氮平 2.5mg q8h，按需使用，或氟哌啶醇 0.5mg q8h，按需使用 • 四线：持续和严重的恶心，考虑增加氟哌啶醇至 1.0mg（24h 内最多 5mg）或替换为左美丙嗪 5mg 口服或 6.25mg 皮下注射，q8h，按需使用	• 昂丹司琼可能会导致便秘。氟哌啶醇、甲氧氯普胺和奥氮平都是多巴胺拮抗剂，要避免同时使用。它们也会加重 RLS。它们都通过血–脑屏障，有可能导致锥体外系症状。氟哌啶醇比甲氧氯普胺和奥氮平更容易出现锥体外系症状。增加左美丙嗪的剂量可能导致患者无法忍受的嗜睡，应与患者和（或）家属讨论

（续表）

解决可能的促进因素	非药物管理	药物管理	其他注意事项
呼吸困难			
• 焦虑 • 贫血 • 感染 • 容量负荷过重导致肺水肿	• 直立坐位（如 45°） • 靠近窗户或使用扇子轻轻在脸上方扇动空气 • 保持湿润环境 • 缩唇呼吸 • 补充氧气 • 补充疗法（如采用放松技巧，音乐） • 若患者液体负荷重，考虑限制饮食水、钠摄入	• 如果患者为血管内的容量负荷过重：利尿剂，如襻利尿剂——呋塞米 • 患者有时可能需要联合利尿剂治疗——考虑添加美托拉宗 • 接近临终期：低剂量的阿片类药物是最有效的治疗方法 • 对于阵法性呼吸困难主要是与一个特定的活动相关，考虑芬太尼 12.5μg 皮下注射或舌下给药 PRN • 对于持续或不可预测性呼吸困难，考虑氢吗啡酮 0.5mg　PO（0.2mg 皮下注射）全天候 q4h 和每小时按需使用	• 由于代谢产物积累，阿片类药物应始终以低剂量开始，并密切监测不良反应 • 由于起效迅速，芬太尼在呼吸困难的情况下效果很好
疲劳和睡眠障碍			
疲劳 • 维生素 D 缺乏 • 代谢性酸中毒 • 高磷血症 • 继发性甲状腺功能减退 • 贫血 • 营养不良 • 心境障碍 • 睡眠障碍 **睡眠障碍** • 其他症状（如不宁腿综合征、瘙痒、疼痛、呼吸困难） • 认知障碍 • 药物治疗 • 广泛性失眠 • 心境障碍 • 睡眠呼吸暂停综合征	• 疲劳 • 运动 • 营养和水化管理 • 节能策略 • 良好的睡眠卫生（如睡前避免兴奋剂、避免在白天打盹，卧室仅用来睡眠） • 认知和心理的方法（如放松疗法、授权和设置限制） • 补充疗法（如指压疗法、按摩、针灸）	**睡眠障碍** • 一线：考虑低剂量加巴喷丁（夜间 50～300mg），特别是伴随有神经性疼痛、RLS，或尿毒症性瘙痒的患者 • 二线：多塞平睡前 10mg，特别是伴有瘙痒或神经病理性疼痛时 • 三线：慎重考虑米氮平 7.5mg 或佐匹克隆夜间 3.75～5mg 或褪黑激素夜间 2～5mg	• 2～4 周后重新评估药物。若可能，避免非处方安眠药和苯二氮䓬类药物。尤其是，如果服用曲马多或抗抑郁药时要避免使用米氮平。监测多西平的抗胆碱能不良反应（如头晕、视力模糊、便秘、尿潴留和心律失常）。褪黑激素作用的证据是有限且不确定的。理想情况下，所有这些药物都只能短期使用

（续表）

伤害感受性疼痛			
解决可能的促进因素	非药物管理	药物管理	其他注意事项
• 确定疼痛的原因并考虑适当的调查	• 物理疗法（如物理治疗、有氧运动、拉伸、按摩、指压疗法、针灸） • 行为治疗（如认知行为疗法——最常用的行为疗法）、生物反馈、放松技巧、心理疗法 / 个人或团体咨询、意念引导、正念减压 • 介入和手术（如烧蚀技术、神经阻滞、触发点注射）	• 阶梯 1：对乙酰氨基酚（扑热息痛）最多 3g/d。若疼痛局限于一个小关节，考虑局部使用 NSAID（如 5% 或 10% 双氯芬酸凝胶，每天 2～3 次） • 阶梯 2：没有安全的第二阶梯镇痛药来治疗伤害性疼痛 • 阶梯 3：在阶梯 1 中加入极低剂量强阿片类药物。氢吗啡酮自 0.5 mg PO（0.2 mg 皮下注射）开始每 4～6h 一次；丁丙诺啡 / 芬太尼 / 美沙酮	• 根据疼痛的严重程度，在开始实施前每一步都要试验 1～4 周； • 在开始使用强阿片类药物之前，考虑完成阿片类药物风险工具，并制订排便习惯以避免便秘（如 PEG 3350）。所有阿片类药物均应低剂量使用，密切监测其不良反应和总体效益，并缓慢滴定（见表 62-5）
神经病理性疼痛			
解决可能的促进因素	非药物管理	药物管理	其他注意事项
• 确定疼痛的原因并考虑适当的调查	• 参考伤害性疼痛	• 从辅助治疗开始 • 一线：加巴喷丁、普瑞巴林（钙通道 α_2-δ 配体） • 二线：三环类抗抑郁药，阿米替林自 10～25mg/d 起始，或多塞平自 10mg/d 起始 • 如果在辅助治疗之外需要额外的镇痛，可以添加一种非阿片类药物，然后进行低剂量的强阿片类药物和滴定，如伤害性疼痛中所描述	• 美沙酮可能对严重神经性疼痛有效，因为它有 NMDA 受体拮抗剂活性

NMDA. N- 甲基 -D- 门冬氨酸；NSAID. 非甾体抗炎药；PO. 口服；q4h. 每 4 小时；PRN. 必要时；RLS. 不宁腿综合征；SSRI. 选择性 5- 羟色胺再摄取抑制剂；UVB. 短波紫外线 B

表 62-5　晚期 CKD 患者疼痛管理 5 项原则

原　则	描　述	晚期 CKD 特殊注意事项
"口服"	• 口服给药是最安全的因此作为首选 • 必须考虑到患者的舒适度和有效性。如果摄取或吸收不确定，镇痛药需要通过其他替代途径给药，如经皮、直肠或皮下注射	• 血液透析患者通过静脉通路给药方便。然而，要避免其成为镇痛药的给药途径，以提高安全性并尽可能降低药物滥用和成瘾的风险
"时间"	• 对于持续或可预测的疼痛，应定期给予镇痛药。除了常规剂量给药外，额外的"突破性"或"急救式"给药应该在"必要时"（PRN）按需提供	• 有些轻度疼痛的患者仅在透析后使用镇痛药即可获得充分的疼痛缓解。例如，轻度神经病理性疼痛患者透析后服用加巴喷丁
"阶梯"	• 按照 WHO 三阶梯镇痛原则，从非阿片类药物（第 1 步）到极低剂量的强阿片类药物（第 3 步）逐步进行药物管理。对于晚期 CKD 患者，没有好的第二步镇痛药可供选择	• 考虑到肾衰竭的程度，仔细选择止痛药在每一阶梯都是至关重要的（见表 62-4） • 晚期 CKD 患者一般不推荐使用缓释制剂
"针对个体"	• 患者对镇痛药的反应存在很大差异。"正确"的剂量是在不产生难以忍受的不良反应的情况下减轻疼痛所需要的剂量 • 效益和毒性的评价与记录是必不可少的	• 慢性疼痛通常是在许多其他生理、心理和精神方面问题，包括临终问题的背景下经历的。作为疼痛管理战略的一部分，不能忘记对上述其他问题的密切关注
"关注细节"	• 疼痛随时间变化，因此有必要不断重新进行评估 • 应积极解释和管理不良反应（如便秘）	• 目前尚无 CKD 患者长期使用镇痛药的研究。必须认真注意其有效性和安全性 • 对于整体症状负担、身体功能、情绪状态、认知和 QOL 的影响应进行常规评估

CKD. 慢性肾病；QOL. 生活质量；WHO. 世界卫生组织

表 62-6　疼痛分类

	神经病理性疼痛	伤害感受性疼痛
描述	• 由神经系统损伤引起的疼痛，导致功能障碍或病理变化	• 由皮肤、肌肉和其他组织的组织损伤引起的疼痛，引起感觉感受器的刺激
疼痛特征	• 常见的描述包括烧灼感、刺痛感和击打痛 • 可能与自发性疼痛、痛觉过敏和痛觉超敏发作有关。后者的存在是有特殊病征指示的 • 疼痛可能出现在离病因较远的部位，如沿着神经分布感受到的疼痛	• 疼痛可被描述为尖锐的、刀割样感受，常在受伤部位感觉到 • 疼痛也可表现为钝痛、酸痛和难以定位（如内脏痛觉受器受到刺激引起的疼痛）
止痛药反应	• 一般而言镇痛药的效果较差，需要使用辅助治疗	• 一般对镇痛药反应较好

确保有适当的支持来协助患者日常生活活动，并在需要时提供可及的护理服务。随着疾病的进展 [和（或）药物作用]，接近临终期时嗜睡状况可能增加。如果能让患者保持舒适，一些患者和家人甚至更希望能增加睡意。在症状出现时，应事先准备好适当的处方进行应对，包括在吞咽困难时选择其他的方式来替代口服。图 62-3 概述了一种用于治疗疼痛的临终关怀算法，该算法也可用于治疗呼吸困难[67]。一般来说，晚期慢性肾病患者，特别是那些功能受损和（或）更虚弱的患者，应避免使用苯二氮䓬类药物。苯二氮䓬类药物可显著增加跌倒、骨折和认知能力下降的风险。然而，它们可能是无法吞咽患者唯一的选择，可能缓解不宁腿综合征、焦虑及生命终末期躁动。图 62-4 描述了一种治疗焦躁、躁动和谵妄的临终护理方法[6]。

八、预立医疗照护计划

CKD 进展的不可预测性和相关并发症使得患者

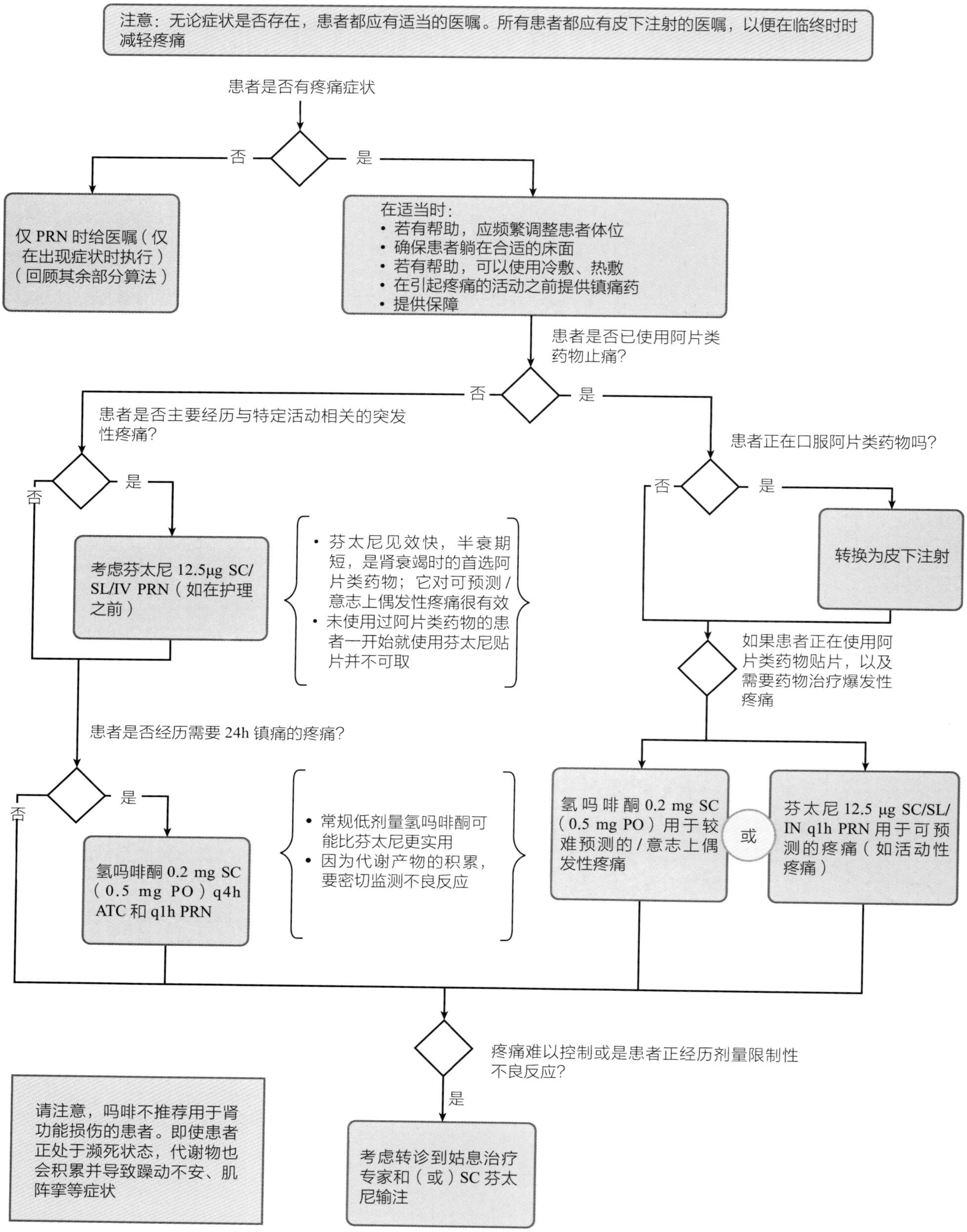

注意：无论症状是否存在，患者都应有适当的医嘱。所有患者都应有皮下注射的医嘱，以便在临终时时减轻疼痛

患者是否有疼痛症状

否

是

仅 PRN 时给医嘱（仅在出现症状时执行）（回顾其余部分算法）

在适当时：
- 若有帮助，应频繁调整患者体位
- 确保患者躺在合适的床面
- 若有帮助，可以使用冷敷、热敷
- 在引起疼痛的活动之前提供镇痛药
- 提供保障

患者是否已使用阿片类药物止痛？

否

是

患者是否主要经历与特定活动相关的突发性疼痛？

是

否

考虑芬太尼 12.5μg SC/SL/IV PRN（如在护理之前）

- 芬太尼见效快，半衰期短，是肾衰竭时的首选阿片类药物；它对可预测/意志上偶发性疼痛很有效
- 未使用过阿片类药物的患者一开始就使用芬太尼贴片并不可取

患者正在口服阿片类药物吗？

否

是

转换为皮下注射

如果患者正在使用阿片类药物贴片，以及需要药物治疗爆发性疼痛

患者是否经历需要 24h 镇痛的疼痛？

是

否

氢吗啡酮 0.2 mg SC（0.5 mg PO）q4h ATC 和 q1h PRN

- 常规低剂量氢吗啡酮可能比芬太尼更实用
- 因为代谢产物的积累，要密切监测不良反应

氢吗啡酮 0.2 mg SC（0.5 mg PO）用于较难预测的/意志上偶发性疼痛

或

芬太尼 12.5 μg SC/SL/IN q1h PRN 用于可预测的疼痛（如活动性疼痛）

疼痛难以控制或是患者正经历剂量限制性不良反应？

是

请注意，吗啡不推荐用于肾功能损伤的患者。即使患者正处于濒死状态，代谢物也会积累并导致躁动不安、肌阵挛等症状

考虑转诊到姑息治疗专家和（或）SC 芬太尼输注

▲ 图 62-3 **晚期慢性肾脏病患者临终期疼痛管理算法**

ATC. 全天候；PO. 口服；PRN. 必要时；q1h. 每 1 小时；q4h. 每 4 小时；SC. 皮下；SL. 舌下（编自 Sara N. Davison, Kidney Supportive Care Research Group. *Conservative Kidney Management Care Pathway*. 2016. Availiable from：www.ckmcare.com. Last accessed september 20，2017)

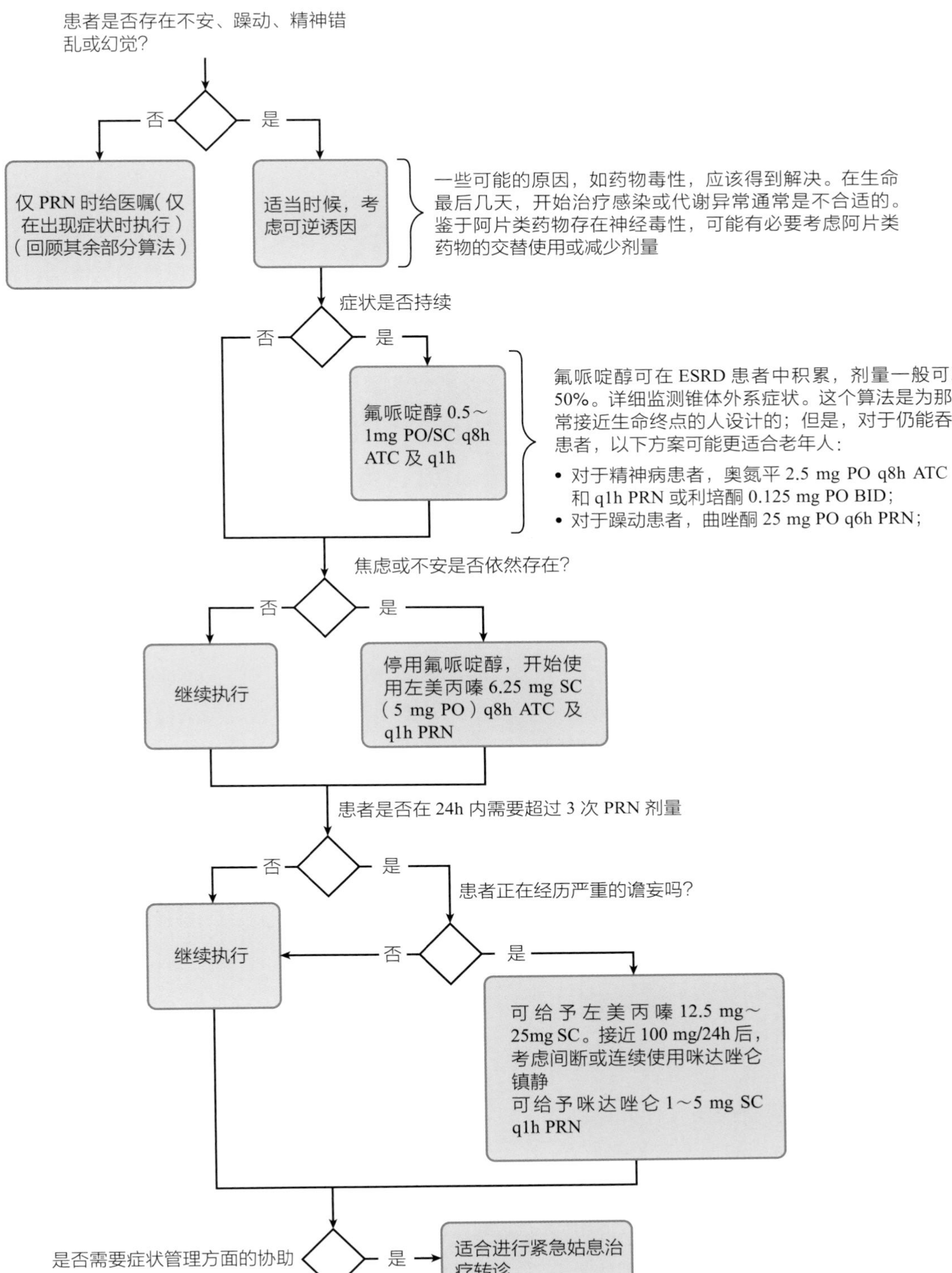

▲ 图 62-4 **晚期慢性肾脏病（CKD）患者躁动、不安、谵妄的管理算法**

ATC. 全天候；BID. 1 天 2 次；ESRD. 终末期肾脏病；PO. 口服；PRN. 必要时；q1h. 每 1 小时；q6h. 每 6 小时；q8h. 每 8 小时；SC. 皮下注射（改编自 Sara N. Davison, Kidney Supportive Care Research Group. Conservative *Kidney Management Care Pathway*. 2016. Available from：www.ckmcare.com. Last accessed september 20, 2017.）

及家属临终护理需求计划制订变得尤为重要[35]。预立医疗自主计划（ACP）是一个由患者、家属（或其他看护人员）和医疗保健提供者三方参与理解、沟通与讨论，明确临终护理偏好的过程。它列出了一系列关系、价值观和流程，以帮助那些无法为自己说话的人做出临终决定，包括关注与开始、继续、阻断和终止透析相关的伦理，社会心理及精神问题[1, 70]。关于晚期 CKD 患者的治疗方案的特殊情况，如姑息性透析、CKM 和终止透析等，第 82 章和第 84 章中将有更多细节讨论和进一步展望。当护理目标没有确立时，患者经常会经历不必要的住院治疗、有害的有创性治疗和漫长的死亡过程，最终以他们不期望的方式离世。

进展期 CKD 患者构建 ACP 需基于患者立场[70, 71]，具体内容见图 62-5。ACP 是一项健康行为，故图 62-5 所示的谈话内容需根据患者个体意愿确定。在评估患者的 ACP 参与意愿时，行为改变理论（如跨理论模式、阶段变化模式）是一种有效的框架体系[72]，患者会经历未准备阶段（即近期内无意愿参与 ACP）、犹豫不决阶段、准备阶段和行动阶段。该框架体系考虑了患者个体如何权衡参与 ACP 的利弊，同时评估了他们如何看待行为改变的阻碍及促进因素。若一位患者处于认知功能受损、抑郁或者极度焦虑状态，则不能有效参与 ACP。证据提示，当患者意识到自己与 ACP 的关联性及利己性，则该患者更可能积极参与 ACP。文化、精神和宗教信仰不同，对自主权、决策权、沟通预后问题及临终护理观点的不同均可能影响患者对 ACP 的态度[73-75]。临床医生应该消除患者对 ACP 可能产生的任何误解，且强调 ACP 谈话的价值与该位患者切身相关。

ACP 谈话包含几个关键要素，即调查患者对自身疾病的认知、过去的医疗保健经历、价值观和信仰（见图 62-5）。只有通过这样的探究和了解方式，临床医生才能秉持患者美好生活、优雅告别的目标来安排治疗方案和临终护理计划。一次谈话不用满足所有的关键要素，但需医患双方在理解患者的信仰、价值观和整体护理目标上达成充分一致性。在常规临床实践中，需要通过多次会面完成多次逐步递进的谈话的情况很常见。尽管许多临床医生认为自身缺乏和患者进行 ACP 谈话的技巧和自信[34]，但有效的 ACP 沟通技巧是可以学习的[76, 77]，尤其是当需要采取策略应对具有文化敏感性的共同决策时（在表 62-1 中列出）。

理想情况下，ACP 应该整合早期肾脏护理和贯穿患者全病程的方案调整。这有助于：①正规化操作流程；②给患者时间思考和回应，使其在充分知悉情况下对将来的护理方案做出选择；③确保在患者健康状况恶化时，护理方案是根据患者偏好和预后情况制订。但患者在疾病早期阶段往往认为 ACP 和自身尚不相关，这使得理想化的 ACP 执行具有挑战性。然而，突发性疾病和并发症可以毫无征兆地出现。但至少高危患者应通过常规的支持护理评被识别（图 62-2），以保证为最需要的患者提供及时的 ACP 谈话。

九、肾脏保守管理

人们逐渐认识到，透析治疗对部分患者而言可能有害无利，尤其是对于明显存在功能或认知障碍，以及严重并发症的患者[78-81]。虚弱的患者在开始透析后通常会经历逐渐加重的功能和认知水平下降[82, 83]。开始透析后居住在长期护理机构的患者预后尤其差[82]。对于不太可能从透析获益的患者，肾脏保守管理（CKM）是慢性透析的合理替代治疗方案（建议同时参阅第 84 章）。

CKM 是全方面的、以患者为中心的照护方案，对象为在共同决策中重视生存质量、强调积极对症治疗及制订 ACP 的 CKD 5 期患者。CKM 包括采取多种干预措施（不包括透析）以延缓 CKD 进展、最大限度控制并发症[1]。相较于基本功能情况更好、就诊急症照护中心频次更少的透析患者，部分采取保守管理方案的老龄患者可以获得同样的生存时间，既避免了透析负担，同时可以继续生活在家，从而获得更高的生存质量[78-81]。国际肾脏病学界认识到，对于不太可能从透析获益的患者，透析不应该成为他们的默认治疗方案且应该大力提倡高质量的 CKM[1]。

选择 CKM 不意味着即将死亡，许多 CKD 5 期的患者可以生存数月或数年。同时 CKM 也不意味着“无照护”理念。实际上，CKM 要求多方沟通，其具有高度的协调一致性，照护方案是一套针对患者“量身定制”的组合，包括方案结构、方案

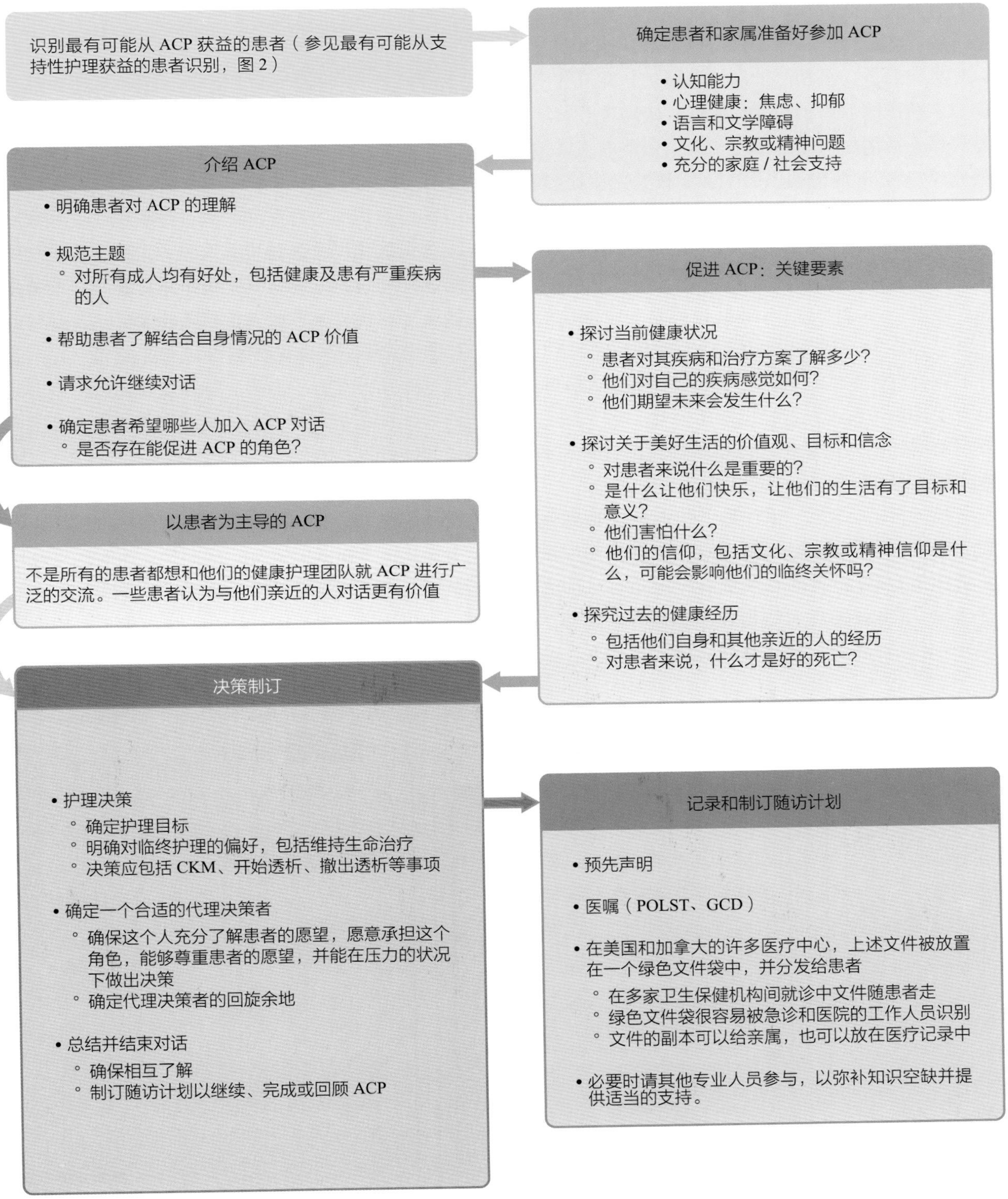

识别最有可能从 ACP 获益的患者（参见最有可能从支持性护理获益的患者识别，图 2）

确定患者和家属准备好参加 ACP

- 认知能力
- 心理健康：焦虑、抑郁
- 语言和文学障碍
- 文化、宗教或精神问题
- 充分的家庭 / 社会支持

介绍 ACP

- 明确患者对 ACP 的理解
- 规范主题
  - 对所有成人均有好处，包括健康及患有严重疾病的人
- 帮助患者了解结合自身情况的 ACP 价值
- 请求允许继续对话
- 确定患者希望哪些人加入 ACP 对话
  - 是否存在能促进 ACP 的角色？

促进 ACP：关键要素

- 探讨当前健康状况
  - 患者对其疾病和治疗方案了解多少？
  - 他们对自己的疾病感觉如何？
  - 他们期望未来会发生什么？
- 探讨关于美好生活的价值观、目标和信念
  - 对患者来说什么是重要的？
  - 是什么让他们快乐，让他们的生活有了目标和意义？
  - 他们害怕什么？
  - 他们的信仰，包括文化、宗教或精神信仰是什么，可能会影响他们的临终关怀吗？
- 探究过去的健康经历
  - 包括他们自身和其他亲近的人的经历
  - 对患者来说，什么才是好的死亡？

以患者为主导的 ACP

不是所有的患者都想和他们的健康护理团队就 ACP 进行广泛的交流。一些患者认为与他们亲近的人对话更有价值

决策制订

- 护理决策
  - 确定护理目标
  - 明确对临终护理的偏好，包括维持生命治疗
  - 决策应包括 CKM、开始透析、撤出透析等事项
- 确定一个合适的代理决策者
  - 确保这个人充分了解患者的愿望，愿意承担这个角色，能够尊重患者的愿望，并能在压力的状况下做出决策
  - 确定代理决策者的回旋余地
- 总结并结束对话
  - 确保相互了解
  - 制订随访计划以继续、完成或回顾 ACP

记录和制订随访计划

- 预先声明
- 医嘱（POLST、GCD）
- 在美国和加拿大的许多医疗中心，上述文件被放置在一个绿色文件袋中，并分发给患者
  - 在多家卫生保健机构间就诊中文件随患者走
  - 绿色文件袋很容易被急诊和医院的工作人员识别
  - 文件的副本可以给亲属，也可以放在医疗记录中
- 必要时请其他专业人员参与，以弥补知识空缺并提供适当的支持。

▲ 图 62-5　**促进晚期慢性肾脏病患者预立医疗自主计划（ACP）的框架**

CKM. 保守的肾脏管理（改编自 Davison SN. Facilitating advance care planning for patients with end-stage renal disease: the patient perspective. *Clin J Am Soc Nephrol*. 2006;1:1023–1028; Davison SN, Torgunrud C. The creation of an advance care planning process for patients with ESRD. *Am J Kidney Dis*. 2007;49:27–36.）

流程，以及针对性解决患者个体化需求和特异性免疫系统环境的干预措施。细致周到的照护方案制订十分有必要，它可以协调患者在照护的各个阶段有序过渡，如一级、二级，到三级护理，社区照护到医疗机构照护，短期照护到长期照护。此过程中建议加入精神医疗照护和社会服务，协助患者转诊至专科行支持治疗或姑息治疗，提供合适的临终关怀服务。CKM 的照护提供需要多学科联合治疗团队。但如何基于复杂、多领域的卫生系统实现最优的 CKM 尚无答案。有一种实施方法为遵循特订临床路径，该临床路径参照最佳实践指南制订护理执行操作步骤。加拿大的 CKM 路径就是一个成功的线上互动式案例，它既包括了一个集沟通和照护为一体的综合性方案，还包括一个已经在加拿大 Alberta 全省实施的 CKM 患者辅助决策系统，该系统可有效帮助增加纳入循证护理方案、优化患者管理和效应指标（图 62–6）[67]。

截至目前，对于 CKD 患者代谢相关性并发症尚无明确的管理方案推荐。现有 CKD 指南的制订在于优化 CKD 患者的长期健康效应指标，而未针对选择了 CKM 的患者给出优先护理方案推荐。为促进 CKM 护理的标准化和高质量评价体系，最近发布了针对 CKD 管理和症状控制的 CKM 相关推荐建议 [68]（表 62–4），推荐内容和相关的依据解释详见表 62–7。CKM 路径中患者的病程具有高度多样性，可能会经历多个阶段。对于 eGFR 在 10～15ml/(min・1.73m^2) 的患者，可能会维持相对有功能的稳定状态达数月至数年，但也有长期卧床、eGFR 在 5ml/(min・1.73m^2) 左右的患者可能仅有数周至数月的预期寿命。因此，综合的 CKM 指南需要考虑患者的基本情况、预期和护理方案目标。在病程的早期为最大化提升患者生存质量，需要在促进功能和解决症状负担之间认真平衡，尽管在临终前数周或数天通常优先采取缓解症状使患者舒适。尽管对于 CKM 患者推荐意见证据等级水平很低（Ⅰ～Ⅲ），但这些推荐结合了老年医学和姑息治疗原则并且将作为标准化护理的开端，虽然标准化 CKM 随着最优实践证据的积累需要被重新定义。许多 CKM 患者健康情况十分复杂，因此推荐意见需要个体化。通过解释方案原理及干预措施可能的利弊，患者能更加积极参与共同决策，从而确保所有的干预措施是根据患者的预后、价值观和偏好进行合理制订。

共同决策在 CKM 中的实践相较于透析而言不常规，且患者往往会接连进入透析护理的临床路

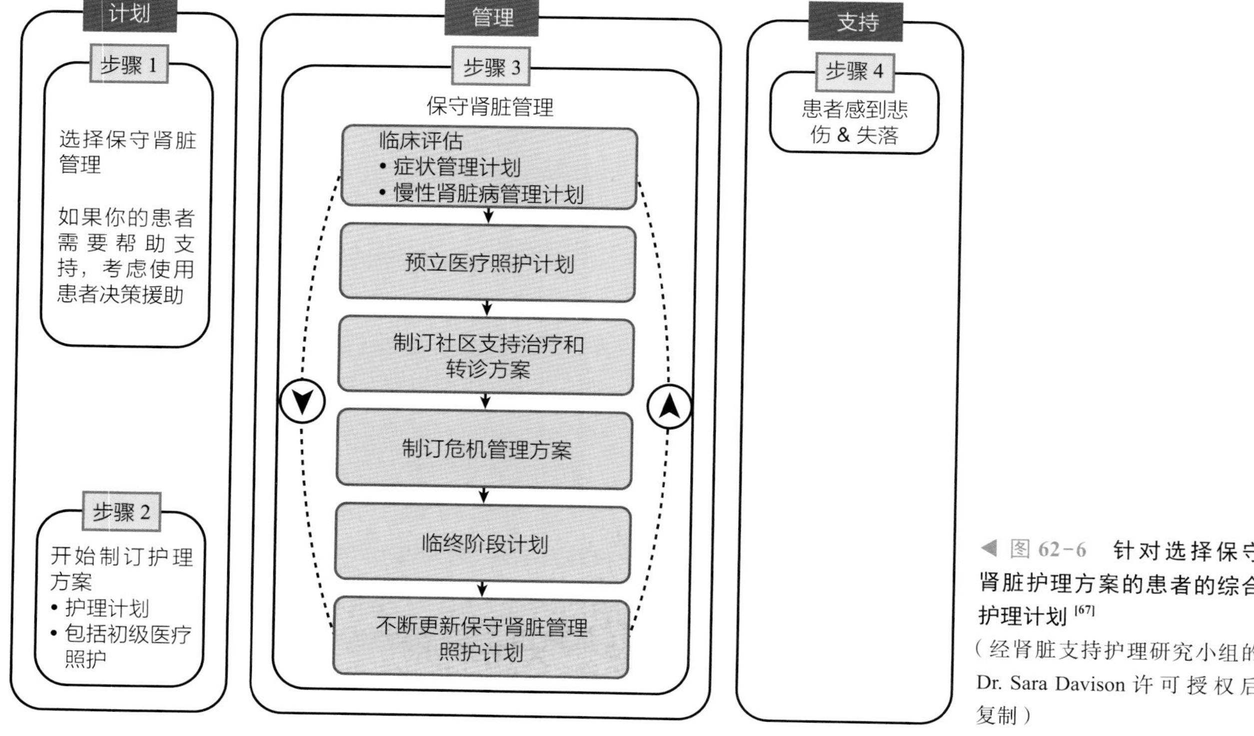

◀ 图 62–6 针对选择保守肾脏护理方案的患者的综合护理计划 [67]
（经肾脏支持护理研究小组的 Dr. Sara Davison 许可授权后复制）

表 62–7　针对 CKM 患者的 CKD 管理方案推荐意见

准则内容	治疗原理	推荐干预措施
脂质紊乱	• 在临终期的最后几年，治疗脂质紊乱不太可能有利于患者。停止他汀类药物的使用可能提高患者的 QOL[103, 104]	• 照护人员在与患者商量后可以停用他汀类药物
血压	• 血压管理的初级目标是优化机体和认知功能、将摔倒风险降至最低，同时避免极高血压。具体用药方案根据患者并发症决定。利尿剂是不错的用药选项，主要用于治疗引起呼吸困难和明显外周水肿的体液容量负荷过重	• 对于大多数的 CKM 患者，血压控制的靶目标可放宽至≤ 160/90mmHg[104–106]。该目标对于伴有糖尿病的患者同样适用
限制钠盐摄入	• 高钠盐摄入可能与引起呼吸困难和明显外周水肿的体液容量负荷过重相关。由于钠盐限制会影响食物可口性，在制订照护和其他问题策略（如合理营养）时，应平衡症状管理和患者的偏好考虑	• 当体液容量负荷过重引起了患者的症状负担，利尿剂和饮食钠盐限制可以帮助控制体液容量
贫血	• 贫血可以导致患者疲乏和呼吸困难。治疗贫血的目的是减少上述症状，而非减少心脏相关的发病率和死亡率。当患者长期卧床或快到临终阶段，通过解决贫血以改善疲乏和呼吸困难将不再合适，建议停止贫血治疗	• 使用促红细胞生成素和铁剂 • 每 3～6 个月监测血液的贫血相关性指标较合适，但应基于患者的偏好和症状 • 在患者临终前的数周或数天，可以停止治疗贫血
高钾血症	• 高钾血症患者容易出现心律失常和猝死。当与患者目标相符时，建议针对高钾血症采取急救治疗。如患者希望放宽钾摄入限制，应明确告知患者相应伴随的风险	• 干预措施包括钾盐限制饮食及使用降钾树脂（如聚磺苯乙烯） • 对于想把钾降至正常的患者，每月监测钾水平较合理。但在患者临终前数周或数天建议停止监测和控制钾水平
酸中毒	• 代谢性酸中毒会导致疲乏、骨质丢失和肌肉萎缩[107]，故治疗旨在改善以上症状。如果患者觉得服药量太大或不能吞咽药物，应该停止相关治疗	• 基本的干预措施是使用碳酸氢钠。正在接受治疗的患者，每 3～6 个月监测 1 次碳酸氢盐水平较为合理 • 在患者临终前数周或数天可停止监测和治疗酸中毒
钙 / 磷	• 建议通过放宽饮食限制和维持足够的营养摄入以提升患者生存治疗，而不是将患者的生化指标维持在正常水平。处于临终前最后几年、采取保守照护的患者，保持生化指标正常是否对患者有益尚不清楚。相反，对于已经有蛋白营养不良的患者采取低蛋白饮食可能是有害的 • 高磷血症可能会导致 RLS。钙磷沉积会导致肌痛、关节痛和假性痛风 • 通过干预措施使生化指标部分趋于正常只能帮助减轻症状	• 对于有症状的患者，可以采用的干预措施有限磷饮食（需注意保持足够营养摄入）及使用磷结合剂（如碳酸钙） • 正在接受治疗的患者，建议每 3～6 个月监测 1 次血液相关指标较合适，但应基于患者的偏好和症状
维生素 D	• 维生素 D 在疲乏、虚弱和肌肉萎缩症状中可能起一定作用	• 使用低剂量的活性维生素 D（或维生素 D 类似物）可能对患者有益。监测甲状旁腺激素尚无额外益处

CKD. 慢性肾脏病；CKM. 肾脏保守管理方案；QOL. 生存质量；RLS. 不宁腿综合征

径（该路径很少考虑患者的偏好和预后）。老年肾衰竭患者透析率的区域差异较大提示，影响进入透析决策的是除临床疗效以外的其他因素，这些因素可能更多反映了临床医生的偏好[84]。近来的研究报道了大多数的老年患者认为：他们在决定开始透析上没有其他选择；未被充分告知其他选项或透析的风险；因意料之外的并发症或透析负担使他们感到痛苦；希望能进行更多谈话沟通来决定治疗方案；很少有人记得自己被告知过 CKM 这一选项[85, 86]。许多患者对于选择透析是无可奈何的，尤其是当是否透析被比作生死抉择时而错误做出的决定[37]。医生们承认他们总是尽量只解释病情和疾病复杂程度，而不讨论预后（除非被提示这样做）。尽管现有的可用于比较 CKM 和透析预后情况的数据十分有限，但最近一项比较老年患者 CKM 和透析生存情况的系统评价表明两者在 1 年生存期上基本相似[80]。选择 CKM 的患者倾向于在临终 1～2 个月之前的症状负担和生存质量处于平稳状态，且症状可通过支持护理的干预得到改善。基于风险或获益的不确切性、生存质量的潜在混杂因素，在决定是否透析时患者的价值观是最重要的。

为帮助做出肾脏替代治疗方案的决定，开发患者决策辅助系统引起了广泛兴趣（其中包括 CKM）。患者决策辅助系统是一系列工具，来帮助患者更有能力对护理方案做出合理的、与患者的目标、价值观和预期相符的决策。这些工具还可以帮助完善和指导共同决策环节，可以被多种媒介应用，如书面材料、音频、视频、网络形式、口述[87]。两项 Cochrane 综述评估了患者决策辅助系统的使用情况，认为它们是有效的[52, 88]，且可以帮助患者对选项的了解、减少决策冲突、促进对相关风险和获益的了解、提升患者对决策的参与程度、增加价值观和选择两者的一致性[89]。然而，大多数关于透析治疗选项的决策辅助未提及 CKM 或只将其介绍为一种次要的选择，决策支持的主要部分是围绕选择哪种透析方式（或肾移植）。这些决策辅助系统也未纳入患者个体特异性的风险和获益，未衡量患者更看重生存质量还是生存，然而患者十分需要这些来帮助他们做出最佳决策。新的 CKM 决策辅助系统正在被研发和评估以期解决以上问题[67, 90]。但是使用这些工具需要谨慎，他们仅仅是教育性的工具而不应该被用于比较具体护理路径的优劣。

十、姑息性透析

当疾病进展时，患者的目标可能会变成几乎只关注生存质量而非生存，他们非常重视控制症状，预立医疗照护计划，得到情感、社会和家庭的支持。姑息性透析是一种“优先考虑”生存质量而非生存的透析方式，该方式需要充分结合肾脏支持护理方案（图 62-7）。姑息性透析常常会被错误地认为是减少透析，或者退出透析前的一种状态。尽管调整透析的时长或最终退出透析可能会被包括在姑息性透析方案中，但单独这样做很难减轻患者的症状或痛苦[25]，而姑息性透析这种护理路径最近被更好地探讨了更多具体内容细节[25]。透析患者在临终阶段可能转而选择一种姑息性的透析护理模式（参阅第 84 章），也有可能会在透析一开始就选择这种姑息性的护理方式。透析指南和护理标准需要允许这种灵活性，以便可以根据患者具体情况制订相应合适的护理方案，同时也需要更多兼顾如 CKM 指南这一类内容（图 62-6）。

十一、停止透析

尽管透析退出率在不同报道中、不同国家肾脏注册系统中[91]、不同国家的实际情况下差异十分显著[92]，但停止透析仍然是透析患者死亡的主要原因。许多这些差异可能与文化、政治、医生是否察觉及对停止透析的态度相关。对于大多数文化背景，当需要平衡患者利益和当地文化准则做出共同决策时，停止透析在伦理和临床医疗上是可接受的[1]。

各种合理退出透析的情况在框 62-1 中列出。所有的医疗机构都有责任对正在考虑退出透析的患者给予关怀以解决潜在影响他们做出该决定的因素，如关心他们的焦虑情况、其他症状（如疼痛），或潜在的其他可逆性社会因素（详见第 82 章）。确保在患者决定退出透析后获得合适的支持护理是综合照护方案的一部分。

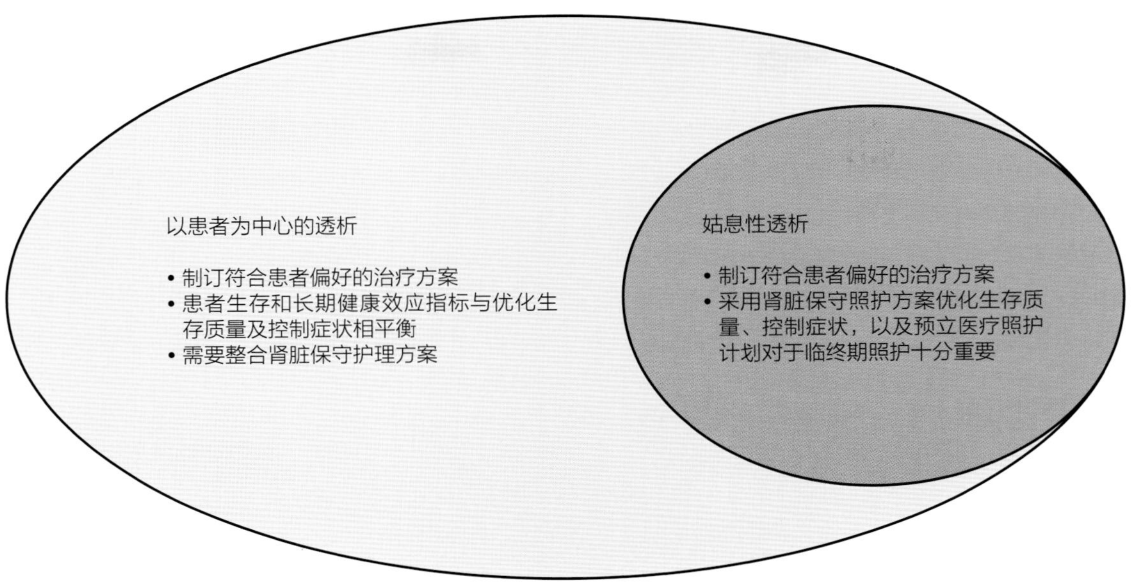

▲ 图 62−7　**姑息性透析的概念结构**

改编自 Davison SN, Jassal SV. Supportive care: integration of patient−centered kidney care to manage symptoms and geriatric syndromes. *Clin J AmSoc Nephrol*. 2016;11:1882–1891.

框 62-1　合理考虑退出透析的情况

1. 患者具有决策能力，在充分知情，在自愿做出选择的情况下，拒绝或要求停止透析
2. 患者不再拥有决策能力、之前已表明想通过合适的预立医疗计划方案拒绝透析
3. 患者不再拥有决策能力，通过合理方式委任授权人拒绝或停止透析
4. 患者发生了不可逆的、严重的神经系统损害，以致患者缺乏思维、感觉、带有目的指示性的行为，以及对自我和环境的感知

十二、早期识别最可能从支持护理服务中获益的患者

一套系统性的方法以识别最可能从支持护理获益的患者对于综合性肾脏支持护理十分重要。患者的识别需要基于他们的需求，而不仅是较差的预后情况。并非所有患者都需要正在进行的支持护理服务，对于该服务的需求会根据病程而波动（图 62−1）。然而，大多数患者都处于功能衰退进展期和（或）伴有多种复杂的身心症状。早期识别该类患者可以帮助制订管理方案，从而减少入院率和接近临终期的风险危机，避免不必要的折磨，最终有利于患者和医疗系统双方。一旦肾脏支持护理的关键因素被明确，如何筛选有需求的患者将会十分清楚。图 62−2 强调了一些在筛选需要支持护理的患者时值得考虑的关键因素。最低程度上，这会帮助纳入以下条件的患者群体：①具有高危早死风险的患者；②病情正在恶化的患者；③症状负担较重、生存质量较差的患者；④正在纠结无法决策护理方案、无法明确护理目标的患者。

十三、总结

对于进展期的 CKD 患者，解决支持护理需求十分紧要[24]。国际肾脏协会认为所有进展期的 CKD 患者都应享有获得支持护理服务的机会，获得该服务的具体程度和形式需根据地方资源而定。多学科医疗团队应该与各医疗保健部门进行协作，从而优化服务实施。还需强调患病教育在肾脏支持护理的作用，它是支持护理在肾脏病领域的核心竞争力。综合的肾脏支持照护还当意识到当前护理模式、政策和临床标准尚不能完全满足患者的需求，而正在进行的研究工作将会帮助制订最佳实践准则，包括肾脏支持护理最合适的评价标准。

第十篇

透析和体外治疗

Dialysis and Extracorporeal Therapies

第63章 血液透析

Hemodialysis

Jane Y. Yeun　Brian Young　Thomas A. Depner　Andrew A. Chin　著
陶思蓓　李鑫睿　陈馨韵　张历涵　译
周　莉　付　平　校

血液透析（血透）维持着全世界100多万患者的生命。没有它，这些患者中的大多数人会在几周内死亡[1, 2]。血透治疗的这一重要性强调了医护人员需要深入了解血透的所有方面，包括其对象——尿毒症综合征（见第52章）。本章回顾透析的历史、血透患者的流行病学、血透的物理、化学和临床原则（因为它们与尿毒症患者的治疗有关），以及与此治疗相关的并发症。

血透被常规应用于维持终末期肾病患者的生命，是在过去的40年才实现的。几位早期拓荒者奠定了基础。Graham（1805—1869）是一位苏格兰化学教授，他发明了利用半透膜在体外分离溶质的基本方法，并创造了"透析"一词[3]。1916年，Abel以火棉胶为透析膜，以水蛭提取物水蛭素为抗凝血药，组成一种所谓的生动融合装置，对兔子和狗进行了透析，成为第一个在活体上行透析并使用"人工肾"一词的人[4]。1924，在德国，Haas是第一个对人体进行透析的人[5]，但因为粗制抗凝血药的毒性，他的这次透析只能算勉强成功。

1944年，Willem kolff成功地利用体外透析来支持急性肾衰竭患者[6]。他的成功一部分归功于玻璃纸的发明、抗生素的发现和肝素的使用。kolff被称为"血液透析之父"，他的方法成为短期急性肾衰竭患者暂时替代肾功能的标准治疗法[7, 8]。然而，由于血管通路困难，血液透析无法支持长期或永久性肾功能丧失的患者，随后，动静脉内瘘的建立解决了这一难题（见血管通路一节）。

尽管在技术上已经可行，血透仍然是昂贵和低效的，只能提供给那些没有合并疾病、有较高的收入和受过良好教育的人。因为透析在减少肾衰竭患者死亡方面非常成功，经过多次商讨后，美国国会于1973年通过了一项法律，批准为透析和肾移植募集公共基金，并且不论患者的经济、教育、就业情况[9]。这项法律为所有美国患者以肾脏替代疗法维持生命铺平了道路。

一、血液透析群体

（一）发病率和患病率

根据美国肾脏数据系统，2015年美国共有124 114例终末期肾病患者，未经调整的发病率为378/100万。其中，2.5%的治疗为早期肾移植，87.7%是从血透开始的，9.6%是从腹膜透析开始的[10]。图63-1A显示，1987—2002年，调整后的美国终末期肾病发病率稳步上升，这很可能是由于人口老龄化，以及越来越多的老年患者享受医疗保险涵盖透析的权利。调整后的美国终末期肾病发病率于2002年趋平稳，自2006年以来有所下降，在2011年出现最大降幅，为3.8%，自2013年以来再次趋于平稳（见图63-1B）。

相比之下，美国终末期肾病的患病人数和患病率继续上升（见图63-1C）[10]。截至2015年底，共有703 243例患者患终末期肾病，调整后的患病率为2203/100万。在这些患者中，30%进行了肾移植术（移植肾有功能），其余通过透析维持，11.7%的患者在家庭模式下进行透析（10%行腹膜透析，1.7%行家庭血液透析）。尽管终末期肾病的患病人数持续增长，但2011年以来，患病人数的年增长率为3.3%～3.6%，调整后患病率为1.2%～1.6%，为35年来最低。

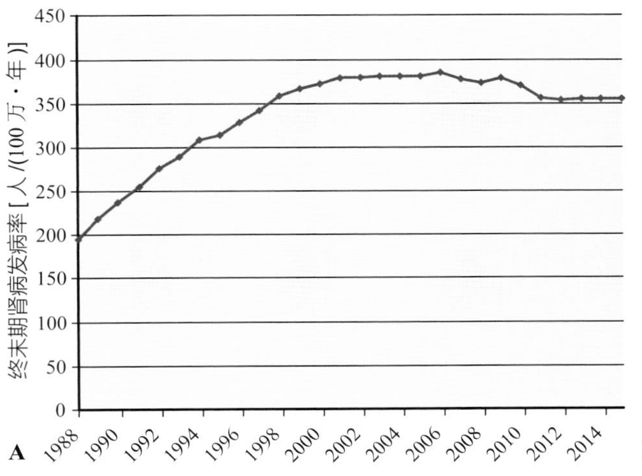

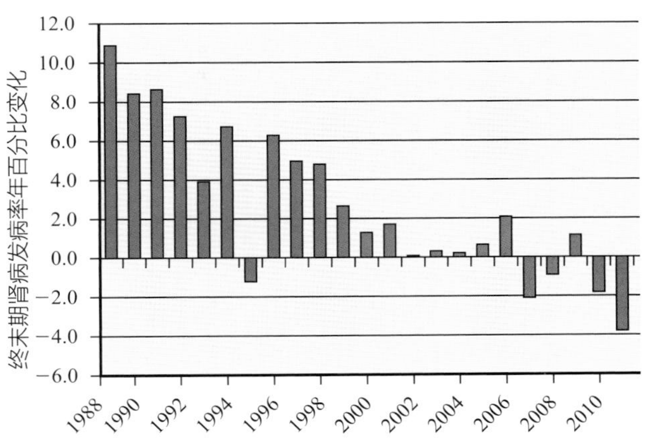

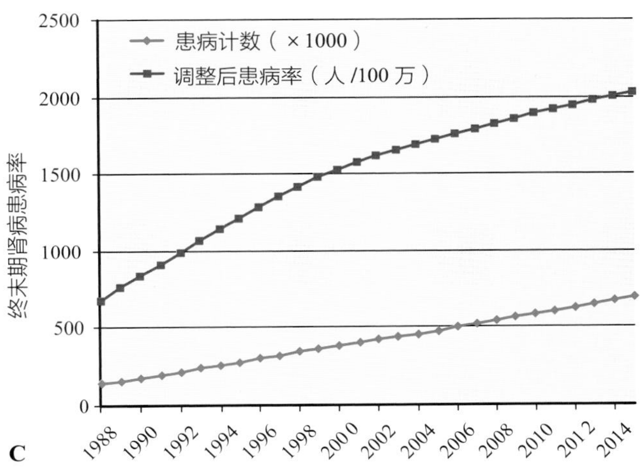

◀ 图 63-1 **A. 美国终末期肾病（ESRD）的调整发病率随时间变化。B. 调整后终末期肾病发病率和患病率随时间的年百分比变化。2002 年终末期肾病发病率趋于平稳，2006 年有所下降，2013 年以后又趋于平稳。从 2011 年到 2015 年，终末期肾病患病率降至最低水平。C. 美国终末期肾病的患病计数（×1000）和校正患病率随时间的变化**

（引自 US Renal Data System. 2017 USRDS Annual Data Report: Epidemiology of Kidney Disease in the United States. Bethesda, MD: National Institutes of Health, National Institute of Diabetes and Digestive and Kidney Diseases; 2017.）

终末期肾病的患病率和发病率因年龄（图 63-2）、性别（图 63-3）、种族和民族（图 63-4）不同而有很大的差异，其中老年人、男性、非裔美国人、夏威夷土著人和太平洋岛民更易患病[10]。在过去几年中，45 岁以上、非裔美国人、拉美裔、美洲印第安人和阿拉斯加土著的发病率有所下降，但在夏威夷土著和太平洋岛民中继续上升（图 63-2A 和 63-4A）。相比之下，终末期肾病的患病率持续上升，提示透析患者的生存率有所提高。

世界范围内，2014 年，中国台湾、墨西哥哈利斯科州地区和美国的终末期肾病发病率最高，分别为 455/100 万、421/100 万和 370/100 万；其次是泰国（299/100 万）、新加坡（294/100 万）和日本（285/100 万）[11]。2002—2014 年，泰国的增长百分数最高，为 1009%，其次是孟加拉国（643%）、俄罗斯（291%）、菲律宾（190%）和马来西亚（162%）。相反地，奥地利、丹麦、瑞典、苏格兰、芬兰和冰岛的发病率下降了 3%～14%。所有国家及地区的患病率继续上升，中国台湾最高，为 3219/100 万（2014 年数据），其次是日本（2505/100 万）和美国（2076/100 万）。2002—2014 年，患病率上升的中位数为 48%，范围为 18%～1092%，其中菲律宾、泰国和墨西哥哈利斯科州地区患病率的增加比例最大（343%～1092%）。在世界范围内，终末期肾病的患病率率差异很大，菲律宾、俄罗斯、南非、印度尼西亚和孟加拉国报道的患病率最低，低于 300/100 万。报道的患病率差异大，可能是由于各个地方对治疗的可及，以及保健的预防、维持的差异所致。

（二）终末期肾病的病因

美国终末期肾病的病因见表 63-1。自 1980 年以来，每年新发透析患者中糖尿病肾脏疾病患者

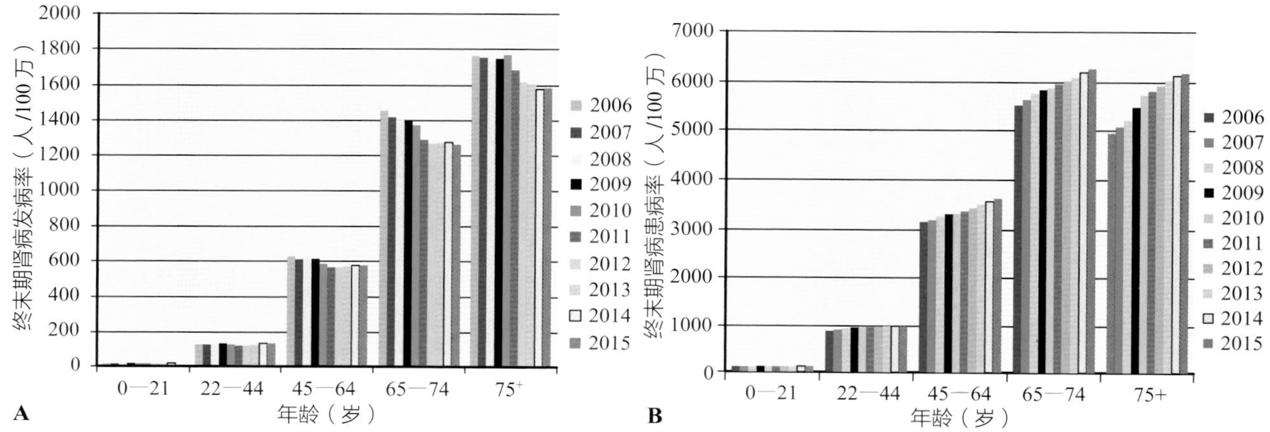

▲ 图 63-2 **2006—2015 年各年龄段终末期肾病发病率（A）和患病率（B）[人 /(100 万 · 年)]**

引自 US Renal Data System. 2017 USRDS Annual Data Report: Epidemiology of Kidney Disease in the United States. Bethesda, MD: National Institutes of Health, National Institute of Diabetes and Digestive and Kidney Diseases; 2017.

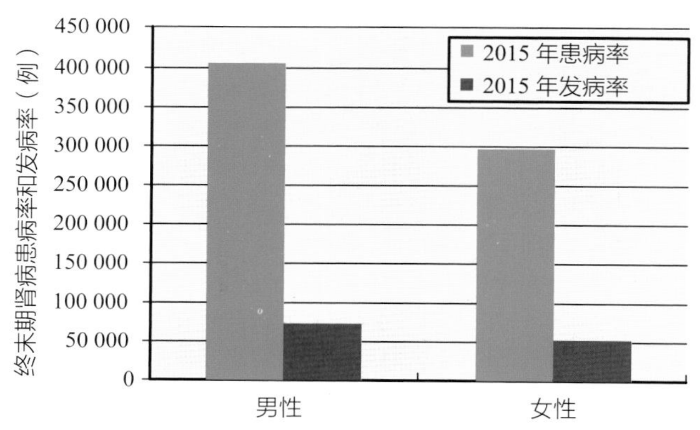

◀ 图 63-3 不同性别终末期肾病的发病率和患病率

引自 US Renal Data System. 2017 USRDS Annual Data Report: Epidemiology of Kidney Disease in the United States. Bethesda, MD: National Institutes of Health, National Institute of Diabetes and Digestive and Kidney Diseases; 2017.

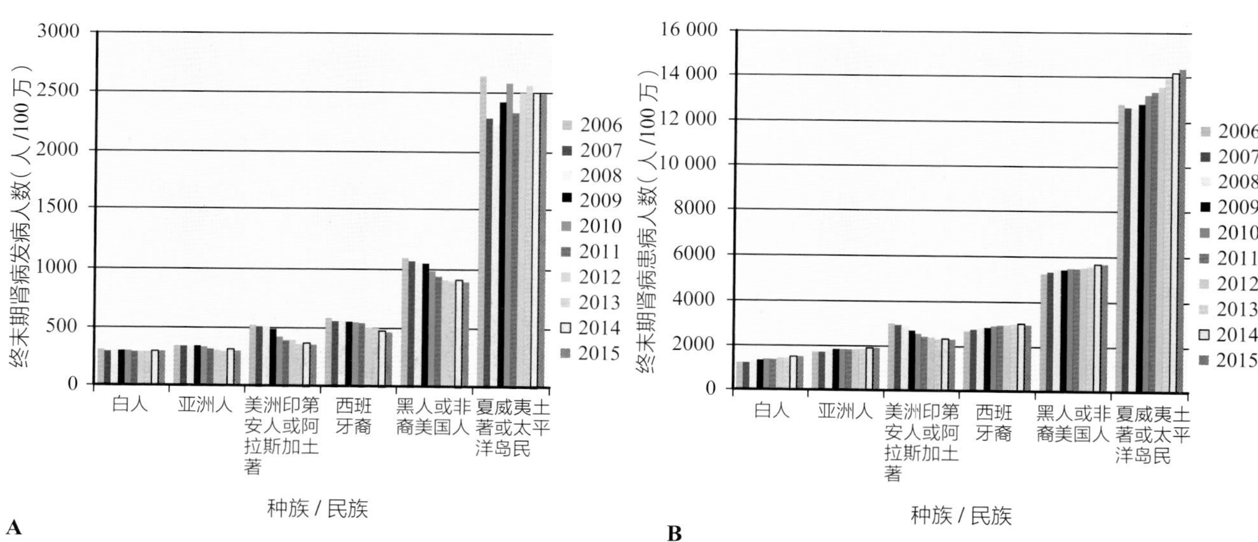

▲ 图 63-4 不同种族和民族终末期肾病的发病率（A）和患病率（B）

引自 US Renal Data System. 2017 USRDS Annual Data Report: Epidemiology of Kidney Disease in the United States. Bethesda, MD: National Institutes of Health, National Institute of Diabetes and Digestive and Kidney Diseases; 2017.

表 63-1　终末期肾病发病患者和患病患者的病因分析 [a]

原发肾脏疾病	发病患者		患病患者	
	数　量	百分比（%）	数　量	百分比（%）
糖尿病	56 218	45.4	267 956	38.2
高血压	34 727	28.1	178 875	25.5
肾小球肾炎	9198	7.4	112 235	16.0
囊性肾病	2833	2.3	33 194	4.7
其　他	20 856	16.8	109 092	15.6
总　计	123 832	100	701 352	100

a. 美国 2015 年

引自 US Renal Data System. 2017 USRDS Annual Data Report: Epidemiology of Kidney Disease in the United States. Bethesda, MD: National Institutes of Health, National Institute of Diabetes and Digestive and Kidney Diseases; 2017.

的比例从几乎为 0% 逐渐增加，到 2015 年时增加至 45%（图 63-5），这主要是因为越来越多的糖尿病患者接受透析计划，也可能是因为这些患者的生存时间延长，并进展到终末期肾病。尽管美国糖尿病患者的终末期肾病发病率从 2006 年以来开始下降，2006 年为 172.9/100 万，2015 年为 162.7/100 万（图 63-5），糖尿病仍然是美国和其他许多国家及地区终末期肾病最常见的原因 [11]。在以色列、韩国、中国香港、中国台湾、菲律宾、日本、美国、新西兰、泰国、智利和科威特，糖尿病在终末期肾病病例中超过 40%。在新加坡、马来西亚和墨西哥哈利斯科州地区更是高达 58%～66%。值得注意的是，在意大利、瑞士、荷兰、比利时、爱沙尼亚、挪威、罗马尼亚和冰岛，糖尿病的新发终末期肾病在病例中所占比例不到 20%。

（三）死亡率

在过去的 20 年里，尽管美国接受透析治疗患者的并发症在增加，但其生存率有缓慢提高，特别是在过去的 10 年中增长最大。1996—2014 年，血透患者的调整死亡率下降了 29%，其中 1996—2003 年下降了 4%，2004—2014 年下降了 24%（图 63-6）[11]。尽管 5 年生存率从 1998 年的 30% 上升到 2010 年的 42%（图 63-7），死亡率仍然很高。2010 年开始血透的患者的 1 年生存率为 78%、2 年生存率为 66%，5 年生存率为 42%（图 63-7）[11]。

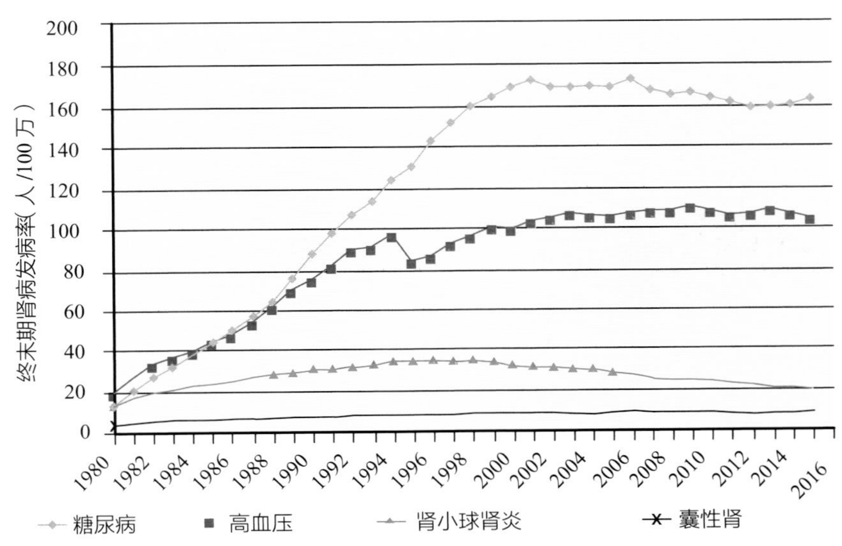

图 63-5　美国终末期肾病的病因
引自 US Renal Data System. 2017 USRDS Annual Data Report: Epidemiology of Kidney Disease in the United States. Bethesda, MD: National Institutes of Health, National Institute of Diabetes and Digestive and Kidney Diseases; 2017.

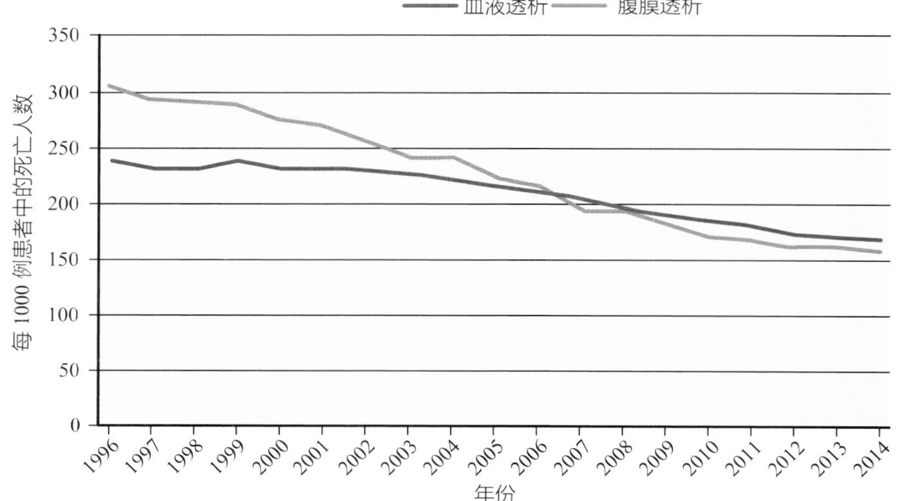

◀ 图 63-6 **血液透析患者的死亡率。血液透析和腹膜透析患者的死亡率稳步下降**

引自 US Renal Data System. 2017 USRDS Annual Data Report: Epidemiology of Kidney Disease in the United States. Bethesda, MD: National Institutes of Health, National Institute of Diabetes and Digestive and Kidney Diseases; 2017.

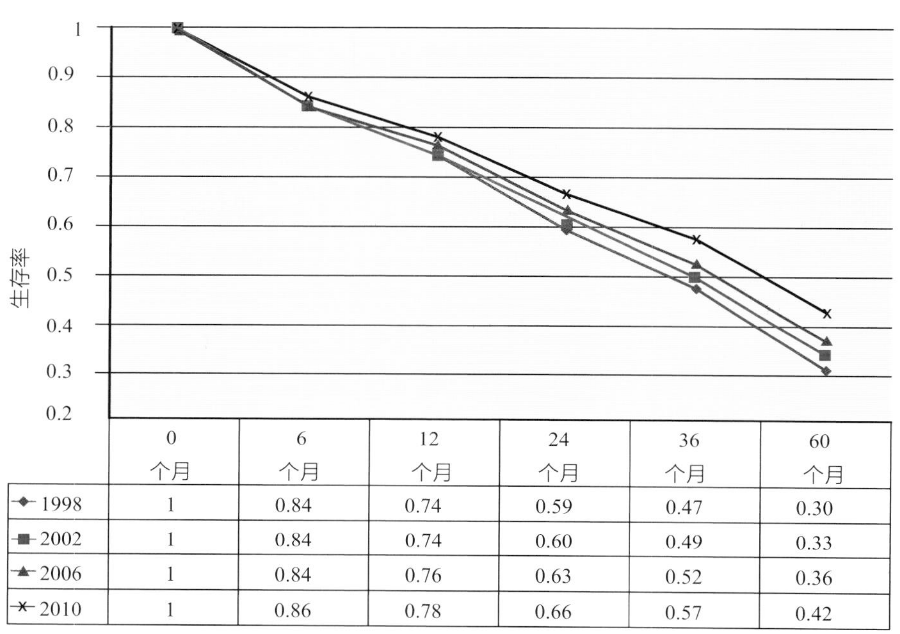

	0 个月	6 个月	12 个月	24 个月	36 个月	60 个月
1998	1	0.84	0.74	0.59	0.47	0.30
2002	1	0.84	0.74	0.60	0.49	0.33
2006	1	0.84	0.76	0.63	0.52	0.36
2010	1	0.86	0.78	0.66	0.57	0.42

◀ 图 63-7 **血液透析患者的生存率。在过去的 10 年中，血液透析患者的生存率略有提高**

引自 US Renal Data System. 2017 USRDS Annual Data Report: Epidemiology of Kidney Disease in the United States. Bethesda, MD: National Institutes of Health, National Institute of Diabetes and Digestive and Kidney Diseases; 2017.

与没有肾病的年龄匹配者相比，接受血透的患者的预期寿命显著降低（图 63-8A）[10]。在 60 岁时，健康人的预期寿命约为 20 年，但是在 60 岁开始血透的患者的中位预期寿命只有 4～5 年（图 63-8A）。值得注意的是，接受透析的终末期肾病患者的死亡率高于艾滋病患者、大多数癌症患者和心力衰竭患者（图 63-8B）。2014 年，65 岁以上的患者比 1996 年的情况要好，调整后死亡率下降了 39%，而癌症和心力衰竭的死亡率分别下降了 37% 和 21%[11]。

死亡原因见表 63-2。因心血管疾病死亡的比例为 41%，其中 29% 死于心律失常或心脏骤停，只有 4% 死于心肌梗死 [10]。透析患者心血管疾病负担过重的原因仍然是争论的焦点，但似乎透析过程本身对循环系统有重大影响，原因有周末透析之间的长时间间隔、透析过程中超滤率过高，以及透析过程中电解质和酸碱异常的迅猛纠正 [12]（见第 54 章和本章透析液成分）。感染占死亡人数的 8% [10.13]。总的来说，自愿退出透析的占了另外 13% 的死因，这部分比例在 2011 年比 2009 年增加了 3%。退出透析的患者往往是老年人、女性和白色人种，并且在退出前一段时间内有更高的不良事件发生率和死亡率 [14]。此外，对有多种并发症和生活质量较差

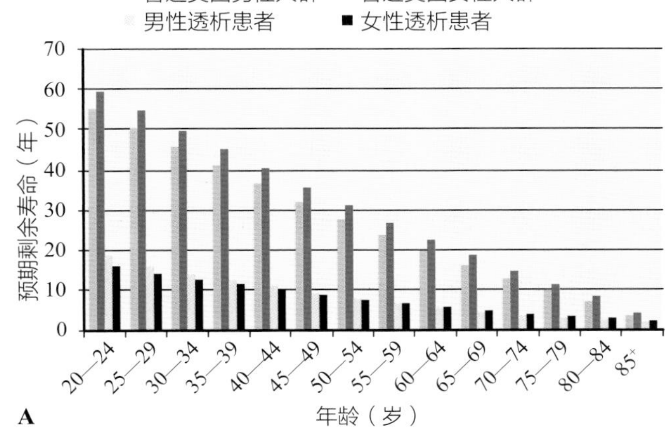

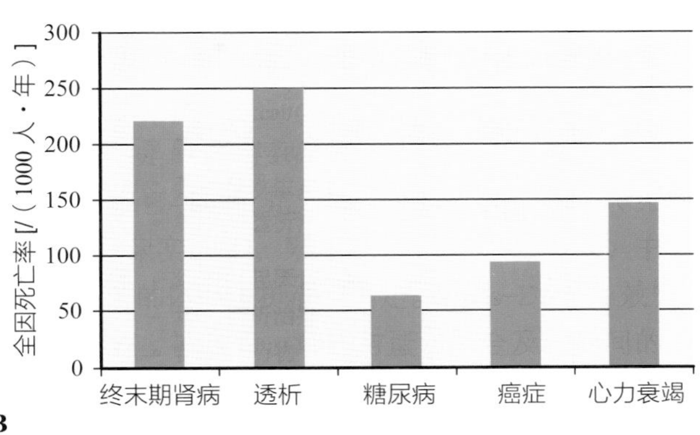

▲ 图 63-8 **2014 年终末期肾病患者的预期寿命和调整后全因死亡率**

A. 与普通人群相比，终末期肾病患者或透析患者的预期寿命明显降低；B. 他们的死亡率甚至高于糖尿病、癌症和心力衰竭患者

表 63-2 血液透析患者死因（2013 年）

死 因	占总数百分比（%）
• 心血管疾病	41
– 心律失常	29
– 心肌梗死	4
– 其 他	8
• 感 染	8
• 退出透析	13
• 其他原因	14
• 不明原因	24

引自 US Renal Data System. 2017 USRDS Annual Data Report: Epidemiology of Kidney Disease in the United States. Bethesda, MD: National Institutes of Health, National Institute of Diabetes and Digestive and Kidney Diseases; 2017.

的患者采用高级医疗计划的方案不统一，以及在开始维持性透析之前未充分了解这些患者对治疗的目标与期待，可能会导致自愿退出血透的发生率上升[15, 16]。

（四）从慢性肾脏病 5 期过渡

血透患者的高死亡率部分源于许多相关的共病，包括心血管疾病、糖尿病和高血压。在慢性肾脏病患者发生终末期肾病并需要透析之前，这些共病已经造成一定的死亡。患有慢性肾脏病、糖尿病和心血管疾病的患者的相对死亡风险是没有这些疾病的患者的 2～3 倍；患有慢性肾脏病 4 期或 5 期的患者死亡率最高[11]。患有急性心肌梗死的慢性肾脏病 4 期或 5 期患者的 2 年死亡率为 47%，在没有慢性肾脏病的情况下为 20%。因此，减少或改善共病对于慢性肾脏病患者至关重要（见第 59 章）。

此外，必须密切关注促红细胞生成素（见第 55 章）和骨化三醇（见第 53 章）等激素缺乏症的替代治疗，预防营养不良(见第 60 章)和慢性肾脏病－矿物质和骨代谢障碍（第 53 章）等尿毒症并发症。慢性肾脏病患者接受终末期肾脏病治疗准备中的另一个关键因素是从估计肾小球滤过率（eGFR）下降到 20～25ml/(min·1.73m^2) 时，开始预先计划移植及永久性血管通路以支持血液透析（见下文）。

心理支持是护理血液透析患者的另一个重要但往往被忽视和理解不足的部分。抑郁、致残性疲劳、严重不宁腿综合征、失眠、焦虑和透析后的恢复时间延长在血透患者中是常见的[17–33]。上述症状的存在与生活质量差、营养不良、睡眠质量差、身体功能低下、炎症、住院和死亡有关[17, 19, 20, 22, 25, 26, 29, 30, 34–42]。

尽管这些因素对透析患者的生活质量和预后有着深远的影响，但对它们真实的流行病学、发病机制和有效治疗却知之甚少。在透析患者中诊断抑郁症可能是困难的，因为一些用于诊断的症状可能是由于尿毒症而出现的[17–19]。即使诊断出来，患者和他们的诊治者也可能会因为药物负担增加、药物潜在的毒性和心理健康资源的缺乏而抗拒治疗[43]。一些研究表明，某些选择性的 5- 羟色胺再摄取抑制剂、强化血液透析、认知行为治疗可有效地减少抑郁症状、焦虑、睡眠障碍、透析后恢复时间和提高生活质量，但也有人质疑选择性 5- 羟色胺再摄取抑制剂和强化透析的有效性，因为许多研究都是小规模和（或）无对照的 [17, 31, 35, 44–58]。多巴胺激动剂、加巴喷丁和锻炼可以改善不宁腿综合征 [26, 42, 59, 60]。更大规模、更严谨的研究正在进行中 [45, 61]。

因为在开始血透之前需要多方面的诊疗，及时转诊肾脏科医生是必不可少的。有研究记录了延迟转诊肾内科导致更高的住院率 [62, 63]、更多抑郁症状 [64]、更严重的贫血和生化紊乱（如低蛋白血症、高磷酸盐血症、低钙血症、酸中毒、高钾血症）[62, 63, 65–67]、较少使用腹膜透析 [63]、透析导管的更高使用率 [63, 68] 和更高的死亡率 [62, 63, 67–73]，但是也有研究发现死亡风险和终末期肾病风险与转诊时间无关 [71, 74–76]。潜在的混杂因素可能是延迟转诊的原因，如患者不依从、多种共病、高龄、肾功能极速下降 [67, 77, 78]。早期转诊的定义差异很大也造成了不同研究的结论不同，其界定时间点从透析开始前 1～6 个月不等，也有研究采用 CKD 3 期 [eGFR＜60ml/(min · 1.73m^2)] 前转诊作为早期转诊。肾脏病学家对不需透析的慢性肾脏病患者的随访研究指出，慢性肾脏病 3a 期 [eGFR 45～60ml/(min·1.73m^2)] 的患者的死亡率明显高于终末期肾病患者，相反，慢性肾脏病 5 期 [eGFR＜15ml/(min · 1.73m^2)] 的患者的死亡率低于终末期肾病患者 [63, 67, 68, 71, 73–76, 79, 80]。

死亡风险和终末期肾病旗鼓相当的是慢性肾脏病 3b 期 [eGFR 30～45ml/(min · 1.73m^2)] 到慢性肾脏病 4 期 [eGFR 15～30ml/(min · 1.73m^2)][67, 79–81]。仅由初级保健医生管理的患者中，慢性肾脏病 3a 期患者的死亡率与 CKD1～2 期的患者相当，并且随着慢性肾脏病的进展而急剧上升 [81]。在慢性肾脏病 3a 期或 3b 期转诊给肾科医生与死亡和（或）进展为终末期肾脏病的风险变化无关 [75, 76]，在慢性肾脏病 4 期转诊与较低的死亡率风险相关，但与进展为终末期肾病的风险无关 [67]。目前尚不清楚为什么肾科专科治疗与进展为终末期肾病的风险无关。但这些证据表明，对于已确诊的慢性肾脏病，最合适的早期转诊可能在 3b 期或 4 期。

目前的临床实践指南建议，当患者出现尿毒症症状时开始透析，这些症状多出现在 eGFR 5～10ml/(min · 1.73m^2) 时 [82]。对于一些患者，容量过载和高钾血症对利尿剂和饮食钾限制的保守治疗无效，或尽管进行了积极的饮食干预，但营养状况仍不明原因地渐进性下降，这些患者可能需要早期开始透析。肾衰竭患者的管理目标是从慢性肾脏病平稳过渡到终末期肾病，避免明显尿毒症的并发症。一些研究的结果支持了这些临床实践指南 [83–86]。一项名为“早期和晚期开始透析”的研究 [83] 是目前唯一的随机对照试验，其结果报道了早期开始 [根据 Cockcroft–Gault 方程计算 eGFR＞10ml/(min · 1.73m^2)] 和晚期开始透析 [eGFR 为 5～7ml/(min · 1.73m^2)] 的患者，生存率和临床结局相似。然而，在被随机分配到较晚开始透析的患者中，因为尿毒症、容量超载或营养下降引起的干预症状，75% 的患者实际在 eGFR 高于 7ml/(min · 1.73m^2) 时开始透析。这项研究的一个潜在缺点是使用 Cockcroft–Gault 方程来估算 GFR。然而，使用 MDRD（改良肾脏疾病饮食）和 CKD–EPI（慢性肾脏疾病流行病学）公式估计 GFR，对试验数据进行二次分析也表明，透析起始时间对生存率没有显著影响 [87]。早期开始透析不具有成本效益 [88]，甚至可能有害 [89–91]，可能是由于残余肾功能的加速丧失、透析导管的更多使用、心肌顿抑、抑郁，以及在透析拯救生命获益较低的情况下，医疗服务提供者缺乏经验 [91, 92]。当前指南建议，以患者为中心来确定何时开始透析，并在尿毒症并发症预防和患者生活质量偏好之间进行平衡 [82, 93–97]。

二、血管通路

建立和维持一个可靠、无故障的血管通路通常被视为血液透析中最薄弱和最麻烦之处，但对血透的长期进行至关重要。血管通路的规划、放置和功能障碍的干预需要一个多学科的团队，除了肾科医生外，还包括外科医生和介入放射科医生。介入性肾脏病学是一门以操作为导向的肾脏病学分支学科，它在许多健康市场上的应用日益广泛。介入性肾脏病领域允许肾脏病学家直接介入功能失调的血管通路（见第 68 章）。尽管如此，有很大比例的晚期慢性肾脏病患者仍使用导管开始进行血透治疗。因此，无论是在新发患者还是在已接受血透的患者中，优化血管通路仍然需要做大量的工作。

（一）背景

血管外科的创新技术使得维持性血透可作为治疗终末期肾病的可行方法，并得到广泛的应用。尽管利用外部恒流动静脉装置，如 Quinton-Scribner 分流术，已获得更可靠和可重复的循环通路，但血栓和感染限制了这些装置的使用寿命，并且该手术永久性地损害了主要的动脉和静脉[98]。1966 年，Brescia 及其同事[99]开发了一种制造动静脉内瘘的方法，可用于长期血液透析。该手术相对简单，完全在皮下，并保留了手部的动脉血流。

动静脉移植物的出现使得不适合造瘘的患者也能够获得持久的皮下通路[100, 101]。20 世纪 70 年代，由膨化聚四氟乙烯（expanded polytetrafluoroethylene，ePTFE）和经生物处理的牛颈动脉制成的血管导管的发展，极大地扩展了动静脉通路的使用，特别是对原有静脉不适合动静脉内瘘的患者。近年来，聚氨酯自封闭材料做的动静脉移植物及一种带导管静脉流出装置的混合移植物，扩大了未达到最佳自然血管的患者的血管通路选择[102, 103]。

显然，手臂是内瘘或移植物的首选部位。然而，在一些患者中，腿成为替代选择[104]。几乎总是优选使用最远端的静脉用于动静脉分流术，以保留更多的近端血管以用于将来的血透血管通路。肾科医生应该在将来可能需要血透的晚期慢性肾脏病患者中发起一项名为“保护静脉”的计划。这样的项目包括在以后可能需要血透的患者中避免外周静脉置入中心静脉导管（PICC 置管）。PICC 置管常从肘前静脉经头静脉或贵要静脉进入中心静脉系统。这些导管用于药物注射或采血，常导致静脉狭窄率增高[105]，这些静脉的丢失基本上阻碍了该手臂用作将来血透的血管通路。

历史上，在功能持续时间和并发症发生率方面，使用合成移植物材料并不能提供与 Brescia-Cimino 或其他自体动静脉内瘘相同的长期成功率（见下文）。然而，更近期的患者队列的研究表明，动静脉内瘘和动静脉移植物之间主要临床结局的差距可能没有以前描述的那么大[106, 107]。肾科医生更应该最后采用导管作为血透通路，而不是对所有患者采用优先使用动静脉内瘘的方式。

在 20 世纪 70 年代，人们开发出了在大直径静脉中安全放置大口径导管的方法。首先是单腔导管，然后是双腔导管，这些设备被用于支持缺乏动静脉通道的维持性血透患者。更柔软的塑料的出现和插入皮下的 CUFF 导管的发明，促进了永久性导管的使用。这种长寿命的导管在维持性血透中更加适用。在美国，即使患者的血管系统不足以支持内源性动静脉通路，这些导管的使用使他们可以接受维持性血透。然而，越来越多的人担心，这些导管使用的时间比实际需要更长，甚至在某些情况下，代替了动静脉内瘘或移植物。在美国，约 80% 的患者首先使用导管开始透析，即使是发展至终末期肾病前已经在肾科医生随访下的慢性肾脏病患者，也有很大一部分从使用导管开始透析[10]。相比之下，在血透普及的其他国家中，使用导管首次透析的发生率要低得多[108]。然而在行血透的患者中，总是有一些患者，更适合用导管或只可使用长期血管通路。

表 63-3 列出了理想的血管通路的特性及目前的通路类型之间的比较。没有单一类型的血管通路能满足所有这些要求，这一事实使可靠的血管通路成为长期血液透析的致命弱点[109]。血管通路类型、死亡率、终末期肾病的医疗费用之间存在着公认的联系[110]。在美国肾脏数据服务 2010 年年度报告中，按血透通路类型概述了每位患者每年的直接血管通路费用（图 63-9A），以及每位患者每年的总医疗费用（见图 63-9B）。尽管使用动静脉移植物的患者每年直接花费在血管通路的费用高于使用导管和内瘘的患者的费用，但有导管的患者的年度医疗保健总费用最高。

（二）血管通路的类型

1. 动静脉内瘘

这种优选的血管通路类型是通过将静脉连接到动脉而建立的，这需要 2 支血管彼此接近。理想的成熟（可以使用的）内瘘应通过查体即易于触及，并提供至少 400ml/min 的强劲血流。且有足够的长度容下两针插管之间的距离，以允许透析机流速为 400ml/min 的血流泵，而不产生再循环。“6 法则”是一种简单易记的查体指南，以确定动静脉内瘘是否可以使用：①直径至少为 6mm；②总针头可触及长度至少为 6cm；③距皮肤表面的距离不超过 6mm。

表 63-3　血液透析血管通路的理想特点与目前常用类型的特点比较

理想特点	自体动静脉内瘘	动静脉移植物	中心静脉导管
一期通畅率高	★	★★	★★★
即时可用	★	★★	★★★
使用寿命长	★★★	★★	★
血栓形成率低	★★★	★★	★
感染率低	★★★	★★	★
血透时血流速高	★★★	★★★	★
患者舒适	★	★	★★★
患者方便洗澡 / 卫生	★★★	★★★	★
针刺少	★	★	★★★
不影响美观	★	★★	★★

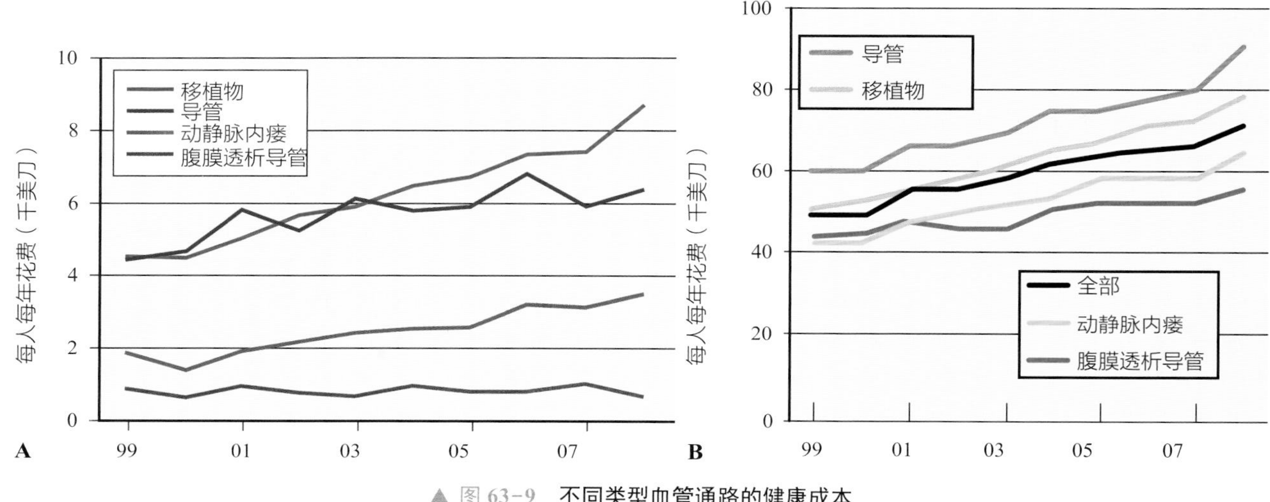

▲ 图 63-9　不同类型血管通路的健康成本

A. 每人每年直接用于血管通路的支出因血管通路的类型而异。移植物维护是最昂贵的，而内瘘是最便宜的血管通路类型。B. 每人每年总的医疗费用随着血管通路的类型而异。使用导管的患者花费最多，而有内瘘的患者花费最少（修改自 US Renal Data System. 2017 USRDS Annual Data Report: Epidemiology of Kidney Disease in the United States. Bethesda, MD: National Institutes of Health, National Institute of Diabetes and Digestive and Kidney Diseases; 2017.）

目前，造瘘是一种外科手术，通常在局部麻醉或局部阻滞麻醉下即可完成。一般来说，动脉和静脉都必须有足够的管腔才能使手术成功。Brescia 及其同事[99]最初描述的术式是使用桡动脉和头静脉在手腕处进行侧侧吻合造瘘，这种术式在这些血管条件合适时已成为首选通道。最近对上臂动静脉内瘘的研究表明，侧侧吻合和端侧吻合的通畅率相似，但侧侧吻合动脉盗血现象的发生率较高[111]。端侧吻合的另一个优点是避免了侧对侧吻合时发生的远端静脉高压。支持内瘘获益的数据也引起了一些担忧，即在已知较高失败率的患者（如女性、糖尿病和肥胖患者）中可能仍在尝试使用桡－头内瘘[112]。手臂的经典血管解剖和常见内瘘的位置如图 63-10A 和 63-10B 所示。

术前超声检查血管解剖常被用于术前评估，以确定瘘口的类型和位置，可增加动静脉内瘘的成功

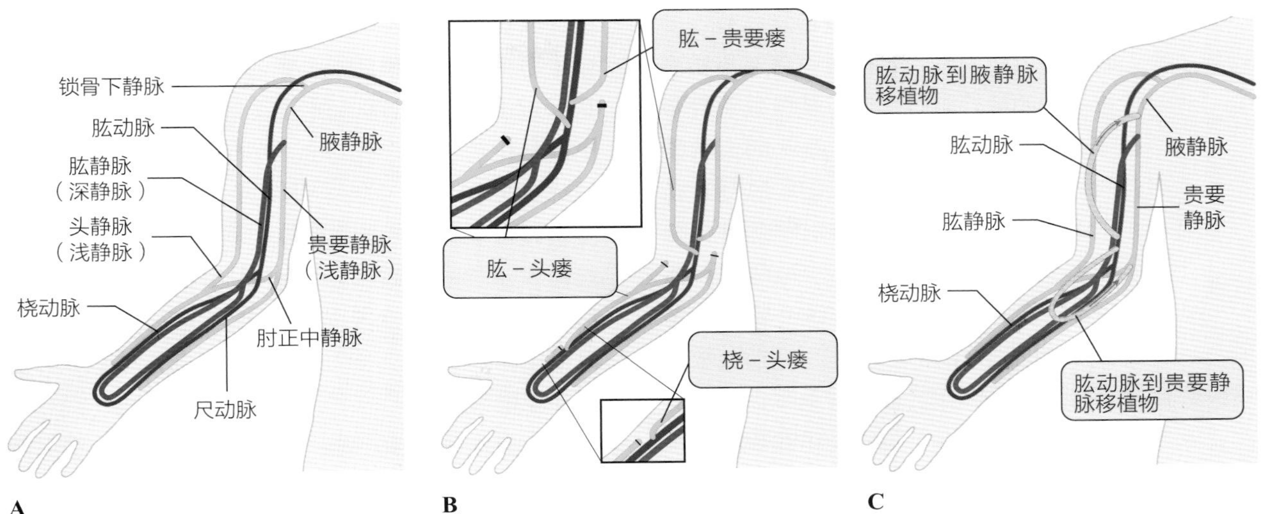

▲ 图 63-10 **A.** 右上肢的血管，勾勒出浅静脉、深静脉和主要动脉；**B.** 典型腕部（桡动脉－头静脉）和上臂（肱动脉－头静脉和肱动脉－贵要静脉）动静脉内瘘的吻合位置；**C.** 典型动静脉移植物的位置

率 [113, 114]。它通常被不恰当地称为“静脉地图”，其实该检查应涵盖静脉和动脉。动脉和静脉内径的常用下限分别为 2mm 和 2～3mm。然而，即使在血管大小合适的情况下，导致动静脉内瘘的成熟（可用于血透的静脉血流量、容量和壁强度增加）可能仍然不会发生。现在有了更好的理解，如内膜增生不易被影像技术发现，或动脉病变限制了造瘘后血流的增加，这些可能是动静脉内瘘不成功的额外因素 [115, 116]。外科手术技术也是动静脉内瘘预后的公认变量 [117]。

当远端造瘘失败或远端血管不适合时，上臂静脉可作为替代选择。随着发病患者年龄的增长和更多的并发症，更多的患者第一次动静脉造瘘时，静脉地图显示下臂腕血管细小，瘘被放置在上臂静脉。头静脉和贵要静脉是手臂的浅静脉，有助于造瘘。贵要静脉沿手臂上行，穿入深筋膜，在肱二头肌中部和腋窝之间的某处加入肱静脉。贵要静脉瘘常以肱动脉为流入道。由于其位于肱二头肌内侧，不利于插管，通常需要额外的转位手术。肱－贵要瘘可以分期进行，这对儿童尤其有利，先进行吻合，在静脉成熟后，然后再进行转位手术 [118]。即使是成人，上述术式造瘘的使用寿命相比动静脉移植也有优势 [119]。将贵要静脉转位到前臂已取得了成功的结果 [120]。除了将头静脉或贵要静脉作为动静脉内瘘的流出道外，臂静脉和肘前正中静脉也可作为替代选择，即前者与肱动脉吻合，并且需要第二次手术进行浅表化和转位，而后者（Gracz 瘘的变体）有可能通过头静脉和贵要静脉双重流出 [121]。这些动静脉内瘘还有一些本章未讨论到的优点和缺点。

关注内瘘相对于其他血管通路的优越性，一定程度上增加了美国的内瘘使用率。在欧洲，使用内瘘进行维持血透的比例一直高于美国。来自透析结局和实践模式研究（DOPPS）的数据表明，欧洲与美国对外科医生的培训存在显著差异 [122]。欧洲外科医生在培训中完成的手术量大得多，这可能会使他们在行内瘘手术时更具专业知识或舒适意识。

然而，对所有患者行内瘘的教条式放置有其缺点。最近对 12 000 多例患者进行的 Meta 分析发现，内瘘的失败率在增加，引起对过度“内瘘优先”方式的关注 [123]。动静脉内瘘的主要缺点是成熟失败率高达 25% 左右，另外还有 25% 的患者需要外科或经皮球囊血管成形术辅助成熟 [115, 124]。上述事件的高发生率和需要数月等待动静脉内瘘成熟，增加了对导管的需求，延长了导管的使用时间。尽管一些数据表明，动静脉内瘘的早期穿刺与较高的失败率有关 [125]，但术后 4～6 周内对内瘘的物理检查未发现变化，也可能是不成熟的预后因素，需要尽快干预 [126]。

2. 动静脉移植物

20 世纪 80 年代和 90 年代，使用 ePTFE 导管的血管通路已成为美国最主要的动静脉血管通路类型，至少部分原因是易于安置、从动静脉移植物安置到插管开始所需的时间较短，以及可能与报销有关。动静脉移植物的放置被许多肾脏病学家和外科医生认为是有利的，因为它不需要成熟的天然静脉，并允许在前臂部位进行放置（见图 63-10C）。尽管公认的移植物失败率低是一个早期优势，但 12 个月时的通畅率仅为 50% 左右 [127]。与用原血管造动静脉内瘘相比，移植物材料具有更高的感染风险。当血管解剖或以前的通路阻止了在前臂放置动静脉移植物时，也可以在其他地方放置。大腿通常是移植物放置的唯一替代选择，但感染的风险更高，然而，一项观察研究报道表明，相比隧道导管，大腿移植物可能是一个更好的替代品 [128]。无论位置，大多数 ePTFE 移植物放置后需要 4 周的时间，才能穿刺。这使得移植物材料有时间瘢痕化或融入周围的软组织，以及管腔内表面的内皮化。

最新的替代移植材料包括聚氨烷。当透析针取出后，它在穿刺处具有自密封特性。这一特性使得不必等待移植物融入周围软组织，可以在放置后早期穿刺，避免了或减少了使用导管透析。虽然看起来很理想，但这些类型的移植物的临床结论是不统一的。尽管有一些回顾性的系列研究未发现新型移植物比传统移植物的不足，但有报道说其感染增加 [129, 130]。

一种新的混合装置，用于静脉流出有限的患者，在动脉吻合口处使用典型的移植物，在静脉流出端过渡到大口径单腔导管，然后沿手臂以隧道方式上行并像典型的导管一样置入中心静脉循环，像传统导管一样，实现中心静脉回流。这种血透可靠流出道（HeRO）装置（Merit Medical，South Jordan，UT）在某些患者中作为最后的动静脉通路具有潜在的作用 [131]。

在动静脉移植手术后，移植物腔和远端天然静脉会产生复杂的生物反应。可能是受到湍流区域或壁面剪应力变化的刺激，产生了大量免疫反应。由此产生的增生导致狭窄的发生率很高，这是移植失败的主要原因 [132]。绝大多数狭窄发生在静脉吻合处或更远的地方，即自体流出道静脉内。后文将提到，狭窄的高发生率无疑是监测移植物血流的一个重要原因，目的是在血栓形成前进行干预。移植物炎症反应和增生的报道使防止或减少最终狭窄的器械和药物获得关注。除了血管成形术，支架经常被用作防止再狭窄和保持通畅的工具。药物涂层支架是否能增加移植物通畅率尚待确定。将涂层药物应用到移植物材料的研究也正在动物身上进行，有望在未来取得成功 [133]。一项完全由生物移植物构成的研究，重新定义了移植物的概念，研究将人工材料用作了种植自体成纤维细胞的管道的初始骨架。然后腔中植入自体内皮细胞 [134]。这项技术最终可能提供比传统的 ePTFE 移植物更不易形成血栓和感染的生物移植物。

一个常被忽视的，但有可能结合移植物和内瘘优点的可行性计划，是在移植物植入术后行二次造瘘。在这种情况下，放置动静脉移植物是为了减少或避免导管使用。然而，当患者第一次出现移植物功能障碍时，需要评估流出静脉是否适合转换成传统的动静脉内瘘。理论上，流出静脉已经动脉化，因为它暴露在来自先前移植物的高流量和高压力下，并且可能允许在与动脉建立新的外科吻合术时或不久之后进行穿刺 [135]。

3. 中心静脉导管

技术发展极大地促进了外部连接在血透中的使用，为血透提供单独的静脉通路，消除了使用动静脉分流术时牺牲一个动脉的需要。最初，大的单腔导管通过单静脉支持血透。后来，改进的塑料材料允许构造大型双腔导管，相比单腔导管，大大提高了血透效率。进一步的发展使导管由更柔软的材料制成，同时还更能抵抗酒精等清洁溶液的降解。最重要的是，皮下 CUFF 导管的发展为导管使用更长的时间提供了可能。显然，CUFF 导管插入的方便性和使用的持续性使导管已成为可行的维持性血透患者的血管通路。

如果没有这种导管技术，一些患者将面临肾衰竭死亡。然而，数据表明，不恰当地将导管作为血管通路比例较高。观察研究，如那些使用 DOPPS 数据的研究表明，导管的高使用率可以解释为什么与欧洲类似患者相比，美国血透患者死亡率更高 [136]。同时，最近也有很好的研究表明，许多死亡风险与非导管患者因素有关 [137]。不管怎样，导管相关的死亡风险和常见的并发症的增加给肾脏科医生带来了极大的挑战 [138]。

血栓形成和导管功能丧失是一个常见的需要干

预的并发症。目前还没有防止这些事件发生的统一方法。常规在 2 个管腔内注入大剂量肝素溶液对导管进行封闭，但是这个方法并不能完全防止血栓。使用肝素进行封闭可能偶尔会因剂量错误、使用前未能或无法取出肝素溶液和（或）透析治疗之间肝素泄漏而导致出血。一项临床研究表明，即使加上低剂量华法林的全身治疗也不能防止血栓形成，反而会导致并发症的增加[139]。一些小规模的研究对肝素替代物进行了探索，如用含枸橼酸盐的溶液封管[140]。其中一项研究表明，与每周 3 天的肝素相比，每周 1 次用重组组织纤溶酶原激活因子封管，另外 2 天使用肝素封管可减少血栓形成和菌血症的发生[141, 142]。然而，在美国，高昂的成本阻碍这一措施的实施。

独立于导管本身的感染或以导管为来源的全身感染是导管使用的一大并发症，导致了发病率、昂贵的住院治疗和死亡率。据估计，与血透导管相关的菌血症的发生率为插入导管后每天 1000 例患者中 2～4 次[143]，比动静脉内瘘患者感染率高 10～20 倍。即使使用抗生素治疗，这些导管相关感染也可能导致更复杂的感染，如骨髓炎、心内膜炎或感染性关节炎。

导管相关感染的认真管理是至关重要的，包括抗生素足疗程治疗、积极的导管移除和更换，以及到患者无症状时才进行的延迟更换（所谓的“置管假日”）[144–146]。研究表明，当感染被限制在出口部位或不涉及隧道时，导管交换可以成功地进行。尝试用抗生素单独治疗感染的导管通常会失败，尽管一些微生物（如表皮葡萄球菌）可能会清除。联合使用加入抗生素的封管液和全身抗生素，可以增加保留现有导管的成功率。

预防导管感染的几种方法已展示出潜力。在出口部位使用莫匹罗星软膏可减少感染的发生率[147, 148]。在所有血透治疗后，用含抗生素的封管液也有助于降低导管相关感染的发生率[146, 148–150]。预防性使用抗生素将细菌性导管相关感染风险最小化的同时，耐药细菌的问题一直是人们关注的问题。到目前为止，使用浸有抗菌药的导管在预防感染方面没有想象中那样效果显著[151]。

即使血栓和感染并发症可以得到解决，对某些患者而言，使用导管也可能无法达到一定的血流速度以完成足够的血透量。此外，长期使用导管会造成血管损伤，进而导致中心静脉狭窄和原位血栓形成[152]。最后，导管必须是维持性血透患者的临时解决方案或最后手段。

（三）血管通路功能的维护

在获得某种形式的长期血管通路后，维持其通畅和充分的功能是至关重要的。为了实现这一目标，已经探索了许多策略。穿刺法得到了一些关注，有人推测像扣眼穿刺法这样的方法可能比其他方法更有优势。一项非随机研究比较了绳梯法（70 例患者）和扣眼法（75 例患者），前者在内瘘的整个长度上进行穿刺，后者在同一位置上重复穿刺超过 9 个月[153]。与绳梯法相比，扣眼法穿刺失败发生率更高，但血肿、动脉瘤形成等并发症发生率更低。更近期的数据表明，扣眼穿刺与更高的感染率相关，但没有证据表明改善了内瘘的使用寿命[154]。目前，扣眼穿刺因其较高的菌血症率不再收到青睐，但它仍是血液透析患者在家自行穿刺的重要选择。美国国家肾脏基金会制订了针头穿刺指南以提高血管通路管理水平，但这些指南对于选择何种穿刺方法这一问题没有明确的建议[82]。然而，临床经验表明，好的穿刺方法（如在动静脉瘘或移植物的全长度上进行穿刺），以及仔细的透析后穿刺点护理对延长通路使用寿命都很重要。

延长通路寿命的其他策略包括监测动静脉瘘和移植物出现的可能发生功能丧失的早期迹象、治疗通路功能障碍或丧失、修复监测时发现的问题，以及发生旁路血栓时进行干预。一个公认的命名法将通路障碍分为原发通畅率或次级通畅率。通路原发通畅率是指自最初放置时起，无须任何干预就能提供足够的血流。而由于任何原因（如血流减少、血栓形成）进行干预后血管通路的状态被称为次级通畅率。

1. 监测

血管通路功能丧失的自然进程表明，在其功能丧失前，通路静脉压或总的血流量会出现可观察到的生理变化，并且这些变化能预测即将发生的功能丧失。如果能可靠地检测到压力或流量的变化，理论上就能采取措施防止紧急的血管通道功能丧失。问题是，在完全丧失功能之前抢救通道是否有任何获益。

大多数透析指南推荐采用一种普适的动静脉分流监测方案。虽然有许多技术和设备可以对动静脉分流进行监测，但查体仍然是最重要的方法[155]。这可以传授给透析技术人员、护士和肾脏科医生。例如，如果一个动静脉内瘘有边界搏动伴随动脉瘤增大，或者当手臂抬到头部上方内瘘没有变平，就应当怀疑有静脉流出道或中心静脉狭窄。

提示功能障碍的其他线索可能来自每月血液检测收集到的信息及透析人员的反馈。例如，如果不能解释血液透析尿素清除率下降的原因，较差的通道流量可能是根本原因。此外，如果透析护士或技术人员在穿刺时遇到困难，或工作人员报告止血时间延长（甚至患者反映在家时动静脉分流处出血），动脉流入或静脉流出狭窄可能是相应的罪魁祸首。

目前，血管通路分流压力可通过测量静态或动态静脉压力的几种标准方法进行监测。为了充分检测狭窄，这些监测必须使用统一的技术连续进行，在预测狭窄时，测量值随时间的变化或趋势比绝对阈值更重要。使用超声技术指示［有时称为应用 Transonic 装置的“超声稀释法”（Transonic，伊萨卡，纽约）］可以常规和容易地完成分流血流测量。无论采用何种方法，都应有一位诊所的成员负责透析通路监测，并使其成为持续质量改进的一部分。

尽管通路监测具有理论上的优势，但积极的监测措施对血管通路的影响一直存在争议[156]。在支持常规监测方面，一项非随机研究比较了单中心透析项目中的 3 种监测方案，报告显示，与动态压力监测或无监测相比，使用血流监测可显著改善短期内动静脉移植物和内瘘的使用寿命[157]。除了延长使用寿命，在使用血流监测方案时，也减少了错过血液透析治疗的概率，降低了患者的整体费用。然而，监测的总体目标是延长动静脉通道的功能。血管通路，尤其动静脉移植物的自发功能丧失，多是由于在介入治疗如血管成形术（静脉成形术）后发生再狭窄。对血栓事件进行先发制人的干预和仅在其发生时做出反应，在最终通路使用寿命上可能没有区别。对监测试验进行综述，结果并没有明确证据支持对血管通路进行常规监测[158]。因此，通路的监测是一个正在进行的研究课题。

支架置入的额外干预是否能改善通路使用寿命受到了广泛关注。一项纳入 190 例血液透析患者的随机试验证明，在静脉端有狭窄的动静脉移植物中，支架的使用优于单纯的球囊扩张[159]。制造支架的新材料正在研究中，药物洗脱支架的放置，尽管在其他血管系统中已经得到了很好的应用，在动静脉通路方面还需要研究[156]。由于需要及时治疗血管通路功能障碍和预防相关并发症，在肾脏学领域出现了介入肾脏学亚专科。在美国诊断和介入肾脏学协会的支持下，有报道证明了这些医生所提供的护理的质量和安全性[160, 161]。介入肾病学家报道了处理动静脉通道的经验，以及其他相关动脉疾病的经验，如锁骨下动脉和肾动脉狭窄及周围血管疾病[162]。因此，肾脏学家不再只是负责监测血管通路，经过适当的训练，他们有条件为患者进行干预治疗。有关介入肾脏病学的进一步讨论，请参阅第 68 章。

2. 预防性治疗

通路功能丧失是由于血栓形成和增生 2 种病理改变共同导致了狭窄。预防这些病理过程的策略已被用于延长通路使用寿命的研究，目前还没有明确的预防方案。血栓形成可能是血管通路功能丧失的最终途径，但迄今为止，已知的预防其他血管疾病血栓形成的药物并不能延长血管通路的使用寿命。由于治疗组出现出血问题，在退伍军人事务健康系统（Veterans' Affairs Heath System）进行的氯吡格雷联合阿司匹林的多中心试验不得不停止[163]。透析通路协会（DAC）研究小组报告称，虽然氯吡格雷可降低新造动静脉内瘘的早期血栓形成率，但并不会提高内瘘的可使用率[164]。一些小型随机试验表明，鱼油等药物可能对减少移植物血栓形成有效，但这种方法尚未得到进一步研究或广泛应用[165, 166]。透析通路协会对移植物的研究支持在放置动静脉移植物后立即应用双嘧达莫和小剂量阿司匹林，尽管这种做法尚未被广泛采用[167]。

肌内膜增生和由此导致的狭窄（主要发生在动静脉移植物）也一直是预防的重点，因为这一过程可能是通路失败的最终途径[168]。防止动静脉移植物中细胞增殖的策略来自其他血管疾病（如心脏疾病）研究的改良。例如，一项回顾性研究表明，使用血管紧张素转化酶（ACE）抑制剂治疗动静脉移植物的患者与未接受此类药物治疗的患者相比，移植物功能丧失的风险更低[169]。在其他血管疾病中已经证明可减少增殖的干预措施正在研究中。近距离放射疗法已经使用了一段时间，并被证明是安全的，有望减少动静脉移植物狭窄发生[170]。一项随机试验显示，远红外光疗可改善血管内皮功能，在反复应用时能提高新内瘘的通畅率，并可能成为未来提高动静脉移植物使用寿命的疗法[171, 172]。如前所述，由生物自体材料制成的试验性移植物可能会成为通路维护的一种解决方案。

最后，个性化医疗可能会整合到血管通路方案中，因为基因研究揭示了通路功能丧失风险的可能预测因子。一项这样的研究表明，亚甲基四氢叶酸还原酶基因（*C677T*）的多态性可能是通路血栓形成的一个预测因子，可能是通过其对同型半胱氨酸的影响[173]。另一项研究表明，转化生长因子 β_1（TGF-β_1）和纤溶酶原激活物抑制剂 1 型基因多态性之间的复杂关系可预测有通路血栓形成风险的患者[174]。将来，可以对基因型预先了解，并对有危险的患者实施针对性的预防治疗。

（四）血管通路的时机和决策

在理想的情况下，血管通路的讨论、规划和放置应由肾病专科医生以有组织、有秩序的方式完成。不幸的现实是，在美国 36% 的患者开始血液透析时几乎没有 ESRD 前肾脏专科护理[10]。即使在那些由肾病专科管理的个体中，CKD 肾功能的下降也不是一个可预测的线性过程，其特征通常是突然恶化[175]。因此，即使是预先计划最好的适时透析通道方案，也可能被打破，患者用导管开始透析。另外，如果毫不动摇地遵守透析指南，建议在 eGFR 低于 20ml/(min·1.73m^2) 时考虑 HD 血管通路的放置，则必然会导致一些永远不需要或不想透析的患者进行不必要的手术和操作。

虽然注册研究和使用大型数据库的回顾性研究一致发现，动静脉内瘘与最佳治疗效果相关。但对个体患者而言，正确的血管通路远不止简单地对患者使用动静脉内瘘。这个决定是复杂的，因为临床结果和成本分析必须考虑到每一种通路类型的发病率和死亡率、通路的成功率、保持通畅的成本，以及替代通道的成本。最近发表了一个包含多个上述变量的详细模型，该模型对决策过程提供了深入的了解，决策还必须考虑患者的因素，如年龄、性别、共病和相互竞争的死亡风险[176]。最近对已开始透析的老年人的研究也发现，单一的内瘘优先的血液透析血管通路可能不是最佳的[177]。

三、血液透析一般原则：生理学和生物力学

治疗性血液透析主要通过扩散去除溶质，并在较小的程度上，通过半透膜对流。溶质扩散的驱

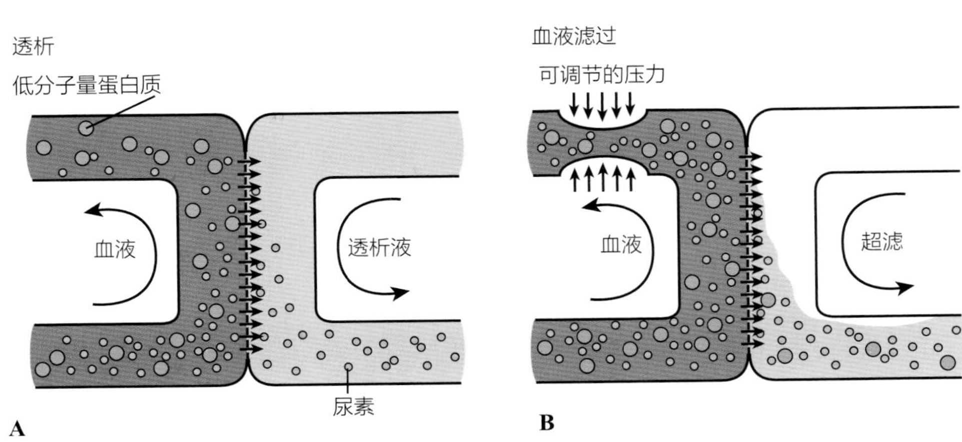

▲ 图 63-11　**扩散和对流**

A. 在半透膜上扩散。溶质扩散的驱动力是跨膜浓度梯度。血室中浓度较高的小溶质，如钾、尿素和小的尿毒症毒素，通过膜扩散到透析液腔室。透析可以消除这种浓度梯度（即分子浓度梯度随透析时间的延长而减小）。较大的溶质和低分子量的蛋白质（如白蛋白）在半透膜上的弥散性较差。B. 透过半透膜的对流。对流通常称为超滤，其驱动力是跨膜静水压力。当应用于血室，溶剂通过半透膜流入透析液腔室，伴随溶质同向移动。对于筛系数接近 1 的溶质，血室内的浓度随时间没有变化［引自 Meyer TW, Hostetter TH. Uremia. N *Engl J Med*. 2007;357(13):1316–1325］

动力是跨膜浓度梯度（图 63-11A）。对流的驱动力通常称为“超滤”，是跨膜静水压力（图 63-11B）。选择性地去除溶质是通过限制膜的孔径来允许小分子，而排斥大分子，并在透析液中加入理想的溶质，从而有效地阻止它们的去除（并常常促使它们流入）。

（一）天然肾和人工肾

天然肾的肾小球过滤器根据分子大小来分离溶质，这是透析仪器试图模拟的功能。在血液中发现的大多数可溶性大分子是细胞内需要能量的复杂合成过程的产物。这些分子，大多数仍然是有活性的，在远处器官中起信号和调节作用，最好避免被肾脏滤过而损失。损失首先是由双脂质层的细胞膜屏障阻止的，这个屏障将宝贵的分子固存在细胞内。那些被分泌或泄漏出细胞的通常与血清大分子结合，尤其是血清白蛋白（一种众所周知的转运蛋白）。虽然与细胞膜相比，肾小球膜通常具有很高的通透性，但对白蛋白及其结合配体和其他大分子的滤过性较差，因此不会丢失。通过过滤器泄漏的小蛋白和肽被近端小管有效地重新吸收，在近端小管中它们被分解，它们的亚基被重复利用。

小分子通常是新陈代谢的最终产物或被消化的入侵物质，在肾脏过滤并且不被重吸收，从而被有效地清除。有用的小分子过滤后通过肾小管选择性吸收机制回收。透析器缺少后者的重要功能，因此通过在透析液中加入可测量的、理想的小溶质来消除扩散需要的梯度，从而减少小分子溶质的损失。幸运的是，这些小溶质大部分都很丰富，添加到透析液中的成本相对较低。

尽管天然肾和人工肾都是排泄器官，而且都使用半透膜来分离小颗粒和大颗粒，但它们的工作原理各不相同。天然肾是由心脏产生的血压驱动的选择性过滤或对流装置，在下游具有高度选择性的重吸收和分泌。相反，透析器主要通过简单的扩散分离分子，不需要产生压力或重吸收。例如，尿素被肾小球过滤后又被高度重吸收，但选择性重吸收在血液透析中不起作用。尿素在红细胞膜上的快速平衡促进了透析过程中尿素的排出，但在肾小球滤过过程中不起作用。相比之下，肌酐和大多数其他水溶性化合物很难被天然肾重吸收，在血液通过透析器的短时间内，它们在红细胞膜上的转运缓慢或无转运。因此，天然肾的肌酐清除率高于尿素清除率，透析器的肌酐清除率低于尿素清除率。人造中空纤维肾包含 8000～10 000 纤维，每根纤维的内径约为 200μm，长度为 250mm，提供约 1.5m^2 的交换表面积。2 个天然肾中的 100 万～200 万个功能性肾单位中，每一个肾单位的近端小管直径约为 40μm，长度约为 14mm，为近端再吸收提供最小表面积约为 3m^2（忽略微绒毛）。

天然肾和人工肾的另一个主要区别是肾小管的排泄。就像天然肾重吸收需要的物质一样，它们也会积极地分泌废物，这些废物由于与蛋白结合显著而在肾小球过滤不良。例如，残留肾功能的血液透析患者中，蛋白结合率高达 56% 的马尿酸盐的天然肾清除率是原生尿素清除率的 6.6 倍，提示肾小管分泌活跃[178]。天然肾的其他代谢功能，许多是由肾小管和间质细胞完成的，在人工肾中也没有发现。已知天然肾的合成功能包括促红细胞生成素的合成和 25- 羟基维生素 D 的 1- 羟基化。

对于内源性溶质，原生或人工肾清除途径的第一个途径是通过细胞内和细胞外途径扩散，包括被动或易化的跨膜扩散。因此，扩散是天然肾和人工肾的重要转运机制。由于清除小溶质似乎是 2 种排泄方法的主要功能，因此，透析液清除小溶质可与天然肾的类似清除相比较，作为评估血液透析充分性的合理的第一步。

（二）清除率

透析的目标是直接去掉过多水分和残留的溶质，其中一些是有毒的。至于毒素，最终目标是将浓度保持在开始出现尿毒症症状和体征的阈值以下。然而，残留毒性溶质的水平并没有被用作透析的性能指标，因为它们的特性尚不清楚，而且它们的生成率可能因患者和时间的不同而不同（见下文）。相反，透析的性能是由代表性溶质的清除率来判断的。

如前所述，大多数目标溶质都很小，因此可以使用代表性小溶质的清除来测量最重要的透析器功能，即降低患者中小的有毒溶质的浓度。这是一个基于观察得出的不可避免的结论，即透析在迅速逆转危及生命的尿毒症方面效果非常好。这种透析挽救生命特性的机制并不神秘，它只是通过扩散穿过半透性透析膜去除溶质的结果。早期以纤维素为基础的透析膜对分子量在 3000 Da 以上的溶质去除效果很差，但在逆转尿毒症方面却很有效，所以小溶质显然是造成尿毒症危及生命的罪魁祸首。因此，使用一个有代表性的小溶质的清除率来衡量这一基本透析功能是合理的。

清除率被认为是测量一级动力学消除过程如扩散和过滤的最佳方法。零级消除动力学，如肝脏产生的尿素，其消除过程不受溶质浓度的影响，而扩散等一级动力学消除过程受浓度的驱动，使消除速率与浓度成正比。清除率（K）为比例常数，如下式所示。

$$K=\text{消除速率}/\text{浓度} \quad [\text{公式 63-1}]$$

K 是按一级动力学消除的表达式计算的值，与溶质消除速率或其浓度无关的。对于间歇透析，使用清除率 K 的主要优点是，尽管在该过程中溶质浓度和消除速率都发生了快速变化，但它趋向于保持恒定。

在简单的流动系统中，消除速率是流入浓度（C_{in}）与流出浓度（C_{out}）之差乘以流量（Q）。从第一个等式中，清除率也可表示为提取率（E）乘以流量，如下所示。

$$E=(C_{in}-C_{out})/C_{in} \quad [\text{公式 63-2}]$$

$$L=Q\times E \quad [\text{公式 63-3}]$$

对于恒流系统，尽管浓度有显著变化，但提取率也随时间保持不变。E 为总流入量（Q）的分数，K 为完全清除溶质的绝对流量，两者在透析期间都趋于稳定。清除率受血液和透析液的流量及其他变量 [如对流过滤速率（见后文）] 的影响，但与浓度无关。

虽然清除率与溶质浓度无关，但反之则不然（即浓度取决于清除率，溶质浓度用于测量清除率）。在稳态动力学过程中，生成等于消除的量，如果生成速率为固定的，则溶质浓度与清除率成反比。因为透析比天然肾的功能更简单，而且主要是通过扩散来消除溶质，所以如果假定这些溶质在患者体内的单一混合池中分布，那么对于所有易于透析的物质，清除的计算几乎是相同的。这一原则的应用允许选择一种容易测量的溶质（如尿素）来评估透析器的性能，期望测量的清除率将与患者体内相似的、容易透析的溶质水平成反比。所测溶质不一定是有毒的，但它的清除必须与有毒溶质的清除同时进行。不同溶质的生成速率不同，但如果每一种溶质的生成速率在周与周之间相对恒定（如肌酐生成），则测量一个代表性溶质的清除率可以用来反映透析清除所有易于透析的溶质的有效性。该原则构成了既定的血液透析测量和处方标准的基础，在逻辑上可行，但其适用性已受到挑战，可能需要对固存于体内相对孤立的腔室中的溶质进行改进（见下文）[82, 179–181]。此外，在调整了体型，也许再加上性别（见后文）后，所有患者需要的每周的清除率似乎都是相同的。此外，只要在每次治疗期间给予最低限度的阈值清除，同一（无尿）患者的透析剂量要求或需要似乎并不随时间而变化。

天然肾清除小溶质的速度远高于维持生命所需的最低速度。例如，为移植而摘除一个肾脏，对供者不会造成严重的不良后果。虽然这种过剩功能的原因尚不清楚，但它有助于解释现代间歇性血液透析实现的连续的等效小溶质清除仅为正常肾脏正常肾小球滤过率的 10%～15%，却能够维持生命（参见关于连续等效清除的讨论）。

1. 清除率与消除速率

溶质的清除率必须与其绝对消除速率相区别。清除率是单位时间内消除溶质占整体的比例，与浓度无关。2 种物质可能有相同的清除率，但如果一种物质的浓度是另一种物质的 50%，其消除速率也将是另一种物质的 50%。在实际应用中，仅通过测定消除速率来比较透析器是不可能的，因为消除速率取决于溶质的浓度。清除率的测量消除了这一要求，允许使用一个单独的术语来进行有效的比较。

同样，在患者体内发现较低浓度的溶质并不意味着清除率较高，它可能只是反映了较低的生成速率。如果存在输入等于输出的稳态，则物质的消除速率只是其生成速率的度量，对透析器的有效性几乎没有影响。如果清除率减少，并且生成速率不变，那么患者的溶质浓度将增加，直到达到一个新的稳定状态，此时消除速率再次与生成速率匹配。

2. 血清尿素浓度与尿素清除率

血清尿素浓度已被证明是尿毒症毒性的粗劣替

代物。尿素浓度的决定因素是生成和清除。虽然尿素在透析器的清除率与可能导致尿毒症毒性的其他小的（可透析）溶质的清除率相关，但尿素作为蛋白质分解代谢的终产物的产生与尿毒症毒性的相关性很差，尽管细胞培养和动物研究表明尿素会破坏细胞功能并促进代谢紊乱[182]。事实上，尿素生成率较高的患者预后较好，这可能是食欲较好和蛋白质摄入量较高的反映[183]。在单次血尿素氮（BUN）测量中很难将清除因子与产生因子分离开来，但是，正如后面解释的那样，这可以通过以透析治疗期间尿素氮的变化建立的模型来加以区分。为了测量透析剂量和透析充分性，仅用透析期间尿素浓度的相对变化来模拟清除，而忽略绝对浓度。因此，尽管尿素缺乏内在毒性，且与整体尿毒症毒性相关性较差，但透析期间的尿素测定可用于评估透析的有效性和充分性。在透析过程中尿素浓度的变化反映了它的清除率，其被用来代替其他小的、易透析的溶质的清除率，其中一些溶质一定是有毒的，否则传统的扩散透析就不能逆转尿毒症威胁生命的组成部分。这一逻辑证明使用尿素清除率作为透析充分性的指标是合理的，同时也承认单独的尿素浓度不能用于此目的。

3. 影响流动系统清除率的因素

在流动系统中的清除率取决于血液和透析液的流速，以及目标溶质膜的通透性。用于制造中空纤维透析器的生物材料，连同膜的孔径和厚度，决定了给定溶质的清除率或膜渗透常数（K_0）。K_0 乘以扩散表面积（A）表示整个透析器的通透性或溶质转运面积系数（K_0A）。K_0A 的单位是毫升每分钟，与溶质浓度无关，类似于清除率。从血液流入到流出的透析器膜上浓度梯度的可预测指数下降（图 63-12）是计算血液和透析液流量 K_0A 的基础，并被广泛应用于溶质动力学的数学模型中。对于逆流透析液和血流，其中 K_d 是透析液的清除率，可用下式表示[184]。

$$K_0A=(Q_bQ_d/Q_b-Q_d)\ln[Q_d(Q_b-K_d)/Q_b(Q_d-K_d)] \quad [公式 63-4]$$

K_0 类似于清除率，它表示透析液消除速率与流入溶质浓度的关系，K_0A 是血液透析器性能与血液流速（Q_b）和透析液流率（Q_d）的比值。K_0A 有时被称为透析器的“固有清除率”，可以视为在特定溶质和透析器且有无限 Q_b 和 Q_d 时最大的清除率。请注意 K_0A 既有透析器特异性又有溶质特异性。这是比较透析器的最佳参数，数值越高，说明消除溶质的效率越高。

这个方程的一个有用的重新排列提供了在任何血液和透析液流速下的清除率的测量，如下所示。

$$K_d=Q_b\left[\frac{e^{K_0A\left(\frac{Q_d-Q_b}{Q_dQ_b}\right)}-1}{e^{K_0A\left(\frac{Q_d-Q_b}{Q_dQ_b}\right)}-\frac{Q_b}{Q_d}}\right] \quad [公式 63-5]$$

上述清除率的表达式不包括治疗性血液透析过程中超滤（Q_f）对溶质经对流消除的贡献。对流

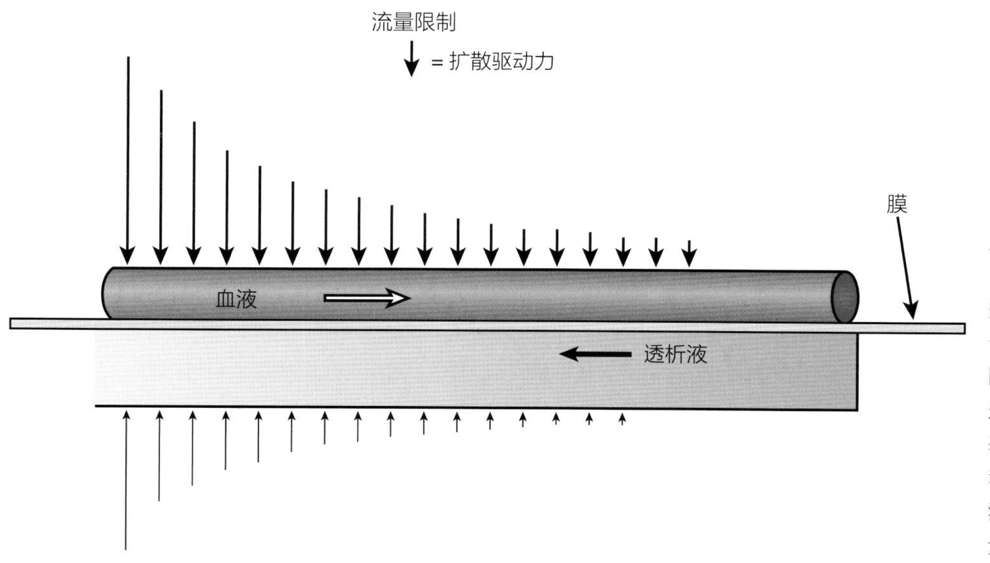

◀ 图 63-12 **流量限制清除率**

从左侧的透析器入口到右侧的血液出口，溶质浓度呈对数下降趋势，用膜两侧的箭长短表示。这种可见的下降归因于溶质在膜上相对快速地扩散，这是公式 63-5 的基础。通量等于膜溶质 K_0A 和对数平均梯度的乘积。血液和透析液的逆流使溶质通量和消除最大化

是清除率在静水压驱动下，溶质在膜上的整体运动的结果。在用于透析的同一张膜上同时超滤可消除额外的溶质，但是消除的溶质量与透析的效率成反比。例如，如果透析器通过扩散非常有效地去除溶质，提取率接近 100%，那么加入超滤对去除率的影响很小，甚至没有影响，不能超过流入的 100%。超滤对清除率的影响如下[185]。

$$K_d=Q_b[(C_{in}+C_{out})/C_{in}]+Q_f(C_{out}/C_{in}) \quad [公式 63-6]$$

式中，Q_b 为血液流入速率，C_{in} 为流入浓度，C_{out} 为流出浓度，Q_f 为超滤速率，单位为毫米 / 分钟。当 C_{out} 为 0 时，清除的透析成分达到最大，而 Q_f 消失。

4. 透析

对于腹膜透析（PD），在注入新鲜透析液后，溶质开始在腹膜液中积累。随着浓度的增加，从血液到透析液的浓度梯度下降，导致消除速率和清除率下降，最终达到平衡后均为零。然而，单位浓度梯度的溶质通量，也称为“透析率”（D），仍然是恒定的，如下。

D= 消除速率 / 浓度梯度　　[公式 63-7]

透析率可表示为透析液浓度为 0 时的初始清除率，或在流动的血液透析系统中，表示沿膜的平均溶质梯度的溶质消除速率（血液浓度减去透析液浓度），并等于被测溶质的透析器 K_0A。

5. 清除率的决定因素

许多变量影响透析期间的清除率（表 63-4）。与溶质相关的变量包括被除去物质的物理和化学性质（如大小、电荷、蛋白质结合）及其在体内的分布（如细胞内、细胞外、间质）。治疗相关的变量包括膜对不同大小溶质的通透性、透析治疗时间、膜表面积、血液和透析液的流速（见前面的方程）。

分子大小和膜通透性共同限制了单个分子的运动速率。在流动系统中，大分子的浓度往往在透析器的长度上保持恒定，不受血液和透析液流动的影响。它们的清除率小，因为它们的尺寸很大，仅受膜的尺寸和通透性的限制，与流速无关（图 63-13）。较小的分子倾向于在透析器的近端被清除，留下更多的远端，以随着流量的增加进一步加强清除（见图 63-12）。在这种情况下，清除率被称为流量限制。注意，在透析器中，小溶质的流量限制清除率和大溶质的膜限制清除率可能同时出现。对于这 2 种限制的极限情况，流量和清除率之间的关系如图 63-14 所示。

溶质的分子活性决定了它在透析膜上的运动能力。由于水溶性溶质只在血液的水相中起作用，所以只有水成分（约占正常血液的 90% 体积）参与透析过程。对于水溶性溶质（几乎所有溶质），通过透析器的血流量应表示为血中水成分的流量，或约占整个血流量的 90%。同样，溶质在血液中的浓度也应表示为其在血液水成分中的浓度，比在全血清中的浓度高 7% 左右。请注意，血尿素氮是一个误称，实际上测定的是血清尿素氮。对于带电分子，Donnan 效应的作用方向相反，降低了有效的血液活性[186]。校正这种降低的活性后，膜血液侧的有效钠浓度比实际浓度低约 3mEq/L。血液的 Donnan 效应与透析液达到平衡主要归因于不可透析的血浆蛋白，尤其是白蛋白，带负电荷（每毫摩尔白蛋白约 17mEq）。跨膜的不对称电荷分布有效地“捕获”了等离子体侧的一小部分带正电荷的钠离子，降低了它们的扩散潜力。

表 63-4　影响有效清除率的因素

溶质相关	治疗相关（按重要性排序）	
	小分子	大分子
分子大小	血流量和透析液流量	膜通透性
分子电荷	膜表面积	治疗时间
大分子结合率	治疗时间	膜表面积
全身分布与隔离	膜通透性	血流量和透析液流量

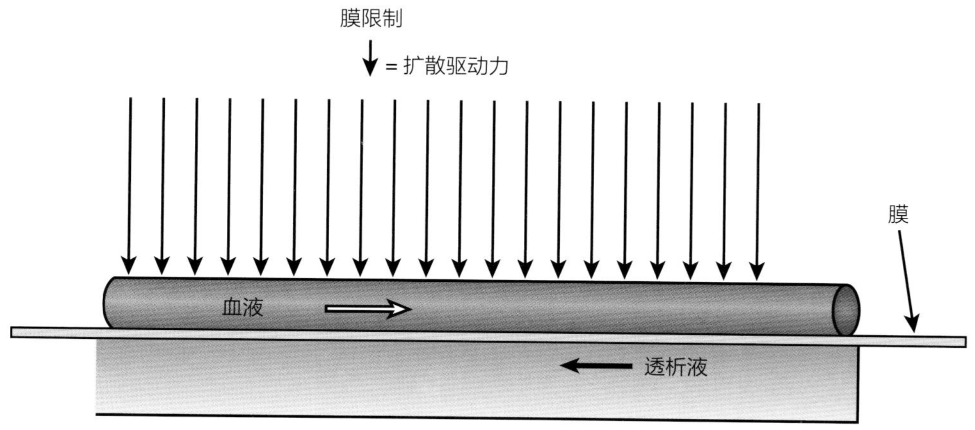

◀ 图 63-13 **膜限制清除率**

扩散驱动力是溶质浓度梯度。沿着膜从透析器的入口到出口，血液和透析液中的溶质浓度都相对恒定，因为跨膜转运受到限制且相对较低

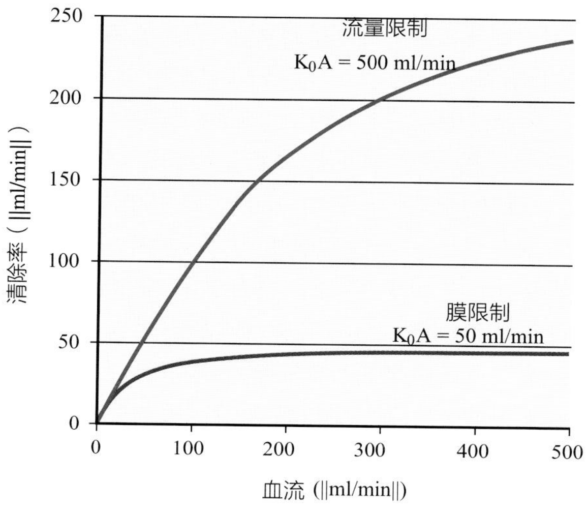

▲ 图 63-14 **流量限制清除率和膜限制清除率**

当膜没有完全暴露于流入的溶质时，流量限制了清除率（见图 63-12）。这通常发生在小的、易透析的溶质。相比之下，在较低的血液（或透析液）流速下，较大的溶质倾向于沿着膜的整个长度扩散（见图 63-13）。对于这些较难透析的溶质，流量的进一步增加对清除率没有影响。K_0A. 溶质转运面积系数

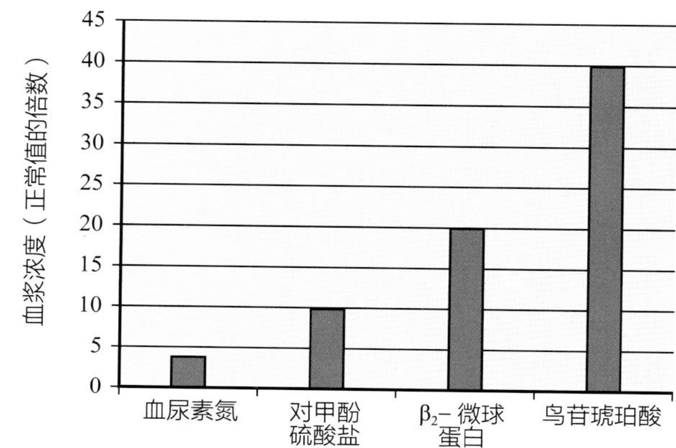

▲ 图 63-15 **蛋白结合、分子量和固存对血液透析患者溶质浓度的影响**

传统的每周 3 次透析对清除血尿素氮非常有效，结果导致血液透析患者的平均尿素水平约为正常值的 4 倍。对甲酚与白蛋白的结合、β_2- 微球蛋白的大分子尺寸限制了传统透析法对它们的消除，导致其水平分别为正常水平的 10～20 倍。因为肾衰竭时产量增加及被固存在细胞内，使其在透析期间难以清除，故血浆鸟苷琥珀酸水平甚至更高（约为正常水平的 40 倍）。虽然其他溶质的血浆水平比正常水平高出几个数量级，但它们的绝对水平远远低于尿素，而且不清楚它们是否有毒性 [修改自 Meyer TW, Hostetter TH, Uremia.*N Engl J Med*. 2007;357（13）：1316-1325.]

分子的大小是控制其消除的最重要的内在物理特征（图 63-15）。一般来说，小分子的运动速率或通量（J）要高于大分子。在预测清除率时，必须考虑其他因素，如与血浆蛋白的结合、形状、电荷和是否固存在细胞内（见图 63-15）。

6. 透析器清除率与全身清除率

必须区分透析器的清除率和患者的清除率。对于这两者，消除速率（公式 63-1）是相同的，但分母不同。透析器清除率是在透析器流入口将消除的溶质浓度占血液浓度（根据血液含水量调整）的比例。而全身清除率是消除部分占全身平均浓度的比例，在标准清除率公式（公式 63-1）的分母中，用平均全身浓度代替透析器流入浓度。透析过程中由于溶质不平衡或溶质分布不均匀，导致全身浓度高于血清浓度，因此全身清除率始终低于透析液清除率。全身浓度较高是由于溶质固存或溶质从远处的机体腔室扩散到血液（即立即透析腔室）的延迟。

表现出典型不平衡的溶质优先分布于细胞内，并缓慢地穿过细胞膜扩散到细胞外。这种溶质有时被标记为“难以透析”。例如，治疗透析不推荐用

于地高辛中毒患者消除地高辛，即使它是水溶性的，并且在体外很容易被消除，在透析膜上有很高的清除率[187]。然而，它在体内的消除，受到固存在偏远组织中的限制。像地高辛这样的溶质有一个明显的大的分布容积，通常比身体的总水量大。

即使是尿素，在正常生理条件下最易扩散的溶质之一，常被称为“无效渗透压”，在血液透析时也表现出不平衡。在模型方程中，用透析后平衡 BUN（图 63–16）代替透析后即刻 BUN（图 63–16），可以计算出全身尿素清除率。经验表明，从溶质清除的速率可以预测尿素的固存。这一观察结果导致了简化方程的发展，用单室 Kt/V（spKt/V）估计平衡后的 Kt/V（eKt/V），其中 Kt/V 为透析器清除率乘体积时间[188, 189]，如下所示。

$$eKt/V=spKt/V-0.6(spK/V)+0.03 \quad [公式 63-8]$$

$$eKt/V=spKt/V[t/(t+35)] \quad [公式 63-9]$$

当 eKt/V 是衡量血液透析充分性的护理标准时，这些方程允许计算 eKt/V，而不需要患者在透析结束后等待 30～60min 来测量平衡尿素氮。

7. 红细胞通过透析器的效果

在血室中，溶质在通过透析器的过程中可能缓慢扩散或完全不扩散出红细胞[190, 191]。红细胞含水量约为 64%（体积比），这可能是透析过程中水溶性毒素额外转运的原因[192]。溶质的清除率取决于它们移出红细胞的难易程度。例如，肌酐和尿酸是小分子，在体外生理盐水中测定时，其清除率与尿素相似。然而，在体内测定时，它们的清除率低于尿素，因为肌酐和尿酸在红细胞通过透析器时，从其中出来的速度比尿素慢得多，这是由于红细胞膜上缺乏特定的类尿素转运蛋白所致[193–195]。

8. 固存在体内偏远腔室

其他溶质，如钾和磷，在体外很容易清除，但它们的清除受到患者细胞和骨骼固存的限制，这就解释了限制饮食和使用肠结合剂来减少吸收，最终降低这些溶质的血清浓度的必要性。磷在血管腔内被迅速清除，导致大多数常规治疗患者在血液透析期间发生低磷血症。然而，在透析后 2～4h，血清磷浓度增加较快，恢复到接近透析前的水平（图 63–17）。因此，固存和随之而来的透析后反弹是传统血液透析不能使透析间隔浓度正常化的原因。透析过程中产生的低血磷也可能是透析后不平衡综合征的部分原因，本章其他部分将对此进行讨论。现已提出了伪一室模型来解释磷在血液透析中的行为[196]。进一步推断，可以推测，尿毒症中可逆性危及生命的有毒溶质的固存量不能像磷那样明显，否则，血液透析将不会成功。

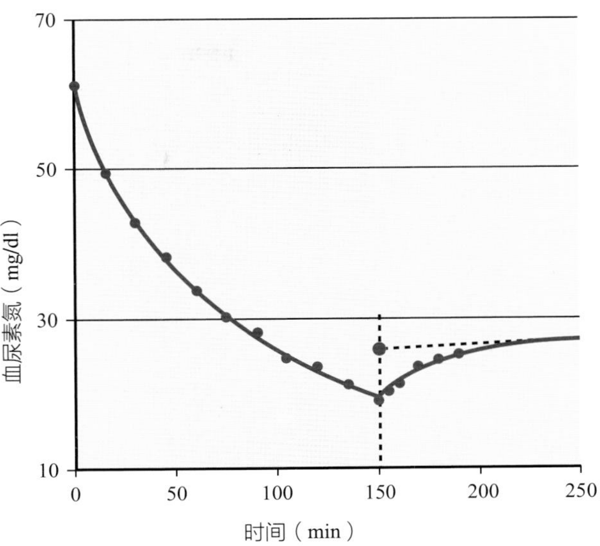

▲ 图 63–16　**透析后平衡的血尿素氮（BUN），eKt/V 的基础。在典型患者 2.5h 血液透析期间，每 15min 对 BUN 的精确测量显示，在治疗期间浓度呈对数下降，在 1h 后迅速反弹。图 63–21 所示的双池模型和图中实线准确预测了浓度。透析后平衡 BUN 是一个外推值，显示为一个大的实心圆**

四、体外循环的组成

20 世纪 40 年代，一个患者的血液透析系统大约有一张双人床那么大。现代血液透析的大小相当于一个 3～4 抽屉的文件柜。透析输送系统的核心是人工肾或透析器，它充当血液和透析液之间的交换点。该系统的设计目的是输送血液和适当成分的透析液到透析器，在那里发生扩散和对流。技术的进步使得在线监测仪的发展成为可能，它可以精确地监测和调节血液流动和透析液流量、循环压力、透析液成分和温度。其他进展包括自动安全机制——用于检测循环中的血液泄漏和空气，以及在线设备——监测每个治疗期间的血管通路、红细胞压积和透析充分性。

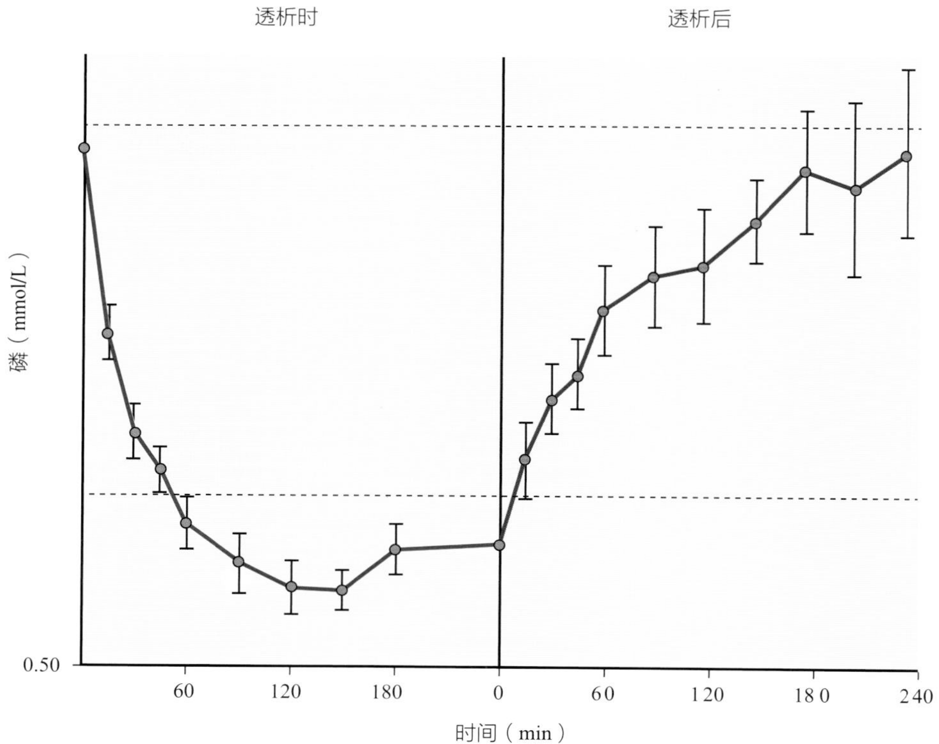

◀ 图 63-17 透析期间隔离对血清磷酸盐水平和去除的影响

在高通量和标准血液透析期间，每隔 15min 测定血清无机磷浓度。由于其较高的溶质转运面积系数，在 4h 透析的大部分时间内，磷的快速通量导致其水平下降到低磷血症范围（低于下虚线）。透析结束后，明显的反弹持续了 4h（引自 DeSoi CA, Umans JG. Phosphate kinetics during high-flux hemodialysis. J *Am Soc Nephrol*. 1993;4:1214–1218.）

（一）血液循环

在透析期间，所需的稳定血流可通过中心静脉导管、动静脉瘘或移植物获得。如果使用导管，血液从双腔导管两侧的端口（动脉腔）进入体外循环，并通过远端的端口（静脉腔）回流。或者，用 2 根针穿刺移植物或内瘘，血液从动脉穿刺针流入血管和透析器，再通过静脉穿刺针返回患者体内。血液循环的驱动力是一个蠕动的滚柱泵，它将管道的泵段压在弯曲的刚性轨道上，迫使血液从管道中流出。弹性反冲在滚柱通过后重新填充泵管，为下一个滚筒做好准备。由于有弹性反冲，而且大多数泵只有 2 个或 3 个滚柱，所以流经透析器的血液是脉动的。增加滚柱的数量会使脉动减轻（血流趋于平稳），但会增加溶血和泵段损伤的风险。

透析液输送系统的另一种配置是允许在血管通路使用单针头或透析用单腔导管[197, 198]。这种配置使用 1 个血泵和 2 个压力控制的血线夹或 2 个压力控制的血泵。这样做的好处是减少了对血管通路的创伤，特别是在新造内瘘的初始穿刺过程中，并可能减少血管通路的外科翻修术后透析导管的使用[198]。然而，再循环和溶血可能增加，并且效率（充分性）可能降低[197, 199, 200]。增加有效血流量至 250ml/min，增加透析时间，或使用更大的透析器可能提高溶质清除的效率，但必须仔细监测透析充分性和并发症。[199]

压力监护仪位于血泵的近端和透析器的远端。近端或动脉压力监护仪可防止血泵对血管通路部位的过度抽吸。动脉流入压力的可接受范围为 −20mmHg～80mmHg，但当血流量（Q_b）高时可能低至 −200mmHg。远端或静脉压力监测器测量血管通路对血液回流的阻力，可接受的范围为 +50mmHg～+200mmHg，当超过动脉或静脉压力的上限或下限时，警报响起，血泵关闭。动脉压力过低可能是由于管道扭结、动脉针位置不当、低血压或动脉流入道狭窄。透析器中凝血、静脉血线扭结或凝固、静脉针头放置不当、静脉针眼渗血，或静脉流出道狭窄可导致静脉高压。准确测量动脉压力和静脉压力对测定跨膜压力至关重要，跨膜压在一定程度上决定了超滤速率。血室内任何地方的压力过高，都可能导致透析膜破裂或血液循环断开，导致血液循环的压力急剧下降。在这种情况下，血泵的自动关闭有可能挽救生命。

另外 2 个安全装置，即静脉空气过滤器和空气探测器，位于血液透析仪的远端。空气可能通过松散的连接、不正确的动脉针位或盐水输液管进入血液循环。静脉空气过滤器防止任何可能进入血液循环的空气回流到患者体内。如果在空气过滤器之后检测到静脉管路中有空气，机器就会发出警报，后继电器开关会关闭血泵。血液泡沫过多也会触发空气探测器。这些安全特性可以防止空气栓塞。如果不能立即识别，可能会导致卒中、心脏和（或）呼吸衰竭及死亡[201]。然而，透析过程中形成的微气泡可能会逃过检测，并滞留在脑、肺等器官中，这可能是导致透析患者肺动脉高压和认知功能下降发生率高的原因[202, 203]。确保静脉空气过滤器中的高血浓度、避免极高的血流量，并充分预充干式透析器，可以减少这种微栓子的发生率[201, 204]。

（二）血液透析器

血液透析器，或称透析器，常被称为“人工肾”。它的结构允许血液和透析液在由半透膜分开的单独的隔间内流动，两者流动方向最好相反。按照惯例，进入血液透析器的血液是动脉性的，离开血液透析器的血液是静脉性的。许多可用的血液透析器主要是在膜的组成、结构和表面积上有所不同。血液透析器通过膜（决定透析液的 K_0A 值）、血液和透析液的流速（决定清除率值）来影响透析的效率和质量（另见 K_0A）（表 63-5）。

在美国，几乎所有的商用透析器都是中空纤维透析器。这些血液透析仪是由一个圆柱形的塑料外壳（通常是聚碳酸酯）构成的，它包含了数千个从一端延伸到另一端的中空纤维半透膜，并在每一端由塑料灌封化合物（通常是聚氨酯）固定。中空纤维透析器的血室或纤维束体积为 60～150ml，与旧的透析器设计相比，在透析过程中不会扩张。每个纤维有 200μm 的内径。随着半透膜、灌封材料将血室与透析液腔室分开，透析液在纤维之间和周围流动。血液通过连接在血管上的可移动头流向或从每根纤维的开口端流出。除了降低血液引流量外，中空纤维的设计还通过增加血液与透析液的接触面积来提高溶质交换效率。最大表面积的附加操作包括在纤维之间插入间隔纱，并在纤维的波形云纹结构中插入间隔纱，以防止纤维与纤维接触造成的表面积损失[205]。动脉端口的设计也会影响血液流经中空纤维的分布，从而降低透析效率[206]。

表 63-5　影响血液透析器溶质清除率的关键因素

参　数	关键因素	清除率
膜特性	膜孔隙度	↑
	膜厚度	↓
	膜表面积	↑
	膜电荷	可变
	膜亲水性	↑
溶质特性	分子量和大小	↓
	电荷	可变
	脂溶性	↓
	蛋白结合	↓
血液侧	未搅拌的血液层	↓
	血液流速	↑
透析液侧	透析液通道和未搅拌层	↓
	透析液流速	↑
	与血液逆向流动	↑

血栓形成和需要灌封化合物是中空纤维设计的主要缺点。该灌封化合物吸收用于消毒新制造的透析器（如环氧乙烷）或再处理的透析器（如甲醛、过乙酸、戊二醛）的化学物质，并作为这些化学物质的贮存器，使它们在透析期间缓慢渗入患者的血液[207]。

1. 膜组成

制备中空纤维透析器的生物材料决定了它的清除率、超滤特性及生物相容性。市面上有 2 种主要的膜材料：①棉花纤维或纤维素膜；②合成膜。未经改性的纤维素膜包含许多游离的羟基，它们能激活白细胞、血小板，以及通过旁路途径激活血清补体（见下文）[208]。用醋酸盐和叔胺化合物处理纤维素聚合物可以改善膜的生物相容性，可能是通过羟基的共价结合形成乙酰化纤维素和层压纤维素，如 Cellosyn、Hemophan（血仿膜）[209, 210]。合成膜中的主要聚合物是聚丙烯腈、聚砜、聚碳酸酯、聚酰胺、聚醚砜和聚甲基丙烯酸甲酯。虽然这些膜更厚，但它们比纤维素膜更具渗透性，产生更大的流体和溶质清除。合成膜中孔径越大，清除分子量高的物质越高效，如 $β_2$ 微球蛋白[211-213]。有些膜，如聚丙烯腈膜、聚酰胺膜和聚甲基丙烯酸甲酯膜，亲水性较差，对蛋白质有显著的吸附作用，并能提高其清除率[214]。

2. 膜生物相容性

透析膜可能在透析过程中与血液成分相互作用，激活白细胞、血小板和补体级联，并通过可替代的途径产生过敏性蛋白 C3a 和 C5a[208, 213-216]。这种膜激活血液成分的程度决定了其所谓的“生物相容性”。通过激活白细胞、血小板和补体级联，生物不相容膜可能引起过敏反应、低氧血症、短暂的中性粒细胞减少（由于白细胞固存）、免疫改变、组织损伤、厌食、蛋白质分解代谢或炎症状态。由于透析是重复的，低级别亚临床膜相互作用在每次治疗中的影响可能是累积的，最终导致不良的临床结果，如感染、加速动脉粥样硬化、频繁住院和死亡。

膜除了具有活化血液成分的能力外，其吸收能力也会影响其生物相容性。一些合成膜，如聚丙烯腈，具有更强的疏水性，能在更大程度上与蛋白质结合，并可能通过其与 C3a、C5a 等过敏性蛋白和细胞因子结合的能力来改善生物不相容的炎症反应[213, 214]。因此，对血液中这些元素的测量可能不能准确地反映膜激发补体级联反应、产生细胞因子和诱发炎症状态的真实能力[213]。然而，一般来说，合成膜和改性或替代纤维素膜比未改性纤维膜具有更好的生物相容性，但是问题仍然会出现，如最近的一份报道显示，使用聚砜膜治疗的患者血液中双酚 A 的含量增加了[208, 213, 214, 217]。

由于产品水中的细菌污染物（见“水处理”）在与血液接触时也可激活补体和白细胞，因此很难确定生物不相容膜与非无菌或未充分纯化的水对透析患者炎症状态的相对贡献。随着改性纤维素和合成膜的使用越来越多，人们对水质的关注也越来越密切，区分它们变得更加困难。评价替代纤维素与合成膜相对生物相容性的研究没有发现差异[210, 218, 219]。正在进行的改善生物相容性的努力包括使用肝素或维生素 E 涂层[220, 221]。

3. 膜的通透性和表面积

透析器有 2 个重要的功能，即移除不需要的溶质和多余的液体。膜的厚度、孔隙率、成分和表面积决定了它清除溶质和除去水分的能力。一般来说，膜越薄、孔越多，溶质和流体在膜上的传输效率就越高。透析器的尿素 K_0A（或清除率）描述了它清除低分子量物质的能力，维生素 B_{12} 和 $β_2$- 微球蛋白 K_0A（或清除率）描述了清除高分子量物质的能力，超滤系数 K_{uf} 描述了移除水的能力（表 63-6）。

大多数血液透析器的膜表面积为 0.8～2.1m²。通过增加中空纤维的长度、数量，或减小其直径，可以实现与更大的膜相关的溶质输运的增加，但每一种操作如果进行得太过，都将产生不良的影响[222]。延长纤维长度增加了剪切速率和对血流的阻力，放大了血液进出透析器之间的压力降低。增加剪切速

表 63-6　标准、高效、高通量透析器的特征值[a]

	标　准	高效率	高通量
血流量（ml/min）	250	≥350	≥350
透析液流量（ml/min）	500	≥500	≥500
尿素 K_0A	300～500	≥600	可变
尿素清除率（ml/min）	<200	>210	可变
尿素清除率 / 体重 [ml/（min · kg）]	<3	>3	可变
维生素 B_{12} 清除率（ml/min）	30～60	可变	>100
$β_2$- 微球蛋白清除率（ml/min）	<10	可变	>20
超滤系数 [ml/（h · mmHg）]	3.5～5.0	可变	>20
膜种类	纤维素	可变	可变

a. 见正文

率会破坏红细胞，增加的压力会提高超滤速率。然而，在透析器的动脉流入端较高的过滤率被静脉端压力的消散部分抵消，减少了超滤对溶质清除的贡献，抵消了更大表面积的潜在优势[205]。增加中空纤维的数量会增加表面积，但会扩大体外血容量，从而影响患者的血流动力学稳定性。较小直径的纤维可以弥补这一缺点，但是，随着纤维直径的减小，对血流的阻力增加，不仅增强过滤，而且增强反过滤和凝血[223]。随着纤维血栓形成，扩散的有效表面积减小，溶质清除率降低。由于这些不利影响，最小可接受的内部纤维直径是 180μm[223]。中空纤维透析器的设计和几何形状代表了这些因素之间的微妙平衡。

4. 高效透析器和高通量透析器

历史上，透析膜通透性低限制了血液透析的效率，每次治疗需要 6h 以上。随着透析器设计的改进，治疗时间逐渐缩短。在 20 世界 80 年代末，由于通透性更强的透析膜出现、减少碳酸氢盐透析液细菌污染的技术改进（见后）、更精确的超滤控制，以及更可靠的血管通路来获得充足的血流量，在美国，治疗时间减少到每次 2～3h，每周 3 次。这些替代纤维素和合成膜开创了高效、高通量透析的时代。

高效透析器和高通量透析器之间的区别是不精确的，有时这 2 个术语可以互换使用。这 2 种类型的透析器都比标准的血液透析器有更好的溶质和液体清除率，并利用更高的血液和透析液流速来减少透析时间，同时保持足够的剂量。与标准透析器相比，高效透析器具有高的 K_0A 值和对小分子（如尿素）的高清除率（见表 63-6）。高通量透析器具有对大分子（如维生素 B_{12} 和 $β_2$- 微球蛋白）通透性很高的透析膜，且比高效透析器有更高的 K_{uf}，但尿素清除率不一定高（见表 63-6）。从前面的讨论中可以明显看出，2 种透析器的设计经常重叠，因此两者之间的区别不精确（见表 63-6）。

高效和高通量透析器含有替代纤维素或合成膜。这 2 种膜都能提高透析器的通透性，因为替代纤维素膜可以做得更薄以增加孔隙率和表面积，而合成膜可以制造出更多更大的孔隙。高效和高通量透析都需要使用碳酸氢盐透析液和容量控制的过滤。当醋酸盐作为透析液的主要基质时，其在血液中的扩散速度超过了机体的代谢能力，导致酸中毒、血管舒张和透析时低血压（见“透析液成分”）。这些透析器的高 K_{uf} 值在压力控制的过滤下产生了潜在的血流动力学不稳定，因此，需要容量控制的过滤（见“透析液循环”）。

由于它们的相对孔隙率，高通量透析器可以去除更大的分子，如 $β_2$- 微球蛋白，而这些分子是标准的纤维素透析器根本无法清除的[211-213]。清除 $β_2$- 微球蛋白能降低长期透析患者患腕管综合征和其他并发症的风险[211, 224, 225]。初步结果表明，清除其他大分子可能会带来额外的好处，如增强对促红细胞生成素的反应、更高的瘦素清除、可能带来更好的食欲、降低死亡率和住院率[225-228]。然而，潜在的不良后果包括更多地清除氨基酸、白蛋白和万古霉素等药物[229-231]。理论上，高通量透析过程中发生的反过滤作用会增加透析液中内毒素的暴露，但这一担忧尚未得到临床验证[232, 233]。

尽管在接受维持性血透的患者中早期显示出一些好处，但是随机对照或交叉试验比较了高通量透析与标准透析，在低血压和透析时不良反应、血压控制、神经心理功能、血红蛋白浓度、刺激红细胞生成刺激剂（ESA）使用、炎症因子、氧化应激和营养状况等方面均没有发现差异[211, 234-239]。3 个大型随机对照试验，即血液透析（HEMO）研究、膜通透性结果（MPO）研究、与透析相关操作的多个干预以降低血液透析患者心血管发病率和死亡率（EGE）的研究，发现使用标准膜和高通量膜治疗的患者在死亡率或发病率上无显著差异[240-243]。事后亚组分析表明，高通量透析可减少 HEMO 研究中透析时间较长患者的心血管事件、降低 MPO 研究中低血清白蛋白浓度（$<4.0g/dl$）和糖尿病患者的死亡率，并降低 EGE 研究中有动静脉瘘或糖尿病的患者的心血管死亡率[240-243]。一项对现有数据的 Meta 分析得出结论，高通量血液透析可将心血管死亡率降低 15%，但不会改变感染相关或全因死亡率[244]。

对流和扩散：进一步增加透析器流量可能不会改善中分子的清除率或结果，因为在肾衰竭中积累的一些溶质是与蛋白结合的或被固存在细胞内[245]。由于与蛋白结合的溶质自由浓度低导致的扩散速度缓慢和跨细胞膜导致的扩散延迟，清除这些溶质仍然依赖于时间。初步经验表明，血液滤过（HF）和血液透析滤过（HDF）可能通过增加对流清除率来增加大分子及与蛋白结合的溶质的清除[245-247]。然而，尽管一些研究报道血液透析滤过较少出现透析时低血压，但在 HF、HDF 和 HD 的随机对照研究中，没有发现血液透析和血液透析滤过在血红蛋白、ESA 抵抗、血清磷水平、健康相关生活质量、心血管参数如左心室质量和脉搏波速度、透析时低血压等方面的差异[248-256]。3 个最大的随机对照研究中的 2 个——对流运输（CONTRAST）研究和土耳其在线血液透析滤过（OL-HDF）研究，报道心血管和全因死亡率无差异，但亚组分析表明，对流量和置换量更大（分别大于 22L 和 17.4L，即所谓的“高效”血液透析滤过）时患者获益[257, 254]。血液透析滤过在线生存（ESHOL）研究实现了每次约 23L 的对流量，报道了随机分配到血液透析滤过的患者中较低的心血管死亡率、全因死亡率和住院率[256]。最近的 Meta 分析得出结论，对流疗法可能降低透析时低血压和心血管疾病死亡率，但需要更多的高质量的随机对照研究来解决对流量对预后的影响[247, 258-260]。

进一步的技术进步使得高截留起始膜的出现或中、高分子量截留血液透析膜的发展成为可能，这种膜具有更大但更均匀的孔径，可以清除分子量达 45 000Da的分子，同时防止白蛋白的过度流失[261-263]。初步的临床数据表明，用此类膜进行血液透析，可以清除较大的中间分子量分子，如晚期糖基化终产物和炎症介质，这与血液透析滤过达到的效果相当，还可以改善残余综合征（尽管充分透析但患者仍有症状），并降低心血管疾病的风险[261-265]。

（三）透析环路

血液透析系统的另一个主要功能是透析液的制备和输送。大多数透析诊所使用单次供液系统（在透析器中经过一次供液后丢弃透析液）和单患者供液系统（通过将液体浓缩物与一定体积的纯净水混合，在每个患者站分别和连续地制备透析液）。为确保透析液浓缩物安全准确地稀释，供液系统有许多内置的安全监测器。一些诊所使用中央多患者传递系统。透析液在与患者护理地分离的区域混合，然后通过管道供液到每个患者站，或者在混合前通过管道传递浓缩液到每个患者站。这些集中供液的系统降低了患者的护理成本，并减少了工作人员在运送浓缩液罐时背部受伤的情况。然而，缺点是需要额外的努力和成本来调整个别患者透析液中的电解质，如钙和钾。

透析机将纯化水加热至生理温度，然后在真空下使其脱气。因为患者在每次治疗中都会接触到 100～200L 的透析液，所以必须加热透析液以避免体温过低。实际操作中，透析液温度保持在 35～37℃。如果透析液温度过高，则会发生蛋白变性（高于 42℃）和溶血（高于 45℃）。为确保安全，如果透析液温度在 35～42℃范围外，透析液环路的温度监控器就会发出报警，旁通阀将透析液直接分流至排水管道，避开透析器。如果没有进行脱气，透析过程中施加负压时，溶解的空气就会从溶液中析出，在透析液中产生气泡，导致血液泄漏检测仪和电导率检测仪故障、增加通道、掩蔽部分膜，并减少表面积。

然后将加热和脱气后的水按比例与浓缩物混合，产生透析液。透析液比例不当会引起患者严重的电解质紊乱，导致死亡。由于透析液中的主要溶质是电解质，透析液的电导率会直接随溶质浓度的变化而变化。根据这一原理，配比泵下游的电导率监控器连续测量产生的透析液的电导率，以确保适当的配比。它有一个较窄的误差容忍范围。电导率监控器通常是多余的，必须定期使用标准化溶液校准或定期对透析液中电解质浓度进行实验室测量。温度的变化、气泡的存在或传感器（通常是电极）的故障都会改变透析液的电导率。

位于透析器下游的透析液泵控制着透析液流量和透析液压力。虽然许多透析器需要负的透析液压力来过滤，但透析环路也必须能够在透析器内产生正的透析液压力，因为当使用高 K_{uf} 的透析器或者增加血室内压力的情况下，需要正的压力来限制过滤。透析液环路通过控制透析液流出管的收缩来调节压力，同时保持恒定的流速。此外，透析液传递系统通过改变跨膜压（压力控制的超滤）或直接改变实际过滤速率（容量控制的超滤）来控制过滤速率。早期的系统使用手动的压力控制超滤，要求透析人员计算和输入跨膜压，密切监测过滤速率，并根据需要重新计算和调整跨膜压。对于 K_{uf} 大于

6mL/(h·mmHg) 的透析器，内置平衡室和伺服控制系统可保证的透析液传递系统必须能够精确控制透析过程中排出的液体量（容量控制的过滤），以防止过量的液体增加或排出[266]。

当在透析液中检测到血液时，位于透析液流出管中的血液泄漏监测仪就会发出警报并关闭血泵。透析液中发现血液通常表明膜破裂，可能是由于跨膜压超过 500mmHg 造成的，也可能由漂白剂和热消毒（用于处理透析器以重复使用）造成。虽然这是一种罕见的并发症，但膜破裂可能危及生命，因为它使血液接触到非无菌透析液。

（四）在线监测

除了将透析液传递到透析器和先前描述的许多内置安全功能外，现代透析机器也记录和储存各种实时数据，如患者生命体征、血液和透析液流量、动脉和静脉压力、透析剂量、血浆量、热能损失和通路再循环。将计算机化的医疗信息系统与透析传递系统相连接，可以在维持治疗的同时整合患者数据，从而促进和改善患者护理记录。这样的功能在接受中心内自我护理或家庭血液透析的患者中可能最为重要，因为这些患者的护理人员较少。

1. 监测清除率

在线监测清除率可提供透析充分性的最佳评估[267-271]。在线监测器会记录尿素清除率，通过连续测量或者定时测量透析液中的尿素浓度，或通过向透析液中脉冲式泵入钠离子并在透析液进口和出口测量其电导率（离子透析率）来测量透析液钠清除率，或通过测量废透析液的紫外光吸收率来测定尿毒症溶质的清除率[267, 268, 271-276]。大多数在线监测尿素或钠动力学的方法基于全身清除率加上透析清除率，提供 Kt/V 值[268, 273]。在线尿素监测还没有普及，可能是由于需要重复校准和额外的一次性用品的额外费用。在线清除率监测消除了血液取样的费用和风险，减少了透析人员工作时间，允许更频繁地确定提供的剂量，并为即时反馈提供实时测量[268-270]。然而，报告的清除率值可能不同，这取决于使用的在线设备和为了更接近尿素 Kt/V 对仪器软件做出的调整[274, 275]。清除率在线监测的缺点包括：①需要多次测量 K_d 以获得整个透析的平均值，精确监测治疗时间；②需要抽血检测尿素以测定蛋白质分解率（代表营养状态的指标）；③需要测量或估计 V 以根据在线 K_d 测量值计算 Kt/V[277]。

2. 监测红细胞压积和相对血容量

在透析过程中，在线测量红细胞压积可通过超声测定血浆蛋白浓度或使用光学测量血红蛋白浓度或红细胞压积[267, 269, 270, 278, 279]。其中，光学技术应用最为广泛。从理论上讲，那些接受透析治疗但容易发生低血压和痉挛的患者可能会从在线监测红细胞压积中受益，因为他们的症状通常是循环血容量减少导致的，循环血容量减少发生在超滤速率超过液体从间质和细胞内到血管使其再充盈的速率[267, 269, 270, 279, 280]。血液浓缩程度反映了当前血管内容量耗竭的程度，还可据此测定血容量或相对血容量的变化。理论上，在线监测红细胞压积并改变透析过程中的过滤速率以最大限度地减少血液浓缩过多，可以减少透析过程中症状的发生，并优化干重[267, 270, 281-283]。在实践中，仅使用相对血容量指导过滤速率在改善症状方面并不是十分成功，可能是因为测量不准确、患者自身或患者间对容量耗竭的心血管代偿反应是变化多样的、透析诱导的小动脉张力和左心室功能降低（心肌顿抑）[267, 270, 279, 280, 284-289]。

在线测定相对血量在不同设备之间存在显著差异，并且低估了真实的血容量下降，这是由于血液有血管内转移，即从红细胞压积小的微循环（毛细血管和小静脉）流向大血管[279, 280, 282]。由于以前的局限性，识别相对血容量下降的模式，并使用计算机控制的生物反馈系统来不断修改透析期间的超滤率（见后文），结合临床评估，如症状和生物阻抗谱法，已经显示出更好的前景[267, 269, 270, 290-292]。绝对或总血量可能更能预测透析时的症状，但目前还没有绝对血容量的自动在线监测，尽管数学模型可能实现从相对血容量推导出总血容量[280, 293-296]。

3. 计算机控制

血液透析过程中的溶质清除降低了血浆渗透压，有利于液体转移到细胞中，阻碍了实现净液体清除[297-299]。提高透析液钠浓度有助于维持血浆渗透压，允许持续的液体排出，但会导致口渴增加、过度的透析间体重增加和高血压，尽管后者不是一致的发现[269, 297-303]。计算机控制的钠模型在透析过程中自动更改钠透析液钠浓度，通常以 150～155mEq/L 开始，后逐渐下降，接近透析结束时为 135～140mEq/L，这种钠模型也提供了理论上的益处，包括减少透析过程中的症状（低血压和痉挛）、口渴、过度的透析间体重增加、高血压等发生。然而，在实践中，由于透析前低钠血症（平均为 134～136mEq/L）和透析期间整体正钠平衡（尽管血压下降），口渴、过多的透析间体重增加和高血压持续存在[269, 300, 304, 305]。相反，对透析液钠浓度进行个体化处理，使其相对于透析前血浆钠浓度保持 -2～-0mEq/L 的钠浓度梯度，可以减少口渴、降低透析间体重增加、改善血压控制，并可能因为较低的超滤要求而减少透析时的症状[297–300, 306]。这种个体化调控可以通过使用在线电导率监测或使用平均透析前钠浓度估计每个患者的固有血浆钠浓度（钠设定点）来实现。这可以用直接电位测量法或对 Gibbs-Donnan 效应进行数学校正，该效应是由于部分钠被带负电荷的蛋白质捕获而不能扩散[297–300, 305]。使问题更加复杂的是，来自 DOPPS 的数据表明透析液钠对结果有不同的影响，透析前血浆钠浓度最低的血液透析患者使用高钠透析液进行透析，尽管透析间体重增长更多，但透析后死亡率较低[302]。此外，在超过 40% 的试验中，测定的透析液钠浓度显著偏离处方开具的水平，范围从高于处方 13mEq/L 到低于处方 6mEq/L，这使得评价不同透析液钠浓度的临床效果的研究难以解释[297–299, 307–309, 310]。鉴于我们不完全了解改变透析液钠浓度对发病率和死亡率的影响，不应不加区别地提高透析液钠浓度和使用目前形式的钠模型，而对于个体化透析液钠浓度的调整，应谨慎进行[289, 297–299, 311, 312]。

超滤模型根据预先设定的模式（如线性下降、逐步变化、随时间指数下降）提供在透析期间可变的液体消除速率。从理论上讲，在透析过程中改变过滤速率可以使间质的液体重新充盈血管，从而减少低血压和痉挛。与钠模型一样，单独的超滤模型相对粗糙，依据血容量的监测改变超滤速率可能更有益处（见前面的“监测红细胞压积和相对血容量”）。钠和超滤建模的影响可能很难分离，因为它们经常一起使用[267, 269, 270, 304]。

最近的技术进步包括开发具有生物反馈系统的透析机，它能根据在线监测器的实时输入对计算机控制的治疗参数进行调整。最常用的系统是监测血容量（见前面）并调整超滤率和透析液传导率，以防止在透析期间血容量下降到预设值以下。小型研究表明，该装置可改善低血压和非低血压倾向患者的症状[267, 269, 270, 282, 283, 290, 313, 314]。

尽管在透析过程中透析液电导率不断变化，而监测血浆电导率可以确保钠平衡，并可能减少口渴、透析间体重增长和高血压的问题，但大多数权威人士都建议不要使用钠模型，即使有反馈控制系统（见前面的讨论）[267, 181, 269, 270, 313, 315]。相反，自动控制透析液温度来维持等温透析（恒定体温）已经显示出前景，并且在减少透析时低血压而不引起钠负荷方面优于热中性透析（使用较低但恒定的透析液温度）[267, 270, 316–319]。最近的其他研究表明，个性化透析液冷却（比前面 6 次治疗的平均体温低 0.5℃）可减少 70% 的透析时低血压发作，使血液透析期间平均动脉血压升高 12mmHg，并消除血液透析相关的心肌病和脑白质改变[320, 321]。虽然这些在线监测器和自动生物反馈系统价格昂贵，但它们有可能减少低血压、检测血管通路功能障碍、提高透析效率，同时最大限度地减少血液采样[271, 282, 283, 322, 323]。从长远来看，通过改善患者的护理，它们的成本可能不会高得让人望而却步。

（五）透析液

血液透析时，血室内血液流动方向与透析液室内等渗透析液流动方向相反（见图 63-12）。这种逆向流动优化了清除溶质的浓度梯度。透析液及其组成的制备是透析成功的关键。该溶液必须由经过适当处理的水（见下文）配制，处理包括降低内毒素的浓度以防止患者产生致热源反应。不需无菌，因为半透膜排斥如细菌和病毒等大颗粒。添加到透析液中的重要溶质的浓度反映了天然肾在体内正常维持的浓度（表 63-7）。透析液本质上是一种生理盐溶液，它产生一种梯度来清除不需要的溶质，并保持细胞外电解质的恒定生理浓度（见下文）。

水处理

由于血液透析患者每周接触多达 600L 透析液，因此对用于产生透析液的水进行处理以避免接触铝、氯胺、氟化物、内毒素和细菌等有害物质至关重要[324–328]。高通量透析器、透析器的重复使用或再处理、基于碳酸盐类透析液等技术进步使得高水质变得更加必要。为了避免上述提到的有害物质，

表 63-7　透析液中的溶质

溶　质	浓度（mEq/L）
钠	135～145
钾	0～4.0
氯	102～106
碳酸氢盐	30～39
醋酸盐	2～4
钙	0～3.5
镁	0.5～1.0
葡萄糖	11
pH	7.1～7.3

自来水被软化，接触木炭以去除氯胺等污染物，过滤以去除颗粒物，然后在高压下再次过滤（反渗透）以去除其他溶解的污染物（图 63-18）。对该主题的完整评述超出了本章的范围，读者可以参考对该主题的综述[324-329]。稍后将讨论重点。

(1) 与透析用水相关的危害：处理不当的水含有潜在的有害物质，会导致患者受伤或死亡[324-330]。铝在体内的聚集可能导致骨软化、小细胞性贫血和透析相关的脑病（透析性痴呆和运动障碍）[331-333]。处理水使铝含量保持在 10mg/L 以下，可显著减少铝相关的疾病[334, 335]。氯作为杀菌剂添加到城市水中，并与水中的有机物质相互作用形成氯胺。或者，氯胺可以自然产生，也可以作为杀菌剂直接添加到城市水中。不幸的是，与氯不同，直接接触氯胺会引起急性溶血和高铁血红蛋白血症[327, 328, 336-338]。氟化物可导致心律失常、急性死亡、慢性软骨病[339-341]。过量的钙和镁与硬水综合征有关，包括恶心、呕吐、虚弱、潮红和血压不稳定等一系列症状[342]。与水供应商的密切沟通对于预测添加的化学物质和环境条件（如洪水或污染）引起的给水质量的变化至关重要，因为水净化过程可能需要改变[327, 329]。随着大孔、高通量膜的出现，提高水纯度的努力已经集中在进一步减少细菌内毒素，它可以引起发热反应、低血压和慢性炎症（见后文）[325, 327-329]。

(2) 水净化的基本成分：温度混合阀将输入的热水和冷水按比例混合，产生 77 ℉的水温，这是碳罐和大多数反渗透膜的最佳温度。温度低于 77 ℉的水会降低流速，从而降低反渗透系统的效率，而温度高于 100 ℉可能会破坏膜。然后，多介质深度过滤器从水中去除微粒物质（图 63-19）。使用含有钠的阳离子交换树脂、水软化剂然后从给水中去除钙、镁和其他多价阳离子，防止这些阳离子沉积在反渗透膜上并破坏反渗透膜。

接下来，碳过滤罐中的颗粒活性炭从水中吸附氯、氯胺和其他有机物质。活性炭是一种多孔材料，对有机物有很高的亲和力，但如果使用不当或没有经常更换，它可能会被细菌污染。在下游，水通过 5μm 的筒式过滤器过滤，以防止炭颗粒污染反渗透泵和膜。最后，水被输送到反渗透装置，反渗透装置应用高静水压使水通过高选择性的半透膜，该半透膜可阻拦 90%～99% 的一价离子、95%～99% 的二价离子和大于 200Da 的微生物污染

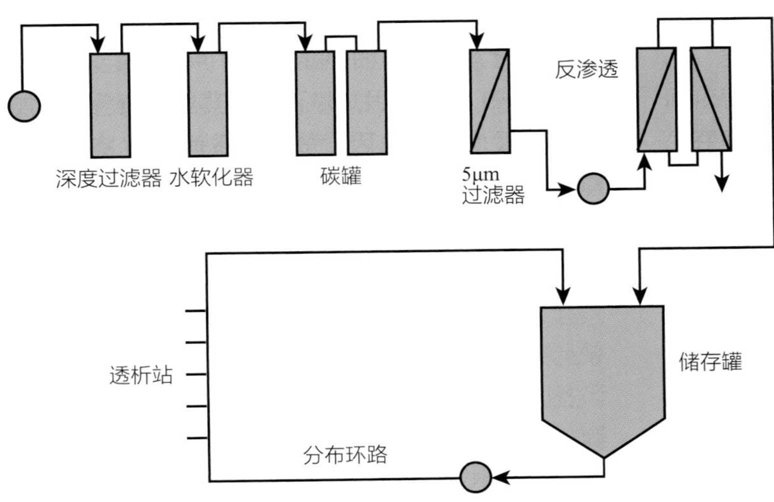

◀ 图 63-18　反渗透水处理系统典型结构示意图
自来水经过过滤以去除总颗粒物，然后在接触木炭（碳罐）以去除污染物（如氯胺）之前软化。第二个过滤过程去除微粒物质，以及微生物有机体。最后，水在高压下过滤，以去除溶解的污染物，如铝（反渗透）。然后，产品水被储存在一个水箱中或通过管道直接输送到每个透析站

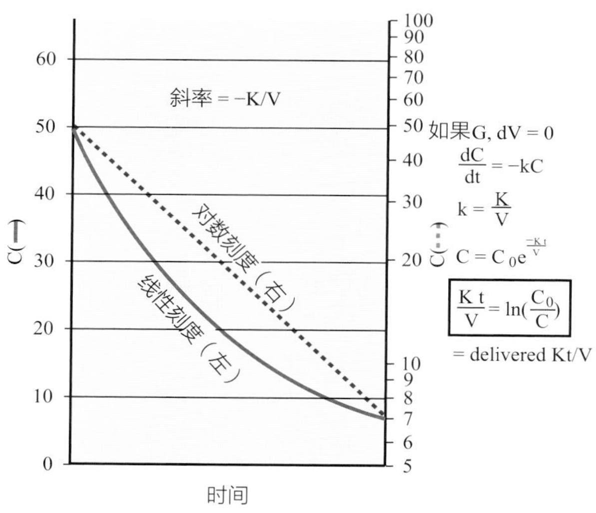

▲ 图 63-19 **透析中尿素动力学：Kt/V 的来源**

图中左侧，透析过程中血尿素氮的非线性下降（实线）绘制于对数刻度时变为直线（虚线）。分数递减率是一个常数，k=K/V，其中 k 是清除常数，K 是清除率，V 是尿素分布容积。图中右侧的一级动力学方程的解表明，Kt/V 主要取决于透析前和透析后的血尿素氮值（有关所示变量的定义，请参见图 63-20 的文本和图例）。在图 63-20 中，这个简化的方程式将展开，以包括其他重要变量

物通过。从反渗透装置排出的水被称为“透过液”或“产品水”，在大多数诊所中，可以安全地用于透析。

然而，当给水存在严重离子污染时，反渗透装置的产品水需要用混合床离子交换系统（去离子系统）进一步过滤，然后通过超滤器去除离子交换系统中的所有污染细菌。阳离子树脂将氢离子交换给其他阳离子，按亲和钙离子、镁离子、钾离子、钠离子、氢离子的顺序递减。阴离子树脂将羟基离子交换为其他阴离子，按亲和亚硝酸盐、硫酸盐、硝酸盐、氯化物、碳酸氢盐、羟基和氟化物的顺序递减。当树脂用尽时，先前吸附的离子，特别是低亲和性的离子，可以洗脱到污水中，并导致其浓度超过其自来水中通常浓度的 20 倍以上，从而导致严重的毒性甚至死亡[339, 343]。由于这种危险性，去离子系统很少单独用于处理透析用水，需要严格监控产品水。

(3) 血液透析系统的微生物学：尽管有着市政处理的自来水和如前描述的广泛的水处理系统，但用于透析的水仍然可能被细菌和内毒素污染[324, 325, 327–330, 344–346]，主要是水源性的革兰阴性细菌和非结核分枝杆菌。这种污染的产生是因为系统去除了通常具有保护作用的氯和氯胺，且水处理回路中的低流量和停滞点容易导致生物膜沉积。虽然非结核分枝杆菌不产生内毒素，但它们对杀菌剂的抵抗力强于革兰阴性细菌，并且可以在几乎不含有机物的水中生存和繁殖[347–350]。1984 年，在疾病控制和预防中心（CDC）的调查中，83% 的透析中心的水里都发现了非结核分枝杆菌[348]。

除了处理水以去除潜在的有害化学物质外，对水处理设备、产品水和透析液的常规消毒和监测对于优化透析水质量也至关重要[324, 327–330, 345]。由于透析器的再加工和高通量透析器的使用，在再处理过程中产品水可能与透析器内血液腔直接接触，透析期间内毒素也可能反向泄漏进入到血液腔，这样，患者可能在处理不当的产品水中接触到细菌和内毒素。因此，有必要对所有微生物（细菌芽孢除外）进行高水平消毒，并制订更严格的水质标准。2009 年，美国医疗器械促进会（AAMI）通过了国际标准化组织（ISO）透析水质量指南，建议细菌最高浓度须每毫升小于 100 个集落形成单位（CFU）、内毒素（EU）最高浓度须小于 0.25EU/ml（之前分别是 200CFU/ml 和 2EU/ml），采取行动的阈值分别为 25CFU/ml 和 0.125Eu/ml[351, 352]。除常规定期消毒外，当在定期监测中达到上述行动阈值水平时，必须对水处理设备、系统和受影响的透析机进行消毒。对于超纯透析液有着更严格的标准，包括细菌计数小于 0.1 CFU/ml 和内毒素浓度小于 0.03EU/ml[353]。一项 Meta 分析指出，超纯透析液的使用与炎症和氧化应激水平的下降、血清白蛋白和血红蛋白水平的升高及 ESA 需求的降低相关[354]。唯一一项评估超纯透析液对致死性和非致命性心血管事件的影响的随机对照试验得出的结论是其没有显著获益，但内毒素水平较常规透析液组降低 [（0.15 ± 0.22）Eu/ml][243]。尽管没有大型的随机对照试验，但由于一些潜在的好处，超纯透析液的使用可能也是可取的，如通过减少 ESA 降低透析总成本的潜力，以及随着高阻断透析膜的出现，确保水质更为必要[261, 263, 355, 356]。

被细菌和内毒素污染的水可能会导致热原性反应，其特征是先前无症状的无热性患者出现寒战、发热和低血压[324, 326, 328, 345, 357]。头痛、肌痛、恶心

和呕吐也可能出现。通常情况下，这些症状在透析 30～60min 后开始出现。发病的源头不太可能是微生物本身，因为它们太大，无法穿过完整的透析器膜。细菌热原，如脂多糖、肽聚糖、外毒素及它们的碎片反而可能引发疾病[324, 326, 328, 345, 358]。发热反应通常与透析器的再加工有关，因为受污染的水在再加工过程中直接进入血液腔[207, 357, 359, 360]。在没有重复使用时罕见发热反应，只有在透析液或碳酸氢盐受到高浓度细菌污染时才会发生。虽然高通量透析器中较大的孔径会增加反超，也会使内毒素从透析液进入血液腔，但合成膜也可吸附内毒素，从而减轻透析液处理不充分的后果[207, 324, 345]。然而，即使在没有发热反应的情况下，透析液中低水平的微生物污染也可能导致慢性炎症，表现为血清 C 反应蛋白和氧化应激水平增加，血清白蛋白和血红蛋白水平降低，以及 ESA 抵抗[354–356]，使用超纯透析液可逆转这些现象（见前述）。

(4) 水质监测：将处理不当的水用于透析可能出现潜在并发症，因此水质监测至关重要。水源水和产品水必须定期检测，以确保产品水符合重金属和其他离子污染物的标准。在美国，医疗器械发展协会（AAMI）采用 ISO 透析用水标准（见前述）。定期检测的频率取决于水源的质量、水处理系统的类型，以及为确保可饮用性而添加至市政水中的化学物质的季节变化。

为确保细菌污染低于 AAMI 标准的规定，水源、水处理系统关键点的水、产品水、透析液和碳酸氢盐溶液的样品必须每月培养至少 1 次。此外，用鲎试剂检测法（LAL）检测水中内毒素的污染程度。作为最常使用的检测，LAL 法可能无法检测到小至足以跨越低通量膜而引起发热反应的内毒素片段。使用单核细胞因子诱导试验可以改进对这些低分子量物质的检测[325, 345, 361]。

五、血液透析的充分性

（一）历史背景

1973 年，当美国医疗保险开始为每一个有就业记录的任何年龄的公民提供透析费用时，人们很少关注透析的充分性。只要患者清醒并且其他功能正常，透析就被认为是成功的。随着透析的发展和对透析预防的更多重视，人们对透析治疗的充分性提出了担忧，于是在 1974 年在加利福尼亚州蒙特利召开了一次会议，会议启动了国家合作透析研究（NCDS）[362]。由美国国立卫生研究院（NIH）赞助的首次血透充分性临床试验目标是将 BUN 平均水平从 100mg/dl 控制至 50mg/dl，最终这项研究发现了 Kt/V_{Urea} 与预后之间的密切关系[363]。随后的观察性研究反复证实，当每次透析部分清除率（用 Kt/V 表示）低于 1.2 时，死亡率更高[364–366]。另一项由 NIH 在 20 世纪 90 年代后期资助的透析剂量和充分性的对照试验（HEMO 研究）显示，每周 3 次透析，将透析器单池 Kt/V 提高到 1.3/ 次以上对透析没有益处[241]。这项研究还表明，先前报道的在非对照研究中观察到的 1.3 以上剂量的获益是受到回归至平均值和新认识到的目标剂量偏倚的影响[367–369]。未能达到目标剂量本身显然是一个风险因素，与实际剂量无关。医学界和医疗保险机构根据这些发现发布了血透充分性的指南，先后成为美国和其他国家的治疗标准[94, 370–372]。尽管往往与透析本身无关，透析人群死亡率仍持续居高，激发了人们对透析充分性及其测量方法的兴趣。本节回顾了测量透析充分性的基本原理和方法，重点介绍了溶质动力学的数学模型，临床上这些模型已在几乎所有血液透析中心有效地应用于临床。

鉴于前面关于透析充分性的讨论，将透析治疗本身的充分性（即清除多余的溶质和水）与整体的肾脏替代治疗区分开来是很重要的。临床医生须将患者视为一个整体进行治疗，如抑郁的心理治疗、贫血的管理、营养、尽量减少感染风险、心血管疾病危险因素的治疗，最重要的是，保证患者良好的生活质量。

然而，重要的是要强调患者来透析中心的主要原因，即透析本身。显然，并不是所有在肾衰患者体内堆积的化合物都能通过透析轻易地清除，如蛋白结合率高或紧密相隔的化合物。尽管透析的某些方面（如高分子量溶质通量）有可能影响肾衰竭中与透析过程没有直接关系的现象（如贫血、心血管疾病），但这些现象仍可能被视为透析充分性的一部分，显然促红细胞生成素替代治疗或甲状旁腺切除术是不能治愈尿毒症的。虽然非传统性毒素在患者预后中的作用也值得探讨[373, 374]，但维持透析中健康的最关键部分仍然是透析治疗本身。以下讨论的重点是溶质和水分的清除，为肾脏替代治疗其他方面制订的标准稍后讨论（见"维持性血液透析患者的管理"）。

（二）尿毒症：用透析逆转的综合征

肾衰竭引起的临床综合征是由于正常情况下由肾脏排泄的溶质无法排出，在体内蓄积引起的中毒状态（见第 52 章）。这些物质包括水溶性、自由滤过的溶质及与蛋白质结合的物质，这些物质可能需要肾小管的转运才能最终排泄。即使认识到了肾脏病与这一临床综合征的关系，早前两者间仍有很多未解之谜。肾脏除排泄之外的功能丢失被视为病因，因为受进食影响很大的尿量和尿液成分随病程进展变化并不明显。200 多年前尿素被发现时，研究者发现尿毒症患者血清中尿素和其他有机溶质的浓度升高，而这些正常情况下都存在于尿液中。这一发现证实了对蓄积性疾病的假设，但直到透析逆转了这一综合征，这种假设才真正得到了证实。临床医生可以确信尿毒症直接、危及生命的原因是由于小分子蓄积引起的毒性状态，因为它能被血液透析迅速逆转，血透过程就是应用半透膜清除小分子溶质（从而验证了 koch 的猜想）。

（三）测量血液透析充分性

正如在讨论血液透析的一般原则时所提到的，将测量血液中的可透析溶质水平作为评估透析有效性或充分性的方法已被测量标记溶质，即尿素的清除率所取代。清除率可以在通过透析器时瞬间测量，也可以是随时间变化的综合参数。对于自然肾功能，后者是通过收集定时尿液样本来实现的。对于间歇性的血液透析，收集透析液不切实际，因此可以利用透析前后血清尿素的变化来估算尿素清除率。每次血透治疗期间，尿素浓度降低的幅度可以转化为尿素清除率，这与负荷剂量后药物水平的降低可以用来测量药物清除率相似。将公认的药代动力学原理应用于尿素动力学，可估算尿素的清除常数（K/V），其本质上是浓度下降的斜率，用对数表示，如图 63-19 所示。K 为尿素清除率，V 为尿素的分布容积，即患者的总体液量。如果考虑透析治疗时间而忽略流体的排出和透析时尿素的生成，那么透析前与透析后 BUN 比值的对数可以简单地转换为 Kt/V（见图 63-19）。

大量体液作为透析血透治疗的一部分被去除，大量的尿素产生，尤其在长时间透析治疗中，需要更正式的尿素物质平衡模型（如图 63-20 所示）来精确测量 Kt/V。除尿素分布容积和生成的变化外，该模型还考虑到血透间期和残余肾功能（残余肾尿素清除率，K_{ru}）的影响。与透析器清除率相比，后者是一种连续清除率，在透析时对尿素清除率的影响最小，在透析治疗之间透析器清除率为零时，有明显获益。此外，如前所述，透析过程中溶质在患者体内的固存或延迟转运会导致透析后反弹（如图 63-17），可将第二个室纳入模型中，如图 63-21 所示。然而，图 63-20 所示的单室模型仍然是大多数透析中心测量透析的标准，主要是因为双室模型需要数值分析，具有复杂性，而且还因为单室模型中因忽略双室效应产生的误差可以忽略不计[185]。这 2 种模型在每周透析 3 次的情况下，对 Kt/V 的一般临床范围给出了相似的结果[185, 375]。互联网上提供了一个带有正规数值分析的双室模型，该模型可用于测量非标准化透析，如每日或夜间透析，或用于每周 3 次的长时间治疗[376, 377]。

1. 透析后浓度的重要性

准确测量透析前后的 BUN，可以有效测量透析的实际剂量（如图 63-19）。透析前取样很简单，但透析后 BUN 的变化很大，这取决于何时抽取样本（如图 63-16），当 BUN 水平较低时，测量误差更大[378, 379]。尽管在透析快结束时血尿素氮的下降速度较慢，但一旦血泵停止，BUN 水平就会迅速反弹（如图 63-16）。反弹的早期快速阶段由通道再循环和心肺循环决定。应尽量在通路相关反弹结束而心肺循环相关反弹开始前抽样。美国肾脏病与透析患者生存质量指南（KDOQI）建议将血泵减慢至 100ml/min 15s（允许通路相关反弹）或透析液停止流动 3min 后从透析器流入口抽取样本[380]。通路再循环会使透析后 BUN 降低，导致 Kt/V 假性增高，可能因为透析不充分而危及患者。若在心肺循环所致 BUN 反弹后取样，又会造成 Kt/V 假性降低。

2. 溶质的产生

除了测量透析剂量外，尿素模型还能测量 2 个独立影响患者死亡风险的参数，即尿素生成量（G）

和尿素分布容积（V）。患者体内尿素的蓄积是蛋白质分解氨基酸代谢和肾排泄功能衰竭的共同结果。尽管对尿素浓度的双重影响使任何单一测量水平复杂化，但尿素物质平衡的数学模型可以将两者分离并估算尿素分布容积。尿素生成量和尿素分布容积的升高均与患者低死亡率相关[381, 382]。尿素生成的昼夜变化对于每周透析 3 次的患者几乎没有影响，但是对于夜间透析的患者，夜间尿素生成的减少会使 Kt/V 升高而 V 降低（假设 G 是常数），从而产生明显的偏倚[383]。

血液中溶质的浓度是其产生和清除的综合效应。如果将尿毒症毒性归因于蓄积的溶质浓度（浓度依赖性毒性），以保持正常情况下血清中的低浓度，清除率（Kt/V）应充分抵消生成率才合理。然而，为证实这一关系，在 NCDS 研究中，在进食不佳的患者中减少了透析剂量，结果导致尿毒症所致的厌食症和营养不良恶性循环，最终导致研究提前中止[384, 385]。类似地，观察性研究表明，即使 Kt/V 保持不变，进食多的和肌酐产生较多的患者生存率均会提高[183, 386]。看来，饮食和尿毒症毒素的产生和消除之间的关系非常复杂且知之甚少。通过透析降低溶质浓度明显改善预后，但通过限制饮食摄入往往导致不良结局。素食或高纤维饮食可能会改变肠道菌群并减少肠源性毒素的产生[387–392]，这些尿毒症毒素往往不能通过透析充分清除。虽然改变肠道菌群或饮食可能对患者有益并减轻其他综合征，但它并不影响尿素清除率作为代表小分子、水溶性毒素的清除在评估透析治疗上的重要性。

3. 尿素容积

尿素模型本质上是测量尿素清除常数，它可以被认为是尿素在血透过程中清除的分数率（K/V）。要计算 K，必须要知道 V，反之亦然。由于规定的 K 应与实际的 K 相同，并且规定的 K 可由公式 63–5 算出，因此很容易算出 V。通常，因为可变性较小，V 是在透析后表示出来。透析间模型化的 V 的比较可以作为一种质量保证措施，其差值不应超过 15%[185, 393]。出现差异的原因包括通路再循环、透析器故障（如凝血或中空纤维污染）、血泵偏差、血液取样和测量误差[394, 395]。

研究表明，包括 V 在内的各种体型相关指标都与死亡率独立相关（图 63–22）[381, 382, 396, 397]。体型较大的患者生存率高于体型较小的患者，原因尚不

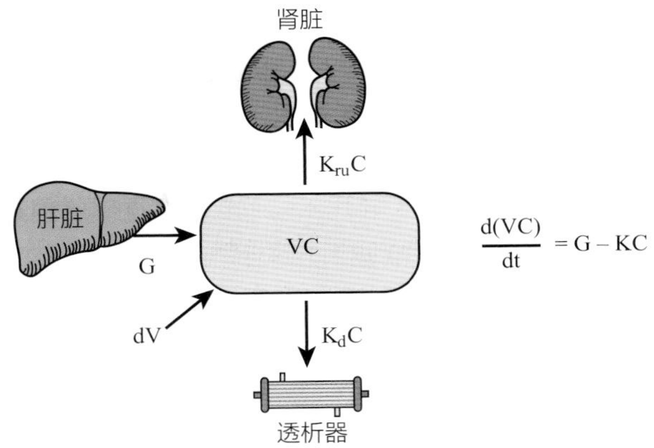

▲ 图 63–20　血液透析患者尿素物质平衡的单室模型

当患者没有进行透析时（常规血透的绝大多数时间），K_d 为 0，清除率仅由 K_{ru} 决定。V 是尿素的分布容积，即患者的总体液量。C 是尿素浓度；DV 是液体获得率（透析期间为负，透析之间为正）。透析时，总清除率（K）是 K_d 与 K_{ru} 的和。微分方程的显式解表明尿素的蓄积或清除率（dVC/dt）是产生（G）和清除（KC）的差值

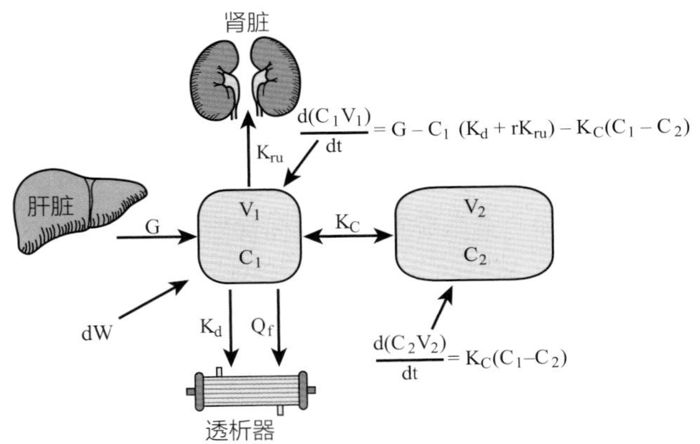

▲ 图 63–21　血液透析患者尿素物质平衡的双室模型

在图 63–20 所示的尿素物质平衡分布模型中加入了第二个室，增加了图 63–16 所示的透析后尿素浓度反弹，通常被视为更精确的模型。K_c 是室间传质系数，类似于透析器 K_0A。微分方程的求解需要数值分析，在透析中心并不常用

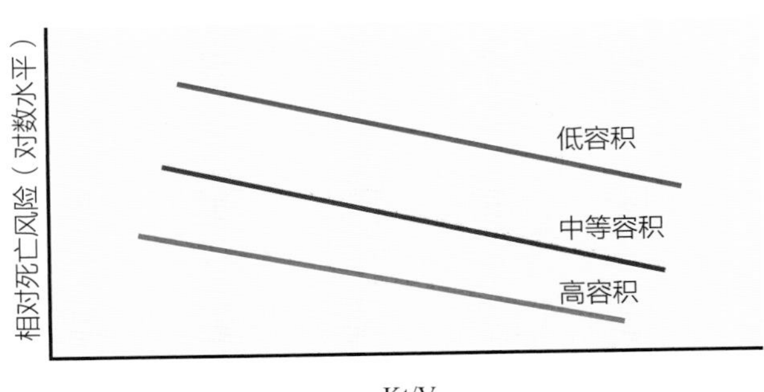

▲ 图 63–22　死亡风险与透析剂量和体型有关。血液透析患者的死亡风险随着透析剂量（**Kt/V**）的增加而降低，并可用尿素容积进一步分层。一般来说，体型偏大的患者死亡风险较低

完全清楚，可能与营养和肌肉、脂肪提供的热量缓冲有关。在 Kt/V 中，以 V 表示的体型是尿素清除率的规一化因子，体型较大的患者需要较高的清除率，因此透析不足的风险较高。

然而，如图 63-23A 所示，校正大体型对死亡率的有利影响有助于降低这种风险 [382]。Kt/V 较体型能更好预测死亡率，校正与体型相关的独立（且相反）风险使 Kt/V 更能够预测死亡率（如图 63-23B）。

HEMO 研究发现，性别对较高剂量 Kt/V 的反应可能存在与体型无关的影响。在纳入 1846 例患者的随机试验中，高透析剂量对死亡率没有影响，但当对女性患者单独分析时，发现高透析剂量可降低死亡率 [398]。与之相对的是男性，尤其是非洲裔美国男性的死亡率没有显著提高。然而，性别很难与体型分开讨论，因为两者紧密相关，尤其是关于 V 时。如果体表面积是更合适透析剂量的分母 [399]，那么当剂量以 Kt/V 计算时，女性（可能还有体型较小的男性）显然比大体型男性需要更大剂量的透析（图 63-24）[400-403]。

同样，营养不良的患者体重减轻后 Kt/V 自动增加，但仅仅是因为 Kt/V 的分母减小，与透析效果无关。较高死亡风险患者的这种透析剂量的增加可解释观察性研究中 Kt/V 与生存率之间的反向 J 形关系 [404]。虽然 KDOQI 指南关于透析充分性的最新

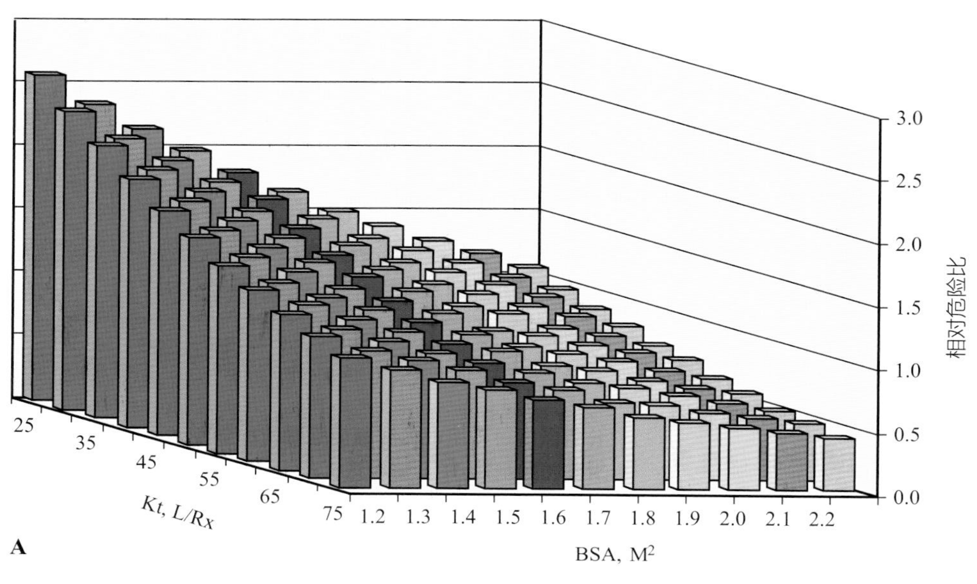

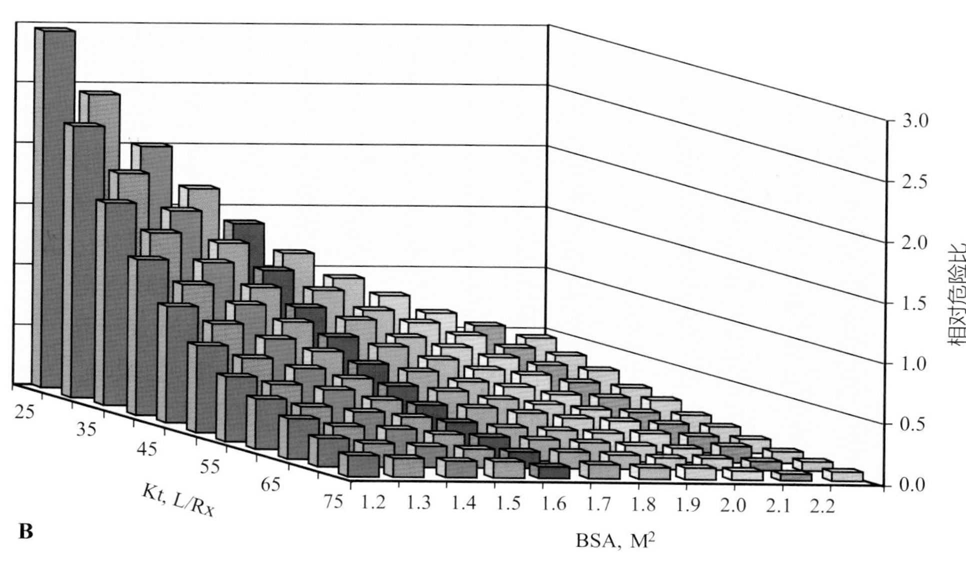

◀ 图 63-23 **死亡风险与体型和透析剂量有关**

数据来自纳入了 43 334 例患者的大型观察性研究

A. 校正病例组成后的相对危险比；B. 校正病例组成并包含 Kt 和体重指数相互作用的相对危险比。BSA. 体表面积；L/Rx. 升 / 治疗（引自 Lowrie EG, Li Z, Ofsthun N, Lazarus JM. Bodysize, dialysis dose and death risk relationships among hemodialysis patients. Kidney Int. 2002;62:1891–1897.）

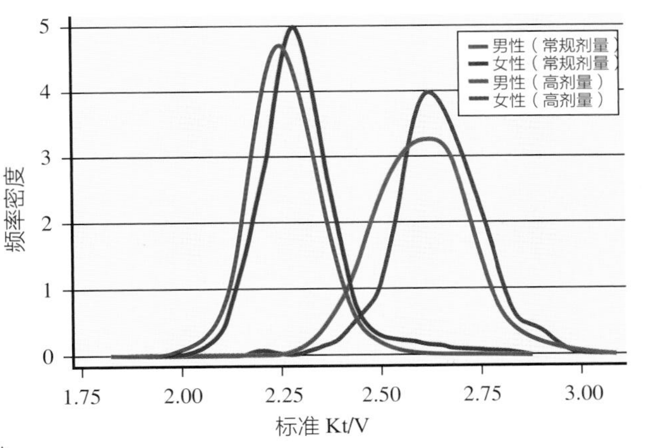

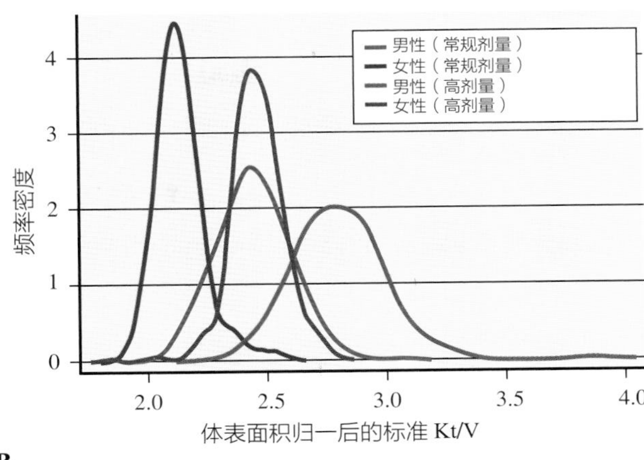

▲ 图 63-24　**A. HEMO 研究中，常规和高透析剂量患者的标准 Kt/V（按性别）；B. HEMO 研究中，体表面积归一后常规和高透析剂量患者的标准 Kt/V（按性别）。体表面积是基于对每个患者 V 值的人体测量估计值** [403, 417]

引自 Daugirdas JT, Greene T, Chertow GM, Depner TA: Can rescaling dose of dialysis tobody surface area in the HEMO study explain the different responses to dose in women versus men? Clin J Am Soc Nephrol. 2010;5（9）:1628-1636.

更新提出了用体表面积规范 Kt 的观点，但目前仍以体重（V）规范透析剂量 [380]。

4. 治疗时间

患者总试图缩短血透治疗时间说明他们在临近透析结束时会感到不适。随着体内液体和溶质被逐渐清除，肌肉抽搐、疲劳和全身不适的感觉会加重。矛盾的是，缩短治疗时间通常会加重这些症状，因为要保持体内溶质和水的平衡，就必须加快清除速度。延长治疗时间（Td）或增加透析频率有助于缓解这些症状。肾科医生和透析护士会花很多时间试图告诉患者延长血透治疗时间是有益的，但往往不成功。有时，一个延长 Td 或增加频率的临时试验足以说服患者。

虽然 NCDS 研究只表现出 Td 的边缘性显著影响，但大多数研究表明，延长 Td 与提高生存率相关 [405-408]。与 NCDS 研究一样，HEMO 研究结果未能显示延长 Td 的显著益处，但研究目的并未针对 Td，且其中的治疗时间范围有限 [241]。目前还没有针对长时间和短时间常规透析的临床试验，但前瞻性观察性研究和临床经验支持延长血透时间和放慢超滤速度 [369, 407, 409-411]。

（四）透析的替代测量方法

1. 尿素下降率

过去，美国医疗保险和医疗补助服务中心要求透析中心报告每个患者每月的尿素下降率（URR），如下所示。

$$URR=（C_0-C）/C_0 \qquad [公式 63-10]$$

其中 C_0 是透析前 BUN，C 是透析后 BUN。现在，Kt/V（使用正式的动力学尿素模型或 Daugirdas Ⅱ方程）是标准的报告度量。

URR 的优点是简单，但它是最不精确的血透测量方法。例如，随着透析频率增加，其效果随之提高，URR 却会降低。不可能增加 URR 值来显示累积的周效应，并且随着频率扩展到连续透析，URR 将变为零。URR 也会因透析间期液体的蓄积、尿素生成和残余肾功能而降低，而透析过程中超滤液体产生的额外清除并不包括在 URR 中。好的方面，除了简单，URR 与 Kt/V 呈曲线关系，如图 63-25 所示，与透析结局和 Kt/V 间关系一致。例如，如果每周 3 次，每次透析的 Kt/V 从 1.5 翻倍至 3.0，URR 仅从 0.75 增加到 0.85。

虽然有方法将 Kt/V 转换成 URR 当量 [412] 或使用溶质清除指数（一个更可靠的透析剂量指数）[413]，但这些方法并未普及。还有人试图用 Kt/V 的倒数作为一种浓度当量 [414]，目标值是低浓度而不是高清除率，但这一方法尚未得以应用，部分原因是 Kt/V 已在透析定量的实际运用中根深蒂固。URR 在数学上是不精确的，因为它是透析后与透析前 BUN 值的比值（$URR=1-C_{透后}/C_{透前}$），而不是透析

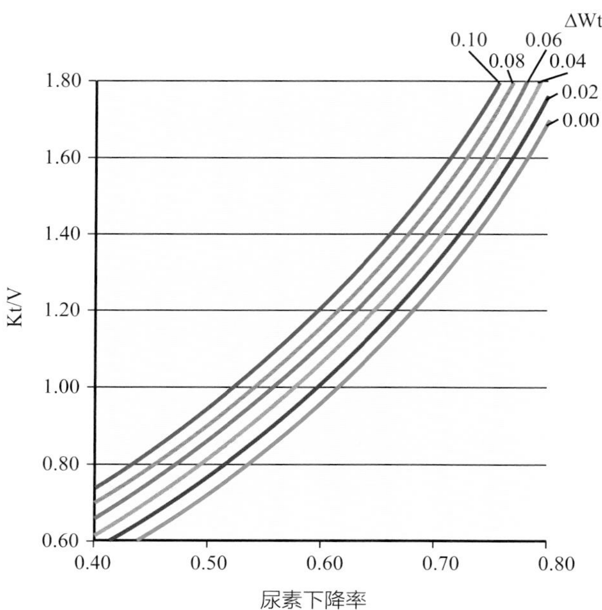

▲ 图 63-25 **尿素下降率（URR）与 Kt/V 的曲线关系，以透析中超滤程度分层**

当透析超滤液（ΔWt）从体重的 0% 增至 10% 时，URR（见文中）下降，而 Kt/V 升高。后者更恰当地解释了超滤引起的清除率的增加。曲线是从正式的尿素建模中导出的

前与透析后的比值。然而，它与小分子（有毒）溶质浓度的相关性比 Kt/V 更好，而且与透析结局之间更具有线性关系。

2. 电导清除率

如前所述，小分子（可以透析）溶质的平均清除率可以通过测量透析前和透析后 BUN 水平得到。小分子溶质的瞬时清除率也可以从透析器的入口和出口 BUN 计算出来，但也可以通过测量透析液浓度突变前后的电导率变化（电导清除率）得到[415, 416]。由于透析液中主要的导电离子是钠，所以电导清除率主要是钠离子清除率的一种度量，它与尿素清除率几乎相等。这种方法需要在透析期间多次测量以获得均值，且需校正心肺再循环的影响，但它的优点是不需要血液标本，结果当时就能得到，因为所有指标都是通过监控透析液电导率的机器测量的。这种清除率以每分钟多少毫升表示，且须用 V（相较 Kt/V）或体表面积的估算值来校正体型[399, 400, 417, 418]。体表面积作为测量值分母更符合肾脏自然清除特征，并可能减少或消除前述由性别造成的潜在误差[397, 401, 403]。

（五）血液透析和腹膜透析剂量的比较

以 Kt/V 表示的腹膜透析的最低推荐周剂量为 1.7（见第 64 章关于腹膜透析充分性的讨论）。与此相比，血透患者每周累积剂量为 3.6（每周 3 次，每次 1.2）。尽管血透最小剂量是腹透最小剂量的 2 倍多，但即使校正腹透患者较低并发症后，血透结局也与之相似甚至更好[419-421]。此外，溶质动力学分析表明，透析效果随透析频率的增加而提高（图 63-26）。这些结果，加上强度更大或时间更长的间歇性透析并无获益或很少获益，可以得出间歇性透析比持续性透析效果差的结论，并激起了血透连续、等量清除率的定义。

（六）标准清除率及标准 Kt/V

后来产生了等价的连续尿素清除率表达式 G/TAC[185, 422]，其中 TAC 是尿素的时间平均浓度，更深刻的校正后定义为“标准 K”和“标准 Kt/V”[413, 423]。后者将清除率重新定义为透析前浓度的去除率，更加强调透析前尿素氮水平是尿毒症的危险因素。由于透析前尿素氮水平始终高于平均尿素氮水平，因此标准 Kt/V 始终低于连续尿素清除率，与连续性腹透的分数清除率相当。尽管定义略显随意，但剂量与 PD 相符引起了人们对标准 Kt/V

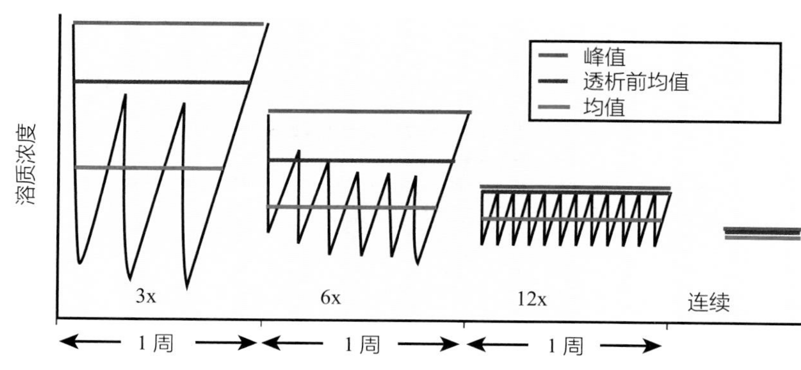

◀ 图 63-26 **透析频率对溶质浓度峰值和均值的影响**

低 K_c 条件下溶质的双室动力学模型预测，尽管每周透析器滤过率 × 透析时间（Kt）没有变化，但随透析频率的增加，溶质浓度的峰值和均值都显著降低

（stdKt/V）作为与透析频率无关的透析剂量表达式的兴趣。考虑到增加透析频率可以提高透析效果，越来越多的人对每周大于 3 次血透的临床应用感兴趣，这就产生了对量化的需求。对于处于尿素平衡、物质平衡（产生等于清除）、按任何治疗方案透析的患者，stdKt/V 定义如下所示。

stdKt/V= 尿素清除率 / 峰浓度 =G/ 平均透析前 BUN　［公式 63-11］

其中 G 是由尿素模型推导出的患者尿素生成率。KDOQI 指南要求 stdKt/V 不低于 2.0/ 周，显著高于腹透最低剂量，在缺乏透析频率对照试验的情况下被认为是安全的 [181]。基于 spKt/V[424] 计算标准 Kt/V 的显式数学公式大大简化了计算，随后的改进考虑了透析期间超滤和患者残余的肾脏自然清除的影响 [425]，如下所示。

$$stdKt/V=\frac{10080[(1-e^{-eKt/V})/t]}{[(1-e^{-eKt/V})/eKtV+(10080/Nt)-1]}$$
［公式 63-12］

这里 Nt 是每周透析治疗的次数。

由于尿素相对无毒，峰值水平可能不介导尿毒症毒性，因此，应用除尿素外的溶质产生了另一种非频繁血透效率较低的解释。考虑了溶质间相隔作用的双室模型给出了与 stdKt/V 值相符的平均清除率公式 [426]，如图 63-27 所示，为 stdKt/V 在规律透析患者中的临床应用提供了进一步的理论依据。

（七）夜间血透和家庭血透

夜间血透是一种替代每周去 3 次透析中心的血透模式。顾名思义，透析是在夜间进行的，通常是在患者睡觉时。夜间透析可以在透析中心进行，每周 3 次，主要优点是将每次透析治疗时间延长至 6～8h。观察性研究发现，应用夜间透析模式的患者左心室质量和骨矿化指数更佳，生活质量也得到改善 [427, 428]。

家庭血透可以在患者清醒时每次治疗 2～4h，每周 5～6 次，在降低花费和患者负担的同时提供更频繁的血透治疗 [429–433]。夜间家庭血透是家庭血透的一种变化形式，每次治疗时间更长，每周可能需透析 3～4 次。更频繁和（或）更长透析时间治疗的好处包括患者在白天可以自由地进行正常生活

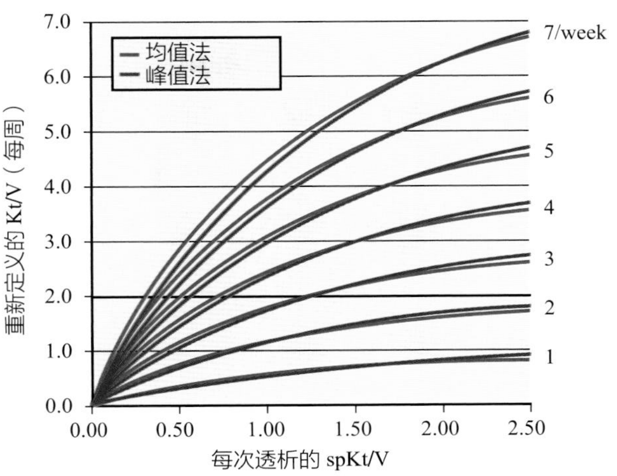

▲ 图 63-27　**增加透析剂量与透析频率对有效清除率的影响**
虽然在水平轴上以单室 Kt/V（spKt/V）表示的透析器清除率增加，在垂直轴上以“标准 Kt/V”表示的有效清除率却趋于平稳。随实际剂量增加，2 种不同的溶质动力学模型均显示下降趋势。只有增加透析频率可以显著提高透析清除率

活动，不受透析及其相关症状的约束。研究表明，这种透析模式使患者血压、营养、耐力和健康相关生活质量得到改善，这可能因为是这类患者比去透析中心规律血透的患者有着更高的自身和时间上的要求 [430, 434, 435]。对照试验证实，左心室质量、血压、对磷结合剂的需要和生活质量的一些方面都有改善 [434, 436–438]。然而，招募患者进行家庭血透的培训很困难，需要更多血管通路的干预，一项研究显示夜间血透患者的残余肾功能下降得更快 [431, 437–439]。观察性研究发现家庭血透与血透中心有着相似的患者生存率及透析成功率 [440]。

（八）每日短时透析

如前所述，患者常常想缩短 Td，但如果与增加透析频率结合，透析效果可能会得到改善，如图 63-27 所示。每日短时透析的对照研究显示它可以改善心脏肥大、健康相关的生活质量和心功能 [434, 436, 437]。关于每日短时透析的研究提示该透析模式可以降低透析期间体重增加和透析前血压，但当透析间期缩短至每周 3 次透析的近 50% 时，这种变化在意料之中。一项由美国国立卫生研究院（NIH）赞助的每日透析中心透析研究是目前最大的相关随机对照试验。该研究显示，与传统的每周 3 次透析相比，患者左心室质量减少，自述身体健康状况改善，透前血清磷酸盐浓度和收缩压降低 [437]。

然而，该试验未能证明在生存率、住院率、透析前血清白蛋白水平（营养和炎症的标志），或减少控制贫血所需的促红细胞生成素剂量方面有所改善。

（九）自然肾功能

小分子溶质的清除率是透析器功能的主要指标，患者残余肾脏对同样溶质的清除也可增加小分子溶质清除率。除了间歇性透析患者（2 种清除率不会同时存在），2 种尿素清除率（K_d 和 K_{ru}）的增加似乎是合理的。因为如前所述，连续清除率比间歇清除率更有效，所以需要在 2 次清除率相加之前进行调整，包括扩大 K_{ru} 或缩小 K_d。如前所述，转换为 stdKt/V 有效地将 K_d 缩小到相当于连续清除的程度，从而允许简单的添加。如公式 63-12 测定的 stdKt/V 为 2.2/ 周，肾脏自然尿素清除率为 4ml/min，患者尿素分布容积为 35L，两者相加可得到连续尿素清除率，如下所示。

2.2/ 周 ×[35 000 ml/（10080 min・周）]+4ml/min
=11.6ml/min　　［公式 63-13］

4ml/min×[10080 min（周・35000 ml）]+2.2/ 周
=3.4 每周 stdKt/V　　［公式 63-14］

如果透析器 stdKt/V 是通过正式尿素模型确定的，那么在用透析前和透析后 BUN 计算 stdKt/V 时，必须注意避免 K_{ru} 的缩小[425]。另外，像 Gotch 及其同事最先描述的那样[440a]，K_{ru} 也可以加到 K_d 中，随后 KDOQI 指南进行了概述[181]。

残余肾功能的生存优势远远超过与透析相关的尿素清除率[440b]。尽管疾病对患者肾脏几乎造成了完全的破坏，但残余肾仍然帮助排泄很难通过透析排出的溶质，这有助于维持水盐平衡并提供部分合成功能[178, 440c, 440d]。近期研究表明，残余肾功能的持续时间可能比人们认识到的要长，用血透来补充 K_{ru} 可能会减缓其衰退[440e]，而在许多血透患者中仍未在透析处方中考虑 K_{ru}[440f]。因此，保护 K_{ru} 是肾脏替代治疗的一个重要目标。

六、透析处方

（一）血液透析目标

血液透析的目标是替代肾脏的排泄功能。为了实现这一目标，血液和透析液在透析器半透膜两侧向相反的方向（逆流）流动循环（如图 63-12），多余的溶质如钾、尿素、磷从血液进入透析液，而碳酸氢盐和钙从透析液进入血液。透析液中溶质的浓度反映了正常情况下肾脏在体内维持的浓度（如表 63-6）。另一个目标是通过跨半透膜的流体静压梯度来实现超滤，清除体内多余的液体（参见“透析液回路”）。

每个患者溶质和液体的积累速度不同，取决于自身营养、代谢、饮食状况。因此，血透处方必须实现个体化才能达到血透目标。框 63-1 中列出了临床评估后需个体化的血透处方的组成成分。

（二）血液透析时长和频率

包括尿素在内的溶质清除率都可以通过延长透析时长或增加透析频率而得到提高。优化血液和透析液流动效率、选择大溶质转运面积系数的透析器，可以延长透析时间，增加溶质清除率。然而，由于扩散性的溶质清除率取决于其在血液中的浓度，溶质清除效率随透析过程逐渐下降，导致总清除率的反弹，因此建议血透时间超过 4～5h（见“血液透析充分性”）。相反，如果透析时长小于 3h，会使间歇期影响增加，加剧溶质失衡（见“透析器与全身清除率”及图 63-18），像 β_2- 微球蛋白这类分子量较大、需要更长时间才能清除的溶质，它们清除率的降低会使超滤（UF）率增加，并且增加低血压和心肌顿抑的风险[12, 211, 212, 441-446]。增加血透频率可减少溶质浓度下降的影响并改善清除率，但会增加费用、资源、血管通路功能障碍，并可能导致患

框 63-1　透析处方的组成成分

- 透析时长
- 频率
- 血管通路
- 透析器（膜、结构、表面积、灭菌方法）
- 血流速率
- 透析液流动速率
- 超滤速度
- 透析液成分（表 63-7）
- 抗凝血药
- 透析液温度
- 透析中用药

者和护理人员倦怠[12, 32, 441, 442, 445–449]。

提高血透时长和频率的其他好处包括优化容量稳态和高分子量的、相隔的或与蛋白结合的溶质清除率增加（见“血液透析充分性”）[32, 441, 442, 448, 450–456]。提高血透时长和频率可以延长体内蓄积液体的清除，减少透析过程中如恶心、呕吐、痉挛和低血压的现象（见“维持性血液透析的并发症”），改善透析过程中的疲劳、血压控制和心肌顿抑[436–438, 457, 458]。像磷酸盐这样与其他溶质相隔的溶质就有更多时间在不同容积的腔室之间平衡，从而总清除量更多，血清中浓度降低。更频繁的透析可以降低每周 3 次血透患者在长血透间期末尾的较高心血管疾病的发病率和病死率[451, 458–461]。规律血透网络（FHN）试验室目前比较血透中心每周 3 次和每周 6 次透析的规模最大的随机对照试验证实，增加透析频率可以改善患者血压和血磷水平，降低左心室质量和左心室舒张末期容积，降低死亡率的同时改善自述健康状况[437, 457]。然而，透析频率增高并没有显著改善患者认知功能、抑郁症状、血清白蛋白水平和 ESA 使用情况。FHN 和加拿大的研究比较了频繁夜间血透和每周 3 次血透，由于纳入人数较少，只证明了对血压和血磷控制有益，可能对左心室质量有益[436, 438]。由于延长血透治疗时间或增加血透频率会增加成本和负担，同时考虑到频繁血透对血管通路操作的不利影响，以及（在小规模夜间试验中）对残余肾功能的影响[439, 447, 449]，并没有被常规采用。目前美国常用血透方案是每周 3 次，每次 3～4h[441]。延长血透治疗时间或增加血透频率常用于体型较大、严重高血压患者对最大剂量降压治疗无效，或那些容量超负荷和因血透中低血压影响清除液体的患者。目前美国人平均血透治疗时间约为 3.5h，其中女性约为 3.25h，男性约为 3.75h(男性体型通常较大)。延长每次透析治疗时长或增加一次血透或超滤以减少血透间期可以帮助每周透析 3 次的患者维持健康，相对每日或每周 5～6 次透析也可减少一定风险[441, 442, 449]。

（三）透析器的选择

选择透析器时，关键考虑几个因素：①溶质清除能力；②液体清除能力；③透析膜与血液成分相互作用性或生物相容性[209]。理想的血液透析膜应对低、中分子尿毒素具有高清除率、超滤充分、高生物相容性、血室容量小等特点，以最大限度地提高血透效率，减少透析过程中的不良代谢和血流动力学影响。

尿素是最常用于评估透析器溶质清除特性的溶质，因为它与透析充分性的动力学模型相关（见前述）。临床实践中，采用衍生自工业的对低、中分子量溶质的体外透析清除测定。Gibbs–Donnan 效应、溶质在膜上被吸附、溶质与蛋白结合及溶质间的聚集在体外透析器的清除率测定中未被考虑，在体内清除率会低一些。溶质的扩散和对流清除率之间的变化关系使测量不同透析器溶质清除率变得更加复杂。分子量 > 300 Da 的溶质比 < 300 Da 的溶质（如尿素和钾）扩散清除率小，可能主要依靠对流清除。对于透析间期体重增加较多的患者，每次透析需要更多的超滤，简单地比较体外扩散性溶质清除率可能会造成误导。

选择血液透析器另外要看其超滤系数，代表透析器清除液体的能力[单位是 ml/(min・mmHg)]。与溶质清除率一样，制造商用体外试验来确定透析器型号的超滤系数。体内值的变化可能高达 10%～20%。

如前所述，透析器膜最具惰性和生物相容性[210, 213–216]，与合成膜在激活凝血级联和血液有形成分方面能力不同，但合成膜的生物相容性也各不相同[217, 462, 463]。除了生物相容性和细胞因子释放的问题，活化的凝血酶被吸附在透析器膜上，为血小板黏附和凝血酶沉积提供了场所[464]。透析器是否容易形成血栓可能是选择透析器的另一重要因素，特别在透析时无法使用抗凝血药的情况下。目前还不清楚与肝素结合的透析器是否会降低无肝素透析期间血栓形成的发生率。一项随机交叉试验显示，与肝素结合的透析器在预防血透凝血上优于盐水冲洗和输注[465]，但也有研究发现其与盐水冲洗或使用聚砜膜凝血风险相近[466, 467]。

选择血液透析器时，另一个需要考虑的是其是否可重复使用，因为在再处理透析器时使用的化学物质可能会破坏一些膜[207]。漂白剂常用来去除膜上的蛋白，改善透析器的外观，但反复使用可能会使一些合成膜的孔径变大。这导致每次透析中丢失血浆蛋白，与肾病患者漏蛋白相似。高温消毒可能会导致透析器头出现裂缝。

（四）血液和透析液流速

透析液和血流互相逆流使两者在透析器内的浓度梯度达到最大（如图 63-12A 和表 63-5）。当流动方向相同（共流）时，小分子溶质清除率减小约 10%。增加透析液流量（Q_d）可以减少废物在透析液中的堆积，血液和透析液之间溶质梯度更高，更易扩散。Q_d 值升高也使透析液的边界层和流动效应降低。膜上流动的透析液会附着在膜上，形成一个未搅动的层或边界层，使膜上扩散速度降低[214, 468]。透析液也倾向沿着阻力最小的路径或通道流动（流动效应），导致流动不均匀，绕过膜的部分区域。当透析液流量增加或膜表面产生湍流时，未搅动层变薄，流动通道缩小[469]，K_0A 增加[470]，这种作用在体外更为明显[471, 472]。正因为如此，当透析器血流量（Q_b）为 350～500ml/min 时，Q_d 值从 500ml/min 增加到 800ml/min。随着血液透析器技术的进步，中空纤维的形态发生了改变，插入了惰性间隔纱，流动通道和未搅动层减少，透析器的性能得到了进一步的提高[205, 473]。使用这些新的透析器，将 Q_d 增加到 600ml/min 以上时，尿素、磷酸盐和 β_2-微球蛋白的清除率增加很少[474, 475]，但仍可能对蛋白结合溶质的清除率产生显著影响[476, 477]。

透析器血流量（Q_b）由滚柱泵驱动，根据血管通路的类型不同通常在 200～500ml/min 波动。血流量影响溶质清除效率（见表 63-5）。随着 Q_b 增加，膜上的溶质每分钟都在增加，溶质清除随之增加。随着 Q_b 增加到 300ml/min，尿素清除率急剧升高，但随着 Q_b 增加到 400～500ml/min，清除率升高幅度较小，这是由于中空纤维内部的流动阻力和湍流增加，导致非线性流动，清除率降低。与透析液不同的是，由于中空纤维的几何优势、红细胞的洗涤作用及 Q_b 的方差较小，血液的边界层和流动效应不明显。如前所述，因为扩散跨膜有限或与蛋白结合，与其他溶质相隔或与蛋白结合的溶质清除较慢，它们的清除更依赖于时间而不是流量[440d, 441, 442, 454–456]。

（五）抗凝

透析过程中血液凝固会导致患者失血，并因透析器表面积减少而影响溶质清除[479, 480]。为了防止凝血，抗凝血药通常在透析前通过蠕动泵或注射泵泵入血液循环。

肝素是血透中最常用的抗凝血药，在透析起始时注入（固定剂量 1000～5000U 或依据体重 50U/kg），然后连续输注（1000～1500U/h）至透析结束前 15～60min，或根据需要在透析过程中间断性输注[479–483]。单剂抗凝的缺点包括护理时间延长和抗凝血药使用过量或不足。对于有出血风险的患者（如表 63-8），更适宜采用低剂量肝素（首剂 500～1000U，随后 500～750U/h）、局部抗凝、包覆肝素的透析器或无抗凝透析[479, 482, 483]。

局部抗凝中，抗凝血药在透析前注入管路动脉端，然后透析后向静脉端注入中和剂。局部枸橼酸盐抗凝是紧急透析的常用方法，以枸橼酸盐为抗凝血药，钙为中和剂，透析液中不含钙[482–485]。枸橼酸盐与血液中的钙结合，钙是凝血级联反应的重要辅助因子，从而抑制透析器中的凝血。透析后输注钙可以恢复凝血功能。以肝素为抗凝血药、鱼精蛋白为中和剂也可实现局部抗凝[486, 487]。这两种方法都需要很多人力，若医护人员缺乏经验容易出错，使用枸橼酸 – 钙或肝素 – 鱼精蛋白组合时，需要频繁监测钙离子或活化部分凝血活酶时间。枸橼酸抗凝中如果钙补充不足容易导致低钙血症或因枸橼酸被代谢诱发代谢性碱中毒[483–485]。但代谢性碱中毒在间歇性短时间血透中可能不是问题[484]。由于肝素的半衰期比鱼精蛋白长，所以在局部肝素化的透析结束后，抗凝效果可能会出现反

表 63-8　高出血风险血透患者抗凝使用指南

血透抗凝	临床状况
无抗凝或局部抗凝	• 活动性出血 • 出血风险大 • 凝血功能严重障碍 • 近 7 天进行大手术 • 近 14 天进行颅内手术 • 近 72h 进行内脏活检 • 心包炎
低剂量肝素	• 大手术时间超过 7 天 • 内脏活检时间超过 72h • 小手术前 8h • 小手术后 72h 内
低剂量肝素或无抗凝	• 大手术前 8h

弹。由于需要密切监测并且有出现严重并发症的风险，局部抗凝通常不用于门诊透析，更多用于重症监护病房的持续性肾脏替代治疗。然而，如果能够完善简化治疗方案，枸橼酸局部抗凝可能在门诊治疗中变得更加可行、可取，因为与肝素相比，枸橼酸可减少炎症、降低出血风险，并因透析器中凝血减少而使清除率增高[485, 486, 489–492]。目前，低剂量肝素和无抗凝血药血透仍是门诊患者最常用的方法。

在无抗凝血药透析期间，几种策略可有助于防止凝血，例如：①透析前用含肝素的盐水冲洗管路；②使用不易产生血栓的透析器；③透析期间每 30min 用 100～200ml 生理盐水冲洗一次管路；④避免经通路输血或输注血小板；⑤保持高血流量，以减少血液在中空纤维中的淤积；⑥尽可能限制超滤，因为中空纤维中的血浓度会增加血栓形成的风险。对于处于高凝状态的患者，或者在血流量不能更高和超滤不能减少的情况下，这些措施不太可能阻止凝血。因此只剩下枸橼酸局部抗凝或使用肝素涂层的透析器，尽管肝素涂层的透析器在减少透析器凝血方面可能不如枸橼酸盐[467, 493]。

替代抗凝血药包括低分子肝素（LMWH）、水蛭素、前列环素、硫酸皮肤素和阿加曲班[480–483, 494–501]。其中，低分子肝素在欧洲的应用更为广泛[483, 496–498]，其他抗凝血药因为使用的复杂性、费用、缺乏足够经验，以及与肝素的等效性尚未广泛使用。对于罕见的肝素引起的血小板减少症患者，来匹芦定、比伐卢定、阿加曲班和枸橼酸可作为替代抗凝方案[483, 501–503]。最后，在透析液中用枸橼酸代替醋酸可能会增加肝素的效果，改善清除率，提高透析液的重复使用，可能是凝血减少的缘故，但可能会增加抽搐和低血压的风险[504–507]。

（六）透析液成分

透析液的组成对实现理想的血液净化和体液、电解质的稳态至关重要[508–511]。为了达到这些目的，透析液中含有框 63–1 中列出的与血浆浓度相近的溶质。在透析液中添加电解质和葡萄糖可降低或消除其浓度梯度，并防止透析过程中的过量清除。钾几乎总是个体化；钠、钙和碳酸氢盐的浓度也可能是个体化的，尽管在透析液的集中生产分配时，它们可能针对大多数患者的情况进行了标准化（表 63–7）。因为透析液中的葡萄糖浓度与血浆相当，渗透压不像腹膜透析那样驱动液体排出。

1. 钠

由于钠是细胞外液体张力的主要决定因素，透析液钠浓度会影响血透过程中的心血管稳定性。历史上，透析液钠浓度一直低于血钠浓度（130～135mEq/L），以促进透析过程中钠的扩散，防止透析间期高血压、过度口渴和透析间期体重过度增加[297–299]。然而，随着高通量透析器的出现，溶质清除效率更高，头痛、恶心、呕吐、癫痫、低血压和抽搐却更常发生，原因可能是低钠透析液[297–299, 310, 508]，但更有可能是透析液基础来源是醋酸（见下文）。这促进了透析液钠浓度的逐渐增加，首先是与血浆相当，然后高于血浆，上述症状从而得到改善[297–299, 310, 508]。但故事到这儿又有了反转，一些研究（虽不是所有研究）证实高钠透析液造成患者烦渴多饮、体重增加、血压升高，导致人们反过来主张降低透析液钠浓度，并放弃在大多数患者中使用钠模型或“慢加速”（见前文）[297–299, 301, 302, 306, 313, 508, 512, 513]。

然而，一些研究表明高钠透析液可能降低透析前血清血钠较低的患者的死亡率[301, 302]。目前关于透析液钠最佳浓度的争论和不确定性是由于多种混杂因素造成的，如缺乏随机对照试验、透析液钠输出与处方相比不准确、饮食钠摄入量和尿钠排泄的差异、不同的组织的钠储备（影响血管硬化程度）、不同的透前血浆渗透压（透析中可能因为血浆渗透压降低，而不是血钠水平降低，而导致低血压）[297–299, 307–310, 514]。这些相互矛盾的数据表明，一种模式并不适合所有人，所以人们对个体化策略的兴趣日益浓厚。虽然计算机控制的生物反馈系统利用电导率将血浆钠水平降低到 135mEq/L 可能会带来额外好处，如减少细胞外水潴留、改善血压、降低透析间期体重增长，也不影响血流动力学稳定性，但这些方法复杂性增加，需要工作人员花更多的时间[297–300, 310, 513, 515]。一个合理的选择可能是经验性使透析液钠浓度恒定在 136～138mEq/L，或使透析液钠浓度与透析前平均血清钠浓度一致，因为许多透析患者往往是低钠血症[297–299, 305, 315]。

2. 钾

与钠不同，3000～3500mEq 的钾中只有 2% 分布在细胞外。虽然 ESRD 患者结肠内钾的排出量是正常人的 3 倍，约占饮食摄入的 30%，但剩余的钾仍在透析间期积累，可能危及生命。透析液钾浓度低于血浆钾浓度，在透析过程中主要依赖浓度梯度扩散作用实现体内多余钾的清除[269, 508, 510, 515, 516]。然而，钾从细胞内流至细胞外通常比钾流至透析液的速度慢，使用高碳酸氢盐浓度透析液和（或）碳酸氢盐浓度梯度较大会使钾向细胞内转移，造成透析过程中显著低钾血症，而透析后 3～4h 后血钾浓度会反弹 30%[511, 516–518]。危及生命的低钾血症通常发生在透析的前 2h，透析前高钾血症使钾清除增加及血钾急剧下降，导致心肌膜电位超极化，QT 间期延长，心室晚电位升高而发生心律失常[508, 510, 511, 516, 518]。

降低透析期间低钾血症和透析后血钾反弹的风险更复杂，因为即使透析处方相同，但患者之间（≤ 70% 变异性）和不同透析治疗之间（≤ 20% 变异性）的钾清除效率差异很大[519]。钾在细胞内分布导致了分布体积的不同，即全身钾含量越大，分布体积越小，透析时钾浓度的下降幅度越大。透析过程中，酸中毒的改善、透析液葡萄糖刺激胰岛素释放、血流动力学变化引起儿茶酚胺的释放、血浆张力的下降都有利于钾离子向细胞内转移，从而降低了钾离子清除的梯度[508, 510, 511, 516, 518]。这些因素在不同的患者中出现的程度差别很大。

几项大型流行病学研究试图阐明不同透析液钾浓度相关的风险[461, 520–522]。透析前的最佳血钾水平为 4.6～5.3mEq/L[521]，营养不良导致低钾血症会致命，若透前血钾高于 5.6～6mEq/L 会诱发致死性心律失常。透析液钾浓度低于 2mEq/L 或 3mEq/L 时猝死风险升高，尤其当患者透析前血钾浓度低于 5mEq/L 时[461, 522]。近期 DOPPS 研究发现透析液钾浓度为 2mEq/L 或 3mEq/L 在猝死风险上无明显差异，由于人群太小无法获得透析液钾浓度低于 2mEq/L 的结论，这可能也反映出基于之前研究临床实践已经发生变化[520]。尽管一些研究表明对于高钾血症患者，低钾透析液会对生存有益[461, 521]，但其他研究发现，即使对于透析前血钾水平高于 6.5mEq/L 的患者，低钾透析液也无法显著改善生存率[520, 522]。此外，透析液中较低的钾浓度似乎对透前血清钾的影响不大，因为透析之间有 2～3 天的间隔[520]。根据每位患者自身情况，个体化调整透析液钾浓度，可能才是平衡透析前高钾血症所致死亡率和透析中低钾血症所致猝死的关键[510, 511, 516]。

处方所开透析液钾浓度是根据透析前血钾水平和前述情况所制订的[510, 511, 516, 518]。血钾水平迅速下降会增加透析中和透析后猝死的风险，因此不该使用不含钾的透析液。大多数患者应选择钾浓度为 2～3mEq/L 的透析液。由于饮食、药物、溶血、组织分解、分解代谢或消化道出血，导致全身钾含量增加的患者可能需要较低的透析液钾浓度。然而，1mEq/L 的透析液钾浓度只适用于如下情况，即尽可能限制饮食并且停止所有干扰醛固酮产生和胃肠道排除钾的药物 [如 ACE 阻滞剂，血管紧张素受体阻滞剂（ARB），醛固酮拮抗剂] 后，仍然有心律失常和死亡的高风险。特别注意的是，服用地高辛的患者透析液钾水平必须至少是 2mEq/L，因为透析前血钾水平低于 4.3mEq/L[523] 和透析中的低钾血症更容易发生地高辛中毒和死亡。钾模型中，在每次透析过程中透析液钾浓度逐渐下降，从而保持血液和透析液间钾浓度梯度恒定，可以优化钾清除率并使心律失常的风险最小[508, 510, 511, 516, 524]。然而，使用这种方法的经验和数据很少，还包括了用心电图检测复极化异常（如 QT 间期延长或 QT 离散度）作为猝死替代指标的小型研究。它们作为替代指标的有效性在心脏病学文章中受到质疑[525, 526]。尚需随机对照试验解决这一问题。

口服聚磺苯乙烯来控制高钾血症仍然存在争议，尽管 DOPPS 研究表明它可能是安全有效的，仅与 IDWG 增加和血清碳酸氢盐和磷水平升高相关[527]。新型降钾口服药 patiromer 和环硅酸锆钠现已问世，可能对解决高钾的难题有所帮助[528, 529]。

3. 钙

历史上，ESRD 患者通过高浓度钙透析液 [3～3.5mEq/L (1.5～1.75mmol/L)] 来控制甲状旁腺功能亢进，防止钙和骨矿物质流失[510, 511]。然而，服用含钙的磷酸盐结合药和维生素 D 类似物导致血透患者更容易出现高钙血症，也可能加速血管钙化，因此 KDOQI 委员会建议将透析液钙浓度降低至 2.5mEq/L（1.25mmol/L）[530]。相比之下，国际指南推荐的浓度是 2.5～3mEq/L（1.25～1.5mmol/L）[530]。不同观点反映出对透析患者钙平衡的理解有限[510, 511, 530–532]。回顾性和小型随机研究表明，2.5mEq/L 是透析液钙浓度的分界点，尽管患者间存在很大差异，透析液钙浓度低于 2.5mEq/L 时钙从患者体内清除，透析液钙浓度高于 2.5mEq/L 时透析过程中钙会转移至患者体内[510, 511, 531, 532]。透析液钙浓度从 3～3.5mEq/L 降至 2.5mEq/L 或更低时，患者血钙水平下降，甲状旁腺激素浓度升高，骨转化水平（无动力性骨病）和血管钙化得到改善，尽管其他研究报道透析液钙浓度较低时血管钙化无变化或恶化[532-540]。血管钙化通过测量主动脉及冠状动脉钙化程度、动脉硬度、颈动脉内膜中膜厚度和颈、股动脉搏动波压力来评估。由于使用钙结合药、维生素 D 类似物和钙受体激动剂会影响钙平衡和血管钙化，这些研究均未涉及透析过程中钙的平衡。

透析液钙浓度也可能通过降低血钙浓度影响透析中的血流动力学稳定性，导致左心室收缩力受损和周围血管收缩[508, 532, 541]。透析液钙浓度低于 2.5mEq/L 或血清与透析液间钙梯度过大会增加透析中低血压的风险，患者心肌顿抑和猝死的风险也可能升高。使用高碳酸氢盐浓度的透析液可能会加剧透析中低血压，因为透析中 pH 升高会降低钙离子浓度，并影响透析液钙与浓缩物的比例[510, 511, 532]。

血管钙化和透析中低血压是否或如何与发病率和死亡率相关尚不清楚。不同研究发现使用低钙 (≤2.5mEq/L) 透析液患者结局大有不同，包括因充血性心力衰竭住院风险增高、生存期延长、生存期无明显差异及猝死风险增加[533, 535, 537, 541]。这些研究大多规模较小，最大的一项研究纳入 43 000 多例患者，但为回顾性病例对照研究，可能存在残余混杂[541]。磷（P）是一种可能导致血管钙化的潜在混杂物，但在透析液钙的研究中尚未得到充分重视。患者用 3mEq/L 钙浓度透液时，透析前和透析后血钙、血磷水平分别为 Ca 2.1mmol/L、P 2.5mmol/L 和 Ca 2.4mmol/L、P 1.5mmol/L，用这 2 种钙、磷水平培育大鼠主动脉环，可发现血管钙化加剧。若使用中性钙熔剂的透析后血清水平（Ca 2.1mmol/L；P 1.5mmol/L；钙没变但磷降低）来培育大鼠主动脉环，则不会出现血管钙化加剧的现象[542]。

考虑到透析前钙浓度的复杂性和可变性，个体化透析液钙浓度可能是更好的方法。易发生低血压或有猝死风险的患者将透析液钙浓度增加至 3～3.5mEq/L 时会获益，但高钙血症、血管钙化和骨转化降低的风险增加[510, 511, 532]。在一个考虑了上述多种因素的钙动力学模型出现可用来指导最佳透析液钙浓度前，较为合理的方法是采用一个适中的浓度，其效果在透析前血钙低于 8.75mEq/L 的患者中与 2.5mEq/L 钙浓度透析液相当，在透析前血钙高于 9.15mEq/L 的患者中与 3mEq/L 钙浓度透析液相当[542]。

4. 镁

与钾一样，只有 1%～2% 的镁（Mg）存在于细胞外[543]。2/3 镁存在于骨骼中，因此血透中的流量很难估测。根据目前美国使用透析液镁浓度为 0.5～1mEq/L 的临床经验，多达 1/3 的血透患者血清镁浓度偏低，有使用质子泵抑制剂时这种情况会更严重[543]。提高透析液镁浓度至 1.5mEq/L 将使大多数患者透析前血镁正常，但会造成一些轻度高镁血症[543, 544]。一般来说，CKD 晚期患者尽量避免补充镁，因为他们自身清除镁的能力下降，这导致他们患致命性高镁血症伴慢速心律失常和神经毒性（深腱反射减弱、肌无力）的风险升高。然而，血镁水平偏高也可能减少血管钙化，降低甲状旁腺激素浓度和骨矿化程度，其中一些可能是有益的[543]。血清镁水平偏低可能会导致透析中低血压，增加破骨细胞活化，并通过去极化静息膜电位增强室性心律失常的倾向[543]。流行病学研究发现低血清镁水平与死亡率相关，但各研究之间绝对水平从低于 1.6mEq/L 到低于 2mEq/L 之间不等，有一项研究推测最佳血镁浓度可能在 2.7～3.1mg/dl[544-546]。较正并发症和营养不良、炎症、动脉粥样硬化综合征指数后，低血镁带来的风险显著降低，但对于营养不良和（或）有炎症性疾病的患者来说，风险仍然较高[544-546]。只有一项研究发现，血清 Mg 水平超过 3.1Mg/dl 会增加死亡风险[546]。尚不清楚高镁浓度透析液是否能降低死亡风险。目前，考虑对有持续性透析中低血压和（或）有心律失常或血管钙化风险的患者使用较高镁浓度透析液，对有无动力性骨病风险的患者使用较低镁浓度透析液[543]。

5. 碳酸氢盐

透析过程中代谢性酸中毒的纠正是通过增加透析液中碱的浓度来实现的，相当于促进其扩散到血液中[510, 547, 548]。历史上，通过二氧化碳将碳酸氢盐引入透析液来降低 pH，防止钙盐和镁盐沉淀。20 世纪 60 年代开始，醋酸盐替代了碳酸氢盐近 20 年。

醋酸盐具有细菌污染发生率低、钙镁沉淀少、储存方便等优点。然而，在 20 世纪 80 年代引入高效、高通量透析时，醋酸盐进入血液的速度超过了肝脏和骨骼肌的代谢，影响了血流动力学。醋酸盐堆积会导致酸中毒、血管扩张和低血压。这些并发症使碳酸氢盐重新作为透析液的基础成分并一直持续下来。

使用碳酸氢盐透析液的主要并发症是细菌污染和钙盐、镁盐的沉淀 [510, 547, 548]。革兰阴性嗜盐杆菌在碳酸氢钠透析液中生长旺盛，因为它们生长需要氯化钠或碳酸氢钠 [549, 550]。对于定期消毒的含碳酸氢盐容器，这些细菌潜伏期有 3～5 天，在第 5～8 天达到对数生长期，在第 10 天生长率最高 [549]；在污染的容器中，潜伏期缩短为 1 天，在第 2～3 天达到对数生长期，在第 4 天生长率最高。因此，定期消毒和每天将碳酸氢盐混匀有助于防止细菌污染，商品化的干粉粉盒也为这一问题提供了另一种解决方案 [547–550]。

为尽量减少不溶性钙盐、镁盐与碳酸氢盐的结合、碳酸氢盐与其他浓缩酸的结合，它们使用前分开不混合 [510, 547, 548]。浓缩酸的名称来源于少量醋酸（终浓度 4～8mEq/L，根据配制而定），用于保证二价阳离子的溶解度。透析液输送系统将 2 种成分分别提取出来，与纯净水按比例混合，形成最终的透析液。这一技术进步使碳酸氢盐在 20 世纪 70 年代作为透析液缓冲成分重新被广泛采用。由于仍有一些钙盐和镁盐沉淀，透析液输送系统必须定期用酸性溶液冲洗以清除沉淀。

在许多透析中心，为适应使用碳酸氢盐中央输送系统，碳酸氢盐浓度固定在 32mEq/L、35mEq/L 或 38mEq/L，碳酸氢盐浓缩物通过管道从中心位置输送到各患者中心。集中输送系统的优点是减少了透析人员的背部损伤，但一个主要缺点是不能个体化透析液碳酸氢盐浓度。如前所述，干粉粉盒用于每个患者中心或个人碳酸氢盐容器，可以实现透析液碳酸氢盐处方的个体化。

尽管有必要纠正代谢性酸中毒来减少蛋白质分解代谢、骨脱矿化、炎症和胰岛素抵抗，但透析中过度校正而产生代谢性碱中毒可能导致患者血流动力学不稳定、脑血流量减少、感觉异常、肌肉抽搐、痉挛，可能由于碱中毒导致血清钾、钙水平降低，而组织中钙、磷沉积增多 [547, 548, 551–553]。几项大型观察性研究报道，透析前血碳酸氢盐水平过低（＜17mEq/L）和过高（＞27mEq/L）均与死亡率和住院率相关，但校正病例构成和炎症、营养不良标志物后，只有透析前血碳酸氢盐水平过低与不良结局相关 [553–555]。透析前碳酸氢盐水平偏高可能是营养状况较差的标志。尽管近期研究发现血清碳酸氢盐水平与死亡率之间没有联系，轻至中度酸中毒(碳酸氢盐 20～23mEq/L）患者的生存率最高，这可能反映了饮食中蛋白质摄入的增加 [551–556]。相反，透析前血清 pH≥7.40 与心血管死亡率相关，而升高透析液碳酸氢盐浓度与感染所致死亡率相关 [547, 551, 553, 556]。这些结果很难统一，而且没有大规模的、事件驱动的随机试验比较过 ESRD 患者透析液中碳酸氢盐浓度的高低或口服补充碳酸氢盐的情况。

降低透析前高碳酸氢盐血症患者透析液中的碳酸氢盐水平需谨慎，特别是如果透析后发生代谢性碱中毒，可能不会改善预后。相反，应查明营养不良和炎症的原因，并尽可能加以纠正 [552, 553]。尚不清楚血清碳酸氢盐浓度极低的患者是否能从提高透析液碳酸氢盐浓度中获益 [551]。此外，动力学研究表明，提高透析液中碳酸氢盐水平可使血透结束时和透析后 2h 血清碳酸氢盐水平升高，但对透析前水平没有影响 [557]。透析后代谢性碱中毒及其对血清钾、钙水平的影响可以部分解释 1 周内第 1 次血透后死亡率增加 [547, 553]。

并发症报道不准确导致残余混杂、血清碳酸氢盐水平测量方法不同、透析液处方和实际之间的差异，以及碱成分的不完全统计（酸浴中的醋酸、柠檬酸在体内转化为碳酸氢根），这些都可能导致研究结果的差异 [547, 553]。最近结果表明，酸浴中的碱当量对血清碳酸氢盐水平的影响可以忽略不计 [557–559]。如果透析液 – 血液间碳酸氢盐浓度梯度升高和血清碳酸氢盐水平突变会使死亡率升高，理论上碳酸氢盐模型建立和个体化可能对患者有益 [558, 560]。在得到明确答案之前，口服碳酸氢盐可能比提高透析液碳酸氢盐浓度来纠正非常低的透前血清碳酸氢盐水平更好（＜18mEq/L）。

6. 葡萄糖

历史上，为了给液体清除提供渗透压和预防低血糖，透析液中葡萄糖浓度较高（＞320mg/dl）。然而，高糖透析液可导致高血糖，并通过刺激胰岛素的产生和随之而来的钾向细胞内转移而减少钾的清除[508]。随着技术进步，可通过改变静水压力来提高超滤，使用无葡萄糖或低糖（100～200mg/dl）透析液已成为目前标准[508, 509]。无糖透析导致糖尿病患者血透中低血糖发作增多，尤其是血糖控制较好的患者[561]。然而，糖尿病患者用含 200mg/dl 糖透析液更易发生高血糖，并导致迷走兴奋，这可能会增加透析中低血压（IDH）的风险[562]。介于目前缺乏关于最佳透析液葡萄糖浓度的依据，继续使用100～200mg/dl 葡萄糖浓度的透析液较为合理[508, 563]。

（七）透析液温度

入口处透析液温度一般保持在 35～37℃（见“透析液回路”）。如果透析液温度保持 37℃或开始透析时患者的核心体温（热中性透析，即通过透析回路没有传递热能），患者透析过程中核心体温会升高。当透析液温度设置为 37℃时，透前患者平均核心体温约为 36.6℃，透析过程中约升高 0.7℃[565]。其中的机制尚不完全清楚，但可能部分是由于清除体液所致的血管收缩、血容量减少，以及皮肤散热减少[315, 564]。随着热量逐渐积累，周围血管出现反射性扩张，并导致透析中低血压。

应用计算机控制的血液温度检测器进行等温透析（透析中无核心体温变化），可使有低血压倾向患者的血流动力学更稳定[315, 318, 319, 564, 566]。如果没有这项技术，将透析液温度降至 35～36℃或比透析前核心体温低 0.5～1℃也可以减轻 IDH，但会让患者感到寒冷不适，而且因流动不平衡和溶质在膜间扩散受阻而使清除率降低。冷却透析液的血流动力学效应与钠模型和高透析液钠水平相似，但没有阳性钠平衡的不良反应[267, 270, 318, 319, 564, 565, 567]。

然而，一项纳入 80 例患者的小型随机交叉试验表明，降低透析液温度在改善 IDH 方面可能不如钠模型有效[568]。

小型机制研究表明，降低透析液温度通过增加压力感受器的变异性来改善 IDH，并伴随血透期间全身血管阻力、心输出量和每搏输出量的增加[564, 565, 567]。降低透析液温度似乎不能改善血管充盈[569]。无论其机制如何，在低血压倾向患者中降低透析液温度与较低心血管死亡风险、改善左心室功能和减少脑白质损伤相关，但似乎不影响住院、心血管事件和全因死亡的风险[320, 321, 564, 570]。

（八）超滤率和干体重

血透的另一个目标是，通过建立干体重和每次透析超滤来去除透析间增重，从而维持体液平衡。当血液腔的静水压高于透析液腔的静水压时，就会发生超滤，这是通过血液腔的正压和透析液腔产生的“负”压共同实现的。调节透析液腔内负压量来控制总 TMP 水平（2 种压力的差值），TMP 越高，超滤率越高。

干体重是指患者在不发生低血压的情况下所能承受的最低体重[282, 446, 571]，一般用临床检查和评估来粗略估计。更严格的定义是指在该体重下，细胞外容量生理性最适，因为容量不足和容量超负荷均与明显增高的发病率和死亡率相关[282, 446, 571]。然而，生理上合适的细胞外容量和体重在临床上很难评估，特别是因为接受透析治疗的患者对液体排出的反应差异很大。

虽然健康的人在发生低血压前可以忍受 20%的循环血容量的损失，但对于血液透析的患者来说，变数较大，有些患者血容量下降仅 2% 时即出现相应症状[315]。这种广泛的患者变异性可能是由于对血容量耗竭的不同反应，来自间质和细胞内空间的不同血管再充盈率，以及多种其他因素造成的[315, 446, 572–574]。自主神经功能障碍、舒张功能障碍、核心温度升高、透析中低血钙、低钾、碱中毒（见上文）和心肌顿抑都可能导致在容量衰竭期间心脏反应受损，心肌和容量血管收缩能力受损。透析过程中溶质的去除、营养不良和炎症会导致渗透压下降、胶体渗透压下降和血管通透性增加，从而延缓血管充盈。因此，血液透析患者在达到生理体重之前可能会出现症状，而临床测定的干重是一种不可靠的生理体重测量方法。不论是否存在下肢水肿和高血压，此方法都是评估干重的不可靠工具，因为它们与通过多频生物阻抗估计的容量状态相关性很差[282, 571, 575]。

有助于确定最佳干体重和提高透析耐受性的新技术包括透析期间的连续在线血容量测定、计算机控制的超滤率和超滤模型（见“在线监测”）和生物阻抗分析（bioimpedance analysis，BIA）[575–577]。

尽管连续的血容量测定可以减少透析过程中的低血压发作，但它无法准确评估细胞外容量和检测血管再充盈受损的患者，因此，它在确定最佳干重方面用处不大[282, 578, 579]。

BIA 在测定干体重和减少透析过程中症状方面表现出相应优势，但由于潜在的复杂原理和缺乏一种金标准方法来测定干重以进行充分验证，因此没有得到广泛应用[576, 577, 580, 581]。简单地说，电流被施加到物体上，测量电阻（抵抗电流流动）和电抗（抵抗电流通过）。电阻用于估计细胞外液的容量，电抗用于估计细胞内室的容量。两项小型随机对照试验表明，多频生物阻抗谱测定生理干重优于临床评价，这表现在血压控制、左心室质量指数和动脉硬化程度的改进及降低死亡率方面[582, 583]。透析中低血压和通路血栓形成的病例具有可比性，但生物阻抗组残余肾功能的患者百分比从 20% 下降到 10%[582]。尽管前景良好，但研究的患者数量较少，残余肾功能丧失可能带来的有害影响还需要进一步研究，以帮助确定 BIA 在优化容量状态中的作用[576, 577]。

近期研究表明，血液透析期间液体清除率 [超滤率 (UFR)] 越高，死亡率越高，尽管这一阈值一直存在争议；其范围为 10～13ml/(kg·h)[311, 446, 572, 584, 585]。一些研究表明，存在一个具有递增风险的连续体，从 6ml/(kg · h) 开始[584, 585]。减少 UFR 的方法包括限制饮食中的钠盐，以及从等钠到低钠的透析来减少透析间的体重增加，在残余肾功能的患者中准确地使用利尿剂，延长疗程时间和（或）增加透析频率[446, 572, 586]。尽管 UFR 升高、透析间期增重增多和透析疗程缩短相互紧密关联，但每一个都可能通过尚未明确的机制独立地带来死亡风险[446, 587]。血液透析治疗本身可能导致左心室功能不全，与 UF 的血流动力学效应无关[588]。

目前确定干重的策略依赖于临床评估，并保持对容量过载的高怀疑指数，当怀疑容量过大时，患者的透析后重量每疗程会有 0.2～0.3kg 的周期性波动。隐匿的临床指标包括高血压持续存在（即使增加抗高血压药物）、食欲下降、透析过程中少量的体重增加[446, 571]。对于容易发作低血压的透析患者，超滤模型的建立，避免透析过程中的低钙血症、低镁血症和碱中毒，降低透析液温度，增加透析时间或频率，减少膳食钠摄入量，在透析过程中分离超滤和弥散清除也许是有益的[510, 572–575]。序贯超滤弥散透析是一种方法，先行超滤和等渗清除流体，然后是弥散清除（有或没有额外的流体清除）。尽管序贯超滤在预防透析中低血压方面不如钠模型血液透析和低温血液透析[589]，但在超滤过程中保持恒定的血浆渗透压可防止液体进入间质和细胞内间隙造成的血容量进一步耗竭。

（九）透析器重复使用

血液透析器的重复使用在 20 世纪 90 年代达到顶峰，主要是因为提高了生物相容性和降低了成本[207, 590, 591]。再处理后重复使用的透析器利用了透析器膜上覆盖的第一次治疗过程中出现的血浆蛋白，有效地掩盖了能够激活补体、白细胞和血小板的羟基。它还降低了一部分由环氧乙烷介导的首次使用综合征的发生率，环氧乙烷是一种常用的消毒剂，被透析器的封装化合物吸收，可诱发免疫球蛋白 E（IgE）介导的过敏反应（见“血液透析器”）。

与人工再处理相比，自动再处理透析器的设备更安全，并且导致发热反应的发生率更低[207]。在清洗过程中，常使用漂白剂或过氧化氢来改善美观。然而，漂白剂会将蛋白质从膜上剥离，并可能损坏膜，从而抵消了蛋白涂层膜所提供的改善的生物相容性，通过增加负膜电荷降低了磷的清除率，以及增加了白蛋白的损失[592, 593]。清洗后，通过测量血室中空心纤维的残余总容积（纤维束总容积）和加压透析器来评估透析器的完整性，以确保纤维结构完整（压力测试）。透析器重复使用时，纤维束总容积必须大于初始值的 80%，透析器应保持最大工作压力的 80% 以上。随后，用化学消毒剂（如过氧乙酸或甲醛）包装透析器，可用柠檬酸盐进行热消毒。几十年来，过氧乙酸的使用率逐渐超过了甲醛，从 1983 年的 5% 上升至 2002 年的 72%，而到 2002 年，甲醛的使用率从 95% 下降至 20%[594]。

仔细审查透析器重复使用的安全性，产生了一些相互矛盾的结果，例如在比较复用和非复用时，以及在比较各种消毒剂时，这主要是因为这些研究是非随机和非对照的[207, 591, 595–597]。然而总的来说，数据表明，谨慎重复使用并且符合 AAMI 标准时，复用与非复用的风险调整死亡率是相似的，且各种消毒剂之间具有可比性。

复用率在 1997 年达到 80% 的峰值，至 2005 年下降到 40%，2012 年甚至更低，为 24%[598, 599]。这种急剧下降的主要原因是一些大型透析链供应商的实践模式发生了变化，他们倾向于由合成膜和生物相容性更高的膜构成的透析器，可以一次性使用、适用范围广和成本较低。此外，长期接触化学消毒剂可能损害患者和医护人员健康的担忧挥之不去，也存在由错误复用方法导致的潜在的传染性或致热反应[207, 590, 591, 595, 598, 599]。

然而，放弃复用将导致全球约 903 000 吨与透析器相关的聚合物废物，但如果每台透析器重复使用 20 次，则减少为 45 000 吨[591, 600–602]。随着复用率的下降和更频繁透析的潜在需要，应进行与透析相关的医疗废物最佳管理的研究。

七、维持性血液透析患者的管理

（一）终末期肾病

ESRD 被认为是需要肾脏替代治疗以维持患者生命的肾脏功能水平。如果选择血液透析治疗，则患者将接受如本章所讲述的去除体内大量多余的溶质和水的治疗。在某些方面，血液透析过程可被视为肾功能的肾小球成分，即水和较小的溶质穿过膜，部分受其分子大小限制则不能穿过。然而，这个类比是不恰当的，因为血液透析的过滤面是一个没有生物功能的人造膜。例如，透析缺乏有效的管状传输组件来回收或进一步消除特定的溶质。有益的溶质，如氨基酸，可能会穿过透析膜并“排出”，但可能有毒的分子量较大的或与蛋白质结合的物质根本不会被清除。此外，血液透析不能取代肾脏合成关键蛋白质的代谢能力。某些肾脏合成的蛋白质可以外源补充（如促红细胞生成素），但其他蛋白质可能无法被识别。血液透析仍然是一种挽救生命的疗法，但离完全的肾脏替代还很远，因此，血液透析患者的一般护理既广泛而又复杂也就不足为奇了。本节概述了血液透析患者的医疗管理。

（二）贫血

肾脏是内源性促红细胞生成素的主要来源。有关 CKD 进展过程中的贫血及其管理的全面讨论，请参阅第 55 章；在本章中，我们将重点介绍维持性血液透析患者的贫血管理。在 1989 年重组促红细胞生成素出现之前，血液透析患者普遍存在血红蛋白（Hgb）水平低于 7g/dl 的严重贫血，导致许多患者频繁输血和铁超载。血液透析本身只能部分纠正贫血，可能的机制是改善红细胞生存率和降低促红细胞生成素抵抗。目前，随着促红细胞生成素和 CKD 的优化治疗，患者一般开始并接受血液透析治疗时，Hgb 浓度是在可接受范围内的。

1. 促红细胞生成素的使用原则

重组人促红细胞生成素（recombinant human erythropoietin，EPO）对提高绝大多数患者的 Hgb 浓度极为有效[603]。积极的临床效果有运动能力大量增强（部分原因可能是心功能改善，心室肥厚减少），生活质量提高，体能、工作能力和认知能力得到改善，性功能得到改善，而且由于输血减少，肝炎、铁超载和阻止移植的同种异体抗体产生的比率降低[604–614]。

几种方法制备的 EPO 已在世界范围内生产并上市（促红细胞生成素 α、促红细胞生成素 β、促红细胞生成素 ω、促红细胞生成素 ζ）。它们在生产方法和糖基化方面彼此不同，也不同于天然的激素。这些差异可能有助于中和抗 EPO 抗体的产生和纯红细胞再生障碍性贫血（pure red cell aplasia，PRCA）的发展，PRCA 的特征是由于缺乏骨髓红系前体而导致严重贫血。关于 PRCA 的报道最早出现在 1998 年，2002 年达到顶峰，并不断地定期出现[615, 616]。抗 EPO 抗体发展的潜在机制包括不适当储存的 EPO 的免疫原性聚集，例如在高温下，用聚山梨酯 80（一种替代白蛋白的稳定剂）从注射器成分中浸出各种有机化合物。不幸的是，这些中和抗体似乎对天然促红细胞生成素和所有形式的促红细胞生成素都起反应，包括促红细胞生成素 ζ 和达贝泊汀[617, 618]。诊断 PRCA 时应包括骨髓活检和抗 EPO 抗体评估。受影响的患者接受了 EPO 停药和免疫抑制治疗，但他们大部分仍处于输血依赖状态。幸运的是，PRCA 的发病率似乎在下降。据报道，PRCA 主要报道于皮下注射较旧的 Eprex 制剂（一种在美国以外生产的促红细胞生成素 α 产品）时。新的促红细胞生成素制剂似乎具有较低的 PRCA 风险[619]，尽管仍会出现少数病例[620]。

目前，患有贫血的血液透析患者通常使用促红细胞生成素或其长效类似物之一进行治疗，如达贝泊丁（通过添加 N- 连接的糖类而产生）或甲氧基聚乙二醇 - 促红细胞生成素 β（由聚乙二醇加合物形成）。然而，正如第 55 章和本节后面讨论的那样，促红细胞生成素的安全性存在争议，因为高剂量或 Hgb 目标值升高与不良反应相关，包括增加心脑血管事件的风险。因此，最近已经研究或正在开发几种作用于红细胞生成的替代途径的新药。促红细胞生成素和这些较新的药物统称为红细胞生成刺激剂（erythropoiesis-stimulating agents，ESA）。需要进一步的研究来确定不同 ESA 的有效性和安全性。下面提到一个警示例子，合成的 EPO 受体激动剂 peginesatide 可同 EPO 一样纠正贫血，并于 2012 年被美国食品药品管理局（FDA）批准使用 [619]。不幸的是，上市后有关于严重过敏反应的报道，包括致死的过敏反应，导致其在 2014 年退出市场。脯氨酰羟化酶抑制剂品通过低氧因子的转录途径增加红细胞生成，已被证明在贫血治疗中是有效的 [621–624]，尽管它们仍在开发中，但需要进一步试验来确定它们相对于 ESA 的安全性和有效性。

ESA 的最佳给药途径仍然存在争议。研究表明，皮下给药可以减少 30% 的促红细胞生成素需求（可能是因为减少了促红细胞生成素的暴露），并可能与较少的心脑血管事件有关 [625, 626, 630, 631]。然而，由于患者较少的不适感，已经建立好的血管通路及对皮下给药的抗 EPO 抗体风险增加的担忧，静脉内给药一直在血液透析中受到青睐。

2. 目标血红蛋白

自从 ESA 出现以来，ESRD 患者中 Hgb 浓度的最佳目标已受到广泛关注。治疗的目标应该是最大限度地减少因贫血引起的症状，同时减少对输血的需求。ESA 在比先前认为的更低的 Hgb 浓度下可能会减轻症状。对截至 2015 年的随机对照试验进行系统评价，比较了较高和较低的 Hgb 浓度，结果显示，较高的目标值在与健康相关的生活质量方面没有实质性的改善 [627]。更重要的是，多项临床试验表明，试图使 CKD 患者的 Hgb 水平“正常化”的目标，即超过 13g/dl，与不良结果相关。ESRD 中最好的数据来自一项大型随机试验，该试验对 1200 多例患有潜在心血管疾病的血液透析接受者进行了比较，比较了较高和较低的红细胞压积目标（42% vs. 30%）[628]。由于高红细胞压积目标组表现出死亡率更高和血管通路血栓更多的趋势，出于安全性考虑，该试验被提前终止。在透析前的 CKD 人群中进行的三项大型随机对照试验结果称，与低于 11.5g/dl 的 Hgb 水平相比，Hgb 正常化增加了心脑血管事件、高血压和头痛的风险 [629–631]。仔细总结，在进行血液透析的患者中，由于存在以上风险，数据不支持 Hgb 的目标高于 12g/dl[632–634]。这些结论导致 KDIGO 建议在 Hgb 水平低于 10g/dl 时开始使用 ESA，同时避免目标 Hgb 高于 11.5g/dl[634]。一项对 12 000 多例患者进行的大型 Meta 回归分析表明，更高剂量的 ESA 可能会增加死亡风险，并与 Hgb 浓度无关 [635]。

3. 铁剂治疗

铁剂在维持性血液透析患者的贫血治疗中应用时间已久。在 ESA 之前，严重贫血患者频繁输血会导致铁超载和含铁血黄素沉着症，需要用去铁胺螯合铁以防止血色素沉着和其他并发症。确保透析过程中去除螯合铁的复杂方案和增加感染风险使透析过程更加复杂 [636]。然而，ESA 的广泛使用已经完全将问题从铁超载的风险转变为铁储备不足限制了对 ESA 的反应。

接受 ESA 治疗的血液透析患者对铁的需求量很大，通常为 1～2g/d，原因是透析、实验室检测、血管通路手术和胃肠道出血导致失血 [634]。目前的挑战是要找出最准确的表明需要铁替代治疗的标记 [637]。定义铁状态最常用的标志物是血清铁蛋白和转铁蛋白饱和度，血清铁蛋白反映了铁的储备状况，转铁蛋白饱和度是铁可利用性的替代指标。然而，这些标志物的敏感性和特异性都有限，尤其是铁蛋白水平在炎症环境中经常升高，而与铁的储存无关。一项多中心试验针对的是血清铁蛋白浓度高于 500ng/ml、转铁蛋白饱和度低于 25%、使用 ESA 后仍有贫血的患者，该研究表明，经验性静脉铁替代治疗可提升血红蛋白 [638]。这些患者被认为有功能性缺铁，认识到这一点可能与确定绝对缺铁一样重要，特别是目前人们对避免使用高剂量 ESA 感兴趣。然而，高铁蛋白患者静脉注射铁的长期临床益处和安全性尚不清楚（见下文）。

在进行血液透析的患者中，静脉输注铁比口服铁在提高血红蛋白和铁可利用性标志物方面更有效 [639]。静脉输注铁存在多种配方，分别具有不同的不良反应，包括过敏反应，如皮疹、潮红、低血压及其他过敏症状。一项使用医疗保险数据的大型回顾性研究发现，使用右旋糖酐铁的过敏风险最高，而使用蔗糖铁和葡萄糖酸铁钠等制剂的风险大大降低[640]。较新形式的补铁方法引起了人们的兴趣。柠檬酸焦磷酸铁于 2015 年被 FDA 批准为一种可以通过透析液吸收的水溶性铁盐。小型随机试验表明，这种给药形式可以帮助维持患者 Hgb 水平[641, 642]。此外，新型铁基磷黏合剂还可以维持铁储备，减少或消除静脉输注铁的需要[643, 644]。

从理论上讲，过量的铁可能会通过加剧氧化应激、增加细菌生长和损害吞噬细胞功能而增加心血管疾病和感染的风险[645–647]。然而，这些效应是否转化为临床相关事件尚不清楚。观察得到的数据一直相互矛盾，一些研究表明，高剂量静脉注射铁会增加住院率和死亡率[648]，而另一些研究则没有发现显著的相关性[649–651]。值得注意的是，这些研究是非随机或非对照的，铁的剂量可能会受到各种混杂因素的影响。对静脉注射蔗糖铁、葡萄糖酸铁和纳米氧化铁（Perumoxytol）的比较研究也显示出混杂的结果，这些配方之间的差异大多很小[652–654]。

4. ESA 低反应性

ESA 低反应性是指尽管患者的 ESA 剂量很高和（或）增加剂量，但仍未达到或维持目标 Hgb 浓度。对 ESA 的抵抗可能是由于铁储备不足、存在炎症、甲状旁腺功能亢进、透析不足、营养缺乏或潜在的骨髓疾病[655, 656]。炎症状态在血液透析患者中很常见，不仅会影响铁的可获得性，也可能会干扰红细胞生成和对 ESA 的反应[657]。血液透析导管的使用与慢性炎症有关[658]，即使未有明显感染也是如此。ESA 反应低下的患者还应考虑血栓形成的动静脉人工血管的隐匿性感染和肾移植失败引起的炎症。减少炎症的措施，如使用超纯水，可能会改善患者对 ESA 的反应[656]。虽然在早期试验中，更频繁的透析被认为可以改善对 ESA 的反应，但一项随机试验并没有证实这一发现[659]。

（三）营养

肾脏疾病中蛋白质代谢和身体成分之间的复杂关系在其他地方也有讨论（见第 60 章）。血液透析患者的营养状况受到肾衰竭相关因素和血液透析治疗本身的影响（框 63-2）。有强有力的证据表明，营养状况影响透析人群的总体发病率和死亡率，这突显了寻找和治疗营养不良患者的必要性。越来越多的证据表明，问题不仅仅在于蛋白质营养不良，还在于蛋白质能量消耗（protein energy wasting，PEW），类似于炎症引起的恶病质[660–663]。因此，简单地添加蛋白质补充物并不能扭转这种消耗。

框 63-2　血液透析患者营养不良的相关因素分析[a]

- 蛋白质或热量摄入不足
- 能量消耗增加
- 代谢性酸中毒
- 激素变化
- 并发症或住院
- 透析时营养流失
- 透析诱导分解代谢
- 感染

a. 关于造成营养不良的因素的全面讨论，见第 60 章

1. 营养状态标志物

全球应用的营养评估方法应包括对饮食史、体格检查结果和实验室测试的评估。应每月询问患者的食欲、胃肠道症状和体重变化。应监测透析后干体重的月度趋势。随着时间的推移，意外的体重减轻，特别是在体重或体重指数（body mass index，BMI）较低的患者中，可能反映了 PEW，并与死亡率增加有关[664, 665]。

没有一项单一的实验室检测可充分评估患者的营养状况。透析前低 BUN 浓度与死亡率相关。然而，透析前的 BUN 水平还受残余肾功能和透析充分性的影响。标准化蛋白分解代谢率（normalized protein catabolic rate，nPCR）是根据透析间隔和身体习惯调整透析前和透析后 BUN 水平计算出来的，可能是评估饮食蛋白质摄入量的更好替代指标[666]。然而，nPCR 的计算是在假设患者每天处于稳定状态时进行的，这可能会高估了炎症或感染等分解代谢活跃的患者的营养状况，而低估了生长发育期儿童或妊娠期等合成代谢状态的营养状况。考虑残余肾尿素清除率后，nPCR 与血清白蛋白水平和生存率的相关性可能会增强[667]，这是评估 nPCR 值时要考虑的一个重要因素。

在观察性研究中，血清白蛋白浓度是死亡率的有力预测因子[668]，然而很难确定是营养成分还是其他因素导致了这种联系。白蛋白因营养蛋白的摄入而增加，但也可能因急性疾病、炎症、酸血症、尿蛋白丢失和容量超负荷等非营养因素而下降[669-671]。血清前白蛋白（甲状腺素运载蛋白）由于半衰期较短，已作为另一种营养标志物被研究。然而，肾脏是前白蛋白清除的主要途径，这使得在低 GFR 的情况下很难评估其水平[662]。血清肌酐水平也可以反映膳食蛋白质摄入量和肌肉质量，但作为 PEW 的标志并不可靠，因为其他因素可能会影响其水平。其他实验室结果，如胰岛素样生长因子 1（insulin-like growth factor 1，IGF-1）和生长激素释放素（Ghrelin）已经被研究过，但既不易获得，也不易被验证[672-675]。

人体组成测量技术可能在评估营养状况方面很有用。其测量方法，如中臂肌围和皮褶厚度，看似容易执行，但必须由受过训练的技术人员仔细测量。由于组织水分的变化及健康志愿者的标准化，它们可能也不准确[676, 677]。因此，该值随时间的变化比单一的值更可靠。除此之外，还有其他方法来测量人体组成，如双能 X 线吸收法（dual-energy x-ray absorptiometry，DEXA）和生物阻抗分析法（BIA）[678-680]。然而，DEXA 不能区分细胞内和细胞外的水，细胞外的液体被算作瘦体重（去脂体重）的一部分，这可能高估了水肿症患者的瘦体重。此外，DEXA 相对昂贵，需要前往有专用设备的场所。

虽然 BIA 已经存在多年了，但它仍然主要用于科研。随着技术从单频向多频发展，其估算总水分和瘦体重的精度有所提高，但设备成本和复杂性也随之增加，使得多频 BIA 实用化程度较低[679]。BIA 的结果与 DEXA 的结果相关[680]，但与其他身体成分技术一样，在透析后完成时最可靠[681]。BIA 在临床试验中使用的增加，可能最终会使其在临床环境中的最佳应用成为可能[583, 682]。使用多频 BIA 估计血液透析期间小腿细胞外液变化的方案可能成为确定最佳干体重的工具（另见"超滤和干重"一节）[581, 683]。

2. 蛋白质能量消耗的管理

现已提出了诊断 PEW 的几个标准。每一项都对多种营养指标进行评分，并指定一个阈值，高于该阈值可诊断 PEW[684-687]。这些 PEW 的诊断标准中的每一项都与包括死亡率在内的临床结果密切相关，但现在尚不清楚这些标准将如何及哪一个标准将被纳入未来广泛患者群体的临床管理策略中。目前，临床上怀疑出现逐渐加重的体重减轻、低白蛋白水平、nPCR 下降趋势的患者可诊断为 PEW。

如果有 PEW 的存在，增加营养支持是至关重要的。在胃肠功能良好的患者中使用肠内营养途径可以改善其血清白蛋白和前白蛋白浓度及其他营养状况指标，如主观综合营养评估（subjective global assessment，SGA）[663]，即使只在透析期间提供口服补充剂也可改善[688, 689]。事实上，在观察性研究中，在低白蛋白水平的患者中补充传统的口服蛋白与减少住院时间和提高生存率有关[690-692]。当无法口服补充时，在某些情况下尝试了管饲，特别是在营养对生长发育至关重要的幼儿中[689, 693]。在无法进行肠内营养时，可以考虑肠胃外营养（主要在每次血液透析期间），以缓解大剂量输液所带来的不良反应。向低白蛋白血症患者提供透析内胃肠外营养（intradialytic parenteral nutrition，IDPN）可以增加患者血清白蛋白浓度[689, 694]。然而，唯一评估 IDPN 疗效的随机对照试验，是与口服蛋白补充剂而非安慰剂进行比较的[695]，并且没有发现 2 种干预措施在血清白蛋白、体重或死亡率方面存在差异。因此，IDPN 通常是为肠道吸收不良或其他类型功能障碍的患者保留的，在这些患者中，口服或肠内补充营养是不安全的或耐受性差的，此外还有重要的一点，是因为其费用较高。

药物干预逆转维持性血液透析患者常见的厌食症和肌肉萎缩已受到越来越多的关注[696]。提供缺乏支链氨基酸或 Ghrelin 的特定替代物质可能会改善食欲和营养状况[674, 697, 698]。在一项小型先导研究中，用于其他慢性病的醋酸甲地孕酮等制剂已表现出可帮助患者体重增加和运动能力提高[699]。其他激素疗法，如人类生长激素、IGF-1 和合成代谢类固醇也被使用，并与瘦体重增加有关[696]。需要进一步调查，以确定这些干预措施是否足够安全，以保证管理。

3. 维生素和微量元素

建议血液透析患者服用水溶性维生素，因为由于饮食的限制，这些维生素的摄入量很低，而且透析过程本身会除去这些维生素，特别是叶酸、吡哆醇和维生素 C[700]。在观察性研究中，补充维生素与较低的死亡风险相关[701, 702]，尽管受益的直接机制尚不清楚，并且这些分析因适应证而受到混淆。维生素 B 作为辅酶和辅因子在不同的细胞代谢过程中扮演着不同的重要角色，尽管在随机试验中，单独补充维生素 B 并不能改变心血管风险或死亡率[703, 704]。维生素 C 是一种抗氧化剂，参与胶原蛋白形成、伤口愈合、激素调节、抗感染和铁代谢[700]。静脉补充维生素 C 可以减少 ESA 的剂量需求，同时改善转铁蛋白饱和度，但不会改善铁蛋白的指标[705]，但是由于缺乏与草酸生成和对氧化应激的影响有关的长期安全数据，其使用一直受到限制。无论如何，建议口服水溶性维生素补充剂，以预防营养缺乏及其不良影响。

第 53 章详细介绍了维生素 D，以及肾脏、骨骼、钙和磷代谢之间的复杂相互作用。回顾性研究表明，维生素 25（OH）D 缺乏可能与心血管死亡有关，在普通人群和 ESRD 中都是一个日益严重的问题[706, 707]。然而，2 个评估维生素 D 缺乏血液透析患者补充麦角钙化醇的小试验发现，在钙、磷、甲状旁腺激素、其他骨药物使用、ESA 使用、住院率或死亡率方面没有差异[708, 709]。

因为大多数微量元素都是由肾脏排泄出来的，它们的水平随着肾功能的下降而上升，可能会导致尿毒症毒性。硒和锌作为最常见的微量元素却是例外[710–714]。硒是某些抗氧化酶的重要辅助因子，在没有肾脏疾病的患者中，硒的缺乏与心血管疾病有关。然而，补充硒是有争议的，因为它的治疗指数很窄，很可能会导致硒中毒，并伴有恶心、呕吐、周围神经病变和脱发或指甲脱落等症状[710, 711, 714]。缺锌与免疫缺陷、ESA 抵抗力、厌食症、食欲不振和性功能障碍有关。有限的数据表明，在缺乏锌的血液透析患者中补充锌可能会改善食欲、营养状况和 ESA 的反应性[715–717]。

（四）矿物质代谢相关问题

肾脏疾病对骨骼和矿物质代谢的复杂影响已在第 53 章中详细介绍过。尽管维持正常或接近正常的血磷浓度可能是维持性血液透析患者最具挑战性的目标之一，但越来越多的证据表明它的重要性，因为血清磷水平与死亡率直接相关[718]。一些被认为与肾衰竭中钙磷变化有关的并发症给血液透析患者带来了挑战性的管理问题，在此简要介绍。

1. 血管钙化

虽然动脉粥样硬化是普通人群心血管死亡的主要原因，但越来越多的证据表明，弥漫性血管钙化可能是血液透析患者心血管死亡和发病率的同等或更重要的因素。晚期 CKD 患者的血管钙化似乎不同于普通的动脉粥样硬化，并且不呈比例地累及血管内侧部分，并与紊乱的血管平滑肌细胞（vascular smooth muscle cells，VSMC）和骨基质蛋白的表达有关[719–721]。这种过程甚至在儿童和青少年中也很明显[722]。支持血管钙化的分子机制涉及钙化抑制剂和增强剂之间复杂的平衡[720, 723–727]。钙化抑制剂，如胎球蛋白 -A 和基质 Gla 蛋白，在血管壁中减少或失活[723, 728]。对 CKD 和 ESRD 患者血管的研究表明，虽然存在明显的血管钙负荷，但透析似乎触发了血管平滑肌细胞凋亡率的增加，从而导致血管钙化[729]。

诱导 VSMC 凋亡的确切信号尚未确定。血磷、钙和甲状旁腺激素（parathyroid hormone，PTH）浓度与血管钙化程度相关，控制血磷、PTH 和血钙是降低心血管风险的合理指标[721, 725]。到目前为止，研究得出了相互矛盾的结果。在一些研究中，非含钙磷结合药的使用改善了血管钙化，但在另一些研究中没有，而且与含钙结合药相比，血液透析患者的全因或病因特异性（如感染或心血管疾病）死亡率似乎并不低[730–735]。一项对 10 000 多例患者进行的前瞻性队列研究发现，那些在血液透析治疗的前 90 天内接受磷结合药治疗的人，比那些不服用的人的 1 年全因死亡率更低[736]，无论结合药的类型和血磷水平。然而，在进行透析的患者中使用西那卡塞控制改善甲状旁腺功能亢进[737]，在不需要透析的 CKD 患者中使用帕立骨化醇[738]并不能降低死亡率和发病率，但在对照组中非常规使用研究药物可能降低了这些研究发现差异显著的能力[739]。还需要进行其他对照试验，以解决在不同临床条件下使用不同种类的磷结合药和降低 PTH 的治疗对控制磷和（或）PTH 的效果。

2. 钙性尿毒症性小动脉病

钙化性尿毒症性小动脉病（calcific uremic arteriolopathy，CUA），以前被称为钙化防御

（calciphylaxis），是一种破坏性的疾病，以皮肤和皮下组织痛性缺血为特征，早期表现为对称的紫红色斑，通常由于梗死[740]而进展为皮下斑块，较少发展为坏死的、无法愈合的皮肤溃疡[741–743]。该名称表明与实质性的肾脏损害有关，但很少见于非尿毒症的肾脏疾病患者[744]。病变往往发生在脂肪含量高的区域，通常累及腹壁、乳房、臀部和大腿，但它们也可以向远心端发展，如小腿、前臂、手、足和面部。病理上，真皮和皮下小动脉和微动脉的内弹力层及中膜弥漫性钙化的存在，以及平滑肌细胞的萎缩导致皮肤缺血是一个重要的诊断性表现[742, 743]。影像学检查，如 X 线片、计算机断层扫描（CT）、乳房 X 线检查和骨扫描可能提供支持性信息，然而这些方式都没有得到系统的评估[745–747]。皮肤活检可以提供明确诊断，也可以排除继发性钙化引起皮肤坏死的其他潜在原因，但由于与 CUA 相关的不良愈合和感染的风险增加，因此需要特别注意[740, 743, 748]。

CUA 的发病机制存在争议[741, 742, 747]。公认的危险因素包括糖尿病、肥胖、女性、白种人、高钙血症、高磷血症、使用含钙磷结合药和维生素 D、甲状旁腺功能亢进、慢性炎症状态及使用维生素 K 拮抗剂（如华法林）。皮肤创伤可能是一个始动因素，因为需要注射胰岛素的糖尿病患者似乎比那些没有注射胰岛素的人更有可能发生 CUA[749]。矿物质代谢紊乱对 CUA 的影响程度尚不清楚，因为在一些报道中，严重的 CUA 病例似乎在甲状旁腺切除术后可以缓解，但在另一些报道中[750–754]，甲状旁腺功能亢进似乎不是 CUA 发生的关键[755]。对少量 CUA 患者的病理标本分析显示，病变中有铁和铝沉积，而邻近正常组织和 CKD 对照组的组织中没有，提示金属沉积可能在发病机制中起到作用[756, 757]。组织学研究也显示在 CUA 病变中存在着活跃的成骨过程，包括骨形态发生蛋白 2（bone morphogenic protein 2，BMP 2）和骨桥蛋白的表达增加[719, 758]。

虽然对甲状旁腺切除术的作用仍有争议[750–754]，但 CUA 的治疗重点是降低钙和磷的浓度，控制高 PTH 水平[741, 742, 747, 759]。停药或避免使用含钙磷结合药和维生素 D，并配以生理性或稍低钙透析液的处方，似乎是较好的预防方法。当溃疡发生时，积极的局部伤口护理和使用抗生素以防止伤口感染是很重要的。少数病例报道介绍了可能有助于愈合的新疗法，如高压氧、西那卡塞、双膦酸盐和硫代硫酸钠，许多作者主张采用多模式治疗方法，包括优化和增加透析频率的可能[747, 748, 760–770]。硫代硫酸钠治疗似乎是最有前景的，可能通过螯合钙和改善炎症来达到治疗效果[761, 764, 770]。此外，病灶局部使用硫代硫酸钠的报道也显示出了使 CUA 局限的前景[771]。

（五）心血管疾病

心血管疾病是血液透析患者死亡的主要原因，约占已知死因的 50%[10]。CKD 和心血管生物学之间的复杂关系已经在第 54 章详细描述过。通常，传统的心脏病危险因素与血液透析患者独特的非传统心脏病危险因素，如炎症、氧化应激、残留代谢物 [如晚期糖基化终末产物（Advanced glycation end products，AGE）] 和 PEW 结合在一起，最终会导致严重的心肌病、缺血性心脏病和死亡[772]。

1. 传统的心血管危险因素

动脉粥样硬化性心血管危险因素，如糖尿病、高血压、体力活动不足、左心室肥厚和低高密度脂蛋白（HDL）水平在血液透析患者中比普通人群更为常见[773]。肥胖和高低密度脂蛋白（LDL）胆固醇水平等危险因素出现的频率较低。如果存在肥胖，则似乎具有反常的保护作用，而血清 LDL 浓度升高与死亡率无关[774–776]。这些研究表明，ESRD 患者传统心血管危险因素与不良心血管结局的致病关系与普通人群不同。

一种可能的解释是脂蛋白在 ESRD 的环境中被修饰。LDL 经历了尿毒素的修饰和氨甲酰化作用，与总 LDL 相比，其密度更高，可以更好地预测心脏不良事件[777, 778]。特别是脂蛋白 (a) [lipoprotein(a)，Lp(a)]，一种具有高度糖基化载脂蛋白 A（apolipoprotein A，apo A）与载脂蛋白 B100（apolipoprotein B100，apo B100）连接的修饰的 LDL，它的水平升高似乎是关键的预测因子[779–782]。Lp(a) 具有致动脉粥样硬化作用，会积聚在动脉粥样硬化病变的壁上，血液透析时 Lp(a) 升高可能是由肾脏降解 Lp(a) 所致。一项体内周转研究表明，血液透析人群中 Lp(a) 水平的升高是由于清除减少而不是生成过剩所致[783]。此外，存在低水平的 HDL，它们失去了抗炎和抗动脉粥样硬化的成分，这可能是由于 HDL 相关酶，如对氧磷酶 1（paraoxonase 1，PON1），一氧化氮合酶和卵磷脂胆固醇酰基转移酶的活性降低所致[777, 784]。

在普通人群中，左心室肥厚（left ventricular hypertrophy，LVH）是心血管事件的危险因素[785]。它在大多数血液透析患者中普遍存在，并且可能是心脏事件的主要危险因素，与传统的动脉粥样硬化没有特别的关系[786]。血液透析人群中 LVH 的高患病率涉及多种因素，包括容量超负荷、高血压、年龄、贫血和低蛋白血症。长时间高心输出量的动静脉血管通路也可能增加左心室疾病的发生率[787, 788]，但这一点一直存在争议[789]。当患者处于干体重时，超声心动图对左心室肥厚的评估是最佳的。心脏磁共振成像（cardiac magnetic resonance imaging，CMRI）可能比传统超声心动图更好地测量左心室质量，因为它消除了容量过载的混杂[790, 791]，并且 CMRI 显示 LVH 与较高的收缩压、透析前脉压和钙磷乘积相关[791]。

2. 非传统心血管危险因素

在 CKD 和普通人群中，炎症已经被认为是心血管疾病的一个重要因素[792–794]。血浆 C 反应蛋白（炎症标志物）和白细胞介素 -6（促炎细胞因子）水平是 ESRD 人群心血管和全因死亡率的有力预测因子[774, 775, 795]。与普通人群相比，有许多因素使接受透析的患者更容易承受内源性炎症的负担。肾衰竭、透析过程、遗传易感性、慢性牙周炎、血管通路类型和其他尚未确定的因素共同作用，导致氧化应激、内皮功能障碍、羰基应激和晚期糖基化终末产物的积累[110, 774, 792, 796]。炎症在心血管疾病中的关键作用使人们希望他汀类药物（可以降低血脂水平和减轻血管炎症）可以降低透析患者的心血管风险[797]，但几项大型随机对照试验得出了令人失望的结果（见后面的“诊断和治疗”）[798]。

同型半胱氨酸水平在 ESRD 中升高，并与心血管风险相关[799–801]，这可能是通过诱导内皮功能障碍和血栓前状态来实现的。由于同型半胱氨酸在很大程度上是与蛋白质结合的，不良的营养状况可能会混淆同型半胱氨酸浓度与心血管疾病之间的关系[801]。尽管血液透析人群中的小规模研究表明，服用叶酸和甲钴胺可以降低同型半胱氨酸水平和心血管风险，但普通人群及 CKD 和 ESRD 患者中的大量数据都表明，用叶酸和维生素 B 降低同型半胱氨酸水平并不能降低心血管事件的风险[703, 704, 800, 802–806]。尽管如此，仍然推荐口服补充叶酸和维生素 B，以防止营养缺乏和支持造血，如前所述。

肾衰竭或透析过程本身引起的氧化应激可能导致心血管疾病的高风险[807, 808]。血液透析患者氧化应激的生物标志物很难精确量化，但似乎与心血管疾病的替代标志物颈动脉内膜厚度（carotid intimal thickness，CIMT）相关[809]。减少氧化应激的方法包括口服抗氧化剂，如维生素 E，在小型对照试验中，这些抗氧化剂可以降低心脏不良事件的综合发生率，但不能降低单个终点或所有原因的死亡率[807, 810–812]。这些发现没有在更大规模的抗氧化治疗试验中得到重复。一项包括 353 例血液透析患者的随机试验显示，口服生育酚和 α-硫辛酸对炎症标志物[如高敏 C 反应蛋白（high-sensitivity C-reactive protein，hsCRP）、白细胞介素 -6（interleukin-6，IL-6）、F2 异前列腺素和异呋喃浓度]、EPO 反应性、住院率或死亡率没有影响[813]。一项针对维生素 E 修饰的透析膜（一种针对透析内氧化应激的新方法）的大型随机试验发现其并未改善对 ESA 的反应[814]，尽管存在小的研究表明这些透析器降低了氧化应激的生物标志物并减少了 CIMT[221, 815, 816]。辅酶 Q10 似乎可以降低血浆中的异前列腺素和异呋喃浓度，这 2 个指标都是氧化应激和内皮功能障碍的标志[817, 818]。通过添加细菌和内毒素过滤器，过滤标准透析液而产生的超纯透析液，可以减少炎症和氧化应激的标志物[354, 819, 820]。但目前尚不清楚减少炎症介质和氧化应激是否能改善心血管结果。

新的生物标志物如对氧磷酶（PON1）、成纤维细胞生长因子 23（fibroblast growth factor 23，FGF-23）和吲哚硫酸盐也与心血管疾病有关。高密度脂蛋白相关的 PON1 保护低密度脂蛋白免受氧化。PON1 活性降低由遗传因素和包括吸烟在内的几个环境因素共同决定，与血液透析患者的炎症标志物和心血管死亡率呈负相关[821, 822]。CKD 中 FGF-23 的升高水平可能直接影响 LVH 和心血管疾病的危险，而与其和磷的关系无关[823, 824]。吲哚硫酸盐似乎是一种强有力的氧化应激诱导剂。它源于肠道细菌通过饮食中的蛋白质代谢而产生的蛋白质，在

ESRD 患者体内积累，由于它与蛋白质结合，即使进行更频繁的透析也很难被清除[825, 826]。人们对在透析液中除去吲哚硫酸盐的兴趣日益浓厚，其中包括强化膳食纤维以改变肠道微生物组[390]。

3. 诊断与治疗

血液透析人群中存在的独特因素使心血管疾病的诊断和治疗复杂化。一个典型的例子是，尽管有大量的冠状动脉疾病的血管造影证据，但症状的发生率降低，尤其是在糖尿病患者中[827, 828]。关于各种冠心病筛查试验在血液透析患者中的应用，存在着相互矛盾的数据[828–830]。通常，需要进行运动或依靠心电图（electrocardiography，ECG）结果进行诊断的检查的可靠性较差，因为血液透析患者的运动耐力降低且静息心电图检查结果异常。多巴酚丁胺负荷超声心动图和药物负荷核素心肌显像在血液透析患者中具有更好的敏感性和特异性[831]，尽管其预测价值仍低于普通人群。冠状动脉造影仍然是检测冠状动脉疾病的金标准，应考虑对负荷试验阳性或急性冠状动脉综合征的患者进行检查。

研究表明，对患有急性冠状动脉综合征的血液透析患者的治疗积极性低于一般人群。尽管流行病学数据表明血运重建可以提高生存率[833, 835]，但他们不太可能接受溶栓治疗[832, 833]或进行诊断性冠状动脉造影和血运重建[834]。血液透析患者不能采取积极干预措施的部分原因可能是冠状动脉血运重建术后早期死亡率（9%～12% vs. 2%～3%）和 5 年死亡率（＞50% vs. 10%）比普通人增加了 5～6 倍[836–840]。对血液透析患者伴有冠心病的最佳治疗仍然存在争议[839, 841]，因为比较干预策略措施的随机试验还没有发表[842]。一些流行病学研究和 Meta 分析报道了更好的长期结果，即与经皮冠状动脉介入治疗相比，冠状动脉旁路移植术（coronary artery bypass grafting，CABG）的晚期心脏病死亡、猝死、心肌梗死和重复冠状动脉血运重建的风险较低，但在最初的 3 个月内以更高的死亡率和脑卒中风险为代价[837, 838, 840, 843–847]。在缺乏明确数据的情况下，选择 CABG 还是经皮冠状动脉介入治疗的决定可能会受到患者个体特征和治疗中心特异性因素的影响。如果选择经皮途径，药物洗脱支架似乎优于裸金属支架[845, 848, 849]。

ESRD 心血管疾病的二级预防策略在很大程度上是基于普通人群的证据。ESRD 的随机对照试验在规模和数量上都是有限的，已经进行的试验往往得出令人失望的结论。例如，尽管他汀类药物有望降低血液透析人群中的低密度脂蛋白、动脉粥样硬化负担，还可能会降低炎症，但两项针对血液透析患者的他汀类药物的大型随机、安慰剂对照试验结果显示，尽管他汀类药物降低了 LDL 胆固醇水平 40% 以上，但心血管死亡率和非致命性心血管事件的发生率没有改善[850–853]。对这些试验的综述强调了潜在心肌病的存在、猝死发生率的增加，以及 Lp(a) 和修饰的低密度脂蛋白颗粒水平较高而改变了血脂谱，所有这些都可能在一定程度上解释了为什么他汀类药物在这一人群中缺乏益处[850, 854]。随后对服用辛伐他汀加依折麦布的患者进行的随机试验表明，在总的 CKD 研究人群中，他汀类药物降低了主要动脉粥样硬化事件的风险，但在 3000 多例 ESRD 患者的亚组中没有，尽管这项研究并不是专门针对这一亚组进行的[855]。

对健康的日益重视已将注意力集中在通过改变传统危险因素来降低心血管风险的行为干预措施上。例如，吸烟即使在血液透析人群中也是一个风险预测因子[512, 856]。然而，关于戒烟对血液透析患者心血管风险的影响知之甚少，因为在该患者群体中，唯一可用的数据仅探索了各种戒烟辅助药物在肾脏损害背景下的药代动力学[857]。锻炼越来越受到人们的关注。透析期间的锻炼可以改善依从性和患者自述的身体功能指标[858]，以及有氧能力、心率变异性、晚电位和 T 波改变等心功能指标[859]。由透析人员管理的家庭锻炼计划是另一个简单的个性化干预的例子，该措施可改善身体功能并改善生活质量[860]。尽管在观察性研究中，体能活动与生存率相关[861, 862]，但仍然缺乏证据表明增加锻炼可以降低死亡率。然而，对于接受过 CABG 等心脏干预治疗的血液透析患者来说，通过心脏康复计划进行锻炼是有益的，也是划算的[863]。最后，大量的流行病学数据将不良的口腔卫生和牙周病的存在与普通人群中的系统性炎症和心血管风险联系起来[864]，血液透析患者中也存在一些数据符合这种联系[796, 865, 866]，但因果关系尚未确定。减轻牙周病负担是否会降低死亡率还有待观察[865]。

如前所述，心源性猝死似乎是血液透析患者死亡的主要原因[867-869]。透析患者发生心律失常和猝死的危险因素很多，其中 LVH 是最突出的因素之一，冠心病起次要作用[289, 450, 870-873]。减少 LVH 仍然是一个主要的治疗重点，但没有明确的证据表明这样做可以提高生存率。透析处方本身会增加猝死的风险（另见“透析持续时间和频率”和“透析液成分”），包括治疗时间短、超滤量大和透析液低钾，这些都是可能改善结果的潜在可变做法[461]。猝死发生的时间似乎集中在接受 1 周 3 次或更少透析次数的患者的较长透析间期（周一或周二）[460, 874]，这一模式在更频繁的透析治疗或腹膜透析中是不会出现的[875]。猝死的高发生率使人们的注意力集中到植入式除颤器在提高透析人群生存率方面的作用，但植入的适应证可能与普通群众不同，风险可能更高，获益也不确定[867, 876, 877]。

在一般人群中，LVH 是一种心血管危险因素，可以通过减少心室质量治疗，如使用血管紧张素转化酶抑制剂（Angiotensin converting enzyme inhibitor，ACEI）来改变[878, 879]。然而对血液透析人群而言，一项大型的文献回顾发现，支持使用药物治疗以保护心脏的证据非常有限[880]。唯一报道的在血液透析患者中使用 ACEI 和血管紧张素受体拮抗剂（Angiotensin receptor blocker，ARB）的对照试验显示，药物治疗对血压控制有所帮助，但并没有降低心血管风险[881, 882]。近期发生心肌梗死的患者可能更具体地受益于经典的心脏保护药物，如 ACEI 和 β- 受体拮抗剂[880]。增加血液透析评率会明显降低 LVH[436, 457]，但尚不清楚这是否会降低死亡率。

心血管疾病仍然是血液透析患者的头号死因，尽管在 CKD 的所有阶段，对这种疾病的自然历史的理解都取得了实质性的进展，然而在这一人群中预防心血管死亡并未取得成功。部分原因可能是在血液透析开始时就已经存在巨大的疾病负担。另一个原因可能是炎症、氧化应激、营养不良、尿毒症溶质滞留、透析过程本身和心血管疾病之间复杂的相互作用，对这些因素仍然知之甚少，使传统的心脏危险因素和治疗在预测和改善血液透析人群的心血管死亡率和发病率方面效果较差[839, 850, 852, 883]。最后，从 CKD 患者动脉粥样硬化引起的心血管事件的高发（他汀类药物等传统疗法确实改善了预后）到透析患者心源性猝死占主导地位的转变，可能是患者开始透析后心血管死亡率持续较高的部分原因。目前，在 CKD 的早期应用既定的治疗方法来改善传统的危险因素，同时等待更多的证据来支持改变血液透析的管理和治疗血液透析人群中的非传统危险因素似乎是明智的。增加透析频率，延长治疗时间，限制快速超滤，改变透析液中钾、碳酸氢盐和钙的浓度可能会降低透析中心肌顿抑的发生率和猝死的风险[436, 444, 445, 457, 843, 884]。

（六）高血压

血压（blood pressure，BP）和肾脏之间的复杂关系已经在第 46 章和第 54 章中详细讨论过。在这里，我们简要讨论接受血液透析治疗的患者面临的特殊挑战。

透析患者透析前、透析中、透析后和透析间期血压的变化及 其临床意义使血液透析人群血压的评估和管理变得复杂[885-887]。一般情况下，将透析内的血压值与透析前和透析后的血压测量值结合起来，通常用作总体血压状况的替代指标[888]。然而，与透析间期的血压相比，透析中血压受容量状态的影响较大，与死亡率的相关性较差[889]。动态血压监测可能会更真实地反映血压控制情况，并提供更多的预测信息[890, 891]，但它的使用受到成本和患者可获得性的限制。

更复杂的是，几项研究表明，医院测量的过低血压与死亡率有关，而不是传统认为的过高血压[892, 893]。对这种 U 形曲线的一个解释可能是低血压是潜在的心脏病、营养不良和透析相关事件风险的潜在指标。这一现象在最近的一项前瞻性研究中得到了说明，该研究比较了透析中心测量的血压和家庭测量的血压的效用[894]。透析中心测量的收缩压与心血管风险和死亡率呈 U 形关系，最低点为 140～170mmHg，而家庭血压读数显示与心血管风险和死亡率呈线性关系，这表明透析中心以外的血压测量值可能是更好的靶向指标。

控制血压的药物治疗方法已经被提出（见第 49 章），并且适用于血液透析人群，同时也有几个独特的说明。容量扩张是血液透析患者高血压的主要原因，即使在治疗后也会持续高血压[895]。肾脏病专家面临的挑战是确定每位患者的最佳干重，在这个干重时，可以用最少的药物控制血压，并且患者可以耐受达到目标体重所需的超滤量[896]。通过每周更频繁的血液透析治疗[437]或通过逐步、程序化的方式为常规每周 3 次血液透析的患者减轻体重来实现最佳干重[897]，显著改善了血压控制的效果，并支持将容量调节作为血压管理中的一个关键因素（另见“透析持续时间和频率”部分）。ESRD 的最佳降压方案尚未确定[887]。在血液透析人群中比较抗高血压药物的唯一对照试验，随机选择了 200 例 LVH 患者服用阿替洛尔或赖诺普利，每周服用 3 次。研究结果表明，阿替洛尔在降低心血管发病率和全因住院率方面优于赖诺普利[898]。其他研究表明，使用 ACEI 和 ARB 可以减少左心室质量[899, 900]，但似乎对心血管事件和死亡率没有影响[882, 900, 901]。通过血液透析撤除效果不佳的药物（如氯沙坦、福辛普利、雷米普利、卡维地洛、比索洛尔、普萘洛尔）可以帮助血压控制，但似乎对心血管死亡率有不同的影响（可能是由于改善了整体控制血压的竞争效应），另外发生非传统性低血压的风险更高[902–906]。没有确切的结论是可能的，因为研究数量很少、多为回顾性的，或随机试验的规模很小。控制血压仍然很重要，但确定干重的最佳方法、降压药的最佳用法、血压控制的目标，以及在透析中观察到的血压悖论需要进一步研究[885–887, 896]。

（七）免疫疾病和感染

感染是继心血管疾病之后维持性血液透析患者死亡和住院的第二大原因，占死亡人数的近 25%，占住院人数的 1/3[907, 908]。血液透析患者脓毒症的死亡率可能高达普通人群的 300 倍[909, 910]。在这些感染中，20% 是与透析的通路相关的，其余为肺部、软组织和泌尿生殖道感染[907, 908]。感染风险增加的原因可以分为两类，即与血液透析治疗本身有关的原因及与患者和尿毒症环境有关的原因。

1. 血管通路和血液透析过程的作用

与血液透析治疗相关的一个主要因素是患者普遍存在的某种形式的血管通路。如前所述，导管的使用是血液透析患者脓毒症的重要原因（见“血管通路”部分）[147, 907]。生物膜似乎会在所有留置医疗设备的人工表面上形成，这似乎在感染的发病机制中起着重要作用[911]。虽然留置导管显然是血管通路感染的主要来源，但动静脉通路所需的反复经皮穿刺有一定影响，动静脉人工血管比动静脉瘘的发生率更高[110]。动静脉人工血管的感染通常需要将人工血管移除。

由于透析液中接触到非灭菌水及透析液的重复使用，血液透析治疗本身存在来自透析机、透析器或透析液的细菌或病毒感染的风险（见“水处理”部分）。此外，微生物产生的杂质，如水中的内毒素，可能会穿过透析器膜，刺激产生内源性炎症反应。如前所述，已经制订了严格的标准来净化水、消毒透析机器和处理透析器，尤其是在重复使用的情况下。越来越多的证据表明，水中的杂质可能是血液透析患者炎症反应的重要原因[330]，目前正在努力寻找更敏感的检测方法和改进水处理的方法，以便检测和去除这些杂质[345, 354, 361]。

2. 尿毒症所致免疫紊乱

尿毒症引起免疫激活和免疫缺陷，导致感染的高风险和严重性、对疫苗的反应降低、慢性炎症及间接对心血管疾病的影响[912–914]。固有免疫系统和获得性免疫系统都会发生改变。单核细胞、中性粒细胞和树突状细胞表现为内吞作用减弱，成熟功能减退，但白细胞介素 -12p70（一种 T 细胞刺激因子）的产生和同种异体 T 细胞增殖增加[915]。Toll 样受体 4 可以检测革兰阴性细菌中的脂多糖（lipopolysaccharides，LPS），并激活固有免疫系统，其表达在尚未接受血液透析治疗的易感染的 CKD 患者中持续减少[916]。这些患者的单核细胞在受到脂多糖攻击时，肿瘤坏死因子 α 和几种白细胞介素的合成减少。慢性免疫激活导致的这种相对获得性免疫缺陷状态会导致炎症，这可能解释了血液透析人群中疫苗接种失败率高，以及该人群中病毒感染流行的原因[913, 914, 917]。

3. 感染和对疫苗的反应

自从维持疗法出现以来，肝炎病毒给血液透析患者带来了管理挑战。由于减少输血（通过使用 ESA 和静脉铁）、严格的隔离程序和疫苗的接种，乙肝传播的风险已大大降低，尽管肝炎疫苗对 CKD 患者的效果不如普通人群，特别是如果注射推迟到透析开始之后[913, 914, 918]。随着乙型肝炎发病率的下降，自从发现丙型肝炎病毒可以解释血液透析患者中大部分的非甲非乙型肝炎后，丙型肝炎就成为血液透析室的一个主要问题。丙型肝炎的患病率根据透析室的位置变化很大，在全球范围内为 4%～70%[919]。这种疾病的自然病史也是可变的，取决于潜在肝病的严重程度和是否有已知的并发症，如肝细胞癌。在一项大型 Meta 分析中，抗丙型肝炎抗体的存在与全因死亡率增加 34% 独立相关[920]。目前在透析室控制丙型肝炎传播的建议包括严格遵守综合预防措施，仔细注意透析机的卫生和消毒，以及丙型肝炎感染的常规血清学检测和监督，但不要求隔离受感染的患者及透析机[921]。过去，以聚乙二醇干扰素为基础的方案治疗血液透析患者丙型肝炎的应答率较低，不良反应较多，特别是因为利巴韦林的使用因药物积聚和溶血的风险而受到限制[922-924]。幸运的是，新的直接作用的抗病毒药物已经出现，它们已经开始改变 CKD 和 ESRD 患者的丙型肝炎治疗方案[925]。这些药物更安全，耐受性更好，并有强烈病毒学反应，特别是对美国最流行的基因型 1[926, 927]。

由于没有进行常规筛查，人类免疫缺陷病毒（human immunodeficiency virus，HIV）在血液透析人群中的流行率仍然未知。CDC 估计血液透析患者的 HIV 感染率和获得性免疫缺陷综合征（acquired immunodeficiency syndrome，AIDS）患病率分别约为 1.5% 和 0.4%[928]。20 世纪 90 年代后半期，随着治疗血液透析人群艾滋病病毒感染的经验增加，感染艾滋病病毒的血液透析患者的生存率有了显著改善[929, 930]。

肺炎在血液透析人群中是一种特别常见的感染。最近对医疗保险患者的一项观察性研究发现，年发病率为每 100 例患者 21.4 例，超过 90% 的患者需要住院治疗，超过 10% 的患者在事件发生后 1 个月内死亡[931]。与非透析患者相比，其住院时间几乎延长了 5 倍，而且与高昂的费用相关[931, 932]。因此建议对血液透析患者进行肺炎链球菌的疫苗接种，这与降低死亡率有关[933]。由于获得性免疫力下降，血液透析患者对疫苗的抗体反应可能会减弱，可测量的抗体水平可能会迅速下降[934]，这引出了关于最佳的再接种方法的问题。

目前的建议是所有透析患者接种完整的乙肝疫苗、肺炎球菌疫苗和适当的季节性流感疫苗。在血液透析人群中观察到的对乙型肝炎疫苗的反应率很低，这要求尽早在 CKD 的过程中进行疫苗接种，仔细随访，并在必要时再次接种疫苗。应继续对乙肝进行适当的监测，加强接种低滴度的抗乙肝表面抗原的抗体。应注意避免在接种疫苗后 3 周内监测乙肝表面抗原，因为可能会出现假阳性[935]。现在可以进行带状疱疹感染的疫苗接种，以最大限度地减少 60 岁以上成人中带状疱疹感染的影响，并且在开始透析时给予疫苗接种似乎最有效[936]。应该特别考虑在老年移植前候选人中进行带状疱疹疫苗接种，因为移植后的免疫抑制阻碍了活疫苗接种。

（八）初级保健管理

和普通人群一样，接受透析治疗的患者仍然需要常规的健康护理来治疗非透析问题。尽管就其实用性和有效性存在广泛的意见分歧[937]，肾内科医生经常会发现自己是血液透析患者（尤其是接受中心治疗的患者）的唯一护理提供者。在郊区血液透析室接受调查的 158 例患者中，只有 56 例有初级保健医生。刚开始透析的患者比接受透析 1 年以上的患者更有可能有初级保健医生[938]。加拿大的一项调查已经证明了家庭医生、肾脏病专科医生和患者之间沟通的重要性，因为过度使用、重复和（或）遗漏重要的卫生保健服务是很常见的[939]。

基于有限的生存收益，常规的预防性癌症筛查在一般血液透析患者中可能并不划算[940, 941]。相反，应该努力将适合不同年龄的检查引导到预期生存期较长的血液透析患者或移植候选患者，同时限制对有显著基线并发症的患者进行筛查。所有风险群体的高使用率表明血液透析人群持续过度筛查，最近一项关于 2007—2012 年医疗保险受益人结肠癌筛查的研究也反映了这一现象[942]。

在血液透析患者中，严重的临床抑郁症是一种未被充分认识的疾病，并且与死亡率和发病率密切相关（另请参见“从慢性肾脏疾病 5 期转变”）[30, 37-39]。因此，抑郁症是另一个重要的卫生保健问题，应由初级保健医生、肾脏病专科医生或最好同时由两者共同解决。在对中国台湾地区数据库的回顾中，发现血液透析患者自杀的可能性是对照组的 3 倍，许多事件发生在开始透析的前 3 个月内[943]。因此肾病医生了解每个患者是否有初级保健医生并定期与该医生进行沟通是至关重要的。

八、维持性血液透析患者的并发症

血液透析是为有并发症患者提供的复杂的维持生命的过程。尽管在此过程中发生了重要的生理事件，但血液透析已成为相对安全的过程。水处理技术的进步、更多的生理透析液、技术的进步及详细的处理政策和方案都对其安全性做出了贡献。然而，仅在美国，每年就有超过 40 万例患者接受超过 6000 万次血液透析治疗[10]，并发症虽然很少但却不可避免。本节将重点介绍临床医生可能遇到的维持性血液透析的重要并发症。

（一）低血压

KDOQI 指南将透析中低血压（intradialytic hypotension，IDH）定义为收缩压下降 20mmHg 或以上或者平均动脉压下降 10mmHg 或以上，前提是这种下降与临床事件和需要医务人员干预有关[944]。IDH 发生在 15%～30% 的血液透析治疗过程中，其中有 50% 以上的患者亚组经历过 IDH，与透析间期体重增加密切相关[575, 945]。透析间期体重增加主要取决于残余尿量与钠和液体摄入量之间的差异。血液透析期间必须清除多余的液体以保持体内的液体平衡。体重大幅增加会增加 IDH 的发生频率，特别是在女性患者和糖尿病、透析年限较长、年龄较大和潜在心脏病的患者中[946]。

1. 超滤

成功的超滤是必须有液体从血管外间隙重新填充至血管内。在超滤过程中心率和全身血管阻力增加，以帮助补偿血管容积的下降。当这些生理反应不能补偿血管再灌注的不平衡时，尤其是在较积极的超滤环境中，IDH 就会发生。重要的是，高超滤率（如每小时＞10～13ml/kg）可能会增加心血管疾病的发病率和死亡率[311, 572, 947]。

更复杂的是，透析过程中的溶质扩散会将热量从透析液传递给患者（见下文）。对热传递的一种生理反应是血管扩张，它抵消了对血管内容积减少的校正反应。此外，溶质扩散会降低血管内渗透压，从而降低血管再充盈的渗透驱动。

2. 透析液因素

在血液透析期间，溶质的去除会降低血浆渗透压，并有利于将液体从血管内转移到血管外空间。使用 140mEq/L 以上的高浓度透析液可以降低这种渗透压转换。然而，由于透析前的血清钠水平往往低于 140mEq/L，大多数患者的结果是血钠增加，从而导致口渴、高血压恶化和透析间体重增加更多。由于这些原因，不鼓励过高且恒定的透析液钠浓度。设计可调节钠方案时，应将透析液钠编程为从高水平开始并在治疗期间降低，以减少正钠平衡。但是，这仍会导致透析间体重增加和高血压[303–305, 948]。因而，使用透析液钠水平接近内源性钠水平的个体化透析处方可能是首选[297–300, 305]。

钙在心肌细胞和血管平滑肌的收缩性中起着至关重要的作用。3.5mEq/L 或更高的透析液钙浓度可以降低 IDH 的发生率，但可能会加速血管钙化[510, 511]。在美国，透析液的钙浓度通常设定在 2.25～2.5mEq/L，以将钙负荷降至最低。低于此范围的透析液钙浓度与更频繁的低血压发作和心律失常有关[541]。

虽然被较少讨论，但细胞内镁对心肌和血管的稳定性也很重要。透析液镁浓度过低和低镁血症可能导致 IDH[543]。美国的透析液镁浓度通常在 0.5～1mEq/L，以防止透析中的低镁血症。

正如在“透析液成分”一节中所讨论的，用碳酸氢盐代替醋酸盐作为透析液中的碱可以大大降低 IDH 的发生率。

3. 低血压的管理办法

血液透析期间控制低血压的第一个方法是建立低血压发作的模式。除治疗急性事件外，个别低血压发作可能不需要对透析处方进行任何改变。小范围的血压下降可以通过单独暂时降低超滤率或联合将患者置于仰卧位或头低足高位来解决。对于明显的低血压，除以上办法，还应结合补液，通常是每隔几分钟补充 100～250mL 的生理盐水。有时会使用白蛋白或甘露醇，尽管这些试剂的可用性有限。生理盐水仍是首选，而且可能在同样效果下费用更低[949]。当发作不能迅速逆转时，透析人员应采取吸氧、降低血流量等措施，并考虑更复杂的原因，如心肌损伤或心包疾病。对于持续性低血压或怀疑有危险的临床事件时需要停止血液透析治疗。

急性发作解决后，下一个目标便是防止低血压进一步发作（框 63–3）。治疗中发作的时机可能为预防策略提供一些思考。在治疗过程后期发生的低血压可能反映出液体排出目标不正确或过多，应仔细评估患者以确定是否应增加透析后体重。没有简单的方法来确定理想的干重，体格检查的结果如水肿，也可能与血管内容量没有很好的相关性[575, 950]。因此，在重新确定目标体重时，需要在监视血流动力学时进行仔细且频繁地调整。有希望的技术工具，如生物电阻抗分析和肺部超声，以评估体液状态，目前正在评估中[582, 951–953]，尽管现在尚不可用。

框 63–3　复发性透析中低血压应考虑的干预措施

- 重新评估干重
- 减少透析间期钠的增加
- 减少透析期间钠的增加
- 评估透析期间的低钙血症、低钾血症和低镁血症
- 透析期间避免进食
- 调整抗高血压药物及其时间
- 评估心脏功能
- 冷透析液
- 延长透析时间或每周增加疗程
- 使用序贯超滤或超滤建模
- 使用米多君

透析过程中进餐可能会降低周围血管阻力，使患者容易出现 IDH[954, 955]。易受影响的患者，特别是糖尿病患者，应该在透析后被要求进餐。降压药物的使用也使患者在透析期间更容易发生低血压[575]。如果可能，血液透析前应避免服用短效降压药。首选长效降压药，应在每天同一时间服用，并选择一个允许在治疗日透析后给予预定降压药的时间。

降低透析液温度可以通过低温诱导交感神经系统激活增加血管阻力和心脏收缩力来改善血流动力学稳定性，并可能改善透析引起的左心室功能障碍、心肌顿抑和脑缺血[316, 317, 319–321, 956, 957]。可以考虑将透析液温度降低 0.5～1℃，保持在 35℃以上，同时监测可能会限制干预措施的患者的低温诱导症状。

通常，目标体重可能是正确的，但透析间期积液量太大，无法在一次透析治疗期间消除。在这种情况下，IDH 可能会在治疗早期发生，因为血管再充盈率不能匹配所需的超滤率。这些患者的重点必须放在减少钠和水的摄入量上。如前所述，降低透析液钠浓度以匹配患者的血清钠水平可能会阻止正钠平衡，并有助于限制透析间体重增加[297–300, 305, 515]。在某些情况下，需要延长治疗时间或提供更频繁的透析[32, 958]以改善 IDH，这主要是通过增加透析间期积液较多的患者的超滤可用时间来实现的。其他提高超滤耐受性的方法包括序贯超滤[589, 959]和计算机控制的超滤建模。将过滤和扩散分离可以改善血流动力学耐受性[959]，但在门诊环境中由于时间限制很难实现。现在技术的进步可以通过自动控制超滤率来持续监测血管内容量和（或）钠浓度，但尚未解决血液透析的这一并发症。这是因为大多数方法监测的是相对血容量，而不是绝对血容量（见前面的讨论）[279, 280, 284, 291, 960]。

还应考虑对原发性心脏病的评估。IDH 可能是心力衰竭、缺血性心脏病或心包积液的表现。超声心动图或负荷试验可能有助于阐明任何潜在的心源性因素。

一项 Meta 分析得出结论，对所述的干预措施未起到反应，或有自主神经功能不全的顽固性 IDH 患者，在血液透析前 15～30min 给予 2.5～10mg 剂量的口服 α_1 肾上腺素能激动剂米多君可能有反应[961]。其不良反应包括仰卧位高血压、尿潴留、立毛反射和胃肠道不适[956, 962]。米多君峰值出现在 60min，血液透析会将其部分去除，因此在血液透析过程中可能需要加用第二个较小的剂量。

（二）肌肉痉挛

肌肉痉挛发生在 60% 的血液透析治疗期间或之后，这非常痛苦，降低了生活质量，是提前结束治疗的常见原因[963]。其发病机制可能与低血压状态下的血管收缩和肌肉氧输送障碍有关，也可能与血液透析过程中肌细胞渗透压和液体的改变有关。尿毒症溶质的积聚可能导致透析间期肌肉痉挛，并伴有各种营养物质的缺乏。当肌肉痉挛伴有血液透析期间低血压发作时，应特别注意超滤率，重新评估干重，增加透析的频率或持续时间，并教育患者减少透析间期液体的获得，在许多情况下可以预防痉挛。前面描述的预防 IDH 的策略也可能适用于透析相关的痉挛。急性期治疗可能包括停止超滤和联合小剂量生理盐水治疗痉挛和 IDH。小剂量高渗（23%）生理盐水和 50% 葡萄糖溶液偶尔会用于急性痉挛治疗[964]，尽管它们分别容易导致透析间期

体重增加和高血糖，因此不是理想的药物。

没有一种药剂在预防血液透析相关的痉挛方面是普遍有效的。可以考虑睡前服用维生素 E，尽管它的有效性只在几个小型研究中得到了检验[965–968]。左旋肉碱缺乏被认为是肌肉痉挛的一个原因，但是对补充左旋肉碱的 Meta 分析并不能确定它的益处[969]。在过去，奎宁是用来治疗透析中痉挛和夜间痉挛的。然而，由于其疗效和不良反应如药物引起的血栓性微血管病变、QT 延长和超敏反应等方面的争议，它的使用在很大程度上已被放弃。FDA 已经发出警告，不要使用奎宁治疗肌肉痉挛，并将其从非处方药市场上移除。

（三）透析失衡综合征

严重的透析失衡综合征（dialysis disequilibrium syndrome，DDS）的特征是精神状态改变、癫痫大发作和昏迷。它的发生已经减少，部分原因是对其意识的提高和更早地启动了维持性血液透析[970, 971]。轻度的 DDS，表现为恶心、呕吐、头痛、疲劳和躁动，仍然很常见。危险因素包括首次透析治疗、透析前血尿素氮水平显著升高、严重代谢性酸中毒、极端年龄和既往神经状况[970]。然而，没有一个设定的 BUN 值，高于该值患者可预测地发展为 DDS，也没有一个设定的 BUN 值，低于该值尿毒症患者便较小可能发展成 DDS。

DDS 的发病机制可能是多因素的，但主要怀疑的因素是溶质水平在相对较短的时间内迅速降低[971, 972]。动物研究表明，在透析过程中，血浆和脑脊液（CSF）之间可能会产生一过性的尿素浓度梯度[970, 971]。尿毒症可能通过减少尿素转运体的表达和增加脑内水通道蛋白的表达来增强这种梯度[973]。透析过程中可能会发生脑水肿，这是由于尿素排出的延迟和脑细胞对水的吸收增加所致。此外，在透析液中提供碳酸氢盐可能会通过二氧化碳扩散穿过血 – 脑屏障，导致脑脊液出现自相矛盾的酸中毒，进一步损害大脑调节溶质和水的运输能力[970, 971]。

及时开始透析和认真制订初始透析处方是预防 DDS 的关键。在前 2～3 次透析中，可以采用几种方法来减少清除率，从而降低 DDS 的风险：①采取较短的治疗时间，为 1.5～2h；②将血液流速降至 200～250ml/min；③降低透析液流速，使用顺流而不是逆流；④选择表面积小的透析器。增加透析液钠浓度或静脉注射甘露醇也有助于防止失衡[970, 971]。如果发生严重的精神状态改变或癫痫发作的急性事件，建议立即终止治疗并使用甘露醇或高渗盐水。

（四）心脏事件

1. 心律失常、心肌顿抑和死亡

根据 USRDS 的数据，在 ESRD 患者中，心律失常和心脏骤停占可识别死亡的 40%，这一数字高得令人震惊[10]。伴有左心室肥厚、冠状动脉疾病、钙磷代谢紊乱的潜在心脏病，以及传导系统中可能的钙化沉积，使患者在血液透析期间易发生心律失常和心脏骤停[445]。心律失常出现的频率较高的原因，部分是由于透析间期积累和随后的血液透析诱导的溶质和液体的去除，尤其是当去除率超过从血管外和细胞内向外扩散的速率时。心脏骤停事件似乎更常出现在每周接受 3 次或更少血液透析治疗（周一或周二）的患者的较长透析间期[460, 874]，这一模式在更频繁的透析治疗或腹膜透析中是看不到的[875]。

透析过程中血清钾的变化可能是主要因素，尽管钙、镁和 pH 的变化也可能是促成因素（见“透析液成分”部分）。大量的观察性研究表明，心律失常与低钾透析液（<2mEq/L）有关[461, 522, 974]。尽管透析前血清钾水平正常，但这些研究中的许多患者仍被开具低钾浓度透析液的处方，这支持在调整钾处方时必须保持警惕。在最近的一项比较透析液钾浓度为 2mEq/L 和 3mEq/L 的观察性研究中，没有发现风险方面的差异[520]。

心脏骤停可能是血透室最令人担忧的事件。一个中心在 14 年的时间里报道了 102 次心脏骤停，其中绝大多数发生在治疗期间；其中 72 次发作与室性心动过速有关[975]。尽管易于取得操作简单的体外除颤器的使用可能会对此类心脏骤停的结果产生积极影响，但 1 年生存率很低，只有 15%[975]。植入式心律转复除颤器（implantable cardioverter defibrillator，ICD）可以降低高危患者的心脏骤停发生率，但仍会使血液透析患者的死亡风险比非透析 ICD 接受者高 2.7 倍[976, 977]。将 ICD 用于一级预防似乎并

不能提供生存益处[978, 979]。此外，血管内 ICD 导联存在中心静脉狭窄和感染性并发症的风险[980]。较新的无导联设备，如皮下植入式和穿戴式体外除颤器，可能会在将来成为有希望的替代产品。

除室性心律失常外，血液透析患者还会发生房性心律失常。血液透析患者常见心房颤动，患病率超过 20%[10]。与普通人群相比，ESRD 患者具有危险因素特征，因为脑卒中风险增加，因此从理论上可以从抗凝治疗中获益[981–984]。然而，血液透析患者也会经历更多的出血并发症，这使得管理决策变得困难，需要进行个性化的风险 – 收益分析[985–989]。大多数关于血液透析患者抗凝的研究都评估了华法林的疗效，并且是观察性的[982, 983, 990]。使用较新的、非维生素 K 依赖的口服抗凝血药治疗的患者的结果目前正在临床试验中进行评估。

另外，即使在没有胸痛的情况下，血液透析期间也可能发生心肌缺血，这可被如下检查所证实，如血液透析期间肌钙蛋白的释放，超声心动图上的左心室局部功能障碍的发作，以及正电子发射断层扫描所显示的心肌血流量减少[289, 870, 871, 991, 992]。最终，心肌血流量的这种变化会导致心肌顿抑，并且血液透析过程本身可能对总体心脏死亡率有显著影响[12]。

2. 心包疾病

心包疾病是 ESRD 患者公认的并发症。CKD 5 期患者有时在开始透析之前就发生心包炎，这可能是由于治疗的不当延误所致。患者可能会出现典型的发热、平卧时胸痛加重和心包摩擦的表现，但相当比例的患者可能没有症状，也没有阳性体征[993]。透析开始后 8 周内发生的心包炎被认为是尿毒症相关疾病，推测是由于尿毒症毒素积聚所致。已经进行维持性血液透析的患者的心包炎可能是多因素的，并非归因于尿毒症，因为这些患者中的大多数都在接受充分持续的透析。然而，使用导管作为通路、血管通路障碍（如静脉吻合口狭窄、有再循环）、体型较大或治疗依从性差的血液透析患者有溶质清除不良的风险，因此有尿毒症心包炎的风险。尿毒症患者可通过更长或更频繁的疗程进行强化透析治疗[994]。透析良好的患者的心包炎对强化透析无反应，可能与另一种疾病（如病毒感染或自身免疫病）有关[994]。血液透析患者心包炎的并发症包括心脏压塞和缩窄性疾病。应避免透析期间的全身抗凝，以降低心包出血的风险。随着透析的强化，并没有改善治疗心包炎的方法，包括从抗炎药物（全身和心包内）到心包疾病导致血流动力学损害时的手术。

（五）对透析器的反应

从历史上看，血液透析治疗过程中经常会发生对血液透析膜或残余灭菌剂的反应。对透析器的反应分为 A 型和 B 型[201, 995]。A 型反应在 5～20min 内发生，表现为瘙痒、荨麻疹、支气管痉挛或过敏性休克。典型的“首次使用综合征”表现为当患者第一次接触特定的透析器时，可能出现类似于过敏发作表现，并导致严重的低血压和死亡。这些反应很可能是由抗膜材料或环氧乙烷的 IgE 抗体引起的，环氧乙烷是一种现在很少使用的消毒剂（见“血液透析器”部分）[996]。

B 型反应是由补体介导的，在透析过程中发生较晚，并与较轻的症状有关，如胸部或背部不适。具有更高生物相容性的膜材料的出现，在每次使用前仔细清洗透析器以及非化学方法（如使用蒸汽、伽马射线和电子束对透析器进行消毒）大大降低了此类事件的发生频率。较新的合成膜材料，如聚丙烯腈和聚砜，可引起较少的补体活化，并且比旧的纤维素膜具有更好的耐受性。然而，一种特殊的膜材料，聚丙烯腈（AN69），当用于接受 ACEI 的患者时，具有独特的风险。缓激肽是由 AN69 诱导的 Hageman 因子激活所刺激产生的，在 ACEI（ACE 降解缓激肽）存在的情况下积聚，容易发生低血压[997, 998]。

血液透析期间过敏事件的鉴别诊断包括对透析器、透析器灭菌剂或消毒剂（如环氧乙烷、甲醛、漂白剂）或所用药物（如肝素、静脉内铁剂）的反应[201]。对怀疑有严重过敏反应的患者的治疗包括用于低血压的生理盐水，用于过敏反应或严重低血压的肾上腺素，紧急停止血液透析并不用血液回流，以及可能的皮质类固醇的使用。还应排除与过敏反应相似的其他并发症，例如暴露于用于制备透析液的受污染的水中（见“水处理”部分）、热原性反应、溶血和空气栓塞。

（六）其他并发症

当将血液与透析液分开的透析膜被破坏时，患者的血液被非无菌透析液污染，可能会发生热原反应。血液透析机的设计是为了检测这种血液泄漏，发出警报，并关闭血泵以停止透析。然后，透析人员必须直接测试透析液，以确认是否有血液泄漏。给予氰钴胺可能会在一些透析机中触发假的血液泄漏警报[999, 1000]。

由于红细胞的机械损伤，在每次血液透析治疗过程中都可能发生一定程度的溶血[1001]。透析过程中更严重的急性溶血可能是由于机械问题造成的，如有缺陷的透析管和血泵、红细胞碎裂过多、透析液浓度的比例不当与渗透诱导溶血、透析液过热，以及透析液被甲醛、漂白剂、氯胺、锌和铜等化学品污染[201, 1002]。这种程度的溶血可能会触发血液警报，并且患者可能会出现胸闷、背痛和呼吸急促，皮肤出现急性色素沉着，静脉管路中的血液呈酒红色[1003]。在这种情况下，应立即中止治疗，不能让血液回到患者体内，并应确定血清钾浓度。可以通过检测游离血红蛋白并检查外周血涂片来确诊。应对透析液的成分和污染物进行筛查，并应检查血液管道以确定直接原因。

空气栓塞是透析过程中的另一个并发症，除非迅速发现，否则可能导致死亡[201]。由于泵前连接松动或灌注不良而在管路或透析器中残留空气，空气可能进入回路，表现为静脉管路中存在泡沫。幸运的是，血液透析机中的空气探测器使空气栓塞在治疗过程中很少发生，但在断开连接期间仍有可能发生空气进入，特别是在使用导管的情况下。疑似空气栓塞的立即治疗包括停止血泵、夹闭静脉透析管路以防止进一步的空气进入、给氧以减小气泡大小、进行容量复苏，以及使患者仰卧以保持血流动力学稳定和减少脑水肿的可能性[201, 1004]。

考虑到进入体外循环的常见透析血流量为300～500ml/min，透析过程中的出血是一个明显的风险。机械事件，如管路断开和针头移位，通常由血液透析机中的安全技术检测（参见“体外循环组件”）。然而，由于静脉压力阈值和随后的警报可能会随着针和管的尺寸、血流和黏度、通路特性和患者体位的不同而不同，因此在发生大量失血之前，静脉针移位可能不会被注意到[201]。适当地固定针头，适当拧紧连接及松动的管路都有助于防止此类情况的发生。在所有透析室中，血液透析期间均应采用接触途径，这增加了透析人员迅速识别并解决血管通路或血液回路出血的可能性。

低血糖是血液透析期间罕见的事件，因为通常使用 200mg/dl 葡萄糖浓度的透析液[1005]。通常在糖尿病患者中因服用降血糖药而出现，因此需要调整给药的剂量或时间。研究表明，透析液中葡萄糖浓度高于 100mg/dl 易导致糖尿病患者的高血糖和迷走神经张力增加，这可能是导致透析中低血压的原因之一[562, 563]。

第64章 腹膜透析

Peritoneal Dialysis

Ricardo Correa-Rotter　Rajnish Mehrotra　Anjali Bhatt Saxena　著
任　倩　杨乐天　译
钟　慧　付　平　校

一、腹膜解剖生理和结构

腹膜是具有半渗透性的浆膜，主要由一层薄的结缔组织及其表面单层排列的间皮细胞层构成，包覆大部分腹壁及腹腔内器官。间皮层起源于间充质细胞，这些细胞参与基底膜的形成并通过紧密连接及桥粒互通 [1]。间皮细胞的腹腔侧有大量微绒毛，这些微绒毛结构具有固定电荷阴离子，参与带电小分子和血浆膜蛋白的跨膜转运 [1-4]。成人腹膜表面积为 1.6～2.0m^2，而微绒毛的存在可将腹膜总面积增加至 40m^2 [5]。微绒毛结构丧失是腹膜透析患者常见的腹膜形态学改变。腹膜受损时，间皮细胞会出现凋亡、表面阴离子电荷减少等一系列改变 [6]。

目前认为腹膜毛细血管与间皮层参与了腹膜的物质转运，其机制主要涉及毛细血管渗透学说中的两孔或三孔模型 [7, 8]。三孔模型认为，人体腹膜上存在 3 种直径大小不等的孔，大孔超过 150Å, 小孔 40～45Å, 超小孔 2～5Å。毛细血管内皮细胞间的紧密连接则是物质跨微血管壁转运的主要场所。

腹膜的间皮细胞表面存在葡萄糖转运子，在溶质的转运过程中发挥重要作用 [9]。此外，间皮细胞还表达"超小孔"结构的水通道蛋白，这些通道可能受到多种刺激的调节，包括渗透性刺激和非渗透性刺激 [8]。在细胞的膜腔面及缝隙连接处也观察到桥粒结构的存在 [10]。

间皮细胞之间相连构成直径 4～12μm 的腹膜间皮细胞间孔，目前认为其可能和腹腔与间皮下膈淋巴管间信息的传递有关 [11]。一些很大的颗粒如红细胞、肿瘤细胞、细菌等可通过这些间孔进行运输 [12, 13]。间皮细胞的运动丝及细胞通道与淋巴管内皮细胞一起可引起细胞收缩，进而允许大分子物质与细胞通过。

间皮细胞层下是一单层结构的基底膜，其内外层板均分布阴离子电荷 [1, 3]。长期腹膜透析治疗可使基底膜增厚，可能是因细胞死亡及局部暴露于高糖所致 [14]。

腹膜间质（厚度为 1～30μm）主要由成纤维细胞、胶原纤维及无定型基质（黏多糖，主要为透明质酸）组成，其中基质带阴离子电荷。此外，间质还可见巨噬细胞、肥大细胞及少量单核细胞分布 [3, 15]。溶质在间质的转运受多种因素的影响，包括局部间质的厚度及分子大小、形状和所带电荷等 [16]。腹膜局部间质的压力常常很低甚至呈负压（−4～0mmHg），这一低压有利于水从血浆进入淋巴并避免间质水肿 [17]。小分子溶质在腹膜间质的转运方式以弥散为主，但在壁层腹膜也存在对流转运 [18]。腹内压在液体从腹腔流向间质过程中发挥着重要作用。在腹透过程中，4～10cm H_2O 的腹内压可驱使液体与溶质从腹腔流向间质，其中液体的流失量与腹内压成正比 [19]。

腹膜毛细血管内皮细胞下的薄基底膜结构将毛细血管与间质中的结缔组织分开。毛细血管内皮存在窗孔结构，该结构和内皮细胞间连接在毛细血管渗透性中发挥重要作用 [20]。内皮细胞主要靠细胞间紧密连接（闭锁小带）形成单层结构 [21]。另外，小动脉的内皮细胞间往往存在缝隙连接。水及一些大小分子跨腹膜的主要转运方式目前尚存较大争议。一些学者认为细胞间隙发挥着主要作用，而另一部分观点则认为由紧密连接形成的细胞旁屏障调节间质及微血管的水、溶质乃至免疫细胞的转运[22, 23]。

随着水孔蛋白 1 的发现，人们发现水在腹膜两侧的转运明显存在着多种方式。在细胞层面上除通过内皮细胞间连接进行转运外，很大一部分水的转运发生在细胞内，其主要在胞内的超小孔处进行[24, 25]。

二、腹膜转运机制

腹膜透析过程中，溶质主要通过弥散与对流 2 种方式进行转运。弥散的基础在于半透膜两侧存在跨膜浓度梯度。溶质的跨腹膜转运，可用 Fick 第一定律（溶质的转移率取决于腹膜对该溶质的通透性、有效腹膜面积及浓度梯度）进行解释。对流则是溶质跨腹膜转运的第二种方式，主要发生于超滤过程中。对流转运主要取决于溶质的平均浓度、水的流量及溶质的反射系数[26]。有效腹膜面积是影响溶质跨腹膜转运的因素之一，其主要取决于毛细血管数量及腹膜与透析液的接触面积。此外，腹膜本身的通透性也决定了其只允许特定溶质的转运[27]。

腹膜对溶质转运有多重屏障[28]。腹膜毛细血管是溶质转运的主要屏障。两孔学说认为在毛细血管处存在丰富的小孔（直径为 45～50Å）和少量大孔（直径达 150Å）[29]。而后研究发现有跨细胞（内皮细胞）的超小孔结构（水孔蛋白 1 通道，直径 3～5Å）存在，并介导了 50% 跨毛细血管超滤[25, 30]。这一研究发现也引出后续提出的三孔模型。三孔模型中，约 50% 的超滤通过水孔蛋白通道实现，其余超滤大部分通过小孔完成[31, 32]。腹膜间质构成了水和溶质跨腹膜转运的重要屏障[33–35]。为描述水及溶质运动在腹膜透析中的动力学，目前已提出几种不同的分布模型[34, 36–38]。

溶质随时间的跨膜转运高度依赖于毛细血管的超微结构特性。中小分子溶质的转运主要取决于分子的大小及有效腹膜面积，腹膜通透性改变对转运的影响相对较小[39]。较大的分子则受分子的大小限制，因而其转运效率同时受有效腹膜面积、腹膜通透性及其自身分子量大小的影响[31, 40]。动物实验发现腹膜屏障中的阴离子电荷可限制大分子物质的清除，但这一结果在人体实验中却未被证实[40, 41]。溶质转运面积系数（MTAC）即时间为 0 时无超滤情况下溶质理论上的最大即时清除率，目前有多种复杂的计算模型[38, 42]。临床中有一些类似于 MTAC 的简便算法。如通过计算小分子溶质的 24h 清除率或 4h 透析液 / 血浆比值来评估透析效率[43]。综上所述，弥散是小分子溶质（如钾、尿素氮、肌酐）的主要清除方式，而对流转运清除占比较小[44, 45]。

腹腔中水的转运主要由透析液成分产生的渗透梯度所驱使，而该渗透梯度通常来源于葡萄糖或艾考糊精。通过静水压和胶体渗透压差，以及通过小孔和超小孔，正常腹膜也有少量而持续的跨毛细血管到腹腔的超滤作用。在水跨毛细血管到腹腔超滤的同时也伴有跨毛细血管及腹腔淋巴管对水的重吸收[46]。因而腹透交换带来的净超滤是跨毛细血管超滤与毛细血管、淋巴管重吸收这两者之间平衡的结果。

如前所述，特定溶质的反射系数决定其诱导超滤的效力。蛋白质等大分子物质不能透过腹膜，其反射系数为 1，而非常小的溶质的反射系数可低至接近于 0。孔径大小不同，溶质反射系数不同。“小孔”处葡萄糖的反射系数可低近 0，超小孔结构的水孔蛋白 1 处葡萄糖反射系数则很高（反射系数为 1 且不可通过）[47–49]。

在使用标准含糖透析液进行透析时，水的转运过程大致如下[44, 46]，即透析液刚注入时（时间为 0）其葡萄糖浓度最高，因而此时的晶体渗透压与超滤率也最高。此后随透析时间延长，葡萄糖逐渐从透析液中被吸收（大约 2/3 的葡萄糖在 4h 内被吸收），晶体渗透压与超滤作用也逐渐随之消失[50]。腹腔中的超滤量开始慢慢增加，血浆和透析液出现渗透平衡时达到峰值。该过程伴随跨毛细血管超滤作用逐渐降低，并渐与毛细淋巴管回流及毛细血管重吸收达到相当。此后若淋巴回流与毛细血管重吸收率超过跨毛细血管超滤率，腹腔内液体便开始减少。患者具有个体化的转运特性，临床上可通过腹膜转运实验进行评估（详情可见下文）[44]。

三、腹膜溶质与水转运功能的评估

在终末期肾脏病患者中，维持性透析可代替肾脏将溶质与水排出体外。溶质与水的清除效率部分取决于透析膜的特性。在腹膜透析时，患者腹膜即是天然透析膜。目前已知，溶质和水的跨腹膜转运效率存在较大的个体间差异。此外，在相当大比例的个体中，腹膜的转运效率及特性会随着其暴露于透析液的时间增加而改变[44, 51]。因此，了解不同个体的腹膜转运特性并且制订个性化的透析处方显得尤为重要。对患者腹膜转运特性的评价通常在患者开始透析时或是透析开始后不久进行，必要时可重复进行。

目前评估腹膜透析患者腹膜转运特性的方法主要有腹膜平衡试验（peritoneal equilibration test，PET）、标准渗透性分析（standard permeability analysis，SPA）、腹膜透析效能试验（peritoneal dialysis capacity，PDC）、透析充分性和转运试验（dialysis adequacy and transport test，DATT）[44, 50, 52, 53]。上述试验均可对腹膜的溶质转运特性及对水的超滤能力进行标准化评估，进而为有效的透析处方制订提供重要参考（表 64–1）。通常而言，这些方法检测所得的腹膜溶质转运及超滤并不等同于跨腹膜弥散及对流的精确值，但每个实验的具体步骤都有着标准化操作方法，可保证其结果可重复且具有临床应用价值。

PET 操作简单且适用于日常临床实践，目前已广泛应用于临床以评估腹膜对溶质及水的转运。标准 PET 初被提出时，其要点主要包括实验前一夜行标准腹膜透析（8～12h），试验前充分引流前夜留腹液（患者取坐位，时间超过 20min），注入透析液的容量和浓度（2.5% 葡萄糖透析液 2L），腹透液的灌注速度（每 2 分钟 400ml，总灌注时间 10min），腹透液留腹时间（240min），留取腹透液时间点（0min、30min、60min、120min、180min、240min），抽取血样本的时间点（120 分钟）及对实验结果的表达（4h 透析液肌酐 /2h 血浆肌酐、“D/P”肌酐，或其他溶质类似的计算；4h 透析液葡萄糖 /0h 透析液葡萄糖，D/D0 葡萄糖；以及超滤量）[44]。随后改良版 PET 将透析液的留取时间变为 0min、120min 及 240min（改良 PET）。而后续在改良 PET 的基础之上又衍生出许多调整版本，包括对前夜透析时间的调整，透析液留腹时间的变化（60min），透析液渗透压的改变（4.25% 葡萄糖透析液）及生物相容性透析液的使用[54–60]。然而绝大多数患者开始腹膜透析治疗时，首选的还是使用 2L 2.5% 葡萄糖透析液的改良 PET。

如前所述，不同个体间腹膜转运特性差异较大，因而对每位患者进行腹膜功能评估显得尤为重要。尽管 PET 可以描述腹膜对几乎所有溶质的转运效率，4h“D/P”肌酐值仍为临床及基础实验中最常使用的指标。大样本研究发现，4h 透析液肌酐浓度约为血浆肌酐浓度的 2/3（即“D/P”肌酐值为 0.67）[44]。通常而言，基于 PET 的结果患者会被划分为低转运、低平均转运、高平均转运及高转运（或慢转运、慢平均转运、快平均转运、快转运）4 种转运特性类型[44]。慢平均转运或快平均转运的患者数值与平均值距离在 1 个标准差之内，而慢转运或快转运患者的数值则偏离平均值超过 1 个标准差。

腹膜溶质转运效率的差异很大程度上反映了单位面积腹膜毛细血管的密度。因而 4h“D/P”肌酐值可作为测量有效腹膜面积的简便方法。导致个体间腹膜转运特性较大差异的原因目前尚不清楚。人口学因素及临床特征（如年龄、性别、种族、糖尿病、心血管疾病）只能对此进行部分解释[61]。初步研究发现，基因可能发挥一定作用[62–68]。大量证据表明腹腔内的炎症状态是影响腹膜溶质转运效率的重要影响因素，而 IL–6 作为一种重要的炎症因子，在透析液中的浓度水平部分受到基因的调控[62, 69, 70]。目前正在进行的基于大样本的基因关联

表 64–1 标准化试验中用于评价腹膜功能的指标

试 验	溶 质	液体清除
腹膜平衡试验	• D/P 肌酐 • D/D0 葡萄糖	• 引流量
标准渗透性分析	• 溶质转运面积系数，肌酐	• 引流量 • D/P 钠
腹膜透析效能试验	• 面积参数	• 超滤系数
透析充分性和转运试验	• 24h D/P 肌酐	• 24h 引流量

研究可阐明腹膜转运效率差异的遗传学基础，这些结果将有助于我们进一步了解腹膜的生理病理特征。

PET 结果可帮助优化腹膜透析处方。目前已开发出几个基于尿素动力学模型并得到验证的软件程序，通过 PET 数据可优化患者腹膜透析处方[71, 72]。腹膜溶质转运越慢，个体越难以清除溶质，这在体型较大、肌肉发达的无尿患者中尤为明显。这类患者对水的超滤往往较为充分，但是为充分清除溶质，这些患者无论接受持续非卧床腹膜透析还是自动化腹膜透析均需要延长腹透液留腹时间。相反，溶质转运越快，机体对水的清除越困难。尤其对于丧失残余肾功能（RKF）的患者而言，透析往往不充分。此类患者在夜间自动透析时需缩短留腹时间，同时在使用葡萄糖透析液进行有限长留腹时需格外留意。长留腹时的透析优化方法因人而异，有较好 RKF 的患者可保持完全或部分日间干腹，而已丧失 RKF 的患者可日间加透析一次或使用艾考糊精腹透液。

此外，大量研究就腹膜溶质转运效率与患者结局之间的关系进行了探讨。大部分研究结果发现，患者腹膜转运效率越高，死亡风险也越高[72–78]。而腹膜溶质转运效率与患者其他结局（如转为血液透析治疗或出现蛋白－能量消耗）之间的关系，研究结论却不尽相同。研究发现高 / 快转运患者死亡风险更高，针对其原因目前提出了几种假说，包括因蛋白丢失过多或葡萄糖摄入过多抑制食欲而导致的蛋白－能量消耗，全身炎症状态及自身并发症。然而目前越来越多观点认为高 / 快转运患者死亡风险较高是因为使用传统腹透配方透析时超滤不充分，尤其在患者进行持续非卧床腹膜透析时[79]。当透析方式改为夜间留腹时间较短的自动化腹膜透析后，患者死亡风险有所降低但仍并未消除[78]。因而，在为高 / 快转运患者制订腹膜透析处方优化液体清除时应格外注意。

四、腹膜透析导管及通路

成功的腹膜透析治疗主要在于建立永久且安全的透析通路。功能良好的导管可为腹膜提供一个通畅无阻的通路。既往研究发现，导管的机械性问题可导致约 20% 的常规腹膜透析患者转为血液透析治疗。腹腔感染占技术失败原因的 30%～50%，其发生也多与导管有关[80, 81]。因而选择适当的导管及进行正确的放置，是取得腹膜透析成功的关键。

总体而言，目前最常使用的腹膜透析管为 Tenckhoff 管，其次为鹅颈管[82]。这些导管通常由聚氨酯或硅胶制成。聚氨酯材质强度较硅胶大，因而管壁更薄管腔更大，可承受更大的液体流速（3.1mm 聚氨酯导管内径 vs. 2.6mm 传统硅胶导管内径）。近些年一些制造商也开始在部分国家提供更大直径的硅胶管（如 Flex-neck 管，Cardiomed）。聚氨酯管在美国以外的国家和地区最常见，这类导管能被常规使用于出口处的软膏及聚维酮碘降解。有报道硅胶管也可被聚维酮碘降解，但软膏类如莫匹罗星却对其无影响[83]。

腹膜透析管主要由 3 部分构成，即腹膜内段、隧道段及腹膜外段。导管的腹内段留置于腹腔内，沿腹膜内段有许多侧孔以帮助透析液灌入和引流。腹膜外段经由腹壁的皮下隧道（腹壁内）在皮肤形成出口，并成为导管外段（位于体外）。腹透管一般含 1 个或 2 个 cuff。这些涤纶套通常有 1cm 长，分别称为深 cuff（腹膜外）和浅 cuff（皮下）。图 64-1 展示了目前市场上不同腹透管腹膜内段与腹膜外段的设计。

直型双 cuff Tenckhoff 管有不同的长度型号，其中 42cm 及 47cm 是最常用的。这 2 种长度型号都拥有 5～7cm 的隧道段及约 20cm 的腹膜外段，其区别主要在于腹膜内段的长度，前者为 15cm 而后者为 20cm[84, 85]。直型双 cuff Tenckhoff 管腹膜内段有许多直径 0.5mm 的侧孔，侧孔范围取决于导管总长度，为 10～15cm。卷曲型 Tenckhoff 管长 57～72cm，含一 19.5cm 长的卷曲状带孔腹膜内段。导管的长度不合适将会影响其在腹腔的正确放置，因而为患者个性化选择适当长度的导管显得尤为重要。过短的导管易出现引流不充分并被大网膜包裹，而导管太长则易在灌注时出现疼痛（常见于直肠或会阴部）。大多数 Tenckhoff 管全长覆盖不透 X 线的钡剂以便影像学检查。

在直型及卷曲型 Tenckhoff 管的基础上，目前又衍生出好几种不同构型的腹透管。鹅颈管作为改良版的 Tenckhoff 管，其特点主要在于 2 个涤纶 cuff 之间有一永久性 180° 的弯曲[82, 86]。这种导管可放置于弯曲的隧道中使导管开口处向下。cuff 间

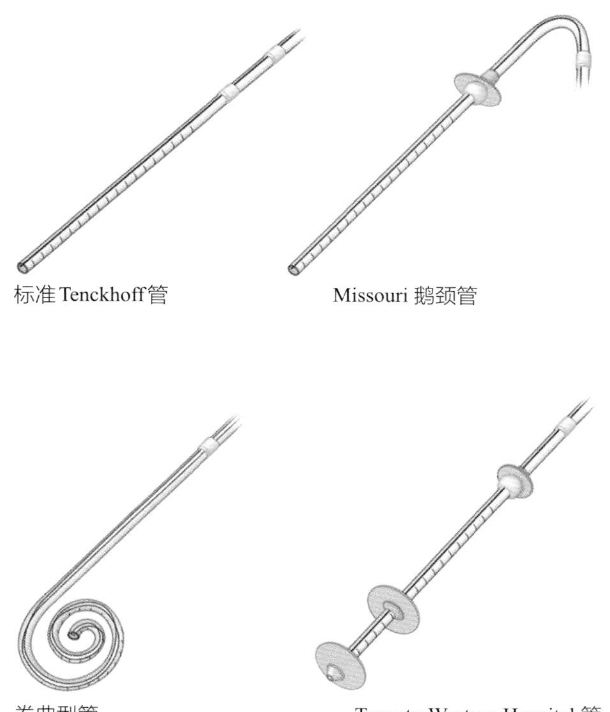

▲ 图 64-1　**当前市场所售腹膜透析管的腹膜内段与腹膜外段设计**

固有的弯曲避免了导管因橡胶弹性复位而在使用一段时间后恢复直形，进而降低腹膜内段导管尖端移位及浅层 cuff 脱出的潜在风险[87]。鹅颈管腹膜内段有 3 种不同构型，即直型、卷曲型及直型带两腹腔段硅胶盘（又称 Toronto-Western 管或 Oreopoulos-Zellerman 管）。卷曲构型及硅胶盘的设计有助于减少网膜包裹及维持导管在盆腔的位置。Toronto-Western 管和 Missouri 管与 Tenckhoff 管的不同之处还在于这 2 种管的内侧 cuff 被毛制圆盘和硅胶珠组合替代。该圆盘缝合于腹膜外的腹直肌，可对导管进行锚定。而硅胶珠则被放置于腹膜内，可作为物理屏障防止漏液。上述导管都有传统的皮下 cuff，该 cuff 的理想位置是距导管出口 2cm 处。

胸前导管是腹透管的另一改良类型。其在传统位置进入腹腔，而后经由同侧皮下隧道向上直达胸壁，最终在皮肤处形成出口。此类导管的独特设计使其在特定情况下较标准腹透管有更多优势。在有较大肉赘的肥胖患者或因其他因素导致不能看清下腹部皮肤的患者中，传统的腹部出口不易识别，而胸前导管则规避了这一问题。活动受限的患者也是胸前导管的受益人群，此类患者往往存在弯腰困难，难以找到传统腹部出口的情况。此外，胸前导管允许腹部造口患者和尿布患儿使用 PD，而不存在出口处交叉污染的风险。同时因胸壁结构牢固且活动度小，使用胸前导管可降低导管损伤（导管出口感染危险因素之一）的潜在风险。最后，导管的长隧道联合三 cuff 结构可减少导管周围细菌进入腹腔，降低腹膜炎的发生风险[88]。

胸前导管由 2 个长度适宜的硅胶导管在植入时相连组成。腹部段导管为双 cuff 导管或 Missouri 导管，而胸部段导管则为鹅颈管改良而来。置管时通过一钛制接头将 2 个硅胶管连接。导管置入应从腹腔穿刺点开始沿隧道同侧向上进行，避免直接从胸骨上方穿刺，从而防止导管在任何需要胸骨切开的心脏手术中受损。在经验丰富的医生操作下，胸前导管可发挥良好的疗效[88]。

Moncrief-Popovich（埋入式）导管是由弯曲型鹅颈管改良而来。与鹅颈管相比，Moncrief-Popovich 管皮下 cuff 更长（由鹅颈管的 1cm 增加为 2.5cm），在植入时导管外侧部分被埋于皮下，操作与平常无异。此类导管需要提前几个月置入，通常是在患者出现透析需要时即进行。包埋于皮下的导管可在无菌条件下愈合，因而发生早期导管细菌定植的风险很小，进而降低导管出口处或腹腔感染的风险[89, 90]。当开始透析时，通过门诊简单操作即可取出导管外侧部分并连接到外接管。此种导管可即刻进行全流量透析并且不会增加漏液风险，因为在置入后的几个月时间内导管周围已经完全愈合。据报道埋入式导管的废弃率约为 10%（因患者转为血液透析或肾移植，或死亡），但总体而言其效果良好。埋入式导管开始透析后 5%～29% 会出现早期引流问题，主要原因为纤维蛋白形成，但易于治疗，不需要拔管[91-94]。

硬质导管一般用于急性透析，很少在发达国家中使用，但在部分国家仍可见到。硬质导管植入的并发症包括少量出血、透析液渗漏、腹壁渗漏（尤其是在有既往腹部手术史及多次置管史的患者），以及因大网膜包裹、多房形成、导管位置不当而引流不充分。既往报道功能差的硬质导管在使用后会出现部分或全部的功能丧失，其发生率主要取决于透析的时长及既往导管操作史[95, 96]。

长期使用的标准非硬质导管可通过非手术或手

术方法进行置入。腹透管的置入可用 Seldinger 方法在患者床旁进行（盲穿），但这一方式容易造成患者肠道损伤。腹腔镜协助下的导管置入通常为肾脏科医生所用，这一方法可在导管置入前提供整个腹腔视野进而避免肠道损伤，但在导管置入时却无法同时进行可视化。另一改良的方法为在 X 线或超声引导下行经皮穿刺腹膜透析置管术，既有助于避免肠道损伤又可对导管的放置进行确认[97]。这往往需要经验丰富的（介入）肾脏科医生、介入放射科医生或外科医生来操作。既往导管的置入需要采用开放性手术（小切口剖腹手术），随着技术的进步，腹腔镜手术越来越普及，其优势在于可直接为术者提供整个腹腔视野。通过经典的腹腔镜引导下腹膜透析置管术可将导管放入盆腔适当位置。小切口的剖腹手术越来越多被腹腔镜手术取代，主要在于后者不仅可在导管置入时发现并纠正疝气、粘连、大网膜冗长下垂等问题，还可保证导管尖端放置于盆腔的正确位置[98, 99]。一些先进的腹腔镜技术如腹直肌鞘隧道穿刺，选择性预防性网膜固定术，选择性预防性粘连松解术在导管置入时还有更多优势，由经验丰富的医生置管，2 年导管功能畅通率可达 99.5%[98, 100, 101]。

五、导管相关并发症

腹膜透析导管最常见的并发症包括出口处及隧道感染、导管不畅、外 cuff 脱出、透析液渗漏及透析液灌注时疼痛。导管位置放置不当、导管出口处伤口愈合不良、外管损伤、置管时及置管后的正常修复过程受影响，以及出口处常规护理不当均可引起导管相关感染。既往研究发现导管出口处感染源于窦道细菌的定植，因而新植入的导管出口处应尽可能长时间地保持无菌状态以便其恢复。达到这一要求的方法之一是将手术敷料保留至导管置入后的 5～7 天，在出现敷料表面渗血或需要腹腔引流时再移除。术后第一次揭开敷料优先由受过专业训练的腹膜透析人员进行。检查出口处时应该严格要求操作人员佩戴口罩。出口处完全愈合后，外段导管损伤也会通过引起出口处及窦道细菌定植及影响正常组织再生进而引发感染[102-106]。一些清洁物品同样也会影响皮肤细胞的更新，所以应尽量避免其使用（如碘伏、漂白剂、酒精）。

腹透液流动不畅可发生在透析液引流或灌注这 2 个过程中。导管引流受损通常与便秘有关。患者肠道堆积粪便会引起导管侧孔堵塞，此外还会在局部形成不易排出的积液。合理使用泻药治疗第 2 天即可有效恢复导管的引流。当患者临床表现不典型时腹部 X 线片有助于便秘的确诊。腹部 X 线片还可发现导管尖端位移，而这也是透析液引流不畅的原因之一。导管重新置入时可尝试使用无创超声引导下导丝置入，若失败可换用腹腔镜下导管重置术。这一方法由经验丰富的手术医生操作时通常能有效恢复导管功能。前面介绍的鹅颈管的结构设计或能降低导管随时间发生移位的风险[107]。

活跃的大网膜对导管的包裹或“捕获”可造成导管植入后液体流出受阻。但作为晚期并发症，大网膜“捕获”非常罕见。某些患者偶尔会出现因导管移位、大网膜阻塞或纤维蛋白的形成而引流变慢。单独或联合使用缓泻药和每升透析液中加入 500U 肝素，可能改善引流。一些患者导管可移位出真骨盆，若导管可继续正常工作，则不必重置。若简单调整后导管仍无法工作，则应采用一些更为有效的方法（如加入缓泻药、强力冲洗）。倘若仍无效，则需要通过腹腔镜手术将导管尖端放回并固定至真骨盆。Toronto-Western 导管在腹内段有 2 个硅胶圆盘可阻止导管尖端从骨盆移出[102]。

导管尖端贴附于盆腔壁或腹内器官可引起局部刺激性疼痛[105]。透析液的快速流入引起的射流效应同样也可引起腹痛。极少情况下，导管周围粘连形成分隔可引起剧烈腹痛[108]。卷曲导管的设计可避免透析液对肠道的直接射流效应，进而减少灌注相关腹痛的发生。

根据导管走行建立隧道和将外 cuff 放置于距皮肤 2～3cm 处可预防外 cuff 脱出。在没有导管感染的情况下，将脱出 cuff 的涤纶套剥除或可有助于延长导管寿命[104]。

将深部 cuff 置于腹直肌中，相较于置于腹正中线可显著减少早期管周渗漏的发生[102, 105]。深部 cuff 上带有珠和涤纶盘的腹透导管通常很少发生管周渗漏（Toronto-Western-Hospital 管，Swan Neck Missouri 管，Swan Neck 胸前腹透管）。早期渗漏常发生于导管外段，而晚期渗漏则可通过前期修复的切口浸润到腹壁。PD 置管可能导致小血管轻微撕裂进而引起血性腹透液。导管也会伤及肠系膜血管而引起腹腔积血。极少情况下，腹透管会损伤内部脏器，引起腹腔内出血。腹腔液体经阴道漏出很少见，但临床上在某些情况下也应考虑其可能性[102-105]。

六、腹膜透析液

腹膜透析液通常由 3 大部分组成：①诱导超滤的渗透剂；②纠正尿毒症代谢性酸中毒的缓冲剂；③调节溶质弥散清除的电解质溶液。表 64-2 列出目前市场上所售的不同透析液各组分的成分选择。最常用的组合为右旋葡萄糖渗透剂（1.5%、2.5%、4.25%）、乳酸盐缓冲液（通常 40mEq/L）、生理浓度钙离子，pH 为 5.4。尽管过去几十年的使用经验证明了传统腹膜透析液在终末期肾脏病（end-stage kidney disease，ESRD）的长期治疗上的安全性及有效性。但目前传统腹透液的确实存在一定的局限性，其配方也引发了广泛讨论，促使人们探索更优的腹膜透析液。

传统腹膜透析液使用右旋葡萄糖（或水合葡萄糖）作为渗透剂，目前市场上所售透析液中右旋葡萄糖的浓度有 3 种，分别为 1.5%、2.5% 及 4.25%（或 1.36%、2.25% 及 3.86% 葡萄糖）。腹膜透析液中高于生理浓度的葡萄糖形成了跨腹膜屏障的高渗透压，进而引起快速超滤作用[46]。然而葡萄糖作为渗透剂存在两大限制。首先，葡萄糖在腹透过程中会被腹膜吸收，其诱导超滤的渗透压也随之降低。因而长留腹时如持续性非卧床腹膜透析（continuous ambulatory peritoneal dialysis，CAPD）的夜间留腹或自动腹膜透析（automated peritoneal dialysis，APD）的日间长留腹，在使用葡萄糖透析液时往往会出现透析不充分[109]。其次，在加热消毒葡萄糖腹膜透析液时会产生许多葡萄糖降解产物[110, 111]。这些产物大多数具有直接细胞毒性，或是可通过加速糖基化产物的形成而引起长期腹透患者腹膜结构与功能改变[112]。上述限制也引出后续针对更适用于长留腹（如艾考糊精腹膜透析液）或只产生微量葡萄糖降解产物（如生物相容性腹膜透析液）的腹膜透析液的研发。1% 氨基酸溶液也可单独或与 1.5% 右旋葡萄糖组合作为渗透剂，其对于存在蛋白-能量消耗的患者而言是很好的补充剂。

乳酸盐是腹膜透析液最常见的缓冲液。腹膜透析过程中，血液中碳酸氢钠顺浓度梯度进入透析液，而乳酸盐则顺浓度梯度被全身吸收。在肝脏，乳酸盐被代谢为碳酸氢盐，进而可纠正尿毒症代谢酸中毒。乳酸盐作为缓冲液很少发生不良反应，但其终究不是生理性缓冲剂，因而目前开发出了基于碳酸氢盐的缓冲溶液。这些透析液含双袋包装结构，可将溶液中的钙离子、镁离子与碳酸氢盐分离，因而可防止腹膜透析液在加热灭菌过程中发生碳酸氢盐沉淀。双袋间由一薄膜分隔，其在透析液灌注进入腹腔前会断开，最终溶液混合可达到生理 pH。而单袋装配的透析液，如葡萄糖透析液或艾考糊精透析液通常达不到此 pH。

传统的腹膜透析液通常还含有钠、钙、镁和氯等其他电解质离子。腹膜透析液中钠离子浓度（132mEq/L）较血液透析液中钠离子浓度低（138～142mEq/L），这一浓度有利于经弥散作用清除钠离子。为增强钠离子的清除，一些研究采用含更低钠离子浓度（102～125mEq/L）的透析液。低钠透析液可能需要增加葡萄糖浓度以保证足够的跨腹膜渗透压。与传统腹膜透析液相比，此类透析液有更强的钠离子清除能力，因而可对血压进行更好的控制[113, 114]。然而最近一个多中心研究发现随机接受低钠透析液（125mEq/L）的患者可能会出现残余肾

表 64-2　市场所售不同透析液的组成

	渗透剂	缓冲剂	pH
传统透析液	• 右旋葡萄糖	• 乳酸盐	• 5.2
低葡萄糖降解产物透析液	• 右旋葡萄糖 • 右旋葡萄糖	• 乳酸盐或碳酸氢盐 • 乳酸盐或碳酸氢盐	• 7.0～7.4 • 7.4
艾考糊精透析液	• 艾考糊精	• 乳酸盐	• 5.2
氨基酸透析液	• 氨基酸	• 乳酸盐	• 6.4

功能的降低[114]。基于此，低钠透析液还处于试验阶段，目前还未上市。

既往使用的腹膜透析液中钙离子浓度一般较高（3.5mEq/L）。超生理浓度的钙离子可有助于控制某些患者的甲状旁腺功能亢进，但会使其他患者面临高钙血症及甲状旁腺激素过度抑制的风险，尤其在使用了含钙磷结合药和（或）活性维生素D类似物骨化三醇的人群中。为降低此类风险，目前临床上大多数使用的是生理浓度钙离子的透析液（2.5mEq/L）[115, 116]。

下面将简要介绍目前国际市场上常见的 3 种透析液（艾考糊精透析液、低葡萄糖降解产物透析液及碳酸氢盐透析液）和透析液中的减糖方案。氨基酸透析液的临床应用将在蛋白－能量消耗的管理部分一起讨论。

（一）艾考糊精腹膜透析液

艾考糊精是由葡萄糖分子通过 α（1–4）糖苷键连接而成的聚合物[117]。它由玉米淀粉水解制备而成，各分子链所含葡萄糖分子数不一，平均分子量约为 16 000Da[117]。市场所售的艾考糊精透析液浓度为 7.5%，以乳酸盐为缓冲液，钙离子浓度为 3.5mEq/L，pH 为 5.4。该溶液与正常血浆等渗，其超滤作用是由艾考糊精通过腹膜上小孔而非水蛋白通道产生的渗透压诱导产生[118]。

艾考糊精分子量大，不能通过腹膜屏障吸收，而是经淋巴管从腹腔中被缓慢清除。每 12 小时仅约 1/3 的艾考糊精被吸收，因而可维持长留腹时超滤所需渗透压。这尤其适合 CAPD 患者的夜间长留腹及 APD 患者的日间长留腹[119]。被机体吸收的艾考糊精可被循环中的淀粉酶分解成长度不一的寡糖，在使用艾考糊精透析液的患者中，麦芽糖是主要的代谢产物[120]。麦芽糖可轻易进入细胞并被麦芽糖酶水解为葡萄糖。麦芽糖酶存在于溶酶体内，而溶酶体为体内大多数细胞所具有。

大量的临床研究证实了艾考糊精透析液的疗效[121–128]。在高平均转运或高转运患者中，艾考糊精透析液在 CAPD 或 APD 模式下长留腹时产生的超滤量均大于 2.5% 葡萄糖透析液或 4.25% 葡萄糖透析液产生的超滤量，此优势在发生腹膜炎的情况下仍然存在[121, 122, 126, 129]。相对于 2.5% 或 4.25% 的葡萄糖透析液，艾考糊精透析液有着更高的超滤效率，即每吸收 1g 的糖类可产生更大的超滤量[121, 126]。超滤量越大意味体内总水分减少得越多，因而使用艾考糊精透析液比葡萄糖透析液更易达到容量平衡[127]。或许由于更易达到容量平衡，已有研究证实艾考糊精透析液相较于 1.5% 葡萄糖透析液可缓解 CAPD 患者的左心室肥大[123]。然而尽管艾考糊精透析液可减少体内总水分，目前却并未发现其对残余肾功能有何影响[130, 131]。

除了可更好控制容量超负荷外，相关研究发现艾考糊精透析液还可发挥代谢相关优势，如增强胰岛素敏感性，更好地控制血糖，纠正或改善血脂异常[132, 133]。一项观察性研究还表明相较于传统透析液，艾考糊精透析液或可有助于腹膜正常功能的维护（如腹膜溶质转运效率的维持）[134]。此外，一项小型临床试验发现糖尿病腹透患者使用艾考糊精透析液后转为血液透析的可能性更小[125]。另一项观察性研究显示，使用艾考糊精可降低患者死亡风险[135]。

根据前期大量证据，目前建议，若患者使用葡萄糖透析液长留腹时出现超滤不足，则换用每天单次艾考糊精透析，而这通常发生于高平均转运及高转运患者。目前至少有两项实验对每天 2 次艾考糊精透析的效果进行了研究，结果发现其可有效提高超滤量并改善相关临床指标[136, 137]。然而这种用法尚待进一步研究证实。还有研究发现艾考糊精和葡萄糖混合透析液可大大提高超滤量，但目前市场上还没有此类透析液[138]。

艾考糊精透析液最常见的不良反应为皮疹[122, 130]。皮疹通常为手掌及足底的剥脱性皮疹，一般在使用透析液 2～3 周后出现，停止使用后消失。此外，使用葡萄糖脱氢酶吡咯喹啉醌的血糖仪对使用艾考糊精透析液的患者进行血糖检测时，容易因体内麦芽糖堆积而使检测结果高于真实值[139]。因此应警惕测量所致的假性血糖升高，避免错误调整胰岛素或其他降糖类药物。非典型腹膜炎在使用艾考糊精的患者中也有报道，追踪结果显示这一不良反应是由玉米淀粉水解过程中产生的肽聚糖残留于透析液中所致。这一问题通过优化生产工艺已在很大程度上被解决，因此市售的透析液中已几乎检测不到肽聚糖的存在[140]。

（二）低葡萄糖降解产物腹膜透析液

此类透析液采用双室双袋的包装方式，在世界上部分地区可购买到。其以葡萄糖为渗透剂，乳酸盐为缓冲剂，可达到生理状态的pH并将葡萄糖降解产物减少到几乎检测不出。目前已有数项临床试验对这一生物相容性透析液的临床效益进行了研究，但结果却是好坏参半[141-152]。

低葡萄糖降解产物腹膜透析液的研发最初源于实验室发现葡萄糖降解产物可破坏腹膜结构和功能的完整性，进而限制传统腹膜透析液的长期使用。对BalANZ研究的数据进行析因分析，结果提示使用低葡萄糖降解产物透析液的患者腹膜溶质转运效率不会随时间改变，而使用传统透析液的患者其腹膜溶质转运效率会进行性增加，同时伴有超滤量的减少[153]。然而，迄今为止尚未有证据表明这些效益有对应的临床价值，如降低腹膜透析失败的可能性（如转为血液透析治疗）。

一项早期的交叉实验表明，患者的尿量在使用此种生物相容性透析液时会增多，一旦恢复传统透析液治疗时又减少[154]。尽管一些学者提出此类透析液可能是通过降低超滤量使血容量增加，进而可促进钠离子的排泄，但目前生物相容性透析液引起尿量增多的机制尚不清楚[155]。低葡萄糖降解产物透析液对残余肾功能影响的研究结果各异，但这些研究均指出，此类透析液对于腹膜透析患者，尤其是长期透析患者，可增加其尿量并减缓残余肾功能的丢失[151, 156]。

目前至少有一项大型临床研究表明使用低葡萄糖降解产物透析液可降低患者腹膜炎的发生风险[147]。然而这一研究结果在其他临床试验中却并未得到证实[149, 152, 157-159]。一些观察性研究发现使用生物相容性透析液的患者死亡风险更低，然而一篇系统回顾在分析一系列临床试验结果后却发现这一效益并不明显[151, 160]。这可能由发表偏倚或指征混杂所致。无论怎样，目前没有证据表明此类透析液的使用是有害的，其使用与否主要取决于透析液的可用性及其价格。

（三）碳酸氢盐腹膜透析液

此类透析液同样采用双室双袋包装方式，可见于全球部分地区市场。透析液以葡萄糖为渗透剂，碳酸氢盐为缓冲剂，有着生理浓度的pH及低浓度的葡萄糖降解产物。碳酸氢盐腹膜透析液的研发同样源于实验室研究发现传统腹膜透析液的生物不相容性可影响腹膜结构及功能完整性。目前尚无证据表明生物相容性透析液更有利于人体腹膜结构与功能完整性的维持。相较于传统透析液，碳酸氢盐透析液能更好纠正代谢性酸中毒并减少透析液灌注时产生的疼痛[161, 162]。一项观察性研究表明使用碳酸氢盐腹膜透析液可降低患者死亡风险，但这一结果在另一前瞻性临床研究中却并未得到证实[135]。

（四）减糖方案

既往大量研究发现，腹膜透析液中的葡萄糖可引起全身及局部的不良反应[163]。在腹膜透析过程中减少透析液中葡萄糖含量以减少全身性葡萄糖暴露，经大量研究证实具有安全性及有效性。此类减糖方案的核心在于将长留腹时的单次葡萄糖透析换为艾考糊精透析。若需进一步降低葡萄糖暴露，还可将二次葡萄糖透析换为氨基酸透析。上述减糖方案已被证实可有效改善糖尿病腹膜透析患者的血糖控制水平及血脂指标[128, 132, 164-166]。但减糖方案会增加不良反应的发生，通常认为这是由于减少了葡萄糖暴露进而增加容量超负荷的风险所致。此外，目前尚不清楚减糖方案能否降低腹膜透析患者发生心血管事件的风险[167]。鉴于减糖方案成本较高，其使用应视具体情况而定。

七、腹膜透析模式

腹膜透析模式具有一定的灵活性，因而透析处方可根据患者的生活方式进行个性化定制，同时尽可能降低治疗费用。总体而言透析处方分为持续透析或间歇透析、手工操作或机器自动操作。持续疗法指每周7天，每天24h的透析治疗。持续疗法只包括手工操作的透析模式[持续性非卧床腹膜透析及持续性循环式腹膜透析（continuous cyclic peritoneal dialysis，CCPD）]。最常见的间歇疗法包括选择一天的部分时间使用腹膜透析机进行透析，可在晚上[夜间间歇性腹膜透析（nocturnal intermittent PD，NIPD）]或日间[日间间歇性腹膜透析（diurnal intermittent PD）]进行。有时CAPD患者会在夜间干腹，这种间歇性方案只适用于还有 RKF 的患者[168]。少数情况下，间歇性腹膜透析可变为每隔几日行时长达 10～30h 透析的模式，期间频繁交换透析液。这一透析模式用于术后急需透析患者的治疗（如急诊腹膜透析）或作为患者临终关怀的一种姑息治疗[169, 170]。

理论上腹膜溶质转运效率较低的患者（慢转运或低转运患者）也应该增加留腹时长以充分清除溶质，而转运效率较高的患者（快转运或高转运患者）应缩短夜间留腹时长以优化每日超滤。然而大多数患者，尤其是 RKF 尚存的情况下，无论进行 CAPD 还是 APD 都能获得良好的疗效。

大量观察性研究已证实 CAPD 或 APD 对患者相关临床结局的潜在影响，最近一篇综述对这些结论进行了汇总[171]。在腹透早期，使用自动腹膜透析机较 CAPD 可减少透析过程中连接 / 断开次数。相关研究也发现在这一时期，APD 治疗的患者患腹膜炎的风险更低。然而，在 APD 灌液前冲洗，双袋系统及管路分离系统等技术已在临床实践中广泛采用，因此临床上 CAPD 与 APD 在发生腹膜炎的风险方面并无差异[171]。

一些学者担心 APD 可能存在水钠清除不足的问题[172–175]。这主要是因为 APD 的经典治疗模式中日间长留腹时会存在水的重吸收而夜间频繁换液时则会出现钠筛现象。钠筛现象指水经水蛋白通道的超小孔转运时会伴随部分钠离子的转运，但因为水的转运速率较大，相对而言钠离子排除更少，即出现腹膜对钠和水转运分离的现象。这一效应在留腹早期即出现，但若留腹时间足够长后期可被血浆与透析液间的钠离子扩散平衡所代偿。然而一些研究在比较 CAPD 与 APD 效果时往往没有考虑到 CAPD 的透析袋中往往装有过多冲洗液[176]。因此这些研究可能高估了 CAPD 的水钠清除能力。这也与其他一些研究结果相一致，这些研究对 CAPD 和 APD 进行比较，发现其在发生容量超负荷及高血压的控制方面并无差异[177]。

尽管 APD 可减少治疗费用，但目前尚无证据表明其可降低患者死亡率、提高生活质量或降低转为血液透析治疗的风险[178–182]。这 2 种透析方式的选用主要取决于患者生活方式及价格方面的考虑，而在一些国家如美国及西欧，APD 似乎更受欢迎。

八、腹膜透析充分性

随着许多随机对照试验的开展，以及人们进一步认识到多种因素可影响到仅存部分 RKF 或没有 RKF 的腹透患者，腹膜透析充分性的概念在很大程度上受到了影响[183–186]。在著名的墨西哥腹膜透析充分性研究（ADEMEX）和血液透析研究（HEMO）之前，学术界普遍认为不断增强对小溶质的清除有利于改善患者临床结局并提高患者生存率[183, 184, 187]。目前透析充分性的概念涵盖多个临床和非临床参数（多维性概念），包括 RKF、血压管理的心血管效应、超滤与容量超负荷、矿物质代谢、营养及个人心理和非生理性指标（即与健康相关的其他方面）（表 64–3）[183, 187–189]。

腹膜透析充分定义为使用了有效剂量的透析液后，腹膜透析患者身心安泰、体力恢复且其继发于肾功能丧失的体内代谢与平衡改变也能得到有效纠正[188]。透析剂量满意指满足以下任一条件：①该透析剂量可降低患者慢性肾脏病及透析本身相关的发病率与死亡率；②再增加透析剂量发病率与死亡率也不会下降[190–192]。

（一）腹膜透析充分性的评估指标

透析剂量的确定通常基于患者的临床评估即尿毒症相关症状的有无（如恶心、呕吐、消化不良、睡眠障碍等）。然而这种决策具有高度主观性且容易低估患者所需剂量。尽管这些临床指标不可缺少，但在确定剂量时不可作为唯一参考[186]。尿素清除指数联合上述其他指标，目前仍用于透析充分性的评估。腹透患者的 RKF 较血透患者可维持更长时间，并且参与了很大一部分的溶质清除[191, 193, 194]。

表 64–3　透析充分性的参考指标

- 临床表现：液体平衡、全身血压控制及心血管事件风险
- 残余肾功能
- 酸碱平衡
- 营养状况
- 钙 – 磷代谢平衡
- 炎症
- 小分子溶质清除
- 中等分子溶质清除
- 心理及生活质量指标

尿素是用于量化透析剂量的传统溶质。尿素浓度在慢性肾脏病患者体内往往升高且分子量小，（60kDa）可在体内进行快速弥散，因而采用单室模型即可进行估算。此外，尿素分布于全身的水分中，可轻易通过透析膜并且易于测量 [188-194]。在 20 世纪 80 年代初期国际合作透析研究（the National Cooperative Dialysis Study，NCDS）结果发表后，尿素动力学模型在腹膜透析剂量确定上发挥了重要的作用。该模型最初为血液透析创建，之后是通过类比及推断才在腹膜透析方面开始使用 [195]。

尿素清除指数的表达式为 Kt/V_{urea}，即尿素分布容积或全身水（V）相关的尿素清除率（K）。腹膜的尿素清除率可通过收集 24h 透析液流出体积并测量其中尿素浓度进行计算，所得计算值再除以血浆尿素浓度（D/P_{urea}）。为了在个体间进行比较，所得结果通常需要用患者体积函数进行标化，即尿素通常是用尿素分布体积（V）进行标化。在腹透中，Kt/V_{urea} 通常是指总的尿素清除指数（腹膜 Kt/V_{urea} 与残余肾 Kt/V_{urea} 之和）。残余肾尿素清除率的计算方法类似，通过收集 24h 尿液完成。Kt/V_{urea} 可用于表示每日的数值，但通常会乘以 7 表示每周的清除指数。这一表示方法是为了对腹膜透析和血液透析的透析量进行比较。但鉴于血液透析具有间断性而腹膜透析具有持续性，这一比较显然不合逻辑（表 64-4）[196]。尿素动力学模型在血液透析的应用已得到验证，但其用于腹膜透析还尚待考证。如果将血液透析中的剂量确定方法照搬于腹膜透析，则患者将会被认为存在严重的透析不充分，因为此时其 Kt/V_{urea} 绝对值会非常低。然而与血液透析相比，腹膜透析并未增加大多数患者尿毒症相关症状的发生及疾病的发病率或死亡率。

（二）腹膜透析溶质与液体清除的决定因素

初始腹膜透析方案一般根据经验制订，其综合考虑了各种可影响溶质与水清除的因素。其中一些因素可进行相应修改而其余的因素则不可修改（表 64-5）[192, 197, 198]。

1. 患者相关因素

残余肾功能可清除腹膜透析患者体内大部分的水及一定量的溶质。患者残余肾功能的评估，最佳方式是通过测量其每周总 Kt/V_{urea} 中肾脏贡献的部分。每毫升每分钟残余肾清除的尿素可使每周总 Kt/V_{urea} 增加 0.25L[199]。对患者残余肾功能的评估有利于医生为患者制订个性化腹膜透析方案，在后期随访中也应定期进行。这是因为患者的残余肾功能会随着时间逐渐下降，其腹膜透析处方也需对应地调整以维持总 Kt/V_{urea}。有研究表明，较快的残余肾功能降低速度与腹膜透析患者生存率下降有关 [200]。

2. 分布容积与体表面积

尿素的分布容积与体内总水量相当，可通过 Watson 公式或 Hume 公式进行估算。但这些公式可能会低估透析患者的体内总水量而过高估计其透析剂量 [201]。目前维持性透析患者专用的计算公式已被开发出来，且经验证其在预测血液透析患者体内总水量方面具有优越性，在腹膜透析人群中也有潜在预测价值 [202]。

3. 腹膜转运类型

图 64-2 为高（快）转运患者和低（慢）转运患者透析液 / 血浆肌酐比值在一次透析中随透析液留腹时间的变化曲线图。由图所示高转运患者更先达平衡点（比值为 1.0），因而他们更适合缩短留腹时长，而低转运患者则应延长其留腹时长以增强对溶质的清除（图 64-2）。相较而言低转运

表 64-4　透析剂量相关计算

尿素清除指数（Kt/V_{urea}）

- 每日总 Kt/V_{urea}= 腹膜 Kt/V_{urea}+ 残肾 Kt/V_{urea}
- 每周 Kt/V_{urea}=7×{[（24h 透析液尿素 / 血浆尿素 ×24h 透析液流出体积）/ 尿素分布体积]+[（尿液尿素 / 血浆尿素）×24h 尿量）]}
- 体内总水量（Watson 公式）[a]
- 男性：V=2.447-（0.3362× 体重）-（0.1074× 身高）-（0.09516× 年龄）
- 女性：V=-2.097+（0.2466× 体重）+（0.1069× 身高）

a. Watson 公式中年龄计量单位为岁，身高计量单位为 cm，体重计量单位为 kg

表 64-5 决定腹膜溶质与液体清除的因素

患者相关因素	透析处方相关因素
• 残余肾功能 • 体重指数 • 腹膜转运类型	• 透析类型 • 每日透析频率 • 单次换液量 • 留腹时间 • 透析液张力

患者可达到更大的超滤量，而高转运患者会吸收更多的葡萄糖进而降低超滤所需的渗透压并且随留腹时间延长导致净液体的重吸收（图 64-3）[44]。高转运患者可通过相关技术手段缩短留腹时长以达到更佳的超滤效果和对小分子溶质的充分清除，如使用 APD 透析并频繁换液。相反，低转运患者则应增加留腹时长，以在保留其超滤能力的同时增强对小分子溶质的清除能力。值得注意的是大多数患者的腹膜转运效率位于中间水平，因而需对患者进行个性化评估以制订出最佳透析方案[44]。

除了上述转运类型与超滤和溶质清除的关系外，还应注意的是溶质分子越小就越容易达到弥散平衡。尿素的分子量仅为 60Da，因而达到平衡点比肌酐快得多（分子量为 112Da）。一些可影响小分子溶质清除的因素在大分子物质、带电物质或结合了蛋白质的溶质清除上可能并无影响。关于尿毒症相关毒素的进一步探讨及尿素作为溶质标志物的局限性已在 52 章进行阐述。

4. 透析处方相关因素

腹透透析处方中主要可修改的因素包括换液频率、液体交换量及透析液张力。

(1) 换液频率：传统 CAPD 模式中每天会进行 4 次 1.5～3L 的换液。对于一些体表面积较小或 RKF 较好的患者而言，刚开始治疗时每天的换液频率可设置为 3 次或更少。因为一般认为患者在后期会有剂量增加的需求，此种模式又称为渐进式 CAPD[203, 204]。肌酐分子量比尿素大，增加每次换液时的液体量比提高透析频率更能增加清除，这在低转运患者中尤为明显[199]。在 APD 中，提高透析频率可最大化提高透析液与血浆间的渗透压差进而加强对溶质的清除，但同时也增加了透析过程中灌注和引流的耗时占比。因此其间可能存在某一透析频率节点，此节点之后换液的次数与透析清除能力（及透析成本）呈负相关。此“平衡点”部分受腹膜转运类型的影响，因而在不同患者之间不尽相同[197]。近来透析处方中增加了对 APD 患者透析表现的远程监控，这一举措有助于对患者进行个性化管理及透析处方优化[205]。

增加 NIPD 清除能力的最佳方法为日间加透析 1 次，其可增加约 25% 的 Kt/V_{urea} 量。这一方法的缺点在于日间透析时间较长，通常会导致液体净重吸收，尤其在高转运及高平均转运患者中容易发生。避免该问题主要在于根据每个患者的治疗反应

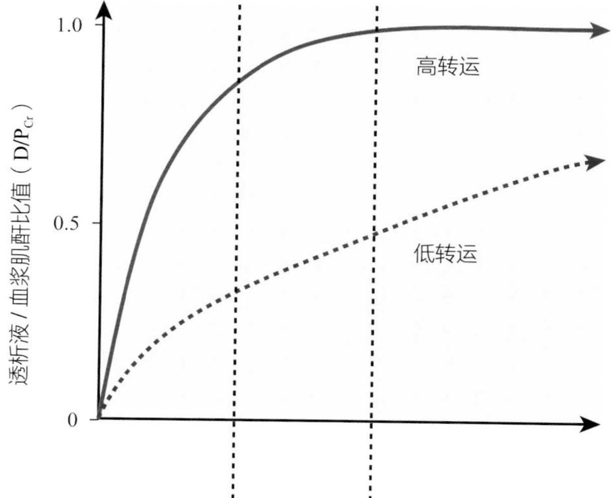

▲ 图 64-2 一次腹膜透析过程中高转运患者与低转运患者透析液 / 血浆肌酐比值（D/P_{Cr}）与留腹时长之间的关系

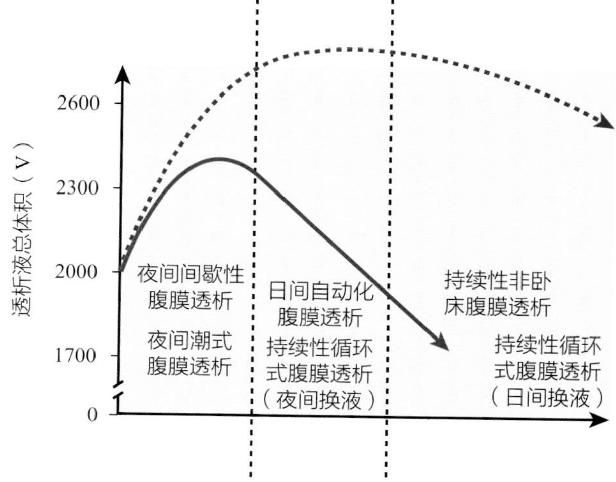

▲ 图 64-3 腹膜低转运患者（红线）与腹膜高转运患者（蓝线）在超滤及净液体重吸收的不同

对其日间透析时间进行个性化调整。某些需要额外溶质清除的患者可能还需要加 2 次或 3 次日间透析，或转为 CAPD。

(2) 提高液体交换量：通常而言提高灌注量比提高换液频率更能增强对小分子溶质的清除。因而无论是 CAPD 还是 APD 模式，提高灌注量都是其达到溶质清除目标的主要措施之一。单次交换的液体量受多种因素限制，包括患者的体表面积，患者对高灌注量的耐受性及透析液渗漏、腹壁疝等并发症[192, 197, 198]。

(3) 增加溶液渗透压：渗透压高的透析液可产生更多的超滤量，通常用于避免或控制容量超负荷。容量超负荷主要出现于所有转运类型的无 RKF 患者及依从性不好摄入大量盐和水的患者中。此类透析液还可以定量增加对流介导的溶质清除。值得注意的是高渗葡萄糖溶液会引起潜在的代谢相关不良结局，这将在下文进行阐述。使用多聚糖透析液（艾考糊精透析液），在增加超滤量的同时还可降低代谢相关并发症的发生风险[197]。

九、腹膜透析清除目标与临床结局

在研究腹膜透析充分性的前瞻性加拿大 - 美国队列研究（CANUSA）中，通过对腹透患者结局进行评估发现患者 Kt/V_{urea} 值与死亡率呈负相关[193]。这一发现使促使肾脏病预后质量倡议（Kidney Disease Outcomes Quality Initiative，KDOQI）在指南中新增：推荐对所有 CAPD 患者给予的腹透剂量应当使每周总 Kt/V_{urea} 至少达到 2.0；对高转运或高平均转运患者，每周总肌酐清除量至少达到 $60L/1.73m^2$；对低转运或低平均转运患者，每周总肌酐清除量至少达到 $50L/1.73m^2$。CANUSA 研究的作者对他们的实验结果重新分析发现其中有一处结论有误，即在初次分析时，他们将肾脏和透析对毒素的清除视为相等，因而对两者仅进行了简单的相加。然而根据其结果，残肾的肌酐清除每周每增加 $5L/1.73m^2$，可降低 15% 的相对死亡风险，而透析的肌酐清除却与生存率无明显相关性。这是由于残肾具有更强的小分子溶质清除能力，从而改善了患者的生存状况[206]。另一些学者的研究进一步支持了这一结论并强调 RKF 发挥着更为重要的作用。透析对溶质的清除能力给患者带来的影响在相关其他研究中未能成功完成评估[207-209]。

ADEMEX 研究是一项前瞻性随机临床试验，旨在研究更高的腹膜清除率对患者生存的影响[183]。这一研究纳入了来自墨西哥 24 个中心的 960 例因新发或慢性肾脏疾病（＞50% 患者已进展至无尿）而正在接受 CAPD 治疗的患者，并对他们进行了为期超 2 年的观察。这些患者的 CAPD 处方均为 4 次 2L 的透析量，且他们每周的腹膜肌酐清除都低于 $60L/1.73m^2$。对照组进行标准处方治疗（4 次 2L 的透析量），实验组则采取增加留腹量且必要时增加 1 次夜间自动透析的方法以达到每周 $60L/1.73m^2$ 的肌酐清除目标。最终两组的腹膜清除率有着明显的差异，即对照组每周的腹膜肌酐清除为 46L，每周总 Kt/V_{urea} 为 1.62。实验组每周的腹膜肌酐清除为 56L，每周总 Kt/V_{urea} 为 2.13。研究发现两组患者的主要结局指标（死亡风险）和次要结局指标（腹透技术失败、住院情况、营养状态）均无明显差异[183]。这些结果进一步支持了前期相关假说，即在研究范围内，增加透析剂量以提高肌酐与尿素的清除并未能提高患者生存率。

亚组分析结果进一步显示，包括按年龄大小、有无 RKF、有无糖尿病、体表面积大小分组，各亚组间患者在死亡率及其他结局上并无差异。对照组患者更可能因尿毒症而失访。ADEMEX 研究因为其规模较小，参与的患者与其他腹透患者人群相比年龄更小且蛋白 - 能量消耗更为明显，其结果可能无法完全进行推广[210]，但这并不影响该研究结果的外部有效性，因为无论在并发症、总生存率及死亡原因上，这些病例都与包括 CANUSA 在内的其他研究人群类似[193]。

Li 及其同事开展的一项随机临床研究也支持 ADEMEX 的研究结果。该研究纳入了 320 列因新发肾病正接受 CAPD 治疗的患者，所有患者的残肾 Kt/V_{urea} 基线值均低于 1.0[185]。患者随机分为 3 组：A 组患者目标 Kt/V_{urea} 为 1.5～1.7；B 组患者目标 Kt/V_{urea} 为 1.7～2.0；C 组患者目标 Kt/V_{urea} 超过 2.0。3 组患者的总 Kt/V_{urea} 不相同，而这主要源于其腹膜 Kt/V_{urea} 不同。各组患者在生存率、血清白蛋白浓度及住院率上无明显差异，而 A 组患者更多需要促红细胞生成素治疗并被建议退出研究。因此总 Kt/V_{urea} 低于 1.7 的患者更容易发生贫血及同时出现更多临床并发症。但将 A 组患者的生存率及其他结局指标与 B 组及 C 组患者比较，即总 Kt/V_{urea} 为 1.7～2.0 或超过 2.0 的人群，结果却无明显差异。这 2 个临床试验说明将总 Kt/V_{urea} 目标值设置为 1.7 或 1.7 以上有利于腹膜透析患者小分子溶质的清除 [185]。此外，Lo 及其同事回顾分析了 10 年来 150 名无尿的腹透患者资料，通过收集患者初次记录无尿和获得最新透析处方时的 Kt/V_{urea} 值并进行生存分析发现，低 Kt/V_{urea} 并非患者死亡的独立危险因素，但腹膜 Kt/V_{urea} 低于 1.67 的患者生存率更差 [211]。Kt/V_{urea} 高于 1.80 或低于 1.80，对患者生存率无明显影响。女性患者中，Kt/V_{urea} 为 1.67～1.86 的生存率最高，其次为高于 1.86 的患者，最后为低于 1.67 的患者。腹膜 Kt/V_{urea} 低于 1.67 始终与较低的生存率有关。需要注意的是，这些观察结果可能会受蛋白－能量消耗、体内总储水容积“缩减”（大部分存于骨骼肌中）等混杂因素的影响。此外，目前尚缺乏关于 APD 透析剂量的平行对照试验。

鉴于当前证据，临床实践指南推荐以 Kt/V_{urea} 作为评估“透析充分性”的最佳指标，同时总 Kt/V_{urea} 达到 1.7 及以上时可认为透析充分（表 64-6）[182, 186, 195, 198, 212]。对尿素动力学的过分强调往往会导致对一系列相关问题的忽略。长期容量超负荷会引发严重不良后果，其中心血管疾病是 ESRD 患者及腹膜透析患者出现并发症与死亡的最常见原因 [212]。如果容量超负荷相关不良后果与高溶质清除所获效益可简单互换的话，前者或可抵消掉后者的作用。因而对水钠超载需严密监测并进行纠正，相关措施包括限制饮食、超滤、药物干预（如对有 RKF 的患者使用利尿剂）或联合使用这些方法。

肾脏和腹膜对溶质的清除并不能等同，这是因为肾脏有一些腹膜所不具有的优势，如对中等大小分子清除能力更强、容量控制更好及存在代谢及内分泌相关的获益。高磷血症及其他矿物质代谢异常与心血管疾病的发病率和死亡率密切相关 [213]。蛋白－能量消耗也需密切关注，因为其广泛存在于 CKD 患者人群（详见第 60 章）。蛋白－能量消耗是一个在患者需要透析前就应考虑的不良预后指标，这在“营养咨询及营养补充剂”部分将进行讨论。一些非传统的危险因素也需要进行关注。尤其是炎症，这几乎存在于所有肾脏病患者中，其相关详细讨论可见“炎症与腹膜透析”部分。社会与心理因素在腹膜透析患者的护理中同样非常重要。

容量状态是决定腹膜透析患者生存及透析能否充分的一个重要因素。容量超负荷可影响心血管事件的发病率及腹膜透析患者的死亡率。因此，将容量平衡（通过“充分”超滤）作为透析充分性的主要目标显得尤为重要 [192, 198, 214]。理想容量状态的确定是一个复杂的问题，最近一些研究发现生物电阻抗在这方面可发挥作用 [215, 216]。

十、营养与腹膜透析

蛋白－能量消耗在腹膜透析患者中普遍存在，并且与透析时间直接相关 [217-219]。营养不良与腹膜透析患者的并发症发生率及死亡率密切相关 [220-222]。营养状况的评估可采用多个指标，包括血清白蛋白和前白蛋白浓度、体细胞数量、全身氮总量、肌酐排出量、人体测量指数、主观整体营养状况评估（subject global assessment）（有趣的是这既不完全主观也非整体评价）、生物阻抗营养分析及综合营养得分。以上单一方法均不能提供完整的营养评估，为了更好评估并监测腹膜透析患者营养状况，通常需要多种工具同时联用 [223, 224]。

引起腹膜透析患者蛋白－能量消耗的原因多样且复杂（表 64-7）。透析过程中的营养流失、低营养摄入、并发症、慢性炎症、代谢性酸中毒、

表 64-6　腹膜透析充分性目标

测量指标		充分性指标		
		欧洲肾脏病协会（2005）	肾脏病预后质量倡议（2006）	国际腹膜透析协会（2006）
总 Kt/V_{urea}	CAPD	1.7	1.7	1.7
	APD	1.7	1.7	1.7

表 64-7　腹透患者蛋白质－能量消耗的病因学分析

蛋白质－能量消耗病因		可能治疗方法
营养流失	• 氨基酸 • 多肽 • 蛋白质 • 水溶维生素 • 其他生物活性物质	• 营养咨询 • 30～35kcal/(kg · d) • 蛋白质 1.2g/(kg · d) • 营养和维生素补充剂 • 氨基酸透析液
低营养摄入	• 厌食 • 胃排空不足 • 味觉改变 • 饮食不可口 • 厌食因素去除不充分 • 并发症 • 不良情绪 • 摄食、消化功能受损	• 纠正引起厌食的可逆因素 • 增加透析治疗量 • 促动力药物 • 营养咨询 • 30～35kcal/(kg · d) • 蛋白质 1.2g/(kg · d) • 营养和维生素补充剂 • 氨基酸透析液
共病		• 治疗并发疾病
慢性炎症		• 控制细胞外液量，使用抗炎药物
代谢性酸中毒		• 纠正酸中毒
残余肾功能丢失		• 肾素－血管紧张素抑制剂 • 大剂量呋塞米 • 避免肾毒性药物
可能原因	• 尿毒症相关内分泌紊乱 • 腹膜转运过快 • 隐匿性胃肠道出血	• 重组生长激素 • 纠正尿毒症和其他并发症

RKF 的丧失、未纠正的尿毒症、腹膜转运类型、年龄及各种内分泌问题均可导致患者营养不良发生[225-229]。一些研究发现腹膜通透性高的患者更容易出现蛋白－能量消耗，而其他探究患者腹膜转运类型与营养状况关系的研究却得出相反的结论[229-231]。长久以来认为透析患者至少有 2 种不同的蛋白－能量消耗类型[232]。第 1 种类型与患者营养摄入过少有关，第 2 种则不同于典型的消瘦和恶性营养不良综合征，主要与炎症及心血管疾病相关。后者在腹膜透析患者中更为常见，因为腹膜透析可提供充足热量（加上摄入，甚或有过多热量）。临床实践中，以上 2 种蛋白－能量消耗类型通常同时存在。

目前多种治疗策略被建议用于治疗或预防腹膜透析患者营养状况的恶化。这些方法包括通过营养咨询以保证充足营养的摄入，治疗导致食欲变差的可逆性因素及纠正分解代谢相关因素（炎症、可纠正的并发症、尿毒症及酸中毒）（表 64-7）。

（一）营养咨询和营养补充剂

营养咨询是保证患者获得充足营养摄入的首选方案[233]。对于 60 岁以下的维持性腹膜透析患者，常规推荐的每日营养摄入量是每千克体重 35kcal，对于 60 岁及以上的维持性腹膜透析患者，每日推荐量为每千克体重 30～35kcal[223]。然而在肥胖患者中，营养摄入量要进行相应的调整以达到限制体重增长或减重的目的。腹透患者的能量摄入除了饮食外，还应考虑从透析液中吸收的葡萄糖，这取决于腹膜转运效率、血容量、透析液留腹时间和透析液葡萄糖浓度等几个因素。透析液提供的能量约占患者总能量摄入的 20%，每天每千克体重 3～13kcal[234]。此外，推荐成年腹透患者每天的蛋白质摄入量不低于每千克体重 1.2g（其中优质蛋白不少于 50%），在某些蛋白质极度消耗的特殊情况下，蛋白质摄入量应该更高[223]。然而，必须指出的是，目前尚缺乏随机试验提供的明确证据来确定腹透人群的最佳蛋白质摄入量[235]。腹透患者的实际蛋白质和能量摄入量往往远远低于推荐摄入量，厌食、味觉障碍、胃肠道症状可能是造成这种现状的原因[223, 236]。

在人体高代谢状态下，包括腹膜炎发作期间，强化营养支持可能是有价值的。然而，营养咨询对患者营养状况的实际影响在很大程度上仍未得到证实。一份报道指出，营养会诊作为一种单独的干预措施，可以保证患者在出现残余肾功能降低并且全身性炎症时仍保持基本的营养状态[237]。口服营养补充剂可能有助于改善营养状态。然而，目前还没有相关临床对照试验可以证实商业营养补充剂、干蛋白和乳清蛋白的营养支持效果[238–243]。

（二）含氨基酸透析液

利用透析液来改善患者蛋白质 – 能量消耗的研究还较少，目前的研究结果提示每位患者似乎需要一个个性化的处方[244]。透析液中氨基酸的使用在既往的研究中已经有过报道，迄今为止进行的一些临床随机试验中显示，营养相关的人体测量指标和生化指标在部分患者中确有好转[245, 246]。

（三）引起厌食的可逆因素

临床医生通常采用增加透析治疗量的方法以改善厌食，但在大型随机试验中发现这种方法是无效的[183, 209, 217]。胃轻瘫是腹透患者的常见并发症[247]，糖尿病患者纠正胃轻瘫后可增加饮食量，缓解恶心和呕吐。据报道，在胃排空延迟导致低蛋白血症的透析患者中使用促胃动力药物，可以提高血清白蛋白浓度[248]。

（四）代谢性酸中毒

鉴于酸中毒会增加蛋白质分解，口服碱剂纠正酸中毒已成为改善营养状态的有效措施（见第 60 章）。一项在腹透患者中进行的随机试验显示，口服碳酸氢钠后，血浆碳酸氢根浓度显著升高，一些人体测量指标和营养状态得到改善（主观整体营养状况评估），这反过来又可以缩短住院时间和降低并发症的发生率[249]。最近的一项研究表明，口服碳酸氢盐可以减缓腹透患者 RKF 丢失[250]。

（五）促合成激素

促进蛋白合成策略之一是使用重组生长激素。据报道，在儿童群体的短期研究中，使用重组生长激素可有效改善营养状态指标，但其使用受到成本、并发高血糖症和其他不良反应的限制[251]。使用胰岛素样生长因子 – Ⅰ也观察到了类似的结果[252]。此外，在小型随机试验中，雄性类固醇已被证明能改善某些营养状态参数，但其显著的风险和不良反应限制了临床应用[253]。生长激素释放肽（Ghrelin）是一种由胃内分泌细胞合成的激素，参与调节食物摄取和能量代谢。腹透患者的生长激素释放肽浓度低于血透患者和对照人群[254]。尽管皮下注射生长激素释放肽可增加轻度至中度蛋白质 – 能量消耗患者的短期食物摄入量，但仍需进一步研究以确定该激素的治疗作用[255]。部分激素和细胞因子，如瘦素、TNF-α 和 IL-6，被发现在维持性透析的患者中升高，它们可能与腹透患者食欲减退有关[256]。

（六）左旋肉碱

慢性肾脏病进展到晚期与左旋肉碱代谢异常有关。目前，尚无足够的证据支持常规使用左旋肉碱可改善腹透患者的营养状态[257–259]。

十一、炎症与腹膜透析

12%～65% 的晚期 CKD 患者在透析前会出现促炎因子和急性期反应物增多的现象，而血液透析和腹膜透析均会加重炎症反应[260, 261]。全身炎症与动脉粥样硬化的发生和蛋白质 – 能量消耗密切相关[260, 261]。局部腹膜炎症可导致腹膜发生重要结构改变，包括间皮细胞增厚和立方化、纤维蛋白沉积、纤维囊形成、血管周围出血和间质纤维化，这些改变与腹膜溶质转运效率密切相关[70]。很大一部分长期腹透的患者会出现结构改变相关的腹膜功能改变，包括超滤衰竭[262]。

在没有活动性腹膜炎或其他感染的腹透患者中，某些因素可能与全身炎症的发生有关，包括使用生物不相容的透析液。其他因素，如腹膜快速转运、残余肾功能不足和容量超负荷，也与炎症的发生有关[263]。毫无疑问，无论是单独发生还是继发于上文诸多因素的全身炎症都会导致并发症发生率与死亡率增高[226, 264–266]。

体液过载、心房钠尿肽和促炎细胞因子之间有很强的相关性[267]。适当控制容量可以抑制炎症的发生发展，特别是在腹膜高转运的患者中。在接受夜间间歇性腹膜透析（NIPD）的高转运型和高平均转运型的患者中，当高血容量得到改善时，患者血清 C 反应蛋白和 IL–6 水平均明显降低[268]。

一些小规模研究表明，噻唑烷二酮类和他汀类药物可能具有中等程度的抗炎作用[269, 270]。血管紧张素转化酶抑制剂可能降低糖尿病患者体内 C 反应蛋白和氧化低密度脂蛋白（LDL）胆固醇的水平，但似乎不能减轻血透患者的炎症反应[271, 272]。然而，部分证据显示抑制肾素 – 血管紧张素系统可能具有减轻腹膜炎症的作用[273]。

目前，还没有相关研究讨论治疗慢性非透析相关感染（肺炎衣原体、幽门螺杆菌、牙龈感染或病毒性肝炎）对腹透患者炎症状态的影响。开发针对炎症反应特异性介质（如 IL–6、肿瘤坏死因子）的药物可能具有广阔的前景。

十二、残余肾功能与腹膜透析

腹膜透析与残余肾功能（RKF）的保留有关，腹膜透析较血液透析可以更好地保留残余肾功能[274]。与血液透析相比，腹膜透析患者血流动力学更稳定、血容量更充足，以及避免了血液透析体外循环部分所导致的全身炎症、氧化应激和相关的肾损伤。一些因素与腹透患者残余肾功能的丢失有关，如女性、糖尿病、非白种人、氨基糖苷类药物的使用，以及充血性心力衰竭、控制不佳的高血压、冠心病等并发症[275–278]。

多个队列研究证实了腹透患者中残余肾功能的保留与生存率之间存在正相关关系[206, 279, 280]。之后的研究都显示残余肾功能的丢失与容量过载、左心室肥厚和充血性心力衰竭的发生存在关联，这些并发症都会在一定程度上影响患者的生存[281, 282]。临床发现残余肾功能保留较好、生存情况较为理想的腹透患者具有以下特征：①肾脏保留了对促炎因子、中等分子量尿毒症毒素和蛋白结合毒素（如对甲酚）的清除能力，而仅依赖透析很难清除这些毒素；②患者体内可以持续产生内源性促红细胞生成素，使贫血得到改善；③肾脏保留了水盐的排泄能力以维持正常的血压和血容量[281, 282]。此外，残余肾功能可以更好地维持正常的骨矿物质代谢。腹透患者残余肾功能的丢失与较高的血清磷酸盐和 FGF–23 浓度（独立于血清磷水平）有关，这两者都与动脉硬化和瓣膜钙化有关，由此增加了心血管相关死亡率[283]。而残余肾功能丢失本身也与瓣膜钙化和心肌肥厚的发生有关[284]。

营养状况与炎症的发生密切相关，而在残余肾功能保留的情况下，营养状况可以得到更好的维持[226, 285]。良好的食欲、宏量与微量营养素的摄入都与保留较好的残余肾功能有关[226, 266]。与保留残余肾功能的患者相比，无尿患者的静息能耗似乎更高[286]。此外，营养状态与人体免疫功能密切相关，事实上，与无尿患者相比，保留残余肾功能的腹透患者腹膜炎的发生率和腹膜炎相关死亡率确有降低[285, 287]。目前，在残余肾功能尚有保留的患者中，优先使用腹膜透析作为初始透析模式的获益情况仍有待考证。已有小规模的研究显示，与仅接受血液透析特别是使用中心静脉导管开始血液透析的患者相比，初始接受腹膜透析随后转为血透的患者生存率更高[288–290]。

如何保留残余肾功能

许多研究已经探讨过不同的腹膜透析模式（如 CAPD 与 APD）对残余肾功能保留的影响[171]。尽管有研究提出在腹膜超滤量类似的情况下，与 CAPD 相比，APD 患者的残余肾功能下降速度更快，但目前绝大多数的证据表明腹膜透析模式对残余肾功能的变化没有影响[171]。

与安慰剂对照组相比，使用大剂量呋塞米能更好地维持尿量、增加钠排出量和减少体重增长，而对溶质清除率没有影响[291]。另外，低血容量和低血压是残余肾功能快速丢失的独立危险因素，因此需要特别注意在细胞外液容量超负荷与过度利尿和超滤引起的低血容量之间保持平衡。

目前认为生物相容性腹膜透析液的肾小球毒性比传统的葡萄糖腹膜透析液要小，低葡萄糖降解产物腹膜透析液和艾考糊精的作用已在上文详细阐述。有证据表明使用低葡萄糖降解产物腹膜透析液的患者，长期随访显示尿量与溶质清除率的下降都较缓慢。相反，艾考糊精对残余肾功能丧失速度没有显著影响。

肾素－血管紧张素－醛固酮系统阻滞剂可延缓多种慢性肾脏病特别是糖尿病肾脏疾病的进展。在两项纳入腹膜透析患者的小型临床研究中，血管紧张素转化酶抑制剂和血管紧张素受体阻滞剂可以更好地保留残余肾功能[292, 293]。

十三、心血管疾病与腹膜透析

心血管疾病在 ESRD 患者中很常见，包括新发充血性心力衰竭、周围血管疾病、缺血性心脏病、心源性猝死和脑卒中[294]。此外，腹膜透析患者死于心肌梗死、心律失常、瓣膜病和心源性猝死的风险非常高[295]。血管和心脏瓣膜钙化、容量过载导致的左心室肥厚、炎症和动脉粥样硬化都是导致 ESRD 患者因心血管事件死亡的原因[296]。

许多因素的相互作用参与了腹透患者心血管疾病的发生发展。这包括传统的危险因素（糖尿病、高血压、血脂异常、久坐的生活方式、左心室肥大、吸烟、男性、胰岛素抵抗）、尿毒症特异性因素（贫血、磷酸盐潴留、血管钙化、尿毒症毒素、容量超负荷、甲状旁腺功能亢进）、新发危险因素（炎症、氧化应激、内皮功能障碍、交感神经系统激活、蛋白－能量消耗、蛋白质氨甲酰化、表观遗传改变）和遗传因素[297]。此外，还有一些腹膜透析特异性的因素会增加心血管疾病的风险，如低钾血症（较血液透析更常见）已经被证明会增加腹透患者的死亡风险[298]。同样地，容量超负荷和残余肾功能的丢失都与心血管疾病的高风险相关[183, 206, 279, 299–301]。

腹膜透析患者心血管疾病管理

高血压是公认的普通人群中的心血管疾病危险因素。由于 ESRD 人群往往并发多种疾病，探究高血压本身与心血管疾病之间的关系十分复杂。虽然有短期研究显示在 ESRD 患者中，高血压与心血管疾病之间存在微弱甚至相反的关系，但长期研究发现控制血压确可使腹透患者受益[302–304]。容量超负荷是腹透患者发生高血压的主要原因，特别是在残余肾功能丢失后超滤能力不足以维持正常血压时。因此，监测尿量并在需要时调整腹膜透析模式以代偿残余肾功能的丢失是至关重要的。对于腹膜转运效率较高的患者，进行透析液长留腹时应采用自动腹膜透析方式和（或）使用艾考糊精透析液，以降低容量超负荷风险。

含葡萄糖的腹膜透析液可能通过增加患者暴露于葡萄糖降解产物的风险（从而增加循环晚期糖基化终末产物），以及可能诱发胰岛素抵抗（与心血管疾病发病相关）从而导致心血管疾病[305, 306]。噻唑烷二酮类药物可用于改善胰岛素抵抗，但目前相关支持证据还较少[307]。包括力量训练在内的运动可以改善糖耐量受损的 ESRD 患者的糖耐量[308, 309]。使用无葡萄糖腹膜透析液是另一个可能的解决方案，此外，有研究报道艾考糊精可以降低血清胰岛素水平、增加胰岛素敏感性[133, 310, 311]。减糖腹膜透析的保护作用已在上文中讨论。

与血透患者相比，腹透患者更易出现高脂血症，表现为总胆固醇、低密度脂蛋白胆固醇、载脂蛋白 B、脂蛋白（a）和三酰甘油水平升高，高密度脂蛋白胆固醇水平降低[312]。全身葡萄糖吸收增加和经腹膜的蛋白质丢失可能参与了腹透患者高脂血症的发生发展。与一般人群类似，他汀类药物可以安全地降低透析患者的血清胆固醇浓度，但其降低心血管死亡率的效果尚未得到证实[313]。SHARP 研究（Study of Heart and Renal Protection）纳入了在入组时正接受腹膜透析治疗或在研究过程中使用了该治疗的患者[314]，研究结果表明，使用辛伐他汀类药物的患者发生心血管事件的风险较低，但心血管死亡率没有降低[314]。未来研究应该更多着眼于在透析患者中（特别是腹膜透析患者），他汀类药物降低其死亡风险的保护效果。

动脉中层钙化、动脉粥样硬化斑块、心肌和心脏瓣膜钙化在 ESRD 患者中较常见，这与心血管疾病发病率和相关死亡风险相关[315]。此外，心脏瓣膜钙化在发生炎症的腹透患者中更为常见，心血管死亡风险随之升高 6 倍[316]。与含钙磷酸盐结合药相比，在血透患者中使用司维拉姆（一种不含钙的磷酸盐结合药）可以降低血管钙化评分，但是其对生存率的影响尚无确切结论[317]。不含钙磷酸盐结合药的效果尚需进一步研究证实。

遗传因素也可能影响腹透患者发生血管并发症的风险和其预后。有研究发现 *IL-6* 基因的单核苷酸多态性与血浆 IL-6 水平升高、舒张压升高和左心室肥厚相关；此外，维生素 D 受体基因 *BsmI* 的非

BB 等位基因变异与高钙血症风险增加有关[318, 319]。然而，这些发现与临床的相关性仍不确定。

十四、腹膜炎

（一）定义、诊断和临床特征

虽然在某些患者中腹痛会首先出现，但腹腔引流液浑浊通常是腹膜炎的首发症状。当出现以下至少 2 种表现时即可诊断腹膜炎，即腹痛、腹腔引流液培养阳性和透析液中白细胞计数超过 100/mm^3 [320, 321]。细菌性腹膜炎通常表现为多形核白细胞占比超 50%。尽管腹腔引流液浑浊并不总是与腹膜炎有关，但可提示感染的存在。当腹腔引流液培养阴性、白细胞计数正常时，应考虑其他导致腹腔引流液混浊的因素，包括纤维蛋白性腹水、乳糜性腹水、恶性肿瘤、化学性腹膜炎、嗜酸性粒细胞性腹膜炎、腹膜样本取材不当[321–326]。腹腔引流液中嗜酸性粒细胞超过 10% 即可诊断嗜酸性粒细胞性腹膜炎，可于腹膜透析导管置入后早期出现，也可能与真菌感染、过敏反应和万古霉素等药物使用有关[327, 328]。

感染性微生物侵入腹腔的最常见途径是通过导管管腔途径，其次是导管周围途径[329]。在患有便秘、腹泻、憩室炎或其他肠道疾病及近期有过结肠镜检查的患者中，细菌透壁易位被认为是引起腹透相关腹膜炎的另一个原因。鼻黏膜和皮肤携带的金黄色葡萄球菌与导管出口部位和导管相关感染有关，两者都是腹膜炎的危险因素[330]。当导管出口部位出现脓性渗出物时，应进行拭子培养。其他较少见的腹膜感染途径有血行播散（活动性菌血症或牙周手术后一过性菌血症）和女性生殖道上行性细菌感染。腹膜炎发作的潜伏期长短取决于感染途径和病原体。例如，接触感染会在 6～48h 后引起腹膜炎症状[331]。临床表现的严重程度也存在差异，可能与不同的病原体有关。与革兰阴性菌、金黄色葡萄球菌和真菌感染相比，表皮葡萄球菌感染一般症状较轻[320, 332]。与外科性或自发性腹膜炎相比，腹透相关性腹膜炎很少继发菌血症。

细菌性腹膜炎通常表现为腹腔引流液白细胞计数超过 100/mm^3 且以多形核细胞为主（引流液中多形核细胞占总白细胞计数的 50% 以上）。充分培养的条件下，80% 以上腹膜炎患者的腹腔引流液都可获得阳性结果。如果病原体培养阴性的发生率很高，则应对腹腔引流液培养方法进行检查并优化。培养腹腔引流液的最简单方法是将 5～10ml 的透析废液直接接种到血培养瓶中，样品应在 6h 或更短时间内送检。另一种培养方法是将 50ml 透析废液离心后接种到固体培养基中。目前尚无法确定哪种方法可以降低腹腔引流液培养的假阴性率[333–335]。

众所周知，革兰染色法检测腹膜透析废液中的细菌敏感性较低，其主要用于酵母菌感染的早期鉴别（见下文“真菌性腹膜炎”）[331]。即便患者已出现腹膜炎的临床症状，透析液收集量不足仍可能导致白细胞计数偏低。APD 模式下透析液留腹时间较短，这种情况更为常见。如果临床症状提示腹膜炎但腹腔引流液中白细胞数目未增加，则至少在透析液腹腔留置 2h 后进行重复培养和细胞计数。腹膜炎出现腹腔引流液培养阴性但白细胞数目增多时，应考虑样本采集或实验室处理流程是否规范，近期是否使用抗生素，以及与真菌或分枝杆菌感染相鉴别[320]。

尽管目前腹膜透析技术已经用双联系统取代了传统的插接式连接，但引起腹膜炎最常见的病原体仍然是革兰阳性菌，特别是通过接触感染的表皮葡萄球菌。不同地理条件和其他环境情况下，致病菌群可能会有很大变化[329, 336, 337]。腹透相关性腹膜炎病原体中居第 2 位的是金黄色葡萄球菌，感染部位常见于皮下埋置隧道或导管出口。与表皮葡萄球菌相比，金黄色葡萄球菌腹膜炎感染更为严重，常导致腹膜透析导管的拔除，患者临时或永久转为血液透析[338, 339]。

肠球菌在腹透相关性腹膜炎病原体中位居第 3 位，其通常对抗生素反应良好，但临床必须关注肠球菌的药敏结果，耐万古霉素肠球菌并不罕见[340]。便秘和其他肠道疾病可能导致肠球菌感染，进一步引起腹膜炎复发[341]。

尽管革兰阳性菌是腹透相关腹膜炎最常见的病原体，但在过去 20 年中，革兰阴性菌感染的比例有所增加[342, 343]。据报道，肠道、皮肤、泌尿道、水源和动物接触都可能成为革兰阴性菌的感染源。大肠杆菌和其他肠杆菌（如克雷伯菌或变形杆菌）

引起的腹膜炎成为临床的严峻挑战，特别是在发展中国家，但在大多数情况下，它们对抗生素治疗反应良好。假单胞菌性腹膜炎约占革兰阴性腹膜炎的8%～10%，常常需要拔除腹膜透析导管。早期拔除腹膜透析导管、临时转为血液透析、使用抗菌谱覆盖假单胞菌的抗生素都与良好预后相关，患者通常可恢复腹膜透析治疗。此外，假单胞菌也常与导管出口和皮下埋置隧道感染有关[331, 344–346]。

多重革兰阴性菌腹膜炎提示腹部原发疾病的存在，如憩室炎或腹腔脓肿。然而，大多数多重革兰阴性腹膜炎患者并没有潜在的腹部原发疾病[347]。在肠穿孔的情况下，腹腔引流液常含粪便，且厌氧菌培养阳性。继发性腹膜炎的死亡率可能高达50%，与原发病、诊断延迟和手术损伤有关[348]。

真菌性腹膜炎很少发生（白色念珠菌感染最为常见），但死亡率较高，需要尽早拔除腹膜透析导管[349]。此外，同时出现肠梗阻和腹痛提示预后不良。据推测，近期抗生素治疗可能增加真菌性腹膜炎的风险。全身使用抗生素（用于腹膜炎或非腹透相关性感染）会抑制正常肠道菌群，从而导致真菌在肠道内过度生长，真菌从肠道迁徙入腹腔则引起真菌性腹膜炎[350]。

分枝杆菌性腹膜炎非常罕见，最初往往被误诊为细菌阴性腹膜炎，对实验室培养要求较高。发生分枝杆菌感染时，腹腔引流液白细胞计数以多形核白细胞为主[320, 351]。众所周知，抗酸染色检测分枝杆菌敏感性较低，而分枝杆菌培养则需要几天到几周的时间。多聚酶链式反应技术在腹腔引流液结核杆菌基因检测中有较高的应用价值。此外，有研究报道了部分结核性腹膜炎的回顾性诊断，如在拔除导管时进行腹膜活检，或经验性抗结核治疗后临床症状有所缓解。在结核病流行地区结核性腹膜炎发病率较高，约占腹膜炎病例的4%，特别是在存在蛋白质－能量消耗的患者中[352, 353]。

（二）腹膜炎治疗

一旦明确感染性腹膜炎的诊断，即应在数小时内开始经验性抗生素治疗。即使培养结果尚未明确，腹腔引流液白细胞升高即可开始使用抗生素[320]。初始抗生素的抗菌谱应覆盖革兰阴性菌和革兰阳性菌，之后的治疗方案应根据培养结果和药敏试验进行调整。腹腔引流液浑浊和腹痛通常在治疗早期即可改善，并可能在48～72h内消失。腹膜炎症状持续存在可能提示耐药菌的存在，需要立即调整抗生素方案或考虑拔除腹膜透析管[320]。在治疗开始的5天内进行腹腔引流液细胞计数可以有效评估治疗的有效性，持续白细胞增多提示抗感染效果不佳，后期可能需要拔除腹膜透析管[354–356]。

（三）初始经验治疗

理想的经验性腹膜炎治疗应该覆盖所有的常见病原体、便于临床操作、不易使病原体产生耐药性[357]，然而这样完美的治疗方法是不存在的。经验性治疗抗生素的选择应该具有特异性且需结合病原体的药敏结果，必须同时覆盖革兰阳性和革兰阴性菌。最新的国际指南推荐初始治疗中应包含头孢菌素或万古霉素覆盖革兰阳性菌，同时联合使用第三代头孢菌素（如头孢他啶或头孢吡肟）或氨基糖苷类抗生素[320]。万古霉素对大多数革兰阳性菌都有很好的抗菌作用，但耐万古霉素葡萄球菌和肠球菌的增加引发了人们的担忧[358]。针对耐药金黄色葡萄球菌和肠球菌可能需要使用新的药物，如利奈唑胺、奎宁普丁 / 达福普汀、碳青霉烯或达福霉素[359]。

微生物学特征改变、药物的毒性作用或治疗方案实施困难，可能会导致不同临床机构根据自己患者的实际需要调整初始抗菌方案。一些前瞻性研究表明，部分药物（氨曲南、口服喹诺酮类药物、头孢吡肟）单独使用都是有效的，但结果尚存在争议。抗生素剂量应根据患者体重和残余肾功能来确定，否则会由于剂量不足而导致治疗失败。

（四）治疗方案和时间表

抗生素可以有多种给药方式，如口服、腹腔给药、静脉注射。其中腹腔给药比静脉注射更佳。腹腔给药可以使感染部位药物浓度增加，增加治疗效果，这一观点已经在随机对照试验和Meta分析得到证实（表64–8）[359]。有证据表明，间断治疗（进行时长至少为6h的长留腹时1天1次）和连续治疗（每次更换透析液时都使用抗生素）在CAPD模式患者中效果相同，而常规腹腔灌洗或使用尿激酶

表 64-8　持续性非卧床腹膜透析（CAPD）患者腹腔内抗生素给药推荐剂量[a]

药　物	间断给药（每天 1 次）	持续给药（mg/L[b]，每次换液给药）
氨基糖苷类		
阿米卡星	2mg/kg	LD 25, MD 12
庆大霉素、奈替米星或妥布霉素	0.6mg/kg	LD 8, MD 4
头孢菌素类		
头孢唑啉、头孢噻吩或头孢拉定	15mg/kg	LD 500, MD 125
头孢吡肟	1000mg	LD 500, MD 125
头孢他啶	1000～1500mg	LD 500, MD 125
头孢唑肟	1000 mg	LD 250, MD 125
青霉素类		
阿莫西林	ND	LD 250～500, MD 50
氨苄西林、苯唑西林或萘夫西林	ND	MD 125
阿洛西林	ND	LD 500, MD 250
青霉素 G	ND	LD 50 000 U，MD 25 000 U
喹诺酮类		
环丙沙星	ND	LD 50, MD 25
其他		
氨曲南	ND	LD 1000, MD 250
达托霉素[115]	ND	LD 200, MD 20
利奈唑胺[41]	口服 200～300mg 每天 1 次	
替考拉宁	15mg/kg	LD 400, MD 20
万古霉素	15～30mg/kg 每 5～7 天 1 次	LD 1000, MD 25
抗真菌药物		
两性霉素	NA	
氟康唑	200mg IP 每 24～48h 一次	1.5
联合应用		
氨苄西林 / 舒巴坦钠	每 12h 2g	LD 1000, MD 100
亚胺培南 / 西司他丁	1g 每天 2 次	LD 250, MD 50
奎奴普丁 / 达福普汀	25mg/L 加入透析液[c]	
甲氧苄啶 / 磺胺甲噁唑	口服 960mg 每天 2 次	

a. 在残余肾功能尚存的患者（每日尿量＞100ml）中，经肾清除的药物剂量应根据经验增加 25%。

b. 另有说明处除外

c. 联合静脉注射 500mg 每日 2 次

ND. 无数据；IP. 腹腔内加药；LD. 负荷剂量；MD. 维持剂量

均无明显获益[360]。抗生素剂量和给药间隔在 APD 模式患者中的研究还不够充分。最新指南中指出目前尚缺乏 APD 患者抗生素的剂量使用证据，也没有证据支持间断给药（表 64-9）；然而，指南中建议 APD 患者使用连续用药方案，尤其是头孢菌素[320]。头孢菌素和氨基糖苷类药物可在日间透析液长时间腹腔留置时间歇给药[361, 362]。万古霉素在最初使用时可根据患者自身药物代谢情况，每隔 3～5 天间歇给药，并可监测血药浓度以指导治疗，由于万古霉素的疗效是时间依赖性的，应注意在整个给药周期内尽可能长时间保持血药浓度高于最低抑菌浓度（minimum inhibitory concentration，MIC）。研究人员建议将血药浓度峰值保持在 MIC 的 5～8 倍，最低浓度应保持在 MIC 的 1～2 倍，以减少耐药性的产生[363]。

（五）特异性抗生素治疗

若初始经验性治疗效果不佳，腹腔引流液细菌培养结果一旦完成，即应调整抗生素治疗方案。

1. 革兰阳性细菌

凝固酶阴性葡萄球菌通常对治疗反应敏感，早期使用头孢唑林或万古霉素治疗 2 周后往往可根除[320]。金黄色葡萄球菌腹膜炎可继续使用第一代头孢菌素（如果该菌对甲氧西林敏感）或万古霉素（如果该菌对甲氧西林耐药）治疗。如果出现了罕见的耐万古霉素金黄色葡萄球菌，应使用利奈唑胺、达托霉素或奎奴普丁 / 达福普汀。即使治疗反应良好，金黄色葡萄球菌治疗疗程也应持续 3 周。如果腹透导管出口检测到相同病原体，必须拔除导管[320, 338–340]。肠球菌腹膜炎应腹腔注射氨苄西林和氨基糖苷类抗生素，若对氨苄西林耐药则应使用万古霉素治疗 3 周[320]。

2. 革兰阴性细菌

非假单胞菌革兰阴性肠杆菌通常对第三代头孢菌素或氨基糖苷类药物反应良好，双重抗性抗生素可降低某些革兰阴性细菌腹膜炎的复发率[344, 346]。铜绿假单胞菌性腹膜炎应使用 2 种抗生素治疗 3 周，如临床症状无好转，建议拔除透析导管。对于导管出口存在同种微生物感染的患者，建议拔除透析导管。如果只使用抗生素治疗，即使临床症状有所改善，复发率也很高[320]。腹腔使用氨基糖苷类药物、第三代头孢菌素类药物，口服喹诺酮类药物和静脉注射哌拉西林治疗假单胞菌腹膜炎的疗效已得到证实[348]。此外，氨基糖苷类药物应谨慎使用，除肾毒性外还可导致严重的前庭功能损害。由于腹膜透析的清除效率较低，血液中氨基糖苷浓度的高峰会维持较长的时间，从而增加了患者发生不良反应的风险。

3. 多重感染性腹膜炎

如果发生了多种肠道细菌感染的腹膜炎，应考虑原发腹部疾病的存在，如憩室炎或阑尾炎，如果确诊，应及时进行手术[348]。同时抗生素治疗应包括氨基糖苷、第三代头孢菌素或碳青霉烯类抗生素，并使用甲硝唑或克林霉素覆盖厌氧菌，疗程应至少持续 3 周。

4. 真菌性腹膜炎

真菌性腹膜炎是一种潜在的致死性感染，如果不拔除腹膜透析导管，由于真菌会在导管表面形成生物被膜，因此对抗真菌药物的反应很差，从而导致真菌的永久性定植[349, 350]。有时，真菌性腹膜炎患者可能因为病情过重而无法手术，或者拒绝拔管。一些个案报道了全身和腹腔内联合使用抗真菌药物，辅以持续高剂量导管内注射两性霉素 B，成功治愈真菌性腹膜炎的病例[364]。在抗

表 64-9　使用全自动腹膜透析机患者抗生素间断给药

药　物	腹腔内给药剂量
头孢唑啉	白天透析液长时间留置时，每天 20mg/kg
头孢吡肟	每袋透析液 1g 每天 1 次
氟康唑	每袋透析液 200mg，每 24～48h 一次
妥布霉素	负荷剂量，腹透液长时间留置时 1.5mg/kg；后转为 0.5mg/kg
万古霉素	负荷剂量，腹透液长时间留置时 30mg/kg；每 3～5 天重复给药 15mg/kg（血清谷浓度＞15μg/ml）

真菌药物的选择方面，传统上推荐使用氟胞嘧啶和两性霉素 B 联合治疗，氟胞嘧啶很易产生耐药性，因此不应单独使用。根据真菌培养结果和药敏报告选择较新、毒性较低的抗真菌药物（如伏立康唑、氟康唑或卡泊芬净）可能有效。病情较为复杂时，请传染科医生会诊有助于选择合适的抗真菌治疗方案[320, 350]。腹膜透析导管拔除后，治疗通常持续 2～4 周[320]。腹腔留置导管的患者往往死亡率较高，因此真菌性腹膜炎患者需要尽早拔除导管[349]。腹腔脓肿和粘连是导致患者腹膜炎治愈后不能恢复腹膜透析的重要原因[365]。目前有人主张不拔除导管以便腹腔内使用抗真菌药物，可以在一定程度上减少腹腔粘连的发生。

5. 分枝杆菌腹膜炎

分枝杆菌性腹膜炎的治疗需要一个复杂的抗生素方案，包括异烟肼、吡嗪酰胺、氧氟沙星和腹腔内使用利福平。此外，这类患者可能需要拔除腹膜透析导管，并在症状出现的 4～6 周内尽快开始四联药物治疗，以获得最佳治疗效果。治疗应持续 6～9 个月，最初四联用药，之后使用两联药物维持[351, 352]。

（六）腹膜炎时腹膜透析导管的拔除

除真菌性腹膜炎、腹腔内存在原发疾病和难治性隧道和（或）出口感染外，还有 2 种情况需要拔除导管：①复发性腹膜炎，即相同病原体再次感染，或在前次抗生素结束后 4 周内再次发生腹膜炎；②难治性腹膜炎，即抗生素治疗 5 天后仍无好转。对于出口处或隧道感染，或在腹腔引流液细胞计数恢复正常后的复发性腹膜炎，拔除导管和同时放置新导管效果良好，这一治疗不适用于难治性腹膜炎或严重腹膜感染[366]。此外，金黄色葡萄球菌、假单胞菌、分枝杆菌或真菌性腹膜炎患者应在拔管后进行血液透析，直到腹膜炎治愈（通常 3～4 周）后再放置新导管。

（七）腹膜炎的预防

恰当放置腹膜透析导管可以预防腹膜炎。出口处和在导管置入时通常使用第一代头孢菌素来预防术后感染。只有在导管出口部位愈合后，才能由患者对透析导管进行独立护理。应用于导管出口部位的莫匹罗星乳膏已被证明有助于预防局部金黄色葡萄球菌感染。在鼻腔内每月 5 天使用莫匹罗星也可以预防导管出口部位金黄色葡萄球菌感染，然而这种方法较难被患者接受且需要每月进行。局部使用庆大霉素已被证明可以减少出口处的假单胞菌和其他革兰阴性菌感染，以及降低腹膜炎的发病率[367]。患者教育应包括教他们如何识别并告知透析中心可能发生了导管污染，根据污染的严重程度决定是否在更换腹膜透析导管时预防性使用抗生素[368]。在非卧床患者中使用双袋系统，以及在自动透析导管和装液袋连接后进行灌注前冲洗对于预防腹膜炎的发生非常有效[368-372]。

十五、腹膜透析非感染性并发症

（一）机械性并发症

透析液进入腹腔内会导致腹内压升高，腹内压的高低取决于年龄、BMI、透析液体积、患者体位等因素，坐位时腹内压最高，站立时较低，仰卧位最低[373, 374]。此外，某些动作如咳嗽、排便时拉伸腹肌、举重，可能会进一步增加腹内压。与腹腔内压力升高相关的并发症主要有疝、导管周围渗漏、膈肌瘘、肺扩张受限导致呼吸困难、胃食管反流、腹部不适和疼痛[375]。

超过 10% 的腹膜透析患者可发生疝。许多疝（特别是腹股沟或脐周的疝）在腹膜透析开始之前就已经出现，并且随着腹膜腔内注入透析液而加重。疝通常表现为几种不同类型，如脐疝、腹壁疝、切口疝和腹股沟斜疝。如果先前存在未被发现的鞘状突，在腹膜透析开始后由于透析液流入疝内，会突然变成腹股沟疝，引起生殖器肿胀[376]。新发疝可在导管切口、脐部、腹壁或腹股沟处形成。大多数疝需要手术修补，但是，对于一些患者特别是老年患者，可能需要保守治疗。如果患者可以在术后进行 2～4 周的仰卧位低剂量透析，则不需要暂时转为血液透析[377]。对于需要放置网片的患者，目前已经有相关手术手段可以将其置于腹膜外[378]。然而，最终必须根据患者个体情况来判断是否需要手术[376-378]。

透析开始后可能发生导管周围渗漏，在肥胖患者中更为常见。它们可能表现为外部透析液渗漏或腹部及生殖器水肿。保守治疗通常有效，包括减少每次换液入量，采用夜间间歇性腹膜透析，或暂停腹膜透析（如果需要，暂时转为血透）[375, 376, 378–382]。如果再次发生渗漏，可能需要重新置管[378, 348]。导管置入后设置 3～4 周的休整期（导管置入到初次使用之间的时间）可以显著降低发生导管周围渗漏的风险[375, 378]。

由于膈孔的存在，腹膜透析患者可能会发生膈肌瘘，但发生率较低。膈肌瘘通常在腹膜透析开始不久后即出现典型的临床症状。胸腹瘘的诊断可依靠影像学技术，将对比剂或放射性同位素注入腹膜透析液，然后观察胸膜腔是否有渗漏。采用日间非卧床腹膜透析（夜间腹膜腔内无透析液）可获得非常短暂的缓解期，最终仍需要手术治疗或胸膜固定术以维持腹透。

（二）代谢性并发症

腹膜透析最常见的代谢并发症与全身葡萄糖吸收有关。从腹膜透析液中吸收的葡萄糖可提供 500～800kcal/d 的能量[382–386]，在糖耐量受损的非糖尿病腹透患者中可能会诱发高糖血症[386]。高糖血症的治疗往往比较复杂，对于所有 ESRD 患者双胍类药物都是禁忌，但可以使用其他降糖药如磺脲类和噻唑烷二酮类[384]，后者可以通过抑制炎症反应和调节转化生长因子 /SMAD 信号通路来抑制肾脏纤维化[387]。腹腔注射胰岛素因其便利性和有利性，在使用 CAPD 的糖尿病患者中广泛应用，但在透析液袋中注射胰岛素存在较高的污染风险。使用不含葡萄糖的腹膜透析液可以更好地控制血糖。

在腹膜透析患者中第二常见的代谢并发症是高脂血症，同时伴低密度脂蛋白胆固醇和载脂蛋白 B 升高。尽管目前尚缺乏相关直接证据，这一脂质变化或可致动脉粥样硬化，并且可能与腹透患者的高心血管死亡率有关[388]。如果患者患有严重的高三酰甘油血症，可以用贝特类药物治疗；他汀类药物可用于降低低密度脂蛋白胆固醇水平[389]。由于存在导致横纹肌溶解和（或）肝毒性的风险，不建议同时使用这 2 种药物。

矿物质代谢异常是腹透患者常见的并发症。由于维生素 D 的使用、某些腹膜透析液中的钙离子浓度过高（如 3.5mEq/L）和含钙磷酸盐结合药的使用，腹透患者可能会发生高钙血症。这反过来又可能抑制甲状旁腺激素的分泌而导致骨生成不良，据报道，相较于血液透析患者，腹透患者更易发生高钙血症[367, 390, 391]。使用低钙透析液（如 2.5mEq/L）和使用不含钙磷酸盐结合药可以降低腹透患者高钙血症的发生率。与血液透析相比，腹透患者的磷酸盐水平控制往往更好，这可能是因为对饮食的控制和（或）服用磷酸盐结合药的依从性更好、透析过程更具持续性，以及残余肾功能的长时间保留[390–392]。然而，高磷血症和死亡的相关性在血透和腹透患者中类似[393]。

在所有接受透析的患者中，腹透患者比血透患者更易发生低钾血症。低钾血症在腹透患者中并不少见，因为腹透过程具有连续性，且腹透液中不含钾离子。此外，低钾摄入和（或）使用高剂量的襻利尿剂也可导致低钾血症。幸运的是，几乎所有腹透患者都可以通过增加高钾食品的摄入和（或）口服钾补充剂维持正常的血钾浓度。高钾血症在腹透患者中较低钾血症少见，通常与使用肾素 – 血管紧张素系统阻滞剂、透析遗漏和高钾饮食摄入过多有关。只要患者坚持正确透析，高钾血症通常并不严重且表现出自限性。

低钠血症常见于腹透患者，部分原因是液体过载和透析液中钠浓度较低（通常为 132mmol/L）。严重低钠血症并不常见，可能与高血糖、蛋白质 – 能量消耗或水超负荷有关[394, 395]。高钠血症非常少见，但可能会发生在失去渴感或饮水不足的老年患者中。长时间使用高渗透析液在短时间内频繁液体交换也可能通过钠筛效应导致高钠血症（如上文所述），增加透析液腹腔留置时间使钠离子在血液和透析液之间重新平衡可以避免钠筛效应。

（三）包裹性腹膜硬化

包裹性腹膜硬化（EPS）是腹膜透析少见却严重的并发症之一，常与长时间腹膜透析有关，其发病率为 0.5%～4.4%[396, 397]。发生包裹性腹膜硬化后，腹膜大量硬化包裹肠管，引起肠道功能严重紊乱，表现为肠蠕动障碍，导致营养吸收受损、梗阻性肠梗阻、血性腹水、厌食、体重减轻和病情进行性恶化。患者通常会出现全身炎症反应，表现为低热、低蛋白血症、血清 C 反应蛋白水平升高和出现其他炎症标志物。EPS 诊断需要肠梗阻或胃肠功能紊乱的临床表现和经影像或病理检查证实的肠管包裹。计算机断层扫描（CT）是一种可靠的诊断工具，在适当情况下可用于确诊 EPS[398-402]。当患者接受手术治疗或拔除腹膜透析导管时，可进行病理检查证实 EPS[403-405]。然而值得注意的是，病理活检可能意外损伤肠管导致肠皮瘘的发生，操作时必须足够谨慎。

EPS 的病因尚不清楚，但许多因素可能与其发生发展有关。诱发因素可分为与腹透直接相关的因素（腹透时间、腹膜炎、增塑剂、生物不相容透析液、停止腹透）和非腹透直接相关因素（特发性 EPS、β 受体拮抗剂、自身免疫病、癌症、滑石粉或其他颗粒物质、遗传倾向）[403, 404]。除此之外可能仍存在一些未知的诱发因素，因为临床观察到有些患者即使在持续暴露于多种易感因素时也不会出现 EPS。EPS 在某些国家，特别是日本和澳大利亚，发病率较高。此外，欧盟报道其 EPS 发病率明显上升 [403, 404, 406]。这一现象可能与种族或遗传因素、某些地区腹膜透析维持时间更长、肾移植等待时间延长、对该病的诊断和认识的提高有关。EPS 确诊患者死亡率很高，为 20%～90%[404, 406]。然而，近期的队列研究显示 EPS 生存率似乎有大幅度提高 [457]，这可能与对 EPS 早期的识别和诊断有关。

EPS 的治疗效果通常不佳，甚至无效，特别是早期贻误治疗时机后。EPS 目前尚无明确的治疗方案。外科治疗如小肠粘连松解术对术者要求较高，以避免出现肠瘘等不良结局 [407]。药物治疗分支持性或治疗性，后者旨在改善EPS的炎症和纤维化过程。EPS 患者通常需要全肠外营养和停止腹膜透析治疗，并于随后转为血液透析，在某些（但不是全部）情况下，上述治疗可能延缓EPS的进展 [403, 404, 406, 408, 409]。抗纤维化药物他莫昔芬可以试用于治疗 EPS[410, 411]。由于 EPS 病因尚不清清楚，因此目前尚无法预防 EPS。然而，EPS 的早期识别非常重要，因为早期干预往往会取得更好的疗效 [403, 406, 408, 409]。

十六、腹膜透析患者结局

血液透析和腹膜透析治疗效果的比较需要足够有力的来自随机对照试验的证据。荷兰曾试图进行过一项此类试验，但最终由于 90% 以上的纳入患者拒绝随机化分组而中止 [412]。最近一项中国的临床试验因无法招募到足够的患者而中止，目前尚无试验结果（clinicaltrials.gov 注册号：NCT01413074）。在这项试验的结果出来之前，目前可获得的信息主要基于各个国家的政府登记信息和世界范围的几个前瞻性队列研究 [413-424]。

这些研究的结果存在争议，可能由于采用了不同的研究方法，如意向治疗分析和实际治疗分析、病例组合指数（CMI）的调整程度、比例与非比例风险模型的使用、对慢性患者与新发患者的评估等 [425-427]。一般来说，当考虑到这些差异时，患者登记系统中的数据和前瞻性队列研究都会呈现相似的结果 [420, 422, 423]。

与血液透析相比，接受腹膜透析治疗的非糖尿病患者和年轻患者的死亡风险没有明显差异甚至更低；在老年糖尿病患者中，各国的结果各不相同 [425]。例如，加拿大的患者登记系统显示老年糖尿病患者中血液透析和腹膜透析的死亡风险没有差异，韩国的数据也显示类似的结果 [428]，而在美国，老年糖尿病患者中血液透析的死亡风险低于腹膜透析 [420]。在丹麦和挪威，最近研究表明腹膜透析患者的死亡风险与血液透析患者相似甚至更低，这可能与队列效应和透析开始方式有关 [429, 430]。韩国的另一项研究表明，在患有心血管疾病或糖尿病的患者中，腹膜透析的生存率低于血液透析 [431]。最近发表的 REIN 登记分析显示，心力衰竭患者接受血液透析死亡率更低 [432]。类似地，另一项研究也表明在心血管疾病或糖尿病患者中，腹膜透析与较低的生存率相关 [431]。尽管各研究结果不尽相同，但死亡风险的差异究竟在于患者人群还是治疗本身尚不清楚 [426, 427]。因此，目前这些研究结论仅供参考 [433]。

多项研究表明，腹膜透析的相对死亡风险呈时间依赖性趋势，在透析的前 1 年或 2 年，腹膜透析生存率通常与血透相似甚至更高。一项欧洲研究表明，腹透患者在第 1 年的生存率更高，而血透患者在接下来 2 年的生存率更高。但两者总体生存率相似，并受到年龄、糖尿病患病状态、透析中心规模的影响 [434]。最近的研究表明，血透和腹透死亡率的差异可能是某些偏倚导致的，许多开始接受血液透析治疗的患者透析准备不足，而透析准备不足又是死亡的独立危险因素。当考虑到这些偏倚时，腹透与血透的早期生存率似乎没有显著差异 [420, 435]。

当分析长期生存率时，结果会因研究的性质和研究亚组不同而有所差异。虽然队列研究中的亚组分析具有前瞻性的优势，并可以提供更多的临床和实验室检查细节，但与基于政府登记系统的研究相比，它们通常受到样本量的限制[417, 436, 437]。经过注册的大型临床研究，虽然为亚组分析提供了足够的统计效能，但在大范围人群内可能“过度（overpowered）”检测了腹透和血透的差异。例如，1995—2000 年开始透析的享受美国 Medicare 医保的患者，腹透相对血透的总体死亡风险为 1.04（95%CI 1.03～1.06，$P<0.001$）[414]，这一差异在近 40 万例患者中研究时具有统计学意义。然而，将 1.04 倍的死亡风险转换为调整后的 3 年生存率，2 种透析方式间的差异为 1 个月。接受肾脏替代治疗的患者生存率明显提高，而腹透患者较血透患者生存率提高更为明显[419, 438, 439]。根据 2013 年美国肾脏数据系统（USRDS）年度数据报告，与 1993—1997 年及 1998—2002 年的数据相比，初始接受血液透析或腹膜透析的患者的生存率都有改善趋势[440]。来自其他国家的数据，特别是欧洲和日本的数据显示的生存率优于 USRDS 的数据。这一现象最初归因于腹透治疗效果更佳，但患者的并发症、年龄和其他因素等多个因素无疑也发挥着重要作用，这使得比较变得相当困难。

如上所述，大多数研究显示血液透析和腹膜透析的生存率相似。因此，治疗方式的选择必须是个性化的且具有针对性，以使患者可以获得最佳预后和最高生活质量[441]。

腹透患者常因腹膜炎、导管功能不全、“透析厌倦”而出现技术性失败，部分长期腹透患者会出现超滤衰竭，这类患者往往最终会转为血液透析[442, 443]。但这不应成为限制腹膜透析开展的原因，适宜的肾脏替代治疗方案要求患者必须在必要时根据医疗和（或）其他需要从一种模式（腹膜透析、血液透析或肾移植）转移到另一种模式。

总之，目前尚没有确凿的证据表明某种肾脏替代治疗方式优于另一种，可以更好改善 ESRD 患者的生存，但在某些人群中确实腹膜透析效果更好，而其他人群则血液透析效果更好。必须指出的是，个体化的、专业的治疗方案是决定肾脏替代治疗方式的关键，并可能使患者获得更长的生存期[441, 444]。恰当的临床判断、人文因素的思考和患者的知情选择都应参与透析方式的决定。

十七、腹膜透析的卫生经济学和成本效益

ESRD 在世界范围内都是一个日益严峻的挑战，其治疗往往耗费巨大。根据 2015 年美国肾脏数据系统（USRDS）的报告，美国用于 ESRD 治疗的 Medicare 医保支出总额为 339 亿美元[445]，而透析费用可能会对许多国家的医疗体系构成威胁[446]。在工业化国家，相关研究已证明腹膜透析比血液透析耗费更少[447-449]。大多数研究是局限的成本分析或考虑与患者生存相关的成本。一些研究也表明腹膜透析的成本效用比最佳[450]。不同透析方式按成本排序大致如下，中心内血透、中心外血透（卫星式血透或患者自助血透）与 APD 类似、居家血透和 CAPD。

有几个原因可以解释为什么腹膜透析成本较低，腹膜透析可以由患者或其助手独立操作，而血液透析必须由受过培训的工作人员进行。此外，腹膜透析需要的设备和耗材更少。因此，在公立透析机构（如国有医院）为主的国家及地区（英国、加拿大、新西兰、中国香港和墨西哥），腹膜透析的使用远多于私立透析机构（如私人诊所、连锁透析中心）为主的国家（美国、法国、德国、日本），以限制 ESRD 的治疗支出。

我们仍要思考，如果腹膜透析的成本较低，为什么私立医疗机构较少选择腹膜透析？有几个原因可以解释这一现象，但根本的原因在于，在以私立透析机构为主的国家，透析方式选择的经济驱动力是由当地经济系统的特征决定的，而不是实际成本（血液透析获利更多）[451, 452]。在这种情况下，重要的是要考虑以下几点：①一旦建立一个血液透析单元，在满负荷运行时最大限度地发挥其效率会带来不可避免的经济压力；②腹膜透析可能成本较低，但支付方（通常为政府）的报销额度可能更少；③在许多以私立透析机构为主的国家，血液透析会带来更多附加收益（如静脉注射促红细胞生成素、维生素 D 类似物和铁）[451]。一项研究分析了 7 个发达国家的报销政策，进一步揭示了可能影响透析方式选择的因素具有多样性和复杂性，仍需进一步

研究[453]。2010 年美国的 ESRD 报销政策有所变化，患者的报销额度与透析方式无关，并承诺会增加腹膜透析的报销额度[452, 454]。在某些地区，缺乏专业的腹透患者教育可能是导致腹透比例较低的原因，这也是限制美国腹透率增长的一个重要因素[455]。

发展中国家透析的经济学特点不同于工业化国家[446]。在发展中国家，劳动力相对廉价，进口设备和溶液的成本较高，腹膜透析的成本可能高于血液透析。发展中国家腹膜透析治疗的另一个消极影响是体外装置可能会重复使用，使得腹膜炎发生率增高，医疗费用增加，腹透弃用率高。然而一些已发表的研究否定了这种看法，在发展中国家腹膜透析的费用可能低于血液透析[456]，事实上，当地生产的腹膜透析液和不同海外供应商之间的竞争可能会降低腹膜透析的成本。因此，认为发展中国家不适宜采用腹膜透析的观点无疑是不合理的。在腹膜透析的费用低于血液透析的国家，临床优先选择腹膜透析可以大大降低 ESRD 治疗的总体费用，这在一些国家已经得到证实。

第65章

重症肾脏病学

Critical Care Nephrology

Ron Wald　Kathleen Liu　著
杨莹莹　译
张　凌　付　平　校

要　点

- 在急性肝衰竭的情况下，连续性肾脏替代治疗（CRRT）是首选的肾脏替代治疗（RRT）模式，可以减轻脑水肿和脑疝的风险。
- 在急性呼吸窘迫综合征患者应用肺保护性低潮气量通气策略时，可发生允许性高碳酸血症，合并急性肾损伤（AKI）时则可能出现严重的混合性酸中毒。
- 早期目标导向的治疗策略对于脓毒症的管理没有任何好处，无论是改善死亡率还是预防AKI。
- 使用平衡晶体液复苏可能降低AKI的风险。
- 虽然没有明确的证据支持某一种特定的RRT模式，但根据患者的血流动力学状态选用间歇性和连续性的模式是合理的。
- 重症AKI患者开始透析的最佳时机仍有争议，虽然在没有任何紧急适应证的情况下早期进行RRT可能使患者获益，但它也可能导致原本可恢复肾功能而不需要RRT的患者面临不必要的风险。
- 重症AKI患者接受CRRT治疗时的目标废液剂量为25ml/(kg・h)。
- 对于重症AKI患者，在根据RRT模式调整给药剂量和频率时，应经常且细致地审核用药方案，密切注意避免肾毒性药物及AKI时可能发生的药物蓄积。

研究显示，重症监护病房（ICU）患者中急性肾损伤（AKI）的发生率可高达60%[1-3]。在大部分危重的患者中启动了肾脏替代治疗。接受肾脏替代治疗的AKI患者短期死亡率超过50%[4]，而存活的患者，其生存寿命及健康相关生活质量均较差[5]。AKI及电解质酸碱平衡紊乱往往发生于多种需要重症监护治疗的疾病状况下。本章节中，我们首先讨论ICU常见的几种情况下伴发的AKI，即急性肝衰竭、急性呼吸窘迫综合征、急性失代偿性心力衰竭及脓毒症。接下来讨论液体管理及其与AKI患者照护的关系。然后综述重症AKI患者实施肾脏替代治疗的原则。此处不讨论ICU中钠水平异常相关的急性脑损伤问题（包括抗利尿激素分泌失调综合征、中枢性失钠、中枢性尿崩症）。读者可在第15章中查看相关内容。

一、急性肾损伤与重症疾病

（一）肝衰竭

在急性肝衰竭中，一个主要的致死原因就是脑水肿，脑水肿可导致颅内压升高，如果脑水肿持续或加重，还可导致脑干疝形成[6]。颅内压升高在

Ⅲ度脑疾病及Ⅳ度脑疾病患者中的发生率分别高达 37% 和 75%[7]。肝衰竭患者常需大量的静脉制剂输注（乙酰半胱氨酸、升压药物及血液制品，包括新鲜冰冻血浆），有很高的脑水肿风险，故连续性肾脏替代治疗（CRRT）常用于这类患者的精细化容量控制。CRRT 还可用于低钠血症的管理，这是肝衰竭患者很常见的并发症，可导致脑水肿的恶化。

急性肝衰竭的患者有因肝肾综合征或急性肾小管坏死而发生 AKI 的风险。急性肾小管坏死可由顽固性的低血压、伴随的脓毒症（急性肝衰竭的常见并发症）或摄入有肝肾毒性的物质（如对乙酰氨基酚、毒蕈等）所导致。

（二）急性呼吸窘迫综合征

对于急性呼吸窘迫综合征（ARDS）患者最主要的支持是低潮气量、肺保护性通气，可有效降低死亡率及降低促炎症细胞因子的水平[8]。作为肺保护策略的一部分，允许性高碳酸血症可最大限度降低呼吸机相关的肺损伤。在肾功能正常的情况下，代偿性的代谢性碱中毒是可以允许的。然而，在肾功能受损（急性或慢性）的情况下，出现代谢性碱中毒且不能代偿呼吸性酸中毒时，将需要使用含碳酸氢钠的液体输注或启动肾脏替代治疗以纠正酸碱失衡。在因肺泡损伤而通气功能显著受损的重症 ARDS 患者中，单次输注碳酸氢钠溶液会导致二氧化碳分压急剧升高转变为高碳酸血症，使动脉血气 pH 恶化[9]。因此，CRRT 可能是缓慢纠正 pH、代偿呼吸性酸中毒的一种适宜模式。有研究提示限制性液体管理策略与预后改善可能相关，且没有负面肾脏事件，但研究开始时即需要透析的 AKI 患者并未被纳入[10]。动物研究提示肾脏和肺之间有重要的交互关系，即其中一个脏器出现损伤将导致另一个脏器损伤[11-14]。例如，小鼠模型中肾脏损伤与促炎症因子升高及肺损伤相关[15]。在一项研究中，心肺旁路术后发生 AKI 的患儿血 IL-6 和 IL-8 水平显著高于对照组（无 AKI 的患儿），且与更长的机械通气时间相关[16]。

（三）心功能衰竭

心脏功能会影响肾脏功能，反之亦然，因此学者们将心肾综合征（CRS）分为以下 5 种临床类型[17, 18]。

1. 急性心肾综合征（1 型 CRS），即急性心功能恶化导致 AKI。

2. 慢性心肾综合征（2 型 CRS），即慢性心功能不全导致肾功能损伤。

3. 急性肾心综合征（3 型 CRS），即 AKI 引起心脏功能损害。

4. 慢性肾心综合征（4 型 CRS），即慢性肾脏病（CKD）导致心脏功能损害。

5. 继发性心肾综合征（5 型 CRS），即系统性疾病（如脓毒症）同时导致心脏和肾脏的损害。

容量超负荷及接踵而至的静脉淤血将通过若干机制导致肾脏功能异常，包括顽固性低血压造成肾脏灌注不足、肾静脉高压、腹水生成伴腹腔内高压，以及可能的炎症，尤其是在 1 型 CRS 中[19]。因此，在急性失代偿性心力衰竭中使用利尿剂改善容量超负荷可通过缓解深静脉高压改善肾功能。另外，过度利尿可能引起容量不足，导致 AKI 的发生或加重。在急性充血性心力衰竭时如何进行最优化的容量负荷控制管理一直备受关注。有研究比较了持续性静脉泵入及间断单次给予襻利尿剂的作用[20, 21]，其研究假设为持续性泵入的给药方式可避免单次给药间期时的钠潴留反弹现象。但截至目前尚未得到持续给药优于单次给药的证据。

除利尿剂之外，体外循环超滤可作为急性失代偿心力衰竭时减轻容量负荷的选择，并在较多随机对照临床试验中进行了验证。CARESS-HF 研究比较了超滤（目标为液体清除速率 200ml/h）与药物利尿（目标为尿量 3～5L/d）在 1 型 CRS 患者中的安全性及有效性（图 65-1）[22]。主要终点为血肌酐水平与体重较基线时的变化。由于超滤组无明显的治疗获益（超滤组肌酐值较药物组轻微升高，两组体重改变无显著差异），且出血及导管相关并发症等不良事件增加，该研究提前终止。基于此研究结果，超滤不再被推荐为急性失代偿性心力衰竭的一线治疗方案。然而，那些对于静脉给予最大剂量利尿剂及其他药物（如强心药物）无治疗反应的急性失代偿性心力衰竭患者可能是需要进行超滤的，尤其是合并 CKD 或 AKI 的患者。

（四）脓毒症

AKI 是脓毒症的常见并发症，可由多种机制导致，包括低血压导致的低灌注、炎症及氧化应

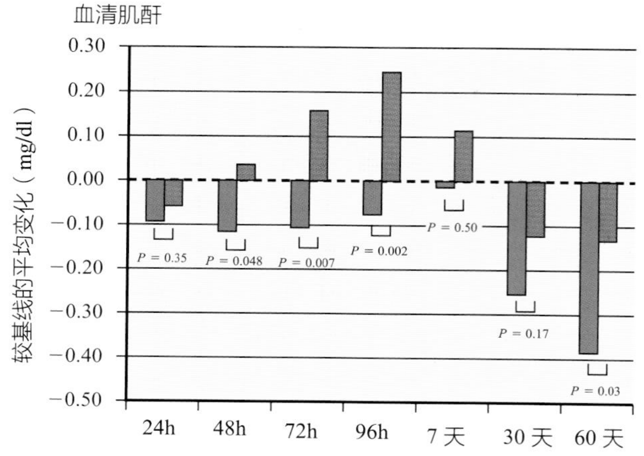

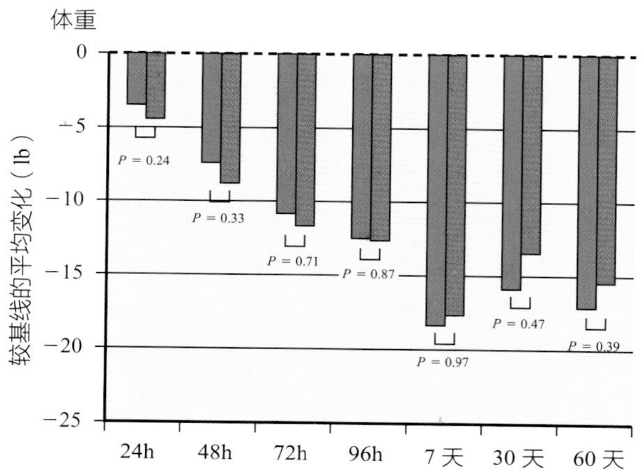

▲ 图 65-1 **失代偿性心力衰竭中超滤的作用，根据治疗分组不同时间点血清肌酐水平（A）及体重（B）较基线的变化**
根据 Wilcoxon 检验计算 ***P*** 值（引自 Bart BA, Goldsmith SR, Lee KL, et al. Heart Failure Clinical Research Network: ultrafiltration in decompensated heart failure with cardiorenal syndrome. N Engl J Med. 2012;367:2296–2304.）

激[23, 24]。除了控制感染灶及选择合适的抗微生物药物，目前并没有针对 AKI 及脓毒症本身的特异性治疗。考虑到脓毒症中炎症介质的影响，高容量血液滤过及吸附柱（如多黏菌素 B）的使用一度成为热点，但至今临床研究尚未显示有确切获益[25, 26]。

至于脓毒症的早期管理方面，Rivers 及其团队[27] 发表的关键研究曾促使了临床实践向“目标导向治疗”的重要转变，即在脓毒性休克患者的治疗中，在早期容量复苏和升压药物的基础上，应用强心药和输注红细胞悬液。然而，接下来的 3 个大型随机临床对照试验显示早期目标导向治疗策略相较于标准治疗并无优势[28–30]。ProCESS（Protocol-Based Care for Early Septic Shock）研究将 1341 例患者随机分配至早期目标导向治疗组、标准治疗组或常规护理组，结果各组在 60 天、90 天，及 1 年死亡率方面并无差异（60 天死亡率：早期目标导向治疗组 21%，标准治疗组 18.2%，常规护理组 18.9%）；对 AKI 发生率也并无影响（早期目标导向治疗组 40.3%，标准治疗组 34.9%，常规护理组 38.1%）[31]。标准治疗组及常规护理组更少输注红细胞悬液及使用多巴酚丁胺，提示这些措施对于一般脓毒症患者人群的作用是有限的。后来 ProMISe（Protocolised Management in Sepsis）研究及 ARISE（Australasian Resuscitation in Sepsis Evaluation）研究进一步证实了上述发现。另一项正在进行中的临床试验 CLOVERS（Crystalloid Liberal or Vasopressors Early Resuscitation in Sepsis）研究，将比较早期进行液体复苏与早期应用血管活性药物对脓毒性休克患者的影响[32]。

（五）液体管理及其对 AKI 的影响

目前人们已越来越多地认识到，容量负荷对重症患者，尤其是存在 AKI 的情况下，可能存在潜在不利影响。研究发现液体过负荷与很多不良后果有关，包括胃肠道吸收能力下降及伤口愈合延迟[33]。在 AKI 患者中，容量负荷是新发脓毒症、短期死亡率及长期死亡率增加的独立危险因素[34–37]。然而，这些结果主要由观察性研究得到，使得容量负荷与死亡率之间的关系仍存争议。尤其是很难界定是容量负荷直接导致了不良结局，还是更危重的患者（本身预后就更差）因血流动力学不稳而更可能接受静脉补液治疗及其他液体输注导致了不良结局。而且，全身液体过负荷可能导致血清肌酐被稀释而掩盖 AKI。[38, 39]

腹腔内高压及腹腔间隔室综合征作为容量负荷相关的不良事件，已引起极大关注[40]。腹腔内高压定义为腹腔内压力 > 12mmHg。腹腔内压力的测定方法为将固定容量（30ml）的水通过导尿管注入膀胱，并使用压力管测定膀胱内压力。腹腔间隔室综合征定义腹腔内压力超过 20mmHg，伴终末器官功能障碍。腹腔内压高压可直接导致下腔静脉受压、引起静脉回流障碍及腹腔广泛静脉淤滞（包括肾静脉），从而介导 AKI 的发生[41, 42]。静脉回流受阻导致心输出量降低，肾素 – 血管紧张素 – 醛固酮系统（RAAS）激活，引起肾血管收缩。这一结果是一种功能性的肾前性因素，以低尿钠及少尿为特征。解除腹腔内高压（经典方式是手术途径）可能使肾功能得以改善[40]。然而，如何识别哪些患者可能从解除腹腔内高压中获得肾功能改善仍是很难界定的。

液体种类及其对肾功能的影响同样引人关注。富含氯的液体被认为可导致肾血管收缩及加重肾髓质缺氧[43]。在一项健康人类志愿者中进行的小样本交叉临床试验中，输注富含氯的液体比输注平衡盐溶液更容易引起液体潴留及减少肾灌注[44]。一系列观察性研究发现，与平衡盐溶液相比，富含氯的液体输注导致 AKI 的风险更高[45, 46]。其中样本量最大的是一个单中心、前瞻性、开放标签的序贯研究[46]。在 6 个月的对照期内，患者接受生理盐水输注（氯浓度为 154mmol/L，或含氯胶体液）进行复苏，在干预期内，患者接受 Plasma–Lyte 复方电解质注射液（氯浓度为 98mmol/L）或限制氯的胶体液进行复苏。对照期 AKI 的发生率是 14%，而干预期为 8.4%（$P<0.001$），与此同时干预期的 RRT 使用减少（对照期 10%，干预期 6.3%，$P=0.005$）。解释这些结果的挑战性在于其效应量大于预期值，也大于液体管理其他方面改变，以及其他可能减少 AKI 发生的临床实践措施的可能效应。对此差异的一个可能解释是高氯液体带来的高氯性代谢性酸中毒可能触发了 RRT 的更早启动。

SPLIT 研究（Saline vs Plasma–Lyte 148 for ICU fluid Therapy）[47]采用双盲、双交叉集群设计，在新西兰的 4 个 ICU 中对比 0.9% 生理盐水与 Plasma–Lyte 148 液体的使用。参与单位随机分组，采用其中一种液体用于第 1 个 7 周内该中心所有收治患者的治疗，然后进行交叉，即换用另外一种液体对第 2 个 7 周内收治的患者进行治疗。该试验的主要结局指标为 AKI，结果 Plasma–Lyte 148 并未降低 AKI 的风险，亦未影响 RRT 治疗使用或其他任何 ICU 资源使用的指标。但该试验有一个重要局限，即纳入患者中有很多心脏术后的患者，这可能会影响结果的普适性。最近发表了两项大样本量、实用性强的单中心临床试验，即 SALT–ED 研究[48]（Saline against Lactated Ringer's or Plasma–Lyte in the Emergency Department，N=13 347）和 SMART 研究（Isotonic Solutions and Major Adverse Renal Events Trial，N=15 082）[49]。收治到 Vanderbilt 大学医学中心急诊科或 ICU 的患者被纳入试验，接受平衡盐溶液（具体由临床医生选择，如乳酸林格液或 Plasma–Lyte 液）或生理盐水治疗，数月后交替。虽然临床医生可以违背分组开出相反的液体处方，但实际研究的协议依从性非常好，2 个试验的 2 个组的依从率都超过 88%。这两项研究均证实了使用平衡盐溶液减少包括肌酐持续倍增、开始 RRT，或死亡在内的 30 天主要肾脏不良事件（Major Adverse Kidney Events at 30 days，MAKE–30）这一复合终点（SALT–ED 研究：14.3% vs. 15.4%，$P=0.04$；SMART 研究：4.7% vs. 5.6%，$P=0.01$），从而为使用生理盐水无益甚至有害的观点提供了有力的证据支持。正在进行的 PLUS 研究（Plasma–Lyte 148 versUs Saline）计划纳入 8800 例重症患者，主要结局指标为 90 天死亡率，该研究结果可能将为液体种类选择问题提供更明晰的指导[50]。

二、肾脏替代治疗在重症监护病房中的应用

治疗目标

重症 AKI 常常引发 RRT 起始时机的探讨。RRT 的宽泛目标围绕着 AKI 的液体和代谢异常管理，以此方式促进潜在疾病的恢复。理想的 RRT 实施应最小限度地搅扰患者正在接受的综合性治疗。人们可能会争论 RRT 是否仅仅是一种支持性治疗，还是一种可能提高生存率的额外治疗手段。目前，尚无数据表明任何具体的 RRT 相关策略可以提高患者生存率。RRT 的进一步目标是最大限度地提高存活患者肾功能恢复的可能性。这个目标是由 AKI 幸存者是 CKD 高风险人群这一不断深化的认识所推动的[51, 52]。RRT 的计划和实施应最大限度减少对肾脏的医源性伤害（如因低血压或低容量导致的损伤），方有望达到脱离透析的目标，最终希望肾功能恢复到本次急性疾病前的水平（或接近这一水平）。

三、开始肾脏替代治疗的指征

当 AKI 伴有高钾血症、药物难以纠正的肺水肿、可经透析清除的毒素蓄积时，启动 RRT 的指

征是明确的[53]。然而，即使在没有危及生命的 AKI 并发症存在时，有些人争论认为早期或抢先的 RRT 策略可能有益。这一策略的支持者以缓解液体容量负荷或减轻不可控的尿毒症毒素作为早期启动 RRT 的主要理由[54, 55]。另外，抢先启动 RRT 的策略具有显而易见的缺陷。即使在重症 AKI 患者中，也经常见到肾功能的自主恢复，普遍早期启动 RRT 可导致患者暴露于本不必要的置管风险及 RRT 本身相关风险（如低血压、心律失常、电解质紊乱、抗生素浓度不足等）。此外，如果早期 RRT 策略并不能提供确切的益处，那么采用相对保守的 RRT 策略，仅在具有明显并发症时开始 RRT，可以更加节约医疗资源。

围绕 AKI 患者恰当的 RRT 启动时机的争论在最近完成的两项随机临床研究中得以解决[56, 57]。AKIKI 研究（Artificial Kidney Initiation in Kidney Injury Trial）是法国一项多中心临床试验，纳入了 620 例 KDIGO-AKI 3 期的重症患者。研究者假设，与早期 RRT 启动策略（定义为达到 AKI 3 期后 6h 内启动 RRT）相比，延迟的 RRT 启动策略（RRT 仅在少尿持续超过 72h，血尿素氮＞40mmol/L，或存在 AKI 相关紧急事件时启动）将提高患者 60 天生存率。延迟 RRT 组患者平均晚于早期 RRT 组 55h 开始 RRT 治疗，但重要的是，纳入延迟 RRT 组的患者中仅有 50% 实际进行了 RRT 治疗。这项研究未显示出两组间死亡率的差异（早期 RRT 组及晚期 RRT 组的 60 天死亡率分别为 48.5% 和 49.7%，P=0.79）。

德国进行了一项单中心临床试验 ELAIN 研究（Effect of Early vs Delayed Initiation of Renal Replacement Therapy on Mortality in Critically Ill Patients with Acute Kidney Injury），试验假设早期 RRT 策略可改善生存。该试验招募了 231 例 AKI 2 期患者，其血液的中性粒细胞明胶酶相关脂质运载蛋白（NGAL）水平超过 150ng/ml，并至少存在 1 种严重疾病状况（如脓毒症、依赖儿茶酚胺、缺氧、容量负荷、进行性肾外器官损伤）。早期 RRT 定义为在患者达到 KDIGO AKI 2 期时 8h 内开始 RRT，而晚期 RRT 定义为在患者达到 KDIGO AKI 3 期或在出现明确的绝对适应证的时候才开始 RRT。结果早期 RRT 组患者平均在达到 KDIGO AKI 2 期诊断 6h[四分位距 (IQR)4～7h] 时开始 RRT；几乎所有（91%）晚期 RRT 的患者均出现触发 RRT 的指征，绝大多数患者达到 KDIGO AKI 3 期，这些患者平均在达到 KDIGO AKI 2 期诊断 25.5h（IQR 18.8～40.3h）时开始 RRT。早期组的死亡率明显低于晚期组（39.3% vs. 54.7%；P=0.03；HR=0.66，95%CI CI=0.45～0.97）。在次要终点指标方面，包括 RRT 持续时间、机械通气时间、住院时长等，早期 RRT 组也显著低于晚期 RRT 组。表 65-1 中列举了更为详细的关于 AKIKI 和 ELAIN 研究的数据。

AKIKI 研究与 ELAIN 研究结果的分歧未能解答围绕 AKI 患者 RRT 起始时机的争议。而且，这两项研究都可能不足以发现死亡率的现实差异，而这种差异可能被任何 RRT 启动策略所赋予。一些正在进行和最近完成的研究有望进一步阐明这一问题[58, 59]。

四、肾脏替代治疗的模式

目前有多种肾脏替代治疗模式可用于危重患者的治疗，每种模式都具有其优缺点（表 65-2）。然而，尚无任何一种单一模式被证实可改善生存率。故而治疗的花费、具体技术在当地是否可实现、操作者经验等可作为选择治疗模式的考虑因素。

（一）间歇性血液透析

广义的间歇性血液透析（IHD）包括应用于终末期肾脏病及 AKI 患者的肾脏替代治疗处方。然而，对于 AKI 患者，应注意有一些关键之处需要适当调整。由于临时透析导管的血流量相对较低，加之重症患者多处于高分解代谢状态，IHD 治疗时间可能需要延长至 5h[60]。重症患者多为出血高风险人群，经常需要避免使用肝素（见后续抗凝讨论部分）。透析血流速度一般为 200～400ml/min，对于存在较高透析失衡风险的患者，初始几次治疗时应适当减小血流速度。对于血流动力学不稳定的患者，采用高渗的透析液钠浓度（如钠浓度为 145mmol/L）可能通过加强水从细胞内向细胞外的转移而改善透析中的血流动力学稳定性。尽管高钾血症往往是 RRT 起始的指征，但透析对于钾离子的过分清除可能导致低钾血症相关的心律失常。如条件允许，应避免采用钾离子浓度低于 2mmol/L 的透

表 65-1　AKIKI 研究与 ELAIN 研究的比较

参　数	AKIKI 研究	ELAIN 研究
主要研究假设	延迟 RRT 可使 60 天死亡率降低 15%	早期 RRT 可使 90 天死亡率降低 18%
纳入患者数量	620	231
参与中心数量	31	1
年龄	66	66
SOFA	11	16
CKD，%	10	43
机械通气，%	86	88
需升压药物，%	85	88
脓毒性休克，%	67	32
早期 RRT 标准	KDIGO AKI 3 期	KDIGO AKI 2 期
晚期 RRT 标准	临床指征	KDIGO AKI 3 期
早期组开始 RRT 时的 sCr（SD），mg/dl	1.9（0.6）	3.3（1.4）
晚期组开始 RRT 时的 sCr（SD），mg/dl	2.4（1.0）	5.3（2.3）
RRT 模式	IHD、SLED 或 CRRT	仅 CVVHDF 7 天
早期组接受 RRT 的患者，%	98	100
晚期组接受 RRT 的患者，%	51	91

AKI. 急性肾损伤。AKIKI. 肾损伤中人工肾起始；CKD. 慢性肾脏病；CRRT. 连续性肾脏替代治疗；CVVHDF. 连续性静脉 – 静脉透析滤过；ELAIN. 早期和晚期起始 RRT 对合并 AKI 的重症患者的影响比较；IHD. 间歇性血液透析；KDIGO. 改善全球肾脏病预后组织；RRT. 肾脏替代治疗；sCr. 血肌酐；SD. 标准偏差；SLED. 长时低效血液透析；SOFA. 序贯器官衰竭评估评分

表 65-2　不同肾脏替代治疗模式的优缺点

	间歇性血液透析（IHD）	长时低效血液透析（SLED）	连续性肾脏替代治疗（CRRT）
优　点	• 护士熟悉程度高 • 已广泛普及应用 • 一次性耗材花费低 • 无抗凝模式易于实施	• 一次性耗材花费低 • 无抗凝模式易于实施 • 血流动力学不稳定患者一定程度可耐受	• 血流动力学耐受性更佳 • 可根据患者病情需要随时调整治疗处方 • 可能改善幸存者肾功能恢复率
缺　点	• 血流动力学不稳定患者风险高 • 液体清除能力有限	• 缺乏抗微生物药物剂量调整相关数据 • 缺乏与其他肾脏替代治疗模式比较的临床随机对照试验	• 一次性耗材昂贵 • 操作实施人力物资准备复杂 • 无抗凝模式实施难度较大

析液。

重症患者普遍存在液体负荷，为了使其达到容量平衡目标[35, 37]，处方超滤量必须包括患者计划通过静脉输注的液体及营养支持的液体量，以达到超滤净负平衡。危重患者应用 IHD 的关键挑战就是需在短时间内超滤出大量水分，但这些患者血流动力学常常不稳定，且水分从组织间隙向血管内的转移和再充盈不良。除了调节透析液钠浓度之外，降低透析液温度，加用升压药物或增加其剂量，均有助于避免或减轻透析中低血压。然而，若一位患者需要依赖增加升压药物以耐受 IHD 治疗中的液体超滤，则应考虑换用一种更缓慢清除水分的治疗方

案。增加 IHD 治疗的频次（如每日透析）或临时增加透析次数专门用以超滤水分，可能使每次治疗的超滤总量减少，患者更易耐受透析中的血流动力学改变，从而让液体平衡的治疗目标更易于实现。

（二）连续性肾脏替代治疗

CRRT 可通过血液透析和（或）血液滤过模式实现水分及溶质的缓慢清除（见后续关于清除率的章节）。在单位时间的基础上，CRRT 是一种低效的 RRT 形式，因此，当目标是快速清除某种危险的溶质（如钾、摄入的毒素）时，CRRT 并不是最佳选择。CRRT 的功效及其假定的益处，只有在 24h 连续实施治疗、最小限度干扰中断的基础上才能得到实现。技术因素（如频繁凝血）及离开 ICU 做其他诊治操作的时间均可影响 CRRT 真正的连续性。KDIGO 临床操作指南建议以互补的方式合理选用 CRRT 和间断的 RRT 模式[61]。常用的一种策略便是 CRRT 用于血流动力学不稳定的患者，而 IHD 用于血流动力学更加稳定的患者，只要充分理解并根据临床病情变化进行模式调整即可。

CRRT 的应用必须审慎地计划执行。主管医生应明确实施 RRT 的最佳强度（见后续关于剂量及强度的章节）。应每小时进行评估以实现液体平衡，由于容量负荷在急性肾损伤的危重患者中几乎是普遍存在的，要实现净负超滤就需要每小时的超滤量超过患者前 1 小时的总液体平衡量。举个例子，对于一位无尿的患者，主管医生可能会计划 50ml/h 的净超滤量。假设这位患者目前肠外营养 30ml/h、静脉液体 40ml/h、术后引流 30ml/h（净平衡 +40ml/h），实际超滤需设置为 90ml/h 才能达到每小时净负 50ml 的目标。CRRT 提供了这种特有的灵活性，使我们可根据患者液体摄入量 / 丢失量和血流动力学的动态变化，每小时制订和调整超滤量。

（三）长时低效血液透析

长时低效血液透析（SLED），也称为延长间歇性肾脏替代治疗（PIRRT），是一种使用传统血液透析机实施 8～12h 血液透析的杂合模式，旨在一定程度上获得类似于 CRRT，对血流动力学友好的益处[62, 63]。由于 CRRT 相较于 IHD 并无患者生存获益的确切证据，且治疗费用昂贵，故而 SLED 得以在血流动力学不稳定的危重患者救治中被推广应用。早期报道显示 SLED 可达到满意的溶质清除及超滤目标[64-66]。与 CRRT 相比，SLED 也能维持可接受的血流动力学稳定性[66-68]。SLED 还具有其他一些实际操作上的优势，包括易于实施无抗凝模式，可在夜间进行治疗以方便患者白天进行其他诊治操作，从而最大限度避免其对肾脏替代治疗的干扰。

（四）治疗模式对临床结局的影响

1. CRRT 与 IHD 的比较

尽管理论上 CRRT 具有优势，但随机临床试验并未证实 CRRT 较 IHD 更能改善患者生存率这一假设。其中最大的一项研究纳入了 360 例患者（绝大部分依赖儿茶酚胺及机械通气支持）并随机入组接受 IHD 或 CRRT 治疗，结果两组患者 60 天生存率均在 32% 左右[69]。最近一项 Meta 分析纳入了相关临床随机对照研究及队列研究进行 CRRT 与 IHD 的比较，结果发现 CRRT 在降低死亡率（RR=1.00，95%CI 0.92～1.09）及透析依赖（RR=0.90，95%CI 0.59～1.38）方面均未体现出优势[70]。

如果 CRRT 的理论优势是建立于对血流动力学更为友好及预防医源性肾脏缺血的基础之上，则可预期急性疾病的幸存者将获得更好的肾功能恢复。一项纳入观察性研究为主的 Meta 分析发现，接受 CRRT 治疗的患者透析依赖的风险较接受 IHD 治疗者更低[71]。一项来自加拿大渥太华的研究纳入了急性起始 RRT 并存活超过 90 天的患者，将 RRT 起始模式为 CRRT 的患者与起始模式为 IHD 的患者进行配对比较，发现 CRRT 可将依赖透析超过 2 年的风险降低 25%[72]。CRRT 可能的肾脏保护作用的潜在影响是很大的，因为在 AKI 中应用 RRT 的成本效用与实现脱离透析并存活超过 1 年的患者密切相关[73]。尽管 CRRT 的在院花费高于 IHD，但如果 CRRT 能够降低存活患者长期透析的风险，那么其早期增加的花费其实可以被中和[62]。

2. CRRT 与 SLED 的比较

SLED 的应用增加其实仅伴随着有限的证据。一个单中心临床研究纳入了外科 ICU 收治的 232 例 AKI 患者，随机分配至 SLED 组（治疗目标每次 12h）或 CRRT 组[74]。其主要结局 90 天死亡率在两组间并无差异（SLED 组 49.6%，CRRT 组 55.6%，

P=0.43）。然而，由于研究的样本量及统计检验效能有限，限制了该研究结果的推广。此外，SLED 组平均每次治疗时间长于预期（实际 15h），而 CRRT 组平均每次治疗时间短于预期（实际 16h）。两项研究对接受 SLED 治疗的患者进行了评估，并将其与历史对照组进行了比较，这些对照组由在该中心推行采用 SLED 替代 CRRT 的规定之前的患者组成。在其中一项研究中，接受 SLED 治疗的患者与早期接受 CRRT 的患者相比，结局有所改善[75]；而另一项研究的结果则刚好相反[76]。综上所述，目前有限的研究数据提示，血流动力学欠稳定的危重患者基本能够耐受 SLED，而 SLED 可作为替代 CRRT 的一种安全的选择。

五、清除模式

与慢性肾脏替代治疗一样，AKI 患者中的溶质清除可能由弥散和（或）对流机制实现。根据弥散和对流在清除机制中的相对贡献，可将清除的模式定义为血液透析、血液滤过，或血液透析滤过。在血液透析模式中，半透膜两侧逆向流动的透析液和血液维持溶质的浓度梯度，随之进行的弥散清除即是血液透析的本质。在对流清除中，血浆水分大容量超滤形成的压力梯度迫使溶质随之穿过滤过膜的孔隙。在血液滤过时，一种平衡的电解质溶液不断取代超滤液，而这种电解质溶液中不含有我们不想要的溶质成分。血液透析和血液滤过在清除水溶性小分子溶质方面是等效的（如肌酐、尿素氮、电解质）。但是，由于弥散速度与分子大小相关，透析对于运动缓慢的大分子物质的清除能力要低一些。而滤过对于某种物质的清除与该物质分子与滤过膜孔径的相对大小有关。因此，基于滤过膜孔径的大小，血液滤过比血液透析更能有效地清除更大分子的溶质，其中就可能包括一些有害的细胞因子。

血液滤过可以与血液透析联合应用（血液透析滤过），也可以作为唯一的清除方式。血液滤过可以连续性［如连续性静脉 – 静脉血液滤过（CVVH）或连续性静脉 – 静脉透析滤过（CVVHDF）］或以间歇性肾脏替代治疗的形式进行[77]。尽管有理论上的益处，但目前并无血液滤过改善临床结局的证据[78]。相关研究中最大的一个临床试验也仅纳入了 75 例患者，就 CVVH 与 CVVHDF 进行比较，两者 60 天死亡率方面并无差异[79]。

六、肾脏替代治疗的强度

一些小样本临床研究认为增强 RRT 的强度或剂量可能改善患者生存，具体定义为增加 CRRT 的废液容量[80]或增加 IHD 的频次[81]。这些发现催生了两项大规模临床试验就强化透析能否改善 AKI 患者生存进行验证。ATN（Acute renal failure Trials Network）研究纳入 1124 例患者，随机分组为接受不同 RRT 强度的治疗；在这个研究的每个组内部，RRT 的模式不尽相同，主要根据患者血流动力学状况决定（图 65–2）[60]。高强度治疗策略为当患者血流动力学不稳定时，进行 CVVHDF 35ml/(kg · h) 或 SLED 6 次 / 周，当患者血流动力学趋于稳定，则过渡为 IHD 6 次 / 天；低强度治疗策略为当患者血流动力学不稳定时，进行 CVVHDF 20ml/(kg · h) 或 SLED 3 次 / 周，当患者血流动力学稳定时进行 IHD 3 次 / 天。患者进行 IHD 或 SLED 时的处方以达到 Kt/V_{urea} 1.2～1.4 为目标。结果强化 RRT 治疗策略并未使患者 60 天生存率升高（高强度 RRT 组 53.6%，低强度 RRT 组 51.5%），也未能提高肾脏生存率。RENAL（Randomized Evaluation of Normal Versus Augmented Level of Replacement Therapy）研究纳入了来自澳大利亚及新西兰的 1508 例重症 AKI 患者，比较 CVVHDF 40ml/(kg · h) 与 25ml/(kg · h) 治疗剂量的效果[82]，结果发现增加 RRT 强度并不能改善患者 90 天生存率。相对于预先确定的患者亚组，如脓毒症患者，两项试验均未观察到强化 RRT 治疗的具体优势。CRRT 超大剂量［如高达 70～85ml/(kg·h)］的研究同样未发现获益[25, 83]。最终，仍不清楚高强度 RRT 对有害溶质的控制是否被有益溶质的丢失所抵消，如必需营养素、内源性抗炎细胞因子和重要药物，特别是抗生素。这些临床试验的结果为临床实践指南提供了依据，目前指南推荐的 RRT 剂量如二，CRRT 的目标剂量为 20～25ml/(kg · h)，SLED 及 IHD 的目标剂量为每周 Kt/V 3.9[61]。

七、抗凝策略

体外循环的抗凝广泛用于对抗血液在与人工膜长时间接触时的凝血倾向。在选择抗凝血药时还需要考虑的其他因素包括抗凝的适应证、患者的出凝

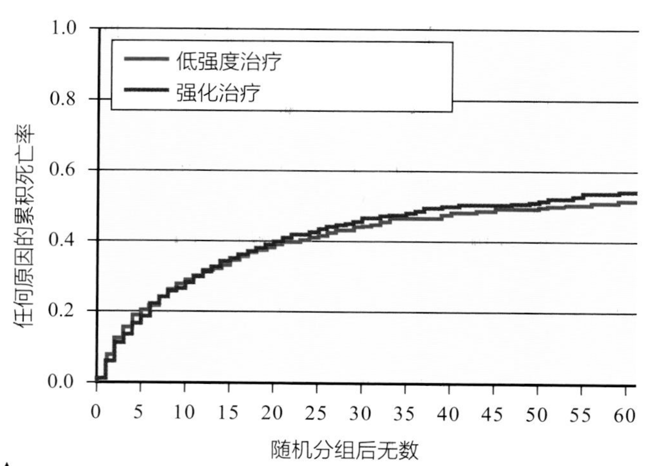

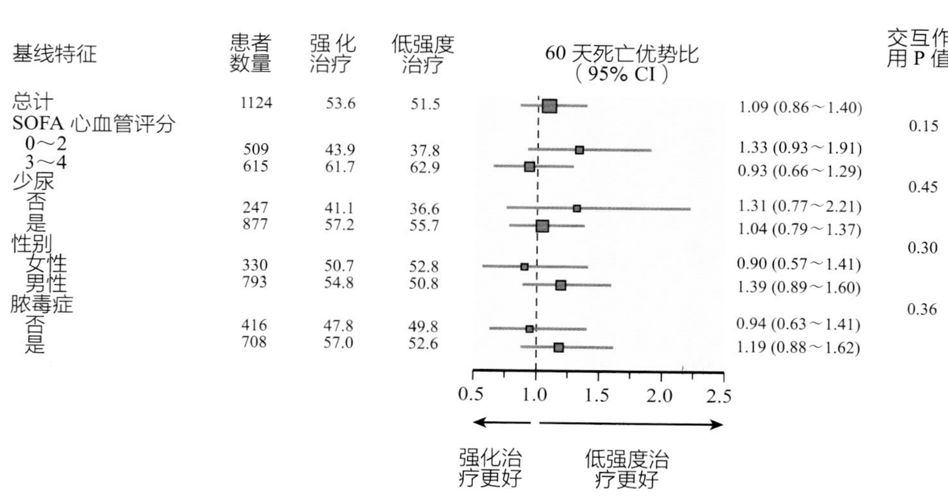

▲ 图 65-2 **急性肾损伤危重患者肾脏替代治疗支持强度的影响**

A. 根据基线特征绘制的 60 天累积死亡率和死亡风险比的 Kaplan-Meier 图；B. 来自 VA/NIH 急性肾衰竭试验网络。图 A 显示整个研究队列中任何原因导致的累积死亡率。图 B 显示了强化治疗组及低强度治疗组患者相比较，在 60 天内任何原因导致死亡的风险比（和 95%CI），以及采用 Wald 检验计算得到的治疗组与基线特征之间交互作用的 *P* 值。序贯器官衰竭评估（SOFA）评分越高表明器官功能障碍越严重。按照预先设定的交互作用显著性阈值水平（*P*=0.10）来定义，治疗干预与亚组变量之间不存在显著的交互作用（引自 Palevsky PM, Zhang JH, O'Connor TZ, et al. Intensity of renal support in critically ill patients with acute kidney injury. *N Engl J Med*. 2008; 359: 7-20.）

血倾向及 RRT 模式。局部枸橼酸抗凝（RCA）作为一种安全有效的抗凝方式，在很多中心已成为 CRRT 体外循环管路抗凝的常规选择[84, 85]。枸橼酸进入体外循环后可螯合血液中的离子钙，后者是凝血级联反应中必须的凝血因子之一，由此导致的低钙血症（0.25～0.45mmol/L）可预防循环管路凝血，同时补充钙剂可使机体血钙水平维持在正常范围。还有一种实施枸橼酸抗凝的方式是使用含钙的置换液，这样便不需要用专门单独补充钙剂。与普通肝素相比，RCA 的出血风险更低[86, 87]。另外越来越多的证据显示，与肝素类抗凝血药相比，RCA 能明显延长滤器寿命[88-91]。由于枸橼酸在肝脏中代谢时会转换产生碳酸氢根，故 RCA 可能导致代谢性碱中毒，但这可通过减少置换液或透析液中的碳酸氢钠成分进行纠正。在肝功能损害时，可能出现枸橼酸蓄积，表现为阴离子间隙增大及低钙血症。但只要在密切监测下，很多肝衰竭患者也能安全地应用 RCA[92, 93]。

对于因其他适应证（如机械心脏瓣膜、深静脉血栓形成）需要抗凝的患者，或发生 RCA 相关代谢并发症的患者，普通肝素可为 RRT 循环提供足够的抗凝作用。对于发生肝素相关血小板减少症的患者，全身性应用阿加曲班是合适的选择[94]。

在无抗凝条件下也不难实施肾脏替代治疗。SLED 和 IHD 因血流速度较快、治疗时间较短，应用无抗凝模式相对容易成功。CRRT 也可以采用无抗凝模式，但可预料的是凝血会导致频繁地更换体外循环管路。增大血流速度（如≥250ml/min）及采用前稀释模式 CVVH 可能降低凝血风险。

八、液体平衡、超滤与血流动力学稳定

达到容量平衡是所有肾脏替代治疗的核心目标之一，尤其当下越来越多的证据显示出容量负荷的危害[33]。RRT 起始时细胞外容量扩张往往是很明显的，并且与不良结局相关[34-37]。此外，患者接受 RRT 治疗期间持续的容量负荷与高死亡率相关。虽然容量负荷和死亡之间的关系可能被多种因素混淆，但有效的超滤策略可能带来很多益处，包括减轻肺水肿（这可能有助于脱离呼吸机）和减轻外周水肿（这可能有利于运动康复）。

制订有效的超滤策略需要面临两重挑战。第一个挑战是建立可靠的容量状态评估体系。传统的物理检查方法（如测定颈静脉压、胸部听诊、外周水肿）在重症监护病房有时不便应用，可通过胸部 X 线片上的肺淤血及中心静脉压转导的信息来补充。然而，考虑到所有这些方法的局限性[95, 96]，一些新技术如床旁超声检查（用于评估肺水和下腔静脉直径）[97-99]及生物电阻抗分析[100]，可能成为传统容量评估方式的有力补充。

第二个挑战是达到净负超滤的同时避免发生 RRT 相关的低血压。这种低血压即使是在真正细胞外容量扩张的患者中也会发生，因为不能充分地从间质中转移水分填充血管内的空间，弥补被移除的液体。血管张力受损会进一步增强低血压的倾向，而血管张力受损可能由潜在疾病、药物或透析引起的核心体温升高而导致[101]。对于血流动力学不稳定的患者，提倡采用持续的治疗模式，这些患者可能在这种模式提供的低强度但持续性的超滤中获益。对于接受间歇性治疗模式的患者，如前所述，合理调整处方可减少这种医源性低血压的发生[102]。此外，新的生物反馈技术，如血容量监测，似乎有较好的应用前景，但尚无确切证据支持其可减少透析中的低血压[103]。

九、血管通路的选择

急性 RRT 的起始需要放置专用的双腔中心静脉导管，目的是维持足够的血流量和最小的再循环，以确保足够的溶质清除。为了最大限度地提高 RRT 的治疗效率，导管远端尖端应位于较大的静脉内，因此必须使用足够长度的导管。颈内静脉导管的尖端应位于上腔静脉与右心房的交界处，因此导管长度需为 15～20cm；股静脉导管应到达下腔静脉，导管的适宜长度为至少 20～25cm[104]。为尽量减少中心静脉导管相关的机械损伤和感染并发症，建议在超声引导下进行导管的置入[105]，并严格执行无菌操作[106]。

尽管锁骨下导管的感染风险较低[107]，但通常避免选择其作为临时血管通路，因为存在置管相关的气胸风险（尤其是机械通气时），以及比颈内静脉导管有更高的中心静脉狭窄发生率，这可能妨碍了需要维持性血液透析的患者后续在同侧建立永久性血管通路[108, 109]。锁骨下静脉的迂曲度使导管更容易紧贴血管壁，也增加了内皮损伤和随后发生血管狭窄的可能性。

一项随机临床试验显示，总体上接受颈内静脉和股静脉导管置入的患者比例相似，而导管相关性菌血症并没有差异[110]。对这些资料的二次分析显示，右侧颈内静脉导管比股静脉导管更少发生导管功能障碍，而导管功能障碍发生率最高的是左侧颈内静脉导管[111]。因此，KDIGO-AKI 临床实践指南建议以右颈内静脉（直接汇入上腔静脉）作为 AKI 患者首选的通路部位，其次是股静脉、左侧颈内静脉，而锁骨下静脉作为最后的选择[61]。无涤纶套的临时导管因易于在床旁安置，故一般作为重症 AKI 患者的优先选择。但如果预计患者需要 RRT 支持的时间延长，即使临时导管功能正常，也应更换为带隧道带涤纶套的透析导管，因为后者的感染风险更低。

十、药物剂量的调整

在重症 AKI 患者的治疗中，应注意频繁而细致

的核查药物方案。有 3 个主要问题值得关注，如下。

1. 肾毒性药物加重或延长对肾脏的损害。

2. 在肾功能受损的情况下，非肾毒性药物的积累导致肾外的损伤。

3. 患者接受的 RRT 治疗对重要药物的清除。

无论如何，在已经发生 AKI 的患者中，避免肾毒性药物是任何 AKI 治疗策略的基本组成部分。ICU 中经常使用的肾毒性药物包括氨基糖苷类和两性霉素 B 等抗菌药物、磷酸盐灌肠剂和对比剂[112]。后来的临床试验强调了羟乙基淀粉作为扩容药物的潜在肾毒性[113, 114]。应考虑替代的药物和影像学检查策略。

由于 AKI 时肾小球滤过率（GFR）的急剧下降，依赖于肾脏排泄的药物可能会迅速累积而造成危险的后果[115]。具体例子包括：吗啡的活性代谢物在 GFR 降低时会发生明显蓄积[116]；口服抗凝血药物达比加群是一种凝血酶抑制剂，在 AKI 时发生蓄积可导致危险的出血倾向[117, 118]；用于治疗 2 型糖尿病的磺脲类药物的蓄积可导致低血糖，而二甲双胍则可能导致乳酸酸中毒[119]；常用于治疗神经疾病的加巴喷丁和普瑞巴林的蓄积可引起镇静和肌阵挛[120, 121]。

AKI 时的药物剂量调整充满了挑战，因为许多关于药物剂量调整的可用数据都来自 CKD 患者。即使在 GFR 水平相同的情况下，危重疾病和 AKI 对药代动力学也有独特的影响。容量负荷可能显著增加药物的分布容积，以致需要更高的负荷剂量。药物一旦进入血循环，其浓度可能会因肝脏和肾脏代谢状态的波动而改变。最后，药物（主要是水溶性药物）的排泄在 AKI 时受损。因此，尽管发表的推荐建议可作为给药的起始剂量，但务必通过追踪血药浓度或临床观察药物毒性等进行密切监测。

当启动 RRT 后，给药策略必须进一步考虑药物的体外清除率。药物本身的特点（如分布容积、分子量、蛋白结合率）、RRT 处方（如血流速度、治疗时长、对流与弥散清除的比例），以及透析器的特点（如孔径或通量、膜面积）都是决定药物清除率的重要影响因素。在某些情况下，RRT 可能通过增强药物的肾外代谢（可能通过清除尿毒症毒素）对药物清除产生更为微妙的影响[115]。对于接受间歇性血液透析的患者，应在透析后给药或考虑透析后追加剂量。由于使用高通量滤器可增强药物清除率，因此通常需要在低通量滤器对应的药物推荐剂量的基础上增加 25%～50%[115]。

SLED 的出现带来了进一步的挑战，因为与 IHD 相比，这种模式可具有更强的溶质清除能力。这可能导致药物清除率的增加，降低包括抗生素在内的重要药物的血药浓度。截至目前，仅有很少的 SLED 相关的药物剂量调整推荐[122]。一般来说，接受 SLED 治疗时的药物剂量应比接受标准 IHD 时的剂量高，并且，在有条件时应仔细进行血药浓度监测[123]。对于可被透析清除的药物，建议在 SLED 治疗结束后追加剂量。在接受 CRRT 的患者中，总废液量和对流 / 弥散的相对比例将影响药物的清除和随之的剂量调整。常规剂量的 CRRT 治疗开始时，假设治疗没有中断，将开始接近内源性肾功能，故通常需要比 IHD 或 SLED 更多的给药频次。关于这个话题更详细的讨论请参见第 61 章。

第66章

血浆置换

Plasmapheresis

Ernesto Sabath　Bradley M. Denker　著
曹红娣　张　语　译
何伟春　校

要　点

- 当与免疫抑制剂结合使用时，治疗性血浆置换（TPE）可以有效去除大量毒素和致病性抗体。
- TPE 是治疗抗肾小球基底膜（GBM）病或血管炎并发肺出血患者的一线治疗方法。
- TPE 适用于抗 GBM 病（无晚期肾衰竭）和 RPGN（有晚期肾衰竭）的患者。
- 在管型肾病中使用 TPE 的证据尚有争议，但适用于伴有高黏滞综合征患者。
- TPE 适用的唯一药物是噻氯匹定。
- TPE 在肾移植中适用于抗体介导的排斥反应、脱敏和移植术后复发 FSGS 的患者。
- TPE 可有效治疗非肾脏疾病，如暴发性 Wilson 病、家族性高胆固醇血症和神经系统疾病（包括 Guillain–Barré 综合征、脱髓鞘性多神经病和重症肌无力）。

一、临床相关性

治疗性血浆置换（TPE）可以去除血浆中的高分子量物质，如抗体、免疫复合物和毒性蛋白质。此外，TPE 与其他疗法结合使用可显著改善特定疾病患者的预后。

在使用 TPE 进行治疗方面尽管缺乏随机对照试验，但是研究表明其在多种肾脏疾病中起到了作用，包括抗肾小球抗体疾病、快速进展性肾小球肾炎、血栓性微血管病和肾脏移植。此外，TPE 是一些非肾脏疾病的一线疗法，如 Guilliain–Barré 综合征、脱髓鞘性多神经病和家族性高胆固醇血症。患者对于 TPE 治疗过程通常耐受良好，几乎没有不良反应，但是通常需要放置中心静脉导管。

TPE 是一种体外治疗方法，治疗过程中将患者的血液分离为血浆和其他血液成分，去除血浆并用另一种液体代替。术语“血浆置换”是指过程与 TPE 相同，但不使用替代溶液的一种治疗方法。在本章中，我们将根据美国血浆置换学会的最新指南，使用 TPE 代替血浆置换术 [1]。本章将回顾血浆置换术的历史，其具有治疗益处的主要条件及 TPE 的技术处理问题。

二、历史演变

“Apheresis” 一词源自希腊语，意为“夺走”或“分离”。目前尚不清楚治疗性去除血液成分的概念最初何时产生，甚至在公元前 5 世纪的希波克拉底之前这一技术就已经蓬勃发展。由于对疾病过程缺乏了解并且缺乏有效的治疗方法，为了消除病症而进行放血是一种普遍的医疗手段。到了中世纪，外科医生和理发师开始专门研究这种残忍并且痛苦的疗法，直到 19 世纪末，在美国和欧洲，几乎所有感染性疾病和恶性疟疾的患者都使用了放血疗法 [2]。John Hopkins 医院的 Abel，Rowntree 和 Turner 于 1914 年进行了第一次真正意义上的治疗性血浆置换，包括去除不良血液并用干净的溶液代替，该过程被称为“活体扩散”，并证明了活体动物的血液可以在体外进行透析然后返回循环的原理[3]。1960 年，Schwab 和 Fahey 为 Waldenstrom 巨球蛋白血症患者进行了首次治疗性手工血浆置换术，以降低血浆中升高的球蛋白水平[4]。

在早期，TPE 的效应是基于病例或非对照研究，但近年来，TPE 的临床适应证一直在增多，然而，目前通过严格设计的前瞻性和随机对照试验的临床研究的数量仍然很少。在大多数情况下，实施 TPE 的决定仍取决于病例和非对照研究。在最新的单采血液疗法指南中标明了适用于 TPE 治疗的疾病概况及用于每种疾病的证据[1]。

三、治疗性血浆置换的一般原则

通过 TPE 改善肾脏疾病的机制取决于潜在疾病的病理生理学。当致病因素是高分子量物质或患者血浆成分不足时，应考虑使用 TPE。而血液透析和血液滤过是去除分布容积大的小分子物质和毒素的更有效的方法。TPE 是否能够成功治疗以毒性蛋白质或抗体蓄积为特征的疾病取决于 2 个变量：①异常蛋白质或抗体的产生速率；② TPE 去除效率。这两种因素的平衡将决定是否可以快速地去除异常成分，从而有益于临床治疗。这一平衡是与终末器官损害同时发生的，因此该操作的最终收益取决于减少毒素的效率和终末器官损害的速度。因此，TPE 很少单独使用，而最常与免疫抑制方案结合使用以减少毒素的产生并减轻炎症。除了通过血浆置换去除毒性蛋白质或补充缺乏的蛋白质（框 66-1）外，其他益处还包括逆转脾脏功能受损以去除免疫复合物、去除纤维蛋白原、替换体液因子、改变自然杀伤细胞的数量和活性、减少 B 细胞、增加 T 细胞、增加 T 抑制细胞功能，以及从以 2 型辅助性 T 细胞（Th2）为主的模式转变为以 Th1 为主的模式[5]。

框 66-1　血浆置换清除的致病因子

- ADAMTS 13（金属蛋白酶）
- 自身抗体
- 补体成分
- 冷球蛋白
- 免疫复合物
- 脂蛋白
- 骨髓瘤蛋白
- 蛋白结合毒素

四、血浆置换在肾脏疾病中的应用

TPE 在肾脏疾病中的临床适应证的分类小结见表 66-1。

（一）抗肾小球基底膜病

抗肾小球基底膜（抗 GBM）病是一种由针对Ⅳ型胶原 α_3 链的非胶原（NC）-1 域的循环抗体导致的疾病，可引起快速进展性肾小球肾炎（RPGN）。典型的 Goodpasture 综合征定义为肺出血、RPGN 和循环中抗 GBM 抗体三联征。最近的一项研究表明，环境因素（包括感染）可能在遗传易感人群中引发该病。超过 90% 的患者循环中有抗 GBM 抗体，并且循环中抗体的滴度与疾病活动性相关。除 RPGN 外，60%～70% 的患者还会患有肺部疾病，很少有患者出现肺出血却无肾脏受累[6]。

在使用 TPE 和免疫抑制之前，抗 GBM 病的死亡率超过 90%，平均生存时间少于 4 个月。1975 年 TPE 被引入抗 GBM 病的治疗[7]，近 40 年来发表的大量非对照研究和病例报道表明，TPE 对总体生存和肾脏生存具有有益作用。目前，联合使用 TPE、糖皮质激素和环磷酰胺，抗 GBM 病的死亡率已降低至 20% 以下。由于肾小球损伤迅速发生，因此必须快速降低抗 GBM 抗体的滴度，而仅靠药物治疗是无法实现的，TPE 在抗 GBM 病中的作用是迅速去除致病抗体，而环磷酰胺和糖皮质激素对于防止额外的抗体合成和减少炎症至关重要。

对于抗 GBM 病，迅速开始治疗至关重要，因为在少尿或需要透析之前的疾病早期，肾功能恢复的可能性更大。白蛋白是 TPE 中可供选择的替代液，但对于肺出血或出血风险增加（肾活检后）的患者，则需要新鲜冷冻血浆（FFP）[8]。表 66-2 总结了这方面的一些主要研究[9-16]。尽管目前还没有前瞻性随机试验，但目前将 TPE 的使用列为标准疗法（如果不表现为依赖透析，则为Ⅱ类；如果依赖透析并且没有肺出血，则为Ⅲ类）。Levy 等[14]在一项非对照研究中报道了 71 例抗 GBM 病患者的长期预后，所有患者均接受口服泼尼松龙和口服环磷酰胺加 TPE 的标准免疫抑制方案，每天使用离心细胞

表 66-1　血浆置换治疗肾脏疾病概览

疾　病	分　类[a]
抗肾小球基底膜病	
• 透析依赖，非 DAH	Ⅲ
• **DAH**	Ⅰ
• 肾衰竭，不需要透析	Ⅰ
快速进展性肾小球肾炎（ANCA）	
• 透析依赖	Ⅰ
• **DAH**	Ⅰ
• 肾衰竭，不需要透析	Ⅲ
血栓性血小板减少性紫癜	Ⅰ
血栓性微血管病，药物相关	
• 噻氯匹定	Ⅰ
• 所有其他	Ⅲ～Ⅳ
血栓性微血管病，补体介导的	
• H 因子的自身抗体	Ⅰ
• 补体基因突变	Ⅲ
• 血栓性微血管病，志贺毒素介导的［以前称为溶血尿毒综合征 (HUS)］	Ⅲ
肾移植排斥反应	
• 抗体介导的排斥反应（ABO 相容）	Ⅰ
• 抗体介导的排斥反应（ABO 不相容）	Ⅱ
• 脱敏治疗，活体供者（ABO 相容）	Ⅰ
• 脱敏治疗，死亡供者（ABO 相容）	Ⅲ
• 脱敏治疗，活体供者（ABO 不相容）	Ⅰ
复发的局灶节段性肾小球硬化	
• 移植肾的复发	Ⅰ
• 激素抵抗，自体肾脏	Ⅲ
冷球蛋白血症	Ⅱ
系统性红斑狼疮（重症）	Ⅱ
狼疮性肾炎	Ⅳ
骨髓瘤管型肾病	Ⅱ
单克隆 γ 球蛋白高黏滞血症	Ⅰ
肾源性系统性纤维化	Ⅲ

a. 分类Ⅰ，标准主要治疗；分类Ⅱ，支持治疗；分类Ⅲ，有效证据不明确；分类Ⅳ，尚无有效的证据或研究方案

分离器进行血浆置换（50ml/kg，最大 4L）至少 14 天，或者直到检测不到抗 GBM 抗体为止，使用添加钙和钾的人白蛋白（5%）作为替代液，最近接受手术或肾脏活检及肺部出血的患者则使用新鲜的冷冻血浆(FFP)(置换结束时 150～300ml)。随访 1 年，患者总生存率为 81%（肌酐水平低于 5.7mg/dl 的患者为 95%，而依赖透析的肾衰竭患者为 65%）。血清肌酐浓度超过 5.7mg/dl（但无须立即透析）的患者，随访第 1 年肾生存率为 82%，最后一次随访时肾生存率为 69%；依赖透析的肾衰竭患者只有 8% 的肾脏存活，并且所有需要立即透析且肾活检表现为 100% 新月体的患者仍然依赖透析。结果显示，所有不需要立即透析的抗 GBM 病和严重肾衰竭的患者都应进行积极的免疫抑制和强化 TPE 治疗。由于肺出血与高死亡率相关，因此无论肾衰竭的严重程度如何，抗 GBM 病患者均应开始 TPE。

中国的一项 221 例抗 GBM 病患者的单中心回顾性研究[16]比较了单独使用糖皮质激素、糖皮质激素加环磷酰胺、糖皮质激素加环磷酰胺和 TPE 的情况，发现 1 年后总体患者生存率为

表 66-2　抗肾小球基底膜病患者的肾脏恢复[a]

研究（年份）	患者数量	患者 1 年的肾功能		
		发病 Cr 水平 <5.7mg/dl	发病 Cr 水平 ≥5.7mg/dl[b]	治疗
Bouget 等（1990）[9]	13	50%	**0%**	大部分患者行 PE
Herody 等（1993）[10]	29	93%	**0%**	大部分患者行 PE
Merkel 等（1994）[11]	32	64%	3%	25 例患者行 PE
Andrews 等（1995）[12]	15	NA	**7%**	患者肌酐均≥600μmol/L，只有 8 例患者接受治疗
Daly 等（1996）[13]	40	20%	0%	23 例患者行 PE
Levy 等（2001）[14]	71	94%	**15%**	患者均接受 PE、C 和 CFM
Saurina 等（2003）[15]	32	71%	18%	24 例患者行 C、CFM 和 PE
Cui 等（2011）[16]	176	25%[c]	3%	76 例患者行 C、CFM 和 PE，59 例行 PE+C，41 例行 C

a. 依据发病肌酐浓度
b. 或者依赖透析
c. 该研究用 6.8mg/dl 作为临界值
C. 糖皮质激素；CFM. 环磷酰胺；Cr. 肌酐；PE. 血浆置换

72.7%，肾生存率为 25%。TPE 加糖皮质激素和环磷酰胺的联合治疗对患者的生存率和肾存活具有有益作用［死亡率 HR=0.31(0.16～0.63)，P=0.001；肾衰竭 HR=0.60(0.37～0.96)，P=0.032］。在 96 例仅肾脏受累的（无咯血）患者中，进入终末期肾病（ESRD）的危险因素有少尿或无尿（HR=3.34，95%CI 2.03～5.50，P<0.001）、初始血清肌酐（从 1.5mg/dl 翻倍；HR=2.13，95%CI 1.65～2.76，P<0.001），以及新月体的百分比（增加 20%；HR=1.83，95%CI 1.34～2.48，P<0.001）。只有 TPE 加糖皮质激素和环磷酰胺的联合治疗对肾存活具有有益作用（肾衰竭 HR=0.41，95%CI 0.23～0.73，P=0.002）。63 例血清肌酐超过 6.8mg/dl 的患者中只有 2 例（3%）在 1 年时不依赖透析（见表 66-2）。迄今为止，只有一项关于抗 GBM 病的随机试验[17]，该研究比较了 17 例抗 GBM 病患者的临床治疗过程，在环磷酰胺和糖皮质激素的治疗方案中增加了 TPE 治疗。接受 TPE 的 8 例患者中只有 2 例需要依赖透析，而单纯免疫抑制组的 9 例中有 6 例转变为依赖透析，这表明 TPE 组有更好的预后趋势。然而，治疗前的血清肌酐浓度和新月体数量与预后存在关联。

抗 GBM 病和其他原因导致的 ESRD 患者在肾移植后生存率相当，尽管移植后显示肾小球基底膜呈线性免疫球蛋白 G（IgG）染色的概率高达 50%。抗 GBM 病患者的肾脏移植应在抗体水平恢复正常后至少 12 个月后进行。防止同种异体移植排斥反应的免疫抑制的使用和抗 GBM 抗体的持续消失是移植中复发罕见的主要原因[18, 19]。

（二）快速进展性肾小球肾炎

几天到几周内肾脏功能迅速恶化是 RPGN 的特征，未经治疗的 RPGN 通常会发展为 ESRD。RPGN 时大多数肾小球出现严重的炎症和坏死，通常以纤维细胞的新月体（新月体型肾小球性肾炎，GN）为特征。RPGN 主要分为 3 个亚组：①抗 GBM 病和 Goodpasture 综合征（先前已讨论）；②免疫复合物介导的过程，通常是由自身免疫病引起的免疫沉积，如系统性红斑狼疮（SLE）、感染后状态、混合性冷球蛋白血症和 IgA 肾病；③通常与抗中性粒细胞胞质抗体（ANCA）相关的寡免疫复合物疾病（约占患者的 80%），包括肉芽肿性多血管炎（GPA）或显微镜下多血管炎（MPA）。TPE 在免疫复合物介导的 RPGN 中发挥作用的数据有限

（请参阅下文）。

在寡免疫性 ANCA 相关疾病（如 GPA、MPA）中使用 TPE 的基本原理最初是基于这些疾病的肾脏病理学与抗 GBM 病的相似性，并且某些患者会同时患有抗 GBM 病和 ANCA 相关疾病。1977 年报道了 TPE 首次用于治疗与 GPA 相关的 RPGN，当时 9 例患者中有 5 例进行血浆置换、口服泼尼松龙和环磷酰胺联合治疗，肾功能得到了快速恢复[20]。然而，整个 20 世纪 90 年代的几项研究并未能证明使用 TPE 治疗 ANCA 相关疾病具有额外的益处。Hammersmith 医院报道了 48 例 TPE 用于局灶性坏死性肾小球肾炎的对照试验。患者随机接受口服糖皮质激素、环磷酰胺和硫唑嘌呤的常规治疗，用或不用 TPE（前 7 天至少置换 5 次）。结果表明，TPE 对于不依赖透析的中度或重度肾脏病患者没有任何益处[21]。然而，这项研究首次表明了某些依赖透析的患者在接受 TPE 治疗后或许能够摆脱透析（TPE 组为 10/17，而常规组为 3/8）。

加拿大血浆置换研究小组报道了 32 例 RPGN 患者接受静脉输注甲泼尼龙，然后口服泼尼松龙和硫唑嘌呤，按加或不加 TPE（在前 16 天进行 10 次置换）随机分为两组。同样，对于非透析依赖患者接受 TPE 没有明显的获益。但是，接受 TPE 的 4 例依赖透析的患者中有 3 例能够脱离透析，而未接受 TPE 的 7 例患者中只有 2 例能够摆脱透析[22]。

迄今为止最大的一项研究中，Jayne 等报道了 137 例经肾活检证实为 ANCA 相关性系统性血管炎且血清肌酐浓度高于 5.7mg/dl 的临床研究[23]，患者被随机分配接受 7 次 TPE（n=70）或 3g 甲泼尼龙（分剂量）（n=67）治疗。两组均接受口服环磷酰胺和泼尼松龙作为维持治疗，主要终点事件是 3 个月后是否依赖透析。接受甲泼尼龙治疗的患者中有 33/67（49%）的患者存活并且不依赖于透析，而接受 TPE 的患者为 48/70（69%）（P=0.02）。与甲泼尼龙相比，TPE 组在随访 1 年时发展为 ESRD 的风险降低了 24%。

最新的 Meta 分析支持 TPE 治疗对生存率没有改善但可以减少透析依赖性的观点。分析中包括治疗肾血管炎的随机对照试验（31 项试验），其中 8 项试验包括血浆置换。对 235 例患者进行的 6 项试验中发现，在 12 个月时，患者透析的比例显著减少（RR=0.45，95%CI 0.29～0.72）；需要透析治疗的人数为 4～10 例[24]。综上所述，尽管患者人数相对较少，TPE 的使用不能盲目，但现有数据总体支持 TPE 在新发或复发性 ANCA 相关性血管炎和重症肾脏病患者（sCr＞500μmol 或 5.7mg/dl）的治疗中的有益作用。对于伴有弥漫性肺泡出血的 ANCA 和抗 GBM 病的患者，TPE 有助于恢复和降低透析的风险[25-27]。因此，从疾病的损伤机制来看，TPE 目前是重症肾脏病患者免疫抑制治疗的最佳辅助方法。然而，对于使用 TPE 治疗不太严重的肾脏疾病还没有充分的研究[28]。

对于其他形式的血管炎患者和儿童患者，有关 TPE 安全性和有效性的数据则更少。患有 Churg-Strauss 综合征或结节性多发性动脉炎的患者，除环磷酰胺和糖皮质激素外，TPE 似乎无益处[29]。对于 ANCA 相关血管炎的儿童，通过 TPE 清除循环中的 ANCA 是用于严重或难治性疾病的短期保留措施[30]。尽管有报道称 TPE 对于患有过敏性紫癜（HSP）而引起 RPGN 的儿童有益处，但几乎没有证据表明或反对其可以用于其他原因的 RPGN[31]。最近的一项研究表明，TPE 可能对复发性紫癜性肾炎的肾移植受者有益，但尚无前瞻性研究或方案证实是这类患者的最佳治疗方案[32]。

（三）狼疮性肾炎

急性和慢性肾脏病是 SLE 常见和潜在的严重并发症。活动性狼疮性肾炎（LN）患者的治疗包括诱导治疗及长期维持治疗。LN 的治疗基于在活动性增殖性病变患者中使用糖皮质激素加环磷酰胺（IVC）或霉酚酸酯[33]。在增殖性 LN 的治疗中，也已考虑使用生物制剂（如利妥昔单抗）[34] 作为替代方法，但最近的数据表明，利妥昔单抗对常规治疗没有额外的益处。

TPE 在增殖性 LN 患者中的应用最早是在 20 世纪 70 年代报道的，但是直到 1992 年狼疮性肾炎合作研究小组才有一项随机研究来系统地检验 TPE 的安全性和有效性。狼疮性肾炎合作研究小组研究是一项多中心大型随机对照试验[35]，比较了重度 LN 患者中泼尼松和环磷酰胺的标准治疗方案与标准治疗加 TPE 的治疗方案。在这项研究中，将 46 例患者随机分入标准治疗组，将 40 例患者随机分入

TPE 组。组织学类型包括 LN Ⅲ、Ⅳ和Ⅴ型。TPE 每周进行 3 次，共 4 周，同时药物治疗标准化。平均随访时间为 136 周，结果显示，尽管 TPE 治疗能够迅速减少患者体内 ds-DNA 和冷球蛋白抗体，但加用 TPE 并不能改善临床结局。标准治疗组的 46 例患者中有 8 例（17%）出现肾衰竭，而 TPE 组的 40 例中有 10 例（25%）发生了肾衰竭；标准治疗组有 6 例（13%）死亡，TPE 组有 8 例死亡（20%）。延长随访 277 周后，结果相似。

另一个小型试验也证实了以上的观点。Wallace 等将 18 例患者随机分为两组，一组为静脉用环磷酰胺和泼尼松 6 个月，另一组在每次输注环磷酰胺前先进行 TPE[36]。在每组中，9 例患者中均有 2 例发展为 ESRD，而 9 例患者中的 3 例在 24 个月时达到肾脏缓解。综上所述，这些研究表明，在传统治疗方案中加用 TPE 后尽管循环中自身抗体的减少更为迅速，但并不能改善 LN 的预后。

与狼疮性肾炎合作研究小组和 Wallace 等的研究相反，一些较小的研究表明 TPE 对一部分重症 LN 患者有益。Euler 等在 14 例重症狼疮患者的非对照研究中使用了 TPE 和环磷酰胺静脉冲击，随后口服环磷酰胺和泼尼松[37]。所有 14 例患者均有效，其中 8 例在 5～6 年内未接受治疗。1 例患者出现了严重的复发，而另外 2 例则在 2 年和 3 年时出现了轻微的复发，主要不良反应是带状疱疹。此外，14 例妇女中有 4 例发生不可逆的闭经。Danieli 等比较了两组增生性 LN 的患者并随访 4 年[38]。第 1 组患者（12 例）接受 TPE 和环磷酰胺的同步治疗，而第 2 组患者（16 例）接受间歇性的环磷酰胺治疗。在随访结束时，接受同步治疗的患者比另一组的缓解更快，但是在长期随访中，肾脏结局并不优于传统疗法。

尽管 TPE 在重症 LN 中并未显示明确的益处，但在小样本病例中，使用蛋白 A、C1q 或硫酸葡聚糖的纤维素吸附柱对伴有抗磷脂综合征的难治性 LN 是有用的[39]。Li 等在一系列的 9 例患者中发现，叠加在传统诱导治疗之上的 TPE 可能使 LN 和严重血栓性微血管病患者受益[40]。因此，尽管对于某些患有严重疾病且对常规治疗无反应的患者可以考虑使用 TPE，当前文献仍然不支持将 TPE 加入 LN 的免疫抑制治疗中。因此，美国血浆置换学会将 LN 的 TPE 视为Ⅳ类（无证据），但是对于狼疮患者合并难治性抗磷脂抗体综合征（Ⅱ类；已接受的二线治疗），应考虑使用 TPE[1]。

（四）混合性冷球蛋白血症

冷球蛋白血症表现为血清蛋白在低于 37℃的温度下沉淀，并在重新加热时重新溶解。尽管在浆细胞异常和血管炎中也可见冷球蛋白血症，但超过 80% 的混合性冷球蛋白血症患者合并丙型肝炎病毒（HCV）感染。肾小球损伤是免疫复合物肾小球沉积的结果，肾脏的表现可能从孤立的蛋白尿到显著的肾病或肾病综合征，可能进展为 ESRD[41, 42]。目前尚无针对冷球蛋白血症进行 TPE 的随机对照研究；然而，去除致病性冷球蛋白的治疗目标是具有合理性的，并且有许多病例报道和非对照的研究表明，TPE 可能有益于表现为进行性肾衰竭、严重或恶性高血压、紫癜和晚期神经病变的严重活动性疾病的冷球蛋白血症患者[43, 44]。超过 5 例患者的非对照研究表明，经 TPE 治疗的患者的“冷球比”（血浆中包含冷球蛋白的比例）迅速降低，55%～87% 的患者肾功能改善。与历史数据（约 55% 的死亡率）相比，患者生存率（约 25% 死亡率）有所提高[45]。然而，血浆置换不能防止新的冷球蛋白的形成，不能治疗潜在的疾病，并且在停止 TPE 后如果不针对产生冷球蛋白的 B 细胞克隆或潜在疾病过程进行治疗，则可能会产生反弹。冷球蛋白的独特性促使 TPE 技术进行改良，以增强其去除能力。低温过滤是一种降低循环中冷沉淀蛋白水平的改良技术，在这项技术中，血浆在体外回路中冷却以沉淀蛋白质，从而可以更有效地去除病原性蛋白质[46]。

直接抗病毒药物的临床应用革新了丙型肝炎的治疗，但是直接抗病毒药的抗病毒治疗在 HCV 相关冷球蛋白血症中的安全性和有效性方面的数据很少。最近一些试验表明，以索非布韦为基础的直接抗病毒治疗的患者的肾功能得到改善[47]。

（五）多发性骨髓瘤和其他血液疾病相关的肾衰竭

多发性骨髓瘤（MM）患者的肾脏损害是由于肾脏功能的急性代偿失调导致血清肌酐水平升高至 2.0mg/dl 或更高。MM 目前不需要肾脏活检来进行诊断，但活检可以帮助区分各种与骨髓瘤相关的肾脏疾病，并有助于制订治疗计划。肾脏受累是 MM 的常见表现，20%～50% 的患者存在肾损伤，而 10%～15% 的患者会发展为 ESRD。肾脏功能受损可能由多种因素引起，包括肾小管中的骨髓瘤轻链沉积（Bence Jones 蛋白），这可能导致直接的肾小管毒性。涉及 MM 相关肾衰竭的其他常见因素包括高钙血症、高尿酸血症、淀粉样变性、高黏滞血症、感染和化学治疗药物[48]。

TPE 可以通过去除具有肾毒性的 Bence Jones 蛋白来预防肾小管损伤，这些研究总结见表 66-3。一项 29 例 MM 合并急性肾损伤（AKI）患者的早期研究中，包括 24 例透析的患者和 5 例血清肌酐超过 5mg/dl 的患者，患者随机分为两组，其中 15 例接受 TPE 加标准疗法，14 例仅接受标准疗法。在 TPE 组中，15 例患者中有 13 例肾功能恢复（定义为血清肌酐＜2.5mg/dl），而对照组 14 例中只有 2 例肾功能恢复[49]。而 Johnson 等进行的另一项 21 例患者的研究报道，将患者随机分为 TPE 加化疗或单独进行化疗，两组患者在生存率或肾功能恢复方面无差异。两组患者在 6 个月时的死亡率均为 20%，并在 12 个月时增加到 60%～80%[50]。迄今为止，规模最大的一项研究将 97 例 MM 和 AKI 患者随机分配至两组，一组在常规治疗的基础上进行 5～7 次血浆置换，置换量为 50ml/kg 并补充 5% 血清白蛋白，持续 10 天，另一组单独使用常规疗法。TPE 组 58 例患者中的 33 例（56.8%）和对照组 39 例患者中的 27 例（69.2%）发生了主要终点事件 [死亡、透析或肾小球滤过率 (eGFR)＜30ml/(min · 1.73m^2)][51]。

总的来说，这些研究尚未表明 TPE 在管型肾病治疗中的作用，关于可能受益的患者亚组问题仍然存在。一般而言，这些研究均建议需谨慎考虑将 TPE 用于与 MM 相关的 AKI [52, 53]。一些新药表现出明显的治疗效应，硼替佐米是治疗严重急性和慢性肾脏病患者的一线药物[54]。

Waldenström 巨球蛋白血症（WM）是由与克隆相关的分泌 IgM 的淋巴浆细胞聚集而导致的 B 细胞紊乱。与 WM 相关的病死率通常由肿瘤细胞的组织浸润及单克隆 IgM 的理化和免疫学特性介导。在有症状的高黏滞血症、冷球蛋白血症或中度至重度血细胞减少的患者中，应着重于迅速降低血浆副蛋白的载量。在这种情况下，2～3 个疗程的 TPE 将有效降低血清 IgM 水平 30%～60%。应该采用硼替佐米、地塞米松和利妥昔单抗等方案尽快治疗，以便更快地控制疾病[55]。

TPE 已被广泛应用于血液和肿瘤相关疾病，但是只有以下疾病被 ASFA 认为是 I 类：① TTP（下文将讨论）；②真性红细胞增多症伴严重红细胞增多；③镰状细胞病（红细胞交换）；④ ABO 不相容的骨髓移植（从骨髓中去除红细胞；受者采用 TPE 清除 ABO 抗体被归入Ⅱ类）；⑤单克隆血友病中的高黏滞血症；⑥皮肤 T 细胞淋巴瘤(光分离置换)[1]。

（六）血栓性微血管病综合征

血栓性微血管病（TMA）是一类遗传性或后天性的可影响儿童和成人的多系统疾病，在许多器官系统中具有一系列相似的异常表现。TMA 的标志性临床特征包括微血管病性溶血性贫血、血小板减少和器官（包括肾脏）损伤。病理特征是小动脉和毛细血管血栓形成所表现的血管损伤。TMA 的常见病因包括细菌或药物产生的毒素、遗传或自身

表 66-3　血浆置换治疗多发性骨髓瘤的随机对照临床试验

研究（年份）	肾活检	患者数量	透析（%）	PE 次数	化　疗	预　后	结　果
Zucchelli 等(1988)[49]	17	29	82.8	5～7	美法仑和 PDN 或 VAD	恢复 – 肾功能	PE 组 13/15； 对照组 2/14
Johnson 等（1990）[50]	21	21	57.1	3～12	美法仑和 PDN	恢复 – 是否不依赖透析	PE 组 3/7； 对照组 0/5
Clark 等（2005）[51]	未说明	104	29.9	5～7	美法仑和 PDN 或 VAD	6 个月时死亡或透析	PE 组 33/57； 对照组 27/39

PDN. 泼尼松；PE. 血浆置换；VAD. 长春新碱、多柔比星、地塞米松

抗体诱导的异常补体激活、促凝血因子（抗磷脂抗体）的产生、抗凝因子的丢失（ADAMTS13 的缺陷）和严重的高血压[56, 57]。根据最新的 ASFA 指南，Ⅰ类推荐行 TPE 的 TMA 疾病包括血栓性血小板减少性紫癜（TTP）、与 H 因子抗体相关的补体介导的 TMA 和与噻氯匹定相关的 TMA[1]。

TTP 也称为 TMA-ADAMTS13 缺乏症，是一种主要影响小血管的系统性血栓性疾病。获得性 TTP 的临床表现有无力、胃肠道症状、紫癜和一过性局灶性神经系统异常。临床表现多种多样，部分患者的异常情况极少，部分患者则病情危重。获得性 TTP 的临床诊断标准如下，存在微血管病性溶血性贫血，没有其他明显原因的血小板减少症，ADAMTS13 水平低于正常活性的 10%[58, 59]。Von Willebrand 因子（VWF）的多聚体通常积聚在内皮细胞膜上，并被 ADAMTS13 蛋白酶迅速切割成正常大小的多聚体。TTP 是由于 ADAMTS13 活性不足引起的异常大的 VWF（ULVWF）积累所致。UVWF 多聚体的积累导致血小板微血栓形成和随后的微血管病性溶血性贫血。大部分特发性 TTP 的患者中能够检测到不同滴度的 ADAMTS13 金属蛋白酶的抑制性自身抗体[60-62]。

在引入血浆输注和 TPE 之前，该疾病进展迅速，并且几乎是致命的（90% 的死亡率）。1977 年，报道输注 FFP 或用 FFP 替代进行 TPE 治疗能够逆转 TTP 病程[63, 64]。清除抑制性自身抗体和输注 FFP 补充 ADAMTS13 的每日 TPE 是目前治疗 TTP 的主要手段。用 FFP 进行血浆置换比单独输注血浆更有效，在 6 个月时，缓解率分别为 78% 和 31%，2 种方法的生存率分别为 78% 和 50%[65]。如果延迟开始 TPE，则建议进行大剂量血浆输注作为初始治疗[66]。

TPE 治疗的最佳持续时间仍不清楚，但是在 TTP 患者中，建议每日 TPE 直到血小板计数恢复至接近正常值并且溶血的指标 [血细胞，乳酸脱氢酶 (LDH) 升高] 消失为止。现有报道的 TPE 次数范围很广（3～145 次），平均每日 TPE 需要进行 7～16 次才能诱导疾病缓解[59, 67]。ASFA 指南建议每日行 TPE，直到 2 次或 3 次血小板计数超过 150 000/L 时，神经系统症状通常会迅速改善，并且血清 LDH 水平在最初的 1～3 天内有改善的趋势[1]。几天内可能看不到血小板计数的改善，肾功能的改善通常也需要更长的时间。起病时需要透析的患者在 TPE 后肾脏功能可能完全恢复以中止透析，但是许多患者仍有慢性肾脏病（CKD）。当血小板计数正常后，通过延长治疗间隔可以使血浆置换次数逐渐减少。当血浆置换逐渐减少或停止时，许多患者（1/3～1/2）会突然出现复发性血小板减少并合并溶血表现，其中一些患者可能会通过泼尼松或其他免疫抑制疗法（如环孢素、利妥昔单抗）得到缓解，但是评估这些药物的安全性、有效性和作用的数据较少。

没有证据表明 TPE 在溶血尿毒综合征（HUS）患者中具有有益的作用，TTP 继发于多种药物，包括癌症化学疗法和钙调神经磷酸酶抑制剂或与骨髓移植相关的药物[68]。一项非对照试验报道了 60 例与噻氯匹定相关的 TMA 患者，表明 TPE 可以提高生存率（死亡率 50% vs. 24%）[69]。HUS 的一个明确原因（现称为 TMA- 志贺毒素介导）是由大肠杆菌 O157:H7 引起的出血性腹泻相关综合征。肠毒素诱导结肠血管损伤，导致全身性吸收和多种途径的激活，在数天内引起内皮细胞损伤。血小板微血栓在肾小球毛细血管中尤为突出，并常常导致严重的 AKI。液体复苏和及时进行肾脏替代支持是治疗的主要手段。文献中未提及糖皮质激素的作用，并且没有足够的证据表明 TPE 可使患有该综合征的患者获益。然而，严重血性腹泻或神经系统受累的患者可能对 TPE 有反应。2011 年德国爆发时，87% 的患者接受了 TPE，但仍未见获益的证据。与既往对照相比，一般支持治疗是获得较好预后的潜在因素，而不是频繁或早期使用 TPE。一组病情较严重的患者接受了 TPE 加依库珠单抗治疗，患者生存率并未改善[70]。

（七）肾脏移植

TPE 已用于肾脏移植相关的几种不同临床方案中，包括移植物原发性局灶节段性肾小球硬化（FSGS）的复发、ABO 血型不相容的移植物、T 细胞交叉配型阳性和急性体液排斥反应。

1. 复发性局灶节段性肾小球硬化

原发性 FSGS 是终末期肾衰竭的常见原因。在接受肾脏移植患者中，原发性 FSGS 复发率为 20%～30%。此外，对于有因 FSGS 复发引起移植肾失功病史的患者，复发的风险更高（80%～90%）。

与复发风险增加相关的其他因素包括迅速发展为 ESRD、重度蛋白尿、系膜细胞增生和年龄较小。

肾移植后 FSGS 复发和早期检测到蛋白尿的机制尚不清楚，但蛋白尿的早期再现提示存在透析不可清除的循环因子可改变肾小球的通透性。通过免疫吸附或血浆置换去除循环因子可能使某些患者的疾病得到缓解。迄今为止，一些循环因子已经被证实是 FSGS 的诱因，包括可溶性尿激酶纤溶酶原激活受体（suPAR）、抗 CD40 自身抗体和心肌营养因子样细胞因子 -1（CLCF1）。suPAR 是尿激酶的其他膜结合三域受体的可溶（循环）形式，可介导细胞外蛋白水解。已发现 suPAR 信号蛋白在多种细胞上表达，包括活动性白细胞、内皮细胞、足细胞和未成熟的髓样细胞[71-73]。在肾移植患者中，suPAR 的血清浓度与复发无关，但尿液浓度与复发相关（OR=2.67，95%CI 1.23～5.77，P=0.013）[74]。

目前对于复发性 FSGS 尚无稳定有效的治疗方法，治疗包括免疫抑制剂（如环磷酰胺、甲泼尼龙、大剂量环孢素、利妥昔单抗）和 TPE[75]。TPE 已被用作复发 FSGS 的一线治疗，但很少有随机对照研究，并且大多数报道是单中心的回顾性研究，通常是非对照研究[76]。尽管如此，自 1985 年 Zimmerman 初次报道以来，TPE 已被广泛用于预防和治疗复发性 FSGS[77]。此后，许多系统评价显示 TPE 促进了 70% 的儿童和 63% 的成人的复发性 FSGS 部分缓解或完全缓解[78]。在少数病例中，利妥昔单抗已被用于治疗复发性 FSGS[79, 80]。利妥昔单抗在部分缓解或 TPE 依赖性的情况下被广泛用于复发性 FSGS 的治疗。但结果仍存在争议，有些研究显示利妥昔单抗使用后患者仅一过性缓解或无反应。

移植前或围术期对高危患者进行 TPE 的治疗可能会改变甚至预防疾病的复发。Ohta 等报道了术前接受 TPE 的患者原发性 FSGS 的复发率[81]，15 例患者进行了 TPE，5 例（33%）复发，而术前无 TPE 的 6 例中有 4 例（66%）复发。Gohh 等分析了 10 例 FSGS 复发高风险的患者，这些患者存在快速进行性肾衰竭（n=4）或肾移植后 FSGS 复发（n=6）[82]。这些患者在围术期接受 8 次 TPE 治疗，其中 7 例患者，包括全部 4 例首次移植和 6 例中 3 例先前复发的患者在随访（238～1258 天）后均未复发。8 例肾脏有功能的患者最终血清肌酐浓度平均为 1.53mg/dl。因此，在高危患者中术前和术后预防性使用 TPE 有望成为有效的治疗措施，但缺乏多中心对照研究。使用免疫吸附柱是另一种替代方法[79]。法国最近的一项多中心研究显示早期免疫吸附治疗缓解率达 83%[83]。

2. ABO 血型不相容肾移植

1901 年，Landsteiner 在红细胞上发现了 ABO 血型抗原系统。这些抗原在整个人体中表达，在肾脏中分布于远曲小管、集合管和管周血管内皮细胞和肾小球毛细血管。ABO 抗体（异凝集素）是在生命的最初几年中通过对环境物质（如食物、细菌和病毒）致敏而产生的，通常为 IgM 型。这些抗 ABO 抗原的抗体通过 ABO 屏障阻止肾脏移植，也是抗体介导排斥反应的关键介质。

在肾脏移植的早期，与 ABO 不相容（ABOi）的移植物的结果不甚理想，但一项重大突破来自 Alexandre 等报道的关于 ABOi 肾脏移植的大型研究[84, 85]。肾移植的受者接受了 2～5 次 TPE、移植前免疫抑制和脾切除，年轻患者的移植物生存率更高（移植后 5 年，<15 岁患者为 89%，老年患者为 77%）。

在日本，ABOi 肾移植在 20 世纪 90 年代蓬勃发展，迄今为止效果非常好。1989—2001 年，日本 55 个中心进行的 441 次 ABOi 肾脏移植的第一份报道显示，第 1 年的移植器官生存率为 84%，随访 9 年为 59%。与既往对照相比，同种异体移植的生存率不低于接受 ABO 相容的活体供体器官。2001—2010 年，1427 例患者的生存率和移植器官生存率在第 1 年分别为 98% 和 96%，在 9 年之后分别为 83% 和 91%[86]。受者术前准备的方案包括 4 个组成部分：①体外免疫调节，在移植前去除 AB 抗体；②使用免疫抑制剂；③脾切除；④抗凝。TPE 和免疫吸附是去除 AB 抗体的 2 种技术，目的都是将移植前血清 AB 滴度降低 8～16 倍，移植后通常不进行抗体的清除。

脾切除最近已被抗 CD20 的抗体利妥昔单抗替代。

Johns Hopkins 小组已经建立了 TPE、巨细胞病毒（CMV）超免疫球蛋白（CMVIg）和抗 CD20（利妥昔单抗）的预处理方案，从而进行 ABOi 肾移植不再需要脾切除。该治疗方案术前需要进行4～5 次 TPE 去除抗 A/B 抗体，且每次治疗后都要给予 CMVIg。移植前 A/B 抗体滴度小于 1：16 后，在移植前 1 天或 2 天给予单剂量利妥昔单抗。此后，开始用他克莫司和霉酚酸酯进行免疫抑制，然后在移植后进行糖皮质激素和达克珠单抗的免疫抑制治疗。术后治疗包括在第 1 天、第 3 天和第 5 天再进行 3 次 TPE-CMVIg 治疗。60 例患者的队列研究显示移植肾 5 年生存率为 88.7%[87-89]。1995—2010 年进行的 738 次 ABOi 肾脏移植中，第 1 年的 ABOi 累积移植物失功率为 5.9%（而与 ABO 相容的受者为 2.9%）。这主要是由于排斥发生在术后前 2 周[89]。

3. T 细胞交叉配型阳性

人白细胞抗原（HLA）的高度敏感性提示存在针对多个潜在供体的阳性 T 细胞交叉匹配。致敏度的量化为患者血清中 T 细胞交叉阳性的供体池与群体反应性抗体（PRA）状态相匹配的百分比。PRA 持续高于 50% 的患者通常被认为是高度敏感的，初级致敏作用是通过移植、输血或妊娠暴露于外源 HLA 抗原引起的，尽管感染和其他情况也会改变致敏状态。预先带有针对 HLA 抗原的抗体的患者，从死亡或活着的供者获得匹配肾脏的可能性较低。此外，预先致敏的受体若在捐献者死亡后进行肾脏移植，移植后的预后较差，并且发生超急性或急性抗体介导的排斥反应和移植物丧失功能的风险增加。在这些患者中成功进行移植需要受者对特定供体的脱敏方案，以降低超急性排斥反应和移植物即刻丧失功能的风险[90, 91]。

降低 HLA 抗体方案有小剂量 IgG 和 TPE 的应用。TPE 用于去除抗 HLA 抗体，然后在血液透析期间输注小剂量的 IgG，基本原理是小剂量 IgG 具有有益的免疫调节作用。在开始 TPE 的同时，接受他克莫司、霉酚酸酯、糖皮质激素和抗菌药物的治疗。TPE 每周进行 3 次，直到 T 细胞交叉匹配为阴性，并且通常在 24h 内进行移植。TPE 和小剂量 IgG 通常在移植后的前 2 周内重复几次以去除反弹的抗体[92]。基于 TPE 的方案通常不适合等待不良供体移植的高敏患者，因为合适器官的获得无法预测，并且持续使用 TPE 既困难又非常昂贵，而如果停止 TPE，抗 HLA 抗体滴度将反弹[93]。

4. 急性体液排斥反应

急性体液排斥反应（AHR）的特征是同种异体移植物的严重功能障碍，循环中伴有供体特异性抗体。AHR 治疗的主要目的是去除现有抗体并抑制其再生成。AHR 的预后非常差，糖皮质激素冲击和抗淋巴细胞疗法通常无效。很少有使用 TPE 的随机对照研究，并且大多数 TPE 是在目前高效免疫抑制方案可用之前进行的[94, 95]。TPE 与他克莫司和霉酚酸酯联用可成功去除供体特异性抗体[96]。现已认为，TPE 和 IVIG 的联用可能会促进 80% 以上的急性抗体介导的排斥反应在短期内得到恢复[97]。Lefaucheur 等比较了 12 例 TPE+ 静脉免疫球蛋白（IVIg）+ 利妥昔单抗的方案与 12 例单独进行 IVIg 患者的结局，发现使用 TPE+ 利妥昔单抗的患者结局更好（36 个月时的移植物生存率为 91.7% vs. 50%）[98]。

免疫吸附可以更特异并有效地清除循环中的免疫球蛋白。部分作者认为，该技术可在数小时内更有效、选择性地清除抗体。免疫吸附被认为是不良供体移植中快速脱敏的有效策略[99, 100]。

（八）其他肾脏疾病

透析相关的淀粉样变性是长期血液透析的严重并发症，β_2- 微球蛋白在组织中的沉积被认为与其发病机制有关。血液灌流吸附 β_2- 微球蛋白的治疗可改善大多数患者的症状和（或）预防与透析相关的淀粉样变性的进展[101]。

肾源性系统性纤维化（NSF）是一种罕见但严重的系统性疾病，在急性或慢性肾脏病患者中很少见到（在 ESRD 中更为常见）。NSF 与磁共振成像（MRI）中选择的基于钆的对比剂的暴露密切相关。幸运的是，自 2013 年以来，NSF 的发病率急剧下降。病例报道已表明，在症状出现时使用 TPE 的治疗成功率尚可[102, 103]，光分离置换疗法也已被用于 NSF 并被报道成功治疗。

灾难性抗磷脂综合征（CAPS）是一种快速进展并威胁生命的疾病，在合并抗磷脂抗体的情况下，会导致多个器官血栓形成。CAPS 的主要特征是多个器官的血栓形成快速进展及在非典型部位广泛的中小血管受累，可以使用抗凝剂、糖皮质激素和 TPE 或 IVIg 的治疗。TPE 可以去除病理性抗磷脂抗体及细胞因子、肿瘤坏死因子 -α（TNF-α）和补体。尽管 TPE 可以改善 CAPS 患者的预后，但值得注意的是，大多数接受 TPE 的 CAPS 患者以 FFP 作为替代液。FFP 包含天然抗凝剂（如抗凝血酶Ⅲ和 C 蛋白）及凝血因子，因此尚不清楚 TPE 本身或 FFP 替代品能否为 CAPS 患者带来益处。目前尚无随机对照试验评估 TPE 在 CAPS 中的安全性和有效性 [104, 105]。

五、治疗性血浆置换与非肾脏疾病

TTP、重症肌无力、慢性炎性脱髓鞘性多发性神经病、WM 和 Guillain-Barré 综合征（GBS）是血浆置换的最常见适应证，并且有随机对照试验表明血浆置换对这些疾病有益 [106]。ASFA 最近发布了近 100 种 TPE 的适应证，并详尽列举了支持 TPE 不同适应证的实验数据 [1]。在多种临床情况下，要求肾病专家开始使用 TPE。因此，肾内科医生必须学习支持在非肾脏疾病中使用 TPE 的相关文献。

对于许多自身免疫性神经疾病，血浆置换是一种公认的治疗方法。一般认为，TPE 的有利作用是去除包括自身抗体、补体成分和细胞因子在内的炎症介质。GBS、重症肌无力、慢性炎症性脱髓鞘性多发性神经病和 IgG/IgA 脱髓鞘性多发性神经病被 ASFA 列为Ⅰ类适应证 [1, 107]。

（一）Guillain-Barré 综合征

GBS 是 25 年来最常见的临床麻痹症，年发病率为 2/10 万。GBS 是危险的，有 10%～23% 的患者需要机械通气，20 例患者中有 1 例可能死于该病的并发症。GBS 最常由空肠弯曲菌引起，60% 的情况下感染后不久 GBS 会迅速进展。目前已经发现了针对不同糖脂的多种抗体，包括 GM1、GD1a 和 GQ1b[108]。GBS 的特征是对称性肌无力、瘫痪和远端感觉异常，通常始于下肢，然后在几天内迅速发展至四肢和躯干近端，典型的诊断特征是发现在脑脊液（CSF）中的细胞不增多（白蛋白 - 细胞学解离）的情况下蛋白质浓度增加 [109]。

TPE 是 GBS 的公认治疗方法。在两项大型的随机、对照、非盲、多中心试验中证明了其优于支持治疗的益处 [110, 111]。在恢复辅助走动的能力、减少需要辅助机械通气的患者比例、更快恢复运动功能，以及有或没有辅助的情况下走路的时间方面，已证明了 TPE 具有巨大的益处。法国 Guillain-Barré 综合征血浆置换合作小组已经研究了治疗 GBS 的最佳 TPE 疗程，并确定轻度残疾患者的 2 个疗程及中度和重度残疾患者的 4 个疗程是最佳的治疗方法 [110]。TPE 被认为与 IVIg 治疗具有同样的疗效，但是 TPE 和 IVIg 的联合治疗似乎并未提供额外的益处 [111]。

（二）慢性炎症性脱髓鞘性多发性神经病

慢性炎症性脱髓鞘性多发性神经病（CIDP）是一种常见且可治疗的疾病，估计成人患病率为 1～2 例 /10 万。近端和远端肌肉的对称性肌无力并持续增强超过 2 个月是 CIDP 诊断的关键特征。CIDP 与感觉受损、腱反射缺失或减弱、CSF 中蛋白水平升高、神经传导显示脱髓鞘及神经活检标本中出现脱髓鞘迹象有关。CIDP 患者血清和脑脊液样品中存在针对周围神经的各种蛋白质和糖脂的自身抗体，这可能为 TPE 的治疗提供了理论依据。CIDP 使用最广泛的治疗方法包括 IVIg、TPE 和糖皮质激素。应该在疾病早期就开始治疗，以防止持续脱髓鞘和继发的轴突丢失所导致的永久性残疾。根据已公布的数据，这 3 种主要疗法的疗效似乎没有差异 [112, 113]。

（三）重症肌无力

重症肌无力（MG）是一种由自身免疫介导的神经肌肉接头疾病，临床上以间断肌肉无力和易疲劳性为特征，主要通过针对烟碱乙酰胆碱受体（AChR）的循环自身抗体介导的。导致功能性 AChR 丧失损害神经肌肉传递的因素包括 AChR 的降解、补体介导的 AChR 裂解及对神经递质结合的干扰。在 AChR 抗体阴性的患者亚组中，可以检测到针对受体酪氨酸激酶的抗体 [114]。

MG 的治疗包括胸腺切除术、乙酰胆碱酯酶抑制剂、糖皮质激素、免疫抑制剂、TPE 和 IVIg。TPE 可以清除循环中的 AChR 抗体和其他体液因素从而达到治疗作用。TPE 适用于需要得到快速临床缓解的情况，包括肌无力危象、影响生命体征的危象、术前稳定，以及对使用其他治疗方式长期控制不理想的患者。小部分患者需要长期门诊置换以达到对 MG 症状的充分控制。治疗方案包括 4～6 次的 TPE，每次可置换 3～5L 血浆，每天或隔天进行。通过该 TPE 方案，65% 的 MG 患者症状在 2～3 周内得到改善。但在没有其他免疫抑制治疗的情况下，PTE 很少持续超过 10 周，部分患者的症状持续时间可能更长一些 [115-117]。

（四）家族性高胆固醇血症

1975 年首次报道了单采血液分离术在家族性高胆固醇血症（FH）中的成功使用。因传统的降脂药效果不佳，临床指南建议使用脂质单采作为纯合子家族性高胆固醇血症（HoFH）和严重杂合子家族性高胆固醇血症（HeFH）降脂治疗的基础。目前建议从 7 岁开始，低密度脂蛋白（LDL）血液分离术应成为 FH 纯合子的治疗选择，除非通过药物治疗能使其血清胆固醇水平降低 50% 以上或降至 9mmol/L 以下。这种疗法也同样适用于具有杂合性 FH 或有过早期心脏病死亡家族史、进行性冠状动脉疾病家族病史的患者和最大剂量的药物治疗使 LDL 胆固醇保持高于 5.0mmol/L 或降低低于 40% 的患者。在最大限度的药物治疗基础之上，对于脂蛋白（a）[Lp（a）] 和 LDL 胆固醇分别高于 60mg/L 和 3.2mmol/L 的进展性冠状动脉疾病的患者，偶尔也可能需要进行血浆置换 [118, 119]。使用 PCSK9 抑制剂可能会代替 LDL 置换在这些患者中的作用，11 例患者成功转变为 1 周 2 次的 evolocumab 注射治疗（PMID：28926730）。

（五）毒素和药物

根据有效清除率、血浆蛋白结合和有毒物质的分布容积，TPE 也已用于毒素的清除。TPE 可用于治疗鹅膏伞形毒蕈（*amanita phalloides*）引起的蘑菇中毒。但一些报道显示，强化利尿仍是首选治疗方法 [120]。TPE 对治疗三环类抗抑郁药、苯二氮䓬类、奎宁和苯妥英钠等导致的危及生命的中毒的疗效存在争议。TPE 可有效清除 *L*- 甲状腺素、维拉帕米、地尔硫䓬、卡马西平、茶碱和重金属等其他药物，但体内毒素水平的总体变化通常没有临床意义。由于缺乏对照研究，很难对中毒和药物过量的治疗提出建议 [121]。

六、妊娠与治疗性血浆置换

妊娠期间可以安全地进行 TPE，在妊娠期间进行 TPE 需要确保其能够提高母婴生存率。TPE 已在肌无力危象、Guillain-Barré 综合征、抗 GBM 病、妊娠急性脂肪肝和 TTP 中安全进行。在对妊娠合并 TTP 使用 TPE 治疗之前，孕产妇的生存率很低，胎儿死亡率接近 80%。过去的 20 年中多项报道显示了血浆置换的功效，使得妊娠合并 TTP 成为可治愈的疾病，其缓解率约为 80%，并且几乎没有后遗症。LDL 血液分离术在妊娠急性高三酰甘油血症引起的胰腺炎中获得了成功的尝试，是确诊高三酰甘油血症的孕妇预防胰腺炎发生的有效措施。

当孕妇血浆中含有针对胎儿携带的红细胞抗原的同种异体抗体时，会发生胎儿和新生儿的溶血性疾病（HDFN），母体 IgG 穿过胎盘引起胎儿红细胞溶血，从而导致胎儿贫血，严重时会导致胎儿死亡（水肿胎）。通常，HDFN 是抗 D（先前称为"Rh 疾病"）的继发性疾病，但它可能是由多种红细胞的抗体引起的，如抗 K 抗体、抗 C 抗体、抗 PP1Pk 抗体和抗 E 抗体。TPE 能够去除导致 HDFN 的母体红细胞的同种抗体。因此，TPE 可以降低母体内的抗体效价，进而降低转移至胎儿的抗体量，从而保护其免受 HDFN 的侵害。在宫内输血前应用 TPE 和（或）IVIg 的重度 HDFN 患者生存率约为 70%。

由于 TPE 同时去除了维持妊娠的主要激素，TPE 会导致早产。TPE 过程中还会发生其他并发症，包括低血容量反应、过敏、短暂性心律不齐、恶心和视力模糊。在置换过程中，必须认真监测并纠正低血压。在妊娠中期或晚期，最好令患者左侧卧位，以免妊娠子宫压迫下腔静脉 [56, 122-124]。

七、技术方面

TPE 技术包括从周围静脉穿刺针或中心静脉导管引取静脉血，通过离心或膜过滤将血浆与血细胞分离，然后回输细胞，补充血浆或其他替代溶液。在大多数情况下，TPE 的主要目的是去除病理性自身抗体或毒素。初始治疗目标是每次 TPE 置换 1～1.5 倍体积的血浆，将使血浆大分子水平分别降低 60%～75%。用于估算成人血浆体积的公式如下 [125] 所示。

血浆体积估计值（L）=0.07 体重（kg）×
[1- 红细胞压积 (Hct)]

为去除血浆中的成分而使用更多的置换量将需要更长的操作时间，并没有额外的临床益处。TPE 的最终临床有效性取决于血浆中异常蛋白质的丰度及其产生速率。只有通过 TPE 去除蛋白质与其他手段（通常是免疫抑制或细胞毒性）相结合从而消除或减少异常蛋白质的来源才能达到治疗效果，否则单独使用 TPE 不可能提供临床益处。抑制异常蛋白产生所需的时间可能需要数周，这就是为什么 TPE 方案通常需要一段时间内每天（或几乎每天）进行。

（一）血浆分离技术

离心和膜滤过是 TPE 时从血液中分离血浆的 2 种主要方式（图 66-1）。离心法利用离心力根据不同密度将全血分为血浆和细胞组分，离心过程是间歇或连续的。在间歇离心时，将部分体积的全血引出并离心，然后将细胞部分回输给患者，并重复该过程，直到处理所需体积的血浆为止。血液以高达 100ml/min 的流速从患者体内泵入处理单元，处理单元由一个高速旋转的钟形池组成。血液中密度更大的细胞成分沿着侧壁离心，血浆通过池顶部的中央出口排出，每个循环可去除 500～700ml 血浆。通常在一个疗程中需要经过 5～6 次该过程以达到 2.5～4.0L（1～1.5 血浆体积）的目标。在每个过程结束时，离心后堆积在一起的细胞从池中分离并回输患者体内。间歇离心的优点包括操作的简单性、机器的便携性及单针周围静脉穿刺的便利性。缺点包括每次治疗时间较长（该过程通常需要 4h 以上）和去除的体外体积相对较大。在连续离心系统中，血液被连续泵入一个快速旋转的旋转池中并分离血浆和细胞，随后以指定的速率清除血浆，并将细胞和补充液连续返回给患者。这种方法速度更快，更适合血流动力学不稳定的患者。然而，这种方式更加昂贵并且需要 2 次静脉穿刺或插入双腔中心静脉导管。

膜滤过技术基于由不同孔径组成的合成膜过滤器。与血液透析过滤器类似，血浆置换过滤器由许多中空纤维管组成，这些中空纤维管由膜材料制成，具有相对较大的孔径（直径为 0.2～0.6μm）并平行排列。血液被泵送至中空纤维管，大孔足以允许血浆（蛋白质和水）通过，同时将细胞保留在中空纤维管腔内。当细胞通过血液透析回路返回患者时，血浆即被排出。可以使用常规或连续性血液透析设备完成该技术，血液流速为 (100 ± 20)ml/min，最佳跨膜压力小于 70mmHg。治疗时血浆以 30～50ml/min 的速度被清除，同时调整替代液速度以维持血管内容量。膜滤过的潜在缺点包括人造膜激活补体和白细胞及需要中心静脉置管以获得足够的血液流速。合并严重肾衰竭需要透析的患者可结合常规血液透析进行膜滤过血浆置换。离心和膜滤过都是安全有效的 TPE 技术，主要区别在于运营所需的成本和不同的专业知识[126, 127]。

双重滤过血浆置换(DFPP，也称为“级联滤过”)是膜血浆置换术的另一种形式。在该技术中，经膜分离的血浆再次流经具有不同孔径、过滤和吸附特性的膜，去除高分子量蛋白质，并回输包括白蛋白在内的低分子量物质给患者，同时可以添加少量替代液（如白蛋白）[128]。

（二）其他分离方式

这些基本技术近年来已被改良和（或）耦合到其他分离方式中。细胞单采法是伴有白细胞增多或血小板增多的血液系统疾病患者的血液中去除白细胞或血小板的方法。镰状细胞危象也可以进行细胞分离，治疗目标是去除 50% 以上的血红蛋白 S，并用正常的同种异体红细胞替代。

血浆滤过在高于正常生理温度的条件下进行的过程称为“热滤过”，主要针对患有严重血脂异常的患者进行。而低温滤过是在温度低于正常水平时进行的，用于去除免疫球蛋白和免疫复合物。另外，血浆吸附和免疫分离程序使用亲和柱来处理分离的血浆，吸附柱（如蛋白 A 柱）可去除 IgG 抗体和免疫复合物；化学亲和柱（如硫酸葡聚糖）带有负电荷，可用于去除抗体或其他带正电荷的血浆物质，如 LDL 和极低密度脂蛋白（VLDL）[129]。

（三）静脉通路

TPE 的成功实施需要可靠的静脉通路。是否需要长期静脉通路和所采用的 TPE 类型是决定周围或中心静脉通路的重要因素。周围静脉允许的最大流量为 50～90ml/min，因此单个静脉通道足以进行间歇性离心，而连续离心技术则需要 2 个静脉通道。

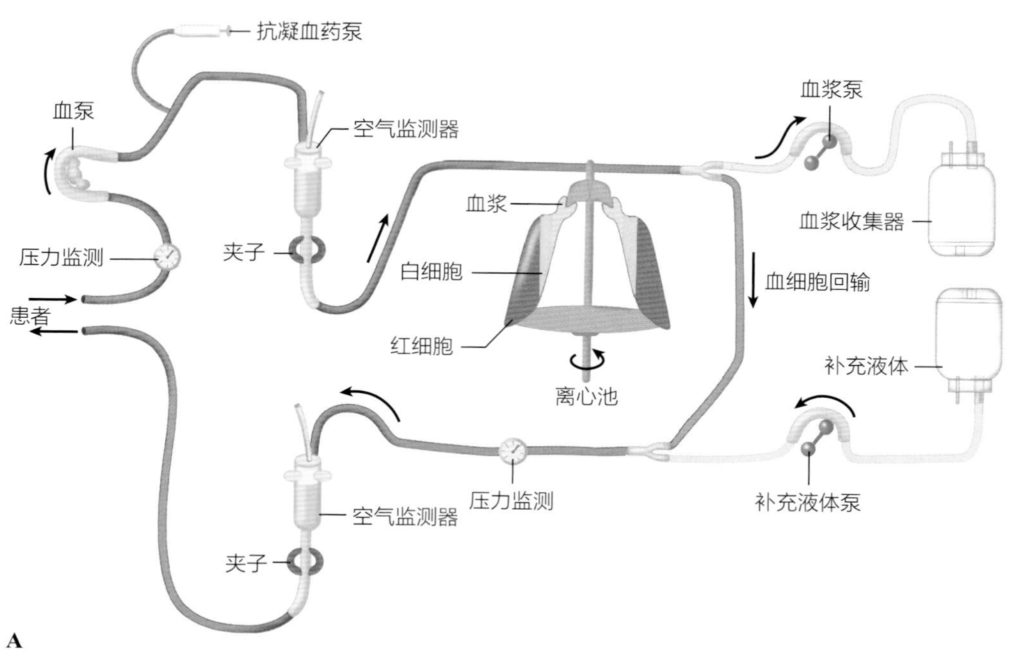

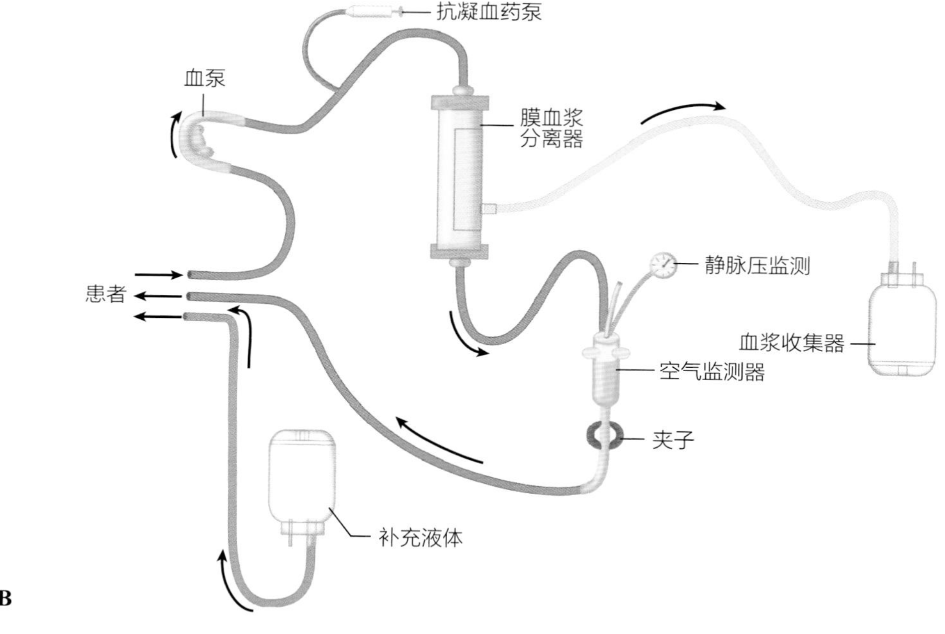

◀ **图 66-1 血浆置换的离心分离器（A）和膜滤过系统（B）**

A. 血液泵至分离池中。离心时不同的细胞成分分离至离散层面后分别获得。血浆离心至收集器中。红细胞、白细胞和血小板及替代液体一起输回至患者体内。B. 血液泵至具有生物相容性的膜，允许血浆滤过并保留细胞成分（引自 MadoreF, Lazarus JM, Brady HR: Therapeutic plasma exchange in renal diseases, *J Am Soc Nephrol*. 1996; 7:367–386.）

对于短期治疗，这可能就足够了，但是对于慢性病患者而言，由于反复静脉注射和静脉穿刺术造成的静脉通路失用是一个主要问题。因此，如果计划长时间 TPE（>1～2 周），则需要中心静脉导管，最好是埋在皮肤下的导管，这样通常会降低感染的可能性并拥有更好的导管性能。当使用膜滤过技术时，需要中心静脉导管以维持血流量超过 70ml/min。中心静脉通路可通过股静脉、颈内静脉或锁骨下静脉实现 [130]。如果需要非卧床治疗，则应避免股静脉 [130]。在需要终身治疗的患者（如 LDL 血液分离术）中，应考虑动静脉瘘（AVF）或动静脉移植物（AVG）。

中心静脉导管具有许多长期并发症，包括导管血栓形成、导管感染、气胸、中心静脉血栓形成和静脉狭窄，这些问题将不在此处讨论。有关维持性血液透析导管的讨论，请参见第 68 章。

（四）抗凝血

为了防止体外回路内凝血系统的激活，TPE 操作需要抗凝血。枸橼酸葡萄糖（ACD）溶液（溶质 / 溶液体积比为 1/9）连续静脉输注是离心过程中最常用的抗凝血方法。根据血液流速调节输注速率（目标比例范围为 1∶10～1∶25）。当静脉血流和枸橼酸盐的输注速度缓慢时，导管凝血的风险就会增加。在这种情况下，肝素（如果没有禁忌证）可以单独使用或与枸橼酸盐联合使用。

对于膜滤过 TPE 操作，最好使用标准的普通肝素，肝素所需剂量约为血液透析所需剂量的 2 倍，因为大量注入的肝素会随血浆一起被清除。然而，由于非血浆替代溶液稀释凝血因子的附加作用，肝素可能比预期更能增强全身性抗凝血作用。肝素的初始负荷量（40U/kg）通常是静脉注射，然后持续输注 [20U/(kg・h)] 以维持循环中的充分抗凝血[126, 127]。

对于正在接受标准口服抗凝血药（华法林或较新的口服抗凝血药之一）的患者，应加用局部枸橼酸盐或小剂量的肝素，以利于治疗并防止凝血。在这种情况下，通常可以将肝素剂量减量至少 50%[131]。对于凝血异常的危重患者，推荐使用局部枸橼酸抗凝血[132]。对于血栓形成风险较高，但有肝素给药禁忌证（如肝素诱导的血小板减少、血栓形成）的患者，Hirudin 和 Lepirudin（凝血酶抑制剂）是有效且相对安全的替代品[133, 134]。

（五）置换液

置换液的选择包括 5% 血清白蛋白、FFP（或其他血浆衍生物，如冷冻上清液）、晶体（如生理盐水、林格液）和合成的血浆扩容剂 [如羟乙基淀粉 (HES)][135]。白蛋白是 TPE 中最常用的溶液，通常与 0.9% 的盐水按 50∶50 的比例混合。白蛋白不含钙或钾，也缺乏凝血因子和免疫球蛋白，因此白蛋白是相对安全的，并且未报道与肝炎或 HIV 病毒的传播相关[136]。含有补体和凝血因子的 FFP 是 TTP 患者的首选替代液，因为正常血浆的输注可能导致血浆因子 ADAMTS13 无法补充（先前讨论）。对于有出血风险的患者（如患有肝病、弥散性血管内凝血、肾活检后的患者）或需要强化治疗的患者（如连续几周每天置换），血浆也可能更可取，因为频繁用白蛋白溶液最终将导致 TPE 后凝血因子和免疫球蛋白的丢失。使用 FFP 的缺点包括病毒性疾病的传播和枸橼酸盐超负荷的风险。

胶体淀粉已被用作置换溶液，与血清白蛋白相比，它具有良好的耐受性，与药物相互作用极小，不存在疾病传播的可能性且具有成本效益[137]。HES 是一种多糖胶体，在白细胞分离术中用作血浆体积扩张剂和粒细胞产量增强剂。HES 的药理学和安全性已得到很好的研究，在人和动物中适量使用时，HES 在凝血测试中的变化相对较小，并且很少发生明显的出血。这些变化的确切机制尚不清楚，但至少部分归因于血液稀释。在 TPE 过程中，HES 在凝血因子和凝血测试方面的不良反应与其他置换液相当。白蛋白水平高于 30g/dl 的患者可在前 2 个疗程中安全使用 HES 进行短期 TPE[138]，较长的 HES 暴露时间（在 20 个月内达到 130L）可出现有症状的不良反应（如感觉性多发性神经病、体重减轻），并且带有 HES 的泡沫巨噬细胞会弥漫性组织浸润[139]。肾功能受损患者过多的 HES 暴露会导致获得性溶酶体存储病，因此在长期 TPE 治疗中应避免 HES。在 TPE 中使用淀粉的禁忌证有充血性心力衰竭、肾或肝衰竭、凝血病、高黏度、淀粉过敏、妊娠、母乳喂养和儿科患者[140]。

（六）并发症

TPE 是一项耐受性良好且相对安全的治疗技术，尽管不良事件比较常见，但死亡很少，死亡率不到所有治疗总数的 0.1%[141]。与使用 FFP 相比，以血清白蛋白置换的不良反应更少（1.4% vs. 20%）。与 TPE 相关的高风险的不良反应包括不稳定的生命体征、低血压、活动性出血、严重的支气管收缩、严重的贫血、妊娠，以及需要持续护理支持的状况[142]。表 66-4 总结了与该治疗相关的最常见并发症。

瑞典治疗性血液分离术注册机构报告显示，1996—1999 年，TPE 已超过 14 000 例，不良事件发生率为 4.2%，并且没有死亡的病例报道。在所有的血液分离操作中，有 1% 由于不良事件而不得不中断。报道的最常见不良反应是感觉异常

表 66-4 血浆置换的并发症

形 式	并发症
血管通路	• 血肿 • 气胸 • 导管感染
替代液体	• 新鲜冰冻血浆的过敏反应 • 凝血障碍 • 病毒感染 • 低钙血症 • 低钾血症
其他形式	• 低血压 • 呼吸困难 • 血小板减少 • 促红细胞生成素和血浆蛋白结合药物的清除

（0.52%）、低血压（0.5%）、荨麻疹（0.34%）、寒战和恶心，这些不良事件在 Goodpasture 综合征（12.5%）、TTP-HUS（10.5%）和 Guillain-Barré 综合征（11.0%）的患者中最常见[143]。Kiprov 等在另一报道中对 3583 例患者进行了 17 940 例次治疗，在所有治疗过程中不良事件的发生率为 3.9%[144]，同时报道了以下不良反应，即与枸橼酸盐毒性有关的反应（3%）、血管迷走神经反应和低血压（0.5%）、血管通路相关的并发症（0.15%）、与 FFP 有关的反应（0.12%）、FFP 引起的乙型肝炎（0.06%）、心律不齐（0.01%）、由于 25% 白蛋白稀释不当引起的溶血（0.01%），以及在 TPE 过程中有 1 例死亡（死于基础疾病）（0.006%）。没有观察到明显的出血并发症，与接受其他置换液的患者相比，接受 FFP 的患者的不良反应发生率明显更高。

TPE 最常见的并发症之一是与枸橼酸盐输注相关的低钙血症，枸橼酸盐作为体外系统的抗凝血药或在 FFP 中作为置换液使用。枸橼酸盐与游离钙结合形成可溶性枸橼酸钙，从而降低了游离钙浓度，但总血清钙浓度不变，低钙血症可能伴有口周和远端肢体感觉异常。如果 TPE 治疗持续时间超过 1h，则可以通过静脉输注或口服钙预防和减轻症状。口服碳酸钙或在回输液中添加葡萄糖酸钙是预防血钙过低的有效方法[145]。预防性用钙可减少低血钙症状的发生。如果不进行预防性补钙，则低血钙症状的发生率为 9.1%（66 例患者中有 6 例），而进行预防性补钙时，其发生率降至 1%（633 例患者中有 6 例）。Marques 等的报道表明，将葡萄糖酸钙注入 5% 白蛋白时，低钙血症的发生率为 3%[146]。

枸橼酸盐给药的另一个并发症是代谢性碱中毒，但很少见到血清碳酸氢盐浓度高于 35mEq/L。与代谢性酸中毒关系更为密切的因素是使用 FFP 和低 GFR（如 TTP 患者），这是因为过量的枸橼酸盐会生成碳酸氢盐，其排泄受到肾脏功能受损的限制。使用生理盐水和白蛋白溶液进行置换的方案会导致在放血后血浆钾浓度降低 25%，这可以通过在置换溶液中添加 4mEq/L 的钾使血浆钾丢失程度降至最低。低钾血症也是代谢性碱中毒的表现[146]。

TPE 可以导致血压降低，这通常是由于血管内容量减少所致。由于采用间歇离心技术时体外全血量较高，因此与连续方式相比，低血压发作更为常见。由于补体介导的对膜滤器的反应或对膜进行灭菌的环氧乙烷敏感，也会发生低血压。静脉注射 FFP 很少会引起类过敏反应，因而很少导致死亡。FFP 最常见的不良反应是发热、僵硬、荨麻疹、喘息和低血压。

呼吸困难的发生表明由于体液超负荷而存在肺水肿；非心源性水肿很少作为类过敏反应的一部分发生。在极少数情况下，如果重新输注的血液成分未充分抗凝血，则会形成大量肺栓塞。

血浆置换和白蛋白置换产生可预见的凝血因子下降可能导致出血（表 66-5）。一次血浆置换可将凝血酶原时间增加 30%，将部分凝血活酶时间增加 100%。这些变化会在几个小时内恢复正常，但是，在重复进行 TPE 后，这些异常可能会持续存在。在已报道的研究中，最显著的变化是纤维蛋白原。Keller 等报道了纤维蛋白原水平降至 TPE 前水平的 25%，并在 2～3 天后恢复至基线[147]。因此，每周应补充 1L 或更多的 FFP（3～4U/L）作为替代液，而对于有出血风险的患者应该更早地进行血浆置换。血小板减少症也是血浆清除的不良后果，大量的血浆置换伴随着更大程度的血小板丢失。TPE 治疗后的平均血小板减少率为 9.4%～52.6%。与 TPE 相关的临床出血很少有报道。当存在 TPE 相关的出血时，很可能是血小板减少症或肝素中和作用不足的结果[148, 149]。

去除免疫球蛋白和补体可导致免疫缺陷，这

表 66-5　血浆置换后凝血因子的降低

因　子	因子水平		
	基础值下降的比例（%）	血浆置换后 24h	血浆置换后 48～96h
Ⅴ	50～71	RTB	RTB
Ⅶ	69～82	62%	RTB
Ⅷ	50～82	62%，RTB	RTB
Ⅸ	26～55	RTB	RTB
Ⅹ	67～84	RTB	RTB
Ⅺ	50～66		RTB
Ⅻ	66		RTB
抗凝血酶Ⅲ	58～84	70%，RTB	82%，RTB
纤维蛋白原	50～78	60%	63%，RTB

RTB. 回到基础水平

可增强其他治疗药物（如皮质类固醇、环磷酰胺、利妥昔单抗）的免疫作用。但是，在狼疮性肾炎、TTP 或多发性骨髓瘤患者中进行的 TPE 随机对照试验中，接受 TPE 的患者比其他患者更不容易感染[150]。然而，用白蛋白置换进行反复的单采血液分离术治疗，将会在数周内耗尽患者血浆储备的免疫球蛋白。如果发生感染，单次输注 IVIg（100～400mg/kg）将使血浆免疫球蛋白浓度恢复正常。尽管通过使用 FFP 进行病毒传播的风险较低，但是来自多个供体的大量捐赠增加了长期接受 TPE 治疗患者病毒感染的风险。使用从单个供体收集的大量血浆和使用乙型肝炎疫苗可以降低患者感染病毒的风险。

对于那些与蛋白质高度结合而主要局限于血管间隙的药物，可以通过 TPE 被大量去除。在治疗肾脏疾病的药物中，泼尼松基本没有被去除，而环磷酰胺和硫唑嘌呤在一定程度上被去除。患者可通过在血浆置换治疗后使用药物来规避这一潜在问题。

据报道，接受血管紧张素转化酶（ACE）抑制剂的患者在 TPE 期间可能出现潮红、低血压、腹部绞痛和其他胃肠道症状。一项 299 例连续接受 TPE 患者的报道显示，14 例接受 ACEI 的患者均出现了这种非典型症状，而未接受该药物治疗的患者中发生率只有 7%[151]。服用 ACEI 可延长缓激肽的半衰期，从而在血浆中达到临床显著浓度，因此建议在 TPE 之前将这种药物停用 24h[152]。

总之，TPE 是一种相对安全的治疗方式，大多数并发症是轻度且可逆的。但是，也有可能发生中度至重度的不良反应，甚至死亡，在患有严重原发疾病患者中的概率更高。

八、总结

近年来，使用 TPE 治疗的疾病种类已大大增加。在某些情况下，其理论和益处已得到临床研究的支持，但在许多情况下，益处尚未得到充分证实。尽管如此，目前已经很好地建立了去除含有致病性抗体的血浆置换的概念，还需要进一步的研究来确定 TPE 在一些其他条件下的潜在益处。

第67章

毒素清除

Enhanced Elimination of Poisons

Marc Ghannoum　Darren M. Roberts　Josée Bouchard　著
王　畅　李勰家　陈国纯　译
孙　林　校

中毒是导致发病和死亡的主要原因，其治疗已经成为全球医疗保健支出的重点。根据美国毒物控制中心协会汇编的国家毒物数据系统，2015 年美国报道了近 220 万人次的中毒事件[1]。约有 78% 的患者中毒是由于意外事件（如治疗失误、咬伤、刺伤等），18% 是人为事件（如服毒自杀、滥用毒品），其余为不良反应或其他原因。尽管大多数报道的毒物暴露事件发生于儿童，但死亡事件多涉及成人。不幸的是，在过去的 15 年中，有更严重后果的人类中毒事件每年增加 4.3%。可导致致命性中毒事件的药物主要包括镇静药、催眠药、抗精神病药、心血管药物、阿片类药物、兴奋药和其他新型毒品。表 67–1 列出了 2015 年美国发生的与各种毒物有关的、可能需要肾脏内科治疗干预的中毒事件的发生率和预后的统计数据。

在完整的风险评估之前，应将所有具有潜在毒性的外源性物质的急性暴露均视为威胁生命的暴露[2]。中毒患者的一般治疗方法是及时进行复苏和维持内环境稳定、临床和实验室评估、应用解毒药及胃肠道排毒，具体治疗将在后文中阐述[2, 3]。尽管大多数中毒患者经过支持治疗后预后良好，但通过积极的促进毒物清除的治疗也可使不少中毒患者受益（图 67–1）。提高毒物清除效率的方式可分为通过物理治疗加快生理过程和使用体外人工装置进行体外循环治疗（ECTR）[4]。

由于中毒事件的偶发性、患者基线特征的不一致性、紧急情况下同意参与临床试验的复杂性，以及将对照组与 ECTR 治疗进行对比存在潜在的伦理问题，导致目前许多毒物缺乏基于随机临床试验证据的治疗建议。当前的证据主要基于回顾性观察研究、患者的病例报道和动物研究，每项研究都具有明显的局限性。

目前，基于已发表的数据形成的专家共识对体内治疗[5, 6]和体外循环治疗[7–19]均提出了建议，并

表 67–1　美国毒物控制中心协会常见可透析清除毒物的统计

毒　物	总中毒人数*	死亡人数
对乙酰氨基酚	120 156	111
巴比妥类	1997	2
卡马西平	3574	0
乙二醇	6178	22
加巴喷丁	17 702	2
异丙醇	16 538	2
锂	7306	4
二甲双胍（双胍类）	8733	8
甲醇	2117	16
百草枯	113	3
苯妥英钠	2556	2
水杨酸盐	29 504	21
氨茶碱	146	2
丙戊酸	7928	4

*. 包括共同吸收和混合制剂

引自 Mowry JB, Spyker DA, Brooks DE, et al. 2015 Annual Report of the American Association of Poison Control Centers' National Poison Data System（NPDS）: 33rd Annual Report. *Clin Toxicol*（*Phila*）. 2016;54（10）:924–109.

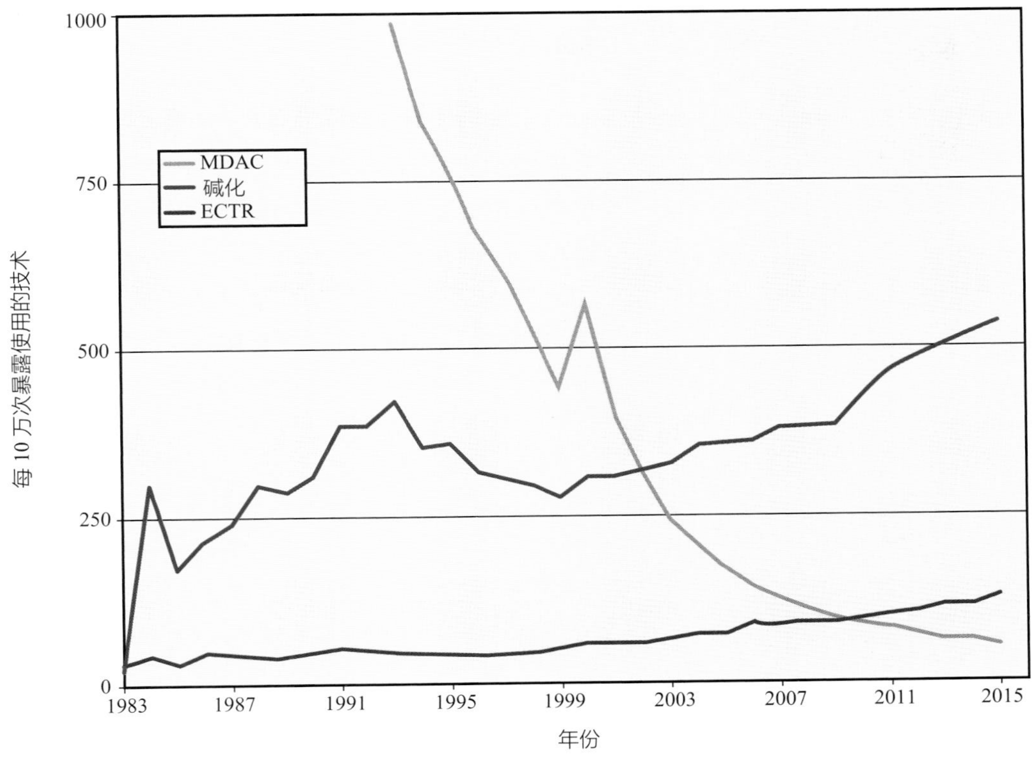

◀ **图 67-1　此图显示的是 1983—2015 年间美国使用各种提高毒物清除效率的技术的频率**

ECTR. 体外循环技术；MDAC. 大剂量活性炭

得到了国际毒理学家和肾病学家的认可。为了有效地治疗中毒，主治医生必须了解毒物的特征、临床表现、药代动力学，以及各种可能将其清除的方法。本章将对毒物清除的基本概念、现有的提高毒物清除率的方法，以及最有可能需要肾脏内科医生处理的毒物中毒进行阐述。

一、体内治疗加强毒物清除的概述

（一）加强利尿

肾脏消除毒素的生理机制包括以下几种：①通过肾小球滤过；②近端肾小管分泌；③远端小管重吸收。加强利尿的预期目标是通过利尿使患者尿量超过生理量（每小时≥4～5ml/kg），以增强肾脏对毒物的清除作用。既往加强利尿是通过静脉滴注等渗溶液（0.9%NaCl 或乳酸林格液）补充血容量，或同时使用利尿剂。早期研究结果未能显示加强利尿有任何显著获益。另外，加强利尿还可能导致并发症，如容量超负荷、肺水肿、脑水肿和电解质紊乱（如低钠血症、低钾血症）。目前，加强利尿已经不被推荐应用于急性中毒的临床处理中。但是，对于某些毒物中毒，仍然需要积极补充液体，以纠正低血容量导致的低血压和（或）对抗某些有害物质（如锂）在肾小管内的重吸收。

（二）碱化尿液

尿液碱化基于所谓的“离子捕获”概念。调控尿液 pH 的目的是使毒药形成离子态，由于离子的脂溶性较小，因此很少被主动重吸收。因此离子化的毒物可以被“截留”在肾小管腔中，并随尿液排出。弱酸性或弱碱性物质解离成其离子态取决于其解离常数（pK_a），即其在溶液中 50% 离子化时的 pH。例如，水杨酸的 pK_a 为 3，因此当尿液 pH 为 3 时，水杨酸以离子与非离子形式存在的比例为 1∶1。将尿液的 pH 碱化到 7.4 可将离子形式比例增加到 20 000∶1，此时更易将其从尿液中清除。

碱化尿液的临床疗效取决于肾脏对体内活性毒物的总体清除率的高低。如果仅 1% 的摄入毒物以原形经尿液排泄，即使肾脏消除量增加 10 倍也没有临床意义[6]。因此，确定毒物是否可通过碱化尿液清除的标准如下：①肾脏可将其原形排出；②该物质与蛋白结合力不强；③该物质主要分布在细胞外液中；④该物质 pH 是弱酸性（即 pK_a 为

3.0～7.0）。碱化尿液通常用于提高水杨酸盐和苯巴比妥的排泄率，也可用于氯磺丙脲、2,4- 二氯苯氧乙酸、2- 甲 -4- 氯丙酸（甲基氯苯氧丙酸）、二氟尼柳、氟化物和甲氨蝶呤（表 67-2）[6]。水杨酸中毒时，通过碱化尿液可将水杨酸的半衰期从 19h 缩短至 5h[20]。

碱化尿液需要通过静脉输入碳酸氢钠溶液，即静推 1～2 个 50ml 安瓿的 8.4% 碳酸氢钠，然后向每升 5% 葡萄糖水溶液中添加 2～3 个 50ml 安瓿的 8.4% 碳酸氢钠后静脉滴注。输注速率需要根据患者的容量负荷和心功能情况适当调节，最高可达到 250ml/h。禁忌证包括严重的肾脏疾病、肺水肿和脑水肿。同时必须密切监测血清电解质和尿液的 pH（每 4h 1 次）。目标尿液 pH 在 7.5～8.5，同时保持血液的 pH 不高于 7.55。碱化尿液常见的并发症包括低血钾、低血钙、高钠血症、液体超负荷、肺和脑水肿及代谢性碱中毒。由于细胞内钾转移和尿钾流失，可能发生严重低血钾。此外，正常血钾是有效碱化尿液的先决条件。在低钾血症的情况下，钾离子会在集合管中重吸收，以交换氢离子。因此，如果在碱化尿液过程中低钾血症仍未得到纠正，则不仅肾单位不能产生碱性尿，患者发生碱血症的风险也更高。碳酸酐酶抑制剂（如乙酰唑胺）可碱化尿液，但可能会引起代谢性酸中毒，引起血液中非离子化的毒性物质的比例增加而加剧毒性，从而增加其在细胞内的分布和毒性作用，因此不推荐使用。

过去，酸化尿液（即使尿液的 pH 低于 6.0）用于提高肾脏对弱碱类（如苯丙胺、苯环利定和奎宁）毒物的清除作用。但由于缺乏清除效率和具有潜在的并发症，不再推荐使用。

（三）通过加强肠道排泄清除毒物

大剂量活性炭也可提高某些毒物的清除效率。合理使用大剂量活性炭（MDAC）清除的毒物需具有低固有清除率、低分布容积和长半衰期的特性。MDAC 通过中断毒素的肝肠循环、促进毒物从肠道毛细血管向肠腔的浓度梯度被动扩散（通常称为“肠道透析”）和（或）限制被吸附毒素的吸收来促进清除毒素。活性炭有多种给药方案，通常为每 4 小时 50g 或每 2 小时 25g 口服，直到临床状况得到改善。服用 MDAC 的禁忌证包括无气道保护的意识水平改变患者、对止吐药无反应的剧烈呕吐患者及肠道功能受损（如肠梗阻或肠绞痛）患者。并发症包括由木炭所致的吸入性肺炎、阑尾炎和肠梗阻等，但非常罕见，其发生率随药物剂量的增加而增加。目前的指南建议 MDAC 可用于卡马西平、氨苯砜、苯巴比妥、奎宁和茶碱中毒 [5]，在水杨酸盐中毒 2h 内也建议使用 MDAC。此外，MDAC 在秋水仙碱、强心苷 [21] 或苯妥英钠的中毒治疗中也可能有益（见表 67-2）[22]。

离子交换树脂也可将毒素从肠道毛细血管吸引到肠腔内。聚磺苯乙烯可用于治疗高钾血症，目前有证据表明它也可以缩短锂的半衰期 [23]。普鲁士蓝可提高放射性铯和铊在肠道粪便的清除率（见表 67-2）[24]。肠道灌洗（WBI）如给予电解质平衡的聚乙二醇溶液（最高 2L/h），可引起腹泻，直到将胃肠道内的毒素完全清除为止。WBI 一般在特定情

表 67-2　可以通过药物治疗来促进清除的毒素

碱化尿液	大剂量活性炭	聚磺苯乙烯	普鲁士蓝
• 氯苯氧基除草剂 2,4- 二氯苯氧乙酸 4- 氯 -2 甲基苯氧基乙酸 甲基氯苯氧丙酸 • 氯磺丙脲 • 二氟尼柳 • 氟化物 • 甲氨蝶呤 • 苯巴比妥 • 水杨酸盐	• 卡马西平 • 秋水仙碱 • 氨苯砜 • 地高辛 • 苯巴比妥 • 苯妥英钠 • 奎宁 • 水杨酸盐 • 氨茶碱 • 黄花夹竹桃	• 锂 • 钾	• 放射铯 • 放射铊

况下使用，如摄入大量持续释放或肠溶性药物（如水杨酸盐）的可配合患者、大量摄入不能被活性炭吸附的毒物（如铁或锂片）或非法药物的体内携带。其禁忌证包括肠穿孔或梗阻、明确的消化道出血和长期呕吐。如果同时使用 WBI 和 MDAC，WBI 可能会干扰 MDAC 的吸附作用，但是否会降低总体清除效果尚不确定。

二、通过体外治疗清除毒物的原则和影响因素

毒物的消除取决于其理化性质和药代动力学特性，以及体外清除技术的应用。当出现以下情况时，可采取体外清除毒物的方式：①该物质可以从血浆中分离出来；②该物质的体外清除率占总清除率的很大比例；③若该毒物的毒性作用在血浆之外，则体外治疗应可以清除体内储存的大部分毒物。毒物清除率首先取决于毒物的分子大小、水溶性和毒物的蛋白质结合力，因为这些特性与毒物的清除率（ER）和体外清除率（CL_{ECTR}）相关。ER 可以用（A−V）/A 的公式计算，其中 A 代表流入（或过滤前）的血浆浓度，V 代表流出（或过滤后）的血浆浓度。清除率为 1.0 意味着在单次体外循环后（V=0），从血浆中完全去除了某种物质。体外血浆清除率的计算公式如下所示。

$$CL_{清除率}=Q_B（1-Hct）ER$$

其中 Q_B 是血流量，Hct 是血细胞比容。体外清除率还可以通过量化一段时间内使用的超滤液和（或）透析液中的毒物量并除以同一时间段内的平均血浆浓度来计算。一段时间内使用的超滤液和（或）透析液中的毒物量与其内在清除率有关，而同一时间段内的平均血浆浓度则取决于分布容积（V_D；请参阅下文）。

还需考虑毒物清除模式的特定因素，包括去毒物的过程弥散、吸附、对流、离心等（表 67–3），以及特定技术的参数选择，如透析膜（透析器表面积、膜孔结构）、血流速率、滤液流速[25]，这些将在以下“毒物相关因素”中进行总结。

毒物相关因素

1. 分子量大小

分子量低于 1000Da 的毒物可通过上述任何方法清除，但最好通过弥散和对流的方式除去。分子量超过 1000Da 的溶质更容易通过对流、吸附或离心的方式清除[26]，尽管仅以弥散作为主要清除方式的现代间歇性血液透析（IHD）可以清除的毒物分子量上限约为 10 000Da（见表 67–3）。血液透析（HDF）和连续肾脏替代治疗（CRRT）可以通过对流清除分子量高达 50 000Da 的毒物。超大分子量的

表 67–3 体外治疗总结*

治 疗	治疗机制	截流分子量（KDa）	蛋白结合率	费 用	并发症	应 用
白蛋白透析	弥散、吸附	<60～100	<95%	++++	++	肝脏替代治疗
连续肾脏替代治疗	弥散和（或）对流	<10～50	<80%	++	+	纠正酸碱失衡、电解质紊乱及清除尿素等
交换输血	分离、滤过	—	—	++	++	在新生儿中较其他体外治疗容易实施，纠正溶血
血液透析	弥散	<10	<80%	+	+	纠正酸碱失衡、电解质紊乱及清除尿素等
血液滤过	对流	<50	<80%	++	+	纠正酸碱失衡、电解质紊乱及清除尿素等
血液灌流	吸附	<50	<95%	++	+++	灌流柱易饱和需更换
腹膜透析	弥散	<0.5～5	<80%	++	++	效率较低
血浆置换	分离、滤过	<1000	—	+++	+++	

*. 上述所有体外治疗均不适用于 V_D 高或内源清除率高的毒物

毒物（>100 000Da）则只能通过吸附或离心清除。

2. 蛋白结合力

毒物与蛋白质结合的程度也将决定其清除效率。血液滤过和血液透析只能清除非蛋白结合状态的毒物，因为毒物 – 蛋白质复合物的大小超过了血液过滤器或透析器的孔径。弥散（IHD）和对流（HDF，CRRT）可以去除大部分蛋白质结合率高达 80% 的毒物。但是由于吸附剂（活性炭或树脂）与血浆蛋白竞争结合毒物，血液灌流对清除蛋白质结合率高达 90%～95% 的毒物更为有效。因此，清除率取决于毒物对吸附剂的亲和力。

毒物的蛋白质结合率受到毒物或蛋白质浓度的急性变化及不同病理状态的影响[27]。例如，在低白蛋白血症的情况下，可与毒物结合的蛋白质减少。因此，低蛋白血症时游离毒物（未结合）的浓度较高，ECTR 对毒物的清除率增加。同样的，尿毒症患者体内有机酸的堆积会导致某些外源性物质（如水杨酸酯、华法林、苯妥英）与蛋白的结合位点减少，这也增加了未结合毒物的浓度并有利于通过 ECTR 清除毒物[28]。

3. 内生清除力

如果毒物的清除方式主要是通过体内代谢和自生清除途径，且内生清除率远大于 ECTR 清除率，则通过体外方式清除毒物的获益不大[29]。若内生清除率小于 4ml/(min · kg)（或<200ml/min），则通过体外清除毒物可能获益。这就解释了为什么血液透析不适用于可卡因或二甲苯等具有很高内生清除率的毒物。另外，内源性代谢和（或）清除途径严重受损时，体外治疗的相对效力增加。例如，在急性肾损伤（AKI）时，二甲双胍的肾脏清除率从 600ml/min 降低至 0ml/min。

4. 分布容积

药物的分布容积（V_D）是毒物开始清除之前在平衡状态下有毒物质在体内分布的表观体积。将体内的药物总量除以其浓度可以计算得到 V_D。这种数学关系假设人体是一个单一的均质水室，药物在其中平均分布。

在组织中广泛分布的药物（如三环类抗抑郁药）的 V_D 较高；相反，分布在全身体液中的药物（如甲醇）的 V_D 则较低（<1L/kg）。仅存在于血液中的毒物（如甘露醇）的 V_D 为 0.06L/kg。由于 ECTR 只能清除血管内的毒物，因此对具有较高 V_D 的毒物清除效率较低。例如地高辛，由于蛋白质结合率低（25%）且分子量相对较低（780Da），很容易穿过透析器；但由于其 V_D 较高（7L/kg），透析 6h 仅能将体内总量的 5% 不到的地高辛清除。许多出版物仍然错误地认为仅基于高清除率或血清浓度的快速降低，具有高 V_D 的毒物也可通过体外治疗清除[30-32]。

仅在患者毒物暴露早期，才可以考虑将 ECTR 应用于具有高 V_D 的剧毒外源性物质（如铊）。在这种情况下，大部分毒物尚未分配到各组织中，或可能正在吸收，因此可以通过 ECTR 成功清除[33]。

三、体外治疗加强毒物清除的方法

目前有多种体外治疗技术可应用于促进毒物清除。这些技术按其清除原理可分为弥散（血液透析、腹膜透析）、对流（血液滤过）、吸附（血液灌流）和离心（血浆置换治疗）[34, 35]。表 67-3 对以上技术特点进行了总结。

（一）间歇性血液透析

在 IHD 期间，毒物从血液逆流扩散到透析液中，两者被半透性透析膜隔开。IHD 清除溶质的原理也适用于毒物清除（详细讨论请参见第 63 章）。能通过 IHD 有效清除的外源性毒物需具有的特征包括低分子量（<5000～10 000Da）、低 V_D（<1～2L/kg）、低蛋白结合（<80%）和低内生清除率 [<4ml/(min · kg)]。

透析系统的特定组件也会影响毒物清除。这些组件包括透析膜的类型、表面积及血液和透析液的流量（框 67-1）。毒物清除受透析膜孔径的限制。但即使毒物的分子量小于膜的截留分子量，大分子也不能像小分子那样自由扩散，因此分子的清除率会随分子量增加而降低。现在，新型的合成高通量膜和导管可以清除 20 年前认为不可通过透析清除的较大分子量毒物[26]。增加透析液流量，尤其是提高血液流量，将使毒物得到更好的弥散和清除[35]。中毒时，除非存在禁忌证（如透析失衡综合征），否则应选择表面积大、血液和透析液流量最大的透析器[35]。

在急性中毒的治疗中，IHD 与其他体外治疗方法相比具有几个明显的优势，因为它可以快速清除毒物并纠正与严重中毒相关的代谢失衡，如 AKI、容量超负荷、酸碱异常、电解质紊乱甚至是低体温[36]。IHD 也是最常用、成本最低且能最快实施的 ECTR[37]。

IDH 最常见的急性并发症是低血压，这在需要同时进行超滤治疗的 AKI 或终末期肾病（ESRD）患者中最常见。但由于中毒患者很少需要净超滤，因此在毒理学背景下透析性低血压的真正发生率尚不清楚，但低血压的发生更可能与毒物本身的作用有关，而不是由透析治疗所导致的。尽管低血压常常作为衡量中毒严重程度的指标和进行 ECTR 治疗的指征，但低血压也很可能会限制 ECTR 的治疗效果。

框 67-1　血液透析过程中可能增加毒物清除的因素

- 更大透析膜表面积
- 高通量透析器
- 高血流量和透析液流量
- 提高超滤率（使用置换液）
- 延长透析时间
- 减少重复血循环
- 2 个透析器串联
- 2 种不同的体外循环序贯治疗

（二）血液灌流

在血液灌流（HP）期间，血液通过体外循环回路中木炭或树脂的灌流器后，毒物将被吸附在灌流器内[38]。与弥散相比，吸附对物质分子量的大小、脂质溶解度或蛋白结合力没有严格限制。但是酒精和大多数金属物质很难吸附到灌流柱上。尽管某些交换树脂（如 XAD-4）可有效去除有机溶质和非极性的脂溶性药物，但在美国无法购用。

近年来，现有的灌流器已经改善了它们的生物相容性，吸附剂材料的涂层可以最大限度地减少吸附剂与血液之间的直接接触，在避免损害其吸附能力的同时大大地降低了栓塞发生的风险。与透析相比，灌流需要更大剂量的全身抗凝治疗。将血流量限制为 350ml/min 可以最大限度地降低溶血的发生风险[39]。

血液灌流相关的并发症主要与非选择性吸附血液中某些细胞和分子有关，如血小板（30%～50%）、白细胞（约 10%）、血清纤维蛋白原、纤连蛋白、钙和葡萄糖[40, 41]。实践表明，血小板减少、低血糖和低钙血症可在治疗开始后数小时内发生。尽管这些并发症在使用较旧的设备时更为常见，并且是可逆且可治疗的，但与 IHD 相比，血液灌流仍具有更高的并发症风险[42]。另外，灌流器的价格是透析器的几倍，并且由于吸附饱和，每 3～4 小时需要更换一次灌流器。20 年前，与 IHD 相比，血液灌流对许多毒物的清除率更高。但是，随着最近 IHD 技术的进步，这一结果已经有所改变。例如，现在认为 HP 和 IHD 对茶碱和苯巴比妥的清除率是具有可比性的[38, 42, 43]。此外，HP 无法纠正水、电解质紊乱及酸碱失衡，并且实施起来有一定困难。基于上述原因，在大多数可使用 HP 的情况下，通常首选 IHD[38]。这些观点在 ECTR 治疗中毒的最新选择趋势中有所体现（图 67-2）[44-46]。

（三）血液滤过

在血液滤过（HF）中，溶质和溶剂通过对流的方式滤过，同时补充生理溶液。超滤取决于膜的筛选系数。筛选系数是超滤液中溶质浓度与血浆中溶质浓度的比值。可自由穿过滤过膜的溶质的筛选系数为 1，而筛选系数为 0 则表示溶质不能穿过滤过膜。影响药物通过 HF 清除速率的因素与调节弥散的因素相似，然而对流可清除分子量达 50 000Da 的较大的毒素。由于大多数毒物的分子量都较低（＜1000Da），因此 HF 在清除大多数毒物方面不及 IHD 有优势。

（四）综合疗法

临床医生有时会结合多种机制来优化毒物清除效果。例如，有时会同时串联使用吸附（HP）和弥散（IHD），以最大限度地清除毒物。尽管有证据表明联合使用可能会产生更好的结果，但当这 2 种方法串联清除毒物时，总效率往往并不比单独使用 HP 或 IHD 时更高，还可能增加并发症的发生率。扩散和对流（间歇性 HDF）也经常在临床中联合使用。

（五）连续性肾脏替代疗法

大多数 ECTR 可以是间歇性或连续性的治疗。尤其在重症监护病房中 CRRT 广泛应用于 AKI 的治

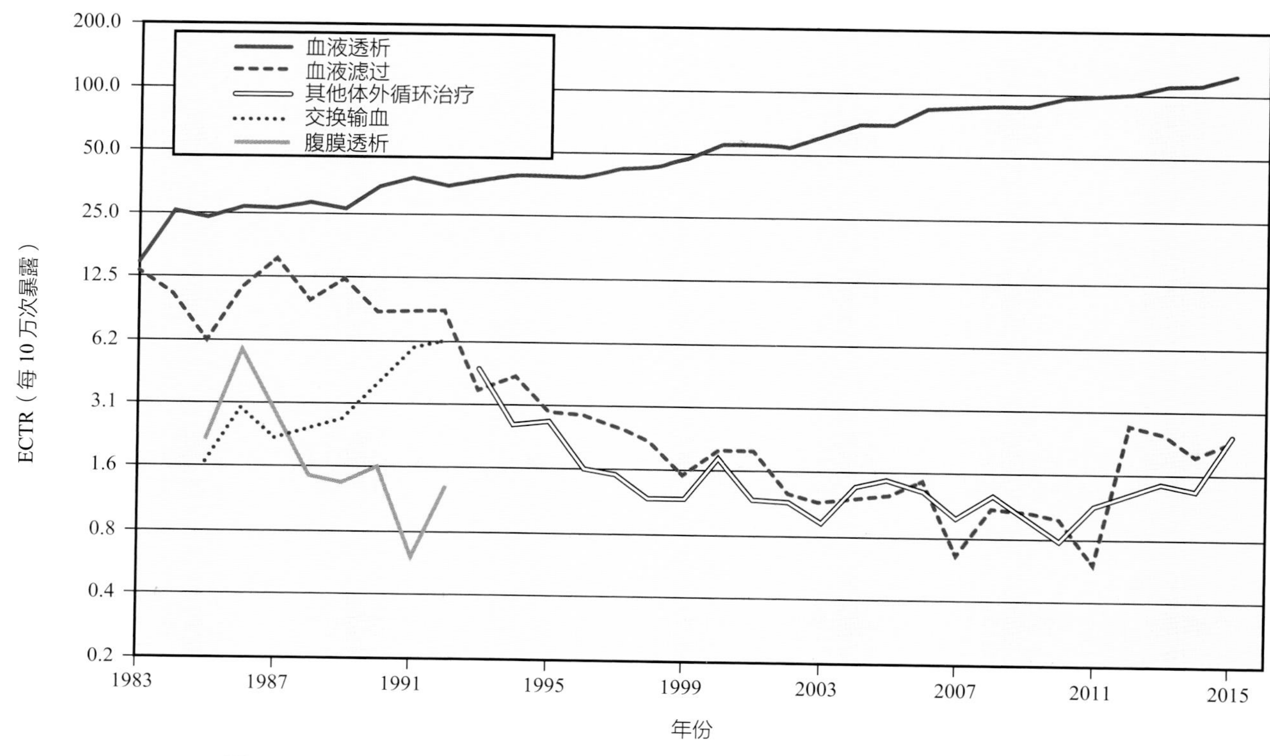

▲ 图 67-2 此图显示 1983—2015 年间美国使用各种体外治疗（ECTR）清除毒物的频率

疗，并且有多种治疗模式（详细参见第 65 章），即连续静脉血液透析（CVVHD）、连续静脉血液滤过（CVVH）和连续静脉血液透析滤过（CVVHDF）。它们在急性中毒管理中的作用仍不确定 [47]。由于血液、透析液和超滤流速较低，连续性治疗的溶质清除率通常比间歇性治疗低很多。在 AKI 患者中，通常选择连续性体液超滤，主要是由于血流动力学不稳定的患者对其具有更好的耐受性。但在中毒的患者中，由于很少需要进行净超滤，且迫切需要尽快清除毒物，因此通常选择间歇性治疗。IHD 后可使用 CRRT 以避免毒物浓度突然增加（即反弹）。但是，这种做法是否获益仍有待确定（请参阅下文）。

持续的低效率透析（SLED）是 IHD 和 CRRT 的一种混合技术 [48, 49]。尽管有报道使用 SLED 清除毒物 [50]，但在相同的时间内其毒物清除率仍比 IHD 低。

（六）腹膜透析

腹膜透析（PD）通过弥散清除溶质，但在急性中毒中作用有限，因为其可获得的最大清除率通常为 10～15ml/min（小于 IHD 可获得的清除率的 10%）[34]。PD 与其他体外治疗方法相比在治疗中毒中没有优势。

（七）血浆置换

血浆置换即抽出静脉血并通过过滤或离心从血液中分离血浆，再注入血细胞和自体血浆或其他替代溶液（参见第 66 章）。在治疗性血浆置换（TPE）中，分离出来的血浆将被丢弃，用 5% 白蛋白或新鲜冷冻血浆代替，由于血浆置换速率不能超过 50ml/min，因此其毒物清除率受血浆分离率的限制 [34, 51]。TPE 在急性中毒治疗中的作用尚不明确，但仅建议用于清除蛋白结合率高（>95%）的毒物或分子量超过 HP 或 HF 能够清除的最大分子量范围（>50 000Da）的毒物。可能增加 TPE 毒物清除率的药物包括顺铂 [52]、*L*- 甲状腺素 [53] 和长春新碱 [54]，TPE 也已被报道可用于治疗利妥昔单抗所致的危及生命的输注反应 [55]。TPE 并发症包括与血管通路相关的并发症、出血、低钙血症和对替代溶液的超敏反应 [56, 57]。

（八）输血

在交换输血（ET）过程中，需要清除全血或红细胞（通过血液分离术），这是为了去除患者的红细胞，并用成分输血产品代替。目前其在中毒治疗中的作用尚不清楚，但可应用于中毒导致的大量溶血［例如葡萄糖 6- 磷酸脱氢酶 (G6PD) 缺乏的患者发生氯酸钠或亚硝酸盐中毒］或婴儿中毒的治疗，因为在这类患者中，在使用技术上 ET 比 IHD 更安全简便。

（九）人工肝技术

白蛋白透析是一种相对较新的体外疗法，可用于急性重型肝炎或严重肝硬化患者的肝功能替代，通常作为肝移植前的替代治疗。有 3 种不同类型的白蛋白透析方法。单通路白蛋白透析（SPAD）是类似于 IHD 或 CRRT 的技术，但其透析液中添加了白蛋白。白蛋白与过滤器接触后将被滤除。分子吸附剂再循环系统（MARS）与 SPAD 相同，但其白蛋白透析液（可吸附外源物质）经过透析滤器、树脂或活性炭吸附柱后被回收。Prometheus 系统通过聚砜滤器选择性滤过白蛋白后，将白蛋白吸附与高通量 IHD 相结合。

从理论上讲，这些设备能够比传统的弥散和对流技术更好地去除与白蛋白结合的外源性物质和内源性物质（如胆汁酸、胆红素）。但是，初步数据并未显示出其在清除茶碱、丙戊酸或苯妥英方面的优越性 [58-60]。人工肝装置在毒理学中的应用可能包括治疗毒素诱导的肝毒性，尤其是鹅膏菌或对乙酰氨基酚导致的肝毒性 [61-64]。目前尚不清楚人工肝技术在中毒治疗中的确切作用，因为其清除率相对较低而成本高、并发症发生率高且应用具有局限性。表 67-3 总结了可用于清除毒物的各种体外治疗方法。

四、体外治疗清除毒物的适应证

中毒体外治疗（EXTRIP，http://www.extrip-workgroup.org/）工作组 [65, 66] 已完成几种主要毒物的血液净化治疗指南 [7-19]。临床指南的建立有助于规范对这类中毒的管理，并为将来的研究提供指导 [66]。在决定开始进行任何形式的血液净化治疗前，必须考虑到患者的临床状态、体外治疗的获益及毒物相关因素。ECTR 治疗的绝对指征包括以下几点（必须同时存在）[36]。

① 毒物暴露后会导致严重的中毒：ECTR 对于毒物的清除治疗必须有显著疗效，其可能的获益应大于治疗经济费用及可能出现并发症的风险。中毒后有危及生命的临床症状（如反复癫痫发作、呼吸抑制、心律失常）的患者被归类为严重。适当的毒物暴露风险评估，包括与毒物研究中心的密切合作，可能有助于对特定患者的风险估计。在某些情况下，毒物暴露会产生延迟效应（如甲醇、百草枯、对乙酰氨基酚），其浓度监测可帮助预测临床危害并提示是否需要进行预防性 ECTR（即在出现中毒症状之前）。

② 目前没有更佳的替代疗法：解毒药可以改善或防止毒物的毒性的作用，因此 ECTR 的必要性大大下降。如对乙酰氨基酚中毒后，若可使用 N- 乙酰半胱氨酸进行解毒治疗，则没有必要使用 ECTR 的 。由于 ECTR 治疗具有一定的有创性，可能需要转移到专门的治疗中心，因此应权衡 ECTR 治疗与解毒药治疗的成本和利益。

③ ECTR 必须能够清除毒药（请参见前文）：在决定某种毒物中毒是否需进行血液净化治疗时，临床医生必须根据具体情况预判患者可能的获益。某些毒物暴露可能导致死亡（如摄入高剂量的水杨酸盐、百草枯），还有某些毒物暴露则可能引起不可逆的组织损伤（如甲醇致盲）。在这种情况下 ECTR 的获益将大大超过其治疗所需成本和风险。另一些情况下，中毒本身可能不会造成不可逆转的伤害，但是患者可能会经历长时间的昏迷和制动，需要在重症监护病房（ICU）中进行机械通气并进行密切监测，如中毒引起中枢神经系统（CNS）抑制（如巴比妥类药物、抗惊厥药）。

④ 最后，在某些情况下，ECTR 可能不会影响预后但可能缩短 ICU 或住院时间及减少相关费用（例如，无代谢性酸中毒的甲醇中毒患者透析治疗与单独使用甲吡唑）[67]。因此在这种情况下，临床医生应评估具体的毒物暴露的风险并评估 ECTR 的成本效益比。ECTR 相关的并发症发生率低，通常仅在置入血管通路时发生（可通过超声引导将风险最小化）[68]。ECTR 还可加快某些解毒药（如乙醇、N-乙酰半胱氨酸）的清除 [69]，导致药物浓度低于治疗范围，并诱发戒断症状（如非初治患者苯巴比妥中毒）[70]。与 ICU 每天的费用相比，单次透析的费用

（包括设备、护理和医生费用）较低[37]。在临床预后研究数据缺乏的情况下，至少应有研究证明血液净化可有效清除药物。

技术注意事项

中毒的患者与 AKI 或 ESRD 的患者不同。因此，以清除毒物为目的的体外治疗处方中应体现这些差异。

1. 血管通路

ECTR 一般需要使用双腔中心导管，但由于时间紧迫，因此首选临时导管而不是永久导管，置管时采用超声引导以减少并发症并确保通畅[71]。与锁骨下静脉相比，股静脉操作更加简单，且不需要 X 线定位，但与锁骨下静脉和右颈内静脉比较，增加了再循环率[72]。然而，与左颈内静脉导管相比，股静脉导管的导管功能不良发生率低[73]。目前，在选择放置双腔导管部位和回路以最大限度地清除毒物方面已有一些经验[74, 75]。

2. 血液透析器、过滤器和吸附柱的选择

对于 IHD，应使用表面积最大的高通量、高效透析器。透析器或过滤器的分子截留量应大于要清除的毒物的分子大小。对于 HP，在美国唯一可用的是一种带涂层的活性炭吸附柱 Gambro Adsorba 300C（Baxter Healthcare，Wayne，PA）[38]。

3. 抗凝血

透析回路的肝素化通常使用普通肝素或低分子肝素，以抗凝血和保持回路通畅。对于高出血风险的患者，可以用生理盐水代替肝素。对于 HP，肝素还可用于降低溶血的风险[39]，且通常比 IHD 需要更大剂量的肝素。

4. 血液和透析液流量

应根据机器的容量将血流量和透析液流量最大化，以增加清除效率[35]。

5. 透析液成分

如前所述，中毒患者可能不会出现与 AKI 或 ESRD 患者相同的代谢紊乱。透析液（或置换液）中的钠、碳酸氢盐、钾、钙和镁的浓度需要根据其血清浓度进行调整。也可以在透析液或置换液中添加磷酸盐，以避免低磷酸盐血症。另外，还建议周期性进行血清生化检查，并相应地调整透析液中各物质的含量。

6. 体外治疗持续时间

对于有明确 ECTR 指征的中毒，通常每次需要进行 6h 的高效 ECTR。当中毒严重或怀疑毒性持续时间显著延长时，将高效 ECTR 延长几小时几乎没有风险。但是由于吸附柱饱和的问题，血液灌流时通常需要在 3～4h 后更换吸附柱。由此可见，当进行低效 ECTR 时治疗时间则需要更长（如 CRRT、SLED 及腹膜透析等）。

7. 患者处理

许多中毒的患者在开始透析治疗之前就去世了[76]。因此对可疑中毒暴露的患者进行风险评估显示患者可能需要透析治疗时，即使患者尚未达到透析指征，也需要与透析部门进行及时沟通并提前转运患者。由于在决定进行 ECTR 与开始进行 ECTR 之间可能会出现一段时间差，因此应尽快联系透析护士，并尽早置入临时透析中心导管。根据患者的临床状况及综合治疗管理可能需要将患者转移至 ICU[36]。

8. 毒物浓度回升

回升被定义为终止 ECTR 后毒物浓度突然增加，通常发生在间歇性治疗停止后。回升可能是由于毒物从体内其他隔室（如组织和细胞内）重新分布到血浆中（如锂、达比加群和甲氨蝶呤）[77-79]，尤其是在毒物 V_D 较大时，或毒物持续吸收时常见。在前一种情况中，血清浓度的升高可能是隔室中毒物浓度下降的反映（如锂），因此甚至可能是有益的[80]。但后一种情况中，血清浓度的升高可能导致中毒症状的复发。若担心毒物浓度回升造成的后果，临床医生可以选择再次进行间歇性血液净化治疗、连续性治疗，或将间歇治疗时间延长至比经典的 4～6h 更长的时间[81]。ECTR 之后，应持续对临床症状和毒物浓度进行监测，来解释该毒物是重新分布（12～24h）还是持续吸收。导管应予以保留至确定不再需要进行血液净化治疗时。

五、体外治疗清除毒物

在大多数中毒病例中不需要使用 ECTR。最常见的致死性毒药或毒物（如三环类抗抑郁药、短效巴比妥类药物、兴奋药、毒品）往往不能有效地被体外治疗清除[82]，或因毒性剧烈迅速导致死亡，而没有开始 ECTR 的机会。本章将重点介绍几种有使用 ECTR 指征的重要毒物的临床特征。表 67-4 列出了主要的外源性物质（包括有毒醇类）的理化特性，图 67-3（美国数据）显示了最常见的 ECTR 适应证。

（一）有毒醇类：乙二醇、甲醇、异丙醇

有毒醇类具有许多相似的分子特性和毒性，因此在这里一起讨论。它们都是无色的。乙二醇（EG）的纯物质是有甜味的，因此对年幼的孩子有吸引力。EG 通常存在于防冻液、散热器油、溶剂、液压制动液、除冰液、清洁剂、清漆和抛光剂中。甲醇也被称为“木材酒精”，具有类似于乙醇的气味。它被用作溶剂，在各种制造过程中作为化学合成的中间产物，或被用作汽油中的辛烷值促进剂。含甲醇的产品包括挡风玻璃或玻璃清洁液、搪瓷、印刷溶液、着色剂、染料、清漆、稀释剂、燃料和汽油防冻添加剂。异丙醇 [异丙醇 (2- 丙醇)] 有苦味。通常在医用酒精、润肤液、护发素、须后乳液、变性酒精、溶剂、水泥和清洁产品中存在。虽然有毒醇类本身会引起轻微的毒性（通常不超过中等程度的酒醉），但它们的代谢物具有危及生命的毒性。

1. 毒理学和毒代动力学

乙二醇、甲醇和异丙醇都是未结合的小分子，分布在全身体液中（V_D=0.6L/kg）。这些醇类的中毒在暴露后迅速发生，通常是由口服摄入引起的，但是蒸汽吸入 [83, 84] 和皮肤吸收均有报道，尤其是在儿童中 [85, 86]。

接近 30% 的乙二醇以原形经肾脏排出，70% 被肝脏中的乙醇脱氢酶（ALDH）氧化为糖醛，然后被醛脱氢酶迅速转化为乙醇酸。乙醇酸再向乙醛酸缓慢转化，这是限速步骤（图 67-4A）。终产物包括草酸、甘氨酸和草酰琥珀酸。形成的乙醇酸和乙醛酸堆积可引起代谢性酸中毒 [87, 88]。NAD^+/NADH 比值的降低会促使丙酮酸还原为乳酸，从而导致乳酸酸中毒。但是乙醇酸可能与某些血液分析仪上的乳酸测定成分发生交叉反应，使乳酸的浓度假性升高。乙二醇的另一种毒性机制是使草酸钙在全身各组织中沉积（包括肾脏）。摄入纯乙二醇＞0.1ml/kg

表 67-4 各种毒物的理化特性和毒代动力学

毒 物	分子量（Da）	蛋白结合率（%）	分布容积 (L/kg)	健康成人的内生清除率 [ml/(min · kg)]
对乙酰氨基酚	151	20	1	5
卡马西平	236	75	1.2	1.3
乙二醇	62	0	0.6	1.8
异丙醇	60	0	0.6	1.2
锂	7	0	0.8	0.4
二甲双胍	166	5	5	10
甲醇	32	0	0.6	0.7
甲氨蝶呤	454	50	0.8	1.5
百草枯	186	5	1.0	8
苯巴比妥	232	40	0.7	0.2
苯妥英钠	252	90	0.6	0.4
水杨酸盐	138	80*	0.2	1.5
氨茶碱	180	60	0.5	0.7
丙戊酸	144	90*	0.2	0.1

*. 蛋白结合饱和发生在高浓度下

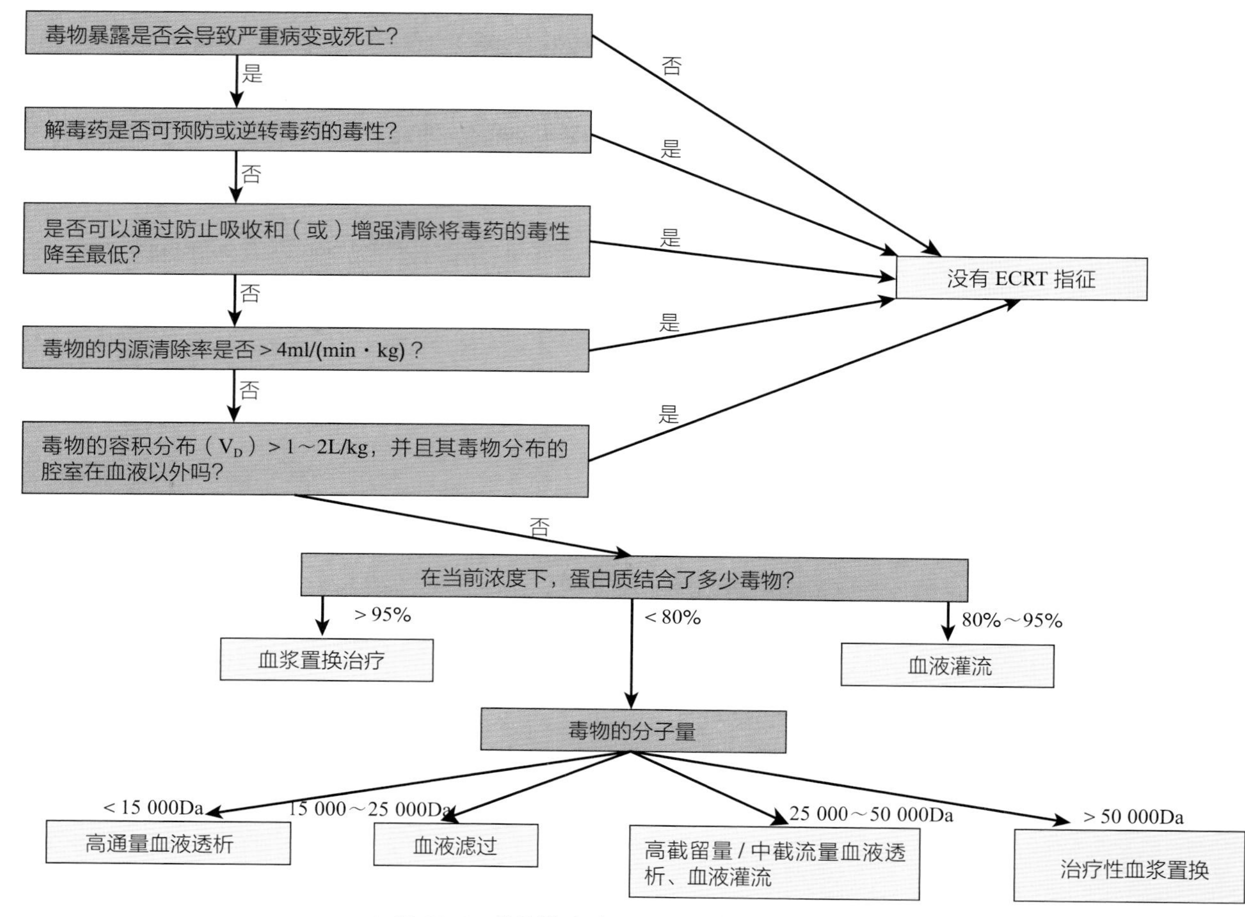

▲ 图 67-3 体外治疗（ECTR）最常见的毒素指征

经许可，修改自 Seminars of dialysis

都需要治疗，其潜在致死剂量约为 1.4ml/kg，但也有报道仅摄入 30ml 即导致死亡的案例。

甲醇大部分（85%）被 ALDH 代谢为甲醛，然后被甲醛脱氢酶迅速氧化为甲酸（见图 67-4B）。少量甲醇原形经肺部（10%）和肾脏（5%）排出。经过叶酸依赖的步骤后，甲酸转化为水和二氧化碳。

甲酸是造成甲醇中毒症状的主要代谢产物，因为它通过抑制细胞线粒体中的细胞色素 C 氧化酶而诱导细胞毒性，从而干扰细胞的氧化代谢 [89]。甲醇最小致死剂量估计为 10ml，但其存在较大可变度 [90]。

80% 的异丙醇可通过 ALDH 代谢为丙酮，剩余的则通过尿液以原形排出，只有极少的一部分通过肺排出（见图 67-4）[91]。异丙醇代谢呈一级清除动力学特征，其清除半衰期为 3～8h[92, 93]；丙酮的半衰期为 10h[94, 95]。ALDH 抑制剂可显著延长异丙醇的半衰期，但对丙酮的半衰期几乎没有影响 [96]。对中枢神经系统的抑制性作用主要是由异丙醇导致的，而丙酮的作用可能较小 [92]。有研究表明纯异丙醇的潜在致死剂量为 100～250ml[97]。

2. 临床表现

乙二醇中毒症状的严重程度取决于其摄入的剂量，以及同时摄入的乙醇和治疗的时机 [98]。一般以神经症状为首发，在摄入后 0.5～12h 出现，表现为由乙二醇原形引起的类似于乙醇所致的酒醉状态，但没有典型的呼吸气味，同时出现高渗透压。患者意识改变可能进一步发展为昏迷和癫痫发作。脑水肿、眼球震颤、共济失调、肌阵挛性抽搐和神经反射减退等表现在前面已经描述过。另外，对于新发的脑神经（CN）缺陷（特别是 CN Ⅶ）应该要怀疑是否是乙二醇摄入导致的。摄入乙二醇还会刺激胃肠道，可能导致呕吐、呕血和吸入性肺炎。心肺症状可能在乙二醇摄入后 12～24h 内出现，主要是由于新形成的有机酸在组织内沉积所致。草酸钙结晶

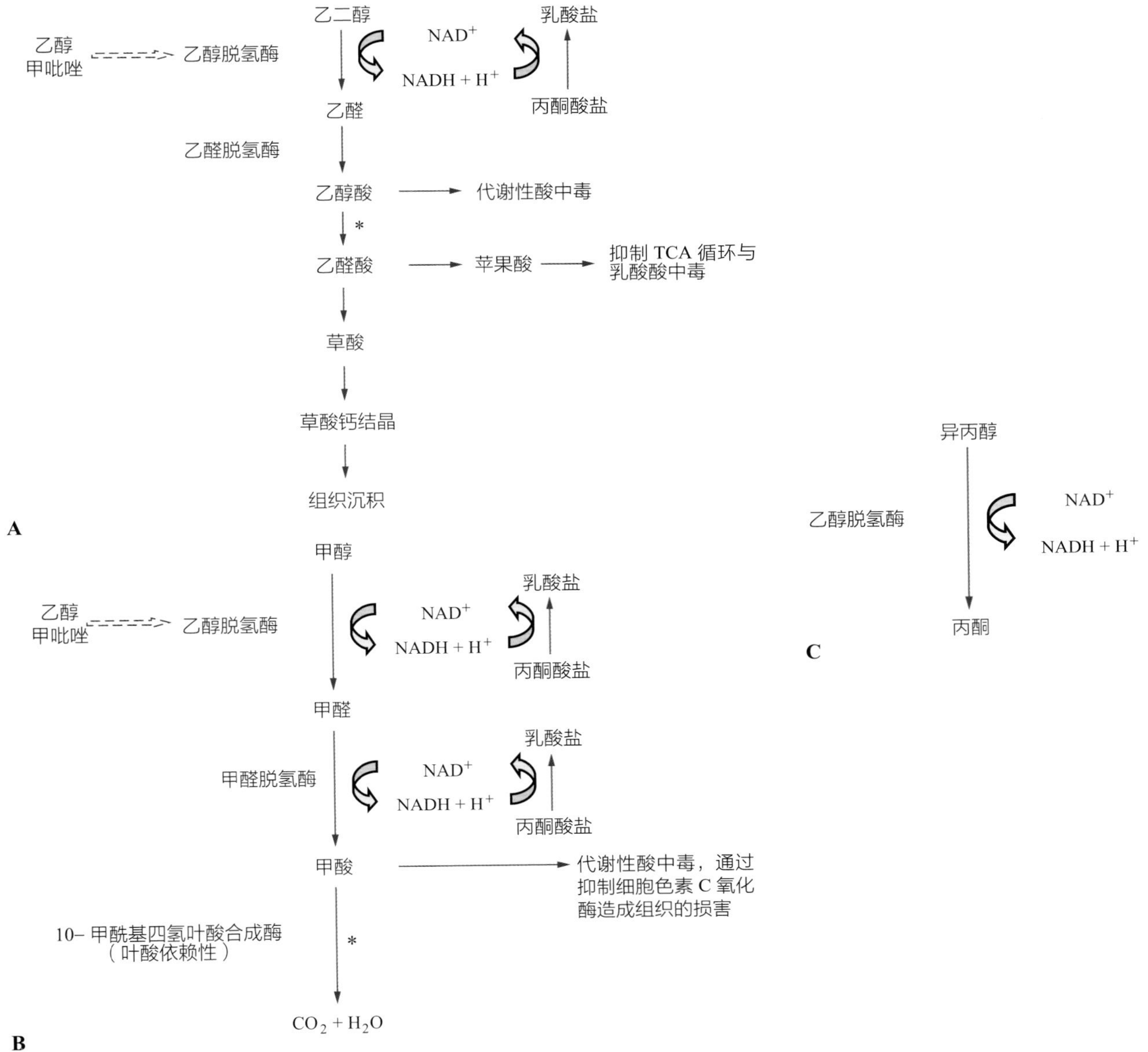

▲ 图 67-4　**有毒醇类的代谢**

A. 乙二醇：虚线箭头指向乙醇脱氢酶抑制剂；* 表示限速步骤。在电子受体烟酰胺腺嘌呤二核苷酸（NAD^+）的存在下，乙二醇被乙醇脱氢酶氧化为糖醛。然后，醛脱氢酶将糖醛迅速转化为乙醇酸，然后缓慢地将乙醇酸转化为乙醛酸（限速步骤）。终产物包括草酸、甘氨酸、草酰琥珀酸，它们都可以通过间歇性血液透析（IHD）有效去除。B. 甲醇：虚线箭头指向乙醇脱氢酶抑制剂；* 表示限速步骤。C. 异丙醇。NAD^+. 烟酰胺腺嘌呤二核苷酸；$NADH + H^+$. 烟酰胺腺嘌呤二核苷酸的还原形式；TCA. 三羧酸

可在血管、心肌和肺中沉积[99]，临床表现为高血压或低血压、心律不齐、心肌炎、肺炎和非心源性肺水肿等的病例都被报道过。还可导致严重的高阴离子间隙（AG）性代谢性酸中毒，大多数患者的死亡也发生在此阶段。最后，在乙二醇摄入后 24～72h，由于草酸钙晶体在肾脏中沉淀，可能会导致腰痛、血尿、结晶尿和 AKI。AKI 的发病机制尚不清楚，但可能与间质性肾炎、肾皮质坏死、直接肾细胞毒性或肾小管阻塞有关。但由于肾脏损伤程度与草酸钙在肾脏中的沉积程度无关，因此有人提出，乙醇酸或其他代谢物可能是导致 AKI 发生的主要原因[100]。此外，低血钙可能会引起深部肌腱反射亢进和 QT 间隔延长。

当患者出现神经系统表现、视力障碍和胃肠道症状，并伴有高 AG 性代谢性酸中毒和渗透压增加时，应怀疑甲醇中毒。中枢神经系统表现可能包括

酒醉表现、头痛、头晕、恶心和癫痫发作，并可能发展为脑水肿。甲醇可通过破坏基底节的壳核和皮层下白质而产生引起帕金森综合征[101, 102]。胃肠道症状包括厌食、恶心、呕吐、胃炎及急性胰腺炎引起的腹痛。甲酸盐和乳酸盐的累积可引起严重的代谢性酸中毒。视力障碍是甲醇中毒的典型表现，通常会在暴露后 6～30h 内发生，这取决于所摄入的乙醇量。视力障碍包括视力模糊（粉尘或暴风雪）、中央盲点、视神经乳头对光的反应减弱、视力下降、畏光、视野缺损及发展为完全失明[103, 104]。视力障碍的机制不清，有可能与视神经线粒体功能受抑制有关。由于视神经细胞线粒体含量少、细胞色素氧化酶水平低，因此它们极易受到甲酸的毒性作用。视力障碍在 25% 的病例中是永久性的。患者死亡通常是由心源性休克和呼吸抑制所致。

当患者出现感觉异常、呼气有“烂苹果味”、渗透压增加而不伴有 AG 增加、存在丙酮酸血症或丙酮尿症但不伴高血糖或糖尿病酸中毒的情况下，应怀疑异丙醇中毒。异丙醇中毒主要影响中枢神经系统，其症状从轻度醉酒到嗜睡、木僵、呼吸抑制甚至昏迷不等。异丙醇也有胃肠道刺激反应，可引起恶心、呕吐、胃炎和腹痛。另外，异丙醇对心肌细胞有直接毒性，能引起严重的低血压，这是异丙醇过量致死的最强有力的预测因子[90]。其他全身表现包括糖异生、低体温和溶血性贫血。

3. 实验室检查

由于无法广泛开展有毒醇类的特异性检测方法（比色法、酶法或色谱法），因此，一旦怀疑有毒醇类中毒，应立即开始治疗[105]。任何高 AG 性代谢性酸中毒和（或）高渗透压的患者均应考虑乙二醇和甲醇中毒，即使没有症状也不能排除[106]。在早期，渗透压差距更大，而在后期，则以高 AG 更为显著。由于有毒醇类是渗透活性化合物，因此可以用测得的渗透压（冰点渗透压）与计算出来的渗透压的差值计算出渗透压差，可作为有毒醇类浓度的近似值（mmol/L），也可转换为 mg/dl（表 67-5）。这种估算法可在患者住院期间连续监测，尤其是在透析期间，当无法获得精确的血清浓度时使用[107, 108]。这种计算渗透压的公式是基于钠、葡萄糖、血尿素氮和乙醇（视为共同消化）的浓度得到的，如下所示。

有毒醇类浓度（mmol/L）≈渗透压差 = 渗透压$_{测量值}$ − 渗透压$_{计算值}$ = 渗透压$_{测量值}$ −[2× 钠 + 葡萄糖 + 尿素氮 +1.2× 乙醇（SI 单位）]= 渗透压$_{测量值}$ −[（2× 血钠浓度）+ 葡萄糖浓度 /18+ 血清尿素氮 /2.8+ 乙醇 /4（英制单位）]

正常渗透压差为 0～10mOsm/kg。渗透压差 > 10 提示血清中存在乙二醇、甲醇、异丙醇、丙二醇或丙酮[109]。在异丙醇中毒时，异丙醇和丙酮都会导致渗透压差增加[110]。但即使渗透压差“正常”也不能排除有毒醇类中毒，这一点很重要。如果某患者的基线渗透压差为 0，即使摄入超过 25.6mg/dl（8mmol/L）的甲醇也不会导致渗透压差增高，但是有重要的临床意义且应予以治疗。同样，如果患者在摄入有毒醇类一段时间后就诊，患者体内有毒醇类本身完全氧化，则渗透压间隙仍将保持正常，因为乙醇酸和甲酸不会导致渗透压差增大[111]。

同样，AG 还可用于估计乙醇酸和甲酸的浓度。AG 是测得的阳离子（Na^+ 和 K^+）与测得的阴离子（Cl^- 和 HCO_3^-）之间的差异，代表未测出的阴离子与未测出的阳离子之间的差异（所有值均以 mmol/L 为单位）。由于乳酸也可以使 AG 的增高，因此需要将其纳入计算中，如下所示。

乙醇酸 / 甲醇浓度 =ΔAG−Δ 乳酸 =[（钠 + 钾）−（氯 + 碳酸氢根）−16（AG 参考值上限）]− 乳酸 −2（乳酸参考值上限）= 钠 + 钾 − 氯 − 碳酸氢根 − 乳酸 −14

研究表明，代谢物的浓度与计算出的 AG 之间有很好的相关性[109]。AG 的缺失是乙二醇或甲醇暴露之后、在代谢成代谢物之前，或乙醇或合成其他醇（如异丙醇、丙二醇）被消化之前的早期表现。

尿液分析可以提供乙二醇暴露的支持证据，约

表 67-5　毒物浓度单位转换表

有毒醇类	mmol/L 转换为 mg/dl
丙酮	×5.81
二甘醇	×10.61
乙醇	×4.61
乙二醇	×6.21
异丙醇	×6.01
甲醇	×3.20
丙二醇	×7.61

50% 的患者的尿沉渣中发现了草酸钙晶体（一水合物和二水合物形式），这些晶体在摄入乙二醇后 4～8h 出现[112, 113]。但草酸盐晶体的存在并不是乙二醇中毒的特有表现，因为也在摄入大量维生素 C 或高草酸盐饮食的个体的尿液中发现了草酸盐晶体。Wood 灯下呈现荧光尿是乙二醇中毒的另一个特征。许多类型的防冻剂都含有荧光素钠，这是一种用于检测散热器泄漏的标记性荧光染料。荧光素钠摄入后最晚 6h 可在尿液中检测到[114, 115]。其他常见的实验室检查异常包括低血钙、白细胞增多和脑脊髓液中蛋白质浓度升高。

异丙醇中毒的特征性检查结果包括渗透压差增加、无代谢性酸中毒（除非存在乳酸酸中毒）、酮症、酮尿症和血糖正常。血浆或尿液硝普钠反应阳性的患者可怀疑为乙酰丙酮血症或丙酮尿。异丙醇摄入 2h 后（在没有 ALDH 抑制的情况下）血清酮仍为低浓度，则通常可排除大量摄入异丙醇的可能性[92]。饥饿、酒精摄入或糖尿病引起的酮症酸中毒可通过代谢性酸中毒的存在与异丙醇中毒区分开。

4. 治疗

发生有毒醇类中毒时，大多数临床医生需要在无法确认有毒醇类浓度情况下进行处理，快速处理至关重要。治疗可分为支持治疗、纠正酸中毒、解毒药治疗和通过 ECTR 加强排毒，其中几项可同时执行。

对于所有中毒，治疗初期应采用正确的支持治疗以稳定病情，包括气道管理、容量复苏、防治癫痫发作和升压药的应用。如果有明显的酸中毒，应保持最大分钟通气量。因为有毒醇类会迅速被胃肠道吸收并且经常发生黏膜刺激，因此很少进行胃肠净化。如果摄入毒物的时间很短，使用鼻胃管抽吸胃内容物可能有帮助。

乙二醇和甲醇中毒的基础治疗是使用抑制 ALDH 的解毒药（如乙醇或甲吡咪唑）来防止其代谢为有毒的代谢产物。

使用这些解毒剂的指征如下[106, 116]。

① EG 血清浓度＞20mg/dl（3.2mmol/L）或甲醇浓度＞20mg/dl（6.3mmol/L）。

② 确认最近（数小时）服用有毒物质 EG 或甲醇的剂量，并且渗透压＞10mOsm/kg。

③ 有服用 EG 或甲醇病史，或者临床高度怀疑 EG 或甲醇中毒，并且至少满足下列两项，即动脉 pH＜7.3、血清碳酸氢盐＜20mEq/L、渗透压＞10mOsm/kg 或尿里有草酸盐结晶。

异丙醇中毒不推荐使用解毒药治疗，因为代谢产生的丙酮并不会导致代谢性酸中毒，而是通过内源性途径清除。如果使用甲吡唑，异丙醇的中枢抑制作用持续时间可能会更长[117]。因为 ALDH 对乙醇的亲和力比甲醇和 EG 强，乙醇一直是防止有毒代谢产物形成的传统解毒药，可以通过肠内、静脉或透析液给药。静脉制剂具有快速生物利用的优势，并且能避免胃肠道负担。ADLH 能拮抗血清乙醇的目标浓度为 100～150mg/dl（21.7～32.5mmol/L）[118]，低于此浓度，ADLH 可能无法达到最大限度抑制代谢产物形成的作用。但是高于此浓度范围，乙醇对中枢神经系统和呼吸系统的抑制作用会加重[116]。IHD 时在 4.5L 透析液酸浴中加入 475ml 65% 的乙醇可以得到更接近预期的血清乙醇浓度[118]。

甲吡唑（4- 甲基吡唑；Antizol）是美国食品药品管理局（FDA）批准的一种较新的针对 EG 和甲醇中毒的解毒药，并且在美国很大程度上替代了乙醇。与乙醇相比，甲吡唑有很多优势：①更有效地抑制 ALDH；②用药简单；③药代动力学明确；④无须血液监测；⑤不良反应少，无中枢神经系统抑制；⑥作用时间长。主要的缺点是价格贵（在美国每次剂量需 1000 美元）。两种解毒药通常需要持续使用至 EG 或甲醇浓度低于 20mg/dl（EG＜3.2mmol/L 或甲醇＜6.3mmol/L），并且患者无症状、动脉 pH 正常。表 67-6 列出了乙醇和甲吡唑在有毒醇类中毒治疗中的使用剂量。

静脉使用碳酸氢钠纠正酸中毒可促进酸性代谢产物的去质子化，使其难以进入终末器官（如视网膜、肾脏），并且更容易经肾脏排泄。初始静脉推注（1～2mEq/kg）后[119]，如果有必要，可继续静脉滴注维持动脉 pH 不低于 7.35。EG 中毒时，无症状低钙血症无须常规处理，因为有可能加重草酸钙结晶的形成和沉积。

维生素 B_6、硫胺素和镁是 EG 代谢的辅助因子，对于营养不良（如酗酒者）或已知有该物质缺乏的患者建议补充这些物质[106]。因为甲醇代谢的限速步骤是由叶酸依赖的 10- 甲酰基四氢叶酸合成酶介导的，因此治疗甲醇中毒推荐补充叶酸。建议的剂

表 67-6　治疗醇类中毒的解毒剂剂量

剂　量	无水乙醇	10% 乙醇静脉注射[b]	甲吡唑
负荷量[a]	• 600mg/kg	• 7.6ml/kg	• 15mg/kg 静脉推注
维持量	• 每小时 66mg/kg（不饮酒者） • 每小时 154mg/kg（长期饮酒者）	• 每小时 0.8ml/kg（不饮酒者） • 每小时 2.0ml/kg（长期饮酒者）	• 每 12 小时 10mg/kg，共 4 次，之后每 12 小时 15mg/kg
IHD 时维持量	• 每小时 169mg/kg（不饮酒者） • 每小时 257mg/kg（长期饮酒者）	• 每小时 2.1ml/kg（不饮酒者） • 每小时 3.3ml/kg（长期饮酒者）	• 每 4 小时 10mg/kg，或每小时 1.0～1.5mg/kg 持续静脉滴注

a. 假设初始乙醇浓度为零；剂量与长期饮酒状态无关；b. 相当于乙醇 7.9g/dl；IHD. 间歇性血液透析

量是每 4 小时静脉推注 50mg，5 次后，每天注射 1 次。

体外治疗，尤其是 IHD，清除醇类及其代谢产物非常有效，同时能快速纠正代谢性酸中毒。当透析参数进行优化后（见前文），清除醇类及其代谢产物的速度能达到 250ml/min。

由于甲吡唑能十分有效地预防代谢产物的形成，随着甲吡唑的实用性不断提高，ECTR 的指征和针对性也发生了改变[120]。例如，对于没有酸中毒和肾损伤的 EG 中毒的患者，无论 EG 浓度多高，都可单独使用甲吡唑治疗[121]。对于甲醇中毒也同样适用，然而，使用甲吡唑 / 乙醇后甲醇的内源性清除率极低。假设使用甲吡唑后甲醇的半衰期为 54h[122]，那么一个初始甲醇浓度为 320mg/dl（100mmol/L）的患者需要住院 9 天甲醇才能降至安全浓度（＜20mg/dl 或 6.3mmol/L）。因此可进行透析治疗以减少住院费用和 EG 或甲醇中毒患者的解毒药需求[67, 123]。然而，当出现代谢性酸中毒或 AG 增加时，则意味着有毒代谢物的积累，此时必须使用 IHD。

EG 和甲醇中毒进行 ECTR 的指征如下[15]。

① 未使用甲吡唑时，血清 EG 或甲醇浓度＞50mg/dl（分别为 8.0mmol/L 或 15.6mmol/L）。

② 代谢性酸中毒（pH＜7.2 或 AG＞28mmol/L）。

③ 昏迷或癫痫发作。

④ 继发于乙醇中毒的视力缺陷。

⑤ AKI 或慢性肾脏疾病（CKD）。

可通过以下公式和国际单位估算理想的透析时间以纠正代谢性酸中毒。

$$4.7 \times [\mathrm{Ln}(\text{EG 初始浓度}/2)]^{[124]} \text{ 或 } 3.5 \times [\mathrm{Ln}(\text{甲醇初始浓度}/4)]^{[125]}$$

但是也推荐连续监测有毒醇类的浓度或渗透压，以确保评估准确[126]。IHD 需要持续到患者醇类原形水平＜20mg/dl（EG＜3.2mmol/L 或甲醇＜6.3mmol/L），并且代谢性酸中毒也得到纠正。其他的治疗方式，如 CRRT 清除率较低、治疗时间更长，如果不能采取 IHD 时可以采用[127]。

尽管只有在异丙醇的浓度＞400mg/dl（66.6mmol/L）或持续昏迷、低血压、心肌抑制、心律失常或 AKI 时才有进行 IHD 的指征，但 IHD 还是可以有效地清除异丙醇和丙酮[128–130]。而其他方式无法达到相似的清除率[131]。

IHD 过程中通常需要在透析液中添加磷酸盐。甲醇中毒患者，应尽量减少或避免使用肝素，因为肝素会增加颅内出血的风险。

（二）水杨酸

水杨酸盐作为止痛药和抗炎药被广泛应用。水杨酸通过抑制环氧合酶（COX）的表达，减少促炎症介质如前列腺素类的产生而发挥抗炎作用。过量使用水杨酸会解耦联氧化磷酸化，这也是导致中毒和死亡的关键因素。阿司匹林（乙酰水杨酸）是抗血小板治疗的常用药物。水杨酸被用作局部角质去除剂和去疣剂，次水杨酸铋（Pepto-Bismol；每 15ml 水杨酸盐 236mg）被用于治疗反流性疾病，水杨酸甲酯（冬青油，98% 水杨酸盐，1 茶匙含有 7g 水杨酸盐）用于缓解疼痛和作为调味剂使用[132, 133]。水杨酸盐是许多非处方药的成分，因此水杨酸盐是毒物中心接诊最常见的一种中毒物质[1]。好在由于包装的调整和可使用非甾体类消炎药（NSAID）替代，在美国严重的水杨酸中毒越来越少。

1. 毒理学和毒代动力学

通常水杨酸盐会被消化道迅速吸收，1h 内可达到血清峰浓度，除非使用肠溶性产品。然而，在急性服用过量时，胃石形成和幽门痉挛可能会减缓吸收和症状的出现[134, 135]。

在治疗剂量范围内，水杨酸（分子量 =138.1Da；V_D=0.2L/kg）90% 与蛋白结合并通过肝脏一级代谢。正常情况下，不到 10% 的水杨酸盐会以原形通过肾脏排泄，其清除的半衰期为 2～4h[136, 137]。水杨酸在肾小球中被滤过，在近端小管中主动分泌，同时在远端小管中被动重吸收。在急性服药过量的情况下，蛋白结合率会降至 50%，V_D 增加，主要的代谢途径饱和，因此其清除过程从一级动力学变为零级动力学。尽管在这种情况下，肾脏可清除更多的水杨酸，但是其他剂量依赖的变化会引起清除半衰期显著延长（＞30h）[138–140]。

水杨酸属于弱酸，pK_a 为 3.0。在血浆中以离子形式和非离子形式存在，如下所示。

$$H^{+}+Sal^{-} \leftrightarrow HSal$$

不带电的颗粒，如非离子态水杨酸，比带电形态的水杨酸透过血－脑屏障和其他组织的速度更快。酸中毒的时候以上平衡会向右转化，因此会产生更多的中枢神经系统毒性[141]。尿液的 pH 同样也会影响其清除，肾小管内 pH 增加会促进平衡向离子形式转化，限制其被肾小管细胞摄取，利于其通过尿液清除。这为碱化尿液可以增强水杨酸盐的清除提供了理论依据。

2. 临床表现和诊断方法

水杨酸盐中毒可以是急性的或慢性的。急性摄入＞150mg/kg 通常表现为轻度至中度毒性；＞300mg/kg，患者有严重中毒的风险；摄入量＞500mg/kg 很可能致命。水杨酸盐的治疗剂量范围为 10～30mg/dl（0.7～2.2mmol/L）；浓度＞40mg/dl（2.9mmol/L）可能产生毒性，浓度＞75mg/kg（5.4mmol/L）具有严重的影响。

急性摄入水杨酸盐可引起胃炎和对延髓化学感受器触发区有直接刺激，因此常会引起恶心、呕吐。出血性溃疡、胃动力下降和幽门痉挛也可能出现。水杨酸中毒可出现多种酸碱异常，但典型表现为混合型呼吸性碱中毒和高 AG 代谢性酸中毒。水杨酸盐可通过主动脉和颈动脉化学感受器而直接刺激脑干呼吸中枢，导致二氧化碳分压早期下降和呼吸性碱中毒[142–144]。随后，水杨酸盐和有机酸沉积引起代谢性酸中毒。分钟通气量的增加可促进乳酸生成[142, 145]。另外，水杨酸盐可通过解耦联线粒体氧化磷酸化反应和打断三羧酸循环中的糖和脂肪酸代谢，导致组织二氧化碳、乳酸和酮酸的产生增加[145]。

水杨酸盐可直接或通过选择性降低大脑葡萄糖浓度而引起一系列中枢神经系统效应。脑水肿可能继发于毛细血管渗漏，也可能引起精神状态的改变[145]。神经系统表现包括耳鸣、中枢性高热、眩晕、精神状态改变（如多动症、躁狂、谵妄、幻觉）和昏迷[146, 147]。随着昏迷的进展，可能出现呼吸反应迟钝，这可能会进一步降低 pH 并促进水杨酸盐进入中枢神经系统[141, 148]。水杨酸盐浓度为 30mg/dl（2.2mmol/L）时会出现耳鸣，可能导致听觉敏感度下降，甚至耳聋[149]。早期水杨酸盐中毒可表现为糖原分解、糖异生和外周利用减少，从而引起高血糖。晚期随着细胞能量需求增加和氧化磷酸化解耦联会发生低血糖[150]。

慢性中毒可能出现在接受长期水杨酸盐治疗的患者中，常发生于肾脏清除率下降的情况下。这种情况下患者的症状通常比急性摄入相同浓度的水杨酸盐后更为突出，这类患者常被误诊为谵妄、脑病或不明原因的发热，其死亡率很高[151, 152]。非心源性肺水肿是一种罕见但典型的表现，可能是由于胃肠道局部释放血管活性肽和毛细血管通透性增加导致的，这限制了碱化尿液的作用[153, 154]。

诊断水杨酸盐中毒通常是根据病史、典型的临床表现和代谢异常（如前所述）进行的。存在 AG 增高伴呼吸性碱中毒提示水杨酸盐暴露。许多中心通常都能快速定量检测血清水杨酸盐浓度。对于症状明显的患者来说，血清水杨酸盐浓度则不那么重要了，因为无论如何都需要治疗。这时，用水杨酸盐浓度监测疗效和确定治疗持续时间更有用。Done nomogram（特殊的列线图）是一种将水杨酸盐浓度和毒性关联起来的方法，但因为其预测价值较差已不再使用[155]。

3. 治疗

中毒治疗的基本原则也适用于水杨酸盐。应特别重视呼吸支持。患者需要维持高分钟通气量和高血清 pH 以减少水杨酸盐进入中枢神经系统。气管插管只能在绝对有必要时由有经验的临床医生进行，以避免长时间的呼吸暂停，因为据报道有一些患者在这期间发生死亡[156]。在插管之前应将呼吸机设置为符合患者呼吸模式的参数，由于内源性呼气末正压（PEEP）的存在使之难以实现。

一旦患者病情稳定，进一步的治疗目标是减少水杨酸盐吸收和促进水杨酸盐清除。活性炭仍然是首选的净化方式[157, 158]。MDAC 能促进水杨酸盐的清除，但是比碱化尿液的效果差，且使用更麻烦[5, 6, 159, 160]。当患者胃肠道有大量未被吸收的水杨酸盐时，应该考虑使用 MDAC。

血清和尿液的碱化是治疗的重要部分。如前所述，碱化可促进水杨酸盐解离，从而使其通过血－脑屏障和被肾小管重吸收（离子捕获）减少。因为解离常数（pK_a）是对数函数，尿液的细微变化能对水杨酸盐的清除造成很大的影响[161]。与仅利尿相比，碱化尿液能使尿液中水杨酸盐的清除增加数倍。一项小规模研究显示，尿液中水杨酸盐的排泄率从酸性环境下的 2% 增加到碱性环境下的 30%[162]。输注碳酸氢盐直到尿 pH 达到 7.5 或水杨酸盐浓度低于 30mg/dl（2.2mmol/L）。由于肾脏通过集合管的 H^+/K^+ 交换泵重吸收钾，严重低钾血症时无法达到碱性尿，因此需要监测血钾水平并积极纠正。AKI 或肺水肿患者应禁用碱化治疗，在这种情况下，尽管有突发呼吸衰竭和需要机械通气的风险，仍首选 IHD。乙酰唑胺能碱化尿液，但绝对禁止使用，因为它会降低动脉 pH，从而促进水杨酸盐进入中枢神经系统和其他组织。

第一篇基于弥散技术的文章由 John Abel 撰写并发表于 1913 年，展示了如何从实验动物体内清除水杨酸盐[163]。水杨酸盐具有高度可透析化合物的特性，包括低 V_D、低分子量和高浓度时的低蛋白结合力[164–166]。IHD 是最佳的体外循环治疗方法，在清除水杨酸盐的同时能纠正水杨酸盐中毒患者的酸碱状态和容量状态。尽管腹膜透析[167, 168]、交换输血[155]、HP[169–171] 和 CRRT[172–174] 都能促进水杨酸盐的清除，但是没有一种能达到 IHD 的效果。IHD 在水杨酸盐中毒的治疗中仍未得到充分应用，替代治疗（如 MDAC、碱化尿液）可能会给临床医生错误的安全感，因此大多数患者的死亡发生在开始 ECTR 前[76]。

ECTR 的适应证包括水杨酸盐中毒引起的下列任意一种症状[16]。

① 神经系统症状（如思维混乱、抽搐、昏迷）。

② 肺水肿。

③ pH＜7.25。

④ 血清水杨酸盐浓度＞90mg/dl（6.5mmol/L）。

⑤ 急性肾损伤。

⑥ 经过合理的治疗后临床症状仍恶化。

慢性中毒的患者在水杨酸盐浓度较低时即表现出更大的毒性。因此，在慢性中毒时，ECTR 的启用主要取决于症状和体征。ECTR 要持续到水杨酸盐浓度低于 19mg/dl（1.4mmol/L），且临床症状有改善。尽管有学者建议在 ECTR 期间持续进行尿液碱化，但是透析是比静脉输注碳酸氢盐更快、更可靠的碱化方法[175]。

（三）锂

锂是元素周期表上最轻的金属，在 19 世纪被用于治疗痛风，之后被用于调制软性饮料。20 世纪 50 年代，锂作为双相情感障碍的一线治疗药物开始广泛使用[176]。尽管锂一般被认为是一类安全的药物，但是其治疗窗很窄（0.7～1.0mmol/L），当血清浓度超过治疗剂量时会引起严重的不良反应。锂还可能对代谢和肾脏造成长期的影响，如甲状腺功能减退、甲状旁腺功能亢进、肾性尿崩症和肾小球滤过率（GFR）进行性下降，这些内容超出了本章范围[177]。锂的作用机制和毒理作用还未完全阐明。锂被认为可以稳定细胞膜、减少神经兴奋、减少突触传递。其可能机制包括消耗中枢神经系统肌醇[178]，抑制涉及神经保护的细胞内信号通路[179, 180]，调节一氧化氮、谷氨酸和其他神经递质[181]。

1. 毒理学和毒代动力学

锂的药代动力学已为人熟知。锂为 7Da 的单价阳离子，口服制剂为其碳酸盐（胶囊）或柠檬酸盐（液体）。治疗剂量口服吸收快且可完全吸收，其生物利用度不受食物影响。服用治疗剂量的速效制剂可在 1～2h 达到其血液峰浓度，缓释制剂在 4～6h 达峰浓度，但是在急性中毒时往往会延迟数倍。锂不与蛋白结合，V_D 为 0.7～0.8L/kg。锂在不同组织中的分布也不同，能快速进入肝脏和肾脏，进入骨、肌肉和脑较慢，因此急性过量服用后中枢神经系统峰浓度的出现要晚于血清[182]。锂也主要通过主动转运分布到细胞内。它可自由通过肾脏被滤过，几乎全靠肾脏排泄。滤过的锂 80% 被重吸收（75% 在近端小管，25% 在远端小管）。因此总清除率接近 GFR 的 20%。锂的重吸收依赖于钠的重吸收，因此缺钠状态（如容量耗竭、NSAID、充血性心力衰竭、肝硬化）能显著提高锂潴留。对于正常受试者来说，治疗剂量的锂半衰期为 18～24h，但在老年人、长期服用锂者和 CKD 患者中会延长[183, 184]。然而，肾功能正常的患者急性过量服用锂之后，血浆清除的半衰期将近 10h（主要是是由于锂分布在血管外组织中），而慢性服用过量者半衰期则为 30～40h[185]。

2. 临床表现和诊断方法

初次接触锂的患者一次性暴露于大量锂可定义为急性锂过量，当服用剂量或处方剂量错误，或患者锂清除能力受损，可定义为慢性锂过量[186]。症状的严重程度与血清锂浓度没有明显相关性。锂浓度为 4.0mmol/L 时，急性中毒患者可能完全无症状，而慢性中毒患者可能在浓度接近治疗范围时就出现明显临床症状[184, 187]。急性中毒主要表现为胃肠道症状（如恶心、呕吐、腹泻）和非特异性心脏传导延迟，但威胁生命的心律失常不常见。慢性中毒以神经系统症状为突出表现，可从轻度症状逐渐进展（例如，从颤抖或构音障碍发展为更严重的表现，如嗜睡、癫痫发作、高热、昏迷和死亡）[188, 189]。严重中毒者有时可出现持续的神经系统症状[183]，一些患者表现出不可逆的锂引起的神经毒性（SILENT），可能导致小脑和认知障碍，并且可持续数年。致病因素及其与锂的关系尚不清楚[190]。

3. 治疗

锂中毒的治疗不应只关注锂浓度，还应根据症状、基础肾功能和患者特异性风险进行评估[185, 187]。初期支持治疗应针对锂中毒的特异性表现，包括治疗高热、心律失常和癫痫发作。容量减少会促进近端小管中锂的重吸收，因此应及时纠正。尽管容量复苏首选生理盐水（0.9%），但考虑到锂诱导的肾性尿崩症和高钠血症，则可能需要用低渗液或非结合水替代。

尽管口服活性炭不吸附锂，对单独的锂中毒没有作用，但是大量口服锂后仍需进行胃肠道排毒[191]。若服用的是锂缓释制剂可考虑聚乙二醇灌肠[192]。聚磺苯乙烯（kayexalate）是一种常用于治疗高钾血症的阳离子交换剂，口服聚磺苯乙烯能结合胃肠道中未被吸收的锂，促进动物和人体已被吸收的锂的清除[23, 193, 194]。对于透析延迟或者不考虑透析的轻度至中度症状的患者，可考虑此治疗[23]。

锂具有理想的行体外循环治疗清除的特征，包括分子量小、几乎不与蛋白结合、V_D 低、内生清除率低。然而，目前尚不清楚通过 ECTR 加强锂的清除是否有临床获益。在一项回顾性的、力度不强的对比研究中，采用或不采用 IHD 治疗的患者临床结局相似，但是在基线水平上该队列不具有可比性[195]。

IHD 是体外循环清除时的一个选择。使用现代过滤器可达到超过 180ml/min 的清除速度[196–199]。IHD 终止后血清锂浓度常会反弹[183, 200]，但是如前所述，可能无须考虑这些，因为在锂重新分配回循环系统的过程中，中枢神经系统的锂浓度实际上会降低，除非仍在通过肠道持续吸收锂[80]。CRRT 的清除率和清除速度低于 IHD[197, 201–203]。PD 对锂的清除率低于肾脏的正常功能[204, 205]。

符合如下任意一项即为 ECTR 的适应证[12]：①严重的神经系统表现（中枢性高热、癫痫发作和（或）意识障碍）；②血清 [Li]＞5mmol/L（尽管急性中毒血清锂浓度更高的患者不使用 ECTR 也能得到良好的预后）；③有肾脏损伤的表现且血清 [Li]＞4mmol/L；④危及生命的心律失常。

对于不能耐受容量复苏或肾功能受损的患者，开始透析的标准应降低。[183, 206]

（四）丙戊酸

丙戊酸（VPA）被用于治疗失神发作、复杂部分癫痫发作、偏头痛和情感障碍。尽管急性 VPA 中毒通常导致轻度自限性中枢神经系统抑制，但是严重的毒性作用和死亡的案例也有报道[207, 208]。

1. 毒理学和毒代动力学

VPA（分子量 144.21Da，V_D 0.2L/kg）有速效和缓释 2 种剂型，2 种剂型都有很高的生物利用度。血清浓度通常在摄入后 1～13h 达高峰，达峰时间与制剂有关[209]。治疗量的血清浓度范围为 50～100mg/L（347～693μmol/L）。VPA 过量时其蛋白结合为饱和状态。治疗浓度时蛋白结合为 90%，但是浓度为 300mg/L（2079μmol/L）时降低至 35%[210]。

VPA 能被肝脏快速代谢。通过葡萄糖醛酸结合（70%）及 β 氧化和 ω 氧化形成多种代谢产物，而通常少于 3% 以原形通过尿液排泄[210]。过量时，其代谢多通过 CYP450 介导的 ω 氧化进行，其代谢产物如 5-OH-VPA 和 4-en-VPA，被认为参与 VPA 的毒性作用。

2. 临床表现和诊断方法

大多数 VPA 过量能够被耐受，但是摄入量超过 200mg/kg 时多表现出毒性[208, 211]。急性中毒的典型表现为胃肠道不适（如恶心、呕吐、腹泻）、中枢神经系统异常（如精神错乱、迟钝、昏迷伴呼吸衰竭）、低血压和氨基转移酶增高。血清游离（未结合）和总 VPA 浓度与中毒的严重程度无明显相关，但是大多数总浓度高于 180mg/L（1247μmol/L）的患者表现出一定程度的中枢神经系统抑制[212]。

治疗剂量和中毒剂量的丙戊酸都可引起高氨血症[213]，通常不会引起毒性反应，但是当浓度明显升高时可能导致脑病、脑水肿和死亡。丙戊酸诱导高氨血症的机制还不完全明确，但是可能与氨基甲酰磷酸盐合成酶、N- 乙酰谷氨酸合成酶或肉碱依赖性 β 氧化的抑制相关，它们都可以抑制尿素循环[213]。

血清浓度很高时 [>1000mg/L(6930μmol/L)]，并发症包括高 AG 性代谢性酸中毒、渗透压升高 [VPA 浓度>1500mg/L(10 395μmol/L) 可使渗透压升高 10mOsm/kg 或更多]、高钠血症、低钙血症、胰腺炎、非心源性肺水肿、骨髓抑制和 AKI[214, 215]。诊断 VPA 中毒主要是根据接触史、典型中毒症状和血清丙戊酸浓度增高。

3. 治疗

VPA 中毒的治疗包括初期稳定呼吸和心血管功能。应使用活性炭进行胃肠道排毒，尤其是暴露时间在 1h 内的患者。由于服用过量时吸收时间延长，超过 1h 可能仍然有用。由于 VPA 经肾脏排泄有限，加强尿液清除无明显效果。左旋肉碱被认为是治疗高氨血症性脑病的一种方法，但是支持的依据有限[216]。如果使用左旋肉碱，首先应静脉使用一次负荷剂量 100mg/kg，之后每 8 小时输注 50mg/kg，直到血氨水平下降。

由于 VPA 分子量和 V_D 低，有利于体外清除。由于 VPA 大部分与蛋白结合，因此在正常血清浓度下 IHD 基本不能清除 VPA，但在超治疗浓度时 VPA 与蛋白结合饱和，此时 IHD 可显著清除 VPA[209, 217]。此外，IHD 还可以清除血氨，纠正代谢性酸中毒[209]。

ECTR 的适应证包括以下任意一项丙戊酸中毒的症状[14]：①血清丙戊酸浓度>900mg/L(6250μmol/L)；②脑水肿或休克；③需要机械通气的昏迷或呼吸抑制；④急性高氨血症；⑤ pH ≤ 7.10。

高通量 IHD 终止后 5～13h 常会出现 VPA 反弹，需要再进行治疗[210]。炭柱 HP 在一些病例中已成功运用，但是炭柱很快饱和限制了其应用[207]。IHD 和 HP 串联或序贯治疗可能是最有效的方法，但是考虑到费用和潜在的并发症，IHD 所起到的作用甚微[218]。已有 2 例成功运用了间歇性 HDF 的报道[219, 220]，但是没有充分的证据表明其比单独运用 IHD 获益更多。CRRT 的效果被认为不如间歇性替代治疗，只有在无法进行 IHD 时才使用[14, 221]。白蛋白透析、慢速低效透析滤过、TPE 和 PD 治疗丙戊酸中毒效果较差，不推荐使用[222.223]。

（五）卡马西平

卡马西平是一种应用广泛的抗惊厥药，同时也越来越多地用于镇痛和治疗情感障碍。

1. 毒理学和毒代动力学

卡马西平（分子量 236Da）和三环类抗抑郁药有相似的化学结构。其治疗机制结合钠通道、抑制神经元去极化和减少谷氨酸盐释放。高浓度时还有抗胆碱能的作用。

卡马西平有速效制剂和控释制剂，其特点是不稳定和不完全吸收，由于其抗胆碱能的作用，过量服用会加强胃石的形成和肠梗阻[224]。卡马西平具有脂溶性，V_D 为 1.2L/kg，蛋白结合率近 75%，过量服用时也不会明显降低[225]。卡马西平主要经肝脏代谢，通过 CYP450 3A4 代谢产生多种代谢产物，最重要的是具有药物活性的卡马西平 -10,11- 环氧化物。卡马西平可诱导自身代谢，长期使用可增加内源性清除。卡马西平的治疗浓度范围为 4～12mg/L（16.9～50.8μmol/L）。

2. 临床表现和诊断方法

卡马西平的毒性常表现为神经系统、心血管系统和抗胆碱能引起的症状，由于其吸收不稳定，可能会延迟发病。轻度中毒 [约 30mg/L(127μmol/L)] 表现为困倦、眼球震颤、心动过速、反射亢进或辩距不良。中毒更严重时 [＞40mg/L(169μmol/L)] 可发展为昏睡、癫痫发作、昏迷、QRS 延长、低血压和明显的抗胆碱能症状（特别是肠梗阻），患者死亡不常见。粒细胞缺乏和抗利尿激素分泌失调综合征（SIADH）与长期使用卡马西平相关，在急性中毒中不常见。

卡马西平中毒的诊断依据主要是病史和典型的临床表现，通过实验室检查确诊。连续监测血清卡马西平浓度十分必要，因为其峰浓度出现的时间可显著推迟，甚至超过 24h。每 4～6 小时要监测一次血清浓度，直到出现明确的下降趋势。

3. 治疗

多数卡马西平中毒的患者可仅采用支持治疗，包括输液、通气支持、苯二氮䓬控制癫痫发作、血管活性药治疗低血压和碳酸氢钠阻滞钠通道。即使患者服用后由于吸收时间延长而延迟发病，也需要胃肠道排毒，但发生肠梗阻时禁止胃肠道排毒。卡马西平中毒没有解毒药。MDAC 能促进卡马西平的清除，还可减少昏迷和机械通气的持续时间 [5, 226]，但肠梗阻仍为禁忌证 [5, 226–229]。

严重的卡马西平中毒可使用 ECTR，比 MDAC 清除效果更好，尤其是存在肠梗阻的情况下 [230–232]。凭经验来看，由于卡马西平蛋白结合力强，炭柱或树脂 HP 是 ECTR 的首选。然而使用高通量过滤器、高血流量和更大的导管，HP 和 IHD 对卡马西平的清除率相当，可超过 100ml/min[231–239]。由于 IHD 实用性更强，费用更低且并发症更少，与 HP 相比临床更倾向于使用 IHD。关于 ECTR 对毒性代谢产物卡马西平 -10,11- 环氧化物的清除的数据有限，但其蛋白结合力低于卡马西平（50% vs. 75%～90%）[225, 236, 240, 241]，似乎也可以通过透析清除。CRRT、TPE 和白蛋白透析也可用于卡马西平中毒的治疗，但是清除率相对较低 [242, 243]。

ECTR 的适应证包括以下任意一项卡马西平中毒的症状 [11]：①长时间的昏迷；②癫痫发作、心血管不稳定、支持治疗对症状无改善；③使用 MDAC 后血清卡马西平浓度升高；④血清卡马西平浓度＞45mg/L（190μmol/L）。

（六）巴比妥类药物

巴比妥类药物有抑制中枢神经系统的作用，可用做镇静药、安眠药、抗焦虑药和抗惊厥药。在 20 世纪 60 年代苯二氮䓬出现之前，巴比妥类药物应用很广。尽管其使用在逐年减少，巴比妥类药物，尤其是长效制剂的使用仍然令人担扰。苯巴比妥是世界范围内最常用的巴比妥类药物，也是导致中毒最常见的药物，而其他巴比妥类药物主要见于发展中国家 [244]。

1. 毒理学和毒代动力学

大多数巴比妥类药物是弱酸性的，pK_a 接近 7。它的 2 个最主要的作用机制为增强 γ- 氨基丁酸（GABA）受体的作用和阻断 α- 氨基 -3- 羟基 -5- 甲基 -4- 异噁唑丙酸（AMPA）受体（一种谷氨酸受体的亚型），2 种作用机制都会对中枢神经系统产生影响 [245]。它们常根据作用持续时间分为短效（＞3～4h；戊巴比妥、司可巴比妥）、中效（＞4～6h；异戊巴比妥、仲丁巴比妥）或长效（≥6～12h；巴比妥、扑米酮、苯巴比妥）[244]。受摄入剂量、是否发生肠梗阻和同时服用的其他药物的影响，其吸收率可有不同。某种巴比妥类药物穿透血 – 脑屏障的能力反映了它的脂溶性，也决定了它的临床作用。巴比妥类药物是小分子物质，蛋白结合率通常低于 50%，而长效巴比妥类药物的蛋白结合率比短效的更低。巴比妥类药物大多在肝脏代谢，那些脂溶性较弱的巴比妥类药物，如苯巴比妥可经肾脏排泄。长期服用巴比妥类药物的患者，其对巴比妥类的清除率可能由于酶诱导而较高。

接下来将集中讨论苯巴比妥，因为尽管它与其他长效和短效巴比妥类药物有相似的成分，但它是最常见的一种。以下同样适用于扑米酮，因为它可以代谢为苯巴比妥 [246]。对于大多数巴比妥类药物，口服 1g 会对大多数成人产生严重毒性，而在缺乏支持治疗的情况下，摄入超过 2g[247] 或者血清浓度高于 80mg/L（345μmol/L）可导致死亡 [248]。

2. 临床表现和诊断方法

苯巴比妥具有持续的临床作用 [249, 250]。轻度暴露时，毒性通常表现为意识水平的改变。中度中毒会引起呼吸暂停和低血压。更严重的病例表现为反射减退、皮肤大疱、循环衰竭（更常见于短效巴比妥类药物）、体温过低和昏迷 [244, 247]。合并 AKI、心脏疾病或肺部疾病将增加对巴比妥类药物的临床敏感性 [251]。摄入巴比妥类药物后发生早期死亡是由于呼吸和心血管系统衰竭引起的，而延迟死亡是由急性肺损伤、呼吸机获得性肺炎、脑水肿或多器官衰竭导致。除苯巴比妥外，巴比妥类药物的特异性血清检测还未得到广泛应用。

3. 治疗

在多数巴比妥类药物中毒病例中，使用支持治疗通常就足够了，包括复温、水化和血管升压素。患者可能深昏迷，需要长时间的机械通气。巴比妥类药物没有解毒剂。

在气道保护的同时，应用 MDAC 有助于清除苯巴比妥[252]。因为巴比妥盐为弱酸，碱化尿液至少能使苯巴比妥的肾脏清除率增加 2～3 倍[253, 254]。然而，由于肾脏对苯巴比妥的清除率本身已经很低了（<3ml/min），碱化尿液对总清除率可能无明显影响[253]。MDAC 对清除率的影响比碱化尿液要大[254, 255]。令人惊讶的是，在一项小型的随机研究中[256]，尽管 MDAC 能缩短半衰期，但是与之相比，碱化尿液能使昏迷时间缩短[257]。另一项对照研究提示单独使用 MDAC 的疗效优于单独碱化尿液或使用 MDAC 的同时碱化尿液[255]。因此，在没有肠梗阻的情况下，MDAC 优于碱化尿液[5, 6, 244]。

一项动物实验表明，犬和大鼠摄入致命剂量的苯巴比妥后接受 HP 治疗，与未接受 HP 治疗的相比，死亡率明显降低[164]。尽管与对照组相比，行 HP 治疗的组别死亡率更低，但是还没有随机研究评估 ECTR 在人类中的作用[258]。由于长效巴比妥类药物内源性清除率低，HP 和 IHD 可作为巴比妥类药物中毒的有效治疗方法，尤其是对于初次摄入巴比妥类药物的患者[244]。除了苯巴比妥、巴比妥和扑米酮外，其他巴比妥类药物内源性清除半衰期较短，因此体外循环清除效果不佳。现代高通量透析器至少能达到 HP 同等的清除率。

ECTR 的适应证包括以下任一症状（尤其是苯巴比妥中毒）[244]：①昏迷伴呼吸抑制；②对血管升压药无反应的低血压；③ MDAC 无法降低血清毒物浓度。

在治疗巴比妥类药物中毒时需要注意的是，长期使用巴比妥类药物的患者有加速戒断反应的风险。在经过将近 48～72h 治疗后，当血药浓度降至低于治疗剂量时可能出现癫痫发作和（或）持续谵妄状态[70, 259–261]。当血苯巴比妥浓度达到治疗剂量时，可停止 ECTR 和其他治疗以减轻此效应。持续监测可迅速发现毒性反弹或戒断反应，特别是对于使用短效巴比妥类药物的患者和长期服用者。当血苯巴比妥浓度达到治疗剂量，且临床症状好转时，重新开始苯巴比妥治疗也需要谨慎。

（七）苯妥因

苯妥因是治疗癫痫的一线药物，用于癫痫持续状态和预防癫痫发作。尽管苯妥因相关的死亡案例罕见，但由于苯妥因治疗窗较窄，其中毒相对常见。

1. 毒理学和毒代动力学

苯妥因能稳定细胞膜、减少癫痫发作，可能是通过电压依赖性阻断与癫痫发作相关膜钠通道的动作电位产生而起作用[262]。苯妥因分子量为 252Da，蛋白结合率高（90%～95%），当有肾衰竭或低蛋白血症时，蛋白结合率降至 70%，出人意料的是，当服用过量时其蛋白结合率几乎保持不变。只有未与蛋白结合的苯妥因有生物学作用。

苯妥因有多种给药形式，口服生物利用度不稳定[263]，特别是服用过量时[264]。苯妥因主要通过肝脏 CYP2C9 介导的羟基化作用进行代谢，然后以无活性代谢产物的形式经胆汁排泄，通过小肠重吸收后再经尿液排泄。血清浓度低时通过一级动力学清除，而当浓度更高，但还是在参考范围之内时则变为零级（饱和）动力学清除。口服制剂的清除半衰期为 14～22h。治疗剂量的血清浓度范围为 10～20mg/L（40～80μmol/L）。成人的致死量为 2～5g。

2. 临床表现和诊断方法

苯妥因中毒多表现为神经系统症状，其严重程度与血清浓度相关性不强。浓度为 20～40mg/L（80～160μmol/L）时，症状包括眼球震颤、共济失调、构音障碍和轻度中枢神经系统抑制[265]。浓度超过 40mg/L（160μmol/L）时，可表现为昏睡、思维混乱、低血压、昏迷和癫痫发作。死亡通常由呼吸抑制或心血管抑制引起，但很少见。心血管毒性常见于口服制剂，而快速静脉注入偶见短暂性房室传导阻滞和心动过缓[265]。

所有可疑苯妥因过量的病例都需要检测血清苯妥因总浓度。某些情况下，苯妥因的蛋白结合力可发生改变，如尿毒症、高龄和同时使用能将苯妥因从蛋白结合部位置换出来的药物（如水杨酸盐、磺胺类药、甲苯磺丁脲、VPA）。在这些情况及低蛋白血症时，能检测出游离苯妥因的浓度，当游离苯妥因浓度超过 2.1mg/L（8.3μmol/L）时毒性明显[266]。

3. 治疗

由于苯妥因中毒患者预后较好，因此尽管住院时间可能较长，仍以支持治疗为主。癫痫发作时可予苯二氮䓬类药物。胃肠道排毒能减轻苯妥因中毒的严重程度、减少总体负荷，在健康人和中毒患者中 MDAC 均能显著缩短其清除半衰期[22, 267, 268]，尤其是在血清苯妥因浓度升高或持续升高的患者中[5]。苯妥因中毒没有特异性解毒药。

ECTR 治疗苯妥因中毒仍缺乏证据，应用经验有限。理论上，由于苯妥因的蛋白结合力高，HP 或 TPE 一直以来都是常用的治疗方法，两者在苯妥因中毒的治疗中都有效[269–275]。令人意外的是，尽管苯妥因蛋白结合力高，但有证据表明 IHD 也可促进其清除，可能是由于其与白蛋白结合系数低，可使自由扩散的游离苯妥因数量保持恒定[276–278]。这一发现归因于新一代的高通量高效透析器，而以往老式透析设备对苯妥因清除无任何作用[279]。

尽管 HP 和 IHD 合用是否比分别单独应用效果更好还不明确，但一些研究表明合用 HP 和 IHD 能最大限度地提高清除率[274, 280, 281]。PD 和 CRRT 对苯妥因中毒都无明显作用[282–285]，但白蛋白透析的效果仍不确定[59]。总之，尽管苯妥因中毒住院时间较长，但多数患者预后较好。仅使用支持治疗通常有效。对于神经毒性持续时间长，或预计会持续长时间的患者（如苯妥因浓度持续升高），可考虑 IHD 或 HP[18]。

（八）二甲双胍

二甲双胍是治疗非胰岛素依赖糖尿病的一线治疗方法，尤其是超重患者。二甲双胍能改善患者胰岛素敏感性，目前是世界上最常用的治疗糖尿病的药物。而与之相关的双胍类药物苯乙双胍，由于易导致严重乳酸酸中毒，已于 1978 年停用。

1. 毒理学和毒代动力学

二甲双胍是一类未结合的小分子物质（165Da），能扩散进入细胞内间隙并与微粒体结合，因此分布容积很大（3L/kg）。其生物利用度是不完全的。不经肝脏代谢而是以原形经肾小管分泌清除（肾功能正常时肾脏清除率≈ 500ml/min），因此，肾损伤患者应慎用。急性摄入的中毒剂量尚不确定，但可能超过 100mg/kg。

2. 临床表现和诊断方法

二甲双胍中毒表现多样，包括胃肠道症状（如腹痛、腹泻、恶心、呕吐）、乳酸酸中毒和低血压，这都是二甲双胍中毒的典型表现。低血糖、低体温、精神状态改变和急性胰腺炎也有报道[286, 287]。二甲双胍相关的乳酸酸中毒（MALA）常发生得很隐匿，特别是在 AKI 或 CKD 患者中。MALA 被定义为动脉 pH ≤ 7.35、乳酸浓度＞45mg/dl（5mmol/L）[288, 289]，原因可为急性中毒和慢性中毒。关于二甲双胍和乳酸酸中毒之间的联系存在争议，有些人认为两者的联系只是偶然，与其他很多因素有关，如败血症和心力衰竭[290, 291]，而另一些人认为二甲双胍本身直接导致乳酸酸中毒[292]。无症状患者在摄入急性中毒量的二甲双胍后短时间内出现中毒症状印证了后一假说[293–295]，有时也称为“二甲双胍诱导的乳酸酸中毒”（MILA）[292]。MALA 和 MILA 真正的发生率尚不清楚，但是严重危及生命的酸中毒年发生率在 0.05/1000 左右[296]。

MALA 的病理生理机制还不完全清楚，但是目前认为可能与干扰肝脏糖异生和乳酸利用受损有关。二甲双胍也能跟线粒体膜结合，过量服用能使能量利用转变为无氧代谢形式，导致乳酸产生[297]。肾脏或肝脏对乳酸的清除障碍（见前所述）又会增加乳酸产生。

由于血清二甲双胍的检测在临床未常规开展，因此对每一位服用二甲双胍出现严重乳酸酸中毒的患者都需要怀疑是否二甲双胍中毒。一些研究报道二甲双胍浓度与乳酸酸中毒的标志物之间存在关联[290, 292, 298]，但也并非所有的都有关联[299]。一系列因素可能影响二甲双胍浓度和临床预后之间的关系，这在其他地方已经讨论过[290, 300]。

3. 治疗

由于二甲双胍没有特异性的解毒药，因此二甲双胍中毒的处理主要是支持治疗，包括纠正酸碱平衡状态、降低二甲双胍浓度、防治并发症及防止病情加重。急性大量服用二甲双胍后 1～2h 的患者应考虑活性炭排毒。乳酸酸中毒、低血糖或有其他二甲双胍中毒症状的患者需要收住重症监护病房治疗。

严重酸中毒（pH ≤ 7.1）的患者需要静脉用碳酸氢钠，除非该患者存在高钠血症和容量负荷过重的情况。因 ECTR 能清除乳酸和二甲双胍，比静脉用碳酸氢钠能更快纠正酸中毒，并且能减轻容量负荷和治疗尿毒症，因此在 MALA 治疗中疗效确切。一些急性中毒患者进行透析后能马上得到缓解，提示获益主要来源于通过 ECTR 调控 pH，而非清除二甲双胍 [301]。一项研究比较了接受透析治疗和未接受透析治疗的患者，两组死亡率无明显差别，但是 IHD 组患者治疗前的基础情况较差 [288]。有证据显示，ECTR 能清除大量的二甲双胍，尤其是当肾功能受损时 [302–304]，也是因为在 AKI 患者中二甲双胍表观分布容积更小，因此更适合行体外循环治疗清除。在最近的 ECTR 治疗中毒的病例报道中，二甲双胍是主要中毒物质 [305]。

ECTR 的适应证包括以下任意一项二甲双胍中毒表现 [19]：①乳酸浓度＞180mg/dl（20mmol/L）；②动脉 pH ≤ 7.1；③严重 MALA 时支持治疗无效；④出现休克、肾功能受损或昏迷。

与 CRRT 相比，IHD 对二甲双胍和乳酸的清除率更高，因此作为首选 [19, 74, 306]。例如，6h 的 IHD 的乳酸清除率高于 24h 的 CVVHDF [307]，尽管 ECTR 对乳酸的清除远低于人体功能正常时的生理清除率 [308]。ECTR 终止的指征包括血 pH 和乳酸水平正常。疗程缩短可能引起乳酸酸中毒的明显反弹 [309]，如果在使用 IHD 后接着行 CRRT 可能会降低反弹的可能性 [310]。由于 HP 不能纠正酸碱失衡，不建议在未做 IHD 的前提下单独行 HP 治疗 [310]。

（九）百草枯

百草枯（1,1`– 二甲基 –4,4`– 二氯二吡啶）是一种便宜的、非选择性的速效除草剂，它不与土壤起反应因而减少了环境污染。由于它不易通过完整的皮肤被吸收，并且喷雾器产生的液滴很大，因此直接接触或吸入中毒很少见。然而，意外或故意口服百草枯则毒性极强，发病率和病死率（50%～90%）很高。因为其毒性剧烈，世界上很多地区严格限制购买和使用百草枯，但是在许多发展中国家仍然可以买到 [311]。

1. 毒理学和毒代动力学

百草枯（分子量 186Da，蛋白结合力 5%）口服生物利用度低于 30%。服用 2h 后基本可达峰浓度，但是最大组织分布还需要 6h [312, 313]。百草枯可分布于大多数器官，尤其是肺、肾脏和肝脏，$V_D \approx 1.0L/kg$。主要通过肾脏排泄，因此肾功能正常时其清除半衰期为 12h，而肾功能受损时则超过 48h [313, 314]。

百草枯对黏膜有直接毒性，可致腐蚀和食管穿孔。百草枯能通过氧化还原作用促进活性氧（ROS）形成，特别是超氧自由基。因为肺里有大量电子和氧气，此过程可持续，由此产生的氧化应激可导致广泛的细胞损伤和坏死，继发炎症反应 [312, 315, 316]。

2. 临床表现和诊断方法

百草枯中毒的临床表现和病程很大程度上取决于摄入剂量和摄入后的就医时间。服用＜20mg/kg，除了口腔溃疡、呕吐和腹泻，可能不会引起任何症状。服用量 20～40mg/kg 常导致多器官衰竭，1 周或数周后导致死亡。服用超过 40mg/kg 的患者由于快速进展的多器官功能衰竭和（或）百草枯的腐蚀作用，通常在 3 天内死亡 [317–320]。

大多数百草枯导致的死亡源于呼吸衰竭。Ⅰ型和Ⅱ型肺泡上皮细胞通过能量依赖性多胺转运体吸收百草枯 [312, 321]。如资料所述，患者发展成急性呼吸窘迫综合征（ARDS），最终进展成不可逆的肺纤维化。百草枯可引起严重的急性肾小管坏死，但是患者度过中毒急性期之后可能恢复 [322, 323]。其他临床表现包括严重的上消化道溃疡、肝脏损伤和休克。百草枯不易通过血 – 脑屏障，因此通常不会对中枢神经系统造成影响，癫痫发作也极少见。

血清百草枯浓度可用于预测死亡风险，列线图已验证其与临床预后的相关性 [324–326]。遗憾的是，很少有实验室能做百草枯的定量检测 [326–329]。在尿中加入连二亚硫酸钠可快速、便宜地对尿百草枯进行定性检测。如果尿颜色从黄色变为蓝色，则证明近期曾摄入百草枯（蓝色越深，百草枯摄入量越高）。

3. 治疗

任何疑似百草枯暴露都需要立即评估和积极处理。初步稳定之后，需要进行液体复苏。只有低氧血症患者必要时才吸氧，因为吸氧可能促进百草枯的细胞毒性，这类患者通常预后很差。百草枯能被快速吸收，因此常规胃肠道排毒无明显作用，但是摄入后 1h 之内可使用活性炭。百草枯造成的腐蚀性损伤可能在摄入数小时后还未被注意到。许多百草枯的配方中已包含催吐药，有一些还含有藻酸盐以减少吸收[330]。利尿不能促进百草枯通过肾脏清除[314]，百草枯中毒尚无特异性解毒药。

因为百草枯为小分子物质、不与蛋白结合、分布容积相当小，通过常规 ECTR（清除率>120ml/min）能清除血浆中的百草枯。然而，百草枯能快速扩散进入组织，特别是在肺内沉积。此外，一旦产生有毒自由基，促进清除也无法减缓其进展。通过动物研究已证实，对暴露于致死量百草枯 2h 后的犬使用 HP，有 50% 存活，而暴露超过 12h 再进行 HP 则死亡率达 100%[331]。

IHD 或 HP 主要用于摄入后早期就诊的患者，尤其是在 4h 内[332]。在这种情况下，所有资源应尽快集中起来启动 ECTR[333]。其他 ECTR，包括腹膜透析，都没有用处[314]。通常在 ECTR 治疗后很容易观察到反弹[314, 334–339]。

由于百草枯中毒预后差，因此一些试验性的治疗方法得到应用，主要是基于免疫抑制剂，或其他类型的抗炎药物。遗憾的是，没有一种药被证实能显著改变临床结局。这些治疗方法包括维生素 C 和维生素 E、超氧化物歧化酶、去铁胺、硒、烟酸、N- 乙酰半胱氨酸、硫代硫酸盐、水杨酸盐、皮质激素、环磷酰胺和化疗。

值得注意的是，虽然仍推荐使用大剂量皮质激素，但联用环磷酰胺和皮质激素并没有显著统计学意义的获益[340]。由于大多数患者预后很差，临终关怀团队应尽早加入。

（十）茶碱

茶碱是一种甲基黄嘌呤类支气管扩张药，用于治疗哮喘、慢性阻塞性肺疾病和婴儿呼吸暂停。由于近年来吸入性皮质类固醇、抗胆碱能药物和 β_2 肾上腺素受体激动剂[341] 的使用，茶碱的应用已大大减少。

1. 毒理学和毒代动力学

茶碱（分子量 180.2Da，蛋白结合力 40%）是非选择性磷酸二酯酶抑制剂和非选择性腺苷受体拮抗剂。茶碱可松弛平滑肌、促进儿茶酚胺释放、扩张支气管、舒张周围血管，以及变时性和变力性激活心肌[342]。

茶碱有速效和缓释 2 种剂型，可通过胃肠道完全吸收。其分布体积（0.5L/kg）小于水。茶碱主要在肝脏经 CYP1A2 代谢，只有 10% 经肾脏排泄。内源性代谢通常很慢，但是茶碱的药代动力学和代谢受年龄、性别、体重、并发症（如充血性心力衰竭、肝脏疾病、感染）、吸烟（增加清除率）和使用已知促进或抑制 CYP1A2 同工酶的药物相关[343]。茶碱在治疗剂量范围 [10～20mg/L(55～110μmol/L)] 为一级动力学清除；而在中毒剂量时转变为零级动力学清除，用量少量增加即可导致血清浓度剧增[344]。

2. 临床表现和诊断方法

急性摄入（如故意自行服用中毒或用药错误）或长期使用（如开药或配药错误，其他药物干扰清除、吸烟或并发症）均可导致茶碱中毒。2 种情况需要区分，因为即使血清茶碱浓度相同，但是慢性中毒比急性中毒症状更严重[345]。茶碱的治疗窗很窄，即使在治疗浓度，近 1/3 的患者可能表现为轻度中毒。血清浓度>30mg/L(167μmol/L) 时有中毒表现，浓度>90mg/L(500μmol/L) 时可致严重中毒。茶碱的活性代谢产物咖啡因与其毒性相关。

中毒的早期表现为短暂的咖啡因样效应，如恶心、呕吐、腹泻、易怒、震颤、头痛、失眠和心动过速。中度中毒表现为嗜睡和不辨方向，可进展为室上性心动过速和频发室性期前收缩。严重中毒可能危及生命，症状包括癫痫发作、高热、低血压、室性心动过速、横纹肌溶解和 AKI。如果没有对癫痫发作进行预防和快速治疗，可导致不可逆性脑损伤。心律失常或癫痫全身发作进展为心肺衰竭或缺氧性脑病可导致死亡[345–347]。β_2 肾上腺素诱导钾内流引起的严重的低钾血症，多见于急性摄入过量[346, 348]。

3. 治疗

严重茶碱中毒需要加强支持治疗。补充容量和血管升压药对治疗低血压有效。可使用 β 肾上腺素受体拮抗剂，如普萘洛尔或艾司洛尔纠正心律失常，但易发生支气管痉挛的患者应慎用[349, 350]。茶碱导致的癫痫发作特别难以控制，苯二氮䓬类药物可作为一线药物，而在难治性病例中可能需要使用丙泊酚、巴比妥类药物，甚至需要神经肌肉麻痹，此类患者预后较差。MDAC 可增加茶碱的清除率，但是对于严重的顽固性呕吐的严重中毒患者应限制使用[351-353]。为了防止呕吐，可以进行插管和呼吸机辅助通气，以便进行 MDAC 治疗。

由于茶碱分子量小、蛋白结合力低、内源性清除少、V_D 低，适合经体外循环治疗清除。茶碱的体外循环清除率超过 150ml/min[354-356]。有许多使用 HP 和 IHD 成功治疗茶碱中毒的报道。在一项观察性回顾队列研究中，与只接受支持治疗的患者相比，进行 HP 或 IHD 的患者尽管病情较重，但临床中毒症状持续时间明显缩短[357]。一项回顾性研究提示，IHD 与 HP 的清除率相似，但与 HP 相比，IHD 的并发症更少[42]，同时还可以纠正低钾血症，因此 IHD 为首选治疗。

尽管清除率较低，但也有报道称持续性透析技术对茶碱中毒的治疗有效[358, 359]。腹膜透析和 TPE 治疗无效。交换输血可用于新生儿[360]。

ECTR 的适应证包括以下任意一项茶碱中毒的表现[13]：①经过合理的治疗后病情仍恶化；②血清茶碱浓度＞100mg/L(555μmol/L)；③血清茶碱浓度＞60mg/L(333μmol/L) 的慢性中毒；④反复癫痫发作、休克、危及生命的心律失常、无法使用活性炭吸附排毒的顽固性呕吐，或极端年龄（＜6 月龄或＞60 岁）；⑤合理治疗后血清茶碱浓度仍升高，或不能使用 MDAC。

ECTR 需要持续使用到临床症状改善、血清浓度低于 15μg/ml(83μmol/L)。终止治疗后血清茶碱浓度反弹较少见，但是 ECTR 之后仍要进行监测，以防还有药物持续吸收。

（十一）对乙酰氨基酚

对乙酰氨基酚（N- 乙酰 – 对 – 氨基苯酚，又称为扑热息痛）是一类解热镇痛的非处方药，有多种形式和制剂。对乙酰氨基酚是故意自服中毒的主要原因。

1. 毒理学和毒代动力学

对乙酰氨基酚引起中毒的机制仍不完全清楚，但是可能包括抑制脑中 COX 活性。对乙酰氨基酚在血清浓度为 10～20mg/L(66～132μmol/L) 时发挥解热镇痛作用[361]。对乙酰氨基酚有速效制剂和缓释制剂，口服生物利用率高。服用后 4h 可达血清峰浓度，但是大剂量服用缓释制剂达峰时间可能延迟数小时。

对乙酰氨基酚的蛋白结合力（≈20%）和分布容积（0.8L/kg）很小，大剂量使用时无明显改变。对乙酰氨基酚主要经肝脏代谢，90% 形成无活性代谢产物，其余的被 CYP2E1 氧化成 N- 乙酰 – 对 – 苯醌亚胺（NAPQI）。谷胱甘肽与 NAPQI 结合形成无毒性的复合物经尿液排泄。过量服用会引起谷胱甘肽耗尽和 NAPQI 蓄积，从而使 NAPQI 在肝细胞中与蛋白共价结合，导致损伤和肝细胞坏死[362]。引起急性中毒的最低剂量为 8h 内一次性服用 10g[363]。

2. 临床表现和诊断方法

对乙酰氨基酚中毒早期很难发现。在开始的 24h 内，患者可表现为非特异性症状，包括恶心、呕吐、厌食、腹部不适或腹痛。肝脏损伤通常在服用 12～24h 后出现，表现为氨基转移酶升高，此时 N- 乙酰半胱氨酸的作用减弱。根据对乙酰氨基酚剂量、营养状态和其他用药情况，肝脏毒性的严重程度有所不同，通常可以检测到血清氨基转移酶水平升高 [天冬氨酸氨基转移酶 (AST) 和丙氨酸氨基转移酶 (ALT)]，轻度至中度中毒患者氨基转移酶在服用后 2～3 天达高峰，而严重肝脏损伤时达峰时间会推后。肝脏毒性被定义为 AST 峰浓度高于 1000U/L[364]。更严重的病例可进展成暴发性肝衰竭伴脑病、凝血病、低血糖，无法行肝移植的患者最终会导致死亡。由于肾小管对 NAPQI 易感，可能的机制，包括 CYP450 通路，以及前列腺素合成酶和 N- 脱乙酰酶，患者可能发生 AKI[365]。AKI 持续时间比肝毒性长，但通常在 1～3 个月后恢复。

可根据 Rumack-Matthew 列线图（或一个适用本地版本）评估摄入时间 – 血清浓度来预测急性对乙酰氨基酚中毒的风险[366]。低于治疗曲线以下的点提示患者发生肝毒性的风险较低。尽管存在一些局限性（超出本章内容），但此列线图已经通过验证。例如，服用 4h 后血清对乙酰氨基酚浓度为 150mg/L(1000μmol/L)，提示需要 N- 乙酰半胱氨酸（NAC）治疗。

3. 治疗

对乙酰氨基酚中毒的综合治疗在别的章节进行

综述[367]。多数患者在与地区毒物控制中心和重症医学科合作的急诊科就诊和治疗，肾脏病医生不参与其中。对乙酰氨基酚中毒治疗的关键在于早期排毒治疗和及时使用解毒药 NAC[368]。NAC 能提供谷胱甘肽，促进 NAPQI 的清除[369]。急性服用过量后 8h 内开始使用最有效，但是晚一点使用也有效。NAC 的应用指征包括有明确服药史或怀疑对乙酰氨基酚中毒并出现肝脏损伤，或对乙酰氨基酚浓度在 Rumack-Matthew 列线图的治疗曲线以上。

尽管对乙酰氨基酚可使用体外循环治疗清除（V_D 低、分子量小、蛋白结合力低），但是由于使用 NAC 治疗安全、有效、费用低并容易购买，所以 ECTR 极少应用。IHD 或 CRRT 可考虑用于符合常规治疗标准的严重 AKI 患者，有时也用于大量摄入后表现为线粒体毒性 - 昏迷、乳酸性代谢性酸中毒和（或）心血管不稳定的一类患者[8, 370, 371]。这些患者可通过大量摄入的病史、前文所述的由于延迟反应而与肝脏毒性不符的表现这些早期征象来鉴别。对于这些病例，ECTR 可能有清除 NAC 而影响其治疗效果的潜在风险，但是可通过将输液速率增至 2 倍来解决（有些资料建议对于大量对乙酰氨基酚中毒的治疗都需要增加 NAC 剂量）[69, 372]。肝脏替代治疗，如分子吸附再循环系统（MARS）和单程白蛋白透析（SPAD）可作为向肝移植过渡期间或自体肝恢复期间的肝脏支持治疗[373-377]。然而，由于使用受限，且主要的并发症为出血和较高的费用，该技术还需要进一步研究。

（十二）甲氨蝶呤

甲氨蝶呤是一种叶酸类似物，用于治疗多种癌症、风湿性疾病和皮肤疾病。甲氨蝶呤抑制二氢叶酸还原酶，这种酶是 RNA 及 DNA 合成和复制所必需的酶。

1. 毒理学和毒代动力学

甲氨蝶呤剂量超过 30mg/m^2 时，饱和的肠道吸收机制会限制其口服吸收。近期研究提示对于肾功能正常的患者，一次急性口服甲氨蝶呤可能不会引起任何毒性作用[378]。

甲氨蝶呤中毒通常与肠外给药剂量错误或长期超治疗剂量给药相关。甲氨蝶呤（分子量 454Da）V_D 很小（0.4～0.8L/kg），50% 与血浆蛋白结合，两者与血清浓度高低无关。甲氨蝶呤主要以原形（80%～90%）经肾小球被动滤过、肾小管主动分泌后经尿液排泄，其肾脏清除率变化很大，大剂量时其清除率降低。甲氨蝶呤还可通过肝脏和细胞内代谢形成活性代谢产物。

肾衰竭时，甲氨蝶呤能快速在血清和组织细胞中蓄积。甲氨蝶呤的中毒浓度被定义为服用 24h 后超过 5～10μmol/L，48h 后超过 1μmol/L，72h 后超过 0.1μmol/L[379, 380]。这些浓度值可用于预测接受化疗患者的肾脏、胃肠道、黏膜和骨髓毒性。除治疗肿瘤外，其他患者使用甲氨蝶呤的浓度不应超过 0.01μmol/L[381]。

2. 临床表现和诊断方法

甲氨蝶呤及其代谢产物在浓度高时可沉积在肾小管，导致晶体性肾病和 AKI。甲氨蝶呤还可导致骨髓抑制、黏膜和口腔炎症、肝脏损伤和神经毒性。其中毒进展很快，通常在大剂量治疗（>1000mg/m^2）后 2～4h 开始出现恶心和呕吐。中枢神经系统毒性常常在大剂量静脉使用甲氨蝶呤或鞘内注射 12h 后出现。黏膜炎和全血细胞减少将在 1～2 周后出现。

3. 治疗

急性口服过量后需要尽早使用活性炭，但是这种情况下，患者肾功能正常时通常无明显中毒反应[378]。甲氨蝶呤中毒患者需要积极进行水化治疗。因为甲氨蝶呤是弱酸（pK_a=5），大部分以原形经尿液排泄，因此静脉使用碳酸氢钠碱化尿液（目标尿 pH ≈ 8）能促进甲氨蝶呤的清除，有助于预防 AKI[6, 382]。

甲酰四氢叶酸（亚叶酸，叶酸的一种活性形式）能通过使甲氨蝶呤与二氢叶酸还原酶解离而限制甲氨蝶呤对骨髓和胃肠道的毒性。超治疗剂量使用甲氨蝶呤的患者需使用甲酰四氢叶酸治疗，在甲氨蝶呤暴露之后马上使用甲酰四氢叶酸进行抢救效果最好。其他支持治疗包括血细胞减少时进行成分输血、止吐药、口腔炎时进行营养支持。推荐剂量和如何使用在其他章节有介绍[383]。

葡糖苷酶（羧肽酶 G_2，$CPDG_2$）是一类能将甲氨蝶呤分解为无活性代谢产物的重组细菌酶。由于葡糖苷酶不能进入甲氨蝶呤蓄积的细胞内，因此常与甲酰四氢叶酸同时使用。使用 1h 后可降低血清甲氨蝶呤浓度。葡糖苷酶是 FDA 批准使用的解毒药，可用于血清甲氨蝶呤浓度＞1μmol/L、同时清除时间延长的患者（AKI），对于鞘内注射（IT）过量（100mg）患者治疗的应用还在试验中。由于葡糖苷酶价格昂贵（＞50 000 美元），并且在大多数国家买不到或受管制，因此不是每一位甲氨蝶呤中毒的患者都能够使用。

甲氨蝶呤使用过量可能需要特殊治疗，包括在使用甲酰四氢叶酸和葡糖苷酶的基础上，引流脑脊液和置换，以及使用皮质激素。体外循环治疗可清除甲氨蝶呤，多种治疗模式，特别是炭柱 HP 和高通量 IHD 的清除率都很高[379]。如预期那样，CRRT 的清除率低[384]，PD 和 TPE 无效[385–387]。ECTR 的清除率低于肾功能未受损患者的内源性清除率，因此在 AKI 的患者中应用受益更多。由于费用和可用性的问题，尤其是葡糖苷酶的应用和发展，ECTR 的适应证尚待确定。如果血清甲氨蝶呤浓度高于以下值时可用 ECTR，即暴露后血清甲氨蝶呤浓度为 1600～2200μmol/L，24h 后为 30～300μmol/L，48h 后为 3～30μmol/L，72h 后超过 0.3μmol/L。ECTR 治疗通常要持续到甲氨蝶呤浓度＜0.1μmol/L[388]。血清甲氨蝶呤浓度反弹通常是由于 ECTR 之后体内甲氨蝶呤重新分布导致的。

（十三）其他因素

在一些其他情况和中毒的情况下，通过 ECTR 促进清除可以缩短毒性的持续时间。尽管我们无法在这里详细地介绍，但已有报道称以下毒物可以通过体外循环成功清除的，即铝[389]、鹅膏菌[390]、巴氯芬[391]、钡[392]、溴酸盐[393]、阳桃[394]、头孢吡肟[395]、环苯甲酸[396]、达比加群[78, 397, 398]、氨苯砜[399]、二乙酰乙二醇[400]、氟化物[401]、加巴喷丁[402]、庆大霉素[403]、异烟肼[404]、甲硝唑[405]、普瑞巴林[406]、丙二醇[407]、铊[7]和万古霉素[408]。

六、结论

一般的支持治疗足以治疗大多数中毒患者。少数情况下，体外循环血液净化，通常包括 IHD，能帮助减少患者暴露于毒物的毒性作用。了解毒物的毒代动力学能帮助临床医生及时识别进行 ECTR 治疗有效的情况。

第68章 介入肾脏病学

Interventional Nephrology

Timmy Lee　Ivan D. Maya　Michael Allon　著
张承巍　孔凡武　译
焦军东　校

一、概述

血液透析患者的一生中或许会经历多次血管通路手术，包括临时或带隧道血液透析导管反复置入、自体动静脉内瘘和人工血管内瘘的建立和修复、自体动静脉内瘘和人工血管内瘘血栓去除及其他相关血管通路的手术。多年来，大多数的血管通路手术都是由外科医生和介入放射科医生完成的。然而，近年来，肾内科医生经过努力已经能够更及时建立血管通路，而且改善血管通路质量，在肾病学中形成了一个新的亚专科，即介入肾脏病学。因此，越来越多的透析通路手术由经过培训的肾内科医生完成。此外，近年来，介入肾内科医生经过培训，开始独立建立自体动静脉内瘘和人工血管内瘘、置入腹膜透析导管、肾脏活检。本章将讨论与这些手术相关的问题。

二、透析血管通路概述

为了提高生存率、减少医疗并发症和提高生活质量，大多数终末期肾病（ESRD）患者每周进行3次血液透析[1]。因此，血管通路是血液透析患者的生命线。良好的血管通路是充分血液透析的必要条件。理想的血管通路应该是容易建立、没有并发症、一旦建立成功就可以使用，并可一直提供高血流量的。然而，现有的各种类型血管通路都没有达到这一理想目标。在目前可用的3种血管通路中，自体动静脉内瘘优于人工血管内瘘，而后者优于透析导管。

自体动静脉内瘘（AVF）是由自体动脉和静脉吻合形成的。静脉接收高压动脉血导致其扩张，血流量增加。为了可重复用于透析，自体动静脉内瘘必须有足够大的直径，便于使用大口径透析穿刺针安全穿刺，并能保证足够高的血流量（血流量≥350ml/min）。同时必须表浅，易于识别和穿刺。动静脉内瘘建立后，静脉会很快增粗，血流量迅速增加。桡动脉的正常血流量仅为20～40ml/min，但在建立自体动静脉内瘘后几周内，血流量可增加10倍以上。在一项研究中显示，自体动静脉内瘘术后2周，内瘘平均血流量为634ml/min[2]。另一项研究显示术后12周，内瘘血流量达650ml/min[3]。此外，在自体动静脉内瘘建立后的第2～4个月，内瘘的平均血流量和动静脉内瘘直径没有显著差异[4]。说明动静脉内瘘在建立后的4～6周内的形成情况，决定它是否能够成功地用于透析。动静脉内瘘建立后不应立即穿刺，因为内瘘的成熟过程需要几周到几个月的时间。

人工血管移植内瘘（AVG）是使用人造血管来连接动脉和静脉，最常见的人造血管是由聚四氟乙烯（PTFE）制成的，只要手术部位愈合、周围水肿消退就能早期穿刺，理想情况下，术后3～4周即可使用。

透析导管包括临时大口径静脉导管（通常只用于短期透析）和带隧道、带cuff的永久性静脉导管。在选择长期通路时，虽然带隧道导管发生感染和血栓形成的发生率非常高，但必要时也可以作为AVF或AVG成熟期间的过渡，或在患者无法行AVF或AVG时，作为血液透析通路最后的选择[5, 6]。与持续使用导管透析相比，改为使用AVF或AVG透析的患者死亡率要更低，且患者血清白蛋白水平和对促红细胞生成素的反应明显改善[7-9]。

随着对不同类型血管通路相对优点的认识，2006 年 K/DOQI 血管通路指南推荐血管通路应用目标为至少 40% 的血液透析患者使用 AVF，仅 10% 的血液透析患者使用导管透析[10]。根据 K/DOQI 指南和医疗保险及医疗补助服务中心（CMS）的首选内瘘的倡议，2003—2012 年，美国使用 AVF 的患者比例逐渐增加（图 68-1）[11]。然而，透析导管使用减少的情况只有轻微的改善，从 2003 年的 27% 降至 2012 年的 20%，这远高于 K/DOQI 指南 10% 的目标。最近，血液透析首选内瘘的倡议已经将目标提高到 66%[11]。目前美国血液透析患者血管通路应用情况为 63% 使用 AVF、18% 使用 AVG、19% 使用透析导管（图 68-1）[11]。尽管 AVF 应用率有了很大的提高，但患者初次透析时的 AVF 应用率并没有得到提高。目前在初次透析的患者中，有 75% 使用导管，仅有 20% 使用 AVF，5% 使用 AVG[11]。

晚期慢性肾脏病（CKD）患者定期就诊于肾脏科医生，然而，为了进行血液透析或腹膜透析通路的建立，不得不把患者介绍给不同的亚专科医生，包括血管外科医生和介入放射科医生。对于选择血液透析的患者来说，提前准备血管通路是非常重要的工作。我们的目标是，让大多数患者在血液透析开始时就有一个功能正常的 AVF。然而，即使不断努力实现 K/DOQI 指南的目标，这 3 种类型的血管通路都将继续使用。因此，需要更多的临床研究来了解如何减少每种血管通路的并发症并优化相关结果，同时还需要更多的基础研究来阐明血管通路发生功能障碍和失败的病理生理学，以寻找新的靶向治疗方法。

三、介入肾脏病学在维持性血液透析血管通路中的应用

在血管通路历史过程中，许多患者频繁进行临时或带隧道的血液透析导管置入、永久性通路修复、手术或经皮血栓切除术及其他的相关血管手术。多年来，肾内科医生在透析治疗这一至关重要的领域非常被动。然而，在过去的 20 年中，肾内科医生经过不懈努力已经能够及时建立血管通路，而且改善血管通路质量。因此，越来越多的透析通路手术由经过培训的肾内科医生完成，他们不但非常了解患者病情，而且更能够专注于这些手术[12]。

在过去，用于解决血管通路问题的介入技术未得到充分利用，主要通过外科手术来处理发生功能障碍的通路。然而，自从 1997 年最初的 K/DOQI 指南发布及其后续的更新以来，肾内科医生（和介入放射科医生）开始直接参与血管通路手术。介入肾脏病学由 Gerald Beathard 开创，随后被其他医学中心的肾脏病学家所采用[13-19]。

2000 年，在 Beathard 博士的领导下，由介入肾内科医生和放射科医生组成了美国诊断和介入肾脏病学会（ASDIN）[20]。该组织向介入肾内科医生颁发资质证书，并且给参与肾脏病介入治疗的实践和

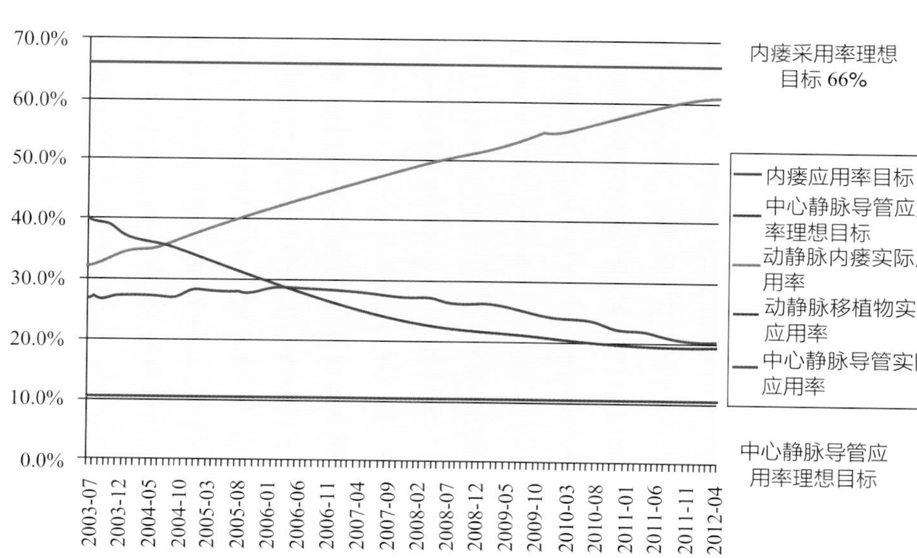

◀ 图 68-1 **首选内瘘倡议（FFBI）的影响，即自 FFBI 发起以来，AVF 的使用率逐年增加，而 AVG 的使用率逐渐下降。中心静脉导管（CVC）的使用仅略有减少（引自 Fistula First Breakthrough Initiative Dashboard, www.fistulafirst.org.）**

教学机构颁发资质证书[17]。同时也为超声诊断、腹膜透析导管置入、AVF 术和 AVG 术及血液透析中心静脉导管置入术提供培训和颁发资质证书[21]。为了能够灵活运用知识，需要进行全面的培训。所以，一些学术和非学术医疗中心为肾内科医生和肾脏病研究员提供有关介入肾脏病技术和手术方面的培训。这些培训中心位于独立的介入机构或医院的放射科。为了提高透析通路质量，进而提高透析质量，世界各地的肾病学组织越来越支持中低收入国家举办讲习班和培训。

在过去的 15 年中，在独立的血管通路中心进行的血管内手术中，相对于 AVG 手术，进行了更多的 AVF 手术，相对于选择性血管成形术，进行 AVF 血栓切除术的比例更低，而导管置入术则更少[22]。在过去的 20 年中，一些新设备（机械血栓切除装置、血管成形术球囊、血液透析导管）的批准应用，已经扩大了血管通路经皮介入治疗的范围[23]。表 68-1 是一份由介入肾内科医生提供的典型肾脏介入手术列表。介入肾脏病学医生可能只能操作这些手术中的一部分，此外还需要当地放射学和外科学亚专业提供帮助。然而，一位肾内科医生独自进行必要的手术操作、及时建立透析血管通路（例如透析导管置入），能够消除由其他科室时间安排困难而导致的治疗延误。1～2 名接受过全面专业培训的肾内科医生还可以进行一系列的肾脏科介入手术操作。

当肾内科医生进行通路介入性手术时，因血管通路相关并发症住院的患者和因血管通路问题而错过门诊血液透析的患者均减少[19, 24–26]。鉴于目前全世界慢性肾脏病患者的数量不断增加，介入肾内科医生的工作可能需要从血管维护扩展到建立血管通路。

表 68–1 介入肾内科医生进行的手术及操作

- 置入非隧道式和隧道式透析导管
- 更换隧道式透析导管
- 置入皮下透析装置
- 术前血管描图
- 监测狭窄病变的发生
- 诊断性的移植物和自体血管内瘘造影
- 周围和中心血管狭窄的血管成形术
- 周围和中心血管狭窄的腔内支架置入术
- 移植物和自体内瘘的取栓术
- 未成熟内瘘的超声或血管造影评估
- 未成熟内瘘修补术
- 置入腹膜透析导管
- 诊断性肾脏超声
- 经皮肾活检

伯明翰的 Alabama 大学采用了一种独特的多学科模式来简化血管通路管理，该模式由一个介入放射学 / 肾脏学联合项目组成，在同一机构，介入肾科医生和介入放射科医生共用放射设备，共同完成手术操作，共享技术、临床、影像学及外科手术资源[27]。最近其他的学术医学中心出版物也强调了介入肾脏病学作为跨学科培训、研究和护理模式的可行性[28–30]。

任何成功的介入治疗方案中，都涉及肾内科介入医生和透析科介入医生或肾内科医生的积极合作，追踪治疗的结果，并及时积极实施质量改进措施。最好的实施办法是让专职的血管通路工作人员保留所做手术的所有电子记录，并定期随访患者[27]。

血管通路手术及其后续的并发症是导致维持性血液透析患者焦虑、发病、住院和花费的主要原因[31–35]。在 1996 年的早期出版物中报道超过 20% 的美国血液透析患者住院与血管通路有关，每年血管通路发病需要的花费接近 10 亿美元[34]。Thamer 等最近发表的一份报道称，美国医疗保险公司为透析血管通路治疗支付了 28 亿美元[36]。AVF 和 AVG 常见的并发症是狭窄和血栓形成，这将导致血管通路治疗和护理费用的增加。AVG 容易反复发生狭窄和血栓形成，往往需要多次干预，以确保其长期通畅。与 AVG 相比，AVF 狭窄和血栓形成的发生率则低得多，且需要的干预较少[34, 35, 37]。

四、自体动静脉内瘘与人工血管内瘘发生血管通路狭窄的病理生理机制

多血液透析中心内瘘成熟（HFM）研究的分析显示，AVF 建立后 6 周内，动静脉瘘血管直径和血流量逐渐增加[38]。Dember 等结合透析血管通路联盟（DAC）内瘘试验的数据报道，即使在最好的透析中心，美国的动静脉内瘘不成熟率仍约为 60%[39]。术后动静脉内瘘的直径和血流量大小与术前动脉功能直接相关，后者可以通过硝酸甘油 – 介导和血流 – 介导的扩张试验进行评估[40]。最近实验模型研究对未成熟 AVF 的下游生物学机制做出

了有价值的解释[41]。该研究表明在动静脉内瘘建立后，调节氧化应激和内皮功能的保护因子如血红素氧合酶 -1（HO-1）和一氧化氮合酶（eNOS），与抑制炎症和血管壁重塑的趋化因子和炎症介质如单核细胞趋化蛋白 -1 和基质金属蛋白酶（MMP-2 和 MMP-9），两者之间适当的表达平衡对增加动静脉内瘘血流量、血管扩张，以及抑制静脉新生内膜增生和狭窄至关重要[42-44]。从临床研究来看，HO-1 和 V Leiden 因子的基因多态性与 AVF 失败有关[45,46]。

近年来，在造瘘时静脉和动脉的血管状态及其对 AVG 和 AVF 的影响已成为研究的热点[47]。一些研究表明，在进行新的血管通路手术时，绝大多数血管中存在动脉和静脉的新生内膜过度增生[48-52]。研究认为既往存在的动脉内膜增生和动脉微钙化与 AVF 早期失败密切相关[52]。一些研究也评估了既有的静脉新生内膜增生和 AVF 结局的相关性。然而，Allon 等最近的一项研究表明既往静脉新生内膜增生与术后 AVF 早期狭窄无关[53]。另一项单中心研究对 AVF 分两阶段进行了比较，发现术前静脉内膜增生与术后新生内膜增生或 AVF 临床生存率没有显著相关性[54]。同样，HFM 研究分析发现，术前静脉内膜增生的程度与术后自体动静脉内瘘血流量、内瘘狭窄或临床成熟之间无显著的相关性[55]。这些提示了自体动静脉内瘘建立后的血管向外扩张重塑可能在成熟过程中发挥更重要的作用。

在自体动静脉内瘘中，新生内膜增生是早期和晚期内瘘失败最常见的组织学变化（图 68-2）[41, 56-60]。新生血管内膜中主要的细胞是肌成纤维细胞[56-60]。然而，在自体内瘘未成熟的情况下，除了新生内膜增生外，血管扩张不足（外向重塑不良）也起着重要作用[58, 61, 62]。AVG 功能障碍最常见的机制是血管 - 移植物吻合处的静脉新生内膜增生（图 68-2）[41, 58, 63]。静脉新生内膜增生的特征是肌成纤维细胞和细胞外基质成分在新生内膜中增加[63]。此外，动脉外膜可见血管生成，移植物周围巨噬细胞层也发生变化[63]。

自体动静脉内瘘建立或人造血管置入后，新生内膜增生的发病机制涉及一系列事件，可分为上游事件和下游事件[61]（图 68-3）。上游事件为血管内皮和平滑肌细胞的最初损伤，包括：①动静脉通路创建时的手术创伤；②静脉 - 动脉或静脉 - 人造血管吻合处的血流动力学剪切力损伤；③对聚四氟乙烯（PTFE）移植物的炎症反应；④血管穿刺损伤；

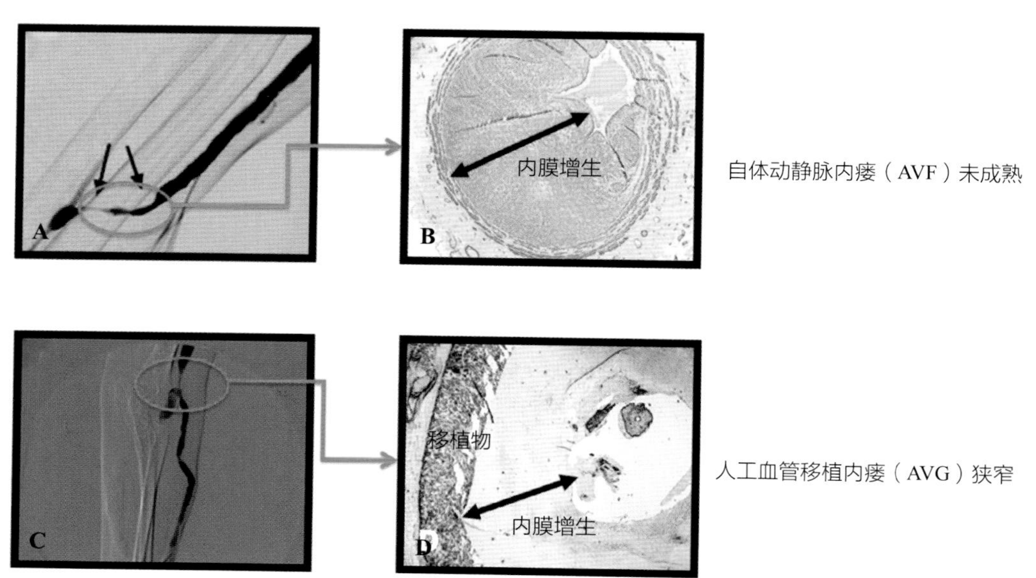

▲ 图 68-2　**AVF 和 AVG 静脉狭窄的组织学和血管造影病变**

AVF 未成熟的血管造影（A）和组织学特征（B）。注意静脉 - 动脉吻合处有侵袭性静脉内膜增生（NH）。AVG 狭窄的血管造影（C）和组织学特征（D）。注意移植物 - 静脉吻合处有内膜增生。箭显示在 AVF 和 AVG 的血管造影图像中静脉狭窄部位的组织学特征。图像是 α- 平滑肌肌动蛋白染色，放大倍数为 4 倍 [引自 Lee T, Misra S. New Insights into Dialysis Vascular Access: Molecular Targets in Arteriovenous Fistula and Arteriovenous Graft Failure and Their Potential to Improve Vascular Access Outcomes. *Clin J Am Soc Nephrol*. 2016;11（8）:1504–1512, with permission from the American Society of Nephrology.]

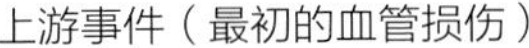

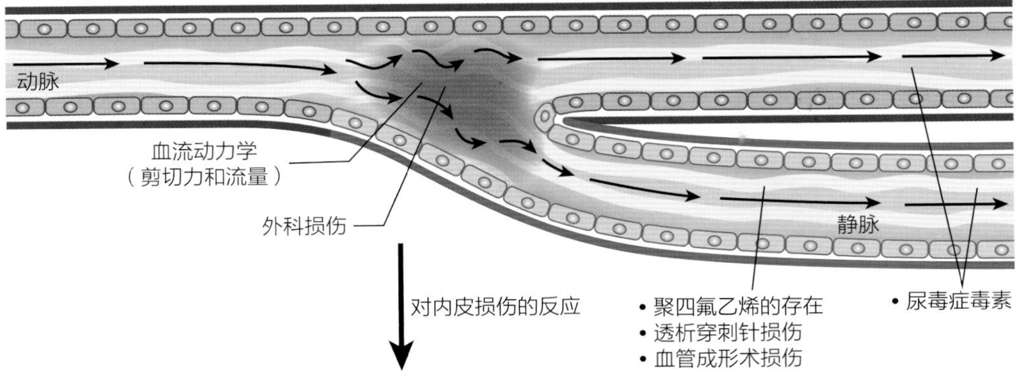

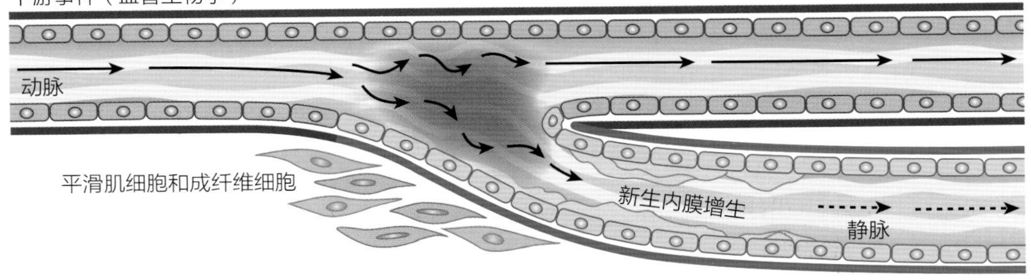

▲ 图 68-3　血液透析中血管通路功能障碍的上下游事件

上游事件导致最初的血管损伤。下游事件是血管对上游血管损伤的生物学反应。下游生物学事件涉及调控成纤维细胞、平滑肌细胞和肌成纤维细胞的活化、增殖和迁移的氧化应激和炎症介质 [改编自 Lee T. Novel paradigms for dialysis vascular access: downstream vascular biology–is there a final common pathway? Clin J Am Soc Nephrol. 2013;8(12):2194–2201, with permission from the American Society of Nephrology.]

⑤尿毒症对静脉和动脉的影响，导致内皮功能障碍；⑥血管成形术相关损伤[58, 59, 61]。下游事件是血管对上游血管损伤的生物学反应（图 68–3）。不适当的下游反应会导致成纤维细胞、平滑肌细胞和肌成纤维细胞的活化、增殖和迁移，最终导致新生内膜增生的发生[58, 59, 61, 62]。在自体内瘘中，除了抑制新生内膜增生外，血管扩张也是内瘘成熟的必要下游反应（图 68–4）[41, 61, 62]。

五、术前血管评估

K/DOQI 指南及内瘘第一运动呼吁增加自体动静脉内瘘通路建立（www.fistulafirst.org）[64]。肾内科医生和外科医生对于血液透析患者应尽量应用自体动静脉内瘘进行透析已达到广泛共识。当然为了达到上述目标，需要克服许多困难，包括慢性肾脏病患者及时到肾内科及血管通路医生处就诊、及时建立自体动静脉内瘘、内瘘充分成熟、成功穿刺进行血液透析。过去，外科医生在患者结扎或不结扎止血带的情况下，通过肢体的物理检查来决定血管通路的类型及位置。这种检查方法很容易出现偏差。尤其对于肥胖患者，术者不能清楚地看到血管。在这种情况下，对于可以建立自体动静脉内瘘的患者，医生也有可能改行人工血管内瘘。还有些患者腕部血管条件很好，但静脉的近心端有狭窄甚或血栓，这种情况建立的内瘘注定不会有好的结果。

术前应用超声进行血管评估可有效增加自体内瘘的使用率，减少人工血管的应用。一项前瞻性研究对比了外科医生在得到超声血管评估结果前后，对 70 例慢性肾脏病患者所决定采用的术式[65]。在将近 1/3 的患者中，经过超声血管评估后外科医生改变了手术方案，多数情况下将人工血管改为做自体内瘘手术，或改变自体内瘘手术的部位[65]。基于此，我们实施了常规的术前超声血管评估程序，与之前相比，采取自体动静脉内瘘的比例从 34% 增加到 64%。使用自体动静脉内瘘进行透析的患者从 16% 增加到 34%，提高了 1 倍[66]。其他一些试验也

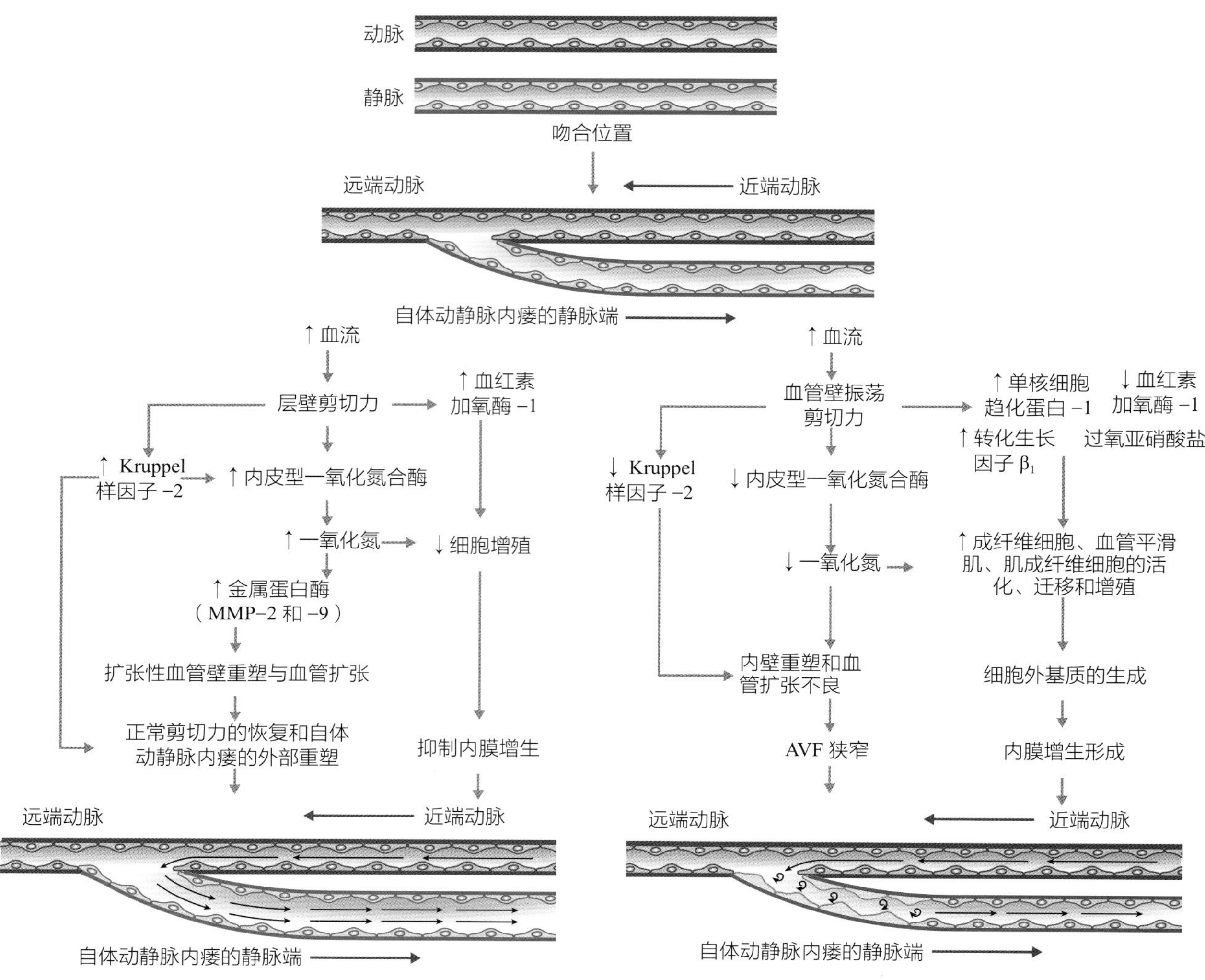

▲ 图 68-4 **自体动静脉内瘘（AVF）成功成熟和 AVF 成熟失败的病理生理事件**

左图描述 AVF 成熟成功的病理生理过程，右图描述 AVF 成熟失败的病理生理过程。AVF 的成功成熟取决于血管重塑和抑制内膜增生，其通过一氧化氮的产生和基质金属蛋白酶的适当调节来调控。成纤维细胞、平滑肌细胞和肌成纤维细胞的活化、迁移和增殖，在内膜增生和 AVF 成熟失败的过程中起关键作用。参与介导的因子包括血红素加氧酶 1（HO-1）、单核细胞趋化蛋白（MCP-1）、Kruppel 样因子 2（KLF-2）、转化生长因子 β_1（TGF-β_1）和局部高水平的氧化应激物质（如过氧亚硝酸盐），这些因子在调节细胞增殖和新生内膜增生的发展中发挥重要作用 [引自 Lee T, Misra S. New Insights into Dialysis Vascular Access: Molecular Targets in Arteriovenous Fistula and Arteriovenous Graft Failure and Their Potential to Improve Vascular Access Outcomes. *Clin J Am Soc Nephrol*. 2016;11（8）:1504–1512, with permission from the American Society of Nephrology.]

得到了相似的结果（表 68-2）[67]，尽管关于超声评估后自体内瘘建立失败的概率是否减少，其结果并不是一致的 [66, 68-74]。有两项随机临床研究对比了临床物理评估和术前超声评估两组术后内瘘生存率。土耳其的研究纳入了 70 例患者，两组具有相似的初级及次级通畅率 [75]。而英国的研究纳入了 218 例患者，术前超声评估组的术后失败率较低（4% vs. 11%，P=0.03），两组的初级（免于介入干预）生存率无差异（65% vs. 56%，P=0.08），但术前超声评估组具有较高的辅助初级（无血栓形成）生存率（80% vs. 65%，P=0.01）[76]。

虽然大多数中心通过超声进行血管评估，但也有少数中心应用传统的静脉造影评估 [77]。对于尚未开始透析的 CKD 4 期的患者，理论上有发生对比剂肾病从而加速患者进入透析的可能性。然而 25 例平均肾小球滤过率为 13ml/min 的患者，没有 1 例

表 68-2　术前血管定位对血管通路结果的影响

参考文献	放置的瘘管百分比		原发性瘘管失败百分比		瘘管使用率	
	术前 VM	术后 VM	术前 VM	术后 VM	术前 VM	术后 VM
Silva, 1998[70]	14	63	36	8	8	64
Ascher, 2000[68]	0	100	N/A	18	5	68
Gibson, 2001[69]	11	95	18	25	N/A	N/A
Allon, 2001[66]	34	64	54	46	16	34
Sedlacek, 2001[72]	N/A	62	N/A	25	N/A	N/A
Mihmanli, 2001[73]			25	6		
Miller, 1997[74]	N/A	76				
Kakkos, 2011[71]	12	53	32	18		

N/A. 无资料；VM. 血管图（改编自 Allon M, Robbin ML. Increasing arteriovenous fistulas in hemodialysis patients: problems and solutions. Kidney Int.2002;62:1109–24.）

在使用 10～20ml 低渗性对比剂进行血管造影后发生急性肾损伤[78]。静脉造影的另一个潜在风险是对静脉的损伤，而静脉是将来动静脉造瘘所必需的。静脉造影相对于超声的优势在于可以很好地显示中心静脉，并排除中心静脉狭窄。如果需要进行静脉穿刺，应尽量选择手部静脉进行穿刺，避免穿刺头部静脉。此外，还需要一些前瞻性试验来进一步确定哪种评估方式对内瘘成熟及在哪些特定情况下有益。

技术流程：术前超声评估

血管检查时患者采取坐位，将手臂舒适地放到手桌上。所有的检测都是通过超声探头横截面扫描来测量血管的前后径（图 68-5A 和 B）。自体动静脉内瘘静脉最小直径为 2.5mm，人工血管移植内瘘静脉最小直径为 4mm，自体内瘘与人工内瘘动脉直径的标准是相同的，最小直径为 2mm[79]。需要评估静脉是否存在狭窄、血栓及硬化（血管壁增厚）。

首先检查腕部桡动脉直径，然后在前臂扎止血带，轻拍腕部以上静脉 2min，尤其头静脉区域。从腕部由远及近依次进行检查。背侧和掌侧血管也一并检查。将止血带移至上臂，依次检查头静脉、贵要静脉及肱静脉。

移除止血带后，评估锁骨下静脉及颈内静脉是否存在狭窄或血栓。可通过患者吸气相及心脏搏动

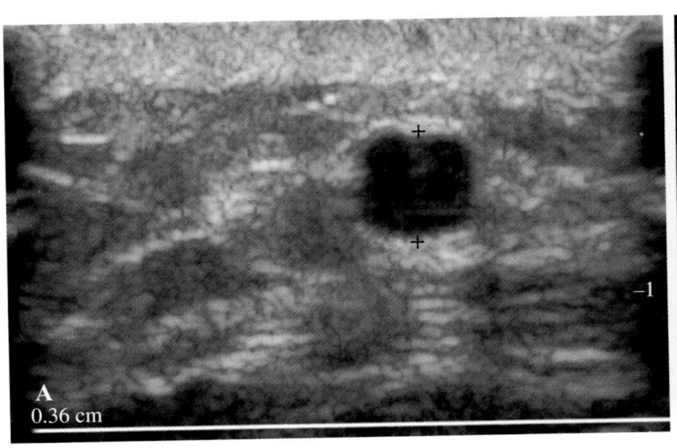

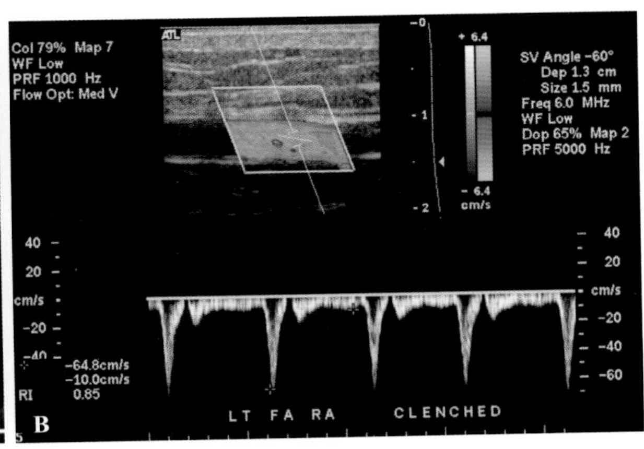

▲ 图 68-5　**A. 静脉评估：静脉超声示头静脉横切面直径（0.36cm）；B. 静脉评估：多普勒血流测定和彩色多普勒超声显示左前臂桡动脉的纵切面，深 1.3cm，直径 1.5mm**

相频谱多普勒波形判断是否存在狭窄。如果通过临床征象或超声检查怀疑中心静脉存在狭窄，应进一步行血管造影或磁共振检查。

测量结果记录到工作表。外科医生基于肾内科、放射科、血管外科医生共同商议的如下从理想到不理想排列的列表，根据超声测量结果选择最合适的血管通路[79]。

1. 非惯用手头静脉自体内瘘。
2. 惯用手头静脉自体内瘘。
3. 非惯用手或惯用手上臂头静脉自体内瘘。
4. 非惯用手或惯用手上臂贵要静脉转位自体内瘘。
5. 前臂襻式人工血管内瘘。
6. 上臂直型人工血管内瘘。
7. 上臂襻式人工血管内瘘（腋动脉－腋静脉）。
8. 下肢人工血管内瘘。

六、人工血管移植内瘘手术

（一）人工血管移植内瘘狭窄的监测

80% 的人工血管移植内瘘（AVG）失败是由血栓形成所致，20% 是由感染所致[80, 81]。美国肾脏数据系统（United States Renal Data System，USRDS）的报告显示，1998—2007 年，每年血管成形术的数量从 0.49 次 / 人，增至 1.10 次 / 人，所接受的血栓清除术数量从 0.15 次 / 人增至 0.48 次 / 人[1]。在接受血栓切除术的大部分 AVG 中存在狭窄，其中最常见的狭窄部位是静脉吻合口、流出静脉或中心静脉[82–84]。此报告表明，对 AVG 狭窄伴有明显血流动力学变化的病变，进行预防性血管成形术可以显著降低 AVG 血栓形成率，并提升 AVG 的成功率。

Schwab 等[85]的研究是第一个支持这种理论的试验。在这项研究中，试验人员首先在标准化的条件下测量了持续血液透析过程中 AVG 中的动态静脉压。在低透析血流量（200ml/min）下测得的静脉压力升高与 AVG 狭窄呈正相关。随后，试验人员对 AVG 狭窄进行了监测，并对怀疑存在狭窄的 AVG 进行预防性血管成形术。与既往对照组相比，行 AVG 狭窄监测及预防性行血管成形术组中，血栓形成率降低了约 2/3，从每年发生 0.6 次下降至 0.2 次。这项具有重大临床意义的研究也促进了针对以下两个主要问题的后续临床研究的进行：①明确用于筛查 AVG 狭窄的无创方法；②评估 AVG 狭窄监测和预防性血管成形术是否能改善 AVG 的总体结局。

目前临床已验证了多种可评估具有血流动力学变化的 AVG 显性狭窄的方法（表 68–3）。临床监测指标包括 AVG 的无创检查、透析过程中的异常情况（穿刺困难或穿刺部位出血时间延长）、透析剂量、尿素清除率（URR）或尿素清除指数（Kt/V）不明原因的下降[82, 83, 86]。据报道，AVG 狭窄临床评估的阳性预测值在 69%～93%（表 68–4）[82, 86–89]。AVG 的无创性监测需要使用特殊仪器以及相关技术人员，而常规透析治疗中并不包括这些步骤。无创性检查包括静态透析静脉压（相对系统压力标准化后）、血管通路血流量的测量及直接评估狭窄情况的超声检查。据报道，这些监测方法对 AVG 狭窄的阳性预测值在 70%～100%（表 68–4）[89–92]。但是其阴性预测值尚未进行系统的研究，因为这需要对筛选试验阴性的患者进行常规血管造影检查（自体内瘘造影或移植内瘘造影）。然而，根据未出现 AVG 监测异常患者中的 AVG 血栓形成比例推断出阴性预测值约为 25%[93]。

相比之下，AVG 狭窄的监测方法对 AVG 血栓形成的预测意义相对较小。当出现提示 AVG 狭窄的异常监测指标而没有行预防性血管成形术时，只有约 40% 的 AVG 在随后的 3 个月内出现血栓[94, 95]。

表 68–3　血管狭窄的监测方法

临床监测	功能监控
• 体格检查（异常杂音、无震颤、远端水肿） • 透析异常（针头部位出血时间延长、穿刺困难） • 不明原因的 Kt/V 或 URR 下降	• 静态透析静脉压（根据全身压力调整） • 内瘘血流量 　– Q_a＜600ml/min 　– Q_a 比基线下降＞25% • 多普勒超声

表 68-4　移植物狭窄监测方法的阳性预测价值

监测方法	检查例数	阳性预测值（%）
	临床监测	
Cayco, 1998[87]	68	93
Robbin, 1998[88]	38	89
Safa, 1996[86]	106	92
Maya, 2004[82]	358	69
Robbin, 2006[89]	151	70
	静态静脉压	
Besarab, 1995[90]	87	92
	流量监测	
Schwab, 2001[91]	35	100
Moist, 2003[92]	53	87
	超声	
Robbin, 2006[89]	122	80

这表明在出现任何提示 AVG 狭窄的异常指标时，约 50% 的预防性血管成形术是不必要进行的。目前临床上仍没有相对可靠的监测指标可以区分会进展为血栓形成的 AVG 狭窄及不需要任何干预措施仍可保持通畅的 AVG 狭窄。

目前许多回顾性研究表明，与没有进行 AVG 狭窄监测的历史对照组相比，进行狭窄监测及行预防性血管成形术会使 AVG 血栓形成率从 80% 降至 40%（表 68-5）[27, 86, 87, 90, 96, 97]。根据这些研究结果，K/DOQI 建议所有的血液透析中心都应该实施 AVG 监测及预防性血管成形术，以降低 AVG 血栓形成率[64]。

最近几年，AVG 狭窄监测的临床价值在随机临床试验中得到了验证。到目前为止已经有 6 项此类试验，AVG 监测指标包括血液通路流量、静态透析静脉压及超声评估（表 68-6）[89, 92, 98-101]。在这 6 项随机试验中，只有 1 项证实了超声评估对 AVG 监测有意义，尽管其他 5 项试验中 AVG 监测组实施预防性血管成形术的概率较高，但并没有证实 AVG 监测的临床意义[89, 92, 98-101]。例如，其中一项试验将接受 AVG 的患者随机分为标准临床监测组和临床监测与超声监测结合组。超声组实施预防性血管

表 68-5　功能监测对移植物血栓形成影响的观察研究

参考文献	监测方法	血栓形成率（每移植物年）		
		历史控制	监测时期	降低的百分比
Schwab, 1989[85]	动态透析静脉压	0.61	0.20	67
Besarab, 1995[90]	静态透析静脉压	0.50	0.28	64
Safa, 1996[86]	临床监测	0.48	0.17	64
Allon, 1998[27]	临床监测	0.70	0.28	60
Cayco, 1998[87]	临床监测	0.49	0.29	41
McCarley, 2001[97]	流量监测	0.71	0.16	77

表 68-6 移植物监测的随机临床试验

参考文献	监测方法	研究对象		PTA/ 年		1 年无血栓生存率		1 年累计生存率	
		con	surv	con	surv	con	surv	con	surv
Lumsden, 1997[98]	多普勒超声	32	32	0	1.5	0.51	0.47	N/A	N/A
Ram, 2003[99]	内瘘血流量	34	32	0.22	0.34	0.45	0.52	0.72	0.80
	多普勒超声		35		0.65		0.70		0.80
Moist, 2003[92]	内瘘血流量	53	59	0.61	0.93	0.74	0.67	0.83	0.83
Dember, 2004[100]	静态透析静脉压	32	32	0.04	2.1	N/A	N/A	0.74	0.56
Malik, 2005[101]	多普勒超声	92	97	N/A	N/A	N/A	N/A	0.73	0.93
Robbin, 2006[89]	多普勒超声	61	65	0.64	1.06	0.57	0.63	0.83	0.85

PTA. 经皮腔内血管成形术；con. 对照组；surv. 监测组

成形术的概率较标准临床监测组高出 66%，然而两组之间 AVG 血栓形成率、首次血栓形成的时间及 AVG 失败率不具有统计学意义（图 68-6A 和 B）[89]。产生此结果的原因可能是由于样本数量较小。最近的一项随机试验表明，如果之前已接受过预防性血管成形术，AVG 监测受益可能较小，AVG 血栓形成率的降低小于 23%，AVG 失败率的降低小于 17%[102]。因此需要进行大规模多中心的研究，并将 AVG 血栓形成相关因素考虑在内，才能证实 AVG 监测的临床意义。同时，AVG 狭窄监测和预防性血管成形术在改善 AVG 预后方面的临床价值仍然存在争议[103-106]。

如果 AVG 狭窄是 AVG 血栓形成的重要预测因子，为何预防性血管成形术不能显著减少 AVF 血栓形成？根本问题可能是由于血管成形术对于缓解 AVG 狭窄仅短期有效。以血管通路通畅作为血管成形术成功的替代标准时，20% 的 AVG 在血管成形术后 1 周内会发生再狭窄，40% 的 AVG 在血管成形术后 1 个月内发生再狭窄[91, 92]。另一项研究表明，血管成形术后的平均血管通路血流量从 596ml/min 增加到 922ml/min，但 3 个月后的平均流量降至 672ml/min[107]。此外，已有试验数据表明，经皮球囊血管成形术造成的损伤可以加速新生内膜增生，从而导致狭窄复发[108]。这导致接受血管成形术治疗的 AVG 狭窄患者由于再发狭窄而需要频繁的再次干预。AVG 狭窄后无须介入治疗的平均通畅时间仅为 6 个月左右[82, 83]。AVG 狭窄监测在新建立的 AVG 中可能意义较大（AVG 手术后的 3 个月内）[109]。但是，在有机会进行 AVG 监测发现显著的狭窄及治疗之前，大部分 AVG 就已经失败了[110]。最近的一项研究对比了紫杉醇包裹的药涂球囊血管成形术与传统球囊血管成形术，以评估其减少血管成形术后血管内皮损伤的效果[111]。该研究表明，药物涂层球囊组中 6 个月随访期内的目标通畅率（定义为血管造影显示病变再狭窄面积小于 50%，并且随访期内不需要重复介入治疗）较高，为 70%，而传统球囊组为 25%，$P<0.0001$[111]。最近的一项在 285 例患者中进行的多中心随机对照试验评估了 Lutonix® 药物涂层球囊成形术与标准球囊血管成形术在治疗上臂 AVF 狭窄中的安全性和有效性[112]。主要疗效终点是 6 个月后靶病变的一期通畅率（定义为不需要对靶病变或血栓进行临床再干预）[112]。71% 的药物涂层球囊组及 63% 的对照组的一期通畅率不能达到 6 个月的疗效终点（P=0.06），并且两组的安全性无统计学差异[112]。

AVG 狭窄的病理生理学涉及血管平滑肌细胞增殖（新生内膜增生），并进行性侵犯 AVG 管腔[113]。为了提高血管成形术后 AVG 的通畅性，一些研究人员尝试了支架置入术。其工作原理是刚性支架的扩张有助于保持管腔的开放及通畅[114]。目前对预防新生内膜增生的药理学方法的研究也在广泛进行。两项小型、单中心、随机的临床试验证明了双嘧达莫和鱼油在预防 AVG 血栓形成中具有应用价值[115, 116]。在一项多中心、随机研究中比较了氯吡

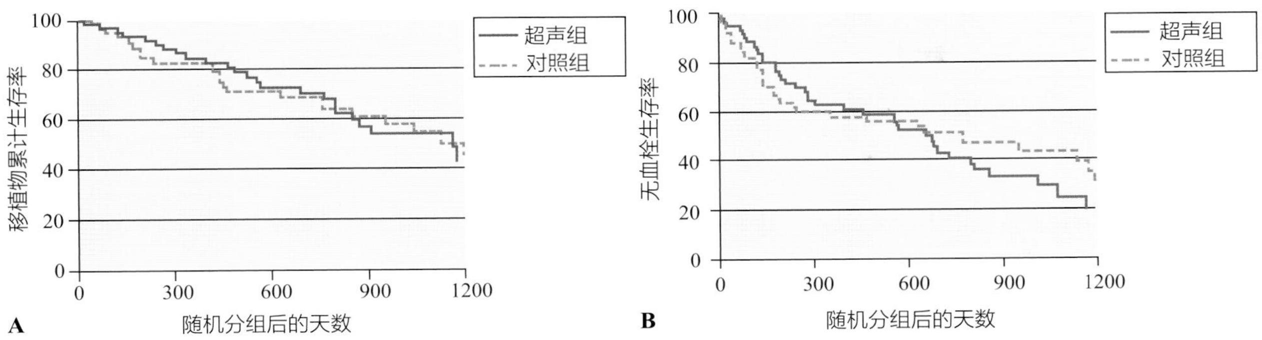

▲ 图 68-6 **A. 随机分组后采用临床监测的患者、与临床监测同时采用定期超声监测的患者的累计移植物生存率的比较。对数轶检验 P=0.93。B. 临床监测与临床监测加定期超声监测的无血栓移植物生存率比较。对数轶检验 P=0.33**

[引自 Robbin ML, Oser RF, Lee JY, et al. Randomized comparison of ultrasound surveillance and clinical monitoring on arteriovenous graft outcomes. *Kidney Int.* 2006;69(4):730–735.]

格雷 + 阿司匹林与安慰剂相比在预防 AVG 血栓形成中的效果。但由于干预组的出血并发症过多，导致这项研究提前终止。此外，两组之间的 AVG 血栓发生率没有统计学差异 [117]。一项类似的随机临床试验发现，低剂量的华法林不会降低 AVG 血栓形成率，但会增加严重出血并发症的风险 [118]。

透析通路联合试验（Dialysis Access Consortium）是一项规模更大的多中心、随机、双盲的临床试验，比较了缓释性双嘧达莫 + 小剂量阿司匹林（Aggrenox ™）与安慰剂在预防 AVG 建立失败中的作用 [110]。与安慰剂组患者相比，接受双嘧达莫 + 阿司匹林治疗的患者的一期无辅助 AVG 通畅率有所改善，并具有统计学意义（P=0.03）。但两组之间的总体 AVG 生存率无差异 [110]。最近，一项评估鱼油对聚四氟乙烯 AVG 通畅性和心血管事件的影响的双盲随机对照研究表明，鱼油不能阻止术后 12 个月时 AVG 自然通畅率的下降（从 AVG 创建到第一次干预的时间），但可以改善总体 AVG 通畅性和心血管预后 [119]。关于预防 AVG 狭窄和血栓形成的药理学方法的讨论超出了本章节范围，但最近已被讨论 [120]。

（二）AVG 狭窄的血管成形术

当临床监测或 AVG 检查发现显著狭窄时，通常会对 AVG 患者行选择性血管成形术。选择性血管成形术的目的是纠正影响血液透析的狭窄性病变，以延缓 AVG 血栓形成。血管造影下最常见的狭窄部位是静脉吻合口，其次是流出道静脉、中心静脉和移植物管腔内（表 68-7）[82, 84]。动脉吻合处的狭窄较少见（＜5%）。然而，对 AVG 静脉行逆行血管造影术的研究结果表明，29% 的 AVG 存在流入道狭窄（狭窄面积＞50%），并且全部存在静脉吻合口狭窄 [121]。

一些研究表明，选择性血管成形术后 AVG 的一期通畅率（下一次的干预之前），6 个月时仅为 50%～60%，至 1 年时的通畅率仅为 30%～40%（表

表 68-7 血管成形术中移植物狭窄发生部位的研究

参考文献	狭窄发生部位的百分比				
	VA	VO	CV	IG	AA
Beathard, 1992[84]	42	34	4	20	0
Lilly, 2001[83]	55	22	15	6	2.5
选择性 PTA，Lilly, 2001[83]	60	14	9	10	7
取栓术，Maya, 2004[82]	62	16	8	12	1.5

VA. 静脉吻合；VO. 静脉流出；CV. 中心静脉；IG. 移植物；AA. 动脉吻合；PTA. 经皮腔内血管成形术

68–8）[82–84, 86, 122, 123]。表明每个 AVG 平均每年需要行 2 次血管成形术。与其他狭窄部位相比，中心静脉狭窄血管成形术后的一期通畅期较短。在一项研究中，6 个月时中心静脉狭窄的一期通畅率仅为 29%，而静脉吻合口狭窄为 67%[84]。尽管另一项研究证实初次及连续 AVG 血管成形术的一期通畅率大致相同，但大多数研究的结果表明连续血管成形术后的一期通畅期逐渐缩短[84]。

血管成形术后 AVG 的一期通畅期不受患者年龄、种族 / 民族、糖尿病或周围血管疾病的影响[82]。但女性患者的通畅期要比男性患者短[82]。血管成形术后的一期通畅期也不受 AVG 的位置或同时发现的狭窄病变数量的影响[83]。

血管成形术的成功可以通过以下几种方式进行判断。第一种方法是手术前后进行瘘管造影，以确定狭窄程度（相对于正常血管直径的狭窄百分比）是否已经降低。狭窄程度可以用卡尺、电子定量分析（QVA）或半定量分级法进行量化：1 级为无狭窄（＜10%）；2 级为轻度狭窄（10%～49%）；3 级为中度狭窄（50%～69%）；4 级为重度狭窄（70%～99%）[82, 83]。第二种方法是在术前和术后测量移植物内压，并将其与循环血压进行校正。第三种方法是测量手术前后通路血流量的变化。每一项指标都可以预测选择性血管成形术后 AVG 的一期通畅性。一项大型研究表明，选择性血管成形术后，无残余狭窄的 AVG 平均无干预通畅期为 6.9 个月，而有任何程度的残余狭窄的 AVG 平均无干预生存期为 4.6 个月[83]。同样，血管成形术后 AVG 的平均一期通畅期与移植物管腔内压 / 循环血压之比成反比，当管腔内压与循环血压比值分别为＜0.4、0.4～0.6 和＞0.6 时，平均一期通畅率分别为 7.6 个月、6.9 个月和 5.6 个月[83]。20% 的 AVG 在血管成形术后 1 周时未能显著增加通路血流量，40% 的 AVG 在 1 个月时未能显著增加通路血流量，证实了血管成形术具有短期收益[124, 125]。

在某些情况下，AVG 的狭窄程度不能被测量，并且一些测量结果也不客观。卡尺测量或“目测”在不同程度上都是相对主观的。并且 QVA 在检测正常血管的管径及管壁厚度时也不是十分精确，因其需要操作人员手动调整测量的血管边缘位置（主观干预）。起源于肱动脉及汇入贵要静脉成 90° 角吻合的 AVG 成像较困难，而这是准确测量狭窄程度的必备条件。目前医务人员在血管造影术和 PTA 过程中常规测量移植物内压力，以增加血流动力学参数，并进行目测评估。

技术流程：经皮 AVG 血管成形术

顺行数字减影血管造影可以使整个血管通路可视化。可以用于评估是否存在狭窄性病变及其数量和位置，并记录动脉吻合口、移植物管腔内、静脉吻合口、引流静脉和中心静脉的狭窄病变。每个病变的狭窄程度用卡尺量化或半定量分级[82, 83]。狭窄程度＞50% 的病变会对通路的血流动力学造成较大影响，并且需要行血管成形术。如果发现狭窄性病变，则对病变进行血管成形术。血管成形术球囊的直径为 4～14mm，长度为 20～80mm，不同的尺寸取决于需要接受治疗的血管情况。选择的球囊直径通常要比 AVG 管腔或待处理血管直径大 1mm。球囊通过血管鞘置入狭窄病变内，充气至额定压并持

表 68–8　选择性血管成形术后一期移植物通畅研究

参考文献	手术例数	一期通畅		
		3 个月	6 个月	12 个月
Beathard, 1992[84]	536	79	61	38
Kanterman, 1995[122]	90		63	41
Safa, 1996[86]	90	70	47	16
Turmel–Rodrigues, 2000[123]	98	85	53	29
Lilly, 2001[83]	330	71	51	28
Maya, 2004[82]	155	79	52	31

续 30～90s（图 68–7 和 68–8）。大多数吻合口病变需要比周围动脉血管成形术更高的压力。因此，通常使用最低爆破压力＞25 个大气压的高压球囊[126]。如果发现残余狭窄（＞30%），可能需要长时间的球囊扩张（5min 充气）、高压气囊（30 个大气压），有时还需要使用支架或覆膜支架来治疗。

该手术的主要并发症是血管成形术中血管外渗和（或）术中血管破裂。植入覆膜支架可以治疗这些并发症，如果不能通过放置支架纠正血管破裂，则需要手术修复。

（三）AVG 血栓清除术

大多数 AVG 失败是由于血栓形成导致的，而血栓形成最常见于静脉吻合口狭窄[83, 127]。因此，成功的 AVG 血栓清除术需要清除血栓并对狭窄病变部位进行矫正。溶栓或血栓切除及血管成形术后 AVG 在 3 个月时的一期通畅率为 30%～63%（表 68–9），在 6 个月时为 11%～39%[83, 123, 128–135]。而选择性血管成形术后 3 个月的一期通畅率为 71%～85%，6 个月时为 47%～63%，这些结果显示血栓清除术后的一期通畅率相对较差（表 68–9）[82–84, 86, 122, 123]。

机械取栓和药物 – 机械取栓的一期 AVG 通畅率相似[130]。一项大型单中心试验比较了血栓清除术及选择性血管成形术的治疗结果，发现在术后 3 个月时，接受血栓清除术的 AVG 的一期通畅率仅为 30%，而接受选择性血管成形术的 AVG 的一期通畅率为 71%（图 68–9A）[83]。当仅对术后无残余狭窄的亚组进行分析时，两种方式的治疗效果差异也是显著的，血栓清除术后平均一期通畅期为 2.5 个月，而选择性血管成形术后的一期通畅期为 6.9

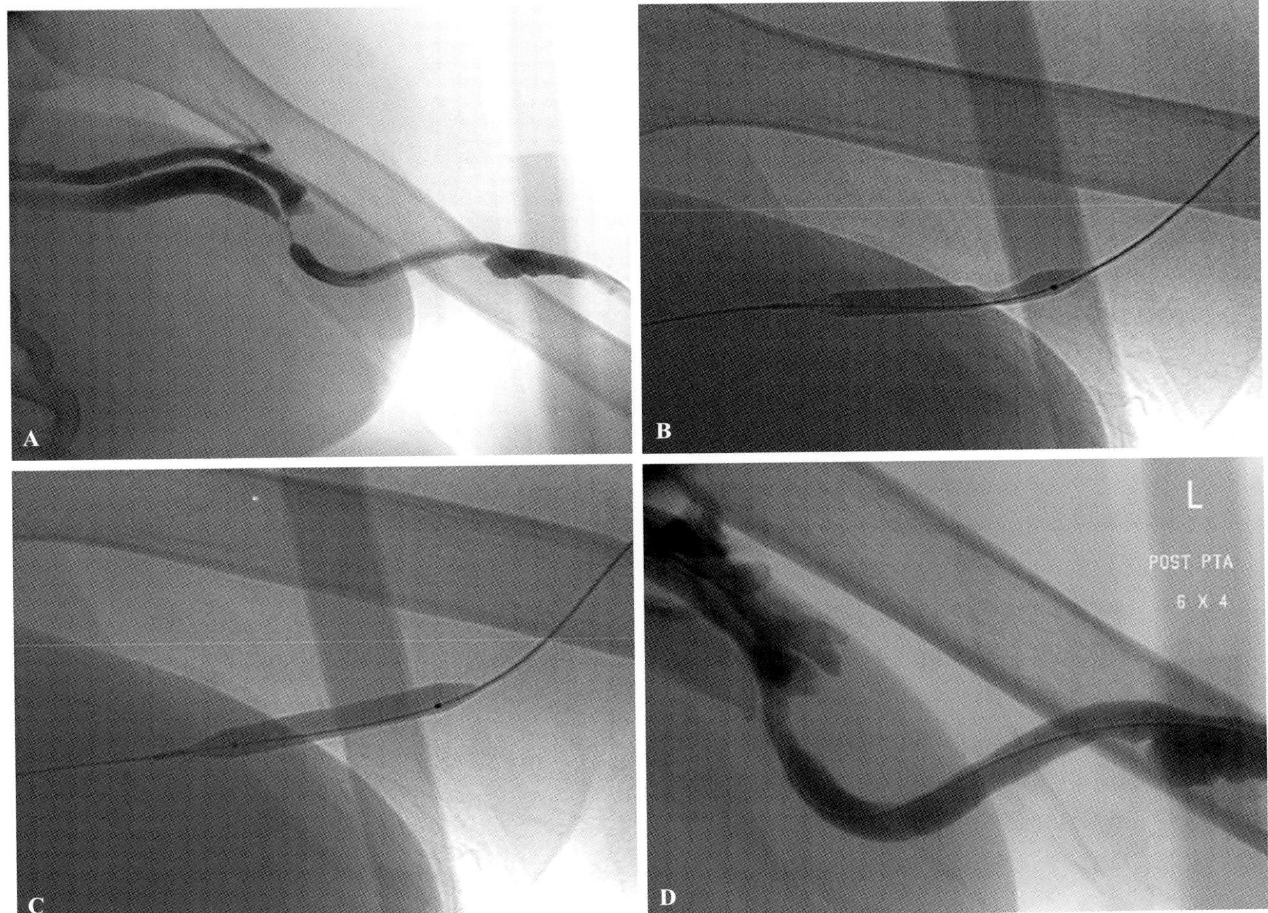

▲ 图 68–7 **A.** 左上臂动静脉（AV）移植物造影显示在静脉吻合处有严重的狭窄病变（95%）；**B.** 在左上臂静脉吻合处的 AV 移植物狭窄病变处进行球囊扩张血管成形术，球囊部分扩张；**C.** 在左上臂静脉吻合处的 AV 移植物狭窄病变处进行球囊扩张血管成形术，球囊完全扩张；**D.** 左上臂 AV 移植血管造影显示血管成形术后遗留少许狭窄

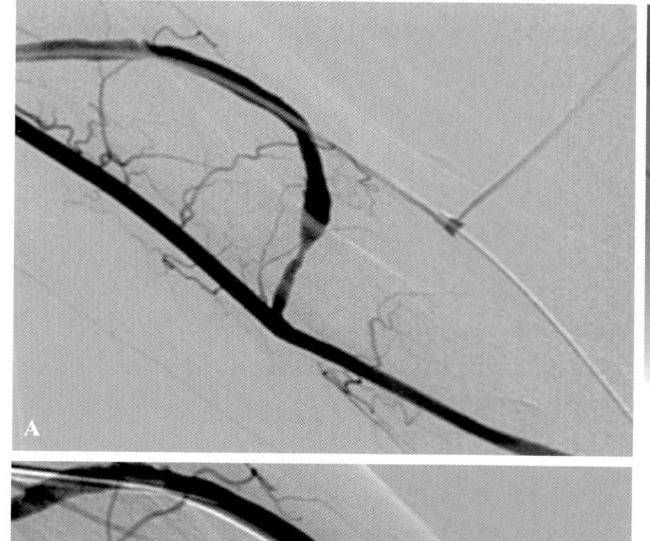
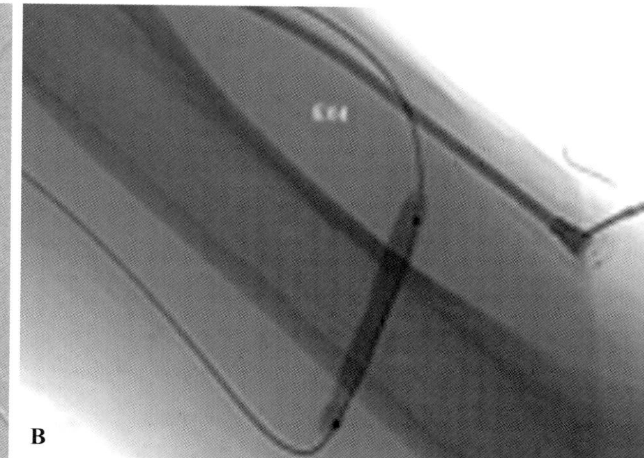
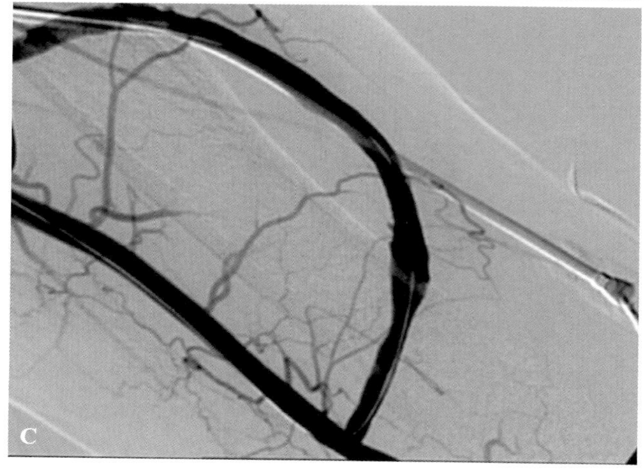

◀ 图 68-8 **A.** 左上臂动静脉移植物的数字减影血管造影（**DSA**）显示在移植物的动脉端有中度狭窄病变；**B.** 对狭窄病变处进行血管成形术的点片影像；**C.** 血管成形术后 **DSA** 示狭窄成功解除

表 68-9 取栓术后移植物一期通畅研究

参考文献	手术例数	一期通畅：	
		3 个月	6 个月
Valji, 1991[128]	121	53	34
Trerotola, 1994[129]	34	45	19
Beathard, 1994[130]	机械取栓 55	37	
	药物溶栓 48	46	
Cohen, 1994[131]	135	33	25
Sands, 1994[132]	71		11
Beathard, 1995[133]	425	50	33
Beathard, 1996[134]	1176	52	39
Trerotola, 1998[135]	112	40	25
Turmel-Rodrigues, 2000[123]	58	63	32
Lilly, 2001[83]	326	30	19

个月（图 68-9B）[83]。

血栓清除术后 AVG 通畅的时间在糖尿病患者和非糖尿病患者之间没有明显差异。AVG 的通畅性与 AVG 的位置或同时发现的 AVG 狭窄的数量无关[83]。与选择性血管成形术后的观察结果相似，血栓清除术后 AVG 的一期通畅性与术后残余狭窄程度成反比[83]。

操作步骤：经皮 AVG 血栓清除术

首先用穿刺针在 AVG 动脉侧进行穿刺。将导丝送至静脉流出道，将穿刺针换成 6-F 血管鞘。将导管放置在 AVG 血栓之外，并对静脉流出道及中心静脉行血管造影。特别注意不要向 AVG 管腔内加压注射对比剂，否则可能会推动血栓并导致动脉栓塞。随后再用穿刺针对静脉流出道穿刺并置入 6-F 血管鞘。由于 60% 以上的狭窄病变位于静脉吻合口处，所以通常用 8mm 的球囊对该区域进行血管成形术。机械取栓术可通过以下几种方法之一实现，即人工抽吸血栓、输注溶栓剂 [组织纤溶酶原激活药 (tPA)、尿激酶]、使用“血栓清除器”设备（Angiojet、ArrowTrotola、Cragg 溶栓刷、Hydrolyser、Prolumen、Amplatz 血栓切除装置等），或上述多种方法的联用（图 68-10）。单纯的机械性取栓术通常就能够完全将血栓清除，很少需要溶栓。使导丝通过 AVG 进入动脉吻合口。使 Fogarty 球囊通过动脉吻合术并向后牵引，以取出存在于动脉的栓塞物。并通过动静脉两端的血管鞘抽吸凝血块。最后，对 AVG 行顺行和逆行血管造影，以评估通畅性和寻找其他狭窄病变。测量 AVG 管腔内压力和循环压力（在 AVG 内通过阻断静脉流出血流进行测量）。计算两者比值以确认血管成形术结果。AVG 管腔内压力增高表示静脉吻合口残余梗阻，而压力降低表示动脉流入端残余梗阻。

血栓清除术的主要并发症是血管外渗（图 68-11）和静脉破裂。面积较小的外渗是自限性的，若外渗面积较大，则首选支架置入术治疗。动脉吻合口远端可能出现动脉栓子，如遇此情况需经介入或手术取栓。治疗这种并发症的一种介入方法是“血液反流”，即压迫 AVG 吻合口近心端动脉，产生逆行血流，使血凝块进入 AVG 管腔内。使用 Fogarty 气囊清除凝血块及溶栓剂也可以治疗这种并发症[136]。目前很少有研究评估血栓清除术后肺动脉栓塞的发生率。一项研究报道表明肺栓塞在 AVG 血栓清除术中很常见（约 35%）[137]。

（四）AVG 管腔狭窄 / 血栓形成的支架植入

如上文所述，血管成形术后 AVG 的一期通畅时间较短，有证据表明血管成形术造成的血管损伤

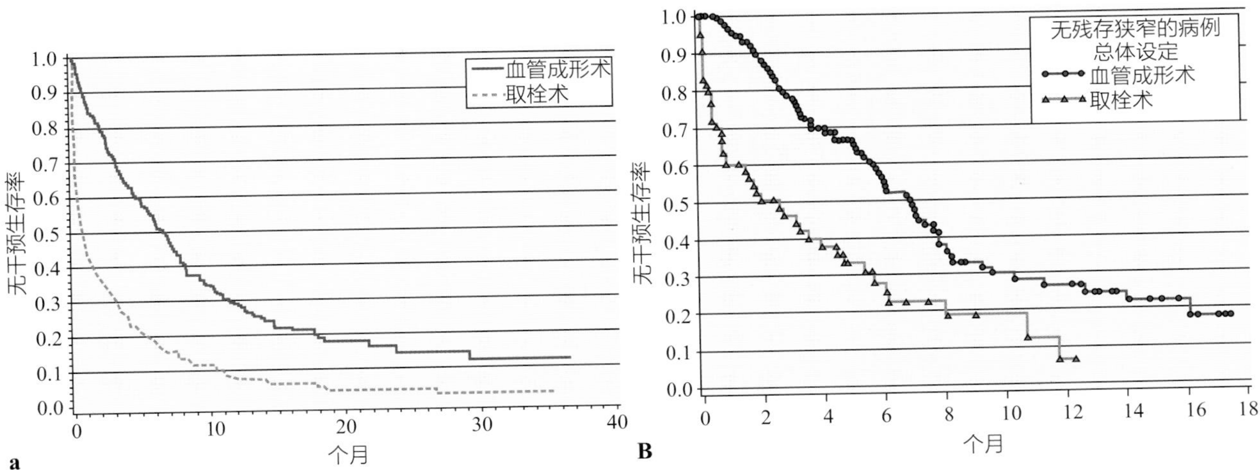

▲ 图 68-9 **A.** 选择性血管成形术（实线）或取栓术 + 血管成形术（虚线）后移植物生存率。移植物生存率是从初始干预的日期到下一次干预的日期（血管成形术、取栓术或手术修补）之间进行统计。两组之间的比较 $P < 0.001$。**B.** 在无残存狭窄的手术病例中进行选择性血管成形术（圆形）或取栓术 + 血管成形术（三角形）后移植物的生存率。移植物生存率是从初始干预的日期到下一次干预的日期（血管成形术、取栓术或手术修补）之间进行统计。两组之间的比较 $P<0.001$

[引自 Lilly RZ, Carlton D, Barker J, et al. Predictors of arteriovenous graft patency after radiologic intervention in hemodialysis patients. *Am J Kidney Dis*. 2001;37（5）:945–953.]

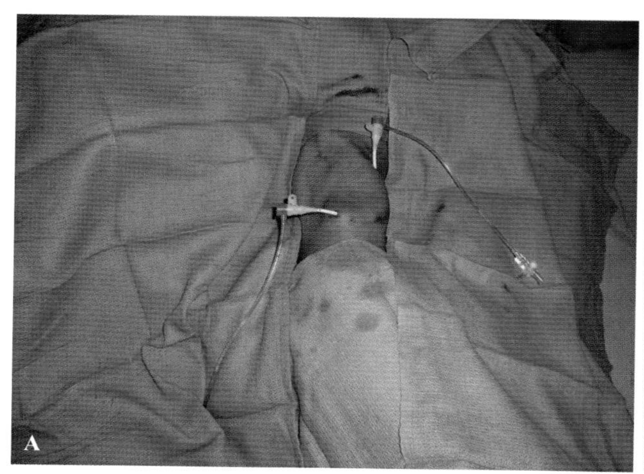

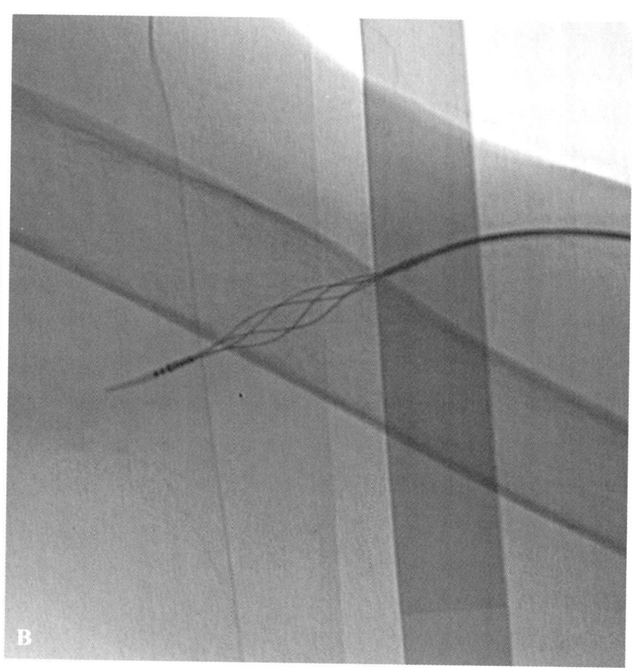

▲ 图 68-10 **A.** 经皮机械血栓切除术：于左上臂动静脉移植物所处部位置入 2 个 6-F 鞘管（3-Fr=1mm）；**B.** 经皮机械血栓切除术：经皮血栓切除术装置的点片影像（Arrow-Trerotola-PTD）

实际上可能加速管腔新生内膜增生[108]。因此，如何改进技术使血管成形术后 AVG 通畅性提高已引发人们的关注。腔内支架的工作原理是形成一个刚性支架的扩张，防止管壁反弹，有助于保持血管腔的开放。因此，即使发生内膜增生复发，在 1mm 厚的支架壁上使直径为 8mm 的支架管腔内产生狭窄的可能性较小。目前支架置入术已用于治疗短期内急性复发的狭窄。支架置入的禁忌证为狭窄严重抵抗球囊扩张，因为这会导致支架撑开后很快又回缩。如果使用极高压力扩张球囊以克服这种狭窄时，可能会导致血管破裂和外渗。大多数情况下无须手术，可应用支架或支架移植物（覆膜支架）治疗。

K/DOQI 血管通路的临床实践指南建议仅当血管成形术后静脉出现急性弹性回缩（狭窄面积>50%）、3 个月内复发及治疗血管成形术并发血管破裂时可以使用支架[138]。

几项小型试验报道了应用支架置入术治疗难治性血管通路狭窄的效果[139-145]。这些研究大多受限于回顾性数据收集，缺乏合适的对照组，并将通畅和血栓形成的通路及 AVG 和 AVF 放在一起对比[146]。一项小型随机试验比较了支架置入术和传统血管成形术，结果显示治疗后两组 AVG 的一期通畅率无统计学差异[140]。但这项研究未将通畅的 AVG 及有血栓形成的 AVG 区分，并且狭窄病变位于不同位置，这些变量会导致此试验结果受限。

由于接受血栓清除术后的 AVG 的一期通畅期较短，因此支架置入术非常适合应用于此类 AVG，可以使其保持良好的通畅性。一项研究报道了 34 例血栓闭塞性 AVG 在静脉吻合口进行血栓清除术及支架置入术的结果[143]。治疗后 6 个月的一期通畅率为 63%。虽然没有与之匹配的单独接受血管成形术治疗的对照组，但支架置入后 AVG 的一期

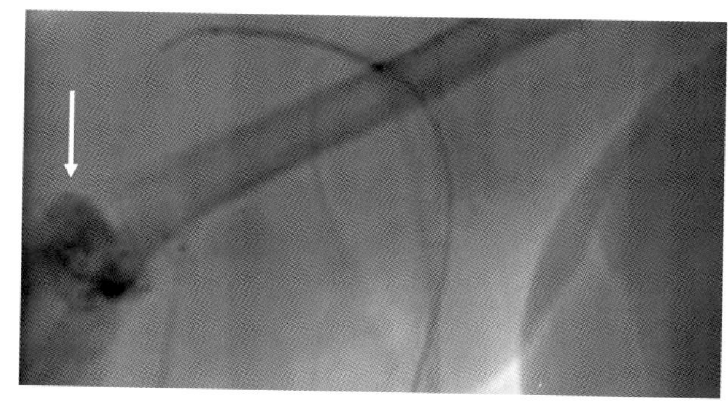

▲ 图 68-11 机械血栓切除术的并发症，即动静脉移植物中部出现对比剂溢出（白箭）

通畅率较之前试验报道（6 个月时一期通畅率为 11%～39%）的要高出许多（表 68-9）。一项非随机研究对静脉吻合口出现狭窄及血栓的 AVG 行血栓清除术和支架置入术，对照组仅接受血栓清除术及血管成形术，结果发现，支架治疗组的一期通畅期显著延长[147]。同样，一项针对 48 例患者的回顾性研究发现，与单独行血管成形术相比，选择性支架置入治疗 AVG 狭窄后，AVG 的通畅期更长[148]。但仍需大规模的随机临床试验以评估支架置入术是否可以延长血栓清除术后的 AVG 通畅期。

目前临床可供选择的支架种类较多，包括覆膜支架、金属裸支架、球囊扩张支架或自膨式支架。球囊扩张支架应用于周围血管时容易导致球囊受压破碎，因此只能在中心静脉应用，在周围血管可使用自膨式镍钛合金支架。尽管两者看起来很相似，但仍有细微的差别，在特定的循环系统中，一种支架具备其他种类支架所不具备的优势。目前还没有临床试验对用于透析血管通路的不同类型支架的效果进行比较。在冠状动脉中应用药物洗脱支架（DES）后，复发性狭窄的发生率从 20%～23% 降至 10% 以下。药物洗脱支架可能会导致急性和晚期血栓形成，因此支架植入后应常规应用抗血小板药物（阿司匹林和氯吡格雷），并且至少应用 1 年。在常规支架或药物洗脱支架（DES）置入后同时应用这 2 种抗血小板药物，可能会进一步改善血管成形术和（或）血栓切除术后 AVG 的一期通畅率，但目前还没有明确的试验数据支持。最近的一项随机临床试验，将 119 例 AVF 或 AVG 失败的患者随机分为应用紫杉醇药物洗脱支架组及标准球囊血管成形术组，结果表明药物洗脱支架组 6 个月及 1 年的一期通畅率有所提高[149]。未来的研究应明确治疗 AVG 失败时，药物洗脱支架是否真的优于球囊血管成形术。

覆膜支架是由移植物材料覆盖于金属支架所组成的，已成功地用于治疗 AVG 中巨大假性动脉瘤及血管破裂和外渗等并发症。最近的一项多中心随机临床试验将 190 例静脉吻合口狭窄面积＞50% 的 AVG 分为支架移植物组和球囊血管成形术组，在随访 2 个月和 6 个月时行血管造影检查[150]。结果表明接受支架移植物治疗的 AVG 患者在 6 个月时的通畅率明显较高，但 2 组的 AVG 血栓发生率无统计学差异。另一项研究评估了一个多中心随机对照试验 2 年随访期的数据，比较了聚四氟乙烯（PTFE）支架置入术和常规血管成形术治疗 AVG 吻合口狭窄的结果[151]。与血管成形术组相比，支架组的治疗面积更大、总体一期通畅率更高及再次干预间隔时间更长[151]。虽然支架移植物和覆膜支架的治疗成本很高，但如果远期通畅性优于血管成形术和裸金属支架，则其临床应用价值较高。

操作步骤：经皮 AVG 支架置入术

如果血管造影观察到严重的管腔狭窄弹性回缩，或原狭窄病变水平上的残余狭窄面积较大（＞50%），则可以使用支架置入治疗[136]。自膨式支架的直径为 4～14mm，长度为 10～80mm。最常用的支架是镍钛合金支架或聚四氟乙烯包覆的镍钛合金支架。支架型号尺寸的选择是通过对狭窄病变进行分级来确定的。通常，支架扩张后直径应比 AVG 管腔或血管直径大 1mm，长度应比狭窄部分长 5mm。将支架置于支架置入装置，经 AVG 动脉端的血管鞘置入。注入对比剂行血管造影，观察狭窄部位的情况及狭窄管腔“线路图”。在透视引导下将支架放置在狭窄病变部位，并释放支架（图 68-12）。应选择尺寸适当的球囊进行释放支架后扩张，以便扩张回缩病变。最后行血管造影评估支架的通畅性和置入位置是否正确。

支架置入的并发症包括与血管成形术相关的并发症。选择的支架尺寸偏小可能会导致支架向体循环迁移。如果支架放置于 AVG 静脉流出道，并且该静脉存在分支，则可能导致该分支静脉部分或完全堵塞。此外，还可能发生支架断裂及血栓形成（图 68-13 和图 68-14）。远期并发症是支架内再狭窄或血栓形成，可能需要多次再干预治疗。最近的一项多中心随机对照试验评估了聚四氟乙烯支架与血管成形术治疗 AVG 和 AVF 静脉流出道的支架内再狭窄的安全性和有效性[152]。与血管成形术相比，覆膜支架组在治疗 AVG 和 AVF 患者的支架内再狭窄时，通路及治疗区域的一期通畅率更高[152]。

七、自体动静脉内瘘手术

（一）未成熟动静脉内瘘的挽救

与人工血管移植内瘘相比，自体动静脉内瘘仅需要较低的介入频率（血管成形术或血栓切除

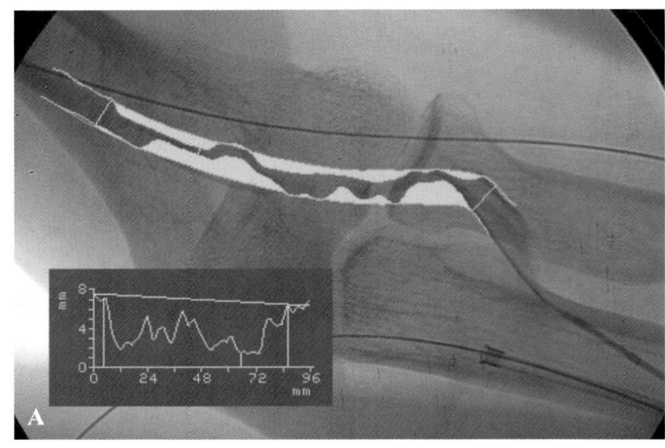

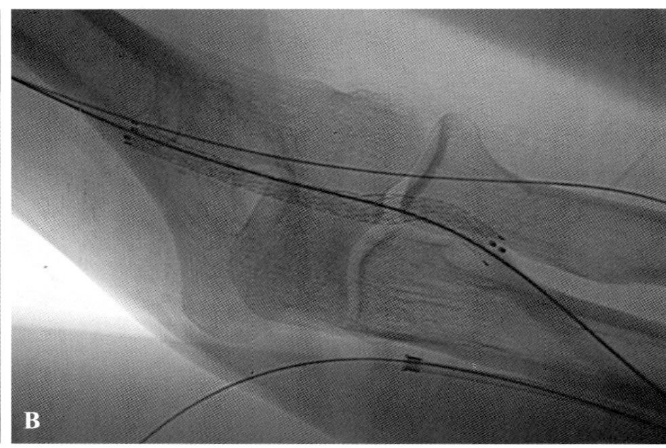

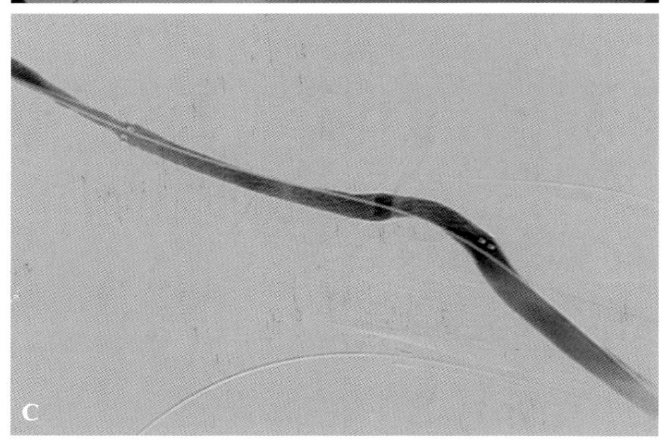

◀ 图 68-12 **A. 血管造影显示左前臂动静脉（AV）移植物静脉吻合口和引流静脉的严重狭窄病变。狭窄病变在支架置入前已被分级。B. 支架完全展开。C. 数字减影血管造影显示左前臂动静脉移植物的狭窄成功解除**

术）即可维持透析的长期通畅性[79]。然而自体动静脉内瘘的初始成熟失败率（永远无法用于透析）往往更高。类似于人工血管移植内瘘，从 USRDS 的数据来看，1998—2007 年，每人每年行血管成形术的频率从 0.16 次增加到 0.47 次，可能与越来越频繁的介入治疗初始成熟失败的自体动静脉内瘘有关。在最近的多个研究中，即使已经常规应用了术前血管评估，自体动静脉内瘘初始成熟失败率仍在 20%～50%[35]。最近一项具有里程碑意义的多中心随机对照试验报道，美国动静脉内瘘初始成熟失败率为 60%[39]。自体动静脉内瘘初始成熟失败可分为两大类，即早期血栓形成及未成熟[153-155]。早期血栓形成是指在用于透析之前，动静脉内瘘建立后 3 个月内形成血栓。未成熟是指动静脉内瘘形成不良且不能应用于透析。上臂动静脉内瘘不成熟的情况比前臂动静脉内瘘要少见[35]。在上臂动静脉内瘘中，转位肱动脉 – 贵要静脉内瘘比肱动脉 – 头静脉内瘘不成熟比率要小[156]。

在一些患者中，自体动静脉内瘘成熟程度可以很容易地由肾内科医生、外科医生，或有经验的透析护士进行临床评估。特殊情况下，双相超声可能有助于评估新的动静脉内瘘是否能成功用于血液透析。一项试验性研究使用 2 种简单的超声检测指标来评估动静脉内瘘成熟度，即动静脉内瘘直径和通路血流量[4]。当超声显示流出道静脉直径≥4mm，并且通路血流量≥500ml/min 时，95% 的动静脉内瘘可用于透析。与此相反，当 2 个标准都不符合时，只有 33% 的动静脉内瘘达到透析标准。当 2 个标准中只有 1 个标准满足时，动静脉内瘘可用于透析的可能性介于两者之间（约 70%）。

动静脉内瘘成熟失败可能与几种解剖缺陷有关，可以通过超声或血管造影检查来确定[157]。一种缺陷是吻合口或流出道静脉狭窄。另一种可能是流出道静脉有 1 条或多条大的分支。这些分支静脉使动脉血流分布在 2 条或更多静脉中，从而限制了每条静脉的血流量。第三种情况见于肥胖患者，即动静脉内瘘有足够的口径和血流量，但血管过深，不便于安全穿刺。在大多数患者中，这些解剖学问

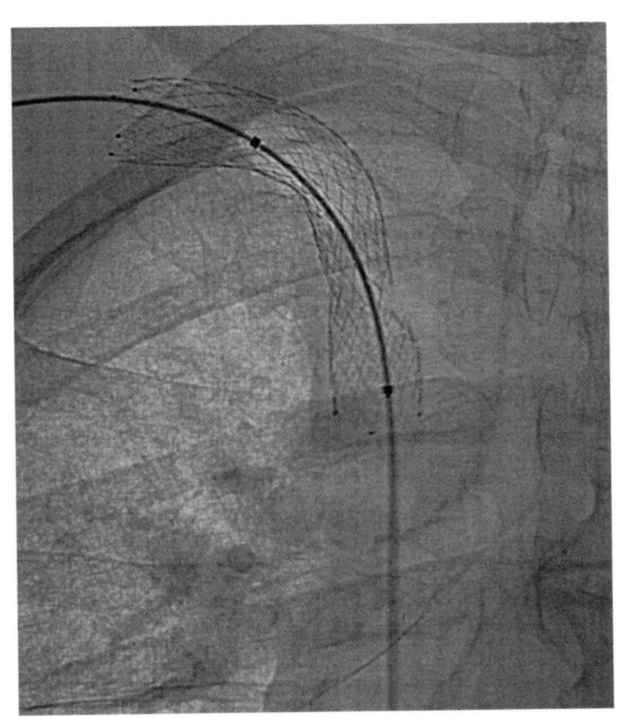

▲ 图 68-13　右锁骨下静脉和右无名静脉水平的支架断裂

题可以通过经皮手术或外科手术干预来纠正。狭窄性病变可通过血管成形术或手术重建的方法来治疗。浅表侧支可以经皮外结扎，深层的分支可以通过介入进行栓塞。最后，外科医生可以对位置太深无法安全穿刺的动静脉内瘘进行浅表化处理。

在未成熟的动静脉内瘘中，存在 1 个或多个解剖结构的狭窄，通过特定的干预措施纠正潜在的狭窄可能会促进后续动静脉内瘘的成熟。一些已发表的文章已经评估了挽救未成熟动静脉内瘘的可能性。许多研究表明，仅利用介入方法（狭窄部位血管成形术或侧支栓塞术）治疗未成熟动静脉内瘘的成功率很高（表 68-10）[77, 158-162]。经过上述方法 80%～90% 的患者内瘘原发挽救成功（动静脉内瘘能应用于透析），内瘘随后 1 年的一级通畅率为 39%～75%。在另一项研究中，通过介入和外科手术相结合对未选择的透析患者的挽救率为 44%[155]。有趣的是，女性需要对未成熟动静脉内瘘进行治疗的频率是男性的 2 倍。最近的一项回

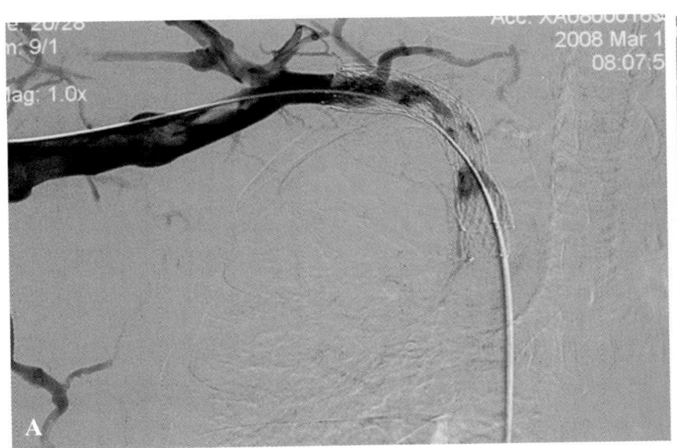

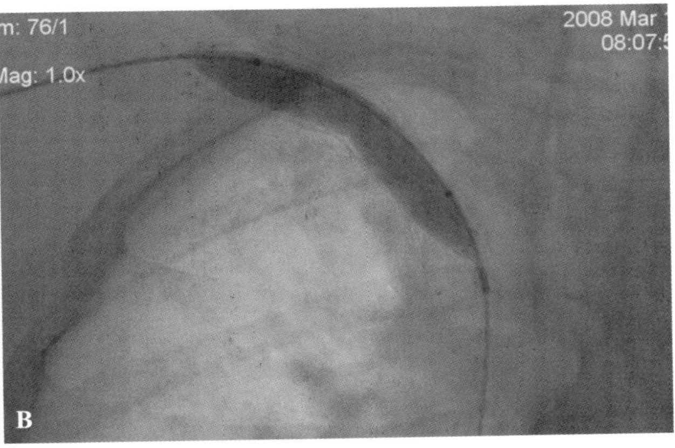

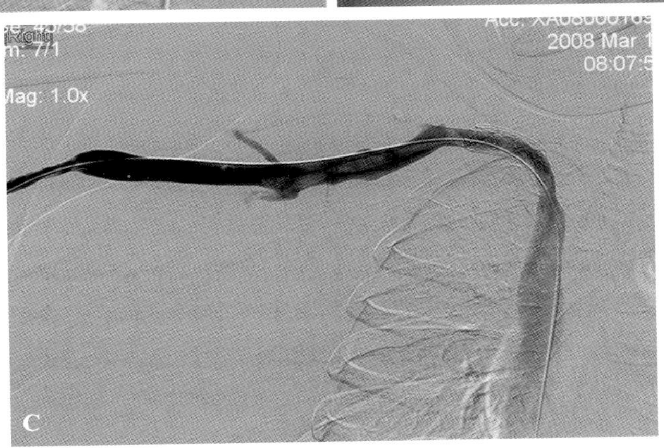

▲ 图 68-14　**A.** 右锁骨下静脉和右无名静脉水平支架的断裂和血栓形成；**B.** 对导致通路血栓形成的支架内狭窄病变进行血管成形术；**C.** 支架内血栓形成处血流恢复

表 68-10 未成熟内瘘挽救的效果

参考文献	# 患者例数	干预方式	透析可用的百分比	1 年一期通畅率（%）
Beathard, 1999[158]	63	PTA、静脉结扎	82	75
Turmel-Rodrigues, 2001[160]	69	PTA、静脉结扎	97	39
Miller, 2003[155]	41	PTA、静脉结扎、手术修补	44	N/A
Beathard, 2003[159]	100	PTA，静脉结扎	92	68
Asif, 2005[77]	24	PTA、静脉结扎	92	N/A
Nassar, 2006[161]	119	PTA、静脉结扎	83	65
Singh, 2008[163]	32	PTA、静脉结扎、手术修补	78	NA
Han, 2013[152]	141	PTA	87	72

NA. 无资料；PTA. 经皮腔内血管成形术

顾性研究报道，解剖异常的未成熟动静脉内瘘经皮或外科手术治疗后，相比于未进行挽救的类似的动静脉内瘘，更有可能实现用于透析[163]。最近，出现了一种新型的促动静脉内瘘成熟的方法，即球囊辅助成熟（BAM）[164]。在这个过程中，通过反复进行长段血管成形术，序贯扩张吻合口周围静脉段，有时将其转变成胶原管腔。最近其他文章也介绍了在外科手术 ± BAM 时，术中直接使用“初次球囊血管成形术”可以使有小动脉和小静脉（动脉 <2mm，静脉 <2.5mm）的患者成功建立动静脉内瘘[165, 166]。这些研究均未设立对照组，并且都认为术后还需多次的干预来维持通畅率。目前还没有随机研究对不同类型的干预或不同的干预时机对动静脉内瘘成熟的影响进行比较。有两项研究观察到，与无须干预即可成熟的 AVF 相比，经过介入手术治疗的未成熟 AVF 累积通畅时间明显缩短，而且需要更多的干预措施来维持通畅性[167, 168]（图 68-15）。总而言之，积极介入或手术干预是值得的，因为它们往往可以将未成熟的动静脉内瘘变得适用于透析。

人们对药物干预促进动静脉内瘘成熟也很感兴趣。一项随机试验纳入 877 例接受了新的动静脉内瘘手术的美国患者，分为在最初的 6 周内接受氯吡格雷或安慰剂治疗组[39]。结果表明，氯吡格雷可显著降低 6 周内动静脉内瘘血栓的发病率。然而，并没有改善临床动静脉内瘘成熟的可能性[39]。随后，另一项对新西兰及澳大利亚的 567 例患者的随机研究报道称，鱼油和低剂量阿司匹林都不能防止新的动静脉内瘘成熟失败[169]。有几项正在进行的临床试验正在评估新的治疗方法以改善动静脉内瘘的成熟。关于血管周围弹性蛋白酶涂抹在动静脉内瘘动脉和静脉吻合处是否有效已在进行了早期临床试验[170, 171]。迄今为止，这些弹性蛋白酶的早期研究已经证实了其安全性和可行性，超声研究显示其在改善标准内瘘自然成熟方面具有良好前景。鉴于早期研究取得的良好成果，一项Ⅲ期随机对照临床试验正在进行，以评估新的动静脉内瘘建立时给予血管周围弹性蛋白酶的效果（NCT02110901）。最后，一项正在进行的随机对照临床试验正在评估在即将构建动静脉瘘的区域局部应用硝酸甘油软膏，增强局部一氧化氮的生物利用度，以提高动静脉内瘘成熟度的方法是否有效（NCT02164318）。该疗法的目标是恢复 CKD 和 ESRD 患者的内皮功能，促进 AVF 重塑和成熟。

1. 狭窄区域的血管成形术技术流程

近动脉吻合处的狭窄是可以通过序贯球囊扩张治疗的。需要进行 2～5 次治疗，直到吻合口大小合适为止。在近吻合口处的静脉流出道长段狭窄病变可通过球囊扩张处理，有时可能需要多次干预。

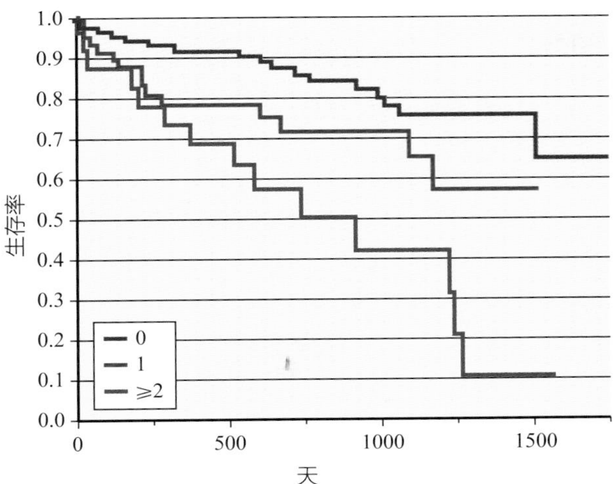

▲ 图 68-15　**促进动静脉内瘘成熟的干预措施：在动静脉内瘘成熟前接受 2 次或 2 次以上干预的患者的累积生存率（从插管到永久性失败的时间）比没有干预的患者短（HR=2.07；95%CI 1.21～2.94；*P*=0.0001）**

（引自 Lee T, Ullah A, Allon M, et al: Decreased Cumulative Access Survivalin Arteriovenous Fistulas Requiring Interventions to Promote Maturation. *Clin J Am Soc Nephrol*. 6:575–581, 2011 with permission from the American Society of Nephrology.）

未成熟的动静脉内瘘从定义上来说是细的、难以穿刺的，因此，最好是在高分辨率超声引导下对血管进行评估，避免反复穿刺、外渗和静脉损伤。方法包括静脉流出道、中心静脉的数字血管造影，以及反向逆行动脉造影术。一旦病变位置确定后就可选择适当的手术方式进行处理。如果能从超声监测中获得可靠的信息，表明在动脉吻合口附近或在动脉吻合口处存在狭窄，那么可以不做血管造影。

根据狭窄的严重程度，可以选择直径 2～6mm，长度 10～40mm 的球囊。将血管成形术球囊引入狭窄部位并小心充气使其达到工作压力。随后行血管造影，对血管成形术后病变进行分级（图 68-16）。术后 2～4 周，进行第 2 次血管造影检查。

患者在当地的透析中心进行随访，如果动静脉内瘘不成熟或有穿刺问题持续存在，则需进行动静脉内瘘血管造影检查。

2. 结扎静脉属支技术流程

静脉属支可以通过手术结扎或是通过血管内栓塞来治疗。因为通过病变部位是有些难度的，所以这些病变的治疗需要一个经验的介入医生。附属静脉的治疗取决于其大小、位置和数量（图 68-17）。一些介入医生主张在进行动静脉内瘘初次血管造影时经皮结扎浅表静脉[172]。如果附属静脉较深且管腔较大，则应外科手术节扎。如果附属静脉较深但管腔较小，应考虑介入栓塞（图 68-18）。

动静脉内瘘根据其大小，可进行适当的鞘引导。每条附属静脉中都可引导一个适当大小的选择性导管。最后进行动静脉内瘘血管造影以确定所有弹簧圈正确放置和侧支静脉的闭塞。

（二）动静脉内瘘的经皮腔内血管成形术

虽然动静脉内瘘比人工血管移植内瘘需要进行介入干预的频率低好几倍，但动静脉内瘘更易形成狭窄和血栓[35]。尽管一项研究认为动静脉内瘘一期通畅率更高，但大多数研究都证实了动静脉内瘘与人工血管移植内瘘行选择性 PTA 后一期通畅率是相当的（表 68-11）[82, 86, 97, 123, 173]。与人工血管移植内瘘血管成形术一样，PTA 后动静脉内瘘的一期通畅性与血管成形术后狭窄的程度及血管成形术后全身血管压力的大小成反比[82]。应该注意的是高度成熟的内瘘会发生迂曲，在几年间显著扩张和伸长并形成扩张性动脉瘤。由于在腕和肘部或肘和肩部等部位有固定点，它们变得曲折并在扩张节段之间的某些点形成明显的扭结，表现为明显的狭窄。其中许多不是限流性的，但有一些是真正限流性的，PTA 手术不能解决这个问题，可能需要外科手术治疗。临床因素和主要并发症，如年龄、种族、糖尿病、是否有周围血管疾病、通路位置和狭窄的数量，与 PTA 术后血管通畅的可能性无关[82]。

技术流程：动静脉内瘘血管成形术

动静脉内瘘最开始选择数字减影的部位包括静脉出口和中心静脉。狭窄超过 50% 的病变被认为会导致血流动力学方面的影响，应行血管成形术。最后进行数字减影血管造影，以评估残余狭窄和需要进一步治疗的狭窄性病变（图 68-19）。在干预前和干预后立即测量患者的内瘘压和全身压，内瘘压与全身压比值降低可用于证实血流动力学得到了改善。

该手术的主要并发症是血管成形术后的血管外渗和血管破裂（图 68-20）。放置覆膜支架可以治疗这些并发症。覆膜支架不能纠正的破裂则需要进行

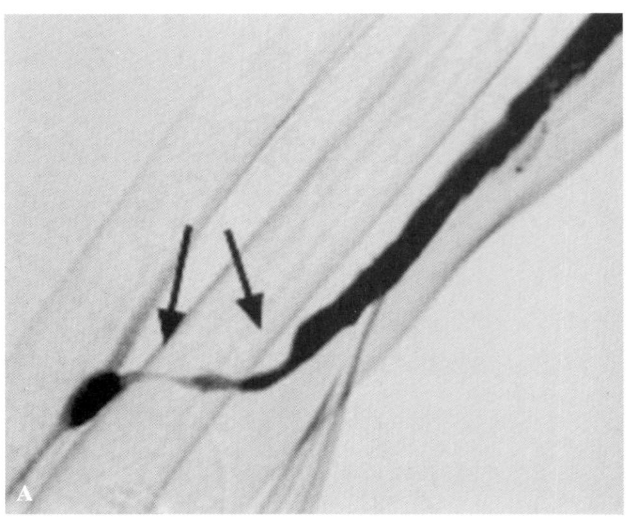

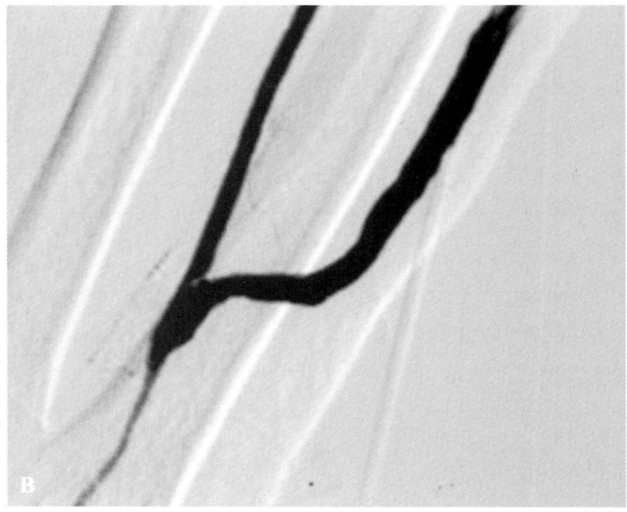

▲ 图 68-16 **A.** 内瘘修补：桡动脉头静脉内瘘的数字减影血管造影（**DSA**）显示在近端动脉吻合处有严重的狭窄病变；**B.** 内瘘修补：桡动脉头静脉内瘘的 **DSA** 显示在近端动脉吻合处的狭窄病变在血管成形术后有改善

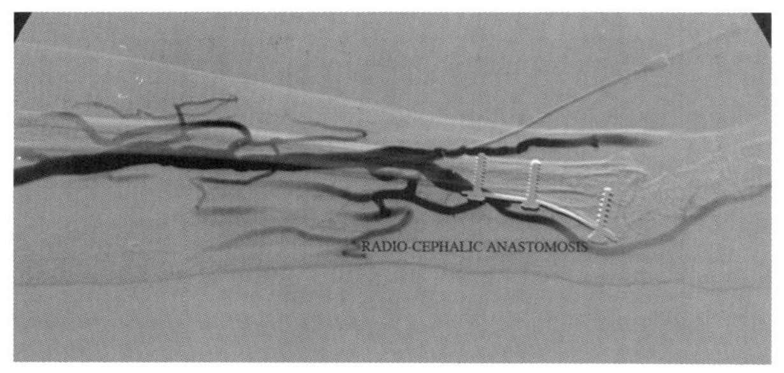

▲ 图 68-17 左侧桡动脉头静脉内瘘的数字减影血管造影见多个血管侧支。并且可见既往桡骨骨折切开复位内固定术的 **1** 个金属板

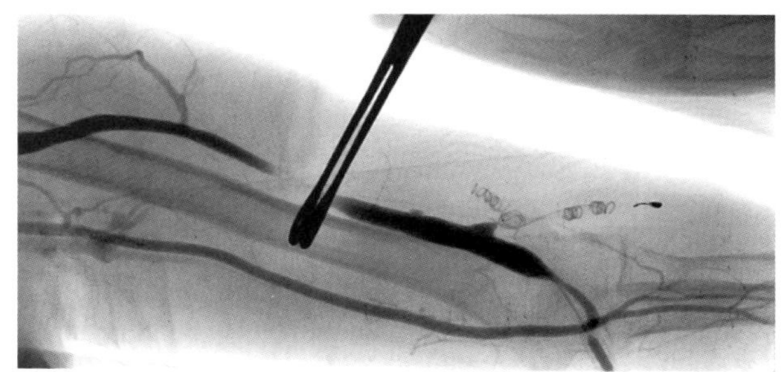

▲ 图 68-18 栓塞上臂动静脉内瘘的侧支静脉

表 68-11 自体内瘘与移植物内瘘经选择性血管成形术后的一期通畅率的比较

参考文献	6 个月的一期通畅率（%）	
	移植物内瘘	自体内瘘
Safa, 1996[86]	43	47
Turmel-Rodrigues, 2000[123]	53	67
McCarley, 2001[97]	37	34
Van der Linden, 2002[173]	25	50
Maya, 2004[82]	52	55

手术修复。

（三）动静脉内瘘经皮机械血栓切除术和溶栓

挽救血栓形成的动静脉内瘘是介入肾脏病学中最具挑战性的方面之一[174]。AVF 动脉瘤样扩张的动静脉内瘘的血栓切除是最困难的。动静脉内瘘血栓形成最常见的原因是静脉流出道存在潜在狭窄性病变（周围性或中心性）。较少见的原因包括穿刺出血、穿刺部位压迫力量过大、严重和长期

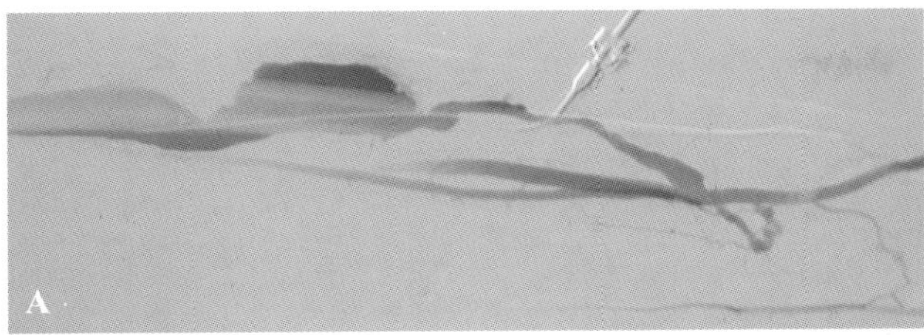
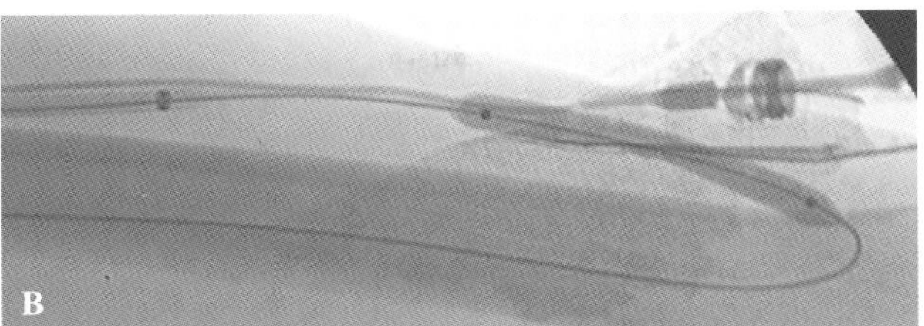
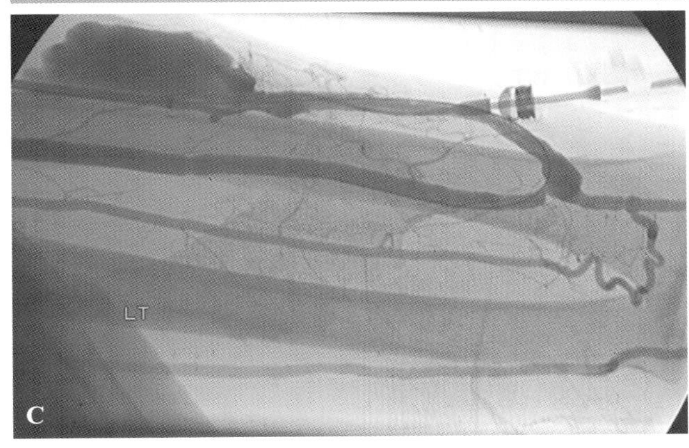

◀ 图 68-19　**A.** 左侧桡动脉头静脉动静脉内瘘（**AVF**）的数字减影血管造影（**DSA**）显示动脉吻合口远端有一段长且严重的狭窄，并伴有内瘘假性动脉瘤的形成；**B.** 左侧桡动脉头静脉 **AVF** 狭窄部分进行血管成形术的点片影像。**C.** 血管成形术后 **DSA** 显示治疗成功，但假性动脉瘤仍然存在

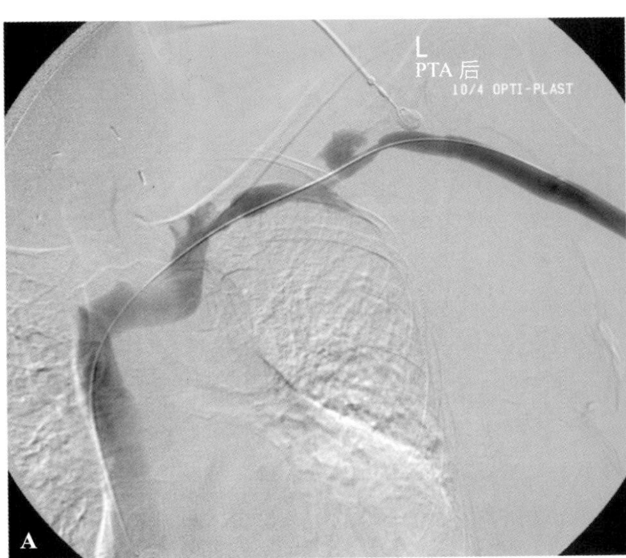

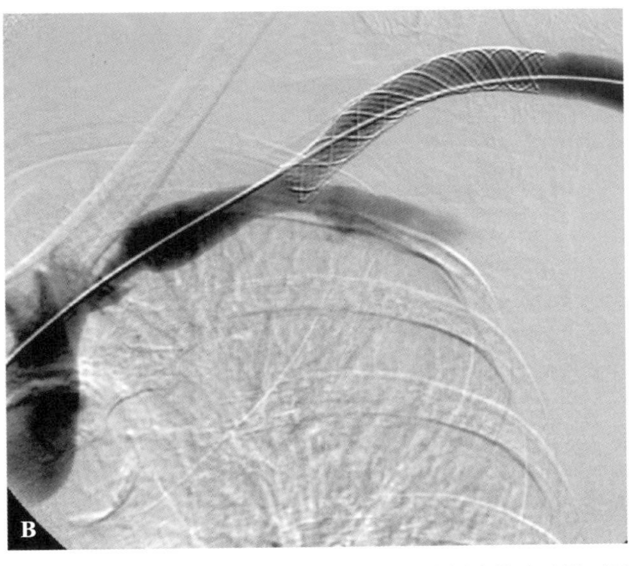

▲ 图 68-20　**A.** 血管成形术并发症：数字减影血管造影（**DSA**）见侵入性经皮腔内血管成形术（**PTA**）后左侧头静脉破裂。可见合并左锁骨下静脉狭窄。**B.** 血管成形术并发症：**DSA** 示通过放置覆膜支架（血管壁 – 移植物）修补和纠正并发症

的低血压 [175, 176]。在动静脉内瘘血栓形成后 48h 内进行血栓切除术，内瘘可成功恢复通畅。几个研究报道了动静脉内瘘的介入取栓的结果 [123, 177–184]。目前该手术的成功率很高，为 73%～93%。在动静脉内瘘血栓切除术后，其一期通畅率·在 6 个月时为 27%～81%，1 年时为 18%～70%（表 68–12）[123, 178, 181–185]。一项研究表明，与前臂动静脉内瘘相比，上臂动静脉内瘘血栓切除术后一期通畅率较低 [123]。然而，多次介入治疗后，动静脉内瘘 1 年后的二期通畅率为 44%～93%。最近的一项研究评估了 140 例在 2 年内接受了血栓切除术挽救的、有血栓形成的动静脉内瘘未成熟的患者 [185]。所有动静脉内瘘建立后都发生了血栓形成，并且通路从未用于血液透析。其中 119 例（85%）由于血栓造成不成熟的动静脉内瘘患者成功完成了血栓切除术，111 例（79%）患者能够使用动静脉内瘘进行血液透析治疗。从血栓切除到可用于穿刺透析的平均成熟时间为 46.4 天，平均每位患者的介入治疗次数

表 68-12　取栓术后内瘘的一期通畅

参考文献	# 手术例数	一期通畅：	
		6 个月	12 个月
Haage, 2000[178]	54		27
Turmel-Rodrigues, 2000[123]	54 FA	74	47
	9 UA	27	27
Rajan, 2002[182]	30	28	24
Liang, 2002[181]	42	81	70
Shatsky, 2005[183]	44	38	18
Jain, 2008[184]	41	20	—
Miller, 2011[185]	140	—	**59**

手术例数少于 25 例的研究未纳入。FA. 前臂；UA. 上臂

为 2.64 次。有 5 例（3.5%）血管成形术诱发了破裂，均采用支架置入治疗。4 例（2.8%）患者出现有临床意义的假性动脉瘤形成。在术后 12 个月时，血管通路的二期通畅率为 90%。考虑到另一个选择是放弃存在血栓的动静脉内瘘并建立一个新的动静脉内瘘，那么挽救血栓性动静脉内瘘就是非常值得的。

技术流程：经皮动静脉内瘘取栓术

虽然比人工血管移植内瘘血栓切除术更具挑战性，但动静脉内瘘也可以成功取栓。动静脉内瘘经皮血管取栓术禁忌证很少，包括并发感染、瘘管不成熟及巨大动脉瘤。技术上的挑战包括血栓性动静脉内瘘穿刺的困难、彻底清除大血栓及顽固性狭窄病变。

可以采取经皮血栓切除术，一种使用取栓设备（如 Angiojet）通过介入手术去除血栓的方法。动静脉内瘘成功溶栓后，将 Fogarty 球囊穿过动脉吻合口，并向后拉动，以清除堵塞的血栓。一旦血栓被清除，血流恢复，对动静脉内瘘进行数字减影血管造影，以评估静脉流出道或中心静脉的狭窄病变。

这种手术的主要并发症是血管成形术后血管的外渗和破裂。一般来说，与移植物内瘘血栓切除术相比，由于血栓体积较大，动静脉内瘘血栓切除术中的肺栓塞更值得关注。此外，动静脉吻合术后吻合口远端的动脉栓塞发生率可能会高于移植物内瘘。

（四）治疗严重狭窄病变的新技术

1. 切割球囊

尽管血管成形术使用了高压球囊且延长了加压时间，但有些严重狭窄仍难以解除。有人主张使用切割球囊通过控制血管壁定向破裂来治疗这些顽固病变。切割球囊导管是一个球囊，沿球囊排列有 4 个刀片。当球囊充气时，会使刀片暴露于病灶处，它会造成内膜或增生纤维组织的可控性破裂。狭窄解除后可使用普通球囊进行后扩，达到需要的直径。它已被用于人工血管移植内瘘及中心静脉病变。初步报道表明切割球囊相较于传统血管成形术可能会有更优越的结果[186, 187]。一项对 9 例移植内瘘静脉吻合口高度狭窄的患者，使用切割球囊加支架放置进行治疗的研究表明，这些患者在短期随访内（一例患者的随访时间长达 20 个月）移植内瘘功能保持良好[186]。然而，一个随机、多中心临床试验比较了切割球囊与传统血管成形术，发现在治疗移植物内瘘狭窄时切割球囊没有明显的优势[188]。用切割球囊治疗的移植物内瘘术后 6 个月时一期通畅率为 48%，相比之下，用血管成形术治疗移植物内瘘的一期通畅率为 40%[188]。5% 的患者在使用切割球囊的过程中发生并发症（主要是静脉破裂或断裂），而使用血管成形术治疗的患者没有发生任何并发症[188]。切割球囊的成本较高，因此限制了其日常使用的可能性。

2. 冷冻成形术球囊

冷冻球囊治疗是一种治疗移植物内瘘静脉吻合处顽固性狭窄的新方法。这项技术利用球囊部位的低温诱导内膜层凋亡。Rifkin 等报道了 5 例静脉吻合处复发性狭窄病变患者使用冷冻球囊治疗的结果[189]。一期通畅期从单纯血管成形术后的 3 周增加到冷冻成形术后的 16 周以上。目前还没有已发表的随机试验对冷冻成形术和单纯血管成形术治疗移植物内瘘狭窄的疗效进行比较。

3. 血管周围局部处理

最近的研究在动物模型中评估了在局部血管周围使用药物来预防通路狭窄的效果。在建立通路时局部注射或者通过药物洗脱支架或包膜引入抗增殖药物。这些新的药物治疗仍在研究中，但为未来提供了希望。关于这些潜在疗法的详细讨论超出了本章的范围，但是这个话题最近已经被提及[120, 190]。

（五）血管腔内方法建立用于血液透析的前臂近端自体动静脉内瘘

最近，在初步研究中评估了使用腔内方法建立动静脉内瘘的效果[191]。其基本原理是使用血管内方法建立动静脉内瘘可以减少血管创伤和损伤，从而减少内膜增生和动静脉内瘘成熟失败。建立动静脉内瘘血管内方法使用了一种新的基于磁铁的血管内技术 [血管腔内动静脉内瘘（endoAVF）]。技术方面已经在 Rajan 和 Lok 等的文献中进行了详细的介绍[192, 193]。一项针对 80 例患者的前瞻性、单臂、多中心研究 [新型血管内通路试验（NEAT）] 的早期结果已经证明：① 98% 的参与者成功通过腔内方法建立了动静脉内瘘；② 87% 的内瘘适用于透析治疗（平均肱动脉流量 918ml/min；头静脉直径 5.2mm）；③接受透析的参与者中 64% 的 endoAVF 功能正常；④术后 12 个月时的一期通畅率和累积通畅率分别为 69% 和 84%。

八、中心静脉狭窄

中心静脉狭窄在血液透析患者中经常发生[6, 194, 195]。由临时性或永久性透析导管引起的中心血管急性或慢性损伤是主要原因[196]。狭窄导致同侧肢体静脉回流受阻，进而可能导致血管通路功能不良或血栓形成[197]。虽然可能没有临床症状，但中心静脉狭窄患者最常见的表现是同侧上肢水肿。此外，在一些接受了同侧动静脉内瘘或移植物内瘘手术的患者中，临床上以前未被发现的中心静脉狭窄也会变得明显。确诊可通过血管造影、超声或磁共振静脉造影。

中心静脉狭窄最常见的部位是头静脉与锁骨下静脉的交界处（与导管损伤无关）。其他可能受影响的中心静脉（通常与血液透析置管导致的损伤有关）包括锁骨下静脉、头臂静脉和上腔静脉（图 68–21）。在股静脉留置隧道式导管的患者中，中心静脉狭窄可发生于髂外静脉、髂总静脉或下腔静脉（图 68–22），并可导致患侧下肢水肿。狭窄病变是由于一种侵袭性的血管内膜增生或在留置透析导管周围形成凝块和纤维蛋白鞘，使导管与血管壁相结合所导致的。随着时间的推移，狭窄可能导致静脉循环完全闭塞（图 68–23）。如果不进行相关治疗，中心静脉狭窄将导致血管压力增加和静脉侧支形成（图 68–24）。一些患者通过侧支循环可以进行充足的静脉回流，所以不会发生水肿（图 68–25）。

有症状的中心静脉狭窄的首选治疗方法是狭窄部位的经皮腔内血管成形术（PTA）[198–205]。但由于弹性回缩和血管内膜增生的共同影响，中心静脉狭窄的 PTA 远期成功率很低。在一项研究中发现，

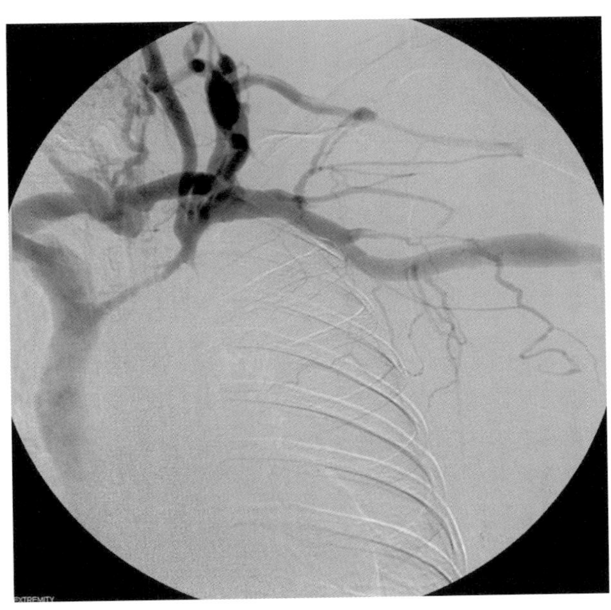

▲ 图 68–21 数字减影血管造影见左无名静脉严重狭窄。同时可见多个同侧侧支静脉和跨颈侧支静脉汇入正常的右侧无名静脉

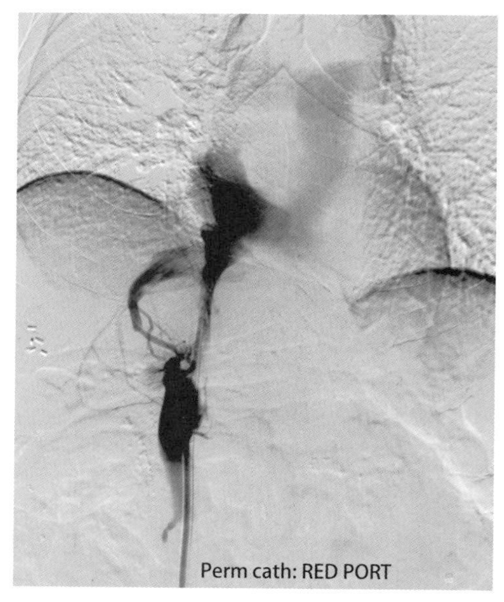

▲ 图 68-22　数字减影血管造影见下腔静脉肝内段严重狭窄及肝内侧支循环出现

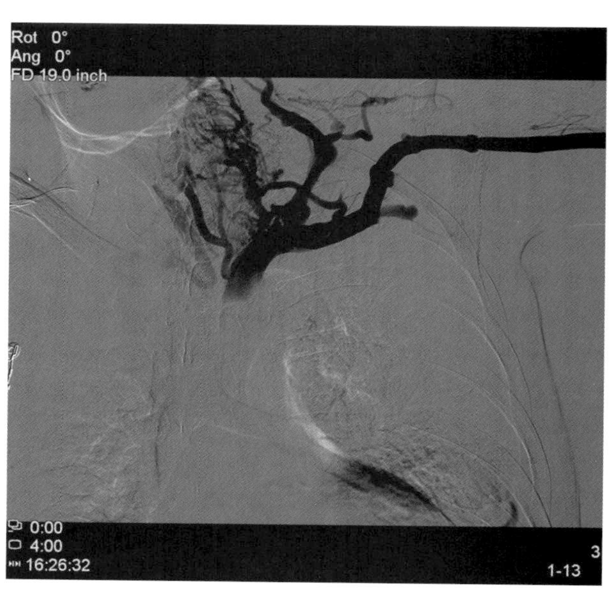

▲ 图 68-23　数字减影血管造影见左侧无名静脉完全闭塞

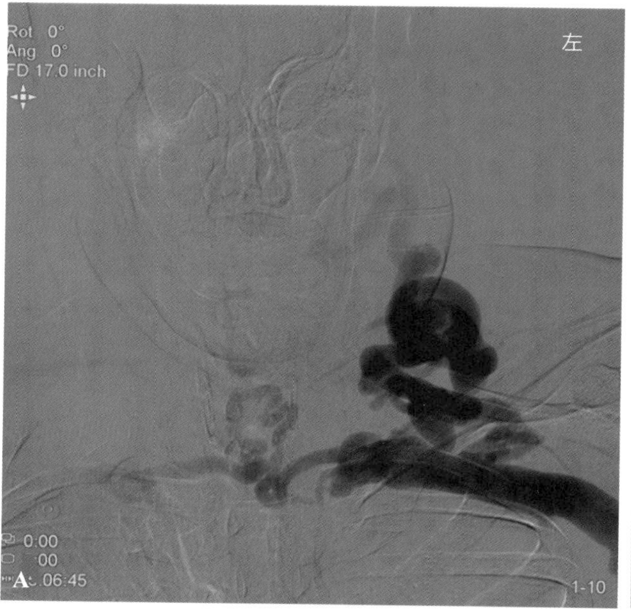

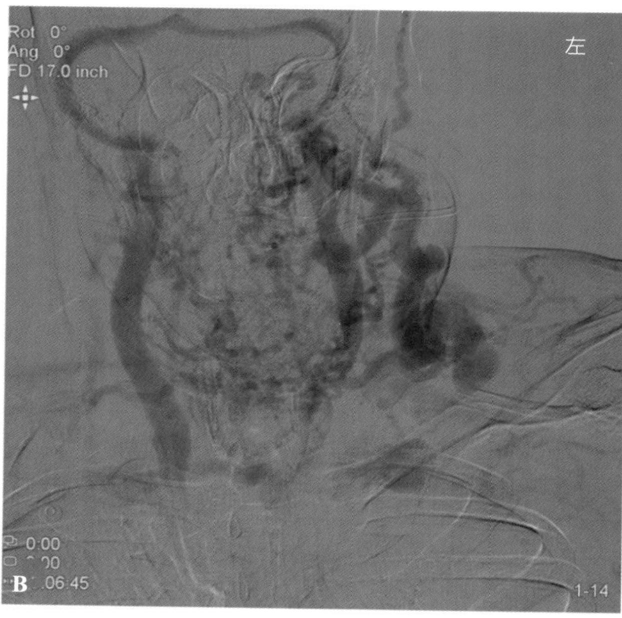

▲ 图 68-24　A. 数字减影血管造影（DSA）显示左侧无名静脉完全闭塞，左侧颈内静脉严重扩张，多条同侧和跨颈侧支循环汇入正常的右侧无名静脉。B.DSA 显示同一患者的左侧颈内静脉通过海绵窦流入右侧颈内静脉

与周围血管的狭窄相比，中心静脉狭窄的血管成形术后的一期通畅期明显缩短[84]。因此，中心静脉狭窄的患者可能需要多次血管成形术来治疗复发的病变。

支架置入术已经尝试用于治疗由于弹性回缩引起的顽固性中心静脉狭窄（图 68-26）。几个小样本研究报道了支架置入治疗难治性中心静脉狭窄病变的结果。但这些研究受到是回顾性研究、患者数量较少及缺乏对照组的限制。两项非对照研究显示，中心静脉狭窄行支架置入术后 6 个月时一期通畅率为 42%～50%，1 年时仅为 14%～17%[198, 201]。尽管现在没有已发表的对中心静脉狭窄的支架置入术与血管成形术进行比较的研究，但使用支架的通畅性似乎并不比单独血管成形术好[206]。对于即使进

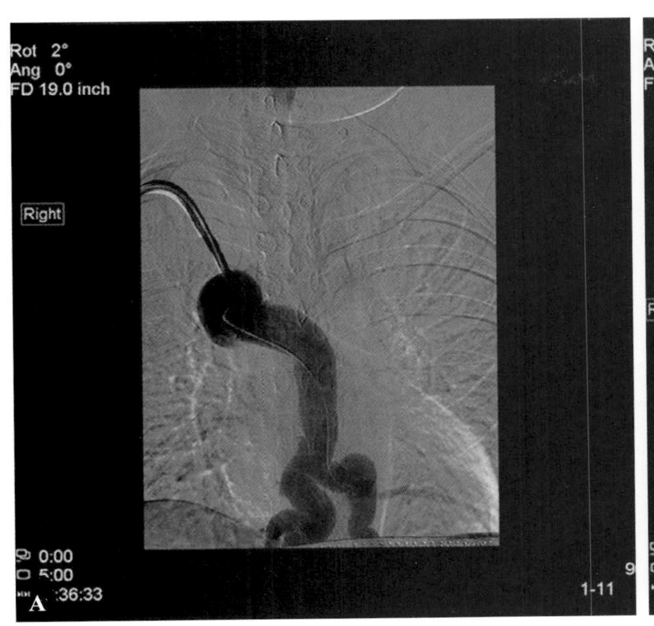

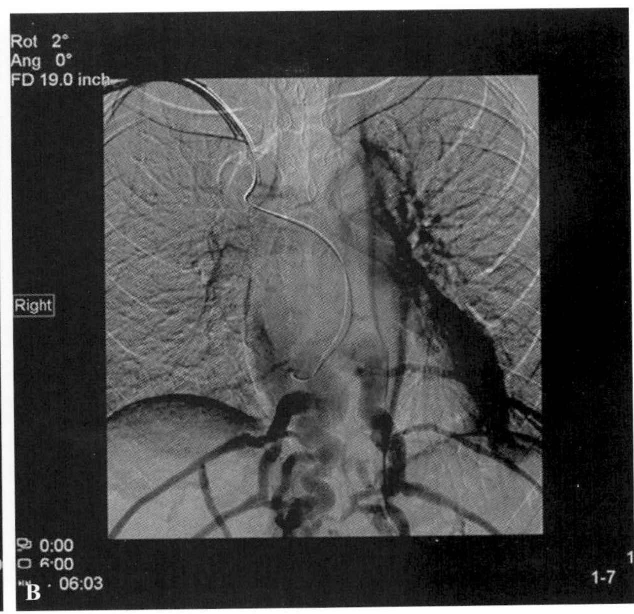

▲ 图 68-25　**A. 数字减影血管造影（DSA）显示上腔静脉完全闭塞，奇静脉严重扩张。B. DSA 见同一患者的奇静脉流入腰静脉和肋间静脉**

行了血管成形术，但血管通路同侧仍有持续上肢水肿的患者，有效的治疗方法可能有结扎血管通路、建立健侧动静脉通路、转为腹膜透析或行紧急肾移植。

九、通路相关性手缺血

血管通路诱发的手缺血的临床表现多种多样，从轻度（手痛）到重度（组织坏死并截肢）不等。血管通路存在正常的逆行血流，不会引起手缺血。通路相关性手缺血有 3 种公认的机制：①真性动脉窃血（血液完全逆行流向移植物或内瘘）；②吻合口远端动脉狭窄；③伴有手指远端闭塞的全身性动脉钙化（最常见于糖尿病患者）（图 68-27）。由于这 3 种机制可能同时存在，因此最好的名称是“远端低灌注缺血综合征”[207]。在确诊通路相关性手缺血之前，应排除其他导致手痛的原因，如腕管综合征、关节病变、糖尿病神经病变、缺血性单神经病变和反射性交感神经营养不良综合征。

体格检查是诊断通路相关性手缺血最重要的手段。几乎 90% 的病例在血液透析过程中和 2 次透析之间都可以出现手指苍白、冰冷。其他的诊断方式包括指肱指数测量、指端体积描记、双功能超声和经皮血氧饱和度测定。如果这些无创性检查提示为通路相关性手缺血，那么应对血管通路进行完整的血管造影，包括供血动脉。

通路相关性手缺血的治疗旨在减轻潜在的病因。治疗方式包括吻合口远端狭窄血管的成形术及血管通路的结扎术。其他可缓解缺血并保持动静脉瘘通畅的干预措施包括动静脉瘘的缩窄、移植物搭桥术和远端血管重建 – 间断结扎术（DRIL）[208]。

十、留置血液透析导管

（一）无隧道的临时血液透析导管

临时血液透析导管适用于急性透析治疗。该导管是由聚氨酯、聚乙烯或聚四氟乙烯制成的一个双腔、半刚性的导管，置于颈内静脉（最好是右侧）、股静脉相对容易，置于锁骨下静脉的较少。每个部位都有其优缺点，但如果放置在股静脉，导管留置时间不应超过 72h，放置在颈内静脉的导管不应超过 1 周，因为停留时间较长则发生菌血症的风险增高[209]。因为操作困难且手术风险高（可能导致气胸），通常只在没有其他选择时才使用锁骨下静脉，而且锁骨下静脉和中心血管闭塞会增加中心静脉狭窄的风险，这可能会影响将来建立同侧的动静脉内瘘或移植物动静脉内瘘[196]。如果选择上腔静脉，导管的尖端应位于右心房和上腔静脉的交界处；如

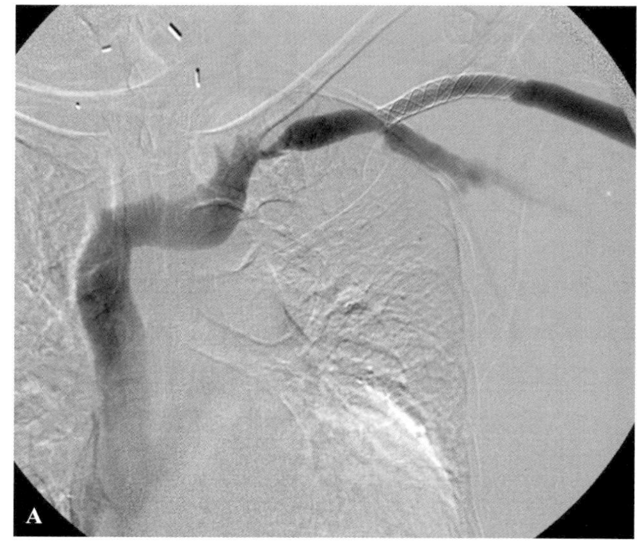

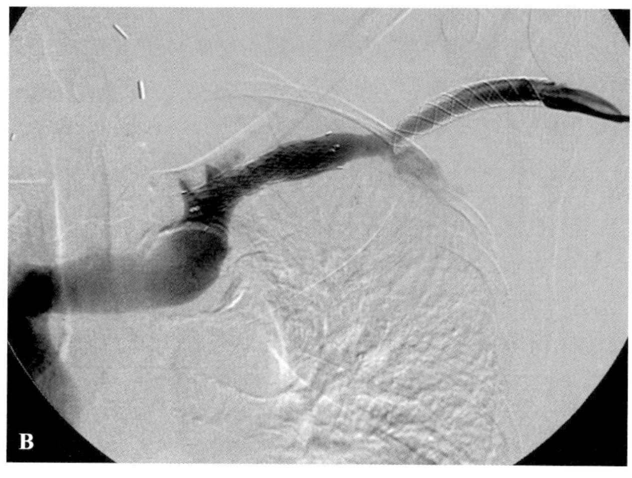

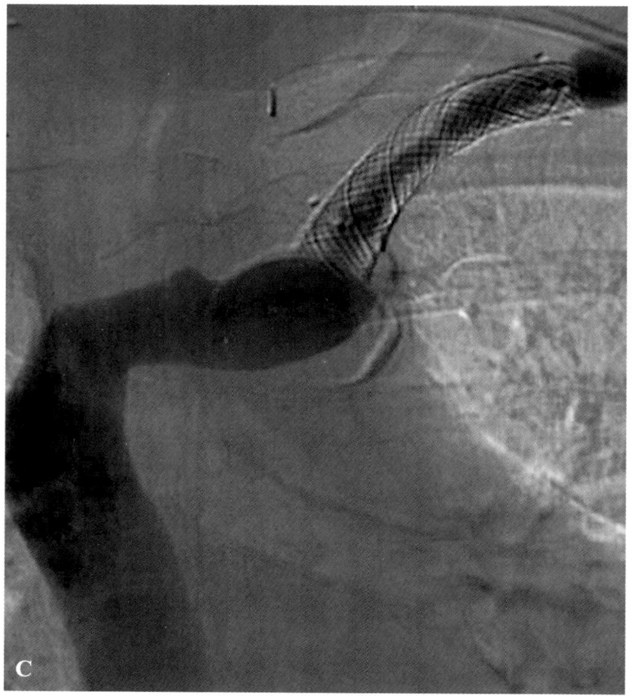

◀ 图 68-26 **A.** 数字减影血管造影（DSA）显示左锁骨下静脉严重狭窄及左头静脉支架；**B.** DSA 显示在左锁骨下静脉严重狭窄病变处放置支架后初步效果明显；**C.** DSA 显示左锁骨下静脉首次放置支架后 12 个月由于肌内膜增生明显而出现支架内狭窄

果选择股静脉，导管尖端应位于下腔静脉。若预计患者需要长时间使用中心静脉导管，则应选择放置带隧道的透析导管。临时血液透析导管可通过盲穿、超声引导或透视引导穿刺置入。在开始血液透析前，应在置管术后立即行胸部 X 线片检查，以确定导管位置并排除气胸，行股静脉置管后不需要胸部 X 线片检查。

技术流程：临时血液透析导管的置入

手术通常可在患者床旁进行，偶尔也会在介入手术室进行。必须充分告知患者手术的风险和益处。需要严格的无菌操作和局部麻醉。可以通过盲穿或实时超声引导进行股静脉或颈内静脉置管。强烈推荐使用超声引导，因为它减少了静脉插管的次数，并最大限度地降低了将导管置入动脉的风险。

上腔静脉置管时可能出现的并发症包括气胸、动静脉穿孔、纵隔或心包穿孔、血胸和心脏压塞、空气栓塞、局部血肿或颈部皮下血肿及气道外部阻塞。长期的并发症包括置管处周围血管的狭窄，这可能会对将来建立同侧肢体血管通路造成影响。如果患者已经存在中心血管狭窄病变，放置和留置导管可能会导致危及生命的急性中心静脉闭塞。出口感染和导管相关性菌血症是临时透析导管常见的并发症。出现导管相关性菌血症需要全身使用抗生素并拔除非隧道透析导管。

股静脉穿刺的并发症较少，但可能会造成动静脉穿孔和动静脉瘘、深静脉血栓形成（与导管本身或必须卧床有关）、局部血肿、出口感染及导管相关性菌血症。

（二）隧道式血液透析导管

隧道式血液透析导管可用于拟行永久性血管通

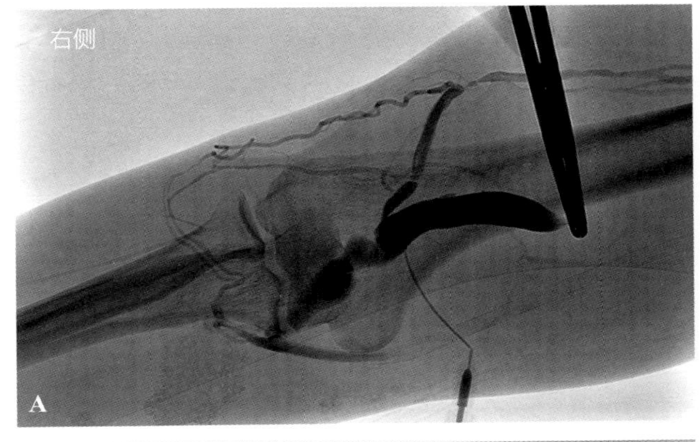

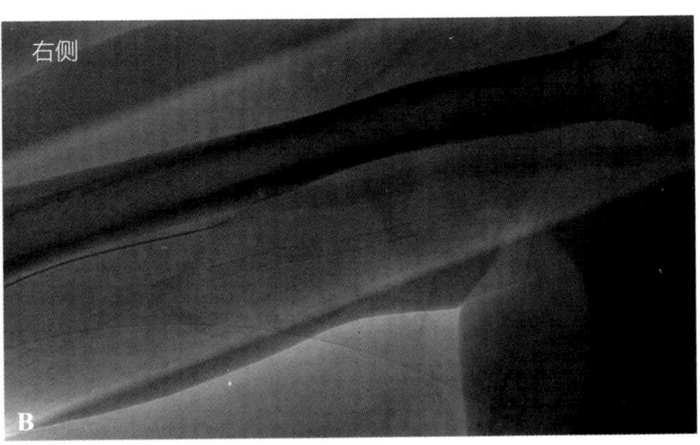

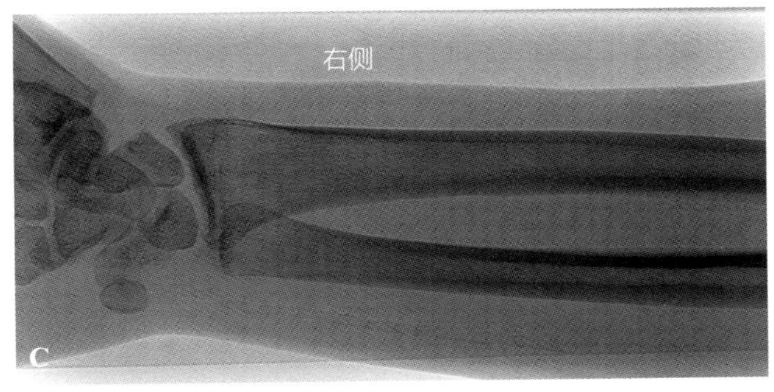

◀ 图 68-27 **A. 血管造影显示一位全身性动脉疾病患者的右上臂内瘘存在动脉窃血综合征；B. 显示同一患者的肱动脉钙化；C. 显示同一患者的尺动脉钙化**

路手术（AVF 或 AVG）或等待其成熟的患者的过渡期，也可用于无法建立永久动静脉通路的患者。隧道式透析导管通常放置在胸部的中心静脉，最常见的是颈内静脉，很少置入锁骨下静脉。它们与临时导管有相同的特性，但长度更长，且在皮下组织中导管的隧道部分有一个涤纶套。涤纶套周围的炎症反应会导致瘢痕组织形成一种机械屏障，防止感染从出口部位进入血液。因此，与急性非隧道式透析导管相比，隧道式透析导管发生导管相关性菌血症的概率较低[210, 211]。

技术流程：隧道式血液透析导管的置入

需要严格的无菌技术、局部麻醉（1% 利多卡因）和患者有意识地保持镇静。实时超声引导下使用 21 号针穿刺颈内静脉（图 68-28）。沿穿刺针放入导丝进入上腔静脉。穿刺点旁做约 1cm 的切口，再将长期透析导管连接于隧道针，并且在距初始穿刺点 5～7cm 处，在锁骨外下方建立一个隧道（图 68-29）。导管的尖端应在上腔静脉和右心房的交界处（图 68-30）。涤纶套应距出口位置 2cm。最后行 X 线检查来评估导管的弧度和位置（图 68-31）。导管的周径为 14.5Fr 或 16Fr，导管的长度为右颈内静脉 24cm、左颈内静脉 28cm、股静脉 36～42cm。

长期导管置入术的并发症与临时导管相似（图 68-32 至图 68-35）。25% 的隧道导管会形成颈内静脉血栓，但通常是无症状的[212]。其他长期并发症包括腔内血栓形成或纤维蛋白鞘引起的导管功能不良、出口感染、隧道感染和导管相关性菌血症[6]。

隧道式透析导管可以在床旁取出[213]。Fulop 等最近发表了一篇关于安全而有效的床旁隧道透析导管取出术的文章，对操作用品及步骤进行了详细的描述[213]。简而言之，要确定涤纶套的准确位置，然后清洁导管出口部位形成无菌区域，用止血钳钝性分离导管周围的皮下组织，游离出涤纶套，以适合的力量将其拉出[213]。止血的方法是用纱布直接按压近端静脉穿刺部位（而不仅仅是出口部位）10～15min，直至不出血为止[213]。

（三）隧道式透析导管其他少见可选部位

如果长期使用上肢透析导管导致双侧中心静脉发生阻塞，则需在股静脉内放置隧道式透析导管[214, 215]。隧道式透析导管置入股静脉的过程与置入颈内静脉相似，不同处在于置入导管的长度为 36～42cm，并且导管尖端应位于下腔静脉近端或右心房处（图 68-36）[214]。皮下隧道位于大腿前上

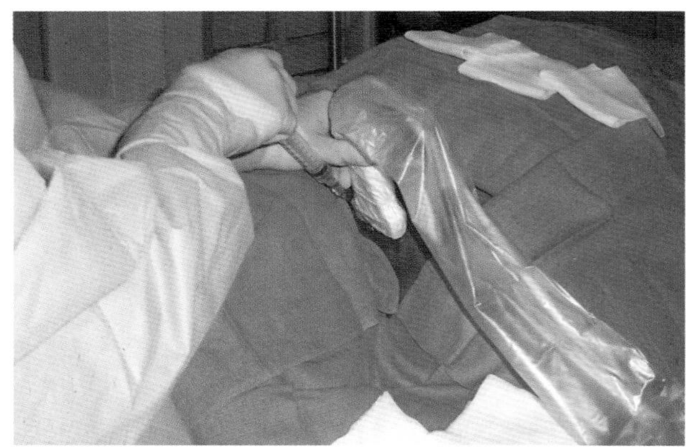

▲ 图 68-28　实时超声引导下右侧颈内静脉穿刺

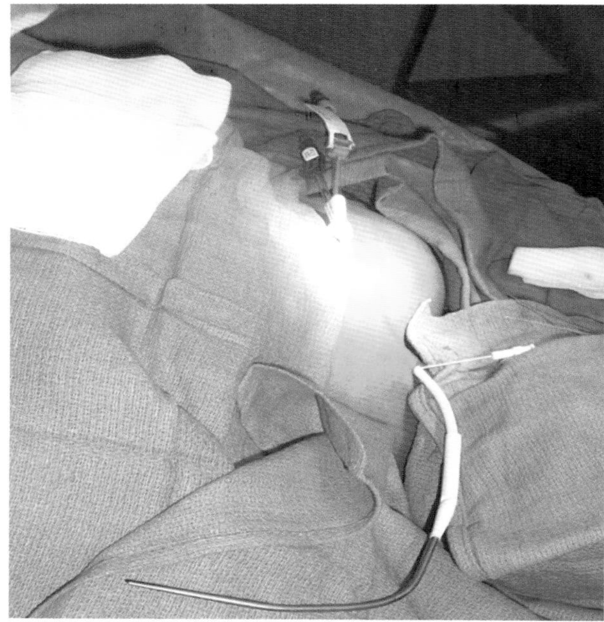

▲ 图 68-29　导管已通过胸部上方皮下隧道到达颈内静脉入口处

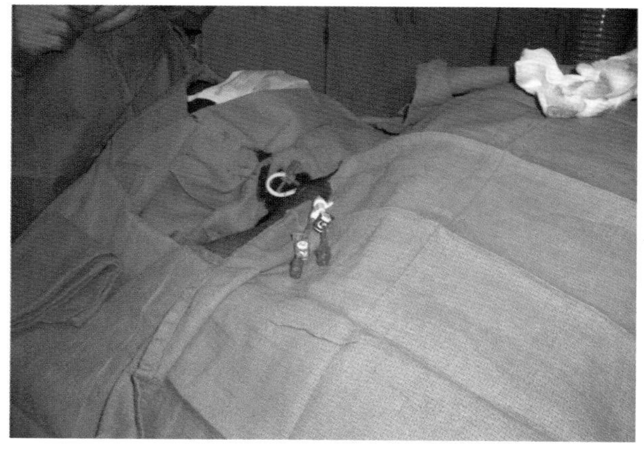

▲ 图 68-30　导管通过撕脱鞘被置入到上腔静脉和右心房的交界处

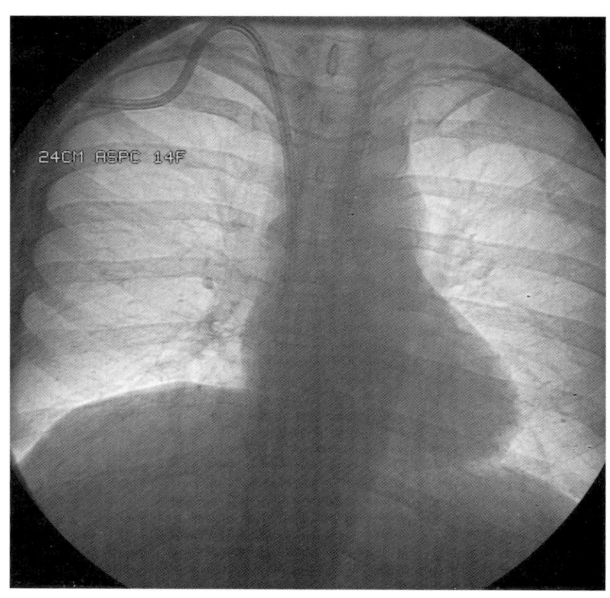

▲ 图 68-31　右侧颈内静脉隧道式长期透析导管的适宜位置点片影像

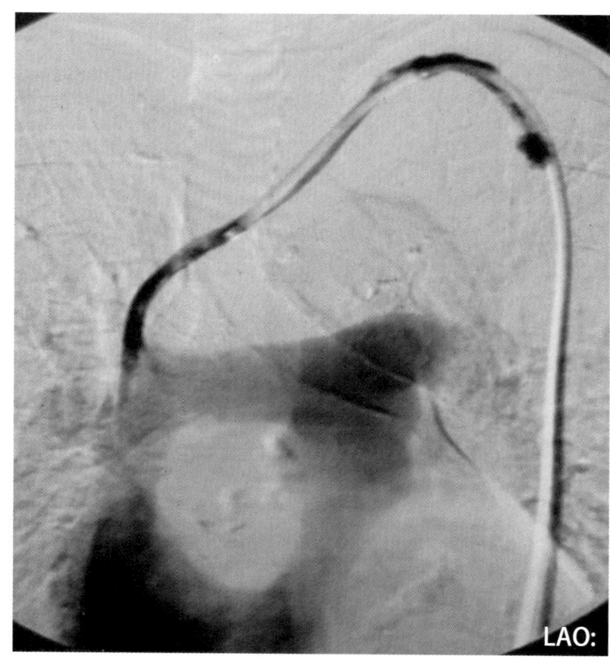

▲ 图 68-32　隧道式导管的并发症：左颈内静脉导管周围形成纤维鞘

部。置入股静脉的隧道式透析导管的通畅性明显比颈内静脉内差[214]。其原因可能是大腿弯曲时导管可在腹股沟发生扭结。股静脉和颈内静脉置管的患者，其导管相关性菌血症的发生率相似。导管相关性菌血症的发生与导管的使用时间成正比[197, 216]。在行股静脉隧道式透析导管置入术后，有症状的同

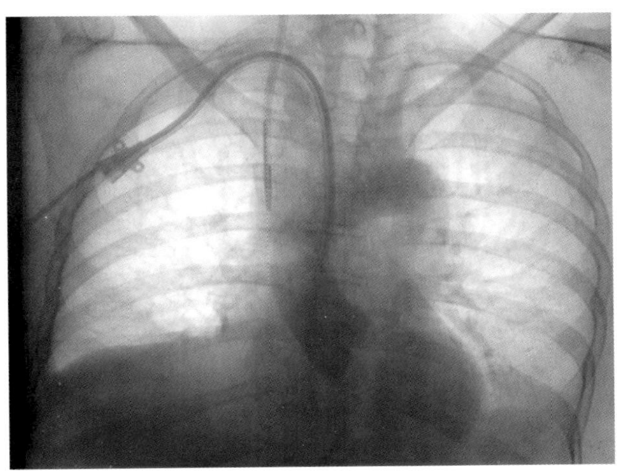

▲ 图 68-33　隧道式导管并发症：导管放置于右颈动脉，可见导管尖端靠近主动脉瓣。图中可见主动脉弓对比剂显影

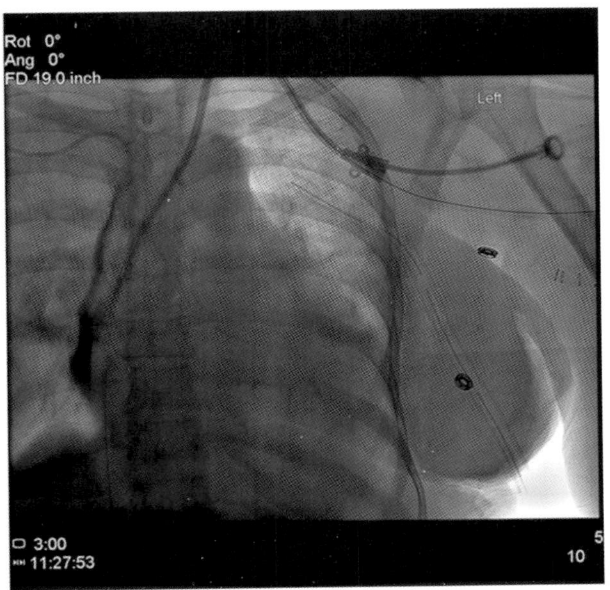

▲ 图 68-34　隧道式导管并发症：左颈内静脉导管尖端位于心包腔，对比剂显示外层充盈缺损，该缺损位置的高度相当于上腔静脉外膜的下部和心包的上部

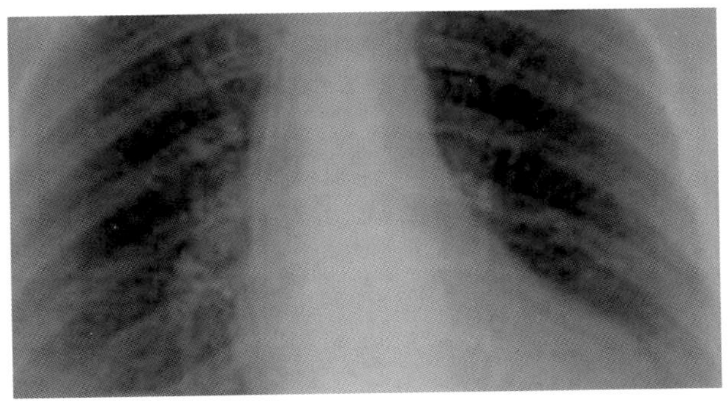

▲ 图 68-35　隧道式导管并发症：放置颈内静脉导管所遗留的异物（金属导丝）

侧深静脉血栓形成的发生率最高可达到 25%，但可以通过长期的抗凝治疗保证导管正常使用[214]。在胸部和腹股沟中心静脉均已不能继续使用的血液透析患者中，已经出现了在非常规位置（腰椎和经肝）置入隧道式透析导管的情况。因为可能发生严重的并发症，在这些部位置管应该作为最后的选择。

经腰部置管需要 2 条隧道。一条隧道从背部的接入部位延伸到下腔静脉，另一条从腹部延伸到背部的接入部位。患者左侧卧位躺在血管造影台上。最初的开口部位在右下背部后外侧，髂翼上方。X 线透视引导下，进针方向指向下腔静脉，一旦达到静脉通路则置入导丝。从腰部穿刺处向下腹部形成 10cm 的隧道。永久性血液透析导管穿过隧道，涤纶套埋入相邻的皮下组织（图 68-37）[217, 218]。扩张后从下腔静脉的后部通路置入撕脱鞘，然后将透析导管通过涤纶套插入到下腔静脉，导丝以逆行的方式穿过导管。缝合穿刺部位并将导管固定到位。

与颈静脉或股静脉置管相比，放置经腰隧道式透析导管需要更专业的介入技术，因为手术不能在超声引导下进行。出血和腹膜后血肿的风险明显高于股静脉隧道式导管。通过对 10 例患者的观察发现，最常见的并发症是导管部分脱位[218]。

一些中心的介入放射科医生已经开展了经肝导管置入术。右上腹以常规手术方式准备和铺巾，在 X 线透视引导下，在平行于肝中静脉右侧的方向上置入一根 21 号针穿过肝脏的中段，通过穿刺针注入对比剂直到肝静脉显影，然后抽出针头。一旦进入合适的静脉，就置入导丝并到达右心房。在穿刺部位下方建立一条皮下隧道，并置入双腔涤纶套血液透析导管[219–221]。该手术的主要并发症是出血和肝周血肿、肝静脉血栓形成、肝随呼吸运动引起导管移位。Stavropoulos 等在 12 例患者中放置了 36 根经肝透析导管，报道了这些导管的平均使用时间仅为 24 天，每 100 根导管的血栓形成发生率为 2.40/d，导管通畅率低与晚期血栓发生率高有关[220]。

（四）隧道式血液透析导管的更换

导管更换有 2 个主要适应证，即功能不良和感染。导管功能不良是指当透析开始时无法从导管管腔抽出血液，或更常见的是不能达到足够尿素和其他溶质清除所需的血流量（＞250ml/min）。腔内

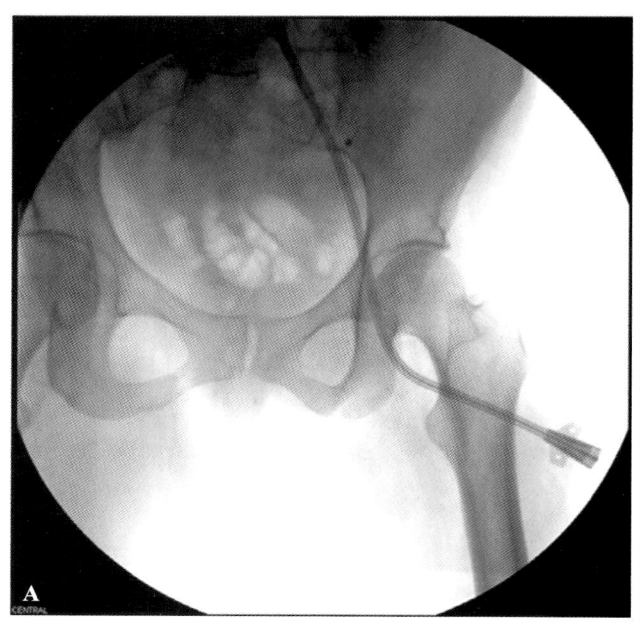

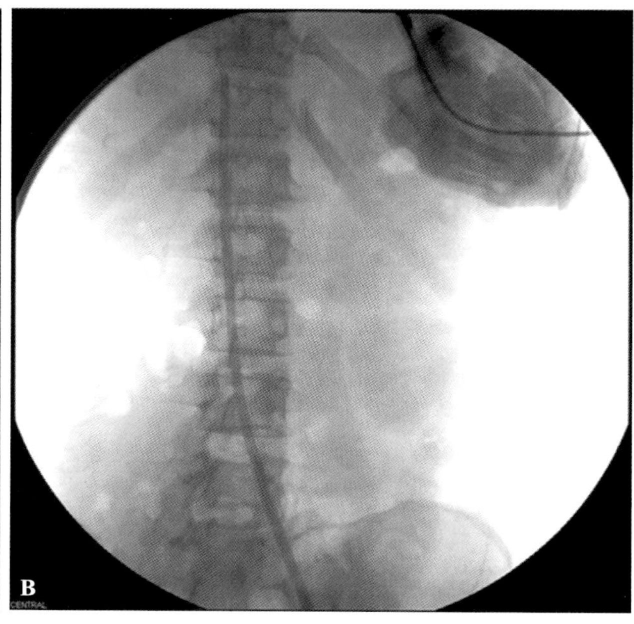

▲ 图 68-36 左股静脉隧道式长期透析导管适宜位置的点片

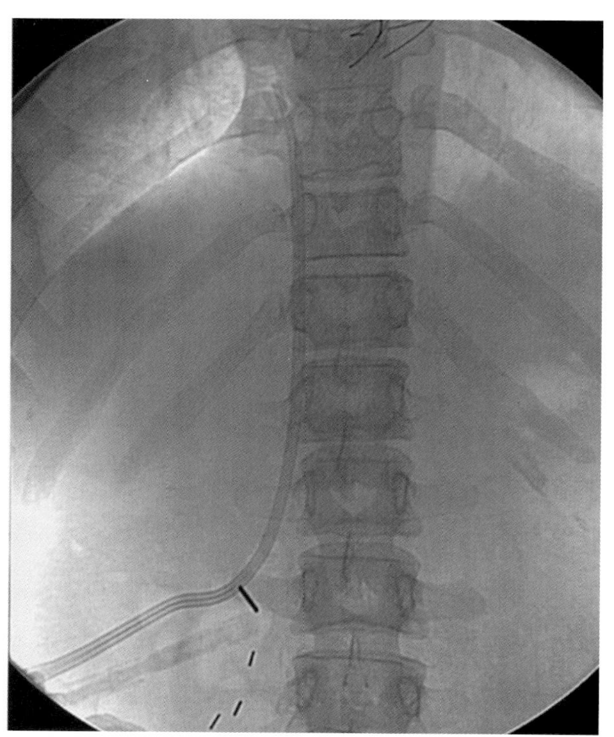

▲ 图 68-37 经腰部隧道式长期透析导管适宜位置的点片

血栓形成和纤维蛋白鞘是导致功能不良的最常见原因。通常是在透析病房中通过向导管管腔内注入组织纤溶酶原激活药（t-PA）进行经验性治疗[222]。t-PA 灌注治疗在导管中的成功率为 70%～80%，但经常在 2～3 周内复发。如果溶栓药不能改善导管流量，患者将需要进行导管更换手术。

导管出口感染通常通过局部用抗菌药物或口服抗生素就能治疗，一般无须拔除导管。隧道感染则必须拔除导管。导管相关性菌血症（CRB）是更换导管的常见指征[5]。研究发现，使用导管的患者发生 CRB 的风险在 3 个月时为 35%，在 6 个月时为 48%[216]。在一项更大规模的隧道式血液透析导管前瞻性研究中也观察到了类似的风险[197]。当使用导管的患者出现发热或寒战时，即应怀疑导管相关性菌血症，可以通过导管和周围静脉的血培养来确诊[5]。当一组血培养呈阳性时，在没有其他感染源临床证据的情况下，导管相关性菌血症是最有可能的诊断。

导管相关性菌血症的临床管理在过去的几年中有了很大的发展[5]。全身使用适当的抗生素 48～72h 后仍持续发热的患者（10%～15% 的导管相关性菌血症患者），必须拔除导管。对于其他患者，有几个方案可供选择。第一种选择是可在不拔除感染导管的情况下继续全身使用抗生素，但这种方法很少能根除感染，一旦全身抗生素疗程结束后，63%～78% 的患者会复发菌血症[223-227]。此外，延迟拔除感染的导管可能会导致转移性感染，如心内膜炎、感染性关节炎或硬膜外脓肿[228]。第二种选择是迅速拔除导管并放置临时的（无隧道的）透析导管，最好在拔除导管 1 天或 2 天后放置，以避免新导管被污染。在菌血症治愈后重新置入一个新的隧道式透析导管。为了减少穿刺，一些研究人员评估了通过导丝将感染的导管更换为新导管的策略。一些文献已经报道了这种方法的安全性和有效性[226, 229–232]。

在过去的几年里，人们逐渐认识到细菌生物膜在引起导管相关性菌血症中的核心作用。生物膜在短短 24h 内就可在中心静脉导管的管腔表面形成，并且对抗生素血浆的常规浓度相对耐受[233–235]。第三种选择是在每次透析后向导管管腔内滴注浓缩的抗生素溶液（“抗生素封管”），这可以杀死生物膜中的细菌。这种方法可以去除感染源（生物膜），同时保证导管正常使用。在约 2/3 的患者中，抗生素封管与全身抗生素的联合使用已被证明在挽救导管的同时可以根除感染[5, 236–239]。与迅速拔除导管或通过导丝更换已感染的导管相比，这一策略不会增加转移性感染的风险。根据我们的经验，抗生素封管方案的实施大大减少了因感染而更换导管的频率。使用抗生素封管结合全身抗生素治疗导管相关菌血症的总体成功率约为 70%[240]。然而，不同细菌的治疗成功率差别很大，革兰阴性菌感染的治疗成功率最高，表皮葡萄球菌和肠球菌感染居中，金黄色葡萄球菌感染的治疗成功率最低[238, 239, 241–243]。导管相关性念珠菌血症则需要更换导管，同时进行抗真菌治疗[244]。若尝试了抗生素封管后，发热和（或）菌血症仍然存在，则应该拔除导管或通过导丝更换导管[5]。

导管内的血栓可能是导管生物膜的病灶。导管的肝素涂层可以防止细菌黏附[245]。两项使用短期、非隧道性中心静脉导管的随机临床试验发现，使用肝素涂层导管的患者与使用未涂层导管的患者相比，导管相关性菌血症的发生率较低[245, 246]。最近的一项回顾性研究发现，与使用未涂层导管相比，使用肝素涂层隧道透析导管患者更少发生感染[247]。最近由 Hemmelgarn 等进行的一项随机研究发现，与每周使用肝素封管液 3 次的标准方法相比，每周使用 rt-PA 代替肝素注入透析导管管腔 1 次显著降低了导管功能不良和菌血症的发生率，提示 rt-PA 可以预防血栓和生物膜的形成[248]。

十一、腹膜透析置管术

在 ESKD 患者中，腹膜透析是一种可替代血液透析的方法。虽然在许多国家被广泛使用，但是在美国只有不到 10% 的透析患者使用这种方式进行治疗[249]。腹膜透析导管可以由外科医生[250–252]、介入科医生[253]或介入肾内科医生置入腹腔[254]。置管方式包括盲穿法（Seldinger）[255]、外科直视切开法[250]、腹腔镜置管术[256–257]、Moncrief–Popovich 技术[258]和透视下置管[254]。将 PD 导管置入纳入已建立的介入肾病治疗方案中，可以增加这种透析方式的利用率[259]。一种改良的透视技术实现了实时超声可视化引导，避免了误伤上腹部动脉的风险[260]。

PD 导管由硅橡胶或聚氨酯制成。Tenckhoff 导管仍然是最常见的 PD 导管类型。腹内段导管有直管、卷曲管、Ash（T 形槽），或带硅胶圆盘的导管[261]。腹外段的导管可以是直管，或有 1 个或 2 个内涤纶套（cuff）设计的鹅颈管，或 1 个 cuff 和 1 个硅胶圆盘组合的导管。最广泛使用的 PD 导管是双 cuff、鹅颈、卷曲的 Tenckhoff 导管。已经证明这种设计可以减少机械并发症，如入液和出液的问题。卷曲管也减轻了入液时的疼痛并减少了置管后移位的发生。鹅颈的设计是为了避免 cuff 受到挤压[262]。腹内段导管应放置在脏腹膜和壁腹膜之间，靠近道格拉斯陷凹（pouch of Douglas）的位置。内 cuff 应置入腹壁肌肉组织（腹直肌）以防止渗漏。外 cuff 应该置于皮下组织，使 2 个 cuff 之间形成一个密闭空间，这可以防止来自出口部位的感染。皮下部位和出口部位应向下和向外，以避免出口感染。应在置管前，患者处于直立位时确定并标记出口位置。选择切开位置时，应避开系腰带的部位、手术瘢痕和腹正中线。术后导管的护理也非常重要。导管应该用透气敷料覆盖，术后 10～14 天内不能用于透析。导管应每周用生理盐水或透析液冲洗至少 2～3 次，直到患者准备开始腹膜透析[263]。通常在放置导管后 2～4 周开始进行腹膜透析，以便于伤口愈合和 cuff 固定。给予足够的愈合时间能避免渗漏，渗漏会增加感染的风险，并且可能会让患者感到沮丧。如果没有其他透析通路可用，又需要紧急开始透析，可在置入导管后 24h 内尝试低容量腹膜透析[264]。

两项关于鹅颈导管和 Tenckhoff 直管的研究表明，与 Tenckhoff 直管相比，使用鹅颈管的患者腹膜炎和出口感染风险近似，但是 cuff 外露减少了，因此提高了导管的技术生存率[265-267]。Twardowski 等改良了置管技术，将鹅颈导管的出口定位于胸骨前，可使导管的 2 年技术生存率增加至 95%。胸骨前出口位置已经被 Twardowski 等证明可以降低腹膜炎和出口感染的发生率，适用于肥胖患者、皮肤有造瘘口的患者、需要带尿布的儿童和（或）二便失禁的患者[268, 269]。Gadallah 等的研究表明，与外科手术相比，腹腔镜下置 PD 导管具有更长的技术生存率（技术生存定义为因进液 / 出液不畅、持续性透析液渗漏和持续性腹膜炎，或出口部位 / 隧道感染而导致的导管移除），而且出口感染和渗漏的发生率更低[270]。Moncrief 等建议将腹外段导管埋入腹部皮下组织直到患者需要进行腹膜透析，似乎这么做可以降低早期导管感染的风险[258]。

PD 导管置入的主要并发症是肠穿孔。除了盲穿外，其他置管方式很少发生肠穿孔。一旦发生肠穿孔，需要肠道休息联合静脉应用抗生素治疗，很少用外科手术探查[250, 259]。尖端移位是一种非常常见的晚期并发症（高达 35%），可能导致透析液排出困难。它可以通过介入方法或外科手术进行修复[271, 272]。据报道管周渗漏的发生率高达 10%[273]。因为通常会预防性使用抗生素，围术期感染和出血非常罕见[272]。

1. 技术流程：通过透视和超声技术置入腹膜透析导管[274]

腹部准备好并按照无菌原则铺盖无菌单后，大多数医院选择使用盐酸咪达唑仑和枸橼酸芬太尼进行清醒状态下的麻醉。在手术过程中，有资质的护士观察患者生命体征并给予麻醉。穿刺部位选择在肚脐下左侧或右侧 2cm 处。带有无菌套的 5～12MHz 的超声探头引导 21 号针刺入腹膜。在超声引导下，穿刺针穿过皮肤、皮下组织、腹直肌前鞘、腹直肌、腹直肌后鞘和壁腹膜。在可视下，向腹膜腔注入 3～5ml 的对比剂，以确保放置正确的位置，若显示肠道外轮廓则表明放置位置良好。通过穿刺针放入一根 0.018 英寸的导丝。退出穿刺针，放入 6 号扩皮鞘。在皮肤上做一个 2cm 长的切口，将皮下组织切开至腹直肌。通过导丝依次使用几种型号的扩皮器（8 号、12 号和 14 号），最后放置 1 个 18 号的撕脱鞘。将 1 个双 cuff、鹅颈、Tenckhoff 导管通过导丝置入腹膜腔。腹内段卷曲管位于腹腔内较低的位置。在取出撕脱鞘之前，将内 cuff 推入肌肉。或者可以在导管插入腹膜之前建立隧道。隧道的出口位于切口的远端、侧面和下方，出口处 cuff 位于皮下组织。最后进行放射成像来检查 Tenckhoff 导管放置的位置（图 68-38）。注入 500ml 的生理盐水测试 PD 导管的液体流入与流出情况。用 10～15ml 肝素钠冲洗 PD 导管，缝合皮下组织和皮肤，敷料包扎创口。

2. 技术流程：通过腹腔镜置入腹膜透析导管

采用 Y-TEC 技术通过腹腔镜穿过腹直肌置入腹透导管。初始准备与放射 / 超声技术的相同。在局部麻醉下，做一个 2cm 的皮肤切口。切开皮下组织至腹直肌层。将导管引导器插入腹部，再将 Y-TEC 腹腔镜插入导管，以评估初次进入腹膜腔的情况。取下镜头，注入 500ml 空气。再次装上镜头并将其推至盆腔。检查这个区域是否有粘连和肠襻。再次取下镜头，在不锈钢探针辅助下经由导管引导器将导管推进至骨盆。取出穿刺针，将腹膜处 cuff 埋入肌肉组织。确定出口位置，导管通过隧道到达预定位置。

3. 技术流程：胸骨前的腹膜透析导管置管

胸骨前腹透导管置入的步骤与腹腔镜置管的步骤相同，只是 PD 导管采用直管而非鹅颈管。在放置 PD 导管后，第 2 根导管通过隧道从中腹部到达胸壁。2 个导管通过一个钛合金连接件连接。第 2 根导管为鹅颈管，带有 2 个 cuff。出口位置位于胸骨中线的侧面。

十二、经皮肾活检（见第 26 章）

经皮肾活检是诊断急慢性肾脏疾病的重要方法。肾活检结果有助于指导治疗和判断预后，行肾活检时必须获得足够的肾组织，同时最小化并发症发生的风险。经皮肾活检目前已经从以往的盲穿发展到实时超声引导穿刺，在一些医院，放射科医生已经可以在超声或 CT 的引导下进行肾活检。虽然仍有一些肾内科医生使用 Franklin-Silverman 针和 Tru-cut 针进行盲穿肾活检，然而，事实已经证明实时超声引导下使用全自动活检枪进行活检能够极大

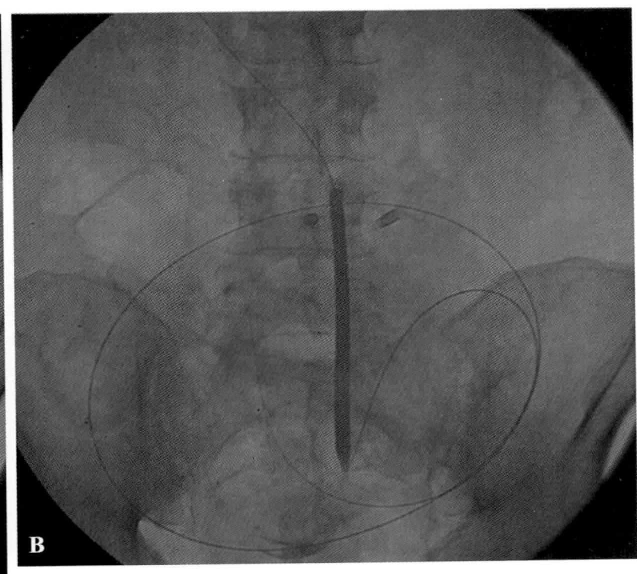

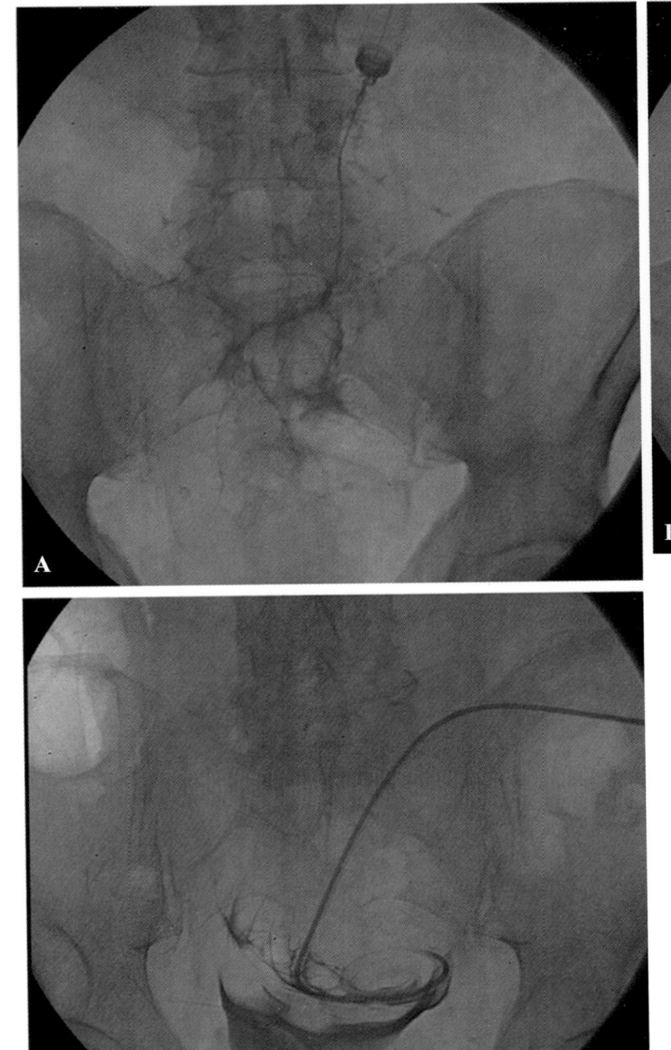

◀ 图 68-38　A. 示对比剂流入腹腔；B. 示通过剥离鞘置入 Tenckhoff 导管；C. 示 Tenckhoff 导管的置入位置良好

地减少并发症，并且能够获得足够的肾组织用于病理学诊断[275-282]（表 68-13）。Cozens 等进行的回顾性分析比较了超声定位下 15G Tru-cut 针盲穿与实时超声引导下 18G 针自动活检枪的取材情况，表明盲穿（15G 针）只有 79% 的患者获取了的足够的肾组织，而实时超声引导（18G 针）有 93% 的患者获取了足够的肾组织[280]。同样，另外两项研究表明实时超声引导下肾活检获得的肾小球的平均数量高于盲穿获得的肾小球数量[279-281]。

肾活检的严重并发症包括需要输血、介入治疗或外科手术干预的肉眼血尿或腹膜后血肿，一系列研究报道指出其发病率不到 1%，也有报道指出其发病率在 5%～6%（表 68-13）。在一系列研究中，其严重并发症与患者年龄、血压或血肌酐无明显相关[281]。在有严重并发症的患者中，52% 的患者从活检到并发症诊断时间间隔≤ 4h，79% 的患者≤ 8h，100% 的患者≤ 12h[281]。近期对连续 100 例患者的前瞻性研究表明，在门诊实时超声引导下经皮肾穿刺活检是安全的，可以减少肾活检住院率[281]。一系列肾活检报道表明，6.6% 的患者出现了轻微并发症，包括一过性肉眼血尿或不需要输血或干预的肾周血肿[281]。超声或 CT 扫描可以诊断肾周血肿[283]，大多数血肿在几周内可自然吸收，没有明显后遗症。然而，保守治疗不能解决的出血需要进一步干预治疗，在过去，需要紧急手术切除肾脏。然而，大多数情况下，选择性栓塞出血小动脉往往能够止血。

表 68-13 实时超声引导经皮肾活检获取肾组织的充分性及并发症

参考文献	活检数量	组织足够的百分率（%）	主要并发症（%）[a]
Dowd, 1991[275]	23	95.5	<0.5
Doyle, 1994[276]	86	99	0.8
Hergesell, 1998[277]	1090	98.8	<0.5
Donovan, 1991[278]	192	97.8	<1.0
Burstein, 1993[279]	200	97.5	5.6
Cozens, 1992[280]		93	N/A
Marwah, 1996[281]	394		6.6
Maya, 2007[282]	65	100	0.0

a. 主要并发症的定义因研究而异

一篇综述报道在过去 50 年中进行的 9595 例经皮肾活检中，只有 0.3% 的病例出现了该主要并发症，死亡率不到 0.1%[284]。

对于出血并发症的高危患者或有凝血障碍的肝病患者，如需要肾活检，可以由放射科医生或肾科医生进行经颈静脉肾活检。Thompson 等研究表明，在经颈静脉肾活检的 23 例患者取得的组织中，有 91% 在光学显微镜下平均有 9 个肾小球[285]。17 例（74%）患者出现肾包膜穿孔，其中 6 例（26%）需要对出血血管进行弹簧圈栓塞，并报道了 2 例严重的并发症，一例是动脉肾盏瘘，另一例是肾活检术后 6 天出现肾静脉血栓[285]。Abbott 等报道了 9 例经颈静脉肾活检的患者，所有患者均取得了足够的肾组织，然而，90% 的患者发生肾包膜穿孔，2 例患者出现肉眼血尿，并需要输血[286]。极高的肾包膜穿孔率让人很质疑经颈静脉肾穿刺活检是否优于经皮肾活检。

凝血功能障碍是经皮肾活检的绝对禁忌证。然而，如果它可以治疗，或肾活检的获益超过了潜在的风险，那么仍然可以进行肾活检。肾活检的相对禁忌证包括孤立肾、肾盂肾炎、肾周脓肿、未控制的高血压、肾积水、多囊肾、严重贫血、妊娠、肾脏肿块和肾动脉瘤。

技术流程：实时超声引导下经皮肾活检

操作前要检测全血细胞计数、凝血酶原时间和部分凝血活酶时间，确定患者是否正在服用抗血小板药物、抗凝血药和非甾体抗炎药。患者到达超声诊疗室，取俯卧位，首先通过超声检查确定是否存在 2 个肾脏，注意无菌操作，将无菌单包裹超声探头上，右手操作者首选左肾下极进行穿刺。用 1% 的利多卡因麻醉皮肤及皮下组织，在实时超声引导下，肾活检针进入皮下直到肾脏包膜（图 68-39）。嘱患者屏住呼吸，然后启动活检枪，之后撤出活检枪，并将标本放在装有培养基的容器中。活检针有不同的类型，包括全芯的、半芯的还有 3/4 芯的，尺码为 14～18 号，长度为 10～20cm。此外，活检枪射程（可以容纳组织的数量）是可调整的，为 13～33mm。通常采集 2 个或 3 个活检标本便足够用于光学显微镜、免疫荧光和电子显微镜检查。活检完成后，需进行二次超声检查以评估肾周血肿（图 68-40）。活检后进行彩色多普勒超声检查有助于判断是否有活动性出血（图 68-41）。患者活检后需卧床 4～6h，术后第 1 小时需连续监测生命体征，之后每小时监测一次生命体征，共监测 4～6h 以上。在接下来的 24h 内，每 6 小时检查一次血细胞比容。

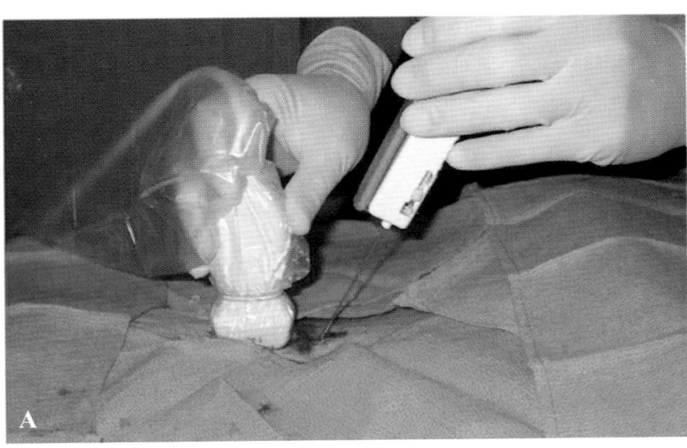

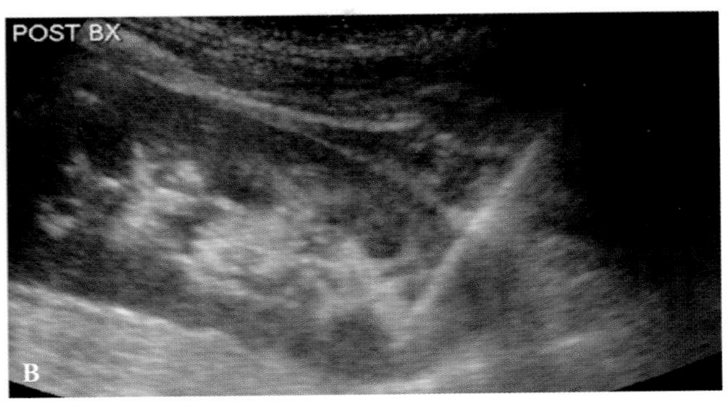

▲ 图 68-39　**A.** 术者示范实时超声肾活检术；**B.** 肾脏超声见活检针位于肾下极

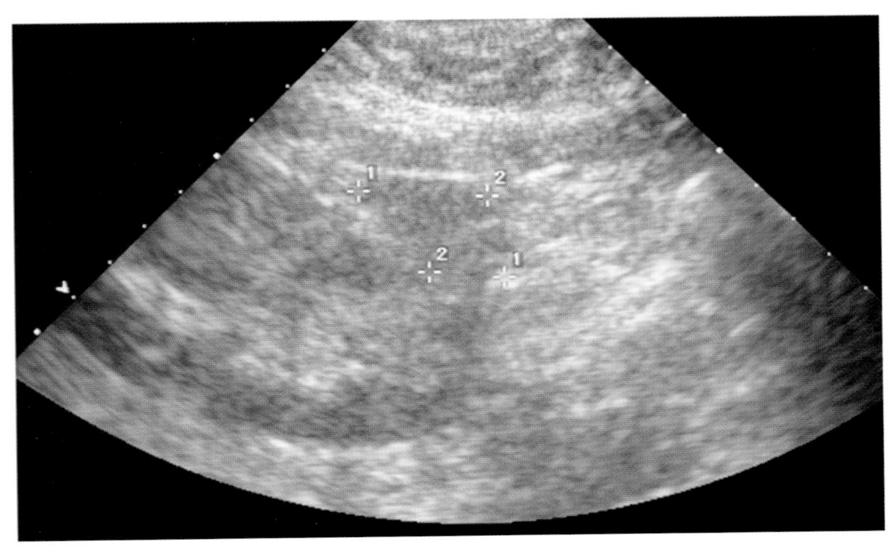

◀ 图 68-40　肾活检后肾周血肿的超声影像。标记显示了可能因肾活检所致的肾周血肿的大小

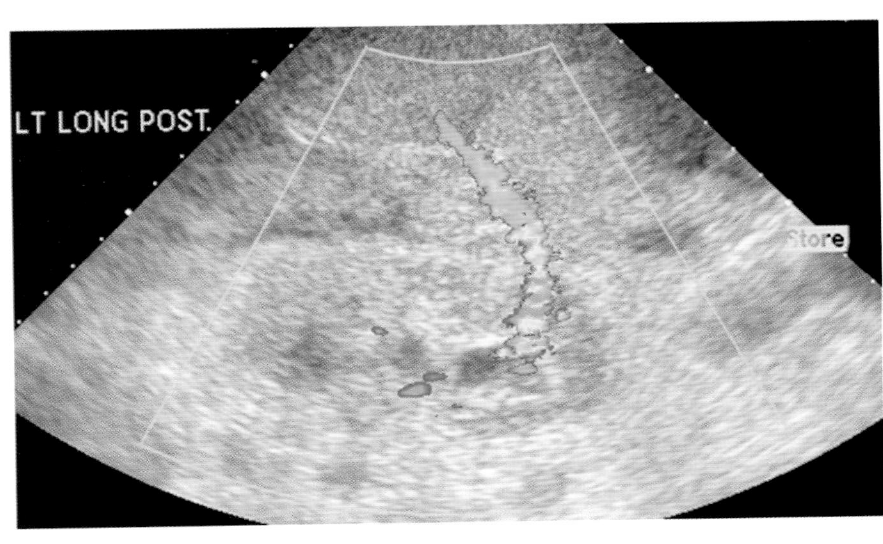

◀ 图 68-41　肾活检后彩色多普勒超声显示有活动性出血

然而，一些中心仅在活检当日观察患者情况，不需要观察 24h 后再出院。

十三、辐射与人身安全

在介入肾脏病科，了解基本辐射安全性对于保护患者、医生和参与护理的人员非常重要。不必要的辐射暴露是有害的，但很容易预防。食品和药品管理局（FDA）负责监督 X 线设备使用的规章制度。职业安全和健康管理局（OSHA）负责监管工人的辐射暴露。每个地区都有自己的监管办公室，以确保工作人员不遭受超过预定的辐射剂量。

暴露量是指个体接收的电离辐射量，以伦琴（Roentgen）为单位测量。当材料暴露在电离辐射中时其吸收的能量以拉德（rad）为单位进行测量。由于组织不会吸收所有来自辐射的能量，吸收的辐射剂量总是低于暴露量。吸收剂量等价量用于判断生物的损害程度时，以雷姆（rem）为单位进行测量。职业安全和健康管理局要求每季度全身接受的剂量限值为 1.25rem，四肢职业剂量限值为 18.75rem。在铅服外部必须一直佩戴剂量计，并且每个月测量吸收量。为减少辐射，参与者应尽量减少暴露于辐射的时间，减少放大成像的使用，正确使用准直仪和视野过滤器，尽量增加辐射源与操作相关人员的距离，减少血管造影和连续透视的使用，并使用适当的遮挡物，包括铅围裙、甲状腺项圈、含铅眼镜和含铅屏。

了解这些知识并应用适当的保护措施在血液透析通路手术中尤为重要，特别是涉及上肢血管通路的介入治疗。操作员靠近 X 线管，很难避开辐射，这将增加他们的辐射暴露量。

第十一篇

肾移植

Kidney Transplantation

第69章 移植免疫生物学

The Immunobiology of Transplantation

Marie Josée Hébert　Héloise Cardinal　Kathryn Tinckam　著
王　琴　付　饶　译
焦军东　校

要　点

- 同种异体排斥反应的发生是因为移植受者免疫系统通过三种途径识别来自供者的人类白细胞抗原（human leukocyte antigens，HLA）。在直接识别途径中，供者的抗原提呈细胞（antigen presenting cell，APC）从移植物迁移至受者淋巴结，受者 $CD8^+$ T 细胞识别供者 APC 提呈的完整的 HLA Ⅰ类分子。在间接识别途径中，受者 APC 处理供者抗原肽并表达 HLA Ⅱ类分子，再由受者 $CD4^+$T 细胞识别。在半直接识别途径中，供者 HLA 分子由受者 APC 呈递，再与受者 $CD8^+$T 细胞相互作用。
- 在 T 细胞受体识别异体抗原后，共刺激随即发生并激活 T 细胞。共刺激途径有很多，APC 表面的 B7 和 T 细胞表面的 CD28 之间的相互作用是一个重要的正共刺激信号，而 B7 和 CTLA4 之间的相互作用则是很重要的负共刺激信号。
- 在炎性环境诱导的刺激下，活化后的 CD4 T 细胞可以分化为 5 个主要的亚群：Th1、Th2、Th17、滤泡辅助性 T 细胞（Tfh）和调节性 T 细胞（Treg）。其中 3 个亚群参与免疫原性反应和排斥：Th1、Th17 和 Tfh。两个亚群参与免疫耐受作用：Th2 和 Treg。
- 当 B 细胞上的 B 细胞受体与同种异体抗原（可溶性抗原或由 APC 呈递的抗原）结合并将其内化、加工以及在 HLA Ⅱ类分子上重新表达时，B 细胞被激活。通过与同源的 $CD4^+$ 滤泡辅助性 T 细胞相互作用，B 细胞分化成产生抗体的浆细胞或记忆 B 细胞。
- 同种异体排斥反应重要的效应机制包括：通过穿孔素 - 颗粒酶途径和 Fas/FasL 途径介导的 T 细胞（$CD8^+$）毒性，以及供者特异性抗 HLA 抗体介导的损伤（通常继发于补体活化经典途径或抗体依赖性细胞毒性）。

同种异体排斥反应的发生是因为移植受体免疫系统识别出了同种异体移植物抗原决定簇的“非己”和（或）“危险”的特性。本章中，我们将首先回顾同种识别机制。然后进一步讨论移植相关的抗原和抗体。最后，我们将概述肾移植后急性移植物排斥反应和免疫抑制剂的相关机制。关于肾移植后急性移植物排斥反应的相关临床内容将在第 70 章进行详细阐述。

一、同种识别机制

当人类白细胞抗原（HLA）经 APC 呈递后，T 细胞通过 T 细胞受体（T-cell receptor，TCR）识别外来 HLA。TCR 表达于 T 细胞表面，并与成熟 T 细胞表面的 CD3 结合形成复合物。细胞毒性 T 细胞（CD8⁺）和辅助 T 细胞（CD4⁺）均可由 CD3-TCR 复合物激活。不同类型的免疫细胞，如树突状细胞（dendritic cells，DC）、单核细胞、巨噬细胞和 B 细胞，在向 T 细胞提呈抗原的过程中起到重要作用。95% 的 TCR 由 α 链和 β 链组成，5% 的 TCR 由 γ 链和 δ 链组成。TCR 与细胞膜 CD3 复合物结合，后者是由 CD3 ε/γ、CD3 ε/δ 及 ζ 链的同源二聚体组成的（图 69-1）。TCR 与 CD3 复合物结合后，CD3 复合物磷酸化促进内质网释放钙，钙与钙调蛋白结合，从而激活钙调磷酸酶的活性。钙调磷酸酶使活化的 T 细胞核因子蛋白（nuclear factor of activated T cell，NFAT）去磷酸化，导致 NFAT 移入核内并引起一系列效应基因的转录，包括白介素 -2（interleukin-2，IL-2）和白介素 2 受体（IL-2 receptor，IL-2R）。CD4 和 CD8 T 细胞作为两种主要的 T 细胞亚群在同种异体排斥反应中起核心作用。

抗原提呈是机体抵御致病原和非正常细胞（如癌细胞）的固有免疫反应过程。然而在移植过程中，同种异体之间基因编码不同的抗原，如主要组织相容性复合体（majorhistocompatibility complex，MHC）编码的 HLA 分子，可作为同种异体免疫刺激器激活免疫系统。抗原提呈分为由 MHC Ⅰ类分子介导的直接途径和由 MHC Ⅱ类分子介导的间接途径。

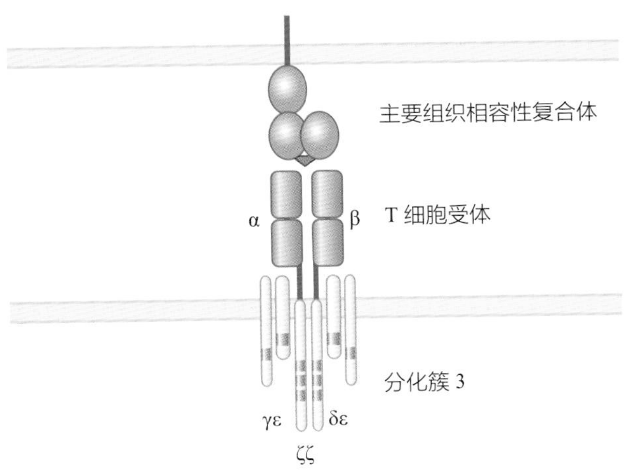

▲ 图 69-1　T 细胞受体

T 细胞受体（TCR）α/β 异二聚体与 CD3 复合物链结合。这种结合对于 TCR 在细胞表面的表达至关重要。CD3 链对于信号转导也是必不可少的。红点代表免疫受体基于酪氨酸的激活模体，当 TCR 识别由主要组织相容性复合体分子提供的多肽时，这些模体可被磷酸化 [引自 Stauss H, et al. Monoclonal T cell receptors: New reagents for cancer therapy. Molecular Therapy. 2007；15（10）：1744–1750.]

二、抗原提呈途径

（一）直接途径

移植状态下，表达于移植供者细胞上的完整 MHC Ⅰ类分子被受者的同种反应性 T 细胞识别，这种模式被称为直接同种识别。直接同种识别依赖于移植供者的 DC，这些 DC 从移植物迁移到次级淋巴结，在此与受者的 CD8 细胞毒 T 细胞相互作用[1, 2]。由于 T 细胞在胸腺内成熟过程会剔除自身反应性 T 细胞而不影响同种反应性 T 细胞，因此包括移植受者在内的所有个体均含有大量的同种反应性 T 细胞[3]。由于供者 DC 最终会消亡，直接途径被认为是一种快速且相对短暂的过程[4]。

MHC Ⅰ类分子表达于全部的有核细胞。在正常非移植个体中，APC 表面的 MHC Ⅰ类分子也与 CD8 T 细胞相互作用。但是在正常个体中，CD8 T 细胞识别的是与 MHC Ⅰ类分子结合的抗原肽而非 MHC 分子本身。由 MHC Ⅰ类分子（HLA-A、HLA-B，HLA-C）提呈的抗原肽通常来源于被蛋白酶体复合物分解成含有 8～9 个氨基酸肽段的内源性蛋白[5]。蛋白酶体由柱形的 20s 催化蛋白核心及两端覆盖的控制催化核心通路的 19s 调节蛋白组成。受损或失活的蛋白质被泛素化标记，成为降解的靶点。多泛素化蛋白被 19s 复合体识别，允许它们进入蛋白水解核心进行降解。75%～95% 的细胞内蛋白质通过这一过程被降解[6]。多肽被降解为含有 8～9 个氨基酸的肽段，然后通过抗原提呈相关的转运体与内质网中的 MHC Ⅰ类分子结合[7]。非移植状态下，由 MHC Ⅰ类分子提呈的抗原肽在癌细胞序列突变或病毒感染相关蛋白的免疫原性中发挥重要作用。然而，在移植状态下，供者 APC MHC Ⅰ类分子提呈的供者抗原肽会影响受者免疫系统呈递同种异体抗原决定簇的能力。它们会改变免疫突触（APC 和 T 细胞物理相互作用位点）的稳定性，从而调节该反应的稳定性。

（二）间接途径

当同种异体抗原肽（移植供者的 HLA 分子片

段）与受者 APC 上的 MHC Ⅱ类分子结合时，间接途径启动。由于在非移植个体中，该途径与溶酶体途径消化的内吞性抗原的提呈相关，这些抗原以抗原肽（≥15 个氨基酸）的形式结合到 MHC Ⅱ分子上，在细胞表面重新表达，因此非 MHC 抗原肽也可以通过这种方式呈递。MHC Ⅱ结合的抗原肽被 CD4 T 细胞的 TCR 识别，适当的共刺激可诱导 CD4 T 细胞活化。MHC Ⅱ类分子仅在特定的免疫细胞内表达，如 DC、单核细胞、巨噬细胞和 B 细胞。但是，γ-干扰素可以诱导一些细胞表达 MHC Ⅱ类分子，包括上皮细胞和内皮细胞，使之获得非特异性的抗原提呈能力。

MHC Ⅱ类分子在内质网中形成，并与抗原肽结合槽里的恒定链 Li 结合[8]。胞内体途径中许多降解步骤是为 MHC Ⅱ类分子与抗原肽结合做准备的，恒定链在胞内体途径中以 MHC Ⅱ类分子为目标，一旦 MHC Ⅱ类分子与抗原肽稳定结合，MHC Ⅱ类分子将转移至细胞膜。移植状态下，移植供者 MHC 分子多态性区域的抗原肽被受者 APC 摄取，在内吞囊泡中降解，随后结合到受者的 MHC Ⅱ类分子上，并提呈给受者的 CD4 T 细胞。DC 表达的 MHC Ⅱ类分子通过与 CD4 T 细胞相互作用，在启动间接途径中起到重要作用。学者们认为，移植状态下间接途径是持续激活的，并且在促进同种异体抗体产生和慢性抗体介导的同种异体排斥反应中发挥重要作用。

（三）半直接途径和“异装”

近年来，对于半直接途径的研究越来越多。半直接途径是指移植供者完整的 MHC 分子转移至受者的 APC[9-12]。有学者认为，当供者 APC 被宿主反应性清除，或者因移植术切断淋巴管导致供者 APC 不能迁移至次级淋巴结时，半直接途径可能在 T 细胞的同种异体致敏作用中发挥重要作用。在半直接途径中，移植供者完整的 HLA 分子被受者 APC 捕获并在其表面重新表达，此过程被称为“异装”。随后，受者的同种异体反应性 T 细胞与“异装”的 APC 相互作用并活化。

半直接途径解释了在同种异体抗原提呈过程中，供者 DC 缺失时初始 T 细胞是如何被活化的。在一些移植模型中，在引流淋巴组织中仅能检测到极少量的供者 DC，因为其已被自然杀伤细胞（natural killercell，NKcell）所清理[13-15]。移植受者 DC 在移植后数天迅速入侵并取代供者 DC。有观点认为受者 DC 通过半直接途径与直接途径相结合的形式向受者初始 T 细胞提呈同种异体抗原，这种理论解释了供者 DC 被清理后仍能长期产生排斥反应的原因。虽然有多种不同类型的 DC 参与同种异体抗原的提呈过程，但学者们认为单核细胞来源的 DC 在识别“自我”和“非我”抗原，以及通过半直接途径进行供者抗原呈递的过程中扮演了核心角色[4, 16]。供者 DC 的 MHC 分子“异装”机制是研究的热点，过去认为从移植物脱落的 MHC 分子可被 DC 捕获并且在细胞表面重新表达，而最新的观点则认为细胞外囊泡在转移供者完整的 MHC 分子中发挥了一定作用。所有的细胞类型都可以释放多种细胞外囊泡，这些囊泡可以参与蛋白质、mRNA、microRNA 等的细胞间转运。外泌体是一种可被其他细胞内吞的细胞外囊泡，它可携带 MHC 分子，在被 DC 吞噬时启动 MHC 分子的“异装”过程[17, 18]。

根据细胞的成熟和活化状态，DC 呈现出不同的抗原提呈能力（无论是否为同种异体抗原）。移植物释放的损伤相关模式分子（danger-associated molecular patterns，DAMP）与移植缺血再灌注损伤共同促进 DC 的成熟[4]。移植物释放的外泌体还可以促进炎症和 DC 成熟[19, 20]。不管是供者来源还是受者来源，DC 都迁移至次级淋巴组织和初始 T 细胞相互作用。然而，在一定的炎症状态下（如慢性同种异体排斥反应），移植物中可形成淋巴器官样结构。该结构被称为三级淋巴器官，能够允许抗原在移植物中呈递，从而促进排斥反应中很重要的同种异体抗体和自身抗体的产生[19, 21]。

三、T 细胞共刺激信号途径

TCR 是由 TCR 受体的 α 和 β 链与三种二聚体模块 ^{CD3}δ/ε、^{CD3}γ/ε、^{CD247}ζ/ζ 或 ζ/η 组成的异源多聚体复合物（图 69-1）。TCR 与配体结合后激活第一信号。然而，T 细胞的活化及其效应功能的获得需要激活另一种信号途径：第二信号。激活或抑制第二信号的过程被称为共刺激信号途径（图 69-2）[22]。这些途径进一步揭示了 T 细胞是如何与抗原决定簇反应，如何控制活化、增殖、分化，以及如何产生细胞因子和发挥效应器功能的。

首个最典型的共刺激信号途径依赖于初始 T 细胞表达的 CD28 受体和 APC 表达的 B7 配体之间的相互作用[23-28]。CD28 在初始 CD4 和 CD8 T 细胞中持续表达，与配体 B7-1（CD80）或 B7-2（CD86）结合后激活正共刺激信号途径，介导 T 细胞的活化和存活。APC 的活化状态影响其 B7-1 和 B7-2 的表达，APC 细胞的活化可由促炎症因子激发，如 IL-1β，IL-6 和 TNF-α。细胞毒性 T 淋巴细胞抗原 -4（cytotoxic T-lymphocyte antigen-4，CTLA4）是第一个被报道的负共刺激信号分子[29-32]。胞吞作用介导的 CTLA4 过表达及伴随的 CD28 下调有助于避免 T 细胞过度活化。自 20 世纪 80 年代末提出共刺激信号途径以来，已有超过 25 种不同的共刺激信号被阐明。它们多隶属于免疫球蛋白超家族（immunoglobulin superfamily，IgSF）和肿瘤坏死因子受体超家族（tumor necrosis factor receptor superfamily，TNFRSF）。在移植中作为 T 细胞活化重要调节因子的共刺激信号途径还包括 CD40/CD154（CD40 配体）和 CD278/CD275 途径。CD40 是 TNFRSF 成员之一，表达于多数 APC，可与 T 细胞上的 CD40 配体相互作用，从而促进 T 细胞活化。该途径影响了 T 细胞活化和 T 细胞与 B 细胞的相互作用。T 细胞可诱导共刺激分子（inducible T-cell costimulatory，ICOS 或 CD278）是 IgSF 成员之一，表达于活化的 T 细胞上，与 CD275 相互作用后可促进细胞进一步增殖、产生细胞因子和效应功能[33]。

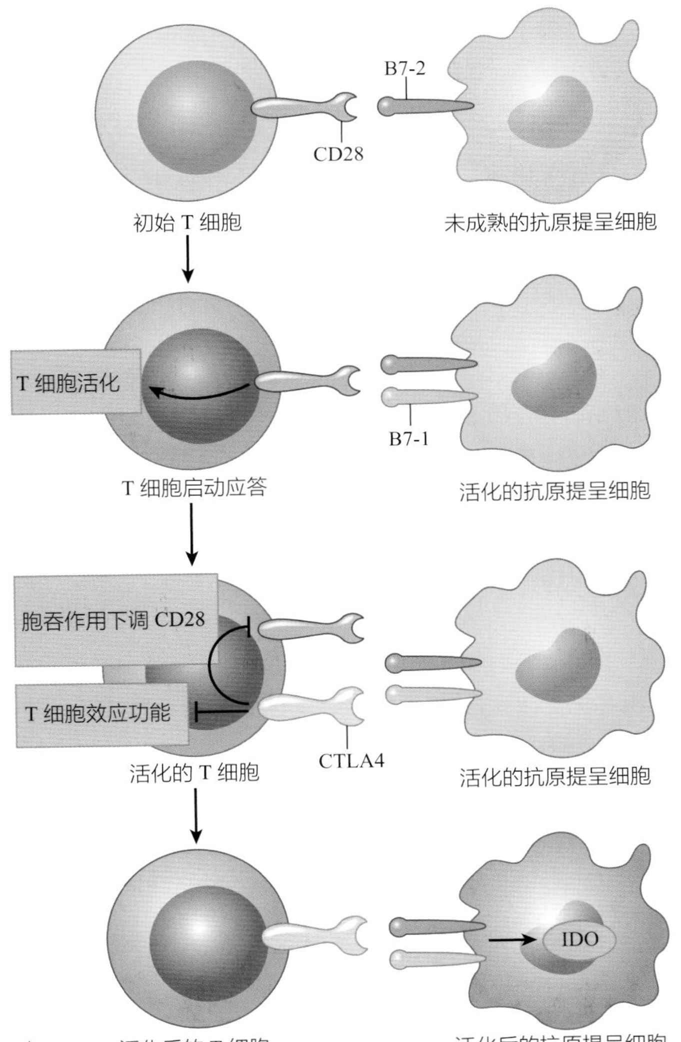

◀ 图 69-2 **T 细胞中的共信号相互作用**

CD28 在初始 $CD4^+$ 和 $CD8^+$T 细胞表面持续性表达，当与抗原提呈细胞（APC）上的 B7-1 和 B7-2 结合时，CD28 为 T 细胞的生长和存活提供了必要的共刺激信号。T 细胞活化后，细胞毒性 T 淋巴细胞抗原 4（CTLA4）被诱导并抑制 T 细胞反应。当 CTLA4 上调时，细胞胞吞作用导致 CD28 表达下降。B7-1 和 B7-2 的表达受 APC 激活状态的调控。B7-2 在 APC 上低水平表达，先天性受体对感染、应激和细胞损伤的识别可激活 APC，诱导 B7-1 和 B7-2 的转录、翻译和转运到细胞表面

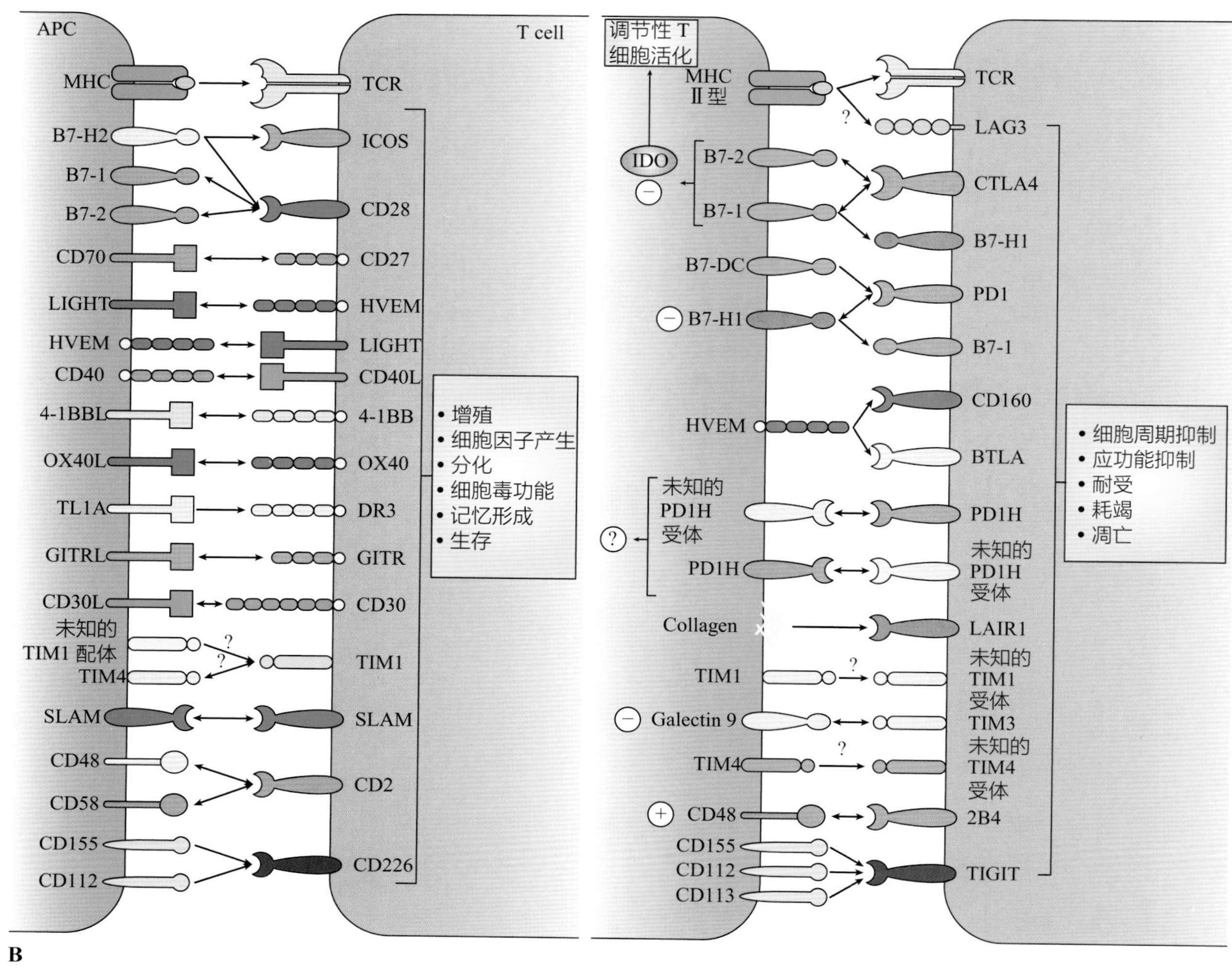

▲ 图 69-2（续） **T 细胞中的共信号相互作用**

左侧：正共刺激分子通过 APC 上的配体和反向受体结合向 T 细胞传递正信号。部分共刺激分子的相互作用是双向的。右侧：负共刺激分子向 T 细胞传递负信号。CTLA4 参与双向相互作用：在与 B7-1 和 B7-2 结合后抑制 T 细胞功能，CTLA4 结合的 B7-1 和 B7-2 可诱导吲哚胺 2,3- 双加氧酶（IDO）表达，IDO 具有反式作用，抑制 T 细胞激活，促进调节性 T 细胞功能 [引自 Chen L, Flies DB. Molecular mechanisms of T cell co-stimulation and co-inhibition. *Nat Rev Immunol*. 2013;13（4）:227-242. With permission.]

四、T 细胞表型

在炎性环境诱导的刺激下，活化后的 CD4 T 细胞可以分化为五个主要的亚群：Th1、Th2、Th17、滤泡辅助性 T 细胞（Tfh）和调节性 T 细胞（Treg）。其中三个亚群参与免疫原性反应和排斥：Th1、Th17 和 Tfh。两个亚群参与免疫耐受作用：Th2 和 Treg。

Th1 一直以来被认为是同种异体排斥反应的基础。活化的 Th1 CD4 T 细胞产生 IL-2 并表达 IL-2R，两者相互作用促进 T 细胞增殖。另外，Th1 细胞中表达的转录因子 T-bet 有利于 γ- 干扰素和 TNF-α 的表达。Th1 CD4 T 细胞释放细胞因子促进 CD8 细胞毒 T 细胞活化，CD8 细胞毒 T 细胞通过直接途径识别同种异体移植物细胞并利用穿孔素 - 颗粒酶细胞溶解途径破坏这些细胞。由 Th1 产生的 γ- 干扰素还可以诱导 B 细胞产生补体活化抗体，从而补充了同种异体免疫排斥机制。

转化生长因子 -β（transforming growth factor-β, TGF-β）、IL-6 及 IL-1β 共同诱导 Th17 分化。被转录因子 STAT3 和 RORγt 活化后，Th17 产生白介

素 -17（IL-17）、白介素 -21（IL-21）和白介素 -22（IL-22）。除了参与移植排斥外，Th17 细胞还与多种自身免疫性疾病相关[34]。

Tfh 分泌白介素 -4（IL-4）和 IL-21，并表达 CD40 配体。CD40 配体和 CD40（由 B 细胞表达）间的相互作用促进初始 B 细胞成熟为记忆 B 细胞和分泌抗体的浆细胞。

Th2 被认为具有抗炎作用，其特征是产生 IL-4、白介素 -5（IL-5）和白介素 -13（IL-13）。Th2 产生的 IL-4 可诱导 CD8 T 细胞分化成非细胞毒性表型，并促进 B 细胞产生非补体结合性抗体。Th2 细胞因子也可促进 Treg 分化。

Treg 表达 CD4、CD25 及叉头框 P3 转录因子（transcription factor forkhead box P3，FOXP3），它们被认为是介导外周免疫耐受的主要介质。同效应 T 细胞一样，Treg 表达的 TCR 与 MHC Ⅱ 分子呈递的抗原肽结合后可激活钙调磷酸酶依赖的信号途径。Treg 的活化同样依赖双信号途径（图 69-3）[35]。但是，与效应 T 细胞不同的是，由于 Treg 表达的 CTLA4 会抑制 CD28 信号，因此第二信号并不依赖于 CD28 和 B7-1/B7-2 的相互作用，而是经由 IL-2/IL-2R 相互作用始动。所以，在高水平 IL-2 存在时 Treg 活化更容易发生。有数据显示，Treg 可抑制 CD4 T 细胞、CD8 T 细胞、B 细胞和巨噬细胞的功能。Treg 的抑制活性可抑制多种免疫原性反应，其中包括同种异体排斥反应。这种免疫抑制功能依赖于至少 4 种作用机制。

1. 分泌抑制性细胞因子：如白介素 -10（IL-10）、TGF-β 和白介素 -35（IL-35）。

2. 通过代谢紊乱进行抑制：Treg 表达细胞外酶 CD39 和 CD73，有助于细胞外 ATP 和 ADP 代谢为腺苷。腺苷与效应 T 细胞上的 A2A 腺苷受体相互作用，从而启动抑制效应 T 细胞活化的信号通路[36]。

3. 通过细胞毒性作用进行抑制：Treg 利用穿孔素 - 颗粒酶溶解系统来杀伤活化的 NK 细胞和细胞毒 CD8 T 细胞。

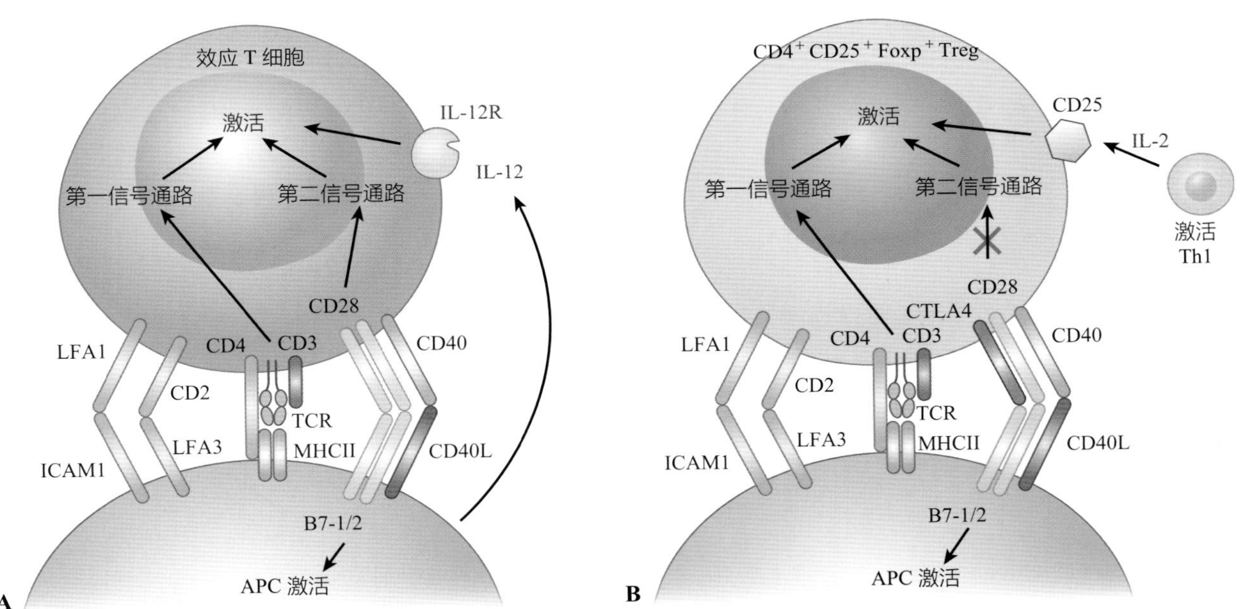

▲ 图 69-3 **抗原提呈细胞激活效应 T 细胞和调节性 T 细胞**

A. 效应 T 细胞；B. 调节性 T 细胞（Treg）。两种细胞激活所需的关键分子是相似的。T 细胞受体复合物包括 CD3、CD2、CD4 或 CD8、LFA1 和 CD45R，抗原激活 T 细胞受体（TCR）导致效应 T 细胞和 Tregs 的第一信号通路活化。在效应 T 细胞中，T 细胞上的 CD28 被抗原提呈细胞（APC）上的 B7-1 和 B7-2 激活，并激活第二信号通路，与第一信号共同激活效应 T 细胞。CD40L 与 CD40 及 IL-2、IL-12 等细胞因子结合，增强效应 T 细胞的激活，从而产生 Th1 细胞。在调节性 T 细胞中，CTLA4 与 B7-1 和 B7-2 结合，抑制它们与 CD28 结合而引起的 Tregs 活化。因此，激活 Treg 不需要效应 T 细胞的第二信号通路。激活 Treg 的第二信号通路是 IL-2 与 IL-2 受体（包括 CD25）结合介导的[引自 Hall BM. T cells: soldiers and spies-the surveillance and control of effector T cells by regulatory T cells. Clin J Am Soc Nephrol. 2015;10(11): 2050-2064. With permission.]

4. 调节 APC 的活化及成熟，如 DC。

活化后的 CD4 T 细胞启动由哺乳动物西罗莫司靶蛋白通路（mammalian target of rapamycin，mTOR）调节的增殖反应，从而诱导克隆扩增。根据表型的不同，CD4 T 细胞有利于活化或抑制适应性免疫反应的其他成分，包括 CD8 T 细胞和 B 细胞。细胞毒 CD8 T 细胞活化后可反过来通过释放穿孔素和颗粒酶 B 直接杀伤同种异体移植物细胞，而最终分化为浆细胞的成熟 B 细胞则可产生不利于移植物的供者特异性抗体和自身抗体。

五、B 细胞和抗体产生

B 细胞介导的体液免疫导致了异体移植物的抗体依赖性损伤，其作为适应性免疫系统的另一个重要组成部分，在移植排斥反应中发挥至关重要的作用。20 世纪 60 年代，超急性抗体介导的排斥反应被描述为一种非常严重和快速的排斥反应，其依赖于受者体内预先存在抗 HLA 抗体，并在再灌注建立时，即与移植物血管内皮上的抗原结合，从而介导损伤。通过交叉配型筛查预先存在的抗 HLA 抗体，可大大减少超急性抗体介导的排斥反应的发生。因此，B 细胞和抗体作为排斥反应介质的重要性曾一度被忽视，直到 21 世纪开始对移植肾活检组织进行 C_{4d} 标准化染色（提示免疫复合物介导的补体激活），抗体依赖性排斥反应才再次获得关注。HLA 分型和抗 HLA 抗体将在本章后文中进行讨论。

B 细胞发挥许多重要的免疫学功能，其中关于产生抗体这一功能的研究最多，抗体可以与蛋白质、多肽及糖类抗原结合，而 T 细胞仅与抗原肽反应。B 细胞作为良好的 APC 在次级淋巴器官中扮演重要角色。B 细胞的特征为在细胞表面表达 B 细胞受体（B-cell receptor，BCR），BCR 由膜结合免疫球蛋白（immunoglobulin，Ig）和控制下游信号的 Igαβ 异二聚体（CD79a 和 CD79b）组成。B 细胞根据其成熟和分化状态表达不同的表面分子。B 细胞家族主要包括 3 个亚群：B_1、B_2 和调节性 B 细胞（图 69-4）[37]。B_1 细胞分布于腹膜腔和胸膜腔，表达 CD19 和 CD5，产生低亲和力的多反应性天然抗体，并且不需要 T 细胞辅助。B_2 细胞在骨髓中形成，以非成熟 B 细胞的形式进入循环迁移至脾和淋巴结。经过抗原刺激并在淋巴结内成熟后，B_2 细胞分化成为成浆细胞、记忆 B 细胞或长寿命浆细胞。调节性 B 细胞具有免疫抑制功能，其特征是分泌 IL-10 以及细胞表面表达 CD24、CD38、CD5 和 CD1d。调节性 B 细胞约占循环 B 细胞的 5%。

B 细胞的 BCR 与可溶性抗原或 APC 提呈的抗原结合，导致 CD79a 和 CD79b 胞质区的酪氨酸残基磷酸化并激活下游信号途径，启动 B 细胞活化。B 细胞表面的一些受体（如 CD19 和 Toll 样受体）或 C3b、C3d 等补体成分，可以降低抗原激活 B 细胞的阈值。一些细胞因子的存在，如 B 细胞活化因子（B-cell activating factor，BAFF），也可以增强 B 细胞的活化和存活。B 细胞活化和成熟的全过程均发生在淋巴结，淋巴结的外层富含 B 细胞淋巴滤泡，内层主要为成熟或未成熟的 T 细胞。BCR 识别抗原后，B 细胞内化并加工抗原，然后在 MHC Ⅱ 类分子上重新表达抗原肽。随后这些 B 细胞迁移至 T-B 细胞区交界处，在这里将抗原呈递给同源 Tfh CD4 T 细胞。这一阶段的活化可诱导 B 细胞分化成产生低亲和力 IgM 抗体的短寿命成浆细胞，或者形成一个生发中心，使 B 细胞分化成记忆 B 细胞或可以产生高亲和力抗体的长寿命浆细胞（图 69-5）[38]。生发中心是由活化 B 细胞快速分裂增殖所形成的，促使初始 B 细胞离开滤泡。随后 B 细胞将 MHC Ⅱ类分子结合的抗原再次提呈给 Tfh 细胞，并经由 CD40、CD80 或 CD86 与滤泡 T 细胞的 TCR、CD40 配体和 CD28 进行相互作用。此外，滤泡 T 细胞产生的 IL-21，可促进 B 细胞克隆扩增和抗体类别转换重组。

抗体是由轻链和重链组成的异二聚体。根据恒定区结构的不同，人 Ig 分为 5 种亚型：IgM、IgG、IgA、IgE 和 IgD。抗原结合位点由重链和轻链的可变区组成。重链和轻链均包含一个恒定区和一个历经重组和体细胞超突变的可变区。Ig 重链和轻链的 V、D、J 基因片段通过 DNA 重组进行位点重排使 B 细胞种类多样化。具有较高亲和力的 BCR 增强了其与 Tfh 细胞相互作用的能力，因此有利于最有效的 B 细胞克隆的选择和扩增。长寿命浆细胞归巢至骨髓并持续产生高亲和力的抗体，而记忆 B 细胞则需要再次受到抗原刺激才能启动抗体产生。

越来越多的证据表明，移植物的三级淋巴结构

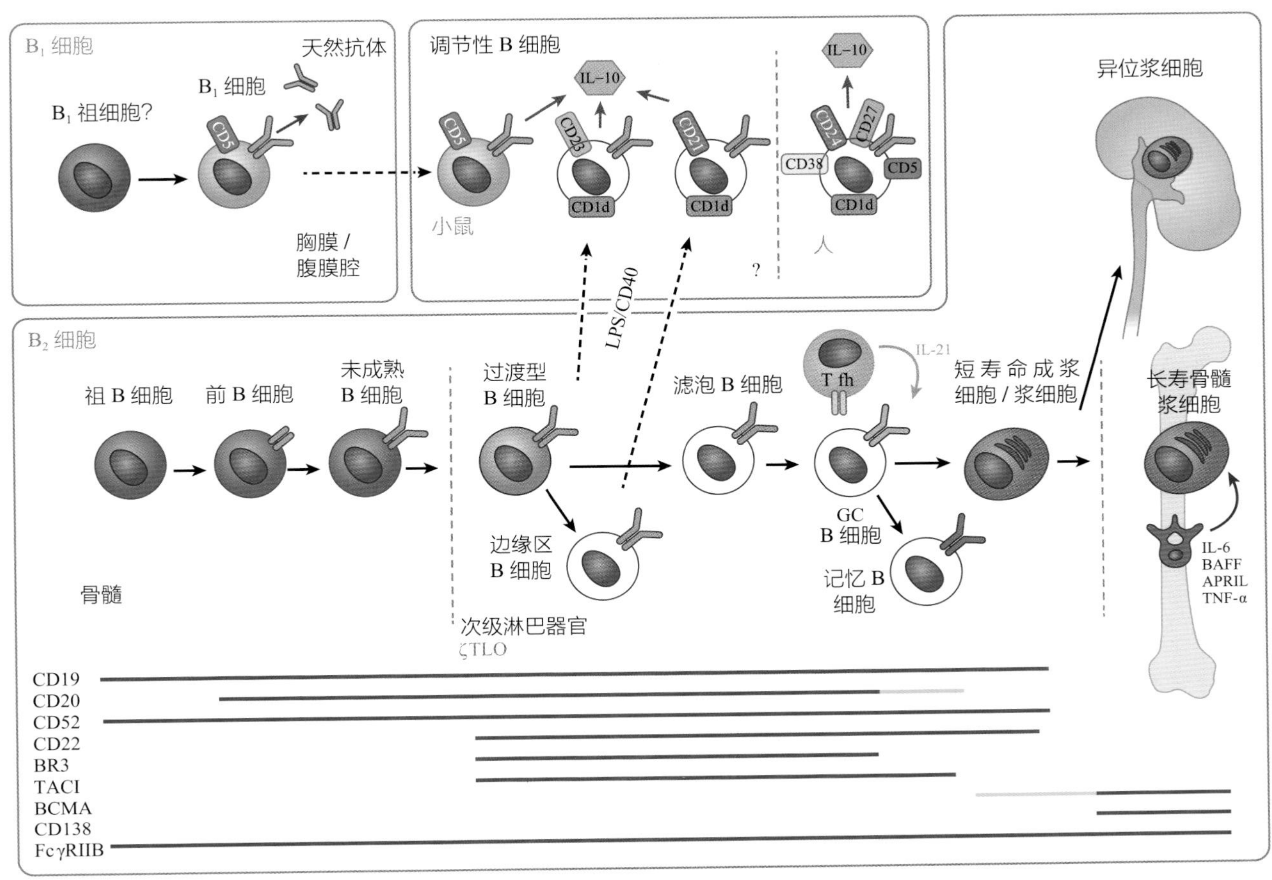

▲ 图 69-4 **B 细胞的生成和分化**

大多数外周 B 细胞产生于骨髓，称为 B_2 细胞。少量 B 细胞被称为 B_1 细胞，分布于胸膜腔和腹膜腔，在脾中也有少量分布。B_1 细胞在没有 T 细胞辅助的情况下表达 CD19、高水平 CD5，并产生低亲和力的天然抗体（主要是 IgM）。目前尚不清楚 B_1 细胞是由单独的祖细胞产生，还是由 B_1 和 B_2 细胞共同的祖细胞产生。B_2 细胞在骨髓中形成，从祖 B 细胞发育到前 B 细胞再发育到未成熟 B 细胞，然后释放到外周。与抗原相互作用后，B 细胞在 T 细胞的辅助下进入生发中心。在这里，它们经历了类型转化重组和亲和成熟，这是一个涉及体细胞超突变和增殖的反复循环过程。T 细胞的一个特殊亚型，称为滤泡辅助性 T 细胞（Tfh），是生发中心形成的关键，为生发中心 B 细胞提供接触信号和细胞因子（IL-21）信号。短寿命的成浆细胞和记忆细胞起源于 GC B 细胞。一些成浆细胞会进入外周血（取决于 CXCR3 和 CXCR4 的表达），一小部分成浆细胞会在骨髓和炎症组织中找到适合长期生存的位置，例如发生排斥反应的移植物，如图所示；B2 细胞在成熟和活化过程中表达了多种分子，Fcγ R Ⅱ B 在整个发育过程中都有表达，而大多数其他标志分子只在 B 细胞上表达，或者只在产生抗体的浆细胞上表达。深蓝色条代表高表达，浅蓝色条代表中间表达。调节 B 细胞是最近发现的一个亚群，它通过产生 IL-10 抑制 T 细胞反应。这些细胞可能来自多个 B 细胞亚群（B_1、过渡区和边缘区）。最近在人类发现了调节性 B 细胞，其特征是表面有 CD5、CD1d、CD24、CD27 和 CD38 的表达。也有人认为是调节性 B 细胞不依赖于 IL-10 发挥作用（图中未显示）[引自 Clatworthy MR. Targeting B cells and antibody in transplantation. Am J Transplant.2011;11（7）：1359 -1367. With permission.]

内也可以发生 B 细胞活化、成熟和抗体产生。这些结构的形成与慢性炎症状态有关，如自身免疫紊乱、感染、肿瘤和移植。三级淋巴结构与生发中心类似，有 T 细胞和 B 细胞分区，也存在 DC。三级淋巴结构在动物排斥反应模型、人类慢性肾脏及心脏同种异体排斥反应中均有报道。越来越多的证据显示，对同种异体移植物有害的抗 HLA 抗体和自身抗体是在三级淋巴结构中产生的 [39-41]。B 细胞产生的淋巴毒素 -β 可促进三级淋巴结构的形成。

目前排斥反应的分类区分了 T 细胞介导和抗体介导的排斥反应。虽然这对组织病理学分类十分有用，但值得注意的是在多数情况下，初始 B 细胞的活化导致供者特异性抗体（donor-specific antibody，DSA）的产生是需要 T 细胞辅助的。但是如果在移植前就因同种致敏作用（如妊娠或前次移植）产生了长寿命成浆细胞或记忆 B 细胞，则可不需 T 细胞

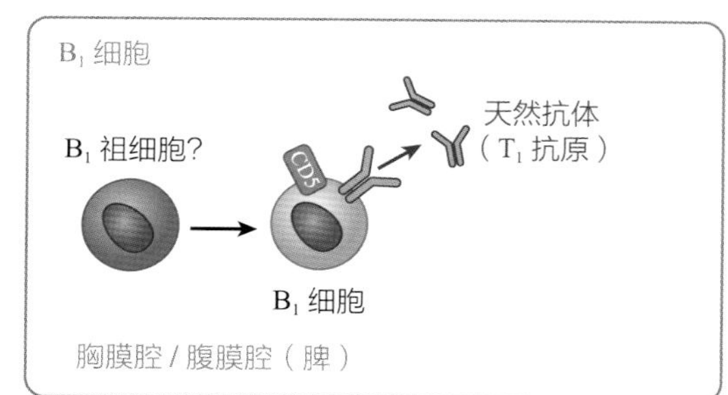

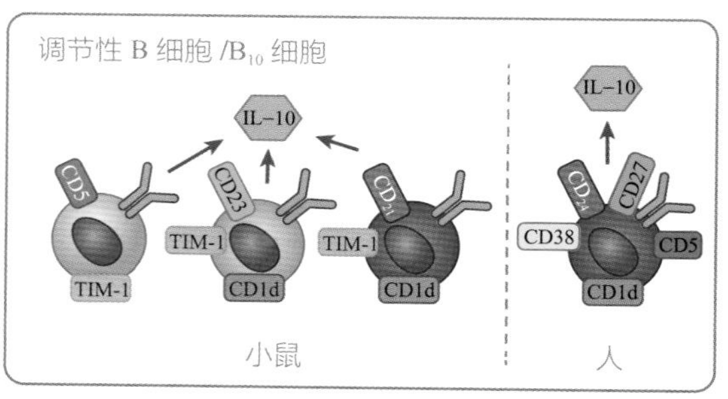

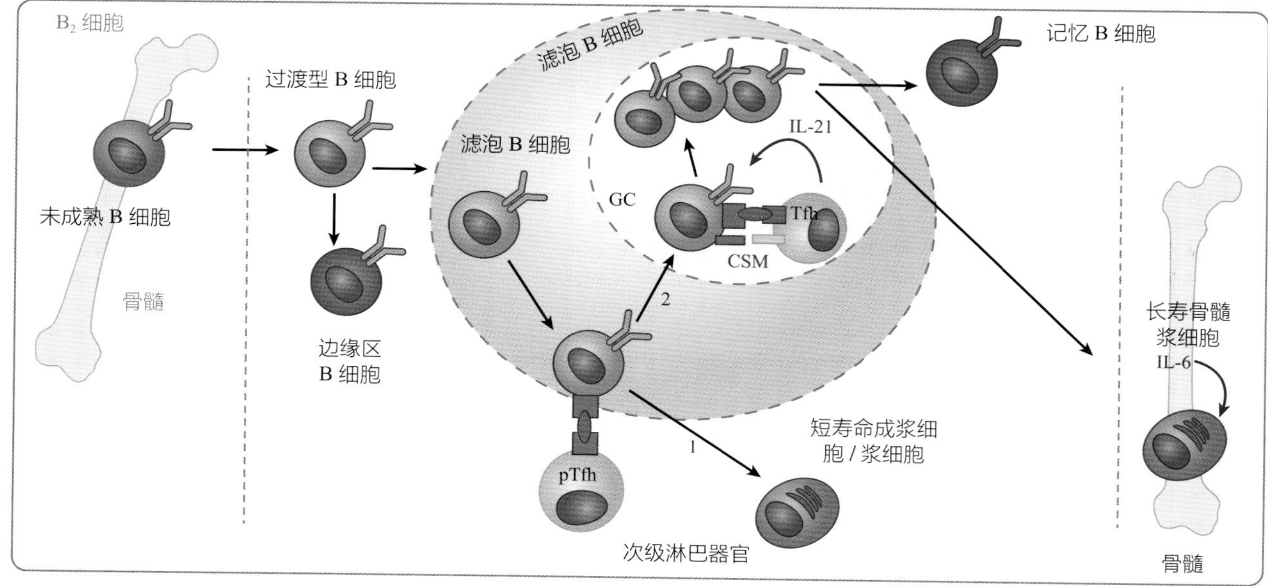

▲ 图 69-5 **B 细胞亚型**

B_1 细胞存在于胸膜腔和腹膜腔内（在脾脏中数量较少）。它们对非 T 细胞依赖性抗原产生低亲和力的天然抗体。B_2 细胞在骨髓中形成，从祖 B 细胞发育到前 B 细胞，再发育到未成熟的 B 细胞，然后释放到外周。在与抗原相遇后，滤泡 B 细胞转移到次级淋巴器官（SLO）的 T-B 边界，并将抗原呈递给一个同源的 CD4 T 细胞，即滤泡前辅助 T 细胞（pTfh）。在这种相互作用下，B 细胞的命运处于两种通路之间：①演变成短寿命的胞外成浆细胞；②进入生发中心，经历数个循环的体细胞超突变和选择，转换为记忆 B 细胞或浆细胞。这一过程需要产生 IL-21 的滤泡辅助 T 细胞（Tfh）的存在。Tfh 和 B 细胞之间的相互作用也需要共刺激分子（CSM）的相互作用，包括 CD40L/CD40、ICOS/ICOS-L 和 CD28/CD86。一些 B 细胞能够产生免疫调节细胞因子 IL-10，被称为调节性 B 细胞或 B_{10} 细胞［引自 Clatworthy MR. B-cell regulation and its application to transplantation. Transpl Int. 2014;27（2）:117-128. With permission.］

辅助。自身抗体也与急性排斥反应风险增加或移植物长期存活率下降密切相关，这部分内容将在本章后文中详细介绍[42]。T 细胞在辅助自身抗体产生过程中的作用目前尚不清楚。

（一）抗人类白细胞抗原抗体和移植物损伤

DSA 可通过多种途径损伤同种异体移植物，包括补体激活、抗体依赖细胞介导的细胞毒作用（antibody-dependent cell mediated cytotoxicity，ADCC），以及诱导内皮细胞功能障碍。

1. 补体激活

补体是固有免疫防御体系的重要组成部分，在清除受损细胞和入侵的病原体方面发挥重要作用[43, 44]。补体途径由细胞表面受体、调节蛋白和可溶性蛋白组成，这些可溶性蛋白可以相互作用并裂解，激活下游成分。补体途径包括三种不同的活化途径：经典途径、凝集素途径和旁路途经（图 69-6）[43]。这三种途径具有共同的终末反应过程，即都形成 C3 转化酶并进一步形成膜攻击复合物 C5b-9，从而触发细胞裂解。当 C1q 与免疫复合物中的 IgG 或 IgM 抗体结合时，经典途径被激活。抗体的补体结合活性通常为 $IgM>IgG_3>IgG_1>IgG_2>IgG_4$。IgE 抗体是非补体结合性的，而 IgA 可以激活旁路途经，但不能激活经典途径。补体结合抗体

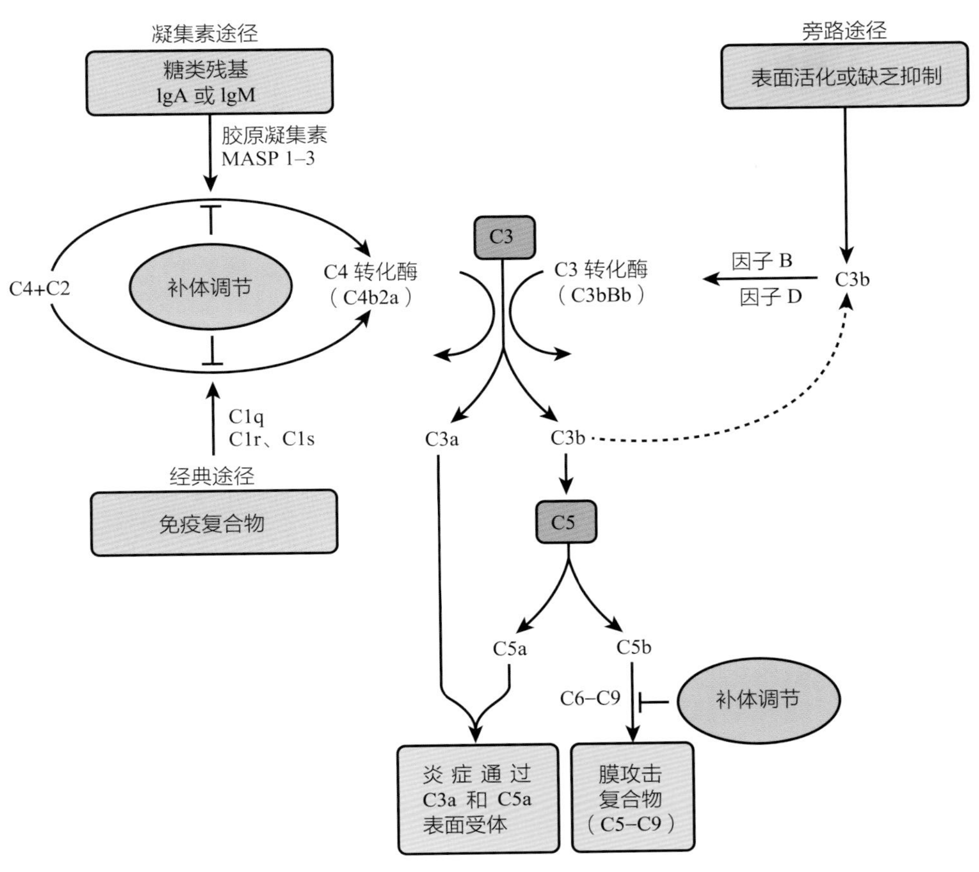

▲ 图 69-6　补体级联反应

补体系统有三个主要激活途径：经典途径、凝集素途径和旁路途径。经典途径是通过 C1 与免疫监控分子，如 IgG、IgM、C 反应蛋白（CRP）或血清淀粉样蛋白（SAP）与靶序列相结合而触发的。凝集素途径由胶原凝集素（如 MBL 和 collectin-11）或纤维蛋白凝集素与病原体表面糖类残基、IgA 或 IgM 分子结合而触发。旁路途径是通过 C3b 与活化表面直接结合而触发的。这三条途径在产生中心补体成分 C3 时汇于同一途径，即所有的途径都能形成酶复合物（经典或替代性转化酶），裂解 C3（生成 C3a 和 C3b）或 C5（生成 C5a 和 C5b）。C5b 通过形成膜攻击复合物（C5b–C9），在靶细胞膜上形成小孔，从而触发终末反应过程。可溶性补体效应因子 C3a 和 C5a 被特异性细胞受体探测到，从而促进炎症反应。补体抑制是通过多种分子触发的，最终抑制 C3 和 C5 转化酶或阻止膜攻击复合物（C5b–C9）的形成（引自 Sacks S et al. Complement recognition pathways in renal transplantation J Am Soc Nephrol. 2017; 28: 2571–2578，Fig 1）

与 C1q 结合后与丝氨酸蛋白酶 C1r 和 C1s 相互作用，使 C4、C2 裂解，形成多蛋白复合体和 C3 转化酶 C4b2a。经典途径在抗体介导的排斥反应中扮演重要角色。C4d 染色阳性提示 C4 存在裂解，被认为是经典途径激活的生物标记分子，可用于诊断抗体介导的排斥反应。凝集素途径的激活始于甘露糖结合凝集素（mannose-binding lectin，MBL）、纤维蛋白胶凝素，以及胶原凝集素与病原体或受损细胞表面的糖类病原体相关分子模式（carbohydrate pathogen-associated molecular pattern，PAMP）及 DAMP 之间的相互作用。与经典途径一样，凝集素途径最终形成 C4b2aC3 转化酶，因此也可导致 C4d 染色阳性。凝集素途径被认为在缺血再灌注损伤中起到重要作用[43]。最后，当可溶性抑制剂不能控制基础 C3 的水解时，C3 将与 B 因子、D 因子相互作用，形成 C3 转化酶 C3bBb，从而激活旁路途经。与组织损伤相关的一些因子，包括微粒、血小板膜和内毒素的存在促进旁路途经的激活。C3 转化酶（C4b2a 或 C3bBb）可将 C3 裂解为具有促炎和趋化功能的 C3a，以及可裂解 C5 的 C3b。然后形成 C5a（另一种有促炎性和趋化性的介质）和 C5b。C5b 与终末补体成分 C6–C9 相互作用，形成裂解复合物，并在靶细胞质膜上形成小孔。

有许多可溶性调节分子可以调控补体的激

活。H 因子加速了旁路途经关键成分的降解，是Ⅰ因子的辅助因子。Ⅰ因子加速 C3b 和 C4b 的降解。C1 酯酶抑制剂和 C4b 结合蛋白干扰经典途径的激活。细胞膜调节蛋白包括衰变加速因子（decay-accelerating factor, DAF, CD55）、膜辅因子蛋白（CD46）及 CR1（CD35）。在抗体介导的排斥反应中，DSA 和自身抗体与微血管内皮上的抗原相互作用，导致补体经典途径的激活、裂解损伤及微血管炎症。

2. 抗体依赖的细胞毒作用

抗体与同源抗原（如移植物内皮细胞的 MHC 分子或自身抗原）之间的相互作用也可促进表达 Fc 受体的固有免疫效应分子的募集和激活，如单核细胞、巨噬细胞、DC 和 NK 细胞[45]。共有三类 Fc 受体：FcγRⅠ（CD64）、FcγRⅡ（CD32）和 FcγRⅢ（CD16），其中 FcγRⅡ和 FcγRⅢ均有 A、B 两种亚型。除 FcγRⅢB 以外，所有的 Fc 受体均有活性。NK 细胞和固有淋巴细胞被认为是 ADCC 的核心效应器。这些细胞在没有抑制性 FcγRⅢB 的情况下表达 FcγRⅢA[46, 47]。抗体与 Fc 受体结合激活 NK 细胞，导致细胞毒性颗粒的释放（如穿孔素 - 颗粒酶 B）。事实上，DSA 阳性肾移植患者肾活检显示存在较高的 NK 细胞转录及管周毛细血管内 NK 细胞数量增多[48]。

3. 内皮细胞活化

抗内皮细胞抗体也可以通过诱导内皮细胞活化和功能障碍损伤同种异体移植肾。抗 HLA 抗体与内皮细胞及血管平滑肌细胞表面的同源 HLA 分子交联，启动促进细胞骨架重构、增殖、活化、胞吐和白细胞募集的信号转导通路。抗 HLA 抗体通过整合素信号激活 SRC-FAK-PI3K-AKT 途径，进而激活 mTOR 信号途径，促进血管细胞的增殖和积聚。总之，这些改变被认为能够促进内膜增厚和单核细胞浸润[49]。

（二）其他移植相关抗原和抗体

DSA 参与了大多数急性和慢性抗体介导的排斥反应（antibody-mediated rejection，ABMR）。但是，亦有记录显示没有循环 DSA 的患者也可出现 ABMR[50, 51]。尽管 DSA 可被移植物吸附，但越来越多的证据指出非 HLA 抗体也可能是 ABMR 的重要因素之一[52]。最新版本的 Banff 分类系统认为，除了 DSA 外，抗供者其他抗原的抗体也被认为是急性或慢性 ABMR 的诊断标准之一[53, 54]。

MHC Ⅰ链相关基因 A（MHC Ⅰ -related chain gene A, MICA）位于 6 号染色体的 MHC Ⅰ区域[55]。MICA 蛋白具有高度多态性，含有一个细胞外区域，在内皮细胞上组成性表达，并已在移植肾的活检组织中被检测到[56-58]。这些特点使 MICA 在实体器官移植中成为了有潜在临床意义的抗原靶点。由于临床研究发现移植前 MICA 抗体与 ABMR 及移植器官存活率下降相关，MICA 被证实为补体依赖的细胞毒性靶点[59-62]。然而，最近的两项研究未能成功显示移植前 MICA 状态与 ABMR 或移植物存活的关系，这可能与免疫抑制疗法的强度差异有关[55, 63, 64]。也有部分研究显示移植后检测到抗 MICA 抗体与 ABMR 风险增加、慢性排斥反应及移植器官存活率下降有关[65-70]。另外，鲜有研究探讨被检测到的抗 MICA 抗体是否具有供者特异性[55]。因此，抗 MICA 抗体和移植物预后之间的关系仍存在争议。

供者内皮细胞是与受者免疫系统最先接触的部位，因此内皮细胞抗原可能成为抗体介导损伤的靶点。抗内皮细胞抗体（anti-endothelial cell antibodies，AECA）已在肾移植前患者中被检测到，无论这些患者是否为 HLA 敏感[71]。已证实在无抗 HLA DSA 存在的情况下，AECA 参与了超急性排斥反应，提示 ACEA 可能是致病的[72, 73]。尽管移植前 AECA 对移植物预后的影响目前存在争议，但新的研究显示移植后 AECA 和移植物不良预后有关[61, 72, 74-76]。由于在这些研究实施时并没有发现确切的抗原靶点，因此这些研究差异可能归因于 AECA 检测方法的差异，以及缺乏标准化的测定方法[77]。相关的最新研究进展是识别出了 AECA 的潜在靶点。通过蛋白质组学技术，从 DSA- 阴性 ABMR 肾移植患者的抗体洗脱液中发现了新的内皮细胞抗原靶点，包括整合素、Fms 样酪氨酸激酶 -3 配体、EFG 样重复结构、盘状结构Ⅰ样域蛋白 3 和细胞间黏附分子 4。另外，有研究显示移植前血清对这些抗原的反应性还与 ABMR 风险增加有关[78]。也有研究认为角蛋白 1 亦是 AECA 的潜在抗原靶点[79]。

除同种异体抗体外，一些新的证据显示自身

抗体也积极参与了肾脏、心脏、肺移植受者的急性和慢性排斥反应[80-86]。例如，从ABMR肾移植患者血清中分离出了凋亡Jurkat细胞的多反应性固有IgG自身抗体，该细胞能够激活补体[84]。在一项回顾性队列研究中，移植前这些抗体的出现与移植物存活率下降显著相关[87]。抗血管紧张素Ⅱ 1型受体的自身抗体（agonistic autoantibodies against angiotensin Ⅱ receptor type 1，AT_1R-Abs）与DSA阴性肾移植患者的急性血管排斥反应相关[80]。在一个复制了移植患者表型的动物模型中，这些自身抗体的被动转运证实了它们的致病性[80]。多项研究证实移植前AT_1R-Abs的存在和排斥反应风险增加与移植物失功有关[88-90]。一项最新的研究对用Luminex方法检测DSA时AT_1R-Abs与排斥反应和移植物失功的关系提出了质疑[91]。

抗血管基底膜成分（如基底膜聚糖或聚集蛋白的LG_3片段）的自身抗体与急性血管性排斥反应或移植肾肾小球疾病相关[42, 81, 83]。与之类似的是，抗纤连蛋白自身抗体和抗Ⅳ型胶原蛋白自身抗体的移植前水平和肾移植患者肾小球疾病有关[82]。

1. 缺血再灌注与自身抗体间的相互作用

缺血再灌注是实体器官移植过程中的关键点，但这一过程似乎增加了自身抗体的产生及影响。与HLA和MICA在移植物内皮细胞表面结构性表达不同，自身抗原通常是隐蔽的，只有在缺血再灌注诱导的组织损伤后才暴露出来[42, 92]。与这个观点一致的是，在主动脉移植动物模型中发现缺血再灌注可以增强AT_1R-Abs对游离主动脉环的收缩作用，以及抗LG_3抗体对血管性排斥反应的影响[81, 93]。在自体肺移植的小鼠模型中，抗K-α-1微管蛋白抗体（一种与慢性肺排斥反应相关的自身抗体）的被动转运增强了气道炎症[94]。综上所述，这些研究提示缺血再灌注可以增加抗原靶点的可获取性或亲和力，也可以增强自身抗体对同种异体移植物的有害作用[42, 81, 93, 94]。近期的数据也表明，缺血再灌注可以促进移植过程中自身抗体的产生。对一组稳定的儿童肾移植受者进行的研究中，通过对比移植前后的血清，观察到针对抗原靶点的自身抗体在对缺血异常敏感的肾盂和髓质区域富集[95]。

2. 同种异体抗体和自身抗体的相互作用

除缺血再灌注时两者之间的相互作用外，一些移植相关的自身抗体似乎可以促进同种异体抗体的产生。在一个肾移植患者队列研究中，移植前AT_1R-Abs的存在是新发DSA的独立危险因素[96]。在肺移植受者中，移植前肺限制性抗原（如K-α-1微管蛋白）抗体阳性，与新发DSA及慢性肺排斥反应相关[86]。这种相关性可以通过自身抗体介导的内皮细胞激活（增加移植物内皮细胞HLA靶点）或移植受者总体抗体反应增加来解释。自身抗体也可以增强同种异体抗体的作用。事实上，与只有DSA阳性的患者相比，肾活检提示AT_1R-Abs与DSA双阳性的肾移植患者移植物失功的风险更高[97]。

3. 非人类白细胞抗原抗体的机制作用

尽管对于非HLA抗体作用机制的研究并没有像抗HLA抗体那样广泛和全面，但它们也可能通过激活内皮细胞或补体和（或）促进白细胞相互作用或活化来引起移植物损伤[98]。AECA激活内皮细胞，增加HLA Ⅰ类分子和黏附分子（E-选择素，$ICAM_1$）的表达，并促进炎症因子，如血小板源性生长因子（platelet-derived growth factor，PDGF）的产生[78]。AT_1R-Abs通过与血管紧张素Ⅱ受体1型蛋白的第二胞外环结合介导内皮细胞活化和血管收缩，从而促进NF-κB和下游细胞因子的活化[80]。凋亡细胞的抗MICA抗体、抗LG_3抗体和多反应性抗体通过或部分通过补体激活途径介导损伤[42, 59, 81, 84, 99]。

六、肾移植供者和受体的组织相容性检测

前文中我们已经讨论了包括同种异体排斥反应在内的同种异体识别及效应机制。由于HLA是肾脏同种异体移植物中最重要的外源性抗原，本节将对其进行更深入的讨论，主要关注HLA基础研究向临床实践的转化。组织相容性检测实验室（histocompatibility laboratory，HLA Laboratory）可被看作是应用移植免疫生物学的场所。HLA实验室提供临床免疫风险咨询，通过移植评估、考虑可能的供者人选及移植后情况来预测免疫风险。事实上，自1969年临床组织相容性检测被首次定义以来，在移植决策和定位科学方面逐渐成为关键角色[100]。组织相容性检测（后称HLA分型）主要用于评估同种异体免疫反应中的体液免疫，并非常规评估免疫反应中细胞免疫的活性或相关的风险。尽

管同种异体之间存在细胞免疫和体液免疫的相互作用，但组织相容性及体液免疫的评估结果与临床预后（ABMR、肾移植患者肾小球疾病和移植物失功过早）之间同样存在显著的相关性。因此，对“非我”HLA 抗原产生记忆免疫反应和初始体液免疫反应的风险做出准确和全面的评价是非常必要的。本节将重点介绍现代 HLA 实验室中最常用的检测平台及他们的优缺点。本节描述这些平台如何进行体液免疫风险评估并转化为临床应用，旨在增加移植机会，减少与免疫不相容性相关的同种异体移植物损伤，使肾移植获益最大化。如前文介绍，抗非 HLA 抗原的抗体可能与移植物预后较差相关，也可能会增加 HLA 抗体预测的风险。目前，针对这些非 HLA 抗体的常规筛查在临床工作中并不常见，但也会应用于一些个体中。

40 多年来，三种检测平台已成为临床移植免疫检测的核心，包括：HLA 分型（确定相应抗原的等位基因）、HLA 抗体筛查和识别，以及供者特异性交叉配型。虽然这些方法本身已经得到了很大的改进，但是利用这些结果来量化移植供者和受者 HLA 抗原差异，以及评估 HLA 抗体对潜在供者的反应性的基本原则是不变的。我们将在之前方法的基础上讨论最新的方法，简要提及过去这些检测的解读方法。本部分将重点讨论 3 个核心的 HLA 测试方法的结果判读、自身局限性和在临床移植中的实践应用。

七、人类白细胞抗原分型

（一）背景

在非移植状态，HLA 抗原本身是抗原提呈分子，向免疫系统发出外来肽危险信号，如感染或肿瘤源性的蛋白肽。HLA 分子的多样性有利于确保种群可以适应复杂的环境改变。但是，正是这种多样性赋予了 HLA 抗原在移植状态下强有力的免疫原性，需要注意的是，免疫系统并不能区分这种潜在的威胁是来自感染源性物质还是移植器官的“非我”HLA 抗原。事实上，人类有 1 万多个 HLA 等位基因，可编码 8000 余个不同的 HLA 蛋白，每个个体的有核细胞上最多表达 18 种不同的 HLA 蛋白。在同胞兄弟姐妹间，编码 HLA 蛋白的 6 号染色体短臂通过孟德尔遗传规律使 HLA 具有 25% 的配对概率。但随机选择的供者和受者之间的 HLA 匹配机会非常低。因此，在很多情况下，HLA 分型的目的不是寻找 HLA 匹配的供者 - 配体组合，而是量化移植供者和受者之间差异的程度（预估同种异体免疫反应的刺激性）和确定受者是否携带该供者特异性的 HLA 抗体，从而根据这些结果做出临床决策。事实上，若无免疫抑制，移植供者和受者之间任何程度的不匹配均能刺激产生同种异体免疫反应，导致亚临床和临床排斥反应 [101-109]。

（二）人类白细胞抗原

HLA Ⅰ类分子（HLA-A、HLA-B、HLA-C）表达于所有有核细胞表面，而 HLA Ⅱ类分子（HLA-DR、DRw、DQ、DP）表达于 B 细胞、APC 和内皮细胞。在移植中或移植后可能发生损伤的器官中，内皮细胞上 HLA Ⅱ类分子的表达尤为重要，这些损伤往往伴有重要免疫靶点的上调 [109-111]。Ⅰ类分子由 HLA Ⅰ类基因编码的多态性链及单形 β_2-微球蛋白组成。HLA Ⅰ类分子的免疫原性是由这条链的多态性决定的。尽管 HLA Ⅱ类分子的三维结构与 HLA Ⅰ类分子相似（图 69-7），但它们的氨基酸结构是不同的。HLA Ⅱ类分子由 α 链和 β 链组成，每一条链都存在固有多态性，因此移植时免疫原性是由每条氨基酸链决定的。此外，α 链和 β 链连接处也具有免疫原性。正是 HLA 分子的这种复杂的多态性结构导致了移植时免疫反应的发生：即使供者与受者仅有单个氨基酸的差别，只要电荷、大小或极性存在足够的差异，均可激发移植受者的同种异体免疫反应。

（三）人类白细胞抗原分型方法

1. 血清学方法

在过去，HLA 抗原是通过常规的血清学方法来检测的。从致敏患者（通常是经产妇）中获得含有抗多种 HLA 抗原抗体（单特异性或多特异性）的血清，然后通过组合选择，覆盖人群最常见的 HLA 抗原类型。然后将需要检测的个体的淋巴细胞在含有补体和活性染料的反应板上与所有的血清样本混合。如果血清反应中出现补体介导的细胞死亡（可通过活性染料摄取情况进行鉴定），那么就可以推

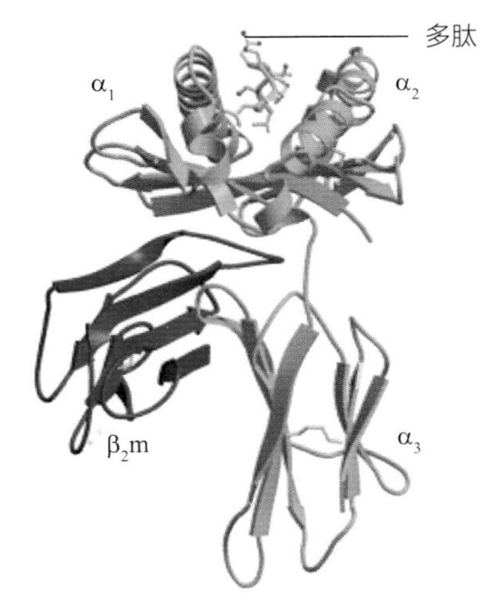

A　MHC Ⅰ类分子胞外结合域

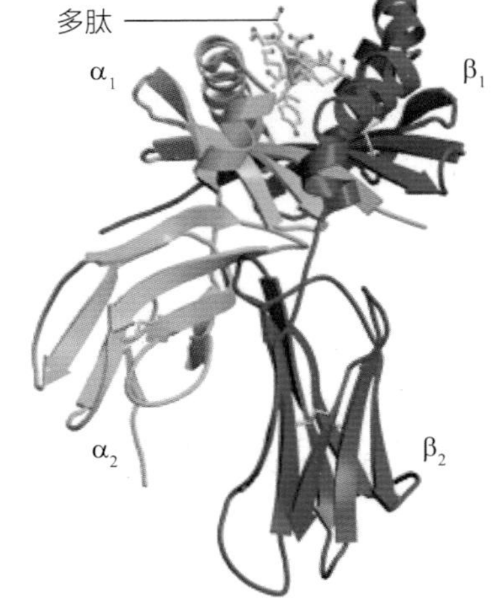

B　MHC Ⅱ类分子胞外结合域

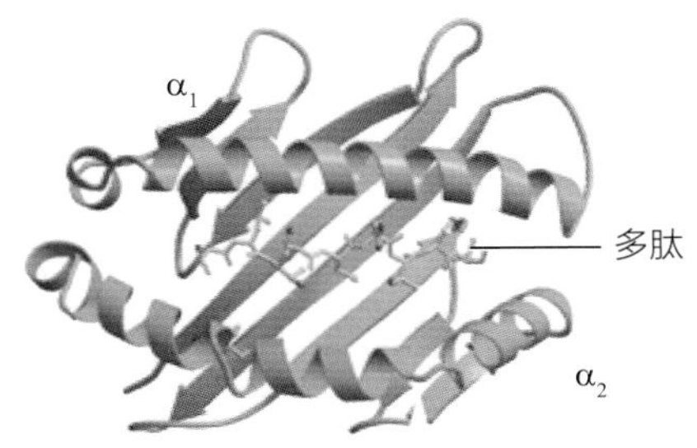

C　MHC Ⅰ类分子肽结合槽

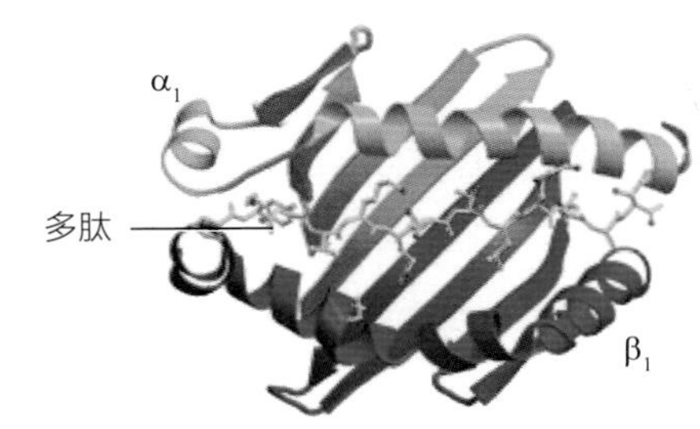

D　MHC Ⅱ类分子肽结合槽

▲ 图 69-7　**小鼠 MHC Ⅰ类和Ⅱ类分子的 X 线晶体结构，晶体结构显示鼠 MHC Ⅰ类和Ⅱ类分子的碳主链**

A 和 B. 显示的多肽分别与 MHC Ⅰ或Ⅱ类分子的胞外区域结合；C 和 D. 展示了多肽分别与 MHC Ⅰ类或Ⅱ类分子的肽结合槽相结合（引自 Bjorkman PJ. MHC restriction in three dimensions: A view of T cell receptor/ligand interactions. Cell. 1977; 9:167–170.）

测这个血清样本里的抗体对一个或多个细胞表面的 HLA 抗原具有特异性。仔细分析血清学检测的阳性结果，有助于筛选出被测淋巴细胞的 HLA 抗原。

2. 分子学方法

多种分子学方法可以通过更精确地确定编码 HLA 的等位基因而更好地区分 HLA 抗原，能更精确地识别不同 HLA 抗原的氨基酸差异（甚至可以识别同一种抗原的不同等位基因）。目前应用的检测方法为聚合酶链反应（polymerase chain reaction，PCR），还有其他可选方法包括实时定量 PCR（real time PCR，rtPCR）、序列特异性引物（sequence-specific primer，SSP）方法、反向序列特异性寡核苷酸（reverse sequence-specific oligonucleotide，R-SSO）探针法、Sanger 法测序，以及最新的新一代测序技术。需要注意的是测序方法不适用于对尸体供者进行 HLA 分型，因为测序需要数天才可以完成。测序技术通常用于移植受者和活体供者检测，而 rtPCR、SSP 和 SSO 方法则更常用于尸体供者的检测，因为其可以在很短的时间内获得结果来辅助移植器官分配决策。这里不详细介绍每种方法，因为方法学方面的变革和进展非常快，并且一般根据临床情况选择相应的方法即可。读者可以从自己所在地的 HLA 实验室获得当地所使用的方法的具体信息。不管采用哪一种分子学检测方法，均可更加精确地确定 HLA 等位基因及相应的免疫原性，而血清学检测可能不能识别这些微小但却十分重要的差异。

（四）人类白细胞抗原检测的结果判读

1. 命名法 - 等位基因和抗原

HLA 分型的分子学方法使用了较为细致的命名规则来区分 HLA 等位基因：使用字母标记位点（A,B,C,DRB1,DRB3/4/5,DQA1,DQB1,DPA1,DPB1），星号表示使用了分子学方法，然后用一系列用冒号（又称字段分隔符）分隔开的数字来准确地表示唯一的等位基因[112]。

例如，HLA-A*03:01:01:02N 表示该分子的等位基因位于 A 位点，后面的四个字段，每一个都有其精确的意义。第一个字段“03”是指蛋白的等位基因组，第二个字段“01”是指一个精确的等位基因位点，这个成熟蛋白质至少有一个氨基酸可以与本等位基因组的其他的所有等位基因编码的蛋白区别开来。第三个字段确定该等位基因的基因型是否在编码区域发生同义突变，但不改变蛋白的最终蛋白结构。第四个字段是表示基因 DNA 序列在非编码区的差异。此外，在等位基因名称的后面还可以有一个后缀，如该示例中的“N”，表示最终蛋白质的表达情况；“N”代表空（null）或无表达（no expression）；“L”表示低表达（low expression）；“S”表示这种分子是分泌性的（secreted）和可溶性的（soluble），但不在细胞表面表达；“C”表示等位基因表达的产物只表达在细胞质（cytoplasm）；“A”表示未确认的异常表达（agerrant）；“Q”表示可疑突变的（questionable）表达：该基因突变引起的表达影响未确认，但在其他等位基因中已有类似的表达变化。

目前为止，在实体器官移植的临床工作中，只有前两个字段会影响临床应用，因为这两个字段决定了是否要对该蛋白进行交叉配型和抗体检测。此外，“N”或“L”后缀在移植时是很重要的，因为这种蛋白不表达或低表达则表示在免疫原性及抗体特异性方面没有影响或影响较小。事实上，目前肾移植最常用的分子分型仅用到第一个字段，除非需要评估供者与受者间某个具体等位基因的差异或需要明确某个具体的抗体类型是否存在供者特异性，才会应用其他字段。

分子分型命名法也使Ⅱ类分子 DQ 和 DP 蛋白的复杂性得到更精确的描述，因为抗原仅根据 β 链来命名，但是其分子的免疫相关性需要明确地识别 α 链和 β 链（图 69-7）[113-117]。事实上，笔者建议应常规鉴定 DQ 和 DP 抗原的 α 链与 β 链来准确地描述编码的蛋白及牵涉 α 链的抗原抗体反应。由于 DRA1* 链多态性不足，所以根据 β 链等位基因命名 DR 抗原才能满足免疫学需求。

相比之下，HLA 抗原（血清学鉴定）是通过它的基因位点来鉴定的（没有 *），然后用一个单独的数字表示具体的蛋白，比如 A2 或 B27。这种方式特异性地标识一个蛋白质而不是一个等位基因，或者说实际上是一组 A2 蛋白质，也可以说是 HLA-A*02 等位基因的蛋白产物。这种命名法尤为重要，因为在鉴定 HLA 抗体时（后文会提及）抗体的命名是根据它的目标抗原来命名的。总体来讲，源于分子名称的基因组和抗原的名称是相近的，例如，HLA-A*02 基因组编码 A2 蛋白，HLA-B*27 基因组编码 B27 蛋白。但需注意仍有一些例外（表 69-1）。通常，在这些情况下分子分型后面的小括号里的内容代表相关抗原，例如 HLA-DQB1*03（7）表示 DQB1*03 基因编码 DQ7 蛋白。

2. 等位基因、抗原，以及表位的匹配和错配

配型时，供者和受者是通过鉴定 HLA 抗原的等位基因差异进行比较的，描述这个结果的指向性非常重要。生物学上，与移植最为相关的是从移植受者免疫系统的角度来比较受者和供者之间的差异，并且用宿主抗移植物（host versus graft，HVG）的错配数量来描述供者抗原或等位基因的差异。这在供者或受者有一个或更多 HLA 抗原 / 等位基因是纯合子的时候尤其重要（表 69-2）。新的分析方法

表 69-1 常见人类白细胞基因与相关的多种人类白细胞抗原

人类白细胞抗原基因	基因编码的抗原
HLA-B*14	B64 或 B65
HLA-B*15	B62，B63，B71，B72，B75，B76 或 B77
HLA-B*40	B60 或 B61
HLA-C*03	Cw9 或 Cw10
HLA-DRB1*03	DR17 或 DR1
HLA-DQB1*03	DQ，DQ8 或 DQ9

表 69-2　从受者免疫系统角度考虑人类白细胞抗原的不匹配

人类白细胞抗原位点	A*	B*	Cw*	DRB1*	DQA1*	DQB1*	DPA1*	DPB1*	总错配
受　者	11 24	15（62）5（75）	04 08	12 14	06:01 –	03:01（7） –	01:03 02	02:02 21:01	
供　者	2 –	46 52	01 14	09 –	03 –	03:03（9） –	02– –	05:01 09:01	
错　配	1	2	2	1	1	1	0	2	10
受　者	2 –	46 52	01 14	09 –	03 –	03:03（9） –	02– –	05:01 09:01	
供　者	11 24	15（62）5（75）	04 08	12 14	06:01 –	03:01（7） –	01:03 02	03:02 21:01	
错　配	2	2	2	2	1	1	1	2	13

对受者和供者的人类白细胞抗原（HLA）应用分子学方法测定的等位基因，在两种不同的情况下（表的上下两部分），显示出不匹配的数量。

在受者或供者有一个或多个抗原是纯合子的情况下，错配存在差异，这取决于如何考虑错配的方向。在第一个例子中，考虑到异体 HLA 供者，抗原负荷在受者向供者方向存在 10 个错配。但是，如果供者和受者 HLA 分型对调，从该受者的角度来看，一共会有 13 个 HLA 分型错配。

如 HLA Matchmarker 不仅能比较供者和受者间等位基因和抗原的差异，还能识别和计算结构表位（具有免疫原性部位的 3～4 个氨基酸差异）和抗原表位（结构表位周围的可与 Fab' 结合的结构）的差异，通常以总体结构表位差异数量或结构表位荷载来表示[118-120]。这样的方法也可以识别供者 - 受者间不同的、特异的、可能具有较强的免疫相关性表位差异[121-126]。

（五）人类白细胞抗原分型方法的缺陷

血清学方法仅仅在最常见和最强的体液免疫靶点上区分了 HLA 抗原的范围，但在多数情况下并不能区分同组抗原内等位基因上的一些微小的差异，这些差异可能具有重要的免疫原性意义。当 HLA 抗体（见后文）只有组内小部分蛋白（等位基因特异性抗体）是免疫原靶点时，识别这些微小的差别就具有重大意义。此外，血清学方法通常只能粗略地识别 A、B 和 DR 蛋白，导致大家误认为这六种抗原是移植中最重要的。笔者提醒读者要谨慎解读以往仅关注 HLA-A、HLA-B、HLA-DR 分型的数据，要更多考虑支持 HLA 基因位点的蛋白在移植中免疫原性作用的现代数据。总的来说，分子学方法促进了我们对 HLA 多样性及同种异体免疫作用的理解。但是不同的平台有不同的分型精度，而且均在飞速发展，所以任何关于具体缺陷的讨论都会很快过时。目前，最主要的缺点是一些精度较高的方法需要花费数天的时间才能获得结果，不适用于尸体供者移植相关检查和分配工作；但是这种情况将随着这些方法和平台的改进而得到改善。准确地说，在解读分子学结果时，无论是从结构表位错配水平还是抗体抗原相互作用水平来讲，临床医生均应该注意等位基因水平分型（第二字段水平）对于解读免疫原性是必要的。在任何情况下，我们都应咨询组织相容性专家以决定抗原需要的检测精度水平。

（六）利用人类白细胞抗原分型指导肾移植

解读移植受者的抗体谱

评估移植受者的第一步是使用所在中心的最高精度分型来确定其 HLA 等位基因和抗原谱。在尚无供者的情况下，这个信息依然具有重要作用，因为受者的 HLA 抗体谱必须在他们自身 HLA 分型的背景下进行解读，以保证尽量精确地识别抗体（需明确其不会产生针对自身 HLA 抗原或自身表位的抗体）。我们注意到抗体可形成自身结构表位，但是仅限于当周围的环境表位是“非我”的时候[126]。

临床意义

笔者提醒读者要谨慎解读以往仅关注 HLA-A、HLA-B、HLA-DR 分型的数据，要更多考虑支持 HLA 基因座蛋白在移植中的免疫原作用的相关现代数据。在解读分子学结果时，无论是从结构表位错配水平还是抗体抗原相互作用水平来讲，临床医生均应该明确注意等位基因水平分型（第二字段水平）对于解读免疫原性风险时是必要的。在任何情况下，都应咨询组织相容性专家以决定抗原需要的检测精度水平。

这些考量对于准确的抗体判读是非常重要的，因此对移植受者 HLA 分型具有足够的分辨率是极为重要的。此外，对于高度致敏的患者，知道移植供者候选人 HLA 等位基因及单体型群体频率有助于评估其获得移植的概率（即获得捐赠器官的可能性）：与普通 HLA 表型的受者相比，那些具有罕见 HLA 等位基因的患者等到移植供者的概率会大大降低。

（七）人类白细胞抗原错配的免疫原性的临床评估

移植供者与受者间 HLA 错配数是最早被认可的移植预后预测因子之一（最早的评价指标为移植后 3 年生存率），甚至在移植开展初期只有血清学分型，并且评估仅限于几种基因座时亦是如此[127-130]。随着免疫抑制疗法的改进，错配对抗原水平的影响降低了，并且对供者器官的分配的影响也随之减小[131, 132]。现代免疫抑制治疗下关于临床远期预后的大数据研究结果显示，即使是抗原水平的供者－受者 HLA 不匹配，也不利于移植物存活[133-136]。值得注意的是，所有 HLA 抗原在结构表位和抗原表位水平的差异并不相同，因此简单地使用错配的整数差异也只是一种的粗略的评估免疫原性的方法（表 69-3）。结构表位分析是一种在 HLA 分子水平评估免疫差异的更细微、更具生物相关性的方式。早期的数据也支持这个策略，HLA 结构表位荷载与初始 DSA 产生及临床预后（如肾移植患者肾小球疾病）均显著相关[123, 124, 137]。进一步的研究数据显示不是所有的 HLA 结构表位都具有同等的免疫源性。因此，结构表位荷载本身也只是一个预估免疫差异的方式。人们对确定存在哪些结构表位差异的情况下具有最危险的不良预后风险十分感兴趣，但是目前尚无此类数据。

如前文所述，HLA 配型在许多供者器官分配管理中的作用被削弱了。这是因为它对短期和长期预后的影响降低了，还因为考虑到这可能会造成对特定种族 /HLA 表型个体的歧视（他们的 HLA 抗原在典型的器官捐赠者中很少被发现）。目前尚无充足的证据支持严格根据结构表位荷载或结构表位匹配来分配供者器官。但是，这可能会随着研究的快速进展而得以解决。临床医生如何在抗原、等位基因或结构表位水平解读 HLA 错配呢？最重要的是理解一对配型个体间的错配越多，他们同种异体免疫识别和反应的免疫原性潜力就越强。临床医生应该持续使用这些信息来优化风险评估。高风险状态的患者可能需要在随访（实验室检查、HLA 抗体监测）时更加警惕，或者在免疫治疗减量时更加谨慎。

HLA 抗原错配只是对供者和受者之间错配程度的一个非常粗略的估计。在这些例子中，尽管 I 类抗原和 II 类抗原错配的数量相同，但第一对抗原错配的数量几乎是结构表位错配的 3 倍（未显示），这代表了更强的同种免疫刺激。

1. 规避不相容的供者抗原 / 等位基因

现代器官分配的基础是在以受者 HLA 为背景的情况下评估供者 HLA 分型来识别是否存在 DSA。这通常涉及虚拟交叉配型（virtual crossmatching，VXM），DSA 阳性通常被解读为 VXM 阳性，而不存在 DSA 则为 VXM 阴性。这将在后文虚拟交叉配型中详细介绍。根据 HLA 分型的观点，对于检测到抗 HLA 抗体的移植受者来说，对供者的所有基因位点进行分型（应用足够高精度的分型评估等位基因的特异性抗体相关性）是非常关键的。

2. 支持群体反应性抗体检测的供者数据

评估群体反应性抗体（calculated panel reactive antibody，CPRA）的基础是可用于抗体谱比对的许多已故器官供者的 HLA 分型数据库[138, 139]。这些数据库必然是庞大的、尽可能全面地储存所有基因位点信息，这样 CPRA 的检测才具有免疫相关性并能准确指导供者器官分配。

表 69-3　人类白细胞抗原与结构表位错配的定量

人类白细胞抗原位点	A*	B*	Cw*	DRB1*	DQA1*	DQB1*	总错配
受　者	01:01 03:01	07:02 08:01	07:01 07:02	03:01 13:09	01:03 05:01	02:01 06:03	
供　者	02:01 11:01	44:02 54:01	03:01 05:01	01:01 04:05	01:02 03:01	06:–2 03:02	
HLA 抗原错配 结构表位错配		6 35			4 51		10 86
受　者	01:01 24:02	51:01 35:01	07:01 01:02	03:02（18） 07:01	03:01 04:01	02:02 04:02	
供　者	23:01 36:01	52:01 53:01	15:0218:01	03:01（17） 11:04	05:01 –	02:01 03:01	
HLA 抗原错配 结构表位错配		6 4			4 23		10 27

八、人类白细胞抗原抗体的筛查和识别

（一）背景

致敏作用在妊娠、前次移植或输血接触“非我”HLA 抗原表位时发生。发生致敏后，相当一部分个体会产生 HLA 抗体：妊娠 50%～74%、输血 1%～20%、前次移植 45%～80%[140-148]。少部分患者即使没有致敏事件也可能有一些 HLA 抗体，但这些 HLA 抗体的临床意义仍存在争议[149]。

移植前 HLA 抗体及其特异性（预计可能结合的抗原）的检测可以估测导致移植受者产生 DSA 的供者的比例。另外，抗体谱也可以帮助预测获得移植机会的概率。在评估供者是否合适时，针对供者特异性 DSA 的受者 HLA 抗体特异性检测有助于做出明智而准确的风险评估以及移植决策，因为 DSA 预示着移植后发生体液免疫并发症的风险更高。

移植后，无论是短期还是长期不良预后事件，以及移植器官存活率都与初始 DSA 的有着明确的关系。显然，致敏抗体和特异性抗体的检测及识别方法对指导移植患者的终身治疗是非常重要的。

（二）抗体检测和识别方法

1. 血清学方法

群体反应性抗体（panel reactive antibody，PRA）被广泛用于检测可能使移植受者产生 DSA 的供者比例。PRA 检测起源于最初用于检测 HLA 抗体的血清学方法。PRA 检测需要使移植受者血清与来自不同供者的多种细胞（从移植供者群体中选取的可反映常见 HLA 群体频率的细胞）接触，并需要加入补体和活体染料。其中被溶解的细胞比例可用于预估受者会对之产生细胞毒性抗体（足以启动补体级联反应的 IgG_1 或 IgG_3 滴度）的供者百分比[150-152]。由于血清学筛查存在诸多缺点，包括敏感性差、对非 HLA 抗体、IgM 和自身抗体的假阳性率较高[153-155]，以至于特异性有限、基于细胞群组表型变异而不顾供者血清变化而导致的 PRA 评估的波动性，不再对这种方法进行深入讨论。

2. 固相人类白细胞抗原抗体筛查

在这些方法中，大多将提纯的 HLA 抗原与惰性微珠共价结合，少数情况下将其包埋在 ELISA 孔板中[156-158]。后者在很大程度上被惰性微珠方法取代了，因为惰性微珠方法的敏感性高，且可做大样本检测，因此 ELISA 孔板包埋的方法不做深入介绍。在固相检测方法中，不管是否为补体激活方式，携带一个个体全部 HLA Ⅰ和Ⅱ类分子谱的微珠与血清中的抗体结合时均会被检测到，检测时使用流式细胞法检测次级荧光抗人 IgG。当微珠的荧光强度高于实验室和试剂盒生产商设定的阈值则为阳性。因为是使用荧光阳性的微珠百分比来进行 PRA 评估的，因此评估原则和血清学方法类似[159-167]。

3. 固相人类白细胞抗原抗体特异性检测

尽管 PRA 检测可以基于人群预测可能导致移植受者产生 DSA 的供者数量，但若要用于移植决策和供者选择，还需要更加详细的信息来明确抗体是针对哪些确切的抗原。单抗原微珠（single antigen bead，SAB）与 HLA 固相筛查的方法类似，只是每一个微珠只耦联单一的 HLA 抗原。应用流式细胞法，每组可以同时检测 100 个不同的微珠[168]。其结果的输出也是基于荧光检测，可产生一份定义抗体特异性的列表，然后再使用包含大量供者表型信息的计算器进行反向 PRA 检测[138, 139, 169]。

4. 补体结合固相检测

这些检测方法源于经典的 SAB 试验，但不是简单地检测微珠抗原结合的抗体，而是检测结合了 C1q 或 C3d 补体的 HLA 特异性抗体[170]。与非补体结合 DSA 相比，补体结合 DSA 可以引起更严重的急性排斥反应及增加移植物失功风险[171]。只有足够的密度（高浓度）的 IgG1/3 抗体与微珠表面的抗原初次结合时其结果才可为阳性[171-173]。如果 IgG1/3 抗体滴度较低或 IgG2/4 亚型在抗体谱中占优势，结果则为阴性。亚型特异性检测中也可以使用特定的 SAB 反应和推测类似的补体结合能力来区分这四种亚型，但这在临床实践中并不是常规的检测[174, 175]。值得注意的是在几乎所有传统 SAB 平台可以检测到的抗体都有四种亚型，提示补体激活对所有的抗体都是有可能的，而且它的检测很大程度上依赖于 IgG1/3 成分滴度[170, 173, 176, 177]。

5. 非人类白细胞抗原抗体

尽管并没有在所有实验室常规开展，但现在已有针对数种非 HLA 抗体的商业检测，包括肾移植相关的内皮细胞抗体、MICA 和血管紧张素 Ⅰ 受体抗体[61, 68, 88, 97, 178, 179]。这些检测也是基于固相的，与其他固相分析方法类似。尽管已有研究报道了这些检测的单变量与移植预后的关系，但这些用于人群筛查的试验的附加价值依然不明确，其目前的利用潜力是在单个患者水平上确定的。

九、人类白细胞抗原抗体固相检测结果解读

1. 概述

固相 HLA 抗体筛查和固相 HLA 抗体特异性检查的测定值均以平均荧光强度（mean fluorescence intensity，MFI）表示，通过与阴性对照微珠和阴性对照血清荧光强度对比，来确定待测微珠的荧光强度是否足以被认定为是阳性。值得注意的是，尽管 MFI 是以数字表示的，但它不应该单纯地被理解为定量指标或是将其等同于抗体滴度（后文“抗人类白细胞抗原抗体检测的局限性”部分将详细描述）[181-183]。微珠的反应性还与以下因素有关：致敏史（致敏的 HLA 类型）；从抗体－抗原表位结合的角度来看，随着时间的推移，反应模式发生变化，微珠间共同的抗原表位或称之为交叉反应组（cross reactive group，CREG）发出荧光，生物学上有出现阳性结果的可能性（微珠代表目的抗原，即使绝对数值仍不能达到阳性阈值，以往测定中 MFI 较低者在这种情况下荧光强度也会相对增加）；免疫抑制治疗的间隔时间变化；SAB 检测中抗体与变性抗原结合的自身免疫性疾病的存在[184]；使用任何可能增加背景干扰的药物。一旦确定了阳性微珠列表，就需要进一步分析这些阳性反应，以确定抗体特异性列表。

2. 在抗原组水平上报告的抗体

抗体通常是指针对 HLA 抗原的特异性抗体。它们在报告时，应用与血清学检测相同的命名方法；例如 A2、B7、DR15 等。相应地，临床医生的解释是，患者有一个能够结合抗原组所有成员的抗体，而不需考虑其具体的等位基因。从生物学上来说，可推断抗体是针对抗原组所有成员所共有的表位，而不是针对能够区分独特等位基因的表位。此外，对于Ⅱ类抗原，尽管传统上并不认为其本身是抗原，但机体可以针对其具有多态性的 α 链（由 *DQA1* 和 *DPA1* 基因编码）形成特异的抗体。当它们被识别出来时，将与对应的 α 链一起被列出，例如，DQA1 或 DPA2 抗体，以区别针对 β 链的抗体 DQ7 或 DP3。

3. 等位基因特异性的抗体

尽管通常情况下抗体鉴定是针对抗原组进行的，但事实上每个抗原组都是由许多不同的等位基因组成的。有时，抗体可能定向作用于特定等位基因的一个特定表位上，在这种情况下，通常最多使用四位数表示该抗体。例如，B5102 抗体，这种命名法意味着该抗体与 HLA-B*51:02 等位基因编码的蛋白结合，而不与 B51 链上的其他等位基因如

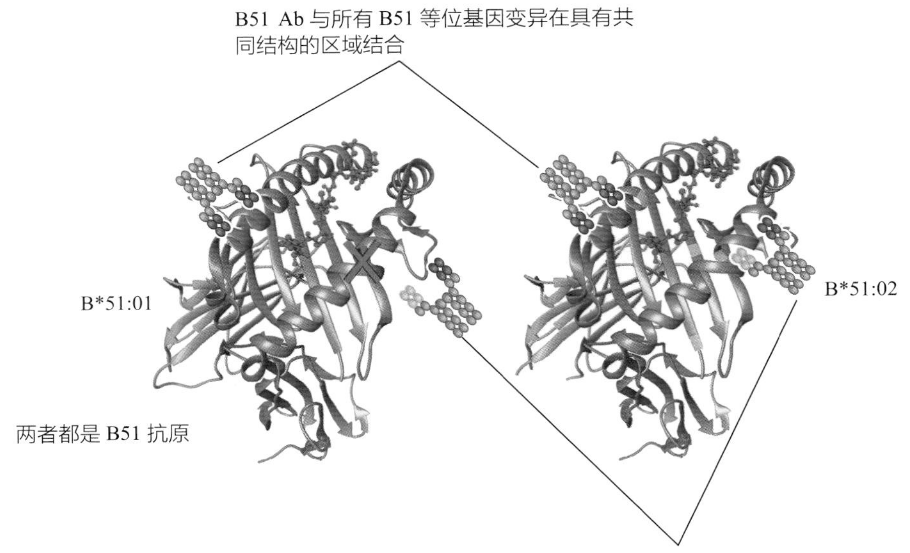

▲ 图 69-8　**蛋白质结构的等位基因差异会导致不同的免疫原性**

B*51:01 和 B*51:02 等位基因编码的蛋白不同，是因为在肽结合区有 3 个不同氨基酸。两者都被称为 B51 抗原。与所有 B51 抗原共同区域结合的抗体，将结合抗原组中所有等位基因编码的蛋白质。有些抗体可以识别不同等位基因，只结合那些特定的表位区域。这些等位基因的特异性抗体可以通过其四位数字名称来识别，在本例中为 B5102 抗体

B*51:01 结合（图 69-8）。

4. α/β 链抗体

鉴于Ⅱ类抗原分子的性质，抗体的 Fab' 段可以连接抗原的多态 α 链和 β 链，从而产生抗 α 链和 β 链的独特抗体。这种情况下，使用 α 链和 β 链组合的命名法来表示抗体；例如，DQA5–DQ2（或类似的）。

5. 群体反应抗体（calculated panel reactive antibody，CPRA）的测定

在确定受者携带的针对供者的抗体时，受者抗体列表十分有用。了解受者携带的抗体占供者群体的百分比可以更好地评估肾移植的可行性。为了做到这一点，要将抗体列表与特定人群的供者类型数据库进行比较。受者拥有的一个或多个 DSA 占供者群体的百分比称为 CPRA 或类似命名（如英国的校正反应频率或用 cRF 表示）[139, 185, 186]。CPRA 的变化不仅取决于抗体列表，更重要的是取决于供者分型所包含的位点和潜在供者群体中目标 HLA 抗原的频率。这反过来又与以人群为基础的种族差异密切相关[187]。在这篇文章发表的时候，应用 CPRA 计算器最广泛的是不包含等位基因特异性抗体的。

（一）抗人类白细胞抗原抗体检测的局限性

1. 阳性微珠

尽管 SAB 检测的结果是每个包被特异性抗原的微珠的 MFI 数值，但仅 MFI 不足以确定微珠的荧光是否代表检测到了真正的抗体，因为不存在普适的阳性阈值[188]。包被于不同微珠上的 HLA 抗原分布密度差异很大，因此，任何一个特定微珠的最大 MFI 值可能是由抗原密度而不是由血清抗体水平决

临床意义

虽然 SAB 检测的结果是一个代表着每个包被特异性抗原微珠荧光强度的数字，但平均荧光强度本身是不足以确定微珠荧光是否代表了真实的正在被检测抗体，因为不存在普适的阳性阈值。由于存在多种实验室特异性检验方法和不同检测试剂，强烈建议读者咨询自己所在的实验室，以确定最佳抗体分析策略和阳性阈值。

定的。在体内，高水平补体结合抗体存在的情况下，可溶性补体蛋白刺激 C1q 产生，干扰抗体与微珠的结合，显著降低代表抗体处于高水平的微珠 MFI 值。当出现这种现象时，对血清样本进行稀释可以清楚地发现 MFI 随血清稀释而增加，证实其在未稀释血清中并非是定量的。HLA 抗原群具有共同的抗原表位是很常见的情况，这些抗原表位是抗体的靶点，当同一靶点上的抗体处于低饱和水平时，抗体就可以在多个微珠间扩散，从而降低抗原组群中某一待测微珠抗原的 MFI 值。这种单个微珠的低 MFI 可能被误解为抗体水平低。同样，在 SAB 检测中，一些具有几个共同等位基因的抗原可出现在多个微珠上，所有等位基因共享的抗原表位上的抗体可以被多个微珠稀释，而降低单个微珠的 MFI 估计值。由于上述原因及其他的实验室特异性检验方法和检测试剂的原因，强烈建议读者咨询自己的实验室，以确定最佳抗体分析策略和阳性阈值（图 69–9）[181–183]。

2. 免疫相关性

与所有的实验室结果一样，抗体检测的一个难题是抗体的识别并不能精准地预测其现在或将来与移植预后的相关性。虽然高滴度抗体、持续性（相对于短暂性）抗体和抗 HLA Ⅱ类分子抗体可能与移植后不良预后相关，但将它们归为绝对风险因素可能会产生误导。抗体的临床相关性应是在了解患者病史、免疫抑制剂的使用、致敏事件、当前临床表现和器官功能的基础上对患者和供者进行多因素评估的一部分。没有哪些特征可以明确区分预示直接有害后果的抗体和预示良性进程的抗体。

3. 天然抗体

SAB 检测敏感性极高，以至于在没有任何致敏

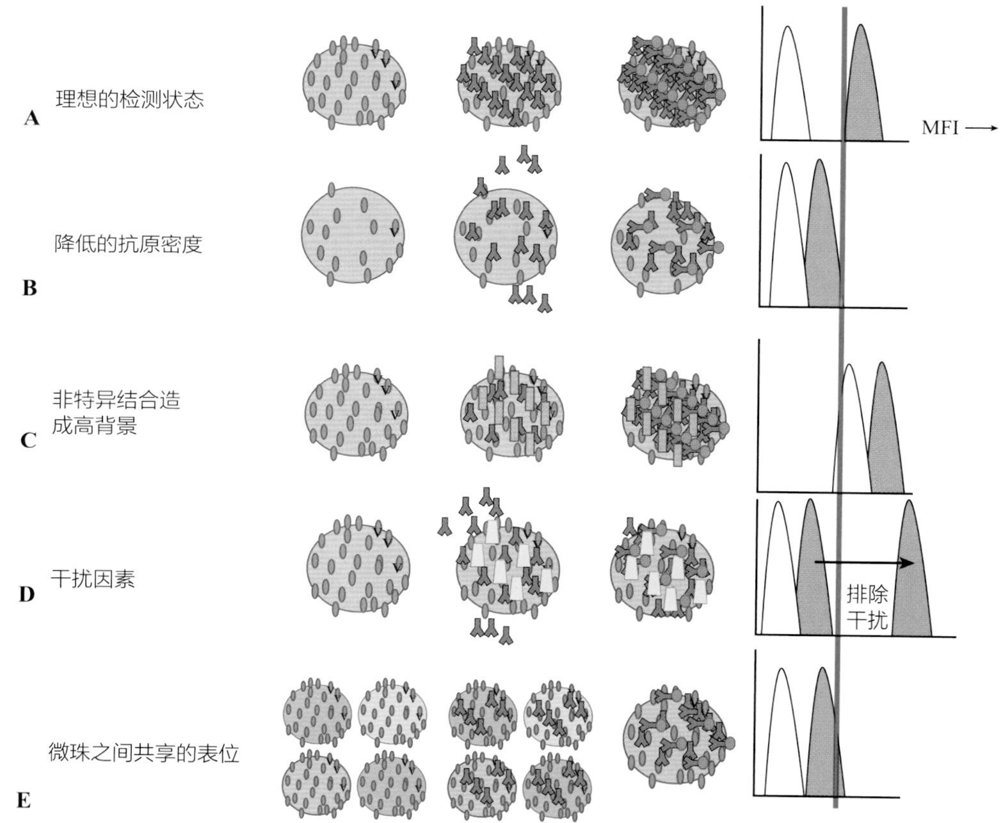

▲ 图 69–9 **特异性抗体检测的平均荧光强度（MFI）存在分析局限性，不能作为抗体的定量指标。**

A. 理想的检测应该总是能够区分抗体结合（蓝色信号）和阴性对照（白色信号），具有明确的阈值，且 MFI 分布之间没有重叠；B. 微珠表面抗原（Ag）密度的降低会导致 MFI 值低估了抗体的数量；C. 相反，与微珠的非特异性结合会人为地导致高背景和高 MFI 信号，导致抗体被高估；D. 干扰物质可能会阻碍关键抗体的检测，降低 MFI 值；E. 不同微珠之间共享的表位可以稀释与任何单个微珠结合的抗体量，使特定微珠的 MFI 值错误地降低 [经许可引自 Konvalinka A，Tinckam K. Utility of HLA antibody testing in kidney transplantation. J Am Soc Nephrol 2015;26（7）:1489–1502.]

史的个体中也可以检测到反应[149, 184]。这些抗体对临床结局的预示、其靶抗原的性质（相对于在体内的完整性，抗原在检测时是变性的），以及在供者选择中是否应避免或考虑应用这些抗体，仍需进一步研究。

4. 抗体可结合于同种异体移植物

SAB 检测是测定循环抗体。然而，研究表明，在移植失败的个体中，大量的抗体可能从循环中移除并与内皮细胞结合，降低了检测的敏感性。肾切除术后，抗体水平可能升高[52, 189]。如果同种异体移植物仍在原位，抗体可能被全面抑制。

5. 补体结合试验

一些研究表明，通过补体结合试验检测到的抗体与不良预后相关，移植前仅行常规的 SAB 检测就可以预测移植的预后和补体结合试验的结果，但也有一些研究者持反对观点。这些检测没有测定特异性的有害抗体，而是在体外测定高滴度的 IgG1/3[172, 190]。如果样品中存在多个低滴度 IgG1/3 抗体，在体外 C1q 可能为阴性，但这些抗体在体内存在时，仍可能激活内皮上的补体。事实上，C1q 阳性与组织中 C4d 的存在没有关联，仅通过浓缩 C1q 阴性血清就可以将结果变为 C1q 阳性[173, 191]。最后，并非所有有害的抗体介导途径都是补体依赖的，认为在体外不能与补体结合的抗体在体内的危害较小是错误的[170]。

6. 校正群体反应抗体的普遍性

CPRA 是用于评估受者 DSA 占潜在供者群体的百分比（和对供者群体的高免疫风险）的最佳指标，不仅要对该抗体准确地定性，而且所选用的供者必须能够代表受者所能获得的供者群体。因此，基于同一供者群体的 CPRA 可能不能准确评估其他不同种族和不同 HLA 抗原分布频率的供者群体[187]。此外，当供者基因分型不完全对应 HLA 抗体的基因位点时，用于供者决策的 CPRA 可能被系统地低估[139]。

（二）肾移植中抗人类白细胞抗原抗体检测的应用

1. 纳入移植等候名单后

除了受体的 HLA 分型，等候肾移植患者的 HLA 抗体检测是进行患者免疫评估的基础。检测的主要目标是，从避免有针对供者抗原抗体的角度来评估对应的移植候选人。这种评估被量化为 CPRA，即在医学上和 ABO 血型适合的供者中，受者能够获得的供者的百分比。如果候选人的 CPRA 较高，则预期等待时间更长，等待者死亡率更高[192–194]。这种情况下，应寻找可以获得更多供者的策略。如果没有潜在的活体供者，应考虑脱敏疗法，或者针对已故捐赠者的可接受范围内的错配方案[195–200]。如果可以找到活体捐赠者，那么脱敏或配对肾脏捐赠计划可能会改善捐赠渠道[201]。移植前抗体检测的第二个目标是描述候选患者的纵向免疫概况；抗体可随时间增减，因此需要重复检测（通常为 1～3 个月一次），以确保在评估潜在供者时能够编制最完整的抗体水平列表。如果患者发生致敏事件，建议 6 周后重复检测以捕获记忆反应或新生抗体。重要的是要记住，患者在进入等候名单之前往往有很长的免疫史，所以即使重复检测 HLA 抗体也不能确定所有的抗体水平；在移植前和纳入等候名单后的完整致敏史仍然是评估患者移植后免疫风险的基础。最后，CPRA 及其相关抗体特异性本身并不是评估免疫风险的指标（仅能提示获得捐赠概率的高低）；免疫风险是对每对可考虑的供者 – 受者进行的特定评估。

在接受移植时虚拟交叉配型试验

结合供者 HLA 分型，可以将受者 HLA 抗体的完整历史记录与供者 HLA 抗原进行比较，这就是所谓的虚拟交叉配型（virtual crossmatch，VXM）。如果有任何当前或过去的对供者抗原的特异性反应，这些 DSA 表示 VXM 阳性。在理想的情况下，VXM 可以作为实际使用血清进行检测的细胞交叉配型试验的预测因子，便于配型和做出移植决策。然而，VMX 对实际交叉配型（XM）的预测值可能因 XM 检测方法及用于测定抗体的实验室和检测程序特定参数的不同而有很大差异[202–204]。目前的 VXM 反映了移植前最新的血清检测，最接近于移植时可能存在的抗体，与早期和晚期排斥反应及移植物存活率降低有关。相反，既往的 VXM 反映了 DSA 的累积史。当前 VXM 为阴性而既往为阳性时，移植后记忆 B 细胞反应性和相应的同种异体移植物不良结局的风险增加。尽管少数以往和近期的报道指出，高 PRA 与移植不良结局相关，但无论针对第三方抗体的 PRA 水平如何，VXM/DSA 的精确评估显示，实际上是 DSA 导致了不良结局，这些结果进一步改善了治疗决策的制订[200, 205, 206]。在一些法规允许的司法管辖区，VXM 已经取代了实际 XM，用于制订移植决策[207, 208]。此外，VXM 是交叉配型的一个重要部分，可以保证基于细胞的交叉匹配（如果呈阳性）确实与免疫相关（后文"基于细胞供者特异的交叉配型"部分将详细描述）[165]。

2. 移植后抗体监测

所有 HLA 不匹配的患者都有产生移植后新生 HLA DSA 的危险。2005 和 2007 年的里程碑式的研究首次发现，移植后出现 HLA 抗体的移植比那些没有抗体形成的移植失败率更高[68, 69]。近几年，对移植后新出现的 HLA DSA 是排斥反应和移植物过早失功的主要危险因素的认识逐渐清楚。尽管进行了大量的研究，但迄今为止对监测的最佳时机和频率还没有达成共识。

尽管不能绝对或完全地预测新生 DSA 与移植相关不同结局之间的关系，但新生 DSA 仍是抗体介导排斥反应的一个强大的独立危险因素。新生 DSA 平均出现在移植后 3～68 个月，移植 3 年后 6%～38% 的患者出现新生 DSA 阳性[122]。Ⅱ类抗体在大多数情况中占优势。作为一种诊断工具，DSA 的存在有助于 ABMR 在病理和功能障碍方面的诊断，但 ABMR 也可能发生在没有检出的 HLA DSA 的情况下，这通常取决于检测的时机，如抗体与失败的移植物结合，或者抗体为少有的非 HLA 抗体[51–53, 61, 189, 209–212]。晚期 ABMR 与慢性病理改变、Ⅱ类抗体和治疗低反应性有关[213, 215]。因为 DSA 持续时间经常远远超过 ABMR 的临床和组织病理学的消退，因此 DSA MFI 阈值不能可靠地判定预后或治疗反应性，也不是确定治疗疗程的工具[213, 214, 216]。

作为一种判断预后的工具，新生 DSA 可以在出现移植物功能障碍或 ABMR 病理改变之前被检测到，但它的作用尚不明确。新生 DSA 的检出与临床结果之间的时间间隔可以从数月到数年，结果本身的表型也有很大差异，这表明损伤的不同途径和许多效应调节器在起作用[191, 217, 223]。目前的数据不支持在没有移植物功能障碍和（或）组织损伤的情况下对新出现 DSA 的患者进行经验性治疗。在这个时候，无症状的新生 DSA 可以被认为是未来不良事件的高风险状态，可能需要更密切的患者随访。

（三）基于细胞供者特异的交叉配型

背景

1969 年，在出现补体依赖细胞毒性（complement dependent cytotoxicity，CDC）交叉配型之前，早期移植物失功的表型（超急性或加速排斥反应）是公认的、但在很大程度上不可预测的事件[100]。CDC 交叉配型的出现为临床医生提供了在移植前预测早期移植物失功的工具，并改善了决策。基于细胞的交叉配型通常被认为是一种"替代"的移植；在体内，手术时移植物内皮细胞暴露于受者的循环系统，而在体外情况却不同，供者淋巴细胞（表达与供者内皮细胞相同的 HLA 抗原）首先暴露于受者的血清。当在淋巴细胞表面检测到 HLA 抗体时，推测这些抗体也会与移植物内皮细胞结合而产生不良后果；这样就可以避免进行移植，或者应用免疫抑制的方法干预。尽管在某些临床情况下，基于细胞的交叉配型已经被虚拟交叉配型取代了，但它仍然是在移植前供受者交叉配型的一项重要检测。

（四）交叉配型的方法

1. 补体依赖的细胞毒试验

这种方法采用的是与最早的分型和抗体检测方法相同的血清学原理。在补体存在的情况下，将供者细胞与受者血清混合，染料渗入死亡细胞呈阳性反应，检测到高滴度的补体结合抗体表明可能导致超急性排斥反应（图 69-10）。

2. 抗人球蛋白增强的补体依赖的细胞毒试验

20 世纪 90 年代初，通过在试验中加入抗人球蛋白（antihuman globulin，AHG），可以结合细胞表面的任何抗体、提高整体抗体密度，并提高 HLA 抗体水平较低时补体被激活的可能性，能够实现一种更为敏感的 CDC 交叉配型。尽管这些低滴度的 HLA 抗体与临床相关，与早期抗体介导的结局相关，但是低敏感性 CDC 交叉配型试验无法检测这些 HLA 抗体[224–229]。

3. 流式细胞交叉配型试验

由于 AHG-CDC 交叉配型阴性仍可能发生抗体介导的不良结果，流式细胞交叉配型（flow cytometry crossmatch，FCXM）技术应运而生，通过检测荧光

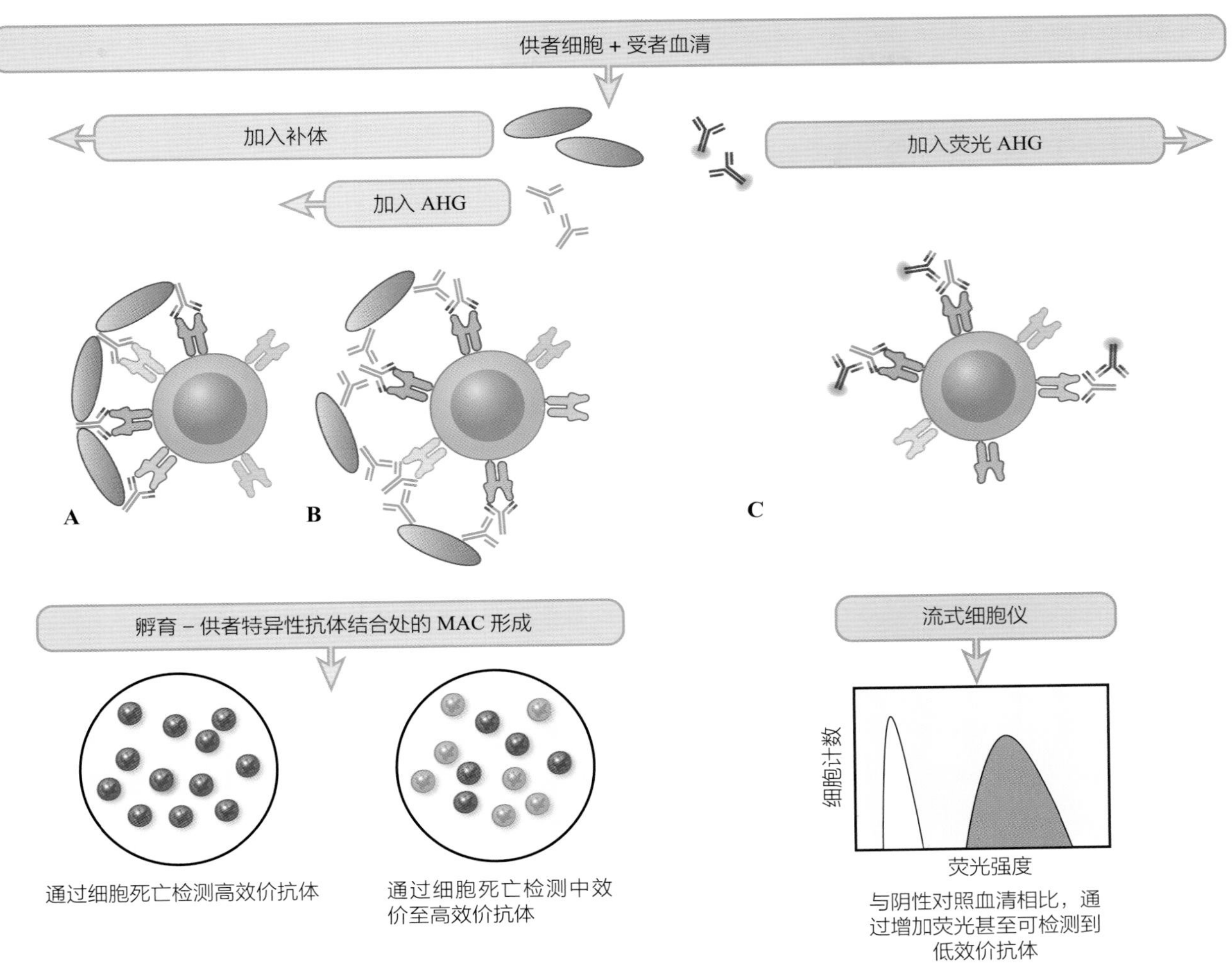

▲ 图 69-10　**交叉配型的方法**

A. 补体依赖细胞毒性（CDC）交叉配型检测高滴度供者特异性抗体（DSA），当它以足够的密度与细胞结合时激活补体级联反应，形成膜攻击复合体（MAC），导致细胞死亡，结果可以通过染料染色用显微镜检测到。A. 由抗人类白细胞抗原（HLA）抗体引起的 CDC 交叉配型阳性，与超急性或早期加速排斥反应有关。B. 抗人球蛋白（AHG）增强的 CDC 交叉配型增加了中效价抗体的敏感性。AHG 与已经和靶抗原结合的供者特异性抗体（DSA）结合，允许在较低的原 DSA 水平激活补体，再次形成 MAC，并通过与之结合的抗体杀死细胞，可以在显微镜下检测到。由 HLA 抗体引起的 AHG-CDC 交叉配型阳性与超急性或早期加速排斥反应有关。C. 如果抗体与细胞结合，流式细胞交叉配型可以使用荧光检测更低水平的抗体。非补体结合抗体也用这种方法检测。流式细胞交叉配型阳性的意义可能有所不同。HLA 抗体引起的强阳性结果不仅与较强的早期抗体介导的排斥反应（AMR）有关，还与亚临床排斥反应和慢性 AMR 有关。然而，并不是所有的流式细胞交叉配型阳性都与不良结果明显相关，需要有方法来区分病理抗体和非病理抗体（经许可引自 Lapointe I，Tinckam K. *Histocompatibility testing for kidney transplantation risk assessment*. Scientific American Nephrology，Dialysis and Transplantation. ©Decker Intellectual Properties，Inc. 2017. 版权所有）

标记的抗人 IgG 而不是补体激活，可检测细胞表面非常低水平和（或）非补体结合的抗体[230-235]。

4. 基于细胞的交叉配型试验结果的分析

交叉配型可在 T 细胞和 B 细胞上分别进行。T 细胞表达Ⅰ类 HLA 抗原，而 B 细胞同时表达Ⅰ类和Ⅱ类 HLA 抗原。过去，人们认为只有代表Ⅰ类 HLA 抗原的 T 细胞交叉配型可预测抗体介导的早期结局，但是现在我们知道，当 HLA 抗体介导早期加速排斥反应时，甚至当 T 细胞交叉配型试验是阴性时，内皮细胞也会持续损伤（例如，在移植中很常见的缺血 – 再灌注），同时上调Ⅱ类 HLA 抗原表达使 B 细胞交叉配型呈阳性。

由 HLA 抗体引起的细胞毒交叉配型阳性（后文“基于细胞交叉配型的局限性”部分将详细描述），

表明高效价的补体结合抗体，预示着超急性排斥反应。AHG-CDC 交叉配型阳性（伴有 CDC 交叉配型阴性）表明低效价的补体结合抗体，与超急性排斥反应相关性差，更常见于发生在移植后数小时至数天的早期或加速性排斥反应。另外，FCXM 可以同时检测到补体结合和非补体结合抗体，FCXM 阳性而细胞毒交叉配型阴性通常与晚期排斥反应和移植物失功相关，它们不太可能导致超急性或加速性排斥反应。

（五）基于细胞交叉配型的局限性

1. 检测抗人类白细胞抗原抗体的补体依赖性 CDC

交叉配型的应用虽然大幅度地减少了（但并没有消除）早期加速性排斥反应（假阴性试验）的发生，但在移植后数小时至数天内仍然会造成移植物内皮的损伤[236]这可能是因为抗体数量低于补体依赖的检测水平而导致的。

2. 细胞上与免疫无关的非人类白细胞抗原靶点

自身抗体或非免疫相关抗体（包括 IgM 抗体）结合于非 HLA 靶点可能导致假阳性结果[150, 153–155, 207, 237, 238]。

3. 药物干扰

一些可与淋巴细胞结合的药物，如胸腺球蛋白、阿仑单抗和利妥昔单抗，或者含有非特异性抗体（静脉免疫球蛋白）的药物可能导致交叉配型出现假阳性。

4. B 细胞交叉配型假阳性

B 细胞受体包括组成性表达的免疫球蛋白，在没有供者特异性 HLA 抗体的情况下，可以增加 B 细胞交叉配型阳性的可能性。实验室通过对阳性结果设置界值和在 FCXM 中使用蛋白酶提高交叉配型的特异性，对这种情况加以分析和解释[239–243]。

5. 敏感性的增加可能会降低预测价值

所有增加敏感性的方法，都会降低试验结果与我们所关注的临床结果的相关性。虽然单独的 FCXM 阳性会伴随较高的不良结局发生率，但 FCXM 阳性并不能完全代表更差的移植结果，而且在某些情况下，这些移植可在增强免疫治疗或脱敏的情况下获得中、短期成功。

6. 实验室中的可变因素

基于细胞的交叉配型并不是一种商业化成品的检测方法，而是在 HLA 实验室中使用非统一的孵育时间、不同的试剂和不同的对照得出的实验结果。因此，对于阳性结果没有统一的界值，当抗体滴度较低时，不同实验室的检测结果的可比性差。

7. 基于细胞的交叉配型的应用现状

在多数情况下，基于细胞的交叉匹配（目前最常见的是 FCXM）仍然是移植前决策的金标准。包被特异性抗原的微珠检测不适合在移植当天采集血清进行，而 FCXM 能够使用反映移植时即刻体内环境的血清进行快速检测。考虑到上述的局限性，笔者鼓励同时进行自身交叉配型（评估自身抗体）和使用固相抗体平台对移植前血清进行全面的交叉配型评估；笔者强烈建议，对交叉配型结果的最佳分析应包括固相抗体数据，以确认或排除 HLA 抗体是交叉配型阳性的原因。这样便于安排活体供者移植；而对于尸体供者移植，移植前的血清与相应固相抗体的交叉配型数据可为基于细胞的交叉配型的阳性结果提供支持，但目前不能立即得到固相交叉配型的结果。

如果基于细胞的交叉配型阳性被解释为是由自身抗体或非 HLA 抗体引起的，那么在大多数情况下可以进行移植，因为这种交叉配型被认为是与免疫不相关的。

如果基于细胞的交叉配型阳性被解释为是由 HLA 抗体引起的或不能完全排除是由 HLA 抗体引起的，这种情况可能是移植的相对禁忌证或需要增强免疫抑制治疗。

现在 VXM 变得更加普遍，在法规允许的地区的一些移植中心已经取代了移植前基于细胞的交叉配型，并且对患者和移植物的预后没有明显的不良影响，而且 VXM 结果排除了近期致敏事件，从而变得明确可靠。尽管如此，在抗体检测不确定的情况下，基于细胞的交叉配型仍然可以为判定抗体的检测结果提供相关的信息。

当基于细胞的交叉配型为阴性而 VXM 为阳性时，另一个难题就出现了，这是由于相对于细胞检测 SAB 的敏感性增加[245–247]。据报道，这些患者中发生 ABMR 的比例高达 55%（大于 VXM 阴性的患者），其中一些会影响移植物的存活，但不是全部[195, 207, 246, 248–253]。

事实上，面对存在 HLA DSA 的前提下的阳性或阴性交叉配型结果进行移植决策时，通常应该考虑移植中心专家的意见和患者特异性不予移植的竞争风险（包括未来 DSA 阴性的机会和透析相关性死亡的风险）[196, 254]。细胞毒性交叉配型阳性的病例除外，因为这种病例发生超急性排斥反应的风险极高，无法立即进行移植。

十、组织相容性试验结果咨询作用的演变

在近 50 年的发展中，组织相容性检测已经从简单的基于移植前血清学检测的二分法风险分类来指导最基本的移植决策，发展到在整个移植过程中进行的敏感的、具体的、个性化的和动态的检测（表 69–4）。事实上，检测平台及其相应的结果已经发展到相当复杂的程度，以至于我们需要进行重点的、特定学科的培训及专业的知识才能给出全面的和精准的意见。而且，所有基于生物学的 HLA 检测都有其固有的优点和局限性，这使得问题更加复杂，存在这些局限性的情况下，对这些检测结果的分析变得非常微妙，需要考虑的不仅仅是免疫学，还要包括药物、手术、感染甚至社会经济方面的风险 [250, 255]。组织相容性检测已经发展到如此复杂和专业的状态，因此除了被动接受测试结果外，实验室专家针对患者的个体化咨询是做好临床移植治疗的必要组成部分，其包括移植前、移植后和移植后远期治疗。

十一、肾脏同种异体排斥反应

（一）急性细胞性和抗体介导性的排斥反应

过去的几十年里，随着现代免疫抑制疗法的出现和移植前抗 HLA 筛选敏感性的增加，急性排斥反应的发生率大幅度降低 [256, 257]。15%～20% 接受肾移植的患者在移植后 5 年内会发生第一次排斥反应 [258]。排斥反应的组织学分类使用 Banff 分类系统 [54]。该系统为急性细胞介导、抗体介导，以及两者共存的排斥反应的诊断提供了标准。急性 T 细胞介导排斥反应（acute T–cell–mediated rejection，TCMR）的主要组织学特征是单核白细胞浸润移植物的小管、间质和（或）动脉 [54]。浸润细胞主要由 T 细胞和单核 / 巨噬细胞组成。当细胞仅浸润小管和间质时，根据炎症程度，可将急性细胞介导的排斥反应分为 Banff 1A 级或 1B 级。当存在动脉内膜炎时，根据血管受累程度，可将排斥反应分为 Banff 2A、2B 或 3 级。在急性细胞介导的排斥反应中，血管受累通常预示着在治疗抵抗和移植物存活

表 69–4　临床组织相容性试验清单及相关的分析和作用

时间点	临床问题	试　验	分析和作用
移植前	• 患者有多敏感？ • 基于 HLA 找到一个合适的供者有多难? • 移植后患者的记忆反应风险是什么?	• HLA 分型 • HLA AB 筛选和鉴定 • HLA 分型 • HLA AB 筛选 • 详细的临床致敏史	• 如果减少高 CPRA 的供者，获得更多的供者是最理想的（增加可接受的不匹配、肾配对捐赠），或者通过脱敏治疗来减少当前循环抗体负担。 • 所有携带 HLA 抗体患者和那些有致敏事件的患者都应被认为是移植后记忆反应的高风险人群；移植后更密切的随访可能是必要的。
移植时	• 能否预测患者是否会有针对供者的 HLA 抗体？ • 移植前基于细胞的交叉配型是有意义的吗?	• 虚拟交叉配型 + 供者分型 • HLA AB 鉴定 •（现在和既往结果）	• 既往 VXM 阳性：患者有较高的记忆反应风险。有些不能移植；其他的增强免疫治疗或监测。 • 现在 VXM 阳性：患者有较高的 ABMR 风险。移植决定取决于抗体的效价（AB 测试加上基于细胞的交叉匹配）。
移植后	• 患者是否有新生 HLA 抗体（无移植物功能障碍）？ • 患者有 ABMR 吗（有无移植物功能障碍）？	• 移植供者分型 • 移植后 AB 检测 • 供者分型 • 移植后 AB 检测 • 如果可能提供活检结果	• 如果阳性，可能预示未来或当前亚临床 ABMR 的风险？指导进一步的诊断或监测，注意到某些 HLA 基因座预示较差的预后（Ⅱ类）。 • HLA 抗体支持 AMR 的诊断，但不一定总是这样。

AB. 抗体；ABMR. 抗体介导的排斥反应；HLA. 人类白细胞抗原；VXM. 虚拟交叉配型

方面的不良预后[259]。这可能部分是由于细胞介导的动脉内膜炎与典型的 ABMR 特征（如 DSA 和微循环炎症）共存而未被认识到[260]。最近一项队列研究的结果与该结果一致，研究表明在 DSA 阴性的患者中，与单纯累及小管间质相比，动脉内膜炎不会增加移植物失功的风险[261]。相反，动脉内膜炎和 DSA 阳性并存的患者发生移植物失功的风险是 DSA 阴性的小管间质排斥反应患者的 9 倍。

除了存在循环 DSA 或针对其他供者抗原的抗体外，ABMR 的特征是急性组织损伤，表现为微血管炎（肾小球炎、管周毛细血管炎）、动脉内膜炎，或者在无其他原因的情况下发生的血栓性微血管病或急性小管损伤。弥漫性 C_{4d} 沉积在管周毛细血管早已被公认为是抗体与内皮相互作用的证据。然而，由于抗体可以通过补体依赖和非依赖性的细胞毒性作用靶向作用于内皮细胞，近年来已经证实了 C_{4d} 阴性 ABMR 的存在[53, 262, 263]。其他内皮细胞与抗体相互作用的标记，如活检时内皮细胞基因转录量增加和中度以上的微血管炎症，现在也被认为是 ABMR 的组织学特征[54, 264]。

近年来，利用微阵列技术分析移植排斥反应病例活检组织中的 RNA 转录子，为急性排斥反应的发生机制提供了新的见解。例如，NK 细胞和巨噬细胞的转录子，以及内皮相关转录子与 DSA 和 ABMR 相关[48, 264]。通过转录分析已经发现 TCMR 和 ABMR 不同阶段的典型特征与移植物存活和临床判断相关，同时，该技术能够克服组织学分析的局限性（如较差的重现性），因此具有广泛的应用前景[265, 266]。急性排斥反应的临床方面的内容将在第 70 章详细介绍。

（二）慢性移植物肾损伤

慢性移植物肾病，最近又称慢性移植物肾损伤（chronic allograft injury，CAI），描述的是肾移植术后 3 个月以上出现的肾功能相对缓慢下降、蛋白尿和（或）高血压的临床表现，并伴有肾间质纤维化肾小管萎缩（interstitial fibrosis and tubular atrophy，IFTA）[267]。由于这些特征不具有特异性，应进行移植肾活检，以明确移植物功能恶化的原因[268]。最近的数据显示，通过活检和（或）临床病史，超过 80% 的病例可以找到发生 IFTA 的具体原因[269, 270]。病因包括复发性肾小球疾病、移植性肾小球病、多瘤病毒肾病和肾盂肾炎[269, 270]。虽然慢性活动性 TCMR 或 ABMR 可导致 IFTA，但其诊断需要提供其他的组织学标准。

CAI 和 IFTA 本身并不是一种疾病，而是可发生在移植肾的同种免疫性和非同种免疫性损伤的最终结果。中度至重度的 IFTA 是移植物发生不良结局的预测因素，与移植物功能受损和较差的移植物存活有关[271, 272]。21 世纪初的一些研究指出，钙调磷酸酶抑制剂的毒性在 IFTA 的发展中发挥了重要作用。一项关于环孢素治疗的胰肾联合移植受者的研究中，5 年间的活检监测结果显示 66% 和 90% 的患者发生了中度至重度 IFTA 和小动脉透明样变性[273]。然而，最近的数据显示，在单独肾移植受者中 IFTA 的发生率较低，5 年活检监测结果中只有 17% 的患者表现为中度至重度的 IFTA，并且在使用钙调磷酸酶抑制剂的患者与未使用钙调磷酸酶抑制剂的患者之间没有观察到显著差异[274]。因此，尽管钙调磷酸酶抑制剂具有促纤维化和肾毒性作用，但相对于其他导致移植物损伤的原因，它们促 IFTA 进展的作用尚不清楚[275]。

炎症是触发 IFTA 发展的关键因素之一。急性和慢性 ABMR 和 TCMR、复发性肾小球疾病、BK 多瘤病毒、CMV 肾炎、细菌性急性或慢性肾盂肾炎等过程都涉及巨噬细胞的活化和移植物的白细胞（主要是 T 细胞）浸润。T 细胞、巨噬细胞和小管上皮细胞在促炎细胞因子的影响下产生 TGF-β、结缔组织生长因子（connective tissue growth factor，CTGF）等促纤维化细胞因子。在这些细胞因子的作用下，成纤维细胞、纤维细胞和周细胞被激活并转化为可产生基质的收缩性肌成纤维细胞，导致移植物纤维化。

另一个引起纤维化的重要因素是微血管损伤，这可能发生于缺血 - 再灌注或急、慢性 ABMR 期间。肾移植患者在移植时可发生缺血 - 再灌注损伤。在移植后立即发生的急性肾损伤称为移植肾功能延迟恢复。移植肾功能延迟恢复与移植物失功风险中度增加及移植后 IFTA 的程度相关[275, 276]。在缺血 - 再灌注损伤的实验模型中，肾小管周围毛细血管在松开止血钳后的几分钟内就受到再灌注损害[277, 278]。内皮功能障碍 / 损伤和凋亡会导致血管扩张能力下降、凝血激活和微血管血栓形成，从而降低肾脏微循环血流量，同时炎症细胞的滚动 / 黏附增加[279, 280]。由于肾小管周围毛细血管内皮细胞的再生能力有限，急性肾损伤发作时微血管损伤可导致永久性的肾小管周围毛细血管减少。肾小管周围毛细血管的丧失造成慢性缺氧，导致缺氧诱导因子 1-α（hypoxia inducible factor 1-α，HIF-1α）的过度表达。HIF-1α 可促进成纤维基因（如 TGF-β 和 CTGF）的转录、α- 平滑肌肌动蛋白（α-SMA）阳性的肌成纤维细胞的积聚，以及凋亡的内皮细胞释放成纤维介质[281]。在移植肾中，移植术后前 3 个月内微血管的退化程度是移植肾能够长期维持功能的主要不良预测因子[282]。最近一些研究通过使用体内成像技术和电子显微镜，观察小鼠急性肾损伤模型和人类肾活检标本，发现肾小管周围毛细血管功能障碍 / 稀疏与肾纤维化密切相关[282-287]。

（三）慢性活动性细胞介导和抗体介导的排斥反应

细胞或抗体介导的排斥反应累及移植肾血管是慢性活动性 TCMR 和 ABMR 的标志。慢性移植肾动脉病，可表现为动脉内膜纤维化伴单核细胞浸润和新内膜形成，是慢性活动性 TCMR 的一个重要特征，也见于慢性活动性 ABMR[54]。慢性活动性 ABMR 的其他组织学标准包括循环 DSA 的存在、慢性血管损伤和移植物微循环的重构（肾小球毛细血管的双等高线或肾小管周围毛细血管的多层基底膜）、肾小管周围毛细血管的弥漫性 C4d 染色及内皮损伤的基因转录子[54]。IFTA 区的炎症与移植肾存活率下降相关，可见于慢性活动性 TCMR[54, 288, 289]。慢性活性 ABMR 和 TCMR 的临床方面内容将在第 70 章讨论。

十二、免疫抑制剂的作用机制

为了防止排斥反应的发生，免疫抑制剂治疗方案包括诱导性和维持性免疫抑制剂。诱导剂是一种强有力的免疫抑制剂，多用于围术期，移植后早期停止使用。这类药物包括多克隆抗体（抗胸腺细胞球蛋白或 ATG）和单克隆抗体（利昔单抗、阿仑单抗）。维持性免疫抑制剂也用于移植时，但会在移植物的生存期内持续使用，甚至使用更久。它们包括 CNI（他克莫司和环孢素）、霉酚酸酯、西罗莫司、硫唑嘌呤和皮质类固醇。美国大多数移植中心目前使用 ATG（60%）或巴利昔单抗（20%）进行诱导治疗，并联合使用他克莫司、霉酚酸酯和皮质类固醇进行维持治疗[290]。急性 TCMR 的一线治疗是皮质类固醇冲击，而 ATG 和阿仑单抗可作为二线用药治疗对类固醇耐药的排斥反应。一些移植中心使用抗体联合皮质类固醇作为 Banff 分级在 2 级及以上的 TCMR 的一线治疗[291]。急性排斥反应治疗的临床方面内容将在第 70 章进行更详细的介绍。在这里，我们将讨论免疫抑制剂的作用机制。图 69-11 阐明了最常用的免疫抑制剂的作用机制。

十三、免疫诱导治疗药物

多克隆抗体

多克隆 ATG 是通过向动物（如马或家兔）注射人胸腺细胞获得的纯化血清免疫球蛋白。已经开发了许多制剂，并由不同的公司上市，但最常用于临床的是兔抗胸腺细胞球蛋白（rabbit antithymocyte globulin，rATG-Thymoglobulin，Genzyme）。另外两种已有的制剂分别是使用 Jurkat T 细胞白血病细胞系代替人的胸腺细胞免疫家兔获得的 rATG-Fresenius 和用人的胸腺细胞免疫马获得的马的 ATG（ATGAM，Pfizer）。由于多克隆抗体来源于动物，ATG 给药后可产生抗兔（或抗马）抗体，再次给药可导致活性下降和血清疾病[292]。

ATG 靶向作用于胸腺细胞上的多个表位，包括免疫应答抗原和黏附 / 细胞迁移分子，从而通过多种作用机制发挥作用[293]。虽然 ATG 的主要作用模式是消耗 T 细胞，但它也可以结合 B 细胞、DC 和非淋巴细胞，如单核细胞、中性粒细胞、血小板和红细胞[294]。ATG 主要通过补体依赖的细胞裂解来诱导外周血淋巴细胞减少，其他机制如 ADCC 和通过 Fas/Fas 配体相互作用诱导细胞凋亡也已经被证实[294-296]。发生于脾和腋窝淋巴结的淋巴细胞减少，主要是由于 T 细胞凋亡导致的[294]。单剂量 ATG 治疗后 10 天 T 细胞计数恢复到基线水平，接受全程治疗的患者约有 40% 在 3 个月后恢复了初始淋巴细胞计数的 50% 以上[297, 298]。

ATG 的另一个重要作用机制是调控，它发生在外周血和外周血淋巴组织[294]。ATG 与细胞表面的

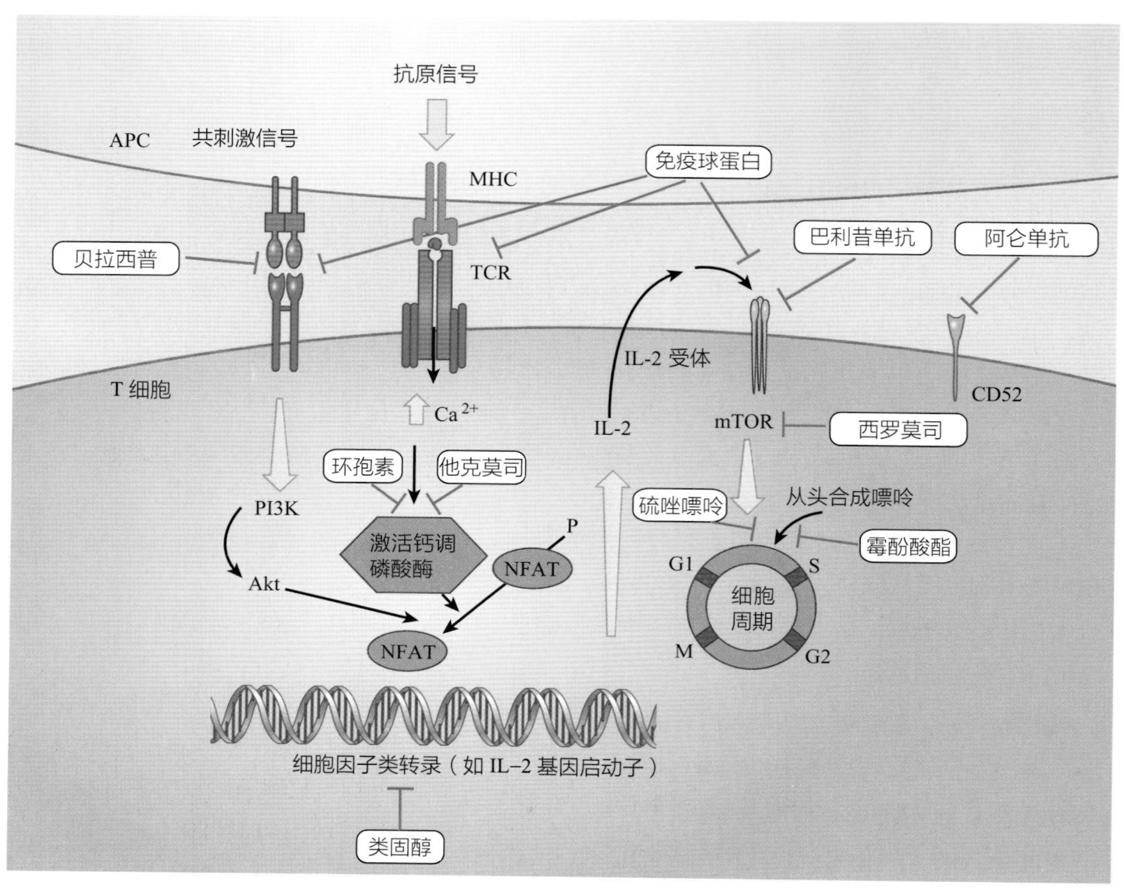

▲ 图 69-11 **免疫抑制剂的作用机制是具有抑制 T 细胞活化的功能**

信号 1：T 细胞受体（TCR）刺激诱导的钙依赖性信号导致钙调神经磷酸酶激活，这一过程被环孢素（CsA）和他克莫司抑制。钙调神经磷酸酶使活化的 T 细胞核因子（NFAT）去磷酸化，使其进入细胞核并与白细胞介素 2（IL-2）启动子结合。糖皮质激素结合细胞质受体，进入细胞核，抑制 T 细胞和抗原呈递细胞（APC）内细胞因子基因的转录。糖皮质激素也可抑制活化 B 细胞核因子 κB（NF-κB）的增强子（没有显示）。信号 2：共刺激信号是促进 T 细胞 IL-2 基因转录、阻止 T 细胞活化、抑制 T 细胞凋亡所必需的（贝拉西普的靶点）。信号 3：IL-2 受体激活能诱导细胞进入细胞周期和细胞增殖。信号 3 可能被 IL-2 受体抗体（巴利昔单抗）或哺乳动物西罗莫司靶蛋白（mTOR）抑制剂（如西罗莫司）阻断，从而抑制 S6 激酶的激活。随着细胞周期的进展，硫唑嘌呤（AZA）和霉酚酸酯（MMF）通过抑制嘌呤的合成而中断 DNA 复制。抗胸腺细胞球蛋白（ATG）具有多个靶点，包括 IL-2R、CD3 和 CD28，可导致 T 细胞耗竭。阿仑单抗选择性靶向 T 细胞上的 CD_{52} 受体。MHC. 主要组织相容性复合体；PI3K. 3 磷脂酰肌醇激酶

抗原靶分子（包括 TCR/CD3 复合物）结合，抗原抗体复合物内在化，从而使靶细胞表面分子作用途径被抑制长达 4 周。这种下调不仅影响调节 T 细胞活性的分子，还影响调节白细胞和内皮细胞相互作用的分子，如整合素、细胞间黏附分子和趋化因子受体[295, 299]。因此，ATG 可以干扰在缺血 – 再灌注损伤中发挥作用的白细胞和内皮细胞的相互作用，并可能降低有移植物功能延迟风险的患者的炎症反应。最后，胸腺球蛋白促进 Treg 细胞的诱导和增殖，而 Treg 细胞在抑制同种异体抗原的免疫反应中发挥着重要作用[300, 301]。

最近的 Meta 分析表明，ATG 作为诱导剂可防止急性排斥反应，但会增加巨细胞病毒感染、血小板减少和白细胞减少的风险。然而，ATG 对死亡、移植物存活和恶性肿瘤的影响尚不清楚[302]。ATG 也可用于急性排斥反应的治疗[291]。

十四、单克隆抗体

（一）抗白细胞介素 -2 受体（IL-2R）抗体

与多克隆抗体和阿仑单抗相比，抗 IL-2R 抗体是针对表达于活化的淋巴细胞上的 CD25 或 IL-2R 的非耗竭性嵌合单克隆抗体。自 2009 年达利珠单

抗因需求不足而退出市场以来，巴利昔单抗是目前唯一的抗 IL-2R 类药物。巴利昔单抗由小鼠轻、重链和人类 Fc 组成。活化的 T 细胞产生 IL-2，IL-2 自分泌作用于 IL-2R 上，诱导 T 细胞增殖（图 69-11）[303]。巴利昔单抗通过与 IL-2R 的一个亚基结合，竞争性地抑制 IL-2 诱导的淋巴细胞增殖，从而抑制活化 T 细胞对移植物的攻击。巴利昔单抗引起的 IL-2R 内化与循环中表达 CD25 的 T 细胞计数减少有关[296, 304, 305]。巴利昔单抗诱导可使 IL-2R 完全饱和和 T 细胞抑制达 4～6 周[305]。

抗 IL-2R 抗体可用于预防排斥反应，但不可用于治疗排斥反应。与安慰剂相比，它们的使用降低了排斥反应发生率和早期移植物失功的发生率[306]。尽管随机对照试验表明，ATG 在预防移植物功能延迟恢复或排斥的高危患者急性排斥反应方面优于抗 IL-2R 抗体，但移植术后 5 年，两个治疗组的移植物存活情况相似[307-309]。尽管可能发生严重的过敏反应，但通常情况下患者对抗 IL-2R 抗体都具有良好的耐受性。

（二）阿仑单抗

阿仑单抗（Campath-1H）是一种针对 CD52 的人源化大鼠单克隆 IgG_1 抗体。CD52 是一种细胞表面糖蛋白，在 B 细胞、T 细胞、NK 细胞、单核细胞、巨噬细胞和 DC 上均有表达。最近的数据表明，CD52 参与 T 细胞聚集、迁移和黏附，也可能诱导产生 Treg 细胞[310]。阿仑单抗作用于 B 细胞、T 细胞和其他表达 CD52 的细胞系。首先，阿仑单抗与 CD52 在细胞表面结合，可通过经典途径激活补体级联反应，形成膜攻击复合物，裂解靶细胞。其次，NK 细胞和巨噬细胞通过其 IgG 的 Fc 受体识别与淋巴细胞结合的阿仑单抗的 Fc 区，释放穿孔素和颗粒酶，导致靶细胞裂解。最后，阿仑单抗的结合似乎在靶细胞中诱导了一种非经典的、不依赖半胱天冬酶的凋亡反应[311, 312]。

阿仑单抗可诱导外周血和次级淋巴器官中的 B 细胞和 T 细胞快速、持续的消耗。在标准的诱导治疗后，肾移植患者的重建率是可变的，B 细胞在 12 个月后恢复，T 细胞计数在 36 个月后恢复到基线水平的 50% 左右[313]。此外，阿仑单抗治疗可诱导 FoxP3+Treg 细胞的增加，并使免疫系统处于抗炎状态[314, 315]。虽然阿仑单抗是一种人源化抗体，但它含有来源于大鼠 IgG_2 抗体的区域，并且已有研究报告证明了抗药抗体的产生[316]。

阿仑单抗常被用作预防排斥反应的诱导剂和肾移植受者排斥反应的治疗。研究表明，作为预防排斥反应的诱导剂时，阿仑单抗的疗效与 ATG 相似[302, 317]。然而，一些研究报道将阿仑单抗与 ATG 相比，发现新生 DSA 形成的风险增加，急性 ABMR 的发生率增加[318-321]。在观察性研究中，阿仑单抗也被用于治疗类固醇耐药的急性 TCMR 患者的排斥反应。尽管缺乏大型随机对照试验，但在这种情况下，阿仑单抗的疗效似乎与胸腺球蛋白相似[310]。

十五、维持性免疫抑制剂

维持性免疫抑制方案通常同时使用 3 种药物，这些药物通过不同途径协同作用，以避免同种异体排斥反应发生。尽管有其他联合用药方案，但他克莫司、霉酚酸酯和皮质类固醇的联合用药最为常见。

（一）钙调神经磷酸酶抑制剂

尽管他克莫司和环孢素在来源、细胞内蛋白结合和不良反应方面存在差异，但它们在作用机制方面具有共同的最终途径：抑制钙调磷酸酶。钙调磷酸酶是一种丝氨酸苏氨酸磷酸酶，可使活化 T 细胞核因子（nuclear factor of activated T cells，NFAT）的胞质组分去磷酸化（图 69-11）。去磷酸化后，NFAT 从胞质转运到细胞核，与其他 DNA 结合蛋白（包括 FOS 和 JUN）形成复合体。这种复合物可调节基因（包括 IL-2 基因）的转录。目前已证明，在使用钙调磷酸酶抑制剂治疗的过程中，抑制 NFAT 复合物的形成可以阻止 IL-2 基因的转录，一个类似的复合物也被证明可以调节 TNF-α 基因的转录。最终结果是 T 细胞活化减弱，并通过减少 IL-2 的产生间接抑制了 T 细胞的增殖。

（二）他克莫司和环孢素的区别

他克莫司（FK506）是一种由真菌产生的大环内酯类抗生素，它可与一组胞质蛋白（即 FK 结合蛋白）结合。而环孢素是一种来自真菌的小环状肽，与一类被称为亲环素的细胞质分子结合。如前所述，这两种药物结合蛋白复合物可抑制钙调磷酸酶。目前他克莫司普遍比环孢素更受青睐，这是因为随机对照试验显示，在预防急性排斥反应和移植后 1 年和 3 年移植物功能方面，他克莫司具有更好的疗效[322–324]。除了少数例外，他克莫司和环孢素的不良反应是相似的。虽然环孢素能引起多毛和牙龈增生，但他克莫司却可导致脱发。他克莫司更常见的不良反应是神经毒性、腹泻和移植后糖尿病，而环孢素更常见的不良反应是血脂异常[325]。与环孢素不同，他克莫司现在使用的是每日 1 次的剂型[326]。

（三）霉酚酸

霉酚酸（mycophenolic acid，MPA）是青霉菌发酵的产物，能抑制人 T 细胞和 B 细胞的增殖[327]。嘌呤是核酸的亚单位，是 DNA 合成和细胞增殖所必需的。核苷酸的合成有两条途径：从头合成途径和补救途径。从头合成途径使用简单的分子，如二氧化碳、氨基酸和四氢叶酸，来构建新的嘌呤分子。相反，补救途径可回收嘌呤碱。大多数细胞使用这两种途径合成嘌呤，而 T 细胞和 B 细胞依赖于从头合成途径。MPA 的主要作用机制是抑制 5′ 肌苷酸二钠脱氢酶（IMPDH），该酶通过从头合成途径限制鸟苷核苷酸的合成速率，从而限制 DNA 合成和细胞增殖。IMPDH 有两种亚型。虽然 Ⅰ 型亚型在大多数细胞类型中表达，但 Ⅱ 型亚型在 T 细胞和 B 细胞中优先表达[328]。MPA 对 Ⅱ 型 IMPDH 亚型的抑制能力是 Ⅰ 型亚型的 5 倍。Ⅱ 型 IMPDH 在淋巴细胞中的优先表达和淋巴细胞对嘌呤从头合成途径的依赖也许可以解释为什么 MPA 的抗增殖功能主要体现在淋巴细胞中，尽管单核细胞也会受到影响[329, 330]。MPA 也可以降低抗体对多种同种异体抗原的反应，包括 CMV 和 ATGAM 制剂中发现的马蛋白[331, 332]。此外，他克莫司和 MPA 联合使用可抑制 DSA 的产生[333]。MPA 也通过抑制 B 细胞的早期增殖和分化，从而抑制自身抗体的产生，是目前公认的一种治疗自身免疫性疾病（如狼疮肾炎）的方法[268, 329]。

MPA 还有其他与器官移植相关的作用机制。例如 MPA 可以抑制树突状细胞的成熟，抑制树突状细胞表达抗原的能力[334, 335]。MPA 还能减少单核细胞进入移植物排斥反应和炎症部位，并诱导这些细胞凋亡，因此具有抗炎作用[336]。最后，MPA 降低了内皮细胞上黏附分子的表达，从而降低异体移植物淋巴细胞的黏附 / 浸润[329, 337]。

与硫唑嘌呤相比，MPA 在预防急性排斥反应发作和遗体移植物失功方面具有更好的疗效，并且在大多数移植中心与钙调磷酸酶抑制剂和泼尼松联合使用[256, 338]。

（四）硫唑嘌呤

硫唑嘌呤是一种嘌呤类似物，在体内经过酶促反应转化为 6– 巯基嘌呤和其他衍生物，它们是具有抗代谢物功能的分子。经代谢转化后，具有掺入 DNA 合成、抑制嘌呤核苷酸合成、改变 RNA 合成等多种活性。主要的免疫抑制作用是阻断 DNA 复制，阻止抗原刺激后淋巴细胞的增殖。虽然硫唑嘌呤有助于抑制原发性免疫反应，但它对于逆转不依赖于淋巴细胞增殖的继发免疫反应或急性移植排斥反应几乎没有作用。硫唑嘌呤还能减少迁移的单核细胞和粒细胞的数量，同时抑制骨髓中早幼粒细胞的增殖。因此，能够分化为巨噬细胞的循环单核细胞数量减少。硫唑嘌呤可能的不良反应有白细胞减少、血小板减少、肝毒性和肿瘤风险增加。胰腺炎是硫唑嘌呤少见但严重的不良反应。硫唑嘌呤可与钙调磷酸酶抑制剂联合用于对 MPA 耐受的患者。应用硫唑嘌呤治疗的患者比接受 MPA 治疗的患者发生胃肠道病变的可能性更小，但血小板减少和肝酶升高的可能性更大[338]。

（五）西罗莫司抑制剂的哺乳动物靶点

西罗莫司或西罗莫司，是大环内酯类抗生素，在细胞周期的 G_1 晚期和 S 期之前阻止 T 细胞增殖，导致细胞周期停止在 G_1 中后期[339]。与细胞内 FK 结合蛋白结合后，西罗莫司形成抑制 mTOR 的效应复合物。伊维莫司（RAD）是一种西罗莫司衍生物，与西罗莫司具有相似的作用。mTOR 抑制剂通过阻止 p70 S6 激酶的磷酸化，减少编码核糖体蛋白和延伸因子的 mRNAs 的翻译，最终降低蛋白合成[339]。此外，西罗莫司可以防止 IL–2 刺激后发生的 p27 周期蛋白依赖性激酶（cdk）抑制剂的下降，这会反过来会抑制 cdk2–cyclin E 复合物（G_1/S 转换的调节因子）的酶活性。研究表明，环孢素或他克莫司都能抑制抗 TCR 的单克隆抗体激活的 T 细胞，但西罗莫司不能。相反，西罗莫司可以抑制外源性 IL-2 和蛋白激酶 C 对 T 细胞的激活，而环孢素和他克莫司则不能[340]。同样，西罗莫司能抑制 CD28 共刺激分子的单克隆抗体及蛋白激酶与佛波酯共刺激的 T 细胞活化，但环孢素或他克莫司不能。相反，环孢素和他克莫司能抑制由 TCR 信号转导通路传导的表达 T 细胞激活的早期信号。因此，西罗莫司主要通过干扰 CD28 共刺激和 IL-2R 信号转导途径发挥作用。

尽管西罗莫司与他克莫司作用于相同的结合蛋白，但这些药物之间并不存在竞争性抑制，因为与他克莫司和西罗莫司相比，结合蛋白的含量很高。mTOR 抑制剂是血管内皮生长因子的有效抑制剂，因此它们能够在预防多种癌症进展中发挥作用。mTOR 抑制剂已与钙调磷酸酶抑制剂联合使用以替代硫唑嘌呤或 MPA，也可以与 MPA 联合使用以替代具有肾毒性的钙调磷酸酶抑制剂。最近的一项 Meta 分析表明，接受 mTOR 抑制剂的肾移植受者发生肿瘤风险较低，但死亡风险较高[341]。虽然用 mTOR 抑制剂代替钙调磷酸酶抑制剂与可使移植物的短期功能更好，但患者的长期存活率并未提高[342]。此外，回顾性队列研究表明，mTOR 抑制剂联合或替代钙调磷酸酶抑制剂会增加移植物失功的风险[343]。此外，有报道称，用 mTOR 抑制剂代替钙调磷酸酶抑制剂的患者新生 DSA 升高[344]。mTOR 抑制剂在大多数移植中心都不是常规使用的，但特定人群使用可能会获益，如癌症高风险患者和钙调磷酸酶抑制剂耐受或出现毒性反应的患者。然而，血脂异常、外周性水肿、细胞减少、痤疮、蛋白尿和口腔溃疡等不良反应是较常见的[345]。

（六）皮质类固醇

皮质类固醇通过调节基因表达来调节免疫反应。类固醇分子进入细胞质，与类固醇受体结合并诱导后者发生构象改变。然后，复合物迁移到细胞核并与糖皮质激素反应元件的 DNA 调控区结合，糖皮质激素反应元件调节许多基因的转录，包括 IL-1、IL-2、IFN-γ、TNF-α 和 IL-6。大多数免疫抑制剂方案包括皮质类固醇，如泼尼松，联合其他免疫抑制剂。最近的一项 Meta 分析显示，早期停用类固醇（移植后使用皮质类固醇少于 14 天）或撤除类固醇（移植后使用皮质类固醇超过 14 天后突然停用）会增加急性排斥反应发生的风险，而对移植后 1 年的移植物失功或患者死亡率没有显著影响[346]。无论是否维持使用类固醇，移植后发生糖尿病和巨细胞病毒感染的风险是相似的。然而，关于早期停用或撤除类固醇的风险和益处缺乏长期观察数据。

（七）贝拉西普

贝拉西普是一种融合蛋白，由人 IgG_1 的 Fc 片段与细胞毒性 T 淋巴细胞抗原 -4（cytotoxic T lymphocyte antigen-4，CTLA-4）的胞外区域连接而成，CTLA-4 是一种表达于活化 T 细胞上的分子[347]。如前所述，CD28 分子在幼稚 T 细胞上组成性表达。CD28 与 APC 表面的 B7-1 和 B7-2（分别称为 CD80 和 CD86）结合后，作为协同刺激信号与 IL-2 共同引起 T 细胞的激活和增殖[348]。CD80 和 CD86 也能与 CTLA-4 结合，对 T 细胞激活产生负调控作用[349]。CD80/CD86 对 CTLA-4 的亲和力远大于对 CD28 的亲和力[350]。贝拉西普通过其 CTLA-4 结构域与 APC 表面的 CD80/CD86 结合，从而阻止 CD80/CD86 与 CD28 的结合。这就阻碍了 T 细胞激活所需要的 CD28 介导的协同刺激信号[348]。

贝拉西普是第一种已上市的静脉维持性免疫抑制剂。它不用于治疗急性排斥反应。在接受标准或扩大标准供者的新移植受者中，使用贝拉西普联合霉酚酸酯、泼尼松和巴利昔单抗诱导，1 年后移植物的功能提高，同时急性排斥反应发生率也提高了[351]。随访 7 年后发现，该方案在保存移植物功能方面的益处可以长期维持[352, 353]。因为在应用贝拉西普的患者（特别是移植前 EBV 血清反应为阴性的患者）中观察到了淋巴增生性疾病的病例，美国食品药品管理局（FDA）发出警告，禁止移植前 EBV 血清反应阴性的受者应用贝拉西普[354]。应用贝拉西普替代钙调磷酸酶抑制剂改善移植物功能的作用可至少持续 3 年[355]。因此，贝拉西普可作为对钙调抑制剂耐药或有肾毒性反应的受者的替代治疗药物[55]。

十六、其他用于肾移植领域的免疫抑制剂

（一）利妥昔单抗

利妥昔单抗是一种针对 CD20 的鼠 / 人嵌合型单克隆抗体，CD_{20} 是 B 细胞表达的跨膜蛋白，但它不表达于浆细胞或记忆性 B 细胞 [296]。利妥昔单抗通过补体依赖的细胞毒性、ADCC 和 caspase 依赖的凋亡，极大地降低了外周 B 细胞水平。利妥昔单抗作为一种诱导剂以及用于急、慢性 ABMR 的治疗方面的研究仍在进行，但目前临床疗效仍不确定 [302, 357–359]。

（二）硼替佐米

硼替佐米是 26S 蛋白酶体的可逆抑制剂，26S 蛋白酶体是一种定位于细胞核和细胞质中的多催化酶复合物。由于蛋白酶体是细胞蛋白降解的主要途径，对蛋白酶体的抑制造成内质网内错误折叠蛋白的积累可导致细胞凋亡 [360]。由于它们的高抗体合成率，浆细胞对蛋白酶体抑制特别敏感，研究表明硼替佐米可显著降低浆细胞水平 [361]。虽然硼替佐米已经成功地应用于包括利妥昔单抗和静脉内免疫球蛋白在内的一些病例的脱敏治疗，但其疗效仍存在争议 [362–364]。尽管硼替佐米多用于发生在移植后早期的 ABMR，但有多例病例报告指出使用硼替佐米可逆转急性 ABMR [214, 365–369]。关于硼替佐米对晚期 ABMR 的影响，目前正在进行随机对照试验 [370]。

（三）依库丽单抗

依库丽单抗是一种人源化单克隆抗体，以补体 C_{5a} 组分为靶点，防止其分裂，从而抑制膜攻击复合物的形成，防止补体介导的损伤 [296]。依库丽单抗能预防移植术后不典型溶血性尿毒症复发，在一些病例中可逆转急性 ABMR，有时与脾切除术联合应用 [296, 371–373]。如果推迟治疗的风险是可以接受的，建议应在初次使用依库丽单抗至少 2 周前接种脑膜炎球菌疫苗。在使用依库丽单抗治疗期间，特别是在接种疫苗不及时的情况下，可以考虑使用抗生素预防感染（例如，使用 2 周环丙沙星后再用阿莫西林）[374]。

（四）托珠单抗

托珠单抗是针对 IL–6 受体的一种人源化单克隆抗体。IL–6 是一种多效细胞因子，在健康个体中不表达，但在感染和组织损伤时迅速合成。先天免疫细胞，如单核细胞和巨噬细胞，在识别 PAMP 或 DAMP 后释放 IL–6。IL–6 刺激 B 细胞，促进抗体合成和 Tfh 细胞群，并优先诱导促炎的 Th17 细胞的分化，而不是诱导 Treg 细胞 [296, 375]。托珠单抗已被 FDA 批准用于治疗严重的类风湿性关节炎和幼年关节炎。虽然，虽然在移植领域缺乏大规模的研究，但托珠单抗在脱敏治疗和慢性 ABMR 的治疗中显示出很好的应用前景 [376–378]。

十七、结语

近几十年来在移植免疫领域中出现了大量的研究课题。在本章中，我们概述了同种异体抗原识别、HLA 抗原 / 抗体、排斥反应机制和免疫抑制剂，重点介绍了它们与当前肾移植临床实践的相关性。对肾移植患者来说，免疫抑制仍然是一把双刃剑。尽管目前的免疫抑制方案在预防急性复发和增加短期移植物存活方面有很好的效果，但仍然存在感染和癌症的风险。虽然异种移植和基因工程移植物还不能应用于临床，但通过混合嵌合诱导供者特异性免疫耐受和调节性细胞疗法目前正在人类中进行研究 [379, 380–382]。这些治疗方法在减少免疫抑制剂的不良反应和长期保持移植物功能方面具有很好的发展前景。

成人肾移植受者的临床管理

Clinical Management of the Adult Kidney Transplant Recipient

第 70 章

Colin R. Lenihan　Jane C. Tan　著

赵　晶　曾涵虚　雷　蕾　黄跃波　朱　威　译

吴永贵　校

一、外科手术步骤

将肾脏同种异体移植物置于腹膜外窝（图 70-1）。在右下象限或左下象限做一个曲线切口，扩大腹膜后间隙，并显露出髂血管。分离髂外动脉和静脉，结扎并分离周围的淋巴管。肾静脉与髂外静脉端侧吻合，紧接着是肾动脉和髂外动脉行端侧吻合。可选择的替代手术方法有肾动脉与髂总动脉或髂内动脉吻合；在检查供者和受体血管的长度、大小和质量后，选择合适的吻合部位。输尿管至膀胱的 Lich-Gregoir 植入，是一种旨在减少尿液反流进入输尿管的技术，已成为新输尿管膀胱造口术的首选技术。对于高危患者，可以常规或选择性地插入双 J 管输尿管支架，通常在移植后 2～4 周门诊取出。一项循证医学研究表明，预防性输尿管支架置入术可显著降低尿液渗漏和输尿管狭窄的发生率[1, 2]。在手术后的第 1 周内也可使用低压抽吸引流并对其进行恢复。尽管尸体和活体供者肾脏移植的手术技术相似，但已故者的同种异体移植仍应注意保留更长的供者血管。肾动脉或动脉是与主动脉瓣共同获得；该技术方便了血管吻合，降低了肾动脉狭窄的风险。

（一）活体供肾切取

传统的活体供者获取肾脏的方式是通过右侧或左后侧切口进行的。1995 年时开始采用腹腔镜获取捐赠肾脏作为一种替代方法，可以减轻术后疼痛、伤口发病率并减少与传统供者肾切除术相关的恢复时间[3]。现在，腹腔镜手术是首选方法，在美国超过 90% 的活肾捐赠都采用了这种方法[4]。最初对输尿管并发症和移植物功能障碍的担忧也随着手术技术和经验的改善在很大程度上得到解决[5, 6]。纯腹腔镜、辅助手、辅助机器人和单腔操作是腹腔镜供者肾切除术目前的进展。所有这些技术均避免在建立气腹后经腹部分离肾脏而产生的腹部切口。脐周或脐下的小切口可保留肌肉组织的横切面，同时取出肾脏。手助腹腔镜是目前最受欢迎的方法。8cm 的脐周或脐下小切口允许外科医生在密封气腹装置的帮助下将一只手插入腹部。与单纯的腹腔镜检查方法相比，手可以帮助肾脏回缩，还可以更快地取出肾脏，从而将局部热缺血时间缩短了 50%。与开腹肾手术相比，腹腔镜手术更青睐左肾，因为用于固定肾静脉的腹腔镜器械可将其长度有效缩短 0.5～1cm。当行开放供者肾切除术时，从腹直肌肌

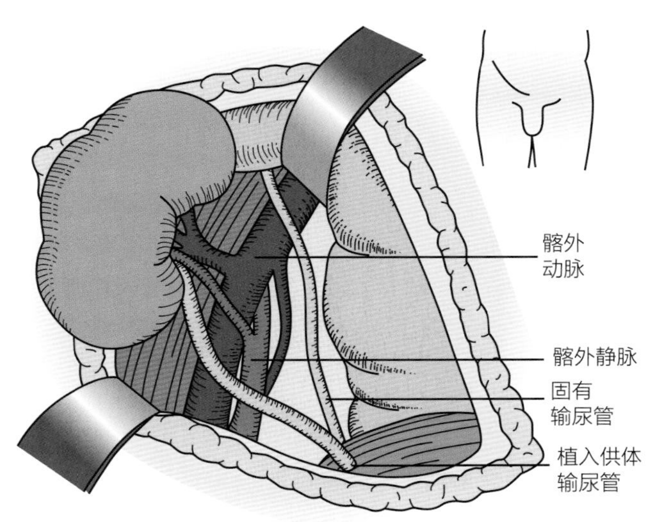

▲ 图 70-1　典型的首次肾脏移植的解剖结构

肉向第 12 肋右或左肋骨尖端做一个切口。与腹腔镜手术的方法相反，该手术是腹膜后手术。现在多采用较小的保留肌肉切口来改善术后恢复。

（二）供者肾脏的处理和保存

器官保存的基本原理是通过用保存液替代循环血液，便捷地取出和冷却器官，以防止缺血造成的损害。保存液的组成各不相同，但都包括以下作用及成分：①尽量减少细胞内水肿；②保存细胞和组织的完整性；③缓冲自由基。美国最广泛使用的两种冷藏保存液为威斯康星大学（Viaspan，UW）溶液和组氨酸－色氨酸酮戊二酸酯（Custodiol，HTK）溶液。UW 溶液具有与细胞内液相似的电解质成分，并具有高浓度的钾（120mmol/L）。乳糖酸盐和棉子糖可防止细胞水肿，羟乙基淀粉可缓冲自由基。其黏性是水的 3 倍，因此不易被冲刷出来。HTK 溶液是低黏度，低钠（15mmol/L）的溶液，钾的浓度也很低（15mmol/L），这降低了移植后高钾血症的风险。组氨酸是缓冲剂，色氨酸和甘露醇是自由基清除剂。

自 1988 年引进 UW 方案以来，它一直是多器官尸体供者恢复的首选保存溶液。然而，HTK 被越来越多的器官获取机构（OPO）使用。HTK 的一个主要优点是成本相对较低。两项比较 UW 和 HTK 保存液的小型随机研究发现，两组在延迟移植物功能和移植物存活方面没有差异[7, 8]。然而，一个大型的回顾（非随机）研究比较 HTK 和 UW 保存溶液发现 HTK 的使用与晚期尸检的移植物功能丧失的风险增加有关[9]。而对于缺血时间短的活体供者肾脏，建议使用简单廉价的溶液，如乳酸肝素化林格液和普鲁卡因；不过，笔者更喜欢使用 HTK 等保存溶液[10]。

低温机器灌注是静态低温保存已故捐赠者肾脏的一种替代方式。在对移植肾进行标准取肾和冲洗后，将肾动脉连接到一个灌注泵，该泵循环保存溶液，保存溶液的温度保持在 1～10℃。灌注参数可用于确定移植物的质量。与静态冷藏相比，低温机器灌注或可降低移植肾功能延迟恢复的发生；一些但不是所有的研究都显示了低温机器灌注对移植物 1 年生存率的改善[11]。现在对于体外正常灌注这一保存方法的兴趣越来越大；这项技术的一个潜在优势是可以在体内评估移植物的功能[12]。

（三）移植手术的并发症

供者和受体手术技术、麻醉、器官保存和围术期护理的进步可能都有助于改善患者 1 年生存率和移植物存活率[13]。然而，早期识别及正确处理手术并发症仍然很重要。特殊的血管和泌尿系统并发症将在后文“同种异体移植物功能障碍的处理”部分更详细地描述。这里仅对相关的并发症简单描述。

（四）血管并发症

1. 出血

术后发生的急性的、危及生命的出血并发症往往发生在吻合口。出血可能非常迅猛，需要立即手术探查。肾周血肿可由静脉或小动脉出血引起，也可能与切口或腹膜后剥离有关。除非肾周血肿小而稳定，否则需要手术探查以确保止血。大血肿应予以清除，以减少继发感染的风险[14]。

2. 动脉血栓形成

移植肾动脉血栓形成是罕见的（0.5%～5%）。急性血栓形成通常与肾动脉的吻合问题或结构异常有关。受体动脉硬化、复杂的动脉结构、血管痉挛和低血压是动脉血栓形成的危险因素。突然的无尿可能是动脉血栓形成的证据之一。动脉血栓形成会导致热缺血的立即发生。确诊和为患者进行手术探查的准备时间通常超过需要立即恢复肾脏动脉血流的时间限制，导致长时间的热缺血和缺氧，并常常导致永久性功能丧失。

3. 静脉血栓形成

肾静脉血栓形成通常表现为局部肿胀、疼痛和血尿。超声显示肾静脉血流减少或消失，舒张期动脉血流减少或逆转。静脉血栓形成的原因包括手术吻合的问题，外部的淋巴囊肿或血肿的压迫，深静脉血栓形成延伸在髂静脉吻合水平。手术探查尝试取栓后进行抗凝；尽管很少成功。引起血栓形成的因素，如血栓形成倾向，应予以评估和纠正[15]。

动脉吻合口假性动脉瘤是一种罕见的感染性并发症，常导致移植物失活，且死亡率高。根据病情的严重程度，可尝试覆盖支架植入术的无创治疗；然而，移植肾切除术，血管重建和（或）切除结合解剖外旁路通常可能是必需的[16]。移植时由于股动脉远端血栓形成或动脉剥离而造成下肢的坏死是一种非常罕见但具破坏性的并发症。

4. 淋巴囊肿

淋巴囊肿是一种淋巴液的聚集，起源于切断的髂骨淋巴管或移植肾本身的淋巴管引流。大多数淋巴囊肿无症状。但也有一些压迫输尿管导致肾盂积水，或者阻碍下肢静脉回流导致单侧水肿。大的淋巴囊肿可表现为腹部肿块。对内部液体的分析典型的表现通常为高淋巴细胞计数及与血清相似的肌酐浓度；这与尿液囊肿形成对比，尿液囊肿中的血肌酐浓度远高于血清。经皮引流后，淋巴球肿块经常重新聚集，尽管抽吸后注射硬化剂可能会降低复发风险。首选和更明确的治疗是将淋巴囊肿里的液体引流至腹膜腔；在许多中心，腹腔镜经腹部手术已经取代了采用肾移植切口的传统开放手术[17]。

二、目前用于肾移植的免疫抑制剂

（一）概述

临床移植中常用的免疫抑制剂物见表 70-1，其作用机制见图 70-2。T 淋巴细胞在识别异体移植物为外来物和启动排斥反应过程中发挥核心作用。T 细胞免疫反应被描述为需要三种不同的信号事件（三信号模型）。简言之，抗原呈递细胞（APC，树突状细胞、巨噬细胞、活化的内皮细胞），最有可能的供者来源，迁移到受体的次级淋巴器官，在那里外来抗原 / 主要组织相容性（MHC）复合物呈递给（受体）T 细胞受体（信号 1）。然后需要进行共刺激性 T 细胞 -APC 相互作用（信号 2）才能发生下游信号转导；随后激活 T 细胞钙调神经磷酸酶 NFAT，MAP 激酶和 NF-κB 信号通路导致细胞因子（包括白介素 -2、白介素 15）和表面分子（包括白介素 -2 受体）的产生；然后，白介素 -2（和其他细胞因子）通过 PI3K/Akt/mTOR、JAK3/STAT5 和 MAP 激酶信号通路刺激 T 细胞增殖（信号 3）[18]。大多数免疫抑制剂要么耗尽淋巴细胞（耗竭剂），要么作用于三种 T 细胞免疫激活信号中的一种或多种及其下游。

在肾移植中，B 细胞免疫反应越来越成为新疗法靶向的目标。B 细胞在同种异体移植免疫反应中起关键作用：①产生 HLA 抗体；②分化成产生 HLA 抗体的浆细胞；③通过 B 记忆细胞的产生持久的免疫记忆；④抗原提呈；⑤细胞因子的产生[19]。

免疫抑制策略也可分为诱导和维持治疗。免疫抑制的诱导被定义为免疫抑制的迅速实现，通常在移植时使用消耗剂。维持免疫抑制是通过口服药物的联合使用来实现的，口服药物利用不同药物类别

表 70-1 用于维持免疫抑制的药物

药 物	作用机制	不良反应
类固醇	阻断几种细胞因子的合成，包括 IL-2；多种抗炎作用	葡萄糖耐受不良、高血压、高脂血症、骨质疏松、骨坏死、肌病、容貌缺陷；儿童生长抑制
环孢素	抑制钙调神经磷酸酶：抑制 IL-2 和其他 T 细胞激活关键分子的合成	肾毒性（急性和慢性）、高脂血症、高血压、葡萄糖耐受不良、容貌缺陷
他克莫司	与环孢素相似，能结合不同的细胞质蛋白（FKBP）	与环孢素很相似；糖尿病较为常见；高血压、高脂血症和美容缺陷较少见
硫唑嘌呤	抑制嘌呤生物合成；淋巴细胞复制因此受到抑制	骨髓抑制；罕见的胰腺炎、肝炎
霉酚酸酯	抑制嘌呤生物合成的新途径（相对淋巴细胞选择性）；淋巴细胞复制因此受到抑制	骨髓抑制、胃肠不适；侵袭性巨细胞病毒感染较硫唑嘌呤更常见
西罗莫司	西罗莫司 - FKBP 复合物抑制 TOR 阻断淋巴细胞增殖反应	骨髓抑制、蛋白尿、口腔溃疡、高脂血症、间质性肺炎；水肿；增强环孢素 / 他克莫司的肾毒性
贝拉西普	阻断 T 细胞协同刺激因子	EBV 血清阴性的 PTLD、PML（罕见）、TB 复发

EBV. 人类疱疹病毒；FKBP. FK 结合蛋白质；IL-2. 白细胞介素 -2；PTLD. 移植后淋巴细胞增生性疾病；TB. 结核病；TOR. 西罗莫司靶蛋白；PML. 多瘤病毒感染

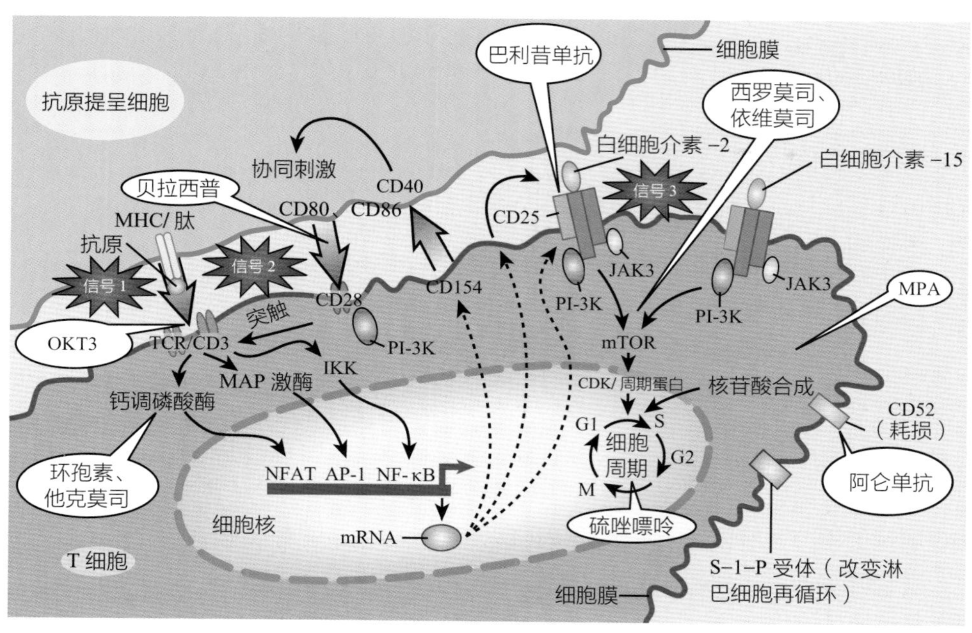

▲ 图 70-2 **T 细胞活化的阶段：免疫抑制剂的多个靶点**

信号 1：由 T 细胞受体（TCR）刺激诱导的 Ca^{2+} 依赖信号导致钙调神经磷酸酶激活，这一过程被钙调神经磷酸酶抑制剂（CNI）抑制。钙调神经磷酸酶使活化的 T 细胞的核因子（NFAT）去磷酸化，使其进入细胞核并与白细胞介素 -2（IL-2）启动子结合。皮质类固醇结合细胞质受体，进入细胞核，抑制 T 细胞和抗原呈递细胞（APC）的细胞因子基因转录。糖皮质激素还抑制转录因子 NF-κB 的激活（没有展示）。信号 2：协同刺激信号，如 T 细胞上的 CD28 和 APC 上的 B7 之间的信号，是优化 T 细胞 IL-2 基因转录，防止 T 细胞失能，抑制 T 细胞凋亡所必需的。信号 3：IL-2 受体刺激诱导细胞进入细胞周期增殖。IL-2 和相关细胞因子同时具有自分泌和旁分泌作用。信号 3 可能被 IL-2 受体抗体或西罗莫司阻断。在下游，硫唑嘌呤和霉酚酸酯（MMF）通过抑制嘌呤和 DNA 合成来抑制细胞周期的进展（引自 Halloran PF:Immunosuppressive drugs for kidney transplantation. *N Engl J Med* 351:2715–2729, 2004.）

的免疫抑制叠加或协同免疫抑制作用，以减少其非免疫抑制的不良反应。在移植后的前 3 个月，剂量通常会增加，而在移植后期会减少。钙调神经磷酸酶抑制剂（CNI）、抗增殖药和皮质类固醇的联合治疗是最常见的治疗方案。

（二）诱导治疗

淋巴细胞耗竭剂

兔抗胸腺细胞球蛋白（胸腺球蛋白）和马抗胸腺细胞球蛋白（Atgam）在美国被批准用于治疗急性排斥反应。Muromonab-CD3（正克隆 OKT3）不再在市场上销售。阿仑单抗（Campath）最初被批准用于治疗 B 细胞慢性淋巴细胞性白血病，但现已在说明书以外用于诱导免疫抑制治疗。

（三）消耗多克隆 T 细胞的抗体

通过用人淋巴样细胞对动物进行免疫来制备抗人 T 细胞的多克隆抗体抗胸腺细胞球蛋白（ATG）。可应用的产品包括胸腺球蛋白（用人胸腺细胞接种家兔的球蛋白），ATG- 费森尤斯（从接种 Jurkat t 细胞的兔子中提取的球蛋白，在美国未投入使用），和 Atgam（从接种了人胸腺细胞的马体内提取的丙种球蛋白）。对于胸腺球蛋白，纯化的球蛋白包括针对超过 20 种不同的 T 细胞表位的抗体。较高浓度的抗体有 TCR、CD2、CD3、CD5、CD6、CD8、CD11A、CD49 和 $β_2$- 微球蛋白 [20, 21]。T 细胞缺失的机制被认为与补体依赖的裂解（主要在血液内）和外周血淋巴组织的凋亡和吞噬有关。ATG 制剂中存在的抗黏附分子抗体也可能通过调节白细胞功能发挥作用 [22]。

一些随机对照试验将 ATG 的诱导与其他策略进行了比较。20 世纪 70 年代末的一项研究在接受硫唑嘌呤和基于类固醇的免疫抑制方案治疗的患者中，使用马 ATG 进行 1 个月的诱导与不进行诱导治疗比较，发现 ATG 治疗组显著改善了移植物 2 年存活率 [23]。与接受环孢素、硫唑嘌呤和类固醇维持免疫抑制治疗的 OKT3 患者相比，兔 ATG（ATG-

费森尤斯）诱导的移植物 1 年存活率相当，但急性排斥反应、感染和非感染相关并发症发生率更低[24]。一项长期的随机试验比较了马 ATG 和兔 ATG 诱导治疗，证明兔 ATG 在减少死亡、移植物功能丧失或排斥方面具有优越性[25]。在致敏患者中（定义为当时或峰值的 PRA＞30% 或 50%），兔 ATG 诱导可使移植后第一年活检证实的急性排斥反应和类固醇耐药排斥反应显著降低，但与达克珠单抗诱导相比，1 年生存率无差异[26]。在另一项有移植功能延迟恢复或急性排斥危险因素的肾移植受者的研究中，兔 ATG 诱导的急性排斥率低于巴利昔单抗诱导，但在延迟移植功能或 1 年移植存活率方面无差异；这项研究的 5 年随访显示，兔 ATG 在急性排斥反应方面具有持续优势[27, 28]。值得注意的是，在上述两个试验中，接受兔 ATG 的患者（相对于 IL-2 受体抗体）更易发生感染相关并发症。在免疫高危肾移植受者中，随机分配行兔 ATG 或阿仑单抗诱导，两组移植后 3 年的急性排斥反应率没有差异[29]，尽管感染并发症在兔 ATG 治疗组中更常见。最近的一项美国肾移植受者的回顾性分析，比较了接受 ATG 与阿仑单抗和 ATG 与巴利昔单抗诱导的可匹配患者的预后，发现 ATG 的使用与结局的改善相关（与阿仑单抗进行死亡率或异体移植物衰竭的比较，与巴利昔单抗进行死亡率的比较）[30]。

ATG 在治疗严重的或类固醇耐药的急性细胞排斥反应中也发挥重要作用。一项随机研究显示，兔 ATG 在治疗急性排斥反应方面的逆转和 90 天复发率明显优于马 ATG[31]。在另一项研究中，兔 ATG 和 OKT3 在治疗类固醇耐药急性排斥反应方面同样有效；然而，兔 ATG 具有不良反应更小的优势[32]。考虑到更小的不良反应，兔 ATG 现在已经取代 OKT3 作为急性排斥反应的二线治疗用药。

兔 ATG 的剂量为每天 1～1.5mg/kg。最初 7～14 天的治疗方案现在已很少使用，因为缩短疗程（5 天）已被证明是有效的[27]。输液相关的不良反应，如发热、发冷、低血压和偶尔发生的心血管事件通常是轻微的，特别是在当输液前使用适当的类固醇和抗组胺药物，以及以缓慢的速度进行输液时。这些反应更易发生在最初的几次输液过程中，并在后续输液过程中罕见。在治疗后 10～15 天出现以发热、皮疹和关节痛为特征的血清病也有相关报道，可能更多发生在未接受类固醇预防的患者中[33]。

（四）消耗单克隆 T 细胞的抗体

Muromonab-CD3（OKT3 克隆）是一种针对 T 细胞受体相关 CD3 抗原的小鼠抗人单克隆抗体，于 1985 年首次批准临床使用。OKT3 导致循环中 T 细胞的细胞凋亡和快速消耗。细胞毒性作用是前期短暂的抗体诱导的 T 细胞激活和细胞因子激增，这是许多与 OKT3 相关的不良效应的原因。T 细胞的数量和功能通常在治疗结束一周后恢复到正常限度。细胞因子释放综合征通常出现在第一次输注后；最常见的报道为一种轻微的、自限性类似流感的疾病；然而，严重威胁生命的反应，如严重的心血管和中枢神经系统表现也有报道 34。非心源性肺水肿也有报道，特别是如果患者在移植前液体过多。患者可能会迅速产生抗小鼠中和抗体，这可能会对治疗的效果及后续治疗产生限制[35]。OKT3 作为一种诱导剂和治疗急性排斥反应的效果已经得到了很好的证实[34, 36]。由于其较大的不良反应，在 ATG 和 IL-2 阻滞剂等替代免疫抑制剂出现后，OKT3 的使用显著减少[37]。OKT3 作为第一个获得美国食品和药品管理局（FDA）批准的单克隆抗体；随着 2010 年 Janssen-Cilag 公司停止生产，已退出历史的舞台。

（五）抗 CD52 抗体

阿仑单抗是一种针对 CD52 的人源化单克隆抗体，最初用于治疗难治性慢性 B 淋巴细胞白血病。阿仑单抗可导致 T 淋巴细胞和 B 淋巴细胞的减少。一项随机对照试验为阿仑单抗作为免疫诱导剂的有效性提供了证据，该试验比较了单次 30mg 剂量的阿仑单抗与巴利昔单抗对免疫低危患者的诱导，以及与兔 ATG 对免疫高危患者的诱导。在移植后 3 年的经活检证实的急性排斥反应治疗上，阿仑单抗治疗优于巴利昔单抗，且与兔 ATG 相当；尽管在移植后 1～3 年，经活检证实的晚期排斥反应的总发生率在阿仑单抗组明显更高[29]。阿仑单抗的感染并发症发病率高于利昔单抗，但低于兔 ATG；阿仑单抗可能引起首次注射反应，但可通过应用皮下途径避免[38]。中性粒细胞减少和贫血等并发症也可出现。一项比较阿仑单抗和干扰素治疗多发性硬化的研究被报道后，阿仑单抗治疗后发生自身免疫性疾病（特别是甲状腺相关疾病）的担忧首次被提出[39]。也有报道发现在实体器官移植后接受阿仑单抗诱导治疗引起自身免疫性疾病的进展[40, 41]。阿仑单抗的潜在优势包括单一剂量治疗的简单性和与其他诱导剂相比成本更低。自 2012 年以来，阿仑单抗还没有在市场上广泛销售，尽管制造商已通过“Campath 配送计划”提供了该药物作为诱导免疫抑制剂物的获取途径[42]。

（六）白细胞介素 –2 受体拮抗剂

达克珠单抗是人源化单克隆抗体，巴利昔单抗是嵌合型单克隆抗体。两者都是针对 IL–2 受体（CD25 抗原）α 链的 IgG_1 抗体，IL–2 受体（CD25 抗原）在活化的 T 淋巴细胞上表达。IL–2 受体的拮抗抑制了关键的 T 淋巴细胞增殖信号通路，从而减弱了细胞免疫反应。与常规免疫抑制剂物联合使用时相比，这些药物可减少 30%～40% 的排异率[43–45]。兔 ATG 和阿仑单抗在降低排斥反应率方面更加有效，但感染风险明显高于 IL–2 受体拮抗剂。与安慰剂相比，IL–2 受体拮抗剂的优势包括注射相关的不良反应最小化及感染或癌症较低的风险[44, 45]。2009 年，制造商已将达克珠单抗撤出市场，因此巴利昔单抗是美国市场上唯一可用的 IL–2 拮抗剂。治疗方案包括两次注射 20mg；第一次是移植时，第二次是移植后 3～4 天。该剂量方案的药代动力学可为移植后 30 天提供预防。但关于使用 IL–2 受体拮抗剂治疗急性排斥反应的数据仍相对缺乏。

（七）抗 CD20 抗体

利妥昔单抗（Rituximab，Rituxan）是一种嵌合型抗 CD20 溶细胞单克隆抗体，已被批准用于治疗非霍奇金淋巴瘤、慢性淋巴细胞白血病和类风湿关节炎。利妥昔单抗最初用于移植人群治疗移植后淋巴增生性疾病[46]。它通过靶向 B 淋巴细胞来干扰体液反应。许多移植项目，包括我们自己在内，现在都使用利妥昔单抗作为筛选出的免疫高危患者的诱导方案的一部分，因为有证据表明利妥昔单抗治疗此类患者具有良好的安全性，并可以减少排斥反应和抗体介导的移植物功能障碍[47–49]。利妥昔单抗通常联合类固醇、血浆清除和（或）静脉注射免疫球蛋白（IVIg）使用[50, 51]。利妥昔单抗也是许多移植前脱敏方案（参见“脱敏”部分）中的重要元素[52, 53]，并已用于治疗复发或移植后复发的肾小球疾病，如膜性肾小球肾炎和局灶性节段性硬化性肾小球疾病（FSGS），在接受利妥昔单抗治疗的患者中，我们常规使用类固醇、对乙酰氨基酚和抗组胺药进行预用药，以减少输液相关的不良反应。笔者团队非常仔细地权衡利妥昔单抗治疗那些乙肝表面抗原阳性或可检测到乙肝 DNA 的患者的风险和收益[56]。笔者团队对所有接受利妥昔单抗治疗的既往有乙肝感染（肝炎核心抗体阳性 / 肝炎表面抗原阴性）的患者进行乙肝的预防治疗，无论其乙肝表面抗体的效价。新一代抗 CD20 抗体宾妥珠单抗目前正在进行移植前脱敏的临床试验[57]。

（八）静脉注射免疫球蛋白（丙种球蛋白，IVIg）

各种混合型人体免疫球蛋白产品现已市场化。近年来，随着 IVIg 在肾移植人群中的应用越来越广泛，人们对抗体介导的排斥（ABMR）及其危险因素有了更多的认识。IVIg 在移植前被用作 HLA 或 ABO 不相容脱敏方案的一部分，用于预存供者特异性抗体（DSA）的患者中的诱导治疗和 ABMR 的治疗[47, 58–60]。其作用机制尚不清楚，但可能包括中和循环抗体（抗 HLA），抑制补体，调节 B 细胞和抗原提呈细胞功能，抑制细胞因子[57, 61, 62]。IVIg 还被用于治疗移植后的病毒感染，如 BK 病毒和细小病毒[60]。不良反应包括输液反应、头痛（常见且复杂的）、无菌性脑膜炎、溶血（特别是在 A 血型患者中）和罕见的血栓形成。

三、免疫抑制剂的维持治疗

（一）钙调磷酸酶抑制剂（CNI）

钙调神经磷酸酶是一种钙依赖性的丝氨酸 / 苏氨酸磷酸酶，参与多种细胞功能，包括 T 细胞信号转导[63]。外来抗原与 T 细胞受体结合，伴随着协同刺激信号，触发细胞内钙的流入和下游钙调神经磷酸酶的激活。激活的钙调神经磷酸酶使转录因子去磷酸化，活化 T 细胞的核因子（NFAT），然后转位到细胞核，激活一系列靶基因，包括细胞因子 IL–2[64]。IL–2 与它的受体结合，启动 T 细胞的扩增[18]。

20 世纪 80 年代 CNI 的出现，使实体器官移植的推广变为可能，预示着移植的现代时代的到来。CNI 最初以环孢素的形式出现，后来以他克莫司的形式出现，一直是移植免疫抑制的基石。然而，CNI 并非没有不良反应。CNI 相关的肾毒性，首先在心脏移植的患者中被发现，确实与部分肾移植受者的移植物长期存活率的下降密切相关[65-67]。然而，CNI 毒性引起的严重肾移植衰竭仍然存在激烈的争议。

（二）环孢素

环孢素是一种亲脂性的氨基酸环肽，可以与胞质内的亲环蛋白结合形成复合物，从而抑制钙调神经磷酸酶活性。环孢素最早在 19 世纪 80 年代初开始投入临床应用。欧洲和美国的临床试验表明，在环孢素单独使用或与类固醇类药物联合使用时，效果均优于硫唑嘌呤与类固醇联合的免疫抑制方案[68, 69]。环孢素的原始油基配方（Sandimmune）与药物的胃肠吸收不稳定和生物利用率不稳定相关。环孢素微乳制剂（Neoral）的研发显著改善了药物吸收和代谢[70]。目前已有环孢素微乳液配方投入临床使用。环孢素胶囊就是药物的一种水基微乳液形式，使患者服用起来更方便[71]。但同时需要注意的是，应尽量避免使用非微乳剂的环孢素类处方，因为在用药中无法预测药物的吸收，可能会增加患者移植术后排异或药物中毒的风险。

虽然环孢素的药物浓度监测通常以服药后 12h 的最低血药浓度作为标准，但实际 2h 的血药浓度（C_2 水平）与药物暴露相关性更强[72]。环孢素的不良反应主要包括高血压、高脂血症、牙龈增生、多毛症、震颤及肾脏毒性。环孢素还与移植后糖尿病（PTDM）和罕见性溶血性尿毒症的发生具有相关性。

（三）他克莫司

他克莫司（prograf）是一种大环内酯类的抗生素，可以与胞质内的 FK506 结合蛋白（FKBP12）相结合。这种药物 – 蛋白复合体可以抑制钙调神经磷酸酶的活性。许多试验表明，与使用环孢素（特别是原始配方）相比，他克莫司具有更好的降低排异率的作用[73]。与环孢素不良反应不同的是，他克莫司不会引起牙龈增生、多毛症和高脂血症，并且高血压和肾毒性的发生率也更低。但是，它可能具有更大的神经潜在毒性，会更容易引起 PTDM 及胃肠道反应。霉酚酸酯在霉酚酸酯 – 环孢素方案（CNI–MMF）的药物暴露比霉酚酸酯 – 他克莫司方案大约减少了 40%（见下文），这可能也是后者的免疫抑制效果更好的原因[74]。他克莫司现在也有通用配方。在美国，有两种他克莫司的缓释制剂（Astagraf 和 Envarsus XR）已经获得了批准。他克莫司常规用法为每日 1 次，这种服药方式患者依从性会更高，并且也可以减少神经毒性[75, 76]。但需要注意的是，一旦开始使用他克莫司，尤其对于移植术后早期的患者，应密切监测血药浓度[77]。

（四）钙调磷酸酶抑制剂（CNI）的目标水平

对于接受 CNI 治疗的患者，必须要权衡药物过度暴露与药物暴露不足的危险。CNI 过量可能会增加患者感染及癌症的风险；并且有充分证据表明，长期使用 CNI 会导致肾脏损害，引起移植肾的缓慢功能丧失，即钙调磷酸酶抑制剂的肾毒性[78]。近几十年来人们越来越关注 CNI 的肾毒性，更加重视如何减少 CNI 暴露。21 世纪末期的两项随机对照试验数据显示，低剂量环孢素和他克莫司在治疗低免疫风险的患者时具有更好的有效性和安全性[79, 80]。但是在过去的 10 年，抗体介导的同种异体移植物损伤越来越被认为是移植肾慢性功能丧失的一个重要原因[81]。人们逐渐认识到慢性的 CNI 暴露不足可能会导致异源性识别及慢性 ABMR 的发生。CNI 目标水平过低或 CNI 缺乏确实会增加新生供者特异性抗体（DSA）形成的风险[82, 83]。并且移植后新生 DSA 的发生与移植肾存活率低具有明显相关性[84, 85]。到目前为止，贝拉西普（见下文）可能是替代钙调磷酸酶抑制剂的最佳选择[86]。

（五）抗增殖剂

1. 硫唑嘌呤

咪唑硫嘌呤（imuran）是一种前体药物，其代谢物可以发挥一系列作用：①硫鸟嘌呤类似物与 DNA 和 RNA 结合导致细胞死亡；②通过甲基硫代肌苷单磷酸抑制嘌呤从头合成途径；③通过抑制 Rho 家族 GTP 酶，Rac1 来介导 T 细胞凋亡[87]。在 20 世纪 60 年代，术后免疫抑制方案多数还是使用硫唑嘌呤与泼尼松联合，直到 20 世纪 80 年代环孢素的出现，硫唑嘌呤才开始作为环孢素的辅助药物。尽管目前还有许多长期肾移植患者仍在使用该药，但大多数新的免疫抑制方案中，硫唑嘌呤已被霉酚酸酯（MMF）所取代[88]。此外，如果女性肾移植患者有妊娠需求，通常也会使用硫唑嘌呤来代替 MMF。硫唑嘌呤最严重的不良反应是骨髓抑制。低硫嘌呤甲基转移酶活性（TPMT）的患者更容易发生活性代谢底物累积，并容易产生血液毒性。根据估算，大约有 10% 的人群 TPMT 活性低下，并且还有 0.3% 的人完全缺乏 TPMT 活性[89]。需要注意的是，硫唑嘌呤在与别嘌呤醇联合使用时，也会产生过量的活性代谢底物，可能会导致严重的潜在毒不良反应。

2. 霉酚酸酯

霉酚酸酯（mycophenolate mofetil，MMF）是一种可以释放霉酚酸的前体药。肌苷单磷酸脱氢酶（IMPDH）是肌苷从头合成鸟苷途径的关键酶，而霉酚酸可以抑制该关键酶。MMF 发挥作用具有淋巴细胞特异性，T 细胞和 B 细胞因为缺乏嘌呤回收途径，只能完全依赖于嘌呤的从头合成途径。MMF 可以通过抑制鸟嘌呤三磷酸，减少 T 淋巴细胞和 B 淋巴细胞的复制，进而抑制细胞免疫和体液免疫。临床试验已经证明，与硫唑嘌呤或安慰剂相比，MMF 可以减少约 50% 的急性排斥反应[90]。19 项研究的 Meta 分析显示，与硫唑嘌呤相比，MMF 可以减少急性排斥反应并提高移植物的存活率[88]。环孢素可以阻断 MMF 的肠肝循环，使药物暴露减少约 40%，而他克莫司和西罗莫司无法干扰 MMF 的代谢[74]。MMF 最棘手的不良反应是胃肠道反应，如腹泻、腹胀、上腹痛和恶心，出现这些不良反应时需要减小剂量。MMF 还可能引起中性粒细胞减少，少数情况会引起贫血。脱发也是 MMF 一个麻烦的并发症，但是其不存在肾毒性或高血压等不良反应。MMF 可能会增加胎儿严重畸形的风险，所以计划妊娠的患者应在备孕前至少 6 周改用硫唑嘌呤[91]。尽管其药代动力学在个体间和个体内具有高度特异性，但目前仍未有效建立 MMF 的常规治疗性药物监测。在与钙调磷酸酶抑制剂和类固醇药物联合使用时，MMF 标准剂量为 1g，每天 2 次。标准给药方案的效果显著，并且 ROC 曲线分析也发现单一时间点与曲线下面积的相关性较差（特别是与 CsA 联合使用时），两者均支持固定剂量给药[18, 92]。霉酚酸酯在美国也有通用配方。

霉酚酸钠（Myfortic）是霉酚酸的肠溶缓释制剂，可以减轻 MMF 的胃肠道不良反应。随机对照实验显示该制剂与 MMF 具有相似的疗效和不良反应[93]。该药的剂量换算公式为 250mg 霉酚酸酯等于 180mg 霉酚酸钠。

（六）西罗莫司靶抑制剂

西罗莫司（rapamune）是一种具有免疫抑制效果的大环内酯类抗生素。尽管它与他克莫司一样，可以与细胞质结合蛋白（FKBP12）相结合，但其产生的复合物不会干扰钙调神经蛋白。相反，它可以通过与哺乳动物的西罗莫司靶蛋白（mTOR）结合，由此产生的 mTOR 抑制作用可以通过 PI3K/AKT/mTOR 信号通路来抑制 IL-2 介导的细胞增殖[94]。西罗莫司可以抑制 T 淋巴细胞和 B 淋巴细胞的增殖，减少相应抗体的产生[18]。并且有临床研究发现其免疫抑制效果是通过与 CsA 和他克莫司协同发挥作用[95, 96]。西罗莫司的不良反应包括高脂血症、血小板减少、贫血、伤口愈合不良、腹泻、肺炎、口腔溃疡、蛋白尿和周围水肿。在实际应用中，不良反应的出现也是西罗莫司停药率高的主要原因。

西罗莫司已经应用在许多免疫抑制方案中，其中包括一些新兴的方案，如与 CNI 和类固醇联合使用或与抗代谢药和类固醇联合使用，在 CNI 早期停药方案或作为慢性同种异体移植功能障碍或癌症患者的 CNI 替代品。尽管西罗莫司组的药物不良事件和停药率要明显更高，但在兔 ATG 诱导与类固醇维持的联用方案中，西罗莫司 /MMF 方案与环孢素 / MMF 方案具有相似的 12 月存活率和排异率[97]。另一项研究比较了西罗莫司 / 他克莫司方案和他克莫司 3 个月后停药的两种方案，西罗莫司 /MMF 和他克莫司 /MMF 两组患者同时接受利妥昔单抗诱导和类固醇维持治疗，结果发现西罗莫司 /MMF 组患者的急性排斥反应发生率明显升高，导致该组提前退出了实验；并且西罗莫司治疗组的患者伤口愈合延迟和血脂异常较为常见，停药后情况也未改善[98]。在另一项研究中，术后 3 个月将他克莫司改为西罗莫司（与继续使用他克莫司相比），移植肾功能无明显差异，但急性排斥反应发生率更高[99]。

一项平均随访 8 年的随机对照实验结果显示，与他克莫司 /MMF 治疗组相比，环孢素 / 西罗莫司组和他克莫司 / 西罗莫司组的急性排斥反应发生率更高，并且伴有肾小球滤过率降低。与其他组相比，他克莫司 / 西罗莫司治疗与功能正常的移植物死亡过多相关。在 CNI/ 西罗莫司联合治疗中（特别是环孢素），GFR 呈下降趋势，这与动物研究结果一致，表明 CNI 与西罗莫司联合治疗会增加其肾毒性[100, 101]。

后期将 CNI 更换为西罗莫司在改善和稳定移植肾慢性功能丧失患者的肾功能方面具有一些优势，但需要注意的是，向西罗莫司转换后肾病或亚肾病范围的蛋白尿是比较常见的，此时应及时停止治疗。转换前出现蛋白尿是不良反应的预测，在考虑改用西罗莫司之前应进行筛选[102]。西罗莫司引起蛋白尿的机制包括肾小管对蛋白的重吸收减少（通常由于 CNI 停药引起肾小球血流动力学改变而加重），以及西罗莫司诱导的足细胞损伤[103, 104]。最后，CNI 更换为西罗莫司还可能与卡波西肉瘤的退化及皮肤鳞状细胞癌进展的延缓有关[105, 106]。在 21 世纪早期，移植术后西罗莫司的使用高峰达到了 20% 左右，但现在其使用量已经降到了个位数。

依维莫司（zortress）源于西罗莫司，但其半衰期更短，已经在美国批准用于预防肾和心脏移植患者的排斥反应。最近的一项随机对照试验中，对接受肾移植的患者进行了依维莫司和低剂量他克莫司（EVR/Tac）与 MMF 和标准剂量他克莫司（MMF/Tac）疗效的比较。在移植后的 12 个月，综合考虑急性排斥反应（经活检确诊）或 eGFR＜50ml/min 的发生率，EVR/Tac 组比 MMF/Tac 组并不逊色，两组的死亡率、移植物失功率和排异率均相似。并且 EVR/Tac 组的巨细胞病毒和多瘤病毒感染率更低。与许多 mTOR 研究一样，比较两者药物不良事件导致的停药，依维莫司治疗组要比 MMF 组更多见（23% vs.12%）[107]。依维莫司药现在也被批准用于治疗晚期肾细胞癌（affinitor）。

（七）协同刺激信号阻药

贝拉西普是一种选择性协同刺激信号阻断药。这种人类融合蛋白可以与抗原呈递细胞上的配体 CD80 和 CD86 结合，并阻止它们与 T 细胞上的共刺激受体（CD28）相互作用。阻断刺激信号（信号 2）并阻止 T 细胞的激活。贝拉西普可以通过静脉给药。有两项研究随机研究了活体供肾或尸体供肾的患者（BENEFIT）及扩大标准的尸体供肾患者（BENEFIT-EXT），分别给予高剂量的贝拉西普、低剂量的贝拉西普或环孢素，所有受试者同时使用 IL-2 拮抗剂诱导，MMF 和类固醇维持。一年后的研究结果显示，所有组的移植肾存活率和患者生存率相似，但贝拉西普组的 GFR 显著升高。BENEFIT 组使用贝拉西普治疗后急性排斥反应的发生率明显升高，但是 BENEFIT-EXT 患者中未出现这种现象[86, 108]。贝拉西普治疗后 7 年随访结果显示，BENEFIT 和 BENEFIT-EXT 患者的 eGFR 分别比环孢素组高约 25ml/min 和 19ml/min[109, 110]。此外，BENEFIT 患者使用贝拉替西普治疗后，7 年的移植物存活率和患者生存率明显高于环孢素治疗组[109]。最近一项对 BENEFIT 和 BENEFIT-EXT 的部分患者的分析显示，移植后 3 年，贝拉西普治疗组新生 DSA 的发生率比环孢素治疗组更低，这一发现对使用贝拉西普的患者的长期预后可能是个好现象[111]。在这两项研究中，贝拉西普组患者 PTLD（主要是中枢神经系统）的发生率较高，并且与移植前血清 EBV 抗体阴性有关，因此目前只推荐血清 EBV 抗体阳性的肾移植患者使用贝拉西普，以此减少发生 PTLD 的风险。CNI 更换为贝拉西普也是一种可行的方案，可能有助于保护 GFR[112]。虽然 BENEFIT 研究显示贝拉西普可以替代 CNI，但必须记住，这些试验仅仅比较了贝拉西普与环孢素，未和 CNI 现代“标准”他克莫司进行比较；与环孢素相比，他克莫司本身也可表现出更高的移植物的存活率（见上文）。

（八）糖皮质激素

从临床移植开展早期以来，糖皮质激素在患者的免疫抑制方案中发挥了重要作用。它仍然是急性排斥反应的一线治疗用药。糖皮质激素具有抗炎和免疫抑制的特性。类固醇主要通过减少炎症因子分泌发挥抗炎作用，包括血小板激活因子（PAF）、前列腺素、白细胞三烯及肿瘤坏死因子 α（TNF-α）。类固醇的免疫抑制作用包括抑制 T 细胞增殖、减少包括 IL-2 在内的细胞因子的产生，以及干扰抗原呈递过程，其中部分作用是通过抑制核转录因子 κB（NF-κB）来完成的。长期使用类固醇会导致淋巴细胞凋亡，引起淋巴细胞减少并干扰白细胞迁移[14]。这些机制共同发挥作用使类固醇成为一种强效的、多用途的免疫抑制剂。但长期使用的不良反应也很多（如糖尿病、高血压、高脂血症、骨质疏松、缺血性坏死、躯干肥胖、多毛症、痤疮和白内障）。新型强效免疫抑制剂的出现可以大大减少类固醇的使用，或可完全替代[113, 114]。这一点从类固醇使用率显著下降的趋势就能看出。1995 年美国有 90% 的肾移植患者仍在使用类固醇，但到 2011 年已经下降到了 60%。

目前已经报道了减少类固醇应用的多方面益处，包括改善血压、血糖和控制血脂、减少移植后体重增加、提高骨密度，对生长和外观的影响更小[115-118]。一个包含 30 项随机试验的循证医学研究比较了避免使用类固醇（＜2 周）和类固醇撤减（＞2 周）的效果，这种保留类固醇的方案不会增加患者的死亡率或各种因素引起的移植肾功能丧失，但可能会增加以与死亡率增加相关的移植肾损伤和急性排斥反应的风险。但是，这种风险只在患者使用环孢素后增加，而他克莫司不会出现[119]。因此对于使用他克莫司 /MMF 免疫抑制方案的低免疫风险患者，类固醇保留是个合理的选择。大多数类固醇的撤减方案是在移植后 3～6 个月内完全停用类固醇。在环孢素 / 硫唑嘌呤时代，缓慢停药（超过 1 年）可能会增加急性排斥反应发生率，导致移植肾功能恶化[120, 121]；虽然使用他克莫司 /MMF 时，缓慢停药相对更安全，但仍需谨慎[122]。

（九）免疫抑制剂使用现状

在美国，绝大多数肾移植患者都使用他克莫司和 MMF，并且约有 2/3 的患者依旧使用类固醇维持治疗[123]。免疫抑制方案中最大的决定性因素是患者的诱导治疗方案及类固醇的停药选择。

笔者的目标是根据患者的不同特点来调整免疫抑制方案，以找到抑制过度和抑制不足之间的最佳平衡。笔者的免疫诱导方案一般是单独或联合用药，主要包括静脉使用糖皮质激素（甲泼尼龙）、IL-2 受体拮抗剂（巴利昔单抗）、抗胸腺细胞球蛋白（thymoglobulin）、IVIg 和利妥昔单抗。维持方案通常使用他克莫司和 MMF，伴有或不伴有类固醇。大约有 1/3 的患者符合早期停用类固醇的指征。笔者有一个快速停用类固醇的方案（出院时就可不带药），但最常见的还是缓慢停药（通常在术后约 6 个月完全停用）。在决定患者的免疫诱导和维持方案时，我们主要考虑以下因素。

1. 流式交叉配型

如果在移植前没有进行脱敏（参见“脱敏”部分），交叉配型阳性（出现 DSA 时）可以作为肾移植的禁忌证。

2. 群体反应性抗体校正（CPRA）

将 CPRA≥20% 的患者视为敏感，诱导时可以使用球蛋白。对于“超敏”患者（CPRA＞98%）或过去有脱敏史的患者，我们会额外给予单剂量的利妥昔单抗（通常 500mg），以防止新生 DSA 和急性排斥反应的发生[48, 49, 124]。所有的敏感患者（CPRA≥20%）应终生使用 CNI、MMF 和类固醇维持三重免疫抑制。对于不敏感的患者，在诱导时可以单独使用类固醇或 IL-2 受体拮抗剂；许多患者在早期即可停用类固醇。

（十）交叉配型阴性的预存供者特异性抗体

相比高 CPRA（无 DSA 形成），预存 DSA（伴或不伴高 CPRA）对移植物的存活和预后具有更重要的意义[125]。应尽量避免跨免疫障碍移植；但是在没有更佳选择的情况下，也不会将低水平的预存 DSA 作为移植的禁忌证。根据移植时 DSA 的水平，在移植后密切监测抗体或立即给予高剂量的 IVIg，并在移植后 4 周左右重复一次给药。在计划移植后的免疫抑制和免疫监测方案时，笔者还考虑了预先存在的“历史性”DSA（存在于先前但不是当前的 HLA 抗体筛查血清中）。

1. HLA 不匹配

在评估所有患者的免疫风险时，还需要考虑到供者 - 受体 HLA 不匹配的情况。需要特别关注符合配型的同胞兄弟供肾，因为这些受者使用低剂量的免疫抑制剂即可获得良好的效果。笔者团队通常的方案是仅使用类固醇诱导和低剂量的双重免疫抑制维持，一般选用 CNI 和抗代谢类药物。

2. 先前进行过肾移植

这类患者不需要考虑 CPRA，应直接视为敏感个体，因此可以给予胸腺球蛋白诱导和慢性三重免疫抑制维持。

3. 原发性或继发性狼疮性肾炎引起的 ESRD

对于原发病为狼疮性肾炎的 ESRD 患者，笔者通常不会停用泼尼松，因为可能会增加排斥和狼疮性肾炎复发的风险[126, 127]。笔者在一项回顾性研究中发现，在原发病为 IgA 肾病的 ESRD 患者中，使用类固醇治疗后 IgA 肾病复发的风险要明显低于不使用类固醇。因此对于每个 IgA 肾病患者，笔者都会综合考虑继续使用和停用类固醇的好处[128]。对于其他类型的狼疮性肾炎引起的 ESRD 患者，目前没有确切的证据关于如何使用类固醇，但是如果在移植前已经长期使用，也无须停药。

4. 美籍非裔

对于美籍非裔的肾移植患者，即使不敏感，笔者也会使用类固醇进行慢性维持。有数据显示，美籍非裔患者不使用类固醇会发生更高的排异风险，这可能是由于其自身更强的同种免疫反应[129]。但是最新的一项研究表明，在接受淋巴细胞耗竭诱导后，早期停用类固醇也可能很安全[130]。

还有一些其他必须考虑的重要因素，包括移植肾的质量评估，以及免疫抑制剂特殊不良反应的损伤评估。

（十一）脱敏

为高敏感患者寻找匹配的肾脏是非常具有挑战性的[4, 131]。在过去的 15 年中，研究者们一直在寻找新的脱敏方案，目的是为了降低敏感患者的 HLA 抗体滴度，为移植成功创造一个免疫窗口期。脱敏治疗方案因中心而异，但大致分为两类：① CD20 单抗为用药基础的高剂量 IVIg[53]；②血浆置换为基础的低剂量 IVIg[131]。高剂量的 IVIg 已经可以作为单一疗法使用，可以有效降低 DSA 滴度，确保移植的成功[58]。但许多研究表明，IVIg 单独使用（与 IVIg 加血浆置换和利妥昔单抗或 IVIg 加利妥昔单抗相比）与移植后 DSA 滴度的反弹和 ABMR 发生率增加有关[132]。近年来报道了许多使用新型药物成功脱敏的案例，包括抗 IL-6 受体抗体、托西珠单抗和 IgG 降解酶（IdeS）等[133, 134]。

无论是接受活体供肾还是尸体供肾的患者，都可以进行脱敏。脱敏增加了高敏感性患者接受移植的可能性，并与良好的移植肾中期存活率相关，且较继续透析相比存在生存优势。[52, 131, 135]。但是，ABMR 发生率很高[52, 136]，并且关于脱敏患者移植肾长期存活率的相关数据很少。

跨免疫障碍移植应该作为最后的手段。在笔者所在机构，在开始脱敏治疗之前，会先寻找移植的其他途径。与美国其他的移植中心相同的是，笔者团队已经利用捐赠者交换项目成功帮助那些具有免疫不相容的活体供肾者的受者进行移植[137]。新的美国肾脏分配制度于 2014 年 12 月开始实施，可以为名单上最敏感的患者提供重要的分配系数（相当于等待时间）和全美国范围内的肾脏移植的高优先级。这使得高敏患者的移植率显著增加（CPRA＞98%）[138, 139]。确实，如果没有新的肾脏分配系统，许多高敏患者只能一直等待，并最终可能会给予脱敏治疗。但仍然有一群超敏的患者（通常 CPRA 在 99.8% 或更高），如果不采取干预措施，仍然不太可能进行移植[140]。这样的患者应该接受加强脱敏治疗。

（十二）ABO 血型不相容的移植

肾移植中另一个重要的免疫障碍是 ABO 血型屏障。血型抗原在血管内皮细胞中表达，具有一定的特异性。在不脱敏的情况下，ABO 不相容的移植会导致 ABMR 的发生[141]。大部分有关 ABO 不相容的移植脱敏治疗的前沿工作都是在日本进行的。在日本，活体捐献占大多数，因此如何消除 ABO 不相容的移植障碍成为了迫切需要[142]。ABO 不相容的移植需要一个短期密集的术前方案，包括使用利妥昔单抗、IVIg 和血浆置换直到抗 A/B 滴度低于预先评估的安全阈值（通常为 1∶8 或 1∶16），部分方案还包含额外的移植后血浆置换或 IVIg[143–145]。虽然血型不相容的患者脱敏后，移植器官的远期效果可能略低于血型相容的患者，但实际上与 ABO 不相容的肾移植相关的风险（对比 ABO 相容）大多集中在移植后早期[146, 147]。在低水平 A/B 抗体滴度的 ABO 不相容的患者中，可以在移植前使用小剂量的 MMF 预处理（1～2 周）[148]。A_2 型血供者（20% 的 A 型血人群表达低水平 A 抗原）可以向低抗 A 滴度的 B 型血患者供肾，并且无须脱敏[148–150]。美国新的肾脏分配制

度已经允许将 A_2 或 A_2B 型血已故供者的肾脏分配给特定的 B 型血受者，以减少 B 型血患者的等待时间。

四、移植前对受者的即时评估

（一）相容性和免疫风险评估

供者免疫状态和交叉配型

受者体内如果存在供者 ABO 血型或人白细胞抗原（HLA）的预存抗体，都易发生超急性排斥反应。在过去的 50 年，受者体内抗 HLA 抗体的实验室检查已经取得了重大进展。20 世纪 60 年代首次开展了将供者淋巴细胞和受体血清共同孵育的检测，即补体依赖的细胞毒性试验（CDC）[151]。受体的预存抗体（通常为抗 HLA 抗体）会在体外导致淋巴细胞死亡，在体内会引起快速（超急性）移植物衰竭。该试验随后被细化并分为两个独立的试验：①不表达 HLA Ⅰ类抗原的供者 T 淋巴细胞检测，②同时表达 HLA Ⅰ类和Ⅱ类抗原的供者 B 淋巴细胞检测。抗人球蛋白的加入增加了检测的敏感性。

CDC T 细胞交叉配型阳性是移植的绝对禁忌证。CDC B 细胞交叉配型阳性（在 T 细胞配型阴性的前提下）表示可能存在对Ⅱ类 HLA 抗原的预存抗体或对Ⅰ类抗原的低水平抗体；但这种情况（CDC T 阴性 /CDC B 阳性）最好与其他 HLA 抗体检测技术结合分析，因为与临床无关的非 HLA 抗体也可能导致 B 细胞检测假阳性。美国的许多实验室已经在逐步淘汰 CDC 测定法，大多数代替的是流式交叉匹配和固相技术。

流式交叉匹配（FCXM）是一种更灵敏的供者 HLA 抗体检测方法。该方法将供者的 T 淋巴细胞（T 细胞流）或 B 淋巴细胞（B 细胞流）与受体的血清和荧光抗 IgG 抗体结合。只要与供者 HLA 抗体结合，就可以被荧光 IgG 标记，然后用流式细胞术检测。流式交叉配型可以检测低滴度和非补体结合的 HLA 抗体，因此当 CDC 交叉配型阴性时，FCXM 可能为阳性。CDC 交叉匹配阴性但 T 细胞 FCXM 阳性也是移植的相对禁忌证，可能会导致移植后短期预后不佳[152]。

固相技术，如液相芯片单抗原珠（SAB）HLA 抗体检测技术，可以对大量的 HLA 抗体检测并定量。将 HLA 抗原包被在不同颜色编码的抗原珠上，并与受体血清共同孵育。抗体会与特定 HLA 抗原包被的珠子结合，可以产生明显的荧光信号，并通过流式细胞仪进行检测。分子（聚合酶链反应）HLA 分型技术已经取代了供者和受体的血清 HLA 分型鉴定。精确的分子 HLA 分型技术可以与受体的 SAB 抗 HLA 抗体检测结合，进行虚拟交叉匹配。在许多中心（包括笔者所在机构），如果这种虚拟检测为阴性，就可以将尸体肾移植给低免疫风险的患者。此外，对于高免疫风险的供者，虚拟交叉配型也有助于寻找潜在的配型供者，并可以提高敏感供者的移植肾存活率[153]。计算机化的虚拟匹配算法也是肾脏配型和移植成功的关键[154, 155]。在美国，等待肾移植的患者通常每 3 个月会进行一次 SAB 的抗 HLA 抗体筛选。移植中心会通过一个集中的计算机数据库 UNet，定期在上面更新每个患者的抗体状态，以此来寻找潜在的供者。如果患者存在抗 HLA 抗体，就会被系统列为不可用的 HLA 抗原或“避免”。

2009 年，群体反应性抗体校正（CPRA）取代了美国之前的 PRA 检测方法，成为免疫敏感性检测的主要手段。CPRA 的计算是将供者 HLA 抗体（通过 SAB 法测定）与人群中 HLA 抗原频率结合并计算出百分数。没有 HLA 抗体的患者 CPRA 为 0%。如果患者 CPRA 为 85%，则代表与 85% 的供者无法匹配。器官捐献前交叉配型的选择主要取决于供者的免疫风险评估（表 70–2）。肾移植术前一定要询问患者最近是否输过血，因为输血可能会导致抗体的激增[156]。

供者特异性 HLA 抗体（DSA）在移植术前或术后均可出现。新生 DSA 经常伴发 TCMR，并且与患者的依从性低有很大关系[157]。无论是预存还是新生的 DSA 都与 ABMR 风险增加及移植肾预后不良有关[125, 158]。DSA 也可以通过 SAB 改良技术进行检测，液相芯片 C1q 技术可以检测与补体结合并激活后的 HLA 抗体。移植后 C1q 和 DSA 的结合与移植肾预后不良密切相关[159]。DSA 的 IgG 亚型检测也与预后相关，IgG_3 型的 DSA 往往提示临床预后非常差[160]。

HLA 表位匹配技术是研究供者 – 受体组织匹配

的一种新方法，但目前还没有广泛的临床应用。简单地说，每个 HLA 抗原都可以被分为许多的表位区域（三维）。这些 HLA 表位在不同的 HLA 分子间相互关联。这些表位区域通常作为短多态（通常是非线性的）氨基酸序列的抗体结合靶点，这些 HLA 聚集在一起形成一种三维结构，称作“eplets”[161]。可以用 eplet 不匹配的数量来代表供者与受体的匹配程度。最小化供者－受体表位不匹配数量可以减少可用的“外来”靶点数量，使受体能够自身产生抗体并更好地评估组织不匹配的程度。因为某些匹配错误可能后果非常严重，应尽量避免。

（二）临床状态

应该对潜在的肾移植受体进行评估，以确保没有新的全身麻醉和移植手术禁忌证。这与尸体供者的受体更相关，因为他们无法确定手术日期。应特别强调心血管和传染性风险。随着移植等待时间的延长，与最后一次评估相比，潜在受体心血管风险增加是常见的。术前血液透析的必要性应加以评估。一般来说，如果血浆 K^+ ＞ 5.5mmol/L 或存在严重的容量超载，术前血液透析是可取的。如果预期移植物功能延迟或缓慢，或者对心血管风险较高的患者，术前透析的适应证应该放到更低。1.5～2h 的时间不抗凝透析通常就可得到满意的效果。腹膜透析患者在术前只需要引流灌注的液体；如果患者是高钾血症，可以进行数次快速地交换。

五、移植后对受体的即时评估

肾科医生应该仔细检查捐赠者的病史和手术记录，记录所有术中补液量、术中及术后的血压和尿量，以及任何的技术难点。除此之外，热缺血和冷缺血时间也很重要。从供肾切除到再灌注之间有两种不同的热缺血时期：①供者热缺血时间 / 取肾时间，是指在供者在主动脉夹闭或心跳停止后与低温保存建立的间隔时间；②移植物热缺血时间，是指肾脏从低温保存中取出到重新灌注的间隔时间[162, 163]。冷缺血时间（CIT）是肾脏在低温保存中的时间，处于两种热缺血之间。热缺血或冷缺血时间延长都会增加移植肾发生缺血损伤的风险，导致移植肾功能延迟恢复（DGF）。活体供肾往往都需要立即观察到良好的排尿状态，这样也有助于术后管理。少尿患者的管理比较复杂，稍后再作讨论。

表 70-2　急性排斥反应的受体风险因素

• 输血史，特别是近期输过血
• 妊娠史，尤其是多次妊娠
• 移植史，特别是发生过早期排斥反应的
• 非裔美籍
• CPRA＞20%
• 供者特异性抗体（预存或后期形成）

CPRA. 校正的群体反应性抗体

六、同种异体移植功能障碍的处理

现阶段手术和免疫抑制方案已经很成熟，因此主要的术后并发症很少见。术后管理的重心已经从改善短期预后转变为如何保证良好的长期预后。移植肾功能障碍必须早发现、早治疗，这对于长期维持功能非常重要。由于早期移植肾功能障碍临床表现不明显，很容易被忽视，因此常规实验室检查成为了术后管理的关键环节。无论术后管理有多困难，都应当建立实验室检测。一般情况下，术后的早期监测会比较频繁，但随着时间的推移，频率会逐渐减少。不同的中心会有不同的时间表，常规监测比较多见的时间表如表 70-3 所示。这里分三个时间段讨论管理：围术期、术后早期和术后长期。

（一）围术期监测的重要意义（术后第 1 周）

根据术后第 1 周的移植肾功能，可将患者分为 3 组：移植肾功能良好、DGF、移植肾功能缓慢恢复（SGF）。良好的移植物功能表现为充足的尿量和血肌酐的快速下降。对于移植肾功能良好的患者（几乎所有的活体供肾患者和大部分的尸体供肾患者）的管理相对简单，不需要常规影像学检查。

DGF 通常被定义为术后第 1 周仍需要一次或多次的透析治疗。SGF 是指有出现中度早期移植肾功能障碍的患者。SGF 的常规标准是术后 1 周血肌酐水平＞ 3mg/dl [164]。SGF 的病因、管理方案和结局都与 DGF 相似（见下文）[164]。通过干预仅仅将 DGF 转化为 SGF 对移植肾的预后影响不大。图 70-3 展示了术后移植肾功能障碍的处理方案。

（二）移植肾功能延迟恢复

DGF 不能作为移植后一周常规透析的绝对指

表 70-3　移植后常规实验室监测指标

	术后 1 个月	1～2 个月	2～6 个月	6～24 个月	＞24 个月
CBC	2 次 / 周	1 次 / 周	每 2 周 1 次	1 次 / 月	每 2～3 月 1 次
BMP/ 血糖 / 血磷	2 次 / 周	1 次 / 周	每 2 周 1 次	1 次 / 月	每 2～3 月 1 次
血药浓度 [a]	2 次 / 周	1 次 / 周	每 2 周 1 次	1 次 / 月	每 2～3 月 1 次
肝功能	1 次 / 周	1 次 / 周	每 2 周 1 次	1 次 / 月	每 6～12 月 1 次
尿常规	2 次 / 周	1 次 / 周	每 2 周 1 次	1 次 / 月	每 2～3 月 1 次
血脂			1 次 / 年	1 次 / 年	1 次 / 年
UPCR [b]			每 3 个月 1 次	每 6 个月 1 次	1 次 / 年
BK PCR	1 次 / 月	1 次 / 月	每 3 个月 1 次	每 3～6 月 1 次	
PTH [c]			每 3 个月 1 次 [c]	每 6 个月 1 次 [c]	1 次 / 年 [c]
DSA [d]	d	d	d	d	d

a. 根据免疫抑制方案，包括他克莫司、环孢素、MPA

b. 对于原发病为 FSGS 的患者，UPCR 监测应当更频繁

c. 移植后甲状旁腺激素的监测频率根据患者的 PTH 和血钙水平决定

d. DSA 的检测频率根据患者风险决定

CBC. 全血细胞计数；UPCR. 尿蛋白肌酐比值；BMP. 骨形态生成蛋白；DSA. 供者特异性 HLA 抗体；BK PCR. 聚合酶反应链；PTH. 甲状旁腺激素

征，需要排除一些仍有残肾功能的患者，比如提前进行移植的患者，他们本身有 DGF 但不需要透析。移植后透析方案也存在明显的多中心差异性。根据传统定义，DGF 的发生率会因为供者来源不同而具有很大差异。截至 2012 年的移植受者科学登记系统数据显示，在活体供肾、尸体供肾和扩大标准的供者（ECD）中，DGF 的发生率分别为 3%、23% 和 31%[4]。尽管 DGF 的病因包括肾前性、肾性和肾后性因素，缺血性急性肾小管坏死（ATN）依然是目前为止 DGF 最常见的病因。

DGF 的危险因素与患者的基本情况相关，如男性、黑人、长期透析、高 PRA 状态和高度 HLA 不匹配。移植前米多君（抗低血压）的应用也会增加 DGF、移植肾衰竭和死亡的风险[165]。供者因素包括尸体供肾（特别是 ECD 或 DCD）、高龄供肾和供肾冷缺血时间过长。大部分是通过缺血 - 再灌注损伤和免疫机制介导的。早期研究表明 CNI 的应用会导致 DGF 延长或恶化；但是法国的一项随机对照试验比较了移植后早期和后期应用环孢素的差异，结果显示 3 个月时 DGF 的发生率或移植肾功能无明显差别，但后期应用环孢素组可能会增加急性排斥反应的发生率[166]。

DGF 潜在病因的诊断需要通过临床、影像学和组织学共同寻找。需要仔细回顾供者病史及术中和术后恢复情况来找到 DGF 的病因。术后尿量评估需要考虑患者的本身的残余尿量。应排除肾前性和肾后性因素（如容量不足、导尿管错位或阻塞）。排除这些原因后如果依旧没有改善，就需要进一步检查。超声检查是一个很好的选择，经常用于评估早期的术后并发症；超声检查快速、廉价、无创，通常可以有效地发现肾后性因素引起的肾衰竭。复式超声检查也可用于评估移植肾的动静脉血流量。电阻指数（RI）也经常出现在移植肾的超声报告中，当移植肾功能障碍时，RI 会升高。但是 RI 的升高无法区分 ATN 和排斥反应，因此实际应用范围有限[167]。

DGF 的评估和管理取决于患者的具体情况。在活体供肾患者中，持续少尿较 ATN 更常见，是一个主要的外科手术并发症。许多情况下，尸体供肾者出现 DGF 时基本可以排除肾前性和肾后性因素，

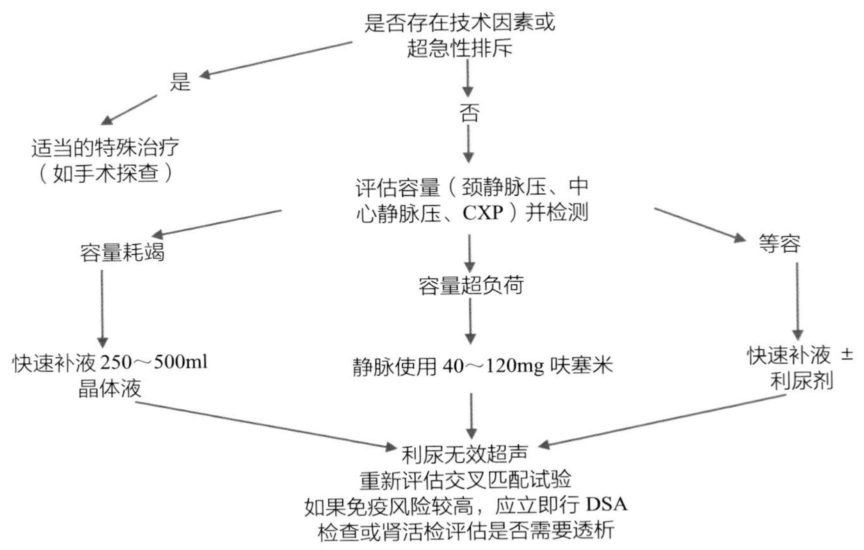

▲ 图 70-3 移植肾术后立即无功能 / 少尿的处理

因为他们更容易发生缺血性 ATN。无法确诊时（如排异），可以先在术后采用 7～10 天的保守治疗。持续 DGF 的管理办法如图 70-4 所示。

（三）移植肾功能延迟恢复原因

1. 急性缺血性肾小管坏死

缺血性 ATN 是尸体供肾患者发生 DGF 最常见的原因。在外科移植过程的多个步骤都可能会出现移植肾缺血再灌注的风险（表 70-4）[168]。早期的移植后 ATN 没有特异的临床或影像学特征。原生肾脏的 ATN 应诊断为 AKI，但是移植肾脏的 ATN 应被诊断为排斥反应。表 70-5 中列出了几种可能存在的危险因素。需要通过肾脏造影来观察移植肾的灌注是否完整或闭塞。组织学可以看到典型的肾小管上皮细胞损伤和坏死。还可能存在间质内片状单核细胞浸润，但不会出现小管炎。

单纯的 ATN 的自然史是自愈性的。通常情况下，移植后 5～10 天排尿量会有所改善，但部分 ATN 可能持续数周。在此期间对患者的治疗是支持

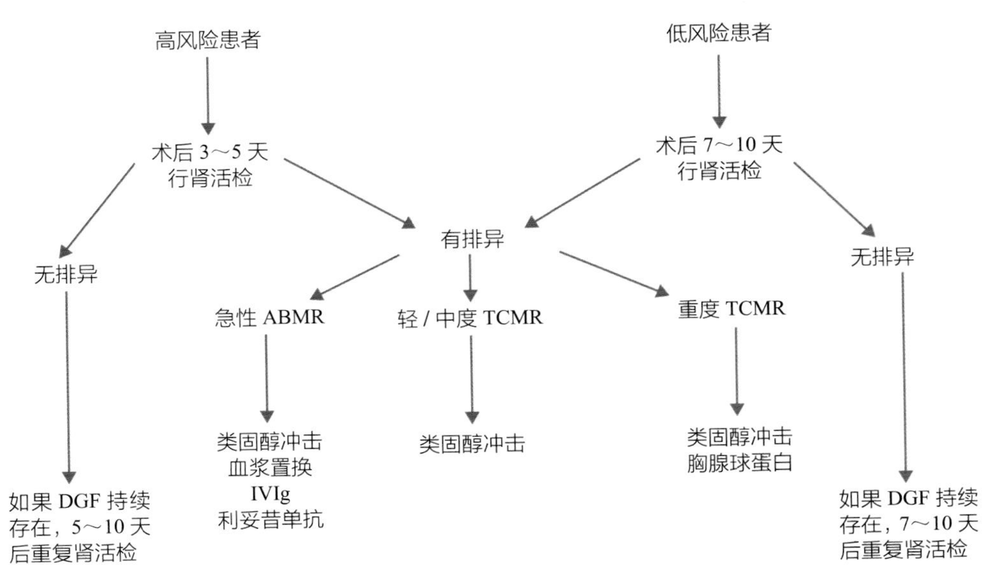

▲ 图 70-4 处理持续性移植肾功能延迟恢复的策略

在这种情况下，如果存在抗供者人白细胞抗原（HLA）抗体，应立即进行活检

ABMR. 抗体介导的排斥反应；TCMR.T 细胞介导的排斥反应；IVIg. 丙种球蛋白；DGF. 移植物功能延迟

表 70-4　DGF 的风险因素

肾前性
• 血容量不足 / 严重低血压 • 肾动 / 静脉血栓
肾性
• 缺血性 ATN • 超急性排斥反应 • ATN 伴发加速或急性排斥反应 • ATN 伴发急性 CNI 肾毒性反应
肾后性
• 尿路梗阻 / 漏尿

ATN. 急性肾小管坏死；CNI. 钙调磷酸酶抑制剂；DGF. 移植物功能延迟

表 70-5　尸肾供者的同种异体肾脏移植缺血性损伤的原因

器官获得前的供者状态
• 休克综合征 • 内源性和外源性儿茶酚胺 • 脑损伤[a] • 肾毒性药物
器官获得手术
• 低血压 • 肾血管损伤
器官运输与储存
• 长时间贮存（冷缺血时间） • 搏动性灌注损伤
受体移植
• 延长第二次热缺血时间 • 肾血管外伤 • 低血容量 / 低血压
术后期
• 环孢素 / 他克莫司 • 急性心力衰竭 / 静脉阻塞 • 血液透析[a]

a. 一些证据

性的，当需要早期血液透析时，应尽量减少抗凝以减少术后出血的风险；术中低血压也应避免，以防止进一步的肾缺血损伤；移植后腹膜透析仍可继续进行，但应避免在手术时打开腹膜，术后早期处理应采用低容量透析。

移植后 ATN 患者治疗的主要问题是很难同时诊断出涉及同种异体移植的内外科的并发症。例如，排斥易被忽略。实际上，同种异体移植中急性排斥反应的发生频率较高，伴随功能恢复延迟。可能的机制是缺血－再灌注损伤增加了移植物的免疫原性，从而导致急性排斥反应。事实上，实验动物模型已经证明缺血性 ATN 与肾实质内Ⅰ和Ⅱ类 MHC 分子，协同刺激分子，促炎细胞因子和黏附分子的表达 / 产生增加相关[168]。局部环境的改变可以放大同种免疫反应。因此，必须高度怀疑与同种异体移植相关的其他并发症。应关注急性排斥反应急性进展的可能性，尤其是在高风险受者中。建议应放宽 DGF 患者进行移植物穿刺活检的适应证。如果怀疑伴随新的泌尿或血管并发症，应重复对移植物的放射学评估。

2. 超急性排斥反应

由于组织分型技术的改进，超急性排斥反应已成为一种罕见的导致移植物即刻丧失功能的原因。然而，随着脱敏治疗方案的流行，这一诊断重新获得了临床上的关注。超急性排斥反应是由于预先形成的受体抗体与同种异体移植血管内皮上的抗原反应，导致补体和凝血级联反应的激活。这些抗体通常针对 ABO 血型系统的抗原或针对 HLA I 类抗原。HLA I 类抗体是在以前的移植、输血或妊娠反应中形成的。也有较为少见的超急性排斥是由针对供者 HLA Ⅱ类抗原、内皮或单核细胞抗原的抗体引起的（后两个在标准交叉配比中未检测）。在典型的超急性排斥反应中，血管吻合后几分钟就会出现发绀、肾脏瘀斑和无尿，可能发生弥散性血管内凝血，组织学表现为广泛的小血管内皮损伤和血栓形成，通常有嗜中性粒细胞并入血栓。目前尚无有效的治疗方法，切移植肾切除术是必要的。筛选受体－供者 ABO 或 I 类 HLA 不相容性（后者的存在通常被称为"阳性 T 细胞交叉匹配"）使超急性排斥反应现在不常见，发生罕见情况的原因往往是信息错误或常规筛查方法无法检测到的其他预制抗体的存在。

3. 急性肾小管坏死合并加速性排斥反应

加速急性排斥反应是指移植后 2～5 天出现排斥反应。在移植前对供者同种异体抗原致敏的受者中发生加速排斥反应，这种排斥反应通常与既往或低效价移植前抗供者抗体的存在有关。记忆性 B 细胞快速产生移植后抗体可能是造成这种现象的重要机制[169]。

加速性排斥反应可能合并于缺血性 ATN，在这种情况下，可能没有排斥反应的明显迹象，或者其可能发生在开始时功能正常的同种异体移植物中。诊断是通过肾脏活检结合交叉匹配结果和 DSA 滴度进行的。组织学通常表现为主要由抗体而非细胞介导的免疫损伤的证据。后续将详细讨论这两种排斥的诊断和处理。

4. 急性肾小管坏死合并环孢素或他克莫司急性肾毒性

环孢素和他克莫司，特别是在大剂量或通过静脉给药途径时，可能会通过肾血管收缩，特别是入球小动脉，导致肾小球滤过率急剧下降。这种血管舒缩作用可能潜在地加剧缺血性急性肾小管坏死。急性 CNI 毒性目前是罕见的，尤其是在较低的 CNI 水平时。然而，在药物相互作用可能提高 CNI 水平的情况下，应该谨慎对待（稍后讨论）。

5. 血管和泌尿外科并发症

肾血管血栓形成、尿漏和阻塞等情况鲜有发生，但仍为 DGF 的重要原因。这些并发症也可能在术后早期引起同种异体移植功能障碍，本章稍后将对此进行讨论。

（四）移植功能延迟恢复的结局和意义

在大多数情况下，肾脏功能的恢复足以脱离透析。少于 5% 的病例肾功能没有恢复，导致原发性无功能（PNF）。大多数研究表明，DGF 对同种异体肾移植的长期存活有负面影响 [168]；DGF 患者可能需要更长的住院时与更多的检查，并且隐匿性排斥反应的风险更高。术后的液体和电解质管理更加困难。

因此，限制 DGF 发生率和持续时间的措施很重要。移植物损伤可能发生在以下时间：①捐赠前；②取回时；③运输过程中；④移植手术中；⑤术后。在捐献之前，活体供者可能会受到各种肾脏损害，这可能会影响将来的移植功能。对潜在的死亡供体进行良好的 ICU 管理对减轻这些因素非常重要。在器官提取前用多巴胺治疗已被证明可以降低 DGF 的发生率 [170]。然而，包括去氨升压素和类固醇在内的其他特定的供者干预并没有显示出能改善后续移植物功能的作用 [171, 172]。

精细的外科技术、同种异体移植物的迅速运输和最适宜的保护方案也非常重要。关于机器灌注保存的数据存在争议，在一项研究中，将来自 336 名连续死亡的供体的一个肾脏随机分配到机器灌注，将另一个冷藏，结果显示在机器灌注组中，DGF 降低，移植物 1 年存活率提高 [173]。然而，在英国进行的一项研究中，与心脏死亡后捐献的肾脏进行冷藏相比，机器灌注未表现出任何益处 [174]。较标准的冷灌注技术相比，机器灌注的主要缺点是相对昂贵的费用和复杂性。

冷缺血时间是 DGF 的重要危险因素 [175]。可能降低 CIT 的措施包括更快地确定潜在的受者，在每个移植区域中建立可以快速接受 ECD 肾脏的患者名单，以及就心脏死亡（DCD）器官的分配和管理达成共识 [176, 177]。在全美国范围内共享零 HLA 不匹配的器官也会在某些情况下导致冷缺血时间延长，然而美国国家器官共享引起的 CIT 时间的小幅增长被零 HLA 不匹配移植带来的大量免疫学优势所抵消 [178]。类似地，美国新的肾脏分配系统导致高度敏感的患者在更大的区域和国家范围内共享器官，而代价是更长的 CIT 时间。

移植受者术中平均动脉压应维持在 70mmHg 以上。在可能发生 DGF 的情况下，抗淋巴细胞抗体制剂常被应用，并且可能具有预防急性排斥反应的优势。在实验模型中，抗胸腺细胞球蛋白通过调节黏附分子表达和炎症反应直接改善缺血再灌注损伤 [179]。的确，在一项随机研究中，术中（与术后）服用胸腺球蛋白与 DGF 减少相关 [180]。另一项研究表明，与达克珠单抗相比，使用胸腺球蛋白可降低 DGF [26]。

尽管存在理论益处，但在两项随机对照试验中，移植后促红细胞生成素治疗对 DGF 并无明显作用 [181, 182]。钙通道阻滞剂已在实验模型中显示可预防缺血性损伤和减弱 CNI 介导的肾血管收缩，这些内容表明，在器官提取前对受体或供者进行管理可能降低缺血性急性肾小管坏死的发生率和持续时间。一项包括 13 项临床试验的 Cochrane 回顾表明，围术期应用钙通道阻滞剂可降低急性肾小管坏死风险和移植功能延迟恢复，但在移植物失活及死亡率方面无差异 [183]。许多干预性试验都试图通过不同的治疗方法来针对有 DGF 风险的患者，以防止在移植后立即出现 IRI，实验性治疗包括 C_1 酯酶抑制和 p53 siRNA[184, 185]。然而，目前的数据还不足以推荐将其纳入移植治疗方案。

（五）移植后早期（前 6 个月）

表 70-6 阐述了移植后早期移植功能障碍的原因。尽管其已知的局限性，早期和晚期移植功能的主要测量指标仍然是血浆肌酐浓度。应系统地排除移植物功能障碍的前、后原因。移植后早期处理同种异体功能障碍的策略如图所示（图 70-5）。

1. 血容量减少和药物

移植肾的过度利尿或腹泻可能导致血容量不足。腹泻是 MMF 的常见不良反应，尤其是与他克莫司一起使用时。因为存在功能性肾功能衰竭的风险，血管紧张素转化酶抑制剂（ACEI），血管紧张素受体阻滞剂（ARB）和非甾体抗炎药（NSAID）在移植后早期应该避免使用，CNI 的肾血管收缩作用可能会增强这一风险。

2. 肾血管血栓形成

移植肾动脉或肾静脉血栓形成通常发生在 72h 以内，但可延迟至 10 周。急性血管血栓形成是同种异体移植物在第 1 周内功能丧失的最常见原因。尽管在某些情况下手术技术在可能是一个因素，但现在更提倡对高凝状态的重视[15]。

表 70-6　术后早期移植物功能障碍的原因

肾前性
• 血容量减低 / 低血压
• 肾血管血栓形成
• 血流动力学药物作用：血管紧张素转化酶抑制剂，非甾体抗炎药，急性 CNI 肾毒性
• 移植肾动脉狭窄
肾性
• 急性排斥反应 – TCMR 或 ABMR
• CNI- 诱导的血栓性微血管病
• 原发疾病复发
• 急性肾盂肾炎
• 急性间质性肾炎
肾后性
• 尿路梗阻 / 尿漏

TCMR.T 细胞介导的排斥反应；ABMR. 抗体介导的排斥反应

肾动脉血栓形成表现为突然出现无尿（除非有自然排尿）和血浆肌酐迅速升高，但通常移植物的疼痛可以忽略不计。双相研究显示动脉和静脉血流不足，肾造影或磁共振血管造影显示移植肾的灌注不足，需要对梗死的肾脏进行切除。

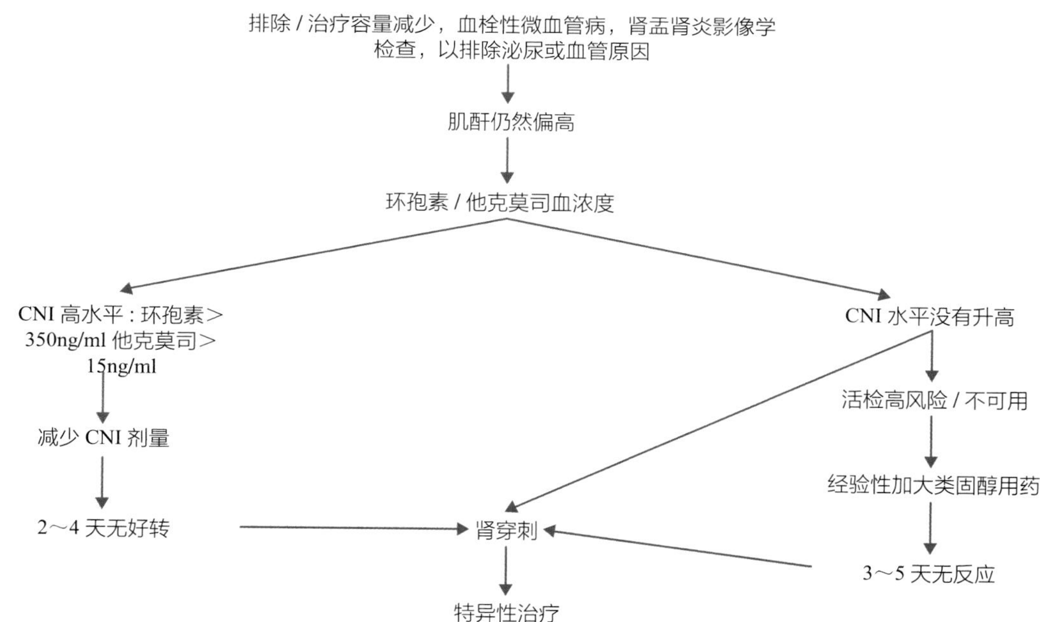

▲ 图 70-5　**移植后早期同种异体移植物功能障碍的处理策略**

移植后早期肾前性肾功能不全

CNI. 钙调磷酸酶抑制剂

肾静脉血栓的形成也表现为无尿和血肌酐迅速增加；而与肾动脉血栓形成相比，移植物疼痛、压痛、移植物中的肿胀和血尿更为明显。肾静脉血栓可能发生严重的并发症，例如栓塞或移植物破裂和出血。双相研究显示无肾静脉血流量和特征性的高度异常的肾动脉波形。磁共振静脉造影可提示静脉血栓。移植肾切除术是常用的方式。如果静脉血栓的形成已不局限于肾静脉，抗凝是必要的，以减少栓塞的风险。有报道称，早期诊断肾血管血栓形成并通过溶栓或血栓切除术治疗后可挽救肾功能。然而，在几乎所有的病例中，梗死发生得太快，使这种治疗不切合实际。此外，因为可能存在移植相关出血的高风险，血栓溶解在移植后早期是相对禁忌的。

（六）移植后早期肾功能障碍

1. 急性排斥反应

急性排斥反应的特征是受体对同种异体的免疫反应介导的肾功能下降。虽然急性排斥反应可以在任何时候发生，但最常见的是在移植后的前 6 个月。幸运的是，急性排斥反应的发生率在过去 25 年里急剧下降；当前美国的数据显示前 12 个月的发生率约为 10%[123]。

在当前的免疫抑制环境下，急性排斥反应的症状和体征很少有非常典型的表现，但仍可出现低热、少尿、移植物疼痛或压痛等临床表现。大多数急性排斥反应是通过监测移植物的功能来确定的。然而，肌酐是一种相对滞后和不敏感的肾脏损伤标志物，因此人们对开发免疫系统激活的早期生物标志物越来越感兴趣。目前急性排斥的最终诊断需要移植肾的活检。

急性排斥反应涉及细胞和（或）体液免疫机制（TCMR 和 ABMR）。传统上，临床移植一直聚焦于细胞介导的反应上。但是，由于诊断技术的改进和免疫高危移植候选者的增加，ABMR 受到了越来越多的关注。表 70–7 总结了 TCMR 和 ABMR 之间的差异。

(1) T 细胞介导的排斥：Banff 分类[186, 187]（表 70–8）是一种广泛使用的用于排斥反应分类的方案。TCMR 的组织学表现包括：①间质的单核细胞浸润，主要是T细胞，也有一些巨噬细胞和浆细胞；②肾小管炎（淋巴细胞浸润小管上皮）；③动脉炎，表现为内皮下单核细胞浸润。血管受累则反映出更严重的排斥反应。

组织学发现低于 Banff 1A TCMR 阈值的临界性 TCMR 是很常见的发现，通常会对临界性的排斥反应进行治疗[188]。相反，在存在稳定的同种异体移植功能（亚临床 TCMR）的情况下，也可以看到排斥反应的组织学证据。一些研究报道，亚临床 TCMR 的积极治疗可改善移植物功能[189]，但在更大的多中心试验中未发现获益[190]。嗜酸性粒细胞浸润的存在提示严重排斥反应，但也应考虑过敏性间质性肾炎的可能性。应注意多瘤病毒感染也可能引起肾小管间质性肾炎。

单纯的 TCMR 通常用短疗程的高剂量类固醇激素治疗，治疗有 60%～70% 的反应率，但治疗的剂量和时间尚未标准化。一般情况下，甲泼尼龙 250～500mg 静脉注射 3～5 天。在完成冲击治疗后，

表 70–7 单 4 纯急性 TCMR 与主动 ABMR 的差异

	急性 TCMR	急性 ABMR
临床发作时间	＞5 天	＞0 天
小管 / 间质炎症	存在	缺乏
微血管炎：管周毛细血管炎和（或）肾小球炎	缺乏	存在
管周毛细血管网 C4d 染色	缺乏	存在
血清中供者特异性抗体	常存在	存在
治疗	类固醇 /ATG	类固醇冲击、血浆置换、IVIg、利妥昔单抗类固醇、利妥昔单抗

TCMP. T 细胞介导的排斥反应；ABMR. 抗体介导的排斥反应；IVIg. 丙种球蛋白；ATG. 抗胸腺免疫球蛋白

表 70-8 肾移植组织病理学 Banff 诊断类别（含 2017 年更新）

[一类] 正常或无特异性病变
[二类] 抗体介导病变
（一）活动性 ABMR，需具备以下 3 个条件
1. 急性组织损伤组织学证据，包括以下 1 项或多项
- 微血管炎 [g>0 和（或）ptc>0]；无肾小球肾炎复发或新发；如有急性 TCMA、交界性病变或感染，单独 ptc≥1 不足以诊断，须有 g≥1
- 动脉内膜炎或透壁性动脉炎（v>0）
- 急性血栓性微血管病，无其他病因
- 急性肾小管损伤，无其他明显病因

2. 现在 / 近期抗体与血管内皮细胞相互作用证据，包括以下 1 项或多项
- 肾小管周毛细血管 C4d 线性阳性（冰冻切片免疫荧光 C4d2 或 C4d3；或石蜡切片免疫组化 C4d>0）
- 至少中度微血管炎 [（g+ptc）≥2]；无肾小球肾炎复发或新发；如有急性 TCMA、交界性病变或感染，单独 ptc≥2 不足以诊断，须有 g≥1
- 肾穿组织中 ABMR 明显相关的基因转录组合或分子分类器（如已验证）表达增高

3. 血清抗供者特异性抗体阳性(HLA 或其他抗原的 DSA)。C4d 阳性或上述条件 2 中经验证的基因转录组合或分子分类器表达的增高可替代 DSA；当符合上述诊断条件 1 和 2，但 HLA 抗体阴性；建议作全 DSA 检测、包括非 HLA 抗体检测

（二）慢性活动性 ABMR，需具备以下 3 个条件
1. 慢性组织损伤形态学证据，包括以下 1 项或多项
- 移植肾肾小球病（cg>0）、包括电镜下肾小球病变（cg1a）；无慢性血栓性微血管病或无慢性肾小球肾炎复发或新发。
- 明显肾小管周毛细血管基底膜多层化（需电镜）
- 无其他原因的动脉内膜新纤维化；如无 T 细胞介导排斥病史、纤维化的动脉内膜见白细胞浸润更支持慢性活动性抗体介导排斥（此病变并非必须）

2. 与活动性抗体介导排斥诊断条件 2 相同（见上）
3. 与活动性抗体介导排斥诊断条件 3 相同（见上）

（三）无排斥反应证据的 C4d 阳性，需具备以下 4 个条件
1. 肾小管周毛细血管 C4d 线性阳性（冰冻切片免疫荧光 C4d2 或 3，或者石蜡切片免疫组化 C4d > 0）
2. 无（活动性和慢性活动性）ABMR 诊断条件 1 的形态学表现，
3. 无（活动性和慢性活动性）ABMR 诊断条件 2 的分子标记证据
4. 无急性或慢性活动性 T 细胞介导排斥，或无交界性病变

[三类] 交界性病变（临界性病变）
可疑急性 T 细胞介导排斥
局灶明确小管炎（t>0）伴轻度间质炎（i0 或 i1）；或者中 - 重度间质炎（i2 或 i3）伴轻度小管炎（t1）；i1 伴 t>0 是交界性病变诊断阈值。
- 无动脉内膜炎或透壁性动脉炎（v=0）

[四类]T 细胞介导排斥（TCMA）
（一）急性 TCMR
ⅠA 级
皮质非纤维化区间质性炎>25%（i2 或 i3）伴至少 1 个肾小管中度小管炎（t2），回避重度肾小管萎缩区
ⅠB 级
皮质非纤维化区间质炎性浸润>25%（i2 或 i3）伴至少 1 个肾小管重度小管炎（t3），回避重度肾小管萎缩区
ⅡA 级
轻 - 中度动脉内膜炎（v1），有或无间质炎和（或）小管炎
ⅡB 级
重度动脉内膜炎（v2），有或无间质炎和（或）小管炎
Ⅲ级
透壁性动脉炎和（或）动脉中膜平滑肌纤维素样坏死伴单个核细胞浸润（v3），有或无间质炎和（或）小管炎
（二）慢性活动性 TCMR
ⅠA 级
总皮质区间质性炎>25%（ti2 或 3）、皮质纤维化>25%（i-IFTA2 或 3）伴中度小管炎（t2）；除外其他已知 i-IFTA 病因，回避重度肾小管萎缩区
ⅠB 级
总皮质区间质性炎>25%（ti2 或 3）、皮质纤维化>25%（i-IFTA2 或 3）伴重度小管炎（t3）；除外其他已知 i-IFTA 病因，回避重度肾小管萎缩区

（续表）

Ⅱ级
慢性移植物动脉病或血管病（动脉内膜纤维化伴单核细胞浸润、动脉壁“新内膜”形成）
[五类]T 细胞介导排斥（TCMA）
Ⅰ级轻度间质纤维化和肾小管萎缩（≤皮质面积的 25%）
Ⅱ级中度间质纤维化和肾小管萎缩（占皮层面积的 26% 至 50%）
Ⅲ级严重的间质纤维化和肾小管萎缩（＞皮质面积的 50%）
[六类] 不被认为是由急性或慢性排斥反应引起的其他变化
- BK 病毒性肾病
- 移植后淋巴细胞增生性疾病
- 钙调神经磷酸酶抑制剂的肾毒性
- 急性肾小管损伤
- 复发性疾病
- 新发肾小球病变（移植肾小球病变除外）
- 肾盂肾炎
- 药物性间质性肾炎

口服糖皮质激素的剂量可以逐渐减少或立即恢复到维持剂量。如果患者一直在使用无类固醇激素的治疗方案，则应考虑增加类固醇激素剂量至维持剂量。急性排斥反应提示先前的免疫抑制作用不足，应检查患者对治疗的依从性。如果没有禁忌证，基础的免疫抑制治疗应该增强或调整用药。淋巴细胞消耗性抗体在治疗首次排斥反应中非常有效，但由于毒性和成本，这些药物通常应用于类固醇耐药性病例或初次活检时有严重排斥反应的患者[191]。

激素抵抗的 TCMR 定位为开始冲击治疗 5 天后尿量或肌酐未改善的患者，通常使用淋巴细胞消耗性抗体进行治疗。如果类固醇治疗是基于经验性诊断而非组织学诊断，则应在使用耗竭性抗体制剂开始治疗前进行同种异体移植物活检，以确认诊断。内皮细胞参与的 TCMR 等级越高（Banff Ⅱ级或Ⅲ级），对类固醇的耐受性越强，许多中心采取消耗性抗体作为首选治疗。该方法的优点是对高危患者进行及时有效的 TCMR 治疗。它的缺点是费用高、不方便，而且会使患者暴露于潜在的严重并发症中，如感染和癌症。然而，在激素抵抗性排斥反应中，淋巴细胞耗竭剂的益处大于其风险。ATG 是最常用的消耗剂[32]。

(2) 难治性 T 细胞介导的排斥反应：顽固性 TCMR 一般定义为抗淋巴细胞抗体治疗的 TCMR。从定义上考虑，患者已经接受了积极的免疫抑制；进一步增强免疫抑制的风险和益处应该慎重考虑。肾脏组织学在指导治疗方面是有帮助的。治疗上的选择如下：①继续维持免疫抑制治疗，希望肾功能缓慢改善；②重复一个疗程的抗淋巴细胞抗体治疗；③从环孢素转向他克莫司[192]。如果这是活化的 ABMR 的组成成分，则可按以下方式处理。

(3) 活动性的抗体介导的排斥：ABMR 越来越被认为是同种异体移植物功能障碍的原因之一，在 3.5%～5% 的病因活检中有报道[193, 194]。对 ABMR 认识的提高一定程度上归因于诊断方法的改进（尤其是 C4d 和 DSA[195] 的检测），免疫学上高风险，以及不兼容的移植的增多[59]。活性 ABMR 的诊断需要具备以下所有条件：①组织学特征，包括微血管炎症 [管周毛细血管炎和（或）肾小球炎]、内膜或硬膜性动脉炎、血栓性微血管病（TMA）和急性肾小管坏死；②近期抗体 – 内皮相互作用的证据，通常通过管周毛细血管 C4d 染色鉴定；③供者 HLA 或其他抗原抗体的血清学证据[196]。活动性的 ABMR 通常发生在移植后早期，但也可能发生在晚期，特别是在免疫抑制减弱或依从性差的情况下。活动性的 ABMR 可能单独出现或并发 TCMR。此外，亚临床活动性的 ABMR 通常出现在免疫高危肾移植受者的活体组织检查中，并且与移植物预后差有关[197]。

活动性的 ABMR 的预后较 TCMR 差，且尚未确定 ABMR 的最佳治疗方法[188, 198]，活动性的 ABMR 最常用的方案包括糖皮质激素冲击治疗，血浆置换，静脉内免疫球蛋白和抗 CD20 单克隆抗体的组合，以抑制或去除 DSA[199]。用于活动性 ABMR 的其他疗法包括 C1 抑制、依库珠单抗、硼替佐米和硼替佐米最大剂量转贝拉西普[198, 200]。

关于非 HLA 抗体介导的 ABMR 的文献也越来越多[201]。涉及移植物损伤的研究最多的非 HLA 抗体可能是血管紧张素Ⅱ型 1 受体激活抗体，其作用可通过血管紧张素受体阻滞剂减轻[202]。

2. 急性排斥的意义

尽管急性排斥反应经常可被治愈，但回顾性研究表明，它与慢性排斥反应的发展和同种异体移植存活率低下密切相关。急性排斥反应的严重程度增加（通过组织学和肌酐变化证实）和更久的时间（移植后 6 个月以上）均与较差的长期预后相关[203]。不论移植物功能的结局如何，治疗都使得患者面临更强的免疫抑制治疗及其伴随的风险。

(1) 急性钙调神经磷酸酶抑制剂的肾毒性：CNI，尤其是大剂量的 CNI，会通过肾血管收缩，特别是入球小动脉收缩，导致 GFR 急剧下降。这在临床上表现为 CNI 剂量和血药浓度依赖性的血浆肌酐急性可逆性增加。由于急性 CNI 肾毒性主要源自血流动力学，因此组织学通常是未见明显异常。但是，随着 CNI 毒性的延长，可能会看到肾小管细胞空泡化和透明小动脉增厚的表现[204]。急性 CNI 肾毒性的治疗为调整药物剂量。

(2) 区分急性钙调神经磷酸酶抑制剂肾毒性和急性排斥反应：在临床上区分急性 CNI 肾毒性和急性排斥反应具有一定难度，肌酐水平升高时血药浓度的高低可能提示但并不可区分排斥反应和药物的肾毒性。这两种综合征是可以共存的。急性 CNI 肾毒性的诊断指标是严重震颤（神经毒性），血浆肌酐适度增加（较基线升高高 25%）和高 CNI 血药浓度（例如环孢素＞350ng/ml 或他克莫司水平＞15ng/ml）。诊断为急性排斥反应的依据是低热，同种异体移植物的迅速疼痛和压痛（尽管在目前的药物治疗中，这些症状或体征很少见），血浆肌酐非平稳增加，药物浓度低。CNI 毒性不会发生同种异体移植物的发热和局部症状，但上述症状未必意味着排斥，需要考虑急性肾盂肾炎的可能。

如果考虑急性 CNI 的肾毒性，我们的做法是减少 CNI 剂量，并在 48～96h 内重复检测血清肌酐和血药浓度。如果此时移植肾功能没有改善或稳定，我们通常会进行肾活检。高危患者活组织检查的适应证应适当放宽：那些高度敏感、曾经发生过同种异体移植物排斥或早期复发原发肾脏疾病的高危患者（见后文）。

大多数移植中心提供快速的活检和组织处理，并在 5～6h 内提供基本的组织学检查。由于延迟 6h 进行特异性治疗并不会对移植物造成损害，因此通过活检明确诊断是首选可行的方法。除了确定同种异体移植排斥的程度和类型外，组织学还偶尔显示出意料之外的病理表现，例如 TMA 或多瘤病毒感染。单凭活检结果不能决定治疗，应结合临床和组织学检查结果更精准地制订治疗计划。

(3) 监测：移植物功能障碍的症状和体征常明显发生在移植物损伤后晚期。因此，监测血清电解质和免疫抑制剂药物水平是移植后管理的重要组成部分。常规检查血清肌酐、基本生化指标、肝功能检查和 CBC，以筛查移植物功能障碍和药物毒性表现；监测 CNI、MMF 和 mTORi 的药物水平，以调整免疫抑制剂物的剂量。移植后监测的频率较高，并逐渐降低。在我们的机构，我们在第一个月每周监测两次常规血液指标水平，在第二个月每周监测一次，在移植后第 3～6 个月每两周监测一次。此后，我们需要每月进行监测。如果出现移植物功能障碍并进行后续治疗，监测的频率就会增加。在移植后的前两年，BK 病毒血浆 PCR 监测在既定的时间点进行。

大多数患者使用 CNI。环孢素 A（CsA）可通过波谷（C0）水平、2h 后剂量（C2）或简化 AUC 进行测定。C0 是给药间隔时间的测量水平（如果给药频次为每 12h 一次，则为给药后 12h 的测量水平），C2 为给药后 2h 测得的水平，AUC 是给药后 4h 内曲线下的面积。C2 水平与 AUC 的相关性更密切，但在使用 C0 或 C2 水平监测的患者之间，未发现急性排斥反应、移植物失功或不良事件发生率有显著差异[205]。CsA 的标准目标水平是移植后早期 C0 为 150～300ng/ml，移植后晚期为 100～200ng/ml[206]，或者 C2 早期为 1400～1800ng/ml，晚期为 800～1200ng/ml[207]；他克莫司 C0 水平与 AUC[208, 209] 的相关性更好，测量他克莫司 C0 的水平是通常的监测方式。他克莫司 C0 的标准靶水平在移植后早期为 8～12ng/dl，移植后第 1～1.5 年为 6～9ng/dl。我们根据免疫风险，耐受性和其他临床因素，针对长期使用他克莫司的目标量设定为 5～8ng/ml。对于有

CNI 肾毒性依据，稳定，依从性高且免疫学风险较低的患者，长期目标 3～7ng/ml 可能是合理的[80, 210]。

当前移植排斥监测和诊断存在两个主要缺陷。①移植物功能障碍（表现为肌酐升高）可能在排斥反应发作的后期发生，从而导致诊断和治疗的延迟；②肾脏活检是排异反应诊断的金标准，价格昂贵，具有有创性且具有实际风险。因此，开发能够帮助及早发现移植物功能障碍甚至可取代活检的生物标志物是极其必要的。已研究的生物标记包括细胞因子、IL-2 受体、CD30、黏附分子和其他炎症标记，例如补体和急性期蛋白[211-213]。尿液 18S 归一化的 CD3ε 信使 RNA、18S 归一化的 IP-10 信使 RNA 和 18S 核糖体 RNA 的三基因模型显示出对急性排斥的良好区分，采用这项测试最多可将急性排斥反应的发现提前 10 天[214]。

供者来源的无细胞 DNA 测量现已商业化。该技术利用了单核苷酸多态性（SNP）的存在，单核苷酸多态性是人类基因组中特定位置的核苷酸，存在个体间差异[215, 216]。最常用的分析方法可以分析 250 多种不同的 SNP，从而可以在没有血液样本的情况下区分供者来源的存在于受体的无细胞受体 DNA。该测定可表明供者来源的无细胞 DNA 占受体血液中总无细胞 DNA 的百分比。供者来源的无细胞 DNA 水平超过 1% 可能反映了潜在的移植物损伤。该测试在 TCMR 的诊断中用途有限，尤其是 Banff 1A 级或更低的分类。但该检测似乎表现出对微血管炎症更敏感，最终可能证明对亚临床 ABMR 患者的鉴别提供帮助[217]。该检测用于那些先前有肾脏移植或其他实体器官移植的患者不太可靠。

移植后 DSA 监测在许多中心对所有或特定的患者群体进行。DSA 既可以在移植前形成（预存），也可以在移植后新形成。新形成（相对于预先形成的）DSA 与较差的同种异体移植结果相关[218]。DSA 可能伴有正常的肾功能和组织学、正常的肾功能和 ABMR 组织学表现（亚临床 ABMR）、明显的 ABMR 或慢性活动性 ABMR。DSA 筛查对于免疫高危的受者和在“临床指征”下进行活组织检查时是必要的。DSA 的治疗取决于相应的临床和组织学病变。分离出的新生 DSA 检出时增强免疫抑制治疗是必要的，并强烈推荐进行同种异体移植活检（无论移植物的功能有无异常），并且在某些中心会执行诸如 IVIg 的特异性疗法。通过评估 DSA 结合补体的能力（C1q 分析）或通过键入其亚类（IgG），可以将其进一步分层。DSA 合并 ABMR 的治疗将单独讨论。

分子诊断工具（如“分子显微镜”）的使用很有前景，其采用基于微阵列的方法来测量肾活检组织中差异基因的表达，有望在 ABMR 的诊断和预后中发挥特别的作用[219]。

无论移植功能如何，许多移植中心都会在移植后的特定时间执行选择性活检[220]。据我们所知，目前尚无数据显示在他克莫司 - 吗替麦考酚酯时代采用活检进行广泛的筛查会产生更好的结果[190]。然而，在某些高免疫风险人群中可能发挥着重要作用[221]。

3. 急性血栓性微血管病

肾移植术后急性新生 TMA 是一种罕见但严重的并发症[222]。它通常发生在移植后早期，并伴有血浆肌酐和乳酸脱氢酶水平升高、血小板减少、血红蛋白水平下降、裂细胞症和低结合珠蛋白浓度。因为血小板减少症和贫血通常发生在 ATG 诱导疗法的移植后，该诊断易被忽视。该诊断通过同种异体移植活检得以证实，活检提示内皮损伤，在严重情况下可有肾小球毛细血管和小动脉血栓形成。

原因包括 CNI[223]、OKT3、ABMR[224]、病毒感染，[如巨细胞病毒（CMV）]，以及先前未被诊断的原发性疾病的复发。丙型肝炎和抗心磷脂抗体的存在增加了风险[225]。TMA 的早期诊断对于肾脏功能的挽救至关重要。目前仍缺乏针对新发 TMA 治疗的对照试验。笔者的最初措施是将 CNI 从他克莫司改为环孢素或将环孢素改为他克莫司。另一种合理的方法是完全停止 CNI 药物类别的治疗，并转为基于贝拉西普或基于 mToRi 的免疫抑制方案。我们同时寻找其他潜在的潜在病因，包括 ABMR。如果上述措施未能改善，将开始血浆置换[226, 227]。艾库珠单抗也已成功应用到该疾病[228, 229]。

4. 急性肾盂肾炎

尿路感染（UTI）可能在任何时期发生，但由于导管插入、支架置入和积极的免疫抑制作用，最常发生于移植后早期[230]。UTI 的其他危险因素是解剖异常和神经源性膀胱。发热、移植物疼痛和压痛及白细胞增多在急性肾盂肾炎中通常比在急性排斥反应中更明显。诊断需要尿培养，但应立即开始经验性抗生素治疗，延误治疗可导致免疫抑制患者的临床迅速恶化。最常见的微生物是革兰阴性杆菌、凝固酶阴性葡萄球菌和肠球菌。肾脏功能通常可通过抗菌治疗和扩容等治疗迅速恢复至正常水平。复发性肾盂肾炎需要进行进一步检查以排除潜在的泌尿系统异常。应当考虑使用膀胱尿道造影（VCUG）来评估同种异体移植物中的反流。高度反流可能需要将输尿管重新植入膀胱[231]。

5. 急性过敏性间质性肾炎

在肾脏移植的情况下，急性过敏性间质性肾炎是一项排除性的诊断。区分急性过敏性间质性肾炎和 TCMR 非常困难。实际上，两种情况下的发病机制是相似的，主要涉及细胞介导的免疫。服用新加药物后发热和皮疹可能有助于前者的诊断，但这些临床特征很少见。移植肾可能发生单核细胞和嗜酸性粒细胞浸润。伴有任何一种情况，但内皮炎会导致排斥反应。在鉴别诊断中还必须考虑多瘤病毒感染。急性过敏性间质性肾炎和 TCMR 通常对类固醇都有反应，同时，必须停止可疑药物的使用。SMX-TMP 是最常与肾脏移植患者引起过敏性间质性肾炎有关的药物。其他抗生素，包括青霉素、头孢菌素和喹诺酮也可能涉及。

6. 原发性疾病的早期复发

几种肾脏疾病可早期复发并引起急性移植物功能障碍。这些疾病可分为三组：①肾小球肾炎；②代谢性疾病，如原发性草酸病；③全身性疾病，如溶血性尿毒症综合征 / 血栓性血小板减少症紫癜（HUS/TTP）。原发性局灶节段性肾小球硬化（FSGS）由于其复发频率较高，且容易造成严重的移植物损伤，将在下节详细讨论。

(1) 原发性局灶节段性肾小球硬化：原发性 FSGS 的复发是多变的。据报道散发病例中约占 30%[232]，但是家族性 FSGS 的复发很少。复发的风险因素包括白人、年轻、受者原肾脏病患快速进展的 FSGS，以及既往同种异体移植中疾病的复发。大多数病例在移植后数小时至数周内出现蛋白尿。这种复发的速度提示循环内存在病原性血浆因子[233]。由于延迟治疗可能导致的不良预后，移植后应监测原发性 FSGS 患者的新发蛋白尿，发生蛋白尿的患者应进行早期活检，活检可能未提示明显地 FSGS 病变，但电镜可以观察到弥漫性的足突消失。治疗选择上包括血浆置换或免疫吸附，大剂量 CNI、ACEI、大剂量皮质类固醇、环磷酰胺、促肾上腺皮质激素和利妥昔单抗，但目前仍缺乏足够的对照性研究[234-237]。

(2) 抗肾小球基底膜病：移植前，因抗肾小球基底膜（GBM）疾病而导致 ESRD 的患者通常应接受至少 6 个月透析治疗且保证抗 GBM 血清学阴性[238]。如果符合上述标准，则移植后复发的可能性很小。新发生的抗 GBM 疾病可能发生在 Alport 综合征患者中。在此，Ⅳ型胶原蛋白异常的受体在移植肾的基底膜中产生针对先前“未观测到的”正常 α_5 链 NC1 结构域的抗体。伴随移植功能障碍的患者应进行血浆置换和环磷酰胺治疗[238]。

(3) 溶血性尿毒症综合征 / 血栓性血小板减少性紫癜（HUS/TTP）：肾脏移植后新发 TMA 的原因已在前面进行了讨论。经典（腹泻相关）HUS/TTP 复发并不常见，但仍应推迟至疾病停止至少 6 个月后再行肾移植。与之相反，相关文献报道非典型（非腹泻相关）HUS/TTP 的复发率高达 80%[239]，特别是遗传相关的 HUS/TTP。补体（如因子 H）调节相关的某些遗传性疾病与严重复发的高风险相关，因此如果可行，在进行移植之前确定这些风险非常有用[240]。对于编码肝脏产生的蛋白质（如 H 因子或 I 因子）基因潜在突变的患者，一种治疗选择是进行双重肝肾移植，肝移植可提供功能性 H 或 I[241]。依库丽单抗已被证明能够成功治疗和预防非典型 HUS 复发，而肾脏移植后的“预防性”依库丽单抗的使用则是预防疾病复发的昂贵但可行的选择[140, 228]。

（七）移植后早期肾后性肾功能不全

大多数泌尿外科并发症是由于移植时的技术因素，并在术后早期表现出来，但在某些情况下免疫因素可能起作用。

1. 尿漏

泄漏可能发生在肾盏、输尿管或膀胱的水平。原因包括由于围术期血液供应中断和输尿管血管吻合术破裂引起的输尿管梗死。严重阻塞也可能导致泌尿道破裂并渗漏。临床特征包括腹痛和肿胀；血浆中的尿素和肌酐水平由于溶质在腹膜上的吸收而增加。然而，如果使用肾周引流，尿漏可能伴随着大量液体引流。超声检查可能提示积液（尿液囊肿）；通过无菌技术从囊肿（或从引流袋）中抽吸出液体，可以比较液体和血浆之间的肌酐。当肾脏的排泄功能良好时，尿性囊肿中的肌酐浓度大大超过血浆中的肌酐浓度。

在超声诊断困难的情况下，如果肾功能良好，肾显像可用于显示泌尿系统的示踪剂外溢。这种技术有时可以粗略地定位尿漏的位置。顺行肾盂造影可以精确诊断和定位近端尿漏。膀胱造影是检查膀胱漏的最佳方法。

尿漏临床表现可能与急性排斥反应相似。一旦怀疑有尿漏，应立即插入膀胱导管，进行尿道减压。部分患者在膀胱导管或腔内治疗方面可能获得很好的效果。但是，许多情况下需要紧急进行外科手术探查和修复。修复的类型取决于泄漏的程度和受累组织的生存能力。

2. 尿路梗阻

虽然移植后尿路梗阻可以随时发生，但最常见的时间是术后早期。内在原因包括输尿管植入膀胱不良、腔内血栓或脱落物、缺血或排斥导致输尿管破裂。外在原因包括老年男性前列腺肥大（导致膀胱出口梗阻）和淋巴囊肿或其他积液压迫。结石导致移植性尿路梗阻较少见。

尿路梗阻通常是无症状的，在移植早期对异体移植功能障碍的鉴别诊断中不能忽视。超声常提示肾积水。然而，移植肾集合系统在术后早期常出现扩张，可能需要一系列显示肾积水恶化的扫描来确定诊断。肾显像加利尿剂冲洗在不明情况下是有用的。经皮顺行肾盂造影是确定阻塞部位的最佳放射学技术，可以与介入性内镜检查技术结合使用。在专家看来，腔内造影技术（如球囊扩张、支架植入术）可有效治疗输尿管狭窄，较复杂的病例需要开放性手术修复。外源性压迫需要特殊的干预，如引流或淋巴囊肿开窗。术后早期由于前列腺增大而引起的阻塞应通过膀胱导管引流和坦索罗辛治疗。

（八）移植后期

晚期急性同种异体移植功能障碍

晚期急性同种异体功能障碍（定义为移植 6 个月后发生）的原因和评估包涵了早期急性功能障碍的因素。急性肾功能衰竭和 ATN 随时可能发生，其原因类似于原生肾脏所常见的原因，例如休克综合征，同时 ACE-I 或非甾体抗炎药（NSAID）的使用对血流动力学的影响可能会进一步加剧。在鉴别诊断中还必须考虑尿路梗阻。与移植后早期相比，梗阻的原因与原发性肾病（如结石、膀胱出口梗阻和肿瘤）相似。由 BK 病毒感染引起的输尿管梗阻也有报道。下文将更详细地介绍晚期急性同种异体移植功能障碍的几种原因。

(1) 晚期急性排斥反应：急性排斥反应在前 6 个月后较少见。晚期急性排斥反应可能提示免疫抑制不足或患者依从性差 [242]。由于免疫抑制剂物的不良反应，医生可能会逐渐停用类固醇或 CNI，但如果在移植后期停用，则可能与急性排斥反应的高风险相关 [243, 244]；因此，在这种情况下，必须仔细监测血浆肌酐。ABMR 越来越被认为是导致晚期急性移植物功能障碍的一个重要原因，尤其是移植后多年；在最近的一项研究中，173 名受试者的急性移植物功能障碍（平均移植后 7 年）活检中，超过 50% 的受试者有抗体介导的排斥反应（ABMR）的证据 [81]。

加用可能降低 CNI 水平的药物而使 CNI 水平未达治疗剂量时，也可能发生急性排斥反应（表 70–9）。

常见的可能降低钙调神经磷酸酶抑制剂水平的药物包括抗结核药物和抗癫痫药物。在加用或停用这些药物时应更频繁地测量钙调神经磷酸酶抑制剂水平，并调整剂量。

治疗与早期急性排斥反应（无论是 TCMR、ABMR 或两者并存）相同，但反应较差，对同种异体移植物存活的负面影响大于早期急性排斥反应或 DGF。依从性的风险因素主要体现在青春期、较多的免疫抑制剂不良反应，社会经济地位低，以及心理压力或疾病 [245]。更密切的监测，简化药物治疗方案和社会工作者援助可能有助于对存在依从性差高风险的患者的管理。

(2) 晚期急性钙调神经磷酸酶抑制剂（CNI）肾毒性：虽然一般在前 12 个月以后使用低剂量的 CNI，但急性 CNI 毒性可能在移植后的任何时候发生。这通常发生在服用新药物损害 CNI 代谢的情况下（表 70–9）。患者应该了解与 CNI 相互作用的常见药物。应密切监测 CNI 水平，并在开处方时调整剂量。

表 70–9　可能与移植药物相互作用的药物

与钙调神经磷酸酶抑制剂和西罗莫司相互作用的药物		
药品类别	作用水平提高	作用水平降低
钙通道阻滞剂	地尔硫䓬、维拉帕米	
抗生素	红霉素、阿奇霉素、克拉霉素	纳夫西林
抗真菌药	氟康唑、酮康唑、伊曲康唑、伏立康唑	
抗结核药		异烟肼、利福平、利福布汀
抗病毒药	利托那韦、奈非那韦、萨奎那韦	Efvirez、奈韦拉平
抗癫痫		苯妥英钠、苯巴比妥、卡马西平、普利美
抗抑郁药	氟西汀、奈法唑酮、氟伏沙明	
与 CNI 相互作用的食品和草药制剂		
食物	葡萄柚汁 / 石榴汁	
草药		圣约翰麦芽汁

(3) 移植肾动脉狭窄

肾动脉狭窄：移植肾动脉狭窄（TRAS）是最常见的移植血管并发症，并且与长期同种异体移植物存活率降低有关[246, 247]。TRAS 可在移植后的任何时间出现，尽管平均诊断时间为移植后 0.83 ± 0.81 年[248]。报道的发病率差异很大[247]。TRAS 可能是动脉吻合不足、受体固有血管疾病或供者先前存在的肾血管疾病所导致。免疫介导或感染相关的移植肾动脉损伤也在一些患者中起重要作用；新的移植后 DSA 和 CMV 感染都与 TRAS 的发展有关[249, 250]。

管腔狭窄超过 70% 可能会使狭窄产生显著的影响。狭窄可能发生在供者或受体的动脉及吻合口处；受者髂动脉狭窄也可能影响肾动脉血流；高血压恶化或难以控制，肾功能不明恶化，或者加用血管紧张素转化酶或血管紧张素受体拮抗剂引起的氮质血症应该引起人们对 TRAS 的怀疑[247, 251, 252]。临床检查也可能显示移植物上有新的血管异常。超声、多普勒、磁共振和 CT 血管造影可以支持诊断，但通常需要直接血管造影才能确诊。二氧化碳或微对比造影可降低对比剂损害的风险[253]。原发性血管成形术和支架置入术在控制血压和肾功能方面均取得了良好的效果[254, 255]。如果诊断是在术后早期进行的，最好首选采用吻合术修整的手术方法[247]。

(4) 引起晚期急性同种异体移植功能障碍的感染

①人多瘤病毒感染：多瘤病毒是 DNA 病毒，其中最著名的是 BK 病毒、JC 病毒和 SV-40 病毒。BK 病毒在健康人（主要是儿童）中引起轻微的自限性上呼吸道感染。血清学证据显示，80% 的成人有 BK 感染。原发感染后，病毒仍潜伏在尿路上皮。在免疫抑制状态下，病毒可能重新激活和复制。病毒再活化可导致病毒进入尿液、病毒血症、膀胱炎、输尿管炎或间质性肾炎（BK 肾病）。

在过去的 25 年里，越来越多的人认为 BK 病毒可能是导致同种异体肾功能紊乱和丧失的重要原因。这可能反映了对该疾病的认识和研究的提高，淋巴细胞消耗诱导疗法的使用增加，以及基于 MMF 和他克莫司的免疫抑制方案更有效的维持。BK 肾病最常见于移植后 2 年。30%～40% 的肾移植受者会出现 BK 病毒尿，10%～20% 的会出现 BK 病毒血症，约一半 BK 病毒尿患者在活检时表现为 BK 肾病[256]。因为 BK 病毒尿和病毒血症几乎总是先于 BK 肾病出现，筛查尿液或血浆 BK 病毒可帮助早期发现感染，并在肾病发生前采取措施清除病毒[257]，许多中心提倡当血浆病毒滴度达到预定阈值（通常＞ 10^4 copies/ml）时进行活检，而其他中心，如笔者所在中心，则采取经验性治疗并对有新的移植物功能障碍的患者拟行肾活检。在未进行异体移植物活检的情况下对免疫抑制治疗的降低需谨慎；免疫抑制不足可能导致急性排斥反应，尤其对于移植后早期和有高排斥风险的患者。

筛查方法各不相同，受当地流行率和经济因素的影响。许多移植中心目前会在移植后的前两年内每隔一段时间对所有新的移植受者进行筛查。筛查方案包括用光学显微镜检测尿液中感染的细胞，用聚合酶链反应（PCR）定量检测尿液或血浆病毒载量等。KDIGO 指南建议定量血浆 PCR 检测如下：在移植后的前 3～6 个月，每月进行 1 次；至移植后的第一年结束前，每 3 个月进行 1 次；血清肌酐出现升高，又无法解释时进行；急性排斥反应治疗后进行[188]。

BK 间质性肾炎的诊断需要肾活检。由于间质性肾炎可能是局部的，所以需要足够的样本。如果光镜下可见核内微管细胞包涵体，就高度怀疑，并通过免疫组织化学的 BK 病毒蛋白抗体（SV-40）来确认诊断。"寻求病因"活检时免疫组织化学染色的优异性能和同时测定 BK 病毒滴度活检可保证 BK 肾病不再被误诊断为 TCMR。

治疗的主要方法是减少免疫抑制[257]。我们通常的做法是首先停用抗代谢物（常见的为 MMF），以应对明显的病毒血症或活检证据肾病。如果这项措施未能产生良好的病毒应答，我们将 CNI 的剂量减少 30%～50%，并继续监测病毒滴度。对于那些对免疫抑制减少未产生满意的效果，或由于其高危的免疫风险状态，不宜进行大量的免疫抑制降低的受试者，可以考虑使用一些辅助疗法。来氟米特是一种酪氨酸激酶抑制剂，被批准用于治疗类风湿关节炎，在体外具有抗病毒作用。许多小系列研究表明，来氟米特（通常用作抗代谢药物的替代品）治疗可增强 BK 病毒清除，尽管在因缺乏临床试验的情况下，其疗效存在争议[258, 259]。一些报道认为，抗病毒药物西多福韦可降低 BK 病毒载量；考虑到该药物潜在的肾毒性，其使用剂量应非常谨慎[260]。已有报道称用静脉注射免疫球蛋白成功治疗了 BK 病毒[261]。还应考虑将他克莫司转换为环孢素或 mTORi（尽管可能只是由于免疫抑制的实际减少）[107, 262]。最后，两项随机对照试验表明左氧氟沙星在治疗或预防肾移植受者 BK 病毒血症 / 病毒尿方面并不优于安慰剂，因此用氟喹诺酮来治疗 BK 病毒不太可能[263, 264]。

②丙型肝炎：约 1% 的美国人口是丙型肝炎（HCV）阳性。如果不进行治疗，10%～20% 的 HCV 感染者将在 20～30 年的时间内发展成终末期肝病（ESLD）。在没有终末期肝病的情况下，丙型肝炎并不被认为是肾移植的禁忌证。然而，从历史上看，HCV 阳性受体肾移植后的预后明显差于 HCV 阴性受体[265]。在新的直接作用抗病毒治疗方案出现之前，ESRD 患者在移植之前或之后 HCV 治疗的选择受限于肾移植受者的干扰素 -α 疗法和透析患者利巴韦林治疗的相对禁忌[266-268]。然而，丙型肝炎病毒治疗在过去 5 年中经历了一场变革[269]。丙肝病毒感染现在可以通过联合抗病毒治疗在肾移植受者中得到可靠地治愈，我们乐观地认为，这些新的丙型肝炎病毒治疗方法有望促进 HCV 抗体阳性受者肾移植后的存活率的提高[270, 271]。事实上，人们对新的丙肝治疗方法充满信心，通过将 HCV 抗体阳性供者肾脏移植到 HCV 抗体阴性受体内，从而扩大尸肾供者移植储备的方案正在研究之中。最近的一项小型研究报道显示，10 例 HCV 阴性患者接受了来自 HCV-RNA 阳性供者的肾脏移植，所有受者均接受丙肝病毒治疗，从移植前开始，一直持续到移植后的第 12 周。在第 12 周时，（这 10 例患者）并没有检测到丙肝病毒 RNA[272]。

(5) 药物和放射对比剂肾毒性：引起肾毒性的药物也会对移植肾产生不利影响。与药物相关的肾毒性作用在移植环境中更为常见，（表 70-9）。应特别注意与 CNI 相互作用的药物。CNI 由细胞色素 P_{450} 同工酶 CYP3A5 代谢，与 CYP3A5 相互作用的药物会影响其血浆水平。当加用地尔硫䓬、维拉帕米、酮康唑和大环内酯类抗生素，特别是红霉素和克拉霉素时，应减少 CNI 的剂量，并遵循相应的药物水平。相反，利福平、苯巴比妥和苯妥英钠降低 CNI 水平，因此 CNI 剂量应该增加。

已知具有肾毒性作用的药物，如氨基糖苷类、两性霉素和非甾体抗炎药，在与 CNI 同时使用时可能会增强毒性。尽管如此，移植受者有时也需要上述药物的治疗。两性霉素脂质体制剂比标准制剂（两性霉素 B）的肾毒性小，因此使用该制剂更为可取。

大剂量 SMX-TMP 可通过抑制小管分泌肌酐而增加血浆肌酐（停止 SMX-TMP 后 5 天内，GFR

本身未受累，血浆肌酐降低）。SMX-TMP 很少能引起过敏性间质性肾炎。

在移植肾动脉狭窄时，ACEI 或 ARB 毋庸置疑地参与了 AKI 的形成。总的来说，如果慎重使用，这些药物的耐受性良好。当体积状态和 CNI 剂量波动时，不推荐在移植后立即使用 ACEI 或 ARB。

肾移植受者使用放射性对比剂发生 AKI 的风险尚不明确。单中心研究表明，肾移植受者的患病率较高[273]。据推测，对比剂肾毒性的危险因素与未接受移植手术的患者相似。因此，应采取同样的预防措施。

(6) 晚期异体移植功能障碍和晚期异体移植功能丧失：

防止晚期同种异体移植物功能丧失仍然是一项重大挑战。因移植物功能丧失而死亡约占移植物损失的一半。晚期移植物功能丧失的重要原因包括急性排斥反应、复发性或新发性肾小球疾病，以及脓毒症或低血压相关的 AKI 和肾盂肾炎[274]。其余的大多数的晚期移植失败 [以组织学间膜纤维化和管状萎缩（IF/TA）为特征]，通常归因于免疫和非免疫（CNI）介导的纤维化和血管损伤的合并，称为慢性 / 硬化异体移植肾病。最近改进的病理和免疫诊断工具（C4d 染色和 DSA）意味着潜在的慢性抗体介导的排斥反应在 IF/TA 的活检中日益得到认可。带有 IF/TA 的活检可以进一步补充完善，比如增加包括可提示 IF/TA 非免疫性原因的特征，如 CNI 毒性、慢性高血压、梗阻、肾盂肾炎、病毒感染，以及复发或新生的肾小球疾病（表 70-8）。

图 70-6 说明了被认为导致晚期同种异体移植物衰竭的因素，通常被称为“慢性同种异体移植物损伤”。

表 70-10 总结了晚期功能障碍的原因，这些原因会在下面的章节中进一步讨论。其中一些原因，如移植肾动脉狭窄和尿路梗阻，已经在前文中论述过了。

①慢性 ABMR：一些研究表明，抗体介导的进程通常与晚期移植物损伤有关。一项研究显示，173 例接受“病因”活检（平均移植后 7 年）的患者中，有 99 例患有抗体介导的排斥反应，其中 C4d 阳性，DSA 的结果显示患病，或者两者兼有[81]。另一项研究评估了 1317 例肾移植受者（KTR）的所有同种异体移植功能丧失的尸检，发现无论移植后的时间长短，18% 的患者存在 ABMR（组织学证据为移植肾小球疾病或 IF/TA）。在“病因”活检中发生 ABMR 的概率从移植后 6 个月的约 10% 上升到移植后 5 年的 35%，与药物不依从性有关，并预示着移植物存活较差[275]。

Banff 2005 年的更新增加了“慢性活动性抗体介导的排斥反应”一词，这个排斥反应目前有三种形态学表现：移植性肾小球疾病、管周毛细血管基底膜多层膜（EM）和（或）新发动脉内膜纤维化所证明的慢性组织损伤；新发的内皮抗体相互作用的证据（管周毛细血管 C4d 染色）；DSA 证据。

慢性活动性 ABMR，在组织学上最常伴有移

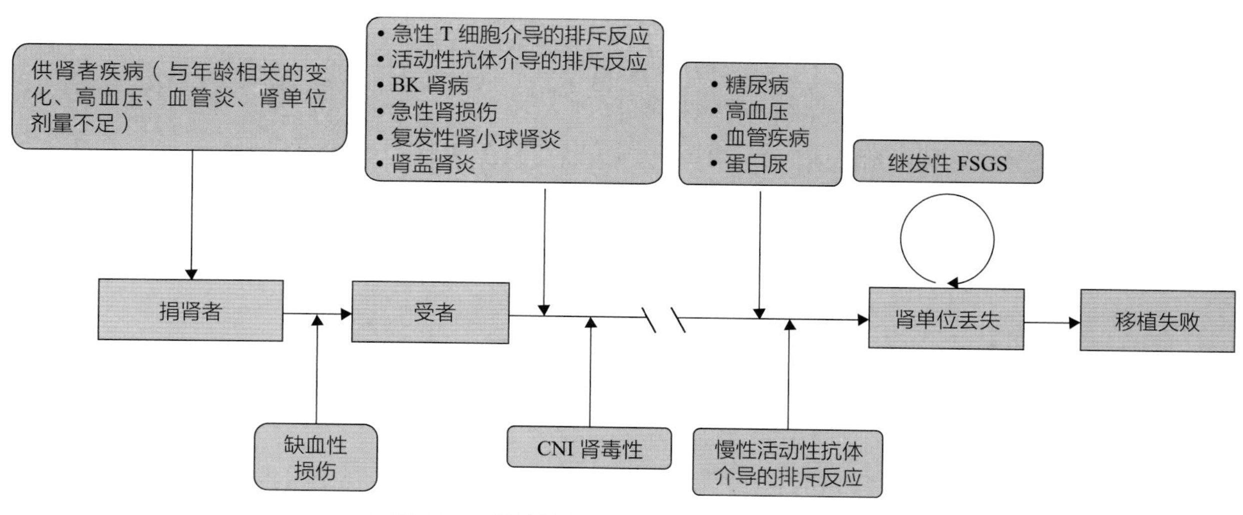

▲ 图 70-6 慢性异体移植物损伤的多因素发病机制

表 70-10　晚期慢性移植物功能障碍的原因分析

肾前性
• 移植肾动脉狭窄
肾性
• 急性排斥反应 -ABMR 或 TCMR
• 慢性活动性 ABMR
• 慢性活动性 TCMR
• CNI 肾毒性
• BK 肾病
• 原发性疾病复发
• 新发原发性肾病
肾后性
• 泌尿系梗阻

CNI. 钙调磷酸酶抑制剂；ABMR. 抗体介导的排斥反应；TCMR. T 细胞介异的排斥反应

植性肾小球疾病，临床表现为肾功能缓慢下降、高血压蛋白尿（常为重度），而治疗上是有所限制的。一项针对连续 23 例至少在移植后 6 个月被诊断为 ABMR 的肾移植受者的单中心研究，其中近一半有活检表明有移植肾小球疾病的证据，并观察到血浆置换、IVIg、利妥昔单抗和硼替佐米等疗法获益有限 [276]。最近的一项随机对照试验显示，在治疗慢性抗体介导的排斥反应患者时，与安慰剂相比，硼替佐米治疗没有改善肾小球滤过率或蛋白尿 [277]。另一项小的随机对照试验显示，利妥昔单抗联合静脉注射免疫球蛋白与安慰剂治疗慢性抗体介导的排斥反应相比没有任何改善 [278]。最近的一个小病例系列报道了用妥珠单抗治疗的慢性抗体介导的排斥反应患者具有良好的同种异体移植结果，表明了在这一人群中对 IL-6 受体抗体进行更严格细致的研究非常有必要 [279]。

笔者团队针对确诊为慢性活动性的患者 ABMR 的治疗方法是优化维持免疫抑制。如果患者一直服用 CsA 或 AZA，就改用他克莫司 MMF 方案进行治疗。将他克莫司水平定在 8ng/ml 左右，最大限度地增加 MMF 剂量，如果患者尚未服用类固醇，则添加低剂量维持性的泼尼松 [280]。我们还添加 ACEI 或 ARB 来控制高血压，并通过治疗降低其他心血管危险因素。目前缺乏针对慢性 ABMR 的良好治疗选择，意味着了防止新 DSA 形成并最大限度地减少使用已形成 DSA 的供者的重要性。

②钙调神经磷酸酶抑制剂毒性：在心脏移植受者首次出现 CNI 相关性肾病 30 多年后，关于 CNI 在晚期移植失败中的重要性仍存在争议 [67]。Nankivell 等报道了 120 例糖尿病肾移植受者的长期组织学数据 [119 例为同时胰腺肾（SPK）受者]，这些受者在移植后 10 年内接受了连续的肾移植活检。该研究确定了 CNI 毒性的组织学证据，定义为在移植后 5 年内 50% 以上的活检中，移植 10 年内所有的活检中存在“条纹状皮质纤维化或新发小动脉透明变性（不是来自肾缺血或同种异体移植物中的先天性透明质变性），并伴有肾小管微钙化（之前无急性肾小管坏死）”。根据病理结果，研究者将大多数晚期移植物功能障碍归因于 CNI 毒性 [65]。相比之下，新的研究表明活检后 5 年间质纤维化的患病率要低得多，并对小动脉透明变性诊断 CNI 毒性的特异性持怀疑态度 [274, 281]；另外在许多晚期移植失败病例中都发现出现了免疫介导的损伤，所以许多人不再强调慢性 CNI 毒性的重要性。

笔者团队仍然相信 CNI 毒性是导致移植物功能障碍的原因。在 BENEFIT 试验中，对于移植肾脏 5 年后的患者的肾小球滤过率的治疗效果，贝拉西普和环孢素差异显著为 CNI 的肾毒性效应提供了证据，也凸显了制订非 CNI 策略的潜在优点 [282]。如果临床和组织学检查表现出慢性 CNI 肾毒性表现的重要组成部分，并且未发现排斥反应的证据，可以降低 CNI 的剂量，同时应考虑用西罗莫司或贝拉他西普替代 CNI [101, 112]。而对于基线蛋白尿或 GFR ＜ 40ml/min 的患者，应尽量避免 mTORi 治疗 [283]。

（九）原发性疾病复发

在移植后早期复发的疾病已在上文讨论。晚期复发的发生率很难估计：ESRD 的原发原因常常是未知的，因为移植肾活检并不是经常进行，而且大多数相关研究都是小规模的，并且具有不同的随访期。澳大利亚一项对经活检证实的肾小球肾炎患者的研究发现，10 年内移植物功能丧失中的复发率为 8.4% [284]。但是，原发性肾脏疾病经活检证实为肾小球肾炎患者的同种异体移植存活率与非肾小球肾炎的病因相当。随着移植肾存活率的提高，复发性或新发性疾病被越来越多诊断出来，并被认为是移植肾晚期丢失的重要原因 [274]。复发的表现可为

GFR 降低、蛋白尿或血尿。

1. IgA 肾病

长期跟踪的研究表明，这种病理类型复发很常见。报道的发病率为 13%～53%[285]，可能反映了不同中心之间活检的适应证的不同。因复发而导致的 10 年期移植物功能丧失的发生率的估计值为 9.7%[284]。如果先前的移植物因疾病复发而丢失，则复发的风险更高[286]。对于蛋白尿患者，应启用 ACEI 和 ARB 治疗[287]。一项大型回顾性研究表明，移植后 IgA 肾病复发减少与维持性类固醇的使用有关[128]。在与患者讨论使用维持性免疫抑制剂计划时，应该考虑到这一点。

2. 狼疮性肾炎

人们认为，与其他原因相比，狼疮性肾炎引起的晚期肾病，同种异体肾移植和患者生存率大体上相似[288]，但对美国肾脏数据系统（USRDS）数据库的分析显示，尸体供者的移植受者如果是狼疮性肾炎患者，预后较差[289]。严重系统性红斑狼疮（SLE）的复发，无论是系统性还是移植物内，都很罕见。系统性红斑狼疮复发率低的可能是由于患者的选择、维持性透析对疾病的治疗，或者移植后强大的免疫抑制作用。事实上，最近对近 7000 例 SLE 肾病肾移植受者的分析表明，急性排斥反应（影响了 26% 的移植受者）对移植失败的影响远比疾病复发（仅影响 3% 的移植受者）影响更大[126]。与其他可能复发的肾小球疾病一样，移植应推迟到 SLE 临床病情稳定后；许多治疗中心希望在进行移植前有 6～12 个月的临床平稳期，以减少复发的风险。如果患者在移植前正在接受抗磷脂综合征（APS）的抗凝治疗，移植手术后应尽快安全地恢复抗凝治疗（起始静脉应用肝素）。该治疗可降低同种异体或其他部位血栓形成的风险。

3. 肉芽肿伴多发性肾炎和显微镜下多发性肾炎

这些疾病的肾和肾外复发已经描述过。127 例患者中，抗中性粒细胞胞质抗体（ANCA）相关的小血管血管炎复发率为 17%；在 10% 的病例中肾受累复发[290]。在最近的一项研究中报道了较低的复发率（7%）[291]。在移植时阳性的 ANCA 血清学似乎不能预测复发。然而，ANCA 相关性血管炎继发 ESRD 的患者在临床症状消失之前不应接受移植手术。复发的治疗方案包括环磷酰胺和利妥昔单抗[292]。

4. 膜增生性肾小球肾炎

最近，MPGN 根据 C3 单独沉积（C3 肾炎）与 C3 和免疫荧光免疫球蛋白的比较进行了重新分类[293]。C3 肾病（致密沉积病和 C3 肾炎）由替代补体途径调节的潜在缺陷驱动。最近的分类变化意味着关于 C3 肾炎复发率的数据有限；然而，75 例 MPGN Ⅱ型血沉患者（现称为“致密沉积病”）的 5 年移植物存活率明显低于其他小儿肾移植受者，18 例患者中有 12 例有复发记录[294]。补体抑制剂依库丽单抗对 C3 肾炎移植后复发的治疗效果很有限[295, 296]。膜增生性肾小球肾炎与肾小球 C3 和免疫球蛋白沉积有关，对感染（尤其是丙型肝炎）、自身免疫性疾病和血浆细胞紊乱等潜在病因，应进行评估和治疗。

5. 膜性肾病

膜性肾病可能在移植后出现或复发[297]。相关的临床变现有轻微蛋白尿、肾病综合征等。与原发性肾病相同，乙型肝炎病毒（HBV）感染和其他与膜性肾病相关的疾病如恶性肿瘤应排除在外。多数原发性膜性肾病患者抗 PLA2R1 抗体呈阳性，监测抗体水平可能有助于跟踪疾病活动[298-300]。治疗包括病因治疗和 RAAS 系统抑制。原发性膜性肾病的复发利妥昔单抗治疗有效，一些研究者认为，若复发性移植后膜性肾病的患者其最大耐受量 ACEI/ARB 治疗后蛋白尿仍超过每 24h 1g，应提供利妥昔单抗治疗（$375mg/m^2 \times 4$ 剂或 $1g \times 2$ 剂）[54, 301]。

6. 移植结局与肾小球肾炎患者终末期肾脏病的比较

最近的一项研究比较了美国不同肾小球肾炎引起终末期肾脏病在移植后患者中的结局。以 IgA 肾病引起的终末期肾脏病患者为对照组，分别调整死亡和移植失败（不包括功能性移植死亡）的危险比，FSGS 分别为 1.57 和 1.20、膜性肾病分别为 1.52 和 1.27、膜增生性肾小球肾炎分别为 1.76 和 1.50、狼疮性肾炎分别为 1.82 和 1.11，以及血管炎分别 1.56 和 0.94（无统计学意义）[302]。

7. 糖尿病肾脏疾病

糖尿病肾脏疾病在同种异体肾移植中的复发还没有很好的研究。这其实反映了糖尿病肾移植受体相对较差的长期生存率，暴露于糖尿病环境的时间通常不足以导致严重的糖尿病肾脏疾病。PTDM 也可导致糖尿病肾脏疾病[303]；组织学证据显示，可能在移植后迅速出现这种情况[304]。

七、肾移植的预后评估

评估肾移植术后预后最方便和最广泛使用的方法是测量同种异体移植物的存活率。其他重要指标包括移植物功能（通常用血肌酐来衡量）、患者存活率、排斥反应发生次数、住院天数和生活质量指数。来自 USRDS、移植受者科学登记处、合作移植研究（CTS）、澳大利亚和新西兰透析和移植登记处（ANZDATA）的登记数据在评估这些结果时都被证明有效。

（一）实际与精确计算的移植物与患者生存率

移植物存活率是从移植之日到达到指定终点之日（如恢复透析、再次移植或死亡）计算的。最被广泛接受的预后指标是患者和移植物存活的 Kaplan-Meier 概率估计。1 年、5 年和 10 年的精算生存率经常出现，但实际生存率最终可能不如预期生存率令人印象深刻[305]。另一个常用的精算方法是同种异体移植半衰期（中位存活率）。

传统上，移植物的存活评估分为两个不同的时间阶段：早期和晚期。早期异体移植物功能丧失指的是在最初 12 个月内的移植物功能丧失，而晚期移植物功能丧失则是其后任何时间的移植物功能丧失。此区别是经验性的，但具有临床意义。在最初的 12 个月里，由于技术上的并发症和排斥反应，移植物功能丧失是比较常见的。12 个月后，发病率较低，并且随着时间的推移大体稳定。通常，长期存活的分析仅限于移植后存活至 12 个月的同种异体移植。迟发性移植物功能丧失的原因也各不相同，将在后面讨论。患者死亡实质上等同于移植物功能丧失，但有时也会在对患者尸检计算移植物存活率（“同种异体移植失败，不包括功能正常的移植死亡”）。

（二）肾移植的生存效益

选择偏移对普通透析患者和移植患者的生存率的比较有很大影响，因为只有相对健康的患者才被推荐（和提出）进行移植。因此，通常对在等待名单上接受或不接受移植的患者之间的比较来代替。当然，这样的分析假设了这两组患者（那些接受过移植手术的患者或那些还在名单上的患者）是相匹配的；但这并不一定符合实际。

USRDS 的一项研究发现，在移植后的最初 106 天，移植后死亡的风险高于等待名单上的风险（透析）。这主要反映了移植手术本身相关的风险。然而在之后移植获得了一定的生存益处，在 3～4 年的随访基础上，移植将死亡风险总体降低了 68%[306]。

（三）肾移植的短期预后

在过去的 25 年里，急性排斥反应的发生率大幅下降。移植后第 1 年的急性排斥反应率目前约为 10%。图 70-7 显示了 1992—2010 年移植后第 1 年急性排斥反应发生率的下降[123]。短期移植物存活率有所改善。2014 年，尸体供者移植的一年移植物存活率为 93%，活供者移植的一年移植物存活率为 97%。表 70-11 和表 70-12 显示了 1998—2014 年按供者类型划分的一年移植物存活率[13]。

（四）肾移植的长期预后

长期同种异体移植物存活率也有改善（表 70-11 和表 70-12），这种改善在活体肾移植受者中最为明显。

移植 1 年后，移植肾功能丧失的主要原因是移植肾功能性正常死亡和慢性移植损伤（CAI）；较不常见的原因是晚期急性排斥反应和复发性疾病[274]。死亡的最主要原因是心血管疾病，其次是感染和恶性肿瘤（图 70-8）[123]。在儿童中，死亡是同种异体移植物功能丧失不太常见的原因；相反，在老年人中，死亡更为常见。

（五）影响移植肾存活的因素

对登记资料的前瞻性研究和分析表明，许多变量影响移植肾的存活率。这些可被视为供者和（或）受者因素。其中许多都参与慢性移植物损伤的发展，并已在上文中讨论过。

（六）供受体因素

1. 移植肾功能延迟恢复

移植肾功能延迟恢复与移植物和患者的存活率降低及移植物功能降低有关[307]。登记数据显示，

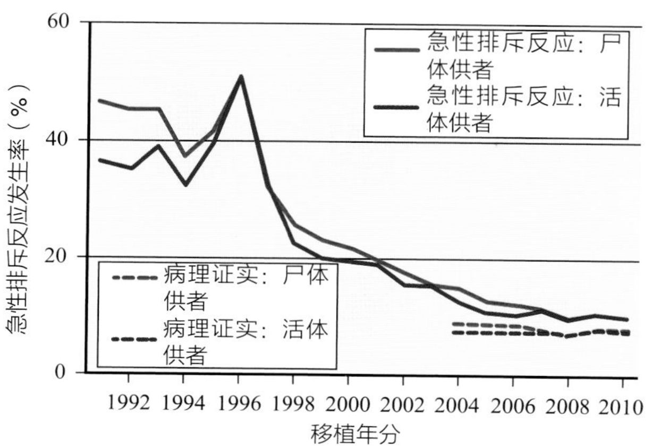

▲ 图 70-7 移植后第一年急性排斥反应的长期趋势

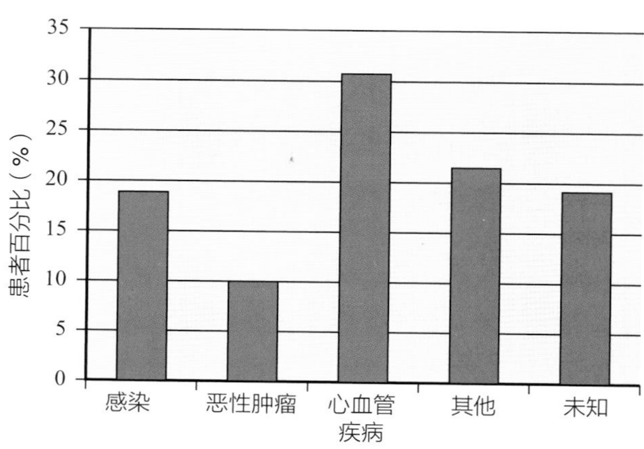

▲ 图 70-8 具有同种异体移植功能的死亡原因（2007—2011 年），取自美国肾脏数据系统 2013 年度数据报道

表 70-11 美国成人尸体供者移植受体后 1 年、5 年，和 10 年死亡率和移植失败的长期趋势

	移植后 1 年			移植后 5 年			移植后 10 年		
	全因移植物衰竭概率	再次透析或重复移植的概率	死亡率	全因移植物衰竭概率	再次透析或重复移植的概率	死亡率	全因移植物衰竭概率	再次透析或重复移植的概率	死亡率
年　份	（%）	（%）	（%）	（%）	（%）	（%）	（%）	（%）	（%）
1998	12.6	8.9	5.5	33.8	24.1	18.2	56.7	40.6	37.9
1999	13.2	8.8	5.9	33.6	23.0	18.8	56.3	39.3	38.1
2000	12.7	8.1	6.4	33.9	22.7	19.6	56.3	38.3	38.9
2001	12.2	8.0	5.7	33.1	21.3	19.7	55.3	36.7	38.5
2002	12.3	8.3	5.6	32.8	22.1	18.8	53.5	35.9	37.0
2003	11.8	7.3	5.6	31.7	20.3	18.4	54.4	35.7	37.6
2004	11.1	7.1	5.4	31.3	20.5	18.2	53.2	35.4	36.7
2005	11.2	6.9	6.0	29.9	19.0	17.8	52.4	33.4	36.5
2006	10.4	6.6	5.1	29.3	18.6	17.1			
2007	9.5	5.9	4.6	28.2	17.7	16.8			
2008	9.4	6.0	4.5	26.8	16.1	16.3			
2009	9.3	5.5	4.9	26.9	16.4	16.2			
2010	8.8	5.4	4.4	26.6	16.0	16.5			
2011	7.4	4.4	3.9						
2012	7.8	4.7	3.8						
2013	7.7	4.7	3.5						
2014	6.9	3.8	3.7						

表 70-12　美国成人活体供者移植受体后 1 年、5 年，和 10 年死亡率和移植失败的长期趋势

	移植后 1 年			移植后 5 年			移植后 10 年		
	全因移植物衰竭概率	再次透析或重复移植的概率	死亡率	全因移植物衰竭概率	再次透析或重复移植的概率	死亡率	全因移植物衰竭概率	再次透析或重复移植的概率	死亡率
年　份	（%）	（%）	（%）	（%）	（%）	（%）	（%）	（%）	（%）
1998	6.5	4.8	2.3	21.3	15.0	10.1	42.4	30.8	23.2
1999	6.3	4.6	2.1	21.0	14.9	9.4	41.0	28.9	22.4
2000	7.0	5.0	2.6	22.3	15.2	10.6	42.1	29.2	23.7
2001	6.7	4.6	2.5	21.7	14.8	10.2	41.4	28.1	23.7
2002	6.3	4.4	2.4	20.8	14.1	10.2	39.9	26.4	24.3
2003	5.5	4.0	1.8	20.1	13.8	9.4	39.3	26.0	23.0
2004	5.2	3.6	2.1	18.8	12.7	8.8	38.3	24.6	22.4
2005	5.4	3.7	2.0	18.7	12.7	8.8	38.4	25.1	22.2
2006	4.5	3.1	1.7	16.8	11.2	8.0			
2007	3.8	2.5	1.4	16.7	10.5	7.9			
2008	4.3	2.9	1.6	15.4	10.1	7.4			
2009	4.1	2.8	1.3	15.2	9.4	7.6			
2010	3.7	2.4	1.4	15.3	9.6	7.3			
2011	3.5	2.0	1.8						
2012	3.5	2.1	1.5						
2013	2.6	1.5	1.2						
2014	3.0	1.9	1.4						

DGF 可使同种异体移植半衰期缩短 30%，比早期急性排斥反应的效果更大[308]。尽管在过去的 20 年中，冷缺血时间从 24h 稳步减少到 18h，但尸体供者移植中 DGF 的发生率仍保持在 25% 左右[4]。

2. 人白细胞抗原配型

HLA 匹配的目标是减少受体可能产生免疫反应的“外来靶点”的数量。尽管现代免疫抑制无疑可以“克服”HLA 不匹配，但良好的 HLA 配型在移植物存活方面仍然是可取和有益的。在 1987—2013 年间对近 200 000 例死亡的供肾移植受者进行的一项最新研究中，每增加一个 HLA 供受者不匹配（在 6 个 HLA A、B 和 DR 位点中）都与移植物存活率降低有关。在一项局限于更现代的移植时代（2009—2013 年）的分析中，我们观察到 HLA 不匹配与同种异体移植之间类似但有所减弱的关联[309, 310]。对于活体供者受者，接受双单体型匹配的肾脏仍然具有显著的生存优势，单体型相同移植的半衰期超过 25 年[311]。HLA 表位匹配的出现可能在将来被证明是重要的。

3. 供受体巨细胞病毒状况

登记数据显示供者和受体 CMV 血清学状态与移植肾和受体存活率之间存在着微小但明确的关联（危险比 1.1）[312]。对供者阴性 – 受体阴性配对的结果最好，而供者阳性 – 受体阴性配对的结局最差。巨细胞病毒可能通过显性感染影响移植结果，但亚临床影响免疫功能也可能是重要的。

4. 移植时机

有证据表明，提前移植（在透析开始前）与较低的急性排斥反应和移植失败风险相关[313]。其他回顾性研究表明，较长的透析时间与较低的移植和患者存活率独立相关[314, 315]。2003—2012 年，在美国进行的肾移植中有 17% 是提前移植的[316]。尽可能缩短透析时间有许多潜在的好处；因此应尽量采用这一策略[4, 317]。

5. 中心效应

不出所料，不同移植中心的报道结果各不相同[318]。这反映了正常的统计差异及中心的专业知识。不同中心的供者和受者因素不同，结果也不尽相同[319]。USRDS 数据表明，美国小型和大型移植中心之间的结果差别极小[320]。

（七）供者因素

移植前肾脏的质量直接影响移植肾的长期功能和慢性移植损伤的风险。

1. 供者来源：尸体供者与活体供者

供者来源是预测短期和长期移植结果的最重要因素之一。一般来说，活体供者同种异体移植优于尸体供者同种异体移植（表 70–11 和表 70–12）。这种好处适用于所有程度的 HLA 不匹配。较好的结果反映了以下几个因素：非常健康的活体供者、脑死亡的减少、选择性手术（相对于半紧急手术）的好处、缺血再灌注损伤的最小化、更高的肾单位质量，以及较短的等待时间或完全避免透析的效果。这进一步强调了移植肾健康效应的重要性，同种异体移植的结果优于有创伤的尸体供者[321]。

2. 供者年龄

肾脏供者高龄与肾脏移植存活率降低有关。在尸体供者和活体供者移植物中，供者的年龄效应是明显的[4, 322, 323]。这些结果被认为反映了 DGF 和肾单位“数量不足”的发生率更高。由于衰老过程[324]和与供者相关的疾病，例如高血压和动脉粥样硬化，来自老龄供者的同种异体移植肾功能较少。但是，由于器官供者短缺，老龄尸体供者的肾脏被越来越多地利用。小于 5 岁的供者年龄也与较差的预后相关，反映出技术并发症的发生率较高，可能是肾单位数量不足（见下文）。但是，0—5 岁的供者进行整体移植（两个肾脏）可以显著提高生存率。

3. 供者性别

有证据表明，来自女性供者的同种异体移植物的存活率稍差[325]。这可能反映了肾单位数量不足的影响（见下文），因为女性的肾脏质量比男性小。但是，男性肾脏的女性受者移植物存活期可能较差，这与对 Y 染色体编码的抗原（H–Y 抗原）的免疫反应有关[326–328]。

4. 供者种族 / 民族

与不是非裔美国人捐赠的肾脏相比，非裔美国人已故捐赠肾脏的同种异体移植的存活率降低相关[329]。越来越多的证据表明，与非裔美国人捐赠肾脏有关的移植物失功风险增加的大部分可以归因于 APOL1 高风险变异体的存在（约 15% 非洲裔美国供者）。来自缺乏 APOL1 高风险变异体的供者是非裔美国人捐赠肾脏的结局与不是非裔美国人捐赠肾脏相似。必须将 APOL1 基因分型（而非种族）整合到临床预测模型（如 KDPI）中[330, 331]。

5. 供者肾单位量

受者的代谢 / 排泄需求和功能性移植质量之间的不平衡被认为在慢性移植损伤的发展和进展中起作用（图 70–6）。肾单位数量不足，由于围术期缺血性损伤和术后肾毒性药物加重，可能导致肾单位过度使用并最终导致衰竭，类似于发生在自然进行性肾病中的机制。因此，将来自小供者的肾脏移植到大表面积或大体重指数的受者中，出现此问题的风险最高。动物[332]假说和回顾性人类研究均支持这一假设[333–335]。

6. 冷缺血时间

冷缺血时间延长与 DGF 风险增高和移植物存活率降低有关[175, 336]。登记数据表明，超过 24h 对移植物尤其有害。

7. 扩大标准的供者和肾脏供者资料分布

随着等待肾脏移植的患者数量与可用器官之间的差异增加，许多国家现在正在使用 ECD 同种异体移植。ECD 肾脏是由供者特征定义的，并且其同种异体移植失败的风险与 10—39 岁的非高血压供者参考组比较高 70%，后者的死亡原因不是脑血管意外（CVA），并且最终肌酐＜ 1.5mg/dl[337]。ECD 肾脏包括年龄在 60 岁或以上的供者和年龄在 50—59 岁的供者，其具备以下标准中的两项：① CVA 致死原因；②高血压病史；③末端肌酐＞1.5mg/dl。

平均而言，ECD 肾脏的存活期较短，这有两个普遍原因：首先，这些肾脏的基线 GFR 可能较低；其次，ECD 肾脏倾向于移植到年龄较大的受者中，这些受者的移植后死亡率较高。年龄较大的患者在等待移植时具有较高的死亡风险，并且已证明可以从 ECD 肾脏移植中受益[338]。

在美国，新的肾脏分配系统已经用单个肾脏分级来替代已故供者类别的标准和扩展标准肾脏供者概况指数（KDPI）。KDPI 分数是使用 10 个供者特征计算得出的，是 Rao 等首先描述的预测工具的改进版本[329]。KDPI 表示为百分位数，其中 0% 和 100% 分别表示质量优异和边缘器官。为了最大限度地利用尸体供者器官供应，应将 KDPI＜20% 的尸体供者肾脏分配给移植后预期寿命最高的候选对象，这是通过 4 变量估计的移植后生存期（EPTS）评分来判断的。对于年老的候选人来说，等待时间长是移植的障碍，他们本来同意接受 ECD 肾脏，现在可能会选择接受 KDPI 值高（＞85%）的尸体供者肾脏。

8. 心脏尸体供者

心脏死亡（DCD）后肾脏的捐赠使用已大大增加[339]。DCD 供者可分为“不受控制”或“受控制”两类。不受控的供者或未能成功复苏，或者在抵达医院时死亡，而受控的供者在捐献前立即撤离重症监护病房或手术室的生命支持后遭受心脏骤停。在无控制供者的情况下，热缺血时间的持续时间可能会大大增加[340]。管理 DCD 肾脏的方案因中心而异。在不受控制的供者中，可以使用双气囊主动脉导管插入术（通过在肾动脉上方和下方的主动脉中充气的气球）来实现向肾脏灌注冷保存溶液，以尽量减少热缺血时间。DCD 短期结果（如 DGF 和原发性无功能的发生率）不如脑尸体供者。但是，DCD 器官的长期结果（来自 50 岁以下的供者）与标准尸体供者的相似[341]。

（八）受体因素

1. 受者年龄

通常在极端年龄（即 18 岁以下或 65 岁以上）中，同种异体移植的存活率较差[4, 342]。在年龄过小的受者中，移植物功能丧失的技术性原因（如血管血栓）相对较常见；急性排斥反应也是移植物功能丧失很常见的原因；而相反，移植物功能正常的死亡相对较少。在老年人中，移植物功能正常的死亡是导致移植物功能丧失的更常见原因（导致 50% 以上的移植失败），相反，急性排斥反应可能并不常见。因此，尽管尚无随机对照实验确切的证明，但一般而言，在老年人中使用较弱的免疫抑制似乎是合理的[343]。

2. 受者种族 / 民族

与白人相比，非裔美国受者的移植物存活率较低[344]。这可能反映了多种因素，包括 DGF 的发生率较高、急性和晚期急性排斥反应的发生率较高、免疫应答能力较强、以白人为主的供者库（HLA 和非 HLA 抗原的匹配性较差）、免疫抑制剂物的药物动力学改变、高血压的发病率升高。在美国，社会经济因素也可能发挥作用[345]。事实上，有证据表明，非裔欧洲人受者的结果与欧洲的白人受者相当[346]。亚裔和拉丁裔受体的结果优于白人受者；原因不得而知。[344] 改善非裔美国人治疗结果的策略可能包括积极使用高剂量的免疫抑制和识别出可能限制公平获得医疗保健的障碍[347]。增加非裔美国人供者的活体捐赠也是可取的。在非裔供者中对 APOL1 高风险基因型进行捐赠前筛查可能会提高非裔美国活体供者的安全性和受体的预后[330]。希望阿波罗网络研究委员会（APOLLO Network research con-sortium）能提供更多的良好数据，该委员会最近成立，其目标是对非裔美国人的供者和受者进行前瞻性的鉴定、基因分型和跟踪[348]。

3. 受者性别

关于受者性别与移植结果关系的登记库研究产生了不同的结果。在 CTS 数据库中，女性受者的移植肾存活率略高于男性受者的死亡供肾或 HLA 匹配的活体供肾移植。来自美国移植中心的 325 份数据显示，在活者供肾移植时男性受者的移植肾存活率高于女性受者[349]。女性和男性移植候选者之间的一个重要区别是前者对 HLA 抗原及非 HLA 抗原的高致敏程度。女性往往会因为妊娠而变得更敏感，也可能是因为与月经有关的贫血而导致更多的输血。女性受者对 H-Y 抗原的免疫反应可能起一定作用，尽管男性供者中通常更大的肾单位数量可能是登记数据分析中的一个混杂因素。

4. 受者致敏性

一般认为，与未致敏受者相比，高致敏受者在移植早期和晚期出现不良结果的风险更高。使用移植前 CPRA 来帮助指导免疫抑制计划，尽管 DSA 可能对移植结果具有更大的预后意义，而不是高 CPRA 本身[125]。致敏的主要原因是先前的移植、妊娠和输血。事实上，与第一次移植的受者相比，后续移植的受者的移植物存活率更差[350]。高致敏患者在移植前等待时间更长，通常给予更强烈的免疫抑制。美国最近对分配系统的改进和脱敏治疗方案的可用性为这些患者提供了更好的移植途径。

5. 急性排斥反应

急性排斥反应仍然是移植物失功的重要危险因素。即使急性排斥反应得到成功治疗，一些不可逆的移植物损伤 / 瘢痕也可能随之发生。对类固醇不敏感的急性排斥反应、体液成分的急性排斥反应和晚期急性排斥反应对同种异体移植和患者预后有特别不利的影响[305]。

6. 受者免疫抑制

毫无疑问，急性排斥反应率和移植物存活率的提高反映了现代抗排斥药物如 CNI 和 MMF 的有效性。长期 CNI 肾毒性，特别是目前使用的维持剂量，对慢性移植肾功能障碍和丢失的影响仍然存在争议（见“晚期异供移植功能障碍和晚期异体移植功能丧失”部分）。目前，CNI 仍然是免疫抑制的基石[351]。登记库数据显示，美国移植中心使用的大多数免疫抑制方案包括他克莫司和 MMF。

7. 受者依从性

免疫抑制方案依从性差会显著增加急性排斥反应（尤其是晚期急性排斥反应）移植物功能丢失的风险。据报道，在非依从性患者中，移植物功能丧失的概率高出 7 倍[353]。正在努力改进预防非依从性的策略[354]。在儿童青少年移植人群中，依从性差的难题尤其明显[352, 355]。

8. 受者身体尺寸

病态肥胖（2 级或更高）肥胖，相当于 Quételet（体重）指数（BMI）为 35kg/m^2 或更高，与更多的移植手术相关性并发症、DGF 和较差的移植物存活率相关[356, 357]。实际上，即使是 1 级肥胖（BMI 为 30～34.9kg/m^2）也是同种异体移植失败的危险因素。较差的长期移植物存活率可能反映了 DGF、肾单位过度负荷，以及免疫抑制剂物剂量的选择困难。但是，对 BMI ＞ 30kg/m^2 的患者进行的研究表明，移植比保留在等待名单上的患者（透析）可提供生存获益，至少对于 BMI 达到 41kg/m^2 的患者[358]。移植前的减肥手术是病态肥胖患者的一种选择[359]。肾单位数量不足的问题已在上述供者因素中进行讨论，但也与受者体型密切相关。体表面积已用作供者肾单位量和受体代谢需求的替代指标。严重的不匹配 [即低的供者表面积（BSA）和高的受体 BSA] 与较差的长期同种异体移植存活率相关[334, 335]。

9. 受者糖尿病

糖尿病是 ESRD 的主要病因，也是移植物功能衰竭的危险因素之一。

10. 受者丙型肝炎患者病史

丙型肝炎抗体阳性是移植失败的一个危险因素，这是由于移植物过早衰竭和移植肾功能正常丧失所致[265]。然而，随着新型高效抗病毒疗法的出现，HCV 阳性受者肾移植的病程可能会发生改善。

（九）改善同种异体肾移植结果：配肾与受者风险

最大限度地延长捐献器官的寿命是肾移植的关键目标。尸体供者同种异体移植物的分配标准对整个移植物存活率有重要影响。纯实用主义的方法（最大限度地延长同种异体移植的存活时间）只会将器官移植到最年轻和最健康的人身上，最大限度地延长从移植中获得的“生存年限”[360]。实际上，必须在效用和公平之间取得平衡（确保任何医学上适合移植的人都有合理的机会）[361]。在美国，新的肾脏分配系统于 2014 年底建立。该系统将质量最高的 20% 尸体供肾与前 20% 的候选者匹配，以期最大限度地发挥最佳器官的效用（见“扩大标准的供者的肾供者的资料分布”部分）。

八、移植受体的医疗管理

将更多的重点放在移植患者的一般医疗管理上。美国移植学会和欧洲最佳实践指南专家组分别于 2000 年和 2002 年发布了有关肾脏移植受者治疗的全面实践指南[362, 363]。肾脏病：改善全球成果（KDIGO）最近发表了证据基于 KDIGO 的《2009 年肾脏移植受者护理临床实践指南》[188]。由于缺乏高质量证据，KDIGO 分级指南中只有 25% 为“1”级（“我们提倡”），而 75% 为“2”级（“我们建议”）。支持该准则的证据质量低下或非常低，几乎达到 85%。这意味着我们对移植受者治疗的了解和管理存在更多提高的可能。

移植通常比透析更可取，但人们越来越意识到移植后患者仍常处于慢性肾脏疾病和心血管风险增高的状态。移植后常见电解质、内分泌和心血管并发症的处理将在下文中讨论。

（一）电解质紊乱

1. 高钙血症和低磷血症

高钙血症是常见的，主要是由于持续性甲状旁腺功能亢进或过度补充钙和维生素 D 所致。移植后甲状旁腺功能亢进的治疗将在后文讨论。低磷血症在移植后早期也很常见，尤其是在移植功能良好时。这是由于磷酸盐吸收减少（维生素 D 缺乏是常见的）和尿磷酸盐消耗，后者是由于高成纤维细胞生长因子（FGF）23 和甲状旁腺激素水平，以及 CNI、西罗莫司和高剂量类固醇的肾小管效应 [364]。在很少见的情况下，磷酸盐消耗严重到足以导致严重的肌无力，包括呼吸肌无力。大多数患者在移植后一年内磷酸盐正常，反映出移植后磷酸盐、甲状旁腺激素和 FGF23 [365] 的部分排泄量在长期内下降，持续的负性磷酸盐平衡可能导致移植后骨疾病。治疗包括高磷饮食（如低脂乳制品）和维生素 D 替代。然而，移植后过度积极地磷酸盐替代可以降低钙和维生素 D 水平，并有可能加重甲状旁腺功能亢进 [366]；据报道，移植后接受磷酸盐替代治疗的患者会出现急性磷酸盐肾病 [367]。笔者团队的做法是对于磷酸盐＜1～1.5mg/dl 或症状性低磷酸盐血症的患者保留口服磷酸盐补充剂。

2. 高钾血症

即使有良好的移植功能，轻度高钾血症仍是常见的。主要原因是 CNI 引起的肾小管钾分泌障碍。事实上，最近的一项研究表明他克莫司激活了对噻嗪敏感的 Na^{+}–Cl^{-} 共转运体，导致高血压和肾钾排泄减少 [368]。高钾血症可能因移植功能差、摄入过量钾、高血糖，以及诸如 ACEI 和 β 受体拮抗剂等药物而加重。甲氧苄啶（TMP–SMX 的一种成分）的阿米洛利样作用也可引起高钾血症，常用于预防耶氏肺孢子虫（以前称 carini）。由于高钾血症通常并不严重，通常随着 CNI 剂量的减少而改善，因此通常不需要额外的治疗。用皮质激素氟氢化可的松治疗钾通常是有效的（虽然有时以高血压和水肿为代价），有时也可以考虑 [369]。其他药物，如襻利尿剂、噻嗪类利尿剂、聚苯乙烯磺酸钠（Kayexalate）或 patiromer 也可以考虑 [370]。

3. 代谢性酸中毒

轻度代谢性酸中毒也很常见，常伴有高钾血症。在大多数情况下，它具有远端（高氯血症）肾小管酸中毒的特点。这反映了 CNI、排斥反应或残余甲状旁腺功能亢进（以及 TMP 的作用，如上所述）引起的肾小管功能障碍。用口服碳酸氢钠纠酸治疗可能是必要的。

4. 其他电解质异常

低镁血症是常见的，由 CNI 的镁尿作用，以及残留的甲状旁腺功能亢进引起，通常是无症状的。当血浆镁水平低于 1.5mg/dl 时，有时会使用镁补充剂。然而，它们的有效性是有限的，它们可以引起腹泻，且增加了移植受体给药方案的复杂性。

（二）肾移植术后骨质紊乱

ESRD 患者的骨病是多因素的，包括不同程度的甲状旁腺功能亢进（囊性纤维骨炎）、维生素 D 缺乏、骨转换率低、铝中毒（骨软化）和淀粉样变（见第 53 章）。不幸的是，由于上述条件的持续存在，以及免疫抑制剂对骨质的叠加作用，肾移植后骨疾病仍然是一个问题。

（三）甲状旁腺功能亢进

残留性甲状旁腺功能亢进在移植后第 1 年很常见。然而，甲状旁腺功能亢进可能会持续数年；一项研究发现，在 42 例移植后 2 年以上血浆肌酐水平低于 2mg/dl 的正常血容量患者中，23 例患者（55%）的血清甲状旁腺激素水平升高，移植后甲状旁腺功能亢进的主要危险因素是移植前甲状旁腺功能亢进的程度和透析的持续时间 [372]。维生素 D 储备不足和移植功能差（新生的二级甲状旁腺功能亢进）可能是导致某些患者病情持续的原因。

通常，移植后甲状旁腺功能亢进表现为低血磷和轻度至中度血钙升高。血清甲状旁腺素（PTH）

与血浆钙水平的比值过高。移植后甲状旁腺功能亢进症通常是无症状的，并往往随着时间的推移而改善。经证明，在移植后 1 年，移植后使用帕立骨化醇治疗可更好地解决甲状旁腺功能亢进症[373]。然而，必须谨慎使用活性维生素 D 类似物，如果血浆钙升高超过正常范围或出现高钙血症并发症，应停止使用。在对肾移植受者持续性甲状旁腺功能亢进的安慰剂对照研究中，拟钙剂西那卡塞安全有效地降低了血清甲状旁腺激素和钙，并提高了血清磷酸盐浓度[374]。

移植后甲状旁腺切除术有两个主要的适应证：①严重症状性高钙血症 [移植后早期，现在很少见，通常用西那卡塞和（或）双膦酸盐药物治疗]；②持续性，移植后 1 年以上的中、重度高钙血症（血清钙 12.0～12.5mg/dl 或更高）或钙化性尿毒症性动脉病（钙过敏症），移植后罕见的并发症。甲状旁腺次全切除术是首选的手术方式。

（四）痛风

移植后高尿酸血症和痛风最重要的病因是 CNI，尤其是环孢素。CNI 影响尿酸的清除。在接受 CNI 治疗的肾移植受者中，约 80% 会出现高尿酸血症，约 13% 会出现新发痛风[375]。利尿剂的使用可能会加重高尿酸血症并导致痛风发作。

急性痛风应使用秋水仙碱或大剂量类固醇治疗；一般应避免使用非甾体抗炎药。可能由于血药水平的增加，秋水仙碱引起的肌病和神经病变在肾功能受损患者和环孢素治疗（可能还有他克莫司治疗）患者中更为常见。因此，应使用最低有效剂量的秋水仙碱，并监测患者的肌肉无力症状。为了防止痛风进一步发作，可使用别嘌呤醇。注意别嘌呤醇抑制了硫唑嘌呤的代谢，理想情况下这些药物不应同时服用。如果硫唑嘌呤必须与别嘌呤醇一起使用，那么硫唑嘌呤的剂量应减少到原始剂量的 1/4，并密切监测全血细胞计数。一种更安全的替代方法是将硫唑嘌呤改为 MMF；不需要进行 MMF 的调整。新的黄嘌呤氧化酶抑制剂非布司他也已成功应用于高尿酸血症肾移植患者[376]。非布司他的说明书明确说明不要同时使用硫唑嘌呤。在严重痛风复发的情况下，完全停止 CNI 可能是有意义的。对于肾功能良好的肾移植受者，可谨慎使用丙磺舒；尿酸氧化酶、聚乙二醇化酶，尚未在移植人群中进行测试。

（五）钙调神经磷酸酶抑制剂相关骨痛

下肢严重骨痛综合征与 CNI 的使用有关。这是罕见的，并被认为代表了 CNI 的血管舒缩作用。诊断前应排除骨坏死及其他常见骨病变。症状通常对 CNI 剂量的减少和钙通道阻滞剂（尤其是硝苯地平）的使用有反应；降钙素也被成功地应用；受累骨骼的磁共振成像（MRI）可能显示骨髓水肿[377]。

（六）骨坏死

骨坏死（缺血性坏死）是肾移植术后严重的骨并发症。发病机制尚不清楚，但高剂量类固醇是一个危险因素。高达 8% 的肾移植患者发生髋关节骨坏死[378]；这个数字随着低剂量类固醇治疗方案的实施而下降[379]。最常见的受累部位是股骨头；其他部位是肱骨头、股骨髁、胫骨近端、椎骨和手足小骨。许多患者在诊断时为双侧受累。主要症状是疼痛；症状是非特异性的。诊断是通过影像学研究做出的；MRI 是最敏感的，X 线片是最不敏感的，骨显像居中。然而，MRI 检查的异常并不总是意味着临床上有明显的骨坏死。治疗方法仍有争议。选择包括关节制动、减压或关节置换。

（七）骨质疏松症

骨质疏松症是一种常见的骨病，其特征是骨矿物质和骨基质同时减少导致骨容积减少，但组成正常。最常用的定义是基于世界卫生组织的评分系统。骨质疏松症的定义是骨密度比性别匹配的年轻成年人的平均值低 2.5 SD（T 评分）；骨质减少，比 T 评分低 1.0～2.5 SD。非移植人群的骨密度降低越大，骨折的风险越大。

现在公认骨矿物质密度的降低是肾脏移植的一种非常常见的并发症。大部分骨质流失发生在移植后的前 6 个月[380]。移植后骨质疏松症的危险因素包括类固醇的使用，甲状旁腺功能亢进，维生素 D 缺乏或抵抗及磷的消耗。糖尿病也与移植后骨折的风险增加有关。肾移植人群中发生髋部骨折的风险很高，每千人年发生 3.3～3.8 起事件；实际上，移植受者在移植后早期骨折的风险比等待移植的透析患者高出 34%。移植后和等待透析的患者中发生髋部骨折的风险随后在移植后 2 年之前达到平衡 [381]。

通过双 X 线骨密度仪测量的骨密度（BMD）已显示出可对普通人群的骨折进行预测 [382]。出乎意料的是，避免类固醇和类固醇最小化方案对 BMD 和骨折率的影响的研究存在一些矛盾，一些研究发现骨折率降低 [383, 384] 和骨矿物质密度提高相关，而另一些研究则未能找到有益的关联 [379, 385]。与对照相比，在移植后早期使用双膦酸盐治疗可预防骨丢失，但可能加剧先天性无动力性骨病 [386]。可能基于此，双膦酸盐未显示出可明显降低肾脏移植人群的骨折率 [387]。值得注意的是，不建议在 GFR＜30ml/(min・1.73m^2) 的患者中使用双膦酸盐。多项研究表明，无论是否补充钙，维生素 D 衍生物均可对肾移植受者的 BMD 产生有益的影响 [388, 389]。在持续的移植后甲状旁腺功能亢进和高钙血症患者中，除血清钙和 PTH 外，西那卡塞特治疗还可改善 BMD [390]。

当前的 KDIGO 指南建议移植后监视钙，磷酸盐和 PTH。对于类固醇或骨质疏松的危险因素且 GFR＞30ml/(min・1.73m^2) 的患者，建议在移植后的前 3 个月进行双能 X 线骨密度仪（DEXA）扫描。对于移植后 1 年以内，GFR＞30ml/(min・1.73m^2)，BMD 低的肾移植受者，应考虑用维生素 D、骨化三醇 /α- 骨化二醇或双膦酸盐治疗 [188]。

（八）移植后糖尿病

移植后糖尿病 [以前称为移植后新发糖尿病（NODAT）] 在肾脏移植后很常见。2004—2008 年美国首次接受肾移植的患者在 3 年的移植后糖尿病累积发病率超过 40%。危险因素包括老年人、肥胖、丙型肝炎抗体阳性、CMV 感染状况、非白人种族、家族史、类固醇、CNI（尤其是他克莫司）和急性排斥反应发作。预防和治疗 PTDM 的策略包括使类固醇减至最少，避免使用他克莫司和生活方式改变。肾脏移植后出院时采用无类固醇的免疫抑制方案已显示可降低 PTDM 的概率的优势 [391, 392]。一项奥地利的小型研究报告，与接受标准血糖管理的患者相比，在移植后立即严格用胰岛素维持血糖的患者一年后 PTDM 率降低 [393]。

不幸的是，PTDM 会降低移植物及患者的生存率 [394]；PTDM 可能需要口服药物或胰岛素治疗。二甲双胍可能是具有足够 GFR 的肾移植受者的首选药物，因为它对减少 2 型糖尿病的并发症最有效 [303]。对于大多数 2 型糖尿病患者，美国糖尿病协会建议 HbA1C 的目标为 7%。严格的血糖控制肯定会带来好处，尤其是在减少微血管并发症方面 [395, 396]。但是，必须权衡这些好处与过度血糖控制的风险，如 ACCORD 试验所证实的那样，强化血糖控制（针对 HbA1C＜6%）会增加死亡率和严重低血糖的风险 [395, 397]。对大多数患者而言，“基于谨慎考虑的风险和收益进行“个体化”的 HbA1C 目标是一个很好的策略。

（九）心血管疾病

心血管疾病是导致肾移植患者死亡的主要原因 [398]。尽管进行了移植前筛查，但心肌梗死（MI），脑卒中和新发的外周动脉疾病的累积发生率分别为 11%、7% 和 24% [399-401]。新发的充血性心力衰竭也很常见 [402]。肾移植受者人群中有较多传统的心血管危险因素，例如吸烟、糖尿病和高血压，并且还承受与非传统的 CKD 相关和移植相关的危险因素 [403, 404]；阿司匹林是普通人群心血管疾病二级预防的有效治疗方法 [405, 406]。然而，最近的一项研究表明，包括阿司匹林在内的心脏保护药物在肾脏移植受者中的使用存在显著差异 [407]。

吸烟

强烈建议不要吸烟。有证据表明它影响同种异体移植功能及受者存活 [408]。

（十）高血压

在 CNI 时代，高血压的患病率至少为 60%～80% [188]。原因包括使用类固醇、CNI、体重增加、同种异体移植功能障碍、原肾脏疾病和移植性肾动脉狭窄。据推测，移植后高血压的并发症会增加患心血管疾病和同种异体移植失败的风险 [409]。FAVORIT 试验的事后分析（研究了低同型半胱氨酸水平对肾移植受者心血管结果的影响）发现基线收缩压每增加 20mmHg，心血管事件和死亡的调整相对风险分别增加 32% 和 13%。相反，舒张压低于 70mmHg 时每下降 10mmHg，则心血管事件和死亡的相对风险增加 31%。这意味着收缩压＞140mmHg 且舒张压＜70mmHg 的患者风险最高 [410]。

近年来，关于血压治疗目标存在一些争议。对于移植患者，笔者遵循 2017 年美国心脏病学会 / 美国心脏协会针对患有 CKD 和高血压的成年人的高血压指南，在 SBP ≥ 130mmHg 或 DBP ≥ 80mmHg 的情况下开始抗高血压药物治疗，并达到 SBP ＜ 130mmHg 和 DBP ＜ 80mmHg 的目标 [411]。

应鼓励采取非药物措施，例如减少钠摄入量，减少乙醇摄入量，治疗阻塞性睡眠呼吸暂停和增加运动量。尽量减少类固醇和 CNI 的剂量。但是，仍然经常需要抗高血压药物治疗。没有证据表明一种降压药优于另一种。对于稳定的移植受者（同种异体移植功能良好且移植后超过 6～12 个月），笔者采用 2017 年美国心脏病学会 / 美国心脏协会高血压指南推荐的一线抗高血压药物，即噻嗪类利尿剂、钙通道阻滞剂和 ACEI 或 ARB。笔者通常使用 ACEI 和 ARB，特别是在患有蛋白尿、糖尿病或其他心血管疾病的患者中。但是，在移植后的早期，通常避免使用 ACEI 或 ARB，因为它们可能加剧高钾血症或导致肌酐升高，可能会引起排斥反应。表 70-13 显示了影响笔者在肾移植受者中选择抗高血压治疗的临床因素。

（十一）蛋白尿

蛋白尿，即使程度不重，也与较差的移植物存活相关 [412]。笔者在发生蛋白尿的肾移植受者中开始 ACEI 或 ARB 治疗，注意到在肾移植患者中发生蛋白尿时行单一的 ACEI 或 ARB 治疗（雷米普利）的随机对照试验是阴性的（与安慰剂相比，肌酐的翻倍、ESRD 或死亡等并无差异）。事实上，在研究结束时，两组之间唯一的差异是雷米普利组的血红蛋白显著降低 [413]。

（十二）高脂血症

移植后高脂血症的患病率很高 [414]。类固醇、CNI（环孢素较他克莫司更常见）和西罗莫司是主要原因。一些研究表明，虽然尚未建立因果关系，但高脂血症与较差的同种异体移植结果有关。《美国心脏协会指南》（针对一般人群）在决定使用他汀类药物治疗的决策中不再强调胆固醇浓度的重要性，并强调了评估心血管风险的重要性。高强度他汀类药物建议使用于所有 21 岁以上且患有动脉粥样硬化性心血管疾病的患者、低密度脂蛋白（LDL）＞190mg/dl，以及 40—75 岁的糖尿病患者，估计 10 年心血管疾病风险＞7.5%。中等强度的他汀类药物建议用于年龄为 40—75 岁，10 年心血管风险估计＜7.5% 的糖尿病患者，以及年龄为 40—75 岁，10 年心血管风险估计＞7.5 的非糖尿病患者 [415]。在肾脏移植人群中采用风险指导的他汀类药物治疗策略似乎是一种合理的方法。唯一需要注意的是，在肾脏移植受者中应降低他汀类药物的起始剂量，因为 CNI（尤其是环孢素）会增加他汀类药物的血药水平，并可能导致他汀类药物相关的毒性 [416]。接受他汀类药物治疗的主要随机对照试验在肾脏移植受者中未显示出主要结局（心源性死亡、非致命性心肌梗死或冠状动脉介入手术的综合结局）的获益 [417]。但是，在接受他汀类药物治疗两年后，随访结果显示 [418] 与普通

表 70-13　抗高血压药物在移植受者中的应用

适应证	β 受体拮抗剂	ACEI/ARB	钙离子通道阻滞剂	噻嗪类利尿剂
仅高血压		×	×	×
充血性心力衰竭	×	×		
心肌梗死后	×	×		
冠状动脉疾病	×	×		
糖尿病		×		
蛋白尿		×		

ACEI. 血管紧张素转化酶抑制剂；ARB. 血管紧张素受体拮抗剂

人群一样，他汀类药物的使用与肾移植受者中高血糖风险增加相关[419]。

高三酰甘油血症也可能在移植后发生，降低三酰甘油水平的策略主要包括改变生活方式，用西罗莫司替代（如 MMF）等药物，用依替米贝治疗。

人们越来越认识到葡萄糖和血管代谢失调所致的肾脏移植患者中代谢综合征的高发生率[420]。更好地认识和管理代谢综合征，包括控制肥胖、葡萄糖、高脂血症和血压，有望降低移植受者的发病率和死亡率。

（十三）高半胱氨酸血症

在一般人群中，高同型半胱氨酸血症被认为是肾移植受者心血管疾病的危险因素。移植后，血浆同型半胱氨酸浓度通常下降，但未降至正常水平。基于在普通人群和 CKD 人群中进行的随机对照试验的结果，目前暂不推荐降低同型半胱氨酸的干预措施[421]。

（十四）肾移植术后癌症

最近的一些研究将移植和癌症登记数据联系起来，很好地观察出移植后癌症的发病率。来自美国和英国的数据显示，与普通人群相比，肾移植受者患某些癌症的风险要大得多（表 70-14）[422-424]。

报道的癌症发病率增加有几个原因。首先，免疫抑制抑制了正常的肿瘤监视机制，允许“自发发生”的肿瘤细胞不受抑制地增殖。也有实验证据表明，环孢素具有促肿瘤作用，其介导的作用是 TGF-β 的产生[425]和血管生成细胞因子血管内皮生长因子（VEGF）的表达[426]。其次，免疫抑制使致瘤病毒不受控制地扩散（表 70-15）。第三，与原发性肾脏疾病（止痛药滥用、某些草药制剂、HBV 或 HCV 感染）或 ESRD 环境（获得性肾囊性疾病）相关的因素可能促进肿瘤形成。

人们认为，累积的免疫抑制是增加癌症风险的最重要因素而非药物作用。然而，有证据表明 CNI

表 70-14　根据肾脏移植患者 SIR 的癌症分类和癌症发生率

	普通人群和移植人群中的常见癌症：发病率≥10/10 万人	移植人群中的常见癌症：普通人群中的发病率＜10/10 万人，但估计的移植人群发生率≥10/10 万人	罕见癌症：普通人群和移植人群的发病率＜10/10 万人
高 SIR＞5	卡波西肉瘤（感染艾滋病病毒）	卡波西肉瘤 阴道 非霍奇金淋巴瘤 肾 非黑色素瘤 皮肤 唇 甲状腺 阴茎 小肠	眼
中度 SIR（1～5）	肺 结肠 宫颈 胃 肝	鼻咽 食管 膀胱 白血病	黑色素瘤 喉 多发性骨髓瘤 肛门 霍奇金淋巴瘤
没有增加的风险	乳房 前列腺 直肠		卵巢 子宫 胰腺 脑 睾丸

SIR. 标准发病率。引自 KDIGO 实践准则[183-188]

表 70-15　与肾脏移植患者癌症的发展相关的病毒感染

病　毒	肿　瘤
HBV	肝细胞癌
HCV	肝细胞癌
EBV	PTLD
HPV	生殖器和口腔的鳞状细胞癌
HHV-8	卡波西肉瘤

HBV. 乙型肝炎病毒；HCV. 丙型肝炎病毒；EBV. Ebstein-Barr 病毒；HPV. 人乳头瘤病毒；HHV-8. 人疱疹病毒 -8；PTLD. 移植后淋巴细胞增生性疾病。

的常规使用可增加皮肤癌的风险 [427]，值得庆幸的是这些通常为非致命的。目前强效的免疫抑制疗法对癌症发病率的长期影响尚不清楚，但应当引起关注。预防癌症的唯一最重要的措施是尽量减少过量的免疫抑制。一般规律是，当癌症发生时，免疫抑制治疗的水平应显著降低。在某些情况下，可能会导致同种异体移植物的排斥反应，但免疫抑制的风险和益处必须个性化评估。

1. 皮肤癌和唇癌

肾移植患者中鳞状细胞癌、基底细胞癌和恶性黑色素瘤更常见。肾移植受者中非黑素瘤性皮肤癌的发生率是普通人群的 13 倍 [423]。危险因素包括移植后的时间、累积的免疫抑制剂量、暴露于紫外线、白皙的皮肤和人乳头瘤病毒感染。一级和二级预防很重要：应特别建议患者减少紫外线照射和自我筛查皮肤病变 [188]。高危患者有时会使用类维生素 A [428]。可手术切除可疑的皮肤病变。在患有移植后鳞状细胞癌的患者中，从 CNI 转换为西罗莫司可将此类肿瘤进一步发展的风险降低 44%（尽管使患者面临其他重要的新陈代谢作用的风险）[106]。

2. 肛门 - 生殖器癌症

在肾移植受者中，外阴、宫颈、阴茎、阴囊、肛门和肛周区的癌症明显更为常见。此外，与一般人群相比，这些癌症倾向于多灶性和更具侵袭性。感染某些人乳头瘤病毒株是重要的危险因素。二级预防措施包括每年对肛门生殖器部位进行身体检查，对妇女而言，每年进行骨盆检查和宫颈组织学检查。应切除可疑的病变，并应密切随访患者的复发情况。

3. 卡波西肉瘤

移植和非移植患者中卡波西肉瘤的发病率在很大程度上取决于种族背景。犹太、阿拉伯和地中海血统的人的风险要高得多。其他危险因素是累积免疫抑制剂量和人类疱疹病毒 8 感染。可能导致内脏（淋巴结、肺、胃肠道）和非内脏（皮肤、结膜、口咽）受累。前者的预后较差，而后者的预后较好。治疗涉及外科切除、放射疗法、化学疗法和免疫疗法的各种组合。同时应该减少或调整免疫抑制。据报道，用西罗莫司替代 CNI 可以在不影响同种异体移植功能的情况下延缓疾病的发展 [105]。

4. 移植后淋巴增生性疾病

移植后淋巴细胞增生性疾病（PTLD）是移植中最令人担忧的并发症之一，因为它可以在移植后早期发生，并且具有很高的发病率和死亡率。成人 PTLD 的 3 年累积发生率是成人 0.5%，小儿肾脏移植受者 1.5%。超过 90% 是非霍奇金淋巴瘤，大多数是受体 B 细胞起源的 [429]。有以下风险因素① Epstein-Barr virus（EBV）阳性供者和 EBV 阴性受体；② CMV 阳性供者和 CMV 阴性受体；③小儿受者（部分原因是儿童更可能没有产生 EBV 抗体）；④免疫抑制强度 [430]。贝拉西普的临床试验发现 EBV 阴性受试者中 PTLD 的发生率很高。现在该药被禁止用于 EBV 血清阴性的患者 [86]。

在 PTLD 的发病机制中重要的是 EBV 对 B 细胞的感染和转化。转化的 B 细胞经历了最初多克隆的增殖，但可能进化出恶性克隆。因此，PTLD 的表现及其治疗的临床和组织学谱可以有很大差异（表 70-16）。与非移植淋巴瘤相比，结外、胃肠道和中枢神经系统受累更为普遍。可能会涉及肾脏同种异体移植。PTLD 的治疗选择包括免疫抑制降低，利妥昔单抗和 CHOP（环磷酰胺、多柔比星、长春新碱、泼尼松）。一项小型研究显示，在接受利妥昔单抗治疗的持续病毒血症患者中，在移植后第一年筛查高危患者（EBV^+ 供者 /EBV^- 受者）的 EBV 病毒血症可降低 PTLD 发生率 [431]。

5. 癌症筛查

由于与接受透析的患者相比，肾移植人群的预期寿命显著提高，因此我们建议患者遵循一般人群的癌症筛查指南（宫颈涂片、乳房 X 线片、结肠镜检查）。笔者还建议每年进行皮肤病学筛查。在最新的 KDIGO 指南中不建议进行肾癌筛查[188]。

（十五）肾脏移植的感染并发症

移植过程本身和随后的免疫抑制会增加发生严重感染的风险。决定感染类型和严重程度的主要因素是（在医院和社区）暴露于潜在病原体和免疫抑制状态[432]。影响免疫抑制净状态的因素包括免疫抑制的累积量、受者并发症（如糖尿病、尿路感染）、影响免疫系统的病毒感染（如 EBV、CMV、HIV、丙型肝炎），以及皮肤黏膜屏障的完整性。肾脏移植后的感染方式可大致分为三个时间段，即移植后＜1 个月，1～6 个月及＞6 个月[432]。这些时间划分仅作为指导。维持免疫抑制方案变得越来越有效，越来越多的老年患者正在接受移植手术；另外，抗菌药物的预防也有显著疗效。肾移植后出现

表 70-16　PTLD 的临床和病理谱及其管理摘要

	早期疾病（50%）	多态 PTLD（30%）	单克隆 PTLD（20%）
临床特征 / 症状	传染性单核细胞增多症型疾病	传染性单核细胞增多症型疾病 ± 体重减轻，局部症状	发热、体重减轻、局部症状
病理	保留架构，非典型细胞很少	中间转化细胞	高度融合和明显异型的高度淋巴瘤
克隆性	多克隆	通常是多克隆	单克隆
治疗	降低免疫抑制	降低免疫抑制 ± 利妥昔单抗	降低免疫抑制 ± 利妥昔单抗 ± 化疗
预后	好	中	中 / 差

PTLD. 移植后淋巴组织增生性疾病

表 70-17　肾移植后根据时间的感染情况

移植后时间	感染类型
＜1 个月	• 耐药性菌种感染：耐甲氧西林金黄色葡萄球菌（MRSA）、耐万古霉素肠球菌（VRE）、念珠菌种（非白色） – 误吸引起 – 导管感染 – 伤口感染 – 吻合口渗出和局部缺血 – 艰难梭菌结肠炎 • 供者来源的感染（罕见）：单纯疱疹病毒（HSV）、淋巴细胞性脉络丛脑膜炎病毒（LCMV）、弹状病毒（狂犬病）、西尼罗河病毒、人类免疫缺陷病毒（HIV）、克氏锥虫（T. cruz） • 受体来源的感染（定殖）：曲霉，假单胞菌
1～6 个月	• 使用 PCP 和抗病毒（CMV、HBV）药物：多瘤病毒、BK 病毒、肾炎、艰难梭菌结肠炎、HCV 感染、腺病毒感染、流感、新型隐球菌感染、结核分枝杆菌感染。 • 未使用预防药物：肺孢子虫、疱疹病毒（HSV、VZV、CMV、EBV）、乙肝病毒、李斯特菌、诺卡菌、弓形虫、类圆线虫属、利什曼原虫、克鲁格菌。
＞6 个月	• 社区获得性肺炎、尿路感染 • 曲霉菌、典型霉菌、黏液菌引起的感染 • 诺卡菌、红球菌引起的感染 • 晚期病毒感染：CMV 感染、肝炎（HBV、HCV） – HSV 脑炎、社区获得性（SARS、西尼罗河病毒染） – JC 多瘤病毒感染（PML）、皮肤癌、淋巴瘤（PTLD）

CMV. 巨细胞病毒；EBV. EB 毒；HBV. 疱疹病毒 B；HCV. 疱疹病毒 C；HSV. 单纯疱疹病毒；LCMV. 淋巴细胞性脉络膜脑膜炎病毒；MRSA. 耐甲氧西林金黄色葡萄球菌；PCP. 卡氏肺孢子虫肺炎；SARS. 严重的急性呼吸道综合征；UTI. 尿路感染；VRE. 耐万古霉素肠球菌

改编自 Fishman JA.Infection in solid-organ transplant recipients. *N Engl J Med* 2007;357:2601–2614.

不同时间的感染情况，如表 70–17 所示。

总的来说，在肾移植术后出现威胁生命的感染时，应适当地减少或完全停止免疫抑制类药物的摄入（所谓的应激剂量类固醇通常是必需的）。快速诊断（如肺炎患者的支气管镜检查）和及时治疗必不可少[432]。

1. 移植后 1 个月内的感染

肾移植术后 1 个月内的大部分感染是外科常见感染，主要是伤口感染、肺部感染、泌尿道的感染，以及与血管导管有关的感染。细菌感染比真菌感染更为普遍。预防感染措施包括：确保供者和受体在移植前没有明显的感染、精湛的手术技术，以及使用甲氧苄啶（SMX–TMP）药物预防泌尿路感染。

2. 移植后 1～6 个月内的感染

数周内大剂量的免疫抑制类药物的使用，会增加机会性感染的风险。常见的有巨细胞病毒、EB 病毒、李斯特菌、李斯特肺孢子虫和诺卡菌引起的感染。预防措施包括抗病毒药物预防（3～6 个月）和甲氧苄啶预防（6～12 个月）。

3. 移植后 6 个月以上感染

随着免疫抑制作用的逐渐降低，长期感染的风险通常会降低。根据肾移植患者感染的风险，可将其分为两类。一类患者是具有良好持续同种异体移植功能且无须后期补充免疫抑制类药物的患者，除非有大量暴露史（如从土壤接触诺卡菌），否则发生机会性感染的风险较低。另一类患者是同种异体移植功能水平差的患者，发生机会性感染的风险较高。这可能与同种异体移植功能水平差，以及这些患者中许多使用过大剂量的免疫抑制类药物有关。

免疫抑制类药物的后期药物剂量增加，可能会增加移植患者机会性感染的风险。因此，任何接受“晚期”类固醇冲击或抗胸腺球蛋白治疗的患者，均应重新开始接受甲氧苄啶 +/– 抗 CMV 预防（如果供者或受体均为 CMV 阳性）。EB 病毒感染在引起移植后淋巴组织增生性疾病（PTLD）中的作用已在前面进行了讨论。巨细胞病毒和耶氏肺孢子菌肺炎将稍后讨论。

4. 巨细胞病毒

随着年龄的增长，CMV 的暴露（通过血清中存在抗 CMV IgG 证明）；超过 2/3 的成年供者和受者在肾移植前存在潜在感染。感染可能源于潜在受体来源病毒的重新活化；供者来源的病毒（在同种异体移植物中传播，或者较少地通过血液制品传播）；重新激活潜在供者来源的病毒。CMV 感染定义为存在感染症状或组织入侵迹象或两者兼有。CMV 阳性供者 /CMV 阴性受者配对中，CMV 感染或疾病的风险最高，其次是 CMV 阳性供者 /CMV 阳性受者配对；然后是 CMV 阴性供者 /CMV 阳性受者配对；CMV 阴性供者 /CMV 阴性受者配对的风险最低。OKT3/ 多克隆抗体疗法，尤其是应用于排斥反应时，会大大增加发生 CMV 感染的风险。

CMV 感染通常在肾移植后 1～6 个月出现，随感染时间胃肠道和视网膜也受累。典型的临床特征是发热、全身乏力和白细胞减少。特定器官受累的症状或实验室证据，如图 70–18 所示。在感染严重的情况下，应立即进行相关实验室检查，同时行经

表 70–18　肾移植受体出现 CMV 感染表现

感染部位	临床 / 病理特征	预后
病毒血症（血液）	发热、乏力、肌痛	非特异性，可能在停用预防药物后发生
骨髓	白细胞减少症	可能需要减少硫唑嘌呤或霉酚酸酯剂量；缬更昔洛韦也可能引起白细胞减少
肺	肺炎	可能危及生命；排除与其他生物的共感染
胃肠道	食管或结肠炎症和溃疡	可能危及生命
肝脏	肝炎	很少严重
视网膜	视物模糊、闪烁、漂浮物	在肾脏移植中相对较少；如果发生，通常较晚
肾	病毒包涵体	与局灶节段性肾小球硬化有关

CMV. 巨细胞病毒；GI. 胃肠道；MMF. 霉酚酸酯。

验性治疗。通过在体液或实体器官中检测出病毒来确认是否存在 CMV 感染。肾脏移植后，CMV 感染最常引起病毒血症。可以通过体外培养、抗原检测或定量 PCR 检测，来诊断是否由 CMV 引起的病毒血症。其中 PCR 检测方法较其他而言快速灵敏，并可以定量分析出病毒复制情况。当然，也有些 CMV 感染可能不会出现病毒血症，最明显的是累及视网膜或胃肠道。这种情况下，可分别通过眼科检查 ± 玻璃体液 CMV PCR 和免疫组织化学或胃肠组织培养，来诊断是否存在 CMV 感染。根据症状和体征，必要时也可以行腰椎穿刺术和支气管镜检查。同时需要“组织学诊断”以排除与其他微生物（如耶氏肺孢子菌肺炎）的共感染。除以上直接影响外，在肾移植术后，CMV 还会间接增加感染，免疫排斥和淋巴组织增生性疾病的风险[433]。

肾移植后 CMV 感染的治疗取决于疾病的严重程度和累及脏器的功能情况。轻度的 CMV 病毒血症通常会导致免疫抑制（通常是抗代谢物）水平的降低。VICTOR 试验证明口服缬更昔洛韦疗效与静脉注射更昔洛韦在实体器官移植中治疗非危及生命的 CMV 感染[434]的疗效相当。因此有症状或病毒血症明显，但症状相对较轻的患者可口服缬更昔洛韦治疗。但是，严重的全身性 CMV 感染或器官特异性疾病（如肺炎、胃肠道或中枢神经系统感染）的患者应首先选择静脉注射更昔洛韦，随着症状的改善，逐渐过渡至口服缬更昔洛韦。在治疗同时也要检测 CMV 滴度。对于轻度至中度疾病的病患者，通常建议在病毒血症消退后，继续维持治疗 2 周。重度或浸润性疾病的治疗可能会通过更长疗程的诱导治疗，以及随后的维持剂量治疗获益[435]。对于肾功能不全的患者，需要调整缬更昔洛韦和更昔洛韦的用药剂量。尽管目前尚无支持性数据，但在严重病例中使用 CMV 免疫球蛋白也是合理的[436]。

肾移植术后，预防 CMV 感染具有重要的临床意义。一种是对所有处于危险中的患者（D^+/R^-，D^-/R^+，D^+/R^+）进行预防。另一种是仅在有活跃病毒复制的时，开始预防治疗[433]。已证明就治疗费用及 CMV 预防效果而言，可优先选择使用缬更昔洛韦[437]。事实证明，缬更昔洛韦是预防和治疗 CMV 的极佳疗法。然而，长期使用会出现骨髓抑制现象，白细胞减少 / 中性粒细胞减少是常见的不良反应。莱特莫韦（letermovir）目前在肾移植患者中作为预防 CMV 感染的试验药物，也可能被证明是有用的替代药物[438]。

（十六）肺孢子菌

抗生素对预防因耶氏肺孢子菌（卡氏肺孢子虫）引起的肺炎非常有效。首选的抗生素是甲氧苄啶，它耐受性好且价格便宜。此外，它还可以预防尿路感染和机会性感染，例如诺卡菌病，弓形虫病和李斯特菌病。也可使用其他药物替代治疗，包括氨苯砜和乙胺嘧啶、阿托伐醌和雾化 pentamadin[439]。耶氏肺孢子菌肺炎的典型症状是发热、呼吸急促和咳嗽。胸部 X 线特征性显示双侧间质 – 肺泡浸润。诊断需要通过比色或免疫荧光染色法，检测临床标本中的病原体。由于机体负担通常比 HIV 感染者低，肾移植受者的痰液或支气管肺泡灌洗标本的敏感性较低；如果检测结果呈阴性，且临床怀疑程度仍然很高，则应尽快采取活检。

笔者通常使用甲氧苄啶进行治疗[439]。大剂量甲氧苄啶可能会增加血浆肌酐，但不会影响肾小球滤过率。目前没有确凿的证据支持在肾移植受者的肺孢子菌的早期治疗阶段使用更大剂量的类固醇激素。

（十七）肾移植受者的免疫接种

肾移植患者免疫接种的一般规则如下：①至少在移植前 4 周完成免疫接种；②一般在移植后禁用活疫苗。遵循 IDSA 临床实践指南，对免疫受损的移植受体进行疫苗接种[440]。尤其要注意，免疫功能低下，以及可能需要依库珠单抗治疗的患者应在进行移植前疫苗接种。肾移植受者的推荐和禁忌疫苗的使用，如图 70–19 所示。笔者目前仍在收集带状疱疹灭活疫苗在肾移植受者中的相关数据，希望在不久的将来也能推荐使用[441]。另外，接受肾移植患者的家庭成员应每年接种流感疫苗。

（十八）总结

感染是肾脏移植的常见并发症。为减少感染的发生，除了需要严格的无菌操作外，在最初的 3～6 个月内应行抗病毒预防，在 6～12 个月内进行甲氧苄啶预防，并接种疫苗，同时也要避免过度的免疫抑制。无论肾移植后多久，当免疫抑制的剂量显著

表 70–19　肾移植受体的推荐和禁忌疫苗

推荐疫苗	注意事项	禁　忌[a]
流感	1 次 / 年	水痘活疫苗[b]
PCV13	1 次	卡介苗
PPSV23	5 年 / 次，最多 3 次，≤ 65 岁患者注射 1 次	天花
Tdap/Td	每 10 年增加一次 Td	鼻内流感
9vHPV	适用于≤ 26 岁	流行性乙型脑炎
HepA	–	口服脊髓灰质炎疫苗
HepB	如果抗 HBS＜10mU/ml，分期打满三针疫苗	麻腮风联合减毒活疫苗
脾功能不全或补体抑制剂治疗者	–	口服伤寒 Ty21a 疫苗
MenACWY	每 5 年加药 2 剂	黄热病
MenB	2 剂	–
Hib	尚未给出	

a. 并未详尽，通常所有活疫苗均禁忌的

b. 带状疱疹灭活疫苗相关数据仍在收集中

PCV13. 肺炎球菌结合疫苗（13 价）；PPSV23. 肺炎球菌多糖疫苗（23 价）；MenACWY. 脑膜炎球菌结合疫苗（4 价）；MenB. 血清组 B 型脑膜炎球菌疫苗；Hib. b 型流感嗜血杆菌结合疫苗；Tdap. 破伤风、白喉类毒素和百日咳疫苗；Td. 破伤风和白喉类毒素疫苗；HepA. 甲型肝炎疫苗；HepB. 乙肝疫苗；9vHPV. 人乳头瘤病毒疫苗；MMR. 麻疹、腮腺炎和风疹疫苗

增加时，应尽快给予甲氧苄啶预防感染发生，并可能同时需要抗病毒预防。

九、特定患者群体的移植问题

（一）糖尿病患者的移植

尽管肾移植后糖尿病患者的存活率低于非糖尿病患者，与继续透析相比，移植仍具有一定的优势[306]。心血管疾病在糖尿病终末期肾衰竭患者中非常普遍，应采取积极措施的预防心血管事件的发生。一部分糖尿病终末期肾衰竭患者也可选择肾胰腺联合移植作为合适的术式（请参阅以下讨论）。

（二）肾脏 – 胰腺移植

胰腺移植的好处是：避免胰岛素治疗和改善 1 型糖尿病的代谢紊乱，以及有可能减缓或逆转这种疾病的终末器官损害的进展。胰腺移植的缺点是手术并发症风险高，需要较高水平的免疫抑制。因此，必须仔细评估患者情况，从而决定是否行手术治疗。虽然部分 2 型糖尿病患者可以进行胰腺移植，但绝大多数胰腺移植是在 1 型糖尿病患者中进行的。对于被认为适合肾脏加胰腺移植的糖尿病肾衰竭终末期的患者，可选择同时进行肾脏和胰腺（SPK）移植或肾脏移植后的胰腺（PAK）移植（PAK 允许活体供肾的移植）。少数非肾衰竭终末期患者也进行了胰腺移植（PTA）。与 SPK 移植相比，单独或肾移植后的胰腺移植是否能提高患者的生存率值得探究。但是，PAK 移植提供了选择活体供者肾移植和更好的肾脏同种异体移植功能结局的优势。在过去 10 年中，胰腺移植手术的比例有所下降，从 2004 年的 1500 例下降至 2017 年的 1000 多例。

胰腺移植的并发症包括血栓形成、感染、排斥反应，以及外分泌物引流相关的问题[442]。安全地排出外分泌物至关重要。将外分泌物引入膀胱，运用其具有无菌性和尿淀粉酶浓度的连续监测的优势，有助于早期发现胰腺移植物的功能障碍。但其缺点包括严重的膀胱炎、低血容量和酸中毒（后两者是由于大量碳酸氢根盐流失所致）。由于肠道引流术并发症的发生率降低，这项技术变得越来越流行[442]。

在美国，胰腺的移植物半衰期超过 12 年。接受 SPK 同种异体胰腺移植的患者的胰腺移植物的存

活率，要高于接受 PTA 或 PAK 同种异体胰腺移植的患者[443]。移植失败的主要原因是移植后早期的技术性排斥（40%）和急性排斥反应（15%），以及移植后晚期的慢性排斥（25%）[444]。

（三）人类免疫缺陷病毒感染患者的肾移植

HIV 感染曾经被认为是肾移植的绝对禁忌证。这反映了人们的担忧，即免疫抑制会导致严重的感染，而接受移植的 HIV 阳性患者的短暂生存时间会浪费宝贵的同种异体移植物。随着 1996 年抗反转录病毒药物疗法的引入，提高了 HIV 阳性患者的生存率，许多中心开始接受 HIV 患者进行移植，事实上已有报道显示同种异体移植和受体的存活率良好[445-446]。最近的一项研究，包括 510 例 HIV 移植患者，发现与 HIV 阴性对照组相比，HIV 阳性肾移植患者的 5 年和 10 年移植物和患者生存率较低。有趣的是，当 362 例未合并感染丙型肝炎病毒的 HIV 阳性患者，与 HIV 阴性对照组相比，5 年和 10 年的移植物和患者的生存率是相同的，这表明合并丙肝病毒感染是导致 HIV 阳性组整体预后较差的原因[447]。有趣的是，接受肾移植的 HIV 阳性患者出现急性排斥反应的风险更高，抗人胸腺淋巴细胞球蛋白（ATG）治疗可能有效[448]。一般情况下，HIV 阳性患者在考虑到进行移植前，必须要保证 HAART 水平的稳定，$CD4^+$ T 细胞计数至少为 $200/m^3$，同时 HIV 的 RNA 水平检测不出。由于移植后管理的复杂性，例如，多种抗病毒药物之间可能发生相互作用，其中一些产生药物相互抑制，而另一些会诱导细胞色素 P_{450} 系统，HIV 患者应该被转到有专门的 HIV 移植中心。HIV 阳性的供者成功地将肾脏移植到 HIV 阳性的受者的案例已有报道[449]。

（四）肾脏移植受者妊娠

肾移植后的生育能力通常能够得到改善[450]。尽管肾移植受者妊娠和分娩的风险高于一般人群，但一般认为，如果在受孕前符合以下标准，则对母亲，胎儿和肾脏同种异体移植是安全的：妊娠前 18 个月以上健康状况良好，移植肾功能稳定，血浆肌酐水平低于 2.0mg/dl（最好低于 1.5mg/dl），轻度高血压，轻度蛋白尿，最低维持剂量的免疫抑制，以及最近的影像学显示盆腔系统无扩张[451]。

最近对 50 项研究进行了系回顾和 Meta 分析，其中包括 2000—2010 年间的 3570 例接受肾移植的孕妇中的 4706 次妊娠数据，深入了解肾移植后妊娠的相对风险。经分析发现，她们的活产率高于一般人。然而，肾移植患者妊娠结局更可能是剖腹产、早产（35.6 周 vs. 38.7 周）和出生体重较低（2.4kg vs. 3.3kg）。她们出现子痫前期和妊娠糖尿病的风险比普通人群更常见。有超过 50% 的患者妊娠期间有高血压。总体而言，妊娠并没有增加与急性排斥反应或随后的移植物功能异常的风险[452]。

肾移植孕妇作为产科的高危人群。在整个妊娠期间，应定期监测血压、蛋白尿、肾功能和尿培养。少数情况下会出现严重的肾功能不全，主要原因是严重的子痫前期、急性排斥反应、急性肾盂肾炎和复发性肾小球肾炎。简单地从临床上区分这些原因可能是很困难的。初步检查应包括血浆肌酐、肌酐清除率、24h 尿蛋白排泄、尿液镜检、尿培养和肾脏超声检查。在进行抗排斥治疗之前，应通过同种异体活检确认是否存在急性排斥反应。类固醇类药物冲击疗法可用于治疗免疫排斥。

如果孕妇在无移植原因的情况下选择剖腹产（出于产科原因），要注意避免损伤移植输尿管。产后 3 个月应密切监测肾脏功能，因为溶血性尿毒症综合征（HUS）和急性排斥反应的风险会增加。

从短期和长期数据显示，使用环孢素、类固醇或硫唑嘌呤移植的孕妇，其后代的发病率没有明显增加。同样短期数据显示，经他克莫司治疗的孕妇，后代发病率也是没有明显增加。但是，在妊娠前，环孢素和他克莫司的剂量可能需要增加，以维持孕前药物的最低有效浓度。一般来说，由于分布体积增加，环孢素水平通常在妊娠前 3 个月下降。因此，应密切监测环孢素水平，并调整剂量，以避免亚治疗水平的急性排斥反应。而吗替麦考酚酯（MMF）会致胎儿畸性，考虑妊娠的患者不推荐使用[453]，西罗莫司的使用也应避免。

（五）肾脏移植受者的手术

移植肾切除

异体肾切除术并不常见。适应证主要有以下几种：①异体移植物衰竭，持续出现症状性排斥反应，引起发热、不适和移植物疼痛；②血栓性梗死；③严重异体移植感染，如气肿性肾盂肾炎；④同种异体移植物破裂。同种异体肾切除术的发病率相对较高。失败的同种异体移植物中的持续排斥反应有时可以用类固醇来控制，但是对透析患者进行长时间的免疫抑制显然是不理想的。在这种情况下，当急性移植和近期移植时，通过小剂量类固醇控制排斥反应的可能性较小。患者接受透析后的同种异体肾切除术能否提供生存优势仍存在争议。登记数据的回顾性分析指出，在接受透析后进行同种异体肾切除术的移植受者具有生存获益[454]。但是，必须权衡所有可能的肾切除术的潜在益处与同种异体肾切除术前后 HLA 致敏性升高的风险[455]，这对于那些再次进行肾移植的患者来说是非常重要的。我们通常仅对有症状的晚期排斥反应进行肾切除术。

（六）非移植相关的手术或住院治疗

肾移植患者因非移植原因住院或接受手术的，他们在手术过程和手术注意事项，如表 70-20 所示。建议采取一般措施，如保持内环境稳态、避免使用肾毒性药物（包括非甾体抗炎药）和适当的免疫抑制剂物剂量，并尽可能通过肠内途径给予免疫抑制剂物。如果不能静脉注射类固醇和静脉注射吗替麦考酚酯或硫唑嘌呤，笔者建议尽可能使用舌下而非静脉注射他克莫司，通常口服剂量一半。必要时，应按每日总剂量的 1/5 开始静脉注射他克莫司，静脉注射环孢素应以每日口服总剂量的 1/3 的缓慢静滴。

表 70-20　肾移植患者的术中注意事项

- 避免使用放射性对比剂
- 维持水合状态
- 避免肾毒性抗生素和止痛药
- 注意“应激剂量的类固醇”的使用
- 如不宜肠内用药，可经静脉途径给予环孢素（口服剂量的 1/3）
- 每天监测移植肾的功能、血钾和酸碱平衡
- 西罗莫司影响的伤口愈合

（七）肾衰竭患者

对于 CKD 患者而言，贫血、甲状旁腺功能亢进、高血压的控制，透析准备，以及建立适当的透析途径均非常重要。如果没有禁忌证，可以考虑重新登记患者入肾移植的名单。如果患者恢复透析，应逐渐停止免疫抑制剂物的使用；对于近期可能再次移植的患者而言，我们应维持免疫抑制治疗以避免引起 HLA 致敏。同时，各专科医师之间的要积极沟通，以确保患者平稳过渡到安全期。如果患者的治疗主要是在移植中心进行的，则要尽早转诊至肾脏内科并着手准备和开始透析。相反，若主要在肾脏内科进行治疗，那么要与移植中心积极沟通，以便酌情调整免疫抑制剂物的治疗方案或停用药物。

十、移植 / 免疫抑制：未来探索

正在进行研究的主要领域，包括扩大供者库[456, 457]、优化免疫抑制方案（特别侧重于个体化免疫抑制）、诱导耐受性[458-460]和异种器官移植。人们对调节 B 细胞和浆细胞功能进而预防或治疗预防或治疗 ABMR 的疗法也越来越感兴趣。

十一、结论

短期和长期肾脏同种异体移植存活率的提高令人鼓舞。这反映了包括更有效的免疫抑制，更频繁地使用活体供者，以及更好的医疗和外科护理在内的多项进展。未来的重点可能会转移到改善其他移植后结果，例如免疫抑制抑制的并发症，慢性同种异体移植功能障碍和心血管疾病的发病率。缺乏足够数量的可供移植的器官仍然是一个持续存在的问题。

第71章 活体肾移植相关问题

Considerations in Living Kidney Donation

Ngan N. Lam Steven Habbous Amit X. Garg Krista L. Lentine 著
孙伟霞 译
许钟镐 校

要 点

- 有关肾供者候选人的评估不仅应高效，还要全面，以满足肾供者候选人、预期受者和医疗系统的需求。
- 应向肾供者候选人提供个体化的短期和长期风险评估，并且应根据移植项目组预先制订的可接受阈值对风险进行分析。
- 在推断供者的健康结局时（例如，估测捐献前风险、捐献后绝对风险和可归因于捐献的风险）清楚地认识相关比较结果的观点至关重要。
- 近期研究中与健康非供者对照组进行了比较，结果显示，活体肾供者中，肾衰竭、妊娠期高血压和子痫前期的长期风险小幅增加且可归因于捐献，应与肾供者候选人分享这些信息。
- 同时考虑每个肾供者候选人的人口统计学和健康特征数据有助于建立新框架，进行明确、一致的风险评估。已开发新的风险预测工具，以有助于在实践中应用该框架。
- 准确评估肾功能对肾供者候选人评估至关重要，可通过估计的肾小球滤过率（GFR）的筛查加上后续的确认性检测（例如，测定的 GFR 或肌酐清除率）来高效地评估肾功能。
- 如果肾供者候选人是撒哈拉以南非洲血统，可进行 *APOL1* 肾脏风险变异体检测，相关费用应作为候选人评估费用的一部分。应告知候选人，如果存在两个 *APOL1* 肾脏风险变异体，则会增加一生当中出现肾衰竭的概率，即便未捐献肾脏的情况下也如此；但是，捐献肾脏对该风险的影响目前不详。
- 应遵循当地的活体器官捐献相关法律和法规并向肾供者候选人解释这些内容，而且，评估和捐献的所有阶段都应尊重肾供者候选人的自主性。

一、概述

首例成功的活体肾移植（living donor kidney transplantation，LDKT）于 1954 年 12 月 23 日在同卵双胞胎之间进行，供者是 Ronald Herrick，受者是 Richard Herrick [1, 2]。该移植手术是由 Joseph Murray 医生在波士顿 Peter Bent Brigham 医院实施的，Joseph Murray 医生因该手术于 1990 年获得诺贝尔奖 [3, 4]。随后的 60 年间免疫抑制剂的发展扩大了活体供者的范围，从同卵双胞胎扩大到其他血缘亲戚，再扩大到不相关人员，而且不论供者、受者关系如何，移植结局基本相同。近几十年来腹腔镜活体供肾切取术的广泛应用、接受有复杂的医学情况如捐献前高血压的活体肾供者候选人，以及利用技术克服免疫不相容性如肾脏配对捐献（KPD）系统，均进一步增加了成功实施活体肾移植的机会[5]。

世界范围内，每年进行 27 000 例活体肾移植[6]。活体肾移植实施率依国家不同而异，实施率[每百万人口（pmp）]最高的几个国家依次是沙特阿拉伯（32pmp）、约旦（29pmp）、冰岛（26pmp）、伊朗（23pmp）和美国（21pmp）。在许多地区，活体肾移植实施率在过去 10 年里逐渐增加，62% 的国家报道称实施率至少增加 50%，另有许多其他地区，实施率停滞或逐步下降。一般来讲，在所有已实施的肾移植中活体肾移植比例接近 40%；但在某些国家，例如巴基斯坦、印度、伊朗和日本，活体肾移植占所有肾移植的 80% 以上。因此，如何实施安全、有效且符合伦理的活体肾捐献具有全球意义，影响着全世界 90 多个国家。

二、肾移植受者相关问题

对于符合肾移植标准的终末期肾病（ESRD）患者，肾移植后长期生存率更佳、生活质量改善，而且医疗费用更低，因此，肾移植相比于长期透析是首选的治疗[7-10]。遗憾的是，由于器官供应短缺，无法满足需求，导致一大部分患者在已被纳入肾移植等待者名单后，在等待肾移植期间死亡[4]。活体肾移植有助于应对日益增加的肾移植需求，是缓解器官供应短缺的重要策略。

与尸体肾移植（DDKT）相比，活体肾移植的受者和移植肾存活更佳[11]。活体肾移植受者其年龄标化 5 年患者存活率（94%）高于尸体肾移植受者（76%），而且不论活体肾移植还是尸体肾移植患者，其年龄标化 5 年患者存活率均高于等待肾移植的患者（60%）[11]。活体肾移植时移植肾的 1 年、5 年和 10 年存活率也高于尸体肾移植（10 年移植肾存活率分别为 63% vs. 47%）[4, 12]。

移植受者的其他获益包括早期移植或移植等待时间可能会缩短，从而使移植受者避免或减少出现与长期透析有关的风险[13, 14]。另外，相比于尸体肾移植的紧急性，活体肾移植时可以将移植时间安排在对移植供者和受者均有益的时间并预先通知双方。这样可以在实施移植术前更好地优化移植前的各种情况。活体肾移植时可以有额外的机会来更好地进行基因配对并降低移植排斥风险。最后，活体肾移植时冷缺血时间缩短，而且移植物功能推迟的风险降低。综上所有原因，活体肾移植相比于尸体肾移植对移植受者有更多益处。

基于移植受者受益的明确证据，以及公众对活体器官捐献持积极看法的调查，肾移植学会正开展一系列活动以提高对活体肾移植的认识并减少阻碍因素[15]。2015 年美国移植学会（AST）活体供者实践社区共识大会将活体肾移植认定为符合肾移植标准的肾衰竭患者的“最佳治疗选择”[16]。人们越来越多地认识到对患者及其家属及肾脏科一线医疗保健提供者提供教育和支持的重要性，以便他们对肾移植和活体肾捐献制订明智的知情决策。例如，一些公司已开发可提供个体化、风险调整结局的教育工具，以便帮助移植候选人理解活体肾移植和各种类型尸体肾移植相比于长期透析的相对益处[17, 18]。此外，肾移植相关人员也在做更大的努力来支持肾病患者寻找活体肾供者。

三、活体肾供者候选人的评估和选择

实施活体肾移植的原则是移植受者的获益（见“肾移植受者相关问题”）大于经仔细评估和选择的活体肾供者的最低风险（见“活体肾捐献的风险和结局”）。活体肾供者应接受严格的评估和选择程序，以确保最大限度降低供者的短期和长期风险（图 71-1）。除此之外，还需要考虑预期受者的获益和风险。从移植受者的角度来讲，选择可提供功能良好的移植物的供者，并同时尽可能减少任何供者源性疾病（如感染或恶性肿瘤）是他们的目标。为减少潜在的利益冲突，建议对肾供者候选人和预期受者的评估由不同的团队独立进行[19-23]。此外，应及时完成活体供者评估程序以改善肾供者候选人体验并优化移植受者的结局[13, 14, 24]。一项国际、多中心研究报道称，从肾供者候选人评估开始到实施供者肾切取术的中位时间是 10 个月[24]。可避免的延迟可导致先期移植候选者启用透析治疗，延长透析患者的透析时间，还会降低供者的满意度[13, 25]。移植中心可从以下几方面提高效率，包括评估测试和访视的选择、时机和顺序，活体供者导航系统（指帮助促进活体肾移植程序顺利进行的一套项目/系统）的使用，以及将评估的及时性当作质量指标进行监测[26]。

已有多个指南帮助临床医生执行有关评估和选择供者的复杂程序（表 71-1）。这些临床实践指南的系统综述表明，尽管各指南的许多推荐内容一致，但仍有重要区别，而且许多似乎缺乏严谨的方法[27]。2017 年改善全球肾病预后组织(KDIGO)“关于活体肾供者的评估和护理的临床实践指南”中根据系统性的证据评估、重新生成证据的，并在缺乏证据的情况下根据专家意见提供了全面的最佳实践建议[19]。指南推荐，可能的情况下移植项目组应对短期和长期捐献后风险设定数值阈值，并在大于该阈值时项目组将不批准候选人的捐献申请（图 71-

临床意义

活体肾供者候选人评估尽可能在短时间内完成并满足肾供者候选人、预期受者和医疗系统的需求。未能避免可避免的延迟可导致先期移植候选人启用透析治疗，延长透析患者的透析时间，还会降低供者满意度。移植中心可从以下几方面提高效率，包括评估测试和访视的选择、时机和顺序，活体供者导航系统的使用，以及将评估的及时性当作质量指标进行监测。

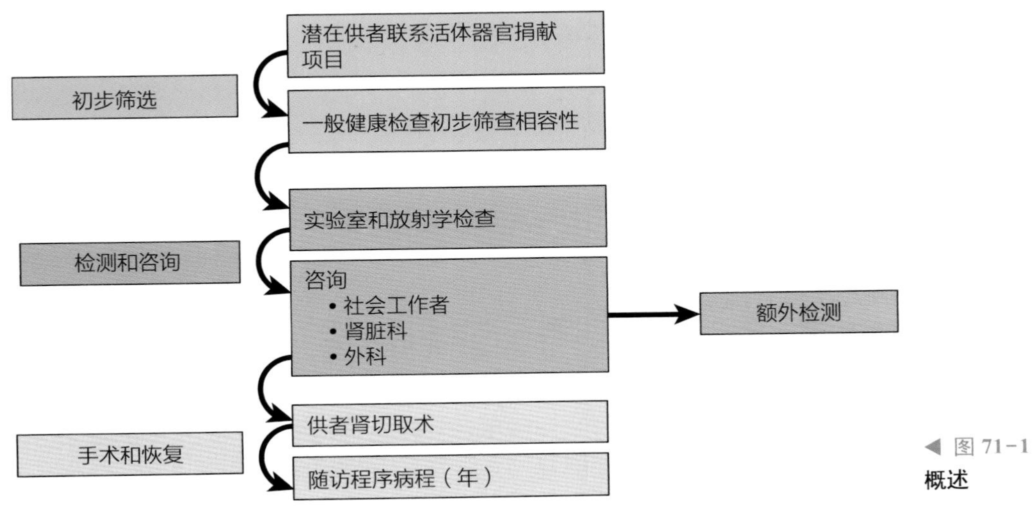

◀ 图 71-1 活体肾供者评估程序概述

表 71-1 有关活体肾供者评估的现行指南和政策

指 南	年 份	各国 / 国际
改善全球肾病预后组织（KDIGO）：活体肾供者的评估和护理[30]	2017	国际
器官获取和移植网络（OPTN）政策[14]：活体器官捐献[23]	2013 2015（更新）	美国
参加肾脏捐献的供者相关肾脏配对捐献（KPD）方案[137]	2015	加拿大
有关肾脏供者和受者评估和围术期护理的欧洲肾脏病最佳实践（ERBP）指南[22]	2013	欧洲
英国移植学会（BTS）：英国活体器官移植指南[21]	2011	英国
澳大利亚肾病指南委员会（CARI）[138]	2010	澳大利亚 / 新西兰
有关活体肾供者护理的阿姆斯特丹论坛报告：数据和医学指南[139]	2005	国际

2）。该指南还说明了如何开发评估工具并根据肾供者候选人各自的捐献前人口统计学和健康特征数据来评估其长期并发症如 ESRD。

KDIGO 指南的一个重要目的是根据供者风险的个体化定量估值与“移植项目组可接受的风险阈值”的比较结果来促进“一致、透明且合乎情理的决策制订”[19]。风险阈值定义为移植项目组在选择肾供者候选人时设定的可接受风险的上限。在此框架下，当候选人的评估风险大于可接受的风险阈值时，移植项目组有理由拒绝该候选人，并可将这个决策作为量化框架的基础。当肾供者候选人的评估风险小于可接受的风险阈值时，移植项目组应接受该肾供者候选人，并由该肾供者候选人决定在被告知风险后是否继续进行活体肾捐献。一旦设定可接受的风险阈值，应针对该项目组评估的所有肾供者候选人采用该风险阈值。KDIGO 框架基于一项系统性的证据评价[28]。KDIGO 工作组还开发了一种可量化肾供者候选人捐献后并发症风险如 ESRD 的工具。该工具根据捐献前肾小球滤过率（GFR）水平和其他基线人口统计学和健康相关因素预测 ESRD 的 15 年风险和终生风险[29]。实际应用时将生成的风险模型整合到一种在线风险预测工具中（http://www.transplantmodels.com/esrdrisk）。该工具只是一个例子，未来随着对全世界各种类型活体肾供者进行越来越多的研究可以改善该工具。

评估程序应包括全面的病史、体格检查、实验室和放射学检查及专家咨询（表 71-2）。程序的具体内容会因地区和移植中心而异，包括评估内容的顺序和时间，哪些被认为是要求的检测，哪些是额外检测。根据本地资源和政策，移植项目组可能还会选择针对一名预期受者评估多名供者，同时或者按顺序评估。2017 年 KDIGO 活体肾供者指南推荐，所有肾供候选人，不论其预期受者如何，均应采用相同的标准进行评估[19]。表 71-3 总结了活体肾捐献的一些禁忌证。

（一）肾功能

评估肾供者候选人的 GFR 的目的是检查候选人是否有肾病，并预测如果候选人和移植受者进入捐献程序两者的长期结局会如何。评估肾供者候选人 GFR 的推荐的方法是基于 2012 年 KDIGO 慢性肾脏病（CKD）指南的方法[30, 31]。考虑到实用性、检测可用性及费用，2017 年 KDIGO 活体肾供者指南推荐采用基于血清肌酐水平的初始的 GFR 估值（eGFRcr），并根据以下指标的可用性利用其中一个或多个指标确认该初始 eGFR：根据外源性放射性

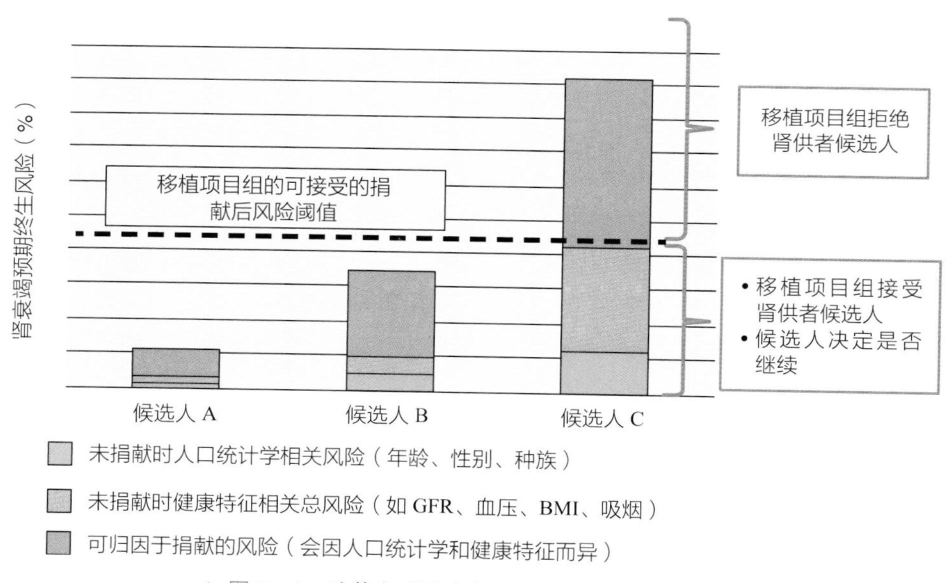

▲ 图 71-2 改善全球肾脏病预后组织（KDIGO）框架

根据移植项目组的肾衰竭相关可接受的预期终生风险阈值接受或拒绝肾供者候选人，具体量化为人口统计学和健康概况相关风险和可归因于捐献的风险的总和。BMI. 体重指数；GFR. 肾小球滤过率［引自 Lentine KL，Kasiske BL，Levey AS，et al. KDIGO clinical practice guideline on the evaluation and care of living kidney donors. Transplantation. 2017;101(8 Suppl 1):S7–S105.］

表 71-2　活体肾供者评估内容

病史和手术史	举　例
病　况	
泌尿生殖系统疾病	血尿、蛋白尿、肾结石
心脏疾病	冠状动脉疾病、心肌梗死、心脏衰竭、心律失常
心脏相关危险因素	高血压、空腹血糖受损（IFG）、糖耐量受损（IGT）、糖尿病、高脂血症、运动耐受
外周血管疾病	间歇性跛行
肺病	哮喘、慢性阻塞性肺疾病、阻塞性睡眠呼吸暂停
胃肠道疾病	消化性溃疡病、炎症性肠病
血液系统疾病	深静脉血栓形成、肺栓塞、出血性疾病、输血
神经系统疾病	脑卒中、帕金森病、神经退行性疾病
自身免疫性疾病	系统性红斑狼疮、类风湿性关节炎
风湿性疾病	痛风
精神疾病	焦虑、抑郁、自杀企图
感染	尿路感染、乙型肝炎病毒和丙型肝炎病毒（HBV、HCV）、人类免疫缺陷病毒（HIV）、梅毒、性传播感染、严重急性呼吸道症候群、脑膜炎、脑炎、Creutzfeldt-Jakob 病、结核
癌症	黑色素瘤、肾细胞癌、乳腺癌、肺癌、结肠癌、血液系统恶性肿瘤（如白血病、淋巴瘤）、单克隆丙种球蛋白病
妊娠相关并发症	妊娠期高血压、妊娠期糖尿病、子痫前期、子痫、未来生育计划
过敏症和药物	
过敏症	麻醉反应
肾毒性药物	锂、非甾体抗炎药（NSAID）
慢性疼痛止痛药	鸦片类
家族史	
泌尿生殖系统疾病	Alport 综合征（即遗传性进行性肾炎）、常染色体显性多囊肾（ADPKD）、肾结石
心脏疾病	心源性猝死、早期冠状动脉疾病
心脏相关危险因素	高血压、糖尿病
癌症	肾细胞癌、乳腺癌、结肠癌
社会史	
吸烟、饮酒、吸毒	滥用、成瘾、静脉注射毒品
就业情况	医护人员、兽医
健康保险状态	
社会支持	婚姻状况、生活起居安排
暴露史	性生活史、文身、人体穿孔、旅行或长期居留、原籍国、出生地、监禁
体格检查	
生命体征	血压、心率和心律、基于身高和体重的体重指数（BMI）

（续表）

病史和手术史	举 例
头颈部	
心脏检查	
呼吸系统检查	
腹部检查	既往手术史、疝、血管杂音
皮肤检查	淋巴结病、皮肤黏膜病变、针孔
	实验室研究
相容性	ABO 血型（包括亚型 A1，如果有指征）、人白细胞抗原（HLA）、交叉配型
肾脏	血清肌酐水平和肾小球滤过率估值（eGFR）、尿液分析、尿液镜检、24h 尿（肌酐清除率、蛋白质排泄、代谢性结石检查项目[a]，包括钙、草酸、尿酸、柠檬酸、钠）、蛋白与肌酐比值（PCR）、白蛋白与肌酐比值（ACR）
血液检查	血常规（血红蛋白、白细胞、血小板）、国际标准化比值（INR）、部分凝血活酶时间（PTT）、电解质（钠、钾、碳酸氢盐、钙、磷酸盐、镁）、空腹脂质概况（总胆固醇、高密度脂蛋白、低密度脂蛋白、三酰甘油）、胰腺的酶（脂肪酶、淀粉酶）、肝酶（天冬氨酸氨基转移酶、丙氨酸氨基转移酶、碱性磷酸酶、γ – 谷氨酰转移酶）、胆红素、白蛋白、尿酸、甲状腺功能检查[a]、β- 人类绒毛膜促性腺激素（β-hCG）[a]
遗传性肾病[a]	载脂蛋白 L1（*APOL1*）基因分型、ADPKD 突变分析
糖尿病	空腹血糖、血红蛋白 A1C、口服葡萄糖耐量试验（OGTT）[a]
感染	尿培养和药敏试验、巨细胞病毒（CMV）、Epstein-Barr 病毒（EB 病毒，EBV）、乙型肝炎（HBV 表面抗原、HBV 核心抗体）、丙型肝炎（抗 HCV 抗体）、人类免疫缺陷病毒（抗 HIV 抗体）、人嗜 T 淋巴细胞病毒（HTLV）、单纯疱疹病毒（HSV）、水痘带状疱疹病毒（VZV）、梅毒螺旋体（梅毒）、结核分枝杆菌（纯化蛋白衍生物试验、γ 干扰素释放试验）、疟疾、克氏锥虫（*Trypanosoma cruzi*）[a]、血吸虫病[a]、人疱疹病毒 8 型（HHV8）[a]、类圆属[a]、伤寒[a]、布鲁菌病[a]、西尼罗河病毒[a]、寨卡病毒[a]、恰加斯病[a]、弓形虫病[a]
癌症筛查	尿液细胞学、粪潜血试验（FOBT）、粪便免疫化学检测（FIT）[a]、结肠镜检查[a]、前列腺特异性抗原（PSA）[a]、子宫颈抹片检查[a]
	放射学研究
肾脏系统	腹部计算机断层扫描（CTA）或磁共振血管造影（MRA）、测定的肾小球滤过率 [mGFR：碘酞酸盐、乙二胺四乙酸（EDTA）、二乙烯三胺五乙酸（DTPA）、膀胱镜检查[a]、肾活检[a]
心脏系统	心电图、24h 动态心电图[a]、24h 动态血压监测（ABPM）[a]、超声心动图[a] 非侵入性心肌灌注研究（运动负荷或药物负荷）、冠状动脉造影[a]
肺部系统	胸部 X 线检查、肺功能检查（PFT）[a]
癌症筛查	乳房 X 线摄影[a]、低剂量胸部计算机断层扫描（CT）[a]
	专家咨询
社会心理学专家	社会福利工作者、心理医生、精神科医生
肾脏科医生	
外科医生	
其他专家[a]	心脏病学、传染病、营养师

a. 如果有指征，根据供者的人口统计学、病史、体格检查和（或）实验室或放射学研究进行评估

表 71-3　活体肾捐献的禁忌证

绝对禁忌证	相对禁忌证
• 供者和受者年龄均小于 18 岁，并且其心智状态无法做知情决策 • 高度怀疑供者胁迫 • 高度怀疑供者与受者之间存在非法金融交易 • ABO 血型或 HLA 不相容，并且没有计划的管理方案 • 肾功能损伤 [例如，eGFR＜60ml/(min · 1.73m^2)] • 蛋白尿（＞300mg/d） • 诊断为 IgA 肾病或 Alport 综合征 • 双侧、反复发作的肾结石 • 未控制的高血压，或高血压伴有终末器官损伤 • 1 型糖尿病 • 有症状的急性感染（直到消退） • 慢性感染，并且没有针对供者和受者的管理计划 • 癌症活动期或癌症治疗不完全 • 黑色素瘤、睾丸癌、绒毛膜癌、血液系统恶性肿瘤、单克隆丙种球蛋白病、支气管癌、转移癌史 • 当前妊娠 • 未控制的精神疾病	• 存在两个 *APOL1* 肾脏风险变异体 • 慢性疾病（心脏、肺、胃肠道、神经系统） • 2 型糖尿病 • 病态肥胖（如 BMI＞35kg/m^2） • 药物滥用

改编自 Lentine KL, Kasiske BL, Levey AS, et al. KDIGO clinical practice guideline on the evaluation and care of living kidney donors. *Transplantation*. 2017;101（8S Suppl 1）:S7–S105; and Organ Procurement and Transplantation/United Network for Organ Sharing（OPTN/UNOS）. Policies. https://optn.transplant.hrsa.gov/media/1200/optn_policies.pdf#nameddest=Policy_14.

标记的滤过标志物的清除率测定的 GFR（mGFR）、通过收集定时（24h）尿液样本测定的肌酐清除率（mCrCl）、基于血清肌酐和胱抑素水平（eGFRcr–cys）的 eGFR，或者重复检测 eGFRcr，后者是最不可取的方法[19, 30, 31]。尽管在美国，根据器官获取和移植网络（OPTN）政策，供者评估中需要有 mGFR 或 mCrCl 值，但不需要收集定时尿液测定尿白蛋白排泄率（AER），可能需要对随机单次尿液样本测定尿蛋白或尿白蛋白。对于 GFR 评估中要求检测清除率的国家，可能的高效策略是省略定时尿液收集步骤，并采用根据外源性滤过标志物的清除率和随机尿白蛋白与肌酐比值（ACR）测定的 mGFR。对于 GFR 评估中不要求检测清除率的国家，移植项目组可在肾供者候选人到医疗中心接受访视之前获得 eGFRcr、eGFRcr–cys 和尿 ACR 数据（图 71–3）[32]。

已发布一种可根据 eGFR 检测结果计算 mGFR 高于或低于临床相关阈值的概率的网络应用程序（http://ckdepi.org/equations/donor–candidate–gfr–calculator）。该算法基于从《美国国家健康与营养调查》中获得的人口统计学特征和 CKD 流行病学协作组（CKD Epidemiology Collaboration）的 eGFR 检测性能（类别数据似然比检验）[33]。该算法可应用于活体肾供者候选人，已在包含 311 名活体肾供者候选人的法国队列中进行测试[34]。如果 mGFR 大于捐献所需阈值的概率较高，并且如果尿白蛋白 – 肌酐比值（ACR）低，可重复进行这些检测进行确认，不需要检测 mGFR、mCrCl 或定时尿白蛋白排泄率（AER）[35]。mGFR ＜ 60ml/(min・1.73m^2) 或尿 ACR 高的概率高的肾供者候选人可以明确地被排除在捐献名单之外，但也需对其进行额外检测，目的是关注候选人的长期健康。对于 eGFR 或尿 ACR 在中间范围内的肾供者候选人，需要利用 mGFR、mCrCl 和（或）定时尿白蛋白排泄率（AER）进行确认性检测。到移植中心接受访视之前确定了 eGFR 和尿 ACR 的肾供者候选人，可以在减少到移植中心访视次数的情况下被安排进行确认性检测。

其他文献评估了有关供者在肾切除术后生理性肾脏适应性反应的情况[36]。健康供者在肾切除术（切取 50% 的肾单位质量）后剩余肾脏的 GFR 较为一致性地适应性增加，使得捐献后 GFR 为捐献

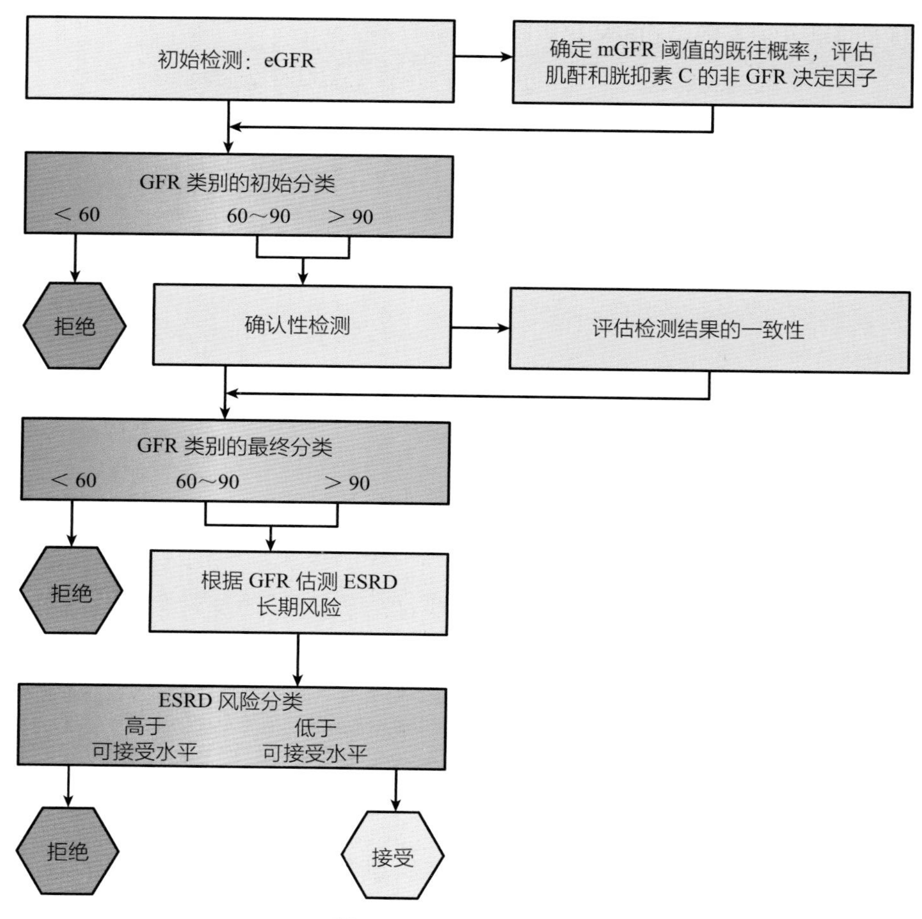

▲ 图 71-3 肾小球滤过率评估

初始检测：大多数候选人中进行的初始检测是 eGFRcr。对于血清肌酐的非 GFR 决定因子变化（如肌肉质量或膳食变化）的候选人，eGFRcys 可能是首选的初始检测。解读 eGFR 结果时应考虑 mGFR 高于或低于用于做决定的阈值的概率（http://ckdepi.org/equations/donor-candidate-gfr-calculator）。eGFR 小于 60ml/(min · 1.73m^2) 的概率高是决定拒绝且不予以进一步考虑的依据。确认性检测：在美国需要进行 mGFR 或 mCrCl。其他国家和地区，如果无法测定 mGFR 或 mCrCl 且 eGFRcys 未被用作初始检测，则 eGFRcr-cys 是可接受的。如果无法进行所有其他确认性检测，可以重复测定 eGFRcr，但不是首选。检测结果不一致，则提示一个或多个检测不准确，应丢弃或重新进行。mGFR 小于 60ml/(min · 1.73m^2) 的概率极高是决定拒绝且不予以进一步考虑的依据。根据 GFR 估测 ESRD 长期风险：估测的 ESRD 长期风险与移植中心的可接受风险的阈值相比较。未捐献时的长期风险可使用 GFR 在内的人口统计学和临床特征计算（http://www.transplantmodels.com/esrdrisk）。可归因于捐献的额外风险可能是未捐献时的风险的 3.5～5.2 倍，但有极大的不确定性，特别是在较年轻的肾供者候选人中，因此，笔者建议谨慎做决定。捐献后风险大于阈值是决定拒绝的依据。风险低于阈值的候选人可以自行决定是否捐献。图中使用交融的颜色，旨在说明用于做决定的阈值是不确切的。eGFR. 估计的肾小球滤过率；eGFRcr. 基于血清肌酐的估计的肾小球滤过率；eGFRcr-cys. 基于血清肌酐和胱抑素 C 的估计的肾小球滤过率；eGFRcys. 基于胱抑素 C 的估计的肾小球滤过率；ESRD. 终末期肾病；GFR. 肾小球滤过率；mCrCl. 测定的肌酐清除率；mGFR. 测定的肾小球滤过率

前数值的 60%～70%[36]。在考虑可接受的基线捐献前 GFR 时该信息是有意义的。2017 年 KDIGO 活体肾供者指南中推荐将 GFR ≥ 90ml/(min · 1.73m^2) 作为捐献时可接受的肾功能水平；GFR ＜ 60ml/(min · 1.73m^2) 的肾供者候选人不应捐献。对于 GFR 为 60～89ml/(min · 1.73m^2) 的肾供者候选人，应根据他们的人口统计学和健康数据制定个体化的决策，考虑是否允许他们捐献（图 71-3）。

（二）白蛋白尿

尿液中蛋白水平升高（蛋白尿）可能表明由于肾小球对蛋白的通透性增加和（或）肾小管无法重吸收蛋白，已出现肾病或有出现肾病的风险。在出现可量化肾小管重吸收缺陷的可接受的标准化方法

之前，尿白蛋白水平仍是判断肾病的最可靠的指标，用尿肌酐标准化后称为尿白蛋白－肌酐比值（ACR）。2017 年 KDIGO 活体肾供者指南中推荐，利用随机尿样本中尿 ACR 进行初始评估，随后再利用（来自定时尿样本的）尿白蛋白排泄率（AER）进行确认，或者通过第二份随机尿样本的 ACR 确认。AER＞100mg/d（或 ACR＞30mg/mmol）的肾供者候选人不应捐献。此类候选人有微量白蛋白尿，在其一生中出现 CKD 的风险增加[37]。AER＜30mg/d（或 ACR＜3mg/mmol、低于试验的检测限）的候选人可进行捐献；对于 AER 30～100mg/d 的肾供者候选人，应将他们的人口统计学和健康数据与移植项目组的可接受的风险阈值相比较后制定个体化的决策，考虑是否允许他们捐献。

（三）血尿

尿液中持续存在血液（血尿）是表明已出现肾病或有肾病风险的另一个指标。显微镜检查时每高倍视野下观察到 2～5 个红细胞即可确认血尿存在，如果 2 次或 3 次收集的尿液样本中，50% 以上观察到血尿，则视为“持续性”血尿。若血尿持续存在，需要进行进一步检查，可通过尿培养观察是否有细菌或真菌感染（这些感染可以治疗而不会影响捐献肾脏的候选人身份）、24h 尿结石相关检测项目（包括钙、柠檬酸、肌酐、草酸盐和尿酸等）、膀胱镜、影像学检查以排除尿路恶性肿瘤、肾脏活检以排除潜在肾病（薄基底膜可能不是捐献的禁忌征）[38, 39]。

（四）肾结石

供者剩余肾脏的结石如果引起输尿管梗阻，可能会影响肾功能。令人放心的是，与配对的健康非供者对照组相比，活体肾供者中需要手术干预治疗的肾结石风险似乎未见增加（中位随访，8 年）[40]。活体肾供者候选人的肾结石相关评估内容包括候选人的病史、实验室检查（包括采集尿样以评估是否有持续性镜下血尿），以及肾脏影像学检查如计算机断层扫描（CT）。如果怀疑有结石，可进行进一步检查，包括甲状旁腺激素测定及 24h 尿液收集以进行代谢检测。既往肾结石病史特别是单侧、不反复发作的小结石，不是捐献的禁忌证[19]。可以选择在取出供肾后移植前取出小的肾结石[41]。

（五）高尿酸血症、痛风和代谢性骨病

与非供者对照组相比，活体肾供者捐肾后 8 年（中位时间）内痛风风险增加（3.4% vs. 2.0%）[42]。这可能是由于单个肾脏排泄过量的痛风前体物质（即尿酸）的能力降低引起。尽管捐献前不对所有候选人进行全面的痛风评估，但需要经常检测血清尿酸盐（酯）水平，以及代谢性肾病的其他生化指标，包括无机磷、钙和甲状旁腺激素水平。对活体肾供者实施肾切除术可能会降低其 1,25- 二羟维生素 D 和磷酸盐（酯）浓度，升高甲状旁腺激素的浓度，但对钙浓度没有明显影响。骨矿物质代谢的这些变化是否会改变活体肾供者的骨折风险尚不清楚。截至目前，包含 2000 名以上活体肾供者（中位年龄 43 岁）并将其与一般人群中健康状态佳的一部分人群配对的单项研究显示，中位随访 7 年后（最长 18 年），供者的脆性（骨质疏松性）骨折发生率并不高于非供者[43]。

（六）血压

持续性血压升高是肾病的常见原因，相反肾病可能会加速高血压的出现。患有高血压的候选人只有在可以通过降压药控制血压且没有与其高血压相关终末器官损伤时才有资格捐献[19]。用于排除候选人的收缩压和（或）舒张压阈值，以及所使用的降压药的性质（如药物数量、药物类别、使用的剂量）可能会因移植项目及候选人的其他特征不同而有差别。经培训的人员应在至少两个不同时间点测量血压。如果怀疑有高血压，可以使用动态（如 24h）血压计。使用一至两种降压药可以将血压降到 140/90mmHg 以下且没有终末器官损伤证据的肾供者候选人可以捐献肾脏。在考虑是否允许患有高血压的人捐献时，应将他们的人口统计学和健康数据与移植项目组的可接受的风险阈值相比较后制订个体化的决策。

（七）代谢性和生活方式危险因素

肥胖是糖尿病、心血管疾病和肾病的极大的危险因素[44]。对内脏脂肪过多的活体供者实施肾切除术时难度加大，围术期并发症风险增加，包括感染、失血和伤口愈合延迟[45]。文献中报道了各种被视作肾脏捐献的绝对或相对禁忌证的体重指数（BMI）临界点。血清葡萄糖水平升高或葡萄糖耐受不良也是糖尿病的极大危险因素。除了糖尿病个人史和家族史（儿童期、成人期发病、妊娠期）评估之外，所有候选人的评估中通常需要较早检测糖化血红蛋白、血清和尿葡萄糖水平。对于高危候选人（如随机葡萄糖高、家族史阳性），推荐进行空腹葡萄糖和口服葡萄糖耐量试验。根据 2017 年 KDIGO 活体肾供者指南，患有 1 型糖尿病的肾供者候选人不应捐献。在考虑是否允许有糖尿病前期或 2 型糖尿病的候选人捐献时，应将他们的人口统计学和健康数据与移植项目组的可接受的风险阈值相比较后制订个体化的决策。对于有糖尿病前期或 2 型糖尿病的肾供者候选人，应告知他们，其疾病可能会随时间推移而进展，而且可能会导致终末期肾脏病[19]。有关捐献前脂质水平（例如，胆固醇、三酰甘油、高密度脂蛋白和低密度脂蛋白）和吸烟是否影响肾供者候选人资格的证据少，无法予以评论，但显然在健康人中吸烟是 ESRD 的极大危险因素[29]。应教育并鼓励候选人改变膳食和吸烟习惯，但各移植项目组之间根据这些因素判断捐献资格的情况可能会有区别。全面的风险评估中应考虑吸烟因素。

（八）筛查可传播的感染

为减少来自供者的病毒传播风险，评估内容应包括既往感染史、近期旅行史，以及早期的病毒筛查，并在捐献后 2～4 周内再次进行病毒筛查以尽可能缩短感染窗口期[46]。2017 年 KDIGO 活体肾供者指南中推荐筛查人类免疫缺陷病毒、乙型和丙型肝炎病毒、EB 病毒、巨细胞病毒、梅毒、尿路感染，还根据地理和环境暴露情况筛查其他潜在感染[19]。如果发现肾供者候选人有潜在可传播的感染，肾供者候选人、预期受者和移植团队应权衡继续进入移植程序的风险和益处，并且如果决定实施移植术，应制订相应的管理计划。

（九）癌症筛查

所有候选人应符合当地癌症筛查指南中基于年龄、性别和家族史的最新要求。处于癌症活动期的供者通常没有捐献资格。对于癌症既往成功治疗但复发风险高的供者，由于抗肿瘤药物可能会有肾毒性，并且供者的癌症如果传播给免疫功能低下的受者会引起严重后果，因此不能捐献[47]。具有癌症史但复发风险低的候选人会个别予以考虑。某些情况下，如果供者和受者同意在对供者实施肾切除术时切除肿瘤[48, 49]，患有肾脏小肿瘤［可通过肾切除术治愈的分级高的 Bosniak 肾囊肿（Ⅲ或更高分级）或小的（T_1a 期）肾细胞癌］的候选人进行捐献是可以接受的。

（十）遗传性肾病

如果肾供者候选人与预期受者有血缘关系，应在接受该候选人之前详尽地了解受者的肾病原因。一般来讲，有遗传性肾病的候选人没有资格成为供者。候选人有遗传性肾病家族史的情况下，如果捐献后出现肾病的风险低至可接受水平，与该候选人讨论风险之后，该候选人可能有资格捐献。肾供者候选人评估期间可能会评估的遗传病包括：常染色体显性多囊肾病、*APOL1* 相关肾病、非典型溶血性尿毒症综合征、Alport 综合征、Fabry 病、家族性局灶性节段性肾小球硬化和常染色体显性肾小管间质性肾病。如果肾供者候选人是撒哈拉以南非洲血统，可进行 *APOL1* 肾脏风险变异体检测[50, 51]。如果存在两个 *APOL1* 肾脏风险变异体，则会增加一生当中出现肾衰竭的概率，即便未捐献肾脏的情况下也如此。捐献肾脏对该风险的影响未知，但在美国已是热点研究主题，包括全美“*APOL1* 长期肾移植结局网络”（*APOL1* Long-term Kidney Transplantation Outcomes Network，APOLLO）和“活体供者延长时间结局”（Living Donor Extended Time Outcomes，LETO）研究。

（十一）妊娠

尽管捐献肾脏不影响未来妊娠和生育的可能性，但候选人在妊娠期间不捐献肾脏和（或）不对其进行评估。与妊娠有关的高血压病史（如子痫前期、妊娠期高血压）增加日后出现肾衰竭的风险，因此，在确定潜在供者的候选资格之前应考虑这些疾病的严重程度、发生时间和频率。捐献肾脏之后继续妊娠的女性中出现不良结局的风险增加，这将在后面讨论（见“母体和胎儿并发症”）。

（十二）社会心理学评估

2017 年 KDIGO 活体肾供者指南中推荐，在预期受者不在场的情况下（以便确切评估供者捐献肾脏是否出于自愿）由未参与护理预期受者的专业人员对所有供者（不论其与预期受者的关系如何）进行社会心理评估。全面的社会心理评估应通过仔细选择或治疗（如咨询）来最大限度地减少捐献后社会心理结局差的情况发生[52]。捐献后生活质量通常较好，但有后悔、抑郁和经济困难的案例[53, 54]。

四、肾脏配对捐献系统（KPD）和不相容的活体肾移植

应避免意外的 ABO 血型不相容的移植，供者和预期受者的血型都要检测两次。如果预期受者有抗 A 抗体而供者为 A 型血，应确定 A 亚型以便明确相容性，而不是在这个阶段将其排除（例如，如果供者为 A 型血，但不是 A_1 亚型，则可以向 O 型血的受者捐献）。肾供者候选人和预期受者还应进行人类白细胞抗原（HLA）等位基因配型检测即 HLA-A、HLA-B、HLA-C、HLA-DP、HLA-DQ 和 HLA-DR。还应检测受者中是否存在供者特异性抗 HLA 抗体及其强度；这些是补体依赖性细胞毒性或流式细胞术交叉配型和 Luminex 检测的补充，旨在确定致敏史。如果预期受者在初始交叉配型到开始捐献前的时间段内产生供者特异性抗 HLA 抗体（如通过病毒感染、妊娠或输血而获得），捐献之前需要进行最终的交叉配型。

对于不相容的配对，应告知候选人是否有可用的 KPD 及其风险和益处、不相容性管理策略，以及需要等待适合的已死亡的供者的情况。KPD 的兴起加上物流的发展（例如，协调多渠道交换、运输器官而不是运输供者）提高了通过 KPD 活体肾移植数量显著增加的可能性[55, 56]。有些移植项目组中，如果相容的受者选择等待较年轻的或供者特异性抗体较少的活体肾供者，项目组成员会允许他们加入 KPD 系统[57]。

五、供肾切取术入路

供肾切取术的手术入路基于外科医生的经验、供者的病史、体格检查、肾脏解剖和功能，以及个人偏好。接受无并发症的供肾切取术后，许多供者预期会住院 2～7 天，并在 4～9 周内返回工作[58]。

（一）腹腔镜供肾切取术与开放式供肾切取术

在美国，腹腔镜供肾切取术已取代开放式手术成为标准做法，所有活体供肾切取术中腹腔镜手术占 90% 以上[4, 5]。活体供肾切取术从腹腔镜手术改为开放式手术的转换率是 1%～1.8%[59]。腹腔镜供肾切取术的平均手术时间比开放式供肾切取术更长（3～4h vs. 2～3h），而且与热缺血时间增加有关（平均差，1.8min；范围，2～17min）[58, 59]。但它的围术期失血较少（平均差，−99.6ml）、术后疼痛和止痛药使用减少[58, 59]。相比于开放式供肾切取术，腹腔镜手术还有其他优点，包括住院时间更短（平均差，−1.3 天）、更快回到工作中（平均差，−16.4 天），以及由于切口小，外观改善[58]。因此，腹腔镜供肾切取术减少了手术风险、疼痛和医疗费用，而且在输尿管并发症、再次手术、移植物功能延迟恢复、急性排斥、1 年移植物功能，以及移植物早期丢失或 1 年移植物失功方面没有差异[59]。手术技术的发展进步，包括使用手助式腹腔镜供肾切取术，其目的是改善这些供者的经历和结局。这种情况下，潜在供者，包括年龄较大的供者，可能会更愿意进行肾切取术[60]。

（二）右侧与左侧供肾切取术

实施哪一侧（右侧 vs. 左侧）的供肾切取术可能受解剖或功能因素的影响。多个肾动脉技术处理上可能更复杂，或者可能会增加剥离和出血风险。结构异常，例如有肾囊肿或结石，可能会导致切除受累肾脏并进行额外的工作台手术切除囊肿或结石，从而为供者保留未受累的肾脏。同样，对于双侧肾功能有显著差异的供者（＞55% vs.＜45%），建议为供者保留功能更好的肾脏[19]。

除了这些问题之外，由于左肾静脉比右肾静脉更长，技术上更易进行左肾切除术，因此，通常首选左肾切取术[19, 61]。系统综述和 Meta 分析表明，与腹腔镜右侧供肾切除术相比，腹腔镜左侧供肾切除术时移植物功能恢复推迟的时间较短、血栓

形成较少[62]。但两者在其他手术结局方面没有显著差异，包括手术时间、失血、热缺血时间和住院时间。

六、活体肾供者随访

第一例活体肾移植的供者 Ronald Herrick 在完成其初始供者评估后询问他的外科医生，在他捐献肾脏后医院是否会负责他的医疗保健[1]。这位外科医生答到："Ronald，你觉得在你需要帮助的时候这个房间里会有任何人拒绝你吗？" 从此以后，捐献后随访护理一直是活体肾供者需考虑的重要问题[63]。应在活体肾供者的评估期间讨论其短期和长期随访护理的个体化方案[19, 64]。这项随访护理方案可能会概述访视的时间和频率，以及由谁提供随访护理（初级医疗保健提供者 vs. 移植中心）。作为术后护理计划的一部分，常规进行早期随访护理（术后 3～6 个月），通常由外科团队进行[65]。

2017 年 KDIGO 活体肾供者指南中推荐终身每年一次评估肾脏健康，包括测量血压、检测血清肌酐水平以计算 eGFR、收集尿样以检测白蛋白尿[19]。目前尚不清楚活体肾供者接受随访护理的频率。2013 年，美国器官共享联合网络（United Network for Organ Sharing，UNOS）规定移植中心必须将活体肾供者捐肾后 6 个月、12 个月和 24 个月时的临床和实验室数据报道给美国国家移植注册处[66]。截至 2015 年，尽管该政策改善了全美国的及时、完整的供者随访数据收集率（从实施政策前的 33% 提高到实施政策后的 54%），但 43% 的移植中心仍未能完成规定的数据报告工作[67, 68]。目前在美国尚未规定捐献 2 年之后，即更可能出现病况时期的供者随访频次[69, 70]。在挪威，分别有 99%、95%、84% 和 77% 的供者在捐献后 1 年、5 年、10 年和 15 年时接受随访护理[19]。一项加拿大某一省 534 例活体肾供者的回顾性研究中，中位随访 6.5 年（最长 12.5 年）的数据显示，25% 的供者每年接受所有 3 个随访护理项目：医生访视、血清肌酐水平检测、白蛋白尿检测[71]。对医生访视的依从性要好于血清肌酐水平检测或白蛋白尿检测（图 71-4）。

遗憾的是，对活体肾供者进行随访有各种障碍，包括社会人口统计学和地理因素、因供者健康状况极好而认为不需要进行随访、供者联系方式过期、对供者进行随访的费用，以及时间限

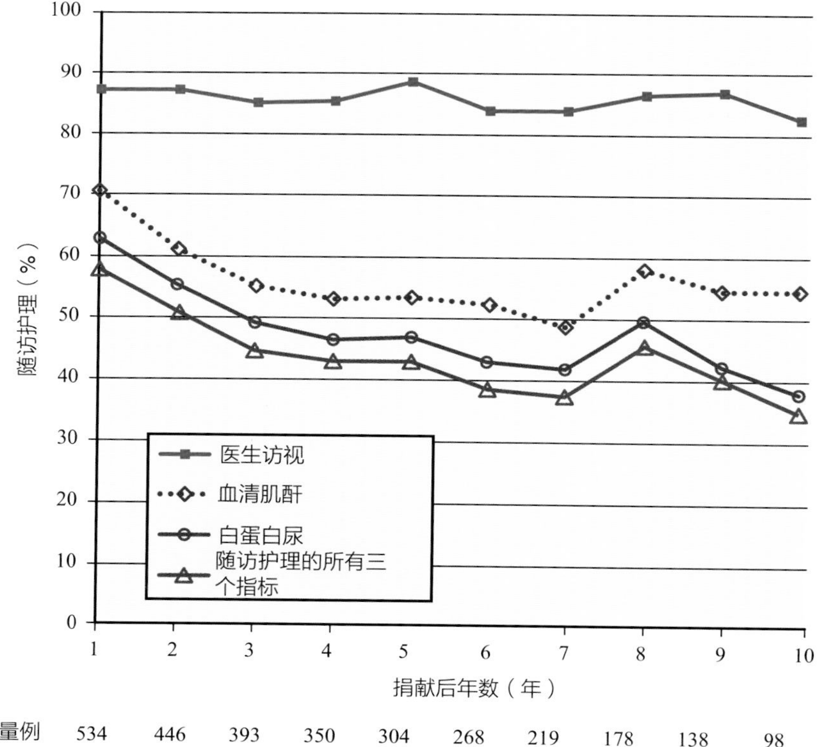

◀ 图 71-4 **捐肾后每年有随访护理证据的供者比例**

引自 From Lam NN, Lentine KL, Hemmelgarn B, et al. Follow-up care of living kidney donors in Alberta, Canada. Can *J Kidney Health Dis*. 2018;5:1–11.

制[65, 72–74]。供者方面失访的因素包括年龄较小、黑人、没有医疗保险、教育水平较低、与移植中心的距离较远[67, 75]。可用的资源和工作人员不足也可能会限制移植中心进行监测。目前还没有数据支持对捐肾后其他方面较为健康的人群进行终身随访的临床有效性和成本有效性。除此之外，强制性地进行随访护理不但不能保证供者的健康，而且可能会给供者带来负担，或者会让他们过度担心自身健康[72]。

但是，有许多原因支持确保向活体肾供者提供充分的长期随访护理的必要性。随访护理可以使医疗团队继续关心为他人无私奉献的供者的身体和社会心理状况；可以预防、早发现和治疗疾病，特别是与肾功能降低有关的疾病和并发症；还有机会记录可能与捐献有关的内科和外科并发症。这些信息用于制订可减少这些风险的干预措施，还可以改善未来活体肾供者的知情同意程序。随访护理还可以改善活体器官供者的感受[76]。最后，持续的随访护理可以使医疗团队在出现新的研究结果时将相关结果告知先前的供者并就这些相关结果教育先前的供者。

欧洲活体器官捐献和公共卫生（European Living Donation and Public Health，EULID）项目组在认识到活体器官供者随访的重要性之后要求通过供者中央数据库进行活体器官供者注册并收集活体器官供者的随访数据[77]。在美国，健康资源及服务管理局（Health Resources and Services Administration，HRSA）要求移植受者科学注册部（Scientific Registry of Transplant Recipients，SRTR）为活体器官供者建立国家科学注册处即活体器官供者集体组织[78]。该注册处旨在收集有关活体器官供者的随访数据，包括接受评估程序但最终未捐献的活体器官供者候选人。该注册处希望通过工作人员联系和新型数据关联对活体器官供者进行终身随访。

尽管达到上述目标面临各种挑战，大多数移植中心认为活体器官供者随访是重中之重，可以减少不良结局[64]。移植社区有义务提高捐献和移植系统的完整性、质量和安全性[19]。只有这样，移植项目组才可以改善患者对捐献程序的满意度和信任，并最终增加活体肾移植率。

七、活体肾捐献的风险和结局

尽管大多数活体肾供者在捐献后不会出现重大疾病或死亡，但捐献确实会有一些外科、内科和社会心理方面的并发症[69]。遗憾的是，由于所进行的研究为单中心研究且样本量小，统计效能不足以量化罕见事件，有明显的缺失数据或数据无法跟踪，随访时间短，而且种族、民族和并发症方面缺乏供者多样性，加上缺乏可比较的对照组等原因，有关活体肾供者的长期结局的综合性数据有限[72, 73, 78–80]。活体肾供者是根据严格的评估程序认真选出来的（见“活体肾供者候选人的评估和选择”），因此，这些供者本质上比一般人群更健康。将供者的结局与经选择的基线健康状况相似的非供者比较，可以正确地认识风险，可更好地捕获捐献的归因风险（图 71–5）[19, 80]。除此之外，活体肾供者的特征随时间推移而变化。移植项目组现在接受年龄较大、并发症（包括高血压和肥胖症）较多的供者[81]。如果根据候选人的人口统计学和健康数据判断其风险低到可接受水平，这种做法是合理的。需要继续研究来捕获和量化总随访量少的人群中的风险，例如，少数民族和健康状况复杂的供者[72, 81]。

临床意义

在推断供者的健康结局时（例如，估测捐献前风险、捐献后绝对风险和可归因于捐献的风险）清楚地认识有关比较结果的观点至关重要。近期研究结果显示，与健康非供者对照组比较，捐献使活体肾供者长期风险如肾衰竭、妊娠期高血压和子痫前期小幅增加。这些观察结果强调了需要仔细评估和选择肾供者候选人，而且需要获得知情同意。评估程序期间，肾供者候选人应有充分的时间考虑向其提供的信息，但未规定充分的时间具体为多长时间，可能会因供者特征而有所不同。目前优先的研究内容是揭示有关供者风险和验证风险是否已被理解。

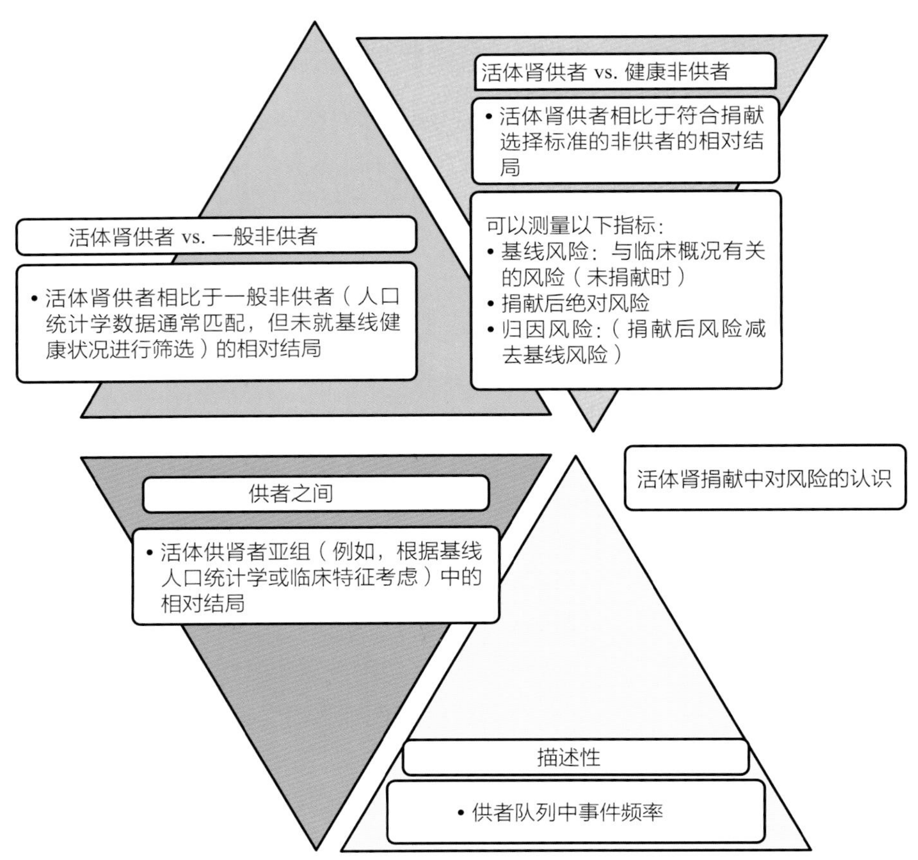

◀ 图 71-5 **对活体肾捐献（LKD）风险的认识**

改编自 Lentine KL, Kasiske BL, Levey AS, et al. KDIGO clinical practice guideline on the evaluation and care of living kidney donors. *Transplantation*. 2017; 101(8 Suppl 1):S7–S105; and Lentine KL, Segev DL. Understanding and communicating medical risks for living kidney donors: a matter of perspective. *J Am Soc Nephrol*. 2017; 28 (1): 12–24.

（一）围术期死亡率和并发症

一项关于 1994—2009 年美国 80 347 例活体肾供者的研究显示，90 天手术死亡率是 3.1/10 000[82]。该死亡率在男性供者中高于女性供者（5.1/10 000 vs. 1.7/10 000；危险比为 3.0），黑人供者中高于白人和西班牙裔供者（7.6/10 000 vs. 2.6/10 000 和 2.0/10 000；危险比为 3.1），高血压供者中高于无高血压的供者（36.7/10 000 vs. 1.3/10 000 供者；危险比为 27.4）。相比之下，供肾切取术后 90 天手术死亡率明显低于腹腔镜胆囊切除术（18/10 000）和非供者的肾切除术（260/10 000）[83, 84]。

围术期发病率方面，次要并发症的发生率是 18%～22%，主要并发症的发生率是 3%～6%[80, 81, 85–88]。综合了 2008—2012 年美国国家供者注册数据和 98 项学术型医院的管理记录的研究显示，16.8% 的活体肾供者（*n*=14 964）出现围术期并发症，通常是胃肠道系统（4.4%）、出血（3.0%）、呼吸系统（2.5%），以及手术和麻醉相关损伤（2.4%）[85]。主要并发症见于 2.5% 的供者，定义为 Clavien 严重程度 4 级或 5 级。调整人口统计学、临床（包括并发症）、操作相关和移植中心相关因素后，黑人供者出现任何并发症的风险显著高于白人供者（18.2% vs. 15.5%），出现主要并发症的风险也高于白人供者（3.7% vs. 2.2%）。主要并发症的其他明显的相关因素包括肥胖症、捐献前血液疾病、精神疾病、机器人辅助肾切除术，而每年医院移植术数量较大预示风险更小。另一项研究报道称，活体供肾切取术的手术相关并发症发生率与胆囊切除术或阑尾切除术的手术相关并发症发生率相似，而且这些手术的手术相关并发症发生率均显著低于非供者肾切除术[81]。

（二）长期死亡率

一项关于包含 8098 例活体肾供者的 19 项研究的 Meta 分析表明汇总的死亡率是 3.8%[89]。活体肾供者中全因死亡风险低于一般人群，可能是由于评估和选择程序严格[90–93]。与第三次《美国国家健康与营养调查》（NHANES）中年龄和并发症配对的参加者相比时，Segev 及其助理们报道称，中位随访 6 年后，美国活体肾供者的长期死亡率相似或更低，即便依年龄、性别和种族分层时也如此（表 71-4）[82]。挪威的一项研究显示，随访期的第一个 10 年里，供者中（n=1901）全因死亡风险与从挪威北特伦德拉格健康研究项目（Health Study of Nord Trøndelag，HUNT 研究）中选择并配对的健康非供者（n=32 621）相似；但随访 25 年时发现，供者中累积的全因死亡率高于非供者（约 18% vs. 约 13%；调整的危险比 =1.3，95%CI 1.1～1.5）[70]。活体肾供者中最常见死亡原因是心血管疾病，占所有死亡的 30%～40%[70, 90]。挪威研究显示他们的供者脑卒中风险增加（调整的 HR=1.4），但其他研究未显示供者的心血管死亡风险高于与其配对的健康非供者[70, 94, 95]。挪威研究的局限性包括供者与非供者之间基线特征差异（如年龄）和累积期限的差异[69, 70, 96, 97]。

（三）肾功能

活体肾供者尽管失去 50% 的功能肾单位，由于余肾的代偿性超滤作用，通常仍保留捐献前 GFR 的 70%[36, 98-100]。捐献后第一个 10 年里，40% 的供者 GFR 为 60～80ml/(min·1.73m^2)，12% 的供者 GFR 为 30～59ml/(min·1.73m^2)，0.2% 的供者 GFR 低于 30ml/(min·1.73m^2)[98]。捐献后，除了预期的正常老龄化引起的肾功能下降之外，似乎未见余肾功能急速丧失的情况[100]。美国的一项包含 198 例活体肾供者和 194 例对照者的前瞻性研究表明，随访 6～36 个月期间，供者中应用碘海醇清除率测定的 GFR 的线性斜率增加 [每年 1.47ml/(min·1.73m^2)]，而在对照者中降低 [每年 0.36ml/(min·1.73m^2)][101]。若干研究者评估了供者接受肾切除术后其肾功能储备（renal functional reserve，RFR）量的变化[102]。该试验在预测捐献后长期肾功能方面的价值尚不清楚；但年龄较大和肥胖的供者其肾功能储备量似乎减弱或丧失[103]。

（四）终末期肾病

终末期肾病（ESRD）通常定义为接受长期透析治疗或接受肾移植的肾病，许多移植项目组和国家报道了他们的 ESRD 发病率[91, 104-114]。一项关于包含 108 900 例活体肾供者的 12 项研究的 Meta 分析显示，捐献后 6 个月至 5 年期间 ESRD 总发病率为 0.5%，捐献后 10 年总发病率为 1.1%[89]。日本的一项研究中报道了 8 例活体肾供者在平均 16 年之后出现 ESRD 的临床经过[108]。对于这些供者，他们的肾功能在捐献后保持稳定，直到出现诱发事件如感染或新发并发症如高血压或蛋白尿，最终导致进展性 CKD。

活体肾供者中 ESRD 的风险低于未筛选的一般人群（134 例 / 百万人年 vs. 354 例 / 百万人年）[114]。与此相反的是，两项研究中报道称，与配对的健康非供者相比，活体肾供者中 ESRD 风险增加[70, 96, 115]。之前叙述的挪威的一项研究中，中位 15 年间活体肾供者中 ESRD 发病率为 0.5%（n=9），与之配对的健康非供者中 ESRD 发病率为 0.07%（n=22）（HR=11.4，95%CI 4.4～29.6）[70]。所有涉及的供者与其受者有血缘关系。另一项美国的包含 96 217 例活体肾供者的研究显示，中位随访 7.6 年（最长，15.0 年）后，99 例供者（0.10%）在捐献后平均 8.6 年后出现 ESRD[115]。ESRD 的 15 年发病风险在男性供者中大于女性供者，黑人供者中大于白人供者，年龄较大的供者中大于年龄较小的供者（≥50 岁 vs. ＜50 岁）。相比于与其受者无血缘关系的供者，与其受者有血缘关系的供者在 ESRD 15 年发病风险方面没有显著差异。此外，肥胖的供者中 ESRD 风险比非肥胖供者高 86%（HR=1.86，95%CI 1.1～3.3）；供者体重指数（BMI）＞ 27kg/m^2 时每增加一个单位，该风险增加 7%（HR=1.07，95%CI 1.0～1.1）[116]。前述的一项美国的研究中，与选自第三次《美国国家健康与营养调查》（NHANES）并配对的健康非供者相比时，活体肾供者中估计的 ESRD 15 年发病风险更高（30.8/10 000 vs. 3.9/10 000；可归因于捐献的风险，26.9/10 000）[19, 115]。供者中估计的 ESRD 终生风险也高于与其配对的健康非供者（90/10 000 vs. 14/10 000），但低于未筛选的一般人群（326/10 000）。尽管上述两项研究显示供者中的 ESRD 相对风险高于与其配对的健康非供者，活体肾供者的 ESRD 绝对风险低。在后期出现 ESRD 的活体肾供者定性研究表明，大多数供者尽管出现不良结局但并不后悔捐肾的决定[117]。有趣的是，接受后期出现 ESRD 的供者的肾脏的受者在肾移植后

表 71-4　活体肾供者相比于经选择的健康对照人群的长期结局

参考文献	活体肾供者（n）	配对的健康非供者（n）	供者中位随访时间（年）	供者捐献时的年龄（岁）[a]	供者事件数量［事件发生率（%）］	健康非供者事件数量［事件发生率（%）］	事件率危险比（95%CI）	P 值
终末期肾病								
Mjøen[70]	1901	32 621[b]	15.1	46（11）	9（0.47%）	22（0.067%）	11.38（4.37～29.63）	P<0.001
Muzaale[115]	96 217	96 217	7.6	40（11）	99（0.10%）（30.8/10 000）	36（0.037%）（3.9/10 000）	–	P<0.001
给予透析治疗的急性肾损伤								
Lam[140]	2027	20 270	6.6	43（34—50）	1（0.05%）(6.5/100 000）	14（0.07%）(9.4/100 000）	0.58（0.08～4.47）	P=0.61
全因死亡								
Mjøen[70]	1901	32 621	15.1	46（11）	224（11.8%）	2425（7.4%）	1.30（1.11～1.52）	P=0.001
Segev[82]	80 347	80 347	6.3	–	–（1.5%）	–（2.9%）	–	P<0.001
Reese[141]	3368	3368	7.8	59（–）	115（3.4%）（4.9/1000）	152（4.5%）（5.6/1000）	0.90（0.71～1.15）	P=0.21
心血管死亡								
Mjøen[70]	1901	32 621	15.1	46（11）	68（3.6%）	688（2.1%）	1.40（1.03～1.91）	P=0.0.3
死亡或心血管事件								
Reese[141]	1312	1312	–	59（–）	–	–	1.02（0.87～1.20）	P=0.70
Garg[95]	2028	20 280	6.5	43（34—50）	42（2.1%）（2.8/1000）	652（3.2%）（4.1/1000）	0.66（0.48～0.90）	P=0.008
主要心血管事件								
Garg[95]	2028	20 280	6.5	43（34—50）	26（1.3%）（1.7/1000）	287（1.4%）（2.0/1000）	0.85（0.57～1.27）	P=0.43

（续表）

参考文献	活体肾供者（*n*）	配对的健康非供者（*n*）	供者中位随访时间（年）	供者捐献时的年龄（岁）[a]	供者事件数量[事件发生率（%）]	健康非供者事件数量[事件发生率（%）]	事件率危险比（95%CI）	*P* 值
给予手术干预的肾结石								
Thomas[40]	2019	20 190	8.4	43（34—50）	16（0.79%）（8.3/10 000）	179（0.89%）（9.7/10 000）	1.04（0.60～1.80）	*P*=0.90
主要胃肠道出血事件								
Thomas[142]	2009	20 090	8.4	42（34—50）	33（1.6%）（18.5/10 000）	253（1.3%）（14.9/10 000）	1.25（0.87～1.79）	*P*=0.24
骨　折								
Garg[143]	2015	20 150	6.6	43（34—50）	（16.4/10 000）	（18.7/10 000）	0.87（0.58～1.31）	*P*=0.50
痛　风								
Lam[42]	1988	19 880	8.4	43（35—51）	67（3.4%）（3.5/1000）	390（2.0%）（2.1/1000）	1.6（1.2～2.1）	*P*＜0.001
妊娠期高血压或子痫前期								
Garg[130]	85[c]	510[c]	11.0	29（26—32）	15（11.5%）	38（4.8%）	2.4（1.2～5.0）[d]	*P*=0.01

a. 数据以均值（标准偏差）或中位值 [四分位数间距] 表示

b. 终末期肾病风险的比较中，活体肾供者未与健康非供者配对

c.85 例供者中，随访时发现有 131 例妊娠。510 例非供者中，随访时发现有 788 例妊娠

d. 所示危险估值为比值比，而不是危险比

改编自 Lam NN，Lentine KL，Levey AS，et al. Long-term medical risks to the living kidney donor.*Nat Rev Nephrol*. 20 15;11（7）: 411–419.

20 年时移植物失功风险（74% vs. 56%）和死亡风险（61% vs. 46%）均高于接受后期未出现 ESRD 的供者的肾脏的受者，提示供者的肾脏可能有内在的风险[118]。

（五）蛋白尿

在一般人群中，不论 GFR 如何，蛋白尿水平较高与 CKD、ESRD、心血管疾病和死亡风险增加有关[119]。一项系统综述显示，捐献后蛋白尿的汇总的发生率为 12%[98]。供者（*n*=129；147mg/d）中蛋白尿水平高于对照组（*n*=59；83mg/d），而且自捐献后随时间推移升高[98]。一项包含 3956 例白人活体肾供者的研究中，随访 17 年后蛋白尿发生率为 6.1%，并且在男性供者（HR=1.6）和捐献前 BMI 增加的供者（HR=1.1）中较高[120]。

（六）高血压

除了正常老龄化引起血压升高之外，捐献后肾功能降低可能使血压进一步升高[121]。一项包含 157 例活体肾供者的系统综述报告称，平均 5 年后，供者的血压比非供者高 5mmHg（收缩压加权平均值，6mmHg；舒张压加权平均值，4mmHg）[122]。黑人供者中捐献后高血压风险可能高于白人供者[123, 124]。一项包含 3956 例白人活体肾供者的研究显示，捐献后高血压风险是 ESRD 风险的 2 倍以上[120]。

（七）心血管事件

一般人群中，GFR 降低与心血管事件有关[125-127]。术后 GFR 降低的活体肾供者中，与其配对的健康非供者相比，长期心血管事件风险似乎未增加[95]。来自加拿大安大略省的 2028 例活体肾供者（1992—2009 年）中，死亡截尾数据的心血管事件风险（包括心肌梗死、脑卒中，以及冠状动脉和其他血管重建）与 20 280 例与其配对的健康非供者相似（1.7 例 /1000 人年 vs. 2.0 例 /1000 人年；HR=0.85；中位随访，7 年；最长 18 年）。但是，挪威的一项研究中未报道供者的心血管死亡风险高于非供者（调整的 HR=1.4；95%CI 1.0～1.9）[70]。

（八）母体和胎儿并发症

与捐献前妊娠相比，捐献后妊娠相关并发症，如足月产概率较低以及胎儿丢失、妊娠期糖尿病、妊娠期高血压、蛋白尿和子痫前期等风险较高[128, 129]。这些风险可归因于其他因素，例如妊娠时母亲的年龄，而不是捐肾。加拿大安大略省的一项回顾性研究（1992—2009 年）中研究了 85 例女性供者（共有 131 例妊娠）和 510 例与之配对的健康女性非供者（共有 788 例妊娠），结果显示供者中妊娠期高血压和子痫前期风险高于非供者（11% vs. 5%；比值比，2.4）[130]。该研究中供者与非供者之间在早产、剖宫产、产后出血或低出生率方面没有显著差异。尽管大多数供者会在捐献后妊娠并分娩且无并发症，仍建议向妊娠的供者提供充足的围产期护理以降低妊娠期并发症的风险[19]。

八、伦理、法律和政策问题

1988 年，伊朗成为第一个，同时也是唯一的实施国家监管的政府资助项目以便为无血缘关系的肾脏供者给予资金补偿的国家[131]。这项称为“伊朗模式”的具有争议性的项目因利用了可能是弱势群体如未受教育者和贫穷者的活体肾供者而引起担忧。已有一百多个国家支持关于禁止器官走私和移植旅游的《伊斯坦布尔宣言》（*Declaration of Istanbul*），但据估计全球仍有 5%～10% 的肾移植由肾脏器官买卖而来[132, 133]。越来越多的证据显示，自费额高妨碍潜在候选人完成评估或捐献[134]。报销肾供者候选人相关费用或报销供者的葬礼费用的做法被视作消除资金障碍的切实可行的选择，被广泛接受[135]。

应遵循当地的活体器官捐献相关法律和法规并将这些内容清楚地传达给肾供者候选人。各个国家和移植项目组应在保护弱势群体的法律方面非常明确，尊重肾供者候选人的自主性（愿意被考虑为候选人或以机密和受保护的方式随时退出评估），禁止提供可能对肾供者候选人的捐献决定有不当影响的酬金之类的事物。各个国家和移植项目组还应明确如何识别肾供者候选人的问题（如活体器官捐献“提倡者”、利用社交媒体宣传对器官供者的需求，或独立的活体器官捐献拥护者）以及捐献后随访相关政策。

第十二篇

小儿肾脏学

Pediatric Nephrology

第72章

儿童肾脏和上尿路疾病

Diseases of the Kidney and Upper Urinary Tract in Children

Todd Alexander　Christoph Licht　William E. Smoyer　Norman D. Rosenblum　著
陈　径　江园燕　尹　叶　译
徐　虹　校

一、儿童肾脏和尿路疾病谱

儿童慢性肾脏疾病谱与成人不同（图 72-1）。先天性肾脏和（或）下尿路畸形最为常见，约占肾脏 - 尿路疾病的 50%；第二常见的是肾小球疾病，约占总数的 25%；再次为囊性疾病（常染色体显性和隐性形式）；最后是系统性疾病，如血管炎和代谢性疾病。目前，欧洲 15 岁以下儿童终末期肾脏病（end-stage renal disease，ESRD）患病率为每百万年龄相关人口（per million age-related population，pmarp）34 例或每百万人口（per million population，pmp）5.4 例[1]，年发病率为 6.5pmarp 或 1.0pmp。当儿科定义为 19 岁以下人群时，ESRD 在儿童和青少年中的患病率为 80～90pmp，年发病率为 15pmp，仅为年轻成人发病率的 10%，且不到老年人发病率的 2%。由于某些尿路畸形（如尿道瓣膜）患者中，男性占多数，因此肾脏替代治疗（renal replacement therapy，RRT）男性患者较女性患者多近 50%。ESRD 的发病率在青春期最高（8pmarp），在儿童中期最低（4.6pmarp），在 5 岁以下儿童中的发病率介于两者之间（6.7pmarp）。由于儿童肾病多与遗传因素相关，因此儿童慢性肾脏病（CKD）常伴有多种肾外畸形。神经发育受损和感觉功能障碍是影响 CKD 儿童心理社会适应与融合的最严重畸形之一。

二、儿童肾功能的评估

从出生到成人期，体重增加 20 倍，身长增加 3～4 倍，与基础代谢率最密切相关的体表面积（body surface area，BSA）增加 8 倍。一般来说，肾小球滤过率（GFR）需标化至正常成人 BSA，即 $1.73m^2$。虽然肾单位的形成在孕 34 周已完成，但出生后肾单位的大小和功能仍会继续发育。在出

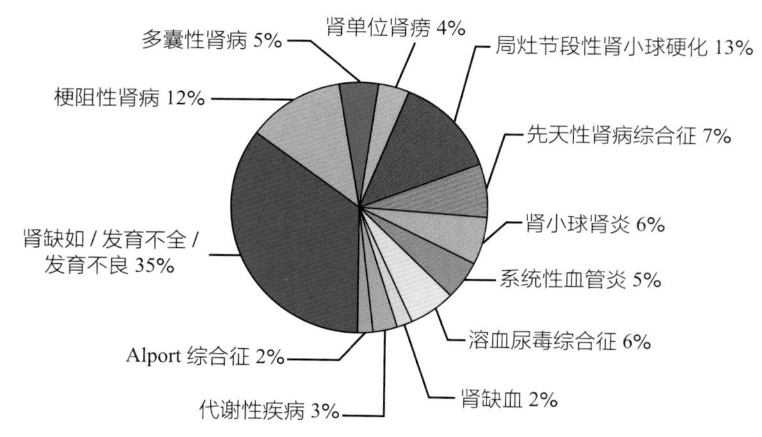

▲ 图 72-1　1367 例终末期肾脏病儿童的肾脏疾病谱（引自国际儿童腹膜透析网络登记处）

生后早期，肾单位的大小和容积不仅在绝对值上增加，BSA 的相对值也有所增加，使标准化的总体肾功能显著增高。新生儿的平均 GFR 为 20～30ml/(min・1.73m^2)，在出生后的前几个月迅速升高。从 18 个月开始，GFR 的绝对增长恰好与 BSA 的增长相匹配，这使得 BSA 标化的 GFR 在儿童期和青春期都处于一个恒定的正常范围。2 岁以后，可以使用传统的 CKD 分期系统，即根据估算的 GFR（eGFR）以 15ml/(min・1.73m^2) 和 30ml/(min・1.73m^2) 的倍数进行 CKD 分期。

儿童 GFR 的直接测定比较困难。儿童最常用的方法是测定内生肌酐清除率，这要求儿童能在规定时间内提供尿液样本。肌酐清除率能准确反映肾功能正常或轻度受损儿童 GFR 的估计值。当 GFR 下降时，肾小管肌酐分泌增加，从而导致对真实肾小球滤过率的高估。在临床实践中，通常使用预测方程，根据一个或多个血清标志物估算 GFR。这样的方程式有很多种，其中最常用的还是以肌酐作为标志物。因为从肌酐的产生到血清中稳定肌酐水平的维持都取决于肌肉容积，而肌肉容积取决于年龄和性别。这个方程式通过身高和血清肌酐浓度的比值乘以一个常数 K 来估计 GFR [2]。在原始的 Schwartz 方程中，K 与特定的年龄和性别相关。在新的方程式中，Schwartz 及其团队对不同性别使用了统一的 K 值 [3]。这个方程式适用于 1—16 岁的儿童。

eGFR= 身高（cm）× 0.413/ 血清肌酐浓度（mg/dl）

大多数健康儿童尿液中会排出少量蛋白质。生理性蛋白尿随着儿童的年龄和体格而变化。经 BSA 校正后，1 月龄足月儿的蛋白排泄量正常上限为 300mg/（m^2・d），1 岁儿童为 250mg/（m^2・d），10 岁儿童为 200mg/（m^2・d），青春期后期为 150mg/（m^2・d）。尿蛋白排泄量超过 1.0g/（m^2・d），强烈提示肾脏本身的病理生理变化。在 6 月龄至 2 岁时，尿蛋白 / 肌酐的正常上限为 0.5，在大龄儿童及青少年中为 0.2 [4]。尿蛋白 / 肌酐＞ 3.0 提示病理性蛋白尿，反映肾小球疾病，且常伴有全身表现，如水钠潴留和水肿。据估计，儿童孤立性无症状蛋白尿的患病率为 0.6%～6%。直立性蛋白尿，在已报道的儿童无症状蛋白尿中占 60%，在青少年中发生率更高。患有直立性蛋白尿的儿童，尿蛋白排泄量通常少于 1g/d（尿蛋白 / 肌酐＜1.0）。虽然直立性蛋白尿预后较好，但持续性孤立性蛋白尿患儿的长期预后尚不清楚。

三、先天性肾脏和尿路畸形

肾脏和尿路的发育异常，包括从肾脏完全缺失到微小结构异常等一系列畸形。这些畸形统称为先天性肾脏和尿路畸形（congenital anomalies of the kidney and urinary tract，CAKUT）。肾脏 – 尿路结构异常是引起人类疾病的一种重要原因，是所有出生缺陷中最常见的，占所有出生缺陷的 23%[5]，并导致了 30%～50% 的儿童 ESRD[6]。在成人中，有 2.2% 的 ESRD 由 CAKUT 所致。由 CAKUT 导致的 CKD 成年患者需要接受 RRT 的平均年龄为 30 岁，而其他原因导致的 CKD 患者需要接受 RRT 的平均年龄为 61 岁 [7]。本节主要讨论肾脏畸形的分类、流行病学、发病机制和临床治疗。

四、肾脏和尿路畸形的临床分类

肾脏 – 尿路畸形被统一归类为 CAKUT。支持这类疾病统一归类的依据如下：①在同一患者中，可能出现累及肾脏和（或）尿路的多个结构畸形；②在不同患者中，某一特定基因的突变，可能出现不同的尿路畸形；③不同基因的突变可以导致类似的肾脏和下尿路表型。CAKUT 中的肾脏和尿路畸形分类如下。

- 肾发育不全（缺如），定义为先天性肾脏组织缺失。
- 单纯性肾发育不全，定义为肾脏长度低于同年龄肾脏长度的平均值减去 2 个标准差（SD），肾单位数量减少，肾脏结构正常。
- 肾发育不良伴有或不伴囊肿，定义为组织成分的异常。
- 孤立性肾盂伴有或不伴输尿管（集合管系统）的扩张。
- 肾脏位置异常，包括异位和融合（马蹄）肾。

单纯性肾发育不全的定义是肾脏小，肾单位数量减少，肾脏结构正常。从胚胎学的角度来看，正常的组织结构说明肾脏组织成分是正常的。

肾发育不良定义为组织成分异常（图 72–2）。肾发育不良是一种多形性疾病。在大体水平上，与同年龄肾脏大小的平均值相比，发育不良的肾脏大小从一个极端到另一个极端。但是，大多数发育不良肾脏相对于该年龄偏小。在是否存在上皮囊肿、囊肿的数量及大小方面，发育不良的肾脏也不尽相同。多囊性肾发育不良（multicystic dysplastic kidney，MCDK）是一种肾发育不良的极端形式，其肾脏结构以大的多形性囊肿为主（图 72-3）。在组织病理学水平上，肾发育不良（图 72-2）有以下几个主要特征：①间质和上皮成分的异常分化；②肾单位数量减少；③皮髓质分界不清；④间质向软骨和骨化生。肾小管发育不良是肾发育不良的一种特殊形式，其特征是近端小管缺失或发育不良，并伴有从弓状动脉到入球小动脉的肾脏动脉血管壁的增厚[8]。

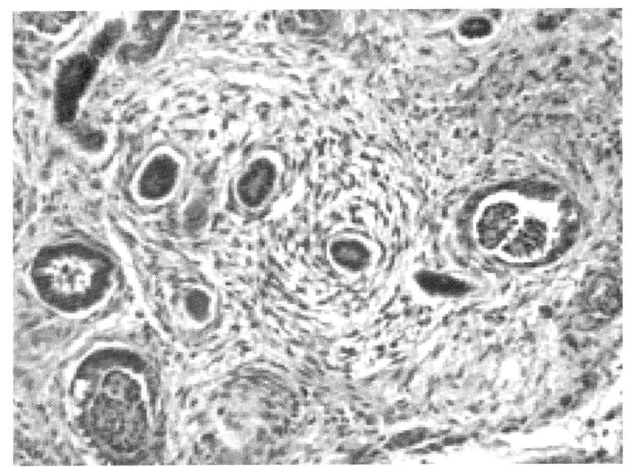

▲ 图 72-2　肾发育不良的组织学切片

发育不良的肾组织小球和小管成分减少，组织成分紊乱，间质丰富，肾小管增厚、扩张

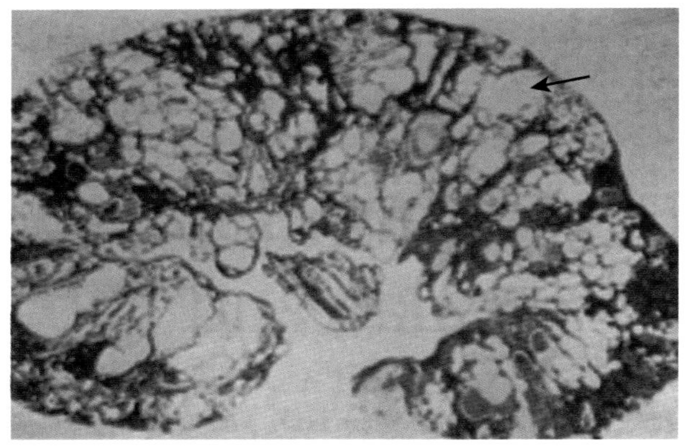

▲ 图 72-3　多囊性肾发育不良的组织学切片

肾脏大部分由许多多形性囊肿（箭所指）组成。正常的肾组织成分无法识别

异位肾是根据其位置和与另一侧肾脏的关系来分类的（图 72-4）。单纯性（未融合）异位是指肾脏位于身体正确的一侧但位置异常。跨越中线的肾脏称为交叉性异位肾。交叉性异位肾可以与对侧肾脏融合或不融合。未上升超过盆腔边缘的异位肾，通常被称为盆腔肾。当一个肾脏的一部分与另一个肾脏融合，即称为融合肾。最常见的融合异常是马蹄肾，它涉及两个肾脏的异常移行（异位），导致了融合（图 72-5）。它不同于交叉异位融合肾，后者通常仅涉及一个肾脏越过中线的异常移行，并与对侧非交叉肾脏融合。

五、先天性肾脏和尿路畸形的流行病学

CAKUT 是最常见的宫内畸形。使用胎儿超声检查，肾脏和尿路畸形的活产及死产婴儿发病率为 0.3/1000～1.6/1000[9]。下尿路畸形约占 50%，这与肾脏和输尿管共同起源于中肾管相一致。这些畸形包括膀胱输尿管反流（vesicoureteral reflux，VUR）（25%），肾盂输尿管连接处梗阻（11%）和输尿管膀胱连接处梗阻（11%）[10]。除产前轻度肾盂扩张外，肾脏畸形约有 30% 与非肾畸形相关[9]。

报道的特定类型肾脏和尿路畸形的发病率，无疑取决于研究方法。大多数发病率不是基于孕期人群的研究。相反，它们是基于一系列尸检或对选定的活产婴儿的研究。基于其他方法而不是人群的发病率，可能低估了真实的发病率。因为死亡胎儿可能没有被包括在内，而且 CAKUT 在存活的胎儿中可能没有表现出临床症状。

肾集合系统的完全或部分重复是最常见的尿路先天异常[11]。尸检报告其发病率为 0.8%～5%[12]。土耳其的一所三级医疗中心对 13 705 例胎儿进行了产前超声检查，也报道了相似的发病率[13]。然而，一项针对 132 686 例中国台湾学龄儿童（6—15 岁）的研究发现其患病率更低，仅为 1/5000[14]。双侧肾缺如新生儿的发病率为 1/10 000～1/3000，男性多于女性。据报道，单侧肾缺如的患病率为每 1000 例尸检中 1 例。单侧肾脏发育不良新生儿发病率为 1/5000～1/3000（MCDK 为 1/3640），而双侧肾脏发育不良新生儿为 1/10 000[15]。双侧和单侧肾脏发育不良的男女比例分别为 1.32∶1 和

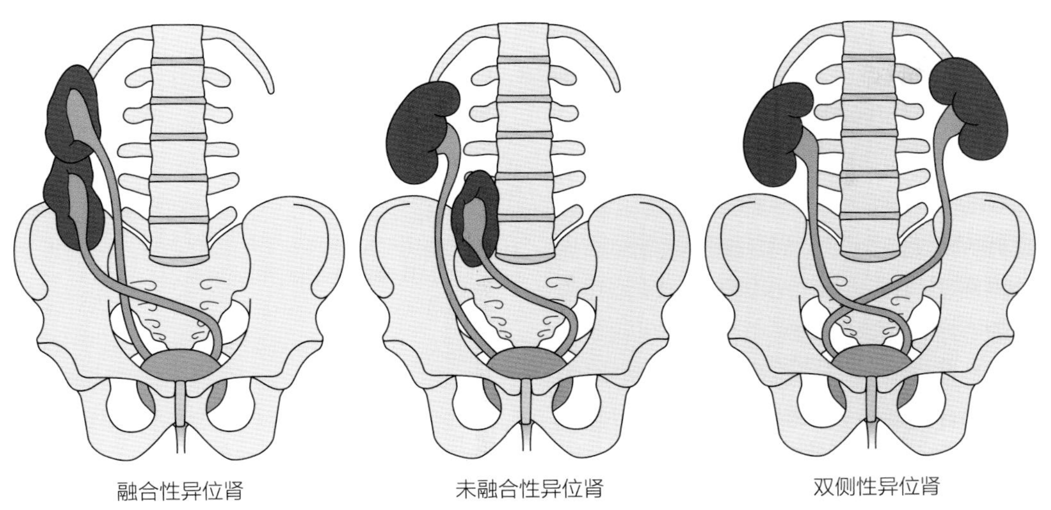

▲ 图 72-4　肾脏交叉异位融合

异位肾分为单纯性（未融合性）、融合性和双侧性。融合肾越过中线，并与正常位置的对侧肾脏的下极相融合。单纯性（未融合性）交叉肾越过中线，不与正常位置的对侧肾脏相融合，且通常位于骨盆边缘。双侧性异位时，两侧肾脏及它们原生的输尿管都异位越过中线，输尿管正常进入膀胱

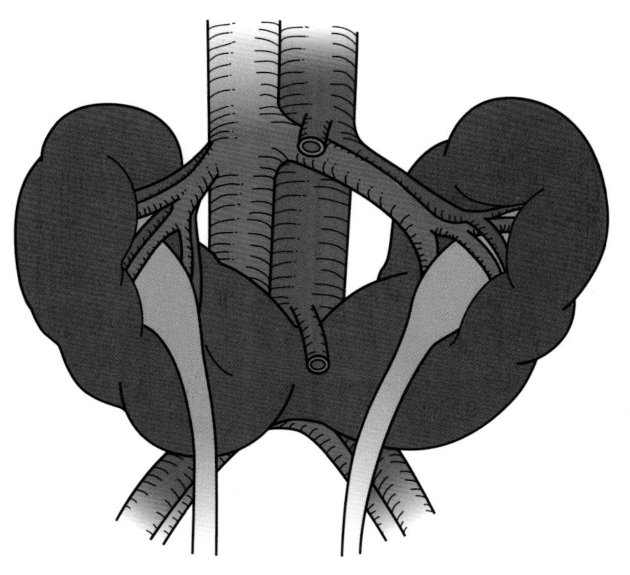

▲ 图 72-5　马蹄肾

肾下极融合的马蹄肾。注意肾盂位于前方，输尿管穿过两肾的前部和融合的下极

1.92：1[16]。异位肾的发病率是每 1000 例尸检中 1 例，但临床仅能识别约 10 000 名患者中 1 例[17]，男女比例相同。10% 的病例为双侧异位肾；单侧异位肾的病例中，左侧异位患儿稍多。婴儿肾融合异常的发病率约为 1/600[18]。最常见的融合异常是马蹄肾，两侧肾脏的一极均发生了融合。根据出生缺陷登记处的数据，活产儿马蹄肾的发病率为 0.4/10 000～1.6/10 000 个[18, 19]。

六、先天性肾脏和尿路畸形的发病机制

遗传机制

CAKUT 的遗传学很复杂。在大多数患者中，先天性肾脏畸形为散发性。在约 30% 的患者中，CAKUT 畸形为累及多器官的遗传性综合征的一部分。除非进行仔细的表型检测，肾脏 – 尿路畸形和肾外畸形可能无法识别。超过 200 种不同的单基因综合征，伴有肾脏和尿路畸形。在人类 CAKUT 中，约有 50 个基因被鉴定为致病基因，其中 25 个为常染色体显性遗传，15 个为常染色体隐性遗传（表 72-1）[20–48]。在受影响的家系中，不完全外显率和表型多样性是极其常见的。换句话说，在任一特定的家系中，即使受累的家庭成员携带相同的基因突变，他们的肾脏表型也可以表现为从肾缺如到发育不良，再到集合系统的孤立异常（如肾盂积水）不等[20]。

大多数 CAKUT 没有明确的孟德尔遗传模式。在双侧肾缺如或双侧肾脏发育不良且无遗传性综合征或家族史证据的病例中，9% 的一级亲属经超声检查显示存在某些类型的肾脏和（或）下尿路畸形[21]。土耳其一项对 CAKUT 患者无症状一级亲属的研究显示，23% 的患者有 CAKUT 家族史，且 23% 的一级亲属经超声检查提示存在 CAKUT[22]。一项对 100 例先天性肾萎缩和肾功能不全患者的

表 72-1　与先天性肾脏和尿路畸形综合征相关的人类基因突变

原发性疾病	基因	肾脏表型	参考文献
Alagille 综合征	*JAGGED1* *NOTCH2*	囊性发育不良	[1170, 1171]
Apert 综合征	*FGFR2*	肾盂积水	[1172]
非典型 DiGeorge 综合征	*CRKL*	先天性萎缩、膀胱输尿管反流（VUR），阻塞性尿路病变	[1173]
Beckwith-Wiedemann 综合征	$p57^{KIP2}$	髓质发育不良	[1174]
鳃裂 - 耳 - 肾（BOR）综合征	*EYA1*、*SIX1*、*SIX5*	单侧或双侧缺如 / 发育不良、发育不全、集合系统异常	[1175]
躯干发育异常	*SOX9*	发育不良、肾盂积水	[1176]
Duane radial ray（Okihiro）综合征	*SALL4*	UNL 缺如、VUR、旋转不良、交叉异位融合，肾盂扩张	[1177]
Fraser 综合征	FRAS1 FREM1 FREM2	缺如、发育不良	[1178, 1179]
孤立性肾发育不全	*BMP4* *RET*	发育不全、VUR	[1180, 1181]
甲状旁腺功能减退、感音神经性耳聋和肾异常综合征	*GATA3*	发育不良	[1182]
	KDM6A、KMT_2D	VUR、先天性萎缩、异位	[1183]
歌舞伎综合征			
Kallmann 综合征	*KAL1*、*FGFR1*、*PROK2*、*PROK2R*	缺如	[1184]
白血病，急性 B 细胞型	*PBX1*	先天性萎缩、VUR、异位、马蹄肾	[1185]
Mammary-ulnar 综合征	*TBX3*	发育不良	[1186]
Okihiro 综合征	*SALL4*	异位、发育不良	[1176]
Pallister-Hall 综合征	*GLI3*	缺如、发育不良、肾盂积水	[1187, 1188]
Renal-coloboma 综合征	*PAX2*	发育不全、膀胱输尿管反流	[1189]
肾小管发育不良	*RAS* 的成分	肾小管发育不良	[1190]
肾囊肿和糖尿病综合征	*HNF1b*	发育不良、发育不全	[1191]
Rubinstein-Taybi 综合征	*CREBBP*	缺如、发育不全	[1192]
Simpson-Golabi-Behmel 综合征	*GPC3*	髓质发育不良	[1193]
Smith-Lemli-Opitz 综合征	7- 羟胆固醇还原酶	缺如、发育不良	[1194]
Townes-Brock 综合征	*SALL1*	发育不全、发育不良、VUR	[1195]
Ulnar-mammary 综合征	*TBX3*	发育不全	[1186]
Zellweger 综合征	*PEX1*	VUR、囊性发育不良	[1196]

研究表明，16% 的患者存在基因突变[23]。另一项研究对 204 例无关联的 CAKUT 患者进行了靶向外显子测序，包含 330 个与人类和其他物种 CAKUT 相关的基因，结果显示 31/204（17.6%）的患者存在致病性突变。其中 24 个致病性突变定位在 7 个与 CAKUT 相关的基因中：*HNF1b*、*PAX2*、*EYA1*、*ANOS1*、*GATA3*、*CHD7* 和 *KIF14*。这 31 例患者中有 16 例兼具肾外和肾脏的异常[24]。这项研究中致病性突变的频率大大高于另一项对 453 例患者开展的研究。该研究对＞200 个候选基因进行了外显子测序，在 6/453 的患者中检测到了致病性突变[25]。结果的差异可能是由于研究表型不同。Nicolaou 等[25]研究了包括单侧畸形和下尿路梗阻在内的多种不同的 CAKUT 表型，而 Heidet 等只研究了双侧 CAKUT 和（或）家族性和（或）综合征型 CAKUT[24]。综上所述，这些结果表明，目前多达 18% 的 CAKUT 病例可以用确定的单基因病因解释[20, 26]。检测到的大多数突变位于 *TCF2*（hepatocyte nuclear factor-1β，HNF-1β；尤其在肾囊肿患者中）和 *PAX2*。一些突变是新发突变，解释了 CAKUT 的散发性。对 *TCF2* 和 *PAX2* 突变患者详细的临床分析显示，仅 50% 患者存在肾外症状，这支持了先前的报道，即 *TCF2* 和 *PAX2* 突变可导致孤立的肾脏异常或者伴有微小肾外表现的 CAKUT 畸形[27, 28]。外显子测序研究还检测到了罕见的杂合错义突变，经生物信息学分析预测其中部分具有致病性[24, 25]。然而，这些基因突变中许多仍缺乏功能验证。因此，如何将这些信息应用于患者的诊断和咨询尚不明确。

研究表明，肾脏发育相关基因基因多态性和拷贝数变异（copy number variants，CNV）是 CAKUT 的重要发病机制。对来自蒙特利尔的 168 例白人新生儿的队列分析表明，*PAX2* 中的单核苷酸多态性（singlenucleotide polymorphisms，SNP）与新生儿肾脏大小的人群谱下限相关[29]。对上述蒙特利尔队列研究中 *RET* 基因的分析表明，新生儿肾脏体积减少 9.7% 与编码 1467 密码子 G/A 的 SNP（rs1800860）显著相关[30]。体外分析表明，该等位基因产生的信使 RNA（mRNA）的数量减少，与受影响个体中 *RET* 的表达减少相一致。对基因组 CNV 的分析显示，10%～15% 的 CAKUT 患者与 CNV 相关。例如，一项对 522 例先天性肾萎缩儿童的研究显示，10.5% 的病例存在基因组异常[31]。在这项研究及其他类似研究中，检测到的异常主要集中在 17 号染色体上肾囊肿和糖尿病综合征位点或 22 号染色体 DiGeorge 综合征所在的区域。

七、分子发病机制

调控肾脏发育的形态学和遗传学机制，在第一章中详细阐述。简而言之，人类肾脏的形成始于孕第 5 周，输尿管芽从中肾管向外侧延伸并侵入邻近的后肾间质。随后，输尿管芽会经历重复的分支过程，之所以称为重复分支是因为每一次的过程都包括了上一级输尿管芽分支在其顶端扩展，壶腹分裂导致新的分支形成，以及新分支的延长。从第 10～11 级分支开始，分支的模式变成末端二裂。在分支形成的过程中，形成了 65 000 个皮质和髓质集合管，这一过程对于成熟肾脏的功能至关重要。在肾脏发育后期，前五级输尿管芽分支形成的小管节段经过重塑形成肾盂和肾盏[32]。

对人类的基因分析已经确定了和 CAKUT 相关的突变等位基因。对小鼠的研究已经确定了在肾脏发育过程中需要的 180 多个基因[20]。总之，人类和小鼠的研究共同为人类肾脏形态发生过程中与 CAKUT 相关基因可能的功能提供了互补的信息和批判性见解。本节讨论了人类 CAKUT 中突变基因的功能，并对为何讨论这些功能予以说明，作为理解 CAKUT 分子机制的框架。

（一）输尿管芽、ROBO2 和 BMP4

原癌基因 *RET* 编码酪氨酸激酶受体，与它的配体 GDNF 共同调控输尿管芽和肾脏分支的形态发生。RET 表达在输尿管细胞表面[33]。GDNF 由后肾间充质细胞表达[34]。小鼠 *Ret* 或 *Gdnf* 的纯合缺失可导致输尿管无法分支及肾缺如。CAKUT 患者 RET/GDNF 信号通路可存在突变[35-37]。一项对 122 例 CAKUT 患者的研究表明，6/122（5%）的患者中存在 *GDNF* 或 *RET* 的杂合有害序列变异，而另一团队对来自世界各地的 749 个家族进行筛选，发现 3 个家族存在 *RET* 的杂合突变[35]。在双侧或单侧肾缺如胎儿的研究中也有类似结果的报道[36, 37]。

输尿管芽从中肾管中发出的位置通常固定，且发出的数量只有一个。发出多个输尿管芽可导致肾脏畸形，包括双集合系统及输尿管的成倍增加。输尿管芽从中肾管发出的部位，以及与后肾间质的相对位置对输尿管芽和后肾间充质的相互作用至关重要。输尿管芽异位与异常的输尿管芽－后肾间充质相互作用和肾组织畸形（发育不良）有关，也有人认为与输尿管膀胱连接处的完整性有关。Mackie 和 Stephens 推测[38]膀胱输尿管口位置异常与人类 VUR 有关。与这一假设一致，*ROBO2* 突变与人类 VUR 相关[39]。*ROBO2* 是一种细胞表面受体，在肾源性的间充质中表达[40]。缺乏 *ROBO2* 的小鼠表现为异位输尿管芽的形成、多输尿管和输尿管积水。有趣的是，在这些小鼠中，*Gdnf* 表达区域提前拓展，表明 *ROBO2* 依赖的信号通路对 *Gdnf* 的表达失去抑制，使得 *Gdnf* 表达区域拓展并导致异位输尿管芽的形成[41]。分泌蛋白中的骨形态发生蛋白（BMP）家族的成分也可负性调控 GDNF 信号。BMP4 在紧邻中肾管和输尿管芽的基质细胞中表达。BMP4 杂合小鼠表现为异位或重复输尿管芽，表明 BMP4 通过拮抗 GDNF-RET 信号在中肾管正常诱导部位的局部作用抑制输尿管的诱导。事实上，外源性 BMP4 在体外试验中已被证实可阻断 GDNF 诱导输尿管芽从中肾管的发出[42]。与这些观察结果一致，在已有 CAKUT 表型（包括肾发育不良和 VUR）的人群中检测到了 *BMP4* 的突变[43]。

（二）输尿管分支、PAX2 和 RET

输尿管芽分支是在输尿管芽侵入后肾间充质后立即发生的。输尿管芽分支的数目被认为是决定最终肾单位数目的主要因素。因为每一个输尿管芽分支尖端都诱导周围的后肾间充质细胞分化为肾单位（见第 1 章，正常肾脏发育）。对人类和小鼠的研究发现了输尿管分支数目的调节机制。这些研究显示 *PAX2* 具有重要作用，*PAX2* 是一种同源基因的配对盒家族的转录因子，在肾脏发育过程中表达于中肾和后肾。

PAX2 的突变可引起肾－视神经乳头缺损综合征（renal coloboma syndrome，RCS）（也称为 papillorenal 综合征），这是一种常染色体显性遗传病，以同时存在肾发育不全、膀胱输尿管反流和视神经缺损为特征[44]。虽然该综合征的患病率尚不明确，但已报道了约 100 个受累的家系[45]。在 RCS 中可观察到多种肾脏畸形，包括最常见的寡肾单位发育不全、肾发育不良和膀胱输尿管反流[46]。肾盂输尿管连接处梗阻也有所报道[23, 27, 46]。眼部的表型是非常多样的。最常见的是视盘凹陷伴血管异常和视网膜纤毛动脉，以及仅有盲点扩大的轻度视力障碍[47]。在其他情况中，唯一的眼部异常是视神经发育不良伴血管形态异常，并无功能性后果。

PAX2 基因位于染色体 10q24-25 上。它编码一个同源基因配对框家族的转录因子。绝大多数突变位于编码 DNA 结合结构域的外显子 2 和 3。1995 年，Sanyanusin 及其同事报道了两个 RCS 家族的杂合突变[48]。其后已有超过 30 个突变被报道，其中大多数位于编码 DNA 结合结构域的第 2 和第 3 外显子中，或者位于编码反式激活结构域的外显子 7～9 中[45, 49]。

在肾脏发育过程中，PAX2 在中肾管、输尿管芽和后肾间充质中表达。对以 PAX2 突变为特征的 1Neu 小鼠的研究显示，输尿管分支的减少与肾单位数目减少有关。减少的输尿管分支数和肾单位数可通过抑制输尿管系细胞的凋亡而得以恢复[50, 51]。对正常足月新生儿的研究表明，*PAX2* 功能的丧失也可导致肾单位偏少但仍处于正常范围（250 000～1 600 000）[52]。Goodyer 提出假设，基因多态性所致的 *PAX2* 功能丧失可以导致肾单位数目的轻度减少，并且在一项新生儿队列研究中发现 *PAX2* 单体型（*PAX2AAA*）与肾脏体积减少约 10% 相关[29]。

输尿管分支在很大程度上也由 GDNF-RET 信号轴介导。在输尿管分支过程中，RET 在输尿管顶端细胞表面表达，控制着分支产生的数目和形态[53]。据观察，$Ret^{+/-}$ 小鼠的肾单位数目减少了 22%[54]，提示 *RET* 等位基因变异与 RET 功能下降有关，从而导致人类肾单位数目减少。事实上，*RET* 基因变异可导致体外试验中 RET mRNA 数量减少；以 RET 等位基因为主时肾脏总体积减少约 10%。在这项新生儿队列研究中，以肾脏总体积作为定量指标替代对肾单位数目的测定[30]。

（三）GDNF 在后肾间质表达的调控：SALL1、EYA1 和 SIX1

如前所述，后肾间充质细胞表达的 GDNF 对输尿管分支至关重要。在后肾间质中，*SALL1*、*Eya1* 和 *Six1* 对 *Gdnf* 的表达具有正向调控作用。*SALL1* 是属于 Spalt 家族的转录因子[55]，它在输尿管芽侵入前和侵入时表达于后肾间充质。小鼠 *SALL1* 的突变失活可导致肾缺如或严重的肾发育不良，并导致 GDNF 的表达显著下降[56]。*SALL1* 的突变与 Townes-Brock 综合征有关，这是一种常染色体显性畸形综合征，其特征为肛门闭锁、轴前型多指和（或）三指畸形、外耳畸形、感音神经性聋（SNHL），以及相对少见的肾脏、泌尿生殖系统和心脏畸形[57, 58]。在缺乏肾外表现的 Townes-Brock 综合征患者中也发现了 *SALL1* 突变[23]。

EYA1 是一种 DNA 结合转录因子，在后肾间质细胞中表达，与 GDNF 的空间和时间表达模式相同。EYA1 与 SIX1 作为分子复合物在调控 *Gdnf* 的表达中发挥作用[59, 60]。EYA1 和 SIX1 也在发育中的耳和鳃组织中表达[61, 62]。EYA1 缺乏的小鼠表现为肾缺如和 GDNF 不表达[61]。*EYA1* 和 *SIX1* 的突变见于鳃裂 - 耳 - 肾（branchio-oto-renal，BOR）综合征患者[59, 63]。经典的 BOR 综合征是一种常染色体显性遗传病，因其主要特征而得名，包括传导性和（或）感音神经性聋、鳃裂缺陷、耳凹及肾畸形，分别表现在 95%、49%～69%、83% 及 38%～67% 的患者中[64, 65]。肾畸形包括单侧或双侧肾缺如、先天性肾萎缩和下尿路畸形（包括 VUR、肾盂输尿管连接处梗阻和输尿管重复）。同一家族中可以观察到不同的肾脏表型。许多患者只有一个或两个上述的主要 BOR 综合征表型；缺少肾脏表型者被称为 BO 综合征。在没有任何 BOR 或 BO 综合征肾外表现的 CAKUT 患儿中也已发现了 *EYA1* 的突变[23]。

BOR 综合征为常染色体显性遗传病，外显率不完全，表现多样。约 40% 的 BOR 综合征患者中发生了 *EYA1* 的突变[65]。突变通常发现于一个高度保守的区域，这个区域被称为无眼同源区域，位于外显子 9～16 中。据估计，5% 的人可能存在 *SIX1* 突变[66]。分子检测可明确诊断，并提供家族遗传复发风险的相关信息。但是，即使具有相同的突变，表型的多变性也使得疾病的严重程度无法被准确预测。在同一家族中，某一特定的突变可能导致部分个体肾脏畸形，但在其他个体则可能没有。

（四）Hedgehog 信号通路、GLI3 抑制因子及先天性肾脏和尿路畸形

对小鼠和人类的研究表明，Hedgehog 依赖的信号通路在肾脏发育过程中起关键作用。Hedgehog 配体在浓度梯度内发挥作用。Hedgehog 配体，包括 Sonic Hedgehog（SHH），与其同源细胞表面受体结合会刺激全长 GLI 转录激活因子的核易位，并抑制全长 GLI3 转化为更短转录抑制因子的蛋白水解过程[67]。已经在前脑无裂畸形、肾发育不全或泌尿生殖系统畸形的患者中发现了 *SHH* 的功能缺失突变[68]。在含有 *SHH* 基因位点的 7q 染色体缺失患者中也有肾畸形的报道[69–71]。Hedgehog 配体的翻译后修饰是 Hedgehog 蛋白和信号通路扩散调节的关键[72]。在 Smith-Lemli-Opitz 综合征中观察到 Hedgehog 功能缺失表型，包括肾缺如和先天性肾萎缩。Smith-Lemli-Opitz 综合征是由 *DHCR7* 基因杂合突变导致的，*DHCR7* 基因编码 Δ7 固醇还原酶，为哺乳动物固醇生物合成中将 7- 脱氢胆固醇转化成胆固醇所必需[73]。胆固醇 Hedgehog 修饰的降低可能是 Smith-Lemli-Opitz 综合征的致病原因。

Pallister-Hall 综合征是一种常染色体显性遗传多器官疾病，以多种肾脏畸形为特征，包括肾缺如或发育不良、肾发育不全和肾盂积水[74–76]。受累患者只在 2/3 *GLI3* 基因中携带移码 / 无义和剪接突变。据预测，这些突变会产生与 GLI3 抑制因子大小相似的截短蛋白[77, 78]。*Shh* 纯合缺失小鼠中肾脏组织的 GLI3 水平升高，在这些小鼠中已证明了 GLI3 抑制因子的致病作用。值得注意的是，*GLI3* 的纯合失活可完全避免 *Shh* 缺失小鼠的肾发育不良[79]。表达 GLI3 抑制因子的小鼠表现出肾管发育及输尿管芽萌出的异常，与重复输尿管和输尿管盲端相关[80]。*Smo* 基因编码一种 Hedgehog 信号通路所需并以后肾间充质细胞系为靶点的细胞表面蛋白。小鼠 *Smo* 的缺失可导致肾盂积水、输尿管运动障碍，以及细胞表面标志物表达的缺失，尤其是在肾盂和上输尿管起搏细胞中。这些突变小鼠中 *GLI3* 的纯合缺失可援救这些畸形的发生[81]。

（五）髓质和 Glypican-3

在人类孕 22—34 周，发育肾脏的周围（皮质）和中心（髓质）区域逐渐建立。Glypican-3（GPC3）

是一种与糖基磷脂酰肌醇相关的细胞表面硫酸肝素蛋白聚糖，是髓质正常发育所必需的，Simpson-Golabi-Behmel 综合征中发现 *GPC3* 突变[82, 83]。*Gpc3* 缺失小鼠肾髓质发育不良与输尿管芽分支和细胞增殖的增多有关[82]，并与随后由凋亡介导的髓质集合管的破坏相关[83]。该缺陷被认为是由于对包括 BMP 在内的分支形态发生的抑制因子不敏感，以及对包括 FGF7 在内的其他因子的刺激效应敏感性增强所致。在细胞增殖抑制因子 *p57KIP2* 突变的人类和小鼠中发现了髓质发育不良，进一步表明肾髓质中细胞增殖和凋亡调控的重要性[84]，也表明了一些 Beckwith-Wiedemann 综合征患者中观察到的人类肾髓质发育不良和 *p57KIP2* 突变之间有进一步的相关性[85]。

（六）TCF2、MODY5 和散发性先天性肾脏和尿路畸形

TCF2 编码 HNF-1β，HNF-1β 是一种同源 DNA 结合转录因子，在胰腺、肾、肝和肠道的发育中必不可少。在小鼠肾脏发育过程中，TCF2 在中肾管、输尿管芽、逗号小体和 S 形小体、近端和远端小管中表达[86]。肾脏 *TCF2* 的上皮特异性失活可导致肾囊性疾病和多个基因的下调，这些基因的失活会导致肾囊性疾病[87]。在人类中，*TCF2* 的杂合突变可导致 5 型成人起病型糖尿病（MODY5）[86, 88]。已有超过 50 种不同的 *TCF2* 突变报道，其中大多数位于编码 DNA 结构域的前 4 个外显子中。在超过 1/3 的病例中，该基因完全缺失[28, 89]。所有报道病例中约 60% 的患者具有糖尿病，常起病于 25 岁以前，且常伴有胰腺萎缩[89-91]。在出现肾囊肿的情况下，则称为“肾囊肿和糖尿病综合征”。

虽然 *TCF2* 的突变最初是在 MODY5 中发现的，但这种突变在双侧肾脏回声增强的胎儿中更为常见。对 62 例产前诊断为双侧肾脏回声增强的新生儿或胎儿的分析显示，*TCF2* 的大片段缺失是最常见的原因（29%）[92]。对 377 例 *TCF2* 突变患者的补充回顾性分析显示，这些患者出生前观察到的最常见的表型是孤立性肾脏回声增强，伴有肾脏大小正常或略有增大[93]。出生后，*TCF2* 突变最常见的表现为双侧皮质小囊肿[28]。但是，在这些患者中也可以观察到 CAKUT 的其他表型，包括肾发育不全和发育不良、MCDK、肾缺如、马蹄肾、肾盂输尿管连接处梗阻，以及肾盏杵状和微小憩室[90, 93-96]。胎儿时期肾脏回声增强、生后双侧皮质囊肿并发现具有 *TCF2* 突变的患者，在婴儿期和儿童期很少有肾外表现。

（七）小管发育不良和 RAS 系统组分的突变

肾小管发育不良是一种严重的围产期疾病，其特征是分化的近端小管缺失或减少、早期严重羊水过少和围产期死亡。围产期死亡通常是由于肺发育不全和颅骨骨化缺陷所致[8, 97, 98]。肾小管发育不良也存在于一些与肾缺血有关的临床疾病中，包括双胎输血综合征、严重心脏畸形、严重肝脏疾病、胎儿或婴儿肾动脉狭窄[99]，以及胎儿宫内暴露于血管紧张素转化酶抑制剂（ACE inhibitor，ACEI）或血管紧张素Ⅱ受体拮抗剂（Ang Ⅱ receptor antagonist，ARB）[100]。目前认为这些病理生理状态导致了慢性胎儿肾脏低灌注，并且上调了肾素 - 血管紧张素系统[101]。已在一些家系中发现了编码肾素 - 血管紧张素系统组分的基因突变[102]。65.5% 和 20% 为 ACE 和肾素基因突变；血管紧张素原（AGT）和血管紧张素原Ⅰ型受体的突变则少得多[103]。

（八）CHD1L、CHD7 和 CHARGE 综合征

染色质域解旋酶 DNA 结合蛋白 1 样蛋白（chromodomain helicase DNA binding protein 1-like protein，CHD1L），是解旋酶相关的 ATP 水解蛋白 SNF2 家族的成员。与其相关的家族成员 CHD7 一样，CHD1L 包含了一个类解旋酶区域。在人类肾脏发育过程中，CHD1L 表达于早期的输尿管芽和逗号小体、S 形小体中[104]。85 例 CAKUT 患者中有 3 例存在 CHD1L 杂合错义突变[104]。CHARGE 综合征患者中也发现了 CHD7 突变，这些患者中有 20% 存在 CAKUT 表型，包括马蹄肾、肾缺如、肾发育不良、VUR、输尿管膀胱连接处梗阻、后尿道瓣膜和肾囊肿[105, 106]。

（九）DSTYK 与先天性肾脏和尿路畸形

DSTYK 是一种双丝氨酸 / 苏氨酸酪氨酸蛋白激酶，在小鼠和人的发育肾脏中，DSTYK 与成纤维细胞生长因子受体共表达于后肾间充质和输尿管芽细胞中。已在少数 CAKUT 个体（7/311）中发现了

DSTYK 的杂合突变[107]。

（十）拷贝数变异、先天性肾脏和尿路畸形以及神经精神疾病

CNV 是长度超过 1kb 的 DNA 片段。罕见 CNV 与神经精神和颅面部综合征及具有 CAKUT 的综合征相关[31, 108]。Sanna-Cherchi 等检测了 CAKUT 个体中罕见 CNV 的频率，发现在 10% 的患者中存在此类变异，而在对照人群中仅为 0.2%[31]。HNF1 位点（染色体 17q12）和 DiGeorge 综合征位点（染色体 22q11）的缺失最为常见，提示这些区域是拷贝数变异的“热点”。有趣的是，与先天性肾脏畸形相关的 CNV 中，90% 先前被报道易发生发育迟缓或神经精神疾病，提示在肾脏和中枢神经系统（CNS）发育中存在共同通路。同样，Handrigan 等证明了染色体 16q24.2 处的 CNV 与自闭症谱系障碍、智力障碍和先天性肾脏畸形相关[108]。

八、宫内环境与先天性肾脏和尿路畸形

越来越多来自人类流行病学研究和动物模型的证据表明，宫内环境在胎儿肾发育不全及后期肾脏疾病易感性的发病过程起着重要作用[109-118]（表 72-2）。低出生体重或宫内发育迟缓（intrauterine growth retardation，IUGR）通常被认为是由于宫内环境不佳所致。此时，胎儿肾脏特别易受影响，导致肾单位数目减少。在人类中，IUGR 最常见的原因是子宫胎盘功能不全和母体营养不足。在动物中模拟这些疾病会导致肾单位数目显著降低[119]。在许多物种，包括啮齿类和绵羊中，母亲饮食中蛋白质的限制会导致肾单位数目减少、肾功能下降和高血压[120-123]。虽然潜在的机制尚不清楚，但有一些证据表明，母亲饮食对胚胎肾脏发育、细胞存活和肾功能所需关键基因的表达有影响[121, 124, 125]。这种基因表达的变化可能通过表观遗传所调控。

对突变小鼠的研究表明，维生素 A 及其视黄酸受体信号通路效应在 RET 表达和输尿管分支过程中必不可少[126]。妊娠期间缺乏维生素 A 会导致啮齿动物胎儿肾发育不全、肾小球数目和 RET 表达减少[127]。有趣的是，在妊娠中期给予单剂视黄酸，可使母体摄入蛋白受限的大鼠后代肾脏大小和肾单位数目恢复正常。这提升了在人类采取预防措施的可能性[128]。

在出生体重没有降低的情况下，母体糖尿病和宫内药物及乙醇的暴露与肾发育不全相关。在动物模型中，高血糖或糖尿病母亲的后代表现出明显的肾单位减少[129]。人类妊娠的前 3 个月内，胎儿暴露于 ACEI，与肾发育不良、心血管和中枢神经系统畸形的风险增加有关[130]。宫内暴露于可卡因的人类婴儿，发生肾脏尿路畸形的风险增加[131]。同样，胎儿乙醇综合征的婴儿有较高的 CAKUT 发病率[132]。胎儿乙醇暴露后的致病机制开始逐渐被阐明。在妊娠大鼠 $E_1 3.5$ 和 $E_1 4.5$（对应人类 E5～E7）给予乙醇，会导致肾单位数目中度减少，但对胎儿肾脏重量或母体体重增加无不良影响。输尿管分支过程中所需的 *Gdnf* 和 *Wnt11* 的表达均降低，与肾

表 72-2　宫内环境与肾发育不全相关的影响因素

胎儿暴露于	肾脏表型	参考文献
子宫胎盘功能不全	发育不全	[110]
维生素 A 缺乏	发育不全、肾盂 / 输尿管积水	[111]
低蛋白质饮食	发育不全	[112, 113]
高血糖	肾缺如、异位 / 马蹄肾、囊性 / 发育不良、发育不全、肾盂 / 输尿管积水	[114]
可卡因	肾缺如、发育不全、肾盂 / 输尿管积水	[115]
乙醇	肾缺如、异位 / 马蹄肾、囊性发育不良、发育不全、肾盂 / 输尿管积水	[116, 117]
血管紧张素转化酶抑制剂和血管紧张素Ⅱ受体拮抗剂	肾发育不良	[118]

脏形态发生的减少相一致。对宫内暴露于乙醇的 6 月龄小鼠的血压进行分析，发现与同年龄假处理对照组相比，尽管 GFR 和肾血管阻力存在性别差异，雄性和雌性的血压均增加了 10%[133]。

九、先天性肾脏和尿路畸形的功能性后果

越来越多的证据表明，孕 32—34 周形成的功能性肾单位数目，对短期和长期肾功能均有重要影响。单纯性肾发育不全或中重度发育不良的婴儿存在肾功能不全。肾单位数目的微小缺陷与成年发病的高血压相关[134]。肾单位数目减少与高血压的相关性，与“Barker 假说”相一致。Barker 假说基于出生体重与心血管疾病发病率之间相关性的流行病学证据，提出了如高血压等成年期发病的疾病具有胎儿起源[135, 136]。早产儿并没有加速肾单位形成的能力，也无法将肾脏形态发生的时间延长至相当于孕 34 周以后[137]。因此，宫内完整的肾单位形成对出生后生活至关重要。

宫内及出生后肾小管的生长和肾小球横断面积的扩展对肾功能至关重要。肾发育不良时观察到的肾小管数目、肾小球横断面积和细胞成熟的异常，与临床中观察到的中重度肾发育不全或发育不良婴儿 GFR 和肾小管功能受损相一致。此处将以功能为背景，讨论肾脏结构的发育成熟，举例说明畸形肾脏中分化、生长和成熟的异常如何使得这些功能受损。现有的知识，大部分来源于对成熟的早产和足月动物的研究。相比之下，从肾脏畸形的动物（如突变小鼠）研究中获得的数据很少。因此，对人和实验动物畸形肾脏生理功能异常的解释，很大程度上是对正常肾脏发育的实验动物发育研究的延展。

生后肾小球基底膜表面积的显著增加，有助于婴儿期、儿童期和青春期 GFR 的增长[138]。出生时较低的 GFR，限制了水的排泄，增加了新生儿与低渗液过多相关的低钠血症的风险[139]。液体限制后，早产和足月儿最大尿渗透压分别为 600mOsm/kg 和 800mOsm/kg[140]。尿液浓缩功能在 6—12 月龄时可达到成人水平[141]。孕 22—24 周，肾皮质和髓质区域的建立，对尿液浓缩功能至关重要[137]。在胚胎发生过程中，肾皮质沿圆周轴生长，体积增大 10 倍。肾髓质沿纵轴增厚 4.5 倍，主要是由于外髓集合管延长所致[142]。髓质的纵向生长有助于髓袢的延长，使其到达成熟肾脏的内髓质。髓袢的延长对尿液浓缩机制非常重要。因为在更长的髓袢中，髓质浓度梯度更陡，钠和尿素的转运量更大。集合管细胞对血管升压素的反应在新生儿中有限。这被认为是由于肾内高水平的前列腺素对血管升压素的拮抗所致[143]。

胎儿和婴儿钠转运的成熟依赖于近端小管、髓袢和远端小管的生长和分化。正常新生儿通过减少尿钠排泄来应对限钠的反应能力是有限的。肾发育不良的典型特征是肾小管生成、分化和生长受到干扰，导致受影响的婴幼儿钠重吸收的能力大大受损。近端小管在肾发育过程中迅速发育成熟。上皮细胞由柱状上皮发育为立方上皮，顶端和基底侧排列着微绒毛，Na^+-K^+ ATP 酶和 3 型钠氢交换体（NHE3）的表达增加[144-146]。出生时，内外侧皮质的近端小管长度是不同的[138]；1 月龄时近端小管长度相同，且小管长度和直径增加[144]。小管长度的成熟与重吸收钠的能力相关[147]。

髓袢的另一个特征是钠转运的关键蛋白（NKCC2、NHE3、ROMK、Na^+-K^+ ATP 酶）的空间表达增加[148]。同样，NCCT 和上皮钠通道（ENaC）在新生儿肾脏中的表达较低，随后增加[149]。

尿钾的分泌主要是通过肾皮质集合管顶端 ROMK K^+ 通道分泌钾来实现的。新生儿中 K^+ 的分泌量低于儿童，是由于肾皮质集合管分泌能力较低所致。出生后 K^+ 分泌的增加被认为是由于 ROMK 通道[150] 和集合管 BK 钾通道的数量随发育而增加[151]。肾发育不良等疾病中小管畸形通常与 K^+ 分泌有限相关，尤其是在婴儿期。

十、先天性肾脏和尿路畸形的临床表现

（一）胎儿的临床表现

大多数肾脏畸形是在产前诊断的，主要得益于胎儿超声的广泛应用及其灵敏性。在人类孕 12—15 周可以见到胎儿肾脏。建议在孕 16—20 周进行产前超声筛查，在此期间可对肾脏结构进行相当清晰的成像，且对肾脏畸形的检测灵敏度近 80%[152]。在孕 25 周甚至更早时，肾脏皮髓质分界清楚。胎

儿输尿管通常不能被超声检测到。输尿管可见，可能提示输尿管或膀胱梗阻，或者 VUR。充满尿液的膀胱，通常可在孕 13—15 周时被检测到[153]。正常的膀胱壁通常很薄。如果膀胱壁较厚，可能存在尿道梗阻，如男性胎儿的后尿道瓣膜。

宫内肾脏发育，通常使用同胎龄胎儿肾脏长度作为评价指标[154]。羊水量是肾功能的评价指标。胎儿从孕 9 周开始产生尿液。在孕 20 周及以后，胎儿尿液是羊水量的主要来源[155]。在孕 20 周或以后，羊水过少强烈提示双肾严重缺陷，如双肾发育不良（或孤立肾时该肾脏严重缺陷）、双侧输尿管梗阻或膀胱出口梗阻。妊娠中期严重羊水过少可导致肺发育不全，因为充足的羊水量对肺脏发育至关重要[156]。羊水过少最严重时可导致 Potter 综合征，该综合征具有的典型面容表现为假内眦赘皮、下颏凹陷、耳后旋且扁平、扁平鼻，同时还有胎动减少、马蹄内翻足、髋关节脱位、关节挛缩和肺发育不全。

胎儿的尿液成分也被用作肾功能的评价指标。随着胎龄的增加，尿钠和 β_2- 微球蛋白水平降低，尿渗透压增高[157, 158]。双侧肾发育不良或严重双侧梗阻性尿路畸形的胎儿重吸收功能受损，导致尿钠和 β_2- 微球蛋白水平的异常增高及尿渗透压的降低[159]。一般来说，钠离子和氯离子浓度高于 90mmol/L，尿渗透压小于 210mmol/(kg·H_2O) [210mOsmol/(kg·H_2O)]，提示胎儿肾小管受损、肾脏预后差[160]。此外，尿 β_2- 微球蛋白水平高于 6mg/L 提示严重肾脏损害，敏感度和特异度分别为 80% 和 71%[161]。

（二）特殊类型先天性肾脏和尿路畸形的临床表现

1. 肾缺如

单侧肾缺如的诊断基于确定骨盆内或其他部位不存在第二个肾脏。由于一个肾脏的缺失会导致现存的肾脏代偿性肥大，所以一侧肾脏肥大支持单侧肾缺如的诊断。单侧肾缺如通常没有症状。孤立肾最常在产前常规超声检查或评估伴随的泌尿道畸形时被发现。据报道 33%～65% 的孤立肾病例伴有其他泌尿系畸形[162]。VUR 是最常见的泌尿系畸形，约 37% 的单侧肾缺如患者存在 VUR，因此需要对其进行检查，尤其是在新生儿中。其他相关的泌尿系统畸形包括：6%～7% 的患者存在肾盂输尿管连接处梗阻，11%～18% 的患者存在输尿管膀胱连接处梗阻。

2. 肾发育不良

发育不良的肾脏通常比正常肾脏小，其特征是超声回声增强、皮髓质分界不清，以及存在大小位置各异的囊肿。大的囊肿可导致肾脏增大。MCDK 是一个发育不良大肾的极端例子（图 72–2）。肾发育不良可能是单侧或双侧的，可能在常规产前筛查或产后对畸形婴儿进行肾脏超声检查时发现。双侧发育不良可能较单侧发育不良更早被诊断，尤其是存在羊水过少时。双侧肾发育不良的婴儿可能在出生后不久即表现出肾功能受损。相关的尿路畸形包括肾盂积水、重复集合系统、巨输尿管、输尿管狭窄和 VUR[160]。临床表现可能和并发症有关，如这些疾病相关的尿路感染（UTI）。

MCDK 可经超声检查发现肾窝内一个巨大的囊性非肾性肿块，触诊可触及侧腹部包块。MCDK 是无功能的，通常是单侧的，如果是双侧则可致死。在单侧 MCDK 患者中，25% 的病例存在相关的对侧畸形，包括旋转或位置畸形、肾发育不全、膀胱输尿管反流和肾盂输尿管连接处梗阻[15]。虽然高血压很少发生（病例中 0.01%～0.1%），但在出生后的前几年应该间歇性监测血压。肾母细胞瘤和肾细胞癌也有报道，但恶性并发症的发生率与一般人群没有显著性差异[163]。MCDK 的自然病程是逐渐缩小，以致最后无法通过无创性成像检测到肾脏。2 岁时，多达 60% 的受累肾脏经超声发现肾脏大小已退化。

3. 双集合系统

肾集合系统的完全或部分重复是最常见的先天性尿路畸形（图 72–6）[11]。双集合系统被认为是输尿管芽重复所致，上端输尿管芽与肾上极有关，下端输尿管芽与肾下极有关。完全重复时，肾脏有两个独立的肾盂肾盏系统和两个输尿管。来自下端集合系统的输尿管通常在三角区进入膀胱，而来自上端集合系统的输尿管可以在三角区正常进入膀胱，也可以通过其他部位进入膀胱。在男童中，输尿管可能开口于后尿道、射精管或附睾，在女童中可能开口于阴道或子宫。输尿管口异位可导致梗阻或 VUR。根据异位输尿管口的位置，也可能出现尿失禁。部

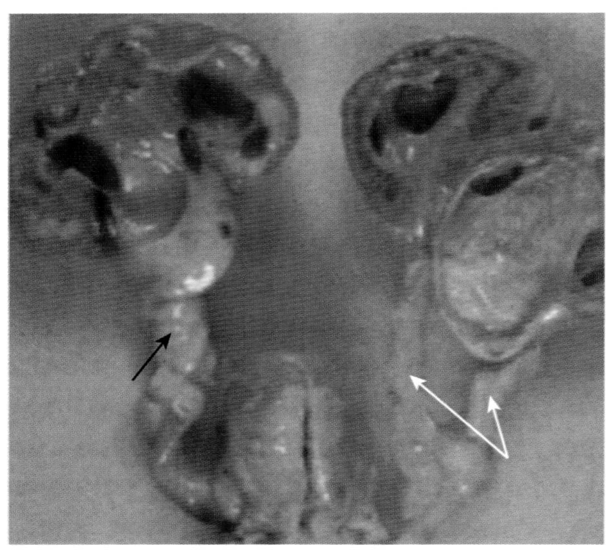

▲ 图 72-6 **重复集合系统**

右侧为重复输尿管（白箭）。左侧为单个扩张的输尿管（黑箭）。每个输尿管由于膀胱水平的梗阻而扩张

分重复比完全重复更常见。在这些病例中，肾脏有两个独立的肾盂肾盏系统和一个输尿管或两个在进入膀胱前合并的输尿管。

4. 异位肾

异位肾（图 72-5）是肾脏正常的胚胎移行被破坏所致。胚胎发生过程中尾侧快速生长使发育中的肾脏从骨盆向腹膜后的肾窝移行。上升过程中还发生了从水平到垂直位置的 90° 旋转，使肾门最终朝向内侧。移行和旋转在孕 8 周时完成。单纯性先天异位是指没有正常上升的低位肾。它通常位于骨盆边缘或骨盆内，被称为盆腔肾。较少见的是，肾脏位于身体的对侧，这种状态称为交叉性异位不伴融合。受影响的个体通常没有症状，病情多在对其他缺陷进行影像学检查时发现；但是，一些患者由于感染、肾结石和尿路梗阻等并发症而出现症状[154]。异位肾脏通常以功能减退为特征。在一项具有 82 例单侧异位肾的病例研究中，74 例患者经 ^{99m}Tc- 二巯基丁二酸（DMSA）肾脏扫描检测到肾功能下降[154]。异位肾与其他泌尿系统畸形的高发生率相关，其中最常见的是 VUR，发生于 20% 的交叉性异位肾、30% 的单纯性异位肾及 70% 的双侧单纯性异位肾患者[154]。其他伴发的泌尿系统畸形包括对侧肾发育不良（4%）、隐睾症（5%）和尿道下裂（5%）[17]。

5. 融合肾

当一侧肾脏的一部分与另一侧肾脏融合时，称为融合肾（图 72-5）。最常见的融合畸形是马蹄肾，它涉及两个肾脏的异常移行（异位）。马蹄肾与交叉异位融合肾不同，后者通常只涉及一个肾脏越过中线的异常移行，并与对侧非交叉肾脏融合。在 90% 以上的马蹄肾中，融合发生在下极；使两个独立的排泄性肾单位和输尿管得以保持。峡部（融合部位）可能位于中线（对称马蹄肾）或中线外侧（不对称马蹄肾）。根据融合的程度，峡部可由肾实质或纤维带组成。融合被认为发生在肾脏从骨盆上升到其正常的腰背部位置（孕 4—9 周）之前。如果大部分肾实质发生融合，融合畸形就失去了马蹄形外观，表现为扁平盘状或块状肾脏。早期融合还会导致发育中肾脏的旋转异常，导致每一侧肾脏的轴线都发生移动，使肾盂位于前方，输尿管穿过马蹄肾的峡部或穿过融合肾脏的前表面。融合肾脏很少上升到正常肾脏的腰背部位置，通常见于骨盆内或下腰椎水平（L_4 或 L_5）。融合肾脏的血供是多变的，可能来自髂动脉、主动脉，有时也可能来自下腹部和骶中动脉。

大部分融合肾患者无症状。但是，有些患者会出现尿路梗阻，表现为腰痛、血尿，且可能与尿潴留或膀胱输尿管反流引起的 UTI 相关。多达 20% 的病例可发生肾结石[164]。其他伴发的泌尿系统畸形包括重复输尿管、异位输尿管和腔静脉后输尿管。检查包括静态成像（肾超声）和功能成像如 ^{99m}Tc-DMSA 扫描和排泄性膀胱尿路造影（VCUG）。据报道，20% 的病例具有肾结石。梗阻导致尿潴留且并发 UTI 被认为是结石形成的主要原因。马蹄肾患者患肾母细胞瘤的风险似乎有所增加。这是在对 1969—1998 年美国国家肾母细胞瘤研究的 8617 例患者的回顾性研究中发现的，该研究有 41 例患者肾母细胞瘤见于马蹄肾中[165]。

在肾脏交叉异位融合时，异位肾和输尿管穿过中线与对侧肾脏融合，而异位肾的输尿管维持其正常的膀胱开口。在大多数病例中，异位肾位于对侧肾脏的下方。对侧肾脏可以保持其正常的腰背部位置，也可以位于骨盆较下方或较低的腰椎水平（L_4 或 L_5）。交叉异位融合肾患者大多无症状，常通过产前超声检查发现。与马蹄肾患者一样，大多数患者预后良好，无须干预。有些病例可能会发生并发症，包括梗阻性尿路疾病（由异常血管或肾盂输尿管连接处梗阻导致输尿管受外在压迫所致）、肾结石、尿路感染和 VUR[166]。

十一、先天性肾脏和尿路畸形的临床管理

CAKUT 是 30%～50% 儿童终末期肾脏病（ESRD）的病因[167]。因此，应尽快诊断和开始治疗，以最小化肾脏损害、预防或延缓 ESRD 的发生，以及提供支持治疗以避免 ESRD 相关并发症。

（一）宫内和产后即刻处理先天性肾脏和尿路畸形的整体方案

妊娠期间的家庭咨询是 CAKUT 管理的一个关键。产科、儿童肾脏科、儿童泌尿科和新生儿科专业人员之间的协同咨询非常重要。应在妊娠期间和产后提供持续、清晰的有关诊断和预后的临床信息。诊断和预后严重程度的确定，对妊娠期间和产后即时的决策有重要影响。宫内干预的目的是减少因尿路梗阻引起的肾脏损害，以及在发生尿路梗阻和羊水过少时帮助肺部发育。迄今为止，几乎没有证据表明宫内尿路梗阻的缓解可以防止相关肾发育不良或肾瘢痕的形成。然而，在膀胱颈以下梗阻的胎儿中行膀胱羊膜腔分流术可以减轻羊水过少和肺发育不全[166, 168]。出生后的诊断和治疗管理应通过产科医师、新生儿科医师、儿科肾内科医师和儿科泌尿科医师协同进行，应包括生后立即评估是否需要专门的影像学检查、评估肾功能，以及营养和电解质的管理。

在分娩后，应对所有经产前检查发现肾脏畸形的婴儿进行详细的病史采集、仔细的体格检查。检查应包括以下内容：①呼吸系统，以评估是否存在肺功能不全；②腹部检查，以判断是否存在肿块或可触及的增大膀胱，若存在肿块可能提示因梗阻性尿路病变或 MCDK 导致肾脏增大，若膀胱增大可触及可能提示后尿道瓣膜；③耳部检查，因为外耳异常与 CAKUT 风险增加有关；④脐部检查，因为单脐动脉与 CAKUT 风险增加相关。

对于双侧肾脏畸形、畸形孤立肾或有羊水过少病史的新生儿，建议在生后 24h 内进行腹部超声检查，因为可能需要给予经尿道插入导尿管行膀胱减压等干预措施。单侧受累的新生儿不需要立即处理。在这些婴儿中，肾脏超声通常在生后 48h 至 1 周内进行。生后 48h 内的超声检查可能无法检测到集合系统的扩张，因为在此期间新生儿集合系统体积相对收缩[169]。当存在双侧肾脏疾病或孤立肾受累时，应使用血清肌酐评估肾脏损害程度。出生时血清肌酐浓度与母亲相似 [通常≤ 1.0mg/dl（88μmol/L）]。因此，血清肌酐应在出生后 24h 后测定。在约 1 周龄的足月儿和 2—3 周龄的早产儿中，血清肌酐下降至正常值 [0.3～0.5mg/dl（27～44μmol/L）]。

（二）特殊类型先天性肾脏和尿路畸形的管理

1. 肾发育不良

肾发育不良常与集合系统异常相关，尤其是 VUR。因此，所有肾发育不良患者都应考虑行 VCUG 检查，尤其是超声发现肾盂积水和（或）发生 UTI 后。对于单侧肾发育不良的儿童，如果正常对侧肾脏存在 VUR 或一些其他的集合系统异常，其反复发生 UTI 导致肾脏瘢痕长期后遗症的风险性增加。DMSA 放射性核素扫描可进一步提供每个肾脏肾功能的相关信息，有助于外科干预的管理决策。肾发育不良的预后取决于单侧还是双侧病变。一般来说，单侧肾脏发育不良的长期预后是较好的，特别是对侧肾脏正常时。连续超声检查可用于评估对侧正常肾脏的代偿性生长及异常肾脏大小的进一步变化。

MCDK 的自然病程是肾脏体积逐渐缩小，以至于最后无法通过无创性成像检查检测到肾脏。2 岁时，多达 60% 的受累肾脏经超声发现其大小退化。肾脏超声一般建议在出生后的第 1 年每 3 个月进行 1 次，之后每 6 个月 1 次，直至肿块退化，或者至少进行 5 年[170]。对侧肾脏预期会代偿性肥大，应通过肾脏超声进行监测。高血压不常见；在出生后的前几年应间歇性监测血压。药物疗法通常对少数患者的高血压有效，但对于顽固性高血压患者，肾切除术可能有效。对肾母细胞瘤和肾细胞癌也有报道，但恶性并发症的发生率与一般人群没有显著差异[163]。

2. 异位肾和融合肾

异位肾的检测为确定肾功能及任何伴发的尿路

畸形提供了基础。异位肾的肾功能下降，可通过放射性核素扫描来确定。腹部和盆腔超声可用于确定是否存在集合系统异常。应行 VCUG 检查以发现可能存在的 VUR 或尿路梗阻，特别是存在肾盂积水时及发生 UTI 后。如果发现 VUR，应考虑预防性使用抗生素，尤其是对有 UTI 病史的患者。

进一步评估应基于肾脏超声、VCUG 和血清肌酐的结果。对于对侧肾脏正常且无证据提示异位肾脏肾盂积水的患者，不需要进一步评估。如果血清肌酐升高或对侧肾脏出现异常，应行 DMSA 肾脏扫描，以评估分肾功能。如果存在严重的肾盂积水，且 VCUG 正常，应行 ^{99m}Tc- 巯基三甘氨酸（MAG-3）或 ^{99m}Tc- 二乙烯三胺五乙酸（DTPA）的利尿性肾图，以检查梗阻情况。如果肾盂积水轻度或中度，且 VCUG 正常，则在 3～6 个月后随访超声检查。如果存在进展性肾盂积水，应行 MAG-3 或 DTPA 利尿性肾图，以检查梗阻情况。

（三）肾脏畸形的长期预后

CAKUT 的临床预后差异很大，从无任何症状到需行肾脏替代治疗，需要肾脏替代治疗的时间从新生儿期到四五十岁均可发生。婴儿期和儿童期早期死亡的危险因素包括伴有肾脏和非肾脏疾病、早产、低出生体重、羊水过少，以及严重的肾脏尿路畸形（肾缺失、先天性肾萎缩）[171]。在一项对 822 例产前发现 CAKUT 的儿童的研究中（随访中位时间为 43 个月），Quirino 等报道了该人群死亡率为 1.5%，存活儿童中 UTI、高血压和 CKD 的发病率分别为 29%、2.7% 和 6%[172]。CAKUT 和 CKD 患者肾功能下降的速度与尿白蛋白 / 肌酐、发热、尿感次数相关，与尿白蛋白 / 肌酐低于 50mg/mmol 者 [eGFR -1.5ml/(min · 1.73m^2 · 年)] 相比，尿白蛋白 / 肌酐高于 200mg/mmol 者 [eGFR -6.5ml/(min · 1.73m^2 · 年)] 肾功能下降速度更快；在多于两次发热性 UTI 者 [eGFR -3.5ml/(min · 1.73m^2 · 年) vs. -2ml/(min · 1.73m^2 · 年)] 肾功能下降速度也更快。青春期 [eGFR -4ml/(min · 1.73m^2 · 年)] vs. -1.9ml/(min · 1.73m^2 · 年) eGFR 下降速度更快[173]。一项关于 CAKUT 患者透析风险的研究表明，孤立肾患者的透析风险显著高于对照组[174]。这些结果增加了一种可能性：即一个似乎正常的孤立肾脏，其预后可能不像先前认为的那样正常。最后，一项在欧洲透析和移植协会注册的 CAKUT 患者接受某种形式肾脏替代治疗的研究显示，其中某些患者在 30、40，或大于 50 岁才需要肾脏替代治疗。研究发现，CAKUT 患者需要透析和（或）移植的平均年龄为 31 岁，表明患有 CAKUT 的儿童有成年后需要透析和（或）移植的风险[7]。

十二、肾小球疾病

（一）肾炎综合征和相关疾病

肾小球源性血尿的鉴别诊断

尿沉渣红细胞>5 个 / 高倍镜视野，伴棘形红细胞、红细胞管型或混合红白细胞管型，是肾小球源性血尿的特征，称为肾炎尿。血尿、肾功能受损和高血压，定义为肾炎综合征[175]。肾小球源性血尿的鉴别诊断很广泛，包括但不限于肾小球基底膜（GBM）的结构缺陷 [如 Alport 综合征（Alport syndrome，AS）]、薄基底膜肾病（thin basement membrane nephropathy，TBMN）、累及 GBM 的炎症 / 自身免疫疾病（如 Goodpasture 综合征、抗肾小球基底膜抗体病）、累及肾小球毛细血管的系统性疾病 [如血栓性微血管病（thrombotic microangiopathy，TMA）]、系统性红斑狼疮（systemic lupus erythematosus，SLE）、抗中性粒细胞胞质抗体（ANCA）血管炎、抗磷脂综合征（antiphospholipid syndrome，APS）、免疫球蛋白 A 肾病（IgA nephropathy，IgAN）、过敏性紫癜（Henoch-Schönlein purpura，HSP）、膜性肾病（membranous nephropathy，MN）、免疫复合物膜增生性肾小球肾炎（IC MPGN）/C3 肾小球病（C_3G）、感染后肾小球肾炎（postinfectious GN，PIGN），以及程度较轻的肾病综合征（nephrotic syndrome，NS）。确诊肾小球源性血尿具有一定难度，除了必要的尿沉渣镜检，还需要个人史和家族史的详细回顾、以肾外疾病表现为重点的临床检查，以及针对上述鉴别诊断的完整的实验室检查（包括血液和尿液）。

肾小球源性血尿是一种常见的肾小球疾病的首发症状。它标志着病程的开始，疾病随后以（肾小球源性）蛋白尿和肾功能进行性下降为特征，引起 CKD，最终导致 ESRD。目前已知有 6 个基因可引起家族性镜下血尿（FMH）：*CFHR5*、*MYH9*

和 *FN1*（此处未讨论），以及 *COL4A3*、*COL4A4* 和 *COL4A5*[176]。

（二）Alport 综合征和薄基底膜肾病

1. 发病机制

AS 和 TBMN 组成了影响Ⅳ型胶原的遗传疾病谱系，Ⅳ型胶原是 GBM 的主要成分[177, 178]。Ⅳ型胶原由 α 链（单体）组成，3 个 α 链组合形成含有以下结构的异三聚体或原聚体：①一个 N 端的 7S 三重螺旋结构域；②一个中心的三螺旋胶原结构域；③一个 C 端的非胶原（NCI）三聚体。Ⅳ型胶原网状结构以原聚体的组合形式存在，通过Ⅳ型胶原链三螺旋胶原结构域之间的二硫键交联而稳定[179]。

三螺旋Ⅳ型胶原原聚体是由 6 种不同的单链（$\alpha_{1\sim6}$）特定组合而成。在胚肾中，GBM 由 α_1 和 α_2 链的 $\alpha_1.\alpha_1.\alpha_2$ 组合所组成，成熟肾脏则包含 α_3、α_4 和 α_5 链的 $\alpha_3.\alpha_4.\alpha_5$ 组合[179]。肾小球毛细血管襻持续暴露于静水压力（血压），与胚肾的 $\alpha_1.\alpha_1.\alpha_2$ 原聚体相比，成熟的 $\alpha_3.\alpha_4.\alpha_5$ 原聚体形成了更多的二硫键，从而增强了其对于静水压力（血压）的机械稳定性。*COL4A3*、*COL4A4* 或 *COL4A5* 基因的突变导致有缺陷的Ⅳ型胶原原聚体的形成，胚胎 $\alpha_1.\alpha_1.\alpha_2$ 链（部分）持续存在，以及机械稳定性下降，这是 AS 和 TBMN 中 GBM 结构逐渐退化且肾功能逐渐下降的原因[177–179]。

AS 中导致 GBM 稳定性下降、通透性增加，以及进展性肾小球病变的其他因素包括以下几个：代偿性过度产生不典型层粘连蛋白（层粘连蛋白 α_1 和 α_5）[180, 181]、足细胞生成转化生长因子 β_1[181, 182] 和基质金属蛋白酶（MMP）介导的胚胎Ⅳ型胶原原聚体（$\alpha_1.\alpha_1.\alpha_2$）蛋白水解[181, 183, 184]。最近已经发现，足细胞和 GBM 异常Ⅳ型胶原之间通过盘状结构域受体（DDR）1 和 $\alpha_2\beta_1$ 整合素的相互作用，是 AS 发病机制的关键[185, 186]。DDR1 是一种以Ⅰ～Ⅴ型胶原为配体的酪氨酸激酶跨膜受体[187]。DDR1 通过控制肾系膜细胞的黏附和增殖来调节细胞外基质的重构[188]。据推测，足细胞通过 DDR1 受体检测变异的胶原原聚体，导致多种细胞因子和生长因子上调，最终通过炎症和纤维化导致进展性肾小球病变[186]。另一个可能的致病机制涉及 $\alpha_2\beta_1$ 整合素，它表达于足细胞基底侧表面。α_2 整合素与Ⅳ型胶原原聚体的一个特定序列相结合[189]。当存在异常胶原链时，在向下游压力感受蛋白信号传递的过程中，$\alpha_2\beta_1$ 整合素被上调，从而导致足细胞产生过多的细胞外基质[190, 191]。

2. 临床表现

在 1927 年，A.C.Alport[192, 193] 最早描述了家族性肾炎、耳聋和眼部变化三联征，后被命名为 AS[193]。AS 在儿童时期起病时临床表现一般较轻，仅有血尿。若未经治疗，AS 可进展为蛋白尿、CKD，最终在成年期发展为 ESRD。

AS 是由Ⅳ型胶原 α_3、α_4 和 α_5 基因（*COL4A3*、*COL4A4* 和 *COL4A5*）突变所致[178, 179]。*COL4A3* 和 *COL4A4* 位于 2 号染色体（2q35–37）；*COL4A5* 位于 X 染色体（Xq26–48）。约 65% 的 AS 病例由 *COL4A5* 基因突变所致的 X 连锁遗传，约 15% 由 *COL4A3* 和 *COL4A4* 突变的常染色体隐性遗传，约 20% 由 *COL4A3* 和 *COL4A4* 突变的常染色体显性遗传[179]。*COL4A5* 基因 X 连锁突变的男性 AS 患者通常病情较严重，其中 50% 的患者在 10—20 岁即进展至 ESRD[194]，而女性携带者表现出从镜下血尿到 ESRD 的不同表型[178]。值得注意的是，*COL4A5* 半合子突变的男性与 *COL4A3* 和 *COL4A4* 纯合或复合杂合突变的患者临床表现相似[178]。由于每个 X 染色体的两个等位基因中的一个随机失活，女性 AS 的严重程度和器官受累（嵌合现象）可能不同[195]。

AS 的疾病严重程度与突变类型（点突变、错义突变、缺失突变、移码突变、截短突变）和遗传类型相关。在一项 X 连锁 AS 患者的大型队列研究中，错义突变是最为常见的，见于 51% 的病例，且预后最好，发生 ESRD 的中位年龄为 37 岁；相比之下缺失突变的患者发生 ESRD 的中位年龄为 22 岁（95%CI 16—23 岁）[196]。

AS 的临床表现也取决于Ⅳ型胶原 α 链的器官分布模式，Ⅳ型胶原 α 链参与成熟Ⅳ型胶原形成。Ⅳ型胶原 $\alpha_3.\alpha_4.\alpha_5$ 不仅表达于 GBM，而且表达于肾小管基底膜、内耳和晶状体后囊中[197]。Ⅳ型胶原 $\alpha_5.\alpha_5.\alpha_6$ 被发现表达于眼部基底膜和胃肠道（食管）、呼吸道（气管）、女性生殖道的内脏平滑肌细胞中[178, 198]。因此，AS 也以耳蜗和眼部受累为特征。进展性 SNHL 通常在儿童期晚期或青春期早期出现[197, 199]。眼部表现包括角膜混浊、前圆锥形晶状体、斑点状视网膜病变和颞侧视网膜薄变。少见的表现包括后角畸形性角膜营养不良、巨大黄斑裂孔和黄斑病变，均可导致视力丧失[197, 200]。此外，在极少数病例中，AS 可表现为平滑肌瘤病，累及食管、气管或女性生殖道的内脏平滑肌细胞[197, 201]。

十三、薄基底膜肾病

TBMN，过去称为良性 FMH，是成人和儿童持续性肾小球源性血尿最常见的病因，患病率约为 1%。TBMN 的特点是很少或没有蛋白尿，且肾功能正常，属于良性疾病过程。患者通常有镜下血尿家族史，通过电子显微镜（electron microscopy，EM）对肾活检标本进行的超微结构检查显示 GBM 均匀变薄至约为正常厚度的一半[202, 203]。

40%～50% 的 TBMN 患者携带 *COL4A3* 或 *COL4A4* 杂合突变。临床观察到 TBMN 患者偶尔会出现更为严重的以显著蛋白尿和进展性肾小球病变为特征的病程。这一基因发现与临床观察使得Ⅳ型胶原疾病谱的概念被提出，其严重者为 AS，轻度者为 TBMN。因此，TBMN 患者可以被认为是常染色体隐性 AS 的杂合携带者。

（一）Alport 综合征和薄基底膜肾病的诊断标准

AS 的诊断标准包括同时存在血尿和血尿阳性家族史和（或）慢性肾衰竭、高频 SNHL、眼部的特异性病理改变（如前所述）或肾小球 / 皮肤基底膜的特征性超微结构改变[204, 205]。肾活检可以明确诊断。在 AS 中，通过 EM 对肾活检标本进行的超微结构检查显示，GBM 变薄与疾病早期有关，GBM 增厚和分层与疾病晚期有关（图 72-7）[184, 206]。相比之下，在 TBMN 中，超微结构检查显示 GBM 均匀变薄至约为正常厚度的一半，没有增厚和分层（图 72-7）[202, 203]。免疫荧光（IF）染色显示，最常见的 AS 形式即常染色体显性 AS（约占病例的 85%）中，突变的Ⅳ型胶原 α_5 链缺失。值得注意的是，虽然 X- 嵌合可能会模糊正确的诊断，但原则上也可以通过皮肤活检进行基于 IF 的诊断[207]。

（二）治疗

尽管最初目标是通过阻断肾素 - 血管紧张素 - 醛固酮系统（RAAS）维持目标血压以达到最佳肾脏保护作用，ESCAPE 研究团队发现，CKD 患者的血压控制和降低蛋白尿都是延缓肾脏疾病进展的重要因素[208]。*COL4A3* 敲除小鼠的突破性研究[209]确定了 ACEI 和 ARB 治疗对这种进展性 AS 动物模型的益处。未经治疗的基因敲除小鼠在 70 天（71 ± 6 天）死于 ESRD，而阻断 RAAS 可显著延缓疾病进展，使用 ACEI 的小鼠寿命延长了 100%（150 ± 21 天）[210]，经 ARB 处理的小鼠寿命增加了 40%（98 ± 16 天）[211]。

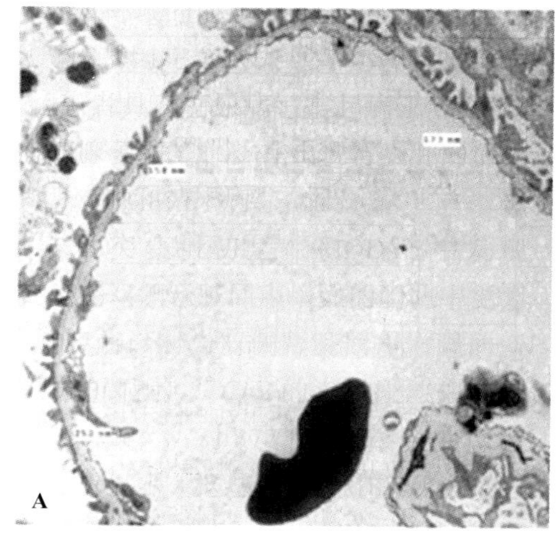

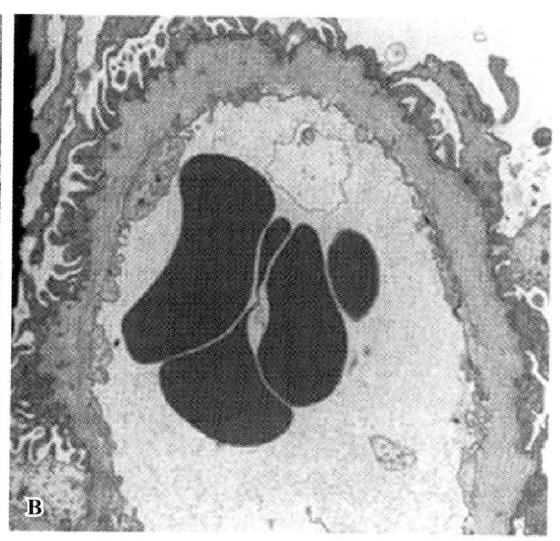

▲ 图 72-7　**薄基底膜病（TBMD）和 Alport 综合征（AS）的电镜表现**

A. TBMD 中显示，与同年龄对照组相比（在同一实验室中建立最佳对照），其肾小球基底膜（GBM）致密层弥漫型变薄；B. AS 中显示，GBM 不规则变薄和增厚，随时间推移增厚更为显著，且致密层的分裂 / 破碎导致多层状 / 篮网状外观，通常包含细胞生理过程的碎片，表现为电子透亮区和低电子密度粒子。A 和 B. 电子显微镜 10 000 ×

目前 AS 治疗指南建议在出现显著蛋白尿时开始使用 ACEI 和（或）ARB，以延长肾脏存活时间并延迟对 RRT 的需要。ACEI 应作为一线药物，ARB 或醛固酮抑制剂作为二线药物[212]。已有对 AS 患儿进行的 RAAS 阻断研究[194, 213]。一项对 30 例儿童进行的 12 周的研究显示，与使用安慰剂或氨氯地平组相比，使用 ARB 氯沙坦的患儿蛋白尿显著下降[214]。在一项对欧洲 Alport 登记处 283 例随访 20 年的 AS 患者的回顾性评价中，依据开始使用 ACEI 治疗的时间，区分了 3 个治疗亚组：①出现微量白蛋白尿时；②蛋白尿＞ 0.3g/d 时；③ CKD Ⅲ～Ⅳ期时。CKD 组 ESRD 透析治疗延迟了 3 年，蛋白尿组延迟了 18 年。值得注意的是，在 15 对兄弟姐妹中，年长者开始治疗时间与年轻者相比较晚，年长者 ESRD 的中位年龄为 27 岁，而年轻者 ESRD 的中位年龄为 40 岁。所有患者的蛋白尿均有所减少，但如果在 CKD 晚期之前开始治疗，则治疗效果更持久[194]。

越来越多的证据表明，醛固酮抑制剂对成年人具有独立于降压以外的抗蛋白尿作用[214-219]。醛固酮抑制剂被发现对儿童也有疗效：5 例未使用 ACEI 和 ACEI/ARB 联合治疗的持续性蛋白尿的儿童，通过使用醛固酮抑制剂，蛋白尿得到显著改善且维持至少 18 个月[220]。值得注意的是，螺内酯可能对醛固酮逃逸的儿童 CKD 患者提供肾脏保护作用[221]。

关于钙调神经磷酸酶抑制剂（如环孢素）在 AS 患者中的使用，已有 3 项报道，共涉及 32 例患者[222-224]。虽然发现蛋白尿有显著且持续的改善，但其与 GFR 显著下降、肾活检显示的钙调神经磷酸酶毒性、高血压相关。肾毒性和高血压可能阻碍了环孢素在 AS 中的应用，尤其是在儿童中。他克莫司是否更具优势，值得进一步研究。

目前，许多针对 AS 的新疗法正在研究中，其中一些仍处于临床前开发阶段，一些则处于临床试验阶段。这些疗法包括趋化因子受体 1（CCR1）拮抗剂[225]、BMP7[226]、MMP 抑制剂[227]、DDR1 和整合素 $\alpha_2\beta_1$ 拮抗剂[186, 191]，以及骨髓移植 / 干细胞疗法[228-231]。

十四、肾病综合征

肾病综合征是儿童最常见的肾脏疾病之一。NS 患儿通常表现为大量蛋白尿、水肿和低蛋白血症，且多伴有显著的高脂血症。虽然 NS 通常是儿童的原发性疾病，但它也可能与多种系统性疾病有关。NS 的临床表现越来越多地被认为是由于肾小球滤过屏障的结构和（或）功能异常所致。这些异常最常涉及足细胞，它是 NS 损伤的主要靶细胞；在某些病例中可能由细胞外 GBM 异常所致。在大多数儿童中，疾病的具体病因仍不清楚。然而，越来越多的遗传学研究正在稳步揭示更多的导致上述所见异常的基因突变。

（一）临床分类和定义

NS 的诊断需要存在水肿，大量蛋白尿 [＞ 40mg/(m^2・h）或尿蛋白 / 肌酐＞2.0]，低蛋白血症（＜5g/dl），以及高脂血症[232-236]。

临床缓解的定义是蛋白尿显著降低 [降至＜ 4mg/(m^2・h)，或者连续 3 天尿白蛋白试纸为 0]，且水肿消退[235, 237]。

临床复发的定义是重新出现严重蛋白尿 [＞ 40mg/(m^2・h)，或者连续 3 天尿白蛋白试纸≥++]，通常伴有水肿的复发[232, 233, 235]。

仅通过每日糖皮质激素治疗即达到临床缓解的患者被称为具有激素反应型或激素敏感型 NS（steroid-sensitive NS，SSNS）。

大多数患有 NS 的儿童会经历至少一次的疾病复发。虽然许多患儿为非频复发(复发≤ 3 次 / 年)，但有相当比例(约 33%)的 NS 患儿会经历多次复发。如果在 12 个月内有 4 次或 4 次以上的复发，或者在确诊后的前 6 个月内有两次复发，则被定义为频复发型 NS（frequent relapsing NS，FRNS）[238]。

有些儿童最初接受糖皮质激素治疗后达到临床缓解，但在仍接受糖皮质激素治疗期间或激素逐渐减量至停用后 2 周内出现复发。这些儿童可能需要持续低剂量的糖皮质激素治疗，以防止这种快速复发，因此定义为激素依赖型 NS（steroid-dependent NS，SDNS）[238]。

FRNS 和 SDNS 的患者都具有轻微的 NS 并发症增加，以及进展至 CKD 或 ESRD（SDNS＞ FRNS）的风险。但是，这些风险通常被认为介于 SSNS 患儿和激素抵抗型 NS（steroid-resistant NS，SRNS）患儿之间，后者的风险要高得多。此外，

FRNS、SDNS，尤其是 SRNS 患儿通常需要延长或更频繁地使用糖皮质激素治疗。与 SSNS 儿童相比，这增加了他们发生激素不良反应的风险。

每日使用糖皮质激素治疗 4～8 周后仍无法达到临床缓解的 NS 患者被称为 SRNS[234, 235]。然而，应该指出的是，关于 SRNS 的定义在文献中存在明显的差异。一些作者将 SRNS 定义为使用 60mg/（m^2・d）泼尼松 4 周后仍无法达到临床缓解；另一些将其定义为使用 60mg/（m^2・d）泼尼松 4 周后隔日每次使用 40mg/m^2 泼尼松 4 周[239]，或者使用 60mg/（m^2・d）泼尼松 4 周后静脉注射 3 次每次 1000mg/1.73m^2 甲泼尼龙[239]，仍无法达到临床缓解。虽然目前一些组织已经制订了基于证据和（或）专家意见的治疗方案来定义 SRNS，但这些持续存在的 SRNS 定义上的差异直接导致了 NS 治疗方法疗效的不同。事实上，针对儿童新发 NS 制订一项全球初始治疗方案，可以极大地增强肾病学界更有效地合作开发和测试 NS 未来新疗法的能力。然而，诊断为 SRNS 的患儿发生疾病并发症及进展为 CKD 或 ESRD 的风险明显增高[240]。

（二）流行病学

据估计，NS 的年发病率为每 10 万名儿童中有 2～7 个新发病例[234, 241-244]，而估计患病率约为每 10 万例儿童中 16 例，即每 6000 例儿童中有 1 例[198, 208]。NS 存在性别差异，但似乎与年龄有关。在年龄较小的儿童中，男患儿 NS 的可能性几乎是女患儿的 2 倍。但是，从青春期到成年期，男性和女性发生 NS 的比例基本相等[244]。NS 还存在种族差异。亚洲儿童特发性 NS 的发病率比英国白人儿童高 6 倍[245]；在非洲儿童中，特发性 NS 则相对较少，而结构性肾小球病变引起的 SRNS 更为常见[246]。相比之下，美国不同种族背景的儿童 NS 发病率似乎相对成比例[247]。然而，种族确实表现出与 NS 组织学病变有重要相关性。一项在堪萨斯进行的研究发现，44% 的非裔患儿存在局灶节段性肾小球硬化（FSGS），而白人患儿中仅有 17% 为 FSGS[243]。此外，另一项研究报道称 47% 的非裔患儿存在 FSGS，而只有 11% 的西班牙裔和 18% 的白人 NS 患儿存在 FSGS[247]。因此，与其他种族相比，非裔美国儿童发生 FSGS 的风险明显更高。

特发性 NS 具有家族性，也有特发性 NS 发生于同卵双胞胎的报道[248]。一项对 1877 例欧洲儿童进行的大型研究显示，3.3% 的患儿有患病的家庭成员，尤其是兄弟姐妹[249]，且该病通常发生在年龄相仿的兄弟姐妹中，临床预后和肾活检结果也相似[250]。

NS 最常见于 2 岁儿童，且几乎 80% 的 NS 病例出现于 6 岁以下的儿童[234, 244]。值得注意的是，起病年龄似乎也预示着潜在的 NS 组织学病变。国际儿童肾脏病研究组（ISKDC）报道称，6 岁前发生 NS 的儿童中约 80% 为微小病变 NS（MCNS），而仅有 50% 为 FSGS，2.6% 的 6 岁前起病儿童为 MPGN[251]。在这项重要的研究中，MCNS 患儿的中位年龄为 3 岁，而 FSGS 患儿为 6 岁，MPGN 患儿为 10 岁[251]。总之，这些结果表明，NS 诊为 MCNS 的可能性随着发病年龄的增加而降低，而诊断为预后不良的 FSGS 或 MPGN 的可能性增加[251, 252]。

每日糖皮质激素治疗无法达到 NS 临床缓解（如 SRNS），对于以后进展为 CKD 的风险有非常重要的意义。西南儿科肾病研究组发现，在被诊为 SRNS 的 5 年内，21% 的 FSGS 儿童发展为 ESRD，另有 23% 发展为 CKD[253]。因此，在被诊为 FSGS 的儿童中，5 年内发生 CKD 或 ESRD 的风险性接近 50%。

最后，在过去 30 年内，NS 的总体患病率保持相对稳定，FSGS 的发病率似乎有了明显的增加，MCNS 的发病率则相应下降[243, 247]。然而，FSGS 发病率的增加必须谨慎解释，因为肾活检通常只在临床表现不典型、起病年龄较大或发生 SRNS 的儿童中进行。因此，FSGS 发病率的显著增加可能只是表明，与过去相比 SRNS 患儿接受肾活检的比例更大。

（三）发病机制

大多数类型 NS 发病的分子机制尚不清楚。但是，在过去的 10～20 年里，大量研究表明在 NS 过程中损伤的主要靶细胞是足细胞。所有类型 NS 都涉及足细胞的结构改变，包括细胞肿胀、足细胞远端足突的回缩和消失（扩散），导致形成片状弥漫性胞质覆盖在 GBM 上。其他足细胞结构改变包括形成液泡，形成封闭连接且足细胞、足突之间正常裂孔隔膜发生位移，以及在某些区域足细胞从下方的 GBM 脱离。这些足细胞的结构改变，以及从 GBM 的脱离，已被证实会造成 NS 特征性的蛋白尿[243, 247, 251]。表 72–3 显示了基本上所有类型 NS 中各种足细胞结构异常，以及迄今被认为导致各种类型 NS 的可能原因（其中一些可能重复）。

几十年来大量的研究仍未能明确特发性 NS 的统一病因。但是，目前已明确了许多继发性因素，包括各种感染、过敏、免疫接种、药物、恶性肿瘤和自身免疫性疾病。值得注意的是，表 72–3 显示，这些已明确的病因中可能存在一些重复，这表明我们对特发性 NS 的分子机制仍然只有部分了解。每年都在不断发现特发性 NS 新的继发性病因，尤其是在遗传因素方面。事实上，现在已经发现了 60 多个基因，这些基因不同类型的突变会导致特发性 NS 或 FSGS（稍后讨论）。近期多项文献报道越来越多的基因突变与 NS 相关[254–260]。然而，一般来说，迄今发现的基因突变大多数影响足细胞的结构或功能，少数影响 GBM 或免疫通路。虽然与 NS 相关的基因突变预计在将来会持续增加，但绝大多数 NS 患者，尤其是儿童，仍然没有明确其特发性 NS 的继发性病因。随着时间推移，随着我们对这种疾病分子发病机制拥有更多的了解，笔者希望并预计发现更多的特发性 NS 的继发性病因。对于感兴趣的读者，最近发表的一篇综述很好地对特发性 NS 进行了更加全面的讨论[256]。

值得注意的是，近 1/3 的 NS 患者有过敏、哮喘或特异性反应病史[235, 261–264]。与此相一致的是，过敏、免疫接种和自身免疫性疾病（表 72–3）都是 NS 的已知病因。总之，这些发现表明，特发性 NS 和免疫系统失调之间有很强但间接的相关性。此外，几乎所有已知的诱导 NS 临床缓解的治疗都是免疫抑制剂，这一事实进一步强化了该论点。事实上，有学者提出，特发性 NS 可能是一种容易累及肾脏（即足细胞）的免疫系统紊乱，或者是一种容易累及全身免疫系统的肾脏疾病。

近几十年来，FSGS 的发病机制一直是深入研究的对象。在此期间，已经明确了 FSGS 不是一种单一的疾病，而是一种肾小球损伤的模式，可以代表各种不同机制的病理过程的最终结果。如表 72–3 所示，FSGS 可能是由于循环血浆因子所致，这在肾移植后的复发性 FSGS 中最为明显，也可能是由于各种其他形式的肾小球和（或）足细胞损伤所致。这些损伤包括足细胞的炎性、免疫性、结构性或血流动力学损伤，也包括 GBM 和肾小球壁层上皮细胞的损伤。近期在对 FSGS 病理生理、遗传和组织学特征的理解上有了一些进展，这便于我们对这种多面疾病从机制上和临床应用上作更好地分类。FSGS 曾经分类为原发性 FSGS（即特发性）和继发性 FSGS（即由已知原因所致）[265]，目前结合关于此病进一步的临床、组织学和遗传学知识，

表 72–3　肾病综合征中的异常

肾病综合征中可见的足细胞结构异常	迄今发现的特发性肾病综合征的可能病因	迄今发现的局灶节段性肾小球硬化的可能病因
• 细胞肿胀 • 远端足突回缩（消失） • 形成液泡 • 足细胞间形成封闭连接 • 足细胞间正常连接（即裂孔隔膜）顶端位移 • 足细胞从下方的肾小球基底膜（GBM）脱离	• 可溶性血浆因子 • 遗传倾向（即突变） • 足细胞结构失调 • 足细胞功能失调 • 免疫系统功能失调（T 细胞、B 细胞） • 恶性肿瘤（即霍奇金淋巴瘤、非霍奇金淋巴瘤、白血病等） • 药物（即非甾体抗炎药、D– 青霉胺、锂盐、酪氨酸酶抑制剂、卡托普利） • 感染(乙型肝炎、丙型肝炎、HIV、寄生虫、支原体等） • 过敏（食物、花粉、灰尘、蜂蜇、猫毛等） • 免疫接种 • 自身免疫性疾病（系统性红斑狼疮、乳糜泻、异体干细胞移植、重症肌无力等） • 系统性疾病（即糖尿病、过敏性紫癜、结节病等）	• 可溶性血浆因子（尤其是在复发性局灶节段性肾小球硬化中） • 遗传倾向（即突变） • 足细胞免疫性损伤（即人类免疫缺陷病毒肾病、巨细胞病毒、其他病毒） • 足细胞毒性损伤（锂盐、双膦酸盐、海洛因、其他药物、细胞因子） • 足细胞炎性损伤（APOL1 变异、细胞因子） • 足细胞血流动力学损伤（病态肥胖、低出生体重、反流性肾病） • GBM 结构异常（遗传性、获得性） • APOL1 局灶节段性肾小球硬化

提出 FSGS 分为 6 种类型：①原发性 FSGS；②适应性 FSGS；③ APOL1 FSGS；④遗传性 FSGS；⑤病毒相关性 FSGS；⑥药物 / 毒物相关性 FSGS。其中，最常见的是原发性 FSGS、适应性 FSGS 和 APOL1 FSGS，它们在美国的患病率相似，而遗传性 FSGS、病毒相关性 FSGS 和药物 / 毒物相关性 FSGS 的患病率较低 [255]。在这种分类方案中，原发性 FSGS 被认为可能是由于循环血浆因子所致，而适应性 FSGS 被认为是发绀型先天性心脏病 [266]、滥用雄激素 [267]、睡眠呼吸暂停综合征 [268] 等情况导致总肾 GFR 升高，或者肾发育不良、反流性肾病、反复发作的急性肾损伤（AKI）、早产或小于胎龄儿导致功能性肾单位数量减少所致 [269]。

值得注意的是，虽然 FSGS 的各种潜在病因之间的关系仍不确定，但足细胞已被认为是所有这些病因共同的最终损伤靶细胞。此外，上述任何一种形式的 FSGS，以及可能导致肾单位数目减少的任何慢性肾小球或间质性疾病，都有可能导致足细胞损伤以及与适应性 FSGS 一致的肾小球改变。在这种情况下，受损或死亡的足细胞逐渐进入尿液（即足细胞尿），通常导致肾小球足细胞的消耗（即足细胞数目减少），随后诱导足细胞肥大以试图弥补足细胞的丢失。这些（不良的）适应性的变化目前被认为可导致足细胞切力升高，进一步加剧了足细胞损伤 [270]，最终导致肾小球压力增加并流向剩余完整的肾小球内，进而导致了进一步的肾小球损伤和疾病进展 [255]。

（四）临床表现

大多数患有特发性 NS 的儿童表现为急性或亚急性发作的眼眶周围或全身性水肿。这些表现结合尿液分析试纸中蛋白尿（++++）[为 300～2000mg/dl（17.7～118mmol/L）]，通常可以建立 NS 的初步诊断。通过测量单次的尿蛋白 / 肌酐（通常＞2.5）可以更好地量化蛋白尿程度，低白蛋白血症 [通常＜2.5g/dl（＜25g/L）] 和高脂血症的存在可以明确诊断。

儿童期 NS 最常见的病因是原发性肾小球疾病，包括 MCNS、FSGS、系膜增生性肾小球肾炎、MPGN 和 MN（表 72-4）。然而，仔细询问病史可以发现潜在的继发因素，包括感染、系统性疾病、药物、恶性肿瘤、自身免疫性疾病和过敏，详见表 72-3。

体格检查也常常能提供关于诊断的相关线索。例如，虽然眶周水肿、外周性水肿和腹水在大多数 NS 患儿中很常见，但高血压的存在却并非如此。研究 NS 患儿的一个大型国际协作组 ISKDC 表示，MCNS 患儿中高血压的发病率（约 21%）远低于 FSGS 或 MPGN 患儿，后者高血压发病率约为 50% [251]。

对有 NS 表现的儿童的实验室评估，总是从确定低白蛋白血症和高脂血症的存在（如前所述），以及测定肾功能开始。AKI 的存在并不罕见，通常是由于血管内容量减少和肾脏低灌注所致。这可能仅仅导致肾前性 AKI，但在更严重的病例中，AKI 可能是由急性肾小管坏死所致，可能反映了更加严重的肾脏低灌注导致的肾小管损伤。在 1978 年 ISKDC 的研究中，32% 的 MCNS 患儿存在血清肌酐升高，41% 的 FSGS 患儿和 50% 的 MPGN 患儿有血清肌酐升高 [251]。值得注意的是，中西部儿科肾病协会最近的一项大型多中心研究发现，在 370 例医院收治的 NS 患儿中 AKI 的发病率增加至 3 倍 [271]。虽然 AKI 发病率大幅增加的原因尚不清楚，但猜测可能与近 10 年来 CNI 用于 NS 治疗的显著增加相关，这些药物对肾小球血管有收缩作用。

镜下血尿在 NS 患儿中也并不罕见。ISKDC 研究发现，23% 的 MCNS 患儿、48% 的 FSGS 患儿、59% 的 MPGN 患儿存在镜下血尿 [251]。相比之下，肉眼血尿较为罕见，它提示可能存在肾静脉血栓。

除了上述的实验室检查，常对较大年龄起病的儿童，或者有系统性疾病病史、体征或症状的儿童进行血清学评估，以筛选 NS 的潜在继发病因。血清补体水平低可鉴别患有 MPGN、SLE 或 PIGN 的儿童，血清抗核抗体和抗双链 DNA 抗体阳性可确诊 SLE。对病毒感染的筛查可以鉴别由于乙型肝炎（通常与 MN 有关）、丙型肝炎（通常与 MPGN 有

表 72-4　儿童期肾病综合征的原发性病因

- 微小病变型肾病综合征（MCNS）
- 局灶节段性肾小球硬化（FSGS）
- 系膜增生性肾小球肾炎
- 膜增生性肾小球肾炎（MPGN）
- 膜性肾病（MN）

关）或人类免疫缺陷病毒（HIV，通常与塌陷型 FSGS 有关）致病的患者。此外，全血细胞计数异常可能可以识别白血病、淋巴瘤或 SLE 患者。

因为免疫抑制治疗是 NS 患儿主要的治疗方法，所以建议在开始治疗前，在所有儿童中进行纯化蛋白衍生物试验，以筛查可能存在的先前未诊断的结核。此外，应考虑检测水痘 IgG 滴度，以观察对此病毒的免疫情况，这可能对存在免疫缺陷的患者具有潜在的生命威胁。这些认识有助于确保使用水痘带状疱疹免疫球蛋白的免疫抑制治疗中的无免疫力 NS 患儿得到最佳治疗。

最后，虽然 NS 患儿不常规行肾脏超声检查，但肉眼血尿的发生是一个明确的指征，应行肾脏血管多普勒超声评估，以排除形成肾静脉血栓的可能性。

（五）肾活检的指征

肾活检在 NS 儿童的诊断和治疗中的作用仍存在争议。20 世纪 70 年代，ISKDC 将肾活检列为所有 NS 儿童开始治疗前的检查之一[278]。从那时起，肾活检的临床适应证就一直存在争议。一些儿科肾病学家建议对年龄较大的儿童进行肾活检，因为在这些儿童中更有可能发现除了 MCNS 以外的诊断。另一些专家则建议对临床或血清学提示可能存在肾小球肾炎的儿童进行肾活检。一些（但并非全部）肾病学家经常进行肾活检，目的是给予儿童具有肾毒性的药物（如 CNI 环孢素和他克莫司）治疗前，明确肾小球和间质瘢痕的基线和随访水平。然而，尽管在临床实践中存在这些差异，几乎所有的儿科肾病学家都认为，对于表现为 SRNS 或随后发展为 SRNS 的儿童应进行肾活检。

（六）组织学分类

从临床角度来看，大多数 10—12 岁以下出现特发性 NS 的儿童都需要进行口服糖皮质激素的经验性初始治疗（稍后讨论）。只有当他们表现出或随后出现临床激素耐药（或某些病例产生激素依赖）时，这些患者才会常规进行肾活检。虽然肾活检 EM 结果几乎总是显示出大量足细胞的异常（表 72-3），但在光镜水平下，许多患者没有表现出组织学异常或仅有轻微的其他组织学异常。追溯到肾活检初期，当时仅有光学显微镜（LM），这样的患者仍然常被称为患有“MCNS”或“微小病变病”。

构成儿童 NS 的原发性肾小球疾病包括 MCNS、FSGS、系膜增生性肾小球肾炎、MPGN 和 MN（表 72-4）。每一种疾病详细的组织学特征，在文章的其他章节有所讨论，读者可以参考这些章节，来了解更为详细的图片和描述。

与儿童 NS 相关的继发性肾小球疾病包括一些系统性疾病，如 SLE、HSP、糖尿病、镰状细胞病和结节病。此外，其他继发性原因包括感染如 HIV、乙型肝炎、丙型肝炎，恶性肿瘤如白血病和淋巴瘤，以及药物如非甾体抗炎药（NSAID）、ACEI（卡托普利）、D- 青霉胺和金剂。最后，肥胖、妊娠（子痫前期）、食物过敏、蜂蜇，甚至免疫接种都与 NS 的发生有关。这些疾病详细的组织学特征，在本章的其他部分有所讨论，读者可以参考这些章节，来了解更为详细的图片和描述。

十五、肾病综合征的治疗

60 多年来，儿童 NS 的首要治疗方法都是每日口服糖皮质激素。在成人中，激素治疗的延长与 NS 缓解的增加相关[272, 273]；与此不同的是，绝大多数儿童通过 4～8 周的口服糖皮质激素治疗即可达到完全的临床缓解。

有趣的是，尽管几乎所有的儿科肾病学家在诊断 NS 后均会给予糖皮质激素治疗，但约有 5% 的患者在第 1～2 周内可出现自发缓解[274, 275]。这些发现表明，在某些情况下稍微推迟初始治疗是合理的。

1 岁及以上起病的 NS 儿童的初始治疗包括每日口服大剂量糖皮质激素 [最常用的为泼尼松 2mg/（kg · d），最大剂量为 60mg/d]4～8 周。大多数儿童（约 75%）在 2 周内达到完全缓解，绝大多数儿童（约 95%）在 4 周内达到缓解[235, 276]。继续治疗 4 周后，通常只有少数剩余患者能达到完全缓解，其余患者无法达到缓解或只有部分蛋白尿的改善。这样的患者被称为 SRNS。SRNS 患儿比 SSNS 患儿发生进展性肾脏疾病的风险高得多（见“预后”部分），且几乎均需要进行肾活检以明确组织学类型。然而，不管病理诊断如何，儿童 NS 的治疗方案主要由口服糖皮质激素能够（即 SSNS）或不能够（即

SRNS）诱导完全临床缓解来决定。

（一）激素敏感型肾病综合征

在过去几十年中，报道了多种 NS 患儿的初始治疗方案。最早被广泛接受的方案是由 ISKDC 提出的，建议先使用 60mg/（m^2·d）[或 2mg/（kg·d），最大剂量为 80mg/d] 泼尼松治疗 4 周后，逐渐减量至 40mg/（m^2·d）[或 1.5mg/（kg·d），最大剂量为 60mg/d] 再治疗 4 周 [235]。从那以后，就有许多关于这种疗法各种变化的后续报道 [277-281]。最近，一篇全面的 Meta 分析系统地比较了这些方案 [281]。尽管这些年来发表众多文章，但最初的治疗方案仍在美国及世界上许多其他国家的儿科肾病学家中广泛使用 [282]。遗憾的是，全球儿童肾病学界尚未就糖皮质激素的治疗剂量和疗程清晰定义 SRNS 达成一致意见。如前所述，由于绝大多数肾病学家的治疗方案是基于对 SSNS 和 SRNS 的区别，这种定义上的差异妨碍了针对 SRNS 患儿新疗法有效性的直接比较。

一旦通过上述方案之一达到了完全缓解，许多儿科肾病学家选择将泼尼松减少至隔日使用，且每周减少剂量，以便在 6 周内停药，而泼尼松减量的方法也存在着显著差异 [282]。

（二）激素依赖型和频复发型肾病综合征

一旦确诊 NS，大多数儿童（50%～75%）将经历一次或多次的疾病复发。虽然如前所述，有些复发可能是暂时的并可自行缓解 [283]，但遗憾的是，约 50% 的初始 SSNS 患儿最终发展为频复发型（FRNS；定义见前文）或激素依赖型（SDNS；定义见前文）NS[277, 280]。与复发较少的儿童相比，这样的复发需要延长口服泼尼松的疗程，因此增加了糖皮质激素的总使用量及发生不良反应的风险 [278]。

一些其他因素也会增加复发的风险。5 岁以下起病的 NS 患儿，以及男性患儿，都有更大的复发风险 [284]。但是，感染是增加复发风险最重要的因素。事实上，上呼吸道感染是儿童 NS 复发最常见的原因，据报道，约 70% 的复发发生于上呼吸道感染后 [285]。然而，除了这种很强的相关性外，ISKDC 对 200 多例儿童进行的一项大型多中心研究未能确定任何其他预测频繁复发的具体指标，包括疾病初次缓解的时间、初次缓解和初次复发之间的间隔时间、MCNS 组织学亚型、临床表现或是实验室检查 [286]。一个例外是发现疾病前 6 个月复发次数和随后的临床病程之间具有很强的相关性，复发越早预示着疾病将持续频繁地复发。总之，这些发现表明，发病年龄小、男性和早期频繁复发都与将来复发的风险增加相关。

复发的治疗通常包括重新开始口服 2mg/(kg·d)（最大剂量为 80mg/d）标准剂量的泼尼松，每日分 2 次服用，直至连续 3 天尿蛋白经尿液试纸检测为微量或阴性。这些尿液样本最好是采集早晨第一次尿，最小化可能因直立性蛋白尿而造成的误差，这种情况在年龄较大儿童中更为常见。一旦缓解，通常将泼尼松逐渐减量至 1.5mg/kg，隔日早晨用药，使用 4 周（ISKDC 方案）[235]，或每周逐渐减量 [约 0.25mg/（kg·次）]，约 6 周后停用。对于 FRNS 患儿，逐渐减量的过程可以显著放缓，5～6 个月内戒断或停用，以减少复发频率。那些在泼尼松戒断期间无法达到完全缓解，或者在停用泼尼松 2 周内复发的儿童，被定义为 SDNS。这样的患者通常可按前文所述进行治疗，但隔日使用泼尼松只能逐渐减量至曾经让患者保持缓解的最低剂量，并维持 6～18 个月，然后每 2 周逐渐进一步减量，直至停药。

对于上述措施无法充分控制疾病的患儿，或者出现明显的激素不良反应症状和体征的患儿，有几种替代治疗方法。虽然这些药物组合起来通常可以降低复发的频率，但其中许多药物本身即具有显著的毒性。

包括环磷酰胺和苯丁酸氮芥在内的烷化剂是曾经使用的治疗方法，虽然仍在使用，但使用频率越来越低。口服环磷酰胺的经典疗程为 2mg/（kg·d），持续 8～12 周；苯丁酸氮芥通常为 0.2mg/（kg·d），持续 8～12 周。据报道，这两种疗法都能降低约 75% 的 FRNS 患儿的复发率，而仅对 30%～35% 的 SDNS 患儿有疗效 [287, 288]。重要的是，这些药物与严重的毒性反应相关，包括白细胞减少、脱发、血小板减少、癫痫（仅限苯丁酸氮芥）、出血性膀胱炎（仅限环磷酰胺）、严重感染、恶性肿瘤和死亡 [289]。由于这些原因，与这些疗法相比，其他毒性较小的替代疗法，近年来越来越受欢迎。

左旋咪唑是另一种用于治疗 FRNS 和 SDNS 患儿的替代药物。和大多数其他治疗 NS 的疗法一样，它对于 NS 的作用机制尚不清楚。但是，与其他报道的 NS 治疗方法不同的是，左旋咪唑不是一种免疫抑制剂，而是一种免疫增强药。尽管如此，已有大量报道，对于 FRNS 和 SDNS 患儿，它都能延长缓解并减少糖皮质激素的总使用量[290-294]。经典的剂量为隔日口服 2.5mg/kg，疗程为 4 个月至 1 年不等。据报道，该方案总体上安全有效，但也有报道其不良反应包括流感样症状、中性粒细胞减少、粒细胞减少、呕吐、癫痫、皮疹和多动。与烷化剂药物不同，左旋咪唑（以及大多数其他替代药物）在疗程后没有持续的治疗效果。

霉酚酸酯（MMF）及其密切相关的化合物咪唑立宾是近年来广泛用于治疗 FRNS 和 SDNS 的另一种替代药物。虽然它们在 NS 中的作用机制尚不清楚，但已知这些化合物通过抑制肌苷单磷酸脱氢酶，一种嘌呤生物合成的关键酶，来抑制淋巴细胞 DNA 合成和细胞增殖[295]。这些药物还可以通过抑制特定黏附分子的糖基化，来干扰活化的淋巴细胞黏附于内皮细胞[296]。从临床角度来看，这些作用只对 T 淋巴细胞和 B 淋巴细胞有选择性，因为体内所有其他细胞都存在“补救合成途径”，在这些药物存在的情况下仍能合成嘌呤[297]。这些药物已被广泛用于降低 FRNS 和 SDNS 患儿复发的频率[298-301]，能够显著降低糖皮质激素的使用总量，从而降低其不良反应的发生率和严重程度。经典的治疗剂量每次约为 600mg/m^2，每日 2 次（最大剂量约为 1000mg）。虽然大多数儿童没有发生影响治疗的严重不良反应，但较为普遍的不良反应包括恶心、呕吐、腹泻、骨髓抑制、贫血和胃肠道出血。但是，值得注意的是，这些不良反应中不包括肾脏损伤（见下文）。MMF 和咪唑立宾由于具有普遍的疗效，不良反应不强，且没有肾毒性，近年来已经成为 FRNS 和 SDNS 患儿十分常用的替代药物。

CNI 包括环孢素和他克莫司，在过去 10 年里作为广泛使用的替代药物。虽然它们在 NS 中确切的作用机制并不完全清楚，但已知这两种药物都通过抑制钙调神经磷酸酶诱导的白细胞介素 -2 基因表达（T 细胞活化的早期步骤），来抑制 T 细胞活性[302]，且另有报道环孢素直接作用于足细胞，以稳定其肌动蛋白细胞骨架[303]。有大量报道，使用这些药物可以减少复发的频率[304, 305]，但不像前文所述的烷化剂那样存在疗程后持续的治疗效果，许多儿童在 CNI 逐渐减量或停药后复发。CNI 也有一些不良反应，包括高血压、轻度 AKI、高血钾、毛发过多（主要是环孢素）、牙龈过度生长（主要是环孢素），最重要的是，钙调神经磷酸酶肾毒性风险增加，表现为不可逆的间质纤维化。间质纤维化通常呈条纹状，反映间质血管形成，其发生率和严重程度一般与药物暴露的时间和剂量相关。尽管如此，这些药物近年来受到广泛青睐，是 FRNS 和 SDNS 患儿的首选替代治疗。

（三）激素耐药型肾病综合征

尽管进行了最佳的治疗，仍有 10%～20% 的 NS 儿童一开始表现出或随后发展为 SRNS。值得注意的是，在确定患儿为 SRNS 之前，必须先排除一些可能导致治疗失败的可变因素，包括依从性差、药物吸收不良、可能存在的潜在感染及可能存在恶性肿瘤。一旦被诊断为 SRNS，意味着患儿发生 NS 肾外并发症，以及发生 ESRD 和（或）CKD 的风险都大大增加。由于这个原因，上述两种以及其他的替代治疗常常被用以诱导蛋白尿的完全缓解。虽然肾活检的结果有助于指导 SRNS 患者的临床治疗，但人们普遍认为，降低 SRNS 患者发展为进展性 CKD 或 ESRD 风险的最佳方法是单独或联合使用这些替代疗法，以诱导完全缓解。然而，对于仅诱导部分缓解存有争议，因为它对于降低 CKD 或 ESRD 风险的效果未经证实。尽管如此，大多数临床医生认为，无论通过何种方法降低蛋白尿水平，通常都与较好的临床预后和较少的并发症相关。

SRNS 患儿的替代治疗比 FRNS 和 SDNS 患儿更为广泛。重要的是，几乎所有用于 FRNS 和 SDNS 的治疗方法对于 SRNS 的疗效都明显不佳，因此叠加使用甚至同时开始多种替代疗法以尝试诱导 NS 的完全缓解并不罕见。遗憾的是，所有可用的替代疗法都只有部分疗效，且许多疗法本身就有显著的毒性。

虽然在过去几年里，在扩展 SRNS 可用的替代疗法方面取得了重大进展，但已报道的关于这些疗法的使用、疗效和毒性的相关数据大多来源于单个病例报道及非临床对照研究，而能证实这些新疗法安全性和有效性的随机对照试验相对较少。缺乏高质量的临床试验数据，再加上缺乏 SRNS 诊断的标准定义，使得很难直接比较目前可用的各种替代疗法的相对有效性，以及新兴替代疗法与现有疗法的相对有效性。尽管有这些限制，表 72-5 列举了现有的、新兴的及将来潜在的一些针对儿童 SRNS 的治疗方案。

SRNS 患儿的整体治疗可以分为 4 大类：①支持治疗；②免疫抑制治疗；③免疫增强治疗；④非免疫抑制治疗。SRNS 的支持治疗包括一般医疗护理、水肿的处理和血脂异常的处理（表 72-6）。一般医疗护理包括疑似感染的鉴别和治疗，可表现为肺炎、蜂窝织炎、腹膜炎或脓毒血症 [271]；还包括疑似血栓的鉴别和治疗，可能表现为伴有或不伴有急性少尿的肉眼血尿（肾静脉血栓）、呼吸窘迫（肺血栓）、肢体不对称肿胀（深静脉血栓）或神经症状（脑静脉血栓）[306-308]。一般护理的其他重要方面包括维持或恢复患者的血液容量、保持充足的蛋白质摄入量，以及在患者免疫功能抑制时变更免疫接种 [309-311, 311a, 311b]。

与 SRNS 相关的慢性水肿的治疗包括适当限制液体摄入、适当限制盐的摄入和合理使用利尿剂。在 4～6h 内滴注 1g/kg 剂量的 25% 白蛋白，然后静脉注射 1～2mg/kg 剂量的呋塞米以利尿，可以合理有效地治疗严重的全身性水肿。临床表明，可以每 8～12h 重复一次，前提是要确保组织液进入血管内的速度不能过快，否则可能导致肺水肿和充血性心力衰竭 [312]。控制严重水肿的其他办法包括抬高四肢，以及颈部以下浸水法，颈部以下浸水法虽然不常用，但有报道称它对于 NS 患者有很强的利尿和利钠作用 [313]。

SRNS 患者几乎总是伴有慢性血脂异常，对此的治疗包括避免高脂摄入、规律的日常锻炼，当上述方法无效时进行药物治疗，以及使用最近的低密度脂蛋白（LDL）分离法。NS 患者的血脂异常通常包括 LDL、VLDL、胆固醇、脂蛋白 A 及三酰甘油水平的显著升高，高密度脂蛋白水平则有不同程度的异常 [314]。尽管这种慢性血脂异常主要发生在成年人中，显然它们与动脉粥样硬化、心肌梗死、心源性死亡、脑梗死和 CKD 加速进展相关 [315-319]。对 SRNS 患者血脂异常的保守治疗通常是无效的，因此有时需要药物治疗来控制严重的慢性脂质异常，尽管迄今为止，美国食品和药品管理局尚未批准任何一种用于 NS 儿童的治疗药物。最常见的疗法包括使用羟甲基戊二酰辅酶 A 抑制剂（HMG-CoA 抑制剂，即他汀类药物），有一些对儿童进行的无对照试验表明其具有一定疗效且无明显毒性 [320-322]。据报道，在 NS 成人患者中，他汀类药物通常耐受良好，只有肝酶和肌酸激酶轻度升高，以及少见的腹泻 [323]。

在 SRNS 患儿的药物治疗中，免疫抑制替代治疗应用最广泛的。目前 SRNS 最广泛使用的及新兴的替代治疗，将在以下部分作简要介绍，突出其已知的作用机制，以及儿科肾病学家使用它们的普遍程度。此外，还将简要介绍几种 SRNS 未来潜在的治疗方法。

前文已在 FRNS 和 SDNS 的治疗中详细介绍了几种可用于 SRNS 的替代治疗方法。这些疗法包括细胞毒性药物、左旋咪唑、MMF 和咪唑立宾。尽管目前它们有时仍被用于治疗 SRNS 患儿，但据报道它们在 SRNS 患儿中疗效低得多，因此逐渐失去了儿科肾病学家的青睐。一个值得注意的例外是，MMF 仍被广泛使用于其他替代疗法达到完全缓解后的 SRNS 患儿，以维持其缓解状态。

另一种逐渐被淘汰的 SRNS 替代治疗是大剂量甲强龙冲击。和大多数用于治疗 NS 的药物一样，其在 NS 中的作用机制尚不完全清楚。多个报道显示，除了已知的抗炎作用，糖皮质激素也直接作用于足细胞，防止 NS 相关的细胞损伤并促进其恢复，提示糖皮质激素的有效作用至少部分源于对 NS 主要损伤靶细胞的直接作用 [324, 325]。这种药物虽然多年来被证明对 SRNS 患儿具有相对较好的疗效（完全缓解率为 38%～82%），但在 17%～25% 的儿童中具有毒性，且出于对长期使用激素不良反应的考虑，该药物在儿科肾病学家中长期以来一直存有争议 [326-331]。

另一种不太常用的 SRNS 治疗方法是血浆置换。虽然它被广泛用于治疗肾移植术后的 NS 复发，以去除可能存在的导致肾小球通透性增加的循环因子 [299, 332-336]，但在肾移植前对 SRNS 患儿使用血浆置换疗法从未被广泛接受 [337]。免疫吸附是一种与

表 72-5　激素耐药型肾病综合征患儿现有的、新兴的及将来潜在的治疗方案

免疫抑制剂	免疫增强剂	非免疫抑制剂
• 烷化剂[a]（环磷酰胺、苯丁酸氮芥） • 静脉注射甲泼尼龙[a] • 血浆置换 / 免疫吸附[a] • 霉酚酸酯（和咪唑立宾） • 钙调神经磷酸酶抑制剂（环孢素、他克莫司） • 抗 CD20 单克隆抗体（利妥昔单抗、奥法木单抗[b]） • 低密度脂蛋白分离法[b]（LIPOSORBER） • ACTHar[b] • CTLA-4 免疫球蛋白[b]（阿巴西普） • ARB+ 内皮素 A 型受体拮抗剂[b]（斯帕森坦） • p38 丝裂原活化蛋白激酶抑制剂[c]（洛批莫德） • 过氧化物酶体增殖物激活受体 γ 激动剂[c]（吡格列酮） • 抗白介素 -13 单克隆抗体[c]（来金珠单抗）	• 左旋咪唑[a]	• 血管紧张素转化酶抑制剂 • 血管紧张素受体阻滞剂（ARB） • 维生素 E（抗氧化药）[a]

a. 较少使用的治疗方案
b. 新兴的治疗方案
c. 将来潜在的治疗方案

表 72-6　激素耐药型肾病综合征患儿支持治疗的主要内容

一般医疗护理	水肿的治疗	血脂异常的治疗
疑似感染的鉴别和治疗 • 肺炎 • 蜂窝织炎 • 腹膜炎 • 脓毒血症 **疑似血栓的鉴别和治疗** • 伴 / 不伴急性少尿的肉眼血尿（肾静脉血栓） • 呼吸窘迫（肺血栓） • 肢体不对称肿胀（深静脉血栓） • 神经症状（脑静脉血栓） **维持或恢复血管内容量** **保持充足的蛋白质摄入量（推荐饮食摄入量的 130%～140%）** **免疫功能抑制时变更免疫接种**	• 避免过量液体摄入 • 抬高四肢 • 饮食适当限盐 • 严重水肿时合理使用利尿剂 • 颈部以下浸水法	• 避免高脂肪摄入 • 规律的锻炼（＞30min/d 的中等强度活动） • 考虑使用羟甲基戊二酰辅酶 A 还原酶抑制剂（他汀类药物） • 考虑使用低密度脂蛋白分离法

此相关的体外治疗方法，直接将潜在的循环因子吸附在柱上，据报道，它也有一定的疗效，但其在美国的应用不如在欧洲普遍[337-339]。

CNI 环孢素 A 和他克莫司在过去 10～15 年内已经成为最广泛用于治疗 SRNS 患儿的药物之一。许多报道表明，它们能诱导相当比例（33%～59%）的 SRNS 患儿完全缓解，在其余患者中，也能诱导许多患儿部分缓解[284, 305, 340-343]。它们在 NS 中的作用机制尚不明确，但目前认为这些药物通过免疫抑制作用，以及直接作用于足细胞以稳定足细胞肌动蛋白细胞骨架发挥其有益的临床作用[303]。除了这些有益作用以外，CNI 也有一些潜在的重要不良反应，可能限制其临床使用。这些不良反应包括高血压、轻度 AKI、高血钾、牙龈过度生长（主要是环孢素）、毛发过多（主要是环孢素）、头痛、恶心和呕吐。然而，最令人担忧的不良反应是发生不可

逆的间质纤维化（钙调神经磷酸酶的肾毒性）。这种不良反应一般与 CNI 的累积暴露有关，因此随着治疗时间的延长和剂量的增加而增加[284, 344–348]。这对于 SRNS 患儿尤为重要，因为许多对 CNI 反应良好的患儿具有复发风险，且依赖钙调神经磷酸酶治疗来维持缓解的情况并不罕见，因而增加了他们未来发生肾毒性的风险[349]。SRNS 是一种可能可逆的疾病，而 CNI 的长期使用可能导致不可逆的不良反应，这引起了人们对其在 SRNS 患儿中长期使用的关注。在这种情况下，对于无法更换为其他替代疗法而需继续使用钙调神经磷酸酶治疗的患儿，许多儿科肾病学家选择在开始使用 CNI 之前先进行肾活检，以确定间质纤维化的基线程度，并定期（通常每 2 年左右）复查肾活检，以监测间质纤维化的潜在发生或进展。

最近，使用 CD20 单克隆抗体（monoclonal antibody，mAb）作为 SRNS（有时也用于 FRNS 或 SDNS）的替代疗法越来越受欢迎。利妥昔单抗是一种针对 B 淋巴细胞 CD20 抗原的嵌合型 mAb（即小鼠 + 人的嵌合体），而新型的与其密切相关的生物制剂阿妥珠单抗是一种针对相同抗原靶点的完全人源性的 mAb[350]。虽然这些生物制剂最初用于治疗淋巴瘤，但它们对于消除循环中的 B 淋巴细胞十分有效，它们在 NS 中的作用机制被认为是导致了 B 淋巴细胞数量和（或）功能的降低。另一种直接作用于足细胞的潜在机制也有所报道，但仍有争议[351]。一些报道已经证实，抗 CD20 mAb 治疗可以有效诱导 SRNS 患儿的缓解，同时，一项重要的随机对照试验证实，利妥昔单抗可有效延长 FRNS 患儿的缓解期[352]。与大多数其他 SRNS 的替代疗法不同，利妥昔单抗在 1～4 周内使用 1～4 次（通常在几小时内输注 375mg/m^2），具有延长持续 5～9 个月的疗效，直至 B 淋巴细胞逐渐恢复至正常水平。这种治疗方法的疗效主要来自于小型的病例研究和非对照试验，研究发现它通常可诱导约 25% 的 SRNS 患儿完全缓解，并诱导另 25% 的患儿部分缓解。尽管给予了前期给药，抗 CD20 mAb 疗法的不良反应仍相对较为常见，发生于 20%～30% 的病例中，包括皮疹、面色潮红，以及较少出现的急性呼吸窘迫。在大多数情况下，减慢或暂停输液可以使大多数患者完成治疗，但在极少数情况下必须停止治疗。近年来，抗 CD20 mAb 因其疗效好、长期临床益处多，且能消除因输液引起的依从性不佳等特点，而广泛应用于 SRNS（以及 FRNS 和 SDNS）患者。但由于其价格高昂，它的使用仍仅限于某些私人和（或）公共支付者，并且在世界上某些地区仍未投入使用。

斯帕森坦是一种新兴的 SRNS 替代疗法。它是一种口服药物，具有 ARB 和高选择性内皮素 A 受体拮抗剂的双重作用。最近的一项关于其在原发性 FSGS 儿童和成人中 2 期临床试验正在确定这种疗法在原发性 FSGS 患者减少蛋白尿方面的疗效[353]。

另一种 SRNS 的新兴替代疗法是 LDL 分离法，这并非一种药物，而是一种装置。这是一种体外疗法，最初用于治疗家族性高胆固醇血症，但这些年来在日本，它的使用已经被扩展至包括 NS 患者高脂血症的治疗。值得注意的是，据报道，它不仅能非常有效地减少 NS 患者的高脂血症，还能诱导约 25% 的 SRNS 成人和儿童完全缓解，并诱导另 25% 的患者部分缓解[354]。这个疗效与利妥昔单抗相当，也因此引发了一些新的问题：NS 中的血脂异常是既往认为的只是疾病的后果，还是 SRNS 患者疾病的发生或进展中发挥着病理生理作用[314]。

SRNS（以及 SSNS）未来一种潜在的治疗方法是过氧化物酶体增殖物激活受体 γ 激动剂吡格列酮。这种药物是胰岛素增敏化合物家族中的一员，原用于治疗成人 2 型糖尿病，但在最近的对动物和人类的报道中发现，它具有治疗肾小球疾病的潜在可能[355–358]。此外，最近有报道称，在试验性 NS 大鼠中吡格列酮可直接保护足细胞免受 NS 相关损伤，并可直接减少蛋白尿，以及增强糖皮质激素诱导的蛋白尿减少[324–359]。更值得临床关注的是，多重耐药的 NS 患儿使用吡格列酮后蛋白尿显著减少（80%，但未完全缓解），同时其整体免疫抑制剂使用降低了 64%[360]。重要的是，在治疗的前 2 年没有与吡格列酮治疗相关的毒性报道。

（四）预后

儿童期 NS 的长期预后总体上是极好的。绝大多数发生 NS 的儿童是 SSNS，其中约 1/3 不会复发，1/3 非频复发（即每年复发<4 次），另 1/3 频复发（每年复发≥4 次或 FRNS）。尽管如此，NS 儿童是

否发生 CKD 最重要的预测因素是使用糖皮质激素后能否达到完全临床缓解。随着能诱导 SRNS 患儿完全缓解的替代疗法不断增多，我们目前推测，其中任何一种治疗方法诱导的完全缓解，都能够引起相似的 CKD 或 ESRD 发生风险的降低。相比之下，虽然 SSNS 患儿发生 CKD 或 ESRD 的风险<5%，但对于出现或随后发展为 SRNS 的患儿，这一风险急剧上升，5 年内发生 CKD 和（或）ESRD 的风险接近 50%[240]。最后，目前 NS 的死亡率<5%，且最常见的原因是感染[233, 237]。重要的是，这表明死亡率从 60～70 年前的 67% 大幅下降，当时还没有出现抗生素和糖皮质激素。尽管有这些重大进展，死亡仍然发生在 NS 患儿中，尤其是 SRNS 患儿。因为这些患儿维持复发状态，且常暴露于长期的免疫抑制中。

总之，NS 是最常见的儿童肾脏疾病之一。虽然近年来在开发更有效的治疗方法方面已取得了显著进展，但 NS 最常见的形式，SSNS，其分子病理生理机制仍不清楚。虽然许多新疗法确实改善了 SRNS 患儿的临床预后，但需要进行更多的研究，以便明确该病的分子病理生理机制，以助于对这种儿童常见肾脏病开发更有针对性、疗效更好、毒性更小的治疗方案。

十六、补体相关性肾病

补体相关性肾病包括一系列由基因突变和（或）自身抗体干扰固有免疫补体系统的调节而引起的疾病[360–363]。越来越多的疾病与慢性补体过度激活导致的补体调节缺陷有关。补体相关性疾病发生于多种组织中，但主要影响肾脏[364–366]。补体相关性肾病最突出的两个例子是 MPGN/C_3G 和非典型溶血尿毒综合征（atypical hemolytic uremic syndrome，aHUS）[365]。在 aHUS 中，约 50% 的病例中发现了补体调节因子和抑制性抗补体因子 H（CFH）自身抗体的突变，从而导致内皮表面补体失调[367]。相比之下，C_3G 包括 C3 肾小球肾炎（C_3GN）和致密物沉积病（DDD），其补体失调是由于存在自身抗体和（或）突变，使血浆（液相）中补体失调，以及随后 C3 降解产物沿 GBM 和（或）在 GBM 中沉积所致[368]。根据 aHUS 和 C_3G 发病机制与补体［旁路途径（alternative pathway，AP）］失调之间的紧密联系，提出了以重新建立补体调控为目标的新的、具体的治疗策略，并带来了改善预后的希望[266, 369]。

补体系统

补体经典途径（classical pathway，CP）由 Ig 或 IC 启动，因此 CP 与自身免疫性疾病和 Ig/IC 介导的 MPGN 尤其相关。凝集素途径（lectin pathway，LP）由重复的糖类结构激活，例如在细菌表面发现的糖类。而补体的 AP 是通过一种称为"慢速运转"的过程激活的，并需要严格的调控。所有三种活化途径交汇于中心补体成分 C3 到 C3b 的活化。C3b 与补体因子 B（CFB）（由补体因子 D 活化）和备解素（CFP）共同形成 AP C3 转化酶（C3bBb），迅速增强 C3 的活化。由此生成的活化产物参与炎症反应（C3a；过敏毒素）或沉积在细菌表面（C3b，调理作用），使它们成为吞噬的目标。C3b 还可通过形成 C5 转化酶（C3bBbC3b）来活化 C5，从而导致炎症（C5a，过敏毒素），并随着攻膜复合物（MAC）C5b–9 的形成而启动补体（C5b）的终末途径（terminal pathway，TP）（图 72–8）[360–363, 370]。

补体的调节是通过可溶的膜锚定蛋白进行的，这些蛋白在时间和空间上限制了液相中和细胞表面的补体活化。最重要的补体调节因子，液相 CFH（fluid–phase CFH，FH），通过以下方式调节补体：①（竞争性）抑制 C3b 与表面的结合及 C3 转化酶 C3bBb 的形成；②灭活 / 裂解 C3b（辅助因子活动），③加速 C3 转化酶 C3bBb 的自然衰变（衰变加速活动，图 72–8）。

CFH 的 C 端区域负责表面识别并与 C3b 结合，其 N 端区域则提供辅助因子和衰变加速的功能[371]。值得注意的是，aHUS 是一种以内皮细胞上补体活化不受控制为特征的疾病，它与 CFH 的 C 端区域突变有关；而 C_3G 是一种与液相 C3 转化增强相关的疾病，其突变发生于 N 端（图 72–8 和 72–9）[368, 372]。

除了 CFH 以外，还有 5 种蛋白质，CFH 相关蛋白（CFHR）1～5，与 CFH 具有相似的序列和结构。CFHR1 在 C5 转化酶 C3bBbC3b 水平调节补体[373]。CFHR1、CFHR2 和 CFHR5 通过共享短同源重复序列（SCR）1 和 2 形成同型二聚体和异型

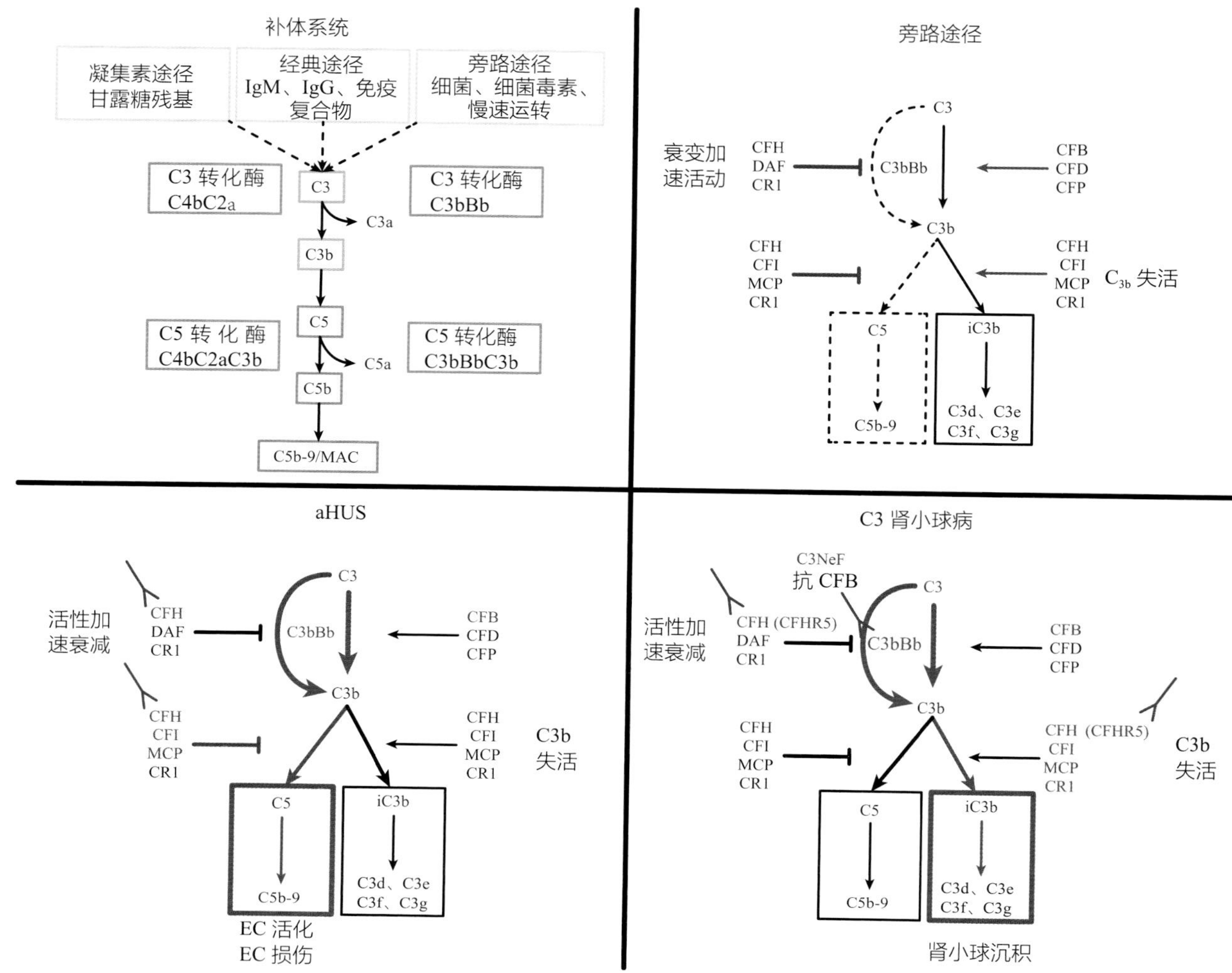

▲ 图 72-8 补体及其与疾病的关系

通过凝集素途径、经典（免疫复合物）途径或旁路途径（持续活化）的补体活化导致 C3 活化，继而 C5 活化，终末途径激活，以及 MAC（Cb-9，详情参阅正本）形成。旁路途径：少量 C3 被不断活化，转化为 C3b。如果不被抑制，C3b 通过一个扩增回路使 C5 活化，随后引起终末途径的激活和 MAC，即 C5b-9 的形成。生理情况下，C3b 通过血浆或内皮细胞膜锚定调节因子（如 CFH、CFI、MCP、CR1）立即失活，裂解为 C3d-g。aHUS：aHUS 是由血管内皮细胞的补体旁路途径无限制激活导致的。编码补体调节因子（如 CFH、CFI、MCP）的基因功能丧失性突变，编码补体活化因子（如 C3、CFB）的基因功能获得性突变，或者 CFH 自身抗体，导致 C3 活化与失活之间的平衡向 C3 活化转变，继而诱导终末途径的发生。C3 肾小球病：C3 肾小球病是由过度活跃的 C3 扩增回路导致的，它可以由编码 C3 转化酶复合物 C3bBb 成分（如 C3 和 CFB）的基因功能获得性突变，编码 C3 扩增调节因子（如 CFH、CFHR、CFI、MCP）的基因功能丧失性突变，抑制补体调节因子（如 CFH）的自身抗体，或稳定的补体活化因子（如 CFB、C2NeF）引起。因此，生成了过量的 C3b 代谢物（C3d-g），沉积于肾小球滤过膜，并引起局部炎症反应。aHUS. 非典型溶血尿毒综合征；C3NeF. C3 肾炎因子；CFB. 补体因子 B；CFD. 补体因子 D；CFH. 补体因子 H；CFI. 补体因子 I；CFP. 备解素；CR1. 补体受体 1；DAF. 衰变加速因子；Ig. 免疫球蛋白；MAC. 攻膜复合物；MCP. 膜辅助因子蛋白

二聚体，与 CFH 竞争结合 C3b，从而在生理上调节其功能 [374, 375]。CFHR 位点（1q32）的突变导致拷贝数变异（删除和重复）和融合蛋白的形成，与非突变蛋白相比，融合蛋白更倾向于形成 CFHR 同型二聚体和异型二聚体。这些非典型复合物以超过生理调节的方式与 CFH 竞争结合 C3b，从而阻止 CFH 行使其生理性补体调节功能。这种“CFH 失调节”最近被确认为 C3G 患者的致病因素 [374, 375]。

此外，细胞表面还收受到补体受体 1（CR1）和膜辅助因子蛋白（MCP、CD46）的保护，这两种蛋白都是 CFI 的辅助因子，通过衰变加速因子（DAF、CD55）和 CD59 阻止 MAC（C5b-9、图

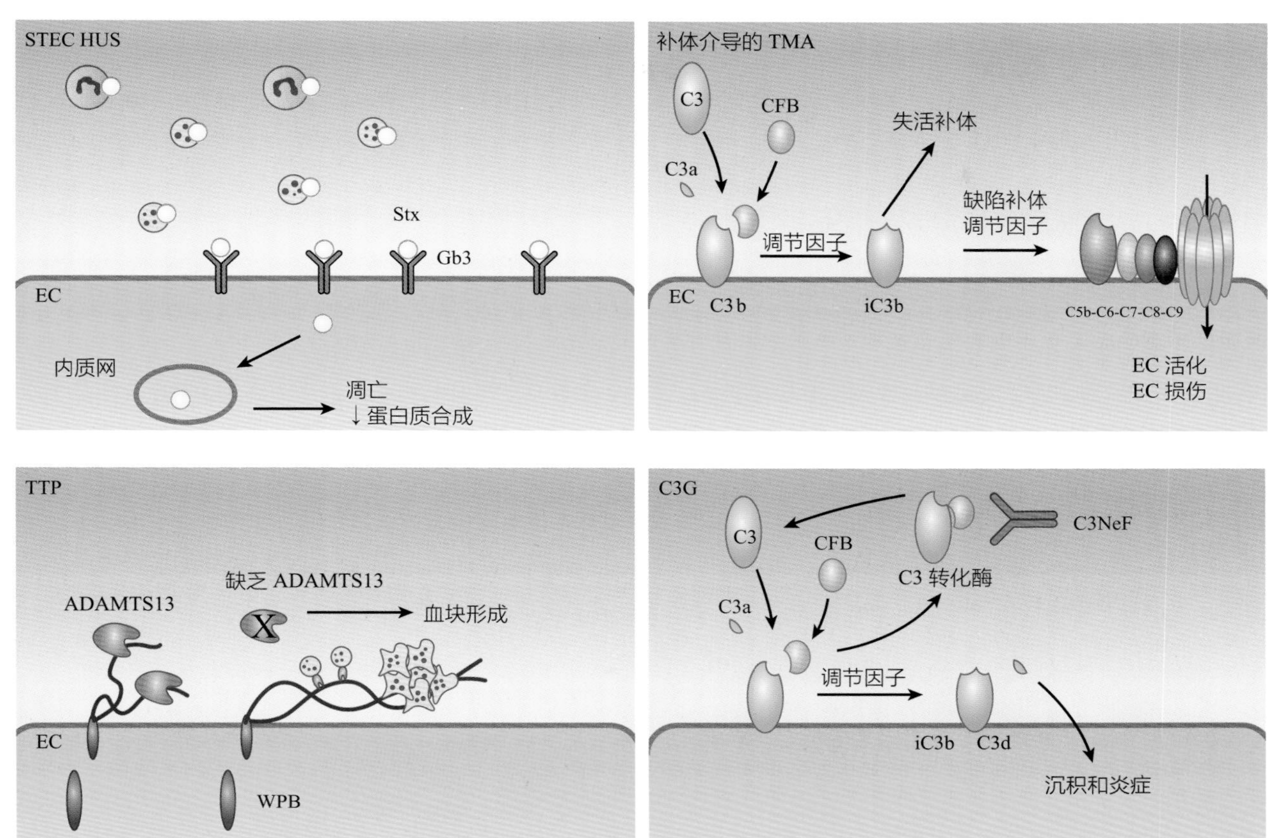

▲ 图 72-9　补体介导疾病的机制

STEC HUS 是由细菌外毒素引起的，例如大肠埃希菌 O157 ：H7 产生的外毒素。毒素与内皮细胞表达的 Gb3 受体结合，被内化并转运到 ER，干扰蛋白质的翻译，导致细胞凋亡或坏死。补体介导的 TMA：补体介导的 TMA 是由血管内皮细胞上补体旁路途径的无限制激活导致的。在原发性 TMA 中，补体旁路途径的激活或调控存在先天或后天缺陷，导致终末途径的无限制激活。在继发性 TMA 中，补体的过度活化可由炎症、药物毒性、剪切应力等引起。TTP：TTP 是由丝氨酸蛋白酶 ADAMTS13 的遗传或获得性功能缺陷导致的，该酶对 vWF 多聚体一经血管内皮释放即进行生理裂解。由于 ADAMTS13 功能受损，vWF 多聚体持续存在，为富血小板凝块的形成提供了起源地。C3G：C3G 是由突变或自身抗体影响 C3 转化酶复合物 C3bBb 的生理衰退，引起 C3 扩增回路过度活跃导致的。过量的活化 C3（C3b）和随后的 C3b 代谢物（C3d-g）生成，沉积于肾小球滤过膜中，引起局部炎症反应。ER. 内质网；STEC HUS. 志贺毒素大肠埃希菌溶血尿毒综合征；TMA. 血栓性微血管病；TTP. 血栓性血小板减少性紫癜；vWF. von Willebrand 因子

72-8）组装的，保护细胞[360-363, 370]。

C3 失活导致 C3b 降解产物 iC3b、C3dg 和 C3d 的形成，这些降解产物可以间接衡量补体活化，同时也与疾病有关，因为它们与适应性免疫系统相互作用，并在 GBM 内或沿 GBM 沉积，形成了 IC-MPGN/C3G 典型的组织形态学改变（图 72-10）[376, 377]。

十七、免疫复合物膜增生性肾小球肾炎和 C3 肾病

MPGN 的组织病理学特点是系膜和毛细血管内增生，毛细血管壁增厚，形成双轨征。这是由于 Ig/IC 和（或）补体蛋白在肾小球系膜和（或）沿肾小球毛细血管壁沉积所致[378, 379]。

MPGN 最近被分类为原发性补体介导的 C_3G，以 C3 沉积为主，以及继发性 Ig/IC 介导的肾小球肾炎（IC-MPGN），以免疫组化 IgG/IgM 沉积为主[379, 380]。这种新的分类系统包括了所有以 C3 沉积为主（在 0～3 等级范围内，C3 染色比其他免疫球蛋白和补体成分高 2 级及以上）的肾小球病变[380]，此外，还包括了不表现为膜增生模式的 C3 沉积病例[380]。C_3G 被认为是一种原发性补体疾病，其补体沉积是由补体 AP 控制缺陷导致的[381, 382]。相比之

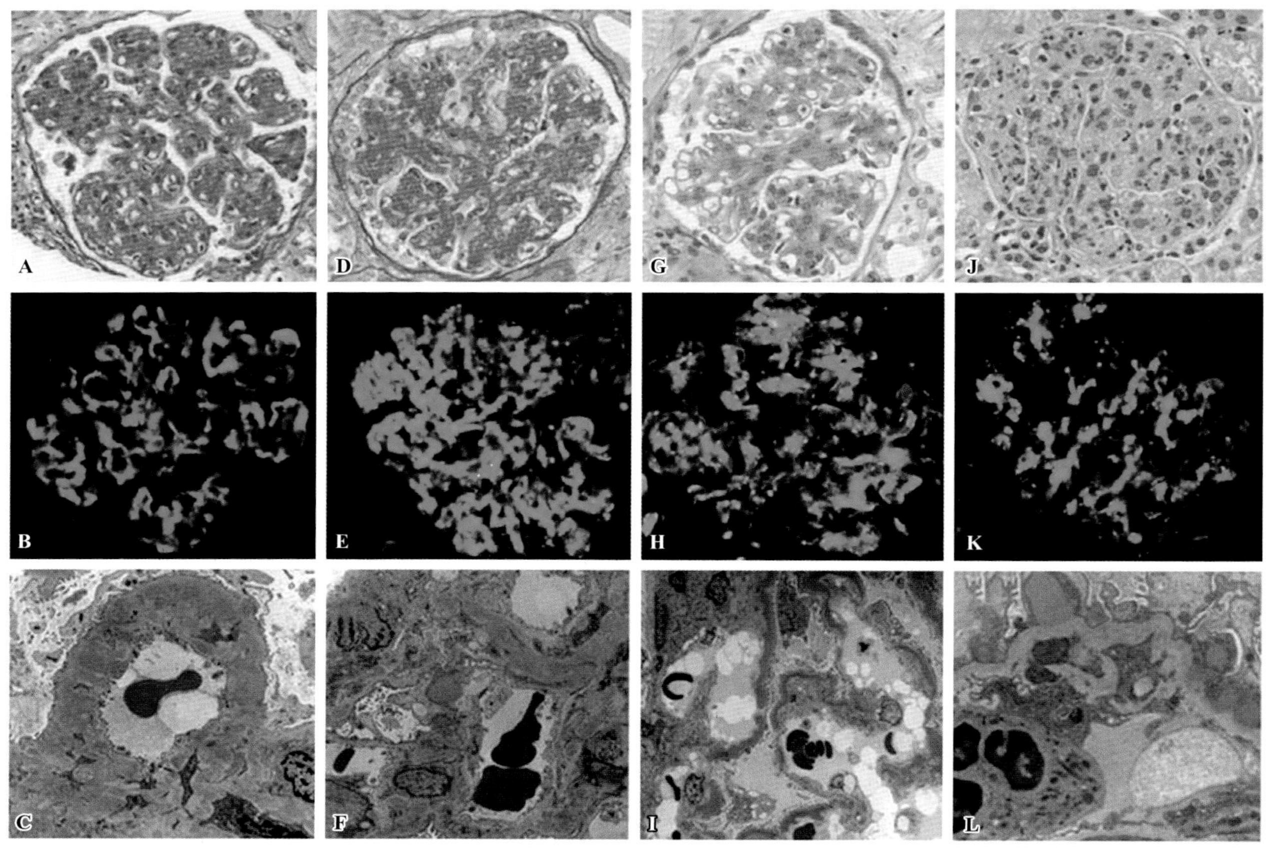

▲ 图 72-10 膜增生性肾小球肾炎（MPGN）、免疫复合物介导的 IC-MPGN 和 C3 肾小球病（C_3G）的组织病理学特征

常与之鉴别诊断的致密物沉积病（DDD）和感染后肾小球肾炎（PIGN）也如图所示。图中突出了（A 至 C）MPGN,（D 至 F）C_3G,（G–I）DDD 和（J 至 L）PIGN 在光学显微镜（上排）、免疫荧光显微镜（中排）和电子显微镜（下排）下的微观特征。MPGN 的典型特征为肾小球呈分叶状、系膜基质和细胞增生、毛细血管内细胞增生和毛细血管壁双轨征（A）；C3 沿毛细血管襻和系膜区呈粗颗粒样沉积（B），伴有一种或多种免疫球蛋白（Ig）沉积，通常为 IgG 和（或）IgM；以及系膜区和内皮下沉积物，细胞插入和新的基底膜形成（C）。C_3G 常表现为膜增生性（D）或系膜增生性；系膜区和毛细血管襻以 C3 沉积为主（免疫球蛋白沉积很少或没有）（E）；系膜区、内皮下和上皮下均有沉积，并常伴有上皮下驼峰状沉积（F）。DDD 可表现为 MPGN 样模式（G），与系膜增生，增生型 / 渗出型或新月体型一样常见；肾小球以 C3 染色为主，常呈毛细血管壁线样沉积，伴有系膜区粗颗粒或环状分布（H）；以及基底膜电子致密物沉积的特异性病理改变（I），也常伴有系膜沉积。PIGN 表现为增生性肾小球肾炎，伴显著的中性粒细胞浸润（J）；系膜 C3 染色阳性，并常有毛细血管襻斑点状、颗粒状 C3 沉积（K），也常伴有 IgG 阳性；以及上皮下驼峰样沉积，伴有散在的系膜和内皮下沉积（L）。A、D、G. 过碘酸 – 雪夫染色 ×400；J. 苏木精 – 伊红染色 400×；B、E、H、K、C3 染色 400×；C 和 L. 电子显微镜 10 000×；F. 电子显微镜 6000×；I. 电子显微镜 4000×

下，IC-MPGN 可能是特发性的或继发于一些潜在的疾病或状态，包括感染、自身免疫性疾病、恶性肿瘤或单克隆免疫球蛋白病（表 72-7），其特征是 Ig/IC 在肾脏中沉积，且随后 CP 激活 [383–386]。C_3G 的诊断基于 LM 和 EM [380]。C_3GN 和 DDD 在 LM 下可显示为 MPGN、弥漫性增殖性 / 系膜增生性肾小球肾炎、坏死性或新月体型肾小球肾炎 [380, 387]。C_3GN 和 DDD 可经 EM 鉴别：C_3GN 和 DDD 的特征是系膜区和沿毛细血管壁散在的 C3 沉积，DDD 的特征是系膜区和 GBM 内 C3 沉积 [380]。

（一）发病机制

近年来，通过研究疾病中遗传和自身免疫缺陷影响补体系统的活化和调节，特别是 AP 活化和调节，以及通过疾病动物模型对新的补体调节药物进行测试，对 IC-MPGN 和 C_3G 发病机制的认识取得了重大进展 [369, 388, 389]。

C_3G 发病机制的原理可以从自发发病的动物模型和基因工程的动物模型中探索 [368]。自发 CFH

表 72-7 继发性膜增生性肾小球肾炎的病因

传染性疾病：细菌性 / 病毒性 / 原虫性	• 乙型肝炎、丙型肝炎、EB 病毒、人类免疫缺陷病毒 • 心内膜炎 / 内脏脓肿 • 脑室心房分流术后感染 / 脓胸 • 疟疾、血吸虫病、支原体 • 结核，麻风 • EB 病毒感染 • 布鲁菌病
系统性免疫疾病	• 冷球蛋白血症 • 系统性红斑狼疮 • 干燥综合征 • 类风湿性关节炎 • 补体成分的遗传缺陷 • X 连锁无丙种球蛋白血症
肿瘤 / 异常蛋白血症	• 浆细胞恶病质 • 纤维样和免疫触须样肾小球肾炎 • 轻链沉积病 • 重链沉积病 • 轻重链沉积病 • 白血病和淋巴瘤（冷球蛋白血症时） • Waldenstrom 巨球蛋白血症 • 癌、肾母细胞瘤、恶性黑色素瘤
慢性肝脏疾病	•（乙型和丙型）慢性活动性肝炎 • 肝硬化 • α_1- 抗胰蛋白酶缺乏
其他	• 血栓性微血管病 • 镰状细胞病 • 局部脂肪代谢障碍 • 移植性肾小球病 •（C 型）Niemann-Pick 克病

截短突变导致 CFH 完全缺失的猪中，发生了与 MPGN Ⅱ /DDD 相一致的病变。值得注意的是，给予 CFH（通过血浆或作为纯化蛋白）可延缓疾病的进展[390-394]。在 CFH 完全缺失的基因工程小鼠（$cfh^{-/-}$）中也出现了类似的表型[395]。这两种动物模型中，在系统性低补体血症的情况下，C3 沿着 GBM 沉积，免疫 EM 可以识别出这些沉积物中的补体成分（即 C3、C5、C_{5b-9}）[390, 395]。在 $cfh^{-/-}$ 小鼠中观察到，如果 AP 激活蛋白（因子 B）也存在遗传缺陷，则 C_3G 表型可被改善，这证实了 AP 在疾病发病机制中的重要作用[395]。在缺乏补体因子 I（complement factor I，CFI）的小鼠（$cfh^{-/-}$；$cfi^{-/-}$）中发现，除非用含 CFI 的血清处理小鼠，否则小鼠不会发生肾脏 C3 沉积，表明肾脏 C3 沉积依赖于 CFI[396]。

在人类中，与 CFH 完全缺失相关的表型不仅局限于 C_3G，还包括 TMA aHUS。除了小鼠和人类补体系统的差异外，这一观察结果也表明 AP 缺陷可导致一系列的肾脏疾病。aHUS 相关的 FH 突变通常发生在 CFH 表面识别区域 SCR18-20（CFH C 端）。在 CFH 缺失小鼠中转基因表达突变 FH 蛋白，在功能上模拟人类 aHUS 相关的 CFH 突变（CFH Δ 16-20；$cfh^{-/-}$. FH Δ 16-20），由于突变蛋白仍具有完整的补体调节域（CFH N 端），其系统性低补体血症得到改善。这些动物自发发生 aHUS（而非 C_3G），且 aHUS 表型依赖于 C5 的活化[397, 398]，与 $cfi^{-/-}$ 小鼠中观察到的 C_3G 表型相反（见前文所述）[399]。肝细胞不表达 CFI 的小鼠（肝细胞 $cfh^{-/-}$）

外周 CFH 水平显著降低，但并未消失。在基础状态下，这些小鼠没有发生沿 GBM 的 C3 沉积，但发生了与 C_3G 一致的系膜区 C3 沉积。但是，通过肾毒性血清诱导抗体活化后，它们发生了 C5 依赖的 TMA[400]。

综上所述，这些研究表明，aHUS 表型依赖于内皮细胞表面补体调节受损，以及（部分）完整的补体系统，使得足够数量的 C5 存在和激活，诱导 TP 介导的内皮损伤；而 C_3G 表型依赖于液相补体（AP）调节失调，产生大量的 C3b 裂解产物沿 GBM 及在 GBM 内沉积（图 72-8）。

在 IC-MPGN/C_3G 患者中，补体在疾病发病机制中的核心作用早已被认识，因为 C3 水平降低是其临床表现的一个显著特征。基因突变或自身抗体通过以下一种或多种机制导致 AP C3 转化酶失调控：

- AP C3 转化酶成分的自身抗体使该复合物稳定，从而延长其自然衰变。
- CFH 的突变或其自身抗体导致 CFH 功能缺失或受损。
- C3 或 CFB 的突变导致其功能增强，且 AP C3 转化酶非常稳定。

所有这些情况都导致 C3 活化率增加，随后 MAC/C5b-9 水平增加，正如在 C_3G 患者中所发现的[372]。

通过激光显微分离和质谱分析，证实了 C_3G 患者的肾小球中存在 AP 和 TP 蛋白，进一步支持了补体介导的发病机制[381, 382]。

低 C3 和 MPGN 的关系在 1965 年首次报道，使得 GN 患者中存在 C3 裂解因子的假说被提出[401]。随后，检测到抗体与 AP C3 转化酶（C3bBb）结合并使其稳定，从而增强 C3 的活化和 C_{3b} 的产生，该抗体被命名为 C3 肾炎因子（C3NeF）[402]。C3NeF 分别在 86% 的 DDD 和 46% 的 C_3GN 患者中检测到，且与 C3 水平降低有关[372]。C3NeF 水平表现出显著的个体内和个体间差异，且与疾病活动或治疗状态不一定相关[403]。

C3NeF 的检测具有挑战性，目前的检测方法包括检测结合于 C3 转化酶的 IgG，或检测其稳定 AP C3 转化酶的能力[404, 405]。C3NeF 在 SLE[406-408]、PIGN[382]、流行性脑脊髓膜炎[409] 和健康人[404] 中也有所报道。C3NeF 的发现并不排除同时存在补体突变，尽管 C3NeF 呈阳性，但仍需进行全面的补体诊断性检查（表 72-8）[410]。

最近，在极少数 C_3G 患者中发现了其他的肾炎因子：C4[411] 和 C5[412] 的自身抗体。在 C_3G 患者中检测到的其他自身抗体，还包括抗 CFB 抗体和抗 C3b 抗体[413, 414]。肾炎因子与它们各自的转化酶复合物结合并使其稳定，从而延长其自然衰变过程，并使它们免受 CFH 介导的衰变加速。相比之下，aHUS 中常见的抗 CFH 自身抗体，在 C_3G 患者中则很少检测到。aHUS 相关的抗 CFH 自身抗体识别 CFH 的 C 端[415]，而 C_3G 相关的抗 CFH 自身抗体如 CFH 微型自身抗体（即抗体片段样 λ 轻链二聚体）阻断了 CFH 和 C3b 的相互作用，从而消除了 CFH 裂解 C3b 的辅助因子活性[416, 417]。

表 72-8　血清和组织活检中的补体活化标志物

测　量	说　明
血清中的标志物	
增加的 C3 裂解产物（C3d）	标志着 C3b 活化
减少的 Bb	标志着旁路途径的激活
增加的 sC5b-9	标志着终末途径的激活
组织活检中的标志物	
增加的 C3（c）	标志着补体沉积
增加的 C3 裂解产物（C3d）	标志着 C3b 活化
增加的 sC5b-9	标志着终末途径的激活

迄今为止，已在下列补体基因中发现了基因突变：*CFH*、*CFHR5*、*CFI*、*MCP/CD46*、*C3* 和 *CFB*（图 72-8）[372, 374, 418-431]。在 134 例 MPGN Ⅰ、C_3G 和 DDD 的患者中，分别检测到 16.6% 的患者存在 *CFH* 突变，17.2% 存在 *CFI* 突变，19.6% 存在 *MCP/CD46* 突变（图 72-8）[372]。

最近发现，（内部）缺失 / 重复的 CNV，以及 CFHR 基因座（1q32）内杂合基因的形成，都与 C_3G 有关[432, 433]。CFHR5 肾病被定义为 *CFHR5* 基因内部重复所致的 C_3G 的一个特殊亚型[422]。CFHR5 肾病在儿童时期表现为持续的镜下血尿、咽炎性肉眼血尿，并有很强的 ESRD 家族史。该病主要在塞浦路斯人群中被发现和报道，但也有两例非塞浦路斯背景的患者[422, 434-436]。

CFHR 基因座内已发现更多与 C_3G 相关的突变和杂合变异（图 72-8）。直到人们认识到 CFHR1、CFHR2 和 CFHR5 通过（几乎）相同的 N 端 SCR1 和 SCR2 自然形成同型二聚体和异型二聚体，从而与 CFH 竞争表面和 C3b 的结合，CFHR CNV 和 C_3G 杂合基因的功能才被清楚认识到。在生理条件下，这种竞争提供了一种生理平衡，并使得 CFH 功能可以调节。但是，当存在 CFHR 突变导致 CNV 和杂合基因 / 蛋白形成时，就产生了对共同结合物亲和力增强的非生理性多聚体。这种情况会导致 CFH 补体调节功能丧失，被称为“CFH 失调节”[401, 402]。

在 CFH、C3 和 MCP/CD46 中发现了危险单倍体，其中 CFH Y402H 单倍体较常报道于 DDD 中，MCP/CD46 652A4G 多态性多报道于 C_3G 和 MPGN Ⅰ中[372, 418]。存在两种或两种以上补体单倍体显著增加了疾病表现的风险[372, 418]。值得注意的是，在最近一项对 140 例 IC-MPGN 和 C_3G 患者的研究中，有两个重要发现：①与之前所声称的不同，无论他们的组织病理学表现如何，在两个亚组中都发现了 AP 蛋白编码基因的突变（分别为 17% 和 18%）；②这些突变本身不会增加疾病风险性，除非突变与特定的易感变异同时存在 [即，IC-MPGN 中 MCP/CD46c.-366G＞A；C_3G 中 CFH V62 和血栓调节蛋白（THBD）/CD141 A473V][437]。

综上所述，这些结果均支持补体缺陷在 IC-MPGN/C_3G 发病机制中的中心作用，并强调了潜在的遗传和（或）自身免疫缺陷的复杂性。这些发现也明确了完整的遗传和生化分析在 IC-MPGN/C_3G 患者的进一步治疗中的重要作用。

（二）临床表现

MPGN 和 C_3G（C_3GN 和 DDD）是罕见病，年发病率为 1/10 万 2/10 万（儿童和成人中均是如此）[438, 439]。它们曾被认为主要是儿科疾病，但最近一项研究指出，MPGN 和 C_3G 中 C_3GN、DDD 的平均诊断年龄分别为 20.7 ± 16.8 岁，18.9 ± 17.7 岁和 30.3 ± 19.3 岁[372]。在儿科患者中，DDD 起病年龄更小，70% 的患者在 15 岁之前确诊[440]。MPGN 和 C_3G 略微好发于男性[372, 438]。

MPGN 和 C_3G 的临床表现通常包括血尿、蛋白尿（到达肾病范围）、高血压和肾功能损害，且在疾病亚型之间存在明显的症状重叠[441, 442]。据报道，NS 患者起病时，分别有 40%～65% 为 MPGN，30%～40% 为 DDD，25%～40% 为 C_3GN。据报道，无论何种疾病亚型，40%～75% 的患者存在镜下血尿，10%～20% 存在肉眼血尿，30%～40% 存在非肾病性蛋白尿。急性肾小球肾炎很常见，30%～60% 的患者伴有高血压，20%～50% 的患者伴有肾功能受损[372, 378, 438, 443]。急进性肾小球肾炎（RPGN）在 MPGN 和 C_3G 患者中虽然少见，但也有所报道。

低补体血症长期以来都被认为是 MPGN 的一个重要特征[442]，血清 C3 和 C4 水平的差异被用于鉴别 MPGN Ⅰ型（低 C3 和低 C4）和其他类型的 MPGN（低 C3 和正常 C4）[444]。按照目前的分类，IC-MPGN 作为 IC 介导的疾病，通常与 C3 和 C4 水平的降低有关；而 C_3GN 和 DDD 主要是补体导致的疾病，与 C3 水平的降低有关，但 C4 水平正常[372, 436]。然而，一些研究也给予了重要的警示，患者并不总是遵循预期的 C3/C4 水平模式，并且有相当一部分患者表现出正常的 C3 水平[372, 438]。由此看来，虽然 C3 和 C4 水平的评估，对 IC-MPGN 或 C_3G（C_3GN 和 DDD）具有提示作用，但降低的 C3 或 C4 水平不足以明确诊断[372, 438]。值得注意的是，也有报道 CFHR5 肾病患者血清 C3 水平正常[445]。

除了 C3 水平下降，C_3G（C_3GN 和 DDD）患者中均发现存在 CFB 水平下降、C3b 裂解产物增加、可溶性 C5b-9 水平升高[446]。

C_3G 的肾外表现并不常见，包括获得性部分脂肪营养不良（acquired partial lipodystrophy，APL）[447] 和眼部 C3 沉积 [424]。眼部 C3 沉积与年龄相关性黄斑变性（age–related macular degeneration，AMD）中所见的软玻璃膜疣类似。APL 可能是由脂肪细胞的补体失调导致机体上部（即头和躯干）脂肪组织分解所致的。APL 通常出现在 MPGN 的肾脏表现之前，且可能与 C3 水平的下降和 C3NeF 的存在有关 [447, 448]。软玻璃膜疣由 C3 裂解产物和 CFH 组成 [449, 450]，可能与补体基因的多态性 / 突变有关 [391]，也可能与发生 AMD 的风险有关 [451]。眼部病变的长期风险约为 10%[452]。

（三）诊断

MPGN 和 C_3G 最常表现为急性肾炎或 NS，也可表现为一些更轻的临床表型，且与其他肾脏疾病的临床表现有相当多的重叠。补体分析（如 C3 和 C4 水平、CFB 水平、C3b 分解产物、可溶性 C5b–9）可能有助于诊断；但是结果正常也无法排除诊断 [372]。检测肾炎因子或其他补体自身抗体（例如，抗 CFH、CFB、C3b 抗体）可能也支持诊断；但这些检测方法既不标准化，也没有被广泛使用，且缺乏诊断特异性。补体基因的检测可能是有价值的，被强烈推荐，特别是在 CFHR 特定位点致病突变数量增加的情况下。最终，需要通过肾活检明确诊断（表 72–9）。

伴有低补体血症（特别是低 C3 和 C4 水平）的肾炎 /NS 鉴别诊断较少，主要包括 IC–MPGN/C_3G

表 72–9　血栓性微血管病的疾病谱

血栓性微血管病（TMA）	补体的作用	诊断性试验
血栓性血小板减少性紫癜	C5b–9 升高	生化
溶血尿毒综合征		
STEC–HUS/EHUS	可能短暂活化	生化；如果补体持续活化，考虑遗传学
非典型 HUS	持续活化（突变和抗体）	生化、遗传和抗体筛检
TMA 的其他遗传形式	正常 / 活化	生化；如果补体持续活化，考虑遗传学
DGKE		
INF2		
实体器官移植后 TMA	短暂或持续活化（突变和抗体）	生化、遗传和抗体筛检
新发 TMA		
TMA 复发		
造血干细胞移植 / 骨髓移植后 TMA	短暂或持续活化（突变和抗体）	生化、遗传和抗体筛检
妊娠相关的 TMA	短暂或持续活化（突变和抗体）	生化、遗传和抗体筛检
肾小球肾炎相关的 TMA	补体可能持续活化（突变和抗体）	生化、遗传和抗体筛检
药物相关的 TMA	补体可能短暂活化	生化；如果补体持续活化，考虑遗传学
代谢性疾病相关的 TMA	补体可能活化	生化；如果补体持续活化，考虑遗传学
感染相关的 TMA（如肺炎链球菌、人类免疫缺陷病毒、流感）	补体可能短暂活化	生化；如果补体持续活化，考虑遗传学
恶性高血压相关的 TMA	补体可能短暂活化	生化；如果补体持续活化，考虑遗传学

持续：初始原因被解决后；生化：补体活化试验（见表 72–8）

EHUS. 大肠埃希菌引起的溶血尿毒综合征；STEC. 志贺毒素大肠埃希菌

和 SLE。肾外表现（如关节痛，皮疹，神经、肝、肺或心受累），结合免疫失调（包括抗体介导的溶血、白细胞减少、凝血障碍、肌炎或肝炎）的实验室证据，支持 SLE 的诊断而非 MPGN。尽管在儿童中非常少见，冷球蛋白血症也可能出现多器官受累和全身表现。IC 介导的（继发性）MPGN（IC-MPGN）可能出现 C3 和 C4 水平下降[453]。C3 水平下降且 C4 水平正常提示 PIGN 和分流性肾炎。近期有咽炎病史，可能伴有抗链球菌溶血素（ASO）或抗 DNA 酶滴度升高，同时伴有 C3 水平下降，是 PIGN 的特征。只有当临床过程不典型，即 C3 水平在起病后 8～10 周内没有恢复正常时，才考虑 C_3G 的鉴别诊断[382]。在这种情况下，特别是伴有不明原因 ESRD 家族史时，应考虑肾活检[382]。MPGN 和 C_3G 可以表现出正常的补体水平，因此即使患者的 C3 和 C4 水平正常，也应将它们纳入肾小球疾病的鉴别诊断。对于有持续性镜下血尿、咽炎性肉眼血尿，伴或不伴 ESRD 家族史的患者，即使患者来自塞浦路斯以外，也应考虑 CFHR5 肾病。

（四）治疗

迄今为止，对于 IC-MPGN 或 C_3G 患者还没有治疗标准，目前的治疗建议主要基于小型的单中心研究和专家意见。

ACEI 或 ARB 被用于许多 IC-MPGN/C_3G 患者，因为它们具有抗蛋白尿和抗高血压作用，且与更好的肾脏存活率相关[372]。对高血压和 CKD/ESRD 的治疗遵循既定标准。

泼尼松被认为是存在（肾病范围）蛋白尿，伴或不伴肾功能衰竭的 IC-MPGN 患者的一线用药。在儿童中长期低剂量泼尼松治疗有助于蛋白尿的缓解及长期肾脏预后，即使只有部分患者有反应。经典的治疗方案包括使用 $60mg/m^2$（最大剂量为 60mg/d）剂量的泼尼松 4 周（诱导）后，隔日使用 $40mg/m^2$ 泼尼松 6～12 个月（维持）。值得注意的是，DDD 患者中没有表现出任何有益的效果。

MMF 单独或联合泼尼松用于 IC-MPGN 和 C_3G 患者，1 年后成功地持续改善了蛋白尿和肾功能[454]。原发性 GN 患者，包括 MPGN 患者中，1 年后部分或完全缓解率达到 70%[455]。在另一项研究中，使用 MMF 和泼尼松治疗平均 40 个月的儿童Ⅰ型 MPGN 患者中，56% 达到完全或部分缓解。但是，所有 C3 水平下降的患者均治疗失败[456]。此外，DDD 患者无治疗获益。在最近的一项分析中，将 22 例激素和 MMF 联合治疗的 IC-MPGN/C_3G 患者的肾脏预后与 18 例使用不同免疫抑制治疗（包括单独使用激素或联合使用环磷酰胺治疗）的患者作了比较，虽然使用免疫抑制治疗（与不使用相比）总体上是获益的，但是给予激素和 MMF 联合治疗的患者的肾脏预后明显优于其他任何单一免疫抑制治疗的患者[457]。

CNI（环孢素 A 和他克莫司）被发现对 IC-MPGN/C_3G 患者可能有益。CNI 被用于激素耐药型 MPGN 患者。一项研究证实，低剂量激素和 CNI 联合应用于难治性 MPGN 患者，2 年后，其降低蛋白尿和减少肾功能下降的疗效为 94%[458]。在 5 例激素和环磷酰胺耐药的 MPGN 成人患者中，联合使用激素和他克莫司 24 周或更长时间后，所有患者均获得完全或至少部分缓解[459, 460]。在 2 例对长期泼尼松治疗未达最佳反应的 MPGN 患儿中，使用他克莫司后快速达到了完全的缓解[461]。对于另外 2 例 DDD 患者，低剂量泼尼松和环孢素 A 均能令其诱导缓解[462, 463]。在另一项研究中，在 DDD 患者中没有发现 CNI 治疗的益处[452]。

与其他自身免疫性疾病类似，C3NeF 和其他补体抗体的致病作用（见前文讨论）促进了 IC-MPGN/C_3G 中利妥昔单抗等 B 细胞耗竭药的使用。几项病例报道显示，多例 MPGN（尤其是 IC-MPGN）患者接受利妥昔单抗（其中 50% 与激素联用）治疗后部分或完全缓解[464-468]。相比之下，2 例 DDD 患者的蛋白尿或肾功能并没有任何改善，但通过依库珠单抗治疗（后文讨论）后得到改善[469, 470]。

随着补体 AP 在 IC-MPGN/C_3G 发病机制中的作用逐渐显现，针对这类患者的补体靶向治疗方案越来越受到重视。治疗方案包括血浆输注（PI）或置换（PLEX），用于 MPGN Ⅰ和 DDD 患者的首次发病及自体和移植肾脏的疾病复发。报道病例中约 80% 达到了部分或完全缓解[466, 471-483]。

在 1 例 IC-MPGN 患者中，尽管肾功能和蛋白尿有短暂的改善，但临床症状却发生恶化，包括癫痫、呼吸窘迫和持续无尿。由于 CFHR1 缺失（没有 CFH 抗体），C3 低，sC5b-9 升高，提示 AP 激活，且有 TMA 相关症状，患者由 PLEX 转为依库珠单抗治疗，得到了显著的临床改善，包括蛋白尿和肾功能等[473]。

有 3 例病例报告的患者使用血浆治疗 3 年以上，其中包括 2 例因 CFH 突变（CFH SCR4）导致 DDD 的姐妹和 1 例 MCP/CD46 突变的 MPGN Ⅰ型患者。使用新鲜冰冻血浆作为维持治疗，根据患者需要（如并发感染）进行个体化治疗，可防止疾病进展，并稳定肾功能[423, 427, 473]。但是，PI 可能不足以作为诱导治疗方案[484]。

最近，补体阻断药依库珠单抗问世。依库珠单抗是一种人源型抗 C5 单克隆抗体，可通过形成末段补体复合物（C5b-9）来抑制 C5 的活化和 TP 的诱导[485]。虽然依库珠单抗目前为止只被批准用于阵发性睡眠性血红蛋白尿症（PNH）、aHUS 和重症肌无力，但它也被用于治疗 IC-MPGN/C_3G，且最近有关于其成功应用于这一适应证临床试验或（单个）病例报告发表[470, 473, 486, 487]。IC-MPGN 和 C_3G（C_3GN 和 DDD）患者由于基因突变或自体 / 移植肾脏中存在自身抗体（如 C3NeF）而出现临床表现，在初次发病或疾病复发时接受治疗。治疗反应从“无”到“部分”或“完全”反应[486]。虽然良好的治疗反应，似乎与 sC5b-9 水平升高和较短的病程有关[488]，但仍缺乏明确的标准来确定哪些人可能对依库珠单抗治疗有效。

关于 MPGN 患者长期预后的数据有限，特别是使用新的分类方法之后。无论是何种亚型，MPGN 患者诊断后 10 年内有 40%～50% 出现疾病进展[441, 442]。肾功能评估（eGFR）、肾病范围蛋白尿、高血压和发病年龄与长期肾脏预后呈负相关[372, 438, 441, 442]。此外，肾活检发现肾小球新月体或 DDD 是疾病进展的独立危险因素[438]。

对肾移植后 MPGN 和 DDD 的疾病复发已有了很好的研究，复发率为 10%～100%。但是，疾病复发对移植物存活的影响仍存有争议。应用新的分类，肾移植后 MPGN、DDD 和 C_3GN 的复发率分别为 43%、55% 和 60%。对移植物存活的影响未见报道[372]。另一项对 13 例肾移植患者的研究发现，6 例 DDD 患者全部复发，7 例 C_3GN 患者中有 4 例疾病复发，且 3 例 DDD 患者和 4 例复发 C_3GN 患者中的 3 例因疾病复发导致移植物失功[438]。总的来说，移植物的 5 年存活率为 69%。

十八、感染后（链球菌感染后）肾小球肾炎

（一）发病机制

新的 MPGN 分类（前文讨论）也包括急性感染后（PIGN）或链球菌感染后肾小球肾炎，作为 MPGN 疾病谱的一部分[380]。PIGN 的特征是系膜区 C3 沉积，伴有 IgG 沉积（IF），并有系膜、内皮下和上皮下驼峰的形成（EM）[380]。值得注意的是，有些患者只有 C3 沉积，而没有 IgG 沉积和（或）驼峰。

PIGN 不需要肾活检即可被临床诊断[489]。它通常发生在 A 组 β 溶血性链球菌感染（通常表现为咽炎或脓皮病）7～14 天后，且常与抗链球菌溶血素（antistreptolysin，ASO）滴度升高有关。细菌感染导致循环 IC 的形成，循环 IC 沉积于肾脏，引起炎症反应、白细胞聚集，并通过 CP 和 AP 活化补体[490, 491]。虽然许多抗原被认为是链球菌致肾炎性的病因[492]，但目前有两种抗原更受重视，即肾炎相关纤溶酶受体（nephritisassociated plasmin receptor，NAPlr）和一种被称为链球菌致热外毒素 B 的阳离子半胱氨酸蛋白酶。值得注意的是，这两种片段都能激活 AP[491]。

由于感染（如链球菌感染）也是 IC-MPGN/C_3G 表现的常见诱因，且 PIGN 中典型的驼峰也出现于 IC-MPGN/C_3G 患者的活检中，因此鉴别诊断可能比较困难，且主要依赖于临床观察[490, 491]。

（二）临床表现

PIGN 是儿童急性肾小球肾炎最常见的病因，发病的中位年龄为 6—8 岁。2 岁前发病者较为罕见。PIGN 的男女比例为 2 : 1，但对前驱是否存在咽炎或脓皮病并无差异[490]。疾病表现可分为 3 个阶段：①潜伏期，即从细菌感染到疾病表现的阶段（1～2 周）；②急性期（约 2 周）；③恢复期，即水肿消退、血压恢复正常、血尿和蛋白尿消退、C3 水平恢复正常的阶段（4～6 周）[490]。

PIGN 的临床表现以肉眼血尿、蛋白尿、水肿、高血压的肾炎综合征和 C3 水平降低为特征[490, 491]。PIGN 通常呈现良性病程，在儿童中预后良好，但在老年患者或已有肾脏疾病的个体中预后明显不

佳[490, 491]。较为罕见的情况下，PIGN 也可能与 AKI[492]、ESRD[493, 494] 和死亡相关[490]。

临床诊断为 PIGN 的一组患者呈现非典型病程，表现为持续的 C3 消耗伴低 C3 水平，超过预计恢复期后仍有持续性血尿和（或）蛋白尿，以及肾功能进行性下降[495]。由于 IC-MPGN/C_3G 和非典型 PIGN 之间的临床相似性，以及未完全恢复的 PIGN 患者中补体持续活化和 C3 水平降低的征象，应对 PIGN 患者进行补体缺陷的筛检，并在“非典型”PIGN 患者中检测 AP 突变和自身抗体（即 C3NeF）[382, 496, 497]。

在最近一项对 33 例临床诊断为 PIGN 的儿童患者的研究中，根据新的 MPGN 分类对肾活检进行重新评估后，24% 的患者被重新分类为 IC-MPGN/C_3G[495]。重新分类患者临床病程的回顾性分析显示，72% 的典型 PIGN 患者完全恢复，而 IC-MPGN/C_3G 患者中仅 25% 完全恢复。PIGN 患者发病时病程更加严重，但长期预后更好。值得注意的是，在起病时，PIGN 患者的 C3 水平显著低于 IC-MPGN/C_3G 患者的 C3 水平，但随着两组患者的 C3 水平趋于正常化，这一差异在随后的随访中消失[495]。虽然这些发现与从 IC-MPGN/C_3G 到 PIGN 的疾病谱一致，但该研究缺乏关于潜在补体缺陷的相关信息。需要对典型和非典型 PIGN 患者进行包括完全补体检查在内的前瞻性检查，来充分证明这一新概念。

（三）治疗

典型 PIGN 为良性病程，预后良好，因此不需要特殊治疗。支持措施主要包括治疗水肿和控制血压。抗生素（以治疗可能存在的细菌感染）和免疫抑制剂通常用于 RPGN 和肾活检发现新月体的病例，但目前对于它们是否具有潜在的治疗获益仍存在争议[490, 491]。

十九、膜性肾病

MN，有时也被称为膜性肾小球肾炎，是一种儿童肾小球疾病中相对罕见的病因。它可能表现为蛋白尿、血尿，或者在更严重的病例中出现 AKI 和（或）NS。与儿童中的低发病率相比，MN 是成人 NS 最常见的原发病因，占所有成人 NS 的 1/4 到 1/3[498–502]。MN 可以是原发性（即特发性 MN），或继发于各种病因，如感染、药物或自身免疫性疾病。

（一）流行病学

MN 的发病率在儿童和成人之间存在显著差异。在成人中，它的发病率约为每年 1.2/10 万人，而在儿童中它的发病率仅为每年 0.05～0.1/10 万人，比成人中少 10～20 倍。此外，MN 占成人新发 NS 病例的 25%～35%，但在儿童新发 NS 病例中仅占不到 5%[251, 439, 503–505]。然而，在儿童年龄组中，青春期儿童（即 13—18 岁）MN 的发病率是 12 岁以下儿童的 6～20 倍[506–508]。根据美国肾脏数据系统（USRDS）的数据，MN 在非裔美国儿童和白人儿童中的发病率相似，在女孩和男孩中的发病率也大致相同[509]。

（二）发病机制

MN 可以是原发性，称为特发性 MN，也可以

表 72-10 儿童膜性肾病的病因

原发性	继发性				
	感 染	药 物	自身免疫性疾病	肿 瘤	其 他
特发性膜性肾病	乙型肝炎 丙型肝炎 链球菌感染 梅毒 结核 EB 病毒 巨细胞病毒 疟疾	卡托普利 非甾体抗炎药 青霉胺 英夫利昔单抗 硫普罗宁 依那西普 金剂	系统性红斑狼疮 干燥综合征 结节病 自身免疫性肝炎 原发性胆汁性肝硬化	成纤维细胞瘤 血管瘤样纤维组织细胞瘤 卵巢肿瘤	镰状细胞病 肾移植后新发 汞暴露

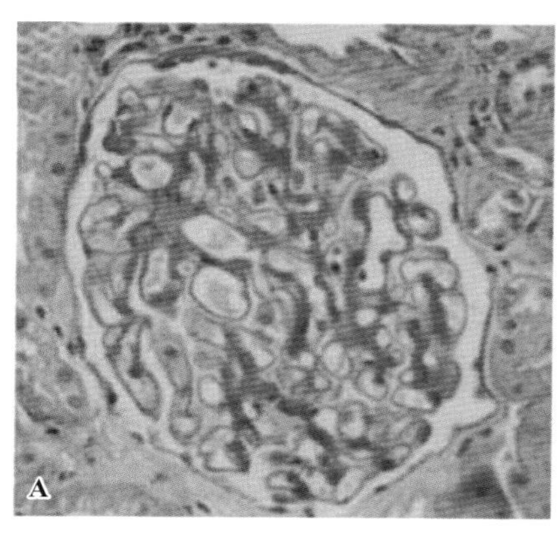
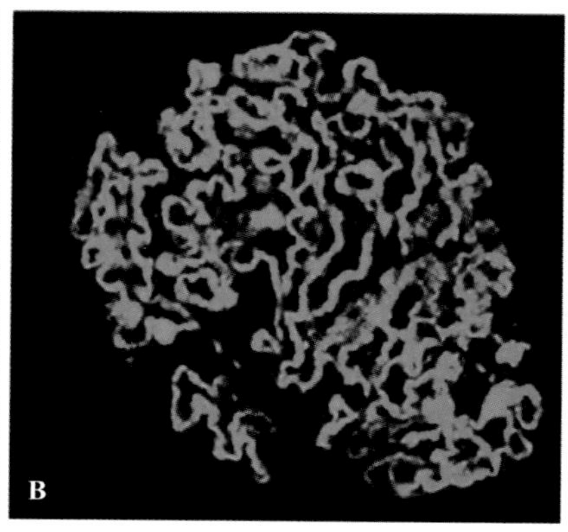
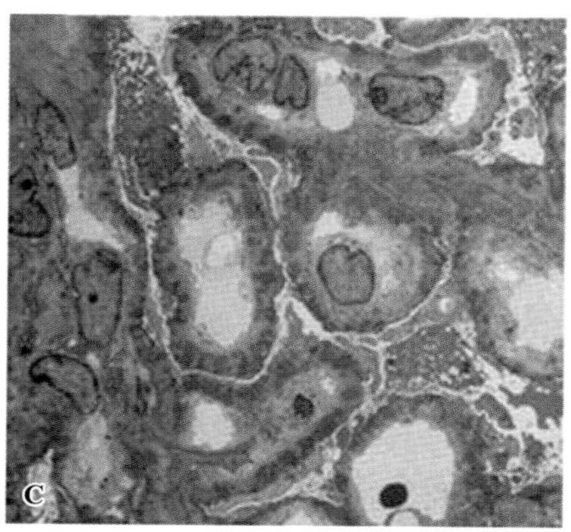

▲ 图 72-11 膜性肾病（MN）在光镜、免疫荧光和电镜下的组织病理学表现

MN 表现为弥漫 / 均匀的肾小球毛细血管壁增厚，增厚程度与沉积的阶段相关，A. 早期增厚程度较轻，晚期增厚程度较重；B. 沿基底膜轮廓的 IgG 颗粒状沉积，且几乎总是伴随 C3 沉积；C. 早期靠近足细胞的弥漫性上皮下沉积，随时间推移逐渐与基底膜融合。A. 过碘酸 – 雪夫染色 ×400；B. 免疫球蛋白 G 染色 400×；C. 电子显微镜 5000×

继发于多种病因。儿童 MN 的许多病因如表 72-10 所示。该表强调 MN 本质上是一种病理表现，可能表现出多种疾病状态[503, 510]。

特发性 MN 的特征是与 GBM 相关的 IC 形成（图 72-11）。疾病分为 4 个阶段，开始时 IC 在正常 GBM 的上皮下沉积（阶段 1）；随后沉积延伸到 GBM 内（阶段 2）；与 GBM 融合（阶段 3）；最终沉积消失，GBM 重建（阶段 4）[511]。关于 MN 组织学更详细的描述见于其他章节。然而，尽管已知 MN 的多种组织学特征，但这些特征还不能用于准确预测儿童的临床预后[510, 512, 513]。

近年来，已经明确了许多特发性 MN 的分子病因。研究人员发现，近 70% 的特发性 MN（而非继发性 MN）患者体内存在一些直接针对磷脂酶 A_2 受体（phospholipase A_2 receptor，PLA_2R）的抗体，PLA_2R 是一种位于足细胞表面的跨膜糖蛋白受体[514]。事实上，这些抗体可以从特发性 MN（而非继发性 MN）患者的肾活检标本上洗脱[514]。相比之下，据报道，只有 45% 的 MN 患儿 PLA_2R 染色呈阳性，表明儿童肾活检中 PLA_2R 染色的敏感性低于成人特发性 MN 患者[515]。重要的是，抗 PLA_2R 抗体滴度已被证明是 MN 患者疾病活动很好的生物标志物，在疾病复发期间升高，缓解期间消失，且利妥昔单抗诱导的抗 PLA_2R 滴度的降低与临床反应相关[516, 517]。

（三）临床表现

MN 患儿的临床表现多样，从无症状蛋白尿到 SRNS 均可发生。遗憾的是，由于 MN 在儿童中发病率很低，关于儿童 MN 临床谱系相对分布的数据很少。

（四）治疗

和成人一样，选择儿童 MN 治疗药物和方案的关键是明确其相对风险和获益。一般来说，由于这一领域的儿科研究很少，因此对于儿童 MN 的治疗建议来源于成人数据。然而，值得注意的是，儿童通常具有与成人非常不同的共病因素，且潜在的预期寿命不同，在做出治疗决策时必须考虑这些因素。因此，主要基于成人文献，对无症状蛋白尿的儿童通常予以保守治疗，仅密切观察疾病进展危险因素的潜在发展。据报道进展性 CKD 的危险因素包括严重蛋白尿（>8g/d），发病时肾功能不全，以及在观察初始的 6～12 个月内肾功能下降幅度较大[518]。表现为亚肾病范围蛋白尿（尿蛋白 / 肌酐<2.0mg/mg）、肾功能正常、肾活检轻度硬化的患儿通常使用 ACEI 和（或）ARB 进行治疗[498]。然而，这种方法一般只能减少约 30% 的蛋白尿，对于蛋白尿更严重的患者来说是不够的[519-521]。

对于表现为 NS 的患儿，风险和获益的估计明显不同。考虑到成人 MN 患者的自发缓解率为 30%，在没有危及生命的症状或肾功能没有恶化的成人中，推荐在最初的 6 个月集中于抗蛋白尿和抗高血压治疗，而不进行免疫抑制治疗[522]。然而，在儿童中，这类患者很可能已经接受了被认为是儿童 NS 初始治疗的激素治疗，这使得在疾病早期使用免疫抑制剂的决定变得更加复杂。虽然还没有对照试验研究儿童 MN 的激素治疗，但 1996 年的一份报道发现，使用激素治疗 MN 儿童（80% 有 NS）可以使 NS 儿童的缓解率达到 50%[523]。重要的是，肾活检诊断为 MN 的儿童几乎总是具有激素耐药型 NS，因为确立儿童 SRNS 的标准需经过一段时间口服激素，而对激素敏感的 NS 儿童通常不进行肾活检。

虽然单独使用激素或烷化剂治疗成人一般无效，但使用这些药物联合治疗成人和儿童均有相当好的疗效[510, 524–528]。此外，激素和 CNI 联合治疗在成人和少数儿童研究中也有相似或更好的临床疗效的报道[466, 497–501, 529–533]。相比之下，关于使用 MMF 治疗成人 MN 的研究似乎并不支持 MMF 的使用，尽管在少数病例报道中 MN 患儿中使用 MMF 对减少蛋白尿有一定的益处[534–537]。最近发现的一种治疗 MN 的药物是促肾上腺皮质激素，其在成人中的疗效似乎与激素和烷化剂联用的疗效相当，但在儿童中还没有相关的数据[538–540]。另一种较新的疗法是使用利妥昔单抗，迄今为止的结果表明，其疗效可能超过早期的治疗方法，特别是结合最近使用的抗 PLA2R 滴度来指导治疗[516–543]。

总的来说，虽然用以指导 MN 特别是儿童 MN 治疗的数据很少，但激素与烷化剂或 CNI 联用的疗法似乎相当有效，且最新研究发现促肾上腺皮质激素和利妥昔单抗治疗似乎能在一定程度上改善预后，减少不良反应。表 72–11 总结了 MN 儿童目前的治疗选择。虽然对于轻度蛋白尿的患儿，使用 ACEI 或 ARB 的保守治疗可能已经足够，但对于大多数患者，使用免疫抑制剂治疗以诱导缓解似乎仍有必要。在儿童中免疫抑制剂的选择相对复杂，因为大多数儿童在肾活检确诊为 MN 之前就已经接受了口服激素的治疗。遗憾的是，由于 MN 在儿童中发病率非常低，没有随机试验来帮助指导最佳治疗。

（五）预后

很少有数据记录 MN 患儿的长期预后。但是，来自北美儿科肾脏试验及合作研究（NAPRTCS）小组和 USRDS 的报道表明，CKD 患儿中 MN 发病率为 0.5%，且 MN 约占所有 ESRD 儿童患者的 0.5%[544, 545]。

二十、血栓性微血管病

血栓性微血管病（thrombotic microangiopathy，TMA）包括一系列临床表现为微血管病性溶血性贫血（MAHA）、非免疫性血小板减少和器官功能障碍的疾病。TMA 发生的核心是微血管内皮的活化和损伤，导致血小板和中性粒细胞聚集、血栓形成、炎症、从属微脉管系统的血栓栓塞闭塞，以及随后发生器官衰竭（图 72–12）[366, 367, 546]。

溶血尿毒综合征（hemolytic uremic syndrome，HUS）被定义为一种主要累及肾脏的全身性 TMA，也可能累及其他器官系统，如大脑、心脏、肺、胃肠道和皮肤[366, 367, 546–548]。在 1955 年，Gasser 最初将 HUS 描述为溶血性贫血、血小板减少和急性肾功能衰竭临床三联征[549]。1983 年，Karmali 证实肠出血性大肠埃希菌（enterohemorrhagic *Escherichia coli*，EHEC）产生的志贺毒素（Shiga toxin，ST 或

表 72–11 膜性肾病儿童目前的治疗选择

免疫抑制剂	非免疫抑制剂
• 口服糖皮质激素（通常与其他药物联用） • 烷化剂（环磷酰胺、苯丁酸氮芥） • 钙调神经磷酸酶抑制剂（环孢素、他克莫司） • 利妥昔单抗 • 促肾上腺皮质激素 • 霉酚酸酯[a]（和咪唑立宾） • 甲强龙静脉冲击[a]	• 血管紧张素转化酶抑制剂 • 血管紧张素受体阻滞剂

a. 较不常用的治疗方法

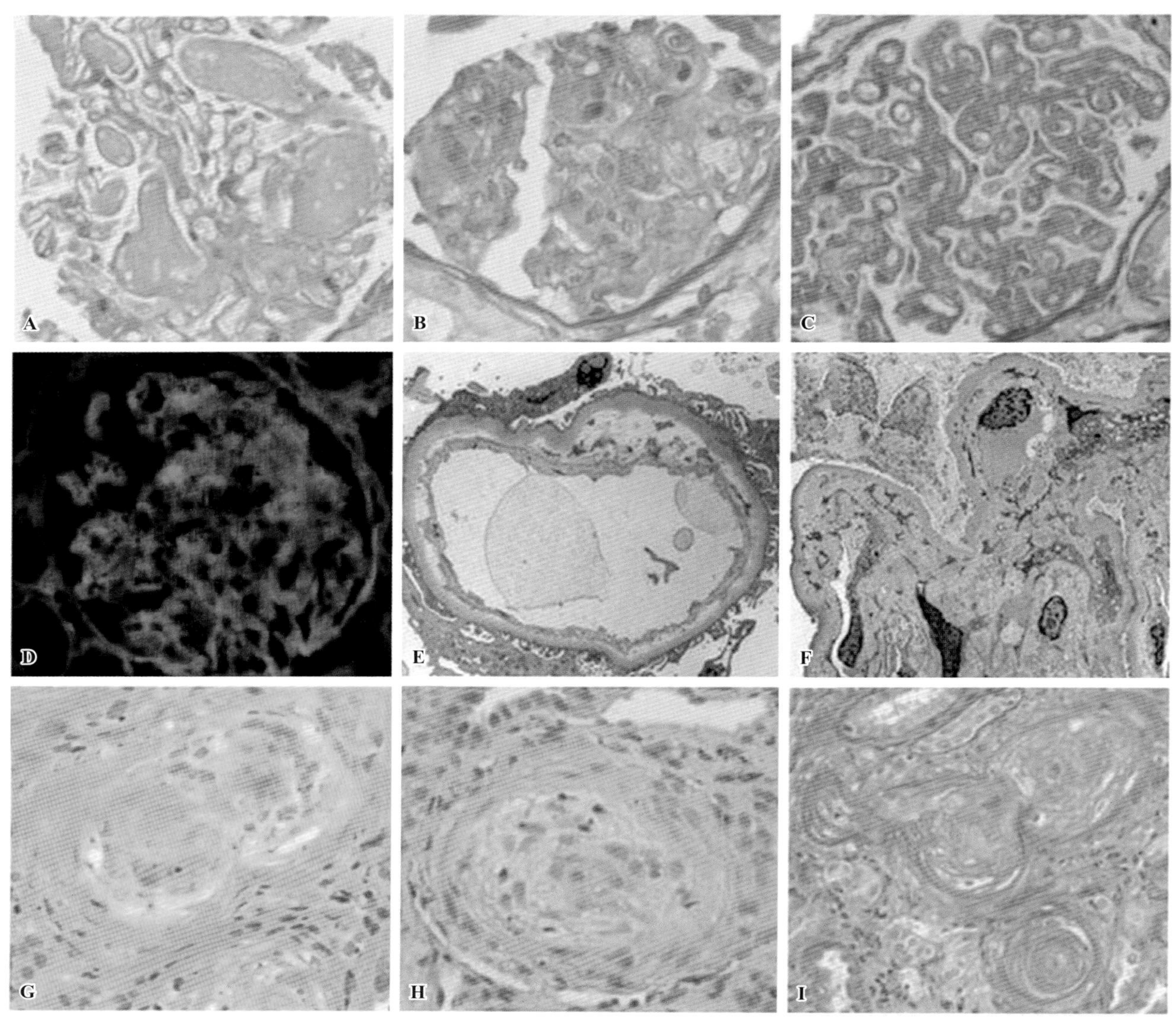

▲ 图 72-12 血栓性微血管病（TMA）在急性期和慢性期肾小球和小动脉的组织病理学表现

图片显示 TMA 肾小球在光镜（顶行）及免疫荧光和电镜（中行）下的显微特征，以及小动脉（底行）的光镜特点。肾小球病变包括（在急性期）A. 血栓；B. 系膜组织溶解和内皮细胞肿胀；（在慢性期）C. 毛细血管壁双轨征；D. 免疫荧光显示免疫球蛋白（Ig）染色缺失（虽然有些表现可能发生在慢性期）；E. 电镜显示（在急性期）内皮下间隙增宽，包含颗粒状、絮状物，偶尔有纤维凝胶样物；F.（在慢性期）细胞间新基底膜形成和内皮下肿胀。小动脉显示（在急性期）G. 血栓形成、内膜纤维化和红细胞碎片；H. 内膜水肿；I.（在慢性期）因肌间膜增生导致洋葱皮样改变

Vero toxin）是这种“典型”HUS 的病因（分别为 STEC 或 VETEC）[550-552]。

既往，HUS 的定义与血栓性血小板减少性紫癜（thrombotic thrombocytopenic purpura，TTP）完全不同，虽然两者在临床和病理上几乎无法区分[553]。1923 年，Moschcowitz 首次将 TTP 描述为一种急性发热性疾病伴贫血、瘀点、瘫痪、昏迷，包括肾脏在内的大多数器官的终末小动脉和毛细血管内存在透明血栓[554]。随后，TTP 在临床上被定义为发热、紫癜或出血伴血小板减少、溶血性贫血、神经系统的表现和不同程度的肾功能不全[555]。TTP 是由 ADAMTS13（一种含凝血酶敏感素 1 型基序 13 的解聚素样金属蛋白酶）的缺乏引起的。这种蛋白酶能够以切割内皮细胞释放的血管性血友病因子（vWF）多聚体[555-557]。

aHUS 是一种较为罕见的新的疾病，虽然在组

织病理学上与 HUS 无法区分，但 aHUS 患者表现为家族性发病，肾脏和肾外发病率较高，以及移植后复发的风险也较高 [558-560]。aHUS 是由补体 AP 在血管内皮细胞水平上的失调引起的。随后内皮细胞损伤导致一系列炎症和血栓栓塞凝血事件，这与 HUS 相一致 [561]。aHUS 后来被用来指所有非 STEC 引起的 HUS 病例，包括（但不限于）伴有更严重临床病程和较差预后的复发性病例。

如今，多种潜在疾病或状态，如感染、高血压、妊娠、移植、药物和代谢紊乱等所致的 TMA，被认为是继发性 TMA（表 72-9）[548, 562]。虽然既往并未认识到，但现在越来越多学者认为，在继发性 TMA 患者中，存在由于遗传或自身免疫易感因素所继发引起或直接导致的补体系统的参与 [563, 564]。因此，历史上将 TMA 区分为 HUS、aHUS、TTP 和非相关的继发性 TMA 是存在问题的，它强调了单个疾病发病机制的不同之处。随着人们对共同致病机制认识的增加，这种分类方式与之产生了矛盾。这些观点至关重要，因为可能有助于这些预后不良的疾病确定新的治疗靶点 [369, 388]。

诊断

TMA 诊断的临床标准包括 MAHA、血小板减少、肾脏和肾外表现 [563-565]。对 TMA 患者的初步评估，一方面需要考虑三种最有可能的鉴别诊断：STEC-HUS、TTP 和 aHUS；另一方面需考虑继发性 TMA 的可能性（图 72-9 和表 72-9）。值得注意的是，虽然尚不明确，但由于基因突变或抗 CFH 自身抗体形成所致的补体缺陷也可存在于继发性 TMA 中，或者在没有补体缺陷的情况下补体激活可以短暂发生 [563-565]。虽然有些类型的继发性 TMA 易于判断 [例如妊娠相关 TMA、移植相关（TA）TMA、肺炎链球菌（SP）TMA]，但还有些类型需积极排查（例如 cblC 缺陷相关 TMA）。表 72-8 概述了与继发性 TMA 鉴别诊断相关的临床试验，这些试验可能是继发性 TMA 的基础（表 72-9）。

STEC-HUS 通常具有一个特定的临床病程：在摄入致病菌（如大肠埃希菌 O157：H7）后 2～12 天发生腹泻，最初为非血性的，但在 90% 的病例中 1～3 天后腹泻变为血性。粪便培养微生物鉴定为大肠埃希菌，对致病菌特异性抗脂多糖（LPS）抗体的检测，以及应用聚合酶链式反应（PCR）检测血液中的 ST 可以明确诊断 [366, 551, 552]。

TTP 的特点是 ADAMTS13 活性低于 10%。通过检测抗 ADAMTS13 自身抗体（抑制物）或鉴定 ADAMTS13 突变确诊 TTP[553, 555]。

相比之下，诊断 aHUS 首先要排除继发性 TMA、STEC-HUS 和 TTP。全面的补体检测，如 CH50 和 AP50，分别用以筛查补体和 AP 活化。商品化的检测，如 Wieslab 酶联免疫吸附试验（enzyme-linked immunosorbent assay，ELISA），能够对补体 CP、LP 和 AP 进行单独分析 [377, 566, 567]。最近证实，体外 / 离体的溶血试验可用于监测患者的治疗效果 [568]。依库珠单抗前瞻性研究显示使用推荐的治疗方案可以达到完全的补体阻断（即 CH50＜20%）[569]。

其他生物标志物，如血清 C3、CFB 和 sC5b-9 水平，已被用作补体激活的替代指标 [570, 571]。虽然在 aHUS 患者中，有报道称低 C3 和 CFB 水平表明 AP 激活和补体消耗，高 sC5b-9 水平表明 TP 激活 [572, 573]，但是在 aHUS 急性期 C3 和 sC5b-9 水平可以保持正常。这说明它们用作监测疾病活动和治疗效果的标志物的效用有限 [571, 574]。

aHUS 疑似患者的诊断，必须包括基因分析和抗 CFH 自身抗体的检测。aHUS 患者的遗传学检测，在过去多使用 aHUS 相关靶基因（见前面的讨论）的 Sanger 测序，如今更多地通过全外显子测序（WES）或全基因组测序（WGS）进行基因检测。这样不仅可以全面覆盖所有已知的补体基因，而且还可以扩展基因检测至迄今为止未知的、潜在的致病基因。这对未能检测到补体基因突变的患者尤为重要。抗 CFH 自身抗体可通过参照阳性对照的 ELISA 方法检测，目前正尝试建立国际化标准（表 72-8）。

由于补体介导的血管内皮损伤是 aHUS 发病机制的核心环节，其生物标志物包括 TP 激活（C5a 和 sC5b-9）、血管炎症 [可溶性肿瘤坏死因子受体 -1（sTNFR1）]、内皮激活（可溶性血管细胞黏附分子 -1（$sVCAM_1$））] 和损伤 [THBD（CD141）]、凝血 [凝血酶原片段 1+2（F1+2）、D- 二聚体] 和肾损伤 [簇蛋白、金属蛋白酶组织抑制剂 -1（TIMP-1）、肝脏脂肪结合蛋白 -1（L-FABP-1）、β_2- 微球蛋白，胱抑素 -C] 等，无论潜在的补体缺陷如何，在

aHUS 患者中这些指标均升高 [575]。值得注意的是，在依库珠单抗治疗时，这些标志物可被不同程度地抑制 [575]。

最近，有学者开发出了一种体外测定内皮细胞补体激活的方法，以监测疾病活动和潜在的治疗效果 [571]。当用活动性 aHUS 患者血清孵育未活化内皮细胞时，内皮 C3 和 C5b-9 沉积增加；而当使用缓解期 aHUS 患者血清时，补体沉积恢复到基线。然而用 5'- 二磷酸腺苷（ADP）预激活内皮细胞，可使临床缓解期 aHUS 患者的补体激活，导致 C3 和 C5b-9 沉积增加。这一方法检测依库珠单抗治疗的 aHUS 患者的血清十分有用：使用依库珠单抗但临床表现明显的患者血清中内皮补体沉积增加，且随着用药剂量的增加而减弱；处于稳定缓解期的患者，尽管予以增加给药间隔，其血清并未出现内皮补体沉积增加 [571]。

二十一、感染性血栓性微血管病

（一）STEC－HUS

1. 病理

在西方国家，HUS（hemolytic uremic syndrome，HUS）是儿童 AKI 最常见的病因 [576]。产志贺毒素（Stx）大肠埃希菌感染可引起散发性 HUS 或区域暴发 [576]。HUS 好发于 2—10 岁的儿童；然而，在疾病暴发时成人也受影响 [577]。STEC-HUS 的总发病率约为 2/10 万人，5 岁以下儿童的最高发病率为 6.1/10 万人 [578, 579]。

目前，EHEC O157：H7 一直是世界范围内引起 HUS 的主要血清型 [578]。在欧洲和北美，其他非 O157：H7 血清型如今被发现与 O157：H7 一样常见 [578]。然而，在拉丁美洲 O157：H7 仍然是主要的血清型（>70%），其中 STEC-HUS 发生率较欧洲和北美高 10 倍。在 2011 年，德国北部一次大规模的 HUS 爆发与食用生的胡芦巴芽有关。其中不常见的 *E.coli* O104：H4 是致病菌，其结合了肠聚集性大肠埃希菌潜在毒性和典型的产 Stx EHEC [577, 580]。

STEC 的主要来源是（健康的）牛的肠道、生的或未煮熟的牛肉和未经巴氏杀菌的牛奶 [581]。牛粪污染的蔬菜、水果或水，是人类 STEC 感染的主要来源，特别是在暴发流行中。另据报道，在农场或宠物动物园参观后，有人传人和与受感染动物接触传播的现象 [578, 582]。产生的 Stx 是 STEC 的主要毒力因子，与 HUS 的发生有关。HUS 症状通常发生在腹泻开始后 6 天 [584]。宿主因素被认为 STEC 感染后发生 HUS 的危险因素；然而，遗传易感基因多态性尚未被证实 [585]。

EHEC 摄入后引起分泌性腹泻，随后出现血性腹泻。损伤的上皮细胞使 Stx 从肠道转移到血液中。由 STEC 在肠道中释放的 LPS 也可能进入全身循环，并促进炎症反应引起肾损伤。一般认为 Stx 和 LPS 与不同血细胞结合到达靶器官，主要是肾脏。Stx 与内皮细胞神经酰胺 3 型（G_{b3}）受体结合，被胞吞作用转运到内质网。Stx A 亚基进行蛋白质水解处理，形成 27kDa 的 A_1 片段，在易位到胞质时触发分子损伤 [582]。A_1 片段还可通过从核糖体 60S 亚基的 28S RNA 中移除单个腺苷残基来灭活宿主核糖体，并随后抑制蛋白质合成。此外，多种应激诱导的信号通路激活，导致炎症基因表达和诱导凋亡。累积效应是内皮细胞活化和内皮细胞功能损伤。白细胞黏附是内皮表面黏附分子上调的结果。血小板黏附可能是 vWF 释放的结果 [586]。

体外证据表明，Stx 可以通过 AP 激活补体，并在正常人血清中形成可溶性 C5b-9 Stx 与液相中的主要补体调节剂 CFH 结合，导致内皮 C3b 沉积 [587]。Stx2 刺激全血可增加血小板－单核细胞和血小板－中性粒细胞复合物的形成，以及通过细胞表面结合的 C3 和 C9 增加血细胞源性微粒的释放 [588]。Stx2 导致红细胞释放包被 C5b-9 微粒，表明补体参与 STEC-HUS 期间发生的溶血过程 [589]。STEC-HUS 患者在疾病发作时有选择性 TP 激活，恢复后即观察不到 [389]。

2. 临床表现

STEC-HUS 的主要临床表现如下：①感染物摄入史；②腹泻、腹痛、发热和呕吐；③血性腹泻；④自发缓解（约 85%），以及 HUS 表现（约 15%）[551]。94% 的患者具有腹泻前驱症状，其中 2/3 的患者有血性腹泻。HUS 症状通常出现在 EHEC 摄入后第 6～7 天。可能出现肾外表现，包括中枢神经系统受累、胰腺炎、转氨酶升高、急性呼吸窘迫综合征和心脏受累。肾脏是最常见的受累器官，2/3 的患者需要透析，中位治疗时间为 10 天。急性期

STEC-HUS 的死亡率为 1%～4%，主要死亡原因是多器官衰竭。据报道有 30%～40% 的患者有中枢神经系统受累。较长的透析时间（中位数 15 天），白细胞计数增加（＞20×10^9/L）和血压增高是临床转归差和长期后遗症的标志物。有趣的是，Stx 血清型对长期预后没有影响[576, 590]。据报道，在散发病例中，STEC-HUS 的死亡率为 1%～4%；然而，疾病暴发时死亡率较高[581, 591]。

EHEC 可从粪便标本中分离出来用于诊断，血清型可通过 PCR 或酶免疫法测定。此外，血清中可检测到抗 O157 的 LPS 免疫球蛋白。感染 5 个传统高危血清群之一（O157、O26、O145、O111 和 O103）或产生 Stx2 的 EHEC，发生 HUS 的风险更高。非山梨醇发酵的 O157：H7/H$^-$ 是最常见的血清型（50%），但非 O157 血清型也越来越多，常发生在 1 岁的患者中[576, 590]。在 EHEC、Stx 或 LPS 抗体检测阳性的患者中，STEC-HUS 的诊断是明确的，不需要进一步检查。在有血性腹泻但 EHEC、Stx 或 LPS 检测阴性的儿科患者中，STEC-HUS 仍然是最有可能的诊断。在没有血性腹泻且检测阴性（前面讨论）的患者中，应考虑其他 TMA 的鉴别诊断。

3. 治疗

支持治疗是 STEC-HUS 治疗的主要内容，包括液体管理、高血压治疗、RRT 治疗，如有指征还包括通气支持。不建议常规使用抗生素，并且在 STEC-HUS 临床表现出现之前的腹泻期也不支持使用抗生素，除非有继发性并发症需要抗生素治疗。抗凝药物、抗血小板药物、血浆治疗、类固醇类药物均不建议使用[576, 590, 592]。最近的体内和体外研究表明，补体在 STEC-HUS 发病机制中有重要作用。2011 年 3 例 STEC-HUS 伴严重神经症状患者用 TP 抑制剂依库珠单抗治疗，症状显著改善[593]。在 2011 年德国 STEC-HUS 暴发期间一项非对照试验中，对大多数成人重症患者使用依库珠单抗联合辅助治疗，并没有发现显著的临床获益。目前，尚没有足够的证据支持依库珠单抗用于 STEC-HUS 患者的治疗[594, 595]。然而，对病情严重和补体激活表现明显的患者可能从补体抑制中获益。

随访 1 年后有 4% 的患者出现神经系统后遗症，19% 的患者出现蛋白尿；随访 5 年后 5% 患者出现高血压[590]。长期随访数据显示 1 年后无症状的患者，在 HUS 起病 2～5 年后可出现高血压或蛋白尿[590]。鉴于这项重要发现，建议对所有患者每年随访蛋白尿、肾功能和血压，至少持续 5 年，甚至 10 年。有后遗症的患者需要按照其严重程度进行随访。那些腹泻但粪便或血清中没有检测到 EHEC 或 Stx 的患者，可能需要更密切的随访。若疾病复发需进行进一步检查以排除潜在的其他疾病，如 aHUS 和 TTP（稍后讨论）。移植后的 STEC-HUS ESRD 患者预后良好，因为到目前为止还没有疾病复发的报道[590]。

（二）肺炎链球菌 HUS

1. 病理

继 EHEC 相关性 HUS，肺炎链球菌 HUS 是最常见的感染后 HUS 类型，约占所有 HUS 病例的 5%～15%[366, 596]。肺炎链球菌感染 3～13 天后发生 TMA，主要表现为肺炎伴脓胸和菌血症。肺炎链球菌 HUS 是由肺炎球菌 S（*S. pneumoniae*）感染引起的（SP HUS），与 TMA 相关的最常见血清型是肺炎链球菌 S19A（*S. pneumoniae* 19A）。肺炎球菌 S 产生神经氨酸酶，从细胞表面裂解 N- 乙酰神经氨酸，从而暴露出多种细胞类型（包括血管内皮细胞和红细胞）表面所谓的 T 抗原（Thomsen–Friedenreich 抗原）。自然产生的循环抗体结合 T 抗原，导致 Coombs 实验阳性溶血、细胞损伤，以及随后的血栓形成和 HUS 的临床表现[366]。体外研究也表明，神经氨酸酶引起去唾液酸化，从而减少补体调节因子 CFH 与内皮表面的结合[597]。值得注意的是，最近对肺炎球菌 HUS（SP HUS）患者 AP 的研究发现，5 例患者中 3 例存在补体调节因子的突变[366]。

2. 临床表现

SP HUS 的总死亡率为 2%～12%；其中表现为脑膜炎的患者死亡率高达 37%。50% 的患者需要透析。10%～16% 的患者发生 ESRD，蛋白尿和高血压在其他患者中持续存在。未见疾病复发的报道。

3. 治疗

肺炎链球菌 HUS（SP HUS）患者的治疗包括控制感染（如抗生素、抗病毒药物）和支持治疗（如 RRT、通气支持）。在部分患者中使用 PLEX 是有益的。目前尚没有使用依库珠单抗等补体靶向治疗的相关报道。然而，细菌和病毒增强补体激活和诱导内皮损伤的能力，以及肺炎链球菌诱导的内皮糖萼变化导致的补体调节因子 CFH 内皮表面结合受损（前文讨论过），提示内皮细胞表面补体激活增强，从而为肺炎链球菌 HUS（SP HUS）患者使用补体靶向治疗策略提供了依据。Prevnar13 疫苗免疫接种涵盖了大多数与肺炎链球菌 HUS（SP HUS）相关的血清型，推荐在依库珠单抗（TP 阻断）治疗和脾切除术后的患者中使用[598, 599]。

二十二、非感染性非补体相关性血栓性微血管病

在过去的 20 年里，大量遗传学研究证实约 50% 的 TMA 患者存在遗传因素。近年来，WES 和 WGS 等新技术提供了更为广泛的基因筛查方法，并在 HUS 或 TMA 患者及其家庭中，发现了几个与补体系统无关的基因突变。在缺乏补体改变、对补体靶向治疗无效，以及具有特定临床特征的患者中，尽管其患病率很低，需要考虑二代测序的基因检测。确定潜在的遗传缺陷，有助于指导治疗，并为讨论遗传性、长期预后、移植和移植后复发风险提供相关信息。

（一）二酰甘油激酶 ε 血栓性微血管病

1. 病理

最近识别出一个 aHUS 患者亚群，其特征是生后第一年表现为 MAHA、血小板减少和急性肾功能衰竭；进一步通常表现为复杂的（肾病范围）蛋白尿，并在 20—30 岁进展为 ESRD。值得注意的是，该患者群体对补体靶向治疗（如血浆治疗、依库珠单抗）的治疗反应不完全，即使在治疗过程中仍可发生疾病复发[600]。当补体基因突变和抗 CFH 自身抗体检测均为阴性，WES 发现二酰甘油激酶 ε（*DGKE*）基因的纯合和复合杂合突变[600]。HUS 患者 *DGKE* 突变的患病率被确定为 2%～3%[601]。

DGKE 是一种细胞内脂质激酶，将二酰甘油磷酸化成磷脂酸，维持磷脂酰肌醇的循环，磷脂酰肌醇是膜信号传递信使[602]。到目前为止，有 44 例 *DGKE* 突变（纯合子或复合杂合子）的患者已被报道，其中 35 例显示 TMA 的临床表现，9 例显示 MPGN 样表现。尽管在约 25% 的患者中检测到了轻度补体激活的生化证据，但仅在 3 例患者中观察到其他补体突变。*DGKE* 突变如何使血管，特别是肾脏的小毛细血管内皮促凝效果增加，易于血栓形成的机制尚不清楚[601]。然而，已有证据显示缺乏 DGKE 的内皮细胞血小板结合能力增加，血管生成反应受损，细胞死亡增加[603]。

2. 临床表现

如前所述，大多数被诊断为 *DGKE* 突变的 TMA 患者在生后一年内起病。蛋白尿（大多数在肾病范围内）是急性期的一个特征。75% 的患者需要透析治疗。70% 的患者疾病可复发。对于 DGKE TMA，80% 的患者蛋白尿（24% 在肾病范围）持续时间超过急性 TMA 缓解时间。值得注意的是，88% 的患者在随访期间也表现出持续性血尿。在 35 例患者中，有 7 例出现了 ESRD，中位年龄为 11 岁。10 年肾存活率报道为 89%[601]。

9 例肾活检表现为 MPGN 样的患者起病较晚（中位数年龄为 2 岁），多数为持续肾病范围蛋白尿。在随访期间没有 TMA 表现。3 例患者进展为 ESRD，中位数年龄为 19 岁[601]。

3. 治疗

对 DGKE TMA 的最佳治疗方法尚不清楚。回顾性分析研究表明，大多数患者在未予以特殊治疗的情况下可自发缓解（血浆或依库珠单抗治疗 TMA，免疫抑制治疗 MPGN）。使用依库珠单抗时可出现 TMA 的复发。到目前为止，DGKE 突变患者很可能不会从补体靶向治疗（即血浆和依库珠单抗）或免疫抑制治疗中获益。肾移植是一种安全的选择，因为没有移植后复发的风险[601]。

（二）钴胺素相关血栓性微血管病

1. 病理

钴胺素 C（CblC）缺乏是维生素 B_{12} 代谢最常见的遗传缺陷。CblC 缺乏的特点是多系统受累，具有严重的神经系统、血液、肾脏和心肺受累表现[604, 605]。甲基丙二酸尿基因（MMACHC）和 C 型蛋白同型半胱氨酸尿基因突变可引起最严重的 CblC 缺乏，其特征是甲基丙二酸尿（MMA）和高同型半胱氨酸血症，可与 TMA 相关[606]。CblC 相关 TMA 的报道包括早发型（<4 岁）和迟发型（包括 2 例成人患者）CblC 病患者[606–608]。CblC 缺乏引起的高同型半胱氨酸血症，导致血小板聚集和血管内

皮促凝，因此被认为是 CblC 缺乏相关 TMA 发病的主要因素[606]。

2. 临床表现

婴儿 CblC 病预后不良，死亡率达 30%。CblC 相关 TMA 死亡率增高至 56%[606]。肺部受累、需要透析治疗和极早期发病是预后不良的指标[605]。经典的 MMA 合并高同型半胱氨酸血症、代谢性酸中毒、高氨血症和脑病可能并不常见，特别是在迟发型患者中[606, 609]。此外，尽管扩大了新生儿筛查，但 CblC 缺乏仍可能被漏诊[606]，因此需要保持高度警惕。在迟发型 CblC 相关 TMA 患者中，蛋白尿和（或）血尿偶伴肾功能衰竭，可能是唯一的临床症状，诊断必须依赖肾活检。也有报道该病临床可与 C_3G 重叠[366]。

最近的一项病例报道强调了 CblC 缺乏 TMA 诊断的挑战性[604]：1 例 20 岁的 CKD/ESRD 女性患者出现严重的肺动脉高压（pulmonary arterial hypertension，PAH）。10 年前，她第一次出现急性肾功能衰竭伴有恶性高血压。肾活检显示 TMA，鉴于 ADAMTS13 活性水平下降，并在排除其他病因后，确诊为 TTP。尽管采用慢性血浆治疗，肾功能仍持续恶化至 CKD/ESRD。当出现 PAH 时，CblC 缺乏症位于其鉴别诊断中，同型半胱氨酸和 MMA 水平的明显升高提示并支持该诊断。基因分析检测到两个 MMAACHC 致病性杂合突变，明确了该诊断。羟钴胺、甜菜碱、叶酸和肉碱的治疗，使得 PAH 缓解，并且改善肾功能达到可停止透析的水平[604]。

正如本病例所强调的，及时诊断和启动特异性治疗，对于预防疾病发生或延缓疾病进展至关重要。因此，所有肺动脉高压或 TMA 病因不明的患者（儿童和成人），均应进行尿液有机酸、血清 MMA、血浆同型半胱氨酸、血浆氨基酸和酰基肉碱的检测[366]。相比之下，几例 CblC 缺乏和 TMA 患者中也可见补体突变。因此，CblC 缺乏患者的补体基因检测也是必要的。其他补体缺陷的检测可能将改变治疗方法案，并对肾移植及围移植期患者管理的风险评估产生显著影响[366]。

3. 治疗

CblC 缺乏患者的治疗包括全身注射羟钴胺、叶酸、三甲铵乙内酯和肉碱[606]。据报道补体靶向治疗是无效的，但有其他补体异常的患者除外[366]。

（三）INF2 相关性血栓性微血管病

最近也有报道，非典型 HUS 和移植后 TMA 可见于两个 INF2 基因突变伴常见的 aHUS 风险单倍体的家系中。INF2 是一种广泛表达的甲精蛋白，可加速肌动蛋白的聚合和解聚，从而调节一系列细胞骨架依赖的细胞功能，包括分泌途径[578, 610]。INF2 基因突变是常染色体显性遗传 NS 最常见的原因。在少数病例中，INF2 突变可导致与脱髓鞘周围神经病变 Charcot–Marie–Tooth（CMT）相关的 FSGS。一个患有 TMA 的家系也受到 CMT 的影响。值得注意的是，INF2 所致的 TMA 患者对补体靶向治疗无效，包括血浆治疗和依库珠单抗[610]。

二十三、非感染补体相关性血栓性微血管病

（一）aHUS

1. 病理

补体系统（图 72–8），特别是 AP，在 HUS 的发病机制中起着至关重要的作用。与 IC–MPGN/C_3G 补体失调主要发生在液相阶段不同，HUS 的补体失调发生在微血管内皮细胞表面，并导致其激活和损伤，从而引发各种形式 HUS 所共有的一系列炎症和促凝事件，并阻断微血管损伤的级联效应（图 72–8）[579–581, 611–613]。

激活的 AP 可在数秒至数分钟内使大量共价结合的 C3b 覆盖细胞表面。机体需要严格的补体调控机制以保护自身细胞（如血管内皮细胞）免受失控的激活的补体的攻击，并将补体激活限制在特定的时间和地点上。补体调节由液相和膜结合调节剂组合而成（图 72–8）。原则上，这些调节因子在 C3b 激活或 APC_3 转换酶（C3bBb）活性水平上干扰补体的级联激活。CFH 是主要的液相调节剂，其作用方式有 3 种：①作为丝氨酸蛋白酶补体因子 I（CFI）的辅助因子，将 C3b 降解为无活性的 C3b（iC3b）；②通过促进降解（衰减）从而使 AP C3 转化酶（C3bBb）失活；③竞争性地抑制 C3b 在细胞表面的沉积[614–617]。相对地，膜结合调节剂包括 CR1（CD35）、MCP（CD46）和 THBD（CD141）。它们同 CFH 一样是 C3b 裂解中 CFI 的辅助因子。DAF（CD55）促进 APC3（C3bBb）和 C5（C3bBbC3b）

转化酶的降解。最后，CD59 干扰 MAC 的组装，是补体级联激活的最后一道防线[360, 618–620]。

严格的补体调控对维持血管内皮的完整性至关重要。相反，补体激活失调引起内皮细胞激活和损伤，并诱导 TMA 表型。补体失调可能是由于功能丧失性突变、自身抗体损害了补体调节因子的功能，或者功能获得性突变提高了补体激活剂的活性水平[547, 548, 561]。1998 年，科学家首次发表了 CFH 突变引起家族性 HUS 病例[560]。大量基于单个患者和注册登记队列的报道，以及最近基于全球 aHUS 注册中心登记的 851 例患者的报道，均发现了其他补体调节因子的突变，如 MCP（CD46）[622]、补体因子 I（CFI）[623]、THBD（CD141）[624]、补体激活剂 CFB[625] 和补体 C3[428, 626]。

关于 aHUS 发病机制，许多观点源自 aHUS 患者补体突变或抗 CFH 自身抗体的发现，随后的研究揭示了它们在体外功能之间的相关性。深入研究正常和突变型 CFH 的异常功能[627, 628]，以及抗 CFH 自身抗体的性质和功能[629, 630]，有助于对 HUS 发病机制更深入的理解[370]。CFH 是一种丰富的（200～300μg/ml）、主要在肝产生的由 20 种 SCR 组成的 155kD 蛋白；SCRs1–4（N 端）控制 CFH 辅助因子的活性，SCRs19–20（C 端）控制 CFH 与 C3b 的结合活性，并抑制血管内皮细胞膜的葡聚糖、磷脂和唾液酸残基[627–631]。虽然 IC–MPGN/C_3G/CFH 突变通常损害 CFH 辅助因子的活性（如影响 CFH N 末端）[427]，但绝大多数 aHUS 致病突变影响 CFH C 末端，从而损害 CFH 表面结合。利用从 aHUS 患者中纯化的 CFH SCR20（截断）突变体，在一系列开创性研究中证实，CFH 辅助因子活性在液相中得以维持，但在内皮细胞表面却不存在，这是由于 CFH 缺乏与内皮细胞相结合的 C 端所致[632, 633]。类似地，在 aHUS 患者中检测到的抗 CFH 自身抗体仅能识别 CFH C 末端的表位，因此结合作用受损削弱了 CFH 辅助因子的表面活性，这种情况类似于 C 端 CFH 基因突变[629, 630, 634]。

在 50%～70% 的患者中发现补体激活剂和调节剂的突变，在 10%～20% 的患者中发现了抗 CFH 自身抗体[415, 561, 574, 635–639]。在补体突变的 TMA 患者，多达 68% 的肾移植病例可出现复发[640]；在补体新发突变的 TMA 患者中，肾移植后复发见于 29% 的病例[641]。

在 aHUS 患者中，补体突变也可以使 2 个甚至 3 个缺陷的组合[621, 642–646]。在一项美国队列中，12% 的患者有一个以上的基因突变[636]；荷兰（儿科）队列中 9% 的患者携带组合突变[645]。此外，已报道在 aHUS 患者中存在补体基因遗传单倍型和 SNP，并可能作为疾病的易感因素[623]。这些异常是可以叠加的[647]，并且单独的 SNP，例如 MCP（CD46）可能不足以引起疾病[648]。最新证据表明，补体基因风险单倍型的组合可以增加疾病的外显率[637]。

在造血干细胞移植（HSCT）[649, 650]、妊娠[651]、CblC 缺乏[652]、恶性高血压[653]、药物暴露[654, 655] 和难治性抗体介导排斥反应（AMR）[656] 的背景下，继发性 TMA（稍后讨论）患者也发现了补体突变或自身抗体。

2. 临床表现

aHUS 是一种极其罕见的疾病，发病率约为 0.5/100 万人。aHUS 可见于儿童和成人[643, 657]。来自全球 aHUS 登记处的数据显示，从 30 岁开始女性患者占多数，而低年龄组则表现为以男性为主（男性发病的中位年龄为 10 岁，女性为 25.6 岁）。在女性中发现的这种模式可能反映了由妊娠引起的 aHUS 风险增加[621]。虽然起病年龄与任何已鉴定的潜在补体异常无关，但对单个补体缺陷的分析明确了其特定的疾病模式：CFI 突变患者通常在成年期发病，而 MCP/CD46 突变患者通常在儿童期发病。在儿科队列中，抗 CFH 自身抗体患者比其他补体异常患者（中位年龄 6.4 岁）年龄较大。值得注意的是，在 6—17 岁，抗 CFH 自身抗体是 aHUS 最常见的原因[621]。

正如先前所述[643, 657]，无 ESRD 的 aHUS 患者存活率较低，肾脏预后受潜在的补体缺陷的影响：CFH 突变患者预后较差；与基因检测阴性者相比，无 ESRD 的 MCP（CD46）突变患者存活率更高。此外，抗 CFH 自身抗体阳性患者预后相对良性，仅略差于抗体阴性患者[648]。肾脏预后也取决于首次发病的年龄，儿童期发病的 aHUS 患者在肾功能下降方面表现出明显的优势[621]。

aHUS 致病突变和自身抗体，以可变 / 不完全外显率为特征。编码 MCP（CD46）基因的突变[630]及其他遗传和自身免疫性 aHUS 均有不完全外显率的特征[643, 658, 659]。按照目前的概念，遗传性和自身免疫性缺陷可呈现出一种特定但多变的易感性风险。它可以与表观遗传或环境因素相互作用，超过疾病发病的阈值（多重打击假说）[366]。虽然，除上述危险单倍体外，迄今为止其他表观遗传因素仍未阐明，但已认识到一些触发 aHUS 首次发病或疾病复发的“环境”因素：如呼吸道和胃肠道感染[637, 660]及妊娠[651]。TMA 移植后复发与缺血再灌注损伤、免疫抑制剂物和 AMR 有关[661–663]。

3. 治疗

aHUS 治疗包括支持治疗（RRT、降压药物、液体和电解质管理）、血浆治疗（PI、PLEX）和特异性补体靶向治疗（抗 C5 抗体依库珠单抗）[563, 565, 664]。抗 CFH 自身抗体引起的 aHUS（DEAP-HUS：CFH 相关蛋白的缺乏和抗 CFH 自身抗体阳性 HUS）[627]的治疗，除依库珠单抗外，还包括 PLEX 和免疫抑制治疗（即类固醇、环磷酰胺、MMF、利妥昔单抗及其组合）[563, 565, 639, 665, 666]。在依库珠单抗出现之前，血浆治疗是治疗 aHUS 的主要手段。然而，治疗效果有限（约 50%），进展至 ESRD 的风险很高（约 50%）[410, 561, 643, 657]。

依库珠单抗的出现，标志着 aHUS 患者治疗模式的转变。依库珠单抗是一种人源化的单克隆 C5 抗体，特异性结合补体 C5，防止其裂解为强力过敏毒素 C5a 和 C5b，抑制随后 MAC、C5b–9 的形成而启动 TP[485]。在首次成功用于治疗 PNH 之后[667, 668]，依库珠单抗开始在儿童和成人急性和慢性 aHUS 病例中使用，并被证明在阻断补体激活、逆转急性 TMA 和预防 TMA 进展和复发方面具有明显疗效。依库珠单抗对预防肾移植后疾病复发也是有效的[669, 670]。临床试验表明，依库珠单抗治疗不仅可以恢复 TMA 急性期的肾功能，而且甚至在慢性 TMA 中也可以使得肾功能部分恢复，有助于停止透析[599, 671, 672]。值得注意的是，依库珠单抗的疗效与潜在的遗传或自身免疫性补体缺陷无关[599, 671, 672]。

目前推荐的依库珠单抗的治疗方案包括诱导和维持阶段。依库珠单抗的剂量和治疗间隔分别根据患者年龄和体重来制订。对于成年 aHUS 患者，4 周诱导期内每周使用一次依库珠单抗，随后进入（没有时间限制）维持阶段，每 2 周使用一次[599]。值得注意的是，这个治疗方案适用于任何已明确基因缺陷的患者。然而，在抗 CFH 自身抗体介导的 aHUS 患者中，治疗方案和建议存有差异：①依库珠单抗单药治疗[599, 666]；②通过 PLEX、类固醇、环磷酰胺、MMF、利妥昔单抗或其各种组合进行免疫抑制治疗[639]；③依库珠单抗和免疫抑制联合治疗[563, 665]。总体治疗原则是基于对疾病自身免疫特性的认识，以抗 CFH 自身抗体作为治疗靶点和监测指标。最近的改善全球肾脏病预后组织（KDIGO）共识会议提出了序贯治疗 DEAP HUS 的方法：①急性期使用依库珠单抗；②随后引入 PLEX 或免疫抑制剂，以消除循环中的自身抗体和防止新的自身抗体产生；③当自身抗体滴度低于检测阈值时停用依库珠单抗[563, 665]。

依库珠单抗的治疗通常耐受性良好，不良反应罕见且轻微[599, 671, 672]。在一个小型病例队列中，观察到由依库珠单抗治疗引起肝酶升高，这种并发症通常是短暂的，肝活检显示与特定病理类型无关[673]。由于依库珠单抗治疗患者易受革兰阴性细菌（如脑膜炎奈瑟菌）的感染，因此在开始依库珠单抗治疗之前，要求严格完成脑膜炎球菌的疫苗接种。近来建议长期使用青霉素预防治疗，以彻底防止革兰阴性菌感染[599, 652, 674]。

国际上现已达成共识，在确诊 aHUS 的成人患者和疑诊 aHUS 的儿科患者中，使用依库珠单抗进行补体靶向治疗。在所有 aHUS 确诊病例的重新治疗，以及肾移植患者的治疗或 aHUS 复发的治疗，依库珠单抗作为一线方案。然而，治疗持续时间尚无公认的结果，缺乏安全停用依库珠单抗的标准。在个别病例和小型病例队列中已有报道，将血尿作为可靠的监测指标停用依库珠单抗[675]。患者停用依库珠单抗治疗后，aHUS 复发的风险性取决于 MCP/CD46 和 CFH 基因突变的类型，分别位于低风险和高风险区[547]。最近的研究致力于发现可靠且实用的 aHUS 疾病活动性生物标志物及能够监测治疗效果的检测方法（如前所述）[571, 575]。

二十四、可能由补体介导的继发性血栓性微血管病

（一）移植相关性血栓性微血管病

移植相关性血栓性微血管病（transplant-associated thrombotic microangiopathy，TA-TMA）可表现为新发疾病、复发疾病或抗体介导的疾病复发[640, 641, 676]。诊断方法和检测手段与先前讨论的 aHUS 相似。由于补体失调是大多数病例的中心环节，所以补体靶向治疗作为首选。戒断或退出治疗需要慎重考虑，并应以遗传学发现和先前的临床表现为指导。

（二）肾移植后复发性非典型 HUS

肾移植后 aHUS 复发的风险高，且移植物存活率低。最近对 57 例接受肾移植的 aHUS 患者进行的一项研究显示，TMA 复发发生在移植后早期，1 个月累计发病率为 43%（19/44），1 年累计发病率为 70%（31/44）[640]。补体突变类型可以预测复发风险，存在补体突变和低 C3 水平的患者移植物失功的风险性最高。携带 CFH 和功能获得性突变（如 C3 或 CFB）的患者复发的风险较高；携带 CFI 突变或高危 CFH 基因纯合的患者复发风险适中；基因检测阴性的患者复发风险较低[640]。几例 CFH 抗体效价低的患者，成功移植后无 aHUS 复发[415]。尽管有证据表明 CNI 在体外有内皮毒性，但 CNI 免疫抑制剂治疗与这些患者复发的高风险无关[677]。因此，目前尚没有支持移植后 aHUS 复发患者停止 CNI 治疗的证据。

aHUS 患者的肾移植需要慎重考虑，应在移植前行 CFH 抗体筛查和补体基因检测。最近，预防性治疗与补体靶向治疗改善了患者的预后，使移植也可以用于高危患者。对于复发风险较高的患者，应考虑将依库珠单抗作为一线（预防性）治疗[678]。在疾病复发时，依库珠单抗作为首选，并应在确证 aHUS 复发后尽快进行治疗[679]。除了 1 例患者在移植后第 1 天因动脉血栓形成而造成移植物失功外，依库珠单抗治疗成功用于 13 例患者的预防性治疗和 17 例患者复发后的治疗[670, 679]。虽然移植后复发的患者表现出良好的疗效，但应该考虑依库珠单抗预防性治疗，特别是在高危患者中。

（三）肾移植后新发血栓性微血管病

肾移植后接受环孢素治疗的患者中 4%～15% 出现新发 TMA，接受他克莫司治疗的患者中 1% 出现新发 TMA，并且 TMA 患者中 1/3 出现移植物失功[366]。虽然 CNI 与 TMA 复发无关，但 CNI 在移植后新发 TMA 中具有独立作用。此外，在移植后新发 TMA 患者中，29% 的患者检测到补体突变(即 CFH 和 CFI）[641]。这种现象仍是人们对 CNI 相关毒性了解最少的一种。CNI 毒性主要是通过其对血管内皮的影响而发生的[645]。CNI 可引起内皮细胞损伤[680, 681]，与细胞线粒体功能障碍和活性氧形成有关[682]。环孢素的暴露也会诱导内皮微粒的形成，从而导致 AP 的激活[677]。

关于肾移植术后新发 TMA 的治疗尚缺乏共识。常采取（暂时）停用 CNI[683, 684]。移植后对 14 例 aHUS 或新发 TMA 患者采用无 CNI、西罗莫司的免疫抑制方案。治疗结果显示，13/14 例患者长期有效，但 53% 的患者出现了急性排斥反应[711]。西罗莫司治疗最近也与移植后 TMA 有关，不推荐使用无 CNI 的免疫抑制方案[366, 679]。鉴于肾移植后新发 TMA 患者补体改变率高，补体靶向治疗是一种合理的选择。据报道，在 4 例肺肾联合移植或胰肾联合移植或 ABO 血型不相容肾移植后新发 TMA 的患者中，使用依库珠单抗治疗。依库珠单抗治疗可迅速促进血液和肾脏修复[366]。

（四）AMR 相关性血栓性微血管病

TMA 见于 4%～46% 的 AMR 患者，并与移植物失功的风险增加相关[685]。供者特异性抗体有可能通过 CP 激活内皮上的补体系统（这是可能急性 AMR 的发病机制），并且其促进慢性炎症过程（可能是慢性 AMR 的机制）[686]。过敏毒素促进炎症细胞浸润。此外，C5b-9 可能直接损伤同种异体移植物[686]。最近报道供者特异性人类白细胞抗原抗体结合 C1q 并启动 CP 的能力，与 AMR 和移植物失功的风险增加相关[687]。在一例 CFHR3-CFHR1 纯合缺失患者的报道中，描述了伴有严重的 TMA 的 AMR[656]。

迄今为止，无论在活检中是否发现 TMA，尚没有明确的 AMR 治疗方案。在 26 例高危肾移植受者中预防性使用依库珠单抗，AMR 的发生率从

41% 降低至 8%[688]。在同一项研究中，移植后 1 年的肾活检结果在组间具有可比性，但并不能防止交叉配对阳性且抗体滴度高的患者发生慢性排斥反应。已有几例用依库珠单抗成功治疗 AMR 的病例报道[366]。相反，也有文献报道了对依库珠单抗无效的病例[689, 690]。

（五）骨髓 / 干细胞移植相关性血栓性微血管病

据估计，同种异体移植和自体移植后 TMA 的发生率分别为 0.5%～15% 和 0.1%～0.25%[691]。骨髓移植（BMT）/ 造血干细胞移植（HSCT）后 TMA 的发生与高死亡率相关。在 BMT/HSCT 病例中，诊断 TMA 具有挑战性。因为血小板减少、肾功能不全和破碎红细胞也可见于其他并发症，如移植物抗宿主病（graft versus host disease，GVHD）和全身感染[692]。有学者指出，乳酸脱氢酶、蛋白尿和高血压可以是这类患者 TMA 的首发表现，并且近期发表了一种该类型 TMA 的诊断风险评分[649]。TMA 患者也可能缺乏破碎红细胞[650]。

内皮细胞损伤、化疗药物和其他药物（如环孢素）、血栓前状态，以及其他危险因素（如静脉导管、感染和 GVHD）很可能导致 TMA 发病[692]。内皮细胞的再生是有限的，因为骨髓内皮祖细胞群（内皮细胞修复的来源）被预处理治疗耗尽[692]。

在有 TMA 的 HSCT 受者中，65% 的患者发现了补体的变异，而在没有 TMA 的 HSCT 受者中只有 9% 的患者发现变异，包括 CFH 抗体和（或）杂合子 CFHR3–CFHR1 缺失和调节子突变。补体改变与疾病严重程度和死亡率增加相关[650]。BMT 或 SCT 后 TMA 的发生可能是多因素的，需要遗传易感性和继发性内皮细胞活化相结合[366, 650]。70% 的 TMA HSCT 患者补体激活标志物如 sC5b–9 出现升高。血液 sC5b–9 水平的升高与蛋白尿有关，与 HSCT 后重症 TMA 表型相关，如不治疗将导致不良后果[649]。

BMT/HSCT 相关 TMA 的优化管理尚未建立。其治疗主要是支持治疗或针对潜在疾病的治疗。许多文献将 CNI 和西罗莫司作为内皮损伤的重要因素进行讨论。暂时停用该类药物的临床决策，必须平衡随后可能增加的 GVHD 风险，并且只应在严重肾损伤或严重高血压患者中考虑。对于高风险的 GVHD 和控制良好的高血压和肾功能患者，不需要改变免疫抑制方案[650]。

两项包括 260 例患者的回顾性研究显示，血浆交换（plasma exchange，PE）的中位有效率为 37%～55%，死亡率为 80%～100%[692]。达到 TMA 缓解时间的延长与死亡率相关[693]。其他报道的治疗方案包括利妥昔单抗、去纤核苷酸和静脉注射免疫球蛋白，但有效率不等[366]。最近，随着对补体作用认识的扩展，依库珠单抗已被用于多个病例和一项包括 30 例患者的单中心前瞻性研究。单中心前瞻性研究包括蛋白尿、补体的激活和多器官损害的患者。接受依库珠单抗治疗的 TMA 患者 1 年生存率为 62%，而没有接受治疗者为 9%。患者治疗次数的中位数为 14 次，并在疾病缓解后安全停用。值得注意的是，这些患者依库珠单抗清除率不同，需要基于药代动力学和治疗效果（即 CH50 的抑制）而制订个体化的用药方案。早期治疗对预后至关重要。在同一项研究中，仅具有微血管病血液学征象而无蛋白尿或 sC5b–9 升高的患者无须治疗即可达到 TA–TMA 完全缓解[649, 650]。

（六）肾小球病变与血管炎相关的血栓性微血管病

在 SLE、ANCA 血管炎、APS、IgAN、MN 和 IC–MPGN/C_3G 患者中也有 TMA 的报道。只有少数患者被报道，大多数患者没有进行深入的基因检测。治疗策略包括各种免疫抑制方案和对症治疗，例如高血压和肾功能受损。

（七）SLE 相关性血栓性微血管病

估计 SLE 相关性 TMA 的患病率为 1%～4%，而肾脏受累患者的患病率更高[694, 695]。SLE 肾活检中 TMA 病变检测率为 24%，其中 80% 缺乏 TM 的临床诊断[696]。狼疮性肾炎和肾 TM 患者的预后（死亡率 34%～52%）和治疗反应较差[695, 696]。感染是 SLE 相关 TMA 的主要诱因，并与不良预后相关[697]。

补体激活是 SLE 中 CP 激活和 aHUS 中 AP 激活的标志性特征。在 15 864 例 SLE 患者的大型病例对照研究中，证实了 CFHR1/CFHR3 缺失与 SLE 的相关性。值得注意的是，与 DEAP HUS 不同，这些患者均为抗 CFH 自身抗体阴性[698]。然而，在瑞典队列中，6.7% 的 SLE 患者检出了抗 CFH 自身抗体[697, 699]。有使用 PLEX 和依库珠单抗成功治疗

TMA 和 SLE 联合综合征的个案报道。

（八）APS 相关性血栓性微血管病

APS 或危及生命的危重症 APS 是一种自身免疫性疾病，其特征是由于产生针对磷脂的自身抗体而导致的动脉和静脉血栓形成[700]。APS 肾病较为常见（占病例的 71%），组织病理学常表现为 TMA[701]。APS 与移植后复发相关，表现为 TMA，特别是在移植后早期。值得注意的是，抗磷脂抗体通过 CP 引起补体激活。

在肾移植术后发生 TMA 的 3 例 APS 肾病患者的肾活检中，检测到受累血管内皮细胞上 C4d 和 C5b-9 染色呈强阳性[702]。在这些患者中，PLEX 失败后开始依库珠单抗治疗，并且成功地逆转了 TMA 的临床和组织病理学改变。尽管终末补体被抑制，C5b-9 仍可沉积数月，并且慢性血管病变无法预防[702]。

（九）IC-MPGN/C_3G 相关性血栓性微血管病

与 aHUS 相似，C_3G 与 AP 激活（功能获得）和调节（功能丧失）突变相关，并且与稳定 AP 转化酶 C3bBb 的自身抗体相关[380]。aHUS 和 C_3G 不仅在病理上有相似之处，在表型上也部分重叠，先前诊断为 aHUS 的患者发展为 C_3G，或者 C_3G 发展为 aHUS，或者当携带相同补体突变的同一家系中不同个体出现 aHUS 或 C_3G 等现象较普遍[366]。在 IC-MPGN 患者中也检测出了补体突变或自身抗体（即 C3NeF）[437]。因此，尽管文献有限，但在 IC-MPGN/C_3G 患者中，补体靶向治疗有一定的作用，特别是在潜在的补体改变和 TP 激活方面[487]。

（十）ANCA 血管炎相关性血栓性微血管病

在 15% 的 ANCA 血管炎（ANCA associated vasculitis，AAV）患者中也检测到 TMA，与不良预后相关[437]。在 AAV 中，内皮细胞的激活和损伤由活化的中性粒细胞和随后的补体激活引起，这可能导致 TMA[703]。

治疗 AAV 包括免疫抑制剂和抗炎药物，以及抗体消耗药，如 PLEX 和利妥昔单抗。补体在 AAV 发病机制中的作用，引发了对补体靶向治疗的研究，C5A 受体（C5aR）阻断已被证实能改善该疾病预后[432, 704]。

（十一）恶性高血压相关性血栓性微血管病

疾病名称即提示这是由恶性高血压导致 TMA 的一类疾病。然而，目前个别病例中积累的证据，为如今逆转这一概念提供了理论依据，TMA 是引发这种疾病的罪魁祸首，并且是继微血栓形成后引起的继发现象。在出现恶性高血压和 TMA 的患者中，应遵循 aHUS 的诊断和治疗方法（表 72-8）。高血压导致内皮细胞功能障碍、血小板活化、凝血酶增加，从而促进血栓形成[705]。虽然使血压正常化仍然是急性和慢性阶段的主要目标，但在某些患者中还报道了针对补体的靶向治疗[366]。

（十二）药物相关性血栓性微血管病

在 13% 的患者中发现了药物与 TMA 的关联性[706]，主要出现在使用 CNI（前文讨论过）和 mTOR 抑制剂（如西罗莫司）治疗的患者中[707]。与 TMA 相关的其他药物包括奎宁、化疗药物、血管内皮生长因子（VEGF）抑制剂、抗血小板药物和可卡因[708-712]。ADAMTS13 突变或抗 ADAMTS13 自身抗体在与抗血小板药物替氯匹定相关的 TMA 中显著存在[708]。

导致药物性 TMA 的机制包括内皮的直接损伤、血管收缩、血管扩张受损、促凝活性增加和抗血小板活性增加。有些患者可能存在遗传易感性[366]。TMA 和 VEGF 抑制剂如贝伐单抗的相关性，表明 VEGF 是肾小球内皮细胞完整性的关键因素[713]。

药物相关 TMA 的治疗包括尽可能去除疾病诱导剂，并在潜在补体改变的患者中进行补体靶向治疗[366]。

二十五、血栓性血小板减少性紫癜

（一）病理

必须将 TMA TTP 与 aHUS 区分开来。与 aHUS 一样，TTP 是一种潜在的危及生命的微血管血栓栓塞性疾病，其特点是器官缺血（主要缺血器官是大脑，也包括心脏、胃肠道和肾脏），血小板减少（$<30\times10^9/L$），以及血涂片上出现破碎的红细胞[553-555]。1924 年，Moschcowitz 首次描述了 TTP[714]；1982 年 Moake 在慢性复发性 TTP 病例中发现了 vWF 加工过程中的缺陷，揭示了它的发病机制[715]。

vWF 加工缺陷，裂解受损，归因为 ADAMTS13（一种具有凝血酶致敏蛋白基序的整合素和金属蛋白酶 13）的功能缺陷[716, 717]。值得注意的是，目前认为 ADAMTS13 活性下降至低于 10% 即可确诊[555–557]。*ADAMTS13* 纯合或杂合突变导致 ADAMTS13 缺陷，引起遗传性或先天性 TTP（congenital form of TTP，cTTP；Upshaw–Schulman 综合征）[717–719]；或者抑制性 ADAMTS13 自身抗体的形成导致 ADAMTS13 缺陷，形成获得性免疫介导的 TTP（iTTP）[716]。TTP 在成人中更常见，标准化的成人年发病率为每年 2.88×10^6，儿童为每年 0.09×10^6[720]。值得注意的是，成人更可能被诊断为 iTTP，但儿童更可能被诊断为 cTTP[555, 557]。

vWF 是由内皮细胞和巨核细胞合成的单体 pre–pro–vWF，经修饰后成为 pro–vWF，并形成典型的超大型 vWF（ultra–large vWF，ULVWF；＞10 000kDa）多聚体。vWF 单体的分子结构以其多结构域为特征；vWF 多聚体被包装并储存在颗粒状区室中，即内皮细胞中的 Weibel–Palade 体和血小板中的 α 颗粒。除了储存，这些颗粒还促进 vWF 释放到循环中[721, 723]。不受刺激的情况下基础 vWF 释放率低，而受到刺激时，例如细胞内钙或环磷酸腺苷水平升高，调节性 vWF 释放[721]。在血流的剪切应力下，分泌的 vWF 展开并延长形成 100～500μm 的串状物，从而暴露出其隐藏的血小板结合位点（A_1 结构域；糖蛋白 1b 血小板和胶原结合位点）[723, 724] 和 ADAMTS13 切割位点（A_2 结构域）[725]。

在生理状态下，vWF 多聚体受到 ADAMTS13[717, 728] 这种锌蛋白酶[726, 727] 的蛋白水解（A_2 结构域），以防止多聚体变得过大[729]。释放的 vWF 也可以与胶原结合[730]。分泌的 vWF 与循环中的不同，以球形存在，从而维持血小板 GP1b（A_1 结构域）和 ADAMTS13 切割位点（A_2 结构域）的隐藏状态，防止血小板结合和血凝块形成[699, 731]。

附着在内皮细胞上的 vWF 多聚体，在剪切应力下下发生结构改变，从而使 ADAMTS13 能够将之裂解[732, 733]。然而，当 ADAMTS13 活性由于 ADAMTS13 突变或抑制性自身抗体而降低（＜10%）时，ULVWF 多聚体持续存在于循环中，结合、积聚和激活血小板，从而启动富含 vWF 的血小板血栓的形成，这是 TTP 微循环阻塞的标志[555, 557, 723, 734–737]。

（二）临床表现

TTP 的临床特点是非免疫性 MAHA、血小板减少、神经系统症状（通常较短暂，从头痛或精神变化到局灶性体征、癫痫和昏迷）、不同程度的肾功能不全和发热，这些共同构成了 88%～98% 患者 TTP 的经典五联征[555, 557, 738]。疾病发作前通常有前驱表现，包括疲劳、关节痛、肌痛、腹痛或腰痛。心脏受累可能包括心肌梗死、充血性心力衰竭、心律失常、心源性休克和心脏骤停。消化道受累可包括腹痛、恶心、呕吐和腹泻。尸检研究显示几乎所有器官都有微血管血栓，特别是在大脑、心脏、肾脏、消化道、脾脏、胰腺和肾上腺。值得注意的是，血栓在肺和肝脏中较罕见[555, 557]。

ADAMTS13 活性水平＜10% 为该病特征；检测抑制性 ADAMTS13 的自身抗体或 *ADAMTS13* 基因突变可明确诊断[555, 557]。TTP 是一种慢性疾病，常表现为严重急性 TMA 发作，这与高死亡率（20%）和首次急性疾病发作幸存者复发的持续风险相关[555, 557]。

既往，TTP 与 aHUS 的临床区别，主要是基于 TTP 中 CNS 受累较常见，以及肾脏受累相对较少。然而，虽然肾脏受累在 TTP 中不常见，但也可发生在多达 27% 的 TTP 患者中[739, 740]；虽然神经系统受累在 TTP 患者中经常发生（高达 50%），但在 aHUS 患者中也有 10%～30% 的发生率[741]。目前 TTP 确诊标准涉及测量血浆 ADAMTS13 活性，使用多聚 vWF 底物进行 ADAMTS13 活性测定较为困难[742–744]。如今，基于荧光共振能量转移的测定方法，使用最小功能性 ADAMTS13 底物，该底物由 vWF A2 域中的 73 个氨基酸残基（D1596–R1668）组成[742, 744]。一般认为 ADAMTS13 活性低于 10% 高度提示 TTP，通常被用作诊断指南[679]。其他诊断标准包括血小板减少的程度、血清肌酐水平等，TTP 患者血小板水平通常＜30×10^9/L（相对于＞30×10^9/L 的 aHUS），血清肌酐水平反映了 TTP 中肾损害程度（低于 aHUS）[555, 557]。

TTP 终身可复发，反复发作可能危及生命。大多数复发发生在先前发病后的第一年或第二年，但最晚可在 10～20 年后发生[740]。第一次发病后，TTP 复发的特征是 ADAMTS13 活性下降，这一发现表明可持续监测 ADAMTS13 的活性，以便进行早期治疗 [557]。

（三）治疗

在满足 TMA 诊断标准的成年患者中，除了多种形式的继发性 TMA 之外，STEC-HUS、aHUS 和 TTP 是的主要鉴别诊断。在缺乏 STEC-HUS 和继发性 TMA 的临床或诊断证据的情况下，TTP 和 aHUS 仍是鉴别诊断的关键。在成人患者中，TTP 的可能性明显高于儿童患者（儿童患者中更可能发生 aHUS），立即开始治疗是至关重要的 [563, 679, 745]。

急性 TTP 发作是临床急症，需要立即强化治疗 [555]。TTP 预后既往较差，但随着血浆治疗的实施，其生存率从小于10% 显著提高到大于80% [746]。

血浆治疗适合于 iTTP 和 cTTP，可以 PI 或 PLEX 的形式提供。虽然这两种治疗方式都适合于补充或取代 ADAMTS13 的功能下降或缺失，但 PLEX 可以去除循环抑制 ADAMTS13 自身抗体及高分子量 vWF 多聚体。在 1991 年，PI 与 PLEX 治疗成人 TTP 患者的随机对照试验建立了血浆容量依赖性反应（9 天：PLEX 为 47% vs. PI 为 27%）和生存率（6 个月：PLEX 为 78% vs. PI 为 49%）[747, 748]。新鲜冰冻血浆（单个个体供者）和洗涤血浆（多个供者）相比，冰冻血浆中含有高分子量蛋白，包括高分子量 vWF 多聚体。iTTP 患者持续进行 PLEX 形式的血浆治疗（在急性期甚至可能每天 2 次），直至血小板计数恢复、溶血和器官功能障碍缓解。相反，在 cTTP 中，慢性周期性 PI 形式的血浆治疗可能就足够了 [555, 557, 749]。

对于 iTTP，其他治疗策略包括使用免疫抑制剂、皮质类固醇或生物制剂，如利妥昔单抗。据报道，在系统性使用 PLEX 之前，55% 有血液学表现的 TTP 患者中成功使用了糖皮质激素 [750]，使用大剂量糖皮质激素可使 77% 的患者缓解 [751]。此外，使用糖皮质激素与 PLEX 联合治疗，可减少实现缓解所需的 PLEX 次数 [752]。

在 iTTP 患者中 CD20 单克隆抗体利妥昔单抗的使用仍存在争议。作为一种 B 细胞耗竭药物，利妥昔单抗已被建议用于 iTTP，并已在多项试验中证明是有益的 [753–759]。利妥昔单抗与 PLEX 联合使用（每日使用PLEX+ 每周 4 次使用利妥昔单抗）是成功的，其目的是更好地恢复 ADAMTS13 活性并更有效地清除抗 ADAMTS13 自身抗体，也可作为用于减少 TTP 复发的次数和频率的一线治疗 [757–760]。

对于难以通过利妥昔单实现浆细胞耗竭的 TTP 患者，可选择针对多发性骨髓瘤患者制订的治疗策略，并且已有报道将硼替佐米成功用于利妥昔单抗难治性 TTP 患者的抢救治疗 [761–763]。

最近，重组 ADAMTS13 作为 ADAMTS13 的替代治疗，已成为 cTTP 和 iTTP 的一种很有前景的治疗策略。重组 ADAMTS13 有效地恢复了 cTTP 中 vWF 的剪切活性 [764]。在 iTTP 中，重组 ADAMTS13 所需剂量依赖于抗 ADAMTS13 抗体滴度 [765]。最近一项关于重组 ADAMTS13（BAX930）的人类 I 期临床研究显示，在 15 例 cTTP 患者中，治疗是安全、非免疫原性且耐受性良好的。重组 ADAMTS13 的药代动力学曲线与 PI 相当，并有药代动力学活性的证据。观察到 ADAMTS13 抗原和活性水平随剂量的增加而增加，在 1h 后达到最大效果。此外，随着剂量的增加，观察到剂量依赖性的 vWF 裂解产物持续存在和 vWF 多聚体的减小 [745]。

目前正在研究的其他治疗方法包括修饰血小板的 vWF 吸附的药物，以及干扰 vWF- 血小板相互作用的药物。

在 *Adamts*13$^{-/-}$ 小鼠中，已证明还原剂 N- 乙酰基巯乙胺可解聚 vWF 多聚体，并防止血凝块形成。此外，N- 乙酰基巯乙胺还减少了 vWF 二硫键，从而抑制由 GP1b 介导的 vWF- 血小板相互作用 [766]。N- 乙酰基巯乙胺成功预防了 5/8 TTP 患者中血凝块的形成，目前正在进行临床试验（clinical trials.gov 标识符 $NCT_0$1808521）[555, 557]。

卡普赛珠单抗（caplacizumab）是一个识别 vWF A_1 结构域的人源化免疫球蛋白，从而防止 vWF 与血小板通过 GP1b 结合 [94]。近期，有研究在 PLEX 期间及之后 30 天使用卡普赛珠单抗进行了二期随机试验（TITAN），成功缩短了血小板计数正常化的时间。在 ADAMTS13 活性持续降低的患者中，卡普赛珠单抗停用后 TTP 迅速复发。目前一项后续试验（HERCULES）正在研究，有关在治疗 30 天后 ADAMTS13 活性为 10% 的患者中延长卡普赛珠单抗的治疗。

二十六、累及肾脏的系统性疾病

过敏性紫癜和 IgA 肾病

1. 概述

IgA 肾病是儿童最常见的慢性肾小球肾炎[767]，而过敏性紫癜（Henoch–Schönlein purpura，HSP）是儿童最常见的血管炎，肾小球肾炎是其最常见的慢性表现[768]。1968 年 Berger 和 Hinglais 第一次在病毒性上呼吸道感染伴肉眼血尿的患者中描述此种疾病，IgA 肾病现在被认为是世界上最常见的原发性肾小球疾病[769, 770]。虽然 IgA 肾病早期被认为是一种良性疾病，但随后的研究表明，20%～50% 的成人和儿童最终发展为 ESRD[770–775]。与仅限于肾脏的 IgA 肾病相比，HSP 肾炎是一种多系统疾病，主要影响皮肤、关节、胃肠道和肾脏[776, 777]。由于这些疾病具有许多共同的病理和临床特征，因此将他们放在一起讨论。

2. 流行病学

尽管 IgAN 遍布全球，但其发病率在不同地区之间差异很大。在北美，它仅占所有原发性肾小球肾炎病例的 5%～10%；而在欧洲，它占病例的 20%～30%；在环太平洋地区则占近 50% 的病例[778]。人们普遍认为，遗传和环境因素是造成这种多样性的主要原因，各国间采用尿液筛查方法的不同也可能在疾病诊断中发挥作用[779–781]。虽然 IgA 肾病在儿童和成人中均会发生，但最常出现在 20—30 岁[770]。在儿童中，IgA 肾病发生的男女比例通常约为 2∶1[773, 775, 782]。

与 IgA 肾病相比，HSP 的发生率概乎高出约 20 倍。但是，由于只有少数（约 30%）HSP 儿童发生肾小球肾炎，而且最常为轻症，因此临床表现显著的 HSP 肾炎发生率可能低于 IgA 肾病[277, 783–785]。虽然 HSP 肾炎稍好发于男性，男女比例约为 1.5∶1，但 HSP 的男女发病比例约为 1∶1[775, 786, 787]。此外，与成人相比，HSP 在儿童中发生率更高，在 4—5 岁发病率最高，但在 2 岁以下儿童中很少见[293, 788–790]。HSP 的发病率也有明显的季节变化，发病高峰为冬季[310, 783, 787]。

3. 病理

IgA 肾病的分子发病机制尚未完全阐明，但认为是免疫复合物介导的疾病。这种疾病的特点是在肾小球系膜中电子致密物沉积，组成成分至少部分包含 IgA 或 C3。此外，诱导 IgA 免疫复合物的情况也会诱导 IgA 肾病的发生。据报道，系膜沉积物主要成分为 IgA_1 亚类，并以聚合物形式而不是单体形式存在[791, 792]。虽然尚未得到证实，但目前人们怀疑 IgA_1 铰链区 O 链聚糖的不完全半乳糖化可能导致其血清水平升高，同时增加 IgA_1 复合物与肾小球系膜结合的倾向，刺激肾小球细胞和循环淋巴细胞产生细胞因子和生长因子，从而导致系膜细胞增殖和细胞外基质的沉积，这是 IgA 肾病的特征[793–796]。在疾病活动期，50%～70% 的 IgA 肾病患者血清 IgA 水平升高，治愈后恢复正常[787, 797, 798]。此外，各种 IgA 衍生的自身抗体和循环免疫复合物在 IgA 肾病患者中也经常被报道[799, 800]。最近，microRNA 也被认为在 IgA 肾病发病机制和疾病进展中具有潜在作用[801–804]。现有证据表明，IgA 肾病中的 IgA_1 沉淀和异常糖基化，似乎是一种遗传特征，而不是后天异常，在不同的家族可能有不同的疾病发生分子机制[805]。

4. 临床表现

在美国，约 75% 的儿童 IgA 肾病最初表现为肉眼血尿，而在日本仅占 26%[772, 773, 806, 807]。血尿通常发生在上呼吸道感染期间，并在 2～4 天内缓解。IgA 肾病与其他黏膜系统感染的相关性较低，如鼻窦炎或腹泻。其他不常见的表现包括镜下血尿伴蛋白尿、孤立性镜下血尿和孤立性蛋白尿。更少见的是（10% 的病例），IgA 肾病可出现肉眼血尿合并可逆性 AKI，儿童中很少出现的 CKD[772, 773]，RPGN 的发生率更低[808, 809]。约 25% 的儿童出现高血压，通常不严重，除非同时存在 AKI。

类似 IgA 肾病，HSP 肾炎可以在任何年龄出现，但 HSP 肾炎发病（4—6 岁）通常比 IgA 肾病（10—30 岁）要早得多。典型表现包括下肢紫癜样皮疹，常伴有腹痛，有时伴有关节炎。此外，25% 的儿童也会出现肉眼血尿，尽管 HSP 肾炎的肾脏表现可能不存在到出现严重的肾炎和（或）NS。值得注意的是，患有 HSP 肾炎的儿童患 NS 的可能性约为 IgA 肾病儿童的 2 倍[773, 810–813]。

5. 实验室检查

由于没有特定的血清学生物标志物来诊断 IgA 肾病，因此确诊取决于肾活检肾小球系膜是否有

IgA 沉积。然而，当怀疑 IgA 肾病时，实验室检查一般包括血清肌酐、血清白蛋白、血清 C3 水平、血清抗核抗体（排除可能的 SLE），以及完整的尿液分析和尿蛋白 / 肌酐的测定。诊断 HSP 肾炎包括识别 HSP 的临床特征，结合尿液分析和尿蛋白 / 肌酐等肾脏受累的证据。

血清 IgA 水平在 IgA 肾病和 HSP 肾炎中经常升高，但尚未发现具有足够敏感性和特异性的临床生物标志物[772, 814, 815]。血清 C3 和 C4 水平在这两种疾病中通常正常，PIGN、MPGN 或 SLE 肾炎存在低补体血症，这点有助于与 IgA 肾病相鉴别。虽然 HSP 肾炎儿童通常仅在严重病例中进行肾活检，但 HSP 肾炎和 IgA 肾病的肾活检结果实际上是无法区分的[787, 816]。

6. 治疗

由于不同的疾病进程和可能的多因素发病机制，儿童 IgA 肾病的有效治疗面临着巨大挑战，且仍存在一些争议[817]。此外，指导儿童 IgA 肾病治疗已发布的证据与指导成人治疗已发布的证据有很大的不同。具体来说，成人 IgA 肾病的治疗建议往往更为被动，更多地侧重于使用 ACEI 和 ARB 等非免疫抑制治疗，而治疗儿童 IgA 肾病则往往更为积极，通常包括免疫抑制。在这方面，表 72–12 列出了一些针对儿童 IgA 肾病的目前和新兴治疗方法。

对于仅表现为轻度 IgA 肾病或 HSP 肾炎的儿童，晨尿尿蛋白 / 肌酐 < 0.5，往往不需要治疗。对于无症状但疾病更为活跃的儿童，如晨尿尿蛋白 / 肌酐 > 0.5，通常开始使用 ACEI 或 ARB。相比之下，患有肾病范围蛋白尿或 NS 的儿童需要更积极的治疗。包括使用 ACEI 或 ARB 同时口服泼尼松（每日口服 2mg/kg；最大剂量 80mg/d）。如果该治疗成功诱导疾病缓解，则泼尼松剂量可在 2～3 个月内逐渐减少并停药。但是，如果持续存在大量蛋白尿，则需要起始其他免疫抑制治疗。此外，大多数儿科肾病医生建议对患有肾病综合征（NS）或肾病范围蛋白尿的儿童进行肾活检。如果肾活检显示有较多比例的新月体（通常 > 10%～20%），则使用静脉甲泼尼龙冲击治疗，每天使用，连续 3 天（通常为 10～30mg/kg 超过 1h；最大剂量 1000mg），进行更积极地免疫抑制，然后开始每日口服泼尼松，如前所述。

有趣的是，轻度 IgAN 患儿的自发缓解率很高。一项关于 555 例肾活检显示仅轻度肾小球异常的儿童队列研究显示，自诊断后 5 年的自发缓解（即无药物治疗）率约为 55%，10 年的自发缓解率约为 75%[818]。

如前所述，在成人和儿童 IgAN 和 HSP 肾炎中最广泛使用的初始治疗是 ACEI 和 ARB。虽然有可靠的数据表明它们在减少成人蛋白尿和保持肾功能方面的有效性[819, 820]，但支持这些药物对儿童中同样有益的数据较少[821, 822]。此外，据报道，ACEI 和 ARB 联合治疗对成人和儿童都具有有益和累加的积极作用[823–826]。

儿童 IgA 肾病和 HSP 肾炎的第二种最广泛使用的治疗方法是口服或静脉使用糖皮质激素冲击治疗。虽然使用非常广泛，但既往报道中的给药途

表 72–12　IgA 肾病或 HSP 肾炎儿童目前和新兴的治疗方案

免疫抑制	非免疫抑制
口服糖皮质激素	血管紧张素转化酶抑制剂
甲泼尼龙静脉冲击	血管紧张素受体阻滞剂
霉酚酸酯（和咪唑立宾）	鱼油[a]（Omega3 脂肪酸）
烷化剂[a]（环磷酰胺、苯丁酸氮芥）	扁桃体切除术[a]
钙调神经磷酸酶抑制剂[a]（环孢素、他克莫司）	中草药[a]（柴胡；TJ–114）
布地奈德[b]	抗凝药物[a]（华法林、尿激酶、抗血小板药物）

a. 不常用的治疗方法
b. 新出现的治疗方法

径、治疗剂量和持续时间上有很多差异，使得很难准确评估其疗效[785]。但是，现在有几项针对成人和儿童的随机对照研究，证明了它们在降低蛋白尿和维持肾功能方面的有效性[827–832]。

除 ACEI、ARB 和糖皮质激素外，鱼油也被用于 IgA 肾病的治疗。值得注意的是，尽管成年的随机试验表明使用 2 年鱼油减缓了肾脏疾病的进展，但一项与安慰剂治疗相比的随机研究中，接受 Omega 3 脂肪酸治疗的儿童未能显示出明显的肾脏保护益处[833–836]。

IgA 肾病的其他常用免疫抑制治疗包括环磷酰胺、MMF 或咪唑立宾和环孢素。有报道显示，这些药物均有一定的疗效，但通常不如先前所述的治疗受到青睐，这主要是由于相对缺乏明确的证据来支持其更广泛的使用[827, 837–840]。

也有一些非免疫抑制剂治疗 IgA 肾病成功的例子。据报道，扁桃体切除术具有轻微的疗效，但这些研究由于与其他治疗方法同时使用而使研究变得复杂，并且总体获益尚不明确[841, 842]。因此，目前仍然缺乏相关的证据支持其在 IgA 肾病中更广泛的使用。另一种非免疫抑制剂是中药柴苓汤（TJ–114）。虽然没有广泛使用，但日本小儿 IgA 肾病治疗研究小组对轻度 IgA 肾病儿童的一项大型随机对照试验显示，疾病早期治疗 2 年比没有治疗更有效[843]。此外，抗凝药物，包括华法林、抗血小板药物、尿激酶也被用于治疗 IgA 肾病[332, 831, 844]。尽管将其作为辅助治疗可能具有一定的潜力，但迄今为止的数据并不能支持将其作为 IgA 肾病的主要治疗措施。

目前有几种 IgA 肾病的新疗法，正处于不同研究阶段。迄今为止，只有布地奈德（一种针对黏膜产生 IgA_1 的糖皮质激素）已通过Ⅱ期临床试验，证明可以减少蛋白尿[845]。

最后，考虑到未来为改善儿童 IgA 肾病和 HSP 肾炎治疗的临床试验，应当指出的是，鉴于许多儿童的临床病程延长，当设计严格的临床试验用以比较潜在的新疗法与当前方法时，需要考虑到大多数儿童可能面临在临床研究终点前需将其转诊给成年肾脏科医师的问题。因此，为了证明新兴治疗在儿童 IgA 肾病和 HSP 肾炎的长期疗效和安全性，加强儿科和成人肾脏科之间的合作至关重要。

7. 预后

IgAN 儿童长期预后差异很大。据报道，可从完全缓解到发展为 ESRD。虽然儿童中大约 1/3 的患者可以达到完全缓解，但是长期研究显示，在诊断 15 年后进展性 CKD 的发生率为 9%，儿童最终 ESRD 的发生率为 20%～27%；而成人研究报道显示，在诊断 20 年后进展性 CKD 的发生率为 30%～35%[298, 767, 770, 772, 806, 807, 846–849]。

通常，不良的临床预后指标包括持续严重的蛋白尿和持续性高血压，而不良的组织学预后指标包括较高百分比的肾小球新月体、粘连或硬化，明显的肾小管间质改变，上皮下致密电子沉积，或肾小球基底膜裂解[296, 782, 848, 850–852]。

对于 HSP 肾炎患儿，由于报道的病例疾病严重程度存在明显差异，因此长期结局尚不明确。尽管一些报道指出 22%～25% 的儿童发展为 ESRD，但有其他报道估计，所有 HSP 肾炎儿童中，ESRD 的风险仅约 3%[308, 769, 786, 787, 810, 813, 844, 853–855]。

二十七、血管炎与肾脏病

血管炎或血管壁炎症是儿童肾小球损伤的少见病因，但可导致严重的肾小球肾炎，甚至死亡。血管炎症可导致血管壁狭窄或动脉瘤，并导致各种类型的肾小球肾炎，这取决于血管壁和器官受累的严重程度。因此，有关部门最近花费很大努力更新这些不同病变的术语[856]。表 72–13 总结了目前影响儿童的血管炎的分类。儿童最常见的血管炎类型是川崎病（Kawasaki disease，KD）和 IgA 血管炎（IgAV，即 HSP）。本章前文已经详细讨论了 IgA 血管炎和 IgA 肾病，而大血管血管炎、大动脉炎和巨细胞动脉炎在儿童中极为罕见，因此在本文的其他地方进行讨论。

（一）中血管炎

中血管炎包括两种原发性疾病，其中常见的是川崎病（KD），但很少有肾脏表现，另一个是结节性多动脉炎（polyarteritis nodosa，PAN），其在儿童和成人中都很罕见，但通常有肾脏表现（表 72–13）。

1. 川崎病

川崎病是一种血管炎，通常累及黏膜和皮肤，

表 72-13　以原发性受累血管为标准的儿童血管炎分类

小血管炎	中血管炎	大血管炎
抗中性粒细胞胞质抗体（ANCA）相关血管炎（AAV）（即寡免疫小血管炎）	川崎病（KD）	大动脉炎[a]
肉芽肿性多血管炎（Wegener、GPA；也可累及中等血管）		
显微镜下多血管炎（MPA）		
嗜酸性肉芽肿性多血管炎（Churg-Strauss 综合征、EGPA）[a]		
免疫复合物相关性小血管炎	结节性多动脉炎（PAN，也可涉及小血管）[a]	巨细胞动脉炎[a]
IgA 血管炎（Henoch-Schönlein）（IgVA）		
抗肾小球基底膜（抗 GBM）病		
低补体荨麻疹性血管炎（抗 C_{1q} 血管炎）[a]		
冷球蛋白血症性血管炎（CV）[a]		

a. 罕见于儿童

引自 Jennette JC, Falk RJ, Bacon PA, et al. 2012 revised International Chapel Hill Consensus Conference nomenclature of vasculitides. *Arthritis Rheum*. 2013;65:1–11.

众所周知其最易影响冠状动脉血管。这种常见的血管炎定义如下，儿童至少发热 5 天，并伴有以下 5 项标准中的 4 项：①手足或会阴区水肿、红斑或脱屑；②双侧非脓性结膜充血；③多形性皮疹（主要位于躯干）；④口腔和咽部黏膜充血；⑤颈部淋巴结肿大（典型为单侧）。仅少数川崎病患者有肾脏表现，包括无菌脓尿、蛋白尿、AKI 伴小管间质改变，很少有肾动脉瘤。NS 也已有报道，尽管它似乎不需要糖皮质激素治疗可自发缓解[857–861]。

2. 结节性多动脉炎（PAN）

目前 PAN 被定义为一种坏死性动脉炎，累及小动脉或中动脉，目前尚没有证据表明在静脉、毛细血管或微动脉中存在抗中性粒细胞胞质抗体或血管炎[856]。尽管其在儿童和成人中都非常罕见，但已经公布了儿童 PAN 的诊断标准[862, 863]。这种疾病与显微镜下多血管炎（microscopic polyangiitis，MPA）可在病理上相鉴别，因为它缺乏 ANCA 或坏死性肾小球肾炎，临床上胃肠道症状和周围神经病变的发生率更高[864]。临床表现通常包括发热、皮肤病变和肌痛，15%～20% 的儿童累及肾脏、心脏或肺[865–867]。值得注意的是，主要的肾脏表现是由于中等大小的血管受累引起的，包括肾血管性高血压和动脉瘤，可能会发生破裂或出血。治疗一般包括口服和（或）静注糖皮质激素联合环磷酰胺[868–870]。

（二）小血管炎

小血管炎现在分为两大类（表 72-13）。第一类是 AAV，包括肉芽肿性多血管炎（granulomatosis with polyangiitis，GPA；Wegener）、显微镜下多血管炎（microscopic polyangiitis，MPA）和嗜酸性肉芽肿性多血管炎（eosinophilic granulomatosis with polyangiitis，EGPA；Churg-Strauss 综合征）。第二类是免疫复合物（IC）小血管炎，包括 IgA 血管炎（HSP）、抗 GBM 病、低补性荨麻疹性血管炎（抗 C_{1q} 血管炎）和冷球蛋白血症性血管炎。表 72-14

表 72-14　鉴别小血管血管炎的临床和病理特征

特　征	IgA 血管炎（IgAV；Henoch-Schönlein 紫癜性肾炎）	肉芽肿合并多血管炎（GPA；Wegener 肉芽肿	显微镜下多血管炎	嗜酸性肉芽肿性多血管炎（EGPA；Churg-Strauss 综合征）	抗肾小球基底膜（抗 GBM）病	系统性红斑狼疮性肾炎（SLEN）
小血管血管炎	是	是	是	是	是	是
免疫复合物	是	否	否	否	是（由于原位免疫复合物的形成，沿 GBM 呈线性 IgG 沉积）	是
坏死性肉芽肿表现	否	是（通常肾外）	否	是（通常肾外）	否	否
肾小球免疫沉积以 IgA 为主	是	否	否	否	否	否
PR3 抗体阳性	否	有时（可能性较大）	有时（可能性较小）	有时	否	否
MPO 抗体阳性	否	有时（可能性较小）	有时（可能性较大）	有时	有时（抗 GBM 与 ANCA 相关血管炎之间重叠）	否
嗜酸性粒细胞增多和（或）存在哮喘	否	否	否		否	否

比较了在儿童中最常见的小血管炎的临床和病理特征。在儿童中最常见的疾病是 IgA 血管炎，本章前面已经讨论了这个话题。

虽然血管炎是儿童肾小球损伤的少见病因，但血管炎的表现可能与 RPGN 的发生相关。这是一种临床诊断，其特点是肾功能在几天至几周内迅速恶化，可通过持续上升的血清肌酐衡量。在这种临床背景下，需要考虑 AAV 或 IC 小血管炎的可能性（表 72-13）。ANCA 相关性血管炎通常是“寡免疫”的，这意味着很少或根本没有免疫沉积物影响微动脉、毛细血管或小静脉（即小血管）。从临床角度来看，表 72-13 中提到的任何小血管血管炎都可能与针对蛋白酶 3（proteinase 3，PR3）或髓过氧化物酶（myeloperoxidase，MPO）的 ANCA 相关。然而，PR3-ANCA 通常与 GPA 相关，而 MPO-ANCA 则通常与 MPA 相关。与寡免疫的 ANCA 相关血管炎相比，抗 GBM 病与 GBM 的线性 IgG 染色有关，并且几乎总是与血清抗 GBM 抗体阳性有关。在非常罕见的情况下，血清抗 GBM 抗体可为阴性，推测疾病可能是由于目前血清抗 GBM 抗体试验未检测到的抗 GBM 抗体引起的（即“非典型抗 GBM 病”）。值得关注的是，美国中西部儿科肾病联盟最近发布了一份由 260 例患有肾小球疾病的儿童组成的大型多中心队列研究，这些儿童肾活检均有一个以上的新月体，据报道称，无论具体的组织学诊断如何，肾活检具有≥43% 新月体的儿童 1 年肾存活率较＜43% 新月体者偏低。

1. 肉芽肿性多血管炎（Wegener 肉芽肿）

GPA 在儿童中很少见，发病率为 1～2/100 万，相比之下，成年人为 1～2/10 万 [848, 871]。它是一种坏死性肉芽肿性血管炎，累及中小型血管，主要影响肾脏、上呼吸道和下呼吸道以及其他多个器官。儿童诊断需要具备以下 6 个特征中的 3 个：①肾受累；②上气道受累；③肺受累（浸润、结节或空腔）；④喉 - 支气管狭窄；⑤肉芽肿性炎症；⑥ ANCA [862]。在肾活检方面，虽然肉芽肿很少被检测到，但 90% 的儿童有新月体，超过一半的儿童肾小球中有超过 50% 的新月体 [872]。虽然病因尚不清楚，但最近的报道表明最初损伤的是内皮细胞，这种损伤是由 ANCA 引发的炎症细胞引起[873, 874]。然而，促使 ANCA 最初产生的因素仍不清楚[875–877]。

从临床角度来看，绝大多数 GPA 儿童（约 90%）最初表现为上呼吸道和（或）下呼吸道表现，包括鼻出血、鼻窦炎、鼻溃疡、咯血、咳嗽、声门下狭窄（声音嘶哑）或呼吸困难[201, 878, 879]。其他常见的症状包括体重减轻、发热和腹痛。肾脏疾病的表现差异很大，包括血尿、蛋白尿和 AKI。其他受累器官系统包括眼、中枢神经系统、皮肤、肌肉骨骼系统和心脏。在 70%～90% 的病例中可以检测到 ANCA，通常有特异性 PR3（c–ANCA）[201, 862, 878]。

GPA 治疗通常分为诱导和维持阶段。诱导期治疗一般包括初始 3 日每日静脉甲泼尼龙冲击治疗，然后口服糖皮质激素（1～2mg/kg/d）。此外，每 2～4 周 1 次的静脉环磷酰胺（500～750mg/m^2）治疗，有时使用口服环磷酰胺代替静脉治疗[874]。抗 CD20 单克隆抗体利妥昔单抗也被用作环磷酰胺诱导治疗的新替代物，并且据报道，对新发患者的诱导缓解其与环磷酰胺一样有效，对复发患者的诱导缓解更优于环磷酰胺[880–882]。另一种用于替代环磷酰胺诱导治疗的是甲氨蝶呤，据报道在轻度血管炎（血清肌酐＜150μmol/L 并且没有重要器官表现）的患者中，其 6 个月诱导缓解的速率与环磷酰胺相似，但与诱导缓解的延迟和更为频繁的复发相关[861]。甲氨蝶呤应避免用于肾小球肾炎和 GFR 降低的患者。PLEX 用于治疗弥漫性肺出血及 RPGN 接近透析需求的患者，据报道，它可以提高患者的生存率和肾脏存活率[883–886]。一项大型随机对照试验正在进行中，用以评估血浆置换在中度肾功能障碍患者中的作用（PEXIVAS 试验，ClinicalTrials.gov 标识符 NCT$_0$0987389），该试验预计 2018 年底完成。除了环磷酰胺或利妥昔单抗外，最后一种新的诱导治疗方法是使用 C5a 受体拮抗剂（Avacopan）作为激素辅助治疗[704]。表 72–15 总结了目前和新兴的用于诱导期和维持期治疗 GPA 的药物，这与下一节描述的 MPA 治疗非常相似。

一旦患者明确疾病缓解即开始维持期治疗，泼尼松通常需要减量，在最初 4 周治疗后逐渐减少，几个月后减为维持剂量 5～10mg 隔日晨服。此外，维持治疗的选择还包括硫唑嘌呤、甲氨蝶呤、MMF 或最近开始使用的利妥昔单抗。在随机对照试验中，相对于 MMF，用硫唑嘌呤维持治疗复发率更低[887–890]。

相比于成年人，GPA 在儿童中复发是比较常见的[871]。虽然复发的时间范围很广，从 4 个月到 20 个月，但从确诊开始到复发的中位时间约为 28 个月。GPA 的长期预后儿童优于成人，80%～90% 的儿童达到疾病缓解，尽管其中 40% 的儿童随后复发[891, 892]。总死亡率约为 3%～10%[806]。

2. 显微镜下多血管炎（MPA）

显微镜下多血管炎（MPA）在儿童中也很少见。与 GPA 一样，它也是一种坏死性肾小球肾炎，动脉炎累及肾脏和肺部的中小型血管。然而，与 GPA 不同的是，MPA 患者没有肉芽肿性病变，通常没有声门下狭窄或严重的破坏性上呼吸道受累[862, 893]。儿

表 72–15　肉芽肿性多血管炎和显微镜下多血管炎儿童目前和新兴的治疗方案

诱导期治疗	维持期治疗
• 静脉冲击 • 甲泼尼龙（每日使用共 3 天） • 口服糖皮质激素 1～2mg/(kg · d) • 静脉环磷酰胺（每 2～4 周 500～750mg/m^2；有时口服给药替代） • 静脉利妥昔单抗 • 血浆交换（血浆置换，尤其是肺出血） • C5a 受体拮抗剂（Avacopan）可作为除环磷酰胺或利妥昔单抗外的糖皮质激素辅助治疗[b] • 甲氨蝶呤[a]	• 口服糖皮质激素（几个月内逐渐减少到 5～10mg 隔日一次） • 硫唑嘌呤 • 霉酚酸酯 • 静脉利妥昔单抗 • 甲氨蝶呤[a]

a. 不常用的治疗方法
b. 新出现的治疗方法

童通常因坏死性新月体肾小球肾炎而出现 AKI，其中 50% 也会出现肺 – 肾综合征，因此所有疑似病例都必须进行胸部 X 线检查[891, 894–898]。关于 MPA 的诊断，这些儿童也有 ANCA，这是最常见的抗 MPO 抗体，通过间接 IF 染色显示核周分布（即 p–ANCA 阳性）[829]。虽然 MPA 的病因尚不完全清楚，但几项实验研究的报道支持以下论点，即 MPA 中的抗 MPO 抗体在疾病诱导中具有致病作用，并且 ANCA 相关疾病具有遗传因素[874, 899, 900]。

MPA 的治疗与 GPA 非常相似，并且确实有许多研究为这些血管炎的治疗提供了证据，包括 MPA 和 GPA 的患者。表 72–15 概述了目前和新兴的用于治疗 GPA 和 MPA 的治疗方法。与 GPA 的儿童一样，MPA 儿童的长期预后似乎通常好于成人。

3. 嗜酸性肉芽肿性多血管炎

嗜酸性肉芽肿性多血管炎（EGPA）又称为 Churg–Strauss 综合征，比 GPA 或 MPA 更为罕见。与这些疾病一样，它是一种寡免疫的小血管坏死性血管炎，但与之不同之处在于血管外肉芽肿性炎症合并哮喘和嗜酸性粒细胞增多[856, 901]。

临床上儿童通常有慢性哮喘病史，并且经常发现有过敏史、鼻窦疾病或周围神经系统异常。此外，血管性皮肤受累似乎相对常见，类似于儿童 PAN[902, 903]。虽然有关儿童肾脏受累的数据相对较少，但基于成人的研究，肾脏受累大约占 20%，通常表现为急性肾小球肾炎伴或不伴 AKI[902]。

EGPA 的实验室评估通常与 GPA 或 MPA 类似，EGPA 儿童常被发现有 ANCA，最常见的是 p–ANCA，表明存在抗 MPO 抗体[901]。疾病的组织学确诊通常包括中小血管的坏死性血管炎和呼吸道的肉芽肿性炎症。

鉴于 EGPA 的罕见性，关于 EGPA 儿童最佳治疗或长期预后的数据相对较少。然而，治疗一般类似于其他小血管血管炎性 GPA 和 MPA，总结于表 72–15 中。

4. 抗肾小球基底膜（GBM）病

抗 GBM 病是坏死性小血管炎另一种罕见的病因。事实上，在表现为 RPGN 的儿童中，抗 GBM 病仅占病例的 12%，远低于寡免疫 RPGN（42% 的病例）或免疫复合物介导 RPGN（45% 的病例）[904]。该疾病是由循环抗体结合 GBM 中Ⅳ型胶原 α–3 链（COL4A3）C 端的非胶原球状结构域（NC1 结构域）而引起的。在肾活检的 IF 染色中，可见沿着肾小球毛细血管襻 GBM 的线性 IgG 强染色，伴或不伴有 C3。值得注意的是，这些自身抗体还可以与肺泡基底膜发生交叉反应，从而导致肺损伤和肺出血（Good pasture 综合征）。这种肺部受累被认为是先前的肺部损伤（可能是碳氢化合物、胶水或香烟烟雾导致）导致的肺泡基底膜暴露于这些循环自身抗体所引起的[905, 906]。

抗 GBM 病在男性中更为常见，并且可以在任何年龄发生。然而，有两个已知的发病高峰：30—40 岁，70—80 岁[806]。抗 GBM 病儿童患者经常出现全身症状，50% 的病例也会有肺部症状[904]。肺部受累者表现为咳嗽、贫血、咯血、发热，以及肺部浸润或明显肺出血。总体而言，50% 的儿童存在孤立性肾脏疾病，而其余 50% 的儿童存在肾脏合并肺部疾病[872, 907, 908]。抗 GBM 病可通过前面提到的肾小球毛细血管襻 GBM 强阳性线性 IgG 染色和血清抗 GBM 抗体阳性试验确诊。

抗 GBM 病的治疗通常与之前描述的其他血管炎类似，在治疗开始阶段，静脉甲泼尼龙冲击治疗数天，然后改为每日口服泼尼松，联合静脉环磷酰胺（每月 500～1000mg/m^2，持续 3～6 个月），或较少用的口服环磷酰胺（每日 2mg/kg，口服持续几个月）。此外，PLEX 还被广泛用于减少循环抗 GBM 自身抗体和促炎细胞因子[872, 909]。多达 90% 的患者可以达到疾病缓解，维持期治疗通常包括硫唑嘌呤、甲氨蝶呤或 MMF。

抗 GBM 儿童的长期预后数据很少。尽管如此，与先前所述的寡免疫血管炎不同，抗 GBM 通常不被认为是一种复发性疾病[806]。已知肾生存率的不良预后指标包括严重的 AKI 和（或）在疾病早期临床表现为广泛的纤维新月体形成[872]

5. 系统性红斑狼疮性肾炎

系统性红斑狼疮（systemic lupus erythematosus，SLE）是一种常见的全身炎症性自身免疫性疾病，可影响多个器官系统。虽然在最初的疾病表现中可能没有肾脏受累，但大多数 SLE 儿童会在疾病的某个阶段发展为肾脏受累，而 SLEN 往往成为 SLE 儿童发病率和死亡率的最重要预测因素之一[910–914]。例如，来自成人的数据显示，约有 10% 的 SLEN 患者将进展至 ESRD[915]。在这方面，本节将不讨论 SLE 的初步诊断，而是着重于先前诊断为 SLE 的儿童中 SLEN 的诊断和治疗。

系统性红斑狼疮在流行病学方面明显好发于女性，女性与男性的比例可从青春期前儿童的 1.3∶1 到青少年的 4.5∶1，再到成年人的 8～15∶1[916–919]。此外，据估计儿童中的 SLE 发病率也常达到 1/10 000[920]。此外，据报道与高加索人相比，亚洲人、非裔美国人和西班牙裔女性患 SLE 的风险更高分别为 7 倍、4.5 倍和 3 倍，并且疾病更重、预后更差[806, 921]。

SLE 患者中 SLEN 的发病机制是多因素的。尽管对其遗传学和发病机制的综述最近已经发表，但详细综述超出了本章的讨论范围[922]。简而言之，最近发表的数据表明，肾炎起始于干扰素反应，可能是由于凋亡细胞的清除受损，导致 B 细胞分化为浆细胞，然后中性粒细胞和髓系细胞激活，导致肾脏和全身炎症[923–925]。此外，补体系统激活在 SLEN 中也很常见，一般认为补体激活既可通过终末补体通路直接导致肾损伤，又可以通过向肾脏募集白细胞间接介导肾损伤[924]。

SLE 患者的 SLEN 在临床上可能很隐匿，因此对所有 SLE 患者进行尿液筛查（至少每年一次）非常重要。SLEN 最常见的临床表现包括蛋白尿（100%），可能从轻度到 NS（50%），其次是镜下血尿（80%）、肾小管异常（70%）和 AKI（60%）。在怀疑患有 SLEN 的 SLE 儿童，肾脏评估应包括尿液分析、肾功能评估，如超出轻度异常，则应考虑肾活检。SLEN 的组织学分类在本文其他地方有详细描述。

由于患有 SLEN 的儿童人数相对较少，因此对 SLEN 的治疗主要依据于成人的研究。一般来说，患有Ⅰ型或Ⅱ型 SLEN 的儿童不需要肾脏特异性治疗，密切观察以确保他们不会转变为更为严重的 SLEN 非常重要。轻度Ⅰ型 SLEN（<20% 肾小球受累）儿童通常也可以保守治疗，当存在中度或重度Ⅰ型疾病时需要更积极的治疗。对于Ⅳ类 SLEN 患者，积极治疗是明确的，尽管最佳的治疗方法仍不确定。与前面描述的其他一些小血管血管炎（如 GPA 和 MPA）一样，治疗通常分为诱导期和维持期。表 72-16 显示了目前和新兴的儿童 SLEN 每个阶段的治疗方案[926]。

诱导期治疗通常包括静脉甲泼尼龙冲击 3 天或更长时间，随后每日口服泼尼松 1～2mg/(kg · d)，联合静脉环磷酰胺治疗（每月 500～1000mg/m²，持续 6 个月），或者联合较少使用的口服环磷酰胺（每日 2mg/kg，持续 6 个月）。据报道这种联合疗法可

表 72-16　儿童系统性红斑狼疮性肾炎目前和新兴的治疗方案

诱导期治疗	维持期治疗
静脉冲击甲泼尼龙（每日使用共 3 天）	口服糖皮质激素（几个月内逐渐减量）
口服糖皮质激素 [1～2mg/(kg · d)]	霉酚酸酯
静脉环磷酰胺（每月 500～1000mg/m² 持续 6 个月；有时可口服给药每日 2mg/kg 持续 6 个月）	硫唑嘌呤
霉酚酸酯	静脉环磷酰胺 a（每 3 个月 500～750mg/m²）
钙调神经磷酸酶抑制剂 [他克莫司（首选），环孢素，环孢素 b]	环孢素 a
静脉利妥昔单抗	羟氯喹（辅助治疗）
Belimumab b（抗 -BLyS 单抗）（联合糖皮质激素 + 环磷酰胺或霉酚酸酯的标准治疗）	
血浆交换（血浆置换）a	
硫唑嘌呤 a	

a. 不常用的治疗方法
b. 新出现的治疗方法
引自 Dooley MA, Houssiau F, Aranow C, et al. Effect of belimumab treatment on renal outcomes: results from the phase 3 belimumab clinical trials in patients with SLE. *Lupus*. 2013;22:63–72.

以降低疾病进展的风险，尽管尚不清楚环磷酰胺静脉给药是否优于口服给药[910, 927–931]。最近用于环磷酰胺诱导期治疗的替代方案是 MMF。儿童和成人的一些报道发现，MMF 在诱导疾病的完全和部分缓解方面与环磷酰胺等效或更有效，通常不良反应更少[932–941]。在治疗的诱导阶段和维持阶段，儿童 SLEN 的 MMF 剂量通常约为 1200mg/(m^2·d)。然而，基于麦考酚酸谷浓度或曲线下面积（AUC）的剂量调整与改善临床疗效相关[942–944]。

另一种较新的环磷酰胺诱导期治疗 SLEN 的替代方法是 CNI。尽管他克莫司比环孢素更受欢迎，但在儿童和成人中已有的几项研究中，均报告称相比于环磷酰胺或 MMF、他克莫司（或环孢素）可以更有效地诱导疾病部分或完全缓解[945–950]。Voclosporin，一种新型用于诱导期治疗的血药浓度变化更小的 CNI 药物，正在进行三期临床试验（ClinicalTrials.gov 标识符 $NCT_03021499$）[949]。

环磷酰胺用于诱导期治疗的另一种新兴替代方法是利妥昔单抗。这种抗 CD20 单克隆抗体靶向作用于 B 淋巴细胞，由于其同时针对（自身）抗原和产生（自身）抗体的能力，与 SLE 和 SLEN 的发病机制有关。几项针对成人和儿童的非对照研究和一项针对成人的对照研究显示，利妥昔单抗在诱导疾病部分或完全缓解方面相对有效，尽管报道的严重不良反应的发生频率有所不同[951–956]。

硫唑嘌呤是一种不常用的诱导期治疗药物。虽然在该阶段下支持使用它的数据相对较少，但一项研究报道了其与环磷酰胺相似的部分缓解率和完全缓解率，尽管接受硫唑嘌呤的患者比接受环磷酰胺的患者复发更多[957]。

最后，PLEX 也很少用作 SLEN 的诱导期治疗，其原理是去除循环中的自身抗体，在临床上应是有益的。一项随机试验比较了口服糖皮质激素 + 环磷酰胺的标准疗法与相同治疗联合 4 周 12 次的血浆置换治疗，但发现短期或长期预后均无差异[958]。迄今为止，尚没有证据支持 PLEX 或血浆置换用于 SLEN 的常规诱导治疗。PLEX 可能在血栓性微血管病或 APS 相关的重症 SLEN 的治疗中发挥作用[959–961]。目前尚不清楚它是否可作为对标准治疗耐药的重症 SLEN 的治疗[962, 963]。

维持期治疗几乎总是包括口服糖皮质激素，使用最小化剂量以维持缓解，同时降低长期糖皮质激素不良反应的风险。根据主要来自成人研究的现有数据，MMF 和硫唑嘌呤在预防复发、CKD 和死亡方面似乎都比静脉环磷酰胺更有效，MMF 比硫唑嘌呤更有效[964–969]。最后，虽然没有得到广泛的应用，环孢素也被用于维持期治疗，据报道，环孢素具有与硫唑嘌呤相似的长期疗效[970]。SLEN 维持阶段治疗的最佳持续时间仍不确定，建议的持续时间为 2～8 年[971]。

在过去几十年中，SLEN 儿童的长期预后已有了显著改善。改进的治疗方法已使 10 年生存率接近 90%[972–974]。有一项研究报道，在儿童期发病的 SLE 患者中，近 50% 出现了累积性器官损伤，其脑卒中险最高的有中枢神经系统受累的患者和病程更长且接受更多静脉环磷酰胺治疗的患者[972]。特别是在儿童中，最近对 16 名 SLEN 儿童的长期预后的一项研究表明，其累计 10 年无肾病复发生存率为 73%，1 年累计无须住院概率为 94%，10 年累计无须住院概率为 71%[975]。

二十八、肾小管疾病

（一）Fanconi 综合征伴胱氨酸贮积症

1. 病因学

Fanconi 综合征是近端肾小管多种功能障碍的结果。其特点是肾小管性酸中毒（renal tubular acidosis，RTA）、低分子量蛋白尿、氨基酸尿、葡萄糖尿和低磷酸血症（继发于肾磷酸盐的丢失）。根据病因可分为原发性 / 遗传性和继发性。表 72–17 列出了一些常见病因。值得注意的是，在下一节讨论泌尿系结石和肾钙质沉着症时，将更为详细地描述 Dent 病和 Lowe 眼脑综合征。儿童期 Fanconi 综合征最常见的遗传病是胱氨酸贮积症，将在本节集中讨论。胱氨酸贮积症是一种溶酶体贮积病。这是编码 L– 胱氨酸转运蛋白（cystinosin）的 *CTNS* 基因突变所致[976]。有缺陷的 cystinosin 不能将胱氨酸（一种蛋白质水解产物）从溶酶体转运到细胞质中[977]。因此，胱氨酸在溶酶体中蓄积并沉淀，导致细胞毒性和疾病的临床表现。虽然胱氨酸贮积症是 Fanconi 综合征最常见的遗传病因，但 Fanconi 综合征更有可能表现为药物毒性的结果，特别是在接受化疗的患者中。最后，在鉴别诊断中应考虑获得性 Fanconi 综合征的多种风湿病病因（表 72-17）。

2. 临床表现

遗传因素所致的 Fanconi 综合征患者通常在生后第 1 年内即出现典型的肾小管转运功能障碍，包括多尿、多饮、低钾血症、代谢性酸中毒、低磷血症、脱水和随后的生长受限[978]。这也是该病最常见类型婴儿型胱氨酸贮积症的典型临床表现。出现于儿童后期的胱氨酸贮积症患者较少见，具有其他 Fanconi 综合征表现，常见是佝偻病[979]。由于近端小管是维生素 D 活化的主要部位，Fanconi 综合征患者通常表现为维生素 D 缺乏性佝偻病[980]。这种较晚出现的胱氨酸贮积症类型被称为“晚发”型或“青少年”型[978, 979]。虽然临床表现相同，但青少年型胱氨酸贮积症通常不严重，肾功能丧失的速度也不快。胱氨酸贮积症是一种多器官疾病；随着时间的推移，患者通常会出现许多其他后遗症，包括甲状腺功能减退、畏光症、慢性肾功能衰竭、肌病（包括吞咽困难）、糖尿病、男性性腺功能减退和肺功能障碍[978, 981]。有趣的是，该疾病眼病型通常于成人期起病[982]，以仅有眼部受累其特征。临床表现包括胱氨酸晶体蓄积引起的畏光。

表 72-17 Fanconi 综合征的病因

遗传性
- 胱氨酸贮积症
- Dent 病
- 半乳糖血症
- 糖原贮积症（1 型）
- 遗传性果糖不耐受症
- Lowe 综合征
- 线粒体疾病
- 高酪氨酸血症
- 肝豆状核变性

药物获得性
- 核苷反转录酶抑制剂（替诺福韦、阿德福韦）
- 核苷类似物（去羟肌苷、拉米夫定、司坦夫定）
- 化学治疗药（异环磷酰胺、顺铂、链佐星）
- 抗惊厥药（丙戊酸）
- 抗生素（氨基糖苷、过期四环素）
- 抗病毒药（四多福韦）
- 抗寄生虫药（苏拉明）
- 其他 / 毒素（延胡索酸、百草枯）

其他获得性
- 环境
- 淀粉样变
- 重金属（如铅、镉、汞）
- 膜性肾病
- 多发性骨髓瘤
- 阵发性夜尿症
- 肾移植术后
- 肾小管间质性肾炎
- 维生素 D 缺乏病

3. 诊断

当通过尿液分析和血液检测明确了范可尼综合征的临床特点时（即低钾血症、低磷血症、阴离子间隙正常的代谢性酸中毒、低分子量蛋白尿、氨基酸尿和葡萄糖尿），应通过多形核白细胞中半胱氨酸浓度的检测筛查胱氨酸病[978]。或者，在老年患者中可以通过裂隙灯检查角膜是否有胱氨酸晶体。胱氨酸晶体在 16 岁后普遍存在。最后，分子基因检测显示 *CTNS* 基因双等位基因变异也与诊断相符。在生后第 1 年出现 Fanconi 综合征的儿童中，鉴别诊断还应包括酪氨酸血症、遗传性果糖不耐受、半乳糖血症、糖原贮积症（Ⅰ型）线粒体紊乱、Wilson 病、Lowe 眼脑综合征和 Dent 病。

4. 治疗

治疗应旨在纠正由肾小管转运缺陷引起的代谢异常。这应包括使用碱剂（通常为钾盐或柠檬酸钾）、容量治疗、给予维生素 D 和补充磷酸盐的治疗[978]。受到严重影响的儿童可能也需要生长激素。胱氨酸病患者一旦明确诊断后即应开始巯乙胺的治疗，以降低细胞内半胱氨酸水平[983]。这可以预防 / 延缓其他症状的发生并保护肾功能。还应使用巯乙胺滴眼液，以防止眼部疾病的发生或进展[984]。当儿童进展至肾功能衰竭时，肾移植将防止进一步的肾脏疾病。但是，应继续使用巯乙胺治疗以防止非肾脏疾病的发生。采用缓释的巯乙胺酒石酸氢盐可以增加巯乙胺治疗的依从性[985, 986]。

（二）肾小管 NaCL 转运体相关性疾病

1. 巴特综合征

(1) 病因学：巴特综合征的典型特征是低氯血症、低钾血症、代谢性碱中毒，以及容量减少引起的继发性高肾素血症和高醛固酮血症。临床上，巴特综合征可分为新生儿型巴特综合征，生后不久出现临床表现；经典型巴特综合征，儿童或青春期出

表 72-18　肾小管失盐性疾病的致病基因和临床表现

名　称	致病基因[a]	临床表现
累及髓袢升支粗段的原发性疾病		
巴特综合征	*SLC12A*	羊水过多、早产、低钾性代谢性碱中毒
	KCNJ1	羊水过多、早产、低钾性代谢性碱中毒、产后短暂性高钾血症
	CLCKNB	儿童 / 青少年表现、低钾血症、代谢性碱中毒
	BSND[b]	羊水过多、早产、低钾性代谢性碱中毒和感音神经性耳聋
	CASR	代谢性碱中毒、低钾血症、高钙尿症、低钙血症、低甲状旁腺激素
累及远端小管的原发性疾病		
Gitelman 综合征	*SLC12A3*	代谢性碱中毒、低钾血症、低镁血症
EAST 综合征（癫痫共济失调感音神经性耳聋性肾小管病）	*KCNJ10*	低钾性代谢性碱中毒、癫痫、共济失调、感音神经性耳聋
假性醛固酮增多症 2 型	*WNK1*、*WNK4*、*CUL3*、和 *KLH3*	高钾血症、代谢性酸中毒、高醛固酮血症
累及集合管的原发性疾病		
假性醛固酮增多症 1 型	*SCNN1A*、*SCNN1B*、*SCNN1G*	高钾血症、代谢性酸中毒、高醛固酮血症、常染色体隐性遗传
	NR3C2	高钾血症、代谢性酸中毒、高醛固酮血症、常染色体显性遗传
Liddle 综合征	*SCNN1A*、*SCNN1B*、*SCNN1G*（激活）	高血压、低钾血症、肾素和醛固酮减低

a. 除非另有说明，基因改变是基因失活
b. *CLCKNB* 和 *CLCKNA* 基因突变引起相似的表型

现表现；以及伴耳聋性巴特综合征[987]。这些不同临床表现的病因，均是由于单个基因突变影响了髓袢升支粗段（TAL）钠和氯的转运所致（表 72-18）。新生儿型巴特综合征是由 *SLC12A1* 基因突变引起，该基因编码呋塞米敏感的 Na^+-K^+-$2Cl^-$ 转运体蛋白 NKCC2；或者 *KCNJ1* 基因突变所致，该基因编码肾外侧髓质钾通道蛋白 ROMK[988-990]。经典型巴特综合征是由编码氯离子电压门控通道 CLCKb 的 *CLCKNB* 基因突变引起的[991]。感音神经性耳聋性巴特综合征是由 *BSND* 基因突变，其编码 CLCKb（和 CLCKa）激活所需的辅助蛋白 Barttin；或者 CLCKa 和 CLCKb 的致病突变所致[992-994]。CLCKb 和 CLCKa 均在内耳表达，其活性是听力所必需的。在 TAL 基侧膜中表达的钙敏感受体（CaSR）的激活突变抑制了该段中氯化钠的重吸收，从而导致巴特综合征[995, 996]。这些患者的表型还包括低血钙和不匹配的甲状旁腺激素（PTH）水平降低。最后，羊水过多和短暂的新生儿型巴特综合征被归因于 *MAGED2* 基因突变[997]。

巴特综合征根据不同的基因突变分为 1～6 型。1 型是由 *SLC12A1* 突变所致，2 型由 *KCNJ1* 突变所致，3 型由 *CLCKNB* 突变所致，4 型由 *BSND* 突变所致，5 型由 *CASR* 基因激活突变所致，6 型是由 *CLCKNA* 和 *CLCKNB* 突变所致。一些参考文献涉及巴特综合征，包括先前的 Gitelman 综合征和 EAST 综合征（癫痫共济失调感音神经性耳聋性肾小管病，表 72-18）[998]。由于后两种疾病影响肾单位的不同部分，通常临床上可以通过低镁血症和高钙尿症相鉴别，以下章节中将分别讨论。

(2) 临床表现：新生儿型巴特综合征在宫内表现为羊水过多，通常导致早产。婴儿通常生后不久即出现多尿、严重脱水、反复呕吐和生长迟缓。

通常存在严重的高钙尿症和肾钙质沉着症，因为25% 的钙的重吸收依赖于 TAL 上氯化钠的重吸收。*KCNJ1* 突变患者可在生后几周内出现高钾血症，随后转变为典型的低钾血症 [999]。这种有趣的表型，被认为是钾通道发育表达模式变化的结果。具体而言，直到大约第 6 周集合管 BK 钾通道才表达。因此，*KCNJ1* 突变的儿童在此之前不能有效地排出钾，从而出现高钾血症，直到表达该通道蛋白 [151]。

经典型巴特综合征会在婴儿期或整个儿童期出现。表现多样，但可包括肌无力和抽搐、疲劳、便秘、反复呕吐、多尿或严重的血容量不足。高钙尿症和肾钙质沉着症并不总是存在。值得注意的是，*CLCKNB* 也在远曲小管（DCT）基底侧膜中表达，在该处有助于镁的重吸收。因此，已有报道在某些情况下会出现轻度低镁血症 [1000]。

新生儿型巴特综合征合并耳聋的儿童通常临床表现与新生儿型巴特综合征相似，有严重的羊水过多、早产、多尿、血容量不足和生长受限 [993, 994]。高钾血症并非其特征。然而，因为感音神经性听力受到严重影响，所以听觉测试可以区分这些亚型。CaSR 激活突变患者临床表现是由于原发或继发二价阳离子重吸收的改变，引起抽搐或癫痫发作。这些患者表现为低钙血症、高钙尿症、低镁血症和不匹配的低血浆 PTH 水平 [995, 996]。

(3) 诊断：诊断是基于临床表现的对特定基因的分析。有严重产前羊水过多，产后多尿及低钾、低氯代谢性酸中毒的典型特征，应及时进行听力测试。如果正常，那么应该考虑检查 *SLC12A1*。生后立即出现高钾血症，几周后变为低钾血症，应立即检查 *KCNJ1*。如果检测到感音神经性听力异常，则应进行 *BSND* 基因检测，如果正常，则进行 *CLCKB* 或 *CLCKA* 检测。较晚起病并缺乏典型的新生儿期病史，应怀疑 *CLCKB* 基因的单个异常。最后，如果在低 PTH 的情况下血清钙水平偏低，则需要考虑 CaSR 异常导致其异常激活。

(4) 治疗：目前尚无治愈巴特综合征的方法。治疗应侧重于减少电解质的丢失，减轻醛固酮增多症和前列腺素释放增加的影响 [998]。大多数患者需要补钾，而年幼儿可能需要额外的钠才能获得足够的生长。使用 NSAID [吲哚美辛 2～4mg/(kg・d)] 和保钾利尿剂（螺内酯或阿米洛利）有助于减轻前列腺素释放增加的影响，并有助于提高血清钾的水平。应考虑添加 ACEI 阻断 RAAS 的激活；但是，由于 ACEI 对血压的影响，一些儿童难以耐受。长期来看，大约 1/4 的患者会出现某种程度的肾损害。但是，注意电解质的补充和吲哚美辛和阿米洛利的使用，可以恢复并维持生长速率 [1001]。

2. Gitelman 综合征

Gitelman 综合征是远曲小管（DCT）对钠氯重吸收障碍所致。该综合征患者表现为低氯血症、低钾代谢性碱中毒。与巴特综合征儿童相反，患者表现为低钙尿症和低镁血症 [1002]。迄今为止，这种疾病的唯一确定的病因是 *SLC12A3* 基因突变，其编码在 DCT 顶端膜中表达的钠氯同向转运体（NCC）[989]。Gitelman 综合征的临床表现与经典型巴特综合征相似，尽管患者通常较晚起病，包括成年期。临床表现各不相同，可以从生长迟缓到更轻的表现，如肌肉无力、抽搐和电解质异常 [997]。

具有典型电解质异常（包括低镁血症）的患者应考虑进行分子诊断。治疗需要补充电解质，尤其是钾和镁。这些患者长期预后极好；但是，高剂量钾和镁的补充会导致一些胃肠道不适 [997]。由于该综合征中尿前列腺素排出没有升高，因此未建议使用前列腺素合成抑制剂 [1003]。

3. EAST 综合征

EAST 综合征是一种罕见的由于 DCT 对钠氯重吸收障碍引起肾脏失盐的多器官疾病 [1004]。因此，肾脏表型与 Gitelman 综合征非常相似。因为肾脏丢失二价阳离子，患者表现为低钾性代谢性碱中毒和低镁血症。与 Gitelman 综合征不同，EAST 综合征患者还具有癫痫、共济失调、感音神经性耳聋和肾小管病变。这种情况是由于基因 *KCNJ10* 突变所致，该基因编码在 DCT 的基侧膜中表达的 Kir4.1 钾通道蛋白（表 72-18）[1004]。这种综合征也被称为 SeSAME 综合征，是癫痫发作，感音神经性耳聋，共济失调，智力低下和电解质紊乱的英文首字母缩写 [1005]。肾脏表现的治疗包括与 Gitelman 综合征类似的补充电解质等。

4. 假性醛固酮增多症

假性醛固酮增多症（pseudohypoaldosteronism，PHA）是一类罕见的临床表现各异的综合征，主要表现为盐皮质激素抵抗，从而导致钾和氢离子从集合管排泄减少[1006]。临床普遍存在高钾血症、代谢性酸中毒和血浆醛固酮水平升高。在一些亚型中，也有典型的失盐表现。已将 PHA 分为 3 个亚型，以下各节将详细描述（表 72-18）。

(1) PHA Ⅰ型：Ⅰ型 PHA 的特点是婴儿期出现危及生命的高钾性代谢性酸中毒和严重的失盐性肾小管病，导致脱水和生长障碍[1007]。血浆肾素和醛固酮水平都很高。Ⅰ型 PHA 可进一步分为常染色体隐性遗传型和常染色体显性遗传型。常染色体隐性遗传型是由编码 ENaC 不同亚基的基因 *SCNN1A*、*SCNN1B* 和 *SCNN1G* 突变所致[1008]。由于 ENaC 也表达于汗腺、肺和结肠，并表现为包括皮肤、呼吸和肾功能不全在内的多器官疾病，故常染色体隐性遗传型可与常染色体显性遗传型相鉴别[1009]。常染色体显性遗传型仅限于肾脏出现盐皮质激素抵抗，通常表型不严重。代谢性酸中毒可能不存在，但盐的丢失持续存在。常染色体显性Ⅰ型 PHA 是由于编码盐皮质激素受体的基因 *NR3C2* 突变所致[1010]。治疗两种类型Ⅰ型 PHA 需要注意钠的补充以增加血容量。钾结合剂也是经常需要的。

(2) PHA Ⅱ型：与Ⅰ型 PHA 相反，Ⅱ型 PHA 患者也被称为 Gordon 综合征，不表现失盐表型。相反，该病患者表现出高钾血症和高血压[1011]。这种疾病是由 DCT 中氯化钠重吸收增加的结果，导致血容量增加和肾素水平降低所致。这是多种基因突变的结果，包括 *WNK1*、*WNK2*、*CUL3* 和 *KLHL3*[1012, 1013]。鉴于这种疾病存在 DCT 氯化钠转运的增加，使用噻嗪利尿剂阻断该过程通常可以改善疾病症状[1012]。

5. Liddle 综合征

由于集合管过度的钠氯重吸收，引起血容量增加和高血压，肾素和醛固酮水平下降，这种综合征被称为 Liddle 综合征。这种临床特征是由编码 ENaC 的基因（*SCNN1A*、*SCNN1B* 或 *SCNN1G*）激活突变所致（表 72-18）[1014-1017]。与 Gordon 综合征一样，治疗旨在抑制主要发病机制，并使用 ENaC 抑制剂阿米洛利治疗。虽然需要终身用药，但这种疗法可以完全防止该病表现。

6. 肾小管性酸中毒

肾小管性酸中毒（renal tubular acidosis，RTA）表现为阴离子间隙正常的代谢性酸中毒。但是，尤其是婴幼儿，腹泻导致的正常阴离子间隙代谢性酸中毒更为常见。因此，作为正常阴离子间隙代谢性酸中毒的病因，腹泻首先必须排除。依据肾小管受累的对 RTA 进行分类[1018]。远端肾小管泌氢障碍称为远端或Ⅰ型 RTA。近端肾小管碳酸氢盐重新吸收障碍称为近端或Ⅱ型 RTA。最后，Ⅳ型也称为高钾性 RTA，归因于醛固酮抵抗或缺乏。Ⅲ型或混合 RTA 是一种罕见的疾病，既不能从近端肾小管重新吸收碳酸氢盐，又不能从远端肾小管分泌氢离子。

血清电解质的检测有助于识别 RTA 的亚型。Ⅰ型和Ⅱ型通常血钾正常或偏低，而Ⅳ型患者血钾偏高[1019]。对疾病病因的诊断有助于进一步区分近端和远端 RTA。近端 RTA 患者保留有泌氢能力。因此，当不接受治疗时尿 pH 应小于 5.5。近端 RTA 儿童碳酸氢盐再吸收阈值高于他们将碳酸氢盐排泄入尿液的阈值[1020]。因此，当使用碱剂时，他们的尿液呈现碱性。确定尿液酸化的另一种方法是尿阴离子间隙[1021]。分泌到尿液中的氢离子被氨捕获形成 NH_4^+。虽然尿中的 NH_4^+ 很难测量，但替代方法是计算尿阳离子（Na^++K^+）和尿 Cl^- 的差值。当发生酸中毒时，患者应将氢离子分泌到尿液中形成 NH_4^+，从而显示负的阴离子间隙（尿 $Na^++K^+-Cl^- < 0$）。如果不是这样，则说明远端肾单位不能分泌氢离子，患者有远端 RTA。如果仍不能明确病因，则可以采用更多的检测方法。诊断近端 RTA 的传统方法是给予患者碳酸氢盐负荷，为纠正酸中毒碳酸氢盐的排泄分数应显著增加，即＞15%[1020]。远端 RTA 可以通过给予氯化铵（100mg/kg）酸负荷，常较难耐受；或者给予呋塞米和氟可的松并监测未来 8h 尿 pH 来确诊[1022, 1023]。远端 RTA 患者无法酸化尿液至 pH5.3 以下。

(1) Ⅰ型，远端肾小管酸中毒：Ⅰ型或远端 RTA 是 RTA 最常见的类型。临床上患有这种疾病的患者表现为高钙尿症、低柠檬酸尿症、肾结石症和肾钙质沉着症[1024]。若未经治疗往往导致生长迟缓，骨矿化不良和佝偻病[1025]。这种疾病的病因有原发性，即遗传性；或者继发性，如药物毒性或风湿性疾病。远端 RTA 的遗传因素包括编码集合管 α 闰细胞分泌氢离子所需转运体的基因突变，特别是质膜 H^+-ATP 酶，即 *ATP6V1B1* 或 *ATP6V0A4*[1026-1029]，或基底侧膜面 HCO_3^-/Cl^- 转运子 AE_1（基因名称

SLC4A1；表 72–19）[1026, 1030–1032]。致病基因不同导致临床表现略有不同。*SLC4A1* 突变表型较轻，直到十几岁或成年期才起病，并且通常以常染色体显性遗传方式遗传。相比之下，H^+–ATP 酶亚基突变的患者通常表型更重，往往出现在婴儿期，通常与耳聋有关。

(2) Ⅱ型，近端肾小管酸中毒：近端 RTA 很少单独发生，更常被认为 Fanconi 综合征的一部分，即伴有低磷血症、糖尿、氨基酸尿和低分子量蛋白尿。儿童 Fanconi 综合征的常见原因已在先前和表 72–17 中描述过。孤立性近端 RTA 患者很少有肾结石或肾钙质沉着症，这可能是由于这种疾病常伴有尿柠檬酸排泄增加所致[1024]。他们往往也不表现出骨矿化异常或佝偻病。孤立性近端 RTA 是由基侧膜面钠 – 碳酸氢盐共转运子 NBCe1（基因名称 *SLC4A4*）的突变所致，这是近端小管重吸收碳酸氢盐所必不可少的（表 72–19）[1033–1037]。该基因突变的患者也表现出眼部异常和智力低下。

(3) Ⅳ型，高钾血症型肾小管酸中毒：Ⅳ型 RTA 患者对远端肾小管表现出醛固酮抵抗或不足。患者通常表现出轻度的酸中毒和高钾血症，这与醛固酮不足的程度成正比。这种疾病可能由药物（如 NSAID、ACEI、CNI 或保钾利尿剂）、梗阻性肾病，或者先前描述的 PHA 中的单个基因突变所致。

(4) Ⅲ型肾小管酸中毒：近端小管中重吸收碳酸氢盐障碍合并尿液酸化障碍，称为混合型或Ⅲ型 RTA。这种罕见的常染色体隐性遗传性疾病是由碳酸酐酶Ⅱ（CA Ⅱ，基因名称 *CA2*）突变所致，该酶对两个过程都是必需的（表 72–19）[1038, 1039]。Ⅲ型 RTA 是一种复杂的综合征；除了 RTA 外，患者还表现为骨坏死、脑钙化和智力低下[1040]。与这种疾病相关特征还包括面部骨骼过度生长，导致面部畸形、传导性听力减退和失明。

治疗 RTA 包括补充碱剂以使血浆 PH 正常化。该类疾病的低钾血症，最好以柠檬酸钾形式补充[1041]。疾病治疗所需的补充量因病因而异，远端 RTA 所需的补充量 [碱剂通常为 1～2mEq/(kg · d)] 比近端 RTA 少得多 [可能需要 10mEq/(kg · d) 以上的碱剂]。在远端 RTA 患者中，治疗还应包括最大限度地降低结石形成和肾钙化的风险，因为这可能导致肾功能不全[1042]。因此，应考虑噻嗪类利尿剂和增加液体摄入量。

7. 肾性尿崩症

(1) 病因学：肾性尿崩症（nephrogenic diabetes insipidus，NDI）是由于肾脏对精氨酸升压素（arginine vasopressin，AVP）抵抗所致[1043]。AVP 因血浆渗透压增加而释放，并导致水通道蛋白 –2 磷酸化并插入至集合管主细胞的顶端膜中，从而增加水被的吸收[1044]。NDI 可分为先天性（即遗传性）和获得性。大多数（90%）先天性尿崩症是由编码 AVP 受体 V2R 的 *AVPR2* 基因突变所致[1045, 1046]。其余约 10% 是由于编码水通道蛋白 –2 的 *AQP2* 突变所致[1047]。*AVPR2* 突变以 X 连锁隐性遗传，而 *AQP2* 突变以常染色体隐性遗传为主。获得性 NDI

表 72–19　肾小管性酸中毒的特点和单基因缺陷

基　因	遗传方式	临床表现
	Ⅰ型 - 远端肾小管酸中毒	
ATP6V1B1	AR	肾钙质沉着症 / 肾结石，感音神经性耳聋
ATP6V0A4	AR	肾钙质沉着症 / 肾结石，迟发性感音神经性耳聋
SLC4A1	AD（很少 AR）	肾钙质沉着症、AR 遗传性软化症与溶血性贫血相关
	Ⅱ型 - 近端肾小管酸中毒	
SLC4A4		白内障、青光眼、带状角膜病
	Ⅲ型 - 混合型肾小管酸中毒	
CA2		骨硬化症

引起Ⅳ型 – 高钾性代谢性酸中毒的病因见表 72–1
AD. 常染色体显性；AR. 常染色体隐性。

可能继发于肾损伤（即 AKI、梗阻性尿路疾病、肾发育不良、肾小管间质性肾炎、囊性肾病或肾结核）或药物毒性作用（即锂、异环磷酰胺、膦甲酸和两性霉素 B）。

(2) 临床表现：先天性 NDI 往往更为严重，并在婴儿期出现多尿，高钠血症性脱水、发热、易激惹、便秘和生长迟缓 [1048]。与巴特综合征相反，羊水过多并非其特征。母乳喂养的婴儿症状较轻，可能与他们的溶质负荷较低相关。未经治疗的患者可在儿童后期出现遗尿和智力低下 [1049]。总体而言，症状会随着年龄的增长而改善。

(3) 诊断：诊断 NDI 需要证明尿渗透压在去氨升压素 [1- 二氨基 -8-D- 精氨酸升压素（ddAVP）] 存在下不能浓缩，可以通过给予 ddAVP 并测定尿液浓度来证实。ddAVP 可鼻内、口服、肌内或静脉给药。通过肌内或鼻内途径给药的 ddAVP 需要比口服或静脉给药更长的监测时间（6h vs. 4h）。在该时间范围内，尿渗透压未增加至 200mOsm 以上，即可诊断 NDI。儿童尿渗透压大于 200mOsm 但小于 800mOsm（婴儿小于 500mOsm）可能存在部分 NDI。值得注意的是，V2R 的激活导致外周血管扩张，因此与 V2R 突变的儿童相比，*AQP2* 突变的患者对静脉使用 ddAVP 引起心动过速和血压降低。

(4) 治疗：NDI 的早期诊断，积极治疗，避免严重和频繁的高钠血症而引起的并发症非常重要。应保证足够的液体摄入量（每天至少 150ml/kg），随着儿童年龄的增长更易操作并可以缓解口渴。噻嗪类利尿剂 [即氢氯噻嗪 2mg/(kg・d)] 可用于增加近端小管钠浓度，从而增加水的再吸收并减少尿量。阿米洛利 [0.2mg/(kg・d)] 也可以通过类似的机制来减少尿液的排泄。吲哚美辛 [1～3mg/(kg・d)] 也被证明可通过减少 GFR 从而有效减少尿量。通常，最初使用这些药物以减少尿量。阿米洛利、保钾利尿剂和氢氯噻嗪联合使用可以有效维持正常血钾水平。

本病有几种很有潜力的新疗法。伐普坦类药物，如托伐普坦，是与 V2R 结合的小分子激动剂。许多 V2R 突变导致蛋白质错误折叠和胞内滞留。这些膜通透性药物，用以修复细胞表面受体，从而改善疾病 [1050]。此外，由于大多数患者具有功能性水通道蛋白 -2 通道，因此可以采取不同的方式激活 V2R 下游通路来刺激其磷酸化并转运至细胞表面 [1051]。最有前景的是磷酸二酯酶抑制剂，如西地那非 [1052]；或者在主细胞中表达的其他 G 蛋白耦联受体激动剂，如前列环素受体布他前列素 [1053]。最后，有学者提出他汀类药物可以通过改变主细胞膜胆固醇的含量，促进水通道蛋白 -2 在顶端质膜上的募集 [1054, 1055]。

二十九、儿童泌尿系结石和肾钙质沉着症

（一）流行病学

虽然儿童泌尿系结石和肾钙质沉着症在成人中是一种常见性疾病，在成年男性中多达 10%，但是在儿童期肾结石发病率要低得多。然而，目前儿童泌尿系结石的发病率正在增加，导致急诊和住院患者增多 [1056, 1057]。尽管这可能是由于放射技术敏感性的提高、儿童肥胖发病率的增加、加工食物摄入量增加导致氯化钠摄入增多，或者更多存活早产儿接受了可引起尿路结石的药物 [1056, 1057]，但发病率增加的原因尚不清楚。与成年人相反，男童并不多见；事实上，有新的证据表明，女童更常患肾结石，尤其是在青春期 [1058]。最终，当防止尿液中溶质沉淀的机制被抑制时，结石就会沉淀下来，引起泌尿系结石的症状和体征。

（二）危险因素

1. 高钙尿症

大多数肾结石由草酸钙组成，其次常见的结石类型是磷酸钙。毫无疑问，肾结石形成最常见的危险因素是尿钙浓度的增加 [1059, 1060]。由于在婴幼儿中收集 24h 尿液非常困难，高钙尿症通常可以通过采集随机尿，然后将尿钙浓度标化为尿钙与尿肌酐的比值来诊断。重要的是，尿钙排泄随着年龄的增长而减少 [1061, 1062]。正常值列于表 72-20 [1061, 1063-1066]。肾小球滤过的大部分钙通过被动的细胞途径旁由近端小管和髓袢升支粗段重吸收 [1067]。因此，高钙尿症的常见原因是氯化钠的摄入过多。代谢性酸中毒通过骨溶解引起高钙尿症 [1024]。多种药物可引起高钙尿症，包括利尿剂、维生素 D（高剂量）和糖皮质激素。

儿童高钙尿症最常见的病因是特发性的。然而，随着 CaSR-claudin-14 轴的发现，这种所谓的“未知”原因的高钙尿症的遗传学病因已开始被揭开（表 72-21）。CaSR-claudin-14 轴是指 TAL

表 72-20　正常儿童尿液溶质的排泄量

溶　质	比例；溶质 / 肌酐		24h 尿排泄量
钙	mol/mol	g/g	
＜1 年 1～3 年 3～5 年 5～7 年 ＞7 年	＜2.2 ＜1.5 ＜1.1 ＜0.8 ＜0.6	＜0.8 ＜0.53 ＜0.4 ＜0.3 ＜0.2	＜0.1mmol/kg ＜4mg/kg
枸橼酸	mol/mol	g/g	
0～5 年 ＞5 年	0.12～0.25 0.08～0.15	0.20～0.42 0.14～0.25	＞0.8mmol/1.73m^2 ＞0.14g/1.73m^2
草酸盐	mmol/mol	mg/g	
＜1 年 1～5 年 5～12 年 ＞12 年	15～260 11～120 60～150 2～80	12～207 9～96 47～119 2～64	＜0.5mmol/1.73m^2 ＜45mg/1.73m^2
尿酸	mol/mol	g/g	
＜1 年 1～3 年 3～5 年 5～10 年 ＞10 年	＜1.5 ＜1.3 ＜1.0 ＜0.6 ＜0.4	＜2.2 ＜1.9 ＜1.5 ＜0.9 ＜0.6	＞1 年；＜815mg/1.73m^2
胱氨酸	mmol/mol	mg/g	
＜1 月 1～6 月 ＞6 月	＜85 ＜53 ＜18	＜180 ＜112 ＜38	＜10 年：＜55μmol/1.73m^2 ＞10 年：＜200μmol/1.73m^2 ＞18 年：＜250μmol/1.73m^2

表 72-21　表现为高钙尿症的遗传性疾病

疾病名称	基　因	临床特征
Dent 病	*CLCN5*	肾钙质沉着症、低分子量蛋白尿、X- 连锁遗传
Lowe 眼脑综合征	*OCRL*	先天性白内障、智力迟钝、肌张力低下、佝偻病、部分或完全性 Fanconi 综合征
Bartter 综合征	*SLC12A1*，*KCNJ1*，*CLCKNB*，*BSND*	低钾性代谢性碱中毒、肾钙质沉着症
常染色体显性遗传性低钙血症伴高钙尿症	*CASR*	低钙血症、甲状旁腺激素减低、低钾性代谢性碱中毒
家族性低镁血症、高钙尿症和肾钙质沉着症	*CLDN16*，*CLDN19*	低镁血症、高钙尿症、肾钙质沉着症、进行性肾损害、黄斑缺损、近视性水平眼球震颤（仅 CCLDN19 突变）
远端肾小管酸中毒	*ATP6V0A4*，*ATP6V1B1*，*SLC4A1*	肾钙质沉着症、肾结石、肾小管酸中毒
Williams 综合征	???	心血管疾病、三角面容、结缔组织异常、智力障碍

通过基侧膜中表达的 CaSR 感知循环血浆中钙的水平，并反应性增加紧密连接蛋白 claudin-14 的表达[1068]。Claudin 阻断了 TAL 对细胞旁路钙的重吸收，增加尿钙排泄。*CaSR* 基因及 *CLDN14* 基因的内含子变异可引起 claudin-14 表达和尿钙的异常增多[1069-1072]。

此外，TAL 旁细胞钙孔蛋白 claudin-16 突变也与特发性高钙尿症相关[1073]。最后，在多种遗传性综合征中，高钙尿症可以作为其表型的一个组成部分。他们将在下一节儿童泌尿系结石和肾钙质沉着症的遗传学中讨论。

2. 低枸橼酸尿症

枸橼酸结合尿液中的钙并防止钙盐沉淀。因此，低枸橼酸尿症的后果是形成含钙的泌尿系结石。尽管影响了约 10% 的泌尿系结石患儿，但除了在特定的遗传条件下，如远端 RTA，尿枸橼酸盐排泄减少的病因尚不清楚[1074]。另一种检测尿枸橼酸盐排泄减少的方法是评估钙与枸橼酸比例（而不是枸橼酸与肌酐比例）。这有助于预计治疗可能获益的儿童[1075]。

3. 高尿酸尿

一小部分肾结石儿童（约 5%）将存在高尿酸尿症。与尿钙排泄一样，尿酸盐排泄量婴儿最高，随着年龄增长而减少。事实上，婴儿尿液中尿酸的浓度可能会很高，以至于可以沉淀为晶体，并可能与血液混淆。尿液尿酸排泄的正常值见表 72-20。传统上，尿酸结石见于由于肿瘤溶解综合征而产生过多的儿童，尽管随着尿酸氧化酶（如拉布立酶）的引入，其发病率已大大降低。其他原因包括饮食中嘌呤摄入过多和溶血[1076]。还有一些罕见的遗传性疾病，这些疾病导致尿中尿酸分泌增加，将在下文中阐述。

4. 高草酸尿

高草酸尿症是继高钙尿症之后儿童泌尿系结石中最常见的尿液异常[1077]。高草酸尿症最常见的病因是特发性。继发性原因比原发性遗传性原因更为常见。草酸盐或草酸盐前体（如维生素 C）摄入量的增多会导致高草酸尿症，维生素 B_6 缺乏或摄入甲醇也会导致该种疾病。另外，草酸盐在肠道的过度吸收（可能是由于多种导致脂肪吸收不良的疾病引起的，包括炎症性肠病、肠切除后、胰腺功能不全或胆道疾病）会引起高草酸尿症。作用机制是通过肠内脂肪与钙的过量结合，导致肠内游离草酸的增加，该草酸更易于吸收，并随后在尿液中排泄。治疗旨在改善原发病，减少草酸盐摄入，增加游离水摄入并增加钙摄入量，有助于治疗这种形式的高草酸尿症[1040, 1078]。

5. 尿流的改变与感染

肾结石形成的非代谢性因素有尿流停滞或尿流异常。先天性肾脏和尿路畸形的儿童更容易发生肾结石。尿路感染含有可以分解尿素的微生物（如变形杆菌），可碱化尿液并增加铵的产生，反过来又有利于磷酸镁铵的形成[1079]。这些结石通常呈鹿角状充盈于多个肾盏。经过外科手术（包括回肠扩大术）的神经源性膀胱患者，形成磷酸镁铵结石的风险增加[1076]。

（三）临床表现

婴儿和年幼儿通常不会出现典型的腰痛并放射至腹股沟区[1058, 1080]。此外，大部分儿童甚至不会出现血尿。幼儿可出现临床表现包括非特异性腹痛、排尿困难、尿频、尿急、呕吐、腹泻或 UTI[1081]。值得注意的是，高钙尿症患者患 UTI 的风险增加，而与尿路畸形无关[1082, 1083]。高钙尿症容易发生 UTI 的原因尚不清楚，可能是尿路中的晶体形成了供细菌黏附的场所。青少年更常出现类似于成人的肾绞痛。然而，正如前文所述，男性并没有出现发生率增高。

（四）诊断

对于幼儿来说，临床高度疑诊该病是关键。首选放射学检查是肾脏超声，因为它没有电离辐射。不幸的是，尽管超声技术已经取得显著进步，但这种技术可能会遗漏较小的结石和在肾盏、肾乳头或输尿管中的结石[1084]。腹部 X 线片可见大的不透射线的结石；螺旋 CT 扫描是最为敏感的检查，当超声检查为阴性而高度怀疑时，应考虑螺旋 CT[1085]。螺旋 CT 还有助与了解解剖和梗阻的进一步信息。

检测尿液结晶也非常有用。无色六角形结晶可诊断为胱氨酸尿。大的矩形晶体见于高草酸尿和草酸钙结石。尿液检查可以提供有关高钙尿、高草酸尿、胱氨酸尿和高尿酸尿的进一步的线索。应检测血清钙、磷、尿酸和电解质，以帮助明确潜在的病因。

（五）治疗

＞ 7mm 肾结石排出的可能性不大，应考虑择期手术取出[1080]。手术取石的其他适应证包括单肾、长时间梗阻、严重疼痛或感染。手术方式选择包括体外冲击波碎石术（适用于结石＞2cm）、经皮肾镜取石术和输尿管镜检查。在有些患者可能需要留置输尿管支架，以在拔除前扩张输尿管。对于输尿管结石，可考虑采用药物排石。包括水化以及 α 受体拮抗或钙通道阻滞剂。虽然，在成人中有明确的证据显示这些疗法有效，但在儿童中的使用尚没有可靠的证据[1086, 1087]。

提供饮食建议以减少复发的风险，对婴儿和儿童至关重要[1088]。液体摄入量应增加到约 $2L/m^2$，以稀释沉淀的溶质，并有助于结石在原位通过。高草酸尿症患者，应建议低草酸饮食。正常钠饮食（即每天至少＜ 2000mg 氯化钠）对高钙尿症患者（甚至大多数患者）有益。应避免限制钙的摄入[1089]，因为高钙尿症中的钙可能从骨骼中溶出。相反，应注意确保足够的钙摄入量。应避免含有高果糖的饮料[1090]。最后，与成年人相反，不建议低蛋白饮食，因为可能会对生长产生不利影响。

药物治疗应针对潜在的代谢危险因素。高尿酸血症患者通常别嘌醇治疗有效。低枸橼酸尿患者应接受枸橼酸钾治疗。不建议所有结石患者都碱化尿液，因为这只会将形成的草酸钙结石变为磷酸钙结石。高钙尿症患者，除了先前的饮食建议外，还可能使用噻嗪类药物（即氢氯噻嗪每天 1～2mg/kg）。噻嗪类药物在阻断 DCT 对钠的重吸收时增加了钠浓度，从而增加了近端肾单位对钙的重吸收，从而产生减少尿钙的作用[1091]。

三十、儿童泌尿系结石和肾钙质沉着症的遗传学

（一）高钙尿症 – 形成条件

1. Williams 综合征

Williams 综合征的特点是心血管疾病（通常是周围性肺动脉狭窄，也可包括主动脉瓣狭窄或高血压）、特殊的三角面容、结缔组织异常、智力异常（通常不严重）、特殊的性格特征、青春期提前、高达 50% 的病例有婴儿期高钙血症、高钙尿症和肾钙质沉着症[1092]。该病的病因是弹性蛋白基因关键区域 7q11.23 的连续性缺失（表 72–21）。目前尚不清楚该区域的缺失为什么会引起高钙血症、高钙尿症和肾钙质沉着症。高钙血症倾向于在 4 岁时缓解[1093]，高钙尿症对经典治疗有效，包括增加液体摄入量、减少钠饮食和噻嗪类利尿剂，尤其在肾钙质沉着症时应该考虑这种治疗。

2. Dent 病 /Lowe 眼脑综合征

Dent 病是一种 X 连锁隐性遗传病，其特征是高钙尿症、肾钙质沉着症、低分子量蛋白尿和肾功能不全，有些患者进展为肾功能衰竭[1094]。Dent 病也可与完全性 Fanconi 综合征相关。最常见的病因是 *CLCN5* 突变，该基因编码一种在肾脏高表达，且在近端小管和髓袢升支粗段表达最高的 Cl^-–H^+ 交换体（表 72–21）[1095, 1096]。确切的分子病理生理学机制尚不清楚，特别是关于高钙尿症和肾钙质沉着症的发病机制。但是，CLCN5 缺陷可导致胞吞功能受损，从而导致观察到的临床表型。

小部分 Dent 表型的患者，不存在 *CLCN5* 突变，但 *OCRL* 基因存在突变，该基因编码眼脑综合征的 Lowe 蛋白 1[1097]。该蛋白是一种肌醇多磷酸 5– 磷酸酶，可调节溶酶体的分选。典型的 *OCRL* 突变患者有先天性白内障、智力低下、肌张力减低、佝偻病，以及部分或完全性 Fanconi 综合征的表现[1098, 1099]。肾功能不全可能出现在更严重的患者中，其中以男孩为主，因为这是一种 X 连锁的疾病。

3. 巴特（Bartter）综合征

TAL 钠和氯的重吸收障碍常伴有高钙尿症和肾钙质沉着症。这种相关性是跨细胞氯化钠转运的直接后果，这对该段肾小管通过细胞旁路被动重吸收钙（和镁）是必需的。*SLC12A1* 和 *KCNJ1* 突变的新生儿巴特综合征患者中，高钙尿症和肾钙质沉着症往往比 *CLCKNB* 突变所致的经典型巴特综合征患者更为严重[1100]。

4. 常染色体显性遗传性低钙血症伴高钙尿症

CaSR 或与 CaSR 耦联的 G 蛋白激活性突变的患儿表现出以低钾血症、高钙尿症和甲状旁腺功能减退为特征的临床表型[996, 1101]。有趣的是，至少还有一种其他致病基因尚未被证实[1102]。CaSR 位于甲

状旁腺和肾单位中，包括 TAL 基底侧膜面。在 TAL 中，CaSR 的激活不仅通过增加该区域中 claudin-14 的表达来阻止细胞旁路途经钙的重吸收，而且还抑制钠和氯的重吸收。因此，这些突变的患者也可表现出 Bartter 表型（表 72-21）[996]。这就是为什么这些突变也被称为巴特综合征 5 型的致病突变。这些基因缺陷的治疗与经典型巴特综合征略有不同，需要给予活性维生素 D 来提高血钙水平，使用噻嗪类利尿剂来减少尿钙排泄。与之矛盾的是，这可能导致低钾血症。这一不良反应可以通过在联合利尿剂中添加保钾利尿剂来补救，如螺内酯 - 氢氯噻嗪复合片（aldactazide）。

5. 家族性低镁血症高钙尿症和肾钙质沉着症

低镁血症（继发于肾脏丢失）、高钙尿和肾钙质沉着症等一系列临床表现是由于 claudin-16 或 claudin-19 的突变所致 [1103-1105]。这两种紧密连接蛋白均在髓袢 TAL 中表达，在这里它们对于形成细胞旁路二价阳离子渗透性孔隙是至关重要。因此，形成孔隙的一种 claudin 蛋白结构的破坏阻止了 TAL 钙和镁的重吸收，引起临床表型。大多数患者倾向于进展为肾功能不全，超过 50% 需要 RRT[1106]。在临床上，claudin-19 突变与 claudin-16 突变可以通过眼部异常来鉴别，包括黄斑缺损、近视和水平眼球震颤 [1105]。与该表型相一致，claudin-19 在眼睛中高表达。有趣的是，有人提出 claudin-16 中较轻的突变，引起孤立的高钙尿症，伴有轻度低镁血症或血镁正常（表 72-21）[1073]。

6. 远端肾小管酸中毒

Ⅰ型 RTA，即远端 RTA，由于尿液泌氢障碍所致。这是编码管腔膜上 H^+-ATP 酶（即 *ATP6V1B1* 或 *ATP6V0A4*）或基侧膜上氯碳酸氢盐交换体 AE_1（基因名称 *SLC4A1*；表 72-21）的基因突变的结果。与近端 RTA 相比，远端 RTA 常伴有高钙尿症和肾钙质沉着症，可能由低枸橼酸尿所致，而在近端 RTA 没有见到 [1024]。肾钙质沉着症已被认为引起这些患者的肾功能不全，因此建议治疗高钙尿症以防止肾功能不全。最后，应该考虑由于 *SLC4a1* 突变所致的不完全性远端 RTA 患者可能会出现高钙尿症和肾结石 [1107]。

7. 遗传性低磷血症性佝偻病伴高钙尿症

尽管存在低磷血症和高钙尿症，但该综合征表现为佝偻病、身材矮小和肾脏磷酸盐排泄的增加。这是由编码 C 型磷酸钠协同转运蛋白的 *SLC_34a3* 基因突变所致，该转运体有助于磷酸盐从近端小管重吸收，转运体失活会导致原发性肾漏 [1108]。因此，血清磷酸氯化钠平降低，导致 PTH 的抑制和 1, 25-二羟维生素 D 合成的增加。进而导致肠道磷酸盐和钙吸收增加，尿钙增多。

（二）非钙丢失性疾病

1. 胱氨酸尿症

这是导致肾结石形成的罕见的常染色体隐性遗传病因。主要是二元氨基酸（特别是半胱氨酸、鸟氨酸、精氨酸和赖氨酸）的重吸收障碍所致 [1109]。这些氨基酸通过 *SLC3A1* 或 *SLC7A9* 基因编码的氨基酸转运蛋白从近端小管的肾小球滤液中重吸收。*SLC34A1* 突变导致的 A 型胱氨酸尿症和 *SLC7A9* 突变导致的 B 型胱氨酸尿症 [110, 111]，临床上无法区分，并且似乎与疾病的严重程度或对治疗的反应无关。此外，这两个基因中单等位基因的复合杂合突变均不显示尿二元氨基酸排泄量的改变 [1112]。

本病可以在任何年龄出现，但通常出现在青少年早期。严重病例可能出现在生后第一年。诊断依据家族史，并通过在尿检中分离出的病理性六角形晶体得到证实 [1109]。发生肾结石的患者可以通过氰化物 - 硝普盐试验进行筛查。筛查试验的阳性者，应使用尿氨基酸高效液相色谱法确诊。尿胱氨酸排泄量随着年龄的增长而增加，正常值见表 72-20。胱氨酸尿症患者通常显示在年龄上限的 5 倍以上。Fanconi 综合征和杂合子患者的排泄量趋于中间，然而，这些患者的半胱氨酸排泄往往不会形成结石。

一线治疗应包括增加水的摄入、碱化尿液、低钠饮食。尽管采取了这些措施，但仍存在明显的胱氨酸尿的情况下，可以采用一些其他治疗方法。α-巯丙酰甘氨酸可以与半胱氨酸形成可溶性二聚体，剂量为 10～15mg/(kg · d) [1113]。这种治疗减少了新的结石形成并可溶解现有的结石。D- 青霉胺是一种与半胱氨酸和同型半胱氨酸结合的螯合剂，可以增加了其溶解度。该化合物具有潜在的肾脏方面的重大不良反应，需要定期进行监测。结合半胱氨酸并增加其溶解度的其他潜在疗法，包括卡托普利和布西拉明 [1114]。

2. 高尿酸尿症（包括 2,8– 二羟腺嘌呤泌尿系结石）

许多罕见的嘌呤代谢单基因缺陷导致高尿酸血症和尿酸结石。次黄嘌呤鸟嘌呤磷酸核糖转移酶（HPRT1）的缺陷导致 Lesch–Nyhan 综合征，这是一种 X 连锁疾病，其特征是肌张力障碍、痛风（包括高尿酸血症）、智力低下和自残[1115]。糖原贮积症 1a 型患者存在葡萄糖 –6– 磷酸酶的突变[1116]。他们通常表现出严重的表型，常在生后第一年出现，包括生长迟缓、高乳酸血症、低血糖、肝大、高脂血症、高尿酸血症，导致高尿酸尿和尿酸结石形成。另一种罕见的酶缺陷是腺嘌呤磷酸核糖基转移酶缺陷，这导致 2,8– 二羟腺嘌呤产生过多，在尿液中排出，并可沉淀形成结石[1117]。结石是这种疾病最常见的表现，患者可以在任何年龄出现结石。尿液分析可见特征性的圆棕色结晶，提示该种疾病，可以通过酶活性检测或验证 *APRT* 双等位基因致病突变来确诊。这些疾病肾脏受累患者，建议低嘌呤饮食和充足的食物摄入。即使对 APRT 缺乏的患者，药物治疗也可以包括别嘌呤醇。或者，对于 APRT 缺乏患者可以使用黄嘌呤脱氢酶抑制剂非布索坦（Febuxostat）。

3. 原发性高草酸尿症

这是一组罕见的常染色体隐性遗传性疾病，表现出草酸盐产生增加和尿中排泄增加（即高草酸尿症）[1064]。已报道了 3 种不同的亚型，它们是由参与草酸盐代谢的 3 种不同的酶的突变所致。1 型是最严重的类型，3 型最为少见。仅凭临床特征很难鉴别 1 型和 2 型。尿中乙醇酸和 *L*– 甘油酸的测量是有所帮助的。1 型高草酸尿症患者尿中乙醇酸升高，而 2 型患者尿中 *L*– 甘油酸升高。可以通过受影响酶的基因分析并证实存在致病突变来确诊。

(1) 高草酸尿症 1 型：许多高草酸尿症 1 型患者会进展为严重的肾结石和肾钙质沉着症，导致肾功能衰竭。但是，这类疾病存在明显的表型差异，有些患者在婴儿期发展为肾功能衰竭，而有些患者直到成年才第一次出现肾结石。大多数高草酸尿症 1 型患者通常在 5 岁前出现肾结石症状，在一项队列研究中，这些患者占儿童 ESRD 的 1%[1118]。丙氨酸 – 乙醛酸氨基转移酶突变是导致高草酸尿症 1 型的病因[1119]，疾病严重程度的差异是由残留酶活性不同的突变引起的。重要的是，在某些情况下，辅助因子吡哆醇可以刺激残留的丙二醛草酸氨基转移酶的活性[1120]。具有这些突变的患者倾向于表现出更良性的病程。在最严重的情况下，婴儿可以在生后第一年内进展至肾功能衰竭；其他病例可能直至出现 ESRD 才被诊断。

当原发性高草酸尿症患者由于草酸清除率降低，血清草酸水平升高且 GFR 下降时，会发生全身性草酸盐沉积症。全身性草酸盐沉积症导致草酸钙结晶在多种组织中沉积，包括骨骼、心脏、血管、关节、视网膜和皮肤。这是一种具有功能性后遗症的严重疾病。治疗很困难，并依赖积极地透析治疗过渡至肝肾联合移植。可以通过草酸钙肾结石、肾钙质沉着症、尿草酸排泄显著增加提示诊断。大多数患者尿乙醛酸会升高；但是，在 3 型高草酸尿症患者中尿乙醛酸也可以增加。在 GFR＞60ml/(min・1.73m^2) 的患者中，没有全身性草酸盐沉积症的报道，因此，直到 GFR 低于该水平时，才需要监测血清草酸盐的水平。既往通过在肝活检组织中检出丙氨酸乙醛酸氨基转移酶活性的下降，以明确原发性高草酸尿症 1 型的诊断。但是，如能证实丙氨酸乙醛酸氨基转移酶基因的致病突变，就不再需要这种检测了。

治疗包括增加液体摄入量（至少 2.5/m^2），避免草酸盐含量高的食物（即巧克力、茶、大黄和菠菜），以及服用枸橼酸钾以确保尿枸橼酸排泄充足和碱化尿液。这两种尿液改变都倾向于防止草酸钙沉积。应给予大剂量维生素 B_6[5～10mg/(kg・d)] 试验，并监测尿草酸以确定治疗有效者。已知特定类型的突变对这种治疗敏感。因此，遗传分析有助于治疗决策和预后。在疾病治疗过程中越早进行，所报道的结局越好，肾功能可以保持更长时间[1121]。不幸的是，即使采用频率较高的透析疗法（即每周多达 40h 的血液透析），也常常不能有效地预防全身性草酸盐沉积症。不推荐进行单独的肾脏移植，因为它不能纠正主要的代谢问题，因为丙氨酸 – 乙醛酸氨基转移酶仅在肝脏中表达。然而，在一些对维生素 B_6 有效的患者中，晚期出现肾功能不全时可以考虑[1122]。当 GFR ＞ 40ml/(min・1.73m^2) 时，应考虑单独的肝移植[1123]。对于严重肾功能不全的患者，肾肝联合移植是首选的治疗方法[1123]。不幸的是，使用降解草酸盐的肠道细菌 *formigenes* 未能证明显著的草酸吸收和尿液排泄的减少。

(2) 高草酸尿症 2 型：原发性高草酸尿症 2 型是由乙醛酸 / 羟基丙酮酸还原酶（GRHPR）突变所致[1124]。这种类型的原发性高草酸尿症通常不如 1 型严重。它通常在青春期出现，反复形成草酸钙结石。少数患者进展为慢性肾功能不全。尿草酸盐排泄显著升高和尿 *L*- 甘油酸盐含量增加提示该病。通过对 *GRHPR* 基因突变的分析，或传统上通过证明肝脏 GRHPR 酶活性下降可以明确诊断。维生素 B_6 治疗无效。尚缺乏肝移植对原发性高草酸尿 2 型患者有益的证据。相反，患有该病的患者可能会得益于单独的肾移植。

(3) 高草酸尿症 3 型：原发性高草酸尿症 3 型是由 4- 羟基 -2- 氧戊二酸醛缩酶（*HOGA1* 基因）突变所致[1125, 1126]。这种酶定位于肝脏和肾脏的线粒体，催化 4- 羟基 -2- 氧戊二酸生成乙醛酸和丙酮酸。在三种亚型中，这是临床最轻的一种，表现为反复的草酸钙结石形成。尿草酸盐排泄量的增加可以初步考虑诊断，并通过 *HOGA1* 基因的遗传分析来确诊。幸运的是，肾钙质沉着症和肾功能损害很少出现。

三十一、儿童慢性肾脏病

（一）生长、营养和发育

儿童 CKD 影响自然生长的情况与 CKD 发病的年龄有关。约 50% 的在 13 岁之前接受 RRT 的儿童其最终身高低于正常范围[1127]。儿童慢性肾脏病研究 [CKID，一项美国 GFR＜75ml/(min・1.73m²) 儿童的登记项目] 的结果表明，透析前 CKD 儿童的身高低于正常范围 [身高中位数标准差积分（HtSDS）−0.55，每下降 10ml/(min・1.73m²)，HtSDS 下降 0.12～0.16][1128]。生后体格生长的 1/3 发生于生后前两年。患有 CKD 的新生儿和在此关键的两年内的生长抑制，可能会对最终身高产生严重影响[1129]。2006 年北美儿科肾移植合作研究（NAPRTCS）报道说明了这种与年龄相关的最终身高增长的特异风险性，该报告显示 2 岁以下儿童的平均 HtSDS 为 −2.3（分别在 2—6 岁、6—12 岁和大于12 岁，分别增加到 −1.7、−1.4 和 1.0）[1130]。在生后第二年至青春期之间，生长抑制比较微弱。只要 GFR 保持大于 25ml/(min・1.73m²)，生长速率通常稳定保持在正常百分位数，但在 CKD 4 期和 5 期会逐渐偏离正常范围（图 72-13）[1131]。即使在体格生长看似正常的儿童中，成功的肾移植也可以引起代谢稳态的恢复，进而加速或追赶生长，这表明在尿毒症状态下生长潜力的持续抑制。肾功能不全也会延迟青春期的发动及青春期开始的生长加速，其情况取决于肾功能不全的程度[1132]。在患有晚期 CKD 的青少年中，青春期身高增长最多减少 50%

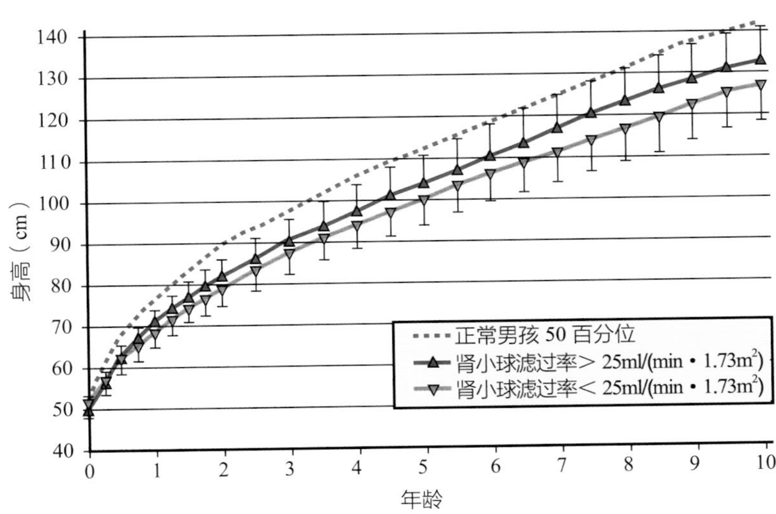

▲ 图 72-13　**肾小球滤过率（GFR）- 基于肾发育不良性疾病导致的慢性肾功能衰竭患儿的生长模式图**

每个年龄段大约评估了 100 名儿童。平均 GFR 大于或小于 25ml/(min・1.73m²) 儿童的身高平均值 ± 1SD（引自 Schaefer F，Wingen AM，Hennicke M，et al. Growth charts for prepubertal children with chronic renal failure due to congenital renal disorders. European Study Group for Nutritional Treatment of Chronic Renal Failure in Childhood. *Pediatr Nephrol*. 1996;10:288–293.）

（30～15cm）。尽管在过去 10 年中已经发现最终身高有改善的趋势，但 CKD 患儿最终成人身高低于正常范围者仍占 30%～50%。CKD 的持续时间、存在先天性肾脏疾病和男性，是最终身高下降的最重要预测因素 [1129]。

婴儿 CKD 患者的生长障碍通常是由于厌食和频繁呕吐导致的营养物质摄入不足所致。许多因素导致 CKD 厌食症。包括循环中饱腹感因子的积累，精神运动发育迟缓，胃排空延迟，肾发育不良时肾小管功能障碍引起水电解质丢失，以及与并发感染相关的分解代谢因素。代谢性酸中毒通常发生在 GFR 低于正常 50% 时，通过各种机制导致 CKD 相关的生长障碍，包括增加蛋白质分解，抑制生长激素（growth hormone，GH）和胰岛素样生长因子 -1（IGF-1）的分泌，以及靶器官中 GH 和 IGF-1 受体表达受损 [1129]。与代谢性酸中毒无关，在尿毒症状态下内分泌系统表现出复杂的失调。由于代谢清除受损，循环 GH 水平正常或增加，但实际 GH 从垂体分泌速率降低 [1133]。在尿毒症中，由于 GH 依赖性 JAK2/STAT5（Janus 激酶 2- 信号转导和转录激活因子 5）信号通路的激活障碍，GH 诱导的 IGF-1 合成受损 [1134]。这种受体后信号缺陷，可能是由尿毒症状态下的炎症细胞因子诱导的 STAT 信号抑制因子 [细胞因子信号抑制因子（SOCS）] 蛋白上调引起的。此外，IGF-1 结合蛋白的累积导致 IGF 结合蛋白相对于循环 IGF 过量，从而降低 IGF 的生物活性。最后，在 IGF-1 生物活性显著降低的情况下，正常或减少的 GH 分泌与下丘脑和垂体生长激素轴的反馈激活不足相关。

促性腺激素轴的激活在 CKD 中受到类似的抑制 [1133]。患有晚期肾脏病或 ESRD 的围青春期的患者，在循环促性腺激素水平升高的情况下，其性激素水平正常或较低。循环促性腺激素升高由于代谢激素清除受损所致，而垂体分泌率较低，可能是由于与抑制性神经递质压力增加有关的下丘脑促性腺激素释放激素（GnRH）分泌受损。除了缺乏中枢神经激活外，还有循环因子的累积，这些循环因子抑制 GnRH 从下丘脑释放，抑制睾酮从睾丸间质细胞释放。最后，青春期生长激素和促性腺激素之间的协同作用受到损害，这是由性激素水平升高导致生长激素分泌急剧增加证实的。总之，晚期 CKD 会导致多种内分泌抵抗，从而有效抑制了纵向生长和性发育。

三十二、慢性肾脏病生长障碍的预防和治疗

对于患有 CKD 的婴儿，避免生长障碍的最重要措施是提供足够的能量摄入，纠正代谢性酸中毒，维持水电解质平衡 [1135]。为了达到这些目标，经常需要通过鼻胃管或胃造口术补充营养。热量摄入的目标应该是为健康儿童提供每日常规摄入量的 80%～100%。将热量摄入增加到建议每日摄入量的 100% 以上不会引起进一步的生长追赶，而是导致肥胖。蛋白质摄入量应至少为膳食参考摄入量的 100%，但不应超过 CKD2 期或 3 期患者膳食参考摄入量的 140%，CKD 4 期或 5 期儿童膳食参考摄入量的 120%。在进展性 CKD 患儿应避免过量的蛋白质摄入，以控制因肾功能下降所致的磷和酸的负荷 [1136]。代谢性酸中毒应通过口服碱剂严格治疗。此外，正如在肾小管疾病和肾脏发育不良的病例中观察到的，补充水和电解质对于多尿或失盐的患儿是必不可少的。尽早并持续提供补充营养、液体和电解质，并在必要时通过鼻胃管或经皮胃造瘘术确保肠内喂养，从而改善患有 CKD 的小龄儿童的生长发育 [1129, 1137]。在婴儿后期的儿童，营养、液体和电解质平衡仍然是充分纵向生长的必备因素，但仅靠饮食和补充措施很难提供生长追赶。

尽管提供了足够的营养物质、盐和液体，但是生长障碍仍将要发生或已经发生，则可能需要重组生长激素（rGH）进行治疗。rGH 治疗 CKD 儿童中的有效性和安全性，已在众多短期和长期研究中得到证实，并进行了全面的综述 [846]。rGH 以药理学剂量 [0.05mg/(kg · d)] 给药，克服了内源性 GH 抵抗并显著增加了全身和局部 IGF-1 的产生，而对 IGF 结合蛋白仅有轻微的影响。这可以恢复正常的 IGF-1 生物活性并刺激了纵向生长。在患有透析前 CKD 的儿童中，身高增长速率通常在治疗第 1 年即翻倍，并且在随后的治疗年中可以观察到稳定但不显著的追赶生长。长期研究表明，在治疗 5～6 年后，北美儿童的平均标准身高从 −2.6 SD 增加至 −0.7 SD，德国儿童的平均标准身高从 −3.4 SD 至 −1.9 SD，荷

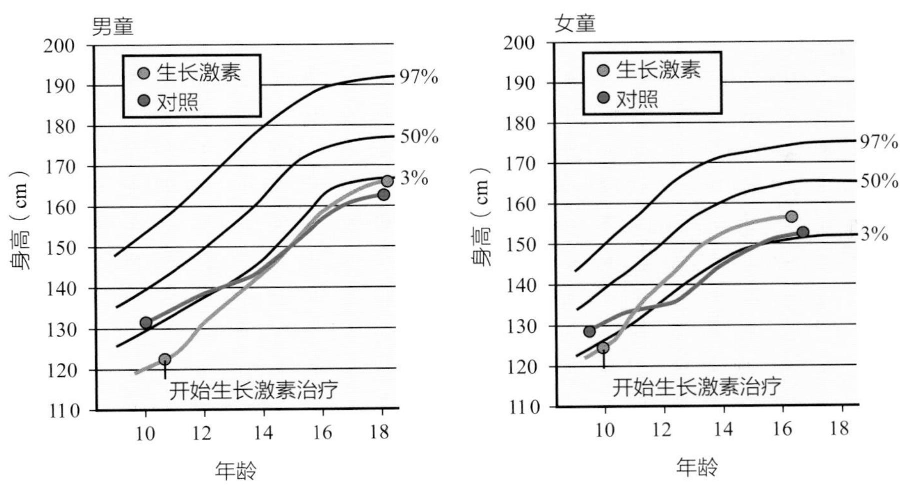

▲ 图 72-14 **长期重组人生长激素（GH）治疗对儿童慢性肾脏疾病（CKD）最终成人身高的有利影响**

显示了 38 例接受 GH 治疗的 CKD 儿童（32 例男童和 6 例女童）和 50 名未接受 GH 的对照 CKD 儿童的同步平均生长曲线。正常参考值以第 3、50 和 97 百分位数表示。圆圈表示首次观察时间（儿童开始 GH 治疗）和青春期生长冲刺的结束（引自 Haffner D, Schaefer F, Nissel R, et al. Effect of growth hormone treatment on the adult height of children with chronic renal failure. German Study Group for Growth Hormone Treatment in Chronic Renal Failure. *N Engl J Med*. 2000;343:923–930.）

兰儿童从 −3.0 SD 增加至 −0.5 SD[1129]。CKD 患者对 rGH 的治疗反应，优于正在透析或接受肾移植的儿童，这可能是由于 ESRD 中更为明显的尿毒症 GH 抵抗，以及肾移植患者中糖皮质激素的生长抑制作用所致。在 9—10 岁左右接受 rGH 并在青春期持续使用直至达到最终身高的患者中，追赶生长很大程度上发生于青春期前（图 72-14）[1138]。与未经治疗的对照组相比，最终身高明显改善，rGH 治疗的总获益为 10～15cm。总身高增长与 rGH 治疗持续时间呈正相关，而与透析时间呈负相关。这些研究支持以下结论，即 rGH 治疗应该在 CKD 透析前尽早开始，最好在发生严重的生长迟缓之前开始。

三十三、儿童慢性肾脏病的心血管并发症

CKD 相关心血管疾病在 CKD 过程中表现较早[1139]，导致显著发病率和死亡率增高（图 72-15）[1140]。在 19 岁以下的 ESRD 的患者中，心脏病导致 22/1000 人死亡，占白人死亡总数的 16%，非裔美国人的 26%。与正常人群相比，这意味着风险性增加了 1000 倍。

（一）高血压

CKD 2 期～4 期的儿童中高血压患病率为

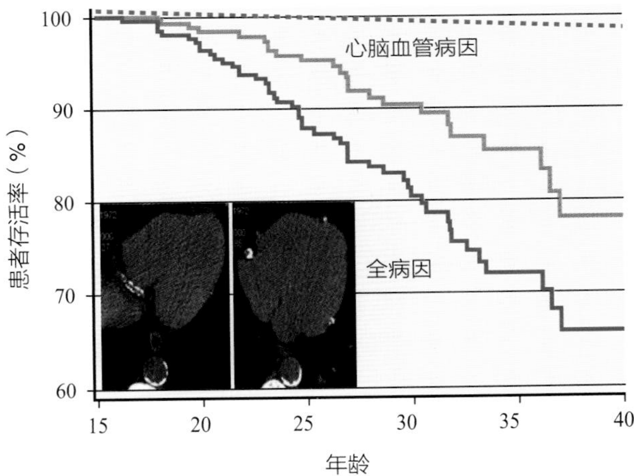

▲ 图 72-15 **283 例儿童终末期肾病患者的长期生存率。绿色虚线，存活率考虑所有死亡原因。红线 . 存获率仅考虑心脑血管死因。蓝线 . 正常人群存活率。插图 . 来自一名 27 岁的男性血液透析患者的计算机断层扫描图片，在所有 3 个冠状动脉和主动脉中都有广泛钙化**

引自 Oh J, Wunsch R, Turzer M, et al. Advanced coronary and carotid arteriopathy in young adults with childhood-onset chronic renal failure. *Circulation*. 2002;106:100–105.

40%～50%，至 ESRD 时高血压患病率近 70%。高血压与儿童期的靶器官损害有关，与肾功能衰竭进展速度密切相关。CKD 相关的高血压是由多种病理生理机制引起的，包括液体负荷、外周血管阻力增

加、RAAS 激活、交感神经过度激活、内皮功能障碍和慢性甲状旁腺功能亢进[1141]。

美国儿科学会关于儿童和青少年高血压的诊断、评估和治疗的第 4 次报道，定义了儿科人群的动脉高血压[1142]。根据这些指南，儿童高血压的定义是基于同年龄、性别和身高的正常人群的血压分布。高血压定义为至少 3 次及以上测得收缩压和（或）舒张压≥同年龄、性别和身高血压的 95 百分位数（P_{95}）。高血压前期为 P_{90}～P_{95} 或 120/80mmHg（P_{95}）[1142]。血压昼夜节律的变化，如同成人 CKD 患者一样，可通过儿童动态血压监测来测量[1143]。对 CKID 队列的分析表明，高达 35% 的 CKD 儿童 [eGFR 30～90ml/(min・1.73m^2)] 患有所谓的隐匿性高血压，也就是说，尽管血压在诊室正常但 24h 血压监测升高，这与左心室肥厚（left ventricular hypertrophy，LVH）患病率增加相关[1144, 1145]。用各种在线计算器可以将特定性别、年龄和身高儿童血压与正常人群血压相比较（如 www.pediatriconcall.com/fordoctor/pedcalc/bp.aspx）。

目前的管理指南建议对所有 CKD 儿童定期进行血压筛查[1146]。除临床测量外，接受降压药物治疗的患者，应至少每年进行一次动态血压监测，以及在治疗方案调整 1～2 月内进行。一般认为患有 CKD 的儿童心血管并发症的风险增加，当血压超过同年龄和身高的第 90 百分位时，应开始治疗干预。CKD 血压治疗的靶目标，根据不同的指南存有差异[1146]。美国儿科学会第 4 次报道建议目标血压应低于 90%。欧洲高血压协会和 KDIGO 都建议非蛋白尿 CKD 患者目标血压值应低于 75%，伴蛋白尿的 CKD 应低于 50%[1146, 1147]。对于 CKD 儿童，也建议进行生活方式的改变，如增加体力活动、避免高钠饮食和减轻肥胖患者体重，但很少能作为单独的有效措施[560, 1141]。ACEI 和 ARB 应是降压药物的首选（见“儿童慢性肾衰竭的进展”一节），如果给予适当的剂量 [如雷米普利 6mg/（m^2・d）[565, 1148] 或坎地沙坦 0.2～0.4mg/（kg・d）[1149]]，大多数患者的血压将恢复正常。如果降压效果不充分，则应加入襻利尿剂 [如呋塞米，2～4mg/（kg・d）]，然后加入钙通道阻滞剂 [如氨氯地平，0.2mg/（kg・d）]。应根据动态血压监测调整给药时间，以实现最佳的 24h 血压控制。

（二）贫血

贫血是成人和儿童 CKD 患者常见的并发症。严重贫血与 CKD 患者发病率和死亡率增加，以及心血管疾病进展相关。儿童的生长、神经认知发育、上学率和运动能力是与贫血相关的重要临床指标。

促红细胞生成素（ESA）是治疗贫血的关键。虽然 ESA 在儿童 CKD 中的效果明显，但尚缺乏儿童随机研究确定的血红蛋白靶目标值[1150]。在 CKD 成人的研究中，血红蛋白＞ 120g/L 患者心血管发病率和死亡率增加引发了关注[1151]。最近的一项研究提出了血液透析患儿血红蛋白水平与心血管疾病发病率之间关系的新见解[1152]。利用医疗保险和医疗补助服务中心 ESRD 临床表现评估项目和美国肾脏病数据系统的数据，笔者对 1569 例接受血液透析的儿童进行了研究。在 1 年以上的随访中，对包括死亡率、住院和心血管事件在内的结局指标的研究提示，在血红蛋白 12g/dl 或更高组，总死亡率风险比和调整后的总住院相对指标显著降低；而在血红蛋白 10g/dl 以下组，心血管事件住院率显著增高。在血红蛋白 10g/dl 以下组，充血性心力衰竭、心肌病和瓣膜性心脏病的住院和门诊就诊常见，随着血红蛋白水平的增加，这些疾病的诊断比例降低。

1. 儿童慢性肾脏病心血管事件的中间终点指标

在 CKD 晚期高血压的患儿中，已证实存在 LVH 和颈动脉内膜中层厚度增加，其中矿物质代谢和液体负荷的变化是重要的叠加危险因素，但在早期原发性高血压和隐匿性高血压的儿童中也是如此。LVH 是 CKD 最常见的可识别的心脏改变，也是 ESRD 成人和儿童患者心血管风险的最重要指标[1153-1156]。LVH 被认为是由于潜在的心肌纤维化和细胞肥大引起的致命性心律失常导致 CKD 儿童心脏猝死的高风险因素。LVH 见于 15%～30% 的 CKD 2～4 期儿童[1157, 1158]、50%～75% 的透析儿童[1159, 1160]、50%～67% 的肾移植患者[1161, 1162]。促进 LVH 的因素可能包括循环容量增加、RAAS 和交感神经系统过度激活、甲状旁腺功能亢进和炎症细胞因子。除了 LVH 的形态学改变外，在约 25% 的轻度至中度 CKD 儿童中发现亚临床的左心室收缩功能受损[1163]。收缩功能障碍在同心型 LVH 患者最为常见，并伴有 GFR 降低和贫血。

越来越多的证据表明，像成人一样，儿童 CKD 相关的骨和矿物质紊乱及其治疗不仅影响骨和矿物代谢，而且影响尿毒症钙化性血管病的进展。这是矿物盐从骨骼重新分布到大动脉和软组织的结果。冠状动脉钙化见于个别接受透析的青春期患者[1164]和 90% 以上患有儿童期 CKD 的年轻人[1140]。早期血管病变的迹象，如内膜 – 中膜厚度增加和颈动脉硬化，早在 10—20 岁就可以被发现[1165]。形态和功能的改变随着时间而进展，在接受透析的青少年中最为明显，但在中度 CKD 儿童中也可以见到，并且在成功进行肾移植后似乎有部分改善（图 72–16）。颈动脉内膜中层厚度和硬化程度与甲状旁腺功能亢进程度、血清钙磷离子产物，以及含钙磷酸盐结合剂的累积剂量相关。

三十四、儿童慢性肾衰竭的进展

（一）儿童慢性肾脏病的肾功能进程

儿童 CKD 肾功能进程主要由首次出现临床表现时的年龄和肾功能衰竭的程度决定。2/3 的 CAKUT 儿童在 20 岁以内进展至 ESRD[6]。GFR 生理性增加通常延续至 3—4 岁，这可能反映了功能性肾单位数目减少的适应性肥大[173]。在 50% 的儿童中，GFR 逐渐增加阶段之后是一段稳定或非常缓慢的肾功能恶化期，通常持续 5～8 年。在青春期开始时 GFR 的下降逐渐加速，通常在青春期晚期或成年早期出现 ESRD（图 72–17）。这种非线性肾功能衰竭进展的原因尚未阐明，可能包括在青春期快速增长期间，肾单位不足以适应快速增长的代谢需

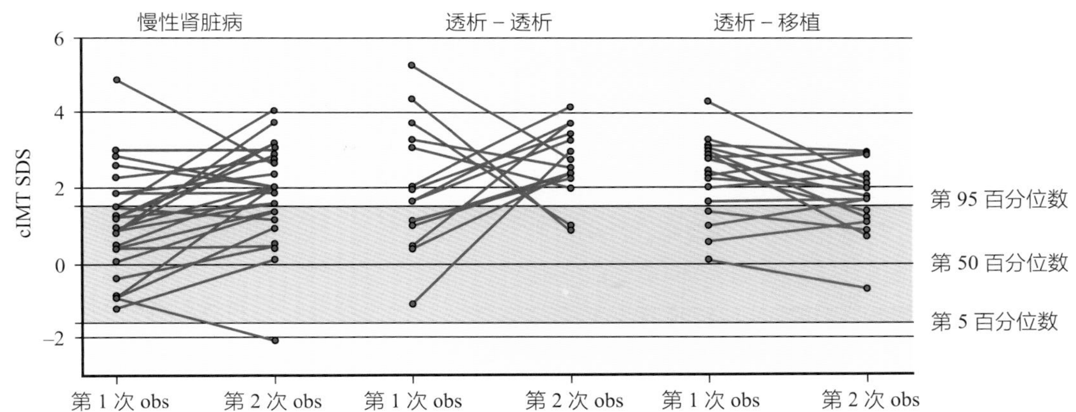

▲ 图 72–16 慢性肾脏病儿童、透析儿童和肾移植儿童经超声测定的颈动脉内膜中层厚度的变化（cIMT）

第一次和第二次观察的平均时间间隔（obs）为 12 个月。IMT 表示为针对年龄和性别标准化的标准差（SD）。阴影区域表示正常范围，SD 为 −1.64、0 和 1.64 分别对应于第 5、50 和 95 百分位数。cIMT SDS. 内膜中层厚度标准差计分法（引自 Litwin M，Wühl E，Jourdan C，et al. Evolution of large-vessel arteriopathy in pediatric patients with chronic kidney disease. *Nephrol Dial Transplant*. 2008;23:2552–2557.）

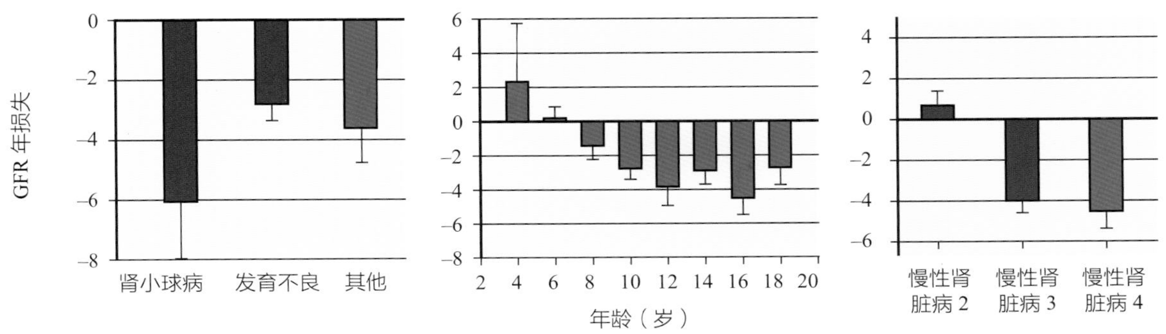

▲ 图 72–17 在 ESCAPE 试验中随机分配入治疗组的 385 例慢性肾脏疾病（CKD）儿童估算的肾小球滤过率（GFR）的平均自发变化（在磨合期测量）。儿童肾功能衰竭进展的速度取决于潜在的肾脏疾病、年龄和 CKD 分期

求，与青春期相关的性激素生成增加对肾脏的不良影响，和（或）减少的残留肾单位高滤过所致的肾小球加速硬化。在患有严重肾发育不全的儿童中，GFR 的早期增加可能会减弱，而 ESRD 可能会提前发生。约有 20% 的肾发育不全患者即使在青春期后也能保持稳定的 GFR。随访研究表明，在轻度双侧肾发育不全的患者中，GFR 的进行性恶化经常发生在 20—30 岁。

（二）肾功能衰竭进展的危险因素

在成年人群和动物模型预测肾功能进展的诸多因素中，高血压和蛋白尿也被确定为儿童持续的可改善的危险因素。在欧洲儿童慢性肾功能衰竭营养治疗研究中，收缩压＞120mmHg 与 GFR 下降明显增快有关[1136]。随机、前瞻性 ESCAPE 研究（严格的血压控制和 ACEI 对儿童患者 CRF 进展的影响）表明，在各种疾病所致的 CKD 儿童中，强化降压治疗使血压降低至正常低限（小于年龄第 50 百分位）与长期肾脏存活率改善相关（图 72-18）[208]。

与成人相同，蛋白尿可预测儿童 CKD 的进展。蛋白尿可以预测肾发育不良儿童肾脏疾病的进展，即使在肾功能正常的儿童中，持续性肾病范围蛋白尿也是进行性肾损伤的危险因素。在 ESCAPE 试验中，尽管已接受固定剂量 ACEI 治疗的儿童，残留的蛋白尿被证明可预测 CKD 的进展。这些发现为早期和连续应用 RAAS 拮抗剂的治疗方案提供了强有力的支持[208]。ACEI 和 ARB 已被证明对于儿童 CKD 安全有效。在 ESCAPE 研究患者中，雷米普利［应用剂量为 6mg/（m^2·d）］可维持正常血压并减少约 50% 蛋白尿[1148]。在 ARB 药物氯沙坦[1166, 1167]、缬沙坦[1168]、和坎地沙坦[1149]中也得到了类似的效果。然而，值得注意的是，在儿科 CKD 中尚未证实 RAAS 拮抗剂在肾脏保护方面优于其他抗高血压药。来自 ItalKid 登记的数据显示，与未治疗组相比，ACEI 治疗的肾发育不良儿童其 CKD 进展并未得到显著改善[1169]。但是，缺乏关于 ACEI 类型和剂量及蛋白尿程度的相关信息，并且基线进展速度非常缓慢。ESCAPE 研究的另一个重要观察结果是，尽管给予 ACEI 治疗，但蛋白尿逐渐重新升高。这种作用与持续良好的血压控制无关，并可能限制 ACEI 单一用药在 CKD 儿童的长期肾脏保护作用[208]。

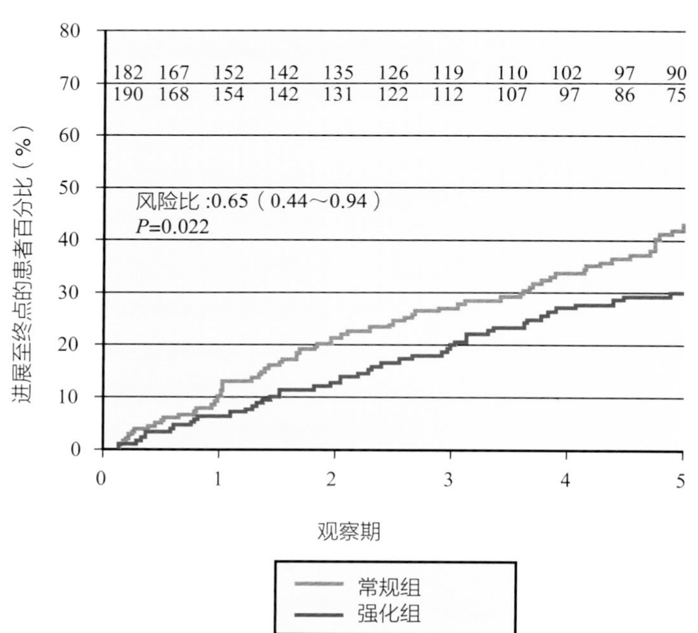

◀ 图 72-18 **加强血压控制对慢性肾脏病儿童肾脏存活率的影响。在 5 年的观察期内，强化治疗将 24h 血压控制于正常低限组，30% 的患儿到达了终观察终点，即肾小球滤过率丧失 50% 或终末期肾病；而在常规目标血压控制组，到达观察终点的患儿占 42%**

引自 Wühl E, Trivelli A, Matteucci MC, et al. Strict blood pressure control and progression of renal failure in children. *N Engl J Med.* 2009; 361:1639–1650.

第73章 儿童的体液、电解质和酸碱失衡

Fluid, Electrolyte, and Acid-Base Disorders in Children

Detlef Bockenhauer 著
沈 茜 袁 蔚 译
徐 虹 校

在不考虑年龄的情况下，体液和电解质紊乱的病理生理和治疗原则是一样的。然而，儿童管理有一些特殊之处，尤其是小于1岁的婴儿。

- 机体的水分在细胞内和细胞外之间的分布随着年龄增长而变化。成人体重的20%为细胞外水分，23周的早产儿细胞外水分含量约占其体重的60%，是成人的3倍[1,2]。
- 肾小球滤过率（GFR）即便根据体表面积进行矫正，28周早产新生儿生后1周的GFR仅约10ml/(min·1.73m^2)，生后4周仅增加至15ml/(min·1.73m^2)左右[3]。
- 新生儿的尿液浓缩能力严重低下，直到1岁才能达到正常水平[4,5]。
- 体液、电解质和酸碱平衡的紊乱会严重影响儿童的生长发育过程，将导致佝偻病和生长迟缓，需要根据机体生长的需求密切监测，以调整治疗方案。

本章将讨论体液、电解质和酸碱平衡的紊乱，尤其关注这几个特殊之处。

一、钠和水紊乱

（一）儿科特有的正常水、钠代谢

水是人体中最主要的组成部分，但随着年龄变化，其具体数量也会变化。对于新生儿和婴儿，总体水（total body water，TBW）占体重的比例较成人更多。23周龄的胎儿TBW大约是体重的90%，足月儿约70%，12个月的婴儿为65%，成人约60%[1,2]。

TBW由细胞内液（ICF）和细胞外液（ECF）构成，ECF可以继续分为血管内液和间质液。ICF的比例在出生1年后基本保持不变，大约占体重的40%，而ECF随着年龄增长而变化，因此，婴儿和儿童期的TBW会发生变化。和ICF不同，从胚胎发育期到出生后第一年，ECF快速减少，1岁后，ECF减少的速度会减慢。

除了水分在体内的分布，水和电解质代谢取决于摄入和排出的外部平衡。为了保证儿童的生长，必须保持正平衡。婴儿平均每天增重30g，包括每天20ml水和2mEq钠的生理储备。另外，婴儿体表面积和体重的比值较成人高，而且婴儿的皮肤渗透性更好，可能与水通道蛋白高表达相关[6,7]。这表明婴儿较成人水分丢失更多，尤其是发热的儿童更为明显。

（二）高渗透压和高钠血症：发病机制和分类

高渗透压是由于ECF中水分相较溶质的缺乏所致。高渗透压的大多数情况归因于水分摄入不足或水分大量排出引起机体水分丢失量超过溶质丢失量，但少部分病例也可由于机体钠负荷过多所致[8]。高渗性疾病的发病机制及小婴儿对高钠血症的特殊易感性详见表73-1。多种因素，如缺乏饮水自觉性，体表面积和体重高比值造成的生理性非显性失水，发热伴急性腹泻、呕吐，以及口服补液量不耐受等都是导致这种易感性的潜在原因。

脱水

值得一提的是，“脱水”是儿科最常用的术语，包括不同形式的净体液损失，有如下几种情况：水分丢失超过溶质丢失，患儿处于高渗状态；水分和

溶质成比例丢失，患儿渗透压正常；溶质丢失超过水分丢失，患儿处于低渗状态。尽管不如术语"净体液容量损耗"定义这么严格，术语"脱水"会持续在本章出现，与儿科日常诊疗中使用的其他术语并存。

(1) 高钠性脱水：摄入液体过少（供给不足、厌食、昏迷、液体限制）或胃肠道体液丢失过多（呕吐、腹泻、瘘管、引流），肾性丢失过多（多尿状态）和（或）皮肤（发热、囊性纤维化、烧伤、皮肤炎症性疾病）途径体液丢失过多都会导致脱水。高钠性脱水是由于水分摄入不足或水净损失量超过溶质损失量（如净体液丢失是低渗性的）所致（表 73-1）。高钠性脱水时，渗透压梯度带动了水分子从细胞内向细胞外转移。因此，这种情况细胞内液和细胞外液都有一定程度的损失。鉴于许多常见的临床症状与细胞外液容量的减少成正比，高钠性脱水和相同程度的其他情况的脱水（见后文）相比，脱水表现相对来说不那么明显。因此，高钠血症相关的脱水程度的进展往往会被忽视，即便是体重显著降低的婴儿也不易被发现 [9]。

任何形式的脱水在儿童中都表现为体重减轻。急性的体重减少可以反映失水量，同时也是判断脱水程度最好的临床指标。婴儿体重减少 5%、10%、15%（依次为 50g/kg、100g/kg、150g/kg）分别对应轻度、中度和重度脱水。与婴儿相比，年龄较大的儿童和成人出现程度较轻的体液丢失时就会表现出临床症状，因其 TBW 和 ECF 容量相对较少，此类人群 3%、6%、9% 的体重下降依次对应轻度、中度、重度脱水 [10]。

除了体重下降，根据脱水的程度和速度，ECF 的减少会导致一系列症状和指标的异常，例如皮肤弹性下降、黏膜干燥、前囟凹陷、皮肤发凉伴有花纹且毛细血管充盈不良、少尿、心率和脉搏加快、血压下降，以及在严重的病例中出现的低血容量性休克（大多病例通常是容量减少同时伴钠丢失）。有综述评估婴儿和儿童脱水的症状、体征以及基本的实验室数据，得出以下结论：毛细血管充盈时间延迟、皮肤弹性减退、呼吸加深、伴或不伴心率增快是最实用的临床指征以预测 5% 低血容量，这些参数可作为初始评估小年龄儿童脱水的基础 [11]。

高钠性脱水的婴儿，ICF 容量减少可导致发热和中枢神经系统（CNS）症状，如易激惹、哭声尖利、抽搐发作及其他神经行为障碍，类似发热及神经系统疾病。高渗透压引起烦渴和多饮。红细胞容积和血浆总蛋白、尿酸、尿素升高是脱水的生化指标，尽管这些参数并不能可靠地评估脱水的严重程度。高钠性脱水通常伴有代谢性酸中毒，这是由于胃肠道碳酸氢盐和碱性有机阴离子的丢失（阴离子间隙正常酸中毒）或外周灌注不良导致的无氧代谢（乳酸堆积导致的阴离子间隙增高性酸中毒）所致。脱水情况下血浆碳酸氢盐数值低于 17mmol/L 提示中度或重度低血容量 [11]。

大部分高钠性脱水是由于腹泻造成的，但存在两种特殊情况，尽管罕见，但是儿童这一特殊人群需进行鉴别诊断。

① 纯母乳喂养的婴儿：有报道纯母乳喂养的婴儿可能出现血钠超过 188mmol/L，威胁生命 [12, 13]。通常发生在生后 10—21 天的新生儿，会出现一系列症状，从非特异性轻度症状如易激惹、嗜睡、尿量减少至黄疸、发热、无尿、低血容量性休克等严重症状。常见病因为母亲泌乳不足，即使这些婴儿

表 73-1　高渗性疾病的发病机制

异常状态	特　征
水分摄入不足	• 无法获取水：不能自由行动的婴儿、失去意识或残疾的儿童、缺水 • 渴感异常：继发于 CNS 疾病的渴感减退
水净损失超过溶质	• 肾性丢失：中枢性缺水和肾性尿崩症 • GI 丢失：呕吐、腹泻 • 皮肤丢失：出汗、烧伤 • 肺部丢失：过度通气
高钠摄入 + 低摄入不含溶质的水	• 肠外营养 NaCl 或 HCO_3^- 的过度摄入、心肺复苏、摄入海水

CNS. 中枢神经系统；GI. 胃肠道

受到专业的健康照顾或住院治疗，脱水的程度往往非常严重时才会被重视。这些婴儿刚刚生下来尚未适应母乳喂养，以及早期出院等都可能成为致病因素[13]。密切注意体重增长和出生后 2—3 周的喂养史，以及对初产妇的照护可以预防和改善该严重并发症。

② 肾性尿崩症：肾性尿崩症（NDI）是肾脏对抗利尿激素（AVP）的抵抗，导致尿液不能被充分浓缩。原发性遗传性 NDI 在第 44 章已详细讨论。本章节主要介绍其典型症状和体液管理。

a. 临床表现：母乳的渗透压非常低，因此，生后最初几周并不需要尿液的浓缩能力。这可以解释所有新生儿生理性 NDI，直到生后 1 年才能获得健全的尿液浓缩能力[5]。因此，大部分儿童在接近 1 岁或 1 岁之后，饮食改为高渗性食物或发生疾病导致肾外水分丢失增多时，才表现出 NDI[14]。高钠性脱水的典型临床表现在严重脱水时才明显出现。症状不典型的 NDI 患儿接受医疗护理时，因为医务人员未能正确认识大量尿液排出这一典型病史，出院时不会对其进行进一步观察。考虑到 NDI 是一种罕见疾病，大部分急诊内科医生在他们职业生涯中都不会遇到，且胃肠道丢失引起的脱水致尿量减少在健康的婴儿中是常见的现象，因此之前的判断失误也可理解。婴儿稀释尿大量排出的同时伴有脱水的临床体征提示病变严重，需要评估血浆电解质浓度，且不能认同其正常存在。对于稍年长的儿童，若持续烦渴，有时伴异常饮水行为，如从浴缸、厕所和花瓶中获取水分，这警示临床医生患儿有尿液浓缩缺陷的可能。

b. 体液管理：大部分 NDI 患儿仅通过足量饮水弥补肾性水分丢失，可维持电解质稳态。若出现呕吐、麻醉前禁食导致饮水不足等情况，稳态被打破，很多问题将随即出现。在这种情况下，静脉内（IV）输液不可或缺。NDI 患儿主要是尿液过多而引起纯水分丢失，因此需要 IV 输液葡萄糖水，就像他们自主饮水一样。由于担心住院患儿出现低钠血症，大部分医院不推荐或禁止常规使用低渗性液体[15]。

饮水和静脉输液对于尿液浓缩能力正常的儿童是可行的，但对于少数 NDI 患儿却存在问题。使用渗透压比尿液高的液体会升高血渗透压，导致医源性高钠血症[16]。NDI 患儿若使用比尿液钠浓度高的液体，如 0.9% 甚至是 0.45% 的氧化钠，会加重高钠血症而出现不良后果[18]。血浆钠水平如果降低过快会有脑水肿和脑疝的风险，故高钠性脱水往往不使用低渗性液体治疗[17]。负责 NDI 患儿的医生需要知晓这类患儿的液体需求与其他儿童不同，大多数患儿都需要摄入水分，同时需要注意他们的饮水习惯。缺水的快速补充需通过计算水分补充的速率（见后文），而不应该使用超过尿液渗透压的含钠液体。若提供高钠液体以增加渗透压负荷，肾脏也将会代偿性地增加水分排出[14]。

c. 继发形式：最常见的继发性成人 NDI 是锂诱导的，但在儿童中基本不存在这样的情况[19]。相反，继发性 NDI 可以出现于其他肾脏疾病的并发症，如 Bartter 综合征或胱氨酸病[20]。此外，临床医生需明确知晓，因为这些疾病的治疗包括补充大剂量的盐，若出现高钠血症，需考虑尿液浓缩障碍，并调整后续治疗[21]。

(2) 钠摄入过多引起的高钠血症：大部分高钠血症的病例会表现出脱水（净失水）。然而，也有少数因摄入盐分过多导致儿童高钠血症的病例，具有重要意义[22]。不能自主饮水的儿童患病风险尤其高，比如婴儿或管饲儿童[23]。因为盐是有效的催吐剂，可引起渗透性腹泻，受影响的儿童可以表现出胃肠道症状，导致误诊为高钠性脱水[8]。大部分报道的反复发作的高钠血症病例，一旦实际体重丢失与预估的因水分丢失所致的高钠血症不相符，应予以高度警惕钠摄入过多引起的高钠血症[8]。一旦怀疑，应计算钠排泄分数（FENa），并给予喂养和补液，明确诊断[9]。尽管高钠性脱水也可以出现 FENa 增高，但仅在急性肾损伤的情况下出现[13]。

（三）低渗透压和低钠血症：发病机制和分类

低渗透压代表在 ECF 中水分相较于溶质过多。因为水分在 ECF 和 ICF 之间可自由转移，这也表明 TBW 相较于总溶质过多。低钠血症（血浆钠浓度＜135mmol/L）和低渗透压 [血浆渗透压＜280mOsm/(kg・H_2O)] 被当作同一概念使用。然而，也会出现钠浓度低而其他有效溶质浓度增高导致渗透间隙增大而出现渗透压正常或偏高的情况，此时实际测得的渗透压和计算出的渗透压（见前文）存在差别，儿童的正常值范围在 0～10mOsm/(kg・H_2O)[24]。假性低钠血症或渗透压正常的低钠血症可出现于血浆脂质或蛋白水平显著升高时使用间接离子选择电极测量钠离子浓度。这种检测方法在儿科实验室常用，它只需要非常少的样本量，使用水稀释样本进行。一般假定 93% 的血浆样本是水分，通过测量稀释样本，对血浆原始钠浓度的计算而得。如果高蛋白或高脂肪样本使得这个假设错误，由此计算出的钠浓度也会错误地偏低[25]。尽管每升血浆中的钠浓度是一定的，由于脂质或蛋白质取代越来越多血浆的非水成分，每升血浆中的钠浓度会降低。直接电位分析法技术的运用可以避免这种情况发生，样本的水成分不会影响钠浓度的测量，但这需要较大的样本血量，因此在儿科实验室中不常用。

和成人相比，由于儿童的脑和颅内容积之比更大，儿童患低钠血症性脑病风险更大。6 岁儿童的大脑接近成人，但是颅骨在 16 岁才达到成人大小[26]。患低钠血症性脑病儿童的平均血浆钠浓度为 120mmol/L，成人的平均值是 111mmol/L。缺氧也是低钠血症性脑病的主要危险因素，因为它破坏了大脑对低钠血症的适应能力，低钠血症导致脑血流和动脉氧供的减少[27]。

简言之，低钠血症的发生是由于钠丢失超过水分丢失，或者水分摄入大于钠摄入。肾脏对维持容量的稳态至关重要。因此，原发性钠丢失引起血管内血容量不足及抗利尿激素（AVP）的分泌，使肾脏发生一定程度的继发性水滞留[28]。相反地，原发性水潴留会导致高血容量，继而引起钠丢失[25]。两者（钠丢失和水潴留）可以在一个患者身上共存，使诊断复杂 [如脑性耗盐综合征和抗利尿激素分泌失调综合征（SIADH）]。尽管如此，明确发病机制（钠丢失 vs. 水增加）对制定合适的治疗方案十分关键，继而阻止肾脏为维持容量稳态的继发代偿性行为。

出于这个原因，低钠血症患儿根据 ECF 的容量状态进行分类最为理想（表 73–2）。ECF 容量减少与原发性钠丢失并存，尽管等容量或高血容量提示原发性水分过多。原发性钠丢失的患儿，FENa 可以用来区分肾性（FENa＞1%）丢失和肾外（FENa＜1%）丢失。急性期 FENa 才会升高，这是由于代偿机制如醛固酮可以通过消耗钾以减少肾性钠丢失。随之，氯排泄分数增高（FECl）可以更好提示肾性盐丢失，因为尿液中的钠和钾均需要伴随阴离子排出。在一项研究中，FECl 的数值超过 0.5% 即伴有肾性盐丢失[29]。显然，只有在肾小球滤过率（GFR）正常时使用排泄分数这一数值才有意义[25]。

原发性水分过多的儿童中，尿液渗透压可用于区分肾性水潴留（如 SIADH：尿液渗透压＞100mOsm/kg）和水中毒（尿液渗透压＜100mOsm/kg）[25]。

1. 低钠血症的治疗

低钠血症的治疗遵循的基本原则如下[30]。

- 水负荷过多造成的低钠血症应当限制水分摄入和（或）增强水分排出。
- 钠丢失引起的低钠血症病例比较少见，需补充钠。

表 73–2　儿童低钠血症的临床分类 [a]

容量减少	正　常	容量增多
肾性溶质丢失 • 利尿剂（噻嗪类） • 渗透性利尿：高血糖 • 盐丢失性肾病 • 盐皮质激素缺乏 • 脑性耗盐综合征 **非肾性溶质丢失** • 胃肠道：呕吐、腹泻、吸引、瘘、造口、第三间隙 • 皮肤：出汗、烧伤、囊性纤维化	• 低渗性溶液的使用 • SIADH • 抗利尿激素不适当综合征 • 严重的甲状腺功能减退 • 糖皮质激素缺乏	• 充血性心力衰竭 • 肝硬化 • 肾病综合征 • 进展性少尿性肾衰竭 • 水分摄入过多

a. 根据细胞外液容量状态。SIADH. 抗利尿激素分泌失调综合征

- 在慢性或病程持续时间未知的病例，没有急性表现的情况下，需密切观察并缓慢纠正低钠血症以避免并发症发生，如渗透性脱髓鞘（脑桥中央髓鞘溶解）。
- 不论何种病因，有急性表现（如抽搐、意识模糊、昏迷）的低钠血症，可使用 3% 的氯化钠使钠浓度快速升高至可接受的水平（通常 125mmol/L），缓解症状。推荐使用 2ml/kg 体重的静脉剂量（最多 100ml），并根据需要重复给药 [30, 31]。

2. 抗利尿激素分泌失调综合征

抗利尿激素分泌失调综合征（SIADH）表现为血钠低于 135mEq/L，低血浆渗透压 [典型病例＜275mOsm/(kg・H_2O)]，尿液渗透压最低不小于 100mOsm/(kg・H_2O)。诊断需要低钠血症的临床或生化指标，排除利尿剂的使用和损害肾脏正常排水的其他病因，例如肾病综合征、甲状腺功能减退、肾上腺功能减退，肾脏、心脏、肝脏功能衰竭。尿钠浓度超过 20mmol/L 具有特征性，反映肾脏维持容量稳态的功能，因为原发性水潴留会导致容量负荷增多，而钠排泄可以纠正这一过程。尿钠浓度升高经常导致对盐分丢失的误诊或增加了诊断不确定性，从而导致给予患儿钠补充治疗，引起高血压的发生 [25, 32]。

需要强调的是，大部分 SIADH 患儿的症状是急性和暂时的，随时间的推移或基础疾病的好转而被治愈。因此，儿科医生通常不需要处理低钠血症的慢性状态。如果 SIADH 的问题解决了，但仍伴有低钠血症，抗利尿激素（AVP）的分泌会被低渗透压抑制，从而发生利尿。急性 SIADH 的治疗需遵守限制水分摄入的原则，2～3 天达到血浆标准钠浓度。近来报道，对于持续性低钠血症者，可使用 AVPR2 拮抗剂，伐普坦类药物或尿素进行治疗 [32–34]。

3. 住院儿童的低钠血症

住院儿童根据 Holliday and Segar 经典推荐指南 [35] 予以维持性静脉输注低渗性液体，但近 20 年越来越多的研究在挑战它的权威意见，促使大家关注住院儿童发生低钠血症时出现的严重神经系统并发症甚至高死亡风险 [36]。一家三级儿童专科医院的一项病例对照研究表明，急性院内获得性低钠血症的发生率高达 10% [37]。相似地，收治入重症监护室时，11% 的严重支气管炎患儿血清钠水平低于 130mEq/L [38]。24 412 例接受常规手术的轻微疾病的患儿中，术后低钠血症的回顾性发病率为 0.34%，低钠血症患儿死亡率为 8.4% [39]。

院内获得性低钠血症通常归因于低渗液体的使用，同时伴有因血流动力学改变（如有效循环容量丢失）和非血流动力学改变（如恶性肿瘤、中枢神经系统紊乱、肺部疾病、药物、呕吐、疼痛、应激）而造成 AVP 分泌增多、水排泄能力受损 [40]。过量液体摄入也是一个院内获得性低钠血症的致病因素 [41]。因此，院内获得性低钠血症伴有抗 SIADH 的存在。为降低低钠血症的风险，英国国家患者安全机构推荐增加静脉输液的张力作为维持治疗，从原先使用的 0.18%NaCl 变为 0.45%NaCl，并给予 AVP 分泌增多伴低钠血症的高风险住院儿童等渗溶液治疗 [42]。浓度高的盐溶液是否会导致高钠血症还没有肯定结论 [43]。考虑到 ADH 水平升高情况下的低钠血症是由于水分过多而不是钠的缺乏导致的，除了脱水表现的儿童，更符合生理情况的降低低钠血症风险的办法是把液体量减少至常规推荐量的 2/3 [44]。

4. 抗利尿激素不适当分泌综合征

抗利尿激素不适当分泌综合征是精氨酸升压素受体 2（AVPR2）突变造成活性增加所致，与 NDI 构成镜像关系 [45]。它的一系列症状在同一家系成员中也不尽相同，排尿次数减少、偶然发现的低钠血症至低钠抽搐频繁住院均可出现 [46, 47]。从新生儿时期开始就会表现出低钠血症，生后第 1 年一旦尿液浓缩能力完全成熟，症状通常会更明显 [48]。意料之中的是，考虑到 AVPR2 基因位于 X 染色体，男性比女性病情更严重。口服渗透剂尿素，每天 0.25～2g/kg，分 4 次给药，已被证明是有效的治疗方案 [49]。

5. 儿童脱水的基础液体治疗

遵循如下三步：①补充先前丢失的液体量，可以根据患儿体重的减少预估；②维持治疗，补充生理需要的液体和电解质；③持续补给继续损失量。补充先前的液体丢失应当在 24～48h 内缓慢进行，尤其是在低钠血症或高钠血症的情况下。当处于急性病程（病因通常为 GI 途径丢失），且大部分丢失的体液来自 ECF 时，目前更推荐快速补充丢失的等渗液体来恢复 ECF 容量，快速恢复 ECF 容量具有以下益处：改善 GI 灌注促进更早恢复经口营养、改善肾脏灌注、降低发病率和死亡率[44]。如果儿童有严重血容量降低的表现（见前文），应当静脉快速输注 0.9% 等渗氯化钠 10～20ml/kg（表 73-3），根据需要可重复给予直至各器官的灌注充分，同时应密切监护患儿。最近一个关于脓毒症休克患儿液体复苏的大型多中心试验发现，使用静脉快速输注液体和只接受维持液体治疗的儿童相比，初始静脉快速输注和较高的死亡率有关[50]。

Holliday-Segar 方法中[35]，维持治疗液体的计算和估计是根据代谢率计算的生理性丢失量。然而，考虑到接受静脉输液的儿童低钠血症的发病率较高（表 73-3），等渗液体治疗是一种比较合适的初始治疗选择。补液的速度由维持治疗的需求、累积丢失量（通常需要 24～48h 补充）和继续损失量决定。治疗关键是继续密切监测临床状态、体液平衡、体重及生化指标，以调整液体速度和成分。通常情况下，无论给予何种液体，肾脏都可以维持容量和电解质稳态，但当肾功能损害或肾脏收到不恰当的信号（如患 SIADH）时很多问题会随之出现。

高钠性脱水中，血浆钠浓度的快速降低将造成严重危险，将导致脑水肿的发生。钠浓度下降速率为 0.5mmol/(L · h) 或更低是安全的，需及时调整补液组成和（或）速率以维持安全标准钠浓度，再次强调对患儿密切监测的重要性[17]。

在轻中度脱水并可以耐受口服的儿童中，口服液体疗法，例如 WHO 溶液，可替代静脉疗法[44]。即使患儿一开始有呕吐，少量多次口服给药也能成功纠正脱水。

二、钾紊乱

不同于成人，婴儿和儿童正常生长需要维持钾平衡，因为钾离子是细胞内主要的阳离子。体内钾总量从出生时 8mmol/cm 到 18 岁时超过 14mmol/cm，婴儿每千克体重钾的累积率比儿童和成人更快[51]。体外和实验研究表明新生儿肾脏排泄钾的能力弱于成人。未成熟的肾脏对醛固酮相对不敏感，因此对于新生儿和婴儿来说，临床上测得的血浆醛固酮和钾的浓度较高，而尿钠 / 钾排泄比值较低[51]。

（一）低钾血症

低钾血症的血清钾浓度低于 3.5mEq/L。血清钾浓度的快速变化通常反映了细胞内和细胞外之间钾分布的改变。相比之下，外源性钾平衡的改变促使血浆钾浓度发生缓慢变化，并将导致真性钾缺乏。临床上导致持续性低钾血症的情况见表 73-4。

钾对维持细胞功能很重要，因此低钾血症和钾消耗使得部分器官组织表现出临床症状（表 73-5）。通常，慢性钾丢失引起的低钾血症比急性钾丢失引起的同等程度低钾血症更易耐受，但两种情况也可存在于同一患儿中。心律失常、呼吸肌无力和麻痹是致命性的表现，需要紧急治疗[29, 52, 53]。低钾性肾小管疾病患儿可出现生长迟缓，部分患儿与生长激素（GH）缺乏有关[54]。然而，这些患儿通常有复杂的病理生理异常，特别是碱中毒和前列腺素水平升高。低钾血症严重到何种程度才会引起生长受限还未完全阐明。有报道表明，患儿必须同时使用前列腺素合成抑制剂，才对 GH 治疗有效[29]。另一项研究显示，随着患儿生长的改善，碱中毒也随即好

表 73-3　儿科常用静脉补液类型

溶　液	渗透压（mOsm/L）	钠（mEq/L）	渗透压（和血浆比）	张力（参考细胞膜）
氯化钠（0.9%）	308	154	等渗	等张
氯化钠（0.45%）	154	77	低渗	低张
葡萄糖（5%）	278	0	等渗	低张
葡萄糖（10%）	555	0	高渗	低张
0.9% 氯化钠和 5% 葡萄糖	586	150	高渗	等张
乳酸盐林格溶液[a]	273	130	低渗	等张
哈特曼溶液	278	131	等渗	等张
血清白蛋白（5%）	260	140	低渗	等张

a. 乳酸盐林格溶液还包含 4mEq/L 的钾、1.4mmol/L 的钙和 28mmol/L 的乳酸

表 73-4 儿童低钾血症的常见相关病因

获得性病因	遗传性病因
钾急性再分布至细胞内 • 代谢性碱中毒 • 使用胰岛素 • 低钾性周期性麻痹	**低钾血症伴正常血压** • Bartter 综合征 • Gitelman 综合征 • 癫痫、共济失调、感音神经性耳聋和肾小管病变（EAST 综合征） • Fanconi 综合征
长期摄入缺乏	
肾性丢失增加 • 药物：利尿剂、抗生素、氨基糖苷类、青霉素、两性霉素 B、卷曲霉素 • 代谢性酸中毒，如糖尿病酮症酸中毒	**低钾血症伴高血压** • 先天性肾上腺增生症 • 原发性醛固酮增多症 • Liddle 综合征 • 表象性盐皮质激素过多综合征
胃肠道丢失增加 • 呕吐（肥厚性幽门狭窄） • 腹泻	**低钾血症伴酸中毒** **肾小管酸中毒（1、2、3 型）**

表 73-5 儿童低钾血症和钾缺乏的主要表现

器官系统	表 现
神经肌肉	• 骨骼肌无力 • 肌肉麻痹 • 麻痹性肠梗阻 • 肌肉缺血和横纹肌溶解
心脏	• 心电图改变 – S–T 段压低 – T 波低振幅 – U 波出现 • 心律失常
营养与生长	• 轻度葡萄糖不耐症 • 生长迟缓
肾脏	• 低钾性肾病 • 多尿 – 烦渴

转[55]。相似地，存在已久的低钾血症和所谓的低钾性肾脏病变有关，包括肾囊肿的形成、慢性间质性肾炎，以及长期低钾导致的进展性肾功能损害。然而，是否是低钾血症导致上述病变，抑或其他原因，如低血容量或肾钙质沉着导致上述病变，有待明确。有一项研究发现，低钾血症的程度和慢性肾脏病并不相关[56]。AVP 抵抗的多尿及多饮（继发性 NDI）也与低钾血症相关[20, 57]。然而，尽管两者血钾水平类似，Gitelman 综合征患儿具有尿液浓缩能力，但 Bartter 综合征患儿可能会出现低渗尿。再者，Bartter 综合征的所有分型里，3 型（*CLCNKB* 突变；见后文）患儿血浆钾浓度最低，但具有最好的尿液浓缩能力[29, 58]。这点说明，其他因素，如高钙尿症和尿液浓缩功能受损，关系更大[21]。

低钾血症的病因可以从临床病史及患儿的综合评估中得知。肾脏过多的钾的丢失可以通过收集 24h 尿液样本检测钾含量或随机尿液样本计算尿液指数获得。低钾血症患儿中，钾（K）排泄分数 [钾排泄分数 =（尿 K/ 血浆 K）×（血浆肌酐 ×100/ 尿肌酐）] 超过 30%，或者经肾小管钾离子浓度梯度（TTKG）[TTKG=（尿 K/ 血浆 K）×（血浆渗透压 ×100/ 尿渗透压）数值超过 6 即代表肾性失钾。临床上，肾性低钾血症合并碱中毒提示集合管钠的重吸收增多。如果合并动脉性高血压，提示原发性钠潴留，可由于盐皮质激素受体的刺激（如肾血管性高血压，非失盐型先天性肾上腺增生症，表观盐皮质激素过多综合征）或盐皮质激素受体（妊娠性高血压）及上皮细胞钠通道 EnaC 功能增强性突变（Liddle 综合征）所致。相反，如果低钾血症性碱中毒合并正常或低血压，提示存在失盐型病变（如 Bartter 综合征或 Gitelman 综合征或肾外钠丢失），伴随继发性集合管钠重吸收增强。遗传性低钾血症性碱中毒相关疾病列表见表 73-4。

对比来看，如果低钾血症合并酸中毒，这意味着存在肾小管酸中毒（RTA；近端或远端，遗传性

或获得性；图 73-1）

体内继发于钾再分布的低钾血症是一过性的，当潜在的紊乱被纠正后，钾浓度会恢复正常。钾缺乏应给予富含钾的饮食，如果需要的话，可口服补钾，通常使用氯化钾；若患儿合并酸中毒，推荐使用枸橼酸钾。心律失常、呼吸肌麻痹、横纹肌溶解或不能接受口服治疗的患儿，必须静脉给予氯化钾，最大输注速率为 0.5mEq/（kg・h），最高浓度为盐溶液中 40mEq/L。在监护室和持续心电监护条件下，出现紧急致命症状时，可增加静脉内输液给药的速率和浓度[59]。

1. 低钾血症相关的遗传性疾病

下述所有疾病的细节都在其他相关章节中有所讨论；因此，本节主要阐述儿科患者的特殊部分。基于病理生理学，低钾血症可以分为 3 种不同的类型，伴一系列相关的稳态异常（表 73-4）：碱中毒不伴高血压、碱中毒伴高血压、酸中毒。

(1) 低钾性碱中毒不伴高血压

① Bartter 综合征

a. 产前表现：Bartter 综合征的临床表现可以在胚胎时期或刚出生时就开始显露；症状包括羊水过多、早产、多尿、盐丢失。Bartter 综合征的关键是球旁器（JGA）功能受损，球旁器是管球反馈（TGF）的部位，也是肾脏的“容量感受器”[60]。钠，更准确地说系致密斑氯的重吸收，是管球反馈的一条重要的信号通路。由于髓袢升支粗段（TAL）及致密斑钠重吸收基因的突变，这条信号通路在 Bartter 综合征中受损[55, 61]。氯重吸收功能的受损引发了环氧合酶 2（COX-2）的激活，最终造成前列腺素 E_2 合成、高肾素和肾脏入球小动脉扩张[62, 63]。这在 1 型、2 型和 4 型 Bartter 综合征中尤为显著，并和产前表现相关（图 73-2）。

笔者推测在 3 型 Bartter 综合征中，由于 *CLCNKA* 在 TAL 中的表达，可以补偿一定程度 *CLCNKB* 功

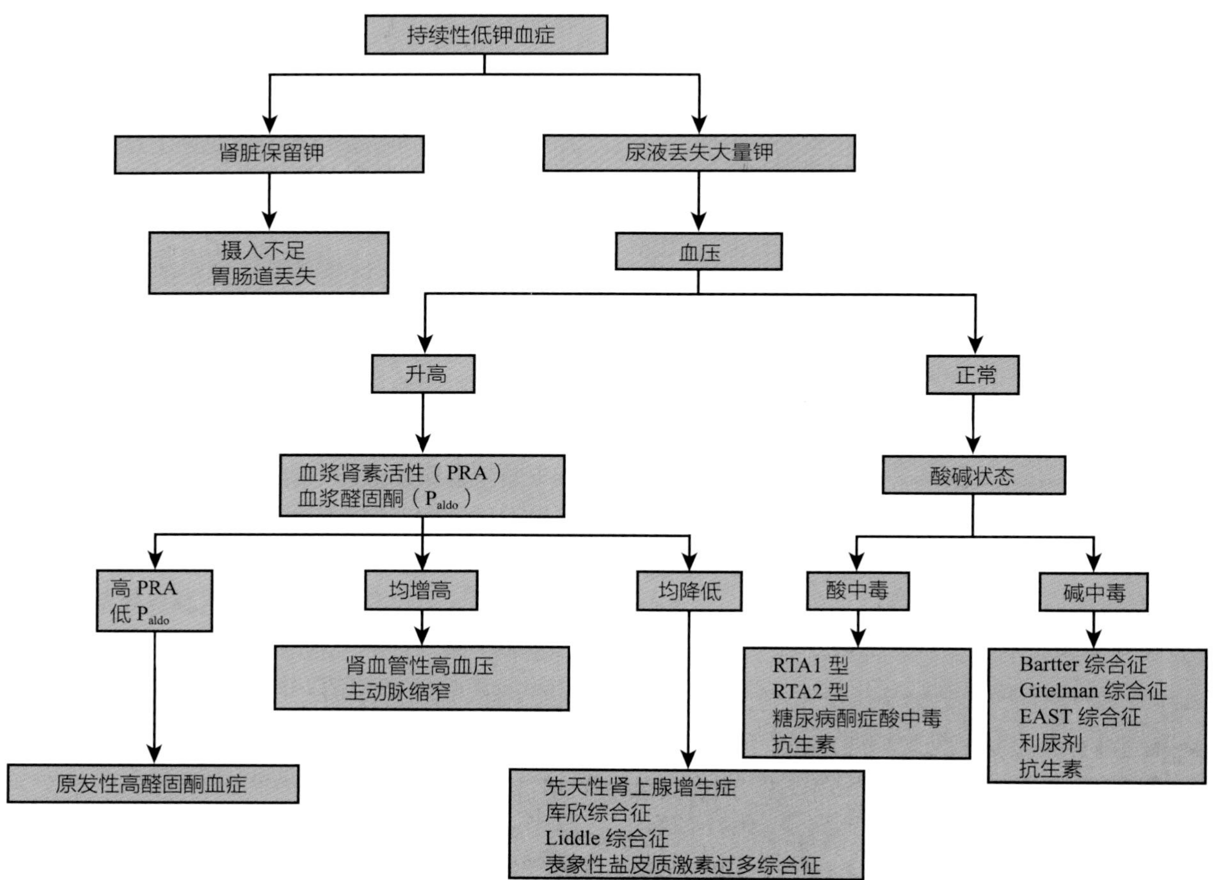

▲ 图 73-1 儿童持续性低钾血症的诊断流程

一过性低钾血症通常继发于细胞间钾离子的转移。EAST. 癫痫、共济失调、感音神经性耳聋和肾小管病变；RTA. 肾小管酸中毒

能的丢失。如果两个氯离子通道基因联合突变将出现严重的产前表现（Bartter 综合征 4b 型）[64]。然而，Bartter 综合征各型的严重程度也大相径庭。1 型、2 型、4 型的部分患儿表现轻微，在童年期甚至成年期才会出现症状，但多达 1/3 的 3 型患儿产前和新生儿期即可出现临床症状 [62, 65]。Bartter 综合征是一种失盐型疾病，所以补盐是治疗的核心。产前诊断的 Bartter 综合征，治疗包括长期静脉输注氯化钠防止脱水甚至死亡，但这一治疗不足以抑制前列腺素的生成，这是由于管球反馈（TGF）功能不全所致。这可能解释了为什么有产前表现的部分 Bartter 综合征患儿使用环氧合酶抑制剂可以改善多尿和电解质丢失 [66]。由于吲哚美辛可导致严重的并发症，包括肠穿孔、坏死性小肠结肠炎等，因此推荐使用选择性更强的 COX-2 抑制剂，如罗非昔布和塞来昔布 [67, 68]。慢性疼痛的成年人服用这些药物会引起心血管并发症发生率升高，然而，Bartter 综合征患儿使用这些药物的风险程度，以及是否超过使用吲哚美辛的风险尚未知 [62, 69]。

2 型 Bartter 综合征的特殊表现是以高钾血症为首发症状，有时会误诊为 1 型假性醛固酮减少症（见后文“高钾血症”）[70]。这个矛盾特征可以用肾外髓钾离子通道（ROMK）的表达解释。ROMK 也存在于集合管中，调控钾的分泌。典型者生后第 1 周高钾血症会好转，可能是由于随着肾小管的成熟，其他钾通道开始表达，可以代偿集合管中 ROMK 的功能异常 [51]。

MAGED2 突变可引起严重的产前一过性 Bartter 综合征类型，在生后 3～4 周症状能完全缓解 [71]。这些患儿 SLC12A1 和 SLC12A3 的表达降低，提示在宫内 *MAGED2* 参与了调节这些转运体的表达 [72]。

一些 Bartter 综合征患儿，特别是 1 型或 2 型的患儿，有显著低渗尿（继发性 NDI）。治疗方面，补钠可以弥补肾性钠丢失，但是 NDI 患者补钠过多加重了尿钾排出 [20]。事实上，有报道在这些患儿中出现持续性高钠血症，导致补钠治疗停止 [29]。

b. 典型症状：Bartter 最初报道的患儿均在儿童期出现临床症状 [73]。出于这个原因，生后出现表现的 Bartter 综合征被认为是“经典型” Bartter 综合征。这通常和 *CLCNKB*（3 型）功能缺失型的基因突变相关，但也可以在各型中出现，可能由于一些病例的突变蛋白保留有一定的功能 [29, 65, 74, 75]。尽管临床出现症状较迟的患儿临床表型更轻，但 2 型 Bartter 综合征患儿的电解质紊乱和碱中毒却最严重。补钾很少能使血浆钾浓度恢复至正常水平。保钾利尿剂的使用可以改善这种情况，但也会显著加重钠的丢失并导致致命性低血容量 [55]。这些药物的使用需谨慎，尤其对于婴儿更应小心，因为他们不能自我调

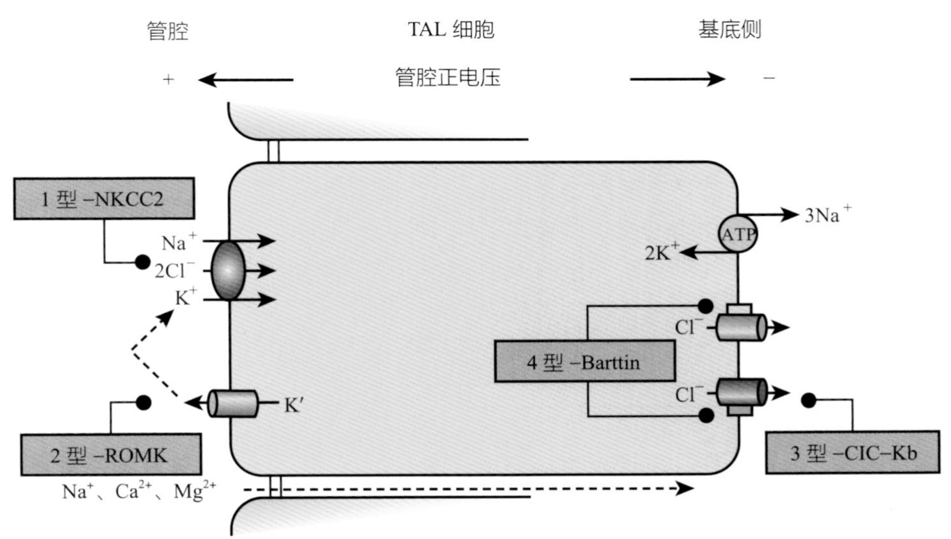

▲ 图 73-2　图示代表 4 种类型 Bartter 综合征受累的髓袢升支粗段（TAL）细胞的转运系统

布美他尼敏感的 Na^+-K^+-$2Cl^-$ 协同转运体（NKCC2）和肾外髓钾离子通道（ROMK）标记在细胞管腔膜上。Na^+-K^+-ATP 酶和 Cl^- 通道 ClC-Ka、ClC-Kb 和 Barttin 亚单位展示在基底面。5 型和 6 型 Bartter 综合征见文中描述。ATP. 三磷酸腺苷

节钠和液体摄入，所以可以仅对于一些电解质紊乱出现明显并发症如心律失常和肌肉麻痹者使用[62]。

Bartter 综合征还可出现其他异常表现，包括生长激素缺乏、肾性磷酸盐消耗伴低磷血症和甲状旁腺功能亢进[54, 76, 77]。这些表现和电解质－酸碱平衡和（或）前列腺素水平的升高潜在相关。个别病例显示塞来昔布治疗后生长改善，碱中毒改善后磷酸盐丢失也得到改善[29, 55]。

② Gitelman 综合征：Gitelman 综合征是最常见的肾小管病变，估计患病率为 1/40 000[78]。尽管它主要在青少年和成人中发病，在儿童中它也是一种常见的肾小管疾病，早产儿也可表现出相关的临床症状[79, 80]。

Gitelman 综合征的生化特征是低钾血症性代谢性碱中毒，伴有低镁血症和低钙尿症，和噻嗪类利尿剂治疗的不良反应相似，具有共同的分子机制。噻嗪类药物抑制 Na^+–Cl^- 协同转运体 NCC，其由 *SLC12A3* 基因编码。这一基因的隐性突变是 Gitelman 综合征的病因（图 73–3）[81]。但是，*CLCNKB*（Bartter 综合征 3 型）或 *HNF1B* 的突变也可引起相似的表型[79, 82]。而且，表型的严重性各有不同，一些患儿仅表现出轻微的电解质异常，包括正常血镁浓度[29, 78]。

许多患者是因为其他症状做检查偶然被诊断出 Gitelman 综合征。其他的症状包括手足搐搦、感觉异常、肌肉痉挛、嗜盐、全身无力、疲劳[83]。有趣的是，电解质异常的严重程度和患者自觉症状的严重程度并不匹配。一些患者只有轻微的生化异常，但自觉失去了正常生活能力，而另一些患者具有明显低钾性碱中毒和低镁血症，但自觉良好，偶尔才出现相应症状，如痉挛[84]。儿童的症状比成人轻微。一项儿科研究显示，21% 的儿童认为其症状呈中度－重度，而成人中有 45% 认为症状中度－重度[83, 85]。

个别病例报道 Gitelman 综合征患者有生长激素（GH）缺乏，但没有明确的基因诊断。因此，这些患者是否有 *SLC12A3* 突变或 3 型 Bartter 综合征的 *CLCNKB* 突变尚未知，最近报道后者伴有生长激素 GH 缺乏[86, 87]。然而，在分子诊断明确的患者中，多达 1/3 的患者身高低于正常值 2 个标准差（SD）[85, 87]。通常，这和青春发育延迟有关，但并不影响其最终身高[87]。和 Bartter 综合征一样，这也和生化指标异常相关。有一项研究显示，治疗依从性好的患者比依从性差者在生长方面的改善更明显[85]。

Gitelman 综合征远曲小管钠重吸收障碍。髓袢升支粗段的钠转运和致密斑都是正常的。因此，和 Bartter 综合征相反，Gitelman 综合征的管球反馈

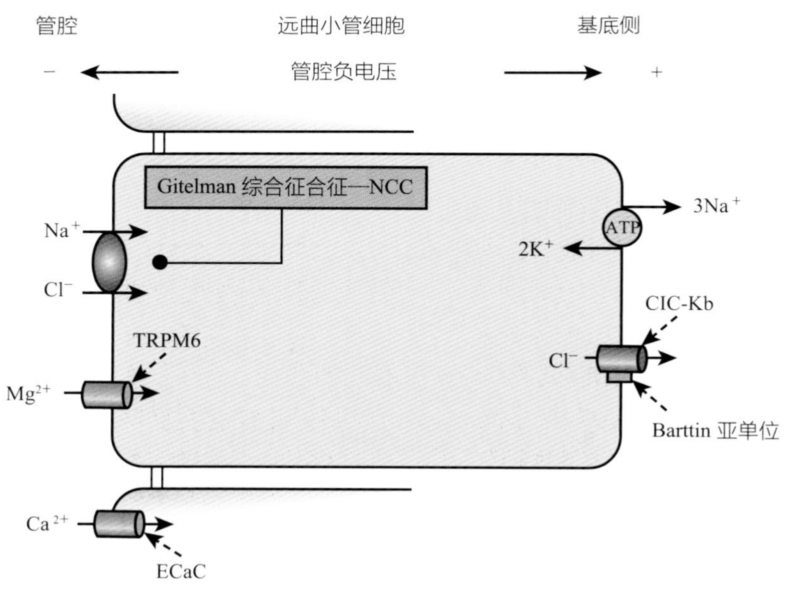

▲ 图 73–3　远曲小管（DCT）细胞的示意图显示参与 NaCl 重吸收的转运系统

噻嗪类药物敏感的 Na^+–Cl^- 协同转运体（NCC）、镁转运通道 TRPM6 和上皮细胞钙通道（EcaC）标记在细胞的管腔膜上。Na^+–K^+–ATP 酶、氯离子通道 ClC–Kb 和 Barttin 亚单位展示在基底侧。NCC、ClC–Kb 和 TRPM6 在 DCT 前段上表达，而 EcaC 在 DCT 后段上表达。TRPM6：瞬时感受器电位 M6 离子通道

（TGF）是完好的，高肾素可以被钠盐和容量的增加所抑制[62]。典型患者会出现明显的嗜盐症状，额外的盐补充可能仍有效[78]。基于电解质紊乱异常，处方会给予补充氯化钾和镁。和 Bartter 综合征一样，仅凭口服治疗无法纠正这些异常，因为血浆离子水平的升高增加了肾小球滤过及随后的肾性丢失。尽管严重的电解质紊乱有严重的并发症，但一个稍低于正常值的稳定的浓度与较大剂量间歇给药造成血浆浓度的大幅度波动相比更安全[78]。由于这个原因，应该在一天之中将药物分为多次给予。把治疗量的盐补充剂溶解在水瓶里，患者可以在一天之中分次小剂量服用，使电解质水平更稳定。而且，大剂量补充有相应的不良反应，如腹泻、呕吐（电解质的丢失恶化）和胃溃疡。一个专家共识声明推荐“血液检测值的改善和不良反应之间达到个体化平衡”，应该也包括远低于正常值的目标数值[78]。

③ EAST 综合征：EAST 综合征（癫痫、共济失调、感音神经性耳聋、肾小管病变），也被称作是 SeSAME 综合征（抽搐、感音神经性耳聋、共济失调、智力低下、电解质紊乱），临床很少见，至今只有 30 例患者被报道[88-90]。这些患儿被发现有编码钾通道的基因 *KCNJ10* 突变，这一基因表达于脑、内耳、肾远曲小管基侧膜上，远曲小管的钠的重吸收通道丧失，肾脏表现和 Gitelman 综合征相似，伴低钾血症、低镁血症和低尿钙[88]。患者生后第一年通常会表现出抽搐，血液检查显示典型的生化特征。考虑到电解质异常可能导致抽搐，经常给予患儿大剂量钾和镁补充治疗。但是，近期的经验提示抽搐和生化变化并不相关，而是由于 *KCNJ10* 基因对脑内钾平衡有重要作用[91]。事实上，尽管学龄期的生化指标异常会进一步恶化，但这一时期大多患儿的抽搐会得到改善[92, 93]。

④ Claudin10：*CLDN10* 基因的隐性突变，即 TAL 细胞旁连接部分，在 2 例失盐型低钾性碱中毒表型的患者中发现其存在，与 *Cldn10* 基因敲除小鼠的数据一致，即 TAL 的钠渗透性降低[94, 95]。这个基因的突变可以解释部分 Bartter 样肾小管病变的患者却没有发现已知的基因突变。

(2) 低钾性碱中毒伴高血压：和先前描述的失盐型病变相反，低钾性碱中毒反映了继发性肾素－醛固酮轴的激活，集合管中原发性钠重吸收增多也有与之相同的生化特征。这些紊乱因此导致钠潴留，最终出现高血压表现（表 73-4）。这些紊乱通过直接（Liddle 综合征）或刺激盐皮质激素受体（MCR）使集合管主细胞的上皮细胞钠通道 ENaC 的钠重吸收增强。大部分疾病主要是显性遗传，经常在儿童期或成年期被诊断。特殊的是表观盐皮质激素过多综合征（AME），它由 *HSD11B* 的隐性突变所致，可将体内皮质醇代谢为可的松，从而阻止盐皮质激素受体（MCR）被皮质醇激活[96]。此酶在胎盘中也很重要，此病患者通常为小于胎龄儿[97]。其他异常表现有高钙尿症和低渗尿，而且患者可能一开始被误诊为 Bartter 综合征或肾性尿崩症[21]。伴发的高血压通常很严重，如果不治疗，患者大多数因心血管并发症而死亡，如卒中或心力衰竭[98]。

可以通过药物阻断 ENaC（如阿米洛利或氨苯喋啶）和（或）MCR（螺内酯或依普利农）来维持正常血压和集合管钠潴留引起的电解质紊乱。有趣的是，有报道表观盐皮质激素过多综合征（AME）患者治疗后，随着血压和电解质正常，尿液浓缩功能也可恢复[20]。

(3) 低钾酸中毒相关异常：低钾血症伴酸中毒是近端（2 型）或远端（1 型）肾小管酸中毒（RTA）典型的生化改变。后文中会做相关讨论。

（二）高钾血症

第 17 章中关于高钾血症的病理生理和评估原则适用于儿童，但仍有些许不同。婴儿和幼儿的血钾水平更高，这可能反映了这个年龄段为了生长对钾的需求更高。新生儿正常血浆钾浓度的上限是 6.5mmol/L，而稍年长的儿童的正常值上限逐渐降为 5.5mmol/L[99]。假性高钾血症指的是测出血清钾浓度的升高是由于抽血时或抽血后钾从细胞内逸出，主要由于采集样本时的机械性损伤造成了细胞溶血。这一情况儿童较成人更多见，主要是由于在儿童中，特别是早产儿中，采集一个自由流动的血液样本较为困难。高钾血症的病因见表 73-6。

症状性高钾血症的急性处理会在 17 章讨论。经典治疗方法和剂量见表 73-7。除了这些紧急救治方法，治疗还应该着重于潜在的疾病和病因。

1. 高钾血症相关异常

(1) 假性醛固酮减少症：假性醛固酮减少症

表 73-6　儿童高钾血症的常见病因

紊　乱	相关病因
假性高钾血症	血样采集不当血液异常（白细胞增多、血小板增多、球细胞增多）
钾的细胞外转移	**酸中毒** • 胰岛素缺乏 • 高渗血症 • 非选择性 β 受体拮抗剂的应用 • 家族性高钾性周期性麻痹
钾负荷增加	• 外源性：药物补充 • 内源性（细胞溶解）：烧伤、创伤、血管内溶血、横纹肌溶解、肿瘤破坏
尿中排泄减少	**肾衰竭** **盐皮质激素缺乏** • 艾迪生病 • 低醛固酮血症 **盐皮质激素抵抗** • 1 型和 2 型假性醛固酮减少症 **升高血钾的药物：**保钾利尿剂、甲氧苄啶、钙调磷酸酶抑制剂、肾素 - 血管紧张素 - 醛固酮系统阻滞剂

（PHA）是由于靶器官对醛固酮作用的抵抗造成的临床综合征，导致高钾血症、代谢性酸中毒、血清醛固酮水平正常或升高。由于集合管的钠重吸收与钾和氢离子分泌相互依存，它有时也被称为 4 型肾小管酸中毒[100]。假性醛固酮减少症（PHA）可以是原发的（遗传性），也可以是继发的（获得性）。

原发性 PHA 可以再细分成两种有区别的遗传性综合征，1 型假性醛固酮减少症（PHA1）和 2 型假性醛固酮减少症（Gordon 综合征或家族性高钾血症性高血压，PHA2）。PHA1 是一种失盐型疾病，因此可出现血压降低或血压正常甚至低血容量性休克。相反，PHA2 是钠潴留异常，伴高血压。这两种疾病会在第 17 章和第 44 章详细介绍，所以这里主要关注和儿科相关的部分。

继发性 PHA 通常和尿路梗阻有关，发生在先天性尿路畸形和（或）严重的泌尿道感染患儿中[101]。临床上，他们和 PHA1 相似，常出现在生后第 1 年。随着梗阻或感染的好转，电解质和酸碱紊乱也会逐步解决。

① 1 型假性醛固酮减少症：PHA1 可以是肾性的也可以是全身性的。肾性更为常见，它是由编码人盐皮质激素受体（MCR）的 *NR3C2* 基因的杂合失活突变所致[102]。患儿通常在生后数周出现症状，伴生长受限与频繁的呕吐和脱水。尽管这一疾病严重程度变化较大，但生化指标提示低钠血症、高钾血症和代谢性酸中毒。治疗方案包括大量补钠（以氯化钠和碳酸氢钠的形式）以纠正生化指标和维持正常血容量。即使不给予补充治疗，血浆电解质通常在 6 个月龄时就会恢复正常，尽管醛固酮浓度持续升高[79, 103]。

全身性 PHA1 是常染色体隐性遗传疾病，由分别编码 ENaCα、β、γ 亚单位的 SCNN1A、SCNN1B 或 SCNN1G 基因的突变引起[104]。EnaC 在肾脏集合管、呼吸道、结肠、唾液腺和汗腺的上皮细胞中表达；除了伴有严重的肾性失盐、致命的低血容量、严重高钾血症和代谢性酸中毒外，患者还会出现类似囊性纤维化肺受累表现和红色粟粒疹[105]。

典型患儿在生后数天内即出现明显的体重不增及喂养不足，经常表现出严重的低血容量甚至休克，伴发严重的高钾血症，有时血钾浓度甚至超过了 10mmol/L[105]。急性治疗主要包括扩容和纠正酸中毒，静脉输注氯化钠和碳酸氢钠。随着血管内容量的增加和酸中毒的纠正，钾的水平也将好转。长期而言，钠交换树脂可提供稳定的钠补充和钾去除。有报道每天最多补充的钠剂量为 50mmol/kg，尽管如此，患儿也会出现急性低血容量，通常和并发感染有关[106]。在笔者团队的临床实践中（未发表），他们通常用胃造口协助规律补给和喂养，当出现低血容量危象时，也会使用植入式静脉给药系统来确保急症静脉给药途径。学龄期时，患儿管理

表 73-7　儿童严重高钾血症的管理 [a]

项　目	给药方式	剂　量	起效时间	注意事项
稳定心肌细胞膜				
10% 葡萄糖酸钙溶液	静脉	0.5～1ml/kg，大于 10min	即刻	如果 5min 后仍存在心电图变化，重复给药一次；心电监护
钾向细胞内转移				
葡萄糖 + 常规胰岛素	静脉	10% 葡萄糖 5ml/（kg·h）+ 胰岛素 0.1～0.2U/（kg·h）	15～30min	至少每小时监测一次血糖水平
沙丁胺醇	雾化吸入	0.1～0.3mg/kg	20～30min	需要时可多次重复给药；药效最多持续 2hr；主要不良反应是心动过速
	静脉	4μg/kg，大于 10～20min	5～10min	
碳酸氢钠	静脉	2～3mEq/kg，大于 30min	15～30min	不要和钙剂在同一静脉给药；合并酸中毒时方有效果
体内钾的去除				
阳离子交换树脂	口服	1 月龄—8 岁：125～250mg/kg（最大 15g）	1～2h	每日 3～4 次
呋塞米	经直肠	新生儿至 18 岁：125～250mg/kg	1～2h	按需每 6 小时可重复给药；6～12h 后灌肠以去除树脂 用 5～10ml 甲基纤维素或水稀释 1g 树脂 术后 1 周内禁止给药 禁止用山梨糖醇灌肠，牢记聚磺苯乙烯是否与山梨糖醇合用，都可能引起致命胃肠道损害
	静脉	1～2mg/kg	5min	按需可每 2 小时重复剂量给药；监测体液平衡
血液透析或腹膜透析				血液透析效果更佳

a. 列举在这里的方法可以同时使用。根据症状的严重程度和临床特定情况选择治疗方案

变得容易些，低血容量性危机减少，肺部表现也改善了。然而，仍需要终身补钠治疗 [105]。

② 2 型假性醛固酮减少症：PHA2（Gordon 综合征或家族性高钾血症性高血压）具有高钾血症和高氯性代谢性酸中毒特征，循环中盐皮质激素水平正常或升高，但是肾素水平和活性降低。临床上和 PHA1 的区别在于，PHA2 没有钠丢失和容量不足，而钠潴留和高血压是这个疾病的特征 [107]。至今为止，4 个基因（*WNK1*、*WNK4*、*KLHL3* 和 *CUL3*）已被认定为病因且为常染色体显性遗传模式。此外，*KLHL3* 的突变可以造成这个疾病的隐性遗传 [108]。这四个基因的突变直接或间接激活了远曲小管 NCC（SLC12A3）[109]。通过这种方式，PHA2 病理生理学和临床上都具有 Gitelman 综合征的相似特征，由 NCC 功能缺失所致。

PHA2 的表型变异很大。一些患者是由于其他疾病血液检查发现高钾血症或家庭筛查偶然发现。也常出现高钙尿症表现。约 2/3 的患者诊断疾病时伴有高血压。生后早期并没有高血压，但所有患者随着年龄增长均会出现高血压表型 [110]。不太一致的特征是出现明显症状的年龄不一（新生儿期至成年期），而表型和基因型似乎有一定关联，如 *CUL3* 的突变通常导致最严重的表型，临床诊断最早且电解质紊乱最严重 [111]。另外，有 *CUL3* 突变的患儿通常生长受限。这些突变通常都是患儿新发的突变，提示患儿以后的生育功能受损 [108]。尽管 PHA2 很少见，诊断却十分重要，不仅仅是为了遗传咨询，也是为了采取合适的治疗。PHA2 的一个重要特征是在噻嗪类药物治疗后，能完全纠正生化异常和高血压，实际运用中可以作为一个诊断依据。还有一种获得性 PHA2，与他克莫司的使用有关 [112]。再次强调，识别高钾血症伴高血压十分重要，因为获得

性患者对噻嗪类药物治疗也有效果。

三、氢离子紊乱

（一）儿童酸碱平衡

肾脏通过调节酸的排泄来维持酸碱平衡的稳态。酸负荷的主要来源是饮食，尤其是含硫氨基酸，最后会代谢为硫磺酸[113]。净排酸（NAE）被定义为可滴定酸和铵（NH_4^+）的总和减去尿 HCO_3^-。这也强调了滤过的 HCO_3^- 在肾小管的重吸收对净排酸功能的重要性，突出了导致酸中毒的两个关键因素：HCO_3^- 的净丢失或酸的净增加。阴离子间隙 AG［计算公式为 $AG= Na^+-(Cl^-+ HCO_3^-)$］可用于区分这两种类型。因为 HCO_3^- 的丢失一定会有阳离子的相应变化，通常是 Na^+，所以 AG 数值不变。相反，酸净增加（如乳酸）时，多余的酸会被 HCO_3^- 中和，导致 AG 数值升高，因为 Na^+ 和 Cl^- 没有变化，但是 HCO_3^- 减少了。因此，HCO_3^- 的净丢失和 AG 正常型酸中毒有关，酸的净增加会导致 AG 升高。正常的 AG 数值在 8～12mmol/L，但主要依赖于白蛋白的浓度[114]。血清白蛋白浓度每减少 10g/L，AG 数值降低 2.3mmol/L[115]。根据 AG 数值分类的酸中毒病因见表 73–8。

婴儿每公斤体重的 NAE 比成人多，而母乳喂养的婴儿比配方奶粉喂养的婴儿少。这反映了婴儿因为生长需要的高代谢水平，以及配方奶粉中含有更多的含硫氨基酸[116]。

除了出生时和刚出生的几个小时外，婴儿期和儿童期的血液 pH 保持相对稳定。3—5 岁时的 pH 数值和正常成年人数值相同。

代谢性酸中毒通过血浆 HCO_3^- 浓度降低（儿童＜22mmol/L，婴儿＜20mmol/L）和二氧化碳分压（PCO_2）降低（儿童＜40mmHg，婴儿＜35mmHg）诊断。如果 pH 也低，将被诊断为酸血症。

（二）肾小管酸中毒

肾小管性酸中毒是一组临床疾病的统称，其共同特征为近端肾小管 HCO_3^- 重吸收障碍或远端肾小管泌 H^+ 障碍引起的 AG 正常型高氯性代谢性酸中毒。肾小管性酸中毒可以分为近端（2 型）肾小管酸中毒和远端（1 型）肾小管酸中毒（表 73–9）。此外，还有一种由编码碳酸酐酶Ⅱ的基因隐性突变引起的少见的混合型（3 型）（见后文）。所谓的高钾血症性 RTA（4 型）是集合管的钠重吸收障碍导致的，伴有高钾血症和酸中毒，先前已做讨论（见

表 73–8　依据血清阴离子间隙分类的儿童代谢性酸中毒

血清阴离子间隙	特　征
正　常	**粪便中丢失碳酸氢盐** • 腹泻 • 消化道瘘或外科引流 • 药物：$CaCl_2$、$MgCl_2$、阳离子交换树脂
	尿液碳酸氢盐的丢失 • 轻至中度肾衰竭（肾小管间质的损害比肾小球严重） • 肾小管酸中毒 • 细胞外液容量扩张
偏　高	**进展性肾衰竭（尿毒症性酸中毒）** • 酮症酸中毒 – 糖尿病 – 先天性代谢缺陷 – 长期禁食 • 乳酸酸中毒 – 组织缺氧 – 先天性代谢缺陷
	中毒—水杨酸类、甲醇、乙二醇

“假性醛固酮减少症”）。这一部分重点关注原发的先天遗传性 RTA，因为它们在儿童期发病；而获得性 RTA 在成人中更普遍。正如前面提及的，本部分更多关注儿科相关内容；这些遗传性形式在第 44 章已详细讨论。

1. 近端肾小管酸中毒

近端 RTA 是由近端肾小管 HCO_3^- 重吸收的减少而引起的（图 73-4）。大多儿童表现为近端肾小管整体功能的受损（肾 Fanconi 综合征）。因此，除了 RTA，这些患儿通常表现出一系列的近端肾小管病变，如肾性磷丢失，葡萄糖、氨基酸和低分子量蛋白从尿中丢失[117]。

仅有近端肾小管功能异常的 RTA 表现是一种极其少见的疾病，是由编码基底侧钠碳酸氢根离子协同转运体（NBC1）的 *SLC4A4* 基因突变所致，其在晶状体上皮碳酸氢根离子转运中也发挥了重要作

表 73-9　儿童肾小管酸中毒的病因分析

分　型	特　征
近端肾小管酸中毒（2 型）	原发性 • 常染色体隐性遗传，伴有眼部异常 继发性 • 肾 Fanconi 综合征的组成部分 • 药物和毒素（如异环磷酰胺、碳酸酐酶抑制剂、重金属）
远端肾小管酸中毒（1 型）	原发性 • 常染色体显性遗传 • 常染色体隐性遗传，有或无感音神经性耳聋 继发性 • 自身免疫性疾病：Sjögren 综合征、风湿性关节炎、高球蛋白血症 • 药物和毒物（如两性霉素 B、锂盐、阿米氯、甲苯）
混合型肾小管酸中毒（3 型）	碳酸酐酶Ⅱ缺乏（伴有骨硬化症和智力迟钝）
高钾血症性肾小管酸中毒（4 型）	醛固酮减少症 • 假性醛固酮减少症 • 药物和毒性（如：钾盐、肝素、螺内酯、氨蝶呤、阿米洛利、甲氧苄啶、吲哚美辛、ACEI、ARB、环孢素 A、他克莫司）

ACEI. 血管紧张素转化酶抑制剂；ARB. 血管紧张素受体拮抗剂

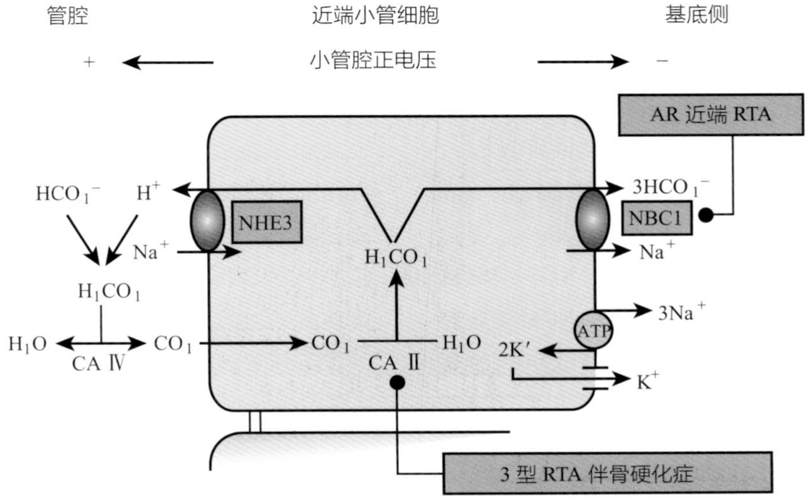

▲ 图 73-4　**碳酸氢盐在近端小管细胞的重吸收示意图描述了参与原发性近端肾小管酸中毒（RTA）发生的转运系统**

Na^+-H^+ 交换体 3（NHE3）标记在细胞的管腔膜上。Na^+-K^+-ATP 酶和 Na^+-HCO_3^- 协同转运体（NBC1）展示在基底侧。AR. 常染色体隐性；ATP. 三磷酸腺苷；ATPase. 三磷酸腺苷酶；CA Ⅱ. 细胞内碳酸酐酶；CA Ⅳ. 管腔碳酸酐酶

用[118, 119]。因此，患儿除了 RTA 表现，眼部通常也会发生异常，如带状角膜病变、青光眼或白内障。因此，该病又命名为“伴有眼部疾病的近端 RTA”[人类孟德尔遗传数据库（OMIM）no.604278]。其他临床表现可能包括恒牙釉质缺损、智力受损、基底神经节钙化、甲状腺功能减低和高淀粉酶血症[118]。酸中毒的主要治疗方法是补碱，但是，考虑到近端小管碳酸氢根离子的大量生理性重吸收，由于重吸收功能受损，因此，血浆 HCO_3^- 浓度正常化是很难实现的。近端 RTA 患儿 HCO_3^- 重吸收的阈值更低—也就是说，碳酸氢盐排泄至尿液的血浆 HCO_3^- 浓度比正常人群低。通过碱剂补充使血浆 HCO_3^- 浓度升高，肾性 HCO_3^- 丢失也增多了。但是有报道称，碱剂的补充使患儿生长速度增加了[118]。

2. 原发性远端肾小管酸中毒

原发性远端 RTA 是儿童中最常见的 RTA，它是由于 H^+ 排出和 HCO_3^- 重吸收相关的基因突变致皮质集合管的尿液酸化受损所致（图 73-5）。常染色体显性遗传远端 RTA 由 *SLC4A1* 基因突变引起，导致红细胞和 α- 闰细胞基底侧膜的氯碳酸氢根离子交换体（AE_1）功能丧失[120, 121]。*SLC4A1* 基因突变也导致明显的红细胞形态发生病变，如遗传性球型细胞增多症和卵形红细胞增多症，尽管这些和远端 RTA 并发的情况很少见[121]。

把 H^+ 转运进尿液的顶端 H^+-ATP 酶质子泵（见图 73-5）由至少 13 个不同的亚单位组成[122]。编码 H^+-ATP 酶的 B1 亚单位基因 *ATP6V1B1* 的突变引起了常染色体隐性遗传的远端 RTA 伴感音神经性耳聋[123]。包含 B1 亚单位的 H^+-ATP 酶参与维持内淋巴液 pH 在 7.4 及低 Na^+ 高 K^+ 水平，这也解释了合并耳聋的原因。尽管这个疾病通常是先天性且后果严重，但一些患儿发生听力损害往往较延迟[124]。编码 H^+-ATP 酶的 a4 亚单位的基因 *ATP6V0A4* 的隐性突变是常染色体隐性遗传远端 RTA 的原因[125]。这一类型患者起始听力正常，但是对 *ATP6V0A4* 基因突变引起的远端 RTA 患儿的长期随访显示，其中一些患者会发生听力丧失，与耳蜗内 *ATP6V0A4* 基因表达相一致[126]。*ATP6V1B1* 基因和 *ATP6V0A4* 基因都由 *FOXI1* 调控，*FOXI1* 是一个维持内耳和集合管闰细胞功能的重要转录因子[127]。*FOXI1* 的隐性突变也与远端 RTA（dRTA）和耳聋相关[128]。

(1) 临床表现：隐性遗传 dRTA 患儿通常在生后第 1 年表现出生长障碍和烦渴 / 多尿。通常会出现明显的肾钙质沉着[124, 129]。合并近端肾小管功能不全较常见，易被误诊为肾 Fanconi 综合征，治疗酸中毒后这些表现可恢复。患者通常有尿液浓缩功能障碍，有时归因于高钙尿症和（或）低钾血症，尽管生化指标恢复正常尿液浓缩缺陷可能仍存在，这

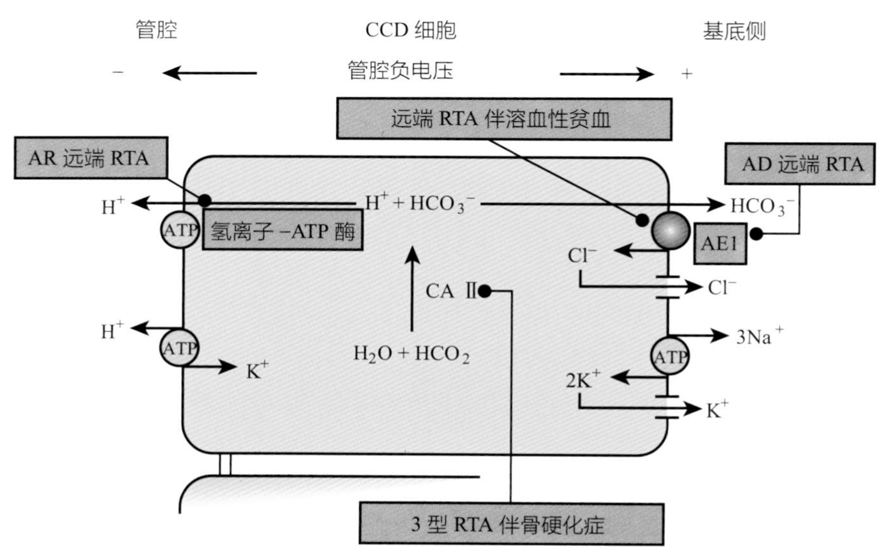

▲ 图 73-5 **皮质集合管（CCD）的 α- 闰细胞中碳酸氢盐的酸化和再生示意图描述了参与原发性远端肾小管性酸中毒（RTA）发生的转运系统**

H^+-ATP 酶泵和 H^+-K^+-ATP 酶标记在细胞管腔膜上。Na^+-K^+-ATP 酶和 Cl^--HCO_3^-- 交换体（AE_1）展示在基底侧。AD. 常染色体显性；AR. 常染色体隐性；ATP. 三磷酸腺苷；ATPase. 三磷酸腺苷酶；CA II：细胞内碳酸酐酶

也反映了肾钙质沉着的因素 [21]。

基于家族史的基因筛查，在症状尚未明显出现的时候就诊断出显性遗传的患儿增多了。充分治疗和依从性良好的情况下，并发症如肾钙质沉着和肾结石发生概率可以减小甚至避免 [129]。

(2) 治疗：与只能改善症状的其他肾小管疾病不同，dRTA 的治疗对患儿和临床医师而言很有意义，因为口服补充碱剂可纠正生化指标的异常并追赶生长。补充枸橼酸盐或碳酸氢盐是常规治疗，理想情况下一般用钾盐。如果给予钠盐治疗，通常需要额外补钾。每日可能需要最大剂量 9mmol/kg 的碱当量，尤其对于初始治疗的婴儿 [129]。每 4～6h 频繁给药对于维持一天中的血浆 HCO_3^- 浓度的正常值很重要。对于婴儿而言，分配每日治疗剂量至每次喂养时是最为容易的方法。一天 2 次给药的长效配方是未来需要实现的治疗手段 [130]。

3. 高血钾性 4 型肾小管酸中毒

高血钾性（4 型）RTA 常伴醛固酮不足或醛固酮抵抗，因此主要反映出钠转运障碍。先前已讨论（“假性醛固酮减少症”）。

四、镁紊乱

血清镁（Mg）浓度的调节主要依靠肾脏。常规摄入镁的情况下，95%～97% 滤过的镁在肾单位被重吸收。尽管新生儿体内的镁可在近端小管被重吸收，但和其他离子不同，近端肾小管对镁重吸收的贡献相对来说最小，只有 5%～15%。50%～70% 的镁在 TAL 被重吸收，通过细胞旁途径被动扩散。最终，5%～10% 的 Mg 在远曲小管（DCT）被重吸收。这个部分通过 TRPM6 通道促使细胞间吸收，并决定了最终尿液中镁浓度 [131]。成人体内总共大约有 24g 镁，其中很小的比例约 60mg 存在于血浆中可被检测 [132]。

低镁血症

临床上，低镁血症提示镁不足，尽管数值在正常范围也不能排除总体镁缺乏的可能性，其可通过骨骼释放镁来代偿 [133]。存在低镁血症时，正常肾脏通过减少镁的排泄至滤过负荷的 0.5% 来保留镁。临床实践中，低镁血症的情况下，镁排泄分数（FEMg）为 2% 是正常的，超过 4% 为异常的 [134]。为了计算镁排泄分数（FEMg），通常将血清镁浓度乘以 0.7，以便仅使用过滤部分，并且不包括估计的蛋白结合部分 [131]。显然，当血清镁水平显著降低时，若肾脏能够处理少量的滤过负荷，镁排泄分数（FEMg）也可显示正常。当患者接受镁治疗时进行评估可更好地判定不确定的病例中是否存在肾性镁丢失。

低镁血症的已知致病基因列在表 73-10，并描绘在图 73-6。基于临床和病理生理学标准，低镁血症可以被分成 4 类 [131]：①高钙尿症伴低镁血症，主要是镁在 TAL 的重吸收受到影响；② Gitelman 样低镁血症，通常影响镁在远曲小管（DCT）的转运；③线粒体性低镁血症，影响镁和沿着整个肾单位的其他转运通路，表型差异很大；④其他低镁血症，包括几个独立的和综合征性低镁血症，不能包含在上述三个类型中。

1. 临床表现

低镁血症通常无症状，镁缺乏的临床表现直至血清镁浓度低于 0.4mmol/L 时才会显露，症状的出现主要取决于镁缺乏的发展速度或机体总的缺乏量。初发症状常常是非特异的，比如疲劳或痉挛，可能不会引起关注。通常，患者可表现为手足搐搦。镁缺乏抑制甲状旁腺激素（PTH）分泌，以及机体对甲状旁腺激素（PTH）反应会有抵抗，导致低钙血症和神经肌肉过度兴奋、手足搐搦甚至惊厥 [135]。低镁血症的心脏表现包括 QT 间期延长和各种类型的心律失常。

2. 高钙尿症伴低镁血症：家族性低镁血症伴高钙尿症和肾钙质沉着

家族性低镁血症伴高钙尿症和肾钙质沉着（FHHNC）是常染色体隐性原发性肾小管病变，由 *CLDN16* 和 *CLDN19* 功能缺失型突变所致 [136, 137]。这两个基因编码两种蛋白，即 claudin16（以往命名为 paracellin1）和 claudin19，在 TAL 的紧密联结处表达，对镁和钙的通透性非常关键 [138, 139]。claudin19 对眼部也很重要，这可以解释眼部的受累，如黄斑缺损、严重近视和水平性眼球震颤。

FHHNC 最常见的表现是反复泌尿道感染、多尿和多饮。血尿、腹痛、尿石症、无菌性白细胞尿、生长障碍和抽搐也很常见 [140, 141]。

诊断 FHHNC 时常伴有慢性肾脏病，且镁的补

表 73-10　儿童低镁血症的主要病因

低镁血症的类型	描　述
原发性遗传性疾病	
1. 高钙尿症伴低镁血症	• 家族性低镁血症伴高钙尿症和肾钙质沉着（*CLDN16*、*19*）
2. Gitelman 样低镁血症	• Gitelman 综合征（*SLC12A3*） • Bartter 综合征（3、4 型，*CLCNKB*、*BSND*） • EAST 综合征（*KCNJ10*） • 常染色体显性低镁血症（*FXYD2*） • HNF1B 肾病 • 新生儿高苯丙氨酸血症伴 7- 生物蝶呤尿症（*PCBD1*）
3. 线粒体性低镁血症	• 线粒体代谢综合征（*tRNA*） • Kearns-Sayre 综合征和 Pearson 综合征（*SARS2*）
4. 其他低镁血症	• 低镁血症伴继发性低钙血症（*TRPM6*） • 低镁血症性抽搐和精神障碍（*CNNM2*） • 常染色体显性低镁血症（*KCNA1*） • 低镁血症伴 EGF 信号异常（*EGF*、*EGFR*） • 低镁血症伴 Kenney-Caffey 综合征（*FAM111A*）
继发性因素	
胃肠道吸收减少	吸收不良综合征：呕吐和腹泻
尿液排出增多	药物：利尿剂，钙调神经磷酸酶抑制剂，其他：顺铂、氨基糖苷类、两性霉素 B
其他	"骨饥饿"、低出生体重新生儿、糖尿病孕母的婴儿

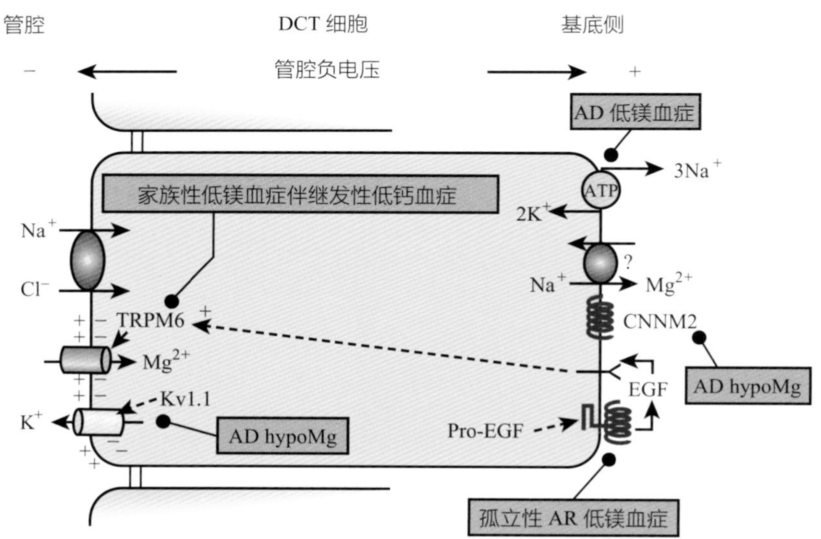

▲ 图 73-6　远曲小管（DCT）细胞的示意图描述了参与镁重吸收的转运系统和镁相关的遗传疾病

噻嗪类敏感的 Na^+-Cl^- 协同转运体、镁转运通道 TRPM6 和电压门控 Kv1.1 钾通道标记在细胞管腔膜上。Na^+-K^+-ATP 酶、假定存在的 Na^+-Mg^{2+} 交换体、细胞周期 M2 蛋白（CNNM2）、表皮生长因子（EGF）受体、肽前体 pro-EGF 膜蛋白显示在基底侧（详见文本）。AD. 常染色体显性；AR. 常染色体隐性；ATP. 三磷酸腺苷；ATPase. 三磷酸腺苷酶；hypoCa. 低钙血症；hypoMg. 低镁血症；TRPM6. 转化受体电位阳离子通道亚家族 M 成员 6

充治疗并不能阻断病情发展。

3. Gitelman 样低镁血症

这组疾病包括远曲小管（DCT）失盐性疾病，比如 Gitelman 综合征、EAST 综合征和 3、4 型 Bartter 综合征[131]。尽管不一定会出现，这些疾病中低镁血症确实是一个典型特征，除此以外还有低血钾低血氯性碱中毒（见前文，“低钾性碱中毒不伴高血压”）。编码远曲小管 Na^+-K^+-ATP 酶 γ 亚单位的 *FXYD2* 基因的显性突变会导致相似的情况，尽管目前为止仅有 3 个家系报道[142]。*FXYD2* 由转录因子 *HNF1B* 调节，而 *HNF1B* 的突变也可以引起相似的表型[143]。*HNF1B* 被 *PCBD1* 调节，其可影响二聚体的产生。*PCBD1* 编码了一种参与芳香族氨基酸代谢的酶，其功能缺失型突变可引起新生儿的高苯丙氨酸血症和 7- 生物喋呤尿症[144]。对带有这些突变的患儿进行再评估，发现有青少年发病的成人型糖尿病（MODY）和低镁血症的存在，和 *HNF1B* 突变引起的表型一致[145]。

4. 线粒体性低镁血症

线粒体功能不全和低镁血症的关联在一个代谢综合征和低镁血症家系研究中第一次被提及，与线粒体 tRNA（Ile）突变存在共分离现象[146]。进一步在其他线粒体疾病中发现了低镁血症，尤其是在 Kearns-Sayre 和 Pearson 综合征患儿中，伴 *SARS2* 的突变[147-149]。可以推测，能量补充不足会限制镁的转运，造成肾性丢失。线粒体细胞病与低镁血症不完全一致表现的原因仍未知。

5. 其他低镁血症：家族性低镁血症伴继发性低钙血症

家族性低镁血症伴继发性低钙血症（HSH）是罕见的常染色体隐性遗传疾病，由 *TRPM6* 功能缺失型突变引起。*TRPM6* 编码的 TRPM6 通道是肠道和肾脏重吸收镁的关键（见图 73-6）[150]。HSH 患儿通常在婴儿期或童年早期就有所表现，包括血清镁水平极低相关的全身惊厥、低钙血症和 PTH 水平不足。由于肠道吸收和肾重吸收均有缺陷，血清镁浓度的改善比较困难。尽管镁水平一直较低，但是口服补充镁剂后 HSH 的预后较好，有报道延迟诊断和长期抽搐的患儿有持续神经系统受损[151]。

低镁血症还可由 *CNNM2*、*KCNA1*、*EGF*、*EGFR* 和 *FAM111A* 的突变所致[131]。这些病例极其少见，详细描述见第 18 章和 44 章。

五、钙和磷紊乱

（一）血清钙和磷的浓度

生后几年钙和磷的正常值会发生变化，这可能反映了在这个生长最快的阶段骨生成的高需求。新生儿期正常血清钙浓度为 2.4～2.8mmol/L（9.3～11.1mg/dl），随后逐渐缓慢下降，大约在 7 岁正常范围为 2.2～2.6mmol/L（8.8～10.4mg/dl），并与成人一致[152]。相似的，新生儿磷的正常范围为 1.4～2.3mmol/L（4.3～7.1mg/dl），其后缓慢降低，大约在 7 岁达到成人的正常范围 0.9～1.6mmol/L（2.8～5.0mg/dl）[152]。

新生儿高磷血症和肾小管对磷的重吸收增多有关，极有可能是由于新生儿肾小管对循环中低水平的 PTH 反应性降低所致。

（二）维生素 D、甲状旁腺激素、降钙素和成纤维细胞生长因子 23

钙和磷的稳态的控制是很复杂的（图 73-7 和图 73-8）。这一章节我们关注参与维持钙和磷平衡的 4 种关键调节因子：维生素 D、甲状旁腺激素、降钙素和成纤维细胞生长因子 23（FGF-23）（图 73-9）。

1. 维生素 D

维生素 D 有两种基本形式：维生素 D_2（麦角钙化醇）和 D_3（胆钙化醇）。它们是由紫外线（UV）照射维生素 D_2 前体产生，维生素 D_2 前体存在于植

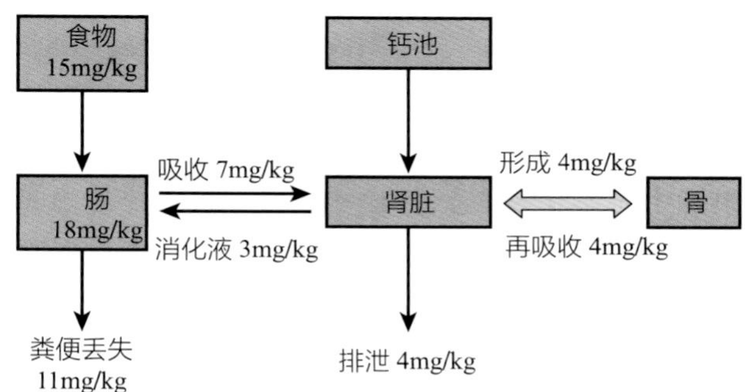

▲ 图 73-7　**钙主要由膳食摄入量、肠道吸收和肾脏钙排泄维持平衡**

骨骼系统每日需要 4mg/kg 体重的钙来形成新生骨。新生骨形成中钙增长率和钙吸收率平衡。食物中的钙是最重要的来源。以北美饮食结构为例，食物每天提供了 15mg/kg 体重的钙营养，其中大约吸收 7mg/kg 以增加钙池容量。消化液提供了 3mg/kg 钙使得肠道总钙达每日 18mg/kg，其中每日粪便丢失量为 11mg/kg 体重。最后，肾脏每日排泄 4mg/kg 体重的钙以维持钙平衡

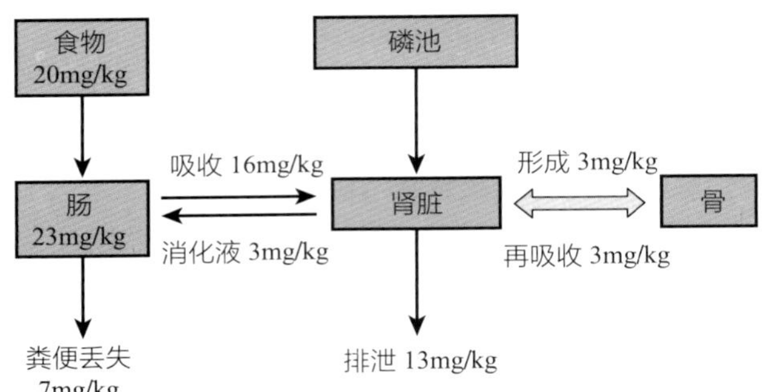

▲ 图 73-8　**磷池主要由膳食摄入量、肠道吸收和肾脏磷排泄维持平衡**

骨骼系统每日需要 3mg/kg 体重的磷形成新生骨。新生骨形成中磷增长率和磷吸收率平衡。食物是磷最重要的来源。以北美饮食结构为例，食物每日提供 20mg/kg 体重的磷，其中 16mg/kg 被吸收以增加磷池容量。消化液提供 3mg/kg 磷使得肠道总磷每日达 23mg/kg，其中每日的粪便丢失为 7mg/kg 体重。最后，肾脏每日排泄 13mg/kg 体重的磷以维持磷平衡

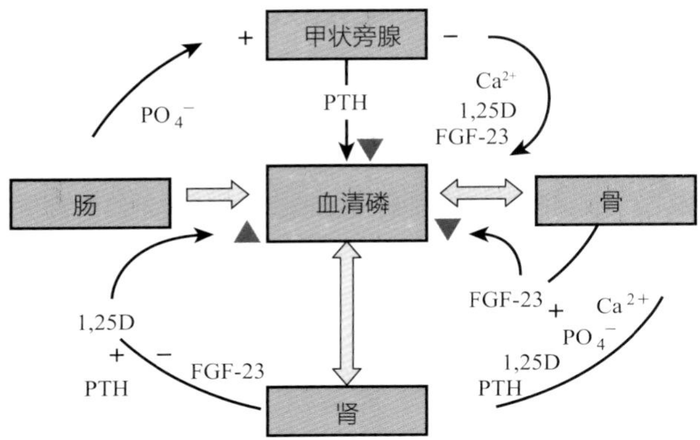

▲ 图 73-9　**血清磷稳态由三种激素维持：甲状旁腺激素（PTH）、成纤维细胞生长因子 23（FGF-23）、1, 25- 二羟维生素 D（1, 25D）**

图中绿色箭头提示 PTH 和 FGF-23 降低血清磷浓度而 1,25D 升高血清磷浓度。这些激素的分泌相互影响且与钙（Ca^{2+}）和磷（PO_4^-）相互调节。具体来说，低血清 PO_4^- 和 PTH 促进肾脏产生 1, 25D，而 FGF-23 抑制肾脏产生 1, 25D。甲状旁腺中，高 PO_4^- 促进 PTH 生成，进而尿中排出磷酸盐

物、真菌或动物来源的 7- 脱氢胆固醇（维生素 D_3 前体）中[153]。维生素 D 在两个羟基化反应中被进一步激活。第一步发生在肝细胞，通过 CYP2R1 和 CYP27A1 的酶活性激活为 25- 羟维生素 D [25(OH) D]。第二步发生在近端小管，产生 1, 25- 二羟维生素 D [$1,25(OH)_2D$]。

血液中维生素 D 主要和维生素 D 结合蛋白（DBP）结合，不足 10% 与白蛋白结合。然而，只有未结合的维生素 D 可与维生素 D 受体结合，并且被生物利用[154]。有一点值得注意，常见多态性会影响 DBP 的水平，具有种族差异[155]。维生素 D 的常规检测主要检测总浓度，尽管生物利用度相似，但浓度会变化。美国黑人比美国白人总维生素 D 水平低，但是具有生物利用度的维生素 D 水平相似[155]。

尽管 DBP 分子量约为 52kDa，但可被肾小球滤过并在近端肾小管刷状缘通过 Megalin（LRP2）被重吸收[156]。通过这个滤过和重吸收的过程，维生素 D 到达近端小管的线粒体，在这里通过 1α- 羟化酶（CYP27B1）被最后激活为 $1,25(OH)_2D$。维生素 D 活化过程中这个关键酶的活性被严格调控，被循环中低浓度的 $1,25(OH)_2D$、钙、磷和循环中高浓度 PTH 激活，同时被 FGF-23 和 Klotho 抑制[157, 158]。

$1,25(OH)_2D$ 分解代谢的关键酶是 CYP24A1。在一个五步反应过程中，通过起始的 24- 羟基化作用，CYP24A1 把 $1, 25(OH)_2D$ 分解代谢为水溶性维生素 D3-23 羧酸[159]。

高水平 $1, 25(OH)_2D$ 抑制 1α- 羟化酶并刺激 FGF-23 和 Klotho 的产生，这两者均能抑制 1α- 羟化酶。这种反馈回路精准地调控了 $1, 25(OH)_2D$ 的生成[160]。

高浓度的细胞外离子钙激活了甲状旁腺主细胞的钙敏感受体（CaSR）。CaSR 属于 G 蛋白耦联受体家族，这一激活也引发了抑制 PTH 分泌的信号级联反应[161]。

2. 降钙素、成纤维细胞因子 23 和甲状旁腺激素

降钙素由甲状腺的滤泡旁细胞（C 细胞）产生，抑制破骨细胞钙的吸收。降钙素通过和 PTH 相同的 CaSR 发挥作用，但是降钙素的作用和 PTH 相反。

骨细胞的 FGF-23 是一个有力的促进尿磷排泄的分子，与钙、磷、$1, 25(OH)_2D$ 和甲状旁腺激素一起，在调节磷稳态中起了很重要的作用[162]。

FGF-23 通过下调近端小管膜中钠磷转运体 NaPi- Ⅱ a 和 NaPi- Ⅱ c 的表达以降低血清磷水平。FGF-23 和 Klotho 抑制肾脏 1α- 羟化酶的表达。FGF-23 促进 24- 羟化酶的表达。随之，$1,25(OH)_2D$ 生成减少，导致肠道和骨磷的吸收减少。

相反，若有低血清磷浓度和（或）低血清 PTH 浓度时，肾脏会增加 $1, 25(OH)_2D$ 的合成（图 73-9）。随之，肠道对磷的吸收增多。

在甲状旁腺中，高血磷刺激 PTH 生成，促进磷酸盐通过尿液排出以恢复血磷水平正常。实质上，

PTH 和 FGF-23 使血清磷水平降低，但是 $1,25(OH)_2D$ 使其浓度升高（图 73-9）。这三种激素相互作用并被血清钙、磷水平调节。

（三）低钙血症

低钙血症的病因列举在表 73-11。轻度低钙血症通常没有明显症状，但是重度低钙血症会出现感觉异常、手足搐搦、Chvostek 和 Trousseau 征阳性、QT 间期延长、QRS 波和 ST 波改变、癫痫大发作和室性心律失常。

1. 分类和病因

(1) 新生儿早期低钙血症：新生儿早期低钙血症

表 73-11 低钙血症的病因

低钙血症类型	病 因
新生儿低钙血症	
新生儿早期低钙血症（生后最初几天）	**孕母甲状旁腺功能亢进** • 孕母糖尿病 • 妊娠期毒血症 • 脓毒症 • 小于胎龄儿、宫内发育迟缓、早产 • 窒息 • 输血（枸橼酸血制品） • 先天性风疹 • 低镁血症 • 呼吸性或代谢性碱中毒
新生儿晚期低钙血症（生后 4～10 天）	• 维生素 D 缺乏：营养缺乏、维生素 D 受体功能缺失型突变、1α- 羟化酶活性缺乏 • 磷过负荷：过量摄入淡奶或全脂牛奶 • 钙营养性缺乏 • 低镁血症 • 低白蛋白血症（肾病综合征） • 输血（枸橼酸血制品） • 急性或慢性肾功能不全 • 利尿剂（呋塞米） • 有机酸血症 • 原发性甲状旁腺功能减退：DiGeorge 综合征、家族性甲状旁腺功能减退、假性甲状旁腺功能减退症、Kenny-Caffey 综合征、胶质细胞缺失同源 B（甲状旁腺特定转录因子）的部分缺失、发育迟缓畸形综合征、Pearson 综合征、Kerns-Sayre 综合征、甲状旁腺素基因缺陷、钙敏感受体活化基因突变
儿童低钙血症	
甲状旁腺相关性低钙血症	• 原发性甲状旁腺功能减退：DiGeorge 综合征、家族性甲状旁腺功能减退、假性甲状旁腺功能减退症、Kenny-Caffey 综合征、Sanjad-Sakati 综合征、胶质细胞缺失同源 B（甲状旁腺特定转录因子）的部分缺失、发育迟缓畸形综合征、Pearson 综合征、Kerns-Sayre 综合征、甲状旁腺素基因缺陷、钙敏感受体活化基因突变 • 继发性甲状旁腺功能减退：放射性、外科手术、浸润（血色素沉着病、地中海贫血、Wilson 病） • 自身免疫性多发性内分泌腺综合征 1 型 • 营养性维生素 D 缺乏 – 1α- 羟化酶活性缺乏 – 维生素 D 受体功能缺失型突变
维生素 D 相关性低钙血症	• 钙营养性缺乏 • 低镁血症 • 高磷血症：肾衰竭、横纹肌溶解、肿瘤溶解 • 低白蛋白血症（肾病综合征） • 药物：利尿剂、化疗、输血（枸橼酸血制品） • 有机酸（异戊酸血症、甲基丙二酸血症、丙酸血症）

在生后 3 天内出现，通常是在糖尿病孕母的早产儿和窒息新生儿中发生。低钙血症是由于甲状旁腺的反应不足，和糖尿病妊娠母亲低镁血症及合并的高磷血症相关，高磷血症继发于 PTH 促尿磷排泄作用受损[163]。

(2) 新生儿晚期低钙血症：新生儿晚期低钙血症在生后 5～10 天出现，通常是由孕母使用抗惊厥药所致[163]。苯妥英钠和苯巴比妥抗惊厥药会增强肝脏维生素 D 的清除率，导致母亲和新生儿维生素 D 水平降低。这将导致钙吸收障碍从而引起晚期的低钙血症。低钙血症也可以由新生儿高磷血症引起，是三个因素混杂的结果：①不成熟的新生儿肾脏磷酸盐排泄减少和循环高 GH 水平；②此年龄阶段的低循环 PTH 水平；③母乳中含磷较多[163]。

母亲甲状旁腺功能亢进也可以引起新生儿生后数周至 1 岁内的晚发型低钙血症，因为其抑制了胎儿的 PTH 生成[164]。相似地，孕母患家族性低钙尿症伴高钙血症（FHH）也可抑制胎儿甲状旁腺的分泌[165]。

(3) 脂类物质和枸橼酸血制品的输注：脂类物质或枸橼酸血制品可和游离钙形成复合体而导致低钙血症。

(4) 碱中毒：无论是呼吸性还是代谢性碱中毒，可通过增加钙的蛋白结合而引起低钙血症。

大部分新生儿轻度低钙血症在生后 2～4 周恢复。如果低钙血症和高磷血症过了这个阶段仍持续存在，需进一步检查排除维生素 D 代谢缺陷、孤立性甲状旁腺功能减退或假性甲状旁腺功能减退。伴慢性肾衰竭的新生儿会表现出低钙血症、高磷血症、高血清 PTH、高尿素氮和高肌酐浓度。

2. 低钙血症的诊断流程

新生儿、婴儿和儿童低钙血症的诊断流程见图 73-10。初始检查包括血清白蛋白水平、随机尿钙和肌酐比值以确定尿钙排泄，进一步检测血清 PTH、镁、磷、血肌酐、25- 羟维生素 D[25(OH)D] 水平和其他低钙血症潜在病因的特定检测（表 73-11）。若出现持续性低钙血症并怀疑孕母甲状旁腺功能减退或维生素 D 缺乏，应当对母亲进行检查。

3. 低钙血症的治疗

急性有症状的低钙血症的治疗（表 73-12）包括静脉给予 1～2ml/kg 的 10% 葡萄糖酸钙（每毫升含元素钙 9.3mg）以小于 1ml/min 的速度（超过 10min）给药，同时心电监护 QT 间期直至症状消失[166]。如果手足搐搦或抽搐持续，应根据需求重复输注钙剂直至严重症状缓解。或者可以给予钙的持续输注，以每小时 1～3mg/kg 给药。含钙液体的外渗将导致组织坏死，因此输注任何钙都需要仔细监测。如果血清钙浓度在治疗后没有升高，必须考虑原发性低镁血症。一经诊断，应当心电监护下静脉输液硫酸镁，剂量为 0.1～0.2ml/kg（50% 溶液），或者肌内注射。

伴高磷血症和低钙血症婴儿可以从低磷配方奶或母乳中获益，其钙磷比超过 4∶1。由于母亲维生素 D 缺乏导致婴儿维生素 D 缺乏性佝偻病时，口服维生素 D（每天 1000～2000U 连续 4 周）和元素钙（每天 40mg/kg）效果良好。

对于新生儿早期低钙血症，这个治疗可以在 2～3 天内使新生儿恢复正常，之后减半量继续补充 2 天，随后停止治疗。如果需要长期补充钙，必须考虑甲状旁腺功能减退、假性甲状旁腺功能减退或维生素 D 代谢缺陷等疾病。

4. 低钙血症的监测

低钙血症治疗期间的监测包括空腹血清总钙、离子钙浓度，空腹血清磷浓度和随机尿钙肌酐比值。推荐在门诊就诊之前在家收集 24h 尿液以检测尿钙和尿肌酐的排泄。

目标是维持每天的 24h 尿钙排泄低于 4mg/kg，以防止补钙和维生素 D 治疗相关的高钙尿症和肾钙质沉着。如果低钙血症不是由于 PTH 不足或抵抗所致，血清 PTH 水平也需要监测。血清镁浓度至少每年检查一次。

（四）高钙血症

尽管血清钙浓度的正常范围随年龄和不同实验室变化，但血清钙浓度达到 12mg/dl（3.0mmol/L）为轻度高钙血症，中度高钙血症的血清钙浓度为 12～14mg/dl（3.0～3.5mmol/L），超过 14mg/dl（3.5mmol/L）考虑重度高钙血症，此时通常会出现临床症状[167]。

高钙血症因其对心肌和平滑肌收缩作用的加强，其特征表现有高血压和胃肠道症状。常见主诉有虚弱、肌张力减退、厌食、恶心、急性腹痛和便秘。高钙血症抑制 AVP 对集合管的作用，导致多尿和脱水。高钙血症引起的血管收缩会减少肾血流量和 GFR，且脱水会加重 GFR 的下降。长期高钙

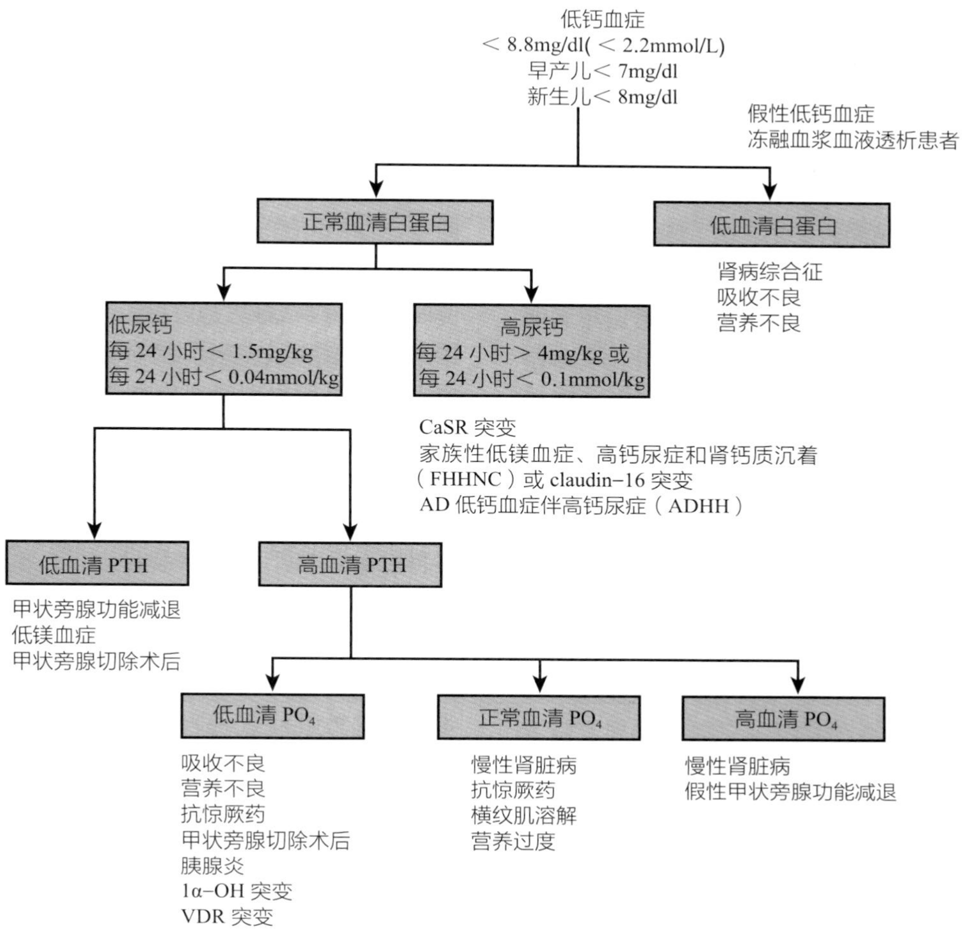

▲ 图 73-10　低钙血症的诊断流程

通过仔细询问病史排除假性低钙血症后，实验室诊断的第一步是明确血清白蛋白浓度。低血清白蛋白浓度提示有低钙血症相关特定疾病，如肾病综合征、吸收不良和营养不良。正常血清白蛋白浓度提示需要检测尿钙排泄量。尿钙排出减少伴低血清 PTH 水平提示甲状旁腺功能减低、低镁血症、甲状旁腺切除术后。尿钙排出减少和高血清 PTH 水平分别伴低、正常、高血清 PO_4^- 水平提示列举出的多种诊断。AD. 常染色体显性；CaSR. 钙敏感受体；1α-OH. 1α- 羟化酶；PO_4. 磷酸盐；VDR. 维生素 D 受体

表 73-12　低钙血症的治疗

药　物	剂　量	给　药
新生儿症状性低钙血症		
葡萄糖酸钙 50% 硫酸镁溶液	• IV10% 溶液，1mg/kg（元素钙 9mg/ml）；1ml/min 大于 10min • 0.1ml/kg IV 或 IM	按需可重复使用，密切监测
婴儿症状性低钙血症		
葡萄糖酸钙 元素钙持续输注	• IV10% 溶液，1mg/kg（元素钙 9mg/ml）；1ml/min 大于 10min • 元素钙 1mg/（kg・h）	按需可重复使用，密切监测
婴儿无症状性低钙血症		
碳酸钙，PO	• 元素钙 50mg/（kg・d）	每日 4 次服用

IM. 肌内注射；IV. 静脉注射；PO. 口服

血症和脱水将导致肾钙质沉着。高钙血症相关急性胰腺炎和微小钙化灶有关。高钙血症引起嗜睡、昏睡、木僵和昏迷的原因尚不清楚，可能机制是血管收缩致脑血流量减少。

表 73-13 列举了高钙血症的病因。这个列表比较广泛，许多病因在书中其他地方具体描述。这里我们关注以下四种情况：婴儿特发性高钙血症、Williams-Beuren 综合征、家族性低钙尿症伴高钙血症和新生儿严重甲状旁腺功能亢进。

1. 婴儿特发性高钙血症

20 世纪 50 年代，在英国，婴儿配方奶和强化牛奶里补充的高剂量维生素 D（多达每天 4000U）使得婴儿高钙血症流行，表现为不生长、间歇发热、呕吐、脱水和肾钙质沉着，并且出现一些死亡病例。怀疑患儿有维生素 D 高度敏感和（或）代谢缺陷，但最终未能明确。为此采取了新的措施，强制减少补充的维生素 D 量至每天 400U，使得英国婴儿特发性高钙血症病例明显减少。

后来的证据表明一些患儿的 *CYP24A1* 的功能缺失型突变导致了 $1,25(OH)_2D$ 未被降解 [159]。这是第一个被发现的常染色体隐性遗传婴儿特发性高钙血症的致病基因。随后，发现编码 NaPI-Ⅱa 的基因 *SLC34A1* 的突变 [168]。最初数据揭示了原发性肾性磷丢失造成低磷血症，进一步诱导不恰当的维生素 D_3 的 1α- 羟基化导致高钙血症。重要的是，一些患儿的数据已经揭示了高钙血症可以通过补充磷来改善 [168]。因此，识别 *SLC34A1* 相关的婴儿高钙血症，无论是通过降低血浆磷水平还是基因检测，对治疗预后有重要意义。

2. Williams-Beuren 综合征

染色体的 7q11.23 的微缺失会引起多系统紊乱，即 Williams-Beuren 综合征（OMIM no.194050；也被称作 Williams 综合征），其特征表现包括高钙血症、主动脉瓣上和肺动脉狭窄、生长迟滞和不同分级的智力低下 [169]。

Williams-Beuren 综合征（患病率 1/10 000）是相邻基因综合征，可能会揭示钙和心血管病变、高血压、葡萄糖不耐受和焦虑障碍相关性的遗传因素。这个综合征里 7q11.23 关键区域的 *elastin* 基因（*ELN*）发生微小缺失。有趣的是，Williams-Beuren 综合征并不是由 *ELN* 的点突变引起的，而是由于 *ELN* 等位基因的一个片段完全缺失所致。荧光原

表 73-13　高钙血症的病因

类　型	病　因
新生儿高钙血症	• 孕母维生素 D 过多 • 婴儿特发性高钙血症 • 钙和维生素 D 摄入过多 • 婴儿甲状腺功能减退 – Williams-Beuren 综合征
PTH 依赖性高钙血症	• 原发性甲状旁腺功能亢进：腺瘤、增生、癌 • 三发性甲状旁腺功能亢进症 • 药物所致：锂 • 家族性低钙尿症伴高钙血症 • PTH 受体功能获得型突变（Jansen 综合征） • 自身免疫性低钙尿症伴高钙血症
PTH 非依赖性高钙血症	活动受限 • 维生素 D 过多：摄入或外用类似物、肉芽肿性疾病、Williams-Beuren 综合征 • 药物所致：噻嗪类、乳 - 碱综合征、雌激素、维生素 A 中毒、氨茶碱 • 肾功能不全：急性肾损伤、慢性肾脏病伴再生障碍性骨病 • 肿瘤：多发性内分泌肿瘤 1 型、2 型，溶骨性骨转移，甲状旁腺功能亢进 - 颌骨肿瘤综合征 • PTH 受体过多（非肿瘤） • 甲状腺毒症 – 肾上腺功能不全

PTH. 甲状旁腺激素

位杂交技术（FISH）包括 *ELN* 特定探针，已经成为实验室运用最广泛的技术，以明确对 Williams-Beuren 综合征的诊断。

此病特征表现包括圆形小脸、厚嘴唇、宽额、斜视、扁平鼻梁、鼻孔上翘、牙齿咬合不正、牙先天性缺失、须发早白和轻度早衰。身材矮小和肥胖也是其特征。Williams-Beuren 综合征患儿发现有肌张力低下、平衡不良、协调性变差、脊柱侧弯、脊柱前凸、关节松弛、反射亢进、腹股沟疝和直肠脱垂。这些患儿通常友善、愉快且讨人喜爱，具有音乐天分。认知障碍程度各有不同，IQ 从 40～100（IQ 平均值 55）。一些患儿对声音高度敏感，视觉空间薄弱，学习困难，但有选择性语言技能。

5%～50% 的病例有高钙血症，虽然一般是轻度的，但在婴儿期会变严重 [169]。高钙血症发作期间伴有一过性高钙尿症，是由于维生素 D 高度敏感还是 $1,25(OH)_2D$ 水平升高或者是降钙素生成缺陷尚无定论。

3. 家族性低钙尿症伴高钙血症

家族性低钙尿症伴高钙血症（familial hypocalciuric hypercalcemia，FHH）少见，通常不表现临床症状且为常染色体显性遗传，总钙和游离钙浓度轻度至中度升高。血清维生素 D 水平正常。大部分患儿血清 PTH 浓度正常，但是 15%～20% 的患儿 PTH 水平轻度升高。血清镁浓度正常或轻度升高。血清磷浓度正常或偏低。骨矿物质密度正常。

尽管终生伴有疾病，但 FHH 被认为是良性疾病，胰腺炎和软骨钙化病的风险低。因此，FHH 也被称为家族性良性低钙尿症伴高钙血症。

根据遗传学已发现 FHH 有三种类型，分型有助于对 CaSR 信号通路的理解 [170]。

(1) 1 型 FFH 是由于 *CaSR* 的功能缺失型突变所致。CaSR 系鸟苷酸结合蛋白（G 蛋白）耦联受体 [171]，CaSR 通过 G 蛋白 α11（$G_{\alpha11}$）这个亚单位起作用。

(2) 2 型 FFH 是由于 *GNA11* 编码的 $G_{\alpha11}$ 的功能缺失型突变所致，其位点和 2 型 FFH 一样，都在染色体 19p13.3 [172]。

(3) 3 型 FFH 是由于修饰 CaSR 细胞内吞的适配相关蛋白复合体 2 的 σ1 亚单位（*AP2S1*）的突变所致 [173]。这一型的患儿比另外两型的高钙血症更严重，且常常有另外两型不具有的症状，如智力受损，与 *AP2S1* 钙调节作用以外的功能有关。

FHH 的高钙血症通常无症状，也不需要医学干预。偶尔地，拟钙药如西那卡塞可以成功治疗病例。

4. 新生儿严重甲状旁腺功能亢进

新生儿严重甲状旁腺功能亢进是一种极为罕见的常染色体隐性遗传疾病，特征表现包括持续性有症状的高钙血症、PTH 升高、严重的甲状旁腺增生和甲状旁腺骨病。这个疾病是由 *CASR* 基因功能缺失型隐性遗传引起。新生儿严重甲状旁腺功能亢进如果没有进行完全甲状旁腺切除术将是致命的。术后患儿需要终生补充维生素 D 和钙剂治疗。

5. 高钙血症的诊断流程

高钙血症的诊断流程见图 73-11。首先通过详细询问病史排除实验室错误和采血引起的溶血所致的假性高钙血症。进一步检测包括 PTH 和随机尿钙和肌酐比值。如果血清 PTH 低，需进一步完善 PTH 相关蛋白（PTHrP）、血清 $25(OH)D_3$ 和 $1, 25(OH)_2D_3$ 的检查。正如流程中提到的，FHH 家族史的调查；隐匿性肿瘤的搜寻，包括多发性内分泌肿瘤综合征；有高钙血症不良反应的用药史的回顾，这些都非常关键。

6. 高钙血症的治疗

症状性高钙血症患儿的治疗（表 73-14）包括生理氯化钠补液以保证正常循环量、改善 GFR 和促进钙排泄 [174]。为了进一步增强钙排泄，一旦患儿血容量正常，可以给予呋塞米。为保证呋塞米的利尿作用，需要提供额外补液。一旦钙浓度降低至 12mg/dl（3.0mmol/L）以下，不再需要给予呋塞米。

严重高钙血症血清钙浓度超过 14.0mg/dl（3.5mmol/L）可以用双膦酸盐治疗以减少骨对钙的重吸收。为了防止治疗中出现脱水，监测液体摄入和排出很关键。另外，透析对钙的清除很有效。最后，一些原发性甲状旁腺功能亢进的严重高钙血症的患儿，如果对药物治疗反应差，应考虑甲状旁腺切除术。

（五）低磷血症

血清磷浓度在 1.5～3.5mg/dl（0.48～1.12mmol/L）之间属于轻度低磷血症且不会出现症状。儿童若血清磷浓度低于 1.5mg/dl（0.48mmol/L）是严重的低

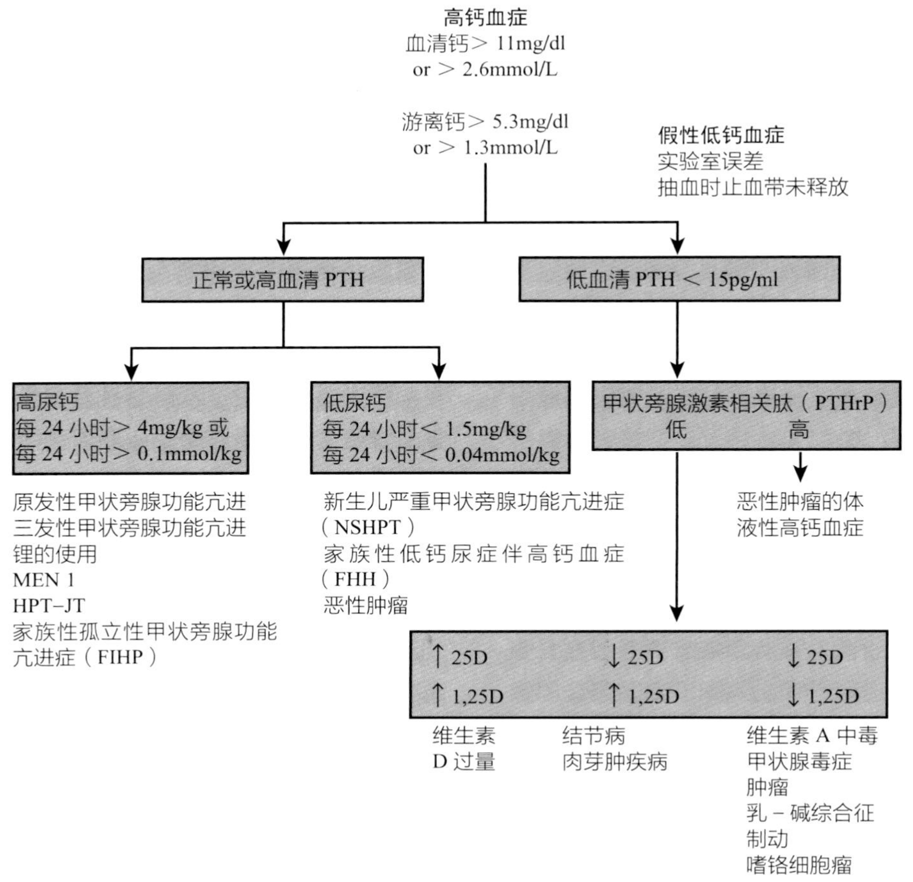

▲ 图 73-11 高钙血症的诊断流程

通过仔细询问病史排除假性高钙血症，实验室诊断的第一步是确定血清甲状旁腺激素（PTH）水平。低 PTH 水平伴 PTH 相关肽（PTHrP）提示高钙血症相关特定疾病，以及需要检测维生素 D 的代谢产物 25 羟维生素 D（25D）和 1, 25- 二羟维生素 D（1, 25D）以鉴别诊断。血清正常或高 PTH 水平时需要检测尿钙排泄量。尿钙排出减少伴正常或高血清 PTH 需考虑多种诊断可能。低尿钙排泄伴正常或高血清 PTH 水平考虑另一些诊断可能性，具体见图中所列。HPT-JT：甲状旁腺功能亢进 - 颌骨肿瘤综合征；MEN：多发性内分泌肿瘤

表 73-14 症状性高钙血症的治疗选择

治 疗	剂 量	用 药
输注氯化钠	• 3000ml/（m^2 • d）IV	• 每日两次维持量；若血清钙水平＜12mg/dl 可减至维持剂量
呋塞米	• 1mg/kg IV	• 每 12～24 小时 1 次
严重高钙血症（＞ 14mg/dl 或 3.5mmol/L） • 双膦酸盐（如帕米膦酸盐） • 降钙素 • 透析	 • 1～2mg/kg IV 大于 4h • 4～8 U/kg SC	 • 1 次 • 每 12～24 小时 1 次

IV. 静脉注射；SC. 皮下注射

磷血症，通常会出现临床症状。临床表现和细胞内三磷酸腺苷水平的降低有关，包括溶血风险增高、横纹肌溶解、肌病如呼吸和心脏衰竭。细胞裂解释放的胞内磷可能会导致正常或高水平磷酸盐血症，这有可能掩盖了低磷血症的真实情况。

低磷血症的病因列举在表 73-15。

1. 低磷血症的诊断流程

低磷血症的诊断流程见图 73-12。首先应当检

表 73-15　低磷血症的病因

病　因	特　征
磷摄入减少	• 饥饿、磷摄入不足、慢性腹泻 • 全肠外营养伴含磷物质不足
磷排出增多	**肾脏磷排出增多** • 原发性甲状旁腺功能亢进 • 继发性甲状旁腺功能亢进：维生素 D 缺乏或抵抗（包括 1α- 羟化酶缺乏、VDR 突变、VDDR）、伊马替尼 • FGF-23 或调磷因子过量、X 连锁低磷血症、AD 低磷性佝偻病、肿瘤相关性骨软化症、表皮痣、McCune-Albright 综合征 • Fanconi 综合征、胱氨酸病、Wilson 病、Dent 病、Lowe 综合征、多发性骨髓瘤、淀粉样变性、重金属中毒、热疗复温、Na/Pi-Ⅱa 和 Na/Pi-Ⅱc 突变（HHRH） • 肿瘤相关 PTHrP 依赖的高钙血症 • 低镁血症 **肠道吸收减少** • 维生素 D 缺乏或抵抗（VDDR1 型和 2 型） • 吸收不良 **肠道丢失增加** • 治疗胃溃疡时使用磷结合的抗酸药 **其他途径丢失增加** • 皮肤：严重烧伤 • 呕吐
磷从细胞外转移至细胞内和骨内	**糖尿病酮症酸中毒** • 乙醇中毒 • 急性呼吸性碱中毒、水杨酸中毒、革兰阴性菌脓毒症、中毒性休克综合征、急性痛风 • 饥饿再进食综合征、神经性厌食、肝衰竭：急性静脉内输注葡萄糖、果糖、甘油 • 快速细胞增生：促红细胞生成素强化治疗、GM-CSF 治疗、白血病危象 • 低体温恢复 • 中暑 • 甲状旁腺切除术后："骨饥饿"病：成骨细胞转移、严重 Paget 病的抑制吸收治疗 • 儿茶酚胺（如沙丁胺醇、多巴胺、特布他林、肾上腺素） • 甲状腺毒性周期性麻痹 • 低钙血症性周期性麻痹
其他因素	• 醛固酮增多症 • 致癌性低磷血症 • 肾移植后 • 肝部分切除术后 • 大剂量皮质类固醇、雌激素 • 药物—异环磷酰胺、甲苯、降钙素、双膦酸盐、百草枯、顺铂、乙酰唑胺和其他利尿剂 • 梗阻解除后利尿

AD. 常染色体显性；FGF-23. 成纤维细胞生长因子 23；GM-CSF. 粒细胞 - 巨噬细胞集落刺激因子；HHRH. 遗传性低磷佝偻病伴高钙尿症；Na/Pi-II. Ⅱ型钠依赖性磷酸盐协同转运体；PTHrP. 甲状旁腺激素相关肽；VDR. 维生素 D 受体；VDDR. 维生素 D 依赖性佝偻病

测血清 PTH 浓度和肾脏对磷酸盐的处理能力。肾小管最大磷重吸收率（TmP/GFR）由如下公式计算：

$$TmP/GFR=P_{磷}-（U_{磷}\times P_{肌酐}/U_{肌酐}）$$

年龄相关的 TmP/GFR 正常范围详见表 73-16。这些数值都是统一单位，mmol/L 或 mg/dl。或者，可以计算肾小管磷的重吸收（TRP），以作为磷排泄分数（FEP）的补充，也就是说，TRP（%）=100-FEP（%）。通常，TRP 值超过 85% 是正常的，但如果血清磷水平很低，受损的肾小管重吸收功能可以应对降低的磷滤过负荷，TRP 值会被错误地认为是正常的。出于这个原因，TmP/GFR 可信度更高，因其对滤过负荷进行了矫正 [175]。

血清钙浓度在低磷血症的诊断流程中非常有用。因为 PTH 是一个强有力的促进尿磷排泄的激素，TmP/GFR 值偏低伴高钙血症指向原发性甲状旁腺功能亢进，其是低磷血症的原因。相反，如果 TmP/GFR 值偏低伴低钙血症，必须考虑维生素 D 缺乏和吸收不良或营养不良。

2. 慢性低磷血症的影像学检查

慢性低磷血症的影像检查包括骨骼 X 线检查，检测骨质疏松、骨软化和佝偻病。如果怀疑甲状旁腺腺瘤，颈部的超声检查可作为首选。最后，用 ^{99m}Tc 标记的 Sestamibi 作为显像剂扫描可以用来描述异位甲状旁腺的存在。

3. 低磷血症的治疗

长期存在的饥饿或糖尿病酮症酸中毒的低磷血症患者，补液和葡萄糖或胰岛素治疗有快速进展至

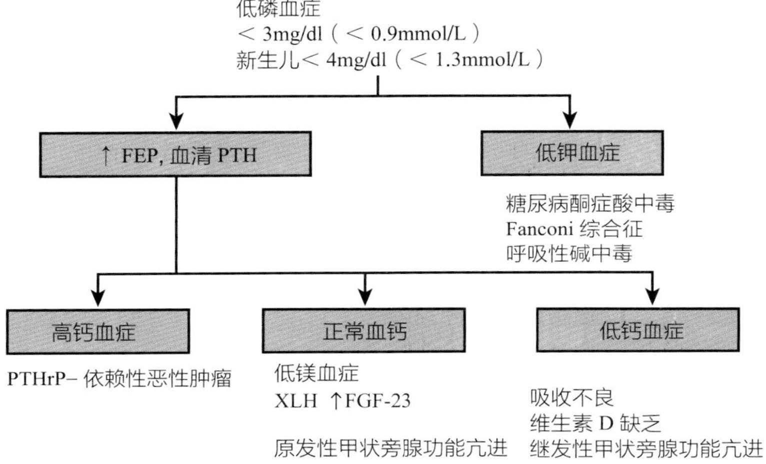

图 73-12 低磷血症的诊断流程
诊断流程需要确定血清甲状旁腺激素（PTH）水平、磷排泄分数（FEP）和血清钾浓度。出现低磷血症伴血清 PTH 和 FEP 水平增高时，需要测量血清钙浓度。FDF-23. 血清成纤维细胞生长因子 23；PTHrP. PTH 相关肽；XLH. X 连锁低磷血症

表 73-16 不同年龄肾小管磷最大重吸收参考范围

年　龄	范围（mmol/L）	范围（mg/dl）
<1 个月	1.48～3.43	4.58～10.62
1—3 个月	1.48～3.30	4.58～10.22
4—6 个月	1.15～2.60	3.56～8.05
7 月至 2 岁	1.10～2.70	3.41～8.36
2—4 岁	1.04～2.79	3.22～8.64
4 —6 岁	1.05～2.60	3.25～8.05
6—8 岁	1.26～2.35	3.90～7.28
8—10 岁	1.10～2.31	3.41～7.15
10—12 岁	1.15～2.58	3.56～7.99
12—15 岁	1.18～2.09	3.65～6.47
>15 岁	0.80～1.35	2.48～4.18

改编自 Kruse，K，Kracht，U，Gopfert，G: Renal threshold phosphate concentration（TmPO4/GFR）. *Arch Dis Child*.1982;57:217–223.

严重、致命的低磷血症的风险，这使低磷血症的治疗复杂化。因此，建议同时补磷治疗（表 73-17）。

（六）高磷血症

本章前文有所讨论，血清磷浓度的正常范围随年龄变化，因此高磷血症是指血清磷浓度超过适龄参考范围。高磷血症的临床特征和低钙血症相关。鉴于二价离子的相互作用，高血清磷浓度和低血清离子钙浓度相关，反之亦然。

因此，高磷血症可因低钙血症出现临床症状（如手足搐搦和其他症状，先前在低钙血症部分已讨论）。高磷血症的病因列举在表 73-18。

1. 高磷血症的诊断流程

高磷血症的诊断流程见图 73-13，需检测血清钙、PTH、磷、肌酐和 25(OH)D 浓度。考虑高磷血症潜在疾病时（表 73-18）可能需要其他特定检测。最后，由于高脂血症、高胆红素血症、高球蛋白血症干扰磷测量可能发生假性高磷血症，每种情况都需要特定检测。

2. 高磷血症的影像学检查

高磷血症的影像检查取决于潜在疾病。例如，肾性骨营养不良的腕关节 X 线检查和肢端肥大症中垂体腺瘤的核磁共振检查。

3. 高磷血症的治疗

在肾脏功能正常的情况下，高磷血症的治疗包括足量液体摄入以利尿、限制磷摄入及给予磷结合剂。最后，对潜在疾病的特定治疗在本书的其他章节讨论。

六、总结

对于儿童患者我们强调病因，临床特征和酸碱、水和电解质平衡紊乱的管理。尽管维持液体、电解质和酸碱稳态的原则和成人相同，但生长期间儿童的特定需求会导致年龄特异的正常值的改变（如钙、磷），以及肾小管功能的改变，比如生后第一年尿液浓缩功能受损。另外，儿童稳态异常的鉴别诊断不同，更有可能由遗传疾病引起，而不是由获得性疾病导致的继发性电解质紊乱所致。

表 73-17 严重低磷血症的治疗

治　疗	剂　量	给药途径
无症状性严重低磷血症		
元素磷	2.5mg（0.1mmol）/kg	IV
症状性严重低磷血症		
元素磷	5mg（0.2mmol）/kg	IV 大于 6h

机械通气患者推荐静脉给药。非机械通气无症状的患者，可口服补充 5～15mg（0.2～0.6mmol）/(kg · d) 达到效果。IV. 静脉注射

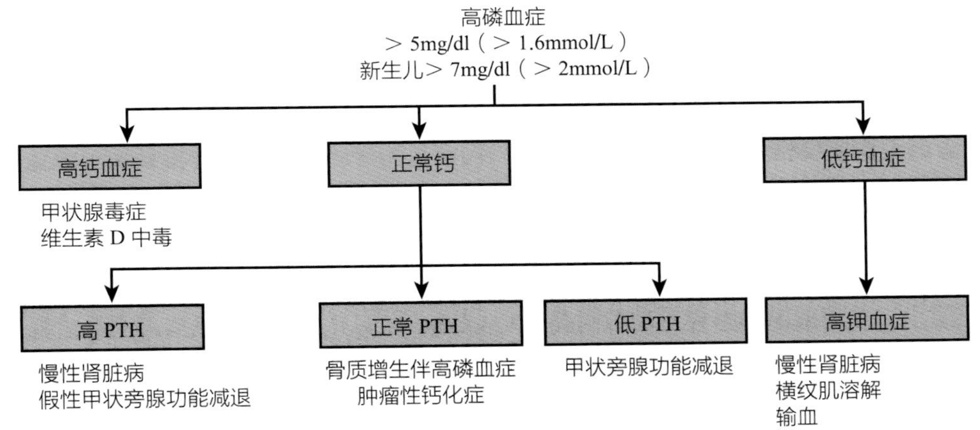

▲ 图 73-13 高磷血症的诊断流程

第一步要分别鉴别高钙血症、正常钙和低钙血症。随后，血清甲状旁腺激素（PTH）和血清钾浓度可提示相关诊断

表 73-18　高磷血症的病因

病　因	特　征
肾排泄磷功能受损	肾功能不全 • 甲状旁腺功能低下、假性甲状旁腺功能低下 • 婴儿一过性甲状旁腺抵抗 • 肢端肥大症 • 肿瘤性钙化症 甲状腺功能亢进 • 青少年性腺功能减低 • 环境温度高 • 肝素 • 双膦酸盐依替膦酸钠
磷摄入增加 • 外源性负荷 • 内源性负荷	• 磷酸盐：泻药和灌肠剂 • 维生素 D 中毒 • 输血 • 白磷烧伤 • 两性霉素 B 脂质体 • 磷苯妥英 • 肠外磷酸盐 • 挤压伤 • 横纹肌溶解 • 肿瘤的细胞毒药物治疗：肿瘤溶解 • 溶血 • 恶性高热 • 分解代谢状态 • 乳酸酸中毒 • 急性重型肝炎
磷的细胞间转移	糖尿病酮症酸中毒的细胞间转移 代谢性酸中毒 呼吸性酸中毒
其他原因	骨质增生

第74章

儿童终末期肾病的肾脏替代治疗

Renal Replacement Therapy (Dialysis and Transplantation) in Pediatric End-Stage Kidney Disease

Yaacov Frishberg　Choni Rinat Ⅲ　Rachel Becker Cohen　著
陈　铖　夏　甜　张素兰　译
王惠明　校

要　点

- 儿童终末期肾病（ESRD）影响各种临床结局，包括对肾脏发育的重大影响。
- 儿童 ESRD 最常见的病因是 CAKUT、获得性肾小球疾病和遗传性疾病。
- 虽然肾移植是 RRT 的首选，但大多数儿童至少需要临时透析过渡。
- 透析方式选择依赖于医学因素、年龄、地理和社会因素。
- 一些并发症是儿童透析患者特有的，甚至更加严重，比如导管功能不良、血管损伤、血栓和感染。
- 过去几十年肾移植的发展改变了这一现状，使 ESRD 患儿生活接近正常，预后得以持续改善。
- 移植后感染可能在儿童中更常见，特别是病毒感染。
- 许多药物和干预措施的临床数据在儿童 ESRD 人群中缺乏，需要更进一步研究。

至 20 世纪中期，终末期肾病（ESRD）一直是一种致命性疾病，患者的平均寿命最多只有几周到几个月。在随后的 20 年，透析和移植的发展彻底改变了慢性肾脏病（CKD）患者的生存现状，显著地降低了致死率和发病率。随着各类技术，包括外科技术的发展，这些治疗方法逐渐用于儿童甚至婴儿。

儿科 ESRD 患者的治疗对医疗团队及卫生保健系统提出独特的挑战，不仅要解决疾病本身，还要解决影响患儿生活和家庭的方方面面。20 年前 Reynolds 等曾报道，与普通人群相比，儿童 ESRD 的成年幸存者的社会成熟度较低，学历较低，家庭以外的亲密关系较少，失业率更高。近 20 年来，改变这种不利因素依然是治疗儿童 ESRD 患者的主要目标[1]。

一、ESRD 的流行病学

儿童 ESRD 患者全球流行病学评估依然存在诸多障碍。约 80% 的儿童肾脏替代治疗（RRT）惠及高收入国家人群，而这部分人群仅占全球人口的 12%。在发达国家，诸如北美儿童肾脏试验和协作研究（NAPRTCS），欧洲儿童肾脏病协会，欧洲肾脏协会和欧洲透析和移植协会（ESPN/ERA-EDTA）组织能够提供可靠信息的登记。发展中国家的信息主要来源于卫生保障提供者，或者收治患者的三级医疗机构。因为进入健康机构的人群有限，造成采用这些方法统计出来的 ESRD 数量被低估。此外，有些国家的注册机构，儿童 ESRD 的年龄跨度存在差异。来自高收入国家的信息显示，美国的 ESRD 发病率为 15pmarp（每百万与年龄有关的人口），澳大利亚和大部分西欧国家为 9.5pmarp，而日本仅 4.0pmarp[2-7]。这个数据不到同一国家成人 ESRD 发病率的 10%。而在疾病谱的另一端，尼泊尔、尼日利亚和一些东欧国家的报道发生率则少于 1pmarp[6, 8]。这种极低的发病率可能反映出 ESRD 诊断水平低，而不是真的罕见。在所有登记中心，青少年的发病率最高，可能由于该年龄段新发获得性肾脏疾病比较典型，以及 CKD 在青少年阶段的快速发展。快速的生长发育和可能的激素因素导致了青少年 CKD 患者肾功能急剧下降。所有登记中心和报道的共同发现：男性发病率较高，男孩肾脏和尿道先天畸形（CAKUT）的发病率高于女孩可能是主要原因[9–13]。登记中心所在地区的遗传背景差异导致的不同基因易感性，也可能影响 ESRD 发病率的数据。在美国，非裔美国儿童患 ESRD 的概率是白人儿童的 2 倍[3]。APOL1 基因的高风险变异可能部分解释了这一观察结果，约 16% 的非裔美国儿童存在这种变异，其他人种则没有。存在这种变异的 CKD 患者表现为晚发型局灶节段肾小球硬化（FSGS；89% 的 CKD 患者存在高风险变异，25% 的患者携带低风险基因型），临床及实验室表现为较低和迅速下降的肾小球滤过率（GFR），多数有不易控制的高血压[14, 15]。其他国家也存在类似的种族差异。在英国，来自东南亚、澳大利亚和新西兰的移民较本土居民存在更高的 CKD 发病率[16, 17]。在科威特，CKD 的发病率较高（17pmarp），人群中接近一半（40%～50%）的近亲结婚所致的常染色体隐性遗传疾病可能增加了这种风险[18]。约旦的研究也显示了类似的发现：在约旦 ESRD 患儿中，23.2% 的原因归于遗传性疾病，8% 是因为常染色体隐性遗传的 1 型原发性高草酸尿症（PH1）。相对比美国 2011—2015 年的数据，12.5% 的病因为遗传性疾病，而仅 0.2% 为 PH1[3, 19]。近年来，西方国家的儿童 ESRD 患者发病率及患病率均有上升 [美国肾脏数据系统（USRDS），2017][20]。这并不表明疾病发病率的发生了真正生物学变化，过去那部分不适合做 RRT 的人群，比如婴儿被纳入导致人群结果的扩大）。此外，儿童 RRT 生存率的改善可能增加了 ESRD 的患病率。

二、病因学

在全世界范围内精确比对 ESRD 病因的主要障碍是不同注册中心对既定人群疾病的定义不同（表 74–1）。由于基因或其他更准确的诊断方法的引入，这些方法通常比较昂贵而无法广泛推广，或者以前的诊断定义目前认为不正确而导致病因无法统一。比如 FSGS，这是一组包括不同疾病发展的组织学诊断；或者反流性肾病，可以更准确地描述为伴有膀胱输尿管反流（VUR）的肾发育不良。此外，特定患者的诊断可能超过一个病因学分类。如常染色体显性遗传 FSGS 可能登记为 FSGS 或遗传性肾病。目前还缺乏严格意义且被普遍接受 CKD 病因学分类标准。尽管缺乏统一的病因学定义，先天性肾脏和泌尿道畸形（CAKUT）依然是世界范围内儿童 ESRD 患者的主要病因，占全部 ESRD 病因的 24%～39.5%（表 74–1）[3, 5, 7, 9, 20, 21, 24]。值得注意的是，CAKUT 发病率在早期 CKD 的占比较低，反映了在儿童或者青少年早期，这一亚群疾病的发展相对缓慢。肾发育不良伴或不伴 VUR 和梗阻性尿路疾病是 CAKUT 的主要分类，不同注册中心给予的不同诊断通常是语义的不同，而不是生物学概念的不同。在大多数国家，第二位常见病因是肾小球肾炎（8.3%～30.4%），其中最常见的病因是 FSGS，尤其在日本和美国，这一原因是导致非洲裔青少年 ESRD 的主要病因。遗传性疾病是第三位病因，尽管在不同的研究报道中，对于遗传性疾病的分类不一。研究报道的频率差异从 19%（澳大利亚和新西兰）到 47.5%（伊朗）[2, 21]。在近亲通婚率高的国家，常染色体隐性遗传疾病在 ESRD 病因中占比很高。特殊的病因包括胱氨酸病，家族性激素抵抗肾病综合征（SRNS，通常由 *NPHS*$_1$、*NPHS2* 和 *PLCE*$_1$ 突变所致），常染色体隐性遗传多囊肾病、PH1、肾结核以及其他原因。

三、儿童 ESRD 的临床结局

儿童 ESRD 的治疗目标，不仅是延长生命，而且需要促进其正常的长期生长和发育。

相比较 60 或 70 岁的患者，ESRD 幼儿的预期寿命要长得多。因此患者可能经历不止一次的 CKD–透析 – 移植周期。也会涉及不同治疗方式（如透析类型、血管通路）的选择和器官移植的优先分配等。

在讨论儿童 RRT 的各种方式前，首先需要讨论患儿 ESRD 的主要医学问题及相应的管理。

（一）营养与体重

营养在儿童时期起至关重要的作用。它显著影

表 74-1　世界各地不同注册中心和报道中终末期肾病的主要病因

来　源	USRDS	ANZDATA	Italkid	ERA-EDTA	伊　朗	日　本	英　国
数据收集年份	2011—2015	2010—2015	1990—2000	2005—2012	1993—2006	1998	2015
患者数量	7340	327	263	1973	120	582	769
年龄	<21	<18	<20	<15	<14	<20	<16
数据类型	发病率	发病率	患病率	发病率	发病率	患病率	患病率
CAKUT（%）	1617（22%）	105（32%）	104（39.5%）	680（34.5%）	32（26.7%）	208（35.7%）	267（34.7%）
肾发育不良伴或不伴 VUR	905（12.3%）	79（24%）	27%[a]		21（17.5%）	198（34.0%）	145（18.9%）
梗阻性尿路疾病	712（9.7%）	26（7%）	12%[a]		9（7.5%）	10（2%）	
肾小球肾炎	1603(21.8%）	84（24%）	28（10.6%）	320（16.2%）	8.3%	177（30.4%）	88（11.4%）
FSGS	849（11.6%）	24（7%）	16（6.1%）		5.0%	112（19.2%）	
常染色体遗传疾病	921（12.5%）	28（9%）～6%	66（25.1%）	410（20.7%）	57（47.5%）	101（17.4%）	139（18.1%）
隐性	470（6.1%）		57（21.7%）			73（12.5%）	

a. 估算

ANZDATA. 澳大利亚和新西兰透析和移植登记处；CAKUT. 先天性肾脏和泌尿道畸形；ERA-EDTA. 欧洲肾脏协会和欧洲透析和移植协会；FSGS. 局灶节段性肾小球硬化；USRDS. 美国肾脏数据系统；VUR. 膀胱输尿管反流

引　自 ANZDATA Registry. Chapter 11: Paediatric report. In 40th Report: *Australia and New Zealand Dialysis and Transplant Registry, Adelaide, Australia*. 2018. Available from http://www.anzdata.org.au/anzdata/AnzdataReport/35thReport/20 12c11_paediatric_v1.9.pdf [Last accessed June 14, 2019]; ESPN ERA-EDTA. *ESPN/ERA-EDTA Registry*. Available from https://www. espn-reg.org/index.jsp?p=hom [Last accessed June 14, 2019]; Hattori M, Sako M, Kaneko T, et al. End-stage renal disease in Japanese children: a nationwide survey during 2006–2011. *Clin Exp Nephrol*. 2015;19:933–938; Ardissino G, Daccò V, Testa S, et al. Epidemiology of chronic renal failure in children: data from the ItalKid project. *Pediatrics*. 2003;111:e382–7; Hooman N, Esfahani ST, Mohkam M, et al. The outcome of Iranian children on continuous ambulatory peritoneal dialysis: the first report of Iranian national registry. *Arch Iran Med*. 2009;12:24–8; USRDS Annual Data Report. Chapter 7: ESRD among Children, Adolescents, and Young Adults. *Am J Kidney Dis*. 2018;71:S383–S416; UK Renal Registry. 18th annual report. *Nephron* 2016;132:1–366.

响儿童生长和神经认知发育。由食欲差、呕吐和小肠吸收异常导致的营养不良在儿童ESRD中很常见。患者<1 岁时，2～4 周一次的密切监测十分必要。随着患者的成长，频率逐渐下降。饮食摄入应该定期评估。对于配方饮食的患者，配方类型、热量值、蛋白质含量、体积和每餐间隔时间均需定期调整。在合适的生长曲线上绘制身高和体重，并计算出 Z 值。小于3 岁的儿童需要定期测量头围。需要计算出透析患儿正常蛋白分解率。调整基于 KDOQI 的个体化营养计划以实现体重增加和线性生长的目标，同时解决临床和实验室的问题。大多数幼儿仅靠口服喂养可能达不到能量和蛋白质的摄入要求，需要鼻饲或肠胃营养补充。

初始推荐的能量摄入为年龄相关的饮食参考摄入量（DRI），需根据体重增长来调整。蛋白质摄入量建议为年龄相关 DRI 的 100%～120%。腹膜透析（PD）患者摄入稍高，以补偿腹膜丢失[25]。Cochrane 综述发现，相比较成年人，蛋白质限制对延缓肾衰竭进展没有影响[26, 27]。另外的研究也提出限制蛋白质对线性生长有害[28]。

饮食限制包括对液体、钠、磷、钾及特殊婴儿配方以符合 CKD 患者的需要。母乳具有较低的钠和磷，满足 CKD 婴儿足够的电解质组分摄入。然而，婴儿饮食是以液体为基础，容易导致容量超负荷。在某些情况下，需要在较小的容量下把配方的热量提高（每 100ml 80～120kcal；常规为每 100ml 67kcal/ml）。同时，这也影响透析方式和透析频率的选择。相反在某些肾脏疾病，比如：肾发育不良、肾结核和胱氨酸病，这些患者由于肾浓缩功能异常，即使到 ESRD 都可能多尿。这种情况下对水和营养的摄入控制相对容易。

（二）线性生长

ESRD 患儿生长发育受到严重影响。如果不使用生长激素（GH），几乎一半患儿成年后的身高低于第 3 个百分位数[29]。ESRD 患病时间越长，起病时身高越矮，最终的身高也越低。身材矮小不仅影响外在形象，也影响自尊。包括年轻人在内的患者，通常被当作比他们实际年龄小的人对待。受慢性疾病的影响，他们被过度保护，期望低，这些最终影响他们未来的社会经济地位和亲密关系的形成。

在评估患者身高时，应注意种族和生长曲线存在着差异。只有在一些发达国家，有用于评估的标准值。在种族来源不同的国家，对整体人群开发的结构性生长图表不准确，可能导致不合适的临床决策[30]。

很多因素影响线性生长：

- 低能量和蛋白摄入：幼儿时期尤为重要。
- 胰岛素样生长因子 1（GH-IGF-1）轴受损。
- 其他因素包括：水、电解质失衡，贫血，矿物质骨病和代谢性酸中毒[31]。

纠正这些异常可能实现正常生长的可能性。

除了矫正代谢异常和提供更好的营养支持，还包括重组人 GH（rhGH）治疗。肾衰竭时 GH 使用的实验和临床研究依据，外源性超生理剂量 GH 的使用可以克服 GH 不敏感[32]。在 NAPRTCS 数据库中的一个研究证实这种方法的有效性：5122 例透析患者中，33% 接受了 rhGH 治疗。在接受治疗的透析患者中，11% 实现了追赶性增长（相比之下，早期 CKD 患者为 27%）。平均增加 0.5 个标准差（早期 CKD 为 0.8 个标准差）[33]。此外，Cochrane 数据库 Meta 分析发现，身高增长速度为第一年后 3.9 厘米 / 年，没有骨龄的进展[34]。在 NAPRTCS 2011 年的报道中，6 岁以下的儿童 Z 评分值为 +0.63，而未接受治疗的儿童 Z 评分值为 −0.1。年龄较大的儿童也有一定的改善，Z 评分值为 +0.26[35]。

（三）电解质失衡

高钾血症在 ESRD 患儿中很普遍，其主要原因是排尿减少。治疗包括饮食限制钾和使用聚磺苯乙烯。目前已有适合 CKD 婴儿的低钾、低磷、低钙的商业化配方奶粉。通过聚磺苯乙烯对食品进行预处理，可以进一步降低配方食品中的钾含量[36]。这种方法增加了钠摄入量，可能导致高血容量和 HTN。

Patiromer，一种钾结合聚合物，已在成人 CKD 中进行研究[37]。目前尚未得到关于该药的儿科数据。

（四）代谢性酸中毒

慢性代谢性酸中毒对患儿骨骼线性生长和结构的影响需要纠正。酸中毒对骨骼健康和生长的影响是多方面的，包括破骨细胞的增加和成骨细胞活性的降低；GH-IGF-1 轴对骨作用的减弱；减少 1,25-$(OH)_2$ 维生素 D 的生成，从而减少肠道钙的吸收；以及改变维生素 D、甲状旁腺素（PTH）和离子钙之间的稳态关系。使用碳酸氢盐纠正代谢性酸中毒的目标值为血清碳酸氢盐 20～22mEq/L。

（五）贫血

当患儿预估 GFR（eGFR）低于约 50ml/（min · $1.73m^2$）时，血红蛋白开始下降[38]。诊断缺铁可能具有挑战性，因为许多 ESRD 患者由于营养不良或慢性炎症导致转铁蛋白水平低，导致计算出的转铁蛋白饱和度看似正常。相反，铁蛋白浓度可能较高，因为铁蛋白是一种急性期反应物，在炎症状态会增加。其他数据（包括平均红细胞体积、红细胞分布宽度、网织红细胞计数和血液涂片）可能有助于诊断。其他检测，如铁调素和可溶性转铁蛋白受体）没有常规应用临床。

生理血红蛋白浓度通常随年龄和性别的不同而变化，与治疗推荐的目标水平一样：高于特定年龄的 5 个百分位。治疗的主要方法包括补充铁剂和促红细胞生成素（ESA）。为了优化 ESA 的效果，目标铁水平高于健康人群：转铁蛋白饱和度＞ 20%，铁蛋白＞ 100ng/ml。在儿童中，ESA 的使用剂量会更高，在婴儿期甚至可能达到每周 1250 U/kg[39]。长期接受血液透析（HD）的非常年幼患儿中，透析管路中必定存在的血液损失，这种丢失的绝对容积与成人相当。但若以每千克体重计算时，这个数值高到相当于每个月 3 单位血液的总体积（27ml/kg）[39]。导致 ESA 无效的其他原因包括：囊状纤维性骨炎、慢性炎症、营养不良、溶血，以及较少见的肉碱缺乏或铝中毒。对成人透析的研究发现，过度纠正贫血（甚至在生理性血红蛋白水平内）与死亡率增加相关；因此建议不要超过 13g/dl 的血红蛋白水平。这种现象的病理生理机制尚不清楚，且未在儿童中得到证实。

（六）CKD-MBD

尽管儿童 CKD-MBD 的病理生理学机制和病理分型与成人患者类似，但由于线性生长是儿童的一个重要因素，其管理和后果各不相同。此外，并不是所有治疗 CKD-MBD 的药物都被批准用于儿童。对各种 CKD-MBD 相关参数的监测包括每 1～3 个月测定血清钙、磷和 PTH 水平，每 3～6 个月测定维生素 D 水平，以及每年进行骨显像检查，尽管没有单一的实验室指标被证实可以反映骨病类型和严重程度的可靠标志物。由于正常血钙磷浓度和 DRI 与年龄相关，目标水平和营养推荐也随年龄改变而变化。应避免由年龄矫正后的低磷血症，可能导致的低磷佝偻病，常见于磷摄入不足的早产儿或儿童近端小管病变而导致的磷酸盐尿。KDOQI 2017 指南建议 CKD5 期患者根据血磷水平限制磷的摄入[40]。但没有证据证实这种限制在研究设置之外是有效的。也可能是对 PTH 水平的适度增加是一种适应性反应，有助于下 GFR 降时增加尿液中磷的排出，有助于维持正常的血清磷水平。限磷不仅可能无效，而且是一个很难实现的目标。一般人群对磷酸盐的吸收有很大的差异，加工食品标签上没有标明磷酸盐含量，低磷酸盐食品（生的、有机的、未加工的）价格昂贵。适中的磷可以降低 PTH，增加 1, 25- 二羟维生素 D（骨化三醇）水平，改善骨骼形态，降低 CKD 相关血管病变的风险，而不限制线性生长[40-43]。儿童对磷酸盐结合药的选择有限。一线用药仍然是含钙的磷结合药。盐酸司维拉姆可导致代谢性酸中毒的加剧，影响线性生长[44]。新的碳酸司维拉姆不存在酸中毒的问题，但美国 FDA 批准仅用于 6 岁以上儿童[45, 46]。儿童不推荐使用碳酸镧，因为镧沉积在骨骼中，对包括骨骺板在内的骨骼发育影响尚不清楚。

监测和补充维生素 D 对 CKD 各期患者都很重要。在成人患者中仅推荐 CKD5 期使用活性维生素 D 类似物，如骨化三醇。但在儿童患者中为维持血清钙水平在正常范围，在 CKD2 期起始就考虑使用[40]。ESPN CKD-MBD 工作组提出了不尽相同的的治疗指南，指南指出如果使用维生素 D 治疗，甲状旁腺功能亢进仍然存在就是开始使用活性维生素 D 类似物的时机。旨在纠正血清钙浓度和下调 PTH（尽管 CKD 不同分期目标 PTH 值没有达成统一）[47, 48]。目前认为不同类似物之间比较相互没有优势[49]。而西那卡塞 - 甲状旁腺钙受体增敏药尚未被批准用于儿童。

除了在介绍成人患者已经叙述的血管钙化（VC），生长中的骨骼畸形和受损的线性生长是儿童患者的典型并发症。由于异常的线性增长是由若干因素造成的，究竟哪一因素占主导还需进一步确定。因此治疗共识是纠正所有发现的问题。值得注意的是，研究表明仅纠正活性维生素 D 代谢物缺乏就可以提高生长速度[31]。这可能是通过维持 PTH 在接近正常值而实现的[50]。CKD 中的骨骼畸形，可出现类似于维生素 D 缺乏佝偻病的症状，表现为患者非常虚弱，通过药物治疗可得到明显改善，甚至完全缓解（图 74-1）。

（七）心血管系统

心血管系统（CVS）疾病在 ESRD 患儿中很常见。由于缺血性心脏病和瓣膜性心脏病等临床疾病在儿童患者中很少见，因此有机会更好地定义与 CKD 相关的 CVS 疾病的发生发展。这些疾病具有一些截然不同但又关联的临床特征。

1. 高血压（HTV）

HTN，定义为血压（BP；收缩期或舒张期）高于相应年龄、性别和身高百分比的 95 百分位，接受 HTN 的治疗人数中占 ESRD 患者的 51%～79%[51-54]。在其中的一项研究中，21% 的高血压患儿完全没有接受治疗，74% 接受治疗的患儿 HTN 无法控制。与 PD 或移植儿童相比，HTN 在 HD 患者中更常见（分别为 63.8%、54.6% 和 26.6%）[53]。HTN 的其他危险因素包括 3 岁龄以下、短时间 RRT 治疗、获得性肾脏疾病（相对于先天性肾病）和极低体重指数（BMI）。年轻的高血压患者更有可能得不到治疗。这可能是将测量血压对比常规 HTN 的诊断标准而引起漏诊：例如，一个 2 岁，平均身高的女孩，血压的第 95 个百分点应低于 104/59mmHg。另一种解释是这类患者因为以液体食物为主，往往是高血容量。此外，随着患者的不停成长，正确地评估干体

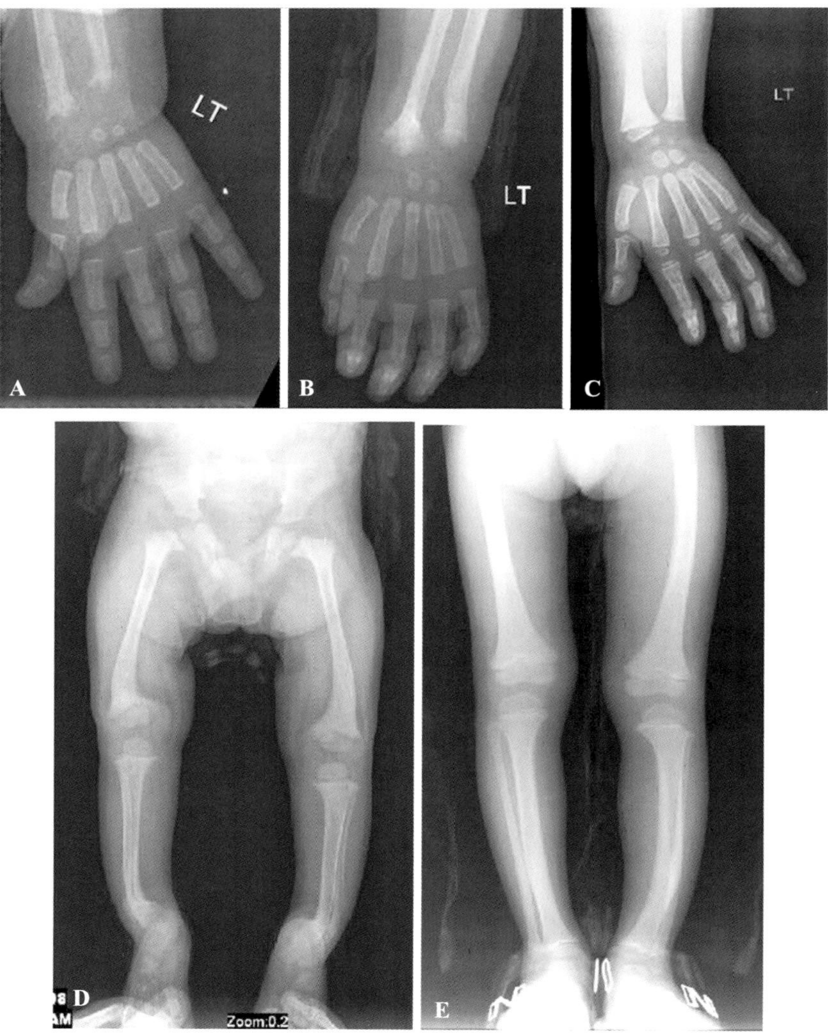

▲ 图 74-1 **一个患有终末期肾脏疾病的男童合并重症肾性骨营养不良，经药物治疗后痊愈**

A. 1 岁：严重佝偻病，桡骨及尺骨干骺端吸收。骨龄延迟（6 个月）；B. 2 岁：桡骨、尺骨变形，干骺端增宽，佝偻病愈合；C. 4 岁：骨结构正常，骨龄为 3.5 岁；D. 年龄 2 岁：股骨、胫骨变形并成角，腓骨愈合期；E. 4 岁：明显改善，但仍能看到一些角度

重很困难。短时间 RRT 作为 HTN 危险因素可能是由于患者还不习惯限制液体摄入或对控制血压的随访时间太短。先天性肾脏疾病（主要是肾脏发育不良）的患者往往多尿或盐丢失较多反而血压正常。对于包括 CKD 患儿的高危患者，应将血压测量的第 90 百分位数作为 HTN 的定义及治疗目标[55]。使用这个较低的阈值，可以使更多的 CKD 患儿被纳入高血压诊断而得到治疗。总之，HTN 及其极其有害的影响在患有 ESRD 患儿经常被忽视、治疗不充分，甚至未得到治疗。

2. 血管钙化（VC）

Milliner 等在对患有尿毒症、透析或肾移植后的儿童患者尸检中首先注意到，VC 作为系统钙化的一部分，具有高发病率：120 例患者中 43 例（36%）有系统钙化；而其中 30 例（83%）存在 VC。维生素 D 和足量钙磷产品的使用，以及年龄和男性都是已知的危险因素[56]。

体内可通过双相研究测量颈动脉内膜中膜厚度（cIMT）或电子束 CT 扫描来量化 VC。也可以通过测量不同类型的动脉硬化进行功能学研究[57]。

不同于成人同时存在两种不同的血管 VC 过程：内膜 – 动脉粥样硬化斑块和中膜钙化，CKD 儿童以中膜钙化为主。VC 与高磷血症、高钙磷产品、大剂量维生素 D 和钙的使用（如磷酸盐结合剂），以及钙化抑制剂胎球蛋白 A 减少相关，这些都可以导致钙化和血管平滑肌细胞向成骨细胞分化。这些矿物质盐沉积并不导致动脉管腔变窄，而是导致血管硬度增加。随后逐步导致 HTN、脉压升高、左心室肥厚（LVH）和相对心脏缺血。部分研究也发现，ESRD 患儿 cIMT 增厚。

内皮功能障碍在患儿 CKD 早期即可被发现，并在随后的过程中恶化。在 VC 过程中，中膜钙化逐渐发生，随着 CKD 进展，出现数量及功能上的恶化[41, 42, 58, 59, 59a]。在童年起病的青壮年 ESRD 也发现逐渐增加的动脉硬化[60]。

预防 VC 的可能策略包括减少钙磷产品摄入、减少含钙的磷结合药和骨化三醇的摄入、降低 PTH 水平、优化血压控制和缩短透析时间。这可以通过减少饮食中磷酸盐的摄入、使用不含钙的磷结合药、甲状旁腺切除术、强化降压、加强透析和尽早肾移植来实现[61]。接下来的两项特别有意义的研究探索了各种干预措施的效果。Shroff 等在一项研究中观察到，PTH 水平长时间控制在正常上限 2 倍以内的患者与 PTH 水平更高的患者相比，通过 cIMT 和血管僵硬度测量发现他们具有更正常的血管[58]。Hoppe 等证明，强化透析除了改善血压控制之外，还改善了所有与 VC 相关的变量，并令人惊讶地改善了生活质量和学校出勤率[62]。但是解剖和功能上 VC 的数据没有检测。

典型的动脉粥样硬化在患有 ESRD 的成年人中有一个加速的过程，这种病变过程甚至开始于儿童时期的健康人群。动脉粥样硬化唯一可改变的危险因素是 HTN。ESRD 患儿血脂异常不是典型的动脉粥样硬化特征，其特点是三酰甘油高、高密度脂蛋白（HDL）低，但通常总胆固醇和低密度脂（LDL）胆固醇正常，而不是低 HDL、总胆固醇和 LDL 胆固醇高[63]。CKD 的血脂异常也与目前的 CVS 疾病无关；因此，降脂治疗是否合适目前仍不清楚[60, 64]。糖尿病、吸烟和肥胖在儿童移植前很少见。

3. 心脏病理

(1) 左心室肥厚（LVH）：儿童 ESRD 患者中，LVH 的发生率为 30.4%～4%[54, 63, 65]。在不同的研究发现，LVH 与收缩压、贫血、性别和 PTH 水平相关。引起 LVH 的病理生理学是复杂的，包括 HTN、容量超负荷、贫血和尿毒症环境本身。尿毒症环境的重要组成部分是内源性强心剂，一种类似洋地黄的物质，在 CKD 患者中分泌增加以适应尿毒症时电解质水的失衡[66]。另一个被证实的诱发 LVH 的致病因素是升高的血清成纤维细胞生长因子 23（FGF-23）水平[216]。LVH 本身可导致相对缺血和舒张功能障碍。在成人中，LVH 被认为是与死亡率相关的重要危险因素，但这一点在儿童中没有直接被证实。

(2) 舒张功能不全：在 ESRD 患者中，舒张功能障碍可能高达 22.5%～43.4%[54, 59]。它与左心室质量指数（左心室质量校正的 2.7 次方）、钙磷乘积、贫血、HTN 和 PTH 水平相关[63, 65, 67]。其病理生理学表现为左心室肥厚、心肌纤维化和心肌缺血的顺应性差。

(3) 心律失常：CKD 患儿常见的心律失常有室性和室上性早搏、I 度房室传导阻滞、窦性心动过速及短暂延长的 QTc[68-70]，但这些心律失常的发生率并不高于一般儿童[69]。危及生命的心律失常很少见，通常与严重的电解质异常有关。

(4) 瓣膜病：瓣膜病报道的发病率为 6%～15%，取决于年龄和种族[69]。特异的病理改变可能不是由结构改变引起，而是继发于二尖瓣反流或肺动脉高压（PHT；三尖瓣反流），这在 HD 患者中很常见[71]。有研究报道，在 12%～25% 的患者中发现主动脉瓣钙化，但没有血流动力学变化[63]。

总体来说，ESRD 患儿心血管疾病的负担可能被过高估计。根据 USRDS 2017 年度报道，在 2005—2009 年和 2010—2014 年期间，1 年期心血管住院率下降了约 30%[3]。这不太可能仅仅是由于治疗水平提高了，也是疾病定义范畴的改变（例如，HTN 属于心血管问题吗）。

（八）神经系统发育

ESRD 患儿神经发育损伤的原因有很多。有些儿童肾脏疾病本身就是综合征或系统性疾病的一部分，可能影响中枢神经系统和精神运动发育 [例如 Bardet-Biedl 综合征、Joubert 综合征、唐氏综合征、Galloway Mowat 综合征、Wilms 肿瘤、Anirida 综合征、泌尿生殖系统异常和智力残疾（WAGR）等综合征]。通过染色体微阵列检测基因组发现，在儿童 CKD 患者中，有 7.4% 的患儿存在基因组失衡。而在绝大多数基于临床评估的病例中，是没有怀疑有基因组损害的[72]。其他可能与早产（如芬兰型肾病综合征）；或羊水过少及肺发育不全，随之导致的围产期缺氧（如常染色体隐性遗传性多囊肾病）相关的儿童肾脏疾病。尿毒症毒素、HTN或HD时血压波动及慢性贫血会进一步损伤发育中的大脑。因为生病的婴儿在连接透析或喂养机时不能自由活动和玩耍，运动技能的发展也可能被延迟。各种导管，包括饲管和胃造瘘可能会干扰翻滚和爬行运动，同时，住院或透析期间感觉刺激也减少。肌张力减退和肾性骨营养不良不仅痛苦，而且限制了正常发育所需的体力活动。一些 CKD 患者常常使用的药物，包括氨基糖苷类抗生素（有限使用，仅用于无尿患者）和呋塞米，还存在潜在耳毒性。在过去 30 年来的一些研究表明，即使在 CKD 早期，患者就可出现认知功能受损[73]。具体主要表现为智商（IQ）水平下降（约 10 分），语言或书面语言困难，记忆受损，执行功能下降，在关键的神经认知领域效率低下[74-78]。特别受影响的是在较小的时候就进展到 ESRD 的儿童（图 74-2）[75, 79]，透析时间长[76, 80, 81]，有较严重 HTN 或高血压危象的儿童[80, 82]，以及伴有并发症的儿童[83]。感音神经性听力损失占 14%～18%，磁共振成像（MRI）显示缺血性病变的严重程度为 18%～33%[80, 83]。尽管如此，61%～79% 的 ESRD 患儿在普通学校上学，他们的学习成绩与兄弟姐妹相当[76, 77, 80]。对从儿童时期开始就接受 ESRD 治疗的成年人长期随访时发现，他们的学习能力受损，智商与对照组相比，低 9.2～10.4 分[84]。目前的 ESRD 治疗方式（透析或移植）与 IQ 得分下降无关。尽管也有发现，透析超过 4 年则与 IQ 下降之间有 3.4 倍的相关性。但最后的结论仍不清楚智商和成绩降低是否由智力水平低还是缺勤引起。

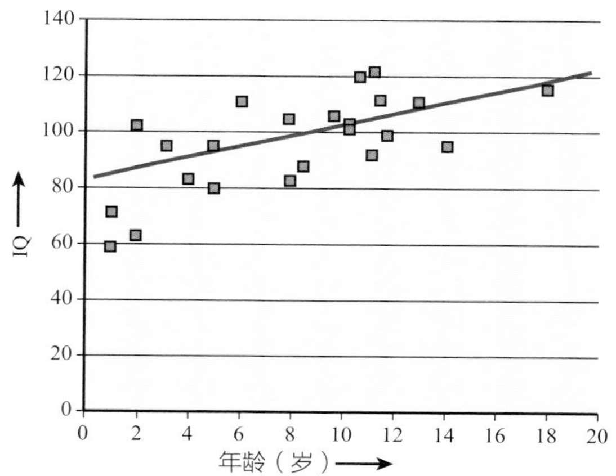

▲ 图 74-2 **肾功能衰竭发病时不同年龄的 IQ 得分分布（肌酐大于 2.5mg/dl）**

慢性肾功能衰竭发病越早，IQ 得分越低：R=0.49；P=0.029。（改编自 Lawry KW, Brouhard BH, Cunningham RJ. Cognitive functioning and school performance in children with renal failure. *Pediatr Nephrol* 1994; 8: 326–329）

（九）生活质量

仅有少数研究评估了接受 RRT 治疗患儿的生活质量[85]。患儿生活质量得分低于所有领域的一般人群。总体来说，患者认为他们的生活质量比其父母好[86]。这可能是由于患者没有意识到其他现实状况，形成了一种防御机制，或者反映了父母的过度保护。不利之处在于，如果家长的评分较低，可能会降低患者或家长的积极性，从而对患儿的预后产生不利影响。

四、死亡率

ESRD 儿童患者的死亡率是健康年龄校准后人群的 30～74 倍[84, 87]，10 年总生存率（澳大利亚）为 79%，20 年总生存率为 66%[88]。许多研究证实，与高死亡率相关的因素包括：起病年代早、初始 RRT 的年龄小及治疗方式不同（透析死亡率高于移植）[3, 4, 24]。大多数死亡发生在出生后的第 1 年。一项全欧洲研究和 USRDS 数据库中也有类似的结果：2006—2010 年，接受 RRT 患者 5 年总生存率为 90%，0—4 岁的患者生存率最低（85%），10—13 岁的患者生存率最高（96.5%）[89]。对 USRDS 数据库不同 RRT 方式的分析，移植患者的 5 年生存率为 97%，HD 患者为 81%，PD 患者为 83%（均略优于 2001—2005 年期间的结果）。RRT 也存在种族差异，西班牙裔儿童的死亡率最低，其次是非西班牙裔白人儿童，非西班牙裔黑人儿童的死亡率最高[90]。

根据澳大利亚和新西兰透析移植登记处（ANZDATA）的数据，死亡的主要原因是心血管疾病和感染，分别占 45% 和 21%[88]。美国的类似调查结果显示，死于心血管疾病的比例为 27.1%～39.3%，死于感染的比例为 9.7%～22.5%[91]。随时间推移，这两种原因所致的死亡率呈下降趋势：5 岁以下的患者 CVS 死亡率从 1990 年的 36.3/1000 下降到 2006 年的 22.6/1000 [HR=0.54，CI 0.47～0.63]，老年患者 CVS 死亡率从 16.2/1000 人下降到 9.3/1000（HR=0.66，CI 0.61～0.70）。根据 USRDS 的数据，调整后的 1 年心血管死亡率随时间推移逐渐呈下降趋势：2010—2014 年死亡率为 7.5/1000，而 2005—2010 年死亡率为 14/1000（下降 47%）。所有年龄组和所有治疗方式均有此特点。与感染相关的死亡率也有类似趋势：2005—2009 年死亡率为 7/1000，2010—2014 年死亡率为 4/1000。部分心血管病死亡率的下降是由于对死因有了更好的定义。Kramer 等提出了不同的观点，他们研究了从小就开始接受 RRT 治疗的年轻人。从 18 岁开始之后的 5 年生存率为 95.1%（CI 93.9～96.0），接受移植的年轻人平均预期寿命为 63 岁，透析患者平均预期寿命为 38 岁[92]。

心血管的死亡率

心血管疾病死亡是最常见的死亡原因，根据不同的年龄和种族，其死亡率占儿童总死亡人数的 14%～41%[52, 86, 88, 92, 93]。虽然 CVS 疾病是最主要的影响，但仍可以推测这个百分比是高估了。事实上，死亡原因可能并非由心脏或血管疾病直接引起的。所有的研究本质上都是依赖于医生的报道的回顾性研究。最常见的死亡原因是“心搏骤停”（25%～52%），这是一种常见的非特异性诊断，很可能是各种主要死亡原因的最终共同结局[86, 92]。在一项研究中，作者回顾了所有死亡患者的病历，死因包括 CVS 死亡、脑血管意外（为心源性死亡的 58%）、充血性心力衰竭（15%），以及其他诊断可能是 HTN、肝素化和容量超负荷导致[81]。此外，现有的大多数数据来源于 20 或 30 年前 ESRD 的儿童。近年来，不管是绝对死亡率，还是由心脏原因导致的死亡百分比都显著下降：从 1972—1981 年的 44.4% 下降到 1992—1999 年的 33.3%。这在 1990—2010 年间也有所体现：5 岁以下开始透析的患儿，CVS 死亡率从 1990—1994 年的 35.3% 降至 2005—2010 年的 22.6%[88]。根据 USRDS 的数据，从 2005—2009 年的 29% 到 2010—2014 年的 15%（其他年龄段趋势相同，比例更低）。荷兰的一项研究指出，在对长期随访的 CKD 患者死亡原因由心血管疾病向感染的转变可能反映了更准确的诊断[94]。此外，还必须确定更具体的死亡原因，有助于更进一步降低死亡率。

此外，为了强调发病率和死亡率的高风险性，美国心脏协会将 CKD 患儿与纯合子家族性高胆固醇血症、1 型糖尿病和心脏移植术后患儿归为同级别高危人群[55]。

五、药物

任何药物被特别批准用于儿童，理论上都需要经过测试其药代动力学、药效学、生物利用度、疗效、剂量及对生长和发育的影响。许多常规使用的药物没有经过这一过程，未获得用于儿童的正式批准，但基于积累的临床经验和缺乏替代的方法，这些药物被广泛使用。新批准的成人药物往往没有在儿童身上进行充分的测试，例如，一些长效 ESA，而另一些药物则引起了人们对其安全性的担忧，如拟钙剂。一些用于治疗 CKD 患者的药物因为可能存在对儿童特有的不良反应而被禁用，例如碳酸镧已被证明可沉积在骺板中。

六、肾脏替代治疗（RRT）

所有可用的 RRT 模式都可用于儿童。移植是首选的长期模式，但并不是初始的模式。

七、儿童肾移植相对于慢性透析的优势

（一）生存率

在所有年龄组和性别，移植后的生存期都更长（从移植后 6 个月开始计）：移植儿童与 30 个月透析治疗的儿童相比，矫正相对死亡风险为 0.26（95%CI 0.11～0.46；$P<0.001$；图 74–3）[95]。USRDS 2017 年的报道给出了类似的结果：2010—2014 年的儿童全因死亡率在 HD、PD 和肾移植术后，分别为 24/1000、43/1000 和 9/1000 例患者，相对应于 2005—2009 年的 51/1000，43/1000 和 13/1000 例患者，有下降趋势。ANZDATA 注册中心的数据中，移植患者 5 年生存率为 96%，PD 为 83%，HD 为 81%[88]。以 HD 为参考值计算 HR，PD 与 HD 相等，移植后 HR 降低 0.15～0.30（依赖 era 检测）。

与接受透析治疗的患儿相比，移植患儿的几个

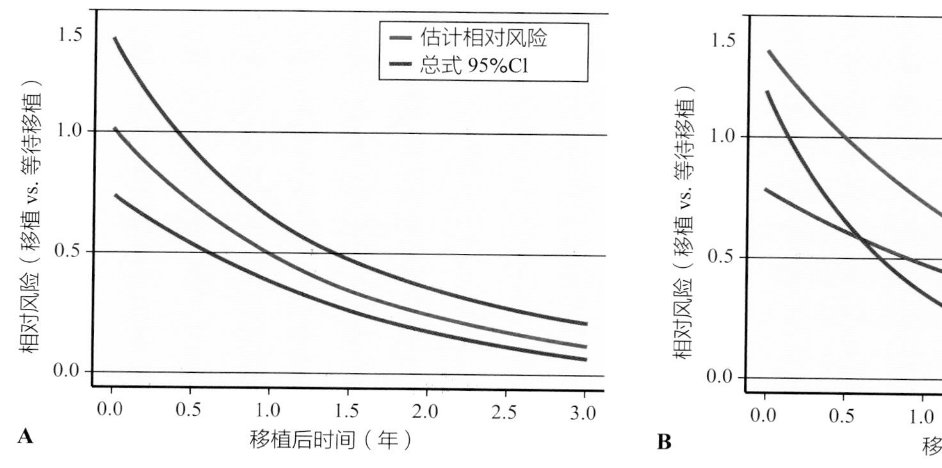

▲ 图 74-3　评估移植后的相对死亡风险

A. 该数据根据一个包含所有年龄的模型进行估计；B. 基于按年龄分层的模型进行评估所得数据。CI. 置信区间（数据来源 Gillen DL, Stehman-Breen CO, Smith JM, et al. Survival advantage of pediatric recipients of a first kidney transplant among children awaiting kidney transplantation. *Am J Transplant*. 2008;8:2600–2606.）

风险相关变量得到了改善：与接受移植和接受 PD 治疗的儿童比较，接受 HD 治疗患儿中高于 95% 的血压值更普遍，其优势比分别为 2.48 和 1.59[53]。此外，与 HD 患者相比，移植后冠状动脉钙化较慢[96]；cIMT 在肾移植后没有进展，有些会缓解[97]。

（二）生活质量

肾移植患儿的父母（但儿童本身较少）注意到移植对健康相关生活质量问卷中几乎所有领域都有积极影响[98]。另一项研究发现与长期 HD 患者相比，肾移植患儿及其父母的健康相关生活质量更好[99]。

（三）神经发育

肾移植后神经发育得到改善。早在 1984 年和其后的一项纵向研究证实：大脑处理速度和持续的注意力得到了提高[82, 100]。比较研究表明，移植患者的语言能力和学习成绩比透析治疗的儿童更好[75]。此外，透析年限与较差的神经认知结果相关[76, 80, 101]。

（四）通路耗竭

由于患儿的预期寿命比移植物的存活时间长，因此患者可能经历不止一次的透析－移植周期。仅以透析作为 RRT 方式，则将更快的耗竭通路（血管和腹膜）。

（五）成本

肾移植比任何其他 RRT 方式都更经济有效。对 1968—1998 年期间发表的文章进行 Meta 分析发现，在校准了价格水平变化之后，中心 HD 最为昂贵[多年来一直稳定在每年 5.5 万～8 万美元（LYS）]，与肾移植每 LYS 年 1 万美元相比，且随时间推移变得更加合算[102]。另一项奥地利研究[103]计算了 103 项 RRT 的成本效益：HD 第 1 年的治疗费用是 4.36 万欧元，PD 为 2.59 万欧元，肾移植为 5.10 万欧元。在治疗的第 3 年，HD 患者的医疗费用降至 4.06 万欧元，PD 患者降至 2.05 万欧元，移植患者降至 1.29 万欧元。在一些大多数人没有医疗保险的发展中国家，透析由于价格昂贵和专业服务的限制，并非一种有效的选择。肾移植尽管有时会给家庭带来灾难性的经济后果，仍然是唯一选择[104]。

通常情况下，为了获得良好的手术效果，最小体重需要 8.5～10kg，因此对较小的婴儿来说，必须推迟移植。虽然儿科患者通常有潜在意愿和合适的供者，主要是父母，但情况并非总是如此。供者的情况，诸如 ABO 血型不合、阳性交叉配型、医疗条件或不愿意捐献肾脏，有时患者的大小或医疗原因也妨碍或延迟了移植。对于绝大多数儿童来说，由于所有这些原因，透析被认为是使移植成为可能之前的一个必要但暂时的解决方案。

八、HD 与 PD 的比较

如果不采取先期移植，则必须选择透析（HD

或 PD）方式。值得注意的是，没有比较研究证明哪一种透析更优于另一种方式。对于婴儿，普遍的建议是优先使用 PD 治疗，只有在 PD 不可行的情况下才使用 HD。不过根据一项 ESPN/ERA 包括了 1063 例婴儿的研究报道，13.7% 的婴儿接受了 HD 而不是 PD 治疗。中位年龄为 4.5 个月［四分位间距（IQR）0.7～7.9］，中位体重为 5.7kg（IQR 3.7～7.5）。HD 组和 PD 组在初始治疗时具有相似的特征，预期死亡率和移植时间相同[105]。另一项小型研究显示，日常夜间 HD 比 PD 更有优势[106]。无论选择哪种透析方式，患者家属的负担都极为沉重。接受 RRT 的患者的父母，除了正常的父母角色外，还要成为高水平的卫生保健提供者，需要他们解决问题和寻求信息，并提供财政资源和实践技能。看护者需要持续的情感、心理和经济上的支持[85]。这些压力会导致疲劳，以及工作和社交生活的中断[107]。因此，一旦患儿接近 ESRD，家庭能力、社会经济和心理背景必须由多学科团队仔细评估，包括肾病专科医生、透析护士、社会工作者和心理学家。PD 允许更自由液体摄入量，这对流质为主的婴儿营养尤为重要。HD 中心要求每周至少去透析中心 3 次，这既费时又费钱，而且在一些地方根本不提供 HD。PD 与 HD 相比，可以更好地入学。根据 2011 年 NAPRTCS 的报道，74%～85% 的 PD 患者在头 3 年接受了完整的教育（从透析开始到 36 个月后，这个比例是稳定的），只有 47%～59% 的 HD 患者定期上学，且随着患者接受 HD 治疗时间的延长，这一比例稳步下降。有时在发展中国家，或者在发达国家缺乏儿科 HD 服务的偏远地区，完全没有可用的 HD 中心的地方，PD 可能是唯一的选择[108, 109]。在低出生体重的婴儿中，PD 也是唯一可能的选择[110]。无论如何，PD 的治疗负担都是由看护者承担的，他们必须在家中进行透析治疗，同时还要承担来自父母压力和倦怠的额外风险。综上所述，HD 和 PD 的最终决定取决于中心经验、患者和家庭选择、社会经济问题、依从性和治疗有效性。

表 74-2 列出了发达国家根据登记处 ESRD 儿童使用的第一种治疗方式的信息。14%～24.4% 的患者实施了提前移植。然而，不同中心之间存在差异；例如，在挪威 RRT 项目中，51% 的儿童（来自活体供者）进行了提前移植，首次移植前透析治疗的中位时间为 3 个月[112]。报道之间存在差异的

表 74-2　世界范围内的各个主要登记处 ESRD 儿童的第一种治疗方式

	ESPN/ERA-EDTA	ANZDATA	英国肾脏登记处	NAPRTCS
数据收集时间	2015 年（发病率）	2010—2015 年（发病率）	2015 年（患病率）	1992—2010 年（患病率）
例数	512	327	769	9198[a]
年龄	<15	<18	<16	<18
提前移植	96 例（18.8%）	64 例（19.6%）	23%[b, c]	26%[a]
血液透析	213 例（41.6%）	108 例（33.0%）	33%[b]	46%[a]
腹膜透析	202 例（39.5%）	155 例（47.4%）	44%[b]	26%[a]

a. 近似百分比和总数（N）：N 由绝对提前移植的患者数加上第一疗程为透析的患者数量

b. 开始肾脏替代治疗 3 个月后的数据

c. 提前移植同时包括接受活体供者（15%）和死亡供者（9%）。包括接受 RRT 治疗后 3 个月内的所有活体移植

ANZDATA. 澳大利亚和新西兰透析和移植登记处；ERA-EDTA. 欧洲肾脏协会和欧洲透析和移植协会；ESRD. 终末期肾病；ESPN. 欧洲儿科肾病学会；NAPRTCS. 北美小儿肾移植协作组。

引自 ANZDATA Registry. Chapter 11: Paediatric report. In 40th *Report: Australia and New Zealand Dialysis and Transplant Registry, Adelaide, Australia*. 2018. Available from http://www.anzdata.org.au/anzdata/AnzdataReport/35thReport/2012c11_paediatric _v1.9.pdf [Last accessed June 14, 2019]; ESPN ERA-EDTA. *ESPN/ERA-EDTA Registry*. Available from https://www.espn-reg.org/ index.jsp?p=hom [Last accessed June 14, 2019]; UK Renal Registry. 18th annual report. *Nephron* 2016;132:1–366; North American Pediatric Renal Trials and Collaborative Studies (NAPRTCS). *Annual Transplant Report*. Boston, MA: NAPRTCS; 2014.

原因反映了人们对肾脏捐献、传统和宗教信仰、医疗保健系统和财政问题的不同态度。

HD 与 PD 的选择很大程度上受患者年龄的影响：根据 NAPRTCS 2011 年度报道，927 例 0—1 岁的透析患儿中，有 857 例（92%）为 PD 患者，727 例 2—5 岁的透析患儿有 552 例（76%）为 PD 患者，2125 例 6—12 岁透析患者中接受 PD 治疗为 1373 例（65%），3250 例 13—18 岁透析患者有 1648 例（51%）选择 PD。澳大利亚和新西兰也有类似的数据：89.8% 的婴儿初始接受 PD 治疗，而青少年 PD 的比例下降到 34.5%[20]。英国也有类似趋势：在 0—2 岁，80% 的患儿采取 PD 治疗，而 16—18 岁只占 10.4% 的比例。

1990—2010 年，1 岁以下开始透析的患儿比例稳步增加，从 10% 增长到 20% 左右，增长了 1 倍[113]。这是由于越来越多的肾脏学家被鼓励治疗年幼患者，使得他们的存活率得以提高。在英国的肾脏注册中心也有同样的趋势：从 1996—2000 年这一时段到 2006—2010 年的时段，0—2 岁患者的比例从 13.7% 上升到 17.6%（绝对数字是每年 70～104 例），而 12—16 岁年龄组下降了 2.3%[4, 16]。

在美国，由 HD 代替 PD 有一个稳定的增长趋势，从 1991 年的 34% 增长到 2010 年的 54%。英国 HD 一直在一个稳定的比例。自 1996 年以来，30% 的儿童透析患者一直在接受 HD 治疗。同样，在澳大利亚和新西兰，2006—2015 年，30%～40% 的透析患者一直采用 HD 治疗。

九、血液透析

考虑到儿童 HD 治疗的复杂性，提供这项治疗的医院需要有一个多学科团队，在这一模式的各个方面都有专长。这包括儿科肾病学家、透析护士、营养师、有创性放射科医生、血管外科医生、儿科外科医生、血管实验室、儿科的所有亚专科，以及社会工作者、教育工作者、心理学家和其他治疗师等。

除了根据每个儿童的体型量身定制透析处方外，HD 治疗还必须针对患儿进行若干不同的修改，并解决若干个体化的医疗问题。

（一）血管通路

血管通路的主要形式是中心静脉导管（CVC）、动静脉内瘘（AV 瘘）或不常使用的 AV 移植物。因为 AV 瘘感染和功能障碍等并发症的发生率较低，且通路寿命较长，建议选择 AV 瘘。AV 瘘的中位使用时间为 3.14 年（95%CI 1.22～5.06），而 CVC 的中位使用时间仅为 0.6 年（95%CI 0.2～1.00）[114]。AV 瘘的其他优点可能包括清除率更高和更高的白蛋白和血红蛋白水平，此观点可能不能令人信服[115]。CVC 对血管造成更大的伤害，由此导致的中心静脉狭窄可能妨碍将来 CVC 的再次置入及同侧 AV 瘘手术。儿童通常在肾移植失败后还需要第二次透析，因此他们需要更长时间的 RRT，所以血管保护对儿童来说至关重要[116]。除体重＜20kg 的儿童存在血管手术的技术困难之外，AV 瘘是首选的血管通路。尽管存在一些例外，但在体重低于 15kg 的患者中很少建立 AV 瘘[117]。当计划短期内行 HD，之后续接 PD，等待供者评估肾脏移植时，可以考虑 CVC。

在临床中，回顾儿科登记信息有一些不同的结论。欧洲的一项调查发现，在患病儿童 HD 中，CVC 的使用比推荐的更频繁：40% 的患者使用 AV 瘘或移植物，57% 的患者使用 CVC[118]。仅在 15 岁以上的儿童中，以 AV 瘘作为通路的患者较多。在 ANZDATA 2009 注册表中，所有 9 岁以下的儿童普遍使用 CVC。虽然青少年中，AV 瘘的使用率更加普遍，但在澳大利亚的这一趋势逐渐有所下降：从 2005 年的 78% 下降到 2008 年的 46%，2014 年下降到 25%[119]。根据 NAPRTCS 2011 年的报道，大多数 HD 患者使用 CVC：78.7% 的儿科 HD 患者使用 CVC，这一趋势从 1992 年的 73% 明显上升到 2010 年的 90% 以上。多数情况下，可能是由于选择 CVC 通路的 HD 患者预期需要透析的时间较短。有 20.7 ± 1.0% 的患儿在 3 个月内终止了透析，而 7.2 ± 1.6% 的患儿接受了 AV 瘘、7.0 ± 2.0% 的患儿接受 AV 移植物。24 个月后，这组数据分别为 71.9 ± 1.2%、50.0 ± 3.2% 和 57.5 ± 4.3%。此外，与 PD 患者相比，HD 患者终止透析时间更早：6 个月内 30.0 ± 1.0% 的 HD 患儿终止透析。而 PD 只有 18.9 ± 0.6% 患儿终止[3]。CVC 在儿科 HD 使用增多的其他原因包括：在小的 HD 单位缺乏静脉穿刺的经验，随着有创性放射学的发展，CVC 的即刻使用功能得到了改善，更倾向于与透析机进行无痛连接。并不是所有中心都有在儿童 AV 瘘的构建和维护方面经验丰富的血管外科医生，这是一个对瘘管通畅性和功能至关重要的因素[120]。因此，CVC 在这类单位更常应用。此外，AV 瘘在使用前需要一定时间来成熟，通常儿童比成人需要更长的时间[121]。尽管在大多数情况下，适当的提前规划可以克服这个问题。

CVC 应根据患者的体格进行调整。8Fr 导管直径是目前所能获得的最小的穿刺导管尺寸，即使是体重仅为 3kg 的患者也可以使用。因为流量与 CVC 直径的 4 次方成正比，这也是可供长期充足的流量、确保足够的溶质和流体清除的最小导管尺寸。理想情况下，动脉和静脉末端之间的距离应尽可能远，以减少再循环和尿素清除，但要足够靠拢，以确保两者都在右心房内，防止导管被静脉壁封堵。但是，8Fr 大小的 CVC 几乎与儿童的静脉腔宽度相当，增加了血管损伤和狭窄的风险。体重＞18～20kg 的患者可以放置 10Fr 导管。通过超声和透视引导可防止置管错位，避免初次穿刺失败。虽然在儿童中没有研究数据发表，但推荐采用成年患者的经验，使用颈内静脉（IJ）作为首选通路，因为中心静脉狭窄的风险在这个部位发生较少。也有报道称，对于需要短期血液透析的新生儿，如存在先天性代谢缺陷，脐静脉可以作为临时通路。

CVC 的主要并发症是感染和功能障碍。感染在年幼患者中更为常见，这可能是由于出口位置与感染源（尿布和胃造瘘管）非常接近[122, 123]。CVC 管的感染率通常是 1.5～4.8/1000 CVC 天，也有 0.5/1000 CVC 天的报道[124–128]。功能障碍是血栓形成、纤维蛋白鞘形成、血管狭窄或 CVC 机械损伤的结果。如果局部纤溶失败，必须更换 CVC。长期后遗症的主要并发症是中心静脉狭窄。中心静脉狭窄更容易发生在年幼患者，主要原因包括静脉直径小，延长使用 CVC 的时间，多次植入，也可能与 CVC 的位置有关。中心静脉狭窄最容易发生部位的是锁骨下静脉，其次是左颈内静脉，而右颈内静脉阻塞的可能性最小。在临床上，狭窄往往无症状，直到同侧 AV 瘘建立，有时可能发展至上腔静脉阻塞综合征[129]。

AV 瘘和使用较少的 AV 移植物的并发症发生率要低得多，因此住院次数少，翻修次数少，通路的使用寿命更长[130]。在一项小型调查中，尽管两组患者的年龄存在显著差异，但报道的住院治疗相关问题中，CVC 组住院率为 3.1%/ 年，AV 瘘为 0.44%/ 年[131]。因为通常由血管狭窄引起的内瘘血栓和功能障碍是主要的并发症，由有经验的多普勒超声专家进行常规定期检查可以发现这个问题。血管外科医师和介入治疗医师可以发现和治疗狭窄和血栓。

AV 瘘的平均血流量为 800～1200ml/min。在成人中，这与正常心输出量（CO）相比有显著差异。正常成人 CO 为 5.2～8.6L/min，而内瘘血流使 CO 增加了 9%～23%。儿童如果充分透析也需要相应的血流量，会相应增加 0.7m^2 体表面积的 CO，即正常 CO 值为 2.1～3.5L/min，相应增加了 23%～57%。从理论上讲，这可能会导致高输出性心力衰竭，尤其是在透析患者心脏疾患发病率高的情况下；但在临床实践中，这种现象很少出现。

肺动脉高压（PHT）是成人 HD 患者的另一个并发症，AV 瘘是导致这种并发症的原因之一[71]。AV 瘘可以直接导致肺血流增加，从而引起 PHT[132, 133]。其他影响因素包括内分泌失衡，如高内皮素 -1 和低一氧化氮水平。这尚未在 HD 患儿中被证实。在肾移植后 PHT 是部分可逆的，但也可能有显著后遗症，包括死亡率增加。

（二）透析装置

1. 透析管路

透析管路应该适合患者的体格。由动脉、静脉段和透析器组成的体外容积不应超过患者血容量的 10%。对于体重＜6kg 的患者，即使使用最细的管路也无法实现这一目标，因此需要启动体外系统，使用全血或生理氯化钠稀释的浓缩红细胞，使其红细胞压积至 33%～36%。尽管一个单位的血液制品可以分为多次，完成 4 次连续性的血透疗程，但会使患者处于血液制品的高暴露风险。尽管体外系统除非患者需要输血，并不常规冲回患者体内，但铁超荷也可能发生。

将患者多次暴露于血液制品会增加病毒感染和人类白细胞抗原（HLA）致敏的风险。然而，长期 HD 患儿多次输血致敏的发生率尚未得到系统的研究。

体重＞6kg 的患儿，可以在管路中加入 5% 的白蛋白溶液，体重＞10kg 的患儿可以使用生理氯化钠来稀释。患者在每次治疗结束时，管路里的血液会被冲洗回患儿体内。因为每次管路需要 0.5～1 单位的血容量，这个步骤需要特别注意。即使采用最慢的泵速度，整个管路容积将在 2～3min 内回输至体内，这个速度是非常快的。这会导致右心房压力的突然增加，如果患者存在卵圆孔未闭（PFO），可能增加发生微血栓的风险。此外，已知的透析患儿相对认知缺陷和脑 MRI 证实 ESRD 患儿存在 18%～33% 的脑缺血性病变也可能由此引起，但并未得到证实[80, 83]。在成人患者中，HD 合并 PFO 患者与无 PFO 患者相比，没有证据表明存在认知能力衰退速度更快，虽然成人在透析结束后血液回输时心房压力可能没有那么高[134]。

2. 透析器

透析器还应根据患者的身体大小来调整，使用中空纤维透析器，以确保清除充分和体外血容量最小化。透析器的大小由患者的 BSA 决定。

3. 透析机

为儿童提供 HD 的机器，必须可兼容使用小的透析管路，可调至低速泵，并具有可进行容量测定的功能。后者是至关重要的，因为超滤量必须直接测量。在成年人可以忽略不计的容量微小误差可以对儿童的血流动力学产生重大影响。

4. 血流量

血液流动速度是溶质清除的关键，过高的血液流动会导致心血管系统不稳定，可表现为面色苍白、兴奋性增加、呕吐或精神状态改变。血流量是根据身体大小来决定的，通常每分钟不高于 10% 的血容量。

（三）透析剂量

美国肾脏基金会 KDOQI 2006 指南指出，eGFR 低于 15ml/(min · 1.73m^2)，就应该开始透析。若出现其他代谢紊乱、容量超负荷或常规药物治疗难以控制的症状或体征，也可以更早的启动透析。而临床工作中，肾科医师开始透析时的 eGFR 存在差异[135]。

一旦开始透析，溶质清除应该大于成人指南的建议（Kt/V>1.2，尿素清除率>65%），以便为儿童充分生长和发育提供更多的蛋白质摄入[136]。但是，关于儿童透析的正确剂量，几乎没有观察资料和随机研究可以借鉴。较为随意的 HD 处方为每周 3 次，每次 3～4h。然而，真正的充分性检测是基于临床参数，包括短期的电解质、血压和容量平衡，以及长远的适当体重增加、线性生长、神经发育和生活质量。一些小型研究表明，提供更多的透析可以改善血压、高磷血症，抵消饮食限制，改善食欲和总体健康，线性生长，甚至学校出勤率[82, 137–142]。最重要的是，强化透析可以缓解血管疾病[61]。这一目标可以通过每周 5～7 次的夜间家庭 HD，血液透析滤过，或者两者结合来实现。这些观点的理论基础是基于 Daugirdas 等[136]的一项研究。在标准计算中，透析剂量按尿素分配体积（V）进行换算，与人体总水量近似。然而，如果透析计算涉及 BSA，类似于 GFR 的计算，因为儿童 BSA 相对较高，这就需要增加较小儿童的透析时间。当两项关于强化透析的研究应用了这些计算后，患者每周的透析剂量确实要高得多[140, 142]。尽管如此，强化透析仍未被广泛采用，对所有患儿推荐增加透析剂量或频率还为时过早。因此，进行具有临床终点的随机研究十分必要。临床实践的重大调整必要会对随后的财务影响。在大多数国家，儿童无法获得每日或夜间家庭 HD。

（四）液体清除

随着年龄增长，体内水分百分比会发生变化：从新生儿的 80% 到 12 岁的 65%，再到成年人的 55%～60%（分别为女性和男性），细胞外液也从婴儿期的 52% 下降到成年人的 18%～20%[143]。因此，婴儿对透析间期体内容量增加和透析时清除液体的耐受性（体重的 8%～10%）都比青少年（至多 5%）更好。另一个问题是儿童的体重一直在持续变化，所以他们的干体重必须经常重新评估，尤其是在非常年幼的时候。正确的干体重没有单一可靠的标志物，因此要估计出不会引起症状性低血容量的最低体重。

接受液体营养的婴儿通常需要每周 HD 4～5 天，以保证足够的热量摄入而又不引起容量超负荷。这样也提供了更多的清除效率。

（五）并发症

对于 HD 血管通路相关的并发症在前期已有详细叙述，包括导管相关感染、功能障碍和远期并发症中心静脉狭窄。AV 瘘并发症包括内瘘功能障碍和血栓形成，以及少见并发症：高输出性心力衰竭或 PHT。较小的儿童，由于不得不接触许多血制品，可能会增加感染或 HLA 致敏风险。

1. 低血压

低血压是透析过程中常见的并发症。这与过量或过快的液体清除有关，通常清除量超过体重的 5%。这种情况在使用液体饮食的幼儿和不遵守液体限制要求的青少年患者中尤为普遍。低血压可能随时出现，尤其是婴儿患者，表现为脸色苍白、易怒、呕吐或精神状态改变。准确测量超滤（UF）量对幼儿至关重要，因为他们的血容量少。在反复低血压发作的患者，监测钠浓度，使用如甘露醇，降低透析液温度，或者使用 α_1 受体激动剂米多君有时会有帮助。增加透析次数可能是针对透析间期体重快速增加、以达到干体重和避免透析期间低血压的合适策略[144]。

2. 失衡综合征

失衡综合征是一种少见但有潜在危险的 HD 并发症。它通常是由于尿素清除过快造成血浆与脑细胞渗透压不一致，液体进入大脑所致[145]。失衡综合征的儿童癫痫发作比成人患者更常见。可以对透析患者，尤其是新发 HD 和尿素很高的患者逐步减少尿素清除来达到预防的目的。在最初的几次透析，通过使用一个适当的小透析器、限制血流量和减少透析管路的长度。甘露醇输注，或者在 HTN 和高血容量情况下，使用高糖透析液或适当提高透析液钠浓度，都对防止血浆渗透压的快速下降有帮助。如果出现恶心、呕吐或头痛等轻微症状，应减慢透析血流速度，如果出现明显的神经系统表现，应停止透析[146]。

3. 体温过低

无论患者的体格大小，透析液的流动通常是恒定的。如果透析液温度未被加热，就可能发生体温过低，尤其是在幼儿中。

4. 低磷血症

HD 可能引起低磷血症，这是因为高流量透析使磷酸盐过度清除所致[147]。年幼的儿童尤其容易发生低磷血症，这个阶段 HD，透析流量为相对高流量。当 HD 用来紧急治疗先天性代谢缺陷而肾功能正常时，或者强化透析用于液体清除或 ESRD 患者因为原发性高草酸尿的常规透析，均可引起低磷血症。可以通过在浓缩透析液中加入磷酸盐（如灌肠药磷酸钠）或减慢透析流量来治疗。

5. 低血糖

与前文所描述的成人一样，HD 期间可发生低血糖[148]。这与无糖透析液和高流量透析有关，由过度的葡萄糖清除所致。特别是处于分解代谢状态的婴儿，有较高发生低血糖的风险。如果怀疑是低血糖，透析期间应监测血糖。

十、腹膜透析

PD 是世界范围内儿童透析治疗最常见的方式，尤其是对幼儿[3, 8, 35]。PD 需要根据患者的年龄、体型、残余肾功能（RRF）、营养摄入和生长相关的代谢需要，进行个体化治疗。如前所述，比较儿童 HD 或 PD 疗效评估的研究很少。选择 PD 是基于 PD 更适合婴幼儿的生活方式和饮食这一假定。有时 PD 作为常规选择是由于缺乏经验丰富的 HD 专家或设备。有时候根据家庭意见或透析中心的经验也可能导致选择新生儿 HD。与 HD 相比，PD 疗效主要取决于患者腹膜的生物学特性，而不是人工透析器。这意味着 PD 处方必须根据腹膜特性进行设计，而腹膜特性只有在 PD 起始后才能确定。根据检查，对腹膜进行周期性评估和处方修改，也可能因腹膜衰竭而退出 PD。通过基于个体 BSA 计算出来的腹膜平衡试验（PET）来评估腹膜功能，PD 交换的液体量可影响 PET 结果。

针对儿童患者 PD 有一些禁忌证[149]。包括各种腹部先天性异常，如腹裂、脐膨出、膈疝或膀胱外翻，以及多囊肾病，因囊肿可以填满整个腹腔。此外，腹腔手术、脑室－腹腔分流术、腹腔粘连和腹膜衰竭等医学问题都可能妨碍 PD 应用。此外，由于 PD 需要依从性好和称职的照料者，如果没有符合条件的父母帮助也无法采用这项技术。

需要透析的婴儿给医疗团队及家庭带来了很多挑战。出于这些原因，许多肾科医生不愿治疗这些患者[150, 151]。然而，根据 USRDS 的数据显示，新生儿 PD 的总体死亡率为 20.3%，与 1990—1999 年相比，从 2000—2014 年时段总体死亡率呈下降趋势。当前新生儿的 5 年生存率为 74.6%，较大的婴儿为 79.3%[152]。另一项研究也显示类似结果，同时也显示这些患儿移植肾的 3 年存活率为 92.1%[153]。当出现新的治疗方法或选择时，常常会出现选择尝试新的方法，而打破之前的限制：PD 治疗已被应用于患有急性肾损伤（AKI）的极低出生体重（体重 825±215g）的新生儿，并有 20% 的存活率[110]。

（一）通路

可靠的通路对成功实施 PD 至关重要。出口部位指向下的袖套 Tenckhoff 导管与 PD 低感染率相关。特别是对于 PD 的婴儿或儿童，导管必须尽可能放置在远离感染源的部位，如尿布或胃造瘘管[149]。

（二）PD 处方

1. PD 类型

所有可用的 PD 模式均可用于儿童。持续不卧床 PD（CAPD）是一种人工操作方式，通常在特殊场合应用。但是在世界上很多地区，如果根本没有透析条件，CAPD 就是唯一可供使用的方式[21]。自动化 PD（APD）更容易和灵活，几乎是发达国家使用的唯一模式。夜间间断 PD（NIPD）是一种夜间 APD，白天不透析，当存在较高的 RRF 时可以使用，这种方式清除水分和溶质的能力有限。其优点是日间方便，腹腔内压力（IPP）较低，疝形成的风险低，腹膜暴露葡萄糖的时间短，吸收葡萄糖较少。在持续循环的 PD 中，加入日间交换，可部分抵消了 NIPD 的缺点，实现了更好的液体和溶质清除，使其更适合于 RRF 低或持续需要高效水分清除的患者（如以液体饮食为基础的婴儿）。当不可能完全引流或引起疼痛时，潮式 PD 是一种推荐的选择。潮式 PD 在每个循环中只有部分液体被排出，这使得透析周期效率较低，但部分代偿了较短的留腹时间和因此形成更多循环周期。

2. PD 液

标准的 PD 液包括控制酸中毒的缓冲液、电解质、确保净超滤的渗透溶质（通常是不同浓度的葡萄糖）和水。然而，长期暴露于乳酸性溶液和高葡萄糖浓度对腹膜不利，可导致腹膜纤维化和功能下降[154]。APD 频率和短循环周期使这种情况更为常见。鉴于这个原因，已经开发出了新配方的溶液，并已经在儿童中进行临床验证。此外，不同年龄段儿童还有一些特殊的要求。欧洲儿童透析工作组推荐尽可能使用最低的葡萄糖浓度，以及尽可能减少含有葡萄糖降解产物（GDP）的液体[154]。由于缺乏前瞻性比较低 GDP 溶液和其他各种缓冲液的研究，因此还不能给出循证推荐的建议，但似乎使用中性 PH 碳酸氢盐溶液治疗代谢性酸中毒要优于单腔、酸性、乳酸基溶液。艾考糊精是一种具有高渗透性的高分子量葡萄糖聚合物，可以长时间留腹，每天 1 次，特别适用于 UF 不足的儿童。此外，需要密切监测 PD 婴儿的钠平衡，因为存在 UF 相关的钠耗竭风险，而无尿的青少年患者则可能有水钠潴留。随着患儿的生长，透析液钙浓度应根据个人需要进行调整，以保持正钙平衡[149]。使用氨基酸为主的儿童用 PD 液（用于补偿 PD 期间的过度蛋白质损失），耐受性良好，但几乎没有合成代谢作用。

3. 容量交换

注入腹腔透析液的容量应根据患者体格大小来调整，2 岁以上患者 1000～1200ml/m^2，其他年轻患者约为该容量的 2/3[149]。在成年人中，容量太少会导致溶质快速平衡，造成 UF 不足，而容量太多可能导致 IPP 升高，淋巴吸收增加而导致 UF 减少，身体不适感、呼吸困难、疝形成及胃食管反流。

4. 留腹时间

每个交换时间取决于 PD 模式；与 CAPD 相比，APD 相对较短。根据 PET 对腹膜功能的检测来指导初始处方的后续调整，缩短溶质高转运患者的留腹时间，防止因为溶质平衡和超滤减少造成的渗透梯度丧失。

（三）透析充分

由于儿童 ESRD 较为少见，且与成人相比，儿童透析时间相对较短的原因，目前还没有针对儿童进行的评估溶质清除与临床预后相关性的大规模前瞻性研究。此外，患儿 RRT 的预期寿命较长，也影响了透析处方改变对生存率的评估。由于这个领域没有儿科数据，只能将成人临床实践指南作为最低参考标准。临床和实验室评估应至少每月进行一次；如临床需要，可更频繁地进行。PD 开始后每月测量 Kt/V，随后至少每 6 个月测量一次，RRF 需每 3 个月收集一次 24h 尿液。并根据临床症状评估充分性，判断患者是否存在尿毒症的体征和症状：如 HTN、肺水肿、心包炎、高钾血症、高磷血症以及学习成绩下降或总体健康状况恶化。其他的实验室数据也可以提示是否透析充分，包括血清溶质浓度，血红蛋白和白蛋白水平等。最后，计算 Kt/V。目标 Kt/V 为每周 1.8 或更高，而 V 或身体含水量应使用年龄和性别专用的计算图表计算[149]。有必要应修改处方，同时考虑到保存 RRF，患者是否方便舒适，包括 IPP 及是否符合儿童日常生活习惯等，并尽可能降低透析液葡萄糖浓度以达到充分的液体清除[154]。

（四）并发症

1. 感染

腹膜炎是腹膜透析患者的主要并发症，可导致远期的腹膜衰竭。2011 年 NAPRTCS 报道的发病率为 1/18.8 个月，婴儿（1/15.3 个月）高于青少年（1/21.2 个月），可能是由于幼童 PD 管接近尿片或胃造瘘管等污染源所致。澳大利亚也报道了类似结果（1/16.9 个月），但未发现与年龄相关[155]。意大利儿童慢性透析注册中心的一份报道结果略好，分别为婴儿 1/20.7 个月、大龄儿童 1/28.3 个月[156]。来自 14 个国家 47 个中心的报道发现，44% 的腹膜炎由革兰阳性细菌引起，25% 由革兰阴性细菌引起，31% 培养阴性[157]。少于一半的患者出现高于 38℃的发热，少于一半的患者出现腹痛，70% 的患者出现明显的腹透液浑浊。482 例患儿中，420 例（89%）完全康复，39 例（8.1%）因 UF 问题、粘连、无法控制的感染和继发真菌感染永久终止 PD。因此，感染是导致 PD 患者透析方式改变最常见原因。在另一项包括 14 个国家、44 个儿童透析中心的 501 例腹膜炎事件的研究中发现，细菌的类型和敏感性存在显著的区域差异[158]。这使全球治疗指南推荐的制定更为复杂。永久终止 PD 的决定差异也很大，阿根廷 18 次发作 0 次终止，而东欧 46 次发作 9 次终止，占 20% 的概率。值得注意的是，最近一项循证医学研究评估了包括成人在内的 PD 相关性腹膜炎相关数据，认为现在获得的可用数据很少。总体来说，回顾性结论基于极少数事件的小规模研究，因此造成的偏倚风险很高；干预手段方式很多，对预后的定义也往往不一致。没有随机对照试验评估导管移除的最佳时间，也缺乏 APD 的数据[159]。

其他感染包括出口部位和隧道感染。预防措施包括无菌处理导管，每日清洗、固定、局部应用抗生素和腔内使用莫匹罗星。有趣的是，使用抗菌蜂蜜预防出口部位感染的替代措施的效果并不劣于腔内使用莫匹罗星[160]。

2. 技术并发症

(1) 导管功能不良：由于导管移位或堵塞而造成的导管功能不良可能妨碍有效的透析。在置管时使用特定类型的导管和网膜切除等技术解决方案可能会降低这些机械并发症的发生率。

(2) 超滤衰竭：超滤（UF）衰竭是导致 PD 失败的主要原因，并由此导致容量超负荷。PET 试验提示溶质高转运导致 UF 所需的渗透梯度迅速消散。腹膜炎事件和长期暴露于标准 PD 液中葡萄糖降解产物是主要原因。此外，进液量过高可引起淋巴重吸收增加，可导致超滤失败，这是因为容量过低，溶质迅速达到平衡，交换量过低则可能被误认为腹膜衰竭。

(3) 液体渗漏：婴儿中，继发于高腹内压的液体渗漏更为常见，临床表现为疝形成。反复发作的胸水因胸腹瘘和吸气时的负压产生。管周渗液是置管后早期并发症，通常可通过延迟启动 PD 或开始 PD 时，使用较小的进液量来预防。管周渗液漏入腹壁可引起皮下水肿。

3. 包裹性腹膜硬化：包裹性腹膜硬化（EPS）是一种罕见的并发症，病死率高，其特点是广泛的腹膜内纤维化，导致 UF 失败，偶尔伴肠梗阻的症状。在意大利注册的儿童 PD 患者中，712 例患者中报道了 14 例（1.9%）[161]。其中 11 例患者接受了 5 年以上的 PD 治疗。由于该病隐匿和进展缓慢，5 例（36%）患者在已不再接受透析治疗时才被确诊。71% 的患者在诊断前 6 个月内使用高葡萄糖溶液。腹膜炎的发生率与无此并发症的患者相当。也有一项研究发现：EPS 与无此并发症的患者相比，感染率更高，但与透析液类型无相关性[162]。

（五）提高坚持治疗率

一项通过使用自动 PD 装置存储卡对 51 例患者的依从性进行了评估的单中心研究[163]，评估变量每月的治疗次数、每次治疗持续时间、每次治疗的周期数及 PD 液的进液量。只有 55% 的患者对四个变量都坚持，男性和非裔美国患者更有可能不坚持。依从性差的患者倾向于跳过整个疗程或逐渐减少进液量，而不是缩短疗程或减少周期数。除了处方和提供治疗之间的差距外，这说明对复杂治疗事物依从、患者希望得到"治疗假期"，以及进液量容量过大的不适都是很大的挑战。

（六）世界贫富差距

国民总收入（GNI）对 PD 的可利用性和实践有重大影响。在国际小儿网络注册中心的一项研究发现，GNI 与婴儿透析比例，缺乏对原发病的诊断，APD 的使用率和更先进的技术如生物相容性溶液，肠内喂养，无钙磷酸盐结合药，ESA 和维生素 D 类似物等密切相关[164]。这导致感染并发症的死亡率更高（尽管腹膜炎的发病率并不高），血红蛋白和钙水平更低，PTH 水平更高，身高百分位数较低及总体死亡率更高。

（七）透析方式的改变

终止 PD 的主要原因包括移植、过渡至 HD、死亡及少数停止治疗或肾功能恢复。

NAPRTCS 2011 报道提供了登记的 4687 个终止 PD 进程的信息（不包括死亡）：19.4% 的患者通路仍可以使用，53.7% 进行了肾移植，16.0% 改变了透析方式。改变方式的主要原因包括频繁感染（43%），家庭选择占 8.8%，通路原因占 8.2%，其他医疗问题占 26.7%[35]。尚不清楚 UF 失败的比例。有意思的是，HD 患者中，透析方式改变的主要原因是家庭选择，占 43.0%，很少是因为频繁感染，仅占 7%。由于 PD 对看护者的要求更高，这个比例相反的原因，反映了看护者的倦怠[35]。答案可能如下：一项为期 6 个月的研究发现，一半 HD 患者在 3 个月内改变透析方式，2/3 的患者在 6 个月内改变。相比之下，PD 患者在此期间会以稳定的节奏改变方式。这意味着大部分从 HD 到 PD 的模式改变实际上是提前计划好的，且由于 Tenckhoff 导管插入时间和足够的 PD 学习时间而需要临时的 HD。另外，一些患者居住地离小儿 HD 中心很远，因此无法选择改变成 HD。

来自世界各地的其他报道证实，PD 患儿向 HD 的转变。一份中国台湾的研究指出[165]。29 例患儿有 8 例（27.5%）改变了方式：其中 2 例是由于难治性腹膜炎，3 例是由于透析不充分，还有 3 例是因为 UF 失败。在土耳其，接受 CAPD 治疗的 476 例儿童中，142 例后来转换为 APD 治疗。1 年期 PD 的患者有 95%，5 年仍在接受 PD 治疗的占 69%[166]，13.7% 的患儿转换为 HD 治疗。在伊朗的一份报道，预后随年代改变而有所改善，但仍然很差[21]：1998—2001 年的年死亡率为 60%，13% 的患儿转换成 HD，11% 的患儿接受肾移植，只有 4% 的患儿仍在接受 PD。而 2002—2006 年的死亡率降为 23%，15% 转换成 HD，10% 肾移植，50% 仍在接受 PD 治疗。

十一、肾脏替代疗法用于先天性代谢缺陷的儿童

很多先天性代谢缺陷在婴儿早期就出现临床表现，由于神经毒性异常代谢产物的沉积，可能会导致死亡或永久的严重神经损伤。患儿的长期预后取决于快速诊断和通过饮食（减少毒素合成）或药物（将毒素重新进入替代途径）来清除毒素。尤其对于新生儿来说，这些方式在短期内往往不够，需要更积极地治疗将代谢产物减少至无害范围内。所有的 RRT 方式都可以用于清除各种疾病的代谢产物，如尿素循环障碍、枫糖尿病和甲基丙二酸血症。在过去，急诊 PD 是清除有毒代谢产物的唯一技术方式，但现在有 HD、连续性静脉 - 静脉 HD 和连续性静脉 - 静脉血液滤过（CVVH），因为有更高的清除率，甚至可应用于新生儿[167–170]。与过去的患者比较，近期预后明显更好。但是，由于这些疾病罕见及不良预后，尚无各种治疗方式对长期预后的比较研究。

十二、连续性肾脏替代治疗

在过去的 20 年中，连续性肾脏替代治疗（CRRT）已成为处理儿童 AKI 和容量超负荷（可能是血流动力学不稳定）的首选治疗方式[171–173]。CRRT 允许单独或联合提供扩散和对流清除。扩散是指分子沿着浓度梯度在半透膜上的运动，而对流则是指溶解的溶质随水跨膜压力的运动。这两种机制对小分子的清除能力相似，而对流可以更好地清除大分

子。CRRT 的术语源于通路类型和清除方式。尽管 CRRT 最初是基于动静脉联合通路（即连续性动静脉滤过）开发的，目前是使用泵驱动的静脉静脉通路（CVVH）。CVVH 本身是通过高 UF 率提供对流清除。为了防止血容量不足，大多数超滤液被含有电解质的流体替代。连续性静脉 – 静脉血液透析滤过通过逆流输注透析液和净 UF 的扩散和对流清除来维持血容量。透析模式的选择通常取决于透析中心。

发达地区 AKI 流行病学的转变影响了 CRRT 的使用，因为 CRRT 已经用于重症 AKI 患者。在 20 世纪 80 年代，AKI 的主要病因是原发性肾脏疾病，包括溶血尿毒综合征、脓毒症和烧伤[174]。2001—2005 年，前瞻性小儿连续性肾脏替代治疗（ppCRRT）注册中心招募了来自美国 13 个中心的 344 例患者，治疗 1 天至 25 年。最具代表性的诊断包括脓毒症、干细胞移植、心脏病、肝脏疾病和恶性肿瘤[172]。

（一）适应证

在 ppCRRT 中，46% 的患者接受 CRRT 来治疗容量超负荷（FO）和电解质异常，29% 的患者治疗单纯的 FO，3% 的患者是为了避免液体限制并更好地摄入营养或使用血液制品。另外有 6% 的患者因先天性代谢缺陷（主要是高氨血症或中毒 / 过量）接受治疗[175]。避免 FO 作为启动 CRRT 的原因是血容量过多对肺功能的潜在有害影响，以及需要为危重儿童提供足够的热量摄入。最近的几项研究表明，重症监护病房（ICU）入院后的液体积累与启动 CRRT 的时机及死亡率之间存在关联[176]。FO 百分比是根据以下公式计算的[177]：

$$\text{容量超负荷（FO\%）} = \frac{\text{液体入量（L）} - \text{液体出量（L）}}{\text{重症监护病房（ICU）入院体重（kg）}} \times 100\%$$

（二）血液透析与腹膜透析的比较

尽管 CRRT 的原理与 HD 相似，但 CRRT 的血液与透析液的流速更慢，每小时清除率更低。这可以通过延长清除时间来补偿：超过 24h，CRRT 提供的溶质清除量与 4h 的 HD 相当。CRRT 在在危重症儿童中的主要优势是可以维持血流动力学稳定。CRRT 和 PD 本质上是连续的，但前者的每日清除率更高。

（三）技术问题

使用双腔导管并根据患者的 BSA 选择导管直径。必须调整足够的血泵流速，使其与要求一致，以减少血管创伤。尽管股静脉置管的频率是 IJ 的 4 倍，但后者的通路保存更久[178]。此外，除非位于下腔静脉（IVC）中，否则股静脉导管会显著受到患者运动的影响，并且为了充分利用该导管，要求患者镇静甚至麻醉。综上所述，血管通路首选部位是右侧 IJ，导管的远侧尖端位于心脏的右心房。推荐的血流量为 3～10ml/(kg・h)，在使用成人型号的设备时，年幼患儿血流量会相对较高。尽管尚无前瞻性研究将儿童患者随机分配到不同的置换量目标组，但通常使用 2000ml/(1.73m^2・h) 的剂量以达到 CRRT 初始 24h 内良好的代谢控制[173]。应该谨慎的是，最近一项研究表明在接受 CRRT 开始治疗后 5min 内，49.7% 的患者出现低血压[179]。在早些年，使用以乳酸为基础的液体，容易导致乳酸酸中毒、心功能不全和低血压。基于碳酸氢盐的透析液和置换液目前被认为是标准治疗[180]。大量补充的置换液，包含数量不等的电解质。这需要密切监测患者的实验室概况，以确保稳定的酸碱和电解质平衡。

凝血机制的激活，影响通路的使用寿命，这是由于血液与人工过滤器的接触，以及缓慢的血流和小导管的使用引起的。这就需要必须使用抗凝药物。尽管一项儿科研究表明，肝素和枸橼酸同样有效，但前者更容易发生出血事件[181]。大多数成人研究倾向于局部使用枸橼酸和静脉补钙，以更好地延长通路的使用寿命和减少出血事件。枸橼酸在肝脏中代谢成碳酸氢盐，肝功能衰竭患者应谨慎使用。在一项多中心儿科研究中，56% 的患儿使用枸橼酸，37% 的患儿使用肝素[175]。最近的一项回顾性研究发现，枸橼酸组的血液滤器寿命高于肝素组。双变量分析显示，无论使用何种血液滤器尺寸和泵流量，使用肝素时血液滤过器的凝血风险都显著增加[182]。

（四）CRRT 治疗的剂量

目前还没有关于儿童最佳 CRRT 剂量的可靠研究，在成人患者中的共识是，提供清除率超过 20～25ml/(kg・h) 的大剂量 CRRT 没有益处[183]。应该注意的是，CRRT 的处方剂量和实际剂量之间的潜在差异，特别是那些由于技术难题而导致的差异，这些技术难题在非常年轻的患者中普遍存在。高强度的 CRRT 可能导致低磷血症，氨基酸丢失，并增加药物清除率。

（五）CRRT 的预后

患者预后在很大程度上取决于潜在的疾病状态和并发症。根据 ppCRRT 注册信息，总死亡率为 42%，肝衰竭或肝移植、肺疾病或肺移植及干细胞移植的患儿，总死亡率更高，为 55%～69%[184]。CRRT 开始时的 FO 是导致死亡的一个独立危险因素：FO 超过 20% 的患儿死亡风险是正常患儿的 8.5 倍[177]。值得注意的是，这种增加的死亡风险大于多器官功能衰竭（定义为接受血管活性药物治疗和有创机械通气）、脓毒症或恶性肿瘤，这些都是不可变的危险因素。FO 超过 20% 的患者与 10%～20% 的患者表现出相似的疾病严重程度，由此推断，FO 最严重的一组患者病情并非更重，没有理由给他们补充过量的液体。目前需要对儿童进行一项前瞻性多中心研究，来探讨 CRRT 的早期启动对包括死亡率在内的预后指标的影响。

十三、小儿肾脏移植

透析和肾移植并行发展，并逐渐为儿科患者所用，给 ESRD 患儿提供了长期生存的机会。Starzl 等在 20 世纪 60 年代中期介绍了首个儿童肾移植病例[185]。在随后的几十年里，移植前后的患者护理、手术技术、免疫抑制、感染预防和治疗等领域取得了巨大进展，使 ESRD 患儿能够接受移植，不断改善预后，过上正常的生活[186]。

虽然长期透析可清除尿毒症毒素，加上药物治疗和严格的饮食限制，使 ESRD 患者得以长期生存，但肾移植具有显著优势，尤其是对儿童。一个功能良好的移植肾脏可以提供正常肾脏的所有功能，此外还可以有效清除代谢废物，调节水和电解质平衡，以及分泌涉及全身和肾脏血流动力学的激素、促红细胞生成素和骨化三醇。与长期透析治疗的儿童相比，移植肾功能正常的儿童有显著的生存优势，预期寿命接近一般年龄匹配的人群（图 74–4）[22, 187]。在对移植耐受的探索取得成功之前，仍必须普遍使用长期的免疫抑制，密切监测患者是获得最佳预后的关键，包括改善生长、发育和康复。

一些国家和国际数据库收集关于儿童肾移植患者的信息。NAPRTCS 数据库自 1987 年以来一直在收集儿童肾移植受者的数据，后来扩展到包括 CKD 儿童[111]。器官获取和移植网络（OPTN）收集了 1986 年以来美国所有器官移植的数据，包括儿童肾移植[188]。USRDS 是美国的 ESRD 数据库，其中包括肾移植的数据[22]。这些登记中心提供了关于美国儿童肾移植现状的最新信息，并对收集到的数据进行了广泛的分析。其他提供小儿肾移植信息的中心包括欧洲的 ESPN/ERA–EDTA（其最新的年度报告提供了来自 35 个国家的信息）、英国肾脏登记中心、澳大利亚国家肾脏数据中心和其他机构[23, 187, 189]。

发病率、患病率和分配

2015 年，美国有 928 例 18 岁以下的儿童被列入了肾脏移植的等候名单，年末共有 1509 例儿童在肾脏移植的名单，总共有 97680 例患者被列入肾脏移植的名单（1.5%）[188]。表 74–3 列出了美国患者移植时的年龄、种族、性别和 ESRD 病因的数据。在 2015 年进行的 18 597 例肾脏移植中，718 例为儿童（3.8%），这一比例明显高于等待移植的患者。其中，33.7% 的儿童肾脏移植来自活体供者，低于 2005 年的 50.1%。最常见的活体供者是父母（2014 年 78% 的活体供者）[111]，其余是兄弟姐妹、其他家庭成员和非亲属活体供者。在 1987—2001 年，儿科患者活体肾脏捐献有所增加，肾移植的峰值为 64%，而在 2001—2015 年，这一趋势在美国逐渐减少。尸体供者肾脏分配政策的改变，有利于儿科患者，也缩短了等待时间，但可能会导致活体捐赠的减少。特别是在美国，2005 年实施的“Share 35”政策优先向 18 岁以下的患者提供来自年轻的死亡供者的肾脏。然而，进一步的分析表明，早在这一政策之前，活体供者率的下降，特别是父母供者，也可能受到患者人口结构变化的影响[190]。美国于 2014 年 12 月实施了一项新的全国尸体供者肾脏分配制度。它的主要目标是减少移植途径的差异，并使同种异体移植的预期存活率与受者的预期存活率保持一致。该系统将肾脏供者指标最好的前 20% 分配给移植后预期存活率前 20% 的候选者。优先考

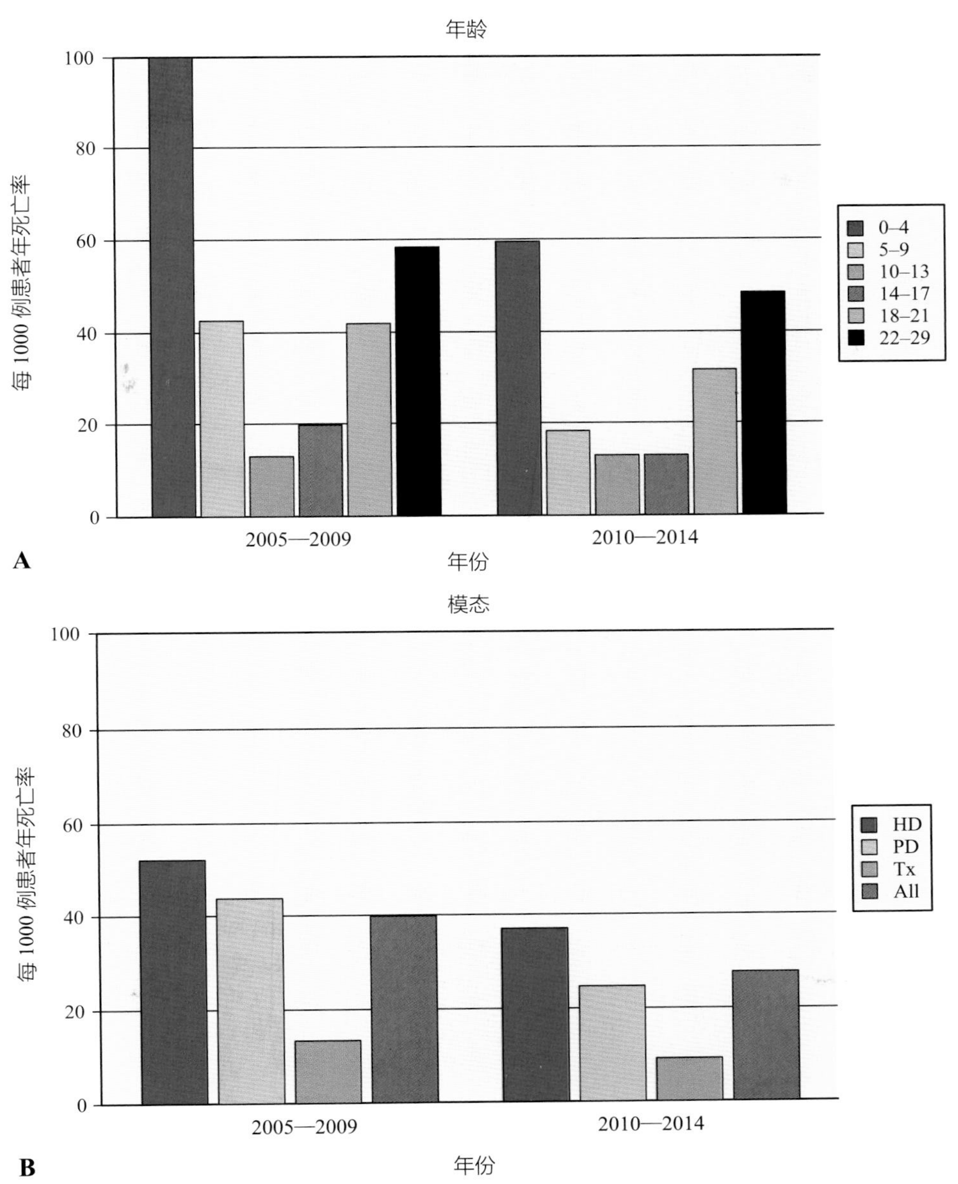

▲ 图 74-4　**按（A）年龄与年轻人（0—29 岁）比较，以及按（B）模态比较血液透析、腹膜透析、肾移植（0—21 岁），2005—2009 年、2010—2014 年，发生终末期肾病的儿童患者的一年调整后全因死亡率**

HD. 血液透析；PD. 腹膜透析；Tx. 肾移植 [引自 From Report., U. A. 2017 USRDS Annual Data Report. Chapter 7: ESRD among children, adolscents and young adults. *Am J Kidney Dis.* 2018;71(S_1):S383–S416.]

虑儿科候选人，以及有过活体供者的患者、零 HLA 失配的患者、和计算出的群体反应性抗体（PRA）98% 及以上的患者 [188]。然而，政策的改变可能会导致儿童移植率下降，但在得出确切结论之前，有必要对这些趋势进行进一步观察 [191]。

在欧洲，从 32 个国家收集的数据显示，43% 的儿童肾脏移植来自活体供者。大多数国家实施了一项分配计划，优先考虑在等候名单上的儿童患者，特别是年轻供者 [192]。在不同的欧洲国家，儿童肾脏移植率、等待时间和供者来源有很大的差异。国家人均国民生产总值与儿童肾移植率之间存在正相关关系 [193]。在高度重视儿童优先政策的国家，患有 ESRD 且移植功能正常的儿童比例明显较高 [193]。种族的不同，接受肾脏移植的机会也有所不同，黑人和亚洲儿童接受肾脏移植的可能性低于白人，这主要是由于活体捐赠的减少 [194]。

表 74-3　在美国，移植时的年龄、种族、性别和终末期肾脏病病因

	受体和移植特征	总数（N）	占比（%）
合计		11 186	100
性别	男性	6606	59.1
	女性	4580	40.9
种族	白人	6605	59
	黑人	1911	17.1
	西班牙裔	1910	17.1
	其他	760	6.8
病因诊断	肾发育不全	1769	15.8
	尿路梗阻性疾病	1713	15.3
	局灶节段性肾小球硬化	1308	11.7
	反流性肾病	576	5.1
	慢性肾小球肾炎	344	3.1
	多囊性疾病	339	3
	髓质囊性疾病	305	2.7
	先天性肾病综合征	289	2.6
	溶血性尿毒症综合征	288	2.6
	Prue-Belly 综合征	279	2.5
	家族性肾炎	247	2.2
	胱氨酸病	225	2

截至 2014 年 1 月 1 日，已报道 11 186 名患儿进行了 12 189 例肾移植。这是自 2010 年年度报告以来，586 例新移植和 554 例首次登记移植的患者。其他诊断未列出，每个诊断不到 2%，包括特发性新月体肾炎、膜增生性肾小球肾炎、间质性肾炎、狼疮性肾炎、IgA 肾炎、肉芽肿伴多发性肾炎、肾梗死、草酸病、肾母细胞瘤、Drash 综合征、膜性肾病，镰状细胞肾病，以及 6.2% 属于不明病因范畴。肾发育不良、发育不全、反流性肾病和尿路梗阻性疾病也可归类为先天性肾脏和尿路异常

引自 North American Pediatric Renal Trials and Collaborative Studies (NAPRTCS). *Annual Transplant Report. Boston*, MA: NAPRTCS; 2014.

在美国有 25% 的 ESRD 患儿和欧洲有 27% 的患儿采取了先行肾移植，即在移植前不进行透析 [111, 192]。在全球范围内，先行肾移植大多来自活体供者。

1 岁以下的婴儿肾移植并不常见，在 NAPRTCS 数据库中，占小儿移植的 0.8% [111]。如前所述，年轻供者的肾脏通常优先分配给儿童。然而，利用来自死亡婴儿和非常小的儿童的肾脏供者具有独特的挑战，因为它们更容易出现血管痉挛和移植物血栓形成，泌尿系统并发症，以及肾小球超滤现象。最近的数据显示，接受来自小儿供者肾脏的患儿，无论是单个肾脏还是两个肾脏的整体捐赠，预后良好 [195-197]。来自欧洲的一项研究报道显示，儿童肾脏移植后移植物的大小显著增加，移植物功能也明显改善 [196]。

尽管分配系统通常试图将儿童受者与最佳供者匹配起来，但最近的一项研究显示，在供者循环死亡后接受肾脏移植的儿童有极好的 3 年存活率 [198]。

十四、移植受者的准备

（一）供者的选择

活体供者肾移植比尸体供者肾移植有更好的移植物存活率，但其他因素，如供肾年龄、HLA 配型、致敏性等也起着重要作用[199]。中年活体供者肾移植比年轻尸体供者肾移植有更好的长期移植物存活率[200]。然而，来自合作移植研究的数据显示，与许多 HLA 不匹配的活体供者肾脏相比，匹配良好的尸体供者肾脏更为有利[201]。因为大多数儿童肾移植患者最终需要第二次移植，首先进行活体还是尸体供者移植，哪种更加有利的问题已经被研究。对大多数候选者来说，活体供者移植作为首选治疗方案提供了最好的长期效益，但可能对高度敏感的儿童除外，对他们来说，尸体供者移植首先是一个优势，且他们作为等候名单上的儿童具有优先权[202]。

（二）时机选择

当患者接近 CKD4 期时，应考虑为患者进行移植准备，并评估潜在的活体供者。然而，移植物的存活时间不确定，所以在没有达到 ESRD，提前移植没有任何额外益处[203]。与接受透析超过 1 年的患儿相比，先行肾移植与更好的患者和移植物存活率相关[203]。其他因素，特别是透析的发病率、神经认知发育和线性生长下降也有利于将移植作为 RRT 的首选方式。某些情况可能会阻碍提前移植，例如活动性肾病，它是一种高凝状态，在移植过程中出现血栓的风险很高。要想成为无须等待的移植候选者，患者的残余肾功能和尿量必须很小。

有两个年龄组需要特别考虑。非常小的儿童可能会因为技术手段困难和移植血栓形成而有较差的预后。一些在该年龄段具有丰富经验的专业中心已取得了很好的效果[199]。若选择长期透析，尤其在这个的年龄组，也具有较高的发病率和死亡率[111]。大多数单位在年轻患者体重接近 10kg 才推荐他们进行移植，但必须仔细考虑各种情况的风险和益处。另一个潜在的复杂年龄组是青少年，这组患者急性排斥反应发生率较高，移植物存活时间短，肌酐清除率低[111]。这主要是由于依从性差，在青少年中更为常见，可能表现为漏服免疫抑制剂物、更长期的“药物假期”、不按时就诊和其他高风险行为[204-206]。

（三）禁忌证

一些临床情况可能出现暂时或永久的移植禁忌证。恶性肿瘤应该推迟移植计划，直到完全缓解，停止化疗，并且没有明显的复发迹象。移植术后大剂量免疫抑制治疗可能因为微转移的发展而增加癌症复发的风险。从癌症治疗完成到移植的时间也将取决于恶性肿瘤的类型及其特征[207]。免疫抑制剂也会损害机体抵抗感染的能力；因此，活动性感染是移植的暂时禁忌证，在进行移植之前，应寻找并解决潜在感染。严重的并发症或严重的神经发育迟缓可能使儿童不适合移植。然而，智力障碍并不影响患者或移植物的存活，本身也不应成为移植的障碍[208, 209]。每个儿童都应该单独评估移植对预期寿命、生活质量和康复的影响，同时考虑到家庭的意愿。对药物或透析计划、饮食和临床预约的不依从也可能是移植的暂时禁忌证。

（四）受者评估

对儿童肾移植候选者进行综合评估是取得最佳效果的关键。这项工作的目的是为每位患者提供最佳的计划，减少并发症，增加患者和移植物的长期存活率。表 74-4 总结了移植前评估的主要内容。以下各节将讨论一些重要问题。

1. 感染

病史、体征或实验室检查结果表明，在对患者进行大手术和大剂量免疫抑制治疗之前，需要处理活动性感染。应仔细检查呼吸道、牙齿、皮肤、透析通道出口部位和其他可能的慢性感染部位，因为即使是轻微感染也可能因免疫抑制治疗而加重。CMV 和 EBV 的血清学检测以评估移植后病毒性疾病的风险，对于移植后的常规监测和抗病毒预防具有重要意义。许多患儿对这些病毒呈血清阴性反应，在等待治疗期间应经常监测，以避免在亚临床原发性感染期间进行移植。移植前应复查并完成疫苗接种，因为移植后患者感染的风险会增加。此外，免疫抑制剂物可能降低对疫苗的反应，不建议移植后使用活疫苗[209a]。然而，即使在移植前接种疫苗，当某些受者使用免疫抑制剂时，免疫功能也可能减弱[210]。移植前滴度较高的乙型肝炎抗体可

表 74-4　小儿肾移植候选者的评价

病史	终末期肾脏疾病病因、肾脏或其他疾病的家族史、活检结果、移植史、透析途径和方案、药物清单、对医疗方案的依从性、泌尿外科干预、尿量、其他并发症、过敏、手术史、输血、生长图
体格检查	体重、身高、体重指数和百分位数、血压和脉搏、一般健康状况、全面身体检查
专家评估	儿科肾病医生、移植外科医生、泌尿科医生、麻醉师、移植协调员、护士、社会工作者、营养师、儿科牙医，如正文所示：心理学家、心脏病专家、血液病学家、胸腔科医师
实验室检查	血型、全血细胞计数、电解质、血尿素氮、肌酐、钙、磷、肝酶、蛋白质、白蛋白、脂质、铁、甲状旁腺激素、甲状腺、空腹血糖和糖化血红蛋白、凝血酶原时间 / 部分凝血活酶时间、尿液分析、24h 尿肌酐清除率和蛋白尿收集
血清学检查	EB 病毒（免疫球蛋白 IgG、EB 核抗原和 IgM）、CMV（IgG 和 IgM）、乙型肝炎病毒（表面抗原和抗体）、丙型肝炎病毒、人类免疫缺陷病毒、水痘、结核菌素（PPD）试验
组织相容性测试	人类白细胞抗原分型 I 类（A、B）、Ⅱ类（DR、DQ）、群体反应性抗体、供者特异性抗体、与供者交叉配型（T 细胞和 B 细胞交叉配型，抗人球蛋白或流式细胞术检测补体依赖性细胞毒性）
影像学	胸部 X 线检查，包括肾脏、膀胱和排尿后容积的腹部超声；心脏超声和心电图，腹部及盆腔动静脉的多普勒研究；排空膀胱尿道造影、尿动力学检查或其他（如有必须）
接种疫苗	白喉、破伤风、百日咳（DTaP）、乙型流感嗜血杆菌（HiB）、脊髓灰质炎灭活疫苗（IPV）、甲型肝炎病毒（HAV）、乙型肝炎病毒（HBV）、水痘、麻疹、腮腺炎和风疹（MMR）、肺炎球菌结合物和多糖、流感；入选患者：脑膜炎球菌、人乳头状瘤病毒
社会因素	家庭评估、支持系统、财务问题、学校方面

预防移植后的效价损失[211]。儿童应定期接种疫苗，包括肺炎球菌、流感和水痘，以及其他根据年龄和接触情况而定的疫苗。这些儿童的密切接触者和家庭成员应完成相应年龄的疫苗接种计划，以增加儿童的间接保护[212]。尽管有这些建议，但儿童肾移植候选者的疫苗接种覆盖率仍不完全，需要努力提高肾移植前的疫苗接种率[211]。

2. 恶性肿瘤

虽然在儿童中并不常见，但排除恶性肿瘤的基本检查包括病史、体格检查、胸部 X 线片、腹部超声，以及常规实验室检查。有癌症病史的儿童应由儿童肿瘤专家进行评估，以评估病情缓解和复发风险，并帮助确定移植时机[207]。

3. 泌尿系疾病

幼儿 ESRD 最常见的病因是 CAKUT[111]。移植前对泌尿道的结构和功能进行评估是很重要的，因为移植肾可能会因泌尿道异常、引流受阻、大量反流或膀胱小且功能丧失而受损。研究应该从肾脏和泌尿道的超声开始，包括膀胱的全膀胱和膀胱后的成像。对于尿路异常的患者，进一步的检查如排空膀胱尿道造影和尿动力学评估提供了进一步的信息。当患儿长时间无尿时，有时很难评估膀胱容量和功能。可以在移植前或移植过程中进行手术治疗以减轻梗阻，必要时纠正大量反流，或者进行膀胱扩大术。然而，肾移植术后失功能的小膀胱的容量可能会增加，在不影响移植功能的情况下可以正常排尿，从而避免膀胱扩大的需要[213]。怀疑免疫性病因引起的持续性肾病综合征（能及时准确诊断复发性肾病综合征）、慢性感染性肾脏疾病、多囊肾中的超大肾（能为移植肾提供更多的空间并减轻不适）、不受控制的 HTN 的病例中，应进行自体肾切除[214]。先天性肾病综合征尤其是芬兰型，由于感染和血栓形成而导致的死亡率很高；因此，即使肾功能良好甚至正常，当儿童达到与移植相适应的大小时，通常也要进行双侧肾切除术[215]。

4. 心血管疾病

在某些患者中，先天性心脏病可能与 CKD 并存，这需要在移植前咨询儿科心脏病专家并考虑手术矫正。HTN 在 ESRD 中非常常见，许多情况下可引起 LVH，伴有舒张功能和偶尔的收缩功能紊乱。抗高血压药物治疗和避免慢性容量超负荷对于透析患者是非常重要的，尽管对 HTN 的最佳控制往往难以实现。然而，CKD 中升高的 FGF-23 诱导的 LVH 是独立于血压发生的。因此，只要 CKD 持续存在，LVH 就可能无法完全纠正[216, 217]。在接受肾移植的儿童中，心肌病可能会显著改善，左心室肥厚也可能改善[218, 219]。

移植前对腹部血管系统评估有助于规划吻合口和预测重大手术挑战。既往接受过腹部或盆腔手术的儿童，包括新生儿脐动脉或静脉插管在内的下肢 CVC、高凝状态患者，在移植前应进行大动脉和大静脉的多普勒检查。检查出异常后可进行正式的静脉造影[220]。

5. 复发风险

导致 ESRD 的疾病过程可能会影响移植物。许多免疫介导的肾脏疾病由于持续潜在的免疫过程或体液因素，如 FSGS、膜增生性肾小球肾炎（MPGN）、系统性红斑狼疮、IgA 肾病等，有复发的趋势。引起异常蛋白产物形成或酶缺乏的基因突变极有可能导致移植肾的快速疾病复发，如非典型 HUS（aHUS），原发性高草酸尿症等。

复发在特发性 FSGS 中尤其常见，儿童复发率为 30%～80%。移植后可立即出现肾病综合征和移植物功能障碍，需要及时干预。在这些病例中，如果患者仍有蛋白尿，移植前肾切除术将有助于及时诊断复发，并使早期治疗成为可能[214]。然而，FSGS 是一种组织学诊断，可能由于几种潜在的病理生理过程导致。相反，SRNS 的组织学表现可能与微小病变肾病或其他非特异性肾病的表现相一致，但其临床特征与 FSGS 无明显区别。PodoNet 登记中心是一项关于儿童型 SRNS 的大型跨国研究，该研究表明，只有 4.5% 的儿童有移植后疾病复发的基因诊断，而 25.8% 的患者没有[221]。发生两次激素抵抗的儿童比那些从未接受过类固醇治疗的儿童更容易发生移植后复发[222]。在幼童和那些在先前的移植中已经复发的患儿，复发的风险更高[223, 224]。为了有助于量化复发风险，在移植前应明确 FSGS 是否是由于编码肾小球滤过屏障成分的基因突变所致。

MPGN 也有很高的复发风险，影响移植物存活。FSGS 或 MPGN 患儿 5 岁时移植物功能丧失的风险明显高于肾发育不良患儿[225]。其他肾小球疾病如狼疮性肾炎和 IgA 肾病可能会复发，但通常与移植物功能丧失无关。

aHUS 可引起 ESRD，在移植物中复发率高[226]。它通常由补体调节的各种紊乱引起，包括补体因子 H 或 I、膜辅助调节因子等的突变。在考虑移植之前，应先调查疾病的具体原因，以评估复发风险并指导治疗。与活体相关的供者在获得捐赠批准之前应该进行致病突变的筛查。使用依库丽单抗可以预防或治疗疾病复发（稍后讨论）[227]。

PH1 是一种乙醛酸代谢紊乱，一旦发展为晚期肾衰竭，肝脏中的酶缺陷会导致草酸的过量生成，并在肾脏和其他器官系统中形成草酸钙沉积。婴儿期表现与肾钙质沉着症及早期 CKD 有关。单独进行肾移植常导致大量草酸盐沉积在新肾中并导致早期移植失败。肝肾联合移植（如果肾功能没有受到严重影响，也可以单独进行肝移植）则可治愈，以纠正潜在的酶缺陷[228]。

6. 致敏

每个移植候选者都应检测血型、HLA 分型、PRA。如果考虑活体供者，若其 PRA 呈阳性，则应鉴定并量化供者特异性抗体（DSA）。通过与抗人球蛋白补体依赖的细胞毒性进行直接阴性交叉配型是避免超急性排斥反应的关键。使用流式细胞术交叉配型更为敏感，但阳性检测的临床意义不太明确。低水平 DSA 可通过脱敏方案来克服，特别是在计划中的活体供者移植中。

十五、移植免疫学

（一）HLA 配型与致敏

移植免疫生物学在其他章节有详细介绍。供者与受体 HLA 配型的重要性在 20 世纪 60 年代和 70 年代得到公认，成为尸体供者分配政策的基石。一些大型研究表明，HLA 不匹配的数量与移植物存活率之间存在明显的联系[229]。随着更有效的免疫抑制的引入，HLA 配型的意义可能已经减弱，而其他因素，如 PRA 峰值、冷缺血时间和供者年龄，则保持了它们的相对重要性[230]。然而，最近的出版的一项 ANZDATA 的研究显示，当今 HLA 不匹配仍对同种异体肾移植的结果产生不利影响[231]。专门研究儿童 HLA 配型效果的研究也表明，HLA 配型不匹配数量的增加与移植物存活率的降低有关[201]。最近，新的分配算法已经实现，除了优先考虑儿童患者外，还优先考虑更好的 HLA 匹配肾脏[188]。供者年龄和 HLA 匹配在确定尸体供者移植物存活率方面都很重要，并且可能相互抵消[232]。

大多数患有 CKD 的儿童患者一生中需要接受一次以上的移植，第一次肾移植的 HLA 配型可能会对随后的移植产生影响。初次移植时 HLA 不匹配较多与 HLA 致敏、第二次移植等待时间较长和移植物存活率降低有关[233, 234]。然而，第一次移植时更好的 HLA 配型对移植功能的影响虽然显著，但相对较小[235]。

除 HLA 配型外，肾移植候选者应检测 PRA，若为阳性，应以固相检测来确定[236]。DSA 的存在与急性抗体介导的排斥反应（AMR）、慢性 AMR 的风险增加和移植物存活率降低有关。当 DSA 进一步特征化时，移植后 DSA 互补结合的患者发生移植物衰竭和 AMR 的风险最高[237]。即使流式细胞术显示供受者之间的直接交叉匹配为阴性，DSA 对儿童的有害影响也已经得到证实，但并非所有配对都是如此[238, 239]。虽然没有 DSA 的 HLA 匹配是最合适的，但并非所有的患者都能找到合适的供者。年度报告显示，约 5% 的尸体供者移植儿童的 PRA 高于 80%[188]。脱敏方案，包括静脉注射免疫球蛋白（IVIG）、血浆置换和利妥昔单抗的联合治疗，在接受活体或尸体供者移植的成人中显示出满意的中期效果[240, 241]。理论上，小儿移植术后感染性并发症的风险较高，因此，儿童脱敏可能导致免疫抑制过度。儿童脱敏的病例和临床研究非常少。最近的一项研究使用 IVIG 和利妥昔单抗脱敏联合阿仑单抗诱导治疗接受尸体供者肾移植的高致敏儿童。尽管在致敏患者中急性排斥反应发生率较高，但移植物 6 年存活率没有明显下降，感染性并发症也没有增加[242]。

35% 的儿童在移植后的第 1 年出现了新的 DSA，其中Ⅱ类和 HLA-DQ 抗原的发生率较高[243]。无论它们是在移植后的第 1 年还是以后形成，这些抗体与 AMR 和移植物功能障碍的风险增加相关[244]。移植术后对儿童 DSA 的连续监测有助于识别有不良预后风险的患者，并指导免疫抑制的调整。

尽管从理论上讲，由于母胎之间的相互作用，从母体供者移植的肾脏可能比父系肾脏的免疫原性低，但情况似乎并非如此。最近的一项研究表明，在目前免疫抑制的水平，接受母亲肾脏移植的患者发生急性排斥反应的可能性略高，这与欧洲合作移植研究的早期发现一致[245, 246]。

（二）ABO 血型相容性

以前 ABO 血型不相容被认为是移植的禁忌证，因为发生超急性 AMR 的风险很高。然而，在过去的几年里，有报道成功的 ABO 血型不合的儿童肾移植。ABO 血型不相容的移植在儿童中很少见，通常涉及 O 型或 B 型血和低滴度抗 A 抗体的患者，接受来自 A 型血供者的器官。2015 年，美国儿童患者没有 ABO 不相容的肾移植[188]。ABO 血型不相容的移植在日本更为常见，大多数移植是来自活体供肾。用脱敏方案治疗这些患者的长期预后与一般儿童移植人群相当[247]。在欧洲，包括儿童在内的合作移植研究的数据显示，2005—2012 年进行了 1420 例 ABO 血型不相容的活体供肾移植，患者和移植物的长期存活率相似。在 ABO 血型不相容移植后的第一年，因感染而死亡的人数略有增加[248]。治疗方案最初采用移植前血浆置换，以去除抗 A/ 抗 B 抗体，同时进行脾切除术或使用利妥昔单抗。较新的治疗方案包括免疫吸附，使用血型特异性柱或非特异性柱去除抗体，同时使用利妥昔单抗，以防止移植后持续产生抗体。在这些患者中引入其他抗体诱导并没有导致移植物存活率的改变[248]。AMR 的风险与高滴度的抗 A/B 凝集素有关，脱敏的强度可以根据预处理的滴度而改变，从而可能为尸体供者移植中的处置提供新的选择[249]。ABO 血型不相容肾移植的免疫吸附治疗在某些病例中与手术出血有关[250]。迟发 AMR 在 ABO 血型不相容的发生率低于 AMR 在 HLA 致敏中的发生率[236, 251, 252]。尽管是更强的免疫抑制方案，一项针对成年人的研究并没有发现接受 ABO 血型不相容移植的患者患癌症的风险更高[253]。

十六、免疫抑制

免疫抑制治疗在儿科肾移植中的目的是防止移植排斥反应，同时尽量减少不良反应。广泛的免疫抑制剂物被用于儿科肾移植，它们是防止排斥反应和实现长期移植功能的关键因素。一般来说，从成人移植患者的试验中可以获得更多的信息，而儿科的具体数据信息不全面。儿童的特别注意事项包括药物代谢的改变，以及对儿童生长发育等的不利影响。最佳的免疫抑制方案应尽量减少排斥反应的风险，而不会导致过度免疫抑制或药物的其他不良反应。

（一）诱导免疫抑制

移植后立即发生急性排斥反应的风险极高，这就解释了为什么除了高剂量的维持性免疫抑制剂物外，许多移植方案还包括生物诱导剂。使用这些在围术期使用的抗体的目的是清除 T 细胞或及其活化。

抗淋巴细胞制剂是 T 细胞清除药物，可以是多克隆或单克隆的。它们除了用于诱导免疫抑制外，在治疗急性细胞排斥反应中也有一定作用。抗胸腺细胞球蛋白（ATG）是一种多克隆抗体，含有人淋巴细胞免疫动物血清中多种淋巴细胞抗原的抗体。目前最常用的制剂是兔源性 ATG。

第一种单克隆制剂是 20 世纪 80 年代引进的 OKT3，它含有 T 细胞表面 CD3 受体的抗体。由于一些严重的不良反应，已不再使用。抗 CD52 抗体制剂阿仑单抗与 CD52 受体结合，这种受体存在于 T 细胞、B 细胞、单核细胞和 NK 细胞上，导致细胞溶解。T 细胞活化可诱导白细胞介素 –2（IL–2）产生，引起 T 细胞增殖；因此，单克隆 IL–2 受体抗体如巴利昔单抗可阻断这一途径，在不耗竭 T 细胞的情况下，阻止 T 细胞活化。

与单纯的常规免疫抑制相比，抗体诱导已被证明能改善成人肾移植的预后。然而，在儿童中支持性数据较少。高致敏患者更有可能接受抗体诱导治疗，因此在回顾性研究中很难比较疗效或安全性。早期的抗体诱导研究使用的维持免疫抑制剂物（如硫唑嘌呤和环孢素）现在也不一定适用。早期的抗体诱导研究使用了目前很少使用的维持性免疫抑制剂，如硫唑嘌呤和环孢素，这些数据现今已不适用。

ATG 是美国最常用的抗体诱导方法，尤其是在无类固醇方案和高致敏患者中 [254, 255]。在几项小型研究中描述了阿仑单抗诱导，应用于无类固醇或他克莫司单一治疗，具有良好的效果 [256–258]。阿仑单抗也被用于联合脱敏治疗高致敏患儿。预后与接受 IL–2 受体拮抗剂的非敏感患者相当。在移植后 1 年内，阿仑单抗组的淋巴细胞数量显著减少 [242]。对于使用淋巴细胞清除药物，特别是阿仑单抗，移植后淋巴增生性疾病（PTLD）的风险已经引起关注。在一个大型的 OPTN 数据库研究中，将 T 细胞清除药物（阿仑单抗和 ATG）与非清除性诱导剂及非诱导剂进行比较，非诱导剂发生 PTLD 的风险为 0.43%，与巴利昔单抗（0.38%）或阿仑单抗（0.37%）的发生率没有差异，接受 ATG 的患者稍高（0.67%）[259]。研究人群接受了比现在更高剂量的 ATG、更高剂量的维持性免疫抑制和更少的抗病毒预防，提示 ATG 诱导可能不是 PTLD 的重要危险因素 [260]。

使用 IL–2 受体拮抗剂巴利昔单抗作为诱导治疗联合三种药物维持免疫抑制的儿科研究显示，与无抗体诱导相比，具有良好的安全性，但极少或几乎没有额外益处 [261, 262]。最近一项使用澳大利亚和新西兰透析和移植登记处数据的大型研究表明，在儿童患者中使用 IL–2 受体抗体可使急性排斥反应率至少降低 40%，但移植物失功并未显著降低。这在供者类型、初始免疫抑制和移植时期是一致的；倾向性评分用于解释混杂因素 [263]。

设计一项前瞻性试验比较淋巴细胞清除药物和 IL–2 受体拮抗剂的疗效需要大量研究人群。OPTN 数据库的回顾性数据显示，在非裔美国儿童肾移植受者中，诱导淋巴细胞清除（ATG 或阿仑单抗）在降低急性排斥反应率方面更为有效，但在其他种族中没有发现差异 [264]。

根据 2015 年的 OPTN 数据报道，美国接受肾移植的大多数儿童接受抗体诱导，约 60% 接受 ATG 治疗，33% 接受巴利昔单抗诱导 [188]。PRA 升高（HLA 致敏）的儿童更倾向 ATG 诱导 [188]。在澳大利亚和欧洲，首选的诱导剂是巴利昔单抗，根据 2016 年的 ANZDATA 数据，76%～93% 的儿童使用巴利昔单抗，而 4%～6% 的儿童使用 ATG[189]。

（二）维持性免疫抑制

1. 钙调神经磷酸酶抑制剂（CNI）

(1) 环孢素：1982 年环孢素作为免疫抑制剂被引入肾移植，彻底改变了移植受者的治疗方法。而在

1996 年，82% 的儿童在肾移植术后 1 个月接受环孢素治疗，自 2009 年之后环孢素在很大程度上被他克莫司替代，只有低于 3% 的患者接受环孢素治疗[188]。近年来，小剂量环孢素与增殖信号抑制剂依维莫司联合应用于小儿肾移植患者，3 年期预后良好[265]。

儿童服用环孢素的剂量应高于成人，因为它的代谢速度比成人快。因此，有建议在幼儿和婴儿中，环孢素应每 8h 给药一次；然而，这可以导致全天曲线下的剂量标准化面积（AUC）较低，也是一种很难遵循的药物方案[265a]。监测环孢素的药物水平对维持治疗浓度和避免毒性很重要。谷浓度最初通常保持在 150～300μg/L，6 个月后保持在 75～125μg/L。监测 AUC 或服药后 2h 的 AUC 水平，作为 AUC 的指标，可能更有效地避免毒性作用。环孢素有胶囊和口服液两种剂型。不同剂型的吸收可能不同，剂量应根据血清药物水平指导。

环孢素具有剂量依赖性的肾毒性。它与 HTN、高脂血症和高尿酸血症相关，这些因素都可能导致心血管疾病，且对移植物功能的有害[267]。对外貌的影响是年轻患者的一个主要问题，包括多毛、牙龈增生和不常出现的粗糙面部特征，这可能导致患者特别是青少年依从性差的原因。有几种药物与环孢素相互作用，在许多情况下会降低其代谢，导致中毒浓度。儿童常见的例子包括大环内酯类抗生素或三唑类抗真菌药物，应监测 CNI 水平并谨慎使用。摄入葡萄柚也会降低 CNI 代谢和增加血清水平，主要是通过抑制肠内 CYP3A4，因此应避免食用。

(2) 他克莫司：自 20 世纪 90 年代引入他克莫司以来，作为免疫抑制方案的一部分，其使用量不断增加。2015 年，96.3% 的儿童肾移植受者最初接受他克莫司治疗[188]。他克莫司在个体间的新陈代谢差异很大，较年幼的儿童可能需要更高的体重剂量，所有患者都应定期监测药物浓度[268]。很多因素也会影响他克莫司达到谷浓度的剂量。研究表明，细胞色素 P_{450}、CYP3A5 等位基因变异频率可能占他克莫司血药浓度差异原因的 50% 以上[269]。此外，这些等位基因的频率在非裔美国患者中不同，这可以解释在这类人群中达到治疗药物浓度需要更高剂量[270]。最初的目标他克莫司水平很高（10～15ng/ml），根据具体方案，在 6 个月后逐渐降至 3～6ng/ml。

在他克莫司问世后的最初几年，比较他克莫司和环孢素在儿童中应用的一些研究被发表。一项 NAPRCS 研究比较他克莫司和环孢素分别与霉酚酸酯和泼尼松联合应用显示：移植后 1 年和 2 年的排斥反应和移植物存活率无差异。然而，他克莫司组的儿童不太需要降压治疗，而且 GFR 较高[271]。来自欧洲的一项类似的多中心研究显示，他克莫司组急性排斥反应频率降低，GFR 升高，两种药物的安全性相似[272]。长期数据显示，他克莫司组移植物存活率和 GFR 更好，胆固醇水平更低[266]。儿童肾活检的比较显示，接受环孢素治疗的儿童亚临床急性排斥反应更多[273]。最近的数据显示，与环孢素或西罗莫司相比，他克莫司治疗的儿童心血管危险因素的患病率较低[267]。随着他克莫司成为儿科肾移植免疫抑制治疗的标准方案，不再进行大规模的对照研究。用他克莫司和霉酚酸酯治疗的儿童与用环孢素和泼尼松治疗的历史性队列进行比较的研究显示他克莫司组的移植物存活率更高[274]。

他克莫司的不良反应与环孢素相似，移植后糖尿病发生率较高，他克莫司有神经毒性，表现为震颤或癫痫发作[275]。儿童和青少年将环孢素治疗改为他克莫司的一个常见原因是他克莫司对外貌的影响小。每日一次的他克莫司缓释配方也提高了患者依从性[276]。

2. 抗代谢药

(1) 咪唑硫嘌呤：在 20 世纪 60 年代早期，硫唑嘌呤被发现能有效预防移植肾排斥反应，尤其是与皮质类固醇联合应用时。其后，比较硫唑嘌呤和霉酚酸酯的研究表明，霉酚酸酯治疗的患者急性排斥反应的发生率显著降低[277]。在最初的几年里，大多数儿童接受了硫唑嘌呤作为免疫抑制方案的一部分，而 2014 年的 NAPRCS 报道指出，自 2002 年以来，只有 2.5%～3% 的儿童接受了硫唑嘌呤治疗[111]。硫唑嘌呤的不良反应包括骨髓抑制和肝毒性，可能需要减少剂量。硫唑嘌呤及其活性代谢产物 6- 巯基嘌呤（6-MP）的疗效、骨髓毒性和肝毒性可能与其代谢产物 6- 硫代鸟嘌呤和 6- 甲巯基嘌呤有关。硫嘌呤甲基转移酶（TPMT）活性是决定硫唑嘌呤和 6-MP 代谢的主要因素。检测 TPMT 基因型和酶活性可以帮助指导治疗。硫唑嘌呤的骨髓抑制作用可被黄嘌呤氧化酶抑制剂如别嘌呤醇增强，如有必要，硫唑嘌呤的剂量必须减少 50%～75%。尽管美国食品药品管理局（FAD）仍将硫唑嘌呤列为用于妊娠的 D 类药物，这意味有确凿的证据证实对胎儿有危害，但过去几十年积累的数据，特别是来自国家移植妊娠登记处的数据显示，出生缺陷的发生率与一般人群相似[278]。因此，硫唑嘌呤可能成为女性肾移植受者计划妊娠时霉酚酸酯制药的替代品。此外，硫唑嘌呤的价格明显低于霉酚酸酯。

(2) 霉酚酸酯：吗替麦考酚酯是一种可逆的肌苷单磷酸脱氢酶抑制剂，可下调 T 细胞和 B 细胞的增殖，是一种替代硫唑嘌呤的抗代谢药物，骨髓毒性较小。在体内迅速代谢为霉酚酸。结果表明，与硫唑嘌呤、环孢素和泼尼松联合应用相比，该药能降低儿童急性排斥反应的发生率，提高 5 年的移植物存活率[277]。一些数据表明，在儿童慢性移植物肾病（CAN）时，在免疫抑制方案中加用霉酚酸酯可以改善移植物功能[279]。2015 年，美国 93.2% 的儿童肾脏受者中将霉酚酸酯制剂被用作初始维持免疫抑制方案的一部分[188]。虽然初始剂量是 600mg/m^2 BSA 每天两次，但某些方案对低危患者给予较低的剂量（300mg/m^2），不良反应较小[280]。

霉酚酸酯的主要不良反应是胃肠道反应，包括腹部不适、恶心和腹泻。虽然有关于霉酚酸酯相关性炎症性肠病的报道，但最近一系列的儿童肝或肾移植受者新发结肠炎的病例并未显示与霉酚酸酯治疗有关[281]。有儿童小型研究表明，另一种替代制剂：肠溶霉酚酸，具有较少的胃肠道不良反应[282]。霉酚酸酯有胶囊、片剂、口服混悬剂和静脉制剂。肠溶霉酚酸不能制成悬浮液，限制了它在幼儿中的应用。关于霉酚酸监测是否有助于预防急性排斥反应，目前还存在争议。数据表明，霉酚酸酯暴露与移植时间、移植物功能和年龄有关，年轻患者需要较高剂量才能达到治疗水平[283]。较低的霉酚酸酯暴露被证明与 DSA 的重新形成有关[284]。霉酚酸酯与儿童肾移植受者中性粒细胞减少有关，通常需要减量或暂时停药[285]。服用麦考酚酸的妊娠患者与高出生缺陷率相关；因此，青春期少女和有生育潜力的妇女在使用霉酚酸酯治疗时，如果性行为活跃，必须注意使用可靠的避孕措施[286]。

3. 皮质类固醇

几十年来，皮质类固醇一直是预防移植器官排斥反应的基础药物。然而，长期皮质类固醇治疗与许多不良反应相关，包括 HTN、高脂血症、心血管疾病、葡萄糖不耐受、骨质疏松和无菌性骨坏死、白内障和青光眼，以及体重增加、库欣样表现、痤疮和心理影响。在许多患者特别是青少年中，对外貌影响常常是不依从的原因。皮质类固醇还通过多种作用机制抑制线性生长，包括干扰生长激素的作用和抑制骨形成[287]。为减少皮质类固醇在接受肾移植的儿童中的不良反应，已采取了低剂量的泼尼松、交替治疗方案、类固醇戒断方案和避免使用类固醇。

根据 NAPRCS 的数据显示，2000 年之前在接受肾移植的儿童中几乎普遍使用皮质类固醇。随后，使用率下降到 50%～60%。尽管在儿童肾移植中对节制类固醇的免疫抑制进行了广泛研究，但这一比例在过去几年一直保持不变[188]。然而，在低危患者中继续使用三重免疫抑制的剂量通常比以前更低，在几周内将皮质类固醇剂量逐渐减少到 0.1mg/kg 或 5mg/m^2 甚至更低[111]。

在 21 世纪初，对低危患者进行的无类固醇儿童肾移植的初步单中心研究表现出了令人鼓舞的结果。美国和欧洲的大型多中心随机对照研究发现，避免使用类固醇或早期类固醇戒断方案的儿童线性生长有所改善，且活组织检查证实的急性排斥反应（BPAR）没有增加[280, 288]。身高标准差的改善仅在青春期前儿童显著。避免使用类固醇的其他好处，如降低 HTN 和移植后糖尿病的发生率，结论不一致。值得注意的是，这些研究中大多数使用的是达克珠单抗诱导，而达克珠单抗已不再有效，尽管小部分研究显示出其与 ATG 诱导的结果相似，但使用其他 IL-2 受体拮抗剂的前瞻性研究尚未进行[254]。在接受环孢素 - 霉酚酸酯免疫抑制治疗的儿童中，类固醇治疗的延迟停药也显示出线性生长的改善，且移植物排斥反应发生率没有增加[289]。两项未使用或撤退使用类固醇研究的 Meta 分析证实，青春期前儿童的急性排斥反应发作没有增加，线性生长也得到改善[290, 291]。此外，汇集的数据显示，节制使用类固醇对儿童 HTN 和新发糖尿病有益处[290]。在高危儿童移植受者（包括非白种人、再次移植者和致敏患者），避免皮质类固醇方案尚未得到很好的研究。

4. 哺乳动物西罗莫司靶抑制剂

哺乳动物西罗莫司靶抑制剂（mTOR）除了阻断 T 细胞对 IL–2 刺激的增殖反应，还可以抑制血管肌肉和一些肿瘤细胞的增殖，从而可以减少移植血管病。由于这类药物没有肾毒性，是儿科移植中一个有希望的治疗选择。mTOR 抑制剂的不良反应包括移植后即可能会出现的伤口愈合受损、高脂血症、蛋白尿、一些青少年男性睾酮水平降低、口腔溃疡、间质性肺炎（包括肺孢子菌肺炎）、贫血和血小板减少[292]。

(1) 西罗莫司：是 2000 年 mTOR 中第一个被批准用于成人实体器官移植的药物。最初，它与 IL–2 受体拮抗剂诱导、霉酚酸酯和类固醇联合使用，试图完全避免使用钙调磷酸酶抑制剂。在这个方案中，急性排斥反应的发生率更高，不良事件增加[293]。随后，西罗莫司与小剂量环孢素一起被用于无类固醇方案，但由于 PTLD 的发生率较高而终止[294]。尝试在一些儿童患者中，将 CNI 转换为西罗莫司，来防治 CNI 引起的肾毒性，虽改善了 GFR，但增加了不良事件[295, 296]。小儿肾移植中使用西罗莫司的比例在 2002 年达到高峰（25%），随后在美国下降到不足 1%[111]，在其他登记中心也有类似的趋势[189]。

(2) 依维莫司：依维莫司已经在一些儿童的小规模非对照研究中进行了研究，通常与低剂量 CNI 联合使用，来替代霉酚酸治疗。一项基于欧洲儿科肾移植合作计划（CERTAIN）登记中心数据的研究，比较了接受低剂量环孢素、类固醇联合伊维莫司治疗和接受标准免疫抑制治疗的儿童。经活检证实的排异反应没有增加，两组间移植物功能相似，但不良反应不同。依维莫司组高脂血症、HTN、贫血发生率均高于对照组[297]。进一步的分析显示，在接受伊维莫司治疗的组中，CMV 复制和疾病显著下降，很可能是没有使用霉酚酸酯的原因。这很可能是由于避免使用霉酚酸酯所致[298]。另一项没有对照组的类似治疗方案研究也显示良好的长期预后。为了避免伤口愈合问题，大多数方案将依维莫司的治疗推迟到移植后几周[265]。

5. 其他免疫抑制剂物

在大多数情况下，新的免疫抑制剂在对儿童进行试验之前，会先在成人中进行研究。贝拉西普是一种协同刺激抑制剂，在成人肾移植患者中显示出良好的前景。与环孢素相比，GFR 有所改善，但急性排斥反应的发生率较高。到目前为止，还没有在儿童中进行研究，一个主要的担忧是，在 EBV 血清阴性患者中，PTLD 的发生率可能更高，尤其是中枢神经系统。随着越来越多的儿童 EBV 阴性的患者接受移植，PTLD 的潜在风险可能更高[299]。一个潜在的优势是间歇性静脉给药有助于克服药物不依从性，特别是青少年患者。

（三）联合免疫抑制治疗

在北美，过去的 10 年里，儿童肾移植中最常见的联合免疫抑制是他克莫司、霉酚酸酯和泼尼松（3 年期移植物存活率为 42.3%），其次是他克莫司和霉酚酸酯（3 年期移植物存活率为 22.5%）[111]。其他联合用药包括他克莫司与低剂量泼尼松双联治疗或加硫唑嘌呤治疗。尸体供者和活体供者之间的免疫抑制组合频率没有差异。

十七、围术期管理

儿童肾移植应始终由一个经验丰富的团队管理，该团队包括移植外科、肾脏学、麻醉学、重症监护和其他专业领域的儿科专家，以确保最佳结果。

技术原因是导致幼儿早期移植物功能不全的主要原因，主要是移植物血栓形成。尽管成人和较大儿童的移植肾通常是放置在腹膜外髂窝，但最年轻的患者通常采用中线腹腔入路。在非常小的儿童中，为了提供足够的肾脏灌注，特别是当供者肾是成人大小的肾时，移植肾的吻合血管通常是主动脉和下腔静脉（IVC），而不是年龄较大儿童和成人使用的髂血管。供者肾动脉宽度可能与受体主动脉相同，但肾静脉可能明显宽于受者的下腔静脉。肾血管直行至大动脉和腔静脉，可避免血管扭结，降低血栓形成的风险。下腔静脉狭窄或血栓形成很罕见，但可出现在婴儿期置入 CVC，腹部手术或高凝状态的患儿，这给移植吻合带来麻烦。因此，应在移植前通过多普勒或静脉造影评估情况，如果发生严重的下腔静脉（IVC）病变，应选择替代静脉。在这种情况下，移植儿童（死亡）供肾可能有好处[300, 301]。

成人大小的肾移植需要增加 CO 以保持良好的灌注，来避免急性肾小管坏死或肾血管血栓形成。即使受体的血管内容量维持在最佳水平，移植时供肾的血流量也会显著减少。血流量的进一步减少可能导致移植物缺血；因此，对幼儿来说，在移植手术期间和术后，需要维持较高的正常中心静脉压和血压。吻合完成后，血管夹松开会使儿童受者大部分血容量立即流入移植物，这是必须控制血管内容量的关键时间点。移植后立即维持相对较高的血容量可能会使停用机械通气的时间延迟 1～2 天，但对于保持移植体的灌注至关重要[302]。在接下来的几周和几个月里，通过积极的水合作用以优化血管内容量和移植物血流量很重要，并且可能需要通过鼻胃管途径补充液体[300]。避免术后急性肾小管坏死也可以使 CNI 在早期充分给药，从而防止早期急性排斥反应。

十八、术后的即刻维护

移植后的最初几天，儿童通常在 ICU 接受治疗。密切关注生命体征和体液管理，以优化移植物灌注。出现大量排尿，特别是以前少尿或无尿的患者，是移植肾具备功能的标志。相反，少尿或排尿量显著减少则需要立即进行评估和治疗。移植后通过冲洗或更换膀胱导管确保膀胱引流通畅。超声可以评估肾脏、血管、输尿管和膀胱，并提供器官灌注的信息，出现积液则表明存在渗漏或出血。血栓形成可以造成血流量不足，需要立即进行手术干预，出血量大或漏尿也需要立即手术处理。静脉输液可补充不显性失水、排尿及第三间隙导致的液体损失，并保持中心静脉压力在正常高水平。通过保持良好的肾脏灌注，从而增加尿量[302]。然而，如果尿量不增加，血管内容量超负荷可能导致呼吸衰竭和 HTN。利尿剂可能对容量超负荷有帮助，部分患者需接受透析治疗。

免疫抑制在移植时开始启动，包括大多数情况下围术期静脉注射糖皮质激素（完全避免类固醇的方案除外）。如果术后少尿，可能会延迟数小时或更长时间使用 CNI。术后开始进行预防性抗感染治疗。围术期抗生素用于预防伤口感染[303]，通常使用复方新诺明（TMP-SMX）来预防耶氏肺孢子菌感染，也可以降低 UTI 的发生率。抗病毒药物用于预防 CMV 疾病，通常是口服缬更昔洛韦，治疗时间取决于移植前供者和受体的血清学状态，以及是否给予淋巴细胞清除药物诱导免疫抑制[304]。一些中心使用抗真菌预防药物，特别是对住 ICU 时间过长的患者或抗生素治疗的患者。低分子肝素或阿司匹林常用于预防移植后肾血栓形成，特别是年轻患者和移植前凝血检查异常的患者[305]。

十九、肾移植的早期并发症

（一）移植肾功能延迟恢复

移植肾功能延迟恢复（DGF）通常定义为肾移植术后第 1 周需要透析，有时也称为急性肾小管坏死[111]。DGF 最常见的原因是移植肾的缺血后急性损伤，与接受尸体供者肾、缺血时间延长、移植中和移植后血流动力学损害有关。美国分配政策的变化导致死亡的供者器官被运送到更远的地方，导致冷缺血时间增加、DGF 发生率增加[306]。尽管在 3 年的随访中，儿童接受心脏尸体供者（DCD）肾脏移植的移植肾有良好的存活率，但接受 DCD 肾脏移植的儿童中 DGF 的发生率更高[198]。DGF 已被证明对移植肾的长期存活和功能不利，需要移植后透析的患儿移植肾丧失功能风险加倍[307]。无论是接受活体还是尸体供者肾脏移植的患儿，DGF 也有更高概率发生随后的急性排斥反应[111]。

DGF 的其他原因包括移植肾血栓形成，可以通过超声或放射性核素扫描诊断，可能需要手术治疗。通过细致的外科技术和维持体液平衡，以及移植前筛查和纠正发生血栓的危险因素，可以预防血栓形成。使用抗体诱导治疗可以降低缺血后 DGF 的发生率，其机制尚不清楚[308]。

泌尿系统并发症，如尿漏或梗阻也可引起 DGF 或急性尿量减少，超声和放射性核素扫描可辅助诊断。移植后 4～6 周常放置输尿管支架以防止阻塞，但可能会增加 UTI 的风险[309]。

术后急性肾小管坏死（ATN）后出现超急性排斥反应或加速急性排斥反应，也可出现 DGF。超急性排斥反应通常由预先形成的抗供者 ABO 或 HLA 抗体引起，表现为移植后几分钟至几小时内移植物迅速不可逆破坏。由于血型和 HLA 配型已成为常规，这些反应极为罕见。对受体进行 ABO 抗原不匹配的移植物预处理或采用减敏方案的 DSA 预处理通常可以防止这种灾难性的结果 [310]。

FSGS 的复发可以表现为原发性移植肾无功能，需要进行移植肾活检来诊断，以便指导治疗 [213]。

（二）急性排斥反应

虽然同种异体肾移植排斥反应的发病率显著下降，从 1987—1990 年超过 70% 到 2007 以来的 16%，但仍是儿童肾移植的一种常见并发症 [111]。NAPRTCS 将排斥反应定义为医生决定启动特定的抗排斥治疗，而不是经活检证实急性排斥反应（BPAR）。然而，最新的队列研究，报道的急性排斥反应的活检比率已从 1987 年的 45% 上升至 94%。从临床诊断急性排斥反应转向 BPAR 的趋势可能影响急性排斥事件的总体发病率。儿童活体肾移植术后 1 年发生急性排斥反应的概率从 1987—1991 年的 52.8% 降至 2007—2013 年的 9.3%。接受尸体供者肾脏移植的患者，第一年发生急性排斥反应的概率从 67.4% 下降到 13.8% [111]。

近年来急性排斥反应发生率的降低认为是目前使用了更新、更有效的免疫抑制剂所致。急性排斥反应的最高风险出现在最初几周到几个月。然而，它也可能发生在任何时间，甚至移植后数年 [311]。与活体供者相比，接受尸体供者移植后发生这种情况的频率更高，这表明缺血时间较长的移植物容易发生这种情况，比如，抗原暴露促进了免疫反应。虽然早期队列研究中急性排斥反应的危险因素包括非裔美国人种族和无诱导治疗，但最新的 NAPRTCS 队列（2007—2013 年）中，这些因素的影响不再显著。这可能是非裔美国儿童采取不同免疫抑制方案的结果。如前所述，急性肾小管坏死引起的 DGF 仍然是后续急性排斥反应的重要危险因素 [111]。肝肾联合移植可保护肾脏免受急性细胞和抗体介导的排斥反应影响和避免肾功能下降 [312]。

急性排斥反应常无临床症状。移植肾的压痛和发热在目前免疫抑制时期非常罕见，GFR 的急性下降可能是唯一的表现。GFR 显著下降可发生在血清肌酐升高之前，特别是基线肌酐正常时。及时的检查应包括尿液分析和尿培养排除感染性和肾小球疾病，BK 病毒（BKV）聚合酶链反应（PCR）和超声检查判断是否有梗阻、积液或血管损害。尽可能进行活检以确诊急性排斥反应，以及鉴别其他移植肾功能障碍的原因，如 CNI 毒性或包括 BK 肾病在内的病毒感染，仅从临床症状判断很难与急性排斥反应区分开来。在超声引导下可安全进行移植肾活检，轻度全身麻醉或清醒镇静有助于减轻焦虑和疼痛。利用 Banff 标准对急性排斥反应进行分级 [313]。急性细胞排斥反应的特征是淋巴细胞浸润小管（小管炎）和间质性炎症，严重时累及动脉壁。在急性抗体介导排斥反应（ABMR）中，会出现包括微血管炎症在内的急性组织损伤，通常还会出现急性肾小管损伤、动脉炎或肾小球毛细血管纤维蛋白血栓。此外，尽管 C_{4d} 阴性 ABMR 已被证实，但仍有证据表明在同种异体肾移植中肾小管周围毛细血管中存在抗体介导的补体激活 C_{4d} 沉积。结合活检结果和循环 DSA 可对 ABMR 进行诊断。两种急性排斥反应可能共存 [313]。是否进行常规的移植肾活检以帮助制定免疫抑制疗法和检测亚临床排斥反应的问题尚未解决 [314]。动态监测 DSA 有助于发现高危患者，调整免疫抑制方案，防止明显的抗体介导的损伤 [315]。

急性细胞排斥反应治疗的基础是大剂量皮质类固醇，最常见的是静脉冲击注射甲泼尼龙。在激素抵抗性排斥反应中，可使用淋巴细胞清除药物，特别是胸腺球蛋白。治疗前使用甲泼尼龙和抗组胺药物，通常需要预防细胞因子释放综合征，这种症状在第一次使用胸腺球蛋白时尤为明显。接受急性排斥反应治疗的儿童中，50%～60% 的患者完全缓解，GFR 恢复到基线水平，另外 30%～40% 的患者部分缓解。若反复发作，急性排斥反应完全逆转的可能性降低 [111]。当诊断出急性排斥反应时，须考虑免疫抑制不足的可能性。这可能是由于药物剂量不足，或者更常见的是不遵医嘱使用免疫抑制剂物，特别是青少年患者 [206]。必须注意维持免疫抑制，考虑将泼尼松加入到无类固醇方案中，将环孢素转用他克莫司，或者增加他克莫司的抗代谢物剂量或目标血药浓度，以提高对治疗的反应，减少复发性急性排斥的发生率 [316]。

传统的抗排斥治疗对 ABMR 通常无效，移植肾丧失功能的比率很高。关于成人或儿童 ABMR 治疗的随机对照研究很少，也没有足够的证据指导治疗[317, 318]。一线治疗通常包括大剂量皮质类固醇、血浆置换和 IVIG。血浆置换和 IVIG 的目的是将 DSA 从循环中去除[319]二线方案包括通过清除 B 细胞（利妥昔单抗）或浆细胞（硼替佐米）来影响抗体的产生。最近研究表明硼替佐米治疗儿童顽固性 ABMR 后移植肾功能稳定[320, 321]。依库丽单抗抑制补体以减少抗体介导的损伤已在少数患儿中应用[322]。较轻的 ABMR，如存在 DSA、移植肾活检中有轻微的 ABMR 表现，但移植肾功能没有明显恶化，可使用皮质类固醇和 IVIG 治疗，使用或不使用利妥昔单抗。这种方法避免了对低危患者进行 CVC 置管和血浆置换[320]。

急性排斥反应是移植术后第 1 年移植肾丧失功能的最常见原因，对移植肾的长期生存有显著的负面影响[199, 311, 323]。必须密切监测，以避免早期急性排斥反应，并使其能够及时发现和治疗。在移植后的最初几天每天监测血清肌酐，之后每周至少监测两次，持续 2～3 个月，并监测药物浓度。之后，如果没有并发症，6～12 个月后检查频率降低到每月 1 次。移植后第一个月应定期监测 DSA，移植后应定期监测 DSA。这对有移植前致敏或有移植功能障碍迹象的患儿尤其重要。新生 DSA（最常见的 DQ 抗体）的出现是随后发生 ABMR 的危险因素，可以通过及时干预加以预防[324]。即使是病情稳定的儿童和青少年也需要在儿科移植诊所定期随访，以帮助降低不依从和由此产生的移植排斥反应的风险，以及进行对他们健康有关的许多其他方面的长期管理。

（三）感染

随着更有效的免疫抑制剂被引入到肾移植领域，降低了急性排斥反应的发生率，也降低了排斥反应所致的住院率。这样做的代价是更高的感染率和感染住院率，特别是在儿科人群中[325]。使用抗体诱导治疗、留置血管导管或导尿管及移植后中性粒细胞减少症会增加感染的风险[285]。儿童肾移植后的最初 3 年内感染住院率为 47%，高于成人[326]。在移植后的短时间内，最常见的感染是外科手术感染、尿路感染和肺炎。随后，移植后的最初几个月，常见病毒感染，特别是 CMV、EBV 和 BKV 肾病，它们会导致严重的并发症，并可能对移植肾功能产生不利影响。在儿童肾移植受者因发热住院的病例中，细菌性疾病的发生率很高（50%），需要进行全面检查，并考虑经验性抗生素治疗[327]。

1. 尿路感染

尿路感染（UTI）是儿童肾移植术后常见的并发症，术后 3 年内的住院率为 16.8%[326]。在过去的 20 年里，儿童肾移植术后发生泌尿道感染的风险增加[325]。危险因素包括移植前诊断为阻塞性尿路病变或 VUR 和膀胱异常[328]。在移植过程中放置输尿管支架也可能增加 UTI 的风险[309]。尽管移植肾肾盂肾炎时可能发生功能障碍，但长期肾功能可不受影响[329]。TMP-SMX 预防肺孢子菌感染可降低 UTI 的发病率，但不同医疗中心的细菌敏感性不同，可能使这种策略无效。尽管许多诊所在每次就诊时常规对移植患者进行尿培养；然而，治疗无症状菌尿而无脓尿的适应证仍不清楚，这可能导致细菌耐药[330]。肾移植术后复发性 UTI 可能与 VUR 有关，应予以处理（见“肾脏移植患儿的长期随访：泌尿系统”部分）。

2. 巨细胞病毒

自从广泛使用预防性抗病毒治疗以来，CMV 感染在儿童肾移植中已经显著减少，但它仍然是一个重要的、偶尔很严重的并发症。如今，多达 20% 的儿童肾脏移植患者会发生 CMV 感染（定义为有病毒复制的证据），3%～10% 会发展为 CMV 疾病（病毒复制与有临床表现）[331]。

最易受感染的人群是那些在移植前 CMV 血清反应阴性的儿童，他们接受了来自血清阳性供者（D^+/R^-）的肾脏，并发展为原发性感染。对于供者为 CMV 血清阴性的儿童，原发感染也可能是社区获得性的[331]。接受 IVIG 诱导治疗的儿童也有较高的 CMV 感染风险[332]。根据 OPTN 的数据，2011—2015 年接受肾移植的儿童中，有超过一半的人 CMV 血清学呈阴性，而只有 1/4 的成年人在移植时 CMV 呈阴性[188]。继发性感染也可能发生，病原可能是宿主菌株的重新激活，也可能是来自供者菌株的感染，临床表现并不严重。肾移植受者感染 CMV 后发生急性排斥反应的风险更高，可能与移植肾失功增加有关[333]。CMV 复制的儿童肾移植功能下降更为明显[298]。

在预防小儿 CMV 方面，缬更昔洛韦已被证明至少与口服更昔洛韦一样有效，并且具有更好的生物利用度，便于每日 1 次给药[334]。给药剂量应基于 BSA，并根据肾功能校正[335]。有两种 CMV 预防策略：预防和预防性抗病毒治疗。成人 CMV 感染和疾病的发生率在接受预防的患者中较低；然而，两种策略在移植肾转归或死亡方面没有显著差异[336]。未感染 CMV 的儿童接受移植的比例很高，使他们罹患 CMV 疾病的风险更高。大多数中心至少在最初几周采取预防措施，以减少传入的 CMV 阳性移植物内的病毒复制。大多数预防方案需要 3～6 个月，具体时间取决于免疫抑制方案和患者血清状态，但最佳的预防时间尚不清楚[331]。病毒监测在预防过程中非常重要，特别是在对患者进行预防性管理或停用缬更昔洛韦后[337]。当加强免疫抑制治疗时，如治疗急性移植排斥反应时，也应考虑抗病毒预防。缬更昔洛韦的不良反应包括血液学毒性，主要是白细胞减少和中性粒细胞减少，以及胃肠道不适或腹泻，有时需减少剂量或停止治疗[338]。

停止预防性抗病毒治疗后 CMV 感染非常常见。无症状 CMV 感染应静脉注射更昔洛韦治疗；对于病情稳定的大龄儿童和青少年，口服缬更昔洛韦可作为初始治疗[331]。CMV 疾病被定义为有临床症状的病毒血症，最常见的表现为发热和不适，部分病例为组织侵袭性疾病，涉及呼吸道、肝脏和胃肠道。移植肾功能障碍、白细胞减少和血小板减少是常见的实验室表现。在 CMV 侵袭性疾病中，治疗通常开始于静脉注射更昔洛韦，当发现临床症状改善和病毒载量降低，改为口服缬更昔洛韦。尽管 VICTOR 的研究证明口服缬更昔洛韦与静脉注射更昔洛韦在成人移植受者中的疗效相当，但尚不清楚这些结论是否可以借鉴至儿童人群。为了帮助消灭病毒，应减少免疫抑制，通常通过停用抗代谢物药物硫唑嘌呤或霉酚酸酯实现。超免疫 CMV 球蛋白制剂可用于最严重的病例，但其疗效仍不确定[331]。治疗将持续到病毒根除，并在之后几周给予预防性剂量。治疗结束后可能出现复发；因此，应在治疗结束后和重新使用抗代谢物后继续监测病毒数周，抗代谢物的剂量通常低于 CMV 感染前。无论是临床还是病毒学上，治疗无效可能是由于病毒对更昔洛韦具有耐药性，这通常是由于病毒 UL97 突变导致。治疗方法包括大剂量的更昔洛韦或改用膦甲酸，而膦甲酸具有肾毒性的，对儿童研究的数据也缺乏[339]。

3. EB 病毒感染

与 CMV 血清学的情况相似，约半数接受肾移植的儿童患者对 EBV 呈血清阴性，而仅有 10% 的献血者未感染 EBV[188]。因此，血清阴性的患者接受来自 EBV 阳性患者的移植物感染风险更高，EBV 病在幼儿中更为常见。EBV 感染可无症状，也可表现为急性病毒综合征，或者可能与 PTLD 相关。移植后发生原发性 EBV 感染，发生 PTLD 的风险更高。移植前 EBV 阴性的儿童在移植后 5 年内 PTLD 发生率为 2.9%，而血清阳性的儿童为 0.7%[188]。在原发性 EBV 感染患者中，青少年更有可能发展为 PTLD 且预后较差[340]。

通过定量 PCR 监测外周血中的病毒载量，特别是高危患者移植后第 1 年的病毒载量，对于鉴别感染和早期干预非常重要。德国的一项前瞻性研究发现，移植后第 1 年，63% 的血清阴性儿科患者发生了原发性感染，44% 的血清阳性患者发生了复发或再感染，尽管许多感染是无症状的[341]。免疫抑制越强，有症状的 EBV 感染率越高。部分研究表明，高危患者中使用更昔洛韦或缬更昔洛韦进行预防可降低 EBV 的发病率[342-344]。临床表现通常表现为长期发热、淋巴结病、扁桃体炎和肝脾大。实验室检查包括白细胞减少、异型淋巴细胞、肝酶升高和 EBV IgM 抗体，以及可能出现移植肾功能障碍。通过测定 EBV 病毒载量可确诊，也可用来监测疾病的进程和对治疗的反应。

EBV 相关的 PTLD 可能是由 EBV 感染诱导的 B 细胞增殖所致。从单核细胞增多到成熟的单型淋巴瘤都是 EBV 相关疾病的一种表现。影像学检查有助于鉴别淋巴样肿块，可通过活检来排除恶性 PTLD。除了胸部 X 线及腹部超声检查外，CT 扫描及正电子发射断层扫描可辅助进行疾病的分期及指导活组织切片检查[345]。治疗 EBV 感染和预防 PTLD 的基础是减少免疫抑制。治疗策略包括停用抗代谢物和降低他克莫司的血药浓度，或者改用 mTOR 抑制剂。使用缬更昔洛韦抗病毒治疗慢性 EBV 病毒血症尚未被证明有效[344]。一些儿童在肾移植后可能有持续性的 EB 病毒高载量，但未发展为 PTLD[342]。

4. BK 病毒感染

BK 多瘤病毒感染伴随更有效的免疫抑制方案的出现而出现，成为 20 世纪 90 年代后期肾移植患者的一个重要临床并发症。BKV 感染可导致 BKV 相关性肾病（BKVAN），表现为肾小管间质性肾炎，伴有移植肾功能障碍和潜在移植肾失功，同时伴有输尿管狭窄和出血性膀胱炎 [346]。虽然以前认为在儿童中很少见，但最近来自 NAPRTCS 的数据显示其患病率为 4.6%，与成年人相似 [347]。最近的一些研究表明，筛选试验检测到的儿童肾移植患者 BK 病毒血症的发病率较高（10%～27%），尽管明显的肾病较少见 [348, 349]。BK 在儿童期传播，病毒潜伏在小管上皮细胞中。移植后的免疫抑制可能导致病毒在移植肾中活化并快速复制，因此被认为是免疫抑制的结果。年幼的受者可能由供者肾脏传播发展为原发性 BK 感染。BKVAN 的危险因素包括抗体诱导、DR 失配或抗排斥治疗。

病毒首先出现在尿液中，如果病情进展，则可通过定量 PCR 在血液中检测病毒 DNA。在血浆病毒载量维持或增加的患者中可观察到组织学变化 [346]。建议监测病毒载量，以便进行早期诊断和干预。检测出病毒尿可能具有临床意义，虽然它与移植肾损伤无关，但有随后发生病毒血症的风险。定期定量 PCR 监测血浆病毒载量，特别是移植后的最初几个月、急性排斥反应后，以及在任何时候出现不明原因的血清肌酐升高时，是被接受的儿科肾移植诊断策略 [350, 351]。如果存在移植肾功能障碍，则需行肾活检。典型的表现包括细胞病理改变和肾小管间质性肾炎，很难与其他病毒感染或急性细胞排斥反应相鉴别，在某些情况下甚至可能与其他疾病共存。SV40 病毒抗原的免疫组化染色对 BKV 肾病具有高度特异性 [346]。当肾活检相关组织学结果与血液中高 BKV 载量吻合，具有诊断意义。

BKV 感染管理的基础是在检测到明显的 BK 病毒血症时减少免疫抑制。这通常是通过停用抗代谢物或减少 CNI 的目标浓度实现的，目的是防止其进展为明显的肾病。免疫抑制的减少使患者的免疫系统通过提高 BKV 特异性细胞免疫和特异性免疫球蛋白更有效地清除病毒血症 [347]。顽固的 BKVAN 的治疗往往效果不理想。一些具有抗病毒活性的药物已被用于治疗对免疫抑制最小化无反应的 BKVAN 患者，并取得了不同程度的成功，但还没有进行随机对照研究 [346]。这些药物包括大剂量的 IVIG、喹诺酮类抗生素、西多福韦和来氟米特 [349, 351–353]。

5. 水痘

建议在移植前对水痘 – 带状疱疹病毒进行免疫接种，因为在免疫功能低下的患者中是否使用减毒活疫苗存在争议 [212]。据报道，在移植前接种疫苗的儿童中，有 25% 在移植后抗体反应消失 [211]。此外，与健康对照组相比，实体器官移植受者体内的这些抗体的活性可能较低，细胞免疫反应也可能减弱 [354]。未接受免疫的肾移植受者感染水痘可导致严重的疾病，在某些情况下可累及内脏。未免疫的受者暴露后应尽早给予水痘 – 带状疱疹免疫球蛋白预防，如果出现临床疾病，应开始静脉注射阿昔洛韦治疗。通常建议暂时停用抗代谢药物，或者减少使用剂量 [355]。

6. 其他传染病

(1) 呼吸道病毒：呼吸道病毒，特别是流感病毒感染，可能与免疫抑制宿主的危重症有关。疾病严重程度可能与免疫抑制程度有关，临床表现可能不典型。可以通过鼻咽拭子、冲洗或吸痰检查病原体来鉴别可能的呼吸道病毒感染。可在病毒学确诊前就开始对疑似流感感染进行经验性神经氨酸酶抑制剂治疗，如口服奥司他韦。建议移植前接种疫苗，以及移植后每年季节性接种灭活流感疫苗。首次接种疫苗的儿童（<9 岁）应接种两剂，间隔 4 周。疫苗的免疫原性是可变的，但最近的研究表明，免疫接种可降低死亡率和临床严重程度，减少感染相关的急性排斥反应 [356]。

(2) 皮肤疣：通常是感染人乳头瘤病毒所致，以及传染性接触性软疣病变，是常见的儿童肾移植后并发症。虽然恶变可能低，但病变多发，可因容貌问题造成苦恼。疣常难以治疗易复发，如有可能，可调整免疫抑制方案 [357]。局部治疗常常无效，需要手术切除。

(3) 肺孢子菌肺炎：耶氏肺孢子菌肺炎是一种典型的机会性感染，在具有免疫能力的宿主中非常罕见。随着预防（通常是 TMP SMX，如果有 TMP SMX 的禁忌证可静脉给予喷他脒）的广泛应用，其移植后感染的真实发生率尚不清楚 [358]。肾移植后抗肺囊虫预防通常持续 6～12 个月，之后免疫抑制效应减弱。肺孢子虫感染可能与 CMV 或其他呼吸道病毒共存，对于有不明呼吸道症状的免疫抑制儿童应充分考虑[359]。

(4) 感染性腹泻：腹泻是儿童肾移植术后常见的并发症。在某些情况下，它可归因于药物如麦考酚酯或缬更昔洛韦，通常不严重，减少剂量或改变治疗方案后可缓解[338]。极少数情况下，麦考酚酯可引起严重的结肠炎，停用该药可改善症状[360]。高达 60% 的腹泻儿童中，可以发现感染性病因，包括病毒、细菌或寄生虫。

虽然在健康儿童中，因感染隐孢子虫引起的腹泻很常见，但它几乎是一种轻度的自限性疾病。免疫抑制的患者，可出现长期腹泻，并出现血容量不足，从而导致 CNI 血清浓度波动，以及 AKI。使用硝唑尼特治疗常常是必要的支持性措施[361, 362]。

器官移植受者也可出现持续性的诺如病毒感染。慢性感染排毒可能会持续数月[363]。多数情况下，住院补液治疗十分必要，30% 的患者 2 周后仍有腹泻[364]。

（四）原发性肾脏疾病复发

根据 NAPRTCS 的数据，7.8% 的儿童移植肾因原发性肾脏疾病复发而功能丧失[188]。最常见的复发肾脏疾病是 FSGS，但 MPGN（特别是Ⅱ型）、aHUS、PH1 等也可在移植肾中复发。ANZDATA 数据库的一项研究表明，与老年人相比，年轻患者移植后肾小球疾病复发的风险更高[365]。筛查有复发危险的患者对早期诊断和治疗干预很重要。（见前文“受者评估”部分）。

FSGS 约占美国儿童 ESRD 的 10%，临床表现为 SRNS，其复发性肾病综合征的风险为 30%[111]。在移植手术前或移植手术中，对有持续性蛋白尿的儿童行肾切除术，可及时诊断复发。临床表现包括移植后立即出现或病程中稍后出现严重蛋白尿，DGF 或无尿也可能是疾病复发的迹象。体液因素会引起肾小球屏障损伤，清除体液因素是治疗策略的基本原则。血清可溶性尿激酶型纤溶酶原激活物受体被认为是导致 FSGS 复发的渗透因子，尽管在儿科研究中未得到证实[366]。预防和治疗性血浆置换治疗该病复发，抗 CD20 单抗利妥昔单抗在缓解蛋白尿方面也显示出一定疗效[221, 367]。移植肾复发性FSGS，特别是对治疗无反应时，会增加移植肾功能丧失的风险。

在首次接受肾脏移植的儿童中，1.7% 的儿童被诊断为 MPGN，移植后有 20%～45% 的儿童可能复发，也是许多患者移植物失功的原因之一[368]。分别研究 MPGN Ⅰ型和Ⅱ型发现，MPGN Ⅰ型的 5 年移植肾失活风险为 23.5%，MPGN Ⅱ型的 5 年移植物失活风险为 67.5%，但 MPGN Ⅱ型的患儿数量极少[225]。MPGN 的最新分类是基于肾小球损伤机制，而不是基于肾小球沉积物的部位及表现。基于此分类方法，大多数 MPGN 患者的活检结果与免疫复合物介导的肾小球肾炎一致，其特征是存在免疫复合物和补体成分，只有 12% 的患者仅为补体介导而无免疫复合物沉积的肾小球肾炎[369]。最近的一项对成年及部分青少年患者的研究显示，MPGN 患者的整体复发率为 45%，其中 55% 在移植后一年内复发。复发的危险因素包括低补体和存在单克隆性血管病变，但不包括该疾病的亚型[369]。临床上常使用血浆置换、利妥昔单抗（anti-CD20）和皮质类固醇治疗 MPGN 复发，但没有明确的疗效证据[368]。

在没有特殊干预的情况下，高达 60% 的肾移植患者可能会发生 aHUS。除非及时进行血浆置换或补体抑制，否则大多数将进展为移植肾失功能[370]。依库丽单抗是一种补体因子 5 的单克隆抗体，可抑制终端补体系统的激活，对 aHUS 的治疗有效[227]。对法国的病例系列的研究所示，对于预防和治疗移植术后 aHUS 复发，它具有了良好的效果，已成为首选治疗方法。3 例患者在停药后出现复发，提示需要长期治疗[227]。接受补体抑制剂治疗的患者有脑膜炎球菌感染的风险，必须采取预防措施[370]。

PH1 治疗可选择联合或序贯肝肾移植。然而，在移植前长期接受透析治疗的患儿可能有明显的草酸盐沉积，且主要沉积在骨骼中。尽管通过肝移植草酸盐生成停止，但全身性草酸负担仍会对移植肾造成负担。仔细地水化，使用结晶抑制剂如口服柠檬酸盐，或者移植后立即使用 HD 可以帮助保护新的肾脏[371]。

其他可能复发并导致移植肾功能障碍或衰竭的疾病包括狼疮性肾炎、IgA 肾病、Henoch Schonlein 肾炎、膜性肾病和糖尿病肾脏疾病等。

二十、慢性移植性肾病

来自世界各地的几个儿科数据库的数据，移植后第 1 年最常见的移植肾失功的原因是慢性移植性肾病（CAN），约占肾脏移植失败的 35%[111, 189]。术语 CAN 代替以前使用的术语，包括慢性排斥反应、移植肾病、慢性移植肾功能障碍或损伤。它主要是一个组织病理学诊断，用来表示肾移植内慢性间质纤维化和肾小管萎缩的特征，但没有其他特定病因学证据。典型的病理还包括小动脉透明变性和血管内膜纤维增生，以及慢性移植性肾小球病变[372]。其发病机制尚不完全清楚，涉及的病因包括免疫和非免疫等多方面。临床上，当移植 3 个月后移植肾功能缓慢恶化，没有急性排斥反应、药物毒性、感染或其他病变的证据时，可以怀疑为 CAN。临床表现还包括蛋白尿增加和 HTN 恶化。慢性肾移植排斥反应的预防和治疗仍然是临床医生面临的主要挑战之一。长期充分的免疫抑制在免疫介导的 CAN 的预防中非常重要，尽管在某些情况下慢性 CNI 毒性作用难以与 CAN 区分。儿童肾移植受者不坚持药物治疗可加剧间质纤维化和肾小管萎缩[373]。免疫抑制治疗的调整或可改善 CAN，例如，用麦考酚酯治疗 CAN 患儿可改善移植肾功能[279]。选择合适的血管紧张素转化酶（ACE）抑制剂实现高血压最佳控制，此外，高脂血症的治疗也很重要。临床应用尿生物标志物来帮助区分 CAN 与其他移植肾损伤表型是一个可待研究的方向[374]。

二十一、患者生存

与 1987—1996 年相比，2005—2013 年儿童肾移植术后的存活率有所提高，接受尸体供者肾移植的儿童 5 年存活率为 96.4%，接受活体肾移植的儿童 5 年存活率为 97.4%。小于 24 个月的移植婴儿存活率较低；然而，这一组患者人数较少，而且在过去 20 年中也得到显著改善[111]。最常见的死亡原因是感染（28.5%），其次是心肺系统原因（14.6%）和恶性肿瘤（11.5%）。总体来说，尽管有 48.2% 的移植肾功能正常患者死亡，但移植失败的患者死亡率更大。USRDS 2017 年年度报告显示，比较 2005—2009 年和 2010—2014 年，校正后 1 年内全因死亡率下降了 30.8%。肾移植术后的存活率高于长期透析的患儿。透析治疗的儿童全因死亡率大约是肾移植术后儿童的 4 倍[22]。

移植物存活

在过去的 30 年里，移植物存活率有了很大提高。2005—2013 年的 5 年尸体供者移植肾存活率为 83%，而 1996—2004 年的 5 年尸体供者移植肾存活率为 78.1%；1986—1995 年的 5 年尸体供者移植肾存活率仅为 62.4%。活体异体肾移植中，至 2004 年，移植肾的 5 年存活率都在逐渐提高，之后的 5 年存活率稳定在 83%～85%，缩小了与死亡肾移植的差距[111]。来自几个有儿童肾脏移植计划的发展中国家（有些只有活体供者）的报道显示，5 年移植肾存活率为 65%～92%[375]。移植失败的定义是再次透析、再次移植或死亡。从 2000 年 1 月开始，评估移植肾失活最常见的原因是 CAN 或慢性排斥反应（40.5%），各种类型的急性排斥反应占移植肾失活原因的 10.2%。有 7.8% 的儿童患者，疾病复发是其移植肾失活的原因，FSGS 几乎占了一半。与成人相比，儿童移植肾功能正常患者死亡较少（8.4%），而血管血栓形成或技术困难导致死亡的情况更常见（6.6%）[111]。一方面是由于儿童肾移植受者的一般健康状况较好，另一方面是由于其血管较小使血管吻合在技术上具有挑战性。

移植肾存活时间短的相关预后因素包括种族、再次移植、HLA 不匹配和输血等。14—16 岁接受移植患者有移植失败的风险，特别是非裔美国人或没有私人保险[376]。由于患者的选择性偏倚，很难评估抗体诱导治疗与移植肾转归的关系。接受尸体供者肾脏移植的受者较接受活体肾移植的受者 5 年移植肾存活率降低了 20%，这可能与 DGF（需要透析）和移植肾功能恢复缓慢有关[111, 231]。

根据血清肌酐计算公式估算移植肾患者的肾小球滤过率，在过去 10 年中有所改善：2015 年接受肾移植的儿童患者中，1 年后 eGFR 大于 60ml/(min · 1.73m^2) 的占 74.7%[111]

不可逆的移植肾衰竭可能与炎症反应有关，有时严重到需要行移植肾切除术。肾切除术在早期移植肾失活或组织活检提示严重排斥反应时更为常见。因为存在多种潜在的混杂因素，移植肾切除术对同种异体免疫的影响难以确定[377]。

二十二、肾脏移植患儿的长期随访

（一）高血压

血压监测是儿童肾移植术后常规随访的一个重要部分。应使用合适大小的袖套，在儿童平静时测量至少 2～3 次。在第 4 版关于儿童和青少年 HTN 诊断、评估和治疗的报道中，将血压测量值根据性别、年龄和身高百分位数标准值进行校正，给出了第 90 和 95 百分位数[378]。绝大多数 ESRD 的患儿都有 HTN，即超过第 95 百分位数的值，这对许多肾移植后的患儿来说仍然是个问题。一项来自 10 个欧洲国家的数据研究报道，接受 RRT 治疗的患儿约 2/3 患有 HTN，透析患儿出现无法控制 HTN 的情况比在移植患者中更常见[53]。

移植后的早期 HTN 很常见，部分原因是容量负荷过重、早期移植物功能障碍、应用大剂量皮质类固醇和 CNI 或移植肾动脉扭曲。HTN 可在移植后数月甚至数年出现，老年受者中更为常见。荷兰的一项研究中，KDIGO 定义的无法控制的 HTN 在青少年和青壮年中的患病率为 75.8%，而年龄更小的儿童为 38.3%，且儿童发病率不因转诊至成人护理机构而受影响[379]。24h 动态血压监测是诊断肾移植儿童中常见的隐匿性或夜间 HTN 的有利工具[380]。

任何原因引起的移植肾损伤，如急性排斥反应或肾小球疾病复发，都会导致或加重 HTN。CAN 及任何病因的 CKD，都与 HTN 密切相关。使用 CNI，特别是环孢素，以及他克莫司，会导致 HTN 患病率的增加[381]。肾移植术后继发性 HTN 最常见的病因是移植肾动脉狭窄。这种情况可能表现为新发病且耐药的 HTN，偶伴有低钾血症或移植肾功能恶化。肾动脉狭窄时可在移植肾上听到杂音，多普勒彩超常能检测到狭窄，诊断需要结合 CT、MRI 或血管造影检查。移植肾动脉狭窄的治疗取决于其严重程度及对药物治疗的反应；无论是否需要植入支架，血管成形术都是其最终解决方法[381]。

尽管移植后 HTN 可能部分源于原来的肾脏本身，但通常可在移植肾功能良好的情况下得到改善，只有少数情况下需要行原肾脏切除。在移植前或移植后出现的肥胖也与 HTN 和代谢综合征相关[382]。

移植后 HTN 的治疗包括生活方式的改变；运动、减少盐的摄入、控制体重和避免吸烟。必要时使用降压药物，与其他高危儿科组一样，其目标血压测量值为低于基于年龄和身高的血压 90% 界值[380]。治疗药物的选择取决于潜在的病因；ACEI 和 ARB 可能适用于 HTN 特别是伴有蛋白尿的患者，但对于有未纠正的移植肾动脉狭窄的患者可能存在危险。利尿剂有助于治疗早期容量超负荷相关的 HTN，但可诱发相对容量耗竭，并不是理想药物。钙通道阻滞剂可减少 CNI 相关的肾血管收缩[380]不受控制的 HTN 可能对移植肾功能产生不利影响，这在成人的协同移植研究中得到了证实，该研究表明，降低收缩压可改善移植肾功能[383]。

（二）心血管疾病

LVH 是儿童肾移植术后最常见的心血管异常，在患病率为 10%～50%[384, 386]。而 LVH 与 HTN 和代谢综合征的存在均相关[387]。大多数儿童 LVH 在移植前出现，一些研究证实移植后左心室质量指数改善[218]。

CKD 儿童的心血管死亡率与比一般儿童要高得多。虽然肾移植后儿童的死亡率低于透析治疗的儿童，但仍然高得令人无法接受。根据 NAPRTCS 数据库，14.6% 的死亡是由心肺原因引起的，排在恶性肿瘤之前，仅次于感染[111]。于肾功能受损及免疫抑制剂物的不良反应，传统危险因素如 HTN、血脂异常、糖尿病和肥胖更为常见。钙磷代谢异常、贫血、高尿酸血症和高同型半胱氨酸血症等非传统危险因素在 CKD 患儿中也很常见，且与动脉硬化和颈动脉内膜中层厚度（IMT）相关[54]。其中一些危险因素在移植后可能会持续存在，特别是在移植肾功能受损的情况下。当 CKD 患儿的血管病变进展时，肾移植可在一定程度上改善内皮功能。然而，在肾功能恢复数年后，IMT 仍可能存在异常[388, 389]。

减少肾移植术后年轻患者过早发生心血管疾病的干预措施必须包括生活方式改变。应对所有患儿，特别是肥胖和血脂异常的患儿提供饮食干预。鼓励体育活动很重要，同样阻止吸烟的教育也很重要。尤其是在青少年中，坚持健康饮食和体育活动不是一件简单的事情。移植后积极护理（ACT）试验正在研究运动干预或运动 + 饮食干预对移植后成人的身体功能、体重增加和心血管代谢健康的作用[390]。类似的研究可能有助于确定生活方式改变对儿童和青少年患者的作用。

移植肾功能和血压改善仍是影响肾移植术后心血管危险的主要因素。避免使用或及早撤退类固醇的主要目的是降低心血管疾病的危险因素。几项针对儿童的研究表明，与三重免疫抑制相比，无类固醇方案儿童移植后糖尿病、高脂血症和 HTN 的发生率降低[289, 391]。接受他克莫司治疗与环孢素类药物治疗的儿童相比，HTN 症状较轻，血脂状况较好[271, 392]。HMG-CoA 还原酶抑制剂已被证明能安全有效地降低儿童低密度脂蛋白和总胆固醇[393]。尽管 ALERT 研究显示成人心血管死亡事件和非致死性心肌梗死减少，但在其他研究中没有得到验证[394]。儿童和青少年在 CKD、透析和移植研究小组之间的转换，给他汀类药物的长期研究带来挑战。目前，尚无移植后他汀类药物治疗心血管终点事件的儿科数据；因此，除特殊情况外，不建议使用他汀类药物[395]。

（三）代谢综合征和糖尿病

与成人相比，儿童和青少年的代谢综合征尚未得到准确定义，主要是基于至少 3 种发现异常，如肥胖、血压升高、低的高密度脂蛋白胆固醇、高三酰甘油血症和葡萄糖耐量受损。它越来越普遍，而且其发生率与年龄有关。据估计，美国 12 岁儿童的患病率为 1.2%，16—17 岁儿童的患病率为 7.1%[396]。在儿童时期筛查和预防代谢综合征十分重要，因为它往往会持续到成年，增加患心血管疾病的风险，甚至在儿童时期，就有明显的动脉粥样硬化的证据。美国肾移植术后儿童代谢综合征发生率很高，术后第一年高达 37%，且多数为新发[387]。饮食干预和体育活动是预防和治疗代谢综合征的主要手段。在接受糖皮质激素治疗的患者中，晚期激素撤除已被证明可改善代谢指标，代谢综合征 2 年后的发生率从 39% 降至 6%[289]。

移植后新发糖尿病（NODAT）在儿童中较成人少见，3 年发生率为 7.1%。然而，它的发生率可能正在增加。这与年龄增大（青少年相比儿童）、BMI 升高和他克莫司治疗有关[397]。一项比较成人早期激素撤除和小剂量泼尼松维持治疗的研究显示，NODAT 发生率无显著降低[398]。最近发现低镁血症是成人和儿童发生 NODAT 的一个重要危险因素。虽然他克莫司已知可引起肾脏的镁消耗，也是 NODAT 的危险因素，但低镁血症似乎与 NODAT 独立相关[399]。需要进一步的研究来阐明补充镁的效果。移植后的前几个月应定期监测空腹血糖；糖化血红蛋白，有助于诊断隐匿性糖尿病。当诊断为糖尿病时，应考虑优化他克莫司水平并尽量减少皮质类固醇用量。并需要转诊到儿科糖尿病专科诊所治疗，对患者和家长进行相关教育，并结合饮食调整和药物治疗。在儿科患者，NODAT 与移植肾失活或患者存活率降低无关，部分病例可自行缓解[323]。

（四）恶性肿瘤

预防实体器官移植术后排斥反应的免疫抑制治疗增加了恶性肿瘤的风险。在儿童中，2.6% 的肾移植患者发生恶性肿瘤，其中 85% 归为淋巴增生性癌症[111]。移植后恶性肿瘤 3 年的发病率由 1987—1991 年的 1% 上升至 1997—2001 年的 2.96%；然而，最新的数据显示，这一现象有所改善，2007—2013 年发病率降至 1.78%。这一趋势与 20 世纪 90 年代初出现了新的更有效的免疫抑制剂，如他克莫司，以及随后几年使用低剂量和免疫抑制最小化方案有关。美国器官移植登记处的另一项研究显示，2.18% 的儿童实体器官移植受者诊断有恶性肿瘤。与普通儿童相比，血液系统恶性肿瘤，特别是非霍奇金淋巴瘤，以及包括泌尿生殖道在内的其他类型恶性肿瘤的发病率显著增加[400]。与普通人群相比，长期随访显示，实体器官移植受者恶性肿瘤发病率增加了 6 倍。美国一项较大的单中心系列研究发现，13% 的患者在移植后 20 年内发生恶性肿瘤，ANZDATA 数据库的一项大型研究也发现了类似的结果：儿童患者移植后 25 年内发生非皮肤癌的累积发病率为 14%[401, 402]。与非恶性肿瘤患者相比，移植后恶性肿瘤症患者死亡或移植肾功能丧失风险更高。

PTLD 是一种不受控制的淋巴细胞增殖，发生在移植后免疫抑制人群中，通常与 EBV 感染相关。美国移植儿童 5 年内的累积发病率为 1.7%，移植时 EBV 血清阴性的患儿接近 3%[188]。肾移植患者 PTLD 的风险比健康对照组高 30 倍，且 EBV 阴性受体接受 EBV 阳性供者肾的患者风险更高[401, 402]。相比之下，移植前血清阴性的 EBV 感染儿童发生 PTLD 时有更高的生存率[403]。EBV 病毒载量越高，越可能发生 PTLD[404]。通过对相关组织的活检可做出诊断，WHO 将 PTLD 分为 4 类：早期病变、多形性 PTLD、单型性 PTLD 和霍奇金淋巴瘤。早期病变通常采取免疫抑制剂减量来恢复宿主的病毒特异性免疫，并通过监测病毒载量来评估治疗反应。CD20 阳性 B 细胞多型性疾病中，CD20 抗体，如利妥昔单抗，通常与降低免疫抑制一样有效。单型性 PTLD 最常见为大 B 细胞淋巴瘤，也可能对利妥昔单抗治疗有效，但许多患者还需要化疗。T 细胞淋巴瘤通常更具侵袭性，而霍奇金淋巴瘤 PTLD 非常罕见。淋巴瘤的来源几乎都来自受者，而不是供者肾脏[405]。一项 45 例小于 25 岁的 PTLD 患者的回顾性研究中，80% 患者曾感染 EBV，70% 为 CD20 阳性。这两种情况在移植后都出现较早，而 CD20 阳性 PTLD 患者 5 年生存率更高[406]。PTLD 患者由于急性排斥反应或 CAN，存在移植肾功能障碍和失功能的风险[403]。

儿童肾移植术后其他类型的癌症包括尿路癌，主要是肾细胞癌或尿路上皮细胞癌，可能来自于肾脏本身或移植物[407]。非黑色素瘤皮肤癌在移植受者中很常见，且青少年比儿童更容易发生。规律使用高保护因子的防晒霜可降低皮肤癌的发病率，每年 1 次的皮肤病学检查有助于发现肿瘤和癌前病变[408]。

（五）贫血

在儿童中，贫血定义为血红蛋白浓度低于平均年龄 2 个标准差以上，或者依赖促红细胞生成素治疗。根据移植前血红蛋白的测定，半数以上的患儿肾脏移植需要输血[409]。贫血在肾移植术后的儿童也很常见，比例为 25%～50%[410–412]。在移植后的最初几个月，发病率最高，此后许多患者的血红蛋白逐渐升高[410]。移植物功能下降与移植后贫血密切相关，而由于移植肾功能障碍导致促红细胞生成素减少，因此贫血是移植肾功能障碍一个标志。当然，使用免疫抑制剂物和抗病毒药物同样起作用[413, 414]。其他贫血原因包括营养缺乏和失血，特别是围术期失血、病毒感染、慢性炎症、严重甲状旁腺功能亢进，以及使用 ACEI 治疗等。CMV 感染与贫血、白细胞减少症和血小板减少症也有关系，部分患者经抗病毒治疗后贫血缓解。儿童肾移植受者感染细小病毒 B19，可出现网织红细胞减少的严重贫血，骨髓表现符合纯红细胞再生障碍[415]。细小病毒感染可以通过骨髓检查确诊，有时也可通过外周血 PCR 检测病毒来确诊，IVIG 治疗在根除病毒和纠正贫血方面有效[416]。

移植后贫血应该得到治疗，以优化器官供氧，改善患者的健康状况。避免不必要的输血也很重要，这可能导致同种异体抗原致敏。富含铁的饮食往往不够，通常还需要口服补铁（通常是 ESA）。在一些患者，肠外给予蔗糖铁或葡萄糖酸钠铁有效，因为它能更快地补充铁储存，而且不依赖于患者的依从性[417]。在儿童肾移植受者中，应经常监测全血计数和储备铁指标，同时必须排除贫血的其他原因，包括维生素 B_{12} 和叶酸缺乏、隐性感染、炎症或失血等。

肾移植后也可出现白细胞减少或中性粒细胞减少，通常出现在移植后最初几个月[285]。这与免疫抑制剂物有关，最常见的是麦考酚酯，另外病毒感染和抗病毒预防性治疗也可能导致中性粒细胞减少[338]。停用药物会增加排斥反应或病毒感染的风险，粒细胞集落刺激因子疗法可能加速重症患者的康复[285]。

（六）骨骼健康与成长

儿童处于生长发育的特殊时期，因此在生长的骨骼中，MBD 是增强的。移植时存在的肾性骨营养不良、移植肾功能障碍及药物（尤其是皮质类固醇）是导致骨病和生长迟缓的主要因素。肾脏移植能纠正许多 CKD 的特征性代谢异常；然而，有些代谢异常无法纠正，特别是移植肾功能障碍时。由于残留的甲状旁腺功能亢进和骨细胞产生的磷酸盐激素 FGF-23 水平升高，特别是在移植后早期，可能出现新的矿物质紊乱，如低磷血症[418, 419]。维生素 D 缺乏在 CKD 患儿中很常见，移植后没有明显改善，而大多数患者中 PTH 水平下降，且与 25-OH 维生素 D 浓度呈负相关[420, 421]。可通过双能 X 线吸收法（DXA）测量骨密度；但这种检测方法在区分小梁骨和皮质骨方面作用有限，CKD-MBD

人群中，不能很好地预测骨折风险[418]。外周定量CT是另一种评估骨矿化的方法，它可以区分皮质骨和小梁骨。通过DXA进行脊柱和全身测量校正身高Z分数，可以提供骨健康随时间变化的临床相关数据[422]。脊柱骨密度下降与皮质类固醇剂量较大有关。促进骨骼健康的治疗措施包括类固醇最小化或避免使用类固醇，加强营养，纠正代谢异常和维生素D缺乏症。特别是儿童和青少年，他们的骨容积还没有达到峰值，负重的体力活动可以增加骨容积，应该鼓励儿童肾移植受体进行[423]。

在移植时，大多数儿童出现线性生长迟缓，根据NAPRTCS的数据，平均身高差为 −1.73 个标准差[111]。移植后，尿毒症环境的逆转使GH/IGF-1的分泌和功能恢复正常；但并非所有患者都出现追赶生长。6岁以下的移植儿童身高缺陷有所改善，而其他年龄组倾向于保持相对正常的生长速度，Z分数没有改善。过去几十年里，接受肾移植的儿童成年后的最终身高有所改善，最近的一组队列研究（2007—2013年）显示平均Z分数为 −0.89，而20年前为 −1.93[111]。影响过去20年肾移植儿童身高Z分数增加的因素有很多，包括优化移植前后rhGH使用，避免使用皮质类固醇或用量最小化，急性排斥反应发生率更低（需要额外的类固醇治疗）等。

移植肾功能差的患者追赶性生长受限。ESRD患儿常出现发育不均衡，腿长偏短，而移植后可恢复正常的身体比例[424]。

皮质类固醇治疗和移植肾功能受损会阻碍线形生长。避免类固醇或早期类固醇撤退方案被证实可改善线性生长，尤其年幼的儿童[280]。多项研究证实rhGH治疗儿童肾移植受者的有效性。在不影响移植肾功能的情况下，rhGH治疗可以提高成年后的最终身高[425]。各个国家对肾脏移植后rhGH的用法有很大差异，这是由于不同国家报销政策和临床指南不同的结果。在许多国家，即使患者符合使用条件，rhGH处方用量也比预期要少得多[426]。

（七）泌尿系统

移植时放置输尿管支架已成为惯例，并可能减少早期梗阻或泄漏[427]。支架通常在4～6周取出，但尽早取出可预防支架相关的不良事件，包括UTI、疼痛和血尿[428]。迟发性输尿管梗阻较少见，有报道与BKV感染相关[429]。后尿道瓣膜导致ESRD的患儿可能因为膀胱壁异常，有很高的风险发生输尿管狭窄和VUR[430, 431]。同种异体肾移植发生VUR很常见，一项成年人的研究发现，尽管使用了黏膜外隧道技术来防止反流，仍然有40.7%的患者移植后出现早期VUR。但UTI的发生率没有增加，对移植肾功能也没有影响[432]。建议对移植后反复发生UTI的患儿，行膀胱尿道造影。对这些患者行抗生素预防和针对排尿功能障碍的行为治疗可能有帮助。针对患儿有反流症状，可以行内镜治疗；也有出现术后梗阻和移植肾功能障碍的报道[433, 434]。开放手术治疗VUR是一种安全的治疗方法[435, 436]。

因后尿道瓣膜而行肾移植手术的男童常伴有持续的膀胱功能障碍。如果膀胱存在小的功能丧失，移植后容量和顺应性会提高，但随着时间的推移，其他情况可能会发展为更为严重的膀胱功能障碍，需要手术干预[437]。膀胱功能障碍可表现为排空后膀胱体积不缩小；白天尿频、尿急、失禁或夜间失禁。膀胱引流不畅可能对移植肾功能产生不利影响。一些患儿需要间歇导尿，尤其是那些曾接受过膀胱增大术的儿童[438]。

（八）青春期和生殖

青春期延迟、月经不规律和不孕在CKD患者，尤其是ESRD患者中很常见。移植后，许多激素紊乱得以纠正，生育能力通常恢复。大多数在儿童时期接受了肾移植的青少年，青春期开始正常，少数人性成熟延迟[439]。使用mTOR抑制剂及使用传统CNI的患者，在生长和青春期发育方面没有差异[440]。最近一项对儿童时期接受肾移植的年轻男性的研究表明，尽管生殖激素水平正常，但睾丸体积和精子计数低于健康对照组，这引起了人们对于儿童肾移植患者生育能力的关注[439, 440a]。

少女肾移植后生育能力恢复使她们面临意外妊娠的危险。为避免意外妊娠和性传播疾病，进行生殖健康咨询很重要。使用的避孕形式必须考虑到方法的安全性、有效性，以及患者的依从性[441]。肾移植术后妊娠对母亲和胎儿都有很高的风险，但对于移植肾功能稳定、血压控制良好的患者进行精心的产前护理，通常预后良好[278]。妊娠的时机选择很重要，因为在移植后的前两年妊娠可能会对移植肾功能产生不利影响[442]。在考虑妊娠前，需要调整包括免疫抑制剂在内的药物，以避免某些药物的致畸作用，如麦考酚酯、西罗莫司、ACEI 等等[443]。接受肾移植患者的婴儿中，没有观察到先天畸形的增加[444]。

（九）治疗依从性

同种异体肾移植患者需要终生行免疫抑制治疗以维持移植肾的功能。不遵守医疗方案仍然是影响移植后肾脏存活的主要障碍。对于年幼的儿童，父母或看护者需负责医疗护理。不依从的风险因素包括医疗体系因素，如护理和药物的保险覆盖范围，以及与治疗相关的因素，如治疗方案的复杂性、不良反应、甚至药丸的味道和大小。心理社会因素，如社会支持差、家庭压力和健康知识缺乏也会影响依从性[445]。在青少年患者中，其他的因素包括渴望成为正常人，治疗方案不佳，以及父母监督不足[204]。在一些研究中，接受尸体供者肾移植的患者依从性更差[206]。

依从性可以通过统计是否错过预约、处方填写模式、自我报告或患者填写问卷、免疫抑制剂物水平的差异或各种电子监测系统来评价[446]。儿童肾移植受者中，药物不依从的发生率为 6%～45% 不等，这取决于分组方式和评估药物不依从的方法[206]。青少年有较高的不依从风险，移植肾存活时间较短；事实上，年龄在 17—24 岁，与 3—17 岁相比，移植肾失活的校正危险比为 1.61，与 24 岁以上的年轻人相比，为 1.28[205]。持续性不依从与急性排斥反应、移植肾失功、死亡及医疗费用增加有关[311, 447]。制订策略来提高患者和家属对医疗方案的依从性，使用多学科方法改善医疗团队和家属之间，以及患者和护理人员之间的沟通十分重要。关注并尽量减少不良反应发生，简化药物治疗方案，可能有助于患者提高依从性。使青少年能够逐步承担其自身医疗护理责任、在门诊对患者和家属进行健康教育，门诊工作人员有效回答问题都有助于提高儿童肾移植受者的依从性。

（十）儿科至成人肾病的过渡

青少年从儿科过渡到成人肾病或移植医疗单位是一个具有挑战性的过程，这可能增加不依从性和移植肾失功能的风险[448]。尽管有些诊所可能仅根据实际年龄来指导治疗，但也应考虑诸如治疗依从性、患者能力和护理的责任心等其他指标。使用专门的过渡诊所有助于平稳过渡，通过更少的药物改变，获得更高的患者满意度[449]。不同中心过渡阶段的年龄（通常为 16—21 岁），专业过渡诊所的使用、对患者准备情况的结构化评估，以及教育工具的使用等方面存在差异[450]。避免过渡期陷入困境的策略包括尽早开始过渡过程，并以适合患者年龄的方式使其参与其中。与治疗团队所有成员的协调和良好的沟通，以及在一个稳定的时期内过渡，对这一过程的成功至关重要的[451]。

（十一）康复和生活质量

儿童肾脏移植的优化不能仅通过良好的患者和移植肾存活率来定义。对一般健康状况、幸福感、心理社会适应、入学率、受教育程度、神经发育结果、心理疾病发病率和其他参数的总体评估十分重要。一些研究使用各种问卷和量表来量化这些患者的社会心理预后。尽管儿童肾移植受者的健康相关生活质量高于透析患者，但仍低于健康对照组[452]。许多问题仍然是相关的，例如，由身体症状和形象（特别是身高）引起的痛苦、药物的不良反应、不依从和焦虑和抑郁等心理问题。CKD 儿童的神经认知发育可能受损，一些儿童的智商测试分数低于一般人群，特别是在执行功能和记忆领域。尽管肾移植后的儿童与接受透析治疗的儿童相比表现良好，但他们的得分低于与之匹配的健康儿童。他们在学术能力方面也有轻微的缺陷[453]。排除了患有神经系统并发症的患儿，这种差异仍然存在[454]。由于医学原因长期缺课也影响了学业成绩和同学关系。

儿童时期行肾移植术对成年后社会经济能力有长期影响。两项研究报道了早期（20 世纪 70 年代和 20 世纪 80 年代早期）接受移植的儿童成年后的情况。法国的研究发现，尽管大多数患者都有工作，但他们的受教育程度低于普通人群，独立生活、结婚和为人父母的比例也较低。教育程度、就业、婚姻、独立生活及最终身高之间有显著相关[455]。美国的一项类似研究发现，尽管身体有明显的疾病，但就业率、教育水平和总体幸福指数都与普通人群相当[456]。值得注意的是，在这两项研究中，很大比例的患者都非常矮小，与近年接受低剂量或无类皮质激素方案治疗及使用 rhGH 的患者不同。一项研究将儿童时期患有 ESRD 与较晚发病的青壮年进行了比较。较晚发病的患者比儿童时期患病的青壮年更有可能获得更高的教育程度、就业和独立生活 [457]。最近的一项对法国肾移植儿童的长期康复的研究发现，与普通人群相比，他们与伴侣同住和为人父母的比例较低，并且与疾病的严重程度有关。10% 的患儿有智力障碍，其余的患儿智力正常。校正父母的教育水平后，大多数教育水平与一般人口和专业职业类别具有可比性。与早期队列相比，儿童肾移植受者的成年身高有了很大改善，并且不再与大多数社会不良后果相关 [458]。

虽然大多数患有 CKD、在童年时接受了肾移植的成年人，长期预后良好，但在融入工作、独立生活和建立家庭方面仍存在一些挑战。多学科团队方法可帮助患有 CKD 正在接受透析或肾移植后的儿童和青少年提供个性化的护理。这些年轻患者的目标是不仅仅是肾功能，而是在健康维护和康复的各个方面取得最好的结果。

第十三篇

肾脏疾病的全球挑战

Global Considerations in Kidney Disease

第75章 肾脏健康的全球挑战和倡议

Global Challenges and Initiatives in Kidney Health

Valérie A. Luyckx　Boris Bikbov　Aminu K. Bello　著

谢　芸　俞传琪　宗　雪　刘　爽　戴选彤　译

林芙君　蒋更如　校

要　点

- 慢性肾脏病（chronic kidney disease，CKD）的全球负担正在上升。2015 年，CKD 是全球第十大最常见的死亡原因，每 43 例死亡中就有 1 例死于慢性肾脏病，CKD 导致的死亡人数已接近于心血管疾病的死亡人数。
- CKD 多发生在低收入地区的年轻人中。
- 急性肾损伤（acute kidney injury，AKI）的全球负担仍然未知。
- 肾脏疾病是心血管疾病发病率和死亡率的主要危险因素。
- 许多国家缺乏有关肾脏疾病宣传、筛查和预防的政策。
- 通过改善获得初级保健和基本药物的机会来实现全民健康覆盖，可能会减轻 AKI 和 CKD 的全球负担
- 在全球范围内以及在地区和国家内部，获得透析和移植的机会极为不平等，这在很大程度上取决于个体支付能力。
- 如果要在资源匮乏的地区进行透析和移植，必须首先进行严格的规划以确保可负担性和可持续性，并且必须制订透明的标准以实现公平和公正地获得肾替代治疗。

一、肾脏健康的全球挑战

（一）肾脏疾病的认识是重要的公共卫生问题

肾脏疾病是全球范围内的一种重要的非传染性疾病（noncommunicable disease，NCD）；但是，这尚未在全球政策议程中得到广泛认可。世界卫生组织（World Health Organization，WHO）预防和控制非传染性疾病全球行动计划的重点是解决四个主要疾病领域——心脑血管疾病（心脏病和脑卒中）、癌症、慢性呼吸道疾病和糖尿病，最近又增加了心理健康，并且确定这些疾病是全球 NCD 的主要杀手[1]。根据世界卫生组织数据，2012 年，NCD 患者，46.2%（1750 万例）死于心血管疾病（cardiovascular disease，CVD），21.7%（820 万例）患者死于癌症，10.7%（400 万例）死于慢性呼吸道疾病，4%（150 万例）死于糖尿病，合计占所有 NCD 死亡人数的 82%。2015 年全球疾病负担（Global Burden of Disease，GBD）研究估计显示，约有 120 万人死于慢性肾脏病（chronic kidney disease，CKD）[2]，详述见后。据估计，2010 年至少有 230 万人由于无法进行透析而死亡，同时每年有 170 万人死于急性肾损伤（acute kidney injury，AKI）[3, 4]。因此，肾脏疾病可能比糖尿病、呼吸系统疾病或个别癌症导致的死亡更多，它们是当前非传染性疾病行动计划所针对的 4 个主要非传染性疾病之一[1, 5]。肾脏疾病作为致死原因和发病原因的全球重要性一直在增

长,《全球行动计划》确实承认非传染性疾病之间存在协同作用，指出“诸如肾脏病之类的疾病是由于缺乏高血压和糖尿病的早期检测和管理，因此与主要的非传染性疾病密切相关”[1]。

AKI 和 CKD 都是公共卫生问题。虽然在低收入国家（low-income country，LIC）和中低收入国家（lower middle-income country，LMIC；统称为 LLMIC）中的真实患病率尚不清楚，但据估计，它们至少与高收入国家（high-income country，HIC）一样高，甚至更高[4, 6, 7]。全球约有 7.5 亿成年人（8%～16%）是 CKD 患者，其中约 78% 患者在 LLMIC[6, 8]。然而，他们中 90% 尚不清楚自身的病情[8, 9]。儿童中 CKD 的患病率尚不清楚，但可能达到儿童人群的 1%[10]。CKD 的传统和普遍的危险因素包括糖尿病和高血压（表 75-1）[11]，而 CKD 的非传统危险因素也被越来越多地认识到，包括肾毒素（如处方药物和替代疗法）、肾结石、胎儿和孕产妇暴露、感染、环境和职业暴露及 AKI 等（表 75-1）[7, 12, 13]。例如，目前传统疗法的使用非常普遍，并且其中一些已知具有肾毒性[14]。目前尚不清楚这些非传统危险因素对 AKI 和 CKD 负担的贡献，可能非常重要，尤其是在 LLMIC 中。

CKD 的公众卫生重要性不仅在于终末期肾脏病（end-stage kidney disease，ESRD）透析或移植的风险，对个人和卫生系统造成了巨大的损失，还因为 CKD 是心脑血管疾病的重要危险因素，导致脑卒中和心脏病风险增高，并导致许多 CKD 患者在未达到 ESRD 之前死亡[15-17]。我们常常没有认识到，与单独的糖尿病相比，单独的 CKD 是冠心病事件更强的危险因素，而当两种疾病并存时（每 3 例糖尿病患者中就有 1 人发生），则发生心血管事件和整体死亡率的风险会进一步增加[16]。

世界范围内住院患者中 AKI 发病率为 7%～21%（重症患者为 30%～70%），每年约有 1 330 万人，其中约 85% 患者居住在 LLMIC 中[4, 18, 19]。儿童 AKI 数据仍然较少，根据目前的定义，估计住院儿童 AKI 发病率为 7.5%～23.3%[20]。据估计，成年人的总体死亡率为 11%～23%，儿童约为 14%，但随所研究的人群而异（不能及时透析的患者则高达 80%）[4, 19, 21]。因为 AKI 患者需要加强护理管理，所以需要高昂的护理费用，在医疗保健支出较高的国家，患者死亡率较低，这反映出在这些国家获得医疗保健和透析的机会更大[19]。在高收入国家，大多数 AKI 是医院内获得的，而在许多 LLMIC 中，社区获得性 AKI 更为常见[18, 22, 23]。AKI 的常见病因为感染、脱水、肾毒性药物的使用和原发性 AKI[24]。许多 AKI 患者肾功能能够恢复，但是有 AKI 病史的成人和儿童患者 CKD 风险比无相关病史的患者增高 8 倍，且 CVD 和死亡风险也会增加[12, 25, 26]。反过来，CKD 亦是 AKI 的重要危险因素[12]。

肾脏疾病诊断的挑战包括必须进行血液和尿液检测，医护人员的认识，缺乏专科医生和透析治疗的条件下导致缺乏有效治疗，以及肾脏疾病通常无症状或直到晚期才出现特异性症状等。因此，需要积极筛查高危人群中的 AKI 或 CKD，以便采取干预措施延缓病情恶化[8, 27-29]。迫切需要提高社区和住院人群对 CKD 和 AKI 危险因素的认识，以成功实施预防措施[12]。肾脏疾病也桥接了传染性疾病和非传染性疾病，例如急性感染（如疟疾和钩端螺旋体病）可能会导致 AKI，而慢性感染（例如乙肝，丙肝和艾滋病病毒）是导致 CKD 的重要原因[12, 13, 30]。同时 AKI 和 CKD 也会增加感染的风险和发病率[31]。因此，全世界有许多人都受到肾脏疾病的影响，其中有一些是可以预防的，但另一些患者虽然尽了最大的努力，仍然会进展为急性或终末期肾衰竭，并需要肾脏替代治疗（renal replacement therapy，RRT）（透析或移植）以维持生命。

（二）肾脏替代疗法和有限使用权的挑战

许多原因导致全球范围内患者接受透析的机会减少[3, 21, 32-35]。除非通过国家保险或保险计划来涵盖透析，否则接受透析的机会通常会受到自付费用（out-of-pocket，OOP）、患者年龄或性别、地理位置以及缺乏专业知识和基础架构的限制（图 75-1）[36, 37]。

2010 年，全球 ESRD 发病率为每百万人口（per million population，pmp）93 例（95% CI 90～95 例），但在全球范围内差异很大（图 75-2A）[11, 17]。ESRD 的真实发病率在 LLIMC 中未知，因为现有数据仅来自那些有机会进行透析且存在医疗数据的患者。LLMIC 中 ESRD 的发生率通常高于患病率，表明流失率很高，这主要是由于无法支付透析费用或就诊时病情严重[11]。2010 年，ESRD 的全球平均患病

表 75-1 慢性肾脏病全球相关的主要危险因素及治疗建议

危险因素	全球患病率	一级预防	CKD 的预计风险	CKD 的二级预防	认识差距	高收入国家相关风险	低收入国家相关风险	建 议	参考文献
T_2DM	共 3.87 亿糖尿病患者，其中西太平洋地区（1.38 亿）和东南亚地区（7500 万）的发病率最高，T_2DM 约占全球总患病率的 95%	教育、生活方式、饮食、运动、体重、管理	总体中约 40%，非白人中＞50%	控制血糖及血压、生活管理（避免高蛋白饮食）、ACEI 或 ARB	• 血糖靶目标值、最佳药物、糖尿病肾脏疾病的新疗法	肥胖、糖尿病、妊娠期糖尿病	肥胖、糖尿病、妊娠期糖尿病的增加；诊断和治疗设施较差	根据健康食物的成分和价格制定政策；为增加步行机会而进行的城市规划；控制吸烟；全民保健；获得诊断；可靠地获得药物；生活管理	[127–130]
T_1DM	T_1DM 约占全球总患病率的 5%	病毒暴露（？）	约 30%，根据种族 / 民族而异	控制血糖、血压、生活管理（避免高蛋白饮食）、ACEI 或 ARB	• 血糖靶目标值、糖尿病肾脏疾病的新疗法	控制血糖	控制血糖；诊断和治疗设施较差	全民保健，获得诊断，可靠地获得药物，生活管理	[127]
高血压	2010 年全球 31% 的成年人（HIC 为 28.5%，LMIC 为 31.5%）；13.9 亿人（HIC 为 3.49 亿，LLMIC 为 10.4 亿）	教育、生活方式、饮食、运动、体重管理、吸烟、减轻压力	约 10%	控制血压；如有蛋白尿需加用 ACEI 或 ARB；其他类型药物？	• 血压控制目标、蛋白尿？	肥胖、钠的摄入	肥胖，钠的摄入，脑卒中，提高中低收入国家意识、治疗和控制能力	提高意识，制定有关食品钠含量、烟草和乙醇的政策；全球范围内的治疗和控制；全民保健；合并用药的策略；获得诊断，可靠地获得药物，生活方式	[131]
肥胖（儿童和成人肥胖的风险可能有所不同）	• 成人超重，2013 年：男性 36.9%，女性 38.0% • 2014 年肥胖：男性 10.8%，女性 14.9% • 儿童：2014 年，有 4100 万名 5 岁以下的儿童超重或肥胖（亚洲 48%，非洲 25%）	教育、生活方式、饮食、运动、体重管理、减轻压力	• 4%～10% 的肥胖患者合并未知原因的蛋白尿或白蛋白尿 • 严重肥胖患者 GFR 在 4 年内下降≥30% 的风险是 48.2/1000 人年 • 青少年肥胖患者 ESRD 的 HR 为 6.9，糖尿病 ESRD 的 HR 为 19.4	饮食、运动、减肥、减肥手术、ACEI 和 ARB 控制蛋白尿	• CKD 风险，根据种族、民族和年龄选择最佳 BMI，安全有效的体重管理策略（如减肥手术）	体重管理	体重管理；贫困、文化等导致肥胖的社会根源；食物营养均衡	根据健康食物的成分和价格制定政策；适合体育锻炼的城市规划；饮食合理；教育（包括体育活动教育）	[132–137]
药物（抗生素、NSAIDS、PPI、假药、对比剂）	AKI：24% 与肾毒素有关（29%HIC，22%UMIC，23%LLMIC）CKD：未知	提高意识、标记处方、停止不必要的处方	肾毒素诱发的 AKI 儿童在 6 月龄时有 70% 患儿出现 CKD，且不同药物 AKI 风险不同	早期发现，检查尿液中白细胞，及早停止可疑药物	• 疾病的负担 • 哪种药物可能会增加 CKD 的风险	电子警报系统、共享处方数据库、包装警告	减少假药，规范药品生产以减少杂质	提高处方实践和市场意识	[24,138,139]

（续表）

危险因素	全球患病率	一级预防	CKD 的预计风险	CKD 的二级预防	认识差距	高收入国家相关风险	低收入国家相关风险	建　议	参考文献
传统替代疗法	全球范围内频繁使用，>80% 在 LMIC	提高认识，改善获取替代方法的途径（全民保健）	35% 的 AKI 在非洲；引起CKD的风险未知；某些疗法会增加 ESRD 的风险	停止药物，补水	疾病负担，有毒化合物	巨大的 OTC 和互联网市场，需要行业监管	与社区结合宣教，例如了解使用原因以及西医治疗的障碍	规范替代疗法生产和销售的政策；限制毫无根据的欺诈性广告；全民保健；与传统治疗师的合作，改善医疗保健和负担能力；鼓励发布案例报告以建立数据库	[21,140,141]
肾结石	成人：欧洲 5%～9%，加拿大 12%，美国 13%～15%，东部地区 1%～5%，沙特阿拉伯 20%	提高对当地风险的认识；强调补水的重要性；预防某些感染	与对照组相对，合并结石患者 GFR 有减低趋势	水化，控制饮食，预防反复结石，早期逆转梗阻	区域风险	高成本	可能没有认识到是导致 CKD 和感染的重要原因	获得清洁用水，减少环境和职业风险；提高对结石患者 CKD、CVD 随访的必要性	[142–144]
LBW、SGA、早产	• 全球范围内：LBW 15%，早产 10% • LMIC：2010 年有 1370 万婴儿早产，4330 万名 LBW 和 SGA	避免肥胖；保持健康的生活方式	增加 70% 风险	筛查血压和蛋白尿；早治疗	能减少影响未来的风险吗？	高龄产妇、生殖辅助、产妇合并慢性病	子痫前期、孕产妇营养不良、贫穷、战争、产前保健不良、妊娠间隔、童婚	设置公共卫生措施；优化母婴健康，避免儿童肥胖，全民保健，记录出生体重，早产记录；需要对有风险的儿童进行长期随访	[145,146]
子痫前期、子痫	• 全球 2%～5%， • 2013 年全球流行：130 万名	优化孕产妇健康	• 高血压 RR 为 3.7； • 微量白蛋白尿 RR 为 4～8 • ESRD RR 为 4.7 • 肾活检 RR 为 3.3	监测血压和蛋白尿；早治疗	如何诊断和预防？	早产、后期CVD 和 ESRD	早产、CVD 和 ESRD	获得产前保健，全民保健；需要对目前 CKD 和 CVD 风险进行长期随访	[147–150]
HIV	2013 年：全球 3500 万，在撒哈拉以南非洲地区为 2470 万	教育、提倡使用避孕套	非洲 6.0%～48.5%，欧洲 3.5%～18%，中国香港 18%，巴西 1.1%～5.6%，印度 27%，伊朗 20%	PEP、HAART	HAART 对各种肾脏疾病的影响，HIV 感染患者合并肾脏疾病	死亡的风险	贫穷，无法获得抗反转录病毒治疗，持续感染风险，来自非洲的 *ApoL1* 基因型	制定针头复用政策、全民保健、国家预防教育政策；减少性别歧视，提高妇女权力，获得抗反转录病毒治疗；监测治疗中肾功能	[151]

（续表）

危险因素	全球患病率	一级预防	CKD 的预计风险	CKD 的二级预防	认识差距	高收入国家相关风险	低收入国家相关风险	建 议	参考文献
乙型肝炎	2013 全球 3.31 亿	教育、减少刺伤、疫苗	乙肝相关性肾炎：法国 3%，中国 3%	治疗乙型肝炎	常规疫苗接种对 CKD 的影响	减少 HCC，肝衰竭，移植	患病率高	制定针头复用和接种疫苗的政策；倡导性健康，禁止吸毒；公平接种疫苗（中国台湾地区儿童接种疫苗减少了膜性肾病）；公平获得抗病毒治疗	[150,152,153]
丙型肝炎	2013 全球 1.47 亿	教育	全球 10%～16%；54.8% HCV 阳性患者尸检时发现肾小球病变	治疗丙型肝炎	治疗对疾病负担的影响	减少 HCC，肝衰竭，肾移植，新药非常昂贵	患病率较低，不太可能获得昂贵的治疗	针头复用的政策；提倡反对吸毒；劝导中低收入国家治疗	[150,152,154]
细菌性皮肤病	2013 全球 500 万～800 万	环境卫生、早治疗	急性 PSGN：LMIC 中每百万人口 9 例；且 CKD 发生率较高，成年人更严重	及早发现肾脏受累；治疗和随访	低收入国家中对 CKD 负担的贡献不详	风险低	风险高	改善儿童营养政策，学校供餐计划；减少贫穷，控制聚集；疥疮的预防和早期治疗；对小学生进行血尿、蛋白尿筛查	[150,155,156]
血吸虫病	2013 全球 2.906 亿	饮水安全、教育	梗阻为 2%～62%；慢性肾小球肾炎（肝脾）约 15%	及时治疗；筛查梗阻	梗阻通常不严重，肾功能得以保留；对 ESRD 的贡献为 3%～7%（埃及）	低	部分区域高	公共卫生政策，重视的热带病；清洁饮用水；对小学生进行血尿、蛋白尿筛查；迅速获得诊断和治疗	[150,157–161]
腹泻	2013 全球 4.24 百万	饮水安全、卫生、营养、疫苗接种	全球 AKI 的重要原因	适当补充水分，必要时使用抗生素	腹泻相关的 AKI 引起 CKD 的负担，疫苗接种对 AKI 和 CKD 的影响	相关性低，腹泻相关的 HUS	风险高；容量减少、脓毒症、HUS 是导致儿童 AKI 的重要原因	保持卫生；制定水，基础设施，疫苗接种等公共卫生政策；提倡水氯化消毒；勤洗手，提高水安全性，公平接种疫苗；学习口服补液疗法	[150]
疟疾	2013 全球 3.51 亿	使用经杀虫剂处理的蚊帐，控制媒介，及时使用正确的药物治疗	患有严重恶性疟疾的成年人 AKI＜1%～＞50%；幸存者中很少有 CKD 报道	早期筛查，诊断和治疗	不同区域对 CKD 贡献不详，生活在流行地区的人群之间可能不同（或无差异？），可能和不明原因的 CKD 相关	低	部分区域高	制定公共卫生政策；控制媒介，经杀虫剂处理的蚊帐；监测药物耐药性，打击假药；引入快速诊断试纸；获得预防、诊断和适当治疗的机会	[30,150,162–164]

（续表）

危险因素	全球患病率	一级预防	CKD 的预计风险	CKD 的二级预防	认识差距	高收入国家相关风险	低收入国家相关风险	建　议	参考文献
结核病	2013 全球 1210 万	健康饮食，减少贫困，减少艾滋病	泌尿生殖系统占肺外结核的 27%（梗阻，实质感染，间质性肾炎）	提高诊断和规范治疗	差	低，但是移民、犯人、土著居民和免疫力低下的人群较高	部分区域高，常合并感染 HIV	制定有关检测、治疗监督、基因专家系统、多重耐药和广泛耐药管理、与 HIV 服务融合等公共卫生政策；改善贫困，共病，营养，居住环境拥挤，职业接触（采矿）和 HIV 感染	[150,165]
钩端螺旋体病	全球 103 万	使用经杀虫剂处理的蚊帐，控制媒介；及时治疗	AKI（Well 病）10%～60%	早诊断	对 CKD 贡献不详	很小	部分区域高	制定公共卫生政策；重视的热带病；减少贫穷；改善水质和居住环境过度拥挤	[30,166]
环境因素	（？）不明原因 CKD 的危险因素 – 可能与环境、职业、液体摄入不足、合并感染和传统疗法有关	避免职业、气候和环境危害	患病率：高危人群中为 13%～26%	水化、避免肾毒素	原因和病理生理不详	低	众多低收入国家不明原因 CKD 的主要问题	制定有关工作条件和防止环境污染的政策	[27,164,167,168]
AKI	占住院患者 21%（全球数据不足以进行准确定量）	早期识别风险，尽早治疗病因，避免肾毒素	• 成人：25.8/100 人年（CKD），8.6/100 人年（ESRD） • 儿童：3.1/100 人年（蛋白尿），0.9/100 人年（ESRD）	早期诊断和治疗	人群中 AKI 后 CKD 的实际风险，降低 AKI 的干预措施对 CKD 患病率的影响	主要是医院获得性，老年人，有多种伴发疾病	主要是社区获得性，年轻，伴发疾病较少	提高对 AKI 风险的认识，并及时治疗；需要诊断 AKI 的有效方法；认识到严重 AKI 后需要长期随访，避免 CKD 的风险	[4,25,26]

ACEI. 血管紧张素转化酶抑制剂；AKI. 急性肾损伤；ARB. 血管紧张素受体拮抗剂；BMI. 身体质量指数；CKD. 慢性肾脏病；CVD. 心血管疾病；ESRD. 终末期肾脏病；GFR. 肾小球滤过率；HAART. 高效抗反转录病毒疗法；HIC. 高收入国家；HIV. 人类免疫缺陷病毒（艾滋病病毒）；HCV. 丙型肝炎病毒；HUS. 溶血性尿毒症综合征；LBW. 低出生体重；LMIC. 中低收入国家；NSAIDS. 非甾体类消炎药；OTC. 非处方药物；PEP. 暴露后预防；PPI. 质子泵抑制剂；PSGN. 链球菌感染后肾小球肾炎；SGA. 胎龄小；T_2DM. 2 型糖尿病；T_1DM. 1 型糖尿病；UMIC. 中高收入国家（引自 Luyckx VA，Tuttle KR，Garcia G，et al. Reducing major risk factors for chronic kidney disease. *Kidney Int Suppl* 2017;7:71–87.）

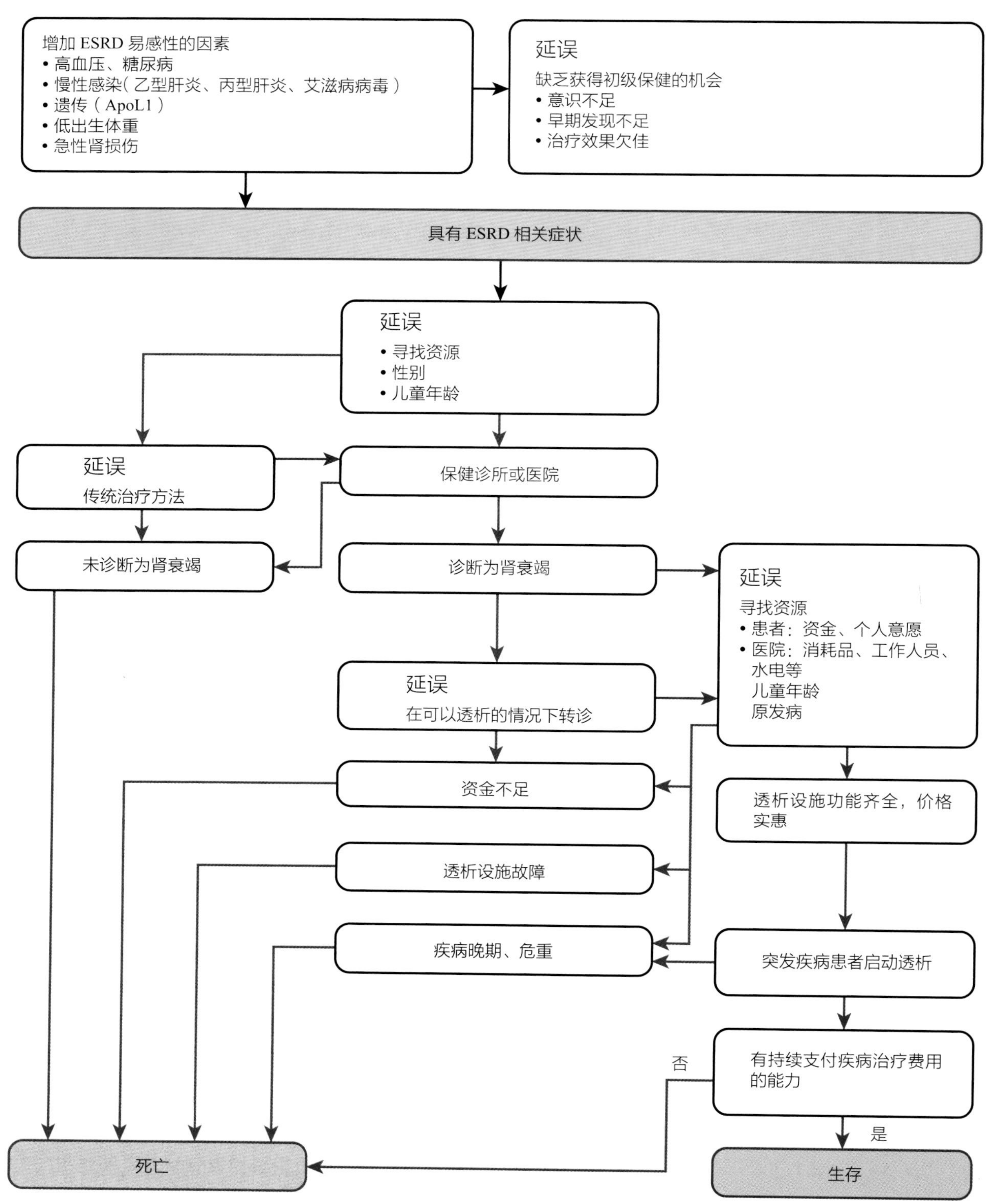

▲ 图 75-1 **终末期肾脏病患者的就诊障碍**

这一流程图显示了许多撒哈拉以南非洲国家在终末期肾脏疾病（ESRD）患者获得透析时遇到的障碍，导致了其高死亡率。绿色箭显示有助于明确诊断 ESRD 或转诊或获得透析治疗的积极因素；红色箭显示其负面因素。大多数障碍与获得诊疗计划、所需自付费用和当地基础设施资源有关。ApoL1. 载脂蛋白 L1 [改编自 Ashuntantang G，Osafo C，Olowu WA，et al. Outcomes in adults and children with end-stage kidney disease requiring dialysis in sub-Saharan Africa: a systematic review. *Lancet Glob Health*. 2017;5(4):e408–e417.]

率为 284pmp，但是个别国家的患病率是 0～2000 pmp，这反映了全球范围内的巨大不平均（图 75-2B）[17]。在儿童中，全球患病率估计在 100pmp 以下，但也是高度可变的，这取决于慢性透析的可行性 [10, 35, 38, 39]。据文献和现有登记机构估计，在全球有需要和接受透析的人群之间存在巨大的治疗差距，其中非洲（84%～91% 未得到治疗）和亚洲（66%～83% 未得到治疗）之间的差距最大 [3]。据估计，由于无法进行透析，2010 年至少有 230 万人过早死亡 [3]。这些死亡主要发生在 LLMIC。其他作者估计，根据 ESRD 的患病率和预期发病率，仅高血压和糖尿病患者中就因缺乏 RRT 而导致总计 120 万人过早死亡 [40]。最令人关注的是，到 2030 年，由于人口老龄化以及糖尿病和高血压的发病率上升，全球对透析的需求将增长 1 倍，其中低收入国家的增长最快 [3]。

关于 LLMIC 中 AKI 透析需求的数据很少。一般而言，与 HIC 相比，LLMIC 的 AKI 在诊断上似乎更为严重，最有可能是由于延迟就诊，因此透析的需求较高，而 LLMIC 的透析机会较低 [4, 21, 24]。急性腹膜透析（peritoneal dialysis，PD）是 AKI 的一种有吸引力的治疗方式，因为它与血液透析（hemodialysis，HD）一样有效，但所需的基础设施少得多，并可以使用适合当地资源的溶液和导管来进行 [41, 42]。PD 应该比 HD 便宜，特别是如果当地能够生产腹透液 [43, 44]。但是，由于必须进口腹透液、关税和腐败，因此尼日利亚一个儿童 5 天的 PD 或 HD 费用相似，相当于月最低工资的几倍，这使得大多数人无法 OOP [45, 46]。近年来，一些政府（如加纳、坦桑尼亚、尼日利亚）把 AKI 支付的短期透析费用引入了国家健康保险计划、政府资助的服务机构或非政府组织机构和慈善机构 [47-50]。如果是肾脏在保险期内未发生恢复，但是，费用恢复为自付费用，这是不可持续的，因此必须积极停止透析 [47, 48, 50]。

从长远来看，移植是最具成本效益的 RRT 解决方案。但是，如果政府、健康保险或捐赠者无法持续承担手术、长期药物治疗和随访费用，那么可行性和成功率将大大降低 [29, 51, 52]。例如，在印度，72% 接受肾脏移植的患者报告了某种形式的财务危机，其中 10% 对开始接受手术表示遗憾 [53]。在全球范围内，大多数移植手术是在 HIC 进行的，部分原因是 LIC 缺乏资源和知识，以及文化习俗和缺乏管理器官捐赠的法律框架（图 75-3）[52]。在全球范围内，移植活动直接与健康支出、人均医生、出生时的预期寿命相关，与依赖于 OOP 付款和依赖外部卫生保健资源成反比 [52]。在一些当地居民无法进行肾脏移植的国家，如果资源允许，患者和捐助者会出国进行移植 [54, 55]。器官贩运和商业移植是一个全球性问题，不仅因为它们带来的伦理困境，还因为它们与移植受者的不良结局有关。此外，他们使活着的捐助者处于低收入环境中的危险之中，在这种环境中，他们不太可能受到充分筛查，无法获得常规的后续护理 [56, 57]。

（三）在低资源环境中缺乏可持续的肾脏替代治疗可能造成的困境

尝试支付透析费用，OOP 通常会给患者和家庭带来灾难性的健康支出。防范个人财务风险是全球推动全民医疗覆盖的基石之一。但是，政府应该在多大程度上满足需要透析的患者的需求，可能会以资助其他项目为代价，这是一个有争议的问题 [58, 59]。有限的医疗保健预算以及 LLMIC 目前肾脏和非肾脏疾病的负担使普遍获得 RRT 挑战方面取得进展 [60]。在全球范围内，平均有 0.15% 的人口需要治疗 ESRD，其费用约占卫生支出的 2%～4% [9, 29]。这些 ESRD 的直接费用通常不包括其他并发症的频繁住院和管理的费用；因此，总费用甚至更高 [9, 29]。在相对较小的人口比例上如此不成比例的支出对卫生支出和机会成本的优先次序提出了挑战。一些国家的政府（如几内亚、喀麦隆、塞内加尔、印度）独自或与私人机构或慈善机构合作，已选择补贴慢性透析的费用，每天需自付费用几美元 [61-63]。即使这些价格比单次 HD 治疗的平均无补贴费用 60～100 美元要低得多，长期来看对家庭来说仍然难以承受，而且通常不包括交通费用、药物或工作时间损失，这几乎会使患者的自付总费用增加 1 倍 [21, 35, 64-68]。在撒哈拉以南的非洲及印度，大多数开始进行慢性透析的患者无法维持，并在几天到几周内停止透析 [33, 35]。即使在欧洲人群中，接受透析治疗的儿童死亡率也与公共卫生支出有关 [69]。因此，持续而充足的资金对于成功治疗肾衰竭必不

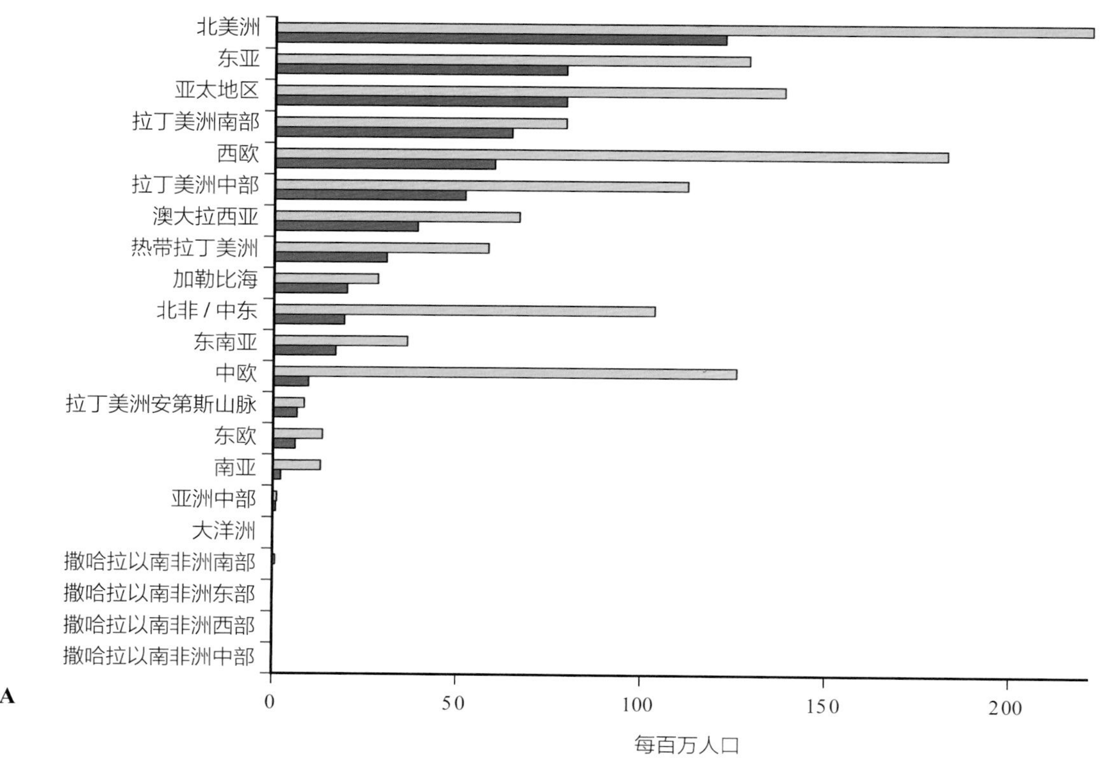

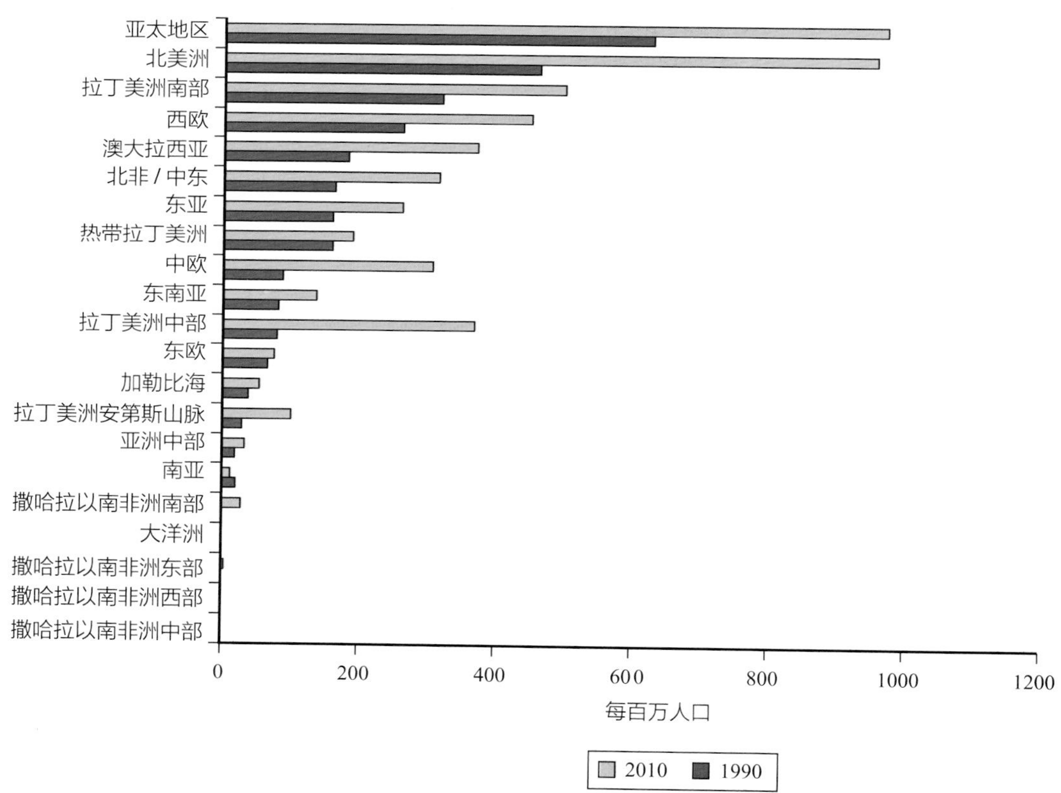

▲ 图 75-2 年龄标准化的维持性透析

1990—2010 年世界 21 个地区的每百万人口发病率（A）和患病率（B）[引自 Thomas B, Wulf S, Bikbov B, et al., Maintenance dialysis throughout the world in years 1990 and 2010. *J Am Soc Nephrol*. 2015;26(11):2621–2633.]

肾移植（每百万人口）
40+（n=13）
20～40（n=30）
5～20（n=28）
1～5（n=21）
0～1（n=14）
未估计（n=85）

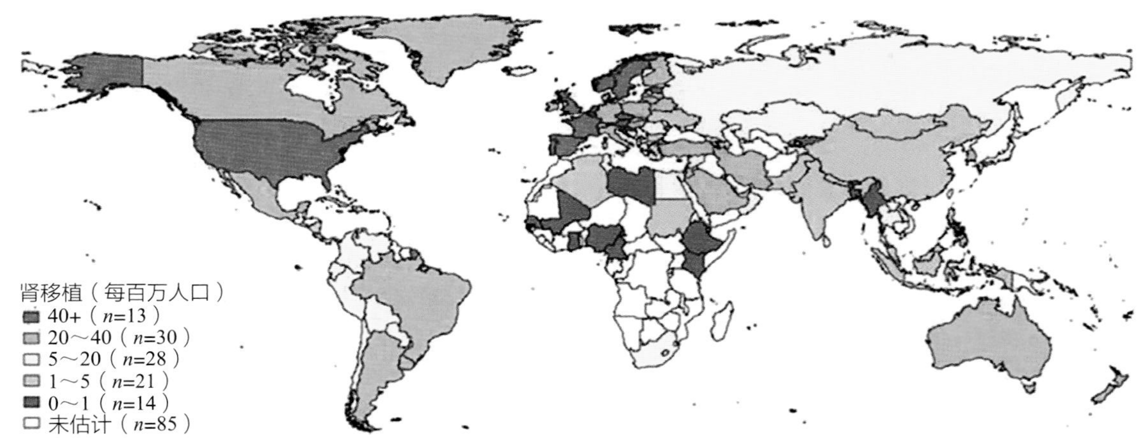

▲ 图 75-3　**2012 年全球肾脏移植率（每百万人口）的分布情况**

引自 Muralidharan A, White S. The need for kidney transplantation in low- and middle-income countries in 2012: an epidemiological perspect *Transplantation.* 2015; 99 (3): 476–481.

临床意义 – 灾难性医疗支出

自付的卫生支出超过家庭总支出的 10%，或家庭非食品支出的 40%[53]。此类支出可能使家庭陷入贫困并降低其获取其他必需品的能力。

临床意义 – 全民健康覆盖

世卫组织将其定义为“所有人都获得满足他们需求的优质卫生服务而不会在支付费用时面临财政困难。”[59] 全民健康覆盖的三个方面包括扩大优先服务、扩大覆盖人数、减少自付费用，从而减少财务困难。

临床意义 – 机会成本

如果把费用分配给替代干预措施，可以实现怎样的健康收益[29]。

可少。在短期到中期，所有需要 RRT 的人都将能够公平地治疗是不现实的。认识到这一事实对于确保患者仍然得到有尊严的治疗并普遍获得症状缓解和姑息治疗至关重要。

（四）政策制定和肾脏替代疗法的使用

大多数 LLMIC 都负担不起普遍使用 RRT，但是，如果各州选择提供一些 RRT，无论是通过单独的资金还是通过伙伴关系协议，重要的是要建立透明和公正的资格标准来控制谁将获得 RRT[58]。制订此类标准应有助于讨论和决策，并且可能涉及临床、社会和环境方面的现实情况，这些现实情况可能会影响患者继续进行透析，而不会产生灾难性的医疗费用。官方标准还将减轻医护人员的道德困扰，减轻个人决策生死决策的负担[70]。与 ESRD 相比，AKI 的资格标准可能更灵活，因为 AKI 所需的个人资源会更少。但是要使这些指南有效，就需要制订透明、协商和迭代的开发流程，并需要与许多不同的利益相关团体进行互动。其他地方概述了制订透析指南的潜在政策方案和过程[58, 71]。

政策选择将包括以下内容：①向所有人提供 RRT；②仅对 AKI 提供透析；③向受限制的合格群体提供 RRT（即定量配给）；④没有国家对 RRT 的规定，允许市场力量确定准入（表 75-2）。这些情况中的每一种都存在严重的不平等：

- 不包括普遍的肾脏替代治疗，国家之间就存在不平等。
- 在只包括急性肾衰的情况下，急性肾衰患者和终末期肾脏病患者之间存在不平等。
- 定量配给时，符合和不符合资格标准者之间存在不平等。

表 75-2　肾脏替代疗法潜在的政府策略简化伦理分析

策　略	对患者的预期健康益处	潜在危害与负担	对自主性的影响	对公平性的影响	预期效益
针对 AKI 和 ESRD 患者全民覆盖的透析	所有人受益	高机会成本	好	好	昂贵
针对 AKI 患者全民覆盖的	AKI 患者受益	假如 AKI 患者未恢复？	对 AKI 患者好	未考虑 ESRD	便宜
有限条件下的州覆盖（定量配给，AKI 与 ESRD）	符合条件的患者受益	无资格的患者死亡；患者意识到不公平	需要定量配给	在 AKI 与 ESRD 患者中形成不公平性	便宜
非全州覆盖的	限于少数富人	许多危害，尤其是病情被忽视和没有官方指导；健康护理人员需要做决定的道德苦恼；可能加剧人才流失	非常受限制	非常不公平	取决于市场

AKI. 急性肾损伤；ESRD. 终末期肾脏疾病 [改编自 Luyckx VA，Miljeteig I，Ejigu AM，et al. Ethical challenges in the provision of dialysis in resource-constrained environments. *Semin Nephrol.* 2017;37(3):273–286.]

- 如果透析不在国家范围内，根据支付能力和地点，国家和区域内存在不平等。

此外，在制定 RRT 政策和指南时，还必须考虑现实中可达到的最低安全实践标准，因为患者和提供者可能会以牺牲健康为代价尝试减少透析频率和剂量，以控制成本 [35]。

然而，同样重要的是要认识到，许多低收入和中等收入国家的其他不平等和健康挑战可能比肾脏疾病更为紧迫，影响的人群更多。实际上，世界卫生组织特别建议不要在尚未满足优先卫生服务（如疫苗接种、腹泻、肺炎、孕产妇保健、高血压、糖尿病）的国家扩大透析服务（http://www.who.int/choice/documents/making_fair_choices/en）。但是，个人财务风险保护是全民健康覆盖的三个方面之一；因此，透析服务会带来两难境地：如果没有透析服务，人们就会丧命，而透析使人们陷入贫困，机会成本极高。因此，在每个国家、地区确定优先级至关重要，但是需要对疾病负担进行可靠的相对评估，而在大多数低收入国家缺乏对肾脏疾病的评估。有人提出，ESRD 的慢性透析是不可接受的折中方案，因为在肯尼亚，如果将透析支出用于结核病控制，则可以增加 300 倍的健康生命年 [59]。一旦一个国家在实现全民健康覆盖方面取得重大进展，则为 AKI 提供急性透析被认为是具有成本效益的 [59]。无论采取何种政策，倡导预防、早期发现和治疗 AKI 和 CKD 都是减少健康支出和 RRT 需求的最有效手段，这一点至关重要。

二、肾脏健康的全球倡议

近年来，全球肾脏病学界已发起或支持了多种研究方案，以增进对肾脏疾病负担的了解。评估可用于处理肾脏疾病的资源，倡导肾脏健康，也有助于开发创新发展策略，为肾脏疾病的早预防、早发现、早诊疗做出贡献。接下来将介绍其中一些研究。

（一）全球疾病负担研究

1. 慢性肾脏病导致的发病率与死亡率

在世界卫生组织框架内进行的 GBD 研究是对慢性肾脏病全球流行病学最全面的评估，该研究描述了 1990—2015 年间 195 个国家的 CKD 死亡率和发病率（有关年度更新数据，请参见 https://vizhub.healthdata.org/gbd-compare）。表 75-3 汇总了 GBD 研究的 CKD 相关数据。根据最新公布的数据 [72-74]，2015 年全球 CKD 3～5 期的患者人数为 3.225 亿（占世界人口的 4.6%）。这一估计值与缺血性心脏病、慢性阻塞性肺疾病、骨关节炎、疟疾的患病率或受道路交通意外的人数相当甚至更高 [72]。

2015 年 CKD 3 期～5 期的大多数病例归因于糖尿病肾脏疾病（1.008 亿），其次是高血压肾病（7900 万）和慢性肾小球肾炎（6730 万）。值得注意的是，多达 9460 万人由于其他原因，包括未知原因患有

表 75-3　低 GFR（CKD 3～5 期）的全球负担

参　数	CKD 3～5 期	整体 GFR 低[a]	低 GFR 引起的 CVD
流行性			
数目（2015 年）	322.5 百万		–
粗略比率 /100 000 人（2015 年）	4375.4		–
1990—2015 年的数目变化（%）	78.3		–
1990—2015 年的粗略比例变化（%）	28.3		–
1990—2015 年龄标准率变化（%）	0.4		–
残障生活年数			
数目（2015 年）	820 万	930 万	100 万
粗略比率（2015 年，每 10 万人）	110.9	126.7	13.4
全球排名（2015 年）	第 24	第 11	–
1990—2015 年的数目变化（%）	67.5%	68.2	71.8
1990—2015 年的粗略比例变化（%）	20.5%	21.0	23.6
1990—2015 年龄标准率变化（%）	−2.3	−3.0	−8.8
死亡			
数目（2015 年）	120 万	240 万	120 万
粗略比率（每 10 万人，2015 年）	16.7	32.9	16.2
全球排名（2015 年[b]）	第 10	第 11	–
1990—2015 年的数目变化（%）	108.3	69.5	42.0
1990—2015 年的粗略比例变化（%）	49.9	21.9	2.2
1990—2015 年龄标准率变化（%）	14.3	−13.0	−29.6
过早死亡而丧失的寿命年份			
数目（2015 年）	2710 万	4510 万	1800 万
粗略比率（每 10 万人，2015 年）	367.5	611.8	244.3
全球排名（2015 年[b]）	第 17	第 15	–
1990—2015 年的数目变化（%）	62.1	49.1	33.1
1990—2015 年的粗略比例变化（%）	16.6	7.3	−4.2
1990—2015 年龄标准率变化（%）	1.2	−14.8	−30.2
残障校正后生存年份[79]			
数目（2015 年）	3530 万	5440 万	1900 万
粗略比率（10 万人，2015 年）	478.4	738.5	257.7
全球排名（2015 年[b]）	第 20	第 15	–
1990—2015 年的数目变化（%）	63.3	52.1	34.7
1990—2015 年的粗略比例变化（%）	17.5	9.4	−3.1
1990—2015 年龄标准率变化（%）	0.4	−13.0	−29.3

GFR. 肾小球滤过率；CKD. 慢性肾脏病；CVD. 心血管疾病。a. 低 GFR 是导致慢性肾脏病、心血管病和痛风的危险因素；b. CKD 3～5 期全球排名参考于一个涵盖 295 种疾病和伤害的排名，低 GFR 全球排名参考于一个涵盖 79 种表示粗略比率的风险因子的排行

CKD。由此可见，52.6% 的 CKD 病例归因于糖尿病或高血压，而几乎同等数量的人本身患有肾脏疾病。CKD 患者女性（1.954 亿）多于男性（1.271 亿）。

根据 2015 年的数据，近 1/3 肾小球滤过率降低（glomerular filtration rate，GFR；CKD 3～5 期）的受试者中主要居住在两个国家：印度（6980 万，占总人口的 5.5%）和中国（4780 万，占总人口的 3.6%）。美国、巴西和日本的 GFR 降低的人数分别超过 1000 万人，俄罗斯、德国、巴基斯坦、印度尼西亚、孟加拉国、墨西哥和尼日利亚的人数分别

在 500 万～800 万人。两项独立的 Meta 分析也将 GFR 正常但有蛋白尿纳入了肾功能改变的范畴，估计全球 CKD 患病率为 13.4%（其中 3 期～5 期为 10.6%）[75]，在地理分散的发展中国家为 14.3%（其中 CKD 3～5 期为 9.8%）[15]。必须指出的是，这些数字并没有充分考虑到研究人口年龄结构的差异，这个问题同样存在于 GBD 研究中，这可能正好解释了该研究中 CKD 患病率较低的问题。尽管存在这些差异，但包括 GBD 在内的研究也报告了自 1990 年以来 CKD 3 期～5 期患病率显著增长，绝对数增加了 78.3%，而粗略统计率增加了 28.3%。此外，国家和地区之间存在明显差异，并且 CKD 患病率在高收入国家要高得多（图 75-4）。相比之下，在低收入和中等收入国家，年龄标准化患病率较高（图 75-5）。2015 年在南部和西部撒哈拉以南非洲地区和南亚，CKD 3 期～5 期的年龄标准化患病率最高（分别为每 10 万年龄标准化人口 7285.5、6462.4 和 6074.6）。值得关注的是，这一比率比全球平均值高约 50%。GBD 研究最重要的成果之一是总结了年龄标准化患病率在 25 年间的变化，考虑到年龄结构和人口数量的动态变化，发展中国家的比例要高得多（图 75-6），但许多 HIC 在年龄标准化的 CKD 患病率上显示仅小幅增长甚至下降。值得注意的是，1990—2015 年，印度、巴西、巴基斯坦、墨西哥、泰国、南非和伊朗等 40 个国家的年龄标准化患病率显著提高，每个国家都有超过 200 万 CKD 患者。

CKD 的粗率和年龄标准化率之间存在显著的不均衡，政策制定者往往未必能考虑到这一点。HIC 的粗患病率（以及因此需要治疗的患者绝对数量）更高（图 75-7），主要是由于寿命更长和老年人比例更高。然而，年龄标准化患病率（不仅考虑到一个国家的人口规模，也要考虑到一个国家的年龄结构）在低收入国家更高（社会人口统计指数较低；图 75-7），显示低收入地区受 CKD 影响的适龄工作青年多于高收入地区。这可能提示不同收入地区 CKD 的病因、进展率和死亡率的差异，或者低收入地区缺乏早期发现和治疗 CKD 的机会。人们充分认识到，不同国家在获得肾脏护理的机会和质量方面存在重大差异[76]，即使在同一国家内，不同人群也有较高的延迟转诊至肾脏病管理的风险[77]。综上所述，年轻人的发病率较高，获得肾脏护理的机会有限以及无法获得必要的基本药物会导致 CKD 负担，这对国民经济，特别是在社会经济发展水平较低的国家尤其重要[78]。

据统计，2015 年，全球因 CKD 造成的死亡病例有 123 万例，即全球每 43 个死亡病例中就有 1 例死于 CKD（表 75-3）[2]，值得注意的是，CKD 是

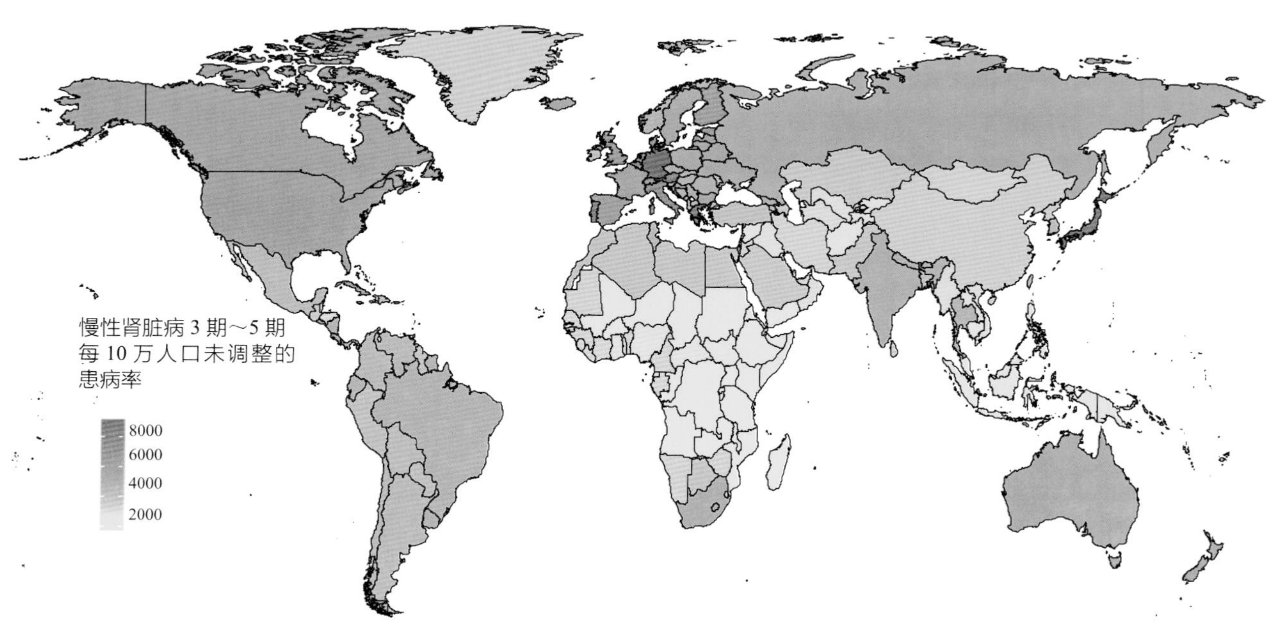

▲ 图 75-4 **2015 年慢性肾脏病 3 期～5 期每 10 万人口粗患病率在世界的分布图（两性合计）**

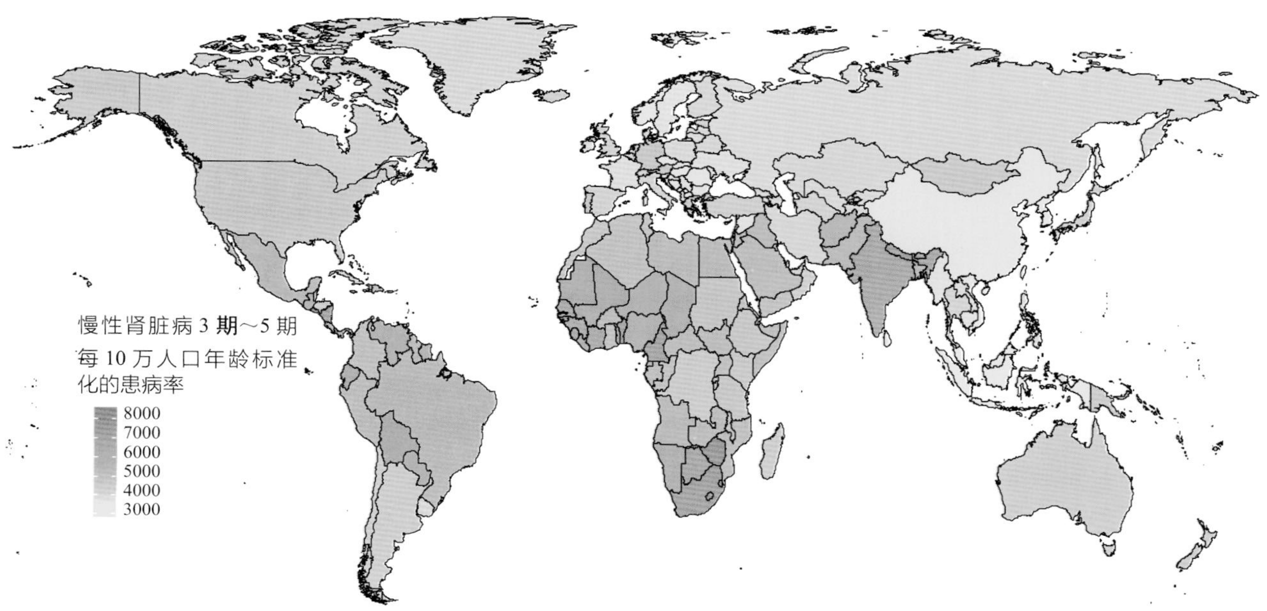

▲ 图 75-5　**2015 年慢性肾脏病 3 期～5 期每 10 万人口年龄标准患病率在世界的分布图（两性合计）**

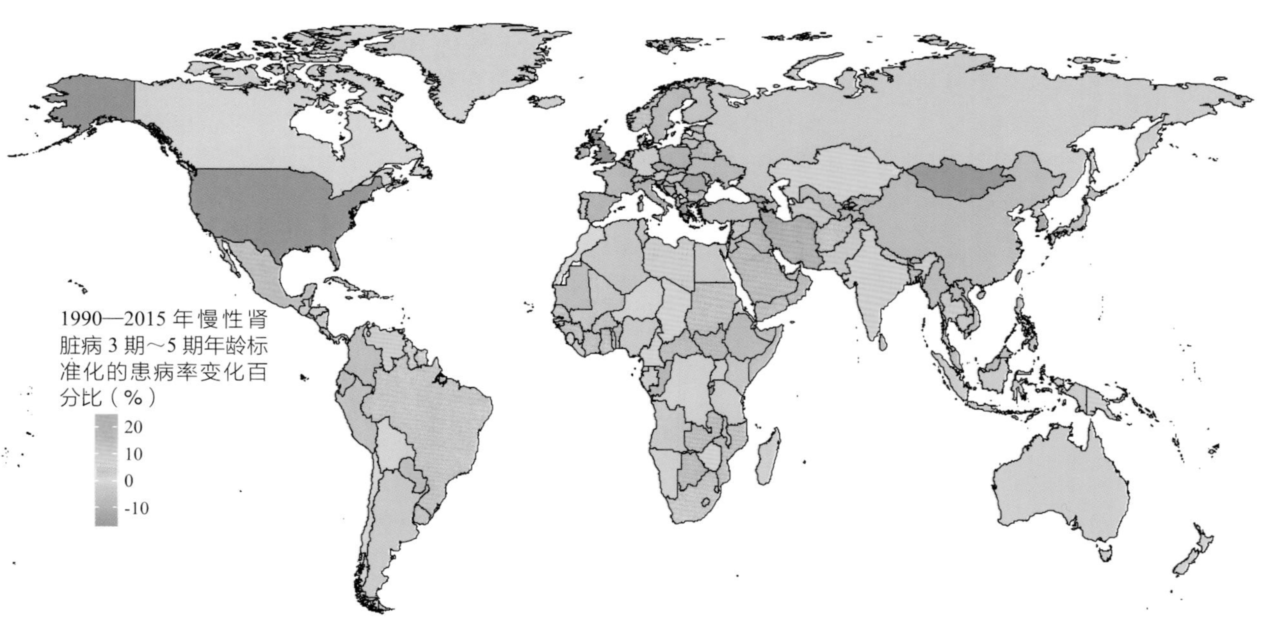

▲ 图 75-6　**1990—2015 年慢性肾脏病 3 期～5 期每 10 万人口年龄标准患病率变化在世界的分布图（两性合计）**

少数仍在增加的死亡原因之一（图 75-8）。在过去的 25 年中，全球 CKD 导致的死亡率增加了 49.8%，远远超过了大多数其他非传染性疾病、感染和伤害的百分比变化。这一增长使得 2015 年 CKD 在 GBD 研究报道的 300 多种死因中，成为第 10 位死因，而 1990 年仅排在第 19 位。考虑到因过早死亡而造成的寿命损失年（year of life lost，YLL）的负担，CKD 的影响略低，是全球第 17 位 YLL 的原因，2015 年有 2710 万 YLL。这一观察反映了 CKD 影响更多高龄患者这一事实。上述 GBD 研究对 CKD 死亡率的估计是基于复杂的模型，其中包括报告的死亡原因数据。另一种估计 CKD 死亡率的方法，基于 RRT（透析和移植）的实际供给和估计 RRT 需求的比较[3]，研究表明，全世界有 230 万～710

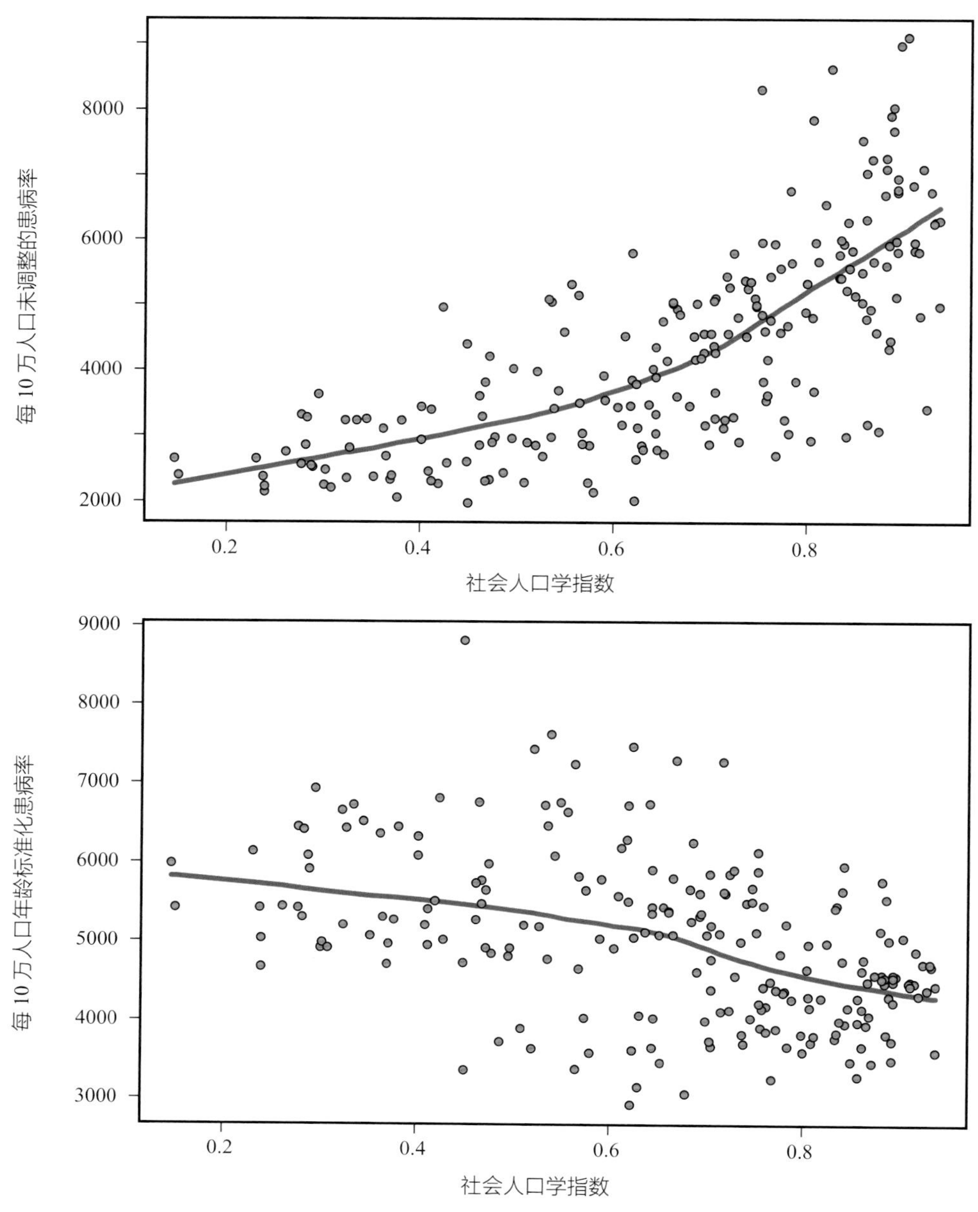

▲ 图 75-7 **2015 年社会人口统计学指标与慢性肾脏病 3 期～5 期每 10 万人口患病率之间的国家级相关性（两性合计）。上图显示原始患病率，下图显示年龄标准化患病率**

万例死亡可归因于缺乏 RRT 而导致的 ESRD 死亡。在许多低收入地区缺乏对 CKD 的诊断，这妨碍了对全球实际 CKD 负担的准确测量，因此这一负担在该项研究中可能被低估。

2015 年，全球范围内与 CKD 相关的伤残损失寿命年（year lived with disability，YLD）达 817 万，相当于全球所有疾病 100 年 YLD 中就有 1 年。这是一个重要的数字，因为绝大多数 CKD 3 期患者由于采用 GBD 研究方法而未被纳入 YLD（表 75-3）[72]。残疾调整生命年（disability-adjusted life year，DALY）[79] 是衡量疾病负担的一种方法，将 YLL 和 YLD 相加，同时考虑了死亡率和发病率。2015 年 CKD 导致全球 DALY 达到 3526 万，在过去的 25 年里增长了 63.3%。相比之下，同期的年龄标准化 DALY 比率没有明显变化（0.4%），表明人口增长和老龄化是全球 CKD 残疾调整生命年的主要驱动力 [79]。然而，年龄标准化 DALY 在大洋洲、中亚、高收入的北美和中拉丁美洲的发病率显

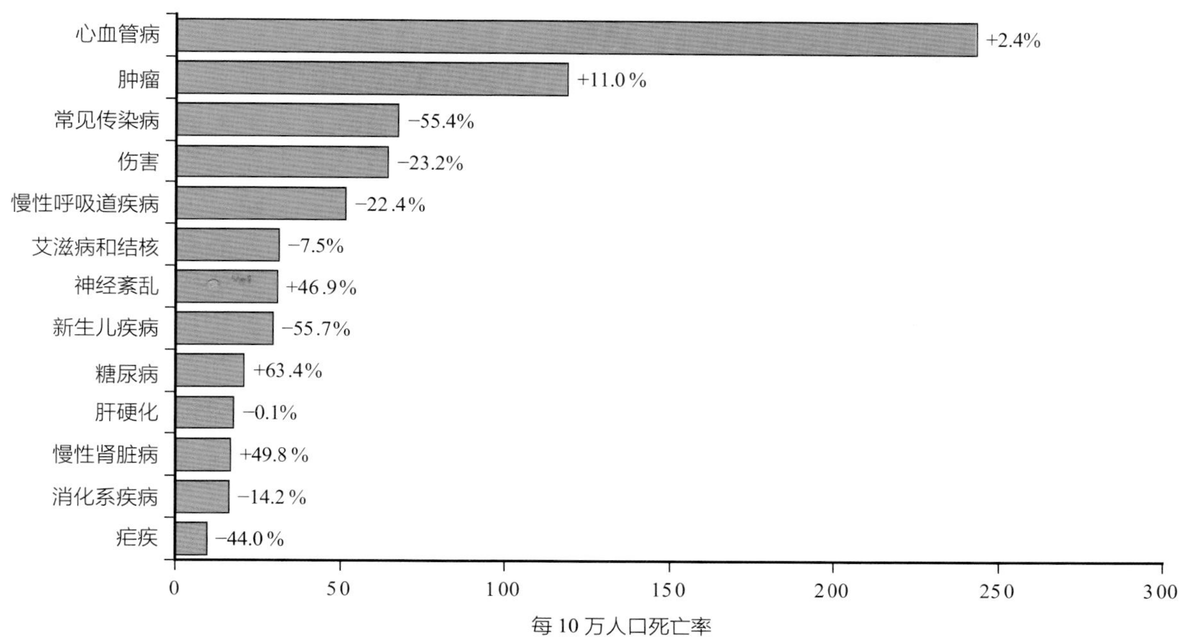

▲ 图 75-8　**主要类型疾病和伤害原始死亡率**

横轴代表 2015 年每 10 万人口死亡率；右侧的数字代表 1990—2015 年死亡率百分比变化

著增加，突显出肾脏疾病负担的真正增加，这与人口统计学因素无关，并指出了需要特别注意改善肾脏健康的区域。在世界范围内，CKD 的年龄标准化 DALY 率自 1990 年以来已从第 25 位上升到第 20 位，部分原因是许多其他疾病在同一时期显示了该指标的下降。所有 CKD 负担指标在年龄较大的人群中明显更高（图 75-9）。

2. 低肾小球滤过率诱发的心血管疾病发病率与死亡率

重要的是，肾脏疾病不仅直接导致患者发病和死亡，同时也是其他疾病的发病和死亡的危险因素。GBD 研究已经认识到肾脏疾病的双重作用，并特别指出低 GFR 是心血管疾病和痛风的危险因素 [74]。全球低 GFR 导致的 YLD 包括 CKD 本身（817 万）、CVD（98 万）和一小部分痛风（18 万）。因此，总体而言，2015 年低 GFR 占 934 万 YLD（表 75-3）。在全球范围内，低 GFR 导致 CKD 自身产生 2710 万 YLL，CVD 产生 1800 万 YLL，2015 年总计为 4510 万 YLL。换句话说，2015 年全球每 22 个 YLD 以及每 18 个 YLL 中就有 1 个归因于低 GFR。GFR 下降导致了 119 万人死于心血管疾病，这几乎等于 123 万人死于 CKD 本身。低 GFR 导致的 CVD 死亡人数增加了 42%，而在 25 年中，由 CKD 3 期～5 期直接导致的死亡人数增加了 108%。这些数字反映了与心血管疾病相比，这一时期在降低肾脏疾病死亡率方面所取得的成功更少。在这样的增长中，较低的 GFR 成为 2015 年导致死亡人数的第 11 位主要风险因素（1990 年排第 17 位）。2015 年，由于低 GFR 而导致的 DALY 总数达到 5443 万，其中 CKD 为 3526 万，CVD 为 1899 万，痛风为 18 万。考虑到绝对计数和原始及年龄标准化的每 10 万人口 DALY 率，较低的 GFR 在所有 79 个 GBD 考虑的风险因素中排名第 15 位，因此排在低体力活动、药物使用、不安全的公共卫生、职业伤害和铁、维生素 A 和锌缺乏症等因素之前 [74]。总体而言，2015 年世界上每 19 个 DALY 中就有一个被归因于低 GFR。

GBD 研究结果允许各国表达 GFR 降低的负担，并比较各国之间 CKD 和 GFR 相关 CVD 的负担（以 DALY 率表示）（图 75-10）。总的来说，这两个条件具有很好的相关性，但是有几个国家之间存在明显的不一致，这可以解释为心血管疾病的负担极高（如前社会主义国家）或 CKD 发病率和死亡率极高（如墨西哥、萨尔瓦多和泰国）。在全球范围内，由

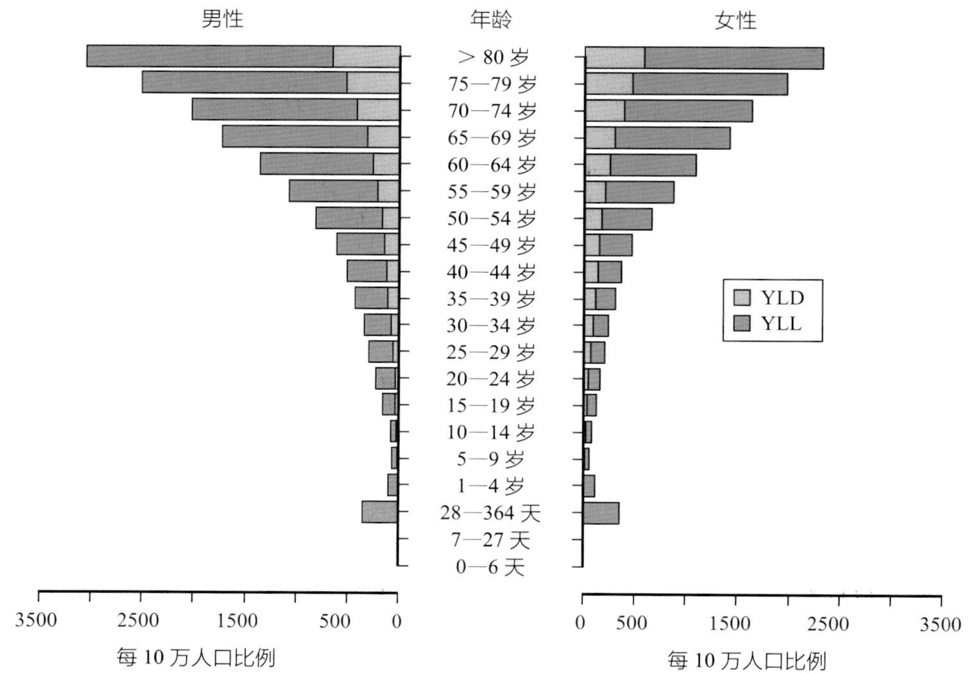

▲ 图 75-9 **2015 年，针对不同年龄段男女慢性肾脏病 3 期～5 期每 10 万人口 YLL、YLD 和 DALY 率**

橙色条代表 YLD，蓝色条代表 YLL，条的总长度等于 DALY。YLL. 寿命损失年；YLD. 伤残损失寿命年；DALY. 伤残调整生命年

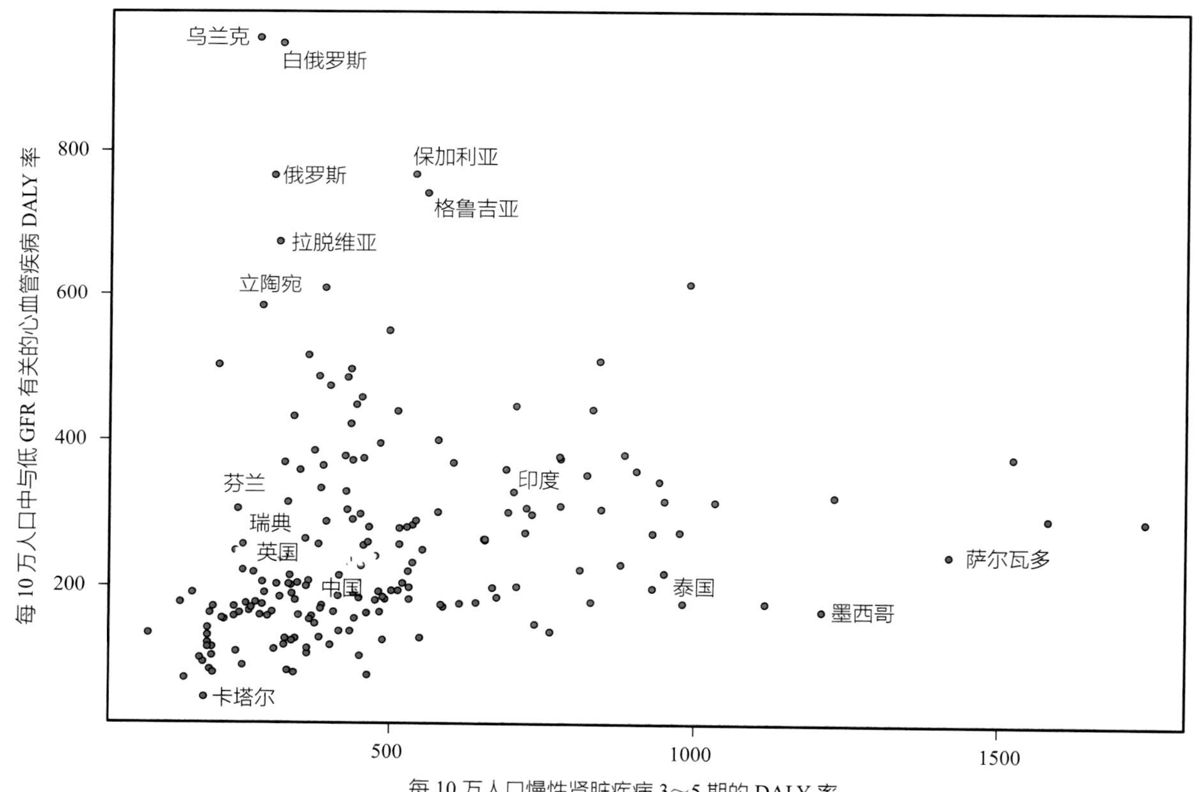

▲ 图 75-10 **2015 年由低 GFR 导致的慢性肾脏病 3 期～5 期、心血管疾病国家级每 10 万人口 DALY 粗略比例（两性合计）**

DALY. 伤残调整生命年

于低 GFR，CVD 占所有年龄标准化 YLD 的 11.3% 和所有年龄标准化 DALY 的 36.5%。从心血管的角度来看，2015 年，低 GFR 占所有年龄标准化 CVD 的 YLD 的 4.0%，占所有年龄标准化的 DALY 的 5.7%。换言之，低 GFR 导致每 25 个 CVD 年龄标准化的 YLD 和每 17 个 CVD 年龄标准化的 DALY 中的一个。这几乎是过量饮酒对 CVD 的影响的 2 倍，与低体力活动的影响相当，仅比作为 CVD 危险因素的空腹血糖水平高或吸烟影响低 3 倍[74]。

3. 可干预的慢性肾脏病死亡率范围

在 LLMIC 中，尤其是考虑年龄标准化率时，CKD 的负担比高收入地区高得多。LLMIC 负担更高的主要原因是由于无法获得 RRT 而造成的过高死亡率，以及在医疗设施不足或没有全面医疗覆盖的情况下致命的 CVD 事件发生率较高。在 CKD 相关死亡率较高的国家，很大一部分人口将无法在残疾状态下生存；因此，比较 YLL 与 YLD 的比率作为死亡率和发病率的综合指标将提供重要的信息，可以用作可靠死亡率的替代指标（图 75-11）。在 HIC 中，CKD 的 YLD 与 YLL 的比值接近 1（例如，2015 年西欧的 CKD 为 67.67 万 YLD，YLL 为 82.27 万）。这反映了 RRT 的普遍适用性，它可以

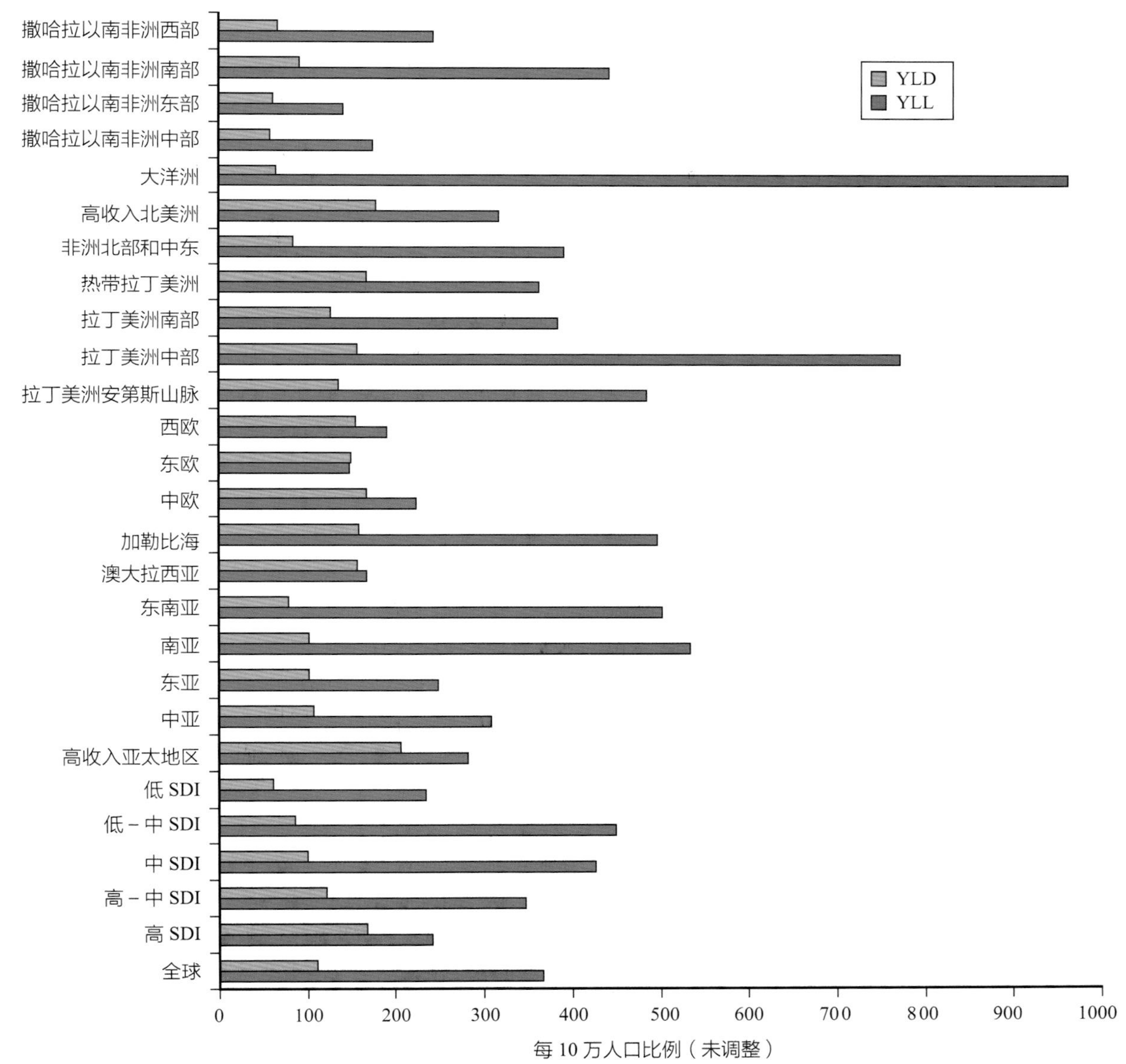

▲ 图 75-11　**2015 年慢性肾脏病 3 期～5 期在每 10 万人口 YLL 及 YLD 粗略比率方面的全球和区域负担（两性合计）**
YLD. 伤残损失寿命年；YLL. 寿命损失年

防止大部分 CKD 立即死亡并获得更长的健康寿命，从而降低发病率和死亡率。但是，美国是这种模式的例外，尽管它是世界上最大的经济体，但 YLL 的数量几乎是 YLD 的 2 倍，这表明 CKD 死亡率的影响更大。这项观察强调了全民医疗保险的重要性，因为全民医疗保险的缺乏会导致延迟转诊至肾脏病科，从而导致更高的并发症和死亡率 [80]。

RRT 治疗年龄短和 OOP 医疗支出多的地区情况更为严重，YLL 明显高于 YLD。这个比例在撒哈拉以南非洲地区南部接近 5，在大洋洲接近 15。在这些新兴地区数据很少，但是如前所述，即使在开始透析后，绝大多数患者仍被迫退出这种挽救生命的治疗（高达 85% 的新发患者），并因无力支付 RRT 而死亡 [3, 35]。YLL 和 YLD 之间的差异说明，通过实施适当的预防策略、实施早期肾脏疾病检测计划、加强医护人员培训、改善获得肾脏保护治疗和 RRT 的机会等，可以挽救更多生命，并预防 CKD 和 CVD 并发症的发生。考虑到 2015 年应归因于 CKD 的全球 2710 万个 YLL 和 820 万个 YLD，预计 2015 年 CKD 死亡率的降低将在全球范围内节省近 2000 万个 YLL。

4. 慢性肾脏疾病的流行病学转变驱动力

近几十年来，CKD 流行病学的变化可能有多种原因。首先，CKD 的发病率和死亡率与全球人口增长、老龄化和移民过程有关。世界人口从 1990 年的 53 亿增长到 2015 年的 73 亿。同期，全球年龄中位数从 24 岁增加到 30 岁，城市人口比例从 43% 增加到 53.8%（http：//www .un.org/en/development/desa/theme/trend/index.shtml）。这些变化直接影响 CKD 的流行病学，CKD 患者的绝对数量与人口增长和老龄化成正比，并且可能与城市人口健康状况的改善成正比。这种流行病学转变也影响了 CKD 发生和发展的代谢和营养危险因素。因此，在过去的 25 年中，归因于动脉高血压的 CKD 年龄标准化 DALY 比率增加了 6.8%，高空腹血糖水平增加了 15.0%，高体重指数增加了 34.2%，高钠饮食增加了 5.6%。然而，在同一时期，可归因于这些危险因素的 DALY 率在 CVD 的情况下有所下降 [74]。

CKD 增长的第二个重要驱动力，尤其是与 LMIC 的增长有关，是不同人群在暴露于危险因素以及获得预防和治疗方面的持续不等。通常，经济发展水平较低的国家一般而言 CKD 和 NCD 的发生率较高 [81]。但是，即使在同一国家，各地区在获得医疗护理和 RRT 方面也存在着巨大的不平等 [82]。因此，在许多地区，对农村人口来说医疗服务还是不够完善和难以获得的，就算在农村地区 CKD 危险因素的患病率可能较低，农村人口的 CKD 和 ESRD 死亡率仍可能更高。在发达国家中，CKD 在城市穷人中的发病率也比具有较高社会经济地位的人更高 [83]。其他弱势群体包括妇女、老年人和儿童，在许多社会中，他们仍然难以获得医疗服务。女性的 CKD 患病率较高，但与男性相比，其 CKD 的发病率通常较低。此外，有证据表明，妇女获得肾脏治疗的机会较少 [84]。另外，孕妇中的 CKD 大大增加了子痫前期、早产、小胎龄和低出生体重婴儿的风险，这些与低肾单位数量及生命过程中 CKD 和其他 NCD 的风险增加相关（见第 21 章）[85, 86]。因此，女性持续的医疗机会不平等和对妇女健康的关注缺乏形成了一个恶性循环，加剧了几代人的 CKD 负担。可以推测，当前 LLMIC 中较高的年龄标准化 CKD 负担率可能部分受到胎儿和儿童早期营养和发育不佳的影响，从而导致以后生活中的 CKD。在未来几十年中，我们的子孙后代可能会看到目前的人道主义危机对胎儿健康和 CKD 流行病学在世界各地造成的影响。

CKD 流行病学转变的第三个原因是某些国家和整个地区的 CKD 负担增加，而与总人口的变化无关。各地区年龄标准化 CKD 率积极显著的变化突出了问题最严重的国家，它们迫切需要进行调查以检查和解决导致年龄标准化率上升的因素。这种新出现 CKD 流行病的一个例子是“原因不明的 CKD”（CKD of unknown cause，CKDu），它主要影响中美洲和南亚赤道国家的成年农业工人。现有数据无法估算出随着时间的推移 CKDu 的负担，但是在尼加拉瓜等地区，由于 CKDu 的流行，CKD 是主要的死亡原因 [2]。科学文献中没有得到很好地代表的其他证据表明，其他暴露于环境或职业危害的工人（例如，金属和钻石矿工、工业油漆车间的工人）也受到肾病的影响，证实这些需要进一步调查和努力 [87-89]。在全球范围内，可能有数百万人在不安全的环境中工作或生活，这增加了全球 CKD 负担。

影响 CKD 估计的第四个因素是估计的 GFR

（estimated GFR，eGFR）方程的精确度（即测量的GFR和估计的GFR之间的对应关系）以及重复测试的有效性，以确认肾脏疾病标志物的长期持续存在。使用不同的GFR估计方程式可能会导致CKD患病率估计差异高达30%。一项Meta分析总结了来自110万个个体数据，发现相对于肾脏病饮食调整（Modification of Diet in Renal Disease，MDRD）研究方程，使用慢性肾脏病流行病学协作（Chronic Kidney Disease Epidemiology Collaboration，CKD-EPI）方程的受试者中，具有低GFR的受试者比例比使用MDRD方程低8.7%或6.3%[90]。由于通过使用MDRD方程获得了GBD研究中有关CKD患病率的大量数据，因此研究人群中真实CKD估计值可能会大大降低。值得注意的是，在GBD研究中，直到2015年，参考方程都是MDRD，但到2016年，由于使用了特定的交叉程序，该参考方程切换为CKD-EPI方程。因此，与上述数字相比，GBD研究中CKD患病率估计值将降低，这仅仅是因为使用了不同的参考eGFR方程。这些观察结果表明，对于个体患者和人群研究而言，一种测量肾脏功能的良好仪器的重要性，可以最好地为计划必要的健康干预措施提供依据。

5. 急性肾损伤和0by 25倡议

国际肾脏病学会（International Society of Nephrology，ISN）于2013年发起的0by25倡议，旨在提高人们对AKI的可预防性和可治疗性的认识，其目标是到2025年没有AKI导致的可预防的死亡。如前所述，AKI与高发病率和高死亡率相关。但GBD研究迄今尚未有数据报道。0by25计划的目标之一是确定AKI的疾病负担。人们进行了两项大型的Meta分析和系统评价，结果显示AKI影响了全球21%的住院人数[4, 19, 24]。大多数AKI病例是肾脏疾病：改善全球结局（Kidney Disease: Improving Global Outcomes, KDIGO）的第一阶段，11%的病例需要透析[4]。合并死亡率为21%。0by25研究人员还对AKI进行了全局快照，邀请临床医生输入2个月内AKI患者的相关数据[24]。AKI的最常见原因是HIC中的低血压和LLMIC中的脱水。LMICS的透析需求和死亡率更高，可能反映了疾病表现出的严重程度（迟发）。但是，Meta分析和全球概览由于出版物的可用性和对快照的选择性参与而固有地存在偏差。因此，AKI的真实全球情况仍然未知。显然，AKI的病因在全球范围内各不相同，这取决于糖尿病和高血压的患病率，感染和公共卫生干预措施[20, 22, 91]。与CKD一样，LLMIC中的AKI往往会影响年轻人，并且入院患者的病情往往更重[18, 19, 21, 22]。然而，0by25倡议已经在全球范围内提高了人们对AKI的认识。GBD研究的未来迭代将尝试更好地报道AKI数据，这将是更全面了解肾脏疾病全球负担的重要一步。

6. 拯救年轻生命

考虑到透析的需求应该是暂时的，因为肾功能可以恢复，因此每位患者的费用要比ESRD的终生治疗便宜，因此全球范围内普遍要求通过0by25和拯救年轻生命（Saving Young Lives, SYL）使更多AKI患者能及时得到透析治疗[4]。SYL计划是国际小儿肾脏病学会、ISN、国际腹膜透析协会和欧洲腹膜透析协会于2012年共同发起的一项举措，在过去5年中挽救了数百个人（主要是儿童）的生命，并且已经培训和指导当地医生和护士使用自制的透析液和创新性使用替代导管进行急性PD[92-94]（表75-4）。该计划仍然依赖外部资金，并且高度依赖个人冠军。SYL计划的执行者概述了意料之外的挑战，包括无法进行常规实验室测试、人员变动、资金来源不稳定、文化差异以及没有转入SYL中心[94]。这些挑战突显了将计划整合到现有医疗体系中的重要性，这对于避免产生孤立的计划并有助于加强卫生保健系统非常重要。

（二）全球肾脏健康地图集

作为ISN“消除差距”计划的一部分，全球肾脏健康地图集（Global Kidney Health Atlas，GKHA）概述了肾脏护理的现状以及其在世界范围内的组织和结构，重点关注现有的肾脏护理（AKI、CKD）、认识水平（基于相关政策和指南的存在）、护理结构和实现最佳护理服务[11, 95, 96]。共有125个联合国会员国（占世界人口93%）参与其中[97-102]。为全面起见，在世界卫生组织概述的卫生系统构架框架内评估了调查的内容，包括领导力、管理、卫生保健筹资、卫生保健人员、医疗产品和技术、信息与研究以及服务提供[103]。各个国家/地区的研究组织者包括国家肾脏病学会领导人、政策制定者和由该

▲ 表 75-4 使用市售静脉注射液制备透析液 [a]

溶液类型	Na^+	K^+	Ca^{2+}	Mg	Cl^-	HCO_3^-	乳酸盐	pH	渗透压
Hartmann 溶液	131	5	2.0		111		29	7.0	278
乳酸林格液	131	5	1.8		112		28	6.5	279
Plasmalyte B	130	4	0	1.5	110	27		7.4	273
半量生理盐水	77				77			5.0	154

a. 使用上述静脉内溶液制备透析液：
1L Plasmalyte+30ml 50% 葡萄糖（15g）将产生以下浓度的溶液：葡萄糖，1.45%；钠，126mmol/L;HCO_3^-，27mmol/L；钾，3.8mmol/L；镁 1.45mmol/L；渗透压 = 342oSm。
这与行业出售的某些基于碳酸氢盐的解决方案非常相似：
1L 乳酸林格液 +30ml 50% 葡萄糖（15g）将生成以下浓度的溶液：钠，127mmol/L；乳酸，27mmol/L；钙，1.36mmol/L；钾，3.8mmol/L；葡萄糖 1.45%；渗透压 =346oSm。
这类似于乳酸盐的腹膜透析溶液。
注意：以上溶液均含有钾。
1L 半量生理盐水 + 40ml 的 8.5%$NaHCO_3$(40mmol)+40ml 的 50% 葡萄糖(20g)+60ml 的 3%NaCl(30mmol)将生成浓度约为以下的溶液：钠，± 130mmol/L；HCO_3^-，35mmol/L；葡萄糖 1.7%；渗透压 =340oSm。
Na^+. 钠；K^+. 钾；Ca^{2+}. 钙；Mg. 镁；Cl^-. 氯；HCO_3^-. 碳酸氢盐。
改编自 Cullis Abdelraheem M，Abrahams G，et al. Peritoneal dialysis for acute kidney injury. *Perit Dial Int.* 2014;34（5）:494–517.

国家 / 地区通过 ISN 确定的患者组织代表 [95]。正如预期的那样，各国在稍后讨论的关键调查要素上存在显著差异 [97–102]。

1. 肾脏健康意识作为政府的优先事项、策略、指导方针和倡导

总共有 36% 的国家（*n*=42/116）和 53% 的低收入国家（*n*=9/17）、52% 的中低收入国家（*n*=16/31）、20% 的中上收入国家（*n*=6/30）、29% 的高收入国家（*n*=11/38）将 CKD 确认为卫生保健优先事项 [定义为概述原则和（或）定义做法]。总体而言，有 42% 的国家（*n*=49/116）报道政府上级有一个倡导小组，以提高 CKD 的预防，而只有 19% 的国家（*n*=21/116）报道了对 AKI 的倡导。政府对肾脏健康的重视不足可能表示缺乏对 CKD 的认识或对其他政治问题的重视。

还必须考虑到，不同国家对健康优先重点的定义是不同的。例如，某些地区的优先重点可能代表着对预防的关注，而在另一些地区，优先重点可能指增加获得治疗的机会。对 AKI 的宣传不到对 CKD 的宣传的一半。人们已经意识到，对 AKI 的关注太少了，而 0by25 倡议是对此的一种回应。传播这一战略的目的是提高对预防 AKI 重要性的宣传和认识。相对于 HIC，CKD 和 AKI 倡导组在 LIC 中更为常见。但是，没有报道有关宣传小组的作用或行动的细节。

总体而言，有 17% 的国家（*n*=19/109）报道了一项提高非透析 CKD 患者意识和最佳护理的国家策略，其中 43% 的国家针对慢性透析患者（*n*=45/104），40% 的国家针对肾脏移植患者（*n*=40/100）。相反，有 37% 的国家（*n*=43/116）报告没有针对 CKD 护理的国家策略（不管是非透析 CKD、慢性透析还是移植）。这些国家报道了将 CKD 列为医疗保健优先事项的其他举措，包括区域或州一级的战略、关于 CKD 的国家意见书（该文件提供了有关肾脏管理的信息和建议的概述，但没有立法规定）及确定 CKD 并向 CKD 患者提供优质治疗的激励措施（图 75-12）。对于 AKI，有 49% 的国家（*n*=57/116）报道了至少一种改善 AKI 识别的策略（图 75-13）。最常见的策略是拥有可用于检测和管理 AKI 的工具（32%；*n*=37/116）和增加使用急性透析设施的机会（31%；*n*=36/116）；16% 的国家（*n*=19/116）报道关于 AKI 识别和诊治的国家意见书。

总体而言，提高对肾脏疾病认识的国家战略非常少，特别是在低收入国家。由于提高肾脏疾病认知在提供一致的高质量和安全诊治以及评估诊疗质

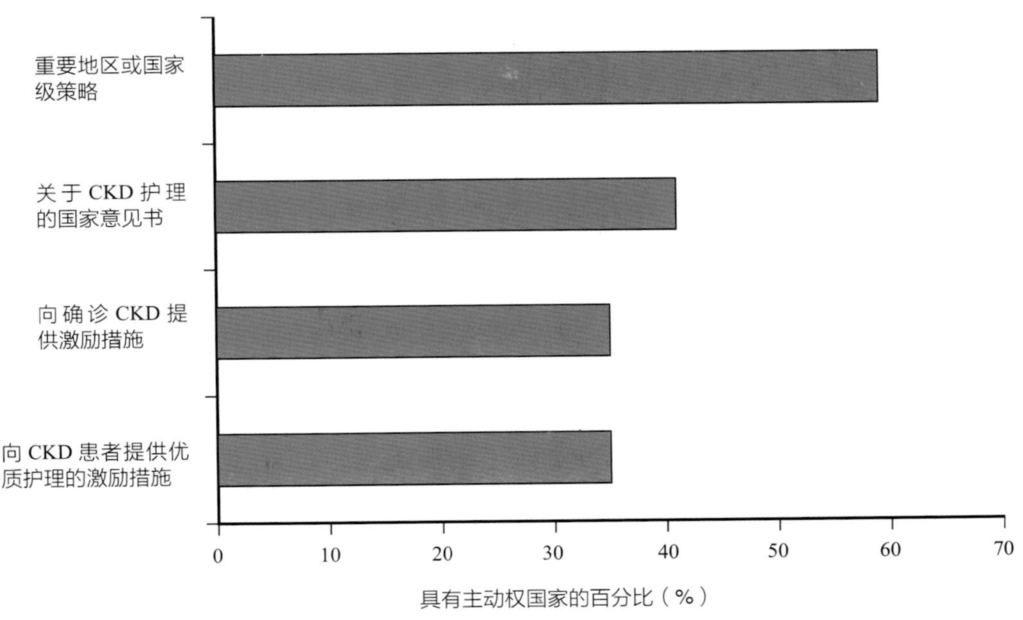

▲ 图 75-12　**在没有慢性肾脏病国家战略的国家中，将促进慢性肾脏病作为医疗保健重点的倡议分布情况**

在没有慢性肾脏病策略的 43 个国家中，有 34 个（79%）回答了这个问题。百分比总计不是 100%，因为各国可以选择多个选项（数据来自《全球肾脏健康图集》。https://www.theisn.org/images/ISN_Bien-nial_Report_2011-2013/GKHAtlas_Linked _Compressed 1.pdf.）

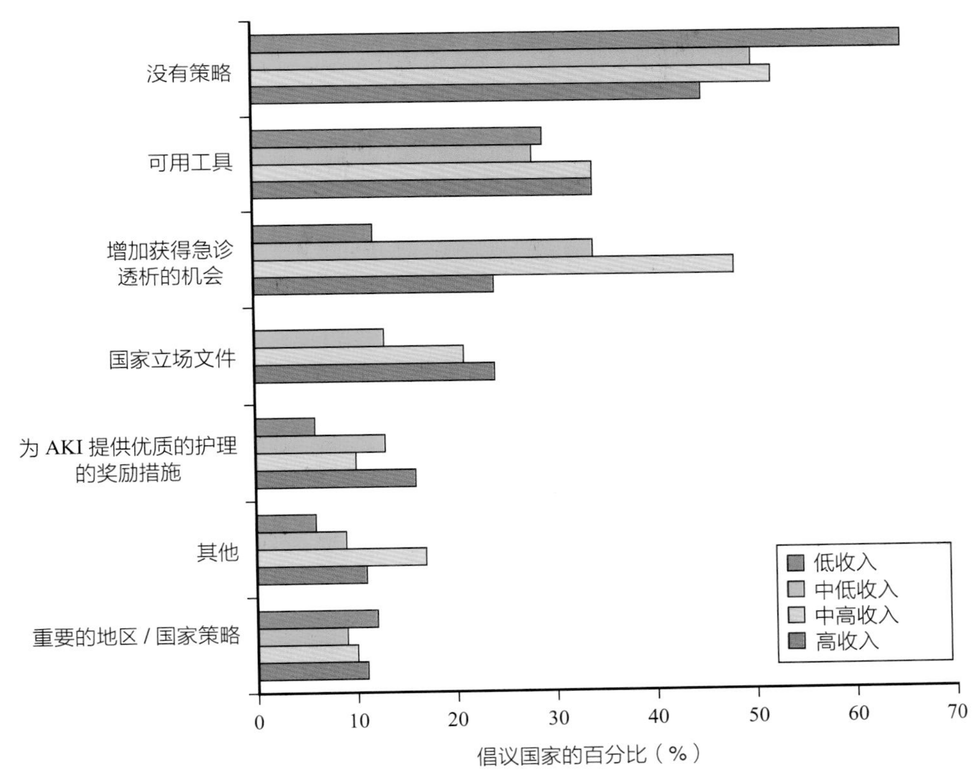

▲ 图 75-13　**世界银行收入组 116 个国家识别急性肾损伤的国家政策和策略**

百分比总计不是 100%，因为各国可以选择多个选项（引自《全球肾脏健康图集》。https//www.theisn.org/images/ISN_Biennial_Report_2011-2013/GKHAtlas_Linked_Compressed1.pdf.）

量和结果的指标标准化方面的重要性，肾脏疾病的国家战略的制定应受到更多关注。专业的指导方针和诊治框架对于增进对 AKI 和 CKD 诊治的理解至关重要。尽管 ISN 和相关组织（KDIGO）在促进各国肾脏护理实践指南的采用方面做出了巨大努力，但这尚未普及。与 AKI（53%；*n*=61/116；表 75–5）相比，CKD（79%；*n*=92/116）有更多管理和推荐指南。与 AKI 和 CKD 在 HIC 相比，LIC 中缺乏指南的情况更为普遍。AKI 指南侧重于住院患者（95%；*n*=57/60）和门诊患者（67%；*n*=40/60）AKI 的识别，接受透析治疗的机会（93%；*n*=56/60），转诊肾脏病的时间和紧急程度（80%；*n*=48/60），以及在特定情况下降低 AKI 风险的协议（70%；*n*=42/60）。CKD 指南涵盖并发症管理（86%；*n*=79/92），CKD 进展的鉴定（88%；*n*=81/92），肾科转诊的时机和紧急程度（87%；*n*=80/92），危险因素管理（84%；*n*=77/92）和多学科诊治方法（71%；*n*=65/92）。

值得注意的是，在 50% 的参与评估的国家中，非肾病医师对 CKD 指南的认识和应用都不理想。这大致能反映出一般人对 CKD 的了解程度同样较

表 75–5 在 116 个国家 / 地区获得和获得肾脏护理管理和转诊指南的情况

地 区	AKI 管理和推荐指南				CKD 管理和推荐指南			
	国家 *N*(%)	区域 *N*(%)	国际 *N*(%)	无 *N*(%)	国家 *N*(%)	区域 *N*(%)	国际 *N*(%)	无 *N*(%)
总计	8（7）	1（1）	52（45）	55（47）	31（27）	1（1）	60（52）	24（21）
ISN 区域								
非洲	2（7）	0（0）	8（27）	20（67）	4（13）	0（0）	13（43）	13（43）
东欧和中欧	0（0）	0（0）	15（94）	1（6）	2（13）	0（0）	13（81）	1（6）
LAC	1（6）	0（0）	7（44）	8（50）	9（56）	0（0）	7（44）	0（0）
中东	0（0）	0（0）	5（38）	8（62）	1（8）	1（8）	8（62）	3（23）
NIS 和俄罗斯	2（33）	0（0）	3（50）	1（17）	1（17）	0（0）	5（83）	0（0）
北美洲	0（0）	0（0）	2（100）	0（0）	1（50）	0（0）	1（50）	0（0）
北亚和东亚	0（0）	0（0）	2（33）	4（67）	3（50）	0（0）	3（50）	0（0）
OSEA	2（15）	1（8）	3（23）	7（54）	6（46）	0（0）	2（15）	5（38）
南亚	0（0）	0（0）	1（20）	4（80）	0（0）	0（0）	3（60）	2（40）
西欧	1（11）	0（0）	6（67）	2（22）	4（44）	0（0）	5（56）	0（0）
世界银行收入组								
低收入	0（0）	0（0）	3（18）	14（82）	1（6）	0（0）	6（35）	10（59）
中低收入	5（16）	0（0）	11（35）	15（48）	7（23）	0（0）	16（52）	8（26）
中上收入	1（3）	1（3）	14（47）	14（47）	9（30）	0（0）	16（53）	5（17）
高收入	2（5）	0（0）	24（63）	12（32）	14（37）	1（3）	22（58）	1（3）

AKI. 急性肾损伤；CKD. 慢性肾脏疾病；ISN. 国际肾脏病学会；LAC. 拉丁美洲和加勒比；NIS. 新独立的国家（苏联）；OSEA. 大洋洲和东南亚 [改编自 GBD 2015 Mortality and Causes of Death Collaborators. Global, regional, and national life expectancy, all-cause mortality, and cause-specific mortality for 249 causes of death, 1980–2015: a systematic analysis for the Global Burden of Disease Study 2015. *Lancet*. 2016; 388(10053): 1459–1544; 及 Global Kidney Health Atlas. https://www.theisn.org/images/ISN_Biennial_ Report_ 2011-2013/GKHAtlas_Linked_Compressed1.pdf.]

低。据报道，49% 的国家的非肾脏病专家对 CKD 的了解程度较低（基于对受访者的看法，即他们对自己国家对 CKD 指南的了解程度），35% 的国家认知低于平均水平，在初级保健医生中有 50% 的国家处于低水平或以下水平。认识到非肾病医师的意识低下，采用 CKD 指南，确定是否由于缺乏推广、可访问性或兴趣是很重要的。即使在不存在国家或地区准则的情况下，也应该可以获取国际指南；但是，如果互联网访问或语言等障碍阻止了指南的发布或应用，则应解决这些问题。与 CKD 指南类似，将近 50% 的国家 / 地区将非肾病医生对 AKI 指南的认识和接受程度为低或低于平均水平，这可能与非肾病专家和基层医疗医生对 AKI 的总体认识有限相对应。值得注意的是，认识水平和采用 AKI 准则的程度相似，这表明认识水平可能不是未采用指南的原因。有必要进一步努力提高对 AKI 的认识并增加准则的采用。

2. 急性肾损伤和慢性肾脏疾病的治疗基础设施

GKHA 是第一个根据功能性卫生系统的关键组成部分评估全球肾脏护理能力并评估国家和地区为加强此类护理的准备程度的第一个倡议[95, 98, 99, 101]。某些国家和地区的服务、劳动力和研究能力方面存在巨大差距。例如，非洲大多数国家没有用于 PD 或肾脏移植的设施。很少有国家为 RRT 服务和 CKD 治疗药物（包括透析和移植）提供公共基金；特别是在非洲、南亚、大洋洲和东南亚国家，个人要承担 RRT 和药品的绝大部分费用[97]。超过 2/3 的国家报道缺乏参与临床研究的能力[100]。

(1) 慢性肾脏病监测和管理服务的可用性：在不同收入水平的国家中，各国在初级、二级和三级医疗机构中用于 CKD 监测和管理的服务的可用性差异很大（图 75-14）[95, 104]。中低等收入国家，特别是非洲，在初级保健水平诊断、管理和监测 CKD 的服务有限，只有 12% 的患者可进行血清肌酐水平测量，包括 eGFR。在 LIC 中，有 29% 的人使用尿液试纸进行了定性尿液分析。但是，在初级保健水平上，LIC 均不能检测尿白蛋白与肌酐之比（urine albumin-to-creatinine ratio，UACR）或尿蛋白与肌酐之比（urine protein-to-creatinine ratio，UPCR）（图 75-14A）。在所有收入人群中，与初级保健相比，二级 / 三级医疗服务的可获得性要高得多（图 75-14B）。

(2) 肾脏替代治疗服务的可用性

①透析：所有国家 / 地区都报道有长期 HD 服务，而超过 90% 的国家 / 地区则报道有急性 HD（图 75-14C）[95, 98]。90% 以上的中上、高收入国家 / 地区报道有长期 PD 服务，LMIC 和 LIC 的可用性分别为 64% 和 35%。相比之下，紧急 PD 在所有收入人群中的可利用性最低（图 75-14B）。

②肾脏移植：超过 90% 的中上、高收入国家报道了肾脏移植服务，其中超过 85% 的国家报道器官来源是活体和（或）已故供者的组合（图 75-14D）。与预料一样，LIC 肾移植服务的可用性最低，只有 12% 的人报告了其可用性，而活体供者是唯一的来源。

(3) 提供护理的劳动力：各国肾病专科医生的密度差异很大。LIC 的密度最低（每100万人口中肾病专科医生少于5名）是很常见的，而 HIC 的密度最高（每100万人口中肾病专科医生多于15名）（图 75-15）[95, 101]。大多数国家 / 地区报道，肾病专科医生是主要负责 CKD 和 AKI 诊治。初级保健医师（primary care physician，PCP）对 CKD 诊治的责任比对 AKI 的责任更大。64% 的国家报道，PCP 主要负责 CKD，35% 负责 AKI。重症监护专家在 75% 的国家 / 地区主要负责 AKI；这是可以理解的，因为 AKI 是一种通常在医院治疗的急性疾病。但是，只有 45% 的 LIC 报道，重症监护专家主要负责 AKI，而这个数据在 HIC 是 90%。这种差异可能是由于 LIC 中重症监护专家的普遍短缺。一个国家合理的肾病专科医生人数取决于许多因素，包括需求、优先级和资源，因此，关于肾病专科医生密度没有全球标准。然而，LIC 的密度表明肾病专医生的短缺，这是有问题的，因为肾病专科医生对于提供肾脏领域的领导至关重要，而肾病专科医生的缺乏可能会导致政策和实践的不良后果。令人鼓舞的是，低收入国家中肾病专科医生和肾病理学家的数量正在增加，部分原因是国际肾脏病组织支持了研究金计划[105]。重要的是，肾病专科医生的角色可能会有所不同，具体取决于医疗保健系统的结构。在某些地区，肾脏疾病患者主要由 PCP 进行诊治，因此与其他主要依赖肾病医师治疗肾脏疾病患者的地区相比，肾病专科医生的需求可能有所不同。

密度统计仅代表每百万人口中肾病专科医生的

人数，而没有提供足够的指标来满足人口需求或诊疗质量，这取决于肾脏疾病患者的数量和劳动力的支持。对于肾脏诊疗必不可少的其他诊疗提供者，各国之间的分布（可用性和充足性）存在差异。总体而言，肾脏病理学家（86% 的国家报道为短缺），血管通路协调员（81%）和营养师（78%）的医务人员短缺最为严重，而 LIC 的短缺更为普遍。少数国家（35%）报道实验室技术人员短缺（图 75–16）。

(4) 肾脏研究能力：各国在肾脏研究最佳实施的基础设施方面存在很大差异，包括可用的资助机构和结构、能力建设和培训系统、监管框架和存储设施[95, 100]。只有 27% 的国家报道了国家机构用于

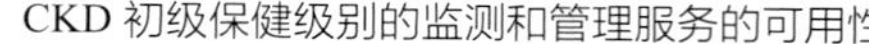

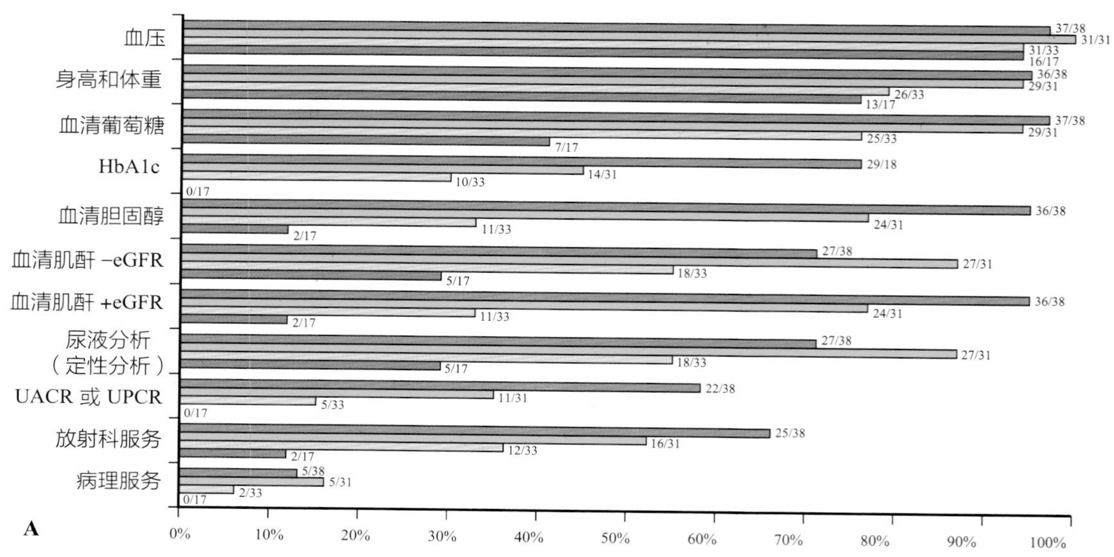

供二级和三级护理水平的慢性肾脏病监测和管理服务

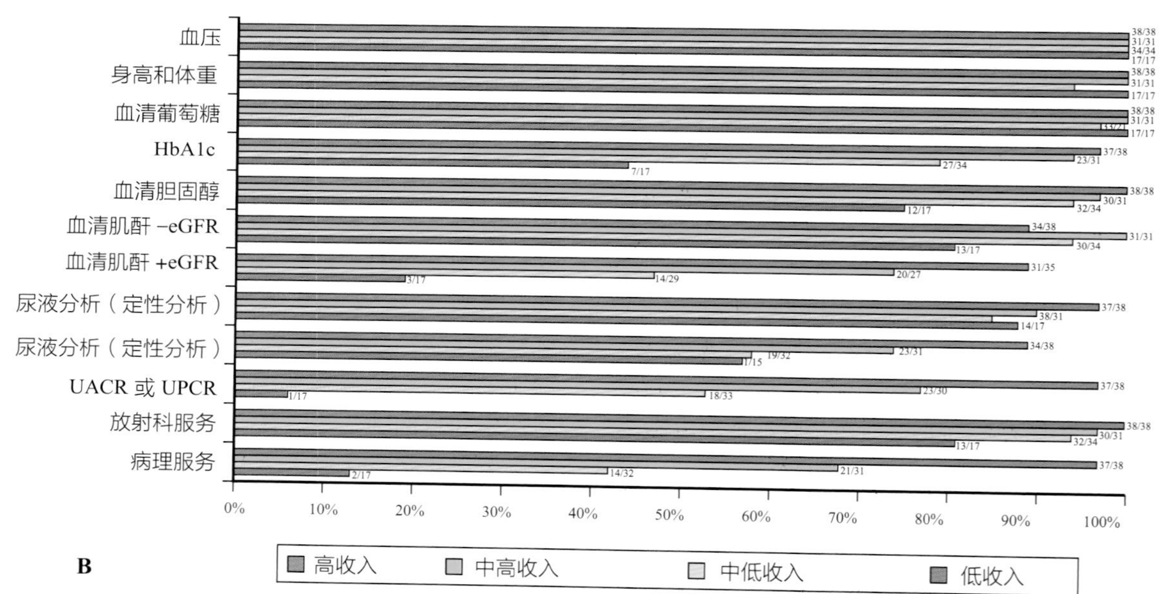

▲ 图 75–14　**慢性肾脏病在一级（A）、二级和三级（B）、透析（C）和肾脏移植（D）的卫生保健服务的可获得性，可提供保健服务的国家的百分比**

CKD. 慢性肾脏病；eGFR. 估计肾小球滤过率；HbA1c. 糖化血红蛋白；UACR. 尿白蛋白肌酐比值；UPCR. 尿蛋白与肌酐比值（引自 Global Kidney Health Atlas. https://www.theisn.org/images/ISN_Biennial_Report_2011–2013/GKHAtlas_Linked _Compressed1.pdf.）

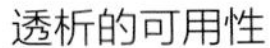

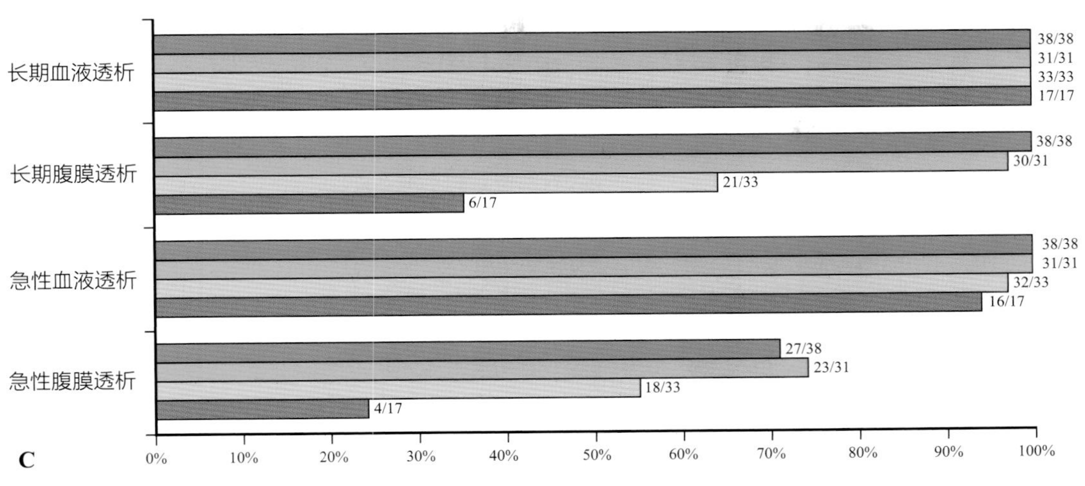

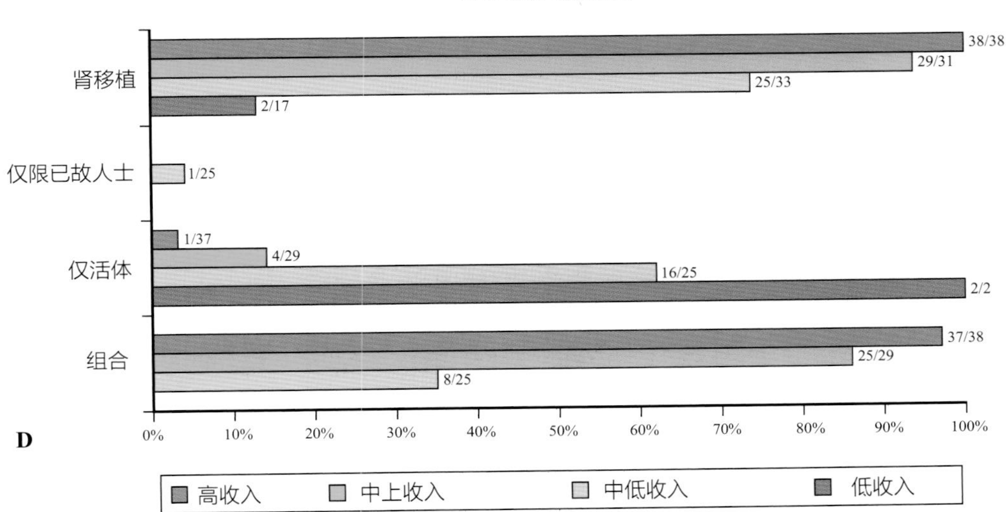

▲ 图 75-14（续） **慢性肾脏病在一级（A）、二级和三级（B）、透析（C）和肾脏移植（D）的卫生保健服务的可获得性，可提供保健服务的国家的百分比**

CKD. 慢性肾脏病；eGFR. 估计肾小球滤过率；HbA1c. 糖化血红蛋白；UACR. 尿白蛋白肌酐比值；UPCR. 尿蛋白与肌酐比值（引自 Global Kidney Health Atlas. https://www.theisn.org/images/ISN_Biennial_Report_2011-2013/GKHAtlas_Linked _Compressed1.pdf.）

资助临床试验，以及与 LIC（12%）相比，这些在 HIC（45%）中更为常见。总体而言，有 15% 的国家未参加肾脏疾病的临床试验，而 LIC 在临床试验的所有阶段（第一至第四阶段）的参与率均较低。此外，不到一半的国家（46%）对医生进行了临床试验行为的正规培训，甚至更少的国家（34%）对参与临床试验的非医师或研究助理和助手进行了正规培训。尽管 85% 的国家有能力（训练有素的劳动力）进行观察性队列研究，但较少的国家（48%）有资金进行研究，尤其是 LIC。但是，仍有 91% 的国家 / 地区批准了 CKD 观察研究的伦理，其中 62% 由机构监管机构管理。近一半的国家（47%）设有学术中心，负责协调和监测肾脏临床研究的场所。然而，与低收入国家（12%）相比，高收入国家（63%）的这些机构设施更常见。

同样，在 LIC 中，存储临床试验药物的能力很低。储存药物需要设备、电力、设施和其他资源。众所周知，缺乏指导肾脏病治疗决策的随机对照试验。通过改进研究计划的资金投入和协调学术中心，增强全球研究能力，尤其是在 LIC 中的能力和

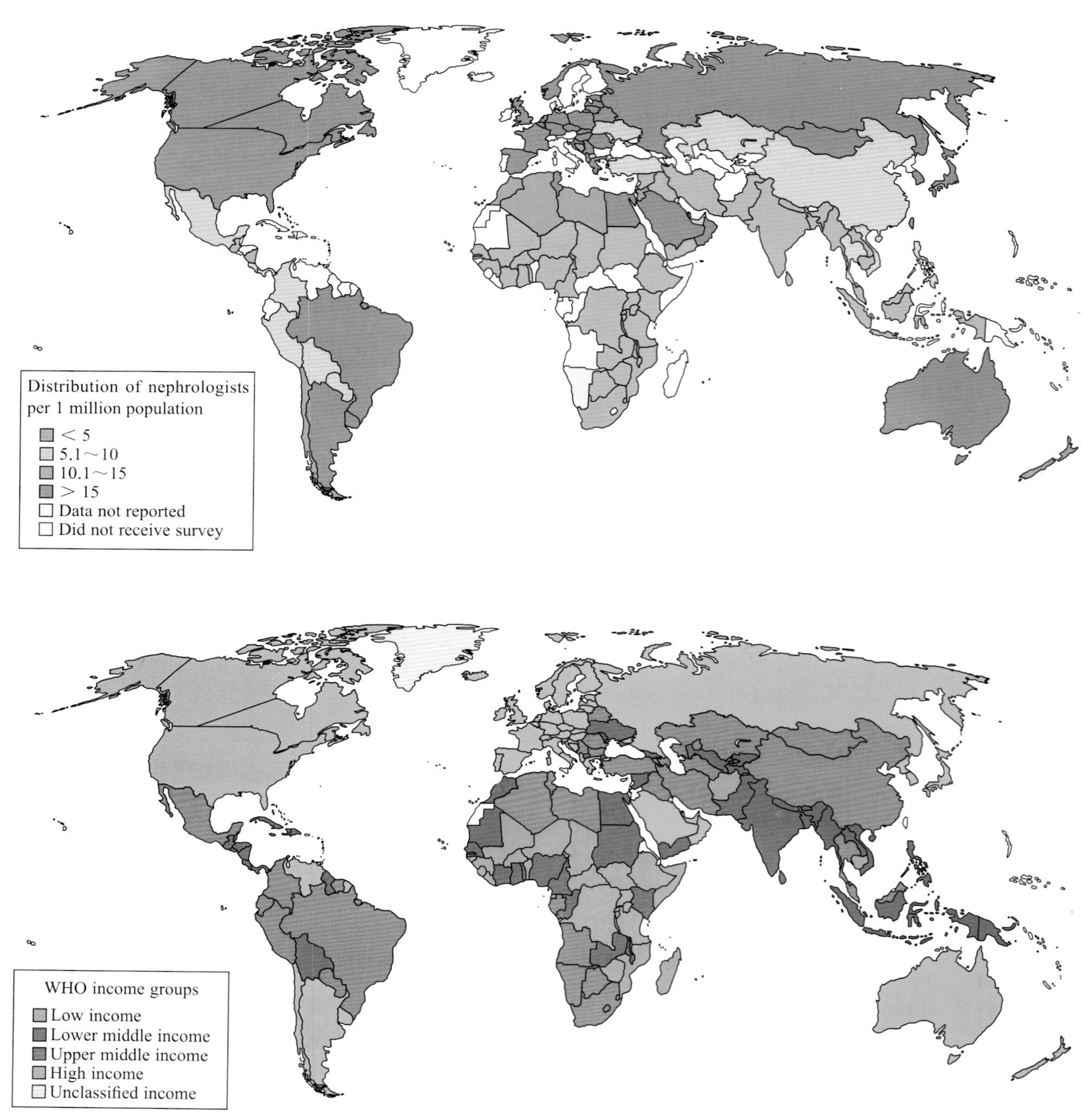

▲ 图 75-15 **Distribution of the global nephrologist workforce**

The map depicts global distribution of nephrologists/1 million population by country and region. Data not available indicate that data were either not known or not provided on the questionnaire for countries that received the survey. (Adapted from Bello AK, Levin A, Tonelli M, et al. Assessment of global kidney health care status. JAMA 2017;317(18):1864–1881.

参与度，可能会导致对全球肾脏疾病的了解更具代表性。

GKHA 已显示，全球各地的肾脏诊治能力存在显著的区域间和区域内差异[95]。在许多国家和地区，人们在认识、服务、劳动力和研究能力方面存在重大差距。这些发现对制订强有力的肾脏护理计划，特别是对 LLMIC 的政策制定有影响。必须在初级保健水平上加强服务的基本基础设施，以便在所有国家中及早发现和管理 AKI 和 CKD[4, 32]。这些信息对于政府和非政府利益相关者倡导支持各国改

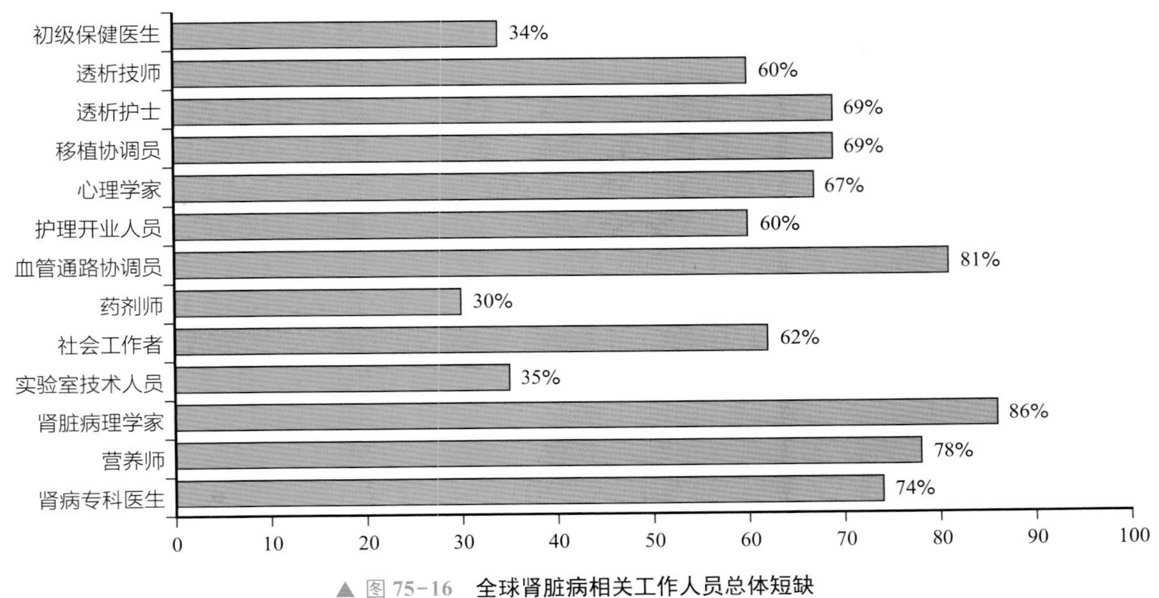

▲ 图 75-16　**全球肾脏病相关工作人员总体短缺**

图中显示的是全球报道的缺乏肾脏病卫生从业者的国家所占百分比（引自 Global kidney Health Atlas. https://www.theisn.org/images/ISN_Biennial_Report_2011-2013/GKHAtlas_Linked _Compressed 1.pdf.）

善肾脏质量至关重要。GKHA 提供了一些基本共识涵盖各个国家和地区在卫生系统的多个领域，因此可以通过实施旨在改善肾脏诊治的各种策略来监控进展。GKHA 是免费提供的，将每半年更新一次，以开发针对特定国家的计分卡，并有助于识别特定国家的差距和目标，以增强当地肾脏健康（https://www.theisn.org/initiatives/ckd#health-atlas）。

3. 改善肾脏健康并能获得医疗保障的公共卫生行动和政策

施行公共卫生的行动及政策必须考虑到各级卫生系统的特点：

- 对于宏观层面，正确的公共卫生政策和政府内部合作是改善人口健康的关键。
- 对中层政府管理者来言，必须将政策付诸行动，并进行对应监测和评估工作，以确定政策的有效性和实际性。
- 从基层角度出发，医务人员和患者必须共同努力来保证患者健康。

因为肾脏疾病受到许多因素的影响，所以容易受到公共卫生政策干预（表 75-6）。已证明政府政策在降低非传染性疾病风险的有效性，包括经济激励措施以降低健康食品的价格以及对不健康食品和饮料征税。学校相关教育方案包括健康和生理教育，食品广告限制和标准设定，增加体育和娱乐空间、促进戒烟，香烟包装的健康警告，限制烟草广告、增加烟草税和禁止在公共场所吸烟 [12, 13, 106, 107]，以及实施公共卫生政策，如疫苗接种、健康教育、疟疾预防、提供清洁用水、定期产检、确保孕妇的安全分娩和儿童正确喂养，等也都可以减少社区 AKI 和 CKD 的负担 [12, 13]。肾脏疾病的风险始于新生儿并跨越其一生，因此预防肾脏疾病首先要优化女性健康教育，大力普及产检和安全分娩，以及优化儿童营养和生长 [85]。

有针对性地筛选高风险个体（如糖尿病、高血压和 CVD 患者）已被证明在早发现、早治疗和延缓进展到 ESRD 方面具有成本效益 [29, 108]。全面筛查和早期治疗战略需要在各级医疗系统提供必要的资源和专业人员来管理肾脏疾病患者 [109]。鉴于范围较广，可采用简单的筛查方式以将其纳 WHO 现有的非传染性疾病战略，提高利用率和覆盖率，特别是在像印度这种多人口国家 [110–112]。系统有序的筛查活动还将有助于建立肾脏登记制度，并提供关于决策所需的当地肾脏疾病的流行病学信息 [113]。将肾脏疾病患者的管理纳入传染病和非传染性疾病方案，再加上增强社区参与和加强患者自身权能，有望改善医疗管理质量，提高工作效率，降

表 75-6 不同的公共卫生干预措施对肾脏健康的潜在影响

方　面	具体措施	对肾脏健康的影响	评价意见
改变社会经济因素	改善生计、教育和卫生政策；保障群体普遍获得及时和可负担得起的医疗保健	全面改善健康状况；减轻非传染性疾病负担	需要强烈政治支持；与总体社会发展和长期经济增长挂钩；需要彻底重新设计完善卫生系统
改变社会条例以帮助群体在生活中做出更健康的选择	减少包装食品中的盐；提高烟草、加糖饮料和加工食品的税收；规范非处方药和当地传统药物的使用；在某些职业（如户外活动）中规定防护服和鞋类；获得优质两性保健，堕胎合法化；广泛提供口服体液补充	减少肾脏疾病危险因素（如高血压、糖尿病、代谢综合征）；减少 CKDnT；减缓 CKD 的进展；减少与职业有关的 CKD 和 AKI；减少产科 AKI	需要强烈政治支持；可能会遭到来自特殊利益集团和团体的反对
长期提供保护性干预措施	疫苗接种，提高 VPD 的免疫覆盖率；学校和工作场所的群体进行肾病筛查；传染病媒介的控制	减少与感染有关的肾脏疾病（AKI 和 CKD）；减少肾脏疾病患者的感染；早期预防肾脏疾病发生	可能有争议；需要多部门参与
具体的临床干预措施	高危因素和诱因的治疗；提高患者的治疗依从性	降低并减缓 CKD 的发生和进展；通过产科随访保健改善生育相关 AKI 发生	需要大量人力和资源投入；确保持续提供保健服务；需建立有效的保健信息系统
提供咨询和健康教育	提高对肾脏疾病的认识；增加饮食相关咨询；倡议增加锻炼活动	在某些情况下可以减缓 CKD 的进展和预防 AKI	最无效；需要民间团体的自主参与

AKI. 急性肾损伤；CKD. 慢性肾脏病；CKDnT. 非传统原因慢性肾脏病；VPD. 可用疫苗预防的疾病［引自 Joshi R, John O, Jha V. The potential impact of public health interventions in preventing kidney disease. *Semin Nephrol*. 2017;37(3):234–244.］

低有效成本，提供一个更全面有效的患者护理方案（图 75-17）[31, 112, 114, 115]。

4. 全民健康战略和可持续发展目标

要执行全民健康战略以减少非传染性疾病和肾病的风险，就需要政府和社会多部门采取协调统一行动 [107, 116, 117]。所有健康相关政策都需反映了其"合法性、可被问责性、透明度和信息可获得性、参与性、可持续性和政府各部门和各级合作"的原则，作为改善全民健康公平战略的重要组成部分 [117]。这种多部门合作突出了工业、教育、住房、交通、农业和环境等非卫生部门对改善人口健康的影响。

认识到这种多部门合作对健康战略实施的积极作用以及疾病对社区和整体经济增长的负面影响，联合国已于 2015 年启动了可持续发展目标（Sustainable Development Goal，SDG）项目，目标是实现健康地球，健康人类 [78, 118]。目前已知多种社会和结构因素均影响患肾脏疾病的风险，包括贫困、营养过剩和营养不足、教育水平低、获得公共卫生干预和保健的机会不平等、性别歧视、环境和职业因素、城市或农村地区、暴力、社会动荡和战争、气候变化及全球化的影响。每个 SDG 与肾脏健康有直接或间接的相关性，因此在每个 SDG 方面的进展均有望改善全球肾脏疾病现状 [119]。另外，我们必须承认肾脏疾病与其他疾病的联系，肾脏病工作者需要与当地公共卫生专业人员和各级医疗保健工作者合作，改善疾病之间的协同相互作用来保护肾脏健康。

5. 卫生技术评估：泰国的实例

正如前文所讨论的依赖 OOP 支付 RRT 或配给透析机会是非常不公平的，并导致全球每年多例死亡病例 [3, 71, 120]。目前所有卫生系统的透析和移植费用都很高。即使在美国这样的全民医疗保险国家，为 ESRD 患者提供保险的必要性也有目共睹（见第 82 章）[121]。然而，目前面临的新挑战是如何在不损害其他优先资金分配的卫生项目的前提下可持续地提供公平的 RRT 治疗。在围绕提供 RRT 制定相关政策之前，需要系统地分析疾病负担、预测成本

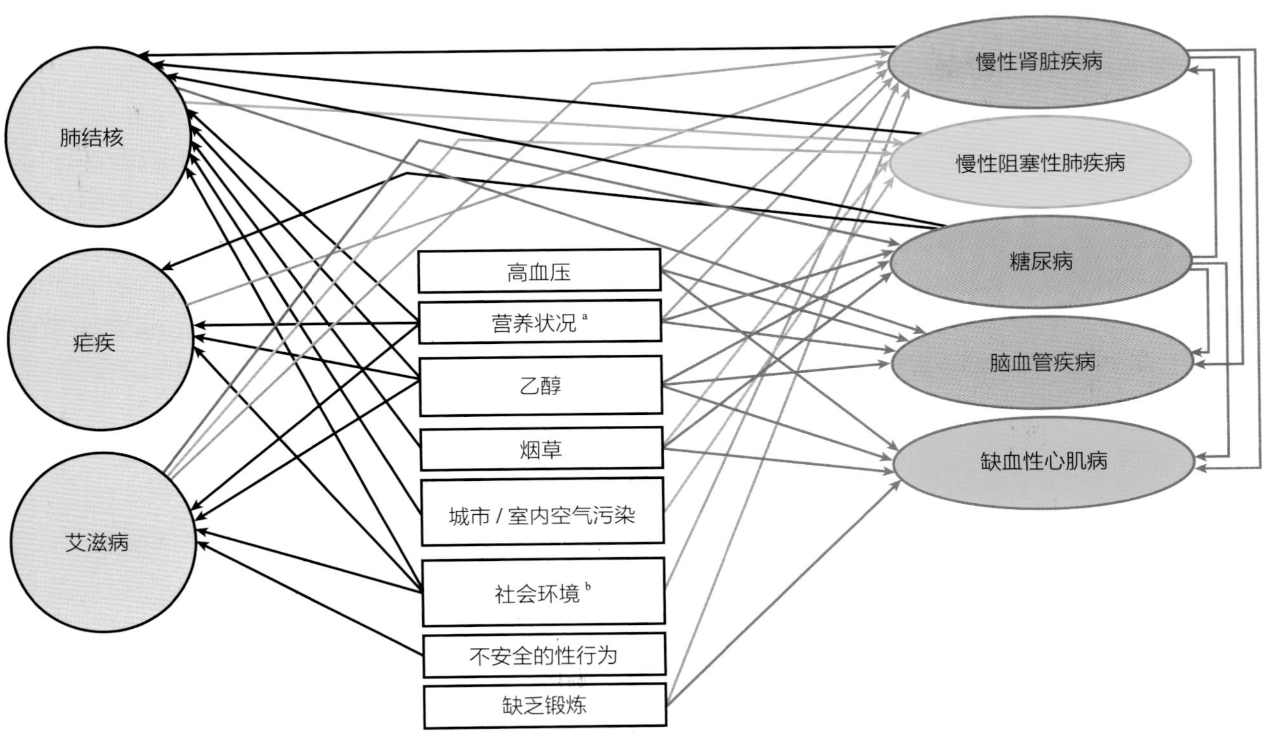

a. 包括体重不足、超重 / 肥胖、水果 / 蔬菜摄入量低、葡萄糖摄入量高
b. 包括生活环境过度拥挤、不安全的水和卫生设施

▲ 图 75-17　**表明结核病、疟疾和艾滋病与危险因素、疾病前兆和非传染性疾病之间的相互作用**

改编自 Oni T, Unwin N. Why the communicable/non-communicable disease dichotomy is problematic for public health control strategies: implications of multimorbidity for health systems in an era of health transition. *Int Health*. 2015;7(6):390–399.

（直接、间接和机会成本）和预期效益方面的具体情况。这种分析在现实中往往并没有落实，从而导致提供的服务不足，加剧了治疗的不平等性 [58, 122]。泰国在全民医保下提供 RRT 的做法是一个很有启发性的例子。泰国是一个中等收入国家，于 2002 年实行全民医疗保险 [123]。当时，由于预期费用高，故意将 RRT 项目排除在外。这意味着除了两家私人保险公司（承保的患者占人口的 25%）可以免费获得 RRT，其余的均无法享受 [124]。

在接下来的几年里，决策者进行了一系列全面调查研究，发现对 RRT 治疗的潜在需求，关注公众舆论、成本效益分析，了解高 OOP 成本对个人和家庭的影响 [125]。具体来说，研究发现其中许多家庭经历了灾难性的卫生支出，有些家庭花费了总收入的 70% 来维持一名成员的透析；往往只能通过减少食品消费和透析频率来支付昂贵费用 [126]。在一些有利的政策支持下，尽管有证据表明，透析本身与许多其他干预措施相比不具有成本效益。2008 年泰国政府仍做出了将透析纳入全民医保覆盖计划的决定，以减少民众灾难性支出，并改善所有有关透析方面的医疗保健计划 [125]。

在实施之前，凭借对成本控制进行了大量考虑，政府制定了包括 PD 为先的政策（分析表明 PD 比 HD 更具成本效益）；对透析用品和药物定价进行了大量谈判（例如，HD 定价降低 25%，促红细胞生成素定价降低 62%）及相关谈判激励策略 [124, 125]。向周边透析中心提供技术培训和支持。PD 战略中心积极鼓励利益攸关方、社区和患者共同参与方案，以加强社区推动和群众支持来满足额外运营需求，如运输成本的控制 [124]。随着服务的扩大，需要接受 RRT 治疗的患者人数虽然早期迅速增加，但后来趋于稳定，与其他方案结果相当 [124]。泰国在卫生技术评估方面目前位于世界领先，它在制定透析政策决定方面采取循证方法和系统性的策略就是证明。泰国健康干预和技术评估方案（Health Intervention and Technology Assessment Program，HITAP；globalhitap.net）提供了一个可适应的框架，其他国家正在根据自身不同情况来设计关于推进 RRT 全民化的方案。

三、结论

长久以来，肾脏疾病引起的全球经济负担一直被忽略，近年来被越来越被重视。国际社会正在加强相关活动以便更好地量化这一负担，旨在发现和解决肾脏保健方面的差距，并为无法获得 RRT 治疗的患者提供全面支持。

声明

Boris Bikbov 在 Marie Sklodowska-Curie 的 No. 703226 资助协议下获得欧盟 Horizon 2020 的研究和创新计划的资助。

Boris Bikbov 感谢国际肾脏病学会支持的 GDB 泌尿生殖系统疾病专家组的工作，并感谢 GDB 泌尿生殖系统疾病专家成员 Giuseppe Remuzzi 教授和 Norberto Perico 博士的贡献。

第76章 拉丁美洲

Latin America

Leonardo V. Riella，Miquel C. Riella 著
周 舟 姜 玲 胡雪茹 译
吴永贵 校

要 点

- 拉丁美洲是一个复杂的地区，卫生支出和肾病患病率各不相同。
- 中美洲肾病是一种原因不明的肾小管间质性肾脏疾病，在中美洲沿岸的农业工人中患病率很高。
- 中美洲肾病的危险因素可能包括热应激、农药、重金属和其他环境毒素。
- 登革热对肾脏的影响表现为急性肾小管损伤、免疫复合物肾小球肾炎及血栓性微血管病。
- 在超过50%的肾病病例中肾脏受到了钩端螺旋体病的影响，主要表现为急性间质性肾炎。

一、概述

从欧洲殖民者那里获得政治独立约200年后，拉丁美洲成为一个快速发展并有着巨大经济机会的地区。该地区由语言、经济水平及社会发展程度不同的20个国家组成，尽管有统一的用语，但仍然十分复杂多元。即使在单个国家（如巴西）内，不同区域的发展水平和医疗需求也可能不同。

据估计，2017年拉丁美洲的总人口约为6.45亿[1]。巴西、墨西哥、智利、哥伦比亚和秘鲁占总人口的70%以上，占国内生产总值的75%[1]。贫困和赤贫人数分别占人口的29%和11%，其中农村地区占多数[2]。拉丁美洲的平均预期寿命为75.7岁，尽管各国之间的差异超过10岁，平均预期寿命从1995年的69.7岁在20年间上升约8.6%（图76-1）[3]。在婴儿死亡率中也观察到类似的差异，从智利的6.9例死亡/1000名新生儿到玻利维亚的50例死亡/1000名新生儿（平均16例死亡/1000名新生儿）[2]。区域平均数往往掩盖了其他结果的差异，如孕产妇死亡率、营养不良，以及缺乏安全饮水和卫生设施[2]。某些传染病（如结核、疟疾、登革热和霍乱）的高流行率也是其特征。尽管仍低于美国（16.6%）和欧洲（9%）的水平，拉丁美洲的卫生总支出从2008年占GDP的6.5%上升到2014年占GDP的7.3%[3]；几乎一半拉丁美洲的人口缺乏医疗保险（46%；图76-2）[2, 4]。

基于地理位置、种族背景和社会经济地位不同，拉丁美洲成为许多可能影响肾脏功能的罕见疾病的聚集地。这些将在本章中进行回顾。诸如登革热、疟疾、黄热病、钩端螺旋体病、血吸虫病和麻风病一类的感染很普遍，随着环境的变化，蜘蛛、毛虫或蛇毒产生的肾毒性也变得更加流行。此外，在甘蔗工人中，慢性肾脏疾病（chronic kidney disease，CKD）已成为主要的健康问题，与西方的代谢综合征流行和进展性肾脏疾病特有的状态相关。本章总结了拉丁美洲肾脏病患者的管理现状，并阐述了该区域改善和提高肾脏健康所需的一些工作重点。

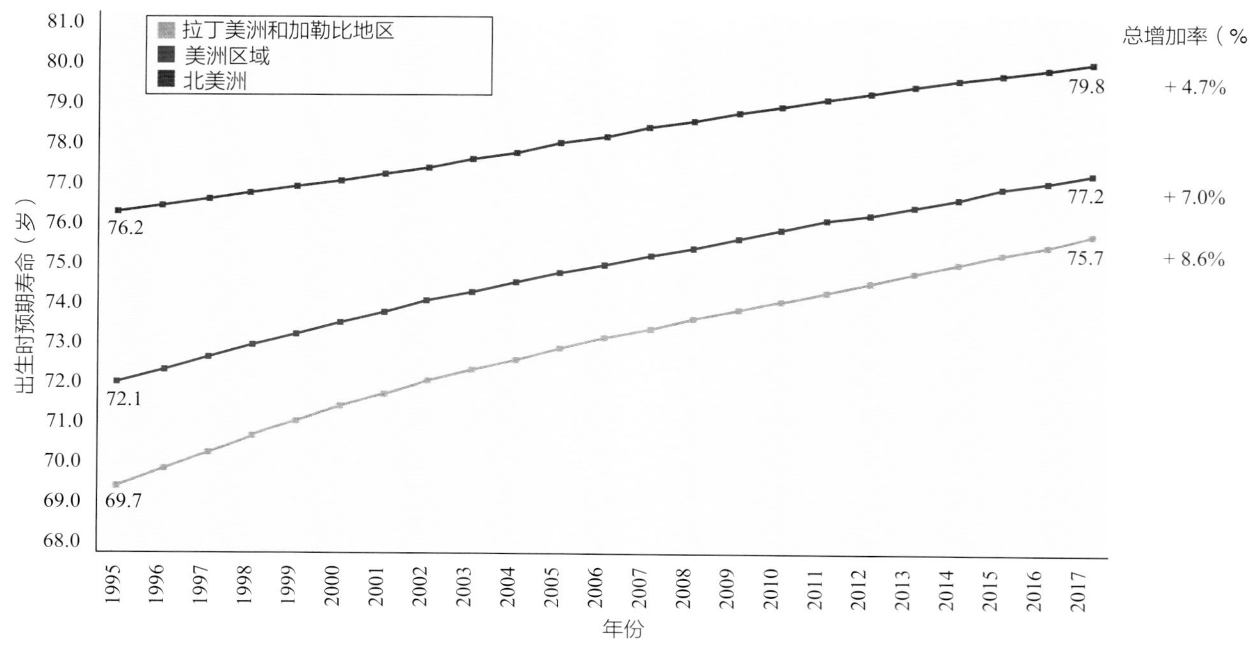

▲ 图 76-1 **1995—2017 年美洲、北美、拉丁美洲和加勒比地区人口出生预期寿命**

引自 Health in the Americas, 2017 Edition. Summary: Regional Outlook and Country Profifiles http://iris.paho.org/xmlui/handle/123456789/34321?show=full.

二、热带疾病和肾脏损伤

（一）登革热

登革热（Dengue fever，DF）是一种由蚊子传播的感染，可导致严重的类似流感的疾病，有时还会引起一种称之为登革出血热（Dengue hemorrhagic fever，DHF）的潜在致命性并发症。登革热的主要媒介是雌性埃及伊蚊。雄蚊因以植物汁液为食而不传播疾病。登革热和登革出血热是主要发生在热带和亚热带地区的疾病，有 4 种不同的登革热血清型在人类和伊蚊之间保持循环。近几十年来，登革热的全球发病率急剧上升。

世界上约有一半人口生活在可能患登革热的地区，估计每年发生 0.5 亿～1 亿例[5, 6]。在拉丁美洲，巴西有着最高的绝对病例数和疾病发病率[5]。预防登革热病毒传播的首要方法是对蚊虫的控制。拉丁美洲登革热的高发病率归因于全球变暖和生态系统改变，这些变化促进了病原体和媒介的传播。此外，包括人口的无节制迁移以及无计划的城市化在内的人口因素也促进了城市地区和大城市登革热发病率的上升。

登革热是由黄病毒属的 4 个紧密相关的抗原上不同的病毒血清型（DEN-1、DEN-2、DEN-3 和 DEN-4）其中之一引起的。感染其中一种血清型后，只能终身抵抗该血清型。因此，生活在登革热流行地区的人一生中可能感染一种以上的登革热病毒。

登革热病毒感染在临床上可能表现为发热 – 登革热、登革出血热或登革热休克综合征（Dengue shock syndrome，DSS）。尽管登革出血热可能继发于原发感染（尤其是在婴儿中），但更多发生于先前曾感染过其他血清型登革热病毒（“继发感染”）的患者中[6]。经典登革热是一种急性发热性疾病，伴有头痛、眼眶后疼痛以及肌肉和关节疼痛，持续约 5 天，但除约 50% 有斑丘疹外，没有任何其他特异的体格检查结果。登革出血热是该病的一种严重形式，表现为发热、出血性改变、血小板减少症和血浆渗漏（高血细胞比容、胸腔积液、腹水和低白蛋白血症）。鉴别诊断中必须排除疟疾、钩端螺旋体病、汉坦病毒感染、伤寒、人类免疫缺陷病毒（human immunodeficiency virus，HIV）感染、肠病毒感染、流行性感冒和脓毒症。急性登革热病毒感染的诊断主要是临床诊断，但可以在专门实验室进行血清学检查，包括血凝抑制（hemagglutination inhibition，HI）测定（被认为是金标准），免疫球

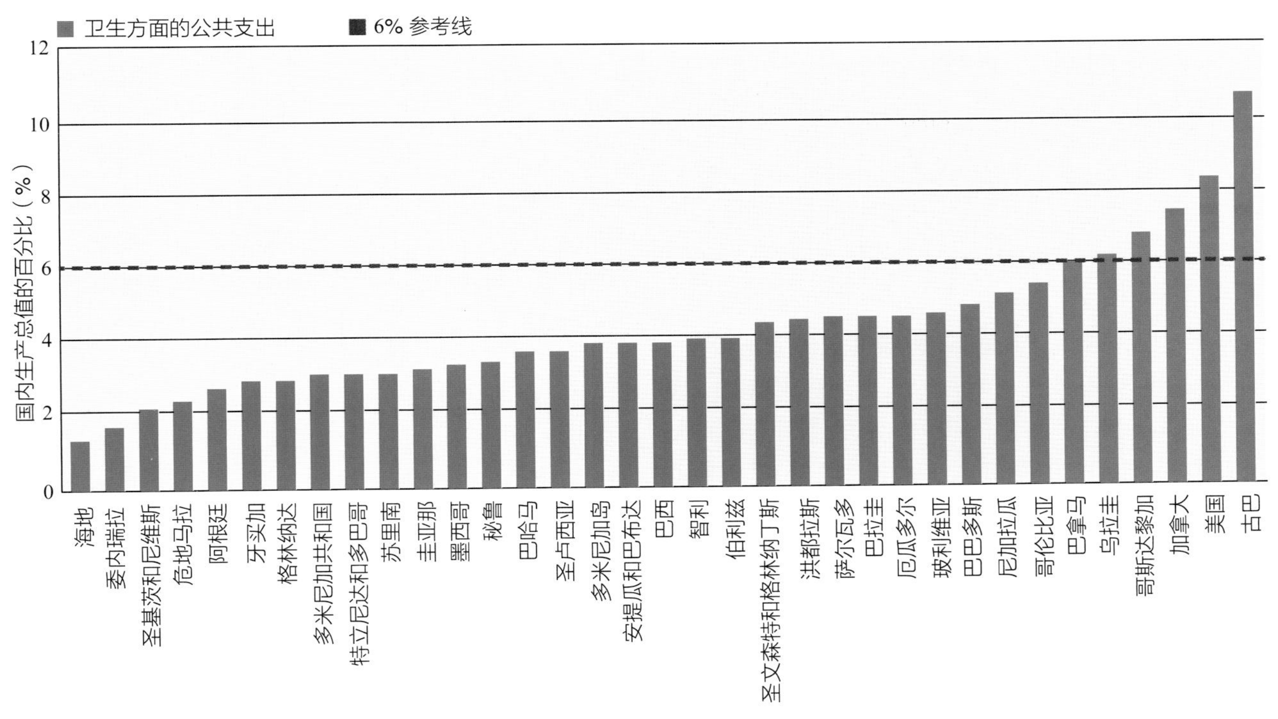

▲ 图 76-2　**2014 年公共卫生支出占国内生产总值（GDP）的百分比**

引自 Health in the Americas，2017 Edition. Summary: Regional Outlook and Country Profifiles.

蛋白 IgG 或 IgM 酶免疫测定，以及反转录聚合酶链反应（RT-PCR）检测登革热病毒 RNA。

肾脏与登革热：登革热患者伴有肾损伤，包括急性肾小管损伤、肾小球肾炎或溶血性尿毒综合征。临床表现是多变的，从肌酐水平升高、蛋白尿和尿沉渣活性物质到血栓性微血管病。肾脏受累的可能发病机制包括缺血性或血红蛋白相关性肾小管损伤、肾小球损伤、继发性免疫复合物沉积和血栓性微血管病 [7]。Lima 及其同事报道了 1 例登革出血热诱发的急性肾损伤（acute kidney injury，AKI）的病例，其肾损伤发生在不伴随血流动力学不稳定、溶血、横纹肌溶解或使用肾毒性药物的情况下 [5]。

登革热感染中 AKI 的患病率变化范围较大，从 0.3% 到高达 15%[7]。在泰国的一个系列报道中，报告了 6154 例登革出血热病例中有 51 例死亡，AKI 总的发病率为 0.3%，但死亡率为 33.3%。在患有登革出血热合并蛋白尿、血尿或两者兼有的患者中进行的肾脏活检显示肾小球改变，其特征是肾小球系膜和内皮细胞肥大和增生，某些肾小球毛细血管腔中存在单核细胞样细胞，以及肾小球基底膜的局灶性增厚。在症状发作后两周收集的 10 例活检标本中，在肾小球和小动脉中发现了免疫复合物（IgG、IgM，或两者兼有，以及 C3）。在进行电子显微镜检查的 12 例中发现了致密的球形颗粒。该系列的研究人员猜想这些颗粒可能是登革病毒颗粒的核衣壳核心 [8]。

在小鼠体内接种该病毒的实验研究表明，登革热病毒可诱发肾小球疾病。在一项将 2 型登革热病毒接种到小鼠中的研究中，在接种后 14 天观察到弥漫性增殖性肾小球损伤；另一项研究中，病毒接种 48h 后观察到了肾小球体积增大、内皮和肾小球系膜细胞增多、肾小球 IgM 沉积 [9]。在巴西的一个病例报道中，蛋白尿、血尿、全身性水肿和高血压与低水平的补体 C3 和 C4 相关，提示存在免疫介导的急性肾小球损伤 [7]。

登革热没有具体的治疗方法，因此管理以支持性治疗为主，包括控制发热（对乙酰氨基酚），预防脱水 [口服（PO）或静脉（IV）补液] 以及处理并发症（如出血）。应避免使用阿司匹林和非甾体抗炎药。目前尚无疫苗，唯一的预防方法是通过覆盖裸露的皮肤区域并使用有效的驱蚊剂 [如 *N*，N-

二乙基间甲酰胺（DEET）] 来防止蚊虫叮咬。

（二）黄热病

黄热病（yellow fever，YF）是一种由受感染的蚊子传播的病毒性出血热。传播途径分为森林型、中间型和城市型三种类型。这三种途径均发生于非洲，但南美洲仅出现森林型和城市型 [10]。森林（或丛林）型 YF 发生在热带雨林中，其中猴子被森林蚊子感染，将病毒传播给以吸嗜其血的其他蚊子；这些蚊子转而叮咬进入雨林的人类并造成感染。这种传播方式会产生零星的病例，其中受到感染的大都是森林里工作的年轻人（如伐木工人）。YF 传播的中间周期发生在非洲的湿润或半湿润的大草原中，可在乡村引发小规模的流行病。半家栖型蚊子感染猴子和人类宿主，人与被感染的蚊子日益频繁的接触导致疾病的发生。这是最近在非洲看到的最常见的暴发类型。当来自农村地区的旅行者将病毒引入人口密度高的地区时，城市黄热病会导致大规模爆发性流行。家栖蚊种，尤其是埃及伊蚊，携带这种病毒在人与人之间传播。这些疫情往往从一个源头向外扩散，覆盖范围很广。

YF 在美洲的传播也遵循丛林周期。该地区有 14 个 YF 流行国家。但是，其中只有 5 个国家（玻利维亚、巴西、哥伦比亚、厄瓜多尔和秘鲁）在 2011—2016 年报道了黄热病病例。截至 2017 年 3 月，泛美卫生组织报告称，巴西、哥伦比亚，秘鲁和玻利维亚国家已经有怀疑并确认了黄热病病例 [10]。在巴西，自 2016 年 12 月暴发以来，报道了 1368 例病例，其中 326 例已确诊，125 例排除，尚在调查中的 916 例可疑病例，有 220 例死亡（确诊 109 例，排除 6 例，疑似 105 例）。确诊病例中的病死率为 33%，疑似病例中为 11%[10]。

为了避免这种疾病再次城市化传播，埃及伊蚊控制措施至关重要，主要是在与受灾地区接壤的城市和地区，这些措施还有助于预防登革热的暴发。预防 YF 的最重要机制之一是接种疫苗。在接受 0.5 ml 皮下注射后 10 天内，抗 YF 的减毒活疫苗可为约 90% 的人提供保护性免疫，在接种疫苗后 3～4 周内可对近 100% 的人提供保护性免疫。建议每 10 年增加一次剂量。世界卫生组织建议前往非洲和南美的 YF 流行地区的旅客以及这些地区的居民接种疫苗。该疫苗禁用于已知对鸡蛋过敏或接受免疫抑制治疗的人（如移植受者）。YF 引起的流行病可能影响 20% 的人口。当未接种疫苗的人群中发生流行时，病死率可能超过 50%。临床表现以感染、缓解和中毒三个阶段为特征。感染期表现为具有非特异性症状和体征（包括发热、全身乏力、头痛、关节痛、恶心和呕吐）的病毒血症。随后是缓解期，症状缓解长达 2 天。随后的中毒特征为肝功能障碍、AKI、凝血障碍（血小板减少）和休克。通过血清学检测（例如 IgM 酶免疫测定或针对 YF 病毒基因组的 RT-PCR 分析）可明确诊断。

肾脏与黄热病 肾脏并发症通常在疾病的第 5～7 天以严重形式出现，伴有尿量减少和蛋白尿。虽然可能存在包括由于休克导致的缺血性肾小管损伤、横纹肌溶解、肾小球性肾炎和急性间质性肾炎在内的多种可能因素，肾脏受损机制尚未明确 [11, 12]。在肾脏损伤实验中，最初的 24h 内，肾功能障碍似乎与血容量不足有关，随后发生少尿、代谢性酸中毒、蛋白尿和管型尿。肾小球和肾小管可发现病毒抗原。除了支持治疗，目前没有其他治疗方法 [10]。

（三）疟疾

疟疾是由疟原虫寄生虫引起的，疟原虫由蚊子携带并通过叮咬传播给人们。在拉丁美洲和加勒比地区，75% 的疟疾感染是由间日疟原虫引起的，很少致命；25% 是由致命性较大的恶性疟原虫（为非洲主要的疟原虫）引起的。

2000—2015 年，拉丁美洲的疟疾病例数下降了 62% [13]。77% 的病例发生在巴西、秘鲁和委内瑞拉。同期，与疟疾有关的死亡人数下降了 76%。截止到 2015 年底，疟疾仍在拉丁美洲的 21 个国家流行 [13]。委内瑞拉的疟疾病例在 2014—2015 年增加了 50%。如果这一趋势继续下去，预计委内瑞拉将成为该地区病例最多的国家 [3, 13]。尽管有这些改善，仍有约 1.08 亿人面临疟疾风险，其中至少 570 万人被归类为高风险 [13]。迄今为止的改善很大程度上归因于对该疾病最致死病情治疗方法的改良及更有效的蚊虫控制。

疟疾的临床表现根据地理位置和先前的免疫力不同而有所差别。被受感染的雌性按蚊叮咬后，接种的子孢子在约 1h 内进入肝脏。根据寄生虫种类的不同，个体在 2～3 周内无症状，直到进入寄生虫生命周期中的红细胞阶段。裂殖子在受感染的红细胞破裂时释放，会导致发热、全身乏力、头痛、恶心、呕吐和肌痛。严重的高寄生虫血症病例可能与休克、急性呼吸窘迫综合征、AKI、凝血功能障碍和肝功能衰竭密切相关。体征表现包括苍白、瘀斑、黄疸、肝大和脾大。临床疑似者应通过寄生虫检测来确诊，其中可能包括光学显微镜检查（在染色的血液样本中可见寄生虫）、快速诊断测试（检测抗原或抗体）或检测寄生虫遗传物质的分子技术。

肾脏与疟疾　AKI 是严重疟疾病程中最可怕的并发症之一。根据 WHO 标准，恶性疟原虫并发症中表现为 AKI（血清肌酐水平≥3mg/dl，或≥265μmol/L）的病例少于 1%，但这些病例的死亡率上升至 45%[14]。疟疾引起的 AKI 在成年人中比儿童更普遍。肾脏受累程度从轻度蛋白尿到与代谢性酸中毒相关的严重氮质血症不等，可伴或不伴少尿。AKI 可能是多器官功能障碍的一部分，也可独立存在。AKI 多见于恶性疟原虫感染，但间日疟原虫和疟疾疟原虫感染偶尔也会发生。疟疾的 AKI 主要发生在患有恶性疟疾的无免疫力的成人和大龄儿童中。

现有几种假说来解释疟疾导致 AKI 的发病机制，包括感染的红细胞对肾小球毛细血管的机械阻塞，免疫介导的肾小球损伤以及继发于休克和（或）游离血红蛋白肾小管毒性的急性肾小管坏死[15]。这些机制中可能多个同时发生并推进临床表现。活检的主要病变表现是急性肾小管坏死和轻度增生性肾小球病，有上述病理表现的患者往往不会进展为 CKD。过量输液、氧中毒及未知因素可能导致肺水肿、急性呼吸窘迫综合征、多器官衰竭和死亡[14]。

疟疾诱发的 AKI 的管理包括适当的抗疟药（胃肠外青蒿琥酯或奎宁）、液体和电解质稳定，以及早期肾脏替代治疗（RRT）。目前，高质量的重症监护、RRT 的早期使用以及避免肾毒性药物应用是预防和管理 AKI 的标准措施。初步数据表明，输注白蛋白以扩容可降低死亡率[16]。

（四）钩端螺旋体病

钩端螺旋体病是一种由钩端螺旋体引起的人畜共患病，表现具有多样性。钩端螺旋体属由扁钩端螺旋体和双钩端螺旋体两个物种组成，只有前者已知可引起人类疾病。目前已鉴定出超过 200 种 L. 钩端螺旋体属的血清型。

钩端螺旋体病分布在除极地地区外的世界各地，但大多数临床病例还是发生在热带地区。与大多数温带气候地区相比，钩端螺旋体病问题在大多数发展中国家所在的潮湿的热带和亚热带地区更为突出。在热带和亚热带地区，问题的严重程度不仅是由于气候和环境条件，还可归因于由当地农业生产、简陋的住房和废物处理等造成的许多感染源，这些都导致接触钩端螺旋体污染的环境的可能性增大[17]。

人类钩端螺旋体病是拉丁美洲的地方病，通常在降雨增加，洪水或自然灾害（如飓风）之后流行。1997—2008 年，巴西报道了 23 574 例，死亡率为 11.2%，2009—2017 年报道的数字与之类似[18]。巴西的病例数稳步下降：2015 年为 4341 例，2016 年为 2870 例，截至 2017 年 9 月是 2003 例[18]。同样，死亡率从 2015 年的 334 例下降到 2016 年的 234 例和 2017 年的 231 例[19]。

钩端螺旋体的天然宿主是各种哺乳动物，包括啮齿动物、狗、猪、牛和马。通常只有在暴露于被动物尿液，被污染的水或土壤或被感染的动物组织污染的环境中之后，人类才被偶然感染。感染入口包括割伤和擦伤的皮肤、黏膜和结膜。感染很少是由摄入被尿液或气溶胶污染的食物引起的。关于钩端螺旋体是否能穿透完整的皮肤存在争议[20]。

钩端螺旋体病是一种潜在的严重但可以治疗的疾病。它有着不同程度的表现，从以非特异性症状为特征的良性感染，到 Weil 病——一种引起黄疸、出血性事件和急性肾损伤的严重疾病，都有可能发生。钩端螺旋体病症状与其他感染性疾病类似，如流感、脑膜炎、肝炎、登革热和病毒性出血热。

钩端螺旋体病在 2～26 天（平均 10 天）的潜伏期后，75%～100% 患者表现为突然发热、寒战、肌痛和头痛。急性脓毒症期后，85% 的病例发生高胆红素血症[21]。体格检查中，结膜渗出是一个重要标志。大多数患者有肌肉压痛、脾大、淋巴结肿大、咽炎、肝大、肌肉僵硬、呼吸听诊异常和（或）皮疹。

诊断钩端螺旋体病使用最广泛的方法是显微镜凝集试验（microscopic agglutination test，MAT），留取间隔 2 周的血液样本。当抗体滴度比正常参考值高 4 倍时，MAT 结果被认为是阳性[22]。某些实验室能够通过 PCR 分析检测抗原，为更早诊断提供了可能性。

肾脏与钩端螺旋体病 钩端螺旋体病常累及肾脏。在 44%～67% 的患者中观察到其临床表现从尿沉渣进展到 AKI 不等[21, 23]。钩端螺旋体病患者出现 AKI 是严重的并发症，常导致多器官衰竭和死亡。钩端螺旋体病诱发的 AKI 典型的表现为非少尿型，且通常有低血钾症[22]。

钩端螺旋体病的肾脏病理学特征为急性间质性肾炎，也可能发生急性肾小管坏死[24]。肾小管损伤可能反映了钩端螺旋体复合物对肾小管上皮细胞有直接毒性作用或由于离子消耗和尿液不能浓缩而引起的脱水、血容量不足和局部缺血的间接作用[20, 21]。急性期也可观察到血管炎表现，主要由单核细胞组成的细胞浸润弥漫或集中在肾小球和小静脉周围[22]。研究表明，炎症很可能是急性上皮细胞损伤后的继发性特征，其仅在存活时间足够长的患者中才能观察到[25]。

银染和其他免疫组化染色显示整个管状基底膜之间，管状细胞之间以及管状腔和间质内有大量完整的钩端螺旋体，并伴有间质性肾炎[24]。在某些情况下，在肾小球内能看到数量有限的生物，但肾小球的病变一般不明显。

与钩端螺旋体病相关的 AKI 在泰国的经验表明，与标准腹膜透析相比，使用血液透析或血液滤过可以降低死亡率（0% vs. 10%），恢复时间更短（8 天 vs. 16 天），以及使血清胆红素、尿素和肌酐水平降低更快[26]。但是，尚无来自随机临床试验的数据来评估钩端螺旋体病患者使用不同 RRT 方法的优劣[20]。

钩端螺旋体绝大多数感染是自限性的。两项小型的随机、安慰剂对照试验显示了抗菌治疗的益处。其中一项试验中，多西环素（100mg 口服，每天 2 次）与安慰剂进行了比较，多西环素平均缩短了病情 2 天，并且抑制病原体在尿液中脱落。在第二项试验中，接受青霉素治疗的重度钩端螺旋体病患者发热天数减少，升高的血清肌酐水平缓解更快，住院时间更短。青霉素疗法还可以防止尿路病菌脱落。因此，有症状的患者应接受抗菌治疗，以缩短病程并减少尿液中病原体的排出。对于轻症钩端螺旋体病患者，建议服用一个疗程的多西环素、阿莫西林或阿奇霉素。严重钩端螺旋体病患者通常静脉使用青霉素（每 6 小时 1 500 000U）治疗。静脉使用头孢曲松（每天 1g）或头孢噻肟（每 6 小时 1g）具有与青霉素相同的功效。治疗必须维持 7 天。

多西环素的预防似乎是有保护作用的，可以减少疾病暴发期间的发病率和死亡率[22]。饮用水的水源控制难度较大，且缺乏针对该病原体的疫苗。作为钩端螺旋体病主要累及并影响健康的国家，中国和巴西已完成 L. 钩端螺旋体属的基因序列。结合新的基因工具和蛋白质组学，人们对钩端螺旋体的生物学和适应宿主和外部环境的机制有了新的认识，表面暴露的蛋白质和假定的毒性决定因素已被确定，可作为亚单位疫苗候选。

三、由毒液引起的肾毒性

（一）毒蛛引起的肾毒性

斜蛛属的蜘蛛俗称“隐居蜘蛛”“小提琴蛛”“提琴背纹蛛”，在南美，俗称“棕色蜘蛛”。在南美，巴西和智利发现了具有医学意义的斜蛛属蜘蛛。毒蜘蛛的种类常见的是棕斜蛛，棕色腰蛛和棕色凤尾蛛。L- 拉塔蛛通常被认为是最危险的隐居蜘蛛，部分原因是其体型最大。隐居蜘蛛大多发现于家中、地下室、阁楼、书架和梳妆台后面及橱柜里。顾名思义，这些蜘蛛喜欢少有打扰的黑暗安静区域。在户外，它们在岩石和枯树树皮等物体的下面被人们发现。

斜蛛属叮咬是人类蜘蛛毒中毒和坏死的首要原因。蜘蛛通过注入毒液来麻痹和消化猎物。“棕斜蛛咬中毒”（loxoscelism）这个术语用来描述由同类蜘蛛咬伤引起的损伤和反应，可引起人皮肤坏死，横纹肌溶解、溶血、凝血功能障碍、AKI 和全身性炎症反应综合征（systemic inflammatory response syndrome，SIRS）（图 76-3）。目前，棕斜蛛咬中毒在巴西南部被认为是一个严重的公共卫生问题。每年有 3000 例被棕斜蛛叮咬的报道，其为巴西有毒动物意外事故的第三大诱因[27]。

毒液可引发严重的炎症反应，其特征是局部

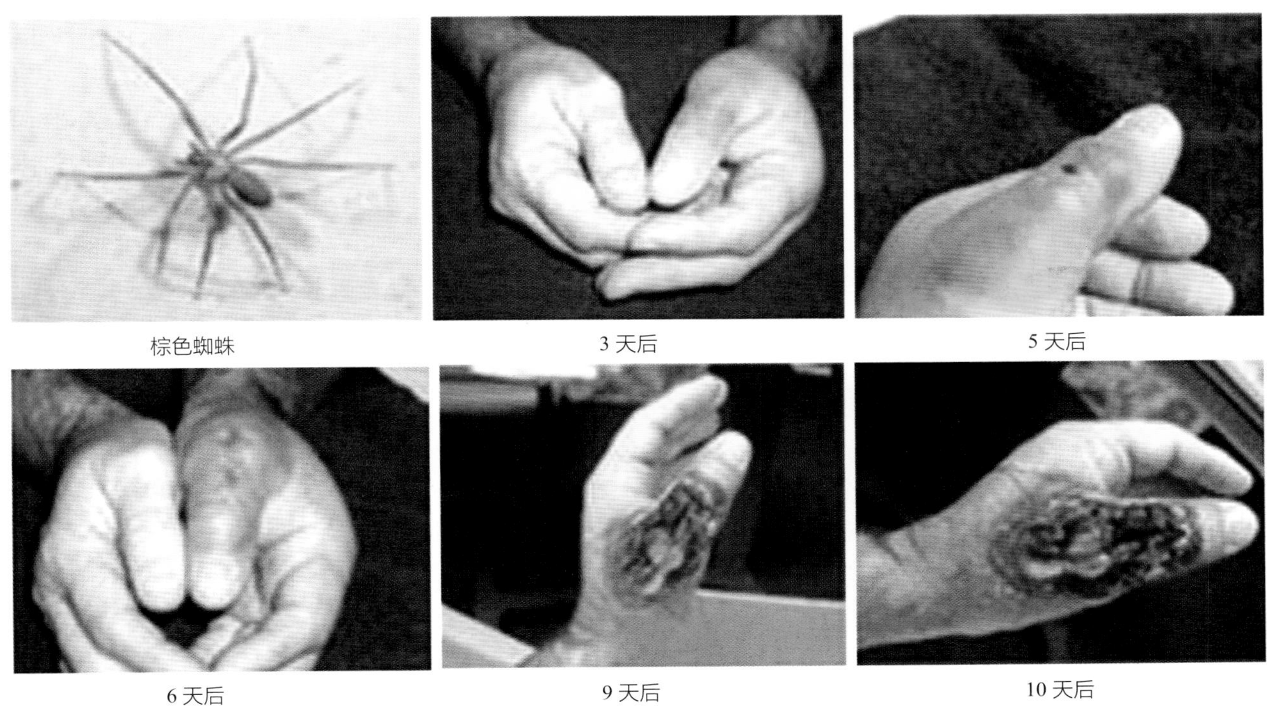

▲ 图 76-3　棕色蜘蛛咬伤后皮肤损伤的演变

和全身性产生细胞因子和趋化因子，激活补体和一氧化氮，以及炎症细胞迁移和血小板凝集[28]。毒液还对红细胞有直接溶血作用，破坏血管壁内皮细胞膜[29]。

肾脏与棕斜蛛咬中毒　横纹肌溶解和溶血是公认的 AKI 发生的发病因素[29]，而且也有蜘蛛毒液具有直接肾毒性作用的证据。蜘蛛毒液的肾毒性已在暴露于全毒液的小鼠身上得到了实验证明。肾脏活检的光镜改变包括近端和远端小管的透明化，肾小囊腔内红细胞，肾小球塌陷，小管上皮细胞泡和空泡，间质水肿，以及嗜酸性物质在小管腔中的沉积[30]。电镜下的变化包括肾小球上皮和内皮细胞的细胞毒性，以及基底膜的紊乱。肾小管改变包括上皮细胞的细胞毒性和胞质膜泡，线粒体变化，平滑的内质网增加，自噬体的存在，以及无定形物质在小管中的沉积。同一项研究通过竞争实验证实，使用毒液蛋白抗体，在共聚焦显微镜下的观察显示毒素直接结合至肾脏结构[30]。

隐居蜘蛛咬伤的治疗，根据情况可以予以局部伤口护理，疼痛处理和预防破伤风。在某些情况下，可以服用氨苯砜以防止进展为坏死，并减轻疼痛。在巴西、墨西哥和秘鲁有治疗隐居蜘蛛咬伤的抗毒剂，而在美国没有。与美国发现的隐居蜘蛛相比，南美棕斜蛛物种（如棕色凤尾蛛）的叮咬更为严重。

动物模型的研究结果表明，即使延缓了给药时间，特定类型的抗蛇毒血清仍能减少病变的大小并限制全身系统性损伤。迄今为止，在巴西，抗蛇毒疗法的使用最为广泛，巴西卫生部已经制定了在皮肤广泛病变或严重全身疾病患者中使用抗蛇毒疗法的指南[29]。南美抗蛇毒血清可能有助于降低皮肤坏死和全身性毒液扩散及其严重并发症（如溶血、AKI、弥散性血管内凝血）的风险。然而有关抗蛇毒毒素治疗功效的数据主要是基于动物研究，尚未很好地证实其对人类的益处。

（二）洛诺米亚毛毛虫

毛毛虫是蛾和蝴蝶的幼虫期，在世界范围内都有发现[31]。洛诺米亚毛毛虫（属土蛾科）发现于南美洲，其毒液主要影响凝血系统[32]。在巴西南部，毛毛虫意外中毒的情况越来越频繁，部分原因是森林砍伐和自然天敌的消灭[31]。偶然接触毛毛虫的毛会引起过敏和不同程度的中毒症状，从轻度的皮肤反应到严重的全身反应，主要取决于所涉毛毛虫的数量和种类。其症状包括局部刺激、荨麻疹性皮炎、过敏、眼外伤、骨软骨炎、出血、继发性凝血功能障碍和 AKI，包括脑出血在内的出血性并发症可能导致死亡[22, 31]。

毛毛虫大量聚集在树皮上，与树皮的颜色接近（图 76–4）。与大量的毛毛虫接触可能使得个体暴露于危险的大剂量毒液中。两种洛诺米亚物种，即巴西洛诺米亚毛毛虫（*Lonomia obliqua*）和委内瑞拉洛诺米亚毛毛虫（*Lonomia Achelous*），通过毒理学研究的几种化合物的作用，激活了凝血级联反应[31]。在 *L. obliqua* 中提取的毒素已经被鉴定出来，包括一种名为 Losac 的 X 因子活化剂和一种名为 Lopap 的凝血酶原活化剂[33]。Zannin 及其同事报道了 105 例 L. obliqua 中毒患者，发现尽管血小板数量保持不变，凝血因子的消耗和纤维蛋白降解水平的升高与 DIC 一致[34]。

在巴西，继发于这些毒素的死亡率峰值是 20%，在 1995 年引入抗洛诺米亚马血清并进行健康教育，该死亡率降至不足 2%。

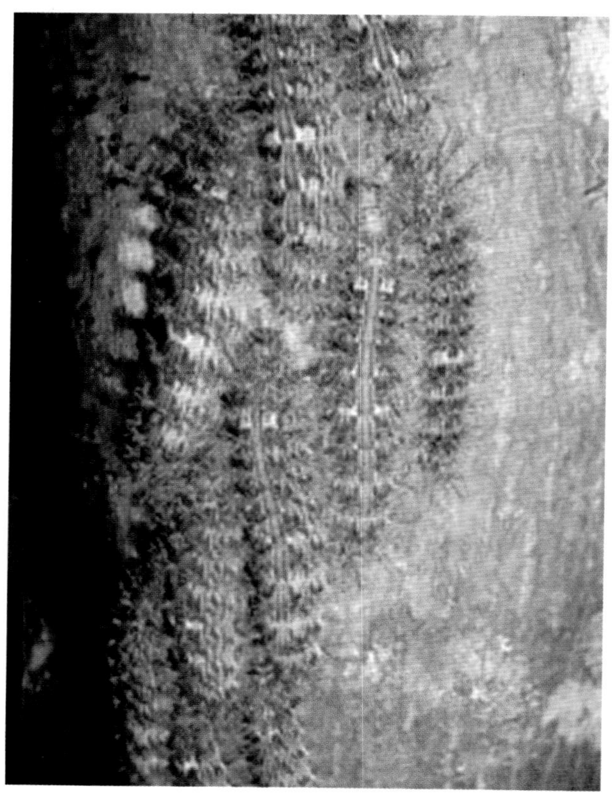

▲ 图 76–4　树干上的一簇毛毛虫
图片引自 Courtesy M. Vennegoor.

肾脏与洛诺米亚　自 1989 年以来，巴西南部各州报告了 2067 个人出现 *L. obliqua* 导致的意外中毒。1.9% 的患者发生了 AKI，其中 32% 需要透析，其中 10.3% 进展至 CKD[35]。我们的小组报道了由于早期识别以及使用抗蛇毒血清治疗获得成功的案例[36]。但是，即使使用抗洛诺米亚血清，AKI 仍然会发生[37]。AKI 患者凝血因子往往出现更明显的变化，这与更严重的疾病程度相一致。肾损伤似乎是继发于肾小球中纤维蛋白大量沉积，从而导致缺血[37, 38]。一些毒素成分还对内皮和肾小管细胞有直接毒性。疾病急性期的凝血功能障碍使得活检很难进行，因此组织学的特征很少。

前往中美洲和南美洲的流行地区时，旅行者应当心有毒的毛毛虫，并避免直接接触。意外中毒应立即报告给离中毒发生地最近的卫生部门。因为这些地方更有可能获得抗洛诺米亚血清。大多数国家不储备这种产品，因此及时的处理和支持措施至关重要。

（三）蛇

在非洲、亚洲、大洋洲和拉丁美洲的热带和亚热带国家的农村地区，蛇咬引起的中毒是一个特别重要的公共卫生问题。一项研究估计，每年全球至少有 421 000 例毒蛇咬伤中毒和 2 万例死亡，但要警惕这些数字可能高达 1 841 000 例蛇毒中毒和 94 000 人死亡病例。蛇咬发生率最高的是南亚、东南亚和撒哈拉以南的非洲地区[39]。

目前发现 3000 种蛇，其中约 19% 是有毒的。多数蛇咬伤发生在热带地区，由其导致的发病和死亡构成了公共卫生严重负担的一部分。拉丁美洲是仅次于亚洲和非洲的第三大受影响地区。蛇咬在雨季更常见，并且与农村地区人类活动的增加有关。受影响最大的人群是 25—49 岁男性。下肢是受伤最频繁的部位。

拉丁美洲关于蛇咬毒害的流行病学数据很少。在巴西，每年发生 20 000 起涉及蛇毒的事故，每 10 万居民中发生 13.5 起事故，死亡率约为 0.45%。AKI 是毒蛇咬伤后的主要并发症之一，并且是蛇毒中毒患者死亡的重要原因。几乎所有毒蛇都有被蛇咬伤致肾脏损伤的报道。但是，AKI 在亚洲的福建圆斑蝰蛇以及南美洲的蝮蛇和响尾蛇更为常见[40]。

响尾蛇　南美响尾蛇是蝰蛇科，响尾蛇亚科，响尾蛇属，在巴西以单一种属南美响尾蛇为代表，分为 5 个亚种，其中南美响尾蛇恐怖亚种和南美响尾蛇结肠亚种最为重要。响尾蛇毒的作用是多种的，其中最重要的临床表现是神经毒性、肌毒性、肾毒性和凝血功能障碍[41]。

响尾蛇毒液诱导的临床表现从轻度的局部表现到严重的系统表现不等[41]。神经毒性可表现为眼睑下垂、视力模糊和（或）复视、眼肌麻痹和面部麻痹。肌毒性表现为肌红蛋白尿和由横纹肌溶解引起的全身性肌痛。出血是一种罕见的表现，但在 40%～50% 的患者中会出现类凝血酶引起的凝血障碍导致的不凝血和纤维蛋白原缺乏血症[41]。

肾脏与响尾蛇咬伤　与响尾蛇毒中毒有关的 AKI 患病率在 10%～29%，发生在被咬后的最初 24～48h 内。实验和临床研究表明，响尾蛇毒诱发的 AKI 的发病机制可能与横纹肌溶解、肾血管收缩和肾小管细胞直接毒性相关。

响尾蛇毒液和可能的响尾蛇毒素（毒液最主要的成分）对肾细胞有直接或间接的作用。尽管也有间质性肾炎的报道，但响尾蛇伤者中发现的肾脏病理损伤最常见的是急性肾小管坏死[42, 43]。休克、低血压、溶血、脓毒症或肾毒性药物也可导致 AKI。在一份报告中，有 24% 的病例需要透析[44]。响尾蛇毒中毒后出现 AKI 的患者死亡率在 8%～17%。

2. 具窍腹蛇属

在拉丁美洲，蛇咬中毒的绝大部分是由具窍腹蛇属造成的。矛头蝮蛇广泛分布在墨西哥南部、中美洲和南美洲北部，是导致蛇毒中毒的主要种属[45]。

具窍蝮蛇属属于蝰蛇科、响尾蛇亚科。从墨西哥南部到阿根廷和巴西有 30 多种蛇类。最重要的是中美洲的矛头蝮蛇和巴西的由巴西矛头蝮蛇、红黑矛头蝮蛇、诺维特矛头蝮、慕杰僧矛头蝮、美洲矛头蝮、巴西矛头蝮及美丽矛头蝮[41]。这些种类的蛇常发现于在农村地区和大城市郊区，并且喜欢潮湿的环境，如森林、种植园和建筑物（如谷仓、粮仓和木材沉存放处），这些地方有助于蛇和啮齿类动物的繁殖。这些动物有夜间活动或黄昏活动的习惯，并有攻击性的防御行为[41]。

具窍蝮蛇属的毒液具有蛋白水解、凝血和出血作用。咬伤部位的局部表现，如水肿、水疱和坏死，是由毒液的蛋白水解作用引起的[45]。毒液还有直接肾毒性[45]。损伤是来源于蛋白酶、酯酶、透明质酸酶和磷脂酶 A2（PLA2）活化、炎症介质的释放、出血性毒素蛋白对血管内皮的作用、毒液的促凝作用[41, 46]。这些病理改变已在实验模型中进行了研究。观察到的效果主要是由于依赖 Zn^{4+} 的金属蛋白酶［蛇毒金属蛋白酶（SVMP）］和肌毒性 PLA2 的共同作用所致[46]。SVMP 能够降解细胞外基质成分，例如微血管基底膜和真皮－表皮交界处存在的细胞，而肌毒性 PLA2 破坏骨骼肌纤维质膜的完整性。此外，多因素起源的炎症反应进行性出现，导致明显的水肿和炎症细胞浸润[46]。水肿反过来又会导致血容量不足，并可能加剧某些肌肉部分的脑内压力的增加，从而导致进一步的缺血和组织损伤。

具窍蝮蛇属的毒液单独或同时激活 X 因子和凝血酶原[45]。它们还具有类凝血酶的活性，将纤维蛋白原转化为纤维蛋白。这些可能导致 DIC。蝮蛇毒液可能导致血小板功能异常以及血小板计数低。

出血表现是由出血蛇毒素的作用引起的，这是一种前面描述过的含锌的金属蛋白酶，与低血小板计数和凝血功能异常有关。此外，出血蛇毒素是血小板聚集的有效抑制剂[41, 46]。

在毒液接种部位经常观察到早期和进行性疼痛和浮肿、瘀伤、水泡和出血。在最严重的情况下，软组织会坏死并形成脓肿，发展成间室综合征，这可能会导致患肢的功能或解剖学上的丧失[41]。全身表现包括出血（已有的皮肤损伤、牙龈出血、鼻出血、呕血和血尿）、恶心、呕吐、出汗过多和低血压。最严重的全身并发症是休克、AKI、败血病和 DIC 样综合征[41]。

肾脏与矛头蝮蛇咬伤　与矛头蝮蛇毒液相关的 AKI 是由于血流动力学改变、肌红蛋白尿、血红蛋白尿、凝血异常和直接毒液肾毒性[40]。肌红蛋白尿不太可能是肾损伤发病机制中的重要因素，因为矛头蝮蛇蛇毒可能会引起局部性肌肉损伤，不像响尾蛇毒液那样具有全身性的肌毒性作用，并且不会引起肌酸激酶水平的显著升高[45]。

矛头蝮蛇咬伤后发生低血压或休克比较罕见。毒液可能会因咬伤部位的液体隔离、出血和释放血管活性物质而导致血流动力学异常。矛头蝮蛇毒液在体外被认为与溶血无关，并且有临床报告称矛头蝮蛇毒液中毒后有贫血和溶血现象，也有大鼠注射矛头蝮蛇毒液后出现血红蛋白尿的报道。血红蛋白尿可能会导致肾脏损伤、肾脏血管收缩恶化、肾小球凝血和肾小管肾毒性[47]。

矛头蝮蛇毒液中毒后的肾功能不全发生较早，通常比较严重并且伴随少尿，33%～75% 的患者需要进行透析治疗[47]。最常见的肾脏结构损伤是急性肾小管坏死，但也有报道称存在双侧皮质坏死、间质性肾炎和急性肾小球肾炎伴肾小球系膜增生[47]。矛头蝮蛇毒液诱发的 AKI 的死亡率为 13%～19%[47]。

蛇咬伤的处理包括固定受伤的身体部位，以减少毒液的传播，并快速转移到适当的医疗中心。由于存在明显的缺血性损伤的危险，不建议使用止血带。需要向临床毒理学家和（或）毒物控制中心专家咨询，以及时提供适当的抗蛇毒血清。

四、拉丁美洲的慢性肾脏病

在过去的几十年中，拉丁美洲经历了巨大的人口和社会经济发展。卫生条件的改善、清洁用水的获得及医疗保健计划的扩大，大大降低了婴儿死亡率以及由于营养不良和传染病导致的死亡，从而延长了预期寿命。然而，城市化和西方生活方式的同化导致非传染性疾病的增加，如糖尿病、肥胖症和高血压，导致肾脏疾病患病率显著上升[48, 49]。

目前，心血管疾病、糖尿病和恶性肿瘤是拉丁美洲的主要死亡原因。对大多数国家来说，可能无法维持及负担这种非传染性疾病的增长，因此政府敦促采取干预措施来遏制这一趋势。为了实现这一目标，通过数据收集更好地描述问题至关重要。泛美卫生组织（PAHO）已制定了 2012—2025 年期间预防和控制非传染性疾病的发展策略，重点关注心血管疾病、癌症、糖尿病和慢性呼吸道疾病，探讨了吸烟、不健康饮食、缺乏体育活动、有害饮酒四种常见的危险因素及相关的生物危险因素，如高血压、高血糖[50]。乌拉圭是拉丁美洲第一个禁止在封闭的公共场所吸烟的国家。乌拉圭还扩大了非传染性疾病（NCD）的早期发现以及与其风险因素预防相关的初级卫生保健服务的普及。结果，在 70 岁及以上人群中，与循环系统疾病相关的死亡率从 2006 年的 75.18% 下降到 2014 年的 60.3%[51, 52]。墨西哥是世界上糖尿病、超重和肥胖患病率最高的国家之一，自 2014 年 1 月以来，墨西哥通过对含糖饮料征收每升 1 比索的消费税，以减少含糖饮料的消费[47]。

本节讨论了拉丁美洲各个国家中 CKD 的患病率、危险因素和治疗策略，以及制订健康计划对该人群早期发现和预防 CKD 的重要性。

（一）慢性肾脏病的患病率

由于缺乏可靠且系统记录的数据，很难评估拉丁美洲的 CKD 患病率。大多数信息来自自发注册机构，因此可能会出现偏倚或不完整，导致数据不准确。此外，这些记录还会因所筛查人群的异质性以及检测肾小球滤过率（GFR）和蛋白尿的方法不同而出现偏差。巴西最近的一项关于 CKD 患病率的报道显示，根据美国肾脏病基金会（KDIGO）标准，在随机筛选的人群中 CKD 患病率为 11.4%[54]。在一项基于墨西哥人群的研究中，肌酐清除率（CCr）低于 15ml/min 的人群为每百万人口 1142 例，低于 60ml/min 的人群为每百万人口 80 788 例[55]。现有的大部分数据都是基于 CKD 晚期（ESRD），表明在过去 10 年中，拉丁美洲 ESRD 的患病率以每年 7% 的速度在增长。尽管如此，拉丁美洲有限的 CKD 登记资料仍显示，CKD 的平均患病率为 12%，而北美和欧洲分别为 11% 和 12%[56, 57]。CKD 是该地区的主要死因，而在尼加拉瓜和墨西哥排名第二（图 76–5）[58]。

在 1991—2013 年，ESRD 患者接受 RRT 的概率从每百万人口 119 例（119pmp）增加到 660 例（HD，436pmp；PD，67pmp；肾移植，157pmp；图 76–6 和图 76–7）。只有 6 个国家的 RRT 普及率高于平均水平，分别是阿根廷、巴西、智利、墨西哥、波多黎各和乌拉圭，报道的 RRT 治疗率为 778～1847pmp[59]。

（二）慢性肾脏病的危险因素

根据普遍趋势，拉丁美洲 CKD 的主要危险因素为高血压和糖尿病。糖尿病肾脏疾病占该地区所有 CKD 病例的 30% 以上，但也存在差异（墨西哥 40%，阿根廷 20%）（表 76–1）[49, 60]。糖尿病预计将继续在全球范围内流行，在 2000—2030 年，该地区的糖尿病发病率预计将增长 248% 以上。高血压也是 CKD 的一个潜在病因，在墨西哥人口中这一

	数据质量评级	1	2	3	4	5	6	7	8	9	10
阿根廷	★★★★☆	缺血性心脏病 (0-66)	下呼吸道疾病 (1-93)	脑卒中 (0-62)	交通事故 (0-75)	肺癌 (0-84)	慢性阻塞性肺病 (1-1)	自我伤害 (0-79)	先天性 (1-1)	NN Preterm (1-21)	慢性肾病 (1-72)
智利	★★★★☆	缺血性心脏病 (0-35)	脑卒中 (0-62)	交通事故 (0-69)	自我伤害 (0-78)	胃癌 (1-47)	先天性 (1-05)	肺癌 (0-47)	下呼吸道疾病 (0-77)	慢性肾病 (1-59)	老年痴呆症 (0-77)
乌拉圭	★★★★☆	缺血性心脏病 (0-58)	脑卒中 (0-96)	肺癌 (1-5)	自我伤害 (1-17)	交通事故 (0-76)	慢性阻塞性肺病 (1-47)	下呼吸道疾病 (1-14)	(1-73)	老年痴呆症 (1-39)	乳腺癌 (1-42)
哥伦比亚	★★★★☆	暴力 (5-37)	缺血性心脏病 (0-45)	交通事故 (0-62)	脑卒中 (0-32)	先天性 (0-75)	下呼吸道疾病 (0-55)	NN Preterm (0-66)	慢性阻塞性肺病 (0-71)	慢性肾病 (1-09)	自我伤害 (0-47)
哥斯达黎加	★★★★★	缺血性心脏病 (0-41)	交通事故 (0-67)	慢性肾病 (1-79)	先天性 (0-78)	暴力 (1-34)	脑卒中 (0-25)	自我伤害 (0-55)	老年痴呆症 (1-12)	胃癌 (1-07)	NN Preterm (0-55)
萨尔瓦多	★★★☆☆	暴力 (6-51)	缺血性心脏病 (0-63)	慢性肾病 (3-78)	交通事故 (0-78)	下呼吸道疾病 (0-74)	糖尿病 (1-5)	Alcohol (5-41)	先天性 (0-65)	自我伤害 (0-91)	脑卒中 (0-28)
古巴	★★★★★	缺血性心脏病 (0-88)	脑卒中 (0-96)	肺癌 (1-43)	下呼吸道疾病 (1-27)	自我伤害 (0-75)	老年痴呆症 (1-31)	慢性阻塞性肺病 (1-01)	大肠癌 (1-1)	慢性肾病 (1-73)	前列腺癌 (3-03)
多米尼加岛	★★★★☆	缺血性心脏病 (0-57)	糖尿病 (3-62)	脑卒中 (0-8)	慢性肾病 (3-37)	下呼吸道疾病 (1-33)	交通事故 (0-81)	NN Enceph (3-73)	前列腺癌 (7-24)	先天性 (1-26)	HTN HD (3-24)
多米尼加共和国	★★★☆☆	缺血性心脏病 (0-67)	缺血性心脏病 (29-32)	NN Preterm (1-7)	脑卒中 (0-63)	交通事故 (0-82)	暴力 (2-01)	先天性 (1-1)	下呼吸道疾病 (0-89)	NN Sepsis (6-8)	糖尿病 (0-96)
波多黎各	★★★★☆	缺血性心脏病 (0-6)	糖尿病 (6-21)	暴力 (7-75)	脑卒中 (0-59)	下呼吸道疾病 (1-95)	慢性肾病 (3-53)	交通事故 (0-98)	老年痴呆症 (0-99)	慢性阻塞性肺病 (1-04)	大肠癌 (0-79)
危地马拉	★★★★☆	下呼吸道疾病 (1-13)	暴力 (3-49)	缺血性心脏病 (0-38)	NN Preterm (0-6)	腹泻 (1-08)	交通事故 (0-54)	糖尿病 (1-47)	先天性 (0-73)	慢性肾病 (1-57)	脑卒中 (0-31)
洪都拉斯	★★☆☆☆	缺血性心脏病 (0-86)	暴力 (3-17)	脑卒中 (0-58)	NN Preterm (0-58)	慢性肾病 (1-68)	交通事故 (0-45)	先天性 (0-52)	下呼吸道疾病 (0-25)	腹泻 (0-7)	NN Enceph (0-62)
墨西哥	★★★★☆	缺血性心脏病 (0-43)	慢性肾病 (4-23)	糖尿病 (2-95)	暴力 (2-97)	交通事故 (0-81)	先天性 (1-28)	下呼吸道疾病 (0-88)	脑卒中 (0-32)	NN Preterm (0-94)	肝癌 (2-91)
尼加拉瓜	★★★☆☆	缺血性心脏病 (0-41)	慢性肾病 (2-42)	下呼吸道疾病 (0-39)	交通事故 (0-42)	先天性 (0-6)	暴力 (1-03)	糖尿病 (0-94)	脑卒中 (0-26)	NN Preterm (0-33)	自我伤害 (0-78)
巴拿马	★★★★☆	缺血性心脏病 (0-36)	暴力 (3-32)	交通事故 (0-78)	先天性 (1-37)	下呼吸道疾病 (1-18)	脑卒中 (0-45)	艾滋病 (11-87)	糖尿病 (1-57)	慢性肾病 (2-0)	NN Preterm (0-8)
委内瑞拉	★★★★☆	Violence (8-16)	缺血性心脏病 (0-67)	交通事故 (1-33)	脑卒中 (0-47)	先天性 (1-23)	NN Preterm (1-41)	慢性肾病 (2-26)	下呼吸道疾病 (0-98)	糖尿病 (1-62)	自我伤害 (0-77)
玻利维亚	★☆☆☆☆	下呼吸道疾病 (1-65)	NN Preterm (1-28)	缺血性心脏病 (0-54)	先天性 (1-25)	交通事故 (0-69)	脑卒中 (0-53)	NN Enceph (1-28)	慢性肾病 (1-66)	神经性脓毒症 (2-47)	糖尿病 (0-95)
厄尔多瓜	★★★★☆	交通事故 (0-98)	下呼吸道疾病 (1-06)	缺血性心脏病 (0-32)	NN Preterm (1-09)	暴力 (1-77)	先天性 (0-98)	慢性肾病 (1-92)	脑卒中 (0-35)	糖尿病 (1-15)	糖尿病 (46-67)
秘鲁	★★★☆☆	下呼吸道疾病 (1-6)	缺血性心脏病 (0-77)	交通事故 (0-52)	先天性 (0-85)	NN Preterm (0-64)	F Body (5-97)	脑卒中 (0-26)	NNPreterm (1-18)	NNPreterm (3-16)	慢性肾病 (1-08)
巴西	★★★★☆	缺血性心脏病 (0-6)	暴力 (4-73)	交通事故 (1-07)	脑卒中 (0-7)	下呼吸道疾病 (1-13)	先天性 (0-9)	糖尿病 (1-41)	慢性阻塞性肺病 (0-97)	老年痴呆症 (1-14)	NN Preterm (0-68)
巴拉圭	★★★☆☆	缺血性心脏病 (0-58)	交通事故 (1-05)	脑卒中 (0-68)	暴力 (1-82)	糖尿病 (1-71)	NN Preterm (0-97)	先天性 (1-0)	下呼吸道疾病 (0-67)	慢性肾病 (1-72)	自我伤害 (0-57)

▲ 图 76-5　**慢性肾脏疾病（CKD）在拉丁美洲作为死亡原因的排名**

CKD（以绿色矩形突出显示）在 20 个国家中的 18 个国家中位列前 10 位死因，在 4 个国家中位列前 3 位死因。拉丁美洲 CKD 的排名是全球最高的。NNPreterm. 早产儿［改编自 GBD 2016 Causes of Death Collaborators. Global，regional，and national age-sex specific mortality for 264 causes of death，1980–2016: a systematic analysis for the Global Burden of Disease Study 2016. *Lancet.* 2017;390（10100）:1151–1210.］

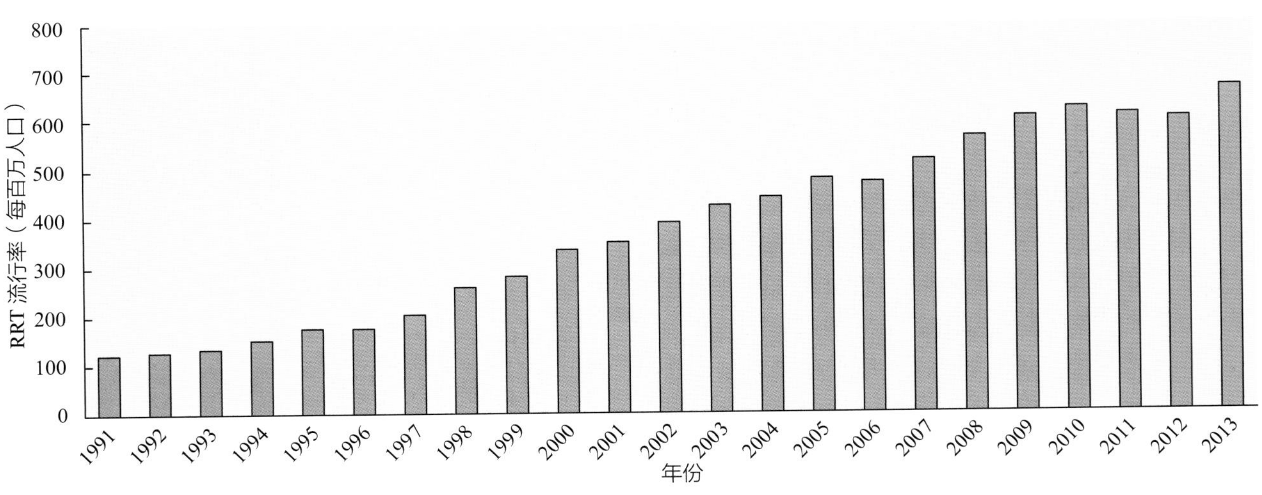

▲ 图 76-6　**1991—2013 年拉丁美洲肾脏替代治疗的流行率**

RRT. 肾脏替代疗法［引自 Cusumano AM，Rosa-Diez GJ，Gonzalez-Bedat MC. Latin American Dialysis and Transplant Registry: experience and contributions to end-stage renal disease epidemiology. *World J Nephrol.* 2016;5(5):389–397.］

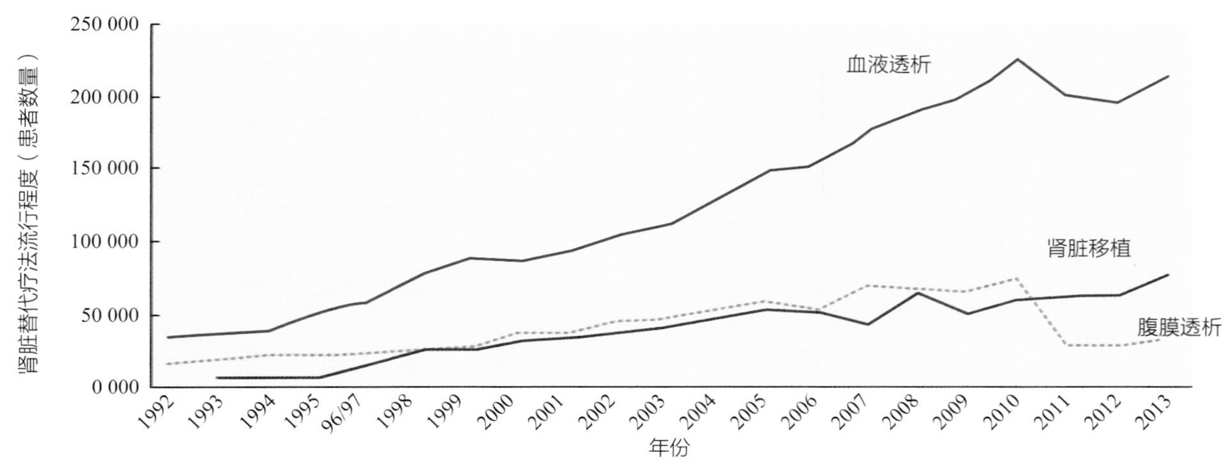

▲ 图 76-7 不同肾脏替代疗法在拉丁美洲的流行率

改编自 Cusumano AM, Rosa-Diez GJ, Gonzalez-Bedat MC. Latin American Dialysis and Transplant Registry: experience and contributions to end-stage renal disease epidemiology. *World J Nephrol.* 2016;5(5):389-397.

表 76-1 拉丁美洲糖尿病肾脏替代治疗新发患者的总发生率和百分比

国家及地区	人　口	新发患者例数	新发患病率（pmp）	糖尿病患者百分比（%）
阿根廷	4 2202 935	6760	160.2	35.1
玻利维亚	10 448 913	991	94.8	30.0
巴西	202 740 000	36 548	180.3	40.0
智利	17 819 054	3230	182.4	16.7
哥伦比亚	47 661 787	4274	89.7	33.5
厄瓜多尔	161 00 000	2860	177.6	30.0
危地马拉	16 173 133	2018	124.8	30.0
哈利斯科（墨西哥）	7 742 303	3259	420.9	58.0
尼加拉瓜	6 146 000	150	24.4	41.6
巴拉圭	6 783 374	137	20.2	45.3
秘鲁	30 297 279	910	30.0	32.2
波多黎各	3 615 000	1565	432.9	66.9
乌拉圭	3 406 545	536	157.3	27.7

pmp. 每百万人口 [改编自 Cusumano AM, Rosa-Diez GJ, Gonzalez-Bedat MC. Latin American Dialysis and Transplant Registry: experience and contributions to end-stage renal disease epidemiology. *World J Nephrol.* 2016;5(5):389-397.]

比例高达 30%。在巴西南部的一次健康博览会中，对来自普通人群的 8883 人进行了评估，结果显示，筛查人群中有 16% 的人存在高血压病史 [61]。其中 42% 的人患有高血压或糖尿病。此外，在此筛查项目评估中，30% 的患者有血尿症状，6% 的患者有蛋白尿，3% 的患者有血尿和蛋白尿 [61]。在一项针对墨西哥普通人群的全国筛查活动中，9.2% 的参与者患有蛋白尿，其与高血压、糖尿病、肥胖和年龄密切相关 [62]。久坐不动的生活方式、吸烟和不健康的饮食习惯，包括拉丁美洲的高脂肪和高糖类的摄入，都是造成上述并发症和肥胖症发病率增加的原因。

该地区 CKD 的其他重要危险因素包括感染并发症、肾小球肾炎和不明原因的间质性肾炎（稍后在中美洲肾病中讨论）。

总而言之，CKD 的发病率上升显然是拉丁美洲的主要公共卫生问题，因此，认真评估其患病率、地理分布和危险因素对于制订适当的预防规划以进行早期筛查和干预至关重要。乌拉圭已经启动了一项针对 CKD 患者的预防计划，初步结果显示，CKD 2 期～3 期患者的血压和血糖控制有了显著改善，肾功能恶化率从每年 3.1ml/min 降低到每年 0.13ml/min [63]。在巴西南部，肾脏改善基金会在提高社区对 CKD 的认识方面发挥了主导作用 [61]，它也是当地的先驱，为 CKD 患者提供多学科护理，团队包括肾病专家、护士、社会工作者、牙医、足病医师、心理学家和营养师 [64]。

这些成效证明，有可能在当地社区的帮助下改变拉丁美洲的健康趋势。即使是基本的干预措施，如鼓励通过运动和饮食替代改变生活方式，同时增强对血压和血糖控制意识，也有可能显著降低肾脏疾病的发病率以及延缓进展。

（三）中美洲肾病不明原因的慢性肾病

世界卫生组织已证实，在尼加拉瓜、哥斯达黎加和萨尔瓦多地区的 CKD 发病率很高，而萨尔瓦多的死亡率最高 [65]。

在过去的 10 年中，中美洲出现了许多关于 CKD 患病率上升的报道，特别是在农业工人这一群体中。这一地区的 CKD 在男性中的患病率似乎更高，偏好于低海拔地区，尤其影响到甘蔗种植园的工人 [66–71]。

这些早期的报道描述了一种临床现象，其特征是在没有任何已知的 CKD 危险因素（如高血压或糖尿病）的情况下，年轻男性的血清肌酐水平和非肾病蛋白尿水平升高，这是由于未知的环境或职业危害，增加了患肾小管间质性肾脏疾病的可能性 [72–74]。另一种假设是由于炎热天气下的高负荷工作导致慢性脱水和低血容量所致的缺血性损伤。在靠近太平洋的低海拔农业村庄中，男性占多数，流行率高，这表明了热应激的重要性。繁重的体力劳动过程中反复出现脱水现象，以及可能同时伴有非甾体抗炎药使用，可能导致肾损害。但是，在这样的健康年轻人中，要发生严重肾脏损伤，显然还存在二次打击的因素。这种原因不明的地方性慢性肾脏疾病被称为中美洲肾病（MeN），似乎是中美洲太平洋沿岸地区的地方病 [69]。

Wijkstrom 及其同事首次对男性患者的临床数据与生化和形态学发现的相关性进行了研究。研究人员分析了来自萨尔瓦多农村地区的 8 名男性甘蔗工人（22—57 岁）的肾活检样本，这些工人表现出肾脏功能受损 [估算 GFR 为 27～77ml/(min·1.73m^2)]，尿沉渣不活跃及非肾病性蛋白尿 [66, 75]。所有纳入患者的活检标本的形态学图像相似。慢性肾小管间质损害伴肾小管萎缩和间质纤维化，并伴有慢性肾小球改变。最令人吃惊的发现是，存在相对广泛的全小球硬化症，占所分析肾小球的 29%～78% [66]。这些活检证实了原发性小管间质病变的可能性，免疫荧光和电子显微镜检查没有发现免疫复合物沉积，因此可能不符合免疫复合物疾病 [66]。

一项研究表明，反复脱水会增加血清渗透压，并激活肾脏中的多元醇途径，从而导致葡萄糖向山梨糖醇和果糖的转化增加。反过来，果糖也可以被构成性存在的果糖激酶代谢，从而导致尿酸、氧化剂和趋化因子的产生，进而可能引起局部肾小管间质损伤 [76, 77]。该研究小组还表明，反复脱水会导致小鼠慢性肾脏损伤，并且这种损伤是果糖激酶依赖性的，因为敲除果糖激酶的小鼠受到保护 [76]。因此，这些男性可能是由于慢性脱水引起的肾脏疾病，反复性脱水几乎可以肯定是其发病机制的一部分，从而导致肾小管间质损伤 [78, 79]。但是，毒素（如农药）或重金属可能是该病发展的第二个因素。虽然最初报道在中美洲，但这些男性可能代表一个更大的群体，解释了在斯里兰卡、孟加拉国和澳大利亚中部等国家出现的 CKD 流行病的原因（表 76–2；参见第 75、77 和 79 章中的相关讨论）[68]。

五、拉丁美洲终末期肾病

拉丁美洲 ESRD 的患病率是从该区域提供的 RRT 数据推断出来的。然而，由于各国的医疗保健覆盖范围和预算不同，RRT 的普及程度参差不齐，这些数字并不能清楚地代表真正的患病率。现有的最佳信息来自拉丁美洲透析和肾脏移植登记

表 76-2 中美洲肾病的潜在病因

病 因	举 例
• 毒素	• 农药和农用化学品、重金属、草药毒素
• 药物	• 非甾体抗炎药物
• 感染	• 细螺旋体病、肾盂肾炎
• 遗传，发育的易感性	• 低出生体重、不明原因的特殊遗传倾向（APOL1 样）
• 热相关容量消耗	• 缺血、反复横纹肌溶解、果糖介导的损伤

处（LADKTR），这是拉丁美洲肾病和高血压学会（SLANH）的一个委员会，自 1991 年以来一直在收集数据（表 76-3）。这些数据显示，在过去 13 年里，ESRD 在拉丁美洲的患病率增长了 200% 以上（图 76-6）。

尽管阿根廷、巴西、智利、古巴、波多黎各、乌拉圭和委内瑞拉等国家为所有确诊为 ESRD 的患者提供 RRT，但一些国家可能仅为其中 20% 的患者提供 RRT，而在其他国家，如玻利维亚，可能只支付每周 2 次的透析费用。此外，拉丁美洲中等收入国家的 RRT 覆盖率也有很大差异，这似乎与所提供的医疗保险类型有关。与没有普遍普及 RRT 的国家（如尼加拉瓜、危地马拉、巴拉圭）相比，阿根廷、巴西等国家 RRT 普及率与最高 RRT 发生率相关 [81]。这种 RRT 普及不均匀的结果导致各国之间 RRT 的流行率可能存在巨大差异（表 76-3）。因此，波多黎各、智利、乌拉圭和阿根廷的流行率超过 600pmp；哥伦比亚、巴西、墨西哥、巴拿马和委内瑞拉的流行率在 300～600pmp；而在其余国家 / 地区则明显更低，甚至低于 100pmp。在拉丁美洲，ESRD 的主要病因是糖尿病，其中波多黎各（66.9%）、墨西哥（58.0%）、巴拉圭（45.3%）和巴西（40.0%）的发病率最高 [56]。

在某些地区，ESRD 的患病率较低，值得关注的可能性为诊断的缺陷和（或）缺乏提供 RRT 的可用资源。一个国家的发展程度与 RRT 的普及率直接相关，这表明患者获得 ESRD 治疗是至关重要的。有一项报道证实了这一关系，文中显示 RRT 覆盖率和肾移植率与国内生产总值、卫生支出、65 岁以上人口比例、出生时预期寿命和城市居住人口比例显著相关 [82]。由于对许多仍然缺乏卫生等基本条件的国家而言，透析费用是一项巨大经济负担，因此控制肾脏疾病进展的预防策略至关重要。

六、肾脏移植

肾脏移植在拉丁美洲也取得了长足发展。LADKTR 的数据显示，总体肾脏移植率从 1987 年的 3.7pmp 增加到 1991 年的 6.9pmp，然后再到 2013 年的 19.4pmp，但是在过去的一年中，不同的国家及地区之间存在很大的差距，哈利斯科（墨西哥）为 57.7pmp，乌拉圭为 32pmp，尼加拉瓜为 1.8pmp。肾脏移植数量最多是巴西（*n*=5433），2013 年的移植率为 26.8pmp [56]。来自巴西的最新数据显示，2015 年的年度总移植数量为 5648 例（27.9pmp）；其次分别为墨西哥（2707 例）、阿根廷（1198 例）和哥伦比亚（761 例）。2016 年，巴西进行了 5492 例肾脏移手术，其中 4292 例接受已故捐赠者供者，1200 例活体捐赠者（171 名亲属、80 名非亲属）供者 [83]。这些比率仍然明显低于其他发达国家，如美国（46pmp）和瑞典（41pmp）。这些移植肾脏中约有 52% 来自已故的捐赠者。但在某些国家，如尼加拉瓜、秘鲁和萨尔瓦多，只进行活体肾移植。

巴西一直是肾脏移植数量增长最大的国家之一，部分原因在于其免费的全民健康覆盖系统，其中包括全面的门诊和医院医疗服务，以及为接受移植的患者提供所有免疫抑制剂物。巴西的一个城市（圣保罗）制定了世界上最大的肾脏移植计划 [83]。除了提高了器官获取的效率外，还有其他几个因素促成了这项计划，包括发展了一个专门的肾脏移植医院（hospital do Rim），以及一个用于快速检查受者和供者的系统 [83]。该项目约有 5011 例患者在候补名单上，移植患者的选择基于人类白细胞抗原（HLA）匹配。很大一部分的受者是黑人，并且长期接受透析治疗。每年有 700 多次有关活体捐

表 76-3　拉丁美洲的社会经济指数、肾脏替代治疗的普及率及移植率

国家及地区	人　口	国民总收入	LEB	每百万人口患病率					发病率	肾脏移植例数	已故捐赠者肾移植占比（%）	肾移植率	肾脏科医生数量	每百万人口肾病科医生数量
				血液透析	腹膜透析	透析总人数	Lfg	肾脏替代治疗总人数						
阿根廷	42 202 935	13 690	76	626.6	36.0	662.7	197.2	859.9	160.2	1287	68.4	30.5	1150	27.2
玻利维亚	10 448 913	2220	67	195.2	18.3	213.5	31.6	245.1	94.8	75	24.0	7.2	24	2.3
巴西	202 740 000	11 640	74	449.6	45.6	495.2	212.6	707.8	180.3	5433	74.7	26.8	3300	16.3
智利	17 819 054	14 290	80	1019.1	61.2	1080.3	205.1	1285.4	182.4	234	74.8	13.1	132	7.4
哥伦比亚	47 661 787	7020	74	349.0	143.6	492.6	111.3	603.9	89.7	680	99.7	14.3	95	2.0
哥斯达黎加	4 773 730	8850	80	42.3	76.0	118.4	282.6	400.9	ND	105	48.6	22.0	24	5.0
古巴	11 163 934	6051	79	259.1	10.1	269.3	78.4	347.6	103.1	174	ND	15.6	524	46.9
厄瓜多尔	16 100 000	3600	76	481.8	48.0	529.8	20.4	550.2	177.6	127	81.1	7.9	143	8.9
萨尔瓦多	6 401 240	5360	72	232.5	288.7	521.1	73.6	594.7	390.1	20	0.0	3.1	47	7.3
危地马拉	16 173 133	3130	72	157.7	221.3	379.0	54.0	433.0	124.8	90	13.3	5.6	54	3.3
洪都拉斯	8 500 000	2140	73	186.9	14.4	201.3	8.4	209.6	176.7	0	0.0	0.0	18	2.1
哈利斯科（墨西哥）	7 742 303	ND	ND	599.4	486.7	1086.1	567.4	1653.5	420.9	447	16.1	57.7	45	5.8
尼加拉瓜	6 146 000	1690	74	211.5	24.4	235.9	21.2	257.1	24.4	11	0.0	1.8	28	4.6
巴拿马	3 975 404	9030	77	495.0	90.3	585.3	110.7	696.0	462.1	48	73.1	12.1	25	6.3
巴拉圭	6 783 374	3310	75	165.7	4.0	169.7	19.9	189.6	20.2	26	79.0	3.8	46	6.8
秘鲁	30 297 279	5680	72	272.2	43.1	315.3	63.2	378.5	30.0	184	75.0	6.1	301	9.9
波多黎各	3 615 000	18 370	79	1362.1	106.2	1468.3	378.4	1846.7	432.9	80	86.3	22.1	97	26.8
多米尼加共和国	12 000 000	5570	73	178.8	47.3	226.1	52.8	278.9	208.3	84	92.9	7.0	135	11.3
乌拉圭	3 406 545	13 670	77	692.2	71.6	763.8	323.5	1087.3	157.3	105	91.4	30.8	173	50.8
委内瑞拉	30 389 596	12 460	74	505.1	0.0	505.1	60.8	565.9	ND	281	69.8	9.2	502	16.5
总体	488 340 227	147 771	75	442.0	67.0	509.0	159.0	669.0	149	9491	70.4	19.4	6863	14.0

献的初次咨询，大多数患者在移植后都会在当地接受随访，每天约有 200 多次预约。活体供者的移植结果与大型登记处报告的结果相当，但是在尸体供者器官的受者中观察到了比较差的结果。这可能是由于长时间缺血，对重病潜在死亡供者的护理不善，以及器官分配缺乏经济支持而造成的后勤困难所致 [83, 84]。

脑死亡的标准在所有拉丁美洲国家都已确立并得到文化上的接受，器官捐献需要得到家人的同意 [85]。《活体捐赠者条例》也有明确规定，对无亲属关系的捐赠者加以限制，并禁止任何形式的器官买卖。接受移植的机会受到各个国家卫生保健模式的限制。此外，由于缺乏有组织的器官采购制度，许多国家可获得的器官数量受到重大限制。最大的挑战之一是缩小与获得移植有关的区域差异。此外，可以更好地利用改进和资源，建立拉丁美洲移植患者和活体捐赠者的结果登记制度。最后，通过临床和实验研究，更好地了解拉丁美洲多民族人群移植相关的免疫反应，对进一步推进该地区移植领域的发展至关重要。

七、趋势与未来

未来几年，拉丁美洲肾脏病学界面临的最大挑战将包括应对日益增多的 ESRD 患者，一些国家及地区 RRT 的医疗保健覆盖范围不足或不完善，转诊延迟，缺乏训练有素的人员，小规模肾移植的方案，以及缺乏登记。此外，对合并 AKI 的传染病的早期诊断和积极治疗可以最大程度地减少长期肾脏后遗症。尽管全世界都在关注 ESRD 患者数量的不断增加，努力确定风险群体，以及制定预防 CKD 的策略，但许多拉丁美洲国家，几乎没有行动。该地区肾脏学界与政府当局之间的对话必须以缺乏的数据为基础。只有少数几个国家拥有可靠的 ESRD 和移植计划注册机构。一些国家缺乏全民医疗覆盖，而且在许多情况下，缺乏限制性的肾脏替代计划构成了一个更大的挑战，因为它反映了一个特定国家的公共卫生政策，并且很难修改。希望在肾脏病与移植学会、肾脏基金会和患者组织科学的共同努力下，倡导并实施 CKD 的筛查和预防计划，进行社区教育，建立登记注册处和更积极的肾脏移植方案，并使决策者了解肾脏疾病预防和治疗的重要性。

第77章 非洲

Africa

Mogamat Razeen Davids　Mohammed Benghanem Gharbi　著
张沥文　译
王伟铭　校

要　点

- 感染性疾病、非传染性疾病、妊娠相关疾病及意外伤害的高发率，导致了非洲肾脏疾病的不断加重。
- 在大多数非洲国家，财政和人力资源不足以应对这一挑战。
- 大多数终末期肾病患者没有条件进行肾脏替代治疗。由于难以得到紧急透析治疗，急性肾损伤引起了许多本可以避免的死亡。
- 通过国际肾脏病学会（ISN）和国际腹膜透析学会（ISPD）奖学金项目培训肾脏病专科医疗人员，通过世界肾脏日（World Kidney Day）活动提高对肾脏疾病的认识，以及“拯救年轻人生命”（Saving Young Lives）项目和0by25项目等积极举措，为未来带来希望，改善急性肾损伤患者结局。

一、概述

非洲是面积和人口均占世界第二位大洲，包括55个国家，民族、宗教和语言多样。2017年，非洲的人口约为13亿，预计到2050年将达到26亿，届时非洲人口增长将成为全球人口增长的主要部分（图77-1）[1, 2]。预计一半的世界人口增长将集中在9个国家，包括5个非洲国家，即尼日利亚、刚果民主共和国、埃塞俄比亚、坦桑尼亚联合共和国和乌干达[2]。

非洲人口非常年轻，41%人口为15岁以下，只有3%人口为65岁或以上，而世界平均水平分别为26%和9%[1]。在西非，男性的预期寿命为55岁，女性为57岁，均为全球最低水平[1]。这与世界上许多其他地区形成鲜明对比，其他地区生育率较低和预期寿命延长，导致了人口老龄化。预计非洲青年人口占世界青年总人口的比例，将从2017年的20%上升到2050年的35%（图77-2）。

在全球范围内，非洲国家的出生率最高，其中人均终身生育率最高的是尼日尔（7.3）、乍得（6.4）和索马里（6.4）[1]。童婚和青春期生育在撒哈拉以南的许多非洲国家很普遍[3]，这对年轻女性及其后代的健康造成了严重影响。早育也限制了他们受教育和就业的机会。

表77-1总结了非洲国家的估计人口数、经济和发展指标。非洲是迄今为止世界上最贫穷的地区，非洲经济发展在过去两年里急剧放缓，目前正在复苏。矿业和农业部门的产出有所改善并促进经济活动，但投资增长仍然很低，生产力增长正在下降。预计该地区国内生产总值（gross domestic product，GDP）增长率将从2016年的1.3%增至2017年的2.4%，这主要是非洲大陆最大的经济体

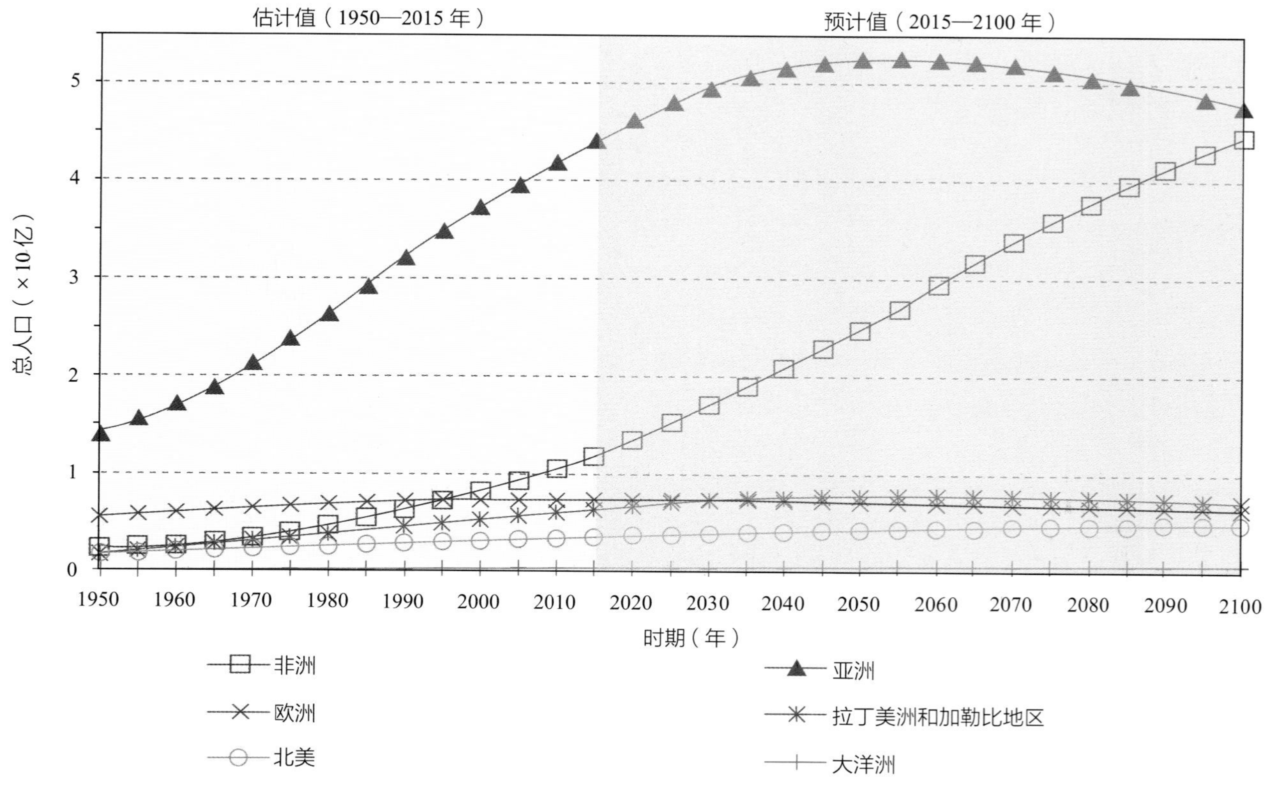

▲ 图 77-1 **预测到 2100 年，世界各地人口变化**

引自 World Population Prospects: *The 2017 revision, key findings and advance tables: United Nations, Department of Economic and Social Affairs, Population Division*; 2017.

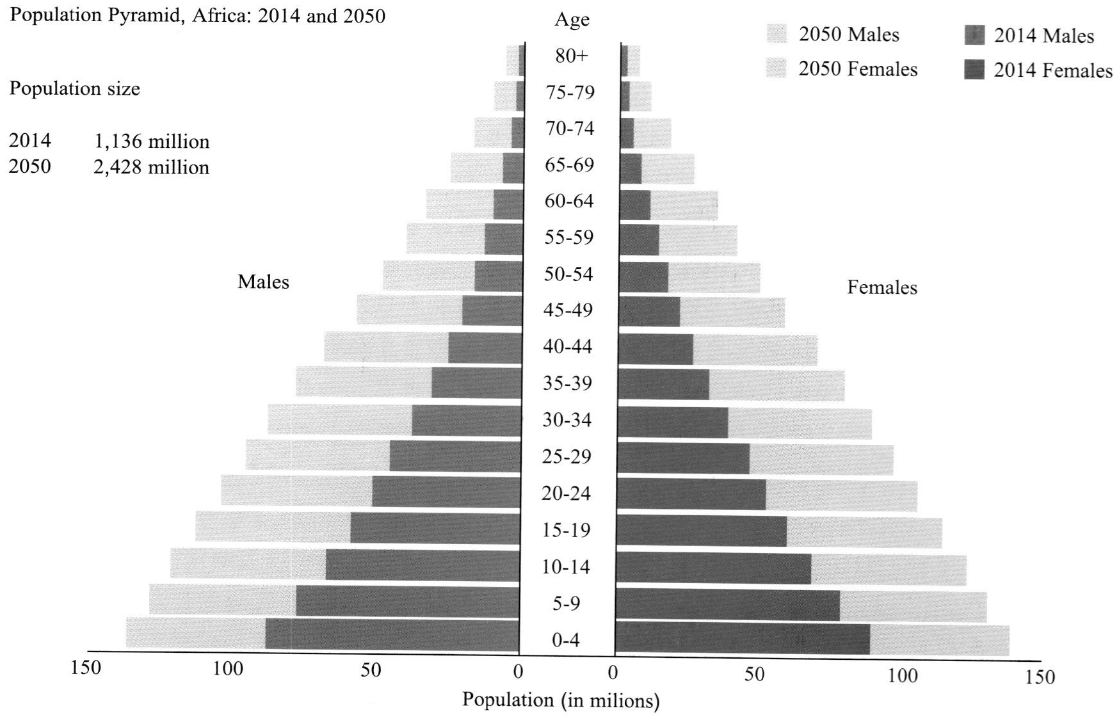

▲ 图 77-2 **Population pyramid for Africa; 2014 and 2050**

（From *Noncommunicable diseases among young people in Africa*. Washington，DC: Population Reference Bureau; 2015.）

表 77-1　非洲国家的人口估计、经济和发展指标

国家和地区	总人口（千）			GNIPC	Life Exp	MMR	Under 5	New HIV
	2017 年	2030 年	2050 年					
非洲	1 256 268	1 703 538	2 527 557					
东非	422 036	587 330	888 129					
布隆迪	10 864	15 799	25 762	280	52.2	712	81.7	0.1
科摩罗	814	1062	1463	760	55.9	335	73.5	
吉布提	957	1133	1308	[a]1030	55.8	229	65.3	1.1
厄立特里亚	5069	6718	9607	[a]520	55.9	501	46.5	0.2
埃塞俄比亚	104 957	139 620	190 870	660	56.1	353	59.2	
肯尼亚	49 700	66 960	95 467	1380	55.6	510	49.4	2.3
马达加斯加	25 571	35 592	53 803	400	56.9	353	49.6	0.2
马拉维	18 622	26 578	41 705	320	51.2	634	64	4.5
毛里求斯	1265	1287	1221	9760	66.8	53	13.5	0.4
马约特	253	344	495					
莫桑比克	29 669	42 439	67 775	480	49.6	489	78.5	7.4
留尼汪	877	957	1014					
卢旺达	12 208	16 024	21 886	700	56.6	290	41.7	1.1
塞舌尔	95	98	97	15 410	65.5		13.6	
索马里	14 743	21 535	35 852		47.8	732	136.4	0.5
南苏丹	12 576	17 254	25 366	820	49.9	789	92.6	2.6
乌干达	42 863	63 842	105 698	660	54.0	343	54.6	6
坦桑尼亚联合共和国	57 310	83 702	138 082	900	54.1	398	48.7	2.6
赞比亚	17 094	24 859	41 001	1300	53.6	224	64	7.5
津巴布韦	16 530	21 527	29 659	940	52.3	443	70.7	9.2
中非	163 495	237 771	384 005					
安哥拉	29 784	44 712	76 046	3440	45.8	477	156.9	2.1
喀麦隆	24 054	32 980	49 817	1200	50.3	596	87.9	3.8
中非共和国	4659	6124	8851	370	45.9	882	130.1	2.7
乍得	14 900	21 460	33 636	720	46.1	856	138.7	1.5
刚果	5261	7319	11 510	1710	56.6	442	45	1.4
民主刚果	81 340	120 443	197 404	420	51.7	693	98.3	0.6
赤道几内亚	1268	1871	2845	6550	51.2	342	94.1	2.9
加蓬	2025	2594	3516	7210	57.2	291	50.8	1.4
圣多美和普林西比	204	268	380	1730	59.1	156	47.3	0.1
北非	233 604 5	285 204	359 90					

（续表）

国家和地区	总人口（千）			GNIPC	Life Exp	MMR	Under 5	New HIV
	2017 年	2030 年	2050 年					
阿尔及利亚	41 318	48 822	57 437	4270	66.0	140	25.5	<0.1
埃及	97 553	119 746	153 433	3460	62.2	33	24	<0.1
利比亚	6375	7342	**8124**	[a]4730	63.8	9	13.4	
摩洛哥	35 740	40 874	45 660	2850	64.9	121	27.6	0.1
苏丹	40 533	54 842	80 386	2140	55.9	311	70.1	0.2
突尼斯	11 532	12 842	13 884	3690	66.7	62	14	<0.1
南部非洲	65 143	74 786	85 800					
博茨瓦纳	2292	2800	3421	6610	56.9	129	43.6	14
莱索托	2233	2608	3203	1210	46.6	487	90.2	20.1
纳米比亚	2534	3246	4339	4680	57.5	265	45.4	9.1
南非	56 717	64 466	72 755	5480	54.5	138	40.5	12.7
斯威士兰	1367	1666	2081	2830	50.9	389	60.7	18.9
西非	371 990	518 446	809 719					
贝宁	11 176	15 628	23 930	820	52.5	405	99.5	0.6
布基纳法索	19 193	27 382	43 207	640	52.6	371	88.6	0.5
佛得角	546	635	734	2970	64.4	42	24.5	0.9
科特迪瓦	24 295	33 337	51 375	1520	47.0	645	92.6	2.1
冈比亚	2101	3001	4562	440	53.8	706	68.9	1.1
加纳	28 834	37 294	51 270	1380	55.3	319	61.6	0.7
几内亚	12 717	17 631	26 852	490	51.7	679	93.7	1.1
几内亚比绍	1861	2493	3603	620	51.5	549	92.5	2.5
利比里亚	4732	6495	9804	370	52.7	725	69.9	0.6
马里	18 542	27 057	44 020	750	51.1	587	114.7	1.3
毛里塔尼亚	4420	6077	8965	1120	55.1	602	84.7	0.4
尼日尔	21 477	34 994	68 454	370	54.2	553	95.5	<0.1
尼日利亚	190 886	264 068	410 638	2450	47.7	814	108.8	2
圣赫勒拿	4	4	4					
塞内加尔	15 851	22 123	34 031	950	58.3	315	47.2	<0.1
塞拉利昂	7557	9720	12 972	490	44.4	1360	120.4	0.7
多哥	7798	10 507	15 298	540	52.8	368	78.4	1

a. 吉布提 2005 年、厄立特里亚 2011 年和利比亚 2011 年的 GNIPC 数据

GNIPC. 按阿特拉斯法计算的 2016 年人均国民总收入；Life Exp. 出生时预期寿命；MMR. 产妇死亡率（每 10 万例活产中的产妇死亡例数）；Under 5. 每 1000 名 5 岁以下儿童的死亡率；New HIV. 每 1000 名 15—49 岁成人中新的人类免疫缺陷病毒感染数量

改编自 *Noncommunicable diseases among young people in Africa*. Washington, DC: Population Reference Bureau; 2015; the Global Health Observatory; and the World Bank World Development Indicators database.

尼日利亚、南非和安哥拉的贡献[4]。然而，这种有限的改善只能够带来人均收入的缓慢增长，不足以促进共同繁荣或加速脱贫。卫生总开支占 GDP 的比例在地区间差异很大，在这些地区，全民医保并不常见（图 77–3）。贫穷、过度拥挤和不健康的环境普遍存在，这种社会状况引起了许多疾病的发生，并限制了相应的治疗手段（表 77–2）。

非洲人承受着传染性疾病、非传染性疾病、围产期疾病和孕产妇疾病以及损伤相关疾病的多重压力。这些因素加剧了目前肾脏疾病的流行。急性肾损伤（acute kidney injury，AKI）常发生在感染性疾病、复杂妊娠或外伤时。慢性肾脏病（chronic kidney disease，CKD）可能与人类免疫缺陷病毒（human immunodeficiency virus，HIV）或其他感染性疾病有关，也是糖尿病、高血压等非传染性疾病（noncommunicable disease，NCD）的常见并发症。

尽管传染病长期以来是非洲死亡和疾病负担的主要原因，但由于收入增加、人口增长和老龄化、全球化、快速城市化和生活方式的西方化，疾病谱也正在发生变化。在非洲，非传染性疾病正迅速成为致死的主要因素[6]。农村和城市地区都可见非传染性疾病，受影响最大的是生活在城市中的穷人，这些情况给急慢性病卫生保健服务带来越来越大的压力[7]。在北非国家，超过 3/4 的死亡人数是由于非传染性疾病造成的。在撒哈拉以南非洲地区，80% 的国家中，超过 25% 的死亡人数是非传染性疾病造成的。到 2030 年，在撒哈拉以南的非洲地区，非传染性疾病将成为主要的死亡原因。在毛里求斯和塞舌尔等国或某些特殊人群中，例如 45 岁以上的人群中，已经出现这种情况[8]。

非传染性疾病的四个主要行为危险因素包括吸烟、饮酒、缺乏运动、不健康饮食。这些行为在非洲年轻人中呈上升趋势。要改变非洲非传染性疾病的发展状况，需要控制好这些风险因素[6]。

超重和肥胖正在成为重要的公共卫生问题，且在女孩中尤为突出，甚至出现在营养不良尚未解决的地方。随着城市化和全球化，人们习惯于久坐的生活方式和高热量的饮食，摄入过多含高饱和脂肪和高钠和高糖的加工食品，这些变化会导致非传染性疾病的增加，如 2 型糖尿病、心血管疾病、脑卒中和某些癌症[6]。图 77–4 显示了某些非洲国家营养过剩或营养不良的年轻女性的百分比。

非洲人的烟草消费正在增加，开始吸烟的年龄也正在变小，这增加了他们患非传染性疾病的风险（图 77–5）。非洲有 4000 多万人吸烟，大约 1/10 为青少年，且有相同比例的青少年使用其他烟草制品，如咀嚼烟草、使用鼻烟或烟斗[6]。有害的乙醇消费是导致非传染性疾病和外伤的危险因素，并且随着经济发展会进一步增加[8]。非洲已成为酗酒率最高的地区。

预计 2008—2030 年，癌症带来的负担将增加 1 倍以上，在此期间，每年的死亡人数将从 51.2 万上升到 120 万。这一增长的驱动因素包括 HIV 和其他感染、吸烟、职业和环境风险（例如空气污染以及暴露在采矿环境中），以及人口老龄化。预计在 2000—2030 年，许多非洲国家的老年人比例将增加 1 倍，占预计的癌症增加比例的很大一部分[8]。

在非洲，与暴力或道路交通事故有关的外伤也造成了严重的疾病负担。撒哈拉以南的非洲地区是世界上道路交通死亡率最高的地区，估计每年每 10 万人口中有 24.1 人死于交通事故[8, 9]。战争是导致死亡和残疾的另一个主要原因[5]，其中死亡人数最多的是尼日利亚，那里活跃着激进组织博科圣地（Boko Haram）。与其他一些非洲国家一样，苏丹和南苏丹也饱受战争之苦。尽管大多数死伤为男性，但如利比里亚内战和卢旺达种族灭绝所记录的那样，在冲突局势中对妇女的性暴力发生率很高。受战争影响的国家，贫困水平通常很高，福利水平则很低，缺乏发展所必需的稳定和社会凝聚力，死亡登记和其他统计监测系统也不健全。

在许多非洲国家，由于抗反转录病毒治疗的增加，HIV/ 获得性免疫缺陷综合征（acquired immunodeficiency syndrome，AIDS）的死亡率和预期寿命都有所改善。这一重大的公共卫生成就是全球联合应对的成果，包括坚定信心、齐心协力、强有力的伙伴关系、大量的资金和其他支持，以及有远见的创新[10]。在 HIV 流行率最高的非洲南部，出生时预期寿命增加到了 59 岁（2010—2015 年）。在此之前，由于 HIV 泛滥，出生时预期寿命从 62 岁（1990—1995 年）下降到 53 岁（2000—2010 年）[2]。

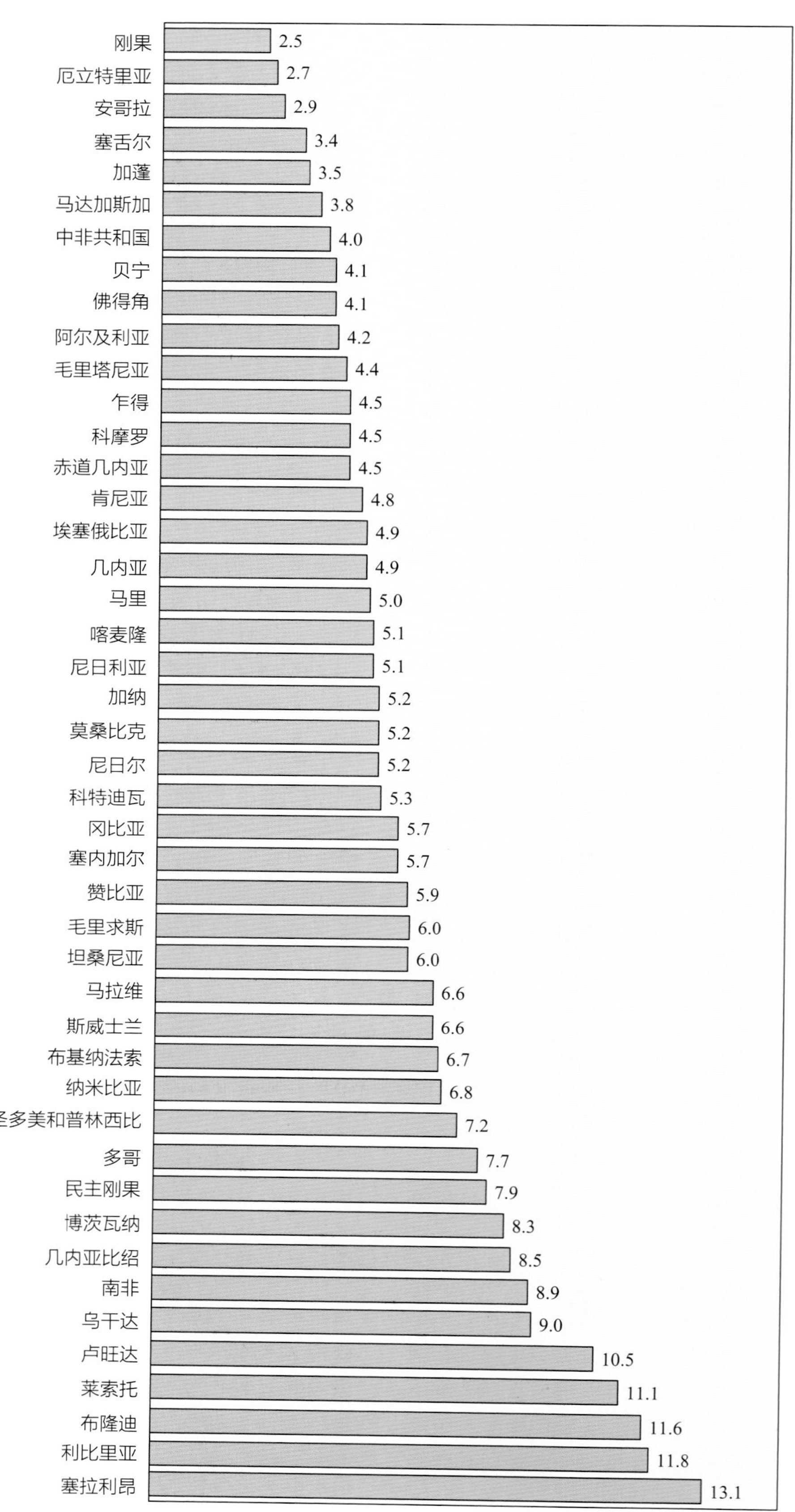

▲ 图 77-3 **2010 年非洲地区卫生支出总额占国内生产总值的百分比（%）**

表 77-2　贫困相关非传染性疾病示例

	疾　病	与贫困有关的危险因素
心血管	• 高血压 • 心包疾病 • 风湿性瓣膜病 • 心肌病 • 先天性心脏病	• 治疗缺口 • 结核病 • 链球菌病 • 人类免疫缺陷病毒（HIV）、其他病毒、妊娠 • 母体风疹、微量营养素缺乏、治疗缺口
呼吸系统	• 慢性肺疾病	• 室内空气污染、结核病、血吸虫病、治疗缺口
内分泌	• 糖尿病 • 甲状腺功能亢进和减退	• 营养不良 • 缺碘
神经系统	• 癫痫 • 脑卒中	• 脑膜炎、疟疾 • 风湿性二尖瓣狭窄、心内膜炎、疟疾、艾滋病
肾脏	• 慢性肾脏病	• 链球菌病
肌肉骨骼	• 慢性骨髓炎 • 肌肉骨骼损伤	• 细菌感染、结核病 • 创伤

引自 Marquez PV，Farrington JL. *The challenge of non-communicable diseases and road traffic injuries in Sub-Saharan Africa: an overview.* Washington，DC: The World Bank; 2013.

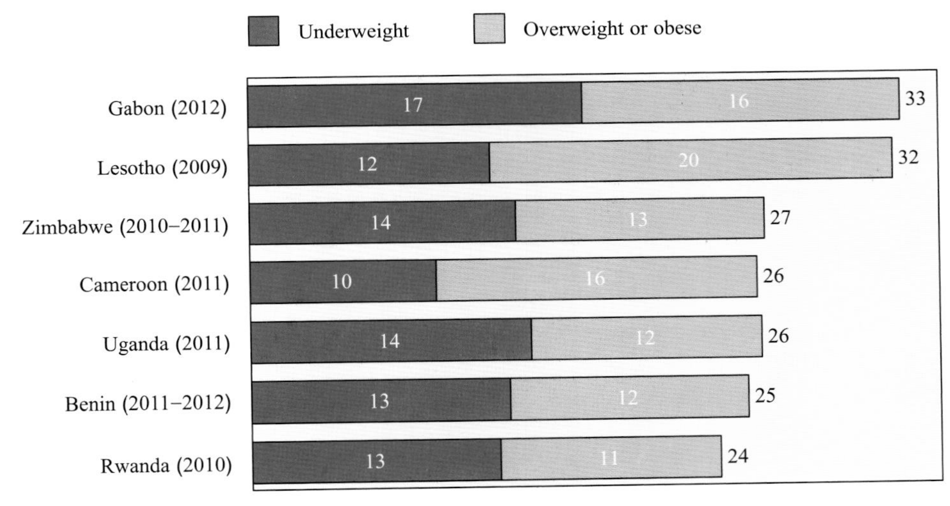

▲ 图 77-4　**Overweight/obesity or underweight in young women 15–19 years old.**
From Noncommunicable diseases among young people in Africa. Washington, DC: Population Reference Bureau; 2015.

然而，由于在 HIV 流行率高的一些大国中，HIV 服务覆盖面和质量不够，仍然存在重大挑战。虽然新发感染在下降，但感染 HIV 的人数仍然很高。年轻人，尤其是年轻女性，所受到的影响最大。据估计，2015 年全世界约有 25 万 15—19 岁新感染青年，其中 2/3 生活在撒哈拉以南非洲地区 [1]。由于性暴力、缺乏教育和经济机会，年轻女性最易受到伤害。

二、肾脏病学人力资源

据世界卫生组织（World Health Organization，WHO）全球卫生观察站的数据，超过 44% 的 WHO 成员国中，每千人口中只有不到一名医生。非洲地区承受着 24% 以上的全球疾病负担，却只有 3% 的卫生工作者 [11]。肾脏病医护人员比例也存在着同样的差异。非洲是世界上每百万人口中肾科医生人数

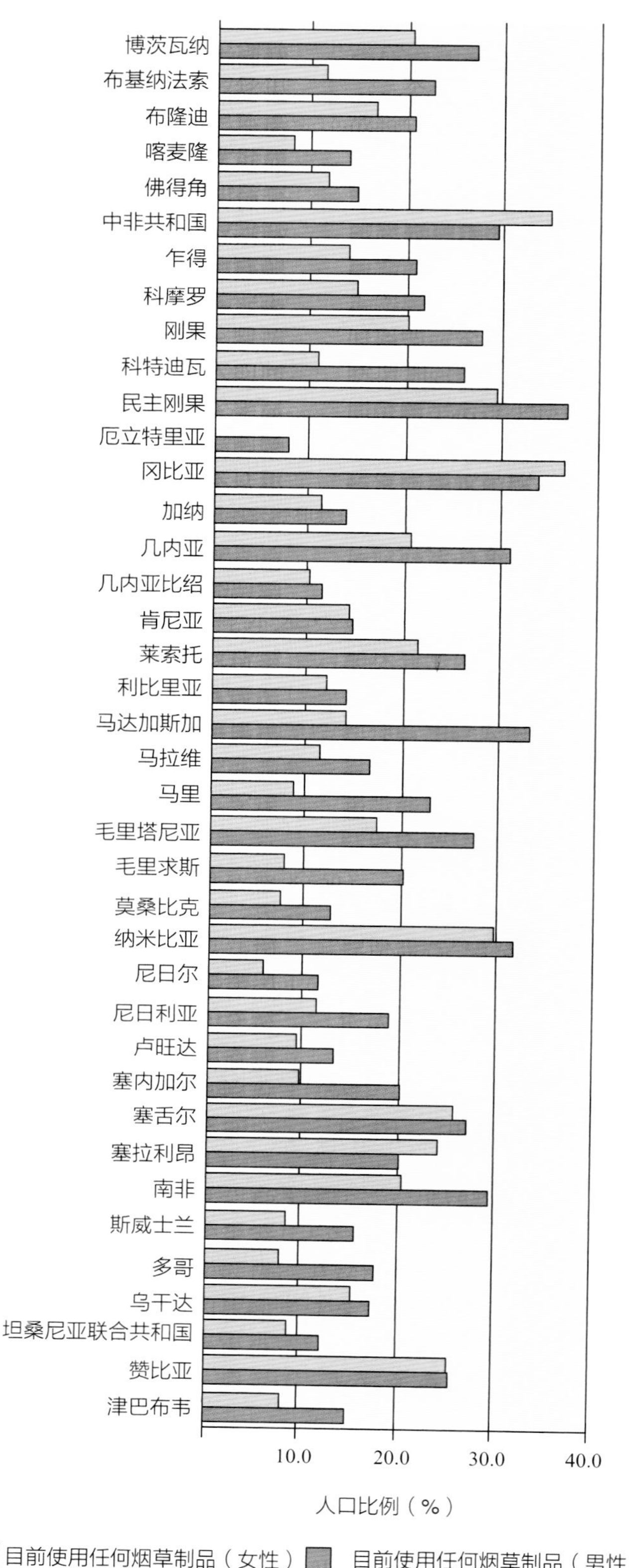

▲ 图 77-5 **2005—2010 年 13—15 岁非洲青年烟草制品的使用情况**

引自 Marquez PV，Farrington JL. *The challenge of non-communicable diseases and road traffic injuries in Sub-Saharan Africa: an overview.* Washington，DC: The World Bank; 2013.

最少的国家，甚至非洲大陆许多地区根本没有肾病专科医生。国际肾脏病学会（International Society of Nephrology，ISN）非洲地区委员会 2014 年进行的一项调查显示，除北非和毛里求斯外，所有其他非洲国家中，每百万人口中肾脏科医生均少于 2 名，并且大多数国家均少于 1 名（图 77–6）[12]。相比之下，西欧和北美每百万人口中有超过 10 名肾科医生（图 77–7）[13]。一般来说，肾科医生聚集在人口稠密的大城市，体现了稀缺资源需要合理利用[14]。

尽管有各种提议[15]和全球倡议[16]，但持续人才外流的现象，对非洲大陆本已十分有限的肾脏病保健工作人员构成巨大威胁。故建议，增加到发达国家参与培训的医生，向发展中国家提供援助以帮助留住技术人员，限制来自发展中国家医生的培训期限或工作签证，以及加强发展中国家内部的专家培训[15]。

ISN 奖学金项目始于 1985 年，这项方案十分重要，因为它资助发展中国家的医生到发达国家的中心进行肾脏病学培训。截至 2017 年底，共培训非洲

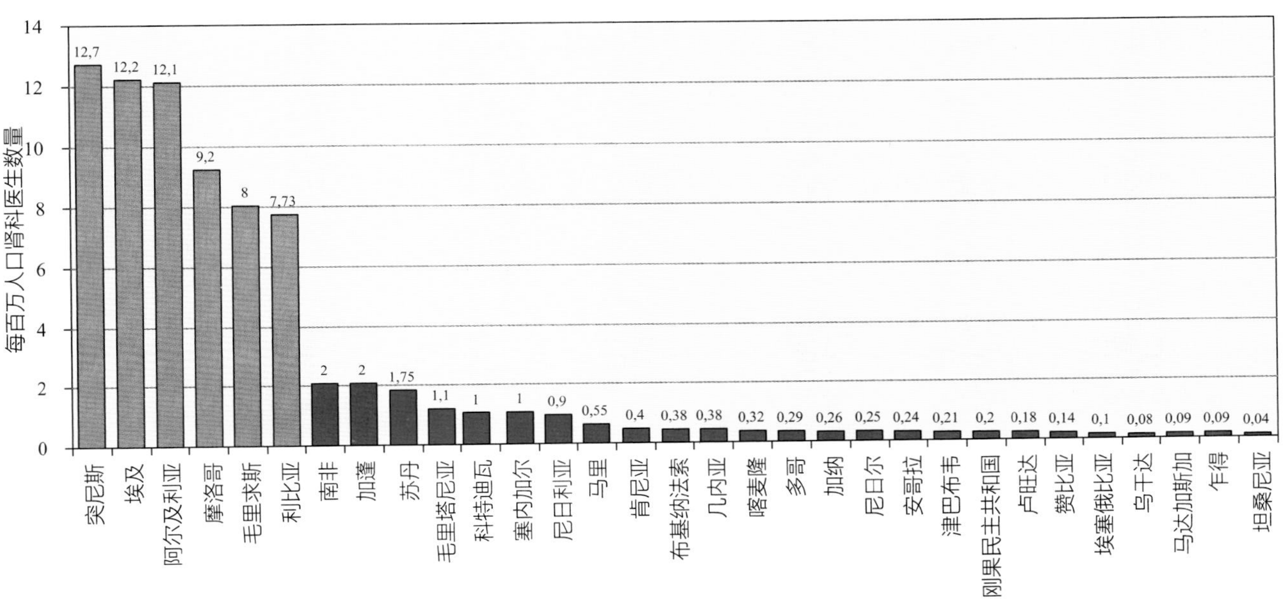

▲ 图 77–6　**非洲国家每百万人口中肾科医生的数量**

引自 Benghanem Gharbi M. Chronic dialysis programs in African countries: Barriers and successes. World Congress of Nephrology; 2015; Cape Town，South Africa.

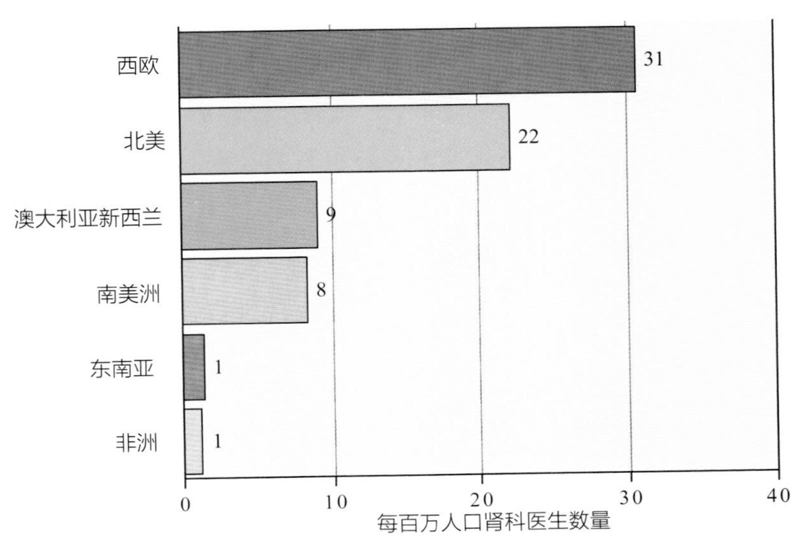

◀ 图 77–7　**按大陆划分的每百万人口中肾科医生的数量**

引自 Sharif MU，Elsayed ME，Stack AG. The global nephrology workforce: emerging threats and potential solutions. *Clin Kidney J.* 2016;9:11–22.

成员 196 名，其中到西欧参与培训的成员有 84 名，到非洲的有 74 名(主要在南非)，到北美的有 30 名。在 2010 年进行的一项调查中[16]，90% 的 ISN 成员表示，他们参与的培训与家乡医疗机构或国家的需求相关性很高，85% 的人称，他们的培训对家乡的医疗机构或国家具有深远的影响。在完成培训后的 10 年内，60% 的参与调研的成员在本部门或医院担任领导职务，28% 在国内担任领导职务，7% 在国际上担任领导职务。在当地各中心接受过培训成员称，他们获得签证的困难较少，实用的临床培训较多，与所在单位的相关性强且影响较大，人才外流较少。然而发表刊物较少，而且影响力也不大[16]。

由于减轻肾脏疾病负担最有效的干预在初级保健机构，因此理应让全科医生和护士参与进来。针对这些类医护人员，进行早期诊断和肾脏疾病管理的充分培训，并在适当情况下及时转诊，可以缓解肾科医生人数少的现状，从而改善整体结果[17]。

三、急性肾损伤

非洲缺乏 AKI 流行病学数据。2014 年进行的为期 10 周的"ISN 0by25 Global Snapshot"，全面评估了全球各地不同医生接诊的 AKI 分布情况[18]。其中非洲各中心贡献了 13% 的病例，横跨非洲大陆所有区域：北非（埃及、摩洛哥和突尼斯）、西非（加纳、尼日尔、尼日利亚和塞内加尔）、中非（喀麦隆）、东非（埃塞俄比亚、肯尼亚、苏丹和坦桑尼亚）和非洲南部（马拉维和南非）。非洲患者平均年龄为 53 岁。大部分（83.9%）AKI 病例是社区获得性的，19% 的病例发生在重症监护室(intensive care unit，ICU)[19]。导致 AKI 最常见的原因是脱水（51.5%），其次是脓毒症（32.1%）、低血压（31.8%）和感染（29.8%）。病因如图 77-8 所示。

一般认为，在北非和撒哈拉以南非洲，AKI 的流行病学是不同的。2016 年，Olowu 等发表了一篇

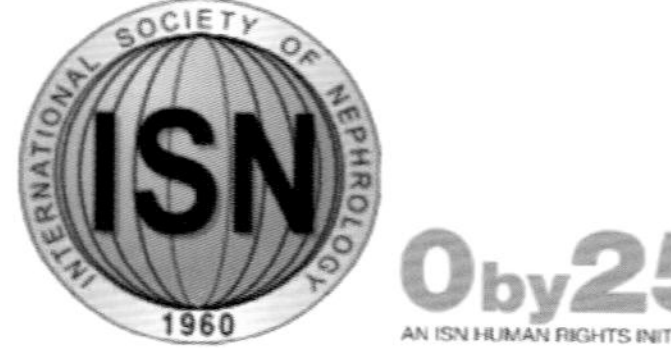

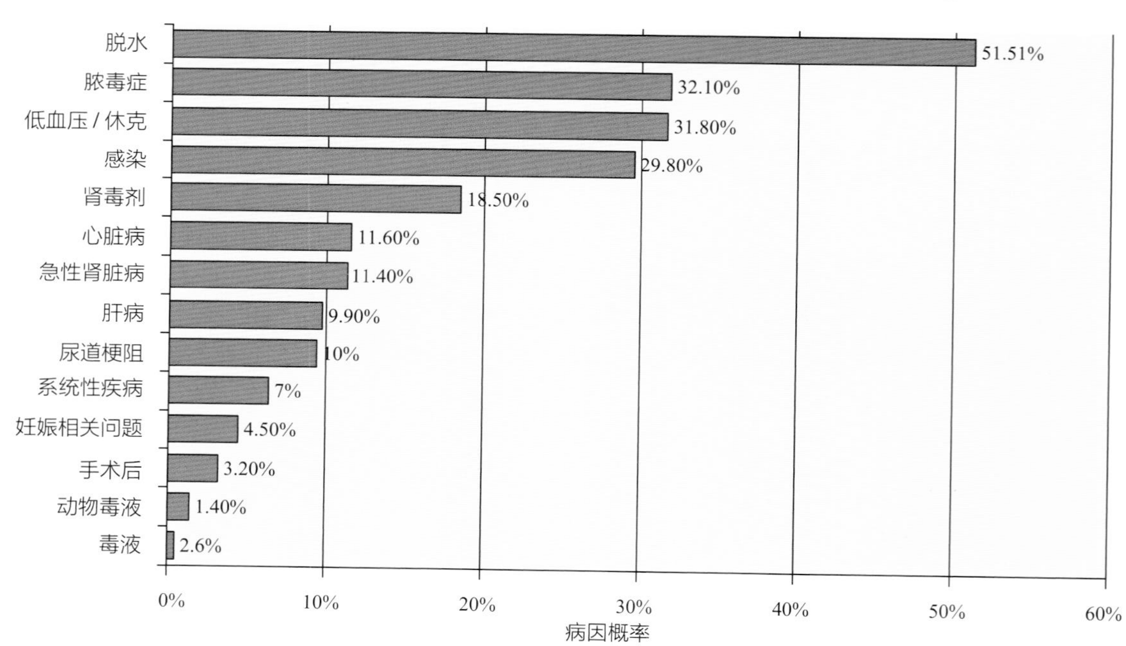

▲ 图 77-8 非洲急性肾损伤的病因分析

引自 Mehta RL，Macedo E，Zhang J，ISN 0by25 Initiative Steering Committee. International Society of Nephrology 0by25 Global Snapshot. Regional report for Africa，2015.

信息丰富的系统性综述，旨在评估撒哈拉以南非洲地区 AKI 的预后，并明确治疗障碍[20]。这篇综述所包含了 8 项前瞻性研究、32 项回顾性研究和 1 项横断面研究。AKI 主要是社区获得的，其原因如图 77–9 所示。包括疟疾在内的感染性疾病，占 AKI 病例的 30% 以上。其他病因主要有成人的肾毒性损伤、妊娠期并发症和肾小球肾炎，以及儿童的肾小球肾炎、肾毒性损伤、低血容量和尿路梗阻。大多数患者表现为严重的 AKI，70% 的成人和 66% 的儿童需要透析，这表明 AKI 在撒哈拉以南的非洲地区是一种更为严重的疾病[20]。导致这种状况可能的原因包括到医院就诊的时间过晚，且过度依赖临床标准来诊断 AKI。

来自北非的 Bourial 等[21]于 2012 年 9 月至 2013 年 2 月期间，在摩洛哥进行了为期 6 个月的前瞻性多中心调查，共招募了 541 例 AKI 患者。大多数病例（82.4%）为社区获得性，中位年龄为 57 岁（年龄范围 3 月龄至 94 岁）。如图 77–10 所示，容量不足、脓毒症和尿路肿瘤梗阻是最主要的病因。40.3% 的患者需要透析，21.8% 的患者死亡，25.1% 的患者肾功能恢复，33.6% 转为 CKD。

因此，在北非和撒哈拉以南非洲，低血容量和感染仍然是导致 AKI 的主要原因。在一些区域报告中，其他病因的流行率存在明显差异。

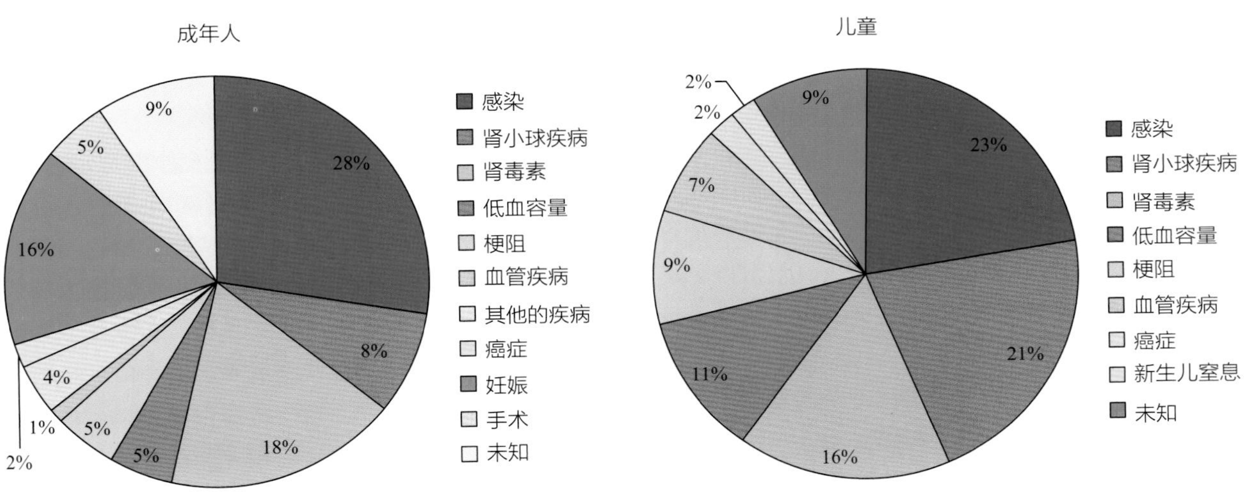

▲ 图 77–9　**撒哈拉以南非洲成人和儿童急性肾损伤的病因概率**

引自 Olowu WA，Niang A，Osafo C，et al. Outcomes of acute kidney injury in children and adults in sub–Saharan Africa: a systematic review. *Lancet Glob Health*. 2016;4:e242–250.

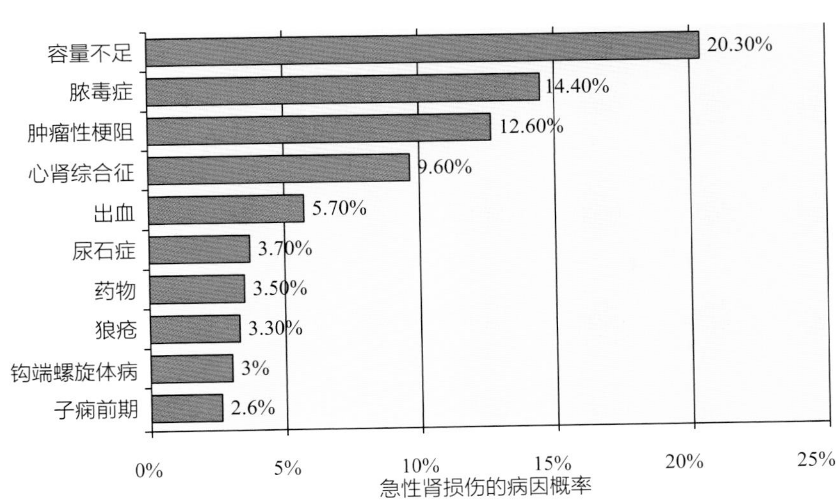

◀ 图 77–10　**摩洛哥急性肾损伤的病因概率**

引自 Bourial M. Aspects epidemiologiques de l'insuffisance renale aigue au Maroc. *Premiere enquete nationale*. Casablanca，Morocco: Université Hassan II de Casablanca; 2014.

（一）急性肾损伤与人类免疫缺陷病毒感染

与未感染 HIV 患者相比，AKI 是 HIV 感染者常见的并发症，对于接受 ART 治疗的患者的 OR 值为 2.82，对于 HAART 前期的 OR 值为 4.62[22]。因 HIV 并发症而住院的患者，可能由于容量不足、血流动力学应激、感染、恶性肿瘤以及肾毒性药物或放射对比剂的使用，增加 AKI 的风险。

与 ART 相关的肾损伤发生率不到 10%。富马酸替诺福韦二吡呋酯（tenofovir disoproxil fumarate，TDF），是一种一线 ART 药物，有潜在的肾毒性，因为它会引起近端肾小管细胞线粒体毒性。这可能导致 AKI、CKD 或 Fanconi 综合征。尽管大多数患者对 TDF 耐受性良好，但对于存在肾功能损害、年龄较大、体重低、HIV 晚期、并发症（如糖尿病、高血压和丙型肝炎合并感染）、伴随使用其他肾毒性药物和蛋白酶抑制剂的患者，TDF 相关的肾损伤的风险增加[23]。

在住院 HIV 感染者中，AKI 患者的院内死亡率高 6 倍[23]。其中，最重要的危险因素包括严重的免疫抑制（CD_4 计数＜200/mm^3）和机会性感染。最常见的病因是急性肾小管坏死和血栓性微血管病。在开始抗反转录病毒治疗后，AKI 的 HIV 患者院内死亡率增高，并且在抗反转录病毒治疗的第一年，AKI 的发作似乎更为频繁。AKI 与感染、低血压以及暴露于肾毒性抗菌药物（如氨基糖苷类和两性霉素 B）有关[23]。危险因素包括低 CD_4 计数、丙型肝炎合并感染、急慢性肝损伤、糖尿病和潜在 CKD。HIV 感染患者的肾小球疾病 [HIV 相关肾病（HIVAN）、HIV 相关免疫复合物疾病（HIV-ICD）和其他病理表现][24-26] 也可以表现为 AKI，在此基础上的二次打击致肾功能急剧下降。

关于发展中国家 HIV 感染的 AKI 患者的数据越来越多。根据南非约翰内斯堡 2005—2006 年的一项调查，700 名肾功能衰竭患者中有 101 名（14.8%）为 HIV 阳性，平均年龄为 38 岁[27]。在 60% 的 HIV 阳性患者中，脓毒症是 AKI 的病因。HIV 阳性患者死亡率为 44%，在 HIV 阴性对照患者中，死亡率为 47%。低钠血症、高磷血症和贫血是 HIV 阳性患者死亡的征兆[27]。

在南非开普敦，对 117 名接受急性透析的 HIV 阳性 AKI 患者的进行回顾分析，显示 50% 以上的患者出现脓毒症。其中急性肾小管坏死占 58%，肾功能恢复率为 33.3%，死亡率为 41%[28]。最近一项来自南非布隆方丹的研究报道显示，需要连续性肾脏替代治疗（continuous renal replacement therapy，CRRT）的 HIV 感染 ICU 患者死亡率很高。这些患者的死亡率为 60%，而未感染 HIV 患者的死亡率为 10%[29]。

（二）急性肾损伤与疟疾

根据世界疟疾报告，2016 年有 44.5 万人死于疟疾，其中 90% 发生在撒哈拉以南非洲地区[30]。在撒哈拉以南非洲地区，只有一半以上的高危人群在使用初级预防方法，即睡在经过杀虫剂处理的蚊帐下。尽管这是一个显著的增长，但报告也显示另一个重要预防措施（即用杀虫剂喷洒房屋内墙）的使用减少了[30]。

疟疾相关的 AKI 通常是由恶性疟原虫 *Plasmodium falciparum* 感染引起的。重型疟疾患者的 AKI 发病率接近 60%，其危险因素包括严重的寄生虫病、5 岁以下儿童、孕妇和 HIV 感染[31]。病死率约为 45%，儿童死亡率最高[32]。采用以青蒿素为基础的治疗、良好的液体和电解质管理、必要时的透析以及进行早期抗疟治疗，可以改善由疟疾诱发的 AKI 患者的生存率和肾功能恢复情况。关于疟疾和肾脏的详细讨论见第 79 章。

（三）急性肾损伤及毒素

发展中国家普遍使用传统药物，传统药物的使用与精神信仰、对保护或清洁的需求、性能力或生育能力、对传统药物的怀疑以及难以获得医疗保健等有关[33]。在撒哈拉以南非洲，80% 以上的人使用传统药物作为主要保健形式。在城市和农村，以及在社会经济各阶层的人中，传统药物被用于包括 CKD、高血压和糖尿病在内的多种疾病中（表 77-3）[34]。

这些药物大多没有严重的不良反应。然而，许多药物与肾损伤有关。在许多情况下（包括发生肾病时），患者使用传统药物会延迟就诊时间[34]。容量不足是与传统药物相关的 AKI 发生的主要危险因素。在发展中国家，此类治疗措施占 AKI 病例

表 77-3　撒哈拉以南非洲地区使用已知肾毒性作用的传统药物实例

命名法			
学　名	通用英文名	常用或适应证	肾毒性作用
芦荟属植物，包括 ferox 和 secundiflora	• Cape aloes • Aloe vera	• 南部非洲：关节炎、烧伤 / 皮肤病、高血压、催吐 / 泻药、消化不良、抗炎药、化妆品、眼疾 / 结膜炎、性病、不孕、阳痿 • 东非（肯尼亚、乌干达、埃塞俄比亚和坦桑尼亚）：疟疾、用于清洁的催吐剂 / 泻药、消化不良、皮肤溃疡 / 伤口愈合、化妆品、不育、抗寄生虫	• 容量不足与电解质失衡 • 急性肾小管坏死 • 急性间质性肾炎
Euphorbia matabalensis	• Three-forked shrub (Euphorbia)	• 东非（包括索马里、肯尼亚、坦桑尼亚、马拉维、莫桑比克和津巴布韦）：便秘、通便、高血压 • 南部非洲（包括赞比亚、博茨瓦纳、安哥拉和纳米比亚）：堕胎、便秘、催吐、高血压、性病、消化不良、肌痛	• 急性肾小管坏死：直接肾毒性，可能归因于胶乳化合物
Cymbopogon citrullus	• Lemongrass	• 南非：糖尿病，口疮 • 尼日利亚：发热 / 疟疾、兴奋剂、解痉药 • 喀麦隆：疟疾、黄疸 • 安哥拉；咳嗽、止吐、杀菌、关节炎 / 关节痛	• 容量不足 / 腹泻 • 慢性肾小球滤过率下降：慢性间质性肾炎
Securidaca longepedunculata	• African violet tree • Wild wisteria	• 赞比亚：堕胎 • 布基纳法索：疟疾、皮肤病 • 尼日利亚：堕胎、便秘、发热、壮阳药 • 博茨瓦纳和东非（包括坦桑尼亚、马拉维、乌干达、肯尼亚和津巴布韦）：癫痫、关节炎、催吐、便秘、伤口愈合、蛇咬、发热 / 疟疾、阳痿、痛经	• 急性肾小管坏死：引起皮质坏死，容量不足，并含有水杨酸盐，刺激肾血管收缩 • 急性间质性肾炎
Crotalaria laburnifolia	• Wild sunhemp • Rattlepod • Birdflower	• 南非、博茨瓦纳和东非（包括莫桑比克和津巴布韦）：灌肠、催吐、痛经、流产、消化不良、解痉	• 急性肾小管坏死：含有肾毒性生物碱 • 肝肾功能衰竭
Callilepsis laureola	• Ox-eye daisy • Impila	• 莫桑比克和南非：消化不良、抗寄生虫、阳痿 / 不孕、催吐、祛邪	• 急性肾小管坏死与急性间质性肾炎 • 肝肾功能衰竭与慢性肾小球滤过率下降 • 高钾血症

引自 Stanifer JW，Kilonzo K，Wang D，et al. Traditional medicines and kidney disease in low-and middle-income countries: opportunities and challenges. *Sem Nephrol*. 2017;37:245-259.

的 35%，死亡率在 24%～75%[33]。在那些存活者中，肾功能通常并未完全恢复，从而进展至 CKD。由于患者使用传统药物的情况通常并未完全报告给医生，在鉴别诊断任何社区获得性或不明原因的肾损伤时，应始终考虑患者是否使用过传统药物这一因素[35]。

可能与 AKI 有关的传统药物成分包括 cancer bush（*Sutherlandia frutescens*）、ysterhouttoppe（*Dodonaea angustifolia*）、网状五层龙（*Semecarpus anacardium*）、包公藤（*Erycibe obtusifolia Benth*）、留兰香（*Mentha spicata*）、仙人掌属植物 megacantha、桤木鼠李皮及浆果（*Rhamnus frangula*）[33]。该治疗方法的肾毒性也可能与药品污染、植物的错误识别或制备、使用不当、与其他药物的相互作用，以及患者因素（如并发症、年龄和性别）有关[33]。

肾毒性的机制目前还不清楚。已明确病理生理学机制的例子包括马兜铃酸（由于抗氧化酶失活而引起的近端肾小管功能障碍）[36]、苍术苷、impila 中的毒性成分（抑制线粒体氧化磷酸化）[37] 和阳桃汁（草酸钙结晶诱导肾小管细胞凋亡）[38]。所涉及肾脏病理学范围广泛，其中包括肾小球损伤（墨角藻）、Fanconi 综合征（马兜铃酸）、远端肾小管酸中毒（金光菊）、肾源性尿崩症（墨角藻）、肾乳头坏死（柳皮）、间质性肾炎、急性肾小管坏死、肾结石（黎豆）及尿路上皮恶性肿瘤（马兜铃酸）。在肾移植受者中，传统药物也可能通过免疫激活（苜蓿和黑升麻）或通过影响免疫抑制剂物的代谢（圣约翰草，细胞色素 P_{450} 3A4 的诱导剂）影响移植功能。许多电解质异常与传统药物的使用有关，可由容量超负荷或不足，以及肾小管毒性导致[33]。

LMIC 中针对肾脏疾病制定的战略，需要与主要社区利益相关者（包括传统药物的从业者和使用者）进行接触[33, 34]。医疗从业人员应主动获取药物使用史，仔细记录临床特征、病理生理学和肾脏病理学，并报告不良事件，以便收集更全面的数据[35]。

在一些非洲国家，特别是东非和马格里布，其他的肾毒性药物还包括含有苯并芘二胺的染发剂[39]。部分这类染料被添加到指甲花中，这是一种用于上肢和下肢的传统化妆品，具有皮肤染色的效果。对苯二胺可以通过皮肤吸收，但更严重的中毒是由于摄入染发剂引起的，主要出现在自杀未遂时[40]。AKI 主要是由于横纹肌溶解症引起的急性肾小管坏死。死亡可能是由于中毒的其他表现所致，例如，早期发生的血管性水肿，以及具有直接心脏毒性的化学品引起的心律失常[39]。目前并没有已知的解毒剂。

动物毒素也是非洲 AKI 的一个主要原因。蛇毒是由多种有毒和无毒的蛋白质和多肽、非蛋白毒素、糖类、脂类、胺和其他小分子组成的复杂混合物。导致人类中毒的毒素中，最重要的是影响神经、心血管和止血系统并导致组织坏死的毒素[41]。

蛇咬后 AKI 可能与血管内溶血、低血压、高黏血症、肌红蛋白尿和出血有关。咬伤主要发生在林场，通常涉及西非夜蝰（*Causus maculatus*）、黑唇眼镜蛇（*Naja melanoleuca*）和绿曼巴蛇（*Dendroaspis* 属）。在森林地区，加蓬咝蝰很常见，而在热带稀树草原地区，锯鳞蝰很常见，这类蛇毒造成的死亡在非洲占绝大多数[42]。肾脏病理变化包括急性肾小管坏死、皮质坏死、急性间质性肾炎和增生性肾小球肾炎。

蝎子蜇伤是非洲撒哈拉以北地区、萨赫勒地区和南非的一个重大公共卫生问题[43]。蝎子 α 毒素可与电压门控钠通道结合，引起神经元兴奋[44]。部分患者可能因心功能不全、弥散性血管内凝血和出血而发生 AKI。

（四）与妊娠相关的急性肾损伤

产科的 AKI 在工业化国家已经很少见，但在许多非洲国家仍然是一个常见的临床问题，主要继发于子痫前期和子痫、脓毒症和产科出血（另见第 48 章）。在摩洛哥，妊娠相关的 AKI 主要发生在妊娠晚期（66.6% 的患者）和产后（25% 的患者）。子痫前期和失血性休克（占比 25%）是 AKI 的主要病因[45]。在对尼日利亚 2001—2005 年收治至 ICU 的子痫患者进行的回顾性研究中，Okafor 和 Efetie[46] 发现病死率为 29%，其中 9.1% 的死亡与 AKI 有关。子痫的发生率与良好的产前保健、生活水平和文化水平成反比。在摩洛哥对 178 名患有子痫的妇女进行的前瞻性研究中，Mjahed 等[47] 发现 AKI 的发生率为 25.8%。1/3 的患者需要透析，且有 AKI 的患者死亡率高于无 AKI 的患者（32.6% vs. 9.1%）。

（五）治疗挑战

在大多数非洲国家，资源缺乏和卫生基础设施不足与人们对 AKI 的认识不足和治疗效果不佳有关。正如 Olowu 等的系统回顾所示，非洲撒哈拉以南地区的 AKI 是很严重的，主要是因为患者到三级医疗中心就诊的时间较晚[20]。有研究报道在需要透析的患者中，66% 的儿童和 70% 的成人有透析的指征。然而，只有 64% 的儿童（11 项研究）和 33% 的成人（4 项研究）在需要时接受了透析。儿童和成人的总死亡率分别为 34% 和 32%，但当需要透析但未接受透析时，儿童和成人的总死亡率分别上升到 73% 和 86%。难以负担的自付费用、有限的医院资源、延迟就诊和性别为女性是获得医疗服务的主要障碍[20]。在另一个关于 1990—2012 年期间尼日利亚儿童 AKI 的回顾性研究中显示，有透析指征的患者，进行透析率在 15.2%～68.2%[48]。

北非与之形成鲜明对比。在北非，AKI 的透析在医院更容易实施。在摩洛哥的调查中，40.3% 的患者需要透析，而间歇性血液透析是主要方式（占比 96%）。出院时的死亡率为 25.4%，透析依赖率为 6.8%，残余肾功能衰竭发生率为 39.2%，完全肾功能恢复率为 29.3%[21]。

最近的两项全球性行动有可能对 AKI 患者，尤其是处在资源匮乏环境中的患者的预后产生重大影响。国际肾脏病学会已经启动了“0by25”，这是一项雄心勃勃的议程，旨在到 2025 年消除所有可预防的 AKI 死亡[49]。0by25 项目将侧重于举证和意识，以及对卫生工作者的教育和培训，希望能够尽早发现 AKI，并适当使用简单的治疗方法（如补充液体）。

第二个全球举措是“拯救年轻人的生命”，其重点是儿童的 AKI，目的是在极低资源环境下发展可持续的急性腹膜透析（peritoneal dialysis，PD）方案[50, 51]。PD 现在正被越来越多地用于治疗 AKI 患者，在无法进行血液透析的情况下可以挽救生命。治疗效果与体外治疗相似[52, 53]。得益于国际腹膜透析学会（International Society for Peritoneal Dialysis，ISPD）、国际儿科肾病协会（International Pediatric Nephrology Association，IPNA）、ISN 和可持续肾脏护理基金会（Sustainable Kidney Care Foundation，SKCF）等组织提供的支持，使在非洲资源有限地区工作的医生能够掌握急性腹膜透析的技能。在南非开普敦红十字战争纪念儿童医院举办的年度培训班上，已经对 50 多名护士和医生进行实战训练。该课程涵盖急性腹膜透析的方方面面，包括导管插入、液体处方，以及解决临床问题的方法。

值得注意的是，很大一部分 AKI 病例及其临床后果是可以预防的[54]。关于避免肾脏毒素、及时治疗感染和补液的教育，是治疗的重要方面[55]。这种方法至关重要，因为非洲许多国家仍然无法提供肾脏替代疗法。

四、慢性肾脏病

CKD（CKD）是一个主要的公共卫生问题，估计全球患病率为 11%～13%[56]。在非洲，非传染性疾病、妊娠相关性疾病和外伤的增加，以及传染病的高负担都可能导致 CKD 的流行。来自贫穷社区的人特别容易患上 CKD 而未被诊断和治疗[57]。这包括土著社区、种族和少数民族[58]。

CKD 的定义是肾脏结构或功能出现异常超过 3 个月，对健康可能造成影响[59]。在实践中，通常是通过肾小球滤过率（glomerular filtration rate，GFR）低于 60ml/(min・1.73m^2)，或发现如蛋白尿、血尿或肾显像异常等肾损害标志来诊断。最新的 KDIGO 指南[59]建议基于病因、GFR 分层和蛋白尿程度来进行 CKD 的分类。应使用血清肌酐和基于肌酐的估算公式来估计 GFR[59]。

（一）慢性肾脏病诊断中的几个问题

CKD 的准确诊断和分期在非洲尤为重要，因为治疗 ESRD 等晚期并发症的手段非常有限。因此，筛查 CKD 高危风险人群非常必要。选择用于评估 GFR 的方法，可能对确定一个人是否患有 CKD、所处的 CKD 阶段及人群流行率均产生重大影响。

不同的化验方法可能导致血清肌酐的实验室间差异，从而导致估计的 GFR 不同[60]。因此，所有肌酐测定应通过同位素稀释质谱（isotope-dilution mass spectrometry，IDMS）（可追踪参考物质）进行标准化矫正。酶法比比色法具有更高的分析精度，是首选方法。

GFR 预测方程需要根据金标准方法在当地人

群中进行验证。在两项来自南非和一项来自科特迪瓦的非洲研究中，将预测方程与金标准方法测得的 GFR 进行了比较。Van Deventer 等 [61] 研究了 100 名南非黑人，并使用 ^{51}Cr–EDTA 的血浆清除率测量 GFR。血清肌酐用 IDMS 可追踪分析法测定。Madala 等 [62] 研究了 91 名来自非洲和 57 名印度裔的参与者，并使用 ^{99m}Tc– 二乙烯三胺五乙酸（^{99m}Tc–DTPA）测量 GFR。两项研究都表明 4 变量 MDRD 方程在南非黑人中表现良好，并且都得出了不应使用黑人种族校正因子的结论。Madala 等建议为印度裔南非人增加一个新的校正因子，或者增加一个新的方程。Sagou Yayo 等 [63] 使用碘海醇测量了阿比让的 120 名献血者的 GFR，同样发现在没有“非裔美国人”种族因素的情况下，CKD–EPI 和 MDRD 预测方程的表现更好。

国际指南建议使用慢性肾脏疾病流行病学协作（CKD–EPI）预测方程，除非已证明另一个方程可提高 GFR 估计的准确性 [59, 64]。这个方程被认为比先前推荐的肾脏疾病饮食修正（MDRD）研究方程更准确，后者系统地低估了较高值的 GFR。

尽管目前的指南使用通用的 60ml/(min・1.73m^2) GFR 阈值来诊断 CKD，但这可能并不适用于所有情况。Pottel 等 [65] 建议对儿童和年轻人使用 75ml/(min・1.73m^2) 的截止值，因为他们的 GFR 值可能较低，低于年龄和性别的第 3 个百分位数，但仍高于 60ml/(min・1.73m^2)。在年龄谱的另一端，有人呼吁，如果老年患者的 GFR 有轻微、稳定的降低 [在 45～60ml/(min・1.73m^2)]，而没有任何其他肾脏损害或全身疾病的迹象，则应谨慎诊断 CKD[66]。

许多横断面流行病学研究都有一个共同的缺陷，因为它们不包括 GFR 或蛋白质排泄的重复估计，因此不符合 CKD 诊断的慢性标准。如果没有可能引起 AKI 的急性疾病，肾功能异常或受损的人会被推断为患有 CKD。然而，当进行重复测量后，这通常会导致估计的 CKD 患病率降低 [67]。

（二）非洲国家慢性肾脏病患病率

Stanifer 等 [68] 对撒哈拉以南非洲地区 CKD 人群患病率的系统 Meta 分析只纳入 18 项中等质量的研究和 3 项高质量的研究。这些研究总结了 13 个非洲国家的数据（图 77–11）。得出了 13.9% 的总患病率，但强调需要更多高质量的研究。各个国家的患病率从科特迪瓦的 2% 到津巴布韦的 30% 不等。将近一半的国家的患病率估计在 4%～16%。

最近，一些非洲国家发表了人口患病率研究报告。来自南非开普敦的 Matsha 等 [69] 在基于地理的队列研究中，粗患病率为 17.3%，而 Adeniyi 等 [70] 报道了在教师队列中，年龄校正的患病率为 6.4%。Matsha 等估计患病率更高，可能的原因是他们的队列中高血压、糖尿病、肥胖和吸烟的负担更高。在坦桑尼亚北部，CKD AFRiKA 研究中患病率为 7.0%，其中城市地区的患病率远远高于农村地区 [71]，而 Seck 等在塞内加尔北部的一项基于人口的调查中，报道的患病率为 4.9% [72]。Kaze 等在喀麦隆 [73] 等城市地区发现 CKD 患病率为 10%，Kalyesaluba 等报道乌干达中部的患病率为 9.8% [74]。在尼日利亚，Wokoma 等 [75] 总结了 30 项以社区为基础的 CKD 筛查研究的结果，纳入 17 000 多名参与者，发现总体 CKD 粗患病率为 11.7%。农村的患病率远远高于城市（16.4% vs. 7%）。

大型 Maremar 研究 [67] 纳入超过 10 000 名摩洛哥成年人，人口患病率为 5.1%。这项由 Benghanem Gharbi 等完成的研究特别值得注意，因为它是少数几项在研究 CKD 患病率时，在诊断 CKD 过程中，特别留意了是否满足慢性诊断标准的研究 [67, 76]。

Kayange 等发表了一篇社区研究的系统性综述，描述了撒哈拉以南非洲地区儿童肾脏异常的患病率 [77]。报道中包括来自 9 个国家的 32 项研究，这些研究表明的结果差别很大。平均蛋白尿发生率为 32.5%（2.2%～56.0%），血尿发生率为 31.1%（0.6%～67%），影像学异常发生率为 14.8%（0.5%～38.0%）。这些研究的质量中等甚至较差。因为很少报告是近期的，也没有计算 eGFR。大多数研究是在血吸虫病流行的地区进行的，这是主要危险因素。

（三）慢性肾脏病和终末期肾脏病的常见病因

在许多情况下，非洲患者诊断为 CKD 或 ESRD 时，具体的病因却不明。这可能是因为肾活检较少，或者是因为患者就诊太晚，已经出现肾功能差，高血压和肾萎缩的情况。尽管没有充分的理由，但仍常作慢性肾小球肾炎或高血压性肾病的推

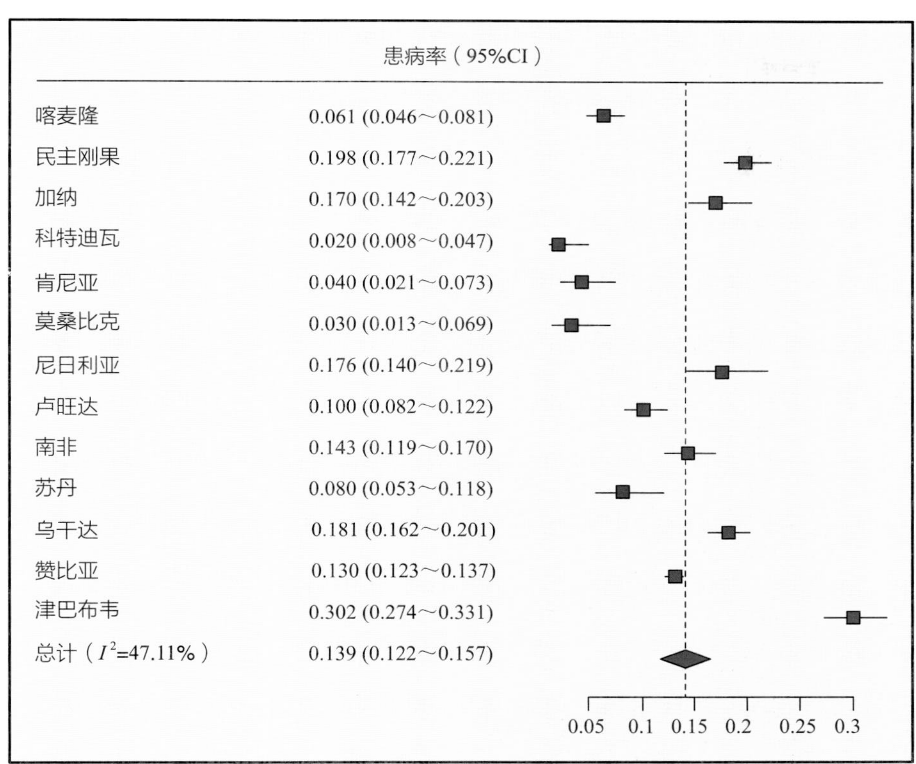

▲ 图 77-11　**按国家显示慢性肾脏病合并患病率的 Meta 分析森林图**

引自 Stanifer JW, Jing B, Tolan S, et al. The epidemiology of chronic kidney disease in sub-Saharan Africa: a systematic review and meta-analysis. *Lancet Glob Health*. 2014; 2:e174-e181.

定诊断[78]。建议在这种情况下，以及在诊断不确定的情况下，建议使用“CKD/ESRD 病因不确定 / 未知”的诊断。

一些非洲国家关于 CKD/ESRD 病因的数据可从的肾脏登记处获得（表 77-4）。南非[79]、苏丹[80]、突尼斯[81]和摩洛哥[82]的报告显示，“不明原因的 CKD/ESRD”是最常见的肾脏诊断。

1. 糖尿病肾脏疾病

国际糖尿病联合会估计，3/4 的糖尿病患者生活在中低收入国家，且成年糖尿病患者人数将从 2015 年的 4.15 亿增加到 2040 年的 6.42 亿[87]。预计非洲地区的糖尿病患者人数增长率最高，到 2040 年将增加 140.7%。这些增长是由久坐的生活方式、不健康的饮食、肥胖、人口增长和老龄化推动的。

由于对血压、血糖控制、血脂管理的医疗保健的改善，以及肾素 - 血管紧张素系统阻断药的使用，过去 20 年来，糖尿病相关并发症（包括糖尿病肾脏疾病）的发生率明显下降。例如，在美国，1990—2010 年间，糖尿病患者发展到 ESRD 的比率下降了 28%[88]。然而，由于糖尿病患病率的持续上升，巨大的疾病负担仍然存在。

Noubiap 等[89]发表了一篇关于非洲糖尿病肾脏疾病的系统综述，纳入了来自 16 个国家的 32 个研究。他们发现测定尿蛋白排泄量是评估糖尿病患者肾脏损害的最常用方法，糖尿病患者患有 CKD 的总患病率在 11%～83.7%。随访 5 年的 ESRD 发生率为 34.7%，随访 20 年的肾病死亡率为 18.4%。糖尿病病程、高血压、高龄、肥胖和血糖控制是肾脏疾病的共同决定因素。

2. 肾小球肾炎

Okpechi 等[90]对非洲 1980—2014 年经病理证实的肾小球肾炎进行了系统地回顾。他们发现肾活检率出现了下降，因此非洲肾脏疾病病理类型的数据较少。他们的回顾包括来自 13 个国家的 24 项研究（12 093 次活检），其中 70% 的研究来自北非国家。肾病综合征是肾活检最常见的指征。常见的原发性肾脏疾病中，微小病变（MCD）的发生率为

表 77-4　非洲国家登记数据报告的终末期肾病病因分析

研　究	国　家	最新数据	病因概率（%）				
			原因不明	高血压	糖尿病	肾小球肾炎	囊性疾病
Afifi, 2008 [83]	埃及	2008 年	15.2	36.6	13.5	8.7	3.2
Alashek, 2012 [84]	利比亚	2010 年	7.3	14.6	26.5	21.2	6.3
Albitar, 1998 [85]	留尼汪岛	1996 年		27.5	33.6	13.1	5.8
Davids, 2017 [79]	南非	2015 年	34.1	33.7	14.4	9.5	2.9
Elamin, 2010 [80]	苏丹	2009 年	42.6	26.1	10.4	5.5	2.6
突尼斯卫生部，2011 [81]	突尼斯	2010 年	29.2	13.6	21.0	13.0 [86]	3.4
摩洛哥肾脏病学会和卫生部，2013 [82]	摩洛哥	2007 年	37.9	10.1	17.8	8.5	3.4

16.5%，局灶节段性肾小球硬化（FSGS）为 15.9%，系膜毛细血管性肾炎（MCGN）为 11.8%，IgA 肾病为 2.8%，新月体肾炎为 2.0%。继发性肾小球疾病中，乙型肝炎相关性肾炎（8.4%）和系统性红斑狼疮（7.7%）的患病率最高。图 77-12 说明了北非和撒哈拉以南非洲国家之间的一些差异 [90]。

在非洲儿童中表现为肾病综合征的一种特殊的肾小球疾病，不太可能是由三日疟原虫（*Plasmodium malariae*）感染引起的三日疟导致的。几乎所有的“疟疾性肾小球病”或“热带肾小球病”的报道都发表在 1975 之前，他们主要依靠间接证据，似乎没有近期的数据来支持其存在 [91]。

3. HIV 感染相关肾脏疾病

很多肾脏疾病都与 HIV 感染有关。包括与 HIV 感染直接相关的疾病、与重叠感染相关的疾病、与免疫应答相关的疾病，以及与治疗相关的疾病。HIV 相关肾病（HIV-associated nephropathy，HIVAN）是一种典型的肾脏损害，表现为肾病范围蛋白尿和肾功能下降，但由于肾盐的丢失，患者往往没有高血压或明显水肿。肾脏组织学显示 FSGS 塌陷型，伴有囊性肾小管扩张、间质炎症，以及肾小管间质包涵体的出现。在足细胞和肾小管上皮细胞中发现了 HIV RNA[92]。

HIVAN 首次报道于 1984 年 [93-95]，第一次来自非洲的报道发表于 20 世纪 80 年代末和 90 年代初期 [96-98]。全世界的流行率在撒哈拉以南非洲地区最高 [99]，尤其容易发生在缺乏抗反转录病毒治疗和 CD_4 计数明显减少伴病毒载量增加的患者中 [100]。

非裔对 HIVAN 的发生具有遗传易感性，这与载脂蛋白 L_1（apolipoprotein L1，*APOL1*）基因的单核苷酸多态性有关 [101]。G_1 变异包括两个错义突变（*S342G*，*rs73885319* 和 *I384M*，*rs60910145*），它们处于密切的连锁不平衡状态，G_2 变异是一个双碱基对缺失突变（*N388del*，*Y389del*，*rs71785313*）。这些变异型可能导致 HIVAN 和 HIV 相关的 FSGS，以及其他肾小球疾病和高血压肾硬化。Kasenbli 等 [102] 已证实，具有两个 APOL1 危险等位基因的 HIV 阳性、未接受 ART 南非黑人患 HIV 相关肾病的风险非常高。在他们的研究中，79% 的 HIV 相关肾病患者携带两种危险等位基因，而对照组仅有 2% 携带。同时携带两种危险等位基因的个体，比 HIV 阳性对照组患 HIV 相关肾病的概率高 89 倍。据估计，有两个 *APOL1* 危险等位基因，且没有接受有效的 ART 的 HIV 阳性个体中，50% 将发展成 HIVAN [103]。

在不同的非洲人群中 HIVAN 的患病率有很大的差异，这可能与 *APOL1* 危险等位基因的频率有关。G_1 和 G_2 变异在西非出现的频率最高，而北非和东非人群的危险等位基因和 HIV 相关肾病的发生率要低得多 [104]。例如，在肯尼亚，Koech 等 [105] 对患有持续性蛋白尿的未接受 ART 的 HIV 阳性成人进行肾活检，所有活检均显示非 HIVAN。这组患者最常见的病理诊断是急性间质性肾炎。

非洲 HIV 感染患者的肾活检数据大多来自南非的研究。在德班，Han 等对 30 例未接受抗反转录

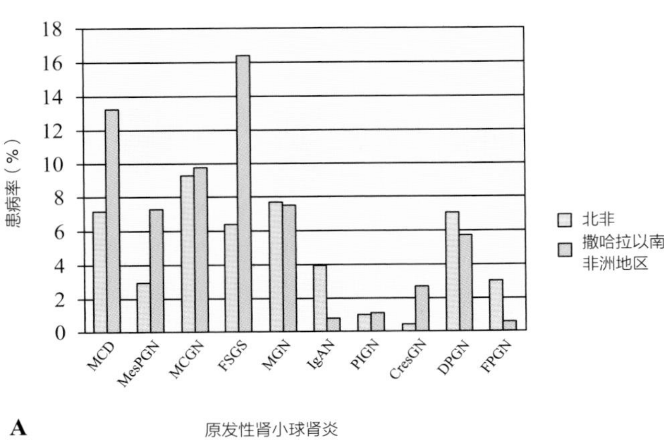

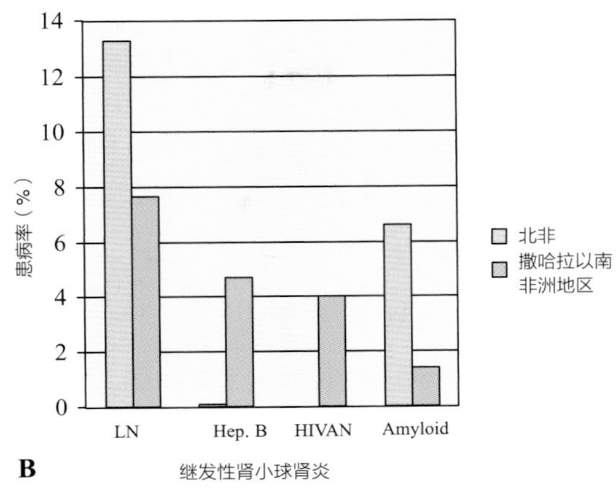

▲ 图 77-12 北非和撒哈拉以南非洲常见原发性（A）和继发性（B）肾小球疾病患病率的差异

MCD. 微小病变性肾病；MesPGN. 系膜增生性肾小球肾炎；MCGN. 系膜毛细血管性肾小球肾炎；FSGS. 局灶性节段性肾小球硬化；MGN. 膜性肾小球肾炎；IgAN. IgA 肾病；PIGN. 感染后肾小球肾炎；CresGN. 新月体性肾小球肾炎；DPGN. 弥漫增殖性肾小球肾炎；FPGN. 局灶性增生性肾小球肾炎；LN. 狼疮性肾炎；Hep. B. 乙肝相关性肾病；HIVAN. HIV 相关性肾病；Amyloid. 淀粉样变性（引自 Okpechi IG，Ameh OI，Bello AK，Ronco P，Swanepoel CR，Kengne AP. Epidemiology of histologically proven glomerulonephritis in Africa: a systematic review and meta-analysis. *PLoS ONE*. 2016;11:e0152203.）

病毒治疗的 HIV 阳性蛋白尿患者进行了活检，发现 83% 有 HIVAN。Gerntholtz 等 [24] 通过对来自约翰内斯堡地区的 99 名患者进行研究发现：27% 的活检显示典型 HIVAN，21% 有 HIV 相关免疫复合物疾病（HIV-related immune complex disease，HIV-ICD），超过一半的诊断与 HIV 感染没有直接关系。在那些免疫复合物疾病患者中，上皮下沉积有时与 “ball-in-cup” 基底膜反应模式有关。另外，来自约翰内斯堡的 Vermeulen 等的活检病例 [25] 包括 364 例 HIV 感染者，HIVAN 占 32.7%，HIV-ICD 占 11.8%。Wearne 等 [26] 回顾了开普敦 192 例 HIV 感染患者的活检，HIVAN 是最常见的病理诊断（57%），其中 43% 为 FSGS 塌陷型，并在一些病例中描述了 FSGS 的“胎儿变异”。免疫复合物病占 8.3%，HIVAN 合并 HIV-ICD 占 21.9%。

在缺乏抗反转录病毒治疗的情况下，HIVAN 迅速发展为 ESRD。在许多国家，抗反转录病毒治疗的引入使得 HIVAN 和 HIVAN 相关 ESRD 的发病率大幅度降低 [106]。然而 Szczech 等的一项研究与 HIV-ICD 患者获益于 ART 治疗相矛盾 [107]，该研究发现 HIVAN 以外的肾脏病变并未受益于 ART。几项非洲研究表明，对 HIV 相关肾病患者实施抗反转录病毒治疗后，肾功能有所改善。这其中包括乌干达和津巴布韦的 DART 研究 [108]，Peters 等在乌干达的研究 [109]，Mpondo 等在坦桑尼亚的研究 [110]，以及 Wearne 等 [26] 在开普敦和 Fabian 等在约翰内斯堡 [111] 的南非研究。南非的研究包含有肾活检数据，该研究表明，ART 对 HIVAN 和 HIV-ICD 患者都有益处。而这一结论与 Szczech 等 [107] 的研究结论并不相同。

在全球范围内，抗反转录病毒治疗的规模迅速扩大。非洲东部和南部是世界上受 HIV 影响最严重的地区，其收益最大 [112]。仅南非一国，2015 年就有近 340 万人接受治疗，超过世界上任何其他国家。最新的南非指南建议在所有 HIV 感染者中启动抗反转录病毒治疗，而不用考虑 CD4 计数或病毒载量 [113]。肯尼亚拥有非洲第二大治疗计划，有近 90 万人接受治疗。博茨瓦纳、厄立特里亚、肯尼亚、马拉维、莫桑比克、卢旺达、南非、斯威士兰、乌干达、坦桑尼亚联合共和国、赞比亚和津巴布韦在 2010—2015 年的治疗覆盖率都增加了 25% 以上 [112]。表 77-5 总结了非洲不同区域获得抗反转录病毒治疗的数据 [114]。西非和中非国家获得治疗的机会最低，HIV 感染者中，只有 29% 的成人、20% 的儿童和 48% 的孕妇获得治疗。而相应的全球平均水平分别为 46%、49% 和 77%。

4. 乙型肝炎病毒感染相关性肾小球疾病

乙型肝炎病毒（hepatitis B virus，HBV）在非洲感染率很高，至少有 6500 万慢性 HB 表面抗原（HB surface antigen，HBsAg）携带者。主要传播途

表 77-5　2015 年非洲各区域，感染 HIV 并获得抗反转录病毒治疗的非洲人比例（数据表示为百分比加置信区间）

	成人（15 岁以上）	儿童（0—14 岁）	孕妇[a]
东非和非洲南部	53%（50%～57%）	63%（56%～71%）	90%（82%～95% 及以上）
西非和中非	29%（24%～35%）	20%（16%～25%）	48%（40%～58%）
中东和北非	16%（12%～24%）	20%（16%～25%）	12%（9%～18%）
全球平均数	46%（43%～50%）	49%（42%～55%）	77%（69%～86%）[114]

a. 预防母婴传播人类免疫缺陷病毒的治疗（引自 AIDS by the numbers. Geneva，Switzerland: Joint United Nations programme on HIV/AIDS 2016.）

径为 5 岁以下儿童间的水平传播，以及青少年和青年的性传播。在职业暴露期间，医护人员也面临着经肠外 / 经皮肤传播的风险[115]。

第一例 HBV 相关性膜性肾小球肾炎（membranous glomerulonephritis，MGN）[116] 报道于 1971 年，并于 1988—1994 年达到高峰。之后新病例的数量有所下降，这主要与 HBV 免疫接种增加有关[115]。尽管非洲的乙型肝炎病毒感染负担很重，但报道的乙型肝炎病毒相关肾病病例相对较少，而且这些病例主要来自南部非洲[117-123]。这可能与肾活检，以及包括电子显微镜检查在内的病理检测有限有关。

在一个较大的非洲病例系列中，Bates 等[123] 研究了 71 名患有 HBV 相关 MGN 的南非和纳米比亚儿童，并与 12 名 HBV 相关 MGN 和 33 名特发性 MGN 的成人进行了比较。HBV 相关 MGN 患儿多有明显血尿、血清转氨酶升高或血清 C3、C4 水平低。他们的肾活检除了典型的 MGN 上皮下沉积外，还经常显示系膜毛细血管性肾小球肾炎（mesangiocapillary glomerulonephritis，MCGN）的特征。在 80% 以上的活检组织中可见病毒样体和小管 - 颗粒包涵体，在上皮下沉积物中发现 HBeAg。在这组儿童中，4 岁时的缓解率为 57%；6 岁及以上的儿童在就诊时及活检时有明显的系膜沉积，这种情况下缓解较少，且肾脏预后较差。

Bhima 等[122] 发现从 1995 年南非将乙肝疫苗纳入常规儿童免疫计划后的 6 年中，与乙肝相关的 MGN 发病率的显著变化。到 2000—2001 年，乙型肝炎相关 MGN 的发病率已下降到免疫前的 12%。南非肾脏登记处的最新数据显示，所有接受 RRT 治疗的患者中，1.3% 为乙型肝炎阳性[79]。公共治疗中心的患病率略低于私营治疗中心（1.1% vs. 1.5%）。因为考虑到 HBV 感染与肾移植的不良结局有关，而且难以获得核苷 / 核苷酸类似物，私营治疗中心会将许多患者排除在 RRT 之外[124]。

5. 感染后肾小球肾炎

链球菌感染后肾小球肾炎继发于由 A 组 β 型溶血性链球菌的致肾炎菌株引起的上呼吸道感染或脓疱病。它目前是发展中国家的一种儿童疾病，每年每 10 万人中有 9.5～28.5 例新病例[125]。这种情况在发达国家已经很少见，现在主要见于 60 岁以上的患者，尤其是与恶性肿瘤、糖尿病、乙醇中毒或静脉注射药物等免疫系统损害有关的情况[125, 126]。

Okpechi 等[90] 在活检证实的非洲肾小球疾病的系统回顾中，报道了感染后肾小球肾炎（postinfectious glomerulonephritis，PIGN）的患病率为 3.5%。发病率最高的地区是北非，为 10.3%。在 Elzouki 等的研究中[127]，链球菌性肾小球肾炎是利比亚一家大型转诊医院儿童中最常见的肾脏疾病。以往链球菌咽喉感染（发生率为 80%）比皮肤感染更常见。在突尼斯共和国的病理学检查证实为肾小球肾炎的 30 年回顾中，Ben Maïz 等[128] 报道 1975—1985 年和 1995—2005 年间，增生性毛细血管内肾炎和系膜毛细血管性肾炎的发病率分别从 15.9% 和 21.6% 降至 6.9% 和 7.7%。这一变化与突尼斯人急性风湿热发病率的下降相吻合，这很可能是获益于公共卫生干预和抗生素广泛使用。

PIGN 的预后通常很好，尤其是在儿童中。但在某些情况下可能不太好，例如高血压、蛋白尿和肾功能丧失可能在初次发病后或几年后继续发展[129]。Nasr 等[126] 报道 109 例年龄大于 65 岁的患者，发现男性占主导地位，且 61% 的患者有基础免疫受损，其中最常见的是糖尿病或恶性肿瘤。最常见的感染部位是皮肤，最常见的致病菌是葡萄球菌（46%），其次是链球菌（16%）和不常见的革兰阴性菌。不到 1/4 的患者肾功能完全恢复。

6. 狼疮性肾炎

狼疮性肾炎是系统性红斑狼疮（lupus erythematosus，SLE）患者死亡和发病的重要原因，据报道在非洲人群中更具凶险。Okpechi 等的综述中[90]发现狼疮性肾炎在继发性肾小球疾病中的发病率很高（占所有活检的 7.7%），其中北非地区发病率最高（13.9%）。

由于肾活检服务、免疫抑制剂物和实验室设施有限，且成本高，非洲 SLE 患者的管理存在阻碍[130]。Ameh 等[131]对非洲狼疮性肾炎的治疗和结果进行了系统的回顾，纳入 16 项研究，其中一半来自北非。所有的研究都使用皮质类固醇诱导治疗，15/16 的研究也使用了环磷酰胺。来自 Aspreva 狼疮管理研究（Aspreva Lupus Management Study，ALMS）[132]的证据支持在非洲血统的患者中使用霉酚酸酯（mycophenolate mofetil，MMF），但是 MMF 比环磷酰胺昂贵得多，并且在 Ameh 等回顾中，这种药物的使用率很低。关于使用氯喹等辅助疗法的报道并不一致。总死亡率为 7.5%～34.9%，而肯尼亚的一项研究报告显示，增生性狼疮性肾炎患者的死亡率超过 80%[133]。5 年肾存活率为 48%～84%，而 5 年患者存活率为 54%～94%。北非的研究报道显示结果更好。这项系统性的回顾强调了 SLE 的严重性以及撒哈拉以南非洲狼疮性肾炎的不良预后[131]。

Tannor 等最近的一篇论文[134]研究了重复肾活检在南非狼疮性肾炎患者中的应用。在 96 例突发性疾病的患者中，重复活检很少显示组织学分级的变化，并且似乎价值有限，特别是当第一次活检显示增生性疾病时。即使组织学分级有变化，这也很少导致治疗的变化。作者建议，如果参考的病理活检是非增生性，或在治疗无应答者或部分应答者的情况下，应考虑重复活组织检查。在这项研究中，对于复发的患者，重复活检后的结果很差。诱导治疗无效率为 62.2%；1 年内发生终末期肾病率为 36.3%；1 年后死亡率为 23.0%。

7. 血吸虫病

埃及血吸虫（*Schistosoma haematobium*）病或曼氏血吸虫（*Schistosoma mansoni*）病是非洲许多国家的地方病。在非洲，血吸虫病的疾病负担可能相当于疟疾或 HIV/ 艾滋病，尽管吡喹酮作为一种简单的年度治疗方法，每人只需花费不到 50 美分，但只有不到 5% 的受感染人口得到治疗[135]。终末血尿是典型的临床表现，通常与频率和排尿困难有关。在一项对未经治疗的非洲血吸虫感染者进行的大规模横断面研究中，微血尿占 41%～100%，而肉眼血尿占 0%～97%[136]。

虽然通过适当的抗寄生虫治疗可以使血吸虫病早期肾损害消退，但慢性后遗症是不可逆的[137]。肾功能衰竭是由于泌尿生殖系统虫卵沉积，导致梗阻、反流、感染，并形成结石。含有蠕虫抗原的免疫复合物也可能沉积在肾小球中，从而导致不同类型的肾小球疾病，包括系膜增生性、渗出性，系膜毛细血管性、局灶节段性硬化性病变或淀粉样变性[137, 138]。当出现沙门菌时，会发生渗出性病变。MCGN 和 FSGS 的发生与相关的肝纤维化程度有相关性；淀粉样变性发生于长期感染，并与抗原负荷相关。

8. 肾结石

北非国家位于一个地理上的亚非结石形成带，这里肾结石病尤为常见。在这个地区，肾结石累及所有年龄组，以男性为主。尿石症的高患病率可能与血缘关系高、气候炎热和饮食因素（如动物蛋白的高摄入量）有关[139]。

非洲关于肾结石引起的 CKD 或 ESRD 的数据很少。在突尼斯，2.7% 的慢性透析患者源于肾结石[81]。在南非，只有 1.5% 的 RRT 患者原发性肾脏疾病为梗阻和（或）反流[79]。尽管其中一些病例可能与肾结石有关，但很少有患者（10 360 例中有 24 例）明确提到结石、尿酸相关肾病、胱氨酸症、高草酸尿或高钙血症。据苏丹 Abboud 等报道，12% 的苏丹慢性肾功能衰竭患者以肾结石为病因[140]，而 Elsharif 等报道 11.6% 的慢性血液透析患者的 ESRD 病因为梗阻[141]。据报道，ESRD 患者中梗阻性尿路病的患病率在利比亚为 5%[84]，在埃及为 11%[142]。

9. 镰状细胞病

非洲承载约全球 75% 的镰状细胞疾病负担，主要是由于西非镰状细胞性状的高患病率[143]。据估计，25% 的尼日利亚成年人是携带者。镰状细胞性状的存在可以防止恶性疟原虫疟疾的严重并发症，而恶性疟原虫是该地区的地方病。

肾脏普遍会受到影响，且在纯合子（镰状细胞性贫血，HbSS）中较复合杂合子更为严重，甚至镰状细胞性状也会增加 CKD 的风险 [144]。Arogunde 等的尼日利亚病例系列报道称，37.4% 的镰状细胞病患者有 CKD。CKD 定义为持续性蛋白尿、血尿和（或）GFR 降低 [145]。

溶血、血管闭塞和缺血再灌注损伤是镰状细胞病临床表现的机制。肾脏受累的病理生理学基础包括共存的皮质过度灌注、髓质低灌注，以及全身和局部应激的肾血管收缩增加 [146]。肾髓质中的红细胞由于缺氧、酸中毒和高渗状态呈现出镰状。临床表现多种多样，从血尿和浓缩功能受损，到 AKI、慢性肾脏疾病和肾髓质癌。最常见的肾小球病变是局灶节段性肾小球硬化。婴儿期可能出现滤过功能亢进和浓缩能力受损；儿童期可能出现蛋白尿，此后可能进一步发展；老年人患 CKD 和终末期肾脏病的风险增加。血尿和急性肾脏疾病可以发生在任何年龄 [146]。

肾脏受累导致镰状细胞病患者预期寿命降低，死亡率为 16%～18%。即使是能够获得 RRT 的患者，其死亡率仍比没有镰状细胞病的患者高出数倍 [146]。

10. 高血压肾脏疾病

非洲国家的登记数据显示，10.1%～36.6% 的 RRT 患者中，高血压被认为是 ESRD 的病因（表 77–4）。埃及（36.6%）和南非（33.7%）的原发性肾脏疾病患者比例最高，而摩洛哥（10.1%）和突尼斯（13.6%）的比例较低。

人们普遍认为，加速和恶性高血压可导致终末期肾功能衰竭 [147, 148]，尽管在开始 RRT 后数月有时会出现肾功能恢复，尤其是在接受了 PD 治疗的患者中 [149]。在一项明确南非黑人 ESRD 原因的研究中，Gold 等 [150] 对 65 例慢性血液透析患者的肾组织学进行了回顾性分析，发现原发性恶性高血压是最常见的病因，占比 49%。

肾科医生也经常将“高血压肾病”或“高血压性肾硬化”的诊断应用于非糖尿病患者，特别是黑人患者。这些患者表现为慢性肾脏病，且只有轻度到中度高血压 [78]。现在已经清楚的是，这些患者中有许多患有肾小球疾病，这与肾病风险基因 *APOL1* 变异有关，并有继发性高血压 [151]。例如，在非裔美国人肾脏病和高血压研究（African American Study of Kidney Disease and Hypertension，AASK）中，*APOL1* 与蛋白尿和进展性肾脏病个体相关性最强。积极控制高血压和使用血管紧张素转化酶抑制剂未能阻止其进展，这说明是高血压以外的其他机制的作用 [152]。AASK 患者以局灶性肾小球硬化为主，他们的间质和血管发生了改变，且与血压无关 [153]。这一新信息促使人们要放弃“高血压性肾硬化症”一词 [78, 154]。

南非肾脏登记处建议，用户只有在排除高血压可能是继发于先前存在的肾脏疾病的情况下，才提交高血压肾病为主要的肾脏诊断 [79]。他们建议满足以下标准：已知高血压先于肾功能不全、左心室肥大、蛋白尿＜ 2g/d，并且没有其他肾脏疾病的证据 [155, 156]。

11. 遗传性疾病

迄今为止，非洲人只参与了很少的基因组学研究，而且往往只在样本收集的层面上。造成这种情况的许多原因包括缺乏具有基因组研究专业知识的非洲科学家，缺乏研究基础设施，信息化专业知识和资源有限，以及政府支持不足 [157]。Adedokun 等 [158] 对 2004—2013 年撒哈拉以南非洲的遗传学出版物进行了分析，发现大多数出版物涉及南非（31.1%）、加纳（10.6%）和肯尼亚（7.5%）的人口。几乎一半的研究调查了 HIV、结核病或疟疾，而 1/10 与非传染性疾病有关。不到一半的出版物的第一作者来自非洲机构。在大多数第一作者并非来自非洲的研究中，当地作者大多担任行政职务，很少参与研究的构思或设计、数据分析或手稿写作 [158]。

非洲人类遗传与健康（The Human Heredity and Health in Africa，H3Africa）项目是美国国立卫生研究院（NIH）、英国威康信托基金会（UK–based Wellcome Trust）和非洲人类遗传学学会（African Society of Human Genetics）之间的一项大规模合作，旨在通过大力聚焦于能力建设以及具体的科学目标来解决其中一些问题 [157]。该项目正在培训非洲临床研究人员和基因组研究人员，在西非建立基因组研究实验室，并进行国际水平的遗传和转化研究。关于肾脏疾病，H3Africa 肾脏疾病研究网络目前正在加纳、尼日利亚、埃塞俄比亚和肯尼亚招募患者，并分析与 CKD 相关的环境和遗传因素。招募对象为 4000 名 CKD 患者和 4000 名对照者，以及 50 个遗传性肾小球疾病家族 [159, 160]。

目前正在积极研究的与非洲有关的遗传疾病包括携带非洲“危险”*APOL1* 基因变异体（见第 43 章）的肾脏疾病 [160]，与镰状细胞病中遗传因素的关系 [161, 162]。

(1) 血亲婚姻的作用：血亲婚姻是指两个有远房表亲或近亲关系的人之间的结合。血亲婚姻在整个阿拉伯国家都很普遍，并且导致了遗传性疾病增加，特别是常染色体隐性疾病。这种现象也出现在北非（见第 78 章）。例如，该地区肾结石发病率高，至少部分原因是血缘关系，这导致原发性高草酸尿症和胱氨酸病等易感疾病发生率较高 [139]。Jaouad 等 [163] 研究了 176 个摩洛哥常染色体隐性疾病家庭的近亲结婚率。尽管摩洛哥报道的血亲总患病率为 15%，但常染色体隐性遗传疾病家族的患病率为 59%。

(2) 囊性肾脏疾病：在全世界范围内，常染色体显性遗传性多囊肾病（autosomal dominant polycystic kidney disease，ADPKD）是 CKD 和 ESRD 的共同病因，但非洲人群的资料却很少。Bourquia[164] 报道了 308 个摩洛哥家庭的 ADPKD。诊断时的平均年龄为 46 岁，最常见的症状是疼痛，并由此做出诊断。高血压占 11%，肾功能丧失占 17%，肝囊肿占 17.8%。在贝宁，Laleye 等描述了 70 例 ADPKD 患者 [165]。患者平均年龄 47.2 岁，47% 有家族史，以腰痛为最常见症状。发现多囊蛋白 1（polycystin 1，*PKD1*）基因的突变，且包括一些以前未报道变异。同时也报道了一个由 53 名塞内加尔患者组成的队列 [166]，其中 1 例病例发现 *PKD1* 基因突变 [167]。在塞内加尔患者群体中，在诊断时或诊断后不久，ESRD 发生率很高，主要是由于延误诊断和转诊给肾科医生所致。在塞舌尔，ADPKD 几乎只出现在白种人中，尽管他们只占人口的 30%。这可能是创始者效应的结果 [168]。

常染色体隐性遗传性多囊肾病（autosomal recessive polycystic kidney disease，ARPKD）是由 *PKHD1* 基因突变引起的，全球发病率为 1∶20 000，对应于杂合子频率为 1∶70。在南非的非洲裔人口中，活产率和携带率分别估计为 1∶11 000 和 1∶53 [169]。Lambie 等 [170] 对来自 36 个南非白人家庭的患者队列进行了研究，发现来自 24 个家庭的 27 名患者为 p.M627K 突变的纯合子，这为创始者突变提供了有力的证据。

肾单位肾结核（nephronophthisis，NPHP）是一种常染色体隐性遗传的囊性肾病，是儿童 ESRD 的主要遗传原因。与 ADPKD 相比，肾并未增大，囊肿多见于皮质 – 髓质交界处，并有明显的肾间质纤维化 [171]。Soliman 等 [172] 研究了 20 名患有 NPHP 的埃及儿童，报道诊断时的平均年龄为 88 月龄，出现症状时的平均年龄为 44 月龄。患者分为 75% 的青少年 NPHP、5% 的婴儿 NPHP 和 20% 的 Joubert 综合征相关疾病。6 例患者检测到 NPHP1 纯合缺失。

(3) 代谢疾病：1 型原发性高草酸尿（primary hyperoxaluria type 1，PH1）是一种常染色体隐性代谢性疾病，伴随内源性草酸生成增加。进行性肾功能衰竭是由于尿草酸排泄过量和肾内草酸钙沉积所致。在突尼斯 [173] 和埃及 [174] 的患者中，发现了丙氨酸乙醛酸转氨酶（alanine glyoxylate aminotransferase，*AGXT*）基因的致病突变。

家族性地中海热（familial Mediterranean fever，FMF）是一种常染色体隐性遗传病，主要影响地中海周边地区的人群，其特点是反复发作的发热和浆膜炎。淀粉样变性是该病的严重并发症，可导致肾功能衰竭。

这种疾病是由 *FMF* 基因（*MEFV*）突变引起的，FMF 实现 pyrin 的编码。Pyrin 是一种参与调节炎症反应的蛋白。突变可能导致功能的增加，使 Pyrin 能够在没有毒素或感染的情况下引发炎症。突尼斯患者中已发现 *MEFV* 突变 [175]。淀粉样变性在北非患者中更为常见，他们是 M694V 纯合突变；男性患者和 *SAA1* 基因中有 a/a 多态性患者的发病风险也有所增加。

(4) 肾小管疾病：据报道，一个埃及家族中出现了伴随高钙尿症和肾钙质沉着的家族性低镁血症。这是由一个全新的 claudin16 突变引起的 [177]。在南非，报道了一个 Gitelman 综合征家族中 *SLC12A3* 基因的新突变，该基因编码远端曲小管顶端膜上的氯化钠协同转运蛋白，而该家族表现为低钾血症和对盐和醋的异常嗜食 [178]。上皮钠通道

（ENaC）突变也见于南非高血压[179, 180]和子痫前期患者[181]。在突尼斯，在原发性远端肾小管酸中毒（常伴有感音神经性耳聋）的儿童中发现了 H^+-ATP 酶泵的突变[182]。

(5) 肾小球疾病：在患有芬兰型先天性肾病综合征的北非患者中发现了 *nephrin* 基因（*NPHS1*）的突变[183]。一名患有激素抵抗肾病综合征的摩洛哥婴儿被发现 *ARHGDIA* 基因突变，该基因编码 Rho-GDP 解离抑制剂 1。这种蛋白质通过 Rho GTPase 调节信号，从而调节细胞运动[184]。

12. 病因不明的慢性肾脏病

不确定病因 CKD（CKDu）描述了不可归因于传统危险因素的 CKD，如糖尿病、高血压或 HIV 感染。CKDu 的发病率越来越高，在许多国家已达到流行程度。CKDu 是一个通用术语，可能包括多种不同病因的肾脏疾病。它表明有必要通过充分的监测识别热点以及协同研究以确定具体原因。

这个词最初在萨尔瓦多被用来描述一种主要影响农业社区的疾病，后来在许多其他国家，包括尼加拉瓜、哥斯达黎加和斯里兰卡也有报道[185]。CKDu 发病机制中所涉及的因素包括暴露于农业毒素、传统药物、重金属和热应激[185]。在斯里兰卡发现 *SCL13A3* 中的单核苷酸多态性容易导致 CKDu。这表明，遗传因素和环境因素之间的相互作用可能也很重要[186]。

一些非洲国家也报道了 CKDu 热点。例如，在突尼斯，慢性间质性肾病与赭曲霉毒素的食物污染有关[187]，而在坦桑尼亚，城市居住地是 CKD 存在的一个强有力的危险因素[71]。在埃及的 El-Minia 地区，农村农场工人不明病因的 ESRD 与环境因素有关，例如饮用不安全的水、接触杀虫剂和使用草药[188]。

（四）慢性肾脏病的筛查与预防

通过有效控制已知的病因和危险因素，以及实施适当的肾脏保护措施，可以预防 CKD 的发生。通过有效的筛查项目早期发现 CKD 是很重要的，特别是在那些不易获得肾脏替代治疗的非洲国家[189]。

将 CKD 筛查和预防纳入日常临床实践需要克服各种挑战。对医生和患者来说，获得诊断工具有时是一个挑战。需确保诊断的准确性和确定肾脏异常为慢性，因为将一个人归类为 CKD 会产生重大后果[76]。在 Maremar 研究中[190]，研究者证实 3 个月后重复 eGFR，可避免 32% 的 CKD 假阳性诊断。同样的道理也适用于其他常见的 CKD 筛查试验，如蛋白尿和白蛋白尿。在 1～2 周后重复试纸条测试，可以识别 67.5% 的轻度蛋白尿（试纸条 +）和 28.7% 的显性蛋白尿（试纸条 ++～+++）[190]的假阳性。最近的另一项非洲流行病学研究，确定了喀麦隆甘蔗工人中 CKD 的流行率。该研究也将慢性因素纳入了他们的方法中，并报道了相对较低的 CKD 患病率（3.4%）[191]。

筛选主要检测 CKD 早期的个体，因此推荐 CKD-EPI 研究方程，因为在 GFR 值较高时，它比 MDRD 方程更准确。正如前面在慢性肾脏病部分所讨论的，不应使用种族校正因子[61-63]。

另一个挑战是非洲国家 CKD 筛查和预防方案的可行性和成本效益。许多流行病学研究表明，糖尿病、高血压、HIV 感染等疾病是许多国家 CKD 的主要病因[67, 68, 192]。合理的做法是将简单的 CKD 筛查和预防措施，与已经实施的针对糖尿病、高血压和 HIV 感染的程序结合起来[193]。例如，WHO STEPS 是一种收集非传染性疾病及其危险因素数据的简单、标准化方法，且可以很容易地进行调整以筛查 CKD[194]。

对患者和医护人员进行高血压、糖尿病、肥胖和健康生活方式（如谨慎饮食、戒烟、运动）的教育，对于 CKD 的一级预防至关重要。国际肾脏病学会等组织的项目和世界肾脏日等提出的倡议，提高了发展中国家医疗专业人员和公众对肾脏疾病的认识。同时应努力优化高血压、糖尿病和肾脏疾病的治疗，应用最佳实践临床指南来管理这些疾病。不幸的是，在许多非洲国家，由于保健工作者的短缺以及能够延缓 CKD 发展的药物制剂的缺乏，这项工作困难重重[195]。

五、终末期肾脏病与肾脏替代治疗

阿南德等[196]预测，生活在撒哈拉以南非洲地区的糖尿病和高血压患者，每年的 ESRD 发病率为每百万人口（pmp）239 例。在北非国家，每年的发病率估计为 150pmp[197, 198]。发展中国家 ESRD 患者的治疗率的巨大差异，主要反映的不是疾病负担的差异，而是接受透析和移植的机会不同[199]。而能否提供 RRT 治疗，与人均国民总收入密切相关[200]。Liyanage 等[201]估计，非洲至少有 43.2 万人需要 RRT，但并没有接受相应治疗。在大多数有 RRT 的国家，需要患者承担费用，很少有人能负担得起超过 3 个月的透析费用[202]。

由于缺乏肾脏登记，这意味着非洲目前很少有可靠的 RRT 统计数据[203]。往往是根据旧的登记报告和未公布的数据做出的估计[204, 205]，但这表明，对大多数非洲国家的政府来说，提供 RRT 服务是一个低优先等级的事项。一些主要来自北非的非洲国家已建立肾脏登记，但这些项目大多无法持续，报告也没有定期发表。最早的报告来自 1975 年的埃及和突尼斯，随后是 1977 年的南非，之后是利比亚、阿尔及利亚和摩洛哥[203]。

表 77-6 总结了 1996 年以来，包括最近报道的全国性 RRT 数据的非洲出版物[203]。在欧洲肾脏协会 - 欧洲透析和移植协会（ERA-EDTA）的注册年度报告中，也公布了来自北非国家多年的数据[203]。

南非是非洲大陆近年来唯一定期报告全国性 RRT 数据的国家[79, 206-108]。2015 年 12 月，南非接受慢性透析或移植治疗的患者人数为 10 360 人，患病率为 189pmp。治疗模式中，血液透析占 72.7%，腹膜透析占 13.9%，移植占 13.4%。由于越来越多的患者在私营医疗机构接受血液透析，透析率从 2013 年的 167pmp，到 2014 年的 178pmp，一直在上升。在服务于南非 84% 人口的公共机构，RRT 的患病率为 71.9pmp，而私营机构为 799.3pmp。不同省份之间的差异也被确定为与种族有关，其中黑人是最缺乏服务的群体[79]。

非洲肾脏病学会（AFRAN）和非洲儿童肾脏病学会（AFPNA）正在解决这一严重的知识缺口，并利用南非肾脏病学会扩大的平台，建立了非洲肾脏病学会[209]。加纳、赞比亚、布隆迪和肯尼亚已在这一试验阶段正式加入非洲肾脏病学会。

最近美国肾脏数据系统年度数据报告中，埃及和摩洛哥的 RRT 数据已经发表在“国际比较”一章中[210]。在埃及，2015 年 RRT 的患病率为 624pmp。RRT 新发病率为 56pmp，其中以糖尿病为病因的肾病占 15%。2015 年移植率为 15pmp。摩洛哥 2015 年 RRT 患病率为 541pmp，新发病率为 144pmp。据报道，44% 的患者的肾脏疾病是糖尿病引起。移植率为 1pmp。

非洲国家对 RRT 的经济评价研究很少。在坦桑尼亚的 Muhimbili 国立医院，Mushi 等[211]估计 2014 年 34 名患者的血液透析费用为 176 美元 / 次，

表 77-6 非洲国家的全国性肾脏替代治疗数据的最新出版物

作者和年份	国家 / 地区	最新数据	报告的关键数据
USRDS 报告，2017 年[210]	埃及	2015 年	发病率 56pmp，糖尿病病因占 15%；患病率 624pmp。透析方式：血液透析 100%。移植率 15pmp，均为活体供者
Alashek 等，2012 年[84]	利比亚	2010 年	透析治疗 ESRD。发病率 282pmp，糖尿病病因占 28.4%；患病率 624pmp，糖尿病病因占 26.5%，不明原因占 7.3%
USRDS 报告，2017 年[210]	摩洛哥	2015 年	发病率 144pmp，糖尿病病因 44%；患病率 541pmp。移植率 1pmp
Albitar 等，1998 年[85]	留尼汪岛	1996 年	发病率 188pmp，患病率 1155pmp，糖尿病病因占 33.6%。方式：血液透析 82.7%，腹膜透析 3.0%，移植 14.3%。年死亡率 8.1%
Davids 等，2017 年[79]	南非	2015 年	患病率 189pmp，病因不明 34.1%，高血压 33.7%，糖尿病 14.4%。方式：血液透析 72.7%，腹膜透析 13.9%，移植 13.4%。移植率 4.6pmp
Elamin 等，2010 年[80]	苏丹	2009 年	患病率 106pmp，无病因 42.6%，糖尿病 10.4%。形态：血液透析 68.9%，腹膜透析 2.9%，移植 28.2%
突尼斯卫生部，2010 年[81]	突尼斯	2010 年	发病率 133pmp；患病率 806pmp，糖尿病病因占 21.0%。2010 年进行的移植手术为 132 例，活体供者占 77.3%

ESRD. 终末期肾病；pmp. 每百万人口

即 27 440 美元 / 年。在喀麦隆，Halle 等 [212] 对 3 个公共机构的 154 名患者进行了血液透析护理成本分析。每位患者每年的血液透析费用为 13 581 美元，自付费用为 4114 美元，占总费用的 30%。作者的结论是，考虑到喀麦隆的人均国民生产总值，维持血液透析患者的成本非常高，而且对大多数患者来说，自费治疗很难持续。

Ashuntang 等 [213] 对撒哈拉以南非洲地区需要慢性透析的患者的结果进行了回顾。他们通过总结 68 项研究，报道了治疗中止率，其中成人为 59%，儿童为 49%。这种现象通常发生在开始透析的前两周，主要是由于无力支付治疗费用。当排除南非和苏丹的研究后，成人和儿童中停止透析的患者比例分别为 78% 和 86%。当患者能够支付长期透析费用时，结果得到改善，超过 75% 的患者透析一年以上。

一些非洲研究已经检测了 RRT 患者的生活质量分数（QOL）。主要使用标准化问卷，如肾脏疾病生活质量简表（KDQOL-SF）和 KDQOL-36 问卷。Okaka 等 [214, 215] 发现，南非约翰内斯堡 CAPD 患者的 QOL 低于健康对照组，其中 30 岁以下、PD 持续时间少于 4 年和收入较高的患者 QOL 较高。在开普敦，Tannor 等 [216] 使用混合方法调查了慢性血液透析和腹膜透析患者的生活质量，发现 PD 患者的症状负担更重，与透析方式相关的更大的限制，尤其是在社会功能方面。由于害怕腹膜炎的发生，许多患者牺牲了社交活动，以便能够在家中和在特定的时间进行 PD。在马拉维，Masina 等 [217] 发现血液透析患者的 QOL 普遍较低，尤其是在身体健康方面的分数。在肯尼亚内罗毕的肯雅塔国家医院，Kamau 等 [218] 报道了类似的发现。在摩洛哥，EL FiLali 等 [219] 报道了慢性血液透析患者的重度抑郁和焦虑障碍发生率较高（分别为 34% 和 25.2%）。重度抑郁发作与独居、疼痛和焦虑障碍有关。Bouidda 等 [220] 开发了一种摩洛哥版的 KDQOL-SF，并证明了其用于测量摩洛哥血液透析患者生活质量的有效性和可靠性。在埃及，Abdelfatah 等 [221] 对透析和移植受者进行了研究，发现年轻患者的 QOL 更好，不同 RRT 方式的总体 QOL 没有差异。

六、结论

非洲面临许多健康挑战，因为迅速增长的非洲人口，需要与感染、非传染性疾病、与妊娠有关的疾病和伤害等多重负担做斗争。这些因素是急性和慢性肾脏病流行的驱动因素，这种疾病经常影响年轻、从事经济活动的个体，并对其家庭和社区造成严重的经济影响。在大多数非洲国家，财政和人力资源不足以应付这一挑战。

然而，有一些成功的举措为未来提供了希望。在人力资源方面，国际肾脏病学会和国际肾脏病学会的奖学金项目为非洲肾脏病医疗工作者的培训做出了巨大贡献。世界肾脏日（World Kidney Day）等活动正在提高公众和其他卫生专业人员对肾脏疾病的认识，由于“挽救年轻人生命”项目和 0by25 项目，AKI 患者的预后正在改善。最后，耗资巨大的新研究项目，如 H3Africa 项目和非洲肾脏登记处，有可能改善肾病患者的预后，并为非洲研究人员提供宝贵的培训平台。

第78章 近东和中东

Near and Middle East

Suheir Assady　Rawi Ramadan　Yaacov Frishberg　著
张　涛　张　宇　译
何伟春　校

要　点

- 中东国家之间确实存在医疗条件的差异。
- 仍需要更多的中东地区急慢性肾脏病准确且详细的流行病学数据。
- 以社区为基础的慢性肾脏病筛查计划、危险因素排查及干预措施的开展有限。
- 在大多数中东国家，糖尿病是导致终末期肾脏病的主要病因。
- 隐性遗传性肾脏疾病在中东地区很普遍，应加大对高风险人群的针对性筛查。
- 所有中东国家均可实施肾脏替代疗法，其中血液透析使用的最广泛。
- 丙型肝炎感染在中东国家的透析患者中普遍存在。感染控制措施的实施和新型抗病毒药物的引进对根除丙肝非常重要。
- 应扩大来源于活体和死亡捐赠者的合法肾脏移植，同时在伦理通过和宗教授权情况下，鼓励器官捐赠。

本章讨论了肾脏疾病的流行病学、病因、诱发因素、治疗和预防。提出了未来应对近东和中东地区肾脏疾病的策略。近东和中东是历史的、立足于欧洲中心而产生的西方术语，用于描述因政治和历史的演变导致范围不确定且内部边界不断变化的地理区域[1]。因此，在本章中，近东和中东（以下简称为中东）被定义为包含以下20个国家（按字母顺序排列）的地区：阿尔及利亚、巴林、埃及、伊朗、伊拉克、以色列、约旦、科威特、黎巴嫩、利比亚、摩洛哥、阿曼、巴勒斯坦、卡塔尔、沙特阿拉伯、叙利亚、突尼斯、土耳其、阿拉伯联合酋长国（UAE）和也门（图78–1）。

中东地区历来都很重要，原因如下：①作为连接亚洲、非洲和欧洲这三大洲的战略枢纽位置；②经济资源；③作为世界三大主要一神论宗教——犹太教、基督教和伊斯兰教的发源地。在这三种宗教的信徒中，穆斯林是该地区最大的宗教人口。基督教和犹太人口的数量是较小的，并且不同国家间差异较大[1]。尽管中东地区文化、语言、地理相连，但在经济、资源、政治制度、医疗卫生系统、医疗保障支出和疾病发生率及患病率上，不同国家之间存在相当大的差距[2]。

据世界银行数据，2016年中东20个国家的人口约为514 854 000（表78–1）[3]。人均国民总收入（GNI）在不同的中东国家之间有所不同。根据世界银行分类体系[3, 4]，大部分中东国家为发展中国家。埃及、摩洛哥、叙利亚、巴勒斯坦和也门被认为是中等偏低收入国家，年GNI介于1006～3955美元；而阿尔及利亚、伊朗、伊拉克、约旦、黎巴嫩、利比亚、突尼斯和土耳其被视为中高收入国家，因

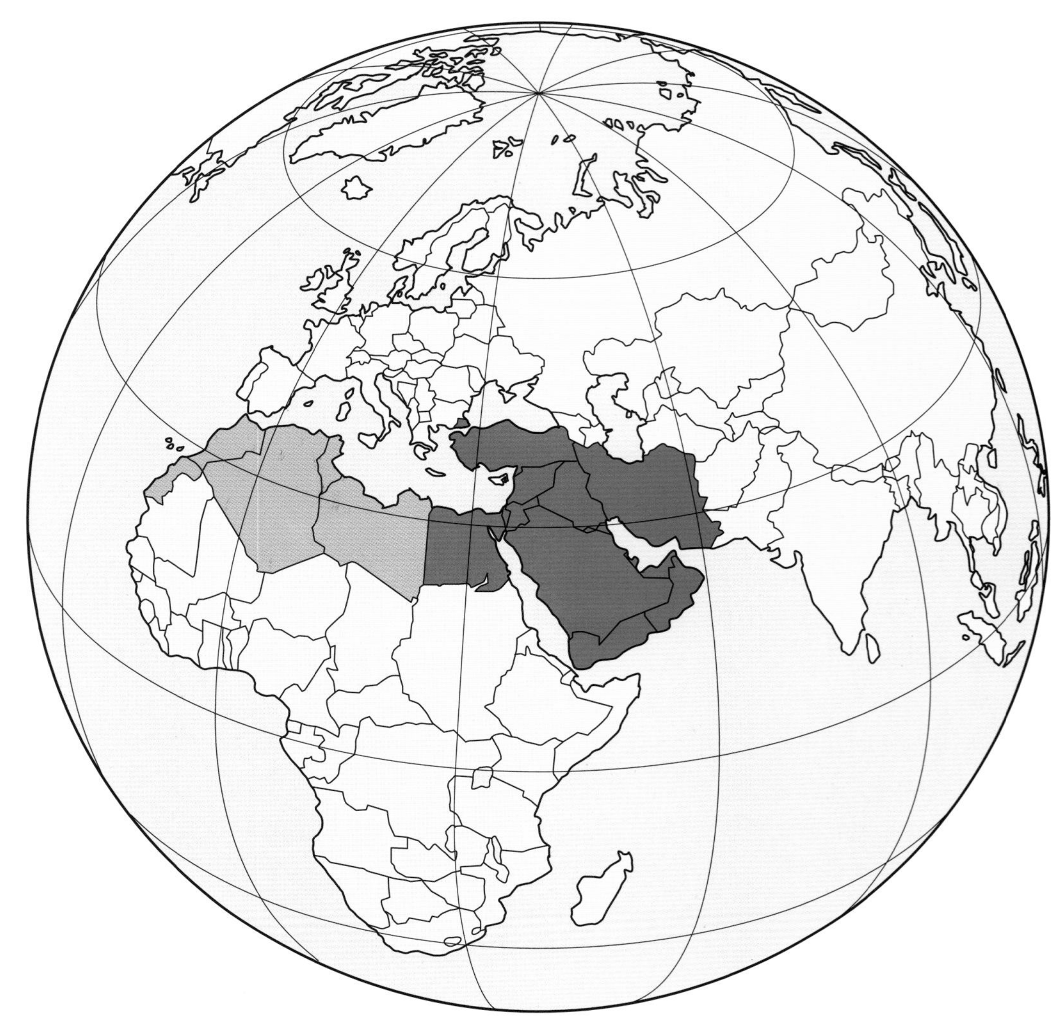

▲ 图 78-1 中东国家地图

浅绿色国家也被称为“EI Maghreb”；深绿色国家被称为“EI Mashreq”[1]（改编自公共域图像，可在 http://en.wikipedia.org/wiki/Middle_East 上查找）

为年 GNI 在 3956～12 235 美元。而年 GNI 超过 12 236 美元的国家被视为高收入国家，包括巴林、以色列、科威特、阿曼、卡塔尔、沙特阿拉伯和阿拉伯联合酋长国（图 78-2）。每个国家不同的社会经济因素和卫生政策必然会影响疾病的发病率、患病率、病程和结果（图 78-2）[5-7]。例如，每个中东国家的婴儿死亡率与该国的社会经济、政治和健康水平相一致[8]；在低收入中东国家和受人为冲突影响的国家，男性的预期寿命最低（表 78-1）[6]。

也门是中东地区最贫穷的国家，5 岁以下儿童的死亡率（每 1000 活产中 55 例）至少比工业化的高收入中东国家（每 1000 活产中 4～13 例；表 78-1）高 5 倍[3, 8]。生活在工业化中东国家的少数群体（族裔群体或侨民）以及生活在非中东国家的中东出身的个体之间也存在健康差异[9-19]。许多发展中的中东国家受到各种自然灾害（如地震、洪水、干旱）和其他灾害（如军事冲突）的影响，而这些灾害带来的伤亡、流离失所和被迫迁移对一个国家的社会经济阶层和卫生水平产生不利影响，正如最近在也门和叙利亚发生的破坏性人道主义危机[2, 20-23]。因此，许多中东国家及其社区需要援助，以改进其现有的卫生保障结构，提高其应对未来灾害的能力[2, 20, 22, 24, 25]。所以，世界卫生组织（WHO）和国家 / 国际肾病学会，如国际肾病学会（ISN），汇总资源，以提高中东各国应对灾难影响和后果的恢复能力[9, 22, 23, 26, 28]。

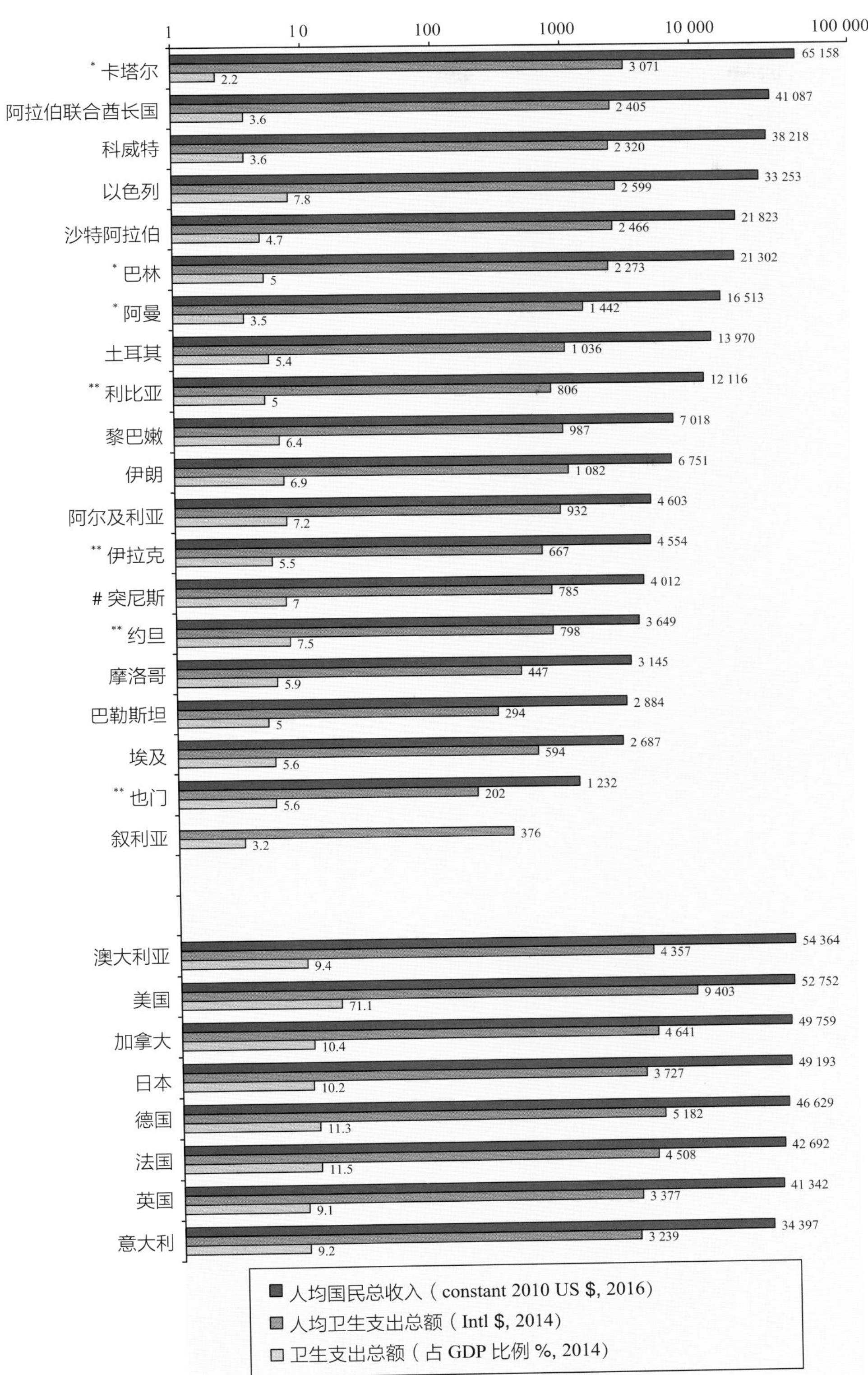

▲ 图 78-2　**2014 年 20 个中东国家及部分西方工业化国家的财富和医疗保健支出指数**

每个国家有三个指数：人均国民总收入，按购买力计算，以 2010US 表示（蓝条）；人均医疗保健支出总额，以国际美元表示（紫条）；医疗保健支出总额，以国内生产总值百分比表示（GDP；黄条）。前七个国家是富裕的高收入中东国家。*2015 年；#2013 年；**2010 年（数据源自 the World Bank: Countries and economies. http://data.worldbank.org/country 和 the World Health Organization: Countries. http://www.who.int/countries/en.）

表 78-1 中东和西部工业化国家的人口、健康指标和人类发展指数

国 家	人口总数，2016[a]	中位年龄（岁）	出生时预期（岁），2015[b]		5 岁前死亡率（/1000 活产，2016）[b]	国家人类发展指数排名（188 个国家）[c]
			男 性	女 性		
中东国家						
阿尔及利亚	40 606 050	28.1	74	78	25	83
巴林	1 425 170	32.3	76	78	8	47
埃及	95 688 680	23.9	69	73	23	111
伊朗	80 277 430	30.3	74	77	15	69
伊拉克	37 202 570	20	66	72	31	121
以色列	8 547 100	29.9	81	84	4	19
约旦	9 455 800	22.5	72	76	18	86
科威特	4 052 580	29.3	74	76	8	51
黎巴嫩	6 006 670	30.5	74	76	8	76
利比亚	6 293 250	28.9	70	76	13	102
摩洛哥	35 276 790	29.3	73	75	27	123
阿曼	4 424 760	25.6	75	79	11	52
巴勒斯坦	4 551 570	20	71	75	19	114
卡塔尔	2 569 800	33.2	77	80	9	33
沙特阿拉伯	32 275 690	27.5	73	76	13	38
叙利亚	18 430 450	24.3	60	70	18	149
突尼斯	11 403 250	31.6	73	78	14	97
土耳其	79 512 430	30.9	73	79	13	71
阿拉伯联合酋长国	9 269 610	30.3	76	79	8	42
也门	27 584 210	19.5	64	67	55	168
西方工业化国家						
澳大利亚	24 127 160	38.7	81	85	4	2
加拿大	36 286 430	42.2	80	84	5	10
法国	66 896 110	41.4	79	85	4	21
德国	82 667 680	47.1	79	83	4	4
意大利	60 600 590	45.5	80	85	3	26
日本	126 994 510	47.3	80	87	3	17
联合王国	65 637 240	40.5	79	83	4	16
美国	323 127 510	38.1	77	82	7	10

a. 数据源自 World Bank：Indicators. http://data.worldbank.org/indicator.

b. 数据源自 the World Health Organization：Countries. http://www.who.int/countries/en.

c. 数据源自为联合国开发计划署出版的 *the 2016 Human Development Report*：http://hdr.undp.org/sites/default/files/2016_human_development_report.pdf

一、急性肾损伤

与许多国家一样，由于在医疗报告中 AKI 的定义不一致、漏报、季节性 AKI，以及自然和人为灾害的频率和地点等问题，许多中东国家急性肾损伤（AKI）的发病率和患病率的数据很少且不准确 [29-32]。社区和医院在 AKI 患者的年龄、数量、自然病程、预后以及每个中东国家在采用预防措施上的认知差距很大。中东国家发表的大多数关于 AKI 的报道都是在三级医院或单中心进行的短期研究，在这些研究中，只有少数是前瞻性研究。此外，在这些报道中对 AKI 的定义不一致 [33-39]。Al-Homrany 报道，在沙特阿拉伯南部一家医院的一项为期 2 年的前瞻性研究中，住院患者 AKI 的发病率为 0.6%[35]。在这些 AKI 病例中，62% 为医院内获得，38% 为社区获得。在一项为期 1 年的来自以色列北部的单中心回顾性队列研究中，Shema 和他的同事报道，据其使用的 AKI 定义，住院成人患者中 AKI 的年发病率为 1%～5.1% [36]。在中东呼吸综合征（MERS）冠状病毒暴发病例系列研究中，58% 的危重患者出现 AKI 需要肾脏替代治疗（RRT）[40]。与在加拿大严重急性呼吸系统综合征（SARS）流行期间接受治疗的同等危重患者相比（5%），这一比例很高 [41]。急性肾损伤 - 流行病学前瞻性调查（AKI-EPI）研究是第一项跨国和横断面研究，使用 KDIGO 的 AKI 定义 [42] 和标准化的数据采集仪器，以调查 AKI 在世界范围内（33 个国家）重症监护病房（ICU）的流行病学情况 [31]。57.3% 的观察对象发生了 AKI。然而，在 97 个参与中心中，只有 5 个来自中东——3 个来自埃及的 ICU，1 个来自突尼斯，1 个来自土耳其。要从中得出关于整个中东地区的确切结论，样本量较小。

（一）病因

在中东国家，AKI 的原因随着时间的推移而改变。土耳其小儿肾病学会急性肾损伤研究组开展的一项全国性前瞻性研究证明：土耳其儿科患者引起 AKI 的病因在过去 20 年中发生了很大的变化 [43]。急性胃肠炎和急性链球菌感染后肾小球肾炎作为病因引起的 AKI 显著减少，而早产儿、恶性肿瘤和先天性心脏病导致的 AKI 增加。据 Hadidy 和他的同事报道，在 20 世纪 80 年代的叙利亚，尿路阻塞性疾病、未特指的术后并发症和挤压损伤是 AKI 最常见的病因 [33]。相对而言，Said 报道了相似的调查结果，其研究为期 18 个月，在工业化国家即约旦的三家医院进行，对象为 215 例年龄为 12—90 岁的 AKI 患者 [44]。肾实质疾病是 AKI 最常见的病因（58%），急性肾小管坏死（ATN）和对比剂肾病则是肾实质疾病最常见的两种病因。肾前病因（28%）和肾后病因（14%）囊括了 AKI 的其余病因 [44]。值得注意的是，尿路阻塞性疾病是 AKI 的一个常见原因，因为在这项研究中，来自也门和苏丹的患者肾结石发病率很高。来自卡塔尔的另一项单中心研究中，患者主要来自 ICU，83% 的 AKI 患者是 ATN 引起的 [45]。据 Al-Homrany[35] 报道，脓毒症、缺血和横纹肌溶解症引起的 ATN 以及疟疾和蛇咬伤等特殊病因（占所有病例的 4.6%）是沙特阿拉伯南部热带地区 AKI 的主要原因。

疟疾很少被中东国家报道为 AKI 的主要病因，除了也门 [46]。在也门的哈杰和萨那地区，恶性疟原虫引起的疟疾占 AKI 病因的 29%。然而，由于热带气候和卫生条件差，诸如感染性腹泻等肾前性疾病仍然是也门 AKI 的主要病因 [46]。疟疾肾损伤通常是几种血流动力学、免疫和代谢紊乱的结果，这也可能伴随着中枢神经系统后遗症以及液体和电解质的改变 [47-49]。疟疾引起的肾脏疾病可表现为 AKI，其形式如下：① ATN 伴随或发生严重溶血、血流动力学紊乱和组织低氧血症等并发症；②间质性肾炎；③肾小球系膜增生性病变与免疫复合物沉积 [47]。在疟疾不常见的地区，需要高度警惕。

然而，报道的 AKI 的病因可能会因记录各种病因的转诊医院类型不同而出现偏差。在阿联酋一家癌症医院的一项为期 18 个月的回顾性研究中，脓毒症和药物引起的肾毒性是 AKI 的主要病因，因为 30% 的患者免疫功能低下，正在接受化疗 [50]。大约 1/3 的阿联酋和约旦 [34, 39, 50] AKI 患者以及多达 87% 的卡塔尔 [45]AKI 患者都有并存的疾病，如糖尿病、高血压和慢性肾脏疾病（CKD）。

在中东国家中，AKI 相关的死亡率在 12%～77% [33-36, 39, 44, 45, 50-52]。ISN 的 0by25 AKI 倡议旨在到 2025 年防止 AKI 所有可避免的死亡，特别是在中低收入国家[53]。为了执行这一倡议，考量了明确界定 AKI 可预防的死亡，以及在卫生保健基础设施、社会经济条件以及教育和培训方面将任何关于 AKI 护理的建议区域化战略[53, 54]。2014 年的第一次全球 10 周概览包括来自 72 个国家 289 个站点的 AKI 数据，这些站点主要是学术和转诊中心，其中 32 个中心代表中东国家——埃及 13 个中心、伊朗 4 个中心、沙特阿拉伯 3 个中心、阿联酋 3 个中心，摩洛哥和突尼斯各 2 个中心，1 个中心的其他国家包括以色列、科威特、阿曼、巴勒斯坦和叙利亚[52]。在这项研究中，来自中东国家的患者中位年龄为 60 岁，男性为主。2/3 的 AKI 病例是社区获得性的，正如预期的那样，医院获得性 AKI 和需要 ICU 或透析患者的死亡率增加。然而，在这项研究中，中东的许多区域代表性不足，埃及和突尼斯的数据与非洲的数据结合在一起；以色列的数据是与西欧的数据一起收集的。

一些中东国家遭受了毁灭性的地震，而且这是一个持续的威胁，因为他们的领土包括非洲大裂谷。临床医生已经描述和分析了在土耳其和伊朗的灾难性地震中，持续挤压综合征幸存者肾脏受累和预后的主要影响因素[55, 56]。挤压综合征往往引起深度的低血容量休克：①由于酸碱平衡和电解质的严重紊乱而复杂和加重，其中高钾血症危及生命；②增加肌红蛋白尿引起的 AKI 的易感性。这些并发症可能发生在最初受伤的几个小时内，并可能导致早期丧失肢体或生命[28, 57]。根据 1999 年土耳其马尔马拉地震和 2003 年伊朗巴姆地震后收集的数据，伤亡人数、挤压伤害发生率和肌红蛋白尿 AKI 发生率与以下几个变量有关[55, 56, 58]。

(1) 地震的强度和后果的严重性。

(2) 地震发生当天的时间：土耳其地震发生在夜间，与白天发生的地震相比，由于受害者处于仰卧位导致更多的挤压伤害发生，而直立的人往往被倒塌的建筑物导致头部伤害致死。

(3) 地震发生地的人口密度和居住区类型：农村地区的人口密度比城市地区的人口密度要低，农村地区的建筑一般是单层的、由轻质建筑材料制成，相对而言，城市地区的建筑可能是多层的，由重型建筑材料制成，易导致城市地区更多的挤压伤害发生。

(4) 气候：与寒冷天气相比，在炎热的天气中地震幸存者更易发生血容量不足和脱水，加剧了 AKI。

(5) 救援时间：直接反映了瓦砾下的时间以及期间遭受的压力大小。

(6) 地震地点医疗设施的破坏程度及其与转诊医院的距离。

(7) 医疗支持的可获得性及救援队的效率。

(8) 透析的可获得性[28, 55, 56, 58, 59]。

AKI 患者的确诊是这些灾害的一个重要问题，这些患者需要尽早转到配备专业肾脏疾病设备的医院。

ISN 肾脏救灾工作队（the ISN Renal Disasater Relief Task Fore）与欧洲肾脏最佳实践（European Renal Best Practice）共同颁布了关于管理大规模灾难受害者的综合临床实践指南[58]，其中包括医疗和后勤原则，并以过去 20 年来在受灾害影响地区的救灾工作队活动中吸取的经验教训为基础[28, 55, 56, 58]。值得关注的是，应在受害者仍被困在废墟下时开始积极有效的液体复苏，并在合理监测下使用甘露醇。以上两点目前已被证明是减少 AKI 的有效治疗措施，并且通过防治挤压伤所致的间隔综合征来挽救肢体，间隔综合征是灾害后第二大死亡原因（图 78-3）。这些疗法还可以减少与严重出血、脓毒症和截肢有关的筋膜切除术[28, 57, 58, 60]。

总之，由于地域差异和不同地区研究中的方法学差异，在许多中东国家仍然很难对 AKI 的流行病学、病因和结局得出一个总则。需要良好地使用公认 AKI 定义[42]的区域研究来揭示 AKI 的实际发生情况。因此，这些研究的结果可以用来明确所需的基础设施，并评估预防 AKI、改善临床结局的治疗策略。

二、慢性肾脏病

（一）流行病学

由于人口结构的转变，非传染性疾病的发病率和患病率发生了迅速的变化。许多中东国家的疾病负担已从儿童感染转移到成人人群的慢性疾病[13, 61-64]。全球范围内的糖尿病新流行是这种人口结构转变的典例，影响了阿拉伯人和迦勒底美国

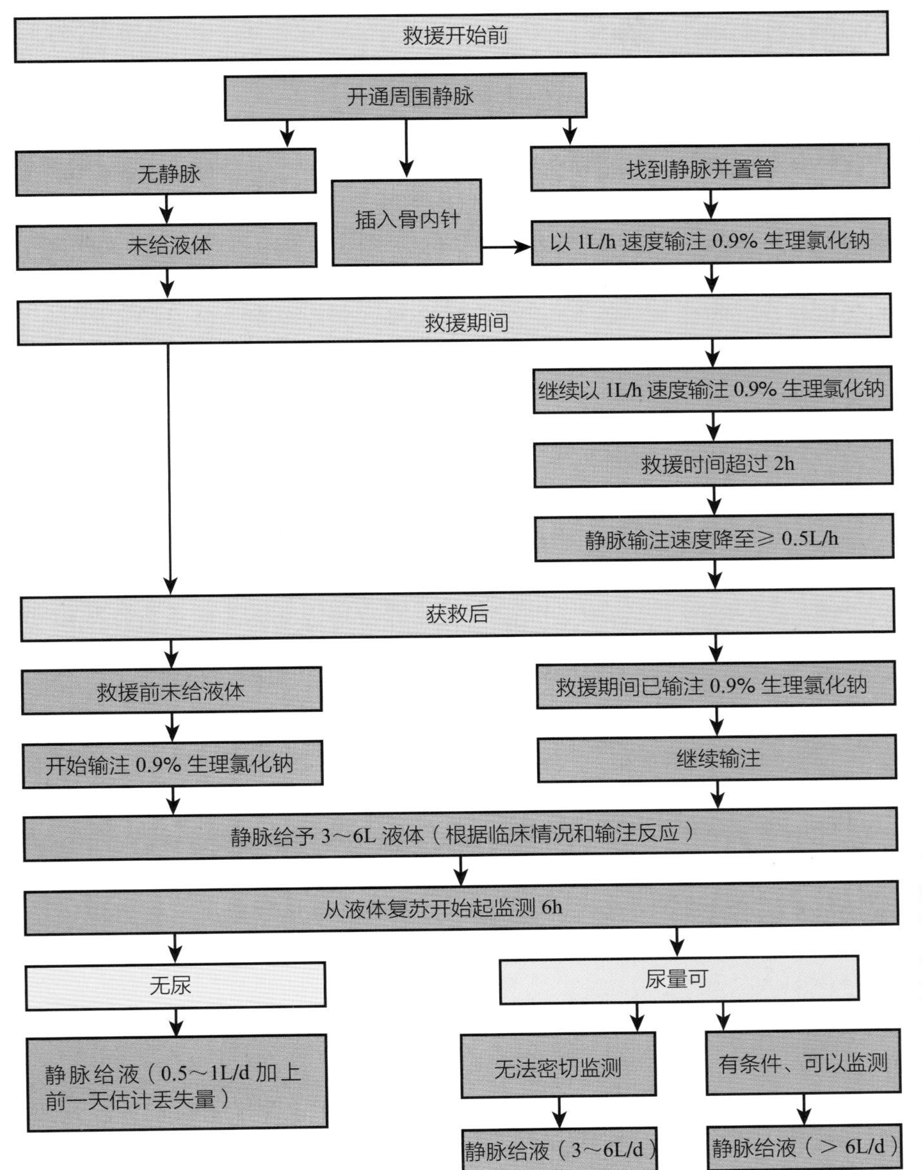

◀ 图 78-3　**大规模灾难受害者在救援前、期间和之后的液体复苏**

引自 Sever MS, Vanholder R: Management of crush victims in mass disasters: highlights from recently published recommendations. *Clin J Am Soc Nephrol.* 2013; 8:328–335; Gibney RT, Sever MS, Vanholder RC: Disaster nephrology: crush injury and beyond. *Kidney Int.* 2014; 85:1049–057.

人。2017 年，国际糖尿病联合会将沙特阿拉伯、埃及和阿联酋列为中东年龄校正后（20—79 岁）糖尿病患病率最高的国家（分别为 17.7%、17.3% 和 17.3%），在世界范围内仅次于西太平洋地区的国家[65]。国际糖尿病联合会预测，直至 2045 年中东国家的糖尿病患病率将持续增加。对中东国家来说，这些令人震惊的数字是由于城市化进程加快、人口老龄化、肥胖症增加和体力活动水平下降综合作用的结果[7, 13, 63, 64, 66–77]。糖尿病相关的直接和间接医疗支出将成为一个影响深远的经济负担。因此，资源有限甚至稀缺的中东国家将无法应对糖尿病并发症带来的社会、经济和公共健康压力（图 78–2），CKD 正是其中之一。

中东国家普遍存在的近亲结婚现象致使遗传病高发，其中一些可能导致 CKD 和终末期肾病（ESRD），特别是儿童。近亲结婚也可能改变这些国家的肾脏疾病类型[74, 78–84]。本章后文将进一步讨论中东地区的遗传性肾脏疾病及其并发症。

大多数中东国家的 CKD 发病率和患病率很难估计。目前已经在统计 CKD、ESRD 和 RRT 的流行病学数据，但缺乏良好的横断面、纵向队列研究，也没有可靠登记纳入的共病数据，进而使数据的统计遇到了困难。此外，需要进行更多的研究来建立最佳且最具成本－效益的 CKD 筛查方法 [85, 86]。

中东国家迫切需要建立一个可靠、易于获取的医疗登记册，这些登记册中的信息对于规划卫生政策和资源分配至关重要。在全国范围内基于人群的回顾性队列研究中，以色列发现超重、肥胖、有儿童肾脏疾病史但肾功能正常或持续无症状的孤立性血尿等因素，与青少年和年轻成年人群接受治疗的 ESRD 累积发病率密切相关，粗危险比分别为 3、6.89、4.19 和 18.5 [87–89]。虽然尚未得到证实，但早期发现 CKD 及其危险因素将提高健康意识，进而早期干预，反过来也可能改变疾病病程、复杂性和整体治疗成本 [85, 90–92]。

在 ISN 研究和预防委员会主持下，世界各地的发展中国家启动了基于社区的 CKD 及其危险因素筛查方案，如糖尿病、肥胖、蛋白尿和高血压 [76, 91]。这些方案有望检测到既往未发现上述慢性疾病人群的 CKD。这一新举措包括埃及和摩洛哥正在实施的方案 [93]。埃及慢性肾脏疾病信息、预防和治疗方案（EGIPT–CKD）调查了下埃及 Damanhur 市和 Al–Buhayrah 省周边城镇中 ESRD 患者一级亲属微量白蛋白尿的患病率，并最先报道了中期结果 [94]。这项研究发现 10.6% 的受试者有微量白蛋白尿。Logistic 回归分析校正后发现，吸烟和心血管疾病史与微量白蛋白尿密切相关。良好的 Maladie Rénale chronique au Maroc（MAREMAR）横断研究纳入来自摩洛哥两个城镇 El–Jadida（沿海工业）和 Khemisset（内陆农村）的 10 524 人 [77]。研究发现，校正后的摩洛哥 CKD 患病率全球最低（5.1%），其中包括肾小球滤过率估计值（eGFR）小于 60ml/(min · 1.73m^2)（1.6%）、蛋白尿（1.9%）和血尿（3.4%）。本研究中的 CKD 低发生率可能是由于对重复样本的诊断，并不是纯粹的横断面数据，表明单一 GFR 估计方法的研究可能高估 CKD 发生率。MAREMAR–CKD 队列研究按照 KDIGO 的 eGFR 分级标准 [95]：G_1，17.8%；G_2，17.2%；G_{3A}，40.2%；G_{3B}，12.3%；G_4，4.4%；G_5，7.2%。CKD G_{3A}～G_4 患者随访 8 年。此外，摩洛哥人口校正后的高血压、肥胖和糖尿病患病率分别为 16.7%、23.2% 和 13.8% [77]。

土耳其慢性肾脏病研究（CREDIT）[75] 发现成人 CKD 1 期～5 期的估计人口患病率分别为 5.4%、5.2%、4.7%、0.3% 和 0.2%，总体患病率为 15.8%。此外，CKD 患者的心血管危险因素（如糖尿病、高血压、血脂异常和肥胖）的并发率增加，与非 CKD 人群相比，OR 值分别为 3.22、2.86、1.60 和 1.65。检测每名参与者现场尿标本发现，10.2% 受试者有微量白蛋白尿，2% 有大量白蛋白尿 [75]。CKD 病因尚不明确，研究队列会继续纵向跟踪。

其他中东国家基于 KDIGO 分类标准的各期 CKD 患者实际或估计数量尚不清楚 [96]。作为全球 SEEK 项目（Global SEEK Project）一部分的一项小型试点研究证明了在 Saudi 人口中筛查和早期发现 CKD 的可行性。标准化 GFR 估算公式计算得出的 CKD 1 期～3 期患病率相对较低，分别为 3.5%、1.6% 和 0.6%，可能是由于受试者的平均年龄偏小 [（37.4 ± 11.3）岁] [97]。El Reshaid 和同事在科威特的一个转诊中心进行了为期 4 年的前瞻性研究 [98]，发现科威特国民 CKD 发病率较高，年平均发病率为每百万人口（pmp）366 例，老年人（≥60 岁）的发病率更高，为 913pmp。入院的 CKD 患者中，6% 为尿毒症，40% 出现急性肾功能恶化，主要是由于药物 [非处方非甾体抗炎药物（NSAID）为主]、感染和容量消耗。研究中作者没有提及患者 eGFR 或蛋白尿的分期和类别。

2007 年，一项纳入德黑兰 31 999 名出租车司机（主要是男性）的研究显示，6.5% 司机的 eGFR ＜ 60ml/(min · 1.73m^2) [99]。然而，伊朗的社区研究显示各州之间 CKD 患病率存在较大差异（10.2%～18.9%）[73, 100]。

德黑兰脂质和葡萄糖研究（Tehran Lipid and Glucose Study）是一项长期的、基于社区的前瞻性研究，Tohidi 和同事 [101] 监测了 20 岁及以上亚组人群的 CKD 发病率。随访 10 年发现，女性和男性 CKD 3 期～5 期的累积发病率分别为 27.8% 和 14.2%；无论是男性还是女性，年龄、高血压、糖尿病和当前吸烟史均是 CKD 3 期～5 期的独立预测因子。此外，男性高血压以及女性单身、离婚或丧偶与 CKD 风险增加密切相关 [101]。有趣的是，坚持地中海风格饮食或者阻止高血压的饮食方法（dietary approaches to stop hypertension，DASH）可以预防 CKD，降低 CKD 发病率 [102–104]，可能有利于患者存活和心血管结局[105]。

在有国家数据库的国家，每个接受 RRT 的患者都登记在册，即使可能不包括已接受肾移植的患者，但这些国家的 ESRD 患病率和发病率估计更可靠（表 78-2 和表 78-3）。然而，中东国家登记在册的患者人数可能被低估，原因还有两个：①低收入中东国家（如也门）普通公民无法承受 ESRD 的治疗费用；②居住在一些中东国家的大量外籍人口可能不包括在内。图 78-4、表 78-2 和表 78-3 汇总了中东国家已发表文章、登记在册和国际研讨会记录摘要中关于 ESRD 的现有数据[66, 76, 106-132]。大多数调查人员主要依赖于有限的回顾性研究结果和各国主要肾病学家的问卷答案，而不是精确记录的统计数据、登记册或流行病学研究结果。

以色列和土耳其已将其 ESRD 数据报告给欧洲肾脏协会 - 欧洲透析和移植协会注册中心[131]及美国肾脏数据系统[132]。土耳其登记处于 1990 年建立[116, 133]。2016 年，土耳其 ESRD 的患病率稳定在 933.1pmp，RRT 患者发病率下降到 139.9pmp[128, 132]。糖尿病肾脏疾病和高血压是土耳其 ESRD 的两个主要原因[128, 131-134]。

以色列疾病控制中心（ICDC）报告的数据表明，在过去 25 年中，ESRD 的发病率增加了 73%，从 113pmp 增加到 196pmp。1996—1999 年，年均增长率最高，但自 2003 年以来一直保持稳定。ESRD 的增加主要为老年人口（≥65 岁）。同样，ESRD 的患病率增加了 2.8 倍，从 1990 年的 416pmp 增加到 2015 年的 1171pmp。值得注意的是，1990 年 11.5%ESRD 患者的病因是糖尿病，2015 年增加到 45.9%[127, 135]。

突尼斯的登记工作于 1990 年开始，也已报告 ESRD 的发病率和患病率增加[136]。ESRD 发病率从 1992—1993 年的 81.6pmp 上升到 2000—2001 年的 158.8pmp，年均增长 9.6%。老年人、女性和糖尿病肾脏疾病患者 ESRD 的发病率急剧上升。但是，城市和农村间存在区域差异[136, 137]。

Alashek 和同事进行了一项为期 1 年的全面的观察性研究[66, 138-141]，阐明了战争前利比亚 ESRD 和 RRT 的流行病学。从 2009 年年中到 2010 年 8 月，接受透析治疗的 ESRD 患病率和发病率分别为 624pmp 和 282pmp[66]。

沙特阿拉伯器官移植中心（SCOT）建立了一个开放访问的 RRT 登记处，提供关于沙特阿拉伯 ESRD 流行病学和治疗的年度信息。2016 年，RRT 的发病率和患病率分别为 178pmp 和 741pmp，其中非沙特阿拉伯人占透析患者的 15%[142]。在过去 20 年中，透析患者年均增长 6.2%[112]。约旦国家终末期肾病登记处成立于 2007 年，2016 年年度报告不包括肾移植数据[129]。透析发生率和患病率分别为 191pmp 和 783pmp（不包括非约旦人）。

2011 年 3 月，黎巴嫩启动了全国的肾脏登记，目的是报告 CKD 患者患病率、发病率、患者管理、实践模式、临床结局和生存率的可靠数据。2012 年的第一次年度报告中，由于数据不完整，无法准确计算 ESRD 的发生率和患者生存率，估计患病率为 855pmp[130]。此后，没有发表其他正式报告。截至 2015 年 12 月，有 4496 名透析患者在黎巴嫩登记处登记。

伊朗 1975 年推出了 ESRD 治疗方案。据报道，患有 ESRD 的伊朗人数量也有所增加，这一增长体现在透析中心和肾移植项目的数量不断增加。2000 年 ESRD 的发病率和患病率分别为 49.9pmp 和 238pmp，2006 年分别增加到 63.8pmp 和 357pmp[106, 143, 144]。截至 2015 年底，伊朗有 50 223 名患者接受 RRT 治疗，患病率为 635.9pmp[132]。

在有详细数据的中东国家，ESRD 患者男性占主导地位，与世界范围报告的情况相似[111, 112, 128, 130, 132, 145, 146]。

每个中东国家透析患者的平均年龄在 42—68 岁。有趣的是，ESRD 最年轻的透析患者在发展中中东国家，最老的透析 ESRD 患者在以色列[111-113, 127, 128, 130, 134, 144, 147, 148]。

外籍人士约占总人口的 50%，特别是在富裕的海湾国家，没有关于他们的肾脏疾病及危险因素或获得治疗机会的详细调查。这一人群需要与常住人口区分开来，因为族裔、社会经济和环境背景不同，可能需要特别注意[19, 112, 144, 149, 150]。

（二）病因

中东国家 CKD 的病因受特定区域生物生态学及其人口的种族和社会经济背景的高度影响。因此，CKD 的各种病因在中东国家排名不同。北非五个中东国家（摩洛哥、阿尔及利亚、突尼斯、利

表 78-2 中东国家肾脏替代治疗的流行病学

国家	透析				肾移植		
	首次透析[a]（年份）	血透中心编号	发病率[b]	患病率[b, c]	该国首例移植（年份）	发病率[b]	类型
阿尔及利亚	1962	281	104	482	1986	3.9	C
巴林	1971	5	62	410（800）	1995	6.7	C
埃及	1958	1050	NA	609.7	1976	14.8	L
伊朗	1965	316	63.8	332.6	1967	32	C
伊拉克	1967	27	NA	83	1973	12.2	L
以色列	1948	79	191	783.4	1964	41.5	C
约旦	1968	78	117.3	754.74	1972	29.2	C
科威特	1976	9	100	400（960）	1979	35.4	C
黎巴嫩	1960	66	NA	665.4	1972	19	C
利比亚	1972	53	282	624	1989	8.6	L
摩洛哥	1980	197	42	405.8	1990	1.3	C
阿曼	1983	21	60	365（640）	1988	16.5	C
巴勒斯坦	1997	13	NA	240.3	2011	NA	L
卡塔尔	1981	6	75	320（1230）	1986	22.1	C
沙特阿拉伯	1971	187	136	513（645）	1979	24.2	C
叙利亚	1974	NA	111	228	1976	16.2	L
突尼斯	1963	146	142	812	1986	13.2	C
土耳其	1965	860	125.1	754.2	1975	42.8	C
阿拉伯联合酋长国	1975	33	129	210（760）	1985	2.3	L
也门	1982	NA	64	91	1998	1.4	L

a. 用于急性肾损伤或终末期肾病

b. 每百万人口

c. 流行率不包括外派人员（括号中）

C. 活肾供者和死亡肾供者；L. 仅活肾供者；NA. 不适用

改编自 Bello AK，et al: Global Kidney Health Atlas（GKHA）—country profiles; Bello AK，Levin A，Tonelli M，et al: Global kidney health atlas: A report by the International Society of Nephrology on the current state of organization and structures for kidney care across the globe. Brussels，Belgium，2017，International Society of Nephrology; and personal communication with Dr. Bello.

比亚和埃及）的人口具有相似的种族和社会经济背景，因为他们是非洲裔，已经与柏尔、阿拉伯和地中海的人口同化[7, 151]。20 世纪 90 年代，间质性肾炎和肾小球肾炎分别约占这些国家 CKD 所有病例的 20%[151]。2000—2010 年，间质性肾炎患者的数量增加，可能是由于环境污染和滥用非处方药所致[152]。肾小球肾炎多为增生型，免疫球蛋白 A（IgA）肾病相对少见。这些中东国家增生性肾小球肾炎的高患病率反映了由病毒、细菌和寄生虫引起的感染后肾小球肾炎。埃及、利比亚和阿尔及利亚南部约 7% 的 CKD 患者患有因血吸虫或曼氏血吸虫引起的尿路吸虫病所致的尿路阻塞性疾病。结核

表 78-3　肾脏护理的登记、认识和战略——中东国家肾脏病从业人员

	ESRD 登记处	肾脏护理的优先和倡导		肾脏护理的国家战略			从业人员
	透析和肾脏移植的可获得性	CKD 被政府定为健康优先事项	CKD 宣传小组的存在	未透析 CKD	透　析	肾移植	肾脏病从业人员（pmp）
阿尔及利亚							11.3
巴林							5.9
埃及							21.7
伊朗						NA	3.9
伊拉克							1
以色列							9.7
约旦							10.2
科威特							10.8
黎巴嫩							22.6
利比亚							12.5
摩洛哥							10.5
阿曼							30.4
巴勒斯坦						NA	2.2
卡塔尔						NA	11.4
沙特阿拉伯							17.7
叙利亚							4.7
突尼斯							16.3
土耳其							6.3
阿拉伯联合酋长国							8.7
也门					NA	NA	0.2

a. 很少有国家定期报告国家登记册数据，如以色列 [127]、土耳其 [128]、约旦 [129] 和沙特阿拉伯 [112, 448]。蓝色和红色方框分别表明调查参与者对 GKHA 问卷回答为是和否 [76]；黄色，只用于透析登记处

CKD. 慢性肾脏病；ESRD. 终末期肾病；pmp. 每百万人口；NA. 未获取

引自 Bello AK，et al: Global Kidney Health Atlas（GKHA）—country profiles; Bello AK，Levin A，Tonelli M，et al: Global kidney health atlas: A report by the International Society of Nephrology on the current state of organization and structures for kidney care across the globe. Brussels，Belgium，2017，International Society of Nephrology; and personal communication with Dr. Bello.

病、其他细菌感染和家族性地中海热（FMF）是许多中东国家肾淀粉样变（AA 型）的主要原因 [151, 153]。

然而，ESRD 病因的频率发生了变化。除阿尔及利亚和也门外，所有中东国家的报道均显示糖尿病是 RRT 患者 ESRD 最常见的病因（20%～48%），其次是高血压（11%～30%）和肾小球肾炎（11%～24%）[7, 62, 66, 107, 111, 127, 129–132, 142–144, 149, 154, 155]。

1. 基因紊乱

随着遗传学和分子生物学的进步，许多这些疾病的潜在分子缺陷已经被阐明，遗传性肾脏疾病在儿科和成人肾脏病学领域受到了广泛的关注。中东人口的种族和基因是多样化的 [156]。在中东，阿拉伯穆斯林和德鲁兹社区的主要人口特征包括大家庭、快速人口增长和高血缘关系率。在巴勒斯坦阿

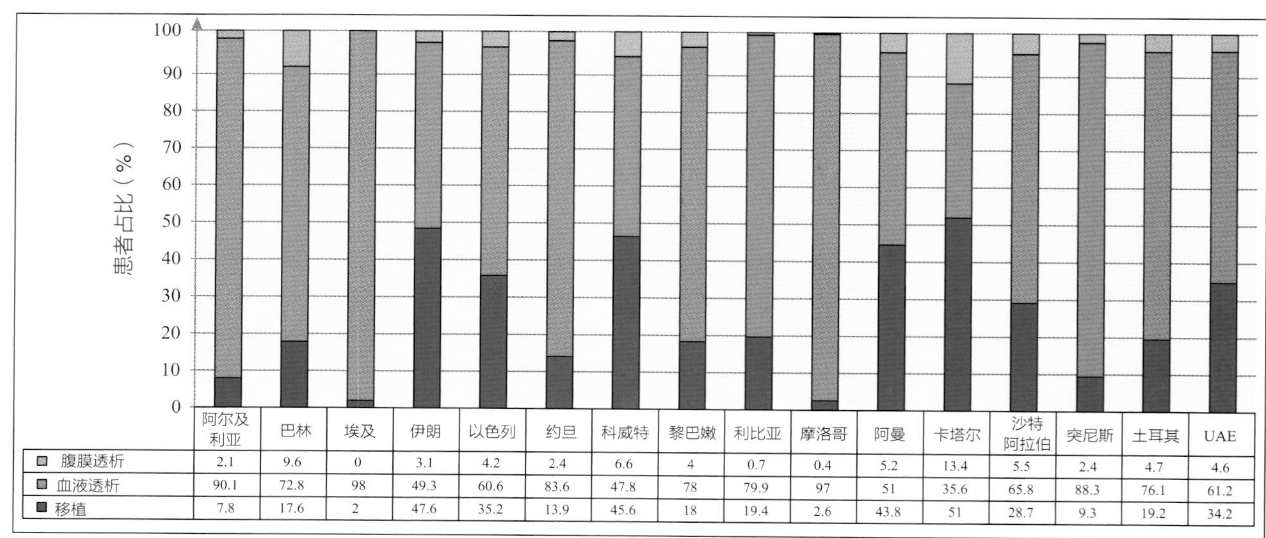

	阿尔及利亚	巴林	埃及	伊朗	以色列	约旦	科威特	黎巴嫩	利比亚	摩洛哥	阿曼	卡塔尔	沙特阿拉伯	突尼斯	土耳其	UAE
腹膜透析	2.1	9.6	0	3.1	4.2	2.4	6.6	4	0.7	0.4	5.2	13.4	5.5	2.4	4.7	4.6
血液透析	90.1	72.8	98	49.3	60.6	83.6	47.8	78	79.9	97	51	35.6	65.8	88.3	76.1	61.2
移植	7.8	17.6	2	47.6	35.2	13.9	45.6	18	19.4	2.6	43.8	51	28.7	9.3	19.2	34.2

▲ 图 78-4　某些中东国家终末期肾病不同肾脏替代疗法的分布

UAE. 阿拉伯联合酋长国 [改编自 US Renal Data System (USRDS): Annual Data Report, Chapter 11: International comparisons. https://www.usrds.org/2017/download/v2_c11_IntComp_17.pdf; 和 Benghanem GM: Epidemiology of ESRD in the Maghreb [lecture]. Presented at the 5th Maghrebian Congress of Nephrology, March 19–22, 2014, Djerba Island, Tunisia] 数据引自文献 [107, 125, 128, 130.]

拉伯人中，40% 以上的婚姻是亲戚之间的，其中 50% 是近亲结婚 [156, 157]。在贝都因社会，40% 育龄妇女与表亲结婚 [158]。然而，最近在以色列的穆斯林村庄进行的一项全面研究表明，社会人口在 50 年间发生了重大变化 [84]，从与表亲结婚转变为与一个远亲结婚。每个妇女的平均生育子女数量显著减少，同时，母亲生产时的平均年龄也逐步提高。这些变化对隐性遗传疾病发病率的影响有重要意义。

相比之下，据报道以色列犹太人的血缘关系率是 2.3%，其中表亲婚姻占 0.8%。以色列犹太人的血缘关系率最高的是东方犹太人（即亚洲犹太人和非埃及犹太人；7.1%）[159]。

据报道，沙特阿拉伯、科威特、黎巴嫩和摩洛哥人口的血缘关系率也很高 [78, 79, 81, 83, 160–162]。

黎巴嫩的流行病学调查结果显示，26% 的慢性血液透析患者是近亲父母的子女 [79]。此外，Barbari 和同事 [79] 报道，在接受血液透析的近亲家庭患者中，肾脏疾病家族史的风险特别高。血缘关系率高的人群也增加了肾功能不全相关成年疾病的患病率，如高血压、代谢综合征和糖尿病 [80, 163]。一项来自黎巴嫩三个病理中心的肾脏活检研究表明，在穆斯林和近亲结婚的后代中，系膜增生性肾小球肾炎明显更常见，而局灶节段性肾小球硬化（FSGS）在基督徒中最普遍 [82]。应该指出的是，尚未进行对已知组织学诊断的基因突变筛查。

> **临床意义 – 遗传性肾脏病**
> 因为高血缘关系率，中东遗传性肾脏疾病的发生率高。

遗传肾脏疾病大多以常染色体隐性方式遗传。因此，高血缘关系率地区常发这些疾病并不奇怪 [164]。后代较多的大家族带来的高携带者率也进一步导致隐性遗传疾病的患病率增加。目前尚未证明中东近亲群体更易出现高突变率。血缘关系可能增加等位基因和位点异质性 [80, 163–165]。在巴勒斯坦阿拉伯人中，发现了 71 种不同的常染色体隐性肾病 [157]，包括原发性肾脏疾病（先天性肾病综合征、肾单位肾结构）、代谢和肾小管缺陷（胱氨酸尿症、Bartter 综合征、肾小管酸中毒、1 型原发性高草酸尿症）和 FMF（本章后面详细讨论）。遗传因素对儿科肾脏疾病患者的影响非常明显，特别是在先天性和遗传性肾脏和泌尿系统疾病的数量持续增加的沙特阿拉伯和叙利亚 [156, 166]。以色列南部犹太和贝都因人的研究结果表明，儿童遗传肾脏疾病的比例过高（表 78–4）[81]。

通过结合全外显子测序和一个卡塔尔高血缘关系率阿拉伯队列的高分辨率代谢组学分析，发现了21 个常见、12 个功能罕见的变异代谢组学定量特征位点（mQTL），其中 45% 是首次发现[167]。这个项目可能对中东地区包括肾脏疾病在内的多领域精确医学有着广泛意义。

2. 囊性肾病

常染色体显性多囊肾病是成人最常见的遗传性肾脏疾病之一，在几个中东社区的 ESRD 患者中占到 1.2%～10%[127, 155, 168-170]。常染色体隐性多囊病 [ARPKD;（OMIM）在线孟德尔遗传 263200 号]，拟发病率为 1/20 000～1/40 000。出生时羊水严重

表 78-4 1994—2010 年以色列南部的遗传性肾脏病

疾病类型	疾 病	OMIM 编号	患者编号	家庭编号	贝都因患者编号	犹太患者编号
肾小球	Alport 综合征	301050	5	3	0	5
	良性家族性血尿	141200	3	2	2	1
肾小管	家族性高钾性高血压	145260	1	1	0	1
	胱氨酸尿症	220100	14	7	14	0
	远端 RTA	602722	4	3	2	2
	肾源性尿崩症	125800	18	11	17	1
	2 型 Bartter 综合征	241200	10	6	3	7
	4 型 Bartter 综合征	602522	20	13	20	0
	未分类的 Bartter 综合征		3	3	1	2
	家族性低镁血症	602014	21	15	21	0
	Gitelman 综合征	263800	3	3	1	2
	低血磷佝偻病	307800	4	2	3	1
膀胱 /NPHP	ADPKD	173900	14	13	0	14
	ARPKD	263200	16	12	13	3
	Bardet-Biedl 综合征	209900	5	4	5	0
	少年型肾单位肾痨	256100	3	3	2	1
	婴儿肾单位肾痨	602088	5	4	5	0
代谢性	Fanconi-Bickel 综合征	227810	2	2	2	0
	黄嘌呤尿症	278300	5	2	5	0
	Lowe 综合征	309000	1	1	0	1
	胱氨酸病	219800	3	3	0	3
其他	不典型 HUS	134370	8	4	8	0
	肾小管发育不良	267430	5	5	4	1
总计			173	122	128	45

ADPKD. 常染色体显性多囊肾疾病；ARPKD. 常染色体隐性多囊肾疾病；HUS. 溶血性尿毒症综合征；NPHP. 肾单位肾结核；OMIM. 在线人类孟德尔遗传（http://www.ncbi.nlm.nih.gov/omim）；RTA. 肾小管性酸中毒

改编自 Landau D，Shalev H: Childhood genetic renal diseases in southern Israel. *Harefuah*. 2010;149:180-185.

缺少导致肺发育不全的新生儿在出生后第一个月的死亡率特别高。主要表现为肾集合管和远端小管的梭形扩张和肝门发育障碍的三联征。ARPKD 与染色体 6p21.1–p12 上 *PKHD1* 基因突变有关，*PKHD1* 基因编码 fibrocystin，是一种位于原代纤毛上的膜蛋白 [171]。已报道的 *PKHD1* 基因突变有 700 多个 [172]。一项大型国际研究在土耳其和以色列儿童中发现了几个基因突变 [173, 174]。

Meckel–Gruber 综合征（MKS）是一种致死性隐性遗传性纤毛病，特点是多种先天性异常，如多囊肾、脑枕部膨出和多指（趾）畸形。至少 13 个基因目前被认为是 MKS 的发病基础。在卡塔尔，此类罕见疾病的发病率已有报道，超过 40% 的近亲结婚的人群中，每 500 例存活新生儿中约有 1 例 [175]。居住在以色列不同地区的 12 个阿拉伯家庭中有 11 个家庭明确了潜在的遗传因素，其中包括 7 个不同基因的突变，显示出高度的遗传异质性 [176]。其他纤毛病，如不同类型的肾结核（包括婴儿型），存在 *NPHP1*、*NPHP2*（*INVS*）和 *NPHP3* 突变，这些基因分别编码 nephrocystin 1，inversin 和 nephrocystin 3（表 78–5）[177–179]。中东报道了以小脑蚓部发育不全、发育迟缓、癫痫发作、视网膜营养不良和肾脏受累为特征的 Joubert 综合征病例。导致这种疾病的 33 个不同基因的致病突变具有遗传异质性，在伊朗的家庭和德系犹太人中已经发现了原始突变 [180]。

3. 遗传性肾小球疾病

许多有肾脏疾病的中东患者有家族性肾小球疾病，如家族性血尿、Alport 综合征、IgA 肾病和家族性激素抵抗型肾病综合征（SRNS），其组织学表现与 FSGS 一致 [81, 166, 181]。一种隐性 SRNS 已被证明与 *NPHS2* 基因的突变有关，该基因编码肾小球屏障蛋白 podocin[182]。最常见的表型是肾病综合征，幼儿期对免疫抑制治疗无效，大多数患者将在 20 岁前发展为 ESRD。一组来自以色列阿拉伯裔两个近亲家族的儿童中，*NPHS2* 基因突变分析显示 C412T 无义突变（R138X）的遗传纯合度 [183]。来自同一种族背景的其他 SRNS 儿童中发现了同样的突变，证实了上述效应的可能性 [183]。有趣的是，在 *NPHS2* 突变的儿童中，可高比例地检测到心脏异常，特别是左心室肥大、肺动脉瓣狭窄和离散主动脉瓣下狭窄 [184]。由于 podocin mRNA 在人胎心中表达，Frishberg 和同事 [184] 推测，podocin 可能在正常心脏发育中起重要作用。

在家族性和“偶发”SRNS 的土耳其儿童中发现了不少于 53 个 *NPHS2* 突变 [185, 186]。此处，“偶发”一词用词不当。作为一种隐性遗传病，父母双方都是致病突变的强制性携带者，缺乏阳性家族史，可能仅仅是特定家族的第一例。*NPHS2* 突变的土耳其患者中，CKD 或 ESRD 患者比例（19/73）明显高于没有突变的患者（28/222）。此外，基因突变患者进展到 ESRD 的平均时长明显缩短 [185, 186]。伊朗 49 名 SRNS 和 50 名激素敏感型肾病综合征患儿的 *NPHS2* 突变率分别为 31% 和 4% [187]。33% 的患儿在肾移植后原发性疾病复发，其中没有 *NPHS2* 突变者。

由 *NPHS1* 基因编码的 nephrin 是维持肾小球上皮细胞滤过膜正常结构和功能的必需蛋白。来自一个以色列阿拉伯近亲家庭的 12 名芬兰型先天性肾病综合征儿童中，有 3 个 $NPHS_1$ 基因突变 [165]。目前没有报道激素敏感型肾病综合征有家族性模式。但也有研究发现，高血缘关系的以色列贝都因家庭中有类似情况，激素敏感型肾病综合征发病率增加是该人群易感基因的选择性富集所致 [188]。

通过评估 49 个沙特阿拉伯家庭中的儿童肾病综合征的突变致病基因 [189]，筛选出了 62 例患者存在与先天性、婴儿或儿童肾病综合征相关的基因突变，如 *NPHS1*、*NPHS2*、*LAMB2*（laminin-β_2）、$PLCE_1$（磷脂酶 $C\varepsilon_1$）、*CD2AP*（CD2 相关蛋白）、*MYO1E*（肌球蛋白 1E）、*WT1*（Wilms 抑癌基因 1）、*PTPRO*（O 型蛋白酪氨酸磷酸酶受体）和 *NEIL1*（Nei 内切酶 VII 样 1）等 [189]。其中 11 个家庭（22%）存在 *NPHS2* 基因的纯合突变，这也是肾病综合征的最常见原因。其余分别为 *NPHS1*（12%）、*PLCE1*（8%）和 *MYO1E*（6%）基因突变。FSGS 是最常见的组织病理损害类型，大多患者都发展为需 RRT 治疗的 ESRD[189]。

Podonet Consortium 是一个先天性肾病综合征和儿童 SRNS 的国际登记处，分析了 1655 名患者的数据，这些患者中有 9.2% 来自中东（叙利亚、黎巴嫩、伊朗和阿联酋）。23.6% 的患者筛查到有致病基因突变 [190]。一组来自沙特阿拉伯单中心的 44

表 78-5 中东社区的罕见遗传性肾脏疾病

国家，社区	疾 病	OMIM 编号	表 型	缺陷，突变	参考文献
沙特阿拉伯人、土耳其人	Alström 综合征[a]	203800	视网膜变性、肥胖、心肌病、感音神经性耳聋、胰岛素抵抗、肾功能损害	*ALMS1* 基因广泛表达，编码一种功能未知的蛋白	[220, 247]
以色列犹太人、伊拉克血统	Ⅰ型肾性低尿酸血症	220150	低尿酸血症、高尿酸血症、肾结石、运动性急性肾损伤	*SLC22A12* 基因编码尿酸转运蛋白 $URAT_1$	[242]
以色列阿拉伯人	Ⅱ型肾性低尿酸血症	612076	尿酸的肾清除增加、低尿酸血症、肾结石、运动性急性肾损伤	*SLC2A9* 基因，编码葡萄糖转运体 9（GLUT9）	[233, 237, 243]
以色列犹太人、土耳其人	Dent 病[a]	300008	低分子量蛋白尿、高钙尿、肾钙质沉着症、肾结石、佝偻病、肾功能衰竭、低钾代谢性碱中毒、局灶性肾小球硬化	*CLCN5* 编码氯/质子 ClC-5 逆向转运	[234, 236, 244]
埃及和沙特阿拉伯人、土耳其人、伊朗人、约旦人	胱氨酸病	219750（成人） 219900（青少年） 219800（婴儿）	发育不良，多饮，多尿，Fanconi 样综合征，角膜、结膜和视网膜沉积	*CTNS* 编码溶酶体胱氨酸转运体	[232, 240, 248, 249, 251]
以色列德鲁兹	常染色体隐性遗传伴高钙尿症的近端肾小管病变	138160	近端小管病变、高钙尿、尿中磷酸盐排泄正常或轻度升高	*SLC2A2*（*GLUT2*）编码葡萄糖转运体 2[b]	[246]
以色列阿拉伯人	常染色体隐遗传的 Fanconi 综合征和低磷酸盐佝偻病	613388	近端小管病变、肾磷酸盐消瘦、正常钙尿、骨矿物质缺乏	*SLC34A1* 编码肾磷酸钠协转运体 IIa	[245]
以色列阿拉伯人	家族性肾性糖尿和氨基酸尿[c]	233100	糖尿、氨基酸尿	*SLC5A2* 编码肾特异性 Na^+/葡萄糖转运蛋白	[239]
以色列犹太人	近端肾小管酸中毒和青光眼	604278 和 603345	身材矮小、牙齿畸形、双侧青光眼、失明、代谢性酸中毒	*SLC4A4* 编码碳酸氢钠协同转运体（NBCe1）	[235]
以色列阿拉伯人和犹太人	家族常染色体隐性遗传的肾小管酸中毒	267300	远端肾小管性酸中毒、耳聋	*ATP6V1B1* 编码的 B1 亚基 H^+-ATP 酶	[250]
以色列阿拉伯人	家族常染色体隐性遗传肾小管酸中毒	259730	近端和远端肾小管酸中毒、骨硬化病、精神发育迟滞	*CA2*，编码碳酸酐酶	[250]
埃及阿拉伯人	伴有尿钙增多和肾钙质沉着症的家族性低镁血症	248250	低钙血症、低镁血症、高钙尿、肾钙质沉着、先天性白内障	*CLDN16*，claudin-16 基因	[241]
伊朗人	家族性卵磷脂胆固醇酰基转移酶缺乏[d]	245900	下肢水肿、蛋白尿、角膜混浊、高胆固醇血症、溶血性贫血	卵磷脂 - 胆固醇酰基转移酶（*LCAT*）基因	[238]

a. X- 连接；b. *GLUT2* 的纯合突变也会导致 Fanconi-Bickel 综合征；c. 常染色体隐性遗传；d. 根据家族史和肾活检电镜结果做出诊断。OMIM. 在线人类孟德尔遗传（http://www.ncbi.nlm.nih.gov/omim）

名 SRNS 患儿中，发现 5 例患儿（11.4%）有致病基因突变，其中3例*NPHS2*突变、2例*NPHS1*突变；所有患儿均大于 1 岁[191]。有明确遗传因素的人对免疫抑制治疗没有任何反应。

25 名土耳其 SRNS 患儿接受了 *TRPC6* 突变筛查，*TRPC6* 突变是 SRNS 遗传的主要形式，其中 9 名患儿有阳性家族史[192]。结果显示，1 例有基因变异，6 例有内含子核苷酸替换；上述 9 名患儿有错义和同义氨基酸变异。虽然遗传变异的致病性仍有待证实，但作者认为 *TRPC6* 突变可能在儿童 SRNS 中起重要作用。

Galloway-Mowat 综合征（GAMOS）是一种常染色体隐性遗传病，其特征是早期肾病综合征（SRNS）和小头畸形合并脑异常共存。来自 32 个家族患 GAMOS 的 37 个个体中检测到了 *LAGE3* 基因中的 *OSGEP*、*TP53RK*、*TPRKB* 和 X 连锁的隐性突变，*LAGE3* 基因编码 KEOPS 复合物 4 个亚基。其中有 6 个家族来自中东（伊朗、土耳其、约旦和埃及）[193]。

辅酶 Q10（CoQ10），又称泛醌，是几乎所有细胞膜的脂溶性成分，在线粒体内膜呼吸链传递电子上起着至关重要的作用。*ADCK4* 可能参与 CoQ10 的生物合成；*ADCK4* 的突变可能导致 SRNS 和（或）不明原因的 CKD[194]。一项筛查 146 名 10—18 岁的新诊断为非肾性蛋白尿、肾病综合征或不同程度 CKD 的土耳其患者 *ADCK4* 突变的研究发现[195]，28 例具有双等位基因突变，补充 CoQ10 可以有效减少该队列中一个亚组的蛋白尿。

小三磷酸鸟苷（GTP）酶（Rho GTP 酶）的大鼠肉瘤同源基因家族与肌动蛋白重塑和足细胞迁移能力有关。Rho GTP 酶信号的改变会干扰足细胞的迁移，导致蛋白尿[196]。Rho 二磷酸鸟苷（GDP）解离抑制剂 1 是 Rho GTP 酶的调节因子，是一种由 *ARHGDIA* 基因编码的蛋白质，在足细胞中也有表达。在同一个德系犹太人家庭的三个兄弟姐妹和一个摩洛哥婴儿中发现，*ARHADIA* 突变与 SRNS 在生命的前十年进展到 ESRD 有关[197]。

4. 遗传性代谢病和遗传性小管病

原发性高草酸尿症（PH）是一组罕见的常染色体隐性遗传病，由于先天乙醛酸代谢障碍而导致草酸盐过度生成[198, 199]。目前已明确 3 种 PH 的遗传特征和表型[200]。相对较多见的 PH 1 型（OMIM 号 259900）是由于肝特异性过氧化物酶体酶丙氨酸 - 乙醛酸氨基转移酶（AGT）的缺失、缺乏或误靶向至线粒体所致，而 AGT 可促进乙醛酸转化为甘氨酸。聚积的乙醛酸从过氧化物酶体扩散到胞质中，由乳酸脱氢酶（LDH）催化被氧化成草酸盐。过量合成的草酸和大量不溶性草酸钙晶体经尿液排出，导致肾钙质沉着症、肾结石和肾功能下降。随着肾小球滤过率（GFR）的下降，肾脏无法清除肝脏产生的草酸负荷，血浆草酸水平增加，草酸钙晶体沉积在几乎所有组织中，这一破坏性过程称为“全身草酸盐沉着症”。PH 2 型（OMIM 号 260000）是由线粒体酶乙醛酸还原酶 / 羟基丙酮酸还原酶（GRHPR）缺乏引起的，该酶将乙醛酸还原为乙二醇酸盐。2010 年一组草酸钙肾结石患者的研究，排除 PH 1 型和 PH 2 型后被定义为 PH 3 型（OMIM 号 613616）[201]。在 9 个无血缘关系家族中，Belostotsky 和同事发现了 *HOGA1* 的双等位基因功能丧失突变，以前称为 *DHDPSL*，编码线粒体 4- 羟基 -2- 酮戊二酸醛缩酶，催化羟脯氨酸途径的第四步[201, 202]。德系犹太人中发现了 *HOGA1* 的创始突变。

PH 1～3 型在中东较普遍。以色列家庭发现了 PH 1 型和孤立的 PH 2 型病例[203-205]。22 个患有 1 型高草酸尿症的以色列阿拉伯家庭中检测到了至少 AGT 编码 *AGXT* 基因上的 15 个不同突变[203, 205]。标记的家族内表型变异没有明确的基因型 - 表型关系，常见的表型是生命的前十年发病并进展为 ESRD[203]。在埃及一个单一的三级中心测试的 19 名儿童中，有 15 名被确诊为 PH 1 型[206]。这一队列中 2/3 进展至 ESRD，其中 1/3 是在婴儿期。一项针对 129 个 1 型高草酸尿症的欧洲家庭中 155 名患者的大型研究表明，*p.Gly170Arg*（等位基因频率，21.5%）是最常见的突变基因。这种突变导致 AGT 误靶向至线粒体，但酶的催化活性没有改变。部分患者用维生素 B_6 治疗有效，维生素 B_6 是吡哆醛磷酸盐的产物，是所有转氨酶反应的辅助因子，因此可能有更好的长期预后[207]。

随后来自中东的研究报道表明，高草酸尿症表现为肾结石病和（或）进展性 CKD。虽然尚未进行系统的遗传分析，PH 很可能是多数此类疾病的原因。例如，在以色列一个三级中心的 260 名复发性肾结石成人患者中，24.2% 患者有高草酸尿症 [208]。巴勒斯坦杰宁区的 84 例 CKD 患者中有 10.7% 出现高草酸尿，这些患者已接受保守治疗或血液透析治疗 [155]。大多数情况下，PH 1 型是高草酸尿症的可能病因。一份约旦安曼的单中心回顾性报告中发现了 70 名疑似 PH 的患儿 [209]。最初的结果表明，15.7% 为 ESRD，另外 25% 有肾功能损伤。虽然本次报告没有进一步检测，但 PH1 型可能是大多患儿高草酸尿症的原因，特别是肾功能不全患儿。相似地，在患有肾结石的土耳其儿童中，高草酸尿症的患病率也很高 [210]。据报道，北非西部、沙特阿拉伯和科威特的其他中东国家的儿童也存在导致肾结石、肾钙盐沉积病和肾功能衰竭的高草酸尿症 [151, 211, 212]。原发性高草酸尿症可能诊断不足，因为晚期 CKD 或肾移植受者早期移植肾功能障碍在诊断时也许已经进展 [199]。

胱氨酸尿是一种隐性遗传性肾结石病，中东国家的不同族裔群体中普遍存在 [151, 211, 213]。胱氨酸尿不同于胱氨酸病，由于溶酶体转运障碍使胱氨酸堆积，表现为肾 Fanconi 综合征，进而导致 CKD 且有各种肾外表现（表 78-5）。胱氨酸尿是由下述两个基因中的一个或同时突变引起的。

①位于 2 号染色体 p16.3-p21 上的 *SLC3A1* 基因编码 rBAT，rBAT 是氨基酸转运体正常转运到相应上皮细胞顶端膜适当位置的必需蛋白。rBAT 突变使得胱氨酸和氨基戊二酸（如鸟氨酸、赖氨酸、精氨酸）转运受损。

② 19 号染色体 q12-13.1 上的 *SLC7A9* 基因编码氨基酸转运蛋白 $b^{0,+}AT$，当这一蛋白有缺陷时，它出现在顶端膜，假定 rBAT 是正常的，不会导致正常的氨基酸重吸收。

由 *SLC7A9* 突变引起的胱氨酸尿症患者的父母尿胱氨酸排泄水平较高，如果尿量较少或动物蛋白摄入量高，有时可能形成结石。两种突变引起的疾病表现相似 [214-216]。有些患者可能有杂合子的双基因突变，除非有单个基因的两个拷贝突变，否则不会形成胱氨酸结石。在波斯和也门的土耳其人、穆斯林阿拉伯人、德鲁兹人、德系犹太人和西班牙系犹太人群中发现了 *SCL3A1* 突变。这种疾病在利比亚犹太人中也很常见，估算流行率为 1/2500，携带者比率为 1/25，是由 *SLC7A9* 基因中的一个单一基础突变——V170M 突变引起的 [214-220]。

Fabry 病是一种罕见的由 α- 半乳糖苷酶 A 缺乏引起的糖磷脂代谢途径 X 链先天性缺陷所致。编码这种酶的基因突变导致脂质分解不足，在眼睛、肾脏、自主神经系统和心血管系统中积累产生损害。在未治疗的患者中，溶酶体中的神经酰胺三己糖苷（Gb3）的积聚可能导致多器官损伤，如在 30—50 岁进展至 ESRD。肾移植术成功后多年，能够在移植物活检标本中检测到 Fabry 病的组织学证据 [221, 222]。虽然大多数疾病特征在成人中体现，但也发现了包括肢端感觉异常、皮肤症状和肾小球改变在内的儿科疾病表型 [222, 223]。Fabry 病在以色列和土耳其被认为是家族性疾病 [221-225]。Fabry 病表型变异较大，往往具有非特异性体征和症状或意识不足，因此在其他中东国家可能诊断不足。对土耳其和黎巴嫩接受透析的 ESRD 成年患者进行筛查，发现 Fabry 病的患病率极低 [226, 227]。

Bartter 综合征和 Gitelman 综合征属于一组具有不同表型的遗传性盐流失肾小管病，是由髓袢和远曲小管中离子转运体的遗传缺陷所致。中东地区大多数 Bartter 综合征的病例是以色列阿拉伯人、居住在以色列南部和北部的贝都因人和科威特的儿童 [81, 228, 229]。

先天性肾脏和尿路异常（CAKUT）是儿童 CKD 最常见的原因。为了更好地了解潜在的致病机制，Vivante 和同事已经确诊了 20 个患有孤立非综合征肾发育不良的以色列谱系，并筛选了已知参与肾脏发育的突变基因 [230]。发现两个兄弟有一个杂合子 *PAX2* 无义突变，该基因突变引起肾缺损综合征，包括肾发育不良、眼缺损和听力障碍。来自两个不相关家族的 9 名受试者存在杂合子 *HNF1B* 突变，该基因编码肝细胞核因子 -1β。这些突变与不同的肾脏表型、青年成年发病型糖尿病（MODY5）、低镁血症和高尿酸血症有关。一个家庭中的两兄弟被测到杂合的 *WNT4* 错义突变。对不同细胞系中该基因突变的功能分析结果显示可以激动和拮抗典型 WNT 刺激。在人胎肾细胞的原代培养中，这种突变引起的功能丧失导致经典的 WNT/β-catenin 信号减弱，揭示了杂合子 *WNT4* 变异在肾发育不良中的作用 [230]。对一个有 7 例 CAKUT 患者的三代也门犹太人家庭进行全外显子测序，结果显示主要表型为肾发育不良（6 例）、膀胱输尿管反流（VUR；4 例）和（或）异位（2 例）[231]。在所有 7 名受试者中发现了核受体相互作用蛋白 1 基因（*NRIP1*）的杂合子截断突变，*NRIP1* 编码一个核受体转录辅助因子，通过直接与视黄酸受体（RAR）相互作用来调节视黄酸的转录活性。

一些中东社区已报道的罕见遗传性肾脏疾病见表 78-5[232–251]。其他非肾性遗传病也可能引起肾小球和肾小管间质并发症，如镰状细胞性贫血，这是北非西部和阿拉伯半岛中东国家常见的血红蛋白病[151, 156, 215, 252, 253]。第 43、44 和 72 章中进一步讨论了肾脏的遗传疾病。

5. 家族性地中海热

家族性地中海热（FMF）是最常见的遗传性周期性发热综合征，是中东常见的隐性遗传病之一。FMF 是一种自身炎症性疾病，其特点是反复发作的发热、浆膜炎、关节炎和丹毒样皮肤病变。对中东几个族裔群体有影响，包括西班牙系犹太人、亚美尼亚人、土耳其人和阿拉伯人[254]。FMF 最重要的并发症是肾淀粉样变性，易进展为肾病综合征和 ESRD。没有典型 FMF 发作史的患者偶尔被诊断为肾淀粉样变性。

在 20 世纪 90 年代，两组研究者通过定位克隆发现 *MEFV* 基因是 FMF 的潜在遗传病因[255, 256]。已经发现至少有 327 个 *MEFV* 基因突变，其中 195 多个与 FMF 相关[257]。*MEFV* 基因编码 pyrin 蛋白（或 marenostrin），位于 16 号染色体（16p13.3）的短臂上，内含编码 781 个氨基酸的 10 个外显子。Pyrin 主要在多形核细胞（PMNC）、嗜酸性粒细胞和单核细胞中表达，在淋巴细胞中不表达；其在滑膜、腹膜和皮肤的树突状细胞和成纤维细胞中也有表达[258, 259]。Pyrin 在天然免疫系统中发挥重要作用，是外部病原体和其他有毒物质的主要防御屏障[260]。Pyrin 的确切作用和作用机制可能是感受 RhoGTP 酶中的变化[261]。Rho 蛋白参与控制 GTP 酶活性，而 GTP 酶活性又是肌动蛋白和微管蛋白动力的重要调节因素。肌动蛋白 – 微管蛋白相互作用有助于中性粒细胞的运动和趋化。细菌毒素（如艰难梭菌毒素）可以改变 Rho 蛋白对 GTP 酶的影响，从而抑制肌动蛋白 – 微管蛋白活性和中性粒细胞趋化。Pyrin 不直接识别 Rho 修饰位点，但感知到 Rho 修饰在肌动蛋白细胞骨架通路的下游事件，并产生 caspase-1 激活的炎症小体[262, 263]。因此，pyrin 介导独特的天然免疫，通过感知细菌毒力而不是微生物分子[262]。

FMF 患者的 *MEFV* 基因突变促使 pyrin 蛋白产生，pyrin 蛋白能够在没有外部触发（如毒素或传染源）的情况下构建炎症小体。说明 *MEFV* 基因突变可能促使 pyrin 蛋白功能增加，使其在无刺激情况下发挥作用，进而促进白细胞介素（IL）-1、IL-18 和其他炎症介质的分泌，最终增强趋化性和嗜中性粒细胞增多并诱导 FMF。

某些中东国家的人群（亚美尼亚人、犹太人和土耳其人）的突变等位基因携带者占 1/5～1/3。最常见的突变是 *M694V*、*V726A*、*M680I* 和 *M694I* 的外显子 10 及 *E148Q* 的外显子 2[264, 265]。前四个突变是致病的，*M694V* 纯合子致病性最强。虽然 50% 的 *E1489Q* 纯合子突变的患者没有症状，但可能导致其他系统性炎症性疾病，如白塞病、血管炎、溃疡性结肠炎、类风湿关节炎和多发性硬化症[266]。中东人群中最常见的 *MEFV* 突变见表 78-6[266–294]。通过分析 5 个数据库内来自中东多个亚群体的 2115 个人的全基因组和全外显子数据集[295]，整理成了 *MEFV* 基因变异概要。*MEFV* 基因变异的携带率为 8%，各亚群体等位基因频率存在差异。除了 4 个研究较多的变异体，另外增加了 3 个致病变异体，包括 c.1261-11T＞G、Y688X 和 E148V。在西班牙人、意大利人、希腊人、葡萄牙人、印度人、中国人和日本人也发现了 *MEFV* 基因突变[296, 297]。大多数 *MEFV* 突变是单一氨基酸替换（错义），部分 FMF 患者有单 *MEFV* 突变。FMF 患者 *MEFV* 突变可能有基因产物功能的增加，进而表现出一个显性遗传特征。可能尚有其他基因或免疫因子调节 FMF 的天然免疫反应。

已有文献总结了 FMF 的临床谱和 pyrin 的分子生物学、结构、调控机制及其在炎症过程中的作用[263, 298–301]。Pyrin 属于蛋白质大家族，与包含由 N- 端 RING 结构域、B-box 结构域和 C- 端盘绕线圈结构域组成的三基序家族（TRIM）共享一个保守的结构域结构。Pyrin 中具有泛素连接酶活性的 RING 结构域被属于死亡结构域的 PYD 结构域取代，还携带了约 200 个氨基酸 C- 末端 B30.2/rfp/

PRY/SPRY 结构域。大多数疾病相关突变位于 C 端 B30.2 结构域，灵长类动物和人类 pyrin 中存在 B30.2 结构域，但啮齿动物中没有[301]。B30.2 结构域包括位于 C- 端区域前端的 SPRY 域和位于 N- 端的 SPRY 扩展区。SPRY 结构域是一个蛋白质相互作用模块，与调节天然和适应性免疫的途径相关[302]。

在过去的 10 年中，pyrin 的功能一直是研究的主题。通过明确 pyrin 与不同蛋白质和低聚物相互作用的结果，我们对其功能的理解逐渐清晰。263PYD 结构域通过同源 pyrin 结构域关联与一种带有半胱天冬酶募集结构域（ASC）的凋亡相关斑点样适配器蛋白相互作用[303]，参与调控细胞凋亡、炎症和 IL-1β[304]。B30.2/rfp/PRY/SPRY 结构域介导的蛋白质相互作用说明该结构域作为一个适配器模块来组装大分子复合物[305]。Pyrin 作为炎症体的一部分，还可以作为模式识别受体来感知病原体修饰和 Rho GTPase 失活（见前述）[261]。

矛盾的是，pyrin 也可以直接导致 NLRP1、NLRP3 和 pro-caspase 1 的选择性自噬降解[306]。通过 CHS 结构域对 B30.2 结构域二聚化似乎是识别高阶低聚物的关键[307]。炎症小体包含核苷酸结合寡聚结构域、富含亮氨酸重复序列和含有蛋白质亚家族的 PYRIN 结构域，现称为 NLRP 蛋白。NLRP 蛋白 *NLRP3*（cryopyrin）基因表达的突变与单基因自身炎症疾病——蛋白相关周期性综合征有关[308]。

(1) 临床表现与肾脏疾病：FMF 的临床表现和基因 - 表型关系受基因（*MEFV* 突变的程度和位点）、种族和环境因素的影响。FMF 患者的 *MEFV* 基因全程都有突变，但临床表现最重的突变位点在第 10 外显子，该外显子编码一个名为 B30.2/SPRY 结构域的基序，位于 C- 端。在外显子 2（如 E148Q）和外显子 3 中遗传变异的 FMF 患者通常临床表现不严重，甚至只是轻微的非特异性炎症。与其他类型 *MEFV* 突变相比，*M694V* 纯合子突变患者更易发生关节炎、肾淀粉样变性、丹毒样皮损、高热、脾大和更多的打击[309]。这些基因突变的患者需要更高剂量的秋水仙碱来治疗。携带 *M694V*/*M694V* 和 *M694V*/*M726A* 突变等位基因的阿拉伯 FMF 患者病情更重，而 *M694I*/*M694I* 突变者疾病症状较轻[310]。*M694V* 突变的土耳其 FMF 患者症状更重，但与淀粉样变性无关[293, 300]。纯合子 *M694V* 突变与北非犹太人、阿拉伯人和土耳其人的淀粉样变性有关，也与阿拉伯人 FMF 患者相关的长期发热肌痛综合征有关[276, 278, 285, 287, 293, 294, 310]。

传统上，FMF 被认为是一种常染色体隐性遗传病，但约 25% 临床 FMF 患者只有一个 *MEFV* 突变[292, 293, 299]。这可以解释其在某些家庭的垂直传播。FMF 患者若有某个单一 *MEFV* 突变，另外一个不太常见的突变可能与疾病发生有关，但尚未经研究证实。一些家族还有显性分离的杂合 *MEFV* 突变。故有人认为，复杂的等位基因会导致更严重的疾病形式[311]。研究发现，pyrin（T577）的第 577 氨基酸处的杂合突变可引起常染色体显性自身炎症性疾病。该位点位于 C 端 B30.2/SPRY 结构域前，对于 pyrin 的功能至关重要[309, 312]。在有常染色体显性 FMF 表型的土耳其后裔家族中，以及其他周期性综合征的欧洲患者中也发现有 T577 突变。*MEFV* 突变影响其他炎症性疾病已被证实，如过敏性紫癜、结节性多动脉炎、白塞病、风湿性心脏病和类风湿关节炎（由 Guz 及其同事汇总）[300]。有趣的是，*MEFV* 基因中携带单突变等位基因的个体也可能患有周期性发热、口疮、咽炎、腺炎综合征（PFAPA），以及强直性脊柱炎和克罗恩病[313]。

继发性或反应性 AA 淀粉样变性是 FMF 最严重的并发症。在秋水仙碱被用于治疗前，40 岁以上 FMF 患者约 75% 有淀粉样变性[314]，是由淀粉样 A 纤维细胞外沉积引起的。这些纤维由 N- 端片段的 β 片聚合物组成。N- 端片段是急性期前体血清淀粉样蛋白 A（SAA）的不完全水解产物，在慢性炎症时明显增加[315]。淀粉样变性在北非裔犹太人、土耳其人和亚美尼亚人中较常见。淀粉样变性与 *M694V* 突变在上述几个民族的患者中呈正相关[275, 278, 285, 287, 292, 293, 316]。

Ⅱ型 FMF 患者中也有 *M694V* 突变，在 FMF 临床症状出现之前已有淀粉样变性[293]。Ⅲ型 FMF 是指有两个 *MEFV* 突变（纯合或复合杂合），但没有 FMF 或淀粉样变性的临床表现。这种情况下，如果家族中的一个孩子患Ⅱ型 FMF，那更可能发展为淀粉样变性[317]。对 14 个国家（包括以色列、土耳其、卡塔尔、约旦和黎巴嫩）FMF 患者的筛查研究表明，11.4% 的患者存在淀粉样肾病[318]。而研究中，淀粉样变的主要危险因素是受试者的国籍，而并非 *MEFV*

表 78-6　家族性地中海热患者的基因 – 表型相关性

人口，社区	常见的变异	表　型	淀粉样变（患者百分比，%）	相关综合征和疾病	参考文献
以色列犹太人和阿拉伯人	*M680I*、*M694V*、*M694I*、*V726A*	关节炎、发热、浆膜炎、血管炎	1.4%（M694V 变异相关）	NR	Brik 等[278]
以色列犹太人和阿拉伯人	*M694V*（在犹太人中很常见），*M694I*（除外阿拉伯人）、*M680I*、*V726A*、*E148Q*	关节炎、发热、浆膜炎、血管炎	NR	NR	Ben-Chetrit 等[276]
以色列阿拉伯人	*M694V*（严重疾病相关），*V726A*（最多）	关节炎、发热、浆膜炎、血管炎	NR	NR	Shinawi 等[291]
北非血统的以色列犹太人和阿拉伯人[a]	*M694I*、*M694V*（在南非犹太人中较常见）、*E148Q*	滑膜炎、胸膜炎、腹痛、皮疹	95%[a]	局灶性肾小球硬化症	Ben-Chetrit 和 Backenroth[275]
北非血统的以色列犹太人，德系犹太人，伊拉克血统犹太人，以色列阿拉伯人，德鲁兹派	*E148Q*、*M694V*（在北非犹太人中很常见）、*V726A*	FMF 标准[284]	4.6%（多见于 *M694V* 纯合子）	NR	Zaks 等[294]
以色列犹太人（德系犹太人和非德系犹太人），阿拉伯人，德鲁兹派	*M694V*（犹太人中常见）、*E148Q*、*M694V*、*V726A*（阿拉伯人中也常见）、*E148Q*（在德鲁兹人中最常见）	发热、浆膜炎	NR	NR	Sharkia 等[290]
土耳其人	*M680I*、*M694V*、*M694I*、*V726A*、*E148Q*	腹痛、发热、关节痛、胸痛、皮疹	3%（大部分与 *M694V* 相关）	NR	Solak 等[292]
土耳其人	*M680I*、*M694V*、*V726A*	腹痛、发热、关节痛、胸膜炎、肌肉痛、皮疹	12.9%；0.9% 为主要疾病表现（表型 Ⅱ，与 *M694V* 相关联）	非淀粉样肾病、过敏性紫癜、结节性多动脉炎、白塞综合征、风湿热、葡萄膜炎、炎症性肠病	Tunca 等[293]
土耳其人[b]	*M680I*、*M694V*（最常见）、*V726A*、*E148Q*	腹痛、发热、关节痛、胸痛、丹毒样病变、呕吐、肾衰竭家族史	0%	NR	Caglayan 等[279]
土耳其人	*M680I*、*M694V*（最常见）、*M694I*、*V726A*、*E148Q*（常见）	腹痛、发热、关节炎、胸膜炎、丹毒样红斑、腹膜炎	NR	NR	Ozdemir 等[270]
土耳其人	*M680I*、*M694V*（最常见）、*V726A*、*E148Q*	发热、关节炎、胸膜炎、丹毒样红斑、腹膜炎、血管炎	8.6%（最常见于 *M694V* 纯合子）	NR	Kasifoglu 等[268]
阿塞拜疆的土耳其人	*M680I*、*M694V*（最常见）、*M694I*、*V726A*、*E148Q*	发热、浆膜炎、滑膜炎、肾衰竭	NR	NR	Mohammadnejad 和 Farajnia[269]
约旦阿拉伯人、巴勒斯坦阿拉伯人	*M680I*、*M694V*、*M694I*、*V726A*、*E148Q*	腹痛、发热、关节痛、肌痛、皮肤松弛症	1%（与 *M694V* 相关）	持续性发热、肌痛综合征；*M694V* 纯合率为 42%	Langevitz 等[283] Majeed 等[285]

（续表）

人口，社区	常见的变异	表 型	淀粉样变（患者百分比，%）	相关的综合征和疾病	参考文献
约旦阿拉伯人	*M680I*、*M694V*、*V726A*、*E148Q*	腹痛、发热、关节痛	9%（1 例 *M694V*，2 例 *V726A/M680I*）	乳糜泻、毛囊炎	Medlej-Hashim 等[287]
巴勒斯坦阿拉伯人	*M680I*、*M694V*、*V726A*、*E148Q*	NR	NR	NR	Ayesh 等[273]
阿拉伯人从约旦、埃及、叙利亚、伊拉克和沙特阿拉伯	*M694V*、*V726A*、*E148Q*	NR	NR	NR	Al-Alam 等[272]
居住在土耳其的伊朗人阿塞拜疆人	*M680I*、*M694V*、*M694I*、*V726A*、*E148Q*	腹痛、发热、关节痛、胸膜炎、皮疹	7%	NR	Esmaeil 等[282]
伊朗阿塞拜疆（72%）	*M680I*（最常见的）、*M694V*、*V726A*	发热、腹膜炎、关节痛、胸膜炎、皮疹	5.6%	NR	Bidari 等[277]
埃及阿拉伯人	*M680I*、*M694V*、*V726A*	腹痛、胸痛、发热、关节炎、肌痛	NR	NR	Settin 等[289]
埃及阿拉伯人	*M680I*、*M694I*（最常见）、*M694V*、*V726A*、*E148Q*	发热、浆膜炎	主要与 *M694V* 有关	NR	el Gezery 等[280]
埃及阿拉伯人	*V726A*（最常见的）、*M694V*（常见）、*M680I*、*M694I*、*E148Q*	腹痛、发热、关节痛、胸膜炎、皮疹、肌痛	2.9%（与 *M694V* 有关）	NR	el Garf 等[267]
叙利亚阿拉伯人	*M680I*、*M694V*、*M694I*、*V726A*、*E148Q*、*A744S*、*R761H*	血清炎、发热、关节炎、胸膜炎	5%	NR	Mattit 等[286]
黎巴嫩阿拉伯人	*M680I*、*M694V*（频繁）、*M694I*、*V726A*、*E148Q*（频繁）；还检测到少量等位基因	血清炎、发热、关节炎、胸痛	NR	NR	Sabbagh 等[288]
阿尔及利亚、摩洛哥和突尼斯阿拉伯人	*M694V*、*M694I*（最常见）、*M680l*、*M680I*、*A744S*、*V726A*、*E148Q*	血清炎、发热、关节炎、胸痛	NR	NR	Belmahi 等[274]
阿尔及利亚人	*M694I*（最常见的）、*M694V*、*E148Q*、*A744S*、*M680I*	腹痛、发热、关节炎、胸痛、红斑	8%	NR	Ait-Idir 等[271]
突尼斯阿拉伯人	*M680I*（最常见的）、*M694V*、*M694I*、*V726A*、*E148Q*、*A744S*、*R761H*、*I692del*	FMF 标准[284]	3.5%	NR	Chaabouni 等[281]

a. 终末期肾病患者的研究；b. 在复合杂合子患者中进行的研究；FMF. 家族性地中海热；NR. 未报告

基因型[318]。这些发现强调了环境因素在确定疾病变异表型和严重程度方面对遗传背景的影响[319]。

男性、淀粉样变性家族史、关节疼痛以及 SAA1α/α 基因型也是淀粉样变的危险因素[311]。蛋白尿通常是 FMF 和淀粉样变患者肾脏受累的首发表现，在未治疗的 FMF 患者疾病早期可能就出现[320]。一项研究发现 FMF 和继发性淀粉样变患者血清胱抑素 C 水平显著升高，提示血清胱抑素 C 水平可能是肾损害的早期标志，甚至在蛋白尿出现之前[321]。尿蛋白排泄率＞20g/d，主要为白蛋白尿，即可达到肾功能不全标准。如果早期不及时治疗，一旦 AA 淀粉样变性进展到 ESRD，将需要 RRT。淀粉样变引起的肾脏疾病在男性和女性 FMF 患者中的死亡率分别为 35% 和 60%[322]。肝、脾、肺、甲状腺、心脏、肾上腺、胃和睾丸中可发现 AA 淀粉样蛋白的肾外沉积。这些沉积在临床上有一定意义，与肠道吸收不良和肾上腺功能不全有关，且通常在开始血液透析治疗或者肾移植后才明确诊断[320, 323, 324]。

组织活检可确诊淀粉样变；直肠或骨髓活检和肾活检的敏感性分别为 79.5% 和 88%，而腹部脂肪活检的敏感性较低[325-327]。活检组织标本在刚果红染色下可以观察到淀粉样沉积，光镜下呈橙色，偏振光下呈苹果绿色双折射。另一种淀粉样蛋白特异性硫黄素 T 染色不常用。通过电子显微镜下观察到典型的淀粉样纤维来明确淀粉样变性诊断。组织中的 AA 蛋白也可以用抗 AA 蛋白抗体来检测[325]。

除了 AA 淀粉样变性，FMF 患者还有其他肾脏疾病类型。许多关于 FMF 患者全身性炎症性疾病的研究都提及了肾脏受累的情况[293]。已报道的非淀粉样肾小球病变反映了尿检或肾功能异常的患者接受肾脏活检的次数。在疾病早期报道中曾提到复发性局灶性肾小球肾炎、增殖性肾小球肾炎和结节性多动脉炎[328]，也有急进性肾小球肾炎、系膜增生性肾小球肾炎、IgA 肾病和膜性肾病相关报道[293, 299, 329-332]。

(2) 家族性地中海热的治疗：每日口服秋水仙碱是 FMF 患者最有效的治疗措施。自 20 世纪 80 年代以来，秋水仙碱的使用极大地改变了疾病的病程；秋水仙碱可以预防 FMF 和 SAA 淀粉样变性的急性发作[333, 334]。秋水仙碱的作用机制尚不完全清楚。FMF 的病理生理机制与浆膜表面中性粒细胞的募集和激活有关，而秋水仙碱通过降低中性粒细胞的变形性和弹性来影响其运动，对在炎症刺激下中性粒细胞的外渗起重要作用。在细胞层面上，秋水仙碱的主要作用之一是与细胞骨架结构（如微管）之间相互作用。研究显示，秋水仙碱积聚在 PMNC 中，促进微管解聚，进而抑制微管动力学。Pyrin 也在 PMNC 中表达，且与微管相关[335]。秋水仙碱既可抑制趋化作用，降低血清 IL-6、IL-8 和肿瘤坏死因子 α（TNF-α）的水平[336]；也可减少钙蛋白酶介导的 IκB 激酶 α 降解而抑制核因子 -κB（NF-κB）激活来发挥抗炎作用，N- 端裂解的 Pyrin 可进一步增强后者的作用[337]。抑制 PMNC 中 caspase-1 的表达也是秋水仙碱的潜在作用机制[338]。

体外实验已证实，秋水仙碱特定作用在 pyrin 和 pyrin 相互作用蛋白上，如脯氨酸 – 丝氨酸磷酸酶相互作用蛋白 1（PSTPIP1）和 ASC。在 THP-1 细胞中，秋水仙碱重组细胞骨架，下调 MEFV 表达，导致促炎突变的 pyrin 水平降低，这可能是秋水仙碱抑制 FMF 打击的机制[339]。

秋水仙碱最常见的不良反应是胃肠道反应，尤其是腹痛、腹泻。秋水仙碱过量的毒性作用与肝脏、肾脏、肌肉和大脑有关[340]。5%～10% 的 FMF 患者使用秋水仙碱没有不良反应；2%～5% 患者不能耐受药物，最常见的原因是胃肠道不良反应。尽管采取适当剂量的治疗，大部分 M694V 纯合子患者对秋水仙碱只表现出部分或最小的反应[341]。而一些患者中经长时间的秋水仙碱治疗无缓解，这些患者中没有纯合子突变[342]。

一项研究揭示了三磷酸腺苷结合盒、B 亚家族、member1（*ABCB1*）基因多态性与土耳其 FMF 患者的秋水仙碱治疗反应之间的联系。该 *ABCB1* 基因编码 p170——也称为多药耐药 1（MDR1），是一种药物发挥作用中的糖蛋白运输泵，可使不同药物（包括秋水仙碱）从细胞中挤出。上述研究中，与 CT 和 CC 基因型患者相比，具有 c.3435C ＞ T 变异的 TT 基因型的 FMF 患者在治疗效果和低剂量要求方面对秋水仙素有较好的反应[343]。这些结果值得在来自不同种族人群的 FMF 患者的进一步研究中验证。

沙利度胺、非甾体抗炎药、皮质类固醇、硫唑嘌呤、哌唑嗪和伊罗地塞二钠（一种纤维形成抑制剂）偶尔被用于对秋水仙碱抵抗的难治性 FMF 患者[325, 344–346]。干扰素-α（IFN-α）是第一批用于秋水仙碱抵抗性 FMF 患者的药物之一[347]。大多数接受 IFN-α 治疗的 FMF 患者的疾病持续时间和疼痛强度降低了 50% 以上[348, 349]。此外，使用 TNF-α 拮抗剂依那西普或英夫利昔单抗治疗的 FMF 患者症状也有所改善[345, 350, 351]。

因为 FMF 的大多数炎症表现与 pyrin C-端 B30.2 结构域突变诱导的 IL-1β 产生有关，故认为 IL-1β 拮抗剂可能是 FMF 的有效治疗方法。越来越多的研究表明，当 FMF 患者使用秋水仙碱治疗无反应或不能耐受秋水仙碱时，IL-1 抑制剂可能是安全和有效的替代疗法。IL-1β 受体拮抗剂阿那白滞素（anakinra）对 FMF 和低温相关周期性综合征患者的治疗有益[344, 346]。用阿那白滞素可显著改善和消除秋水仙碱抵抗的 FMF（crFMF）患者的症状[346, 352, 353]。阿那白滞素对 FMF 和慢性肾脏疾病患者（甚至维持性血液透析和肾移植后患者）也有一定作用[353, 354]。阿那白滞素治疗的主要不足是需要每日进行皮下注射。每 8 周服用一次卡那单抗（canakinumab）（一种抗 IL-1β 的人单克隆抗体）可迅速缓解 FMF 和 cryopyrin 相关周期性综合征的症状[355]。对包括 40 例 crFMF 患者在内的 8 项研究的系统回顾发现，卡那单抗治疗的完全和部分反应率分别为 68% 和 32%[356]。

Rilonacept 是由人 IL-1 受体的细胞外部分和人 IgG_1 的 Fc 区结合 IL-1 后组成的二聚体融合蛋白。一项小型随机对照研究表明，rilonacept 治疗后患病率有所下降，疾病打击持续时间与对照组没有差异[302]。同样，用 rilonacept 治疗 cryopyrin 相关周期综合征也有一定效果[357]。

(3) 家族性地中海热和终末期肾病：需要 RRT 的原发性（AL）淀粉样变患者预后较差，但大多数 FMF 和继发性（AA）淀粉样变患者接受慢性透析治疗后预后相对较好[358]。然而，何种透析方式是 FMF 相关 ESRD 的最佳治疗方法仍未明确[83]，仍需前瞻性研究进一步比较不同模式。目前，血液透析在 FMF 患者中的应用更为广泛。持续性非卧床腹膜透析（CAPD）已成功用于治疗。在非淀粉样疾病和 FMF 患者中，CAPD 对氮质血症和整体生存的影响相似。然而，接受 CAPD 治疗的 FMF 患者血清白蛋白水平较低，腹膜炎发生率和对促红细胞生成素刺激药（ESA）的需要高于血液透析患者[359, 360]。

在过去的几十年中，相当多的 FMF 和 ESRD 患者接受了肾移植。据报道，移植后患者和同种异体移植物的存活率较一般的肾移植受者更差或相似[83, 293, 361–363]。以色列的单中心数据表明，FMF 患者和对照组之间的移植物存活率相似[364]，但 FMF 患者移植后死亡风险增加了 2 倍以上，感染和心血管疾病是死亡的主要原因。肾移植后需秋水仙碱维持治疗，可以防止 FMF 症状和淀粉样变复发。肾移植术后 8～10 年间，AA 淀粉样变性复发的报道一直都有[365]，复发率可高达 71%[366]。服用环孢素的 FMF 肾移植受者会出现药物不良反应。霉酚酸酯和秋水仙碱联合治疗的患者还会出现胃肠道并发症[367]。

三、中东地区终末期肾病的管理

所有中东国家都可进行透析和肾移植治疗。在所有工业化和许多发展中国家，无论社会经济地位或有无健康保险，所有 ESRD 患者都可以获得 RRT（表 78-3 和图 78-4）[19, 109, 111–113, 118, 119, 127, 128, 136, 144, 151, 368–373]。

另一方面，其他发展中中东国家提供 RRT 的患者数量可能受晚期诊断和转诊、共病的存在、该国的卫生系统、报销和透析设施的可获得性等的影响[2, 151]。

（一）透析

1. 腹膜透析

血液透析是整个中东 ESRD 患者的首选治疗方式（图 78-4）。尽管在突尼斯、科威特、伊朗、沙特阿拉伯、卡塔尔和土耳其，腹膜透析使用率一直在增加，但仍相对不足[112, 121, 125, 127, 132, 374, 375]。

一些医疗和非医疗因素影响整个中东中腹膜透析的广泛使用，包括以下方面：①医疗保健提供的腹膜透析通常不报销或极少部分报销；②腹膜透析培训项目、有资质的肾科医生和透析技术熟练的护士人数有限，并且腹膜透析主治医师的工资较低；③许多患者文化水平低、卫生习惯差；④患者和护理人员认为腹膜透析的腹膜炎发生率较高。

截至 2006 年底，土耳其共有 38 824 名患者接受了透析治疗（87.4% 血液透析，12.6% 腹膜透析），其中 99.7% 有社会保险支持[370]。土耳其在建立腹膜透析方案方面的经验是杰出的，可以作为其他中东国家的典范。土耳其多中心腹膜透析研究组（TULIP）建立了一个组织腹膜透析设施和单位的平台，该小组协助规范患者记录和各种腹膜透析治疗，并最大限度地增加腹透受益的 ESRD 患者数量。TULIP 发表的临床研究影响了当地甚至全世界的腹膜透析治疗[370]。土耳其腹膜透析的患者生存率高和疗效较好，与西方工业化国家相似[154]。腹膜透析退出率为 21%，2007 年每 35.5 例患者每月发生一次腹膜炎。血脂异常是最常见的非感染性并发症[134]；心血管疾病（42.3%）、感染（19.9%）和脑血管事件（13.6%）是土耳其腹膜透析患者死亡的主要原因[134, 154]。腹膜透析是降低 ESRD 人群丙型肝炎病毒（HCV）血清转换率和高感染率的一种措施[376]，也为肾移植后患者提供了选择[377]。

腹膜透析始于 1978 年的伊朗，20 世纪 80 年代沙特阿拉伯和科威特开始使用进口腹膜透析液。由于 1994 年土耳其当地开始生产腹膜透析液，伊朗也在 1995 年开始生产，所以土耳其和伊朗的腹透费用很低[125]。自 2001 年以来，建立腹膜透析登记处和多学科联合大大增加了伊朗的腹透患者数量[107, 125]。2010 年，伊朗 1 年、3 年和 5 年患者存活率分别为 89%、64% 和 49%，而死亡和移植审查的技术存活率分别为 90%、73% 和 58%[107]。伊朗腹膜透析患者的主要死亡原因是心脏事件（46%）、脑卒中（10%）和感染（8%）。近年来，腹膜炎的发生率已从 15.2～19.4 例患者每月发生一次增加至 25 例患者每月发生一次（2010 年）[107, 125]。

自 1997 年推行以来，腹膜透析的使用在卡塔尔逐渐增加，约 23% 的 ESRD 患者接受腹膜透析治疗，大多是非卡塔尔男性外来人员。腹膜透析是一种有利的自我透析模式，可以保证患者正常的工作或旅行，对饮食限制的要求更低，而且降低了医院和医疗成本[374]。

腹膜透析使得患者生活方式和日常安排相对灵活且易于调整。这些优点也有利于一些临床状态稳定的穆斯林信徒腹透患者，他们在斋月期间要禁食[378]。但需要对打算禁食的患者进行全面的教育，并由相应腹膜透析中心对其进行随访。

2. 血液透析

有关血液透析在中东的实践模式和治疗结局，如透析质量、每项技术患者的生存率、血管通路类型、标准透析液和透析器、医疗并发症及其管理、共病情况和其他质量保证措施等方面，已发表的详细数据相对有限[109, 111, 112, 124, 128, 129, 138, 140, 369, 379–390]。

一般来说，根据最佳医疗实践指南，资源更多、有医保和先进医疗用品的工业化中东国家透析质量更有保障[111, 112, 128, 142, 386–390]。资源缺乏国的透析质量往往不是取决于医疗财政方面。由于近期的冲突、缺乏熟练的人员、透析中心与患者住所的距离以及患者无法承担的治疗费用，这些国家的患者每周透析 1～2 次[22, 86, 128, 138, 373]。但由于经济问题而终止血液透析治疗的患者并未记录在案。在大多数中东国家，很少有患者确实需要 ESRD 前护理[128, 381, 391, 392]。

埃及制定了血液透析实践指南，主要包括人员、患者护理、感染预防和控制、设施和文件或记录五个主要领域。指南发布之前，一项研究发现，16 个隶属于卫生和人口部的埃及设施中采用的循证血液透析指南方面存在缺陷和差异[379]。因此，必须将这些准则分发给埃及所有血液透析中心，同时组织讲习班、教育工作人员并采取后续行动，以确保准则的执行。利比亚 2010 年透析供应充足，但 Alashek 及其同事提出了一些需要改进的领域[138]，例如缺乏国家透析实践指南，而且熟悉 KDOQI 指南的临床医生极少。由于持续干旱，许多透析中心只能自行挖井来维持供水，但没有定期测试水质。此外，各中心在管理和监测患者的方法上也有很大差异[138, 140]。

根据 2016 年 SCOT 报告[112]，沙特阿拉伯的 243 个中心共有 16 315 名患者接受血液透析治疗，其中约 17% 在等待肾移植的名单上。几乎所有中心都使用碳酸氢盐透析液，只有少数中心（6.3%）仍使用醋酸透析液[393]。在海湾合作委员会（GCC）国家中，血液透析的血管通路类型也各不相同[389]。沙特阿拉伯患者主要使用动静脉瘘（71.2%），其次为颈静脉导管（12.6%）和动静脉移植（7.6%）[393]，而 56% 科威特患者使用导管透析[389]。在德黑兰，动静脉瘘是血液透析患者最主要的血管通路（91%）；只有 3% 动静脉移植，4% 永久性导管[144]。动静脉瘘在土耳其也是首选；2016 年 79.1% 的土耳其患者常规使用动静脉瘘透析，19.4% 使用永久性隧道导管和临时导管[128]。

沙特阿拉伯、利比亚和伊朗的透析器不重复使用[138, 394]，埃及法律也明令禁止[381]。87% 的沙特血液透析患者接受 ESA 治疗，其中约 23% 的患者血红蛋白水平＜ 10g/dl。61.8% 土耳其血液透析患者接受 ESA 治疗；而德黑兰血液透析患者中，约 48.2% 因 ESA 低剂量治疗而出现贫血，也可能是由于透析不充分，这些患者的平均治疗充分性为 0.97 ± 0.25[144]。因此，伊朗的常规血液透析临床实践并没有达到国际标准[144, 382]。

已有部分研究聚焦于中东国家透析患者 CKD 相关矿物骨疾病（CKD–MBD）的模式、患病率或治疗[128, 387]。铝基磷酸盐黏合剂的使用、土壤中存在大量锶以及锶污染的透析醋酸盐浓缩物的使用是发展中中东国家成人血液透析患者骨软化症的原因，也是儿童血液透析患者佝偻病的原因[395, 396]。高磷血症和血清钙 – 磷产物的增加是发展中中东国家透析患者的严重问题，与患者对饮食的认知不足密切相关。一项大型横断面多中心研究发现，在 1005 名埃及血液透析患者中，2/3 有高磷血症，1/3 患者血清钙磷产物升高。患者主要使用含钙磷酸盐结合剂[397]。在大多数发展中国家，经济因素影响了新型非含钙磷酸盐结合剂、钙敏受体激动剂（拟钙药）或维生素 D 受体激动剂的使用。因此，常通过延长或额外增加透析时间来控制血透患者的高磷血症[128, 144, 387, 397]。

研究结果表明，沙特肾脏病专家对 CKD–MBD 患者的发病率有足够的认识[398]。然而，这项研究也表示临床医生对 CKD–MBD 患者的患病率、模式和治疗干预结局的评估相对不足，所以制定国家指南非常有必要。约 25% 患者有高磷血症（血清磷水平＞6mg/dl），20% 患者有低钙血症（血清钙水平＜8.4mg/dl），尽管大多数患者已在口服维生素 D。鉴于中东 CKD–MBD 的现状和相关的经济、后勤限制，成立了一个由当地经验丰富的肾病学专家组成的委员会，委员会成员审查了 KDIGO 准则，并提出了可实际执行的建议，以管理中东地区 CKD–MBD[399]。

（二）病毒性肝炎终末期肾病的治疗

现有的全球数据表明，在非洲和中东人口中，乙型肝炎病毒（HBV）和丙型肝炎病毒（HCV）的慢性感染流行率很高[400–405]。这两种病毒感染对 ESRD 患者的发病率和死亡率以及肾移植受者的移植物存活有相当大的影响[406–410]。仍需进一步调查来正确估计上述感染在每个中东国家 CKD 和 ESRD 患者发病率和患病率。此外，筛查将识别出使用一些高效、直接作用、抗病毒的口服药而获益的患者[410–412]。埃及的丙型肝炎病毒呈破坏性流行，据估计，普遍患病率超过 18%。埃及的 HCV 流行始于 20 世纪 60—70 年代，在大规模血吸虫病治疗时使用了未经消毒的针头和注射器[413]。研究发现，埃及患者血液透析和肾移植后的 HCV 抗体血清学结果令人沮丧，患病率为 46%～100%[404, 410, 413–415]。埃及的 60 个透析单位实施 3 年感控，情况有所改善，透析患者 HCV 感染的年发病率从 28% 下降到 6%[414]。

根据 2016 年的 SCOT 报告[112]，沙特血液透析患者的 HBV 阳性率为 4%；HCV 感染情况与以往的调查结果相比有所下降，但仍然严峻（12%）[393]。沙特阿拉伯各地区 HCV 感染流行率差异较大（9%～16%）[112]。当正在进行血液透析的患者转至其他中心时，这种变动应当充分重视，并强调该类患者返回原透析点后重新筛查血清阳转的必要性。

沙特血液透析患者 HCV 年血清阳转率在 7%～9%。病毒最常见的变异是 HCV 基因型 4，4 型 HCV 也在中东北非国家流行，其次是 HCV 基因型 1a 和 1b[406, 408, 416]。沙特一家血液透析中心对 HCV 阳性患者和透析机实施严格的感染控制和隔离措施，HCV 感染年发病率从 2.4% 下降到 0.2%[417]。邻近海湾合作委员会国家也有类似的 HCV 高患病率，与高死亡风险、住院风险和生活质量评分较低有关[111, 418]。

伊朗常见的突变基因型是 3a 和 1a，血液透析患者的 HCV 和乙型肝炎表面抗原（HBsAg）阳性率显著下降（HCV 在 1999 年为 14.4%，2006 年为

> **临床意义 – 透析中的丙型肝炎**
> 由于中东地区某些国家 HCV 感染患病率很高，在中东接受过透析的患者返回原透析点后应监测血清阳转情况。

4.5%；HBV 在 1999 年为 3.8%，2006 年为 2.6%），正是通过采取了一些措施，例如严格的隔离政策，不重复使用透析器，患者强制接种 HBV 疫苗，以及早期肾移植 [394]。根据 2012 年 ICDC 报告，以色列实施常规病毒学检测、严格隔离措施、乙肝疫苗接种和给予 ESA 以减少对血制品的需求，因此 2005—2010 年透析患者的 HBV（1.7%～2%）和 HCV（3.7%～5.7%）感染率较低 [146]。

通过二代免疫分析技术检测 30 个土耳其透析中心患者，Köhler 发现 HCV 患病率在 1995 年为 49.9%[408]。Sayiner 及其同事认为，土耳其血液透析患者的透析持续时间、肾移植史和输血史都与其 HCV 传播和高患病率有关 [419]。土耳其也是 HBV 感染的好发地，10% 血透患者和 2.9% 献血者是 HBsAg 阳性。土耳其肾脏病学会 2008 年和 2016 年登记册指出 [128, 420]，土耳其血液透析患者的 HBV 感染率（4.5%～3.88%）、HCV 感染率（12.7%～5.2%）和两者同时感染率（0.9%～0.3%）均逐渐下降。黎巴嫩血透患者也有类似趋势，HBV 和 HCV 患病率最低（分别为 1.6% 和 4.7%）[421]。2003 年对约旦血液透析患者的一项调查显示，HBV 阳性率为 4%，年血清转阳率为 0.34%；HCV 阳性率为 21%，年血清转阳率为 2.6%[113]。2007 年研究发现，在居住在加沙地带的巴勒斯坦血透患者中，乙型肝炎病毒（8%）和丙型肝炎病毒（22%）的血清阳性率也很高 [422]。

Alashek 及其同事发现，利比亚血液透析患者 HCV 血清阳性率极高（31.1%），比一般人群高 25 倍 [139]；一年中的总血清阳转率为 7.1%，且不同血液透析中心间的差异很大。相反，HBsAg 阳性率较低（2.6%），血清阳转率为 0.6%。血清转换相关因素可能导致了院内传播，如透析持续时间、利比亚其他中心的透析史以及早期肾移植史 [139]。约旦透析患者血清 HBV 和 HCV 阳性率分别为 1.2% 和 7.8%[129]。血液透析患者的 HBV 相对患病率在德国为 4.6%，意大利 4.3%，法国 3.7%，西班牙 2.1%，日本 2.1%，美国 2.4%；校正后的年血清阳转率为每 100 例患者中 0.4～1.8 例 [423]。校正后的 HCV 流行率也有所不同：西班牙 22.9%，意大利 20.5%，法国 10.4%，德国 3.8%，英国 2.6%，日本 14.8%，美国 14%；校正后的年血清阳转率为每 100 例患者中 1.2～3.9 例，意大利和西班牙最高 [424]。

透析相关结局

埃及的研究发现，透析患者的生存率和生活质量呈显著的中心特异性（未定义），这很大程度上取决于资金 [381]。叙利亚血透患者的 3 年生存率并不乐观，不同血透中心为 26%～64% [119]。尽管从已发表的文献中很难找出确切的数字，战时患者因缺乏透析或透析不充分而死亡的情况在叙利亚和也门常有发生 [22]。约旦血透患者的年死亡率约 20% [113]，2016 年下降到 7% [129]。利比亚的年死亡率与许多其他国家相似（21.2%）[141]。而当血液透析患者平均年龄很小时，这些数据就很严重了。虽然没有报道，但预计利比亚 ESRD 患者的生存率也因其国内冲突而恶化 [141]。根据 2018 年 ICDC 报告 [127]，1990—2010 年，以色列透析患者的校正前 1 年、2 年、3 年和 10 年生存率分别为 86.6%、73%、61.3% 和 15%。在以色列，阿拉伯人在维持性透析患者生存率方面似乎比犹太人有优势，而阿拉伯一般人口预期寿命比犹太人口低 3～4 岁 [135]。卡塔尔血透患者的存活率很高，1 年和 5 年生存率分别为 84% 和 53% [124]；其他海湾合作委员会国家也差不多（每年死亡率为 8%～14.65%）[111]。

来自中东国家的合法或非法 CKD 移民之间存在健康差距，他们大多在西方工业化国家生活和工作，并且可能需要 RRT。这些人的种族和教育背景与当地人口不同，因此他们在沟通、健康保险和护理方面有很多潜在的问题 [9, 27, 425]。Fogazzi 和 Castelnovo 分享了意大利透析治疗的经验 [426]：虽然患者例数很少，但来自发展中国家（包括一些中东国家）的血液透析患者起始透析年龄比当地血透患者小 [（38.2 ± 7.9）岁 vs.（63 ± 12.6）岁]，他们在疾病晚期转诊，且更多患有感染，如肺结核和病毒性肝炎。他们还发现，患者常因医疗并发症（如贫血恶化）返回本国治疗。

（三）肾移植

与其他所有国家一样，肾移植是中东 ESRD 的首选治疗方法。肾移植对预期寿命、生活质量和医疗费用的益处大于维持透析。然而，立法障碍、保健基础设施不发达和资金不足，公众对器官捐赠重要性的认识不足，缺乏有效的肾移植项目，文化和宗教障碍，以及缺乏训练有素的多学科医疗团队，这些问题阻碍了一些中东国家肾移植的发展[86, 122, 126, 427–433]。

大多数中东国家是中东器官移植学会（MESOT）的成员国。MESOT 包括了伊朗、土耳其、中东的所有阿拉伯国家，以及巴基斯坦、塞浦路斯和一些中亚国家[126, 427]。在 MESOT 成员国中，监督器官捐赠、共享和移植活动的国家级器官中心很少。以色列不是 MESOT 的成员国，但有自己的器官移植国家中心。以色列分别于 1964 年和 1966 年进行了首次成功的活体肾移植和尸体肾移植[117]；伊朗则是在 1967 年和 2003 年完成[126, 434]。1972 年阿拉伯首次成功的肾移植供者是来自一个因心跳停止而死亡的约旦捐赠者。大多数其他中东国家，如黎巴嫩和土耳其，在 20 世纪 70 年代初开始了他们的肾移植计划，埃及和沙特阿拉伯分别于 1976 年和 1979 年开始。此后，其余的中东国家建立了自己的肾移植方案；利比亚在 2004 年建立。目前，大多数中东国家对肾移植项目都很积极，但阿尔及利亚、也门、阿联酋和巴林相对较少（表 78–2 和表 78–3）[86, 121–123, 126, 435–438]。

大多数用于移植的肾脏都来自活体捐赠者。1986 年的《安曼宣言》是中东阿拉伯国家已故者移植器官捐献的里程碑。在这份声明中，伊斯兰神学家认为脑死亡是不可逆转的，可以作为宣布合法死亡的标准，允许停止机械生命支持。此前，沙特阿拉伯伊斯兰理事会于 1982 年通过了一项决议，允许使用活体和已故捐赠者的器官进行移植[121, 439, 440]。埃及、土耳其和伊朗也发表了类似声明[121, 439]。包括埃及在内的多数阿拉伯中东国家现已颁布法律，对活体和遗体捐赠者的器官移植捐赠进行规定，肾脏和其他器官的移植方案也开始扩大[108, 119, 441]。而许多阿拉伯国家因宗教、法律、伦理和社会问题，心脏死亡后的捐赠受到限制[442]；但以色列最近已经开始实施移植项目[443]。

12 世纪哲学家和医生 Maimonides 在犹太法典《Mishneh Torah》（Sanhedrin 法，12∶3）中对犹太经典《Talmud》的解释是，拯救一个人生命就是拯救整个世界。这与《古兰经》第 5 章第 32 节中所写的类似："……如果有人救了一条命，就好像他救了全人类的命"。因此，在伊斯兰教和犹太教中，拯救生命的器官捐赠被认为是一件好事。Bulka 认为器官捐赠是应该被允许的，因为对捐赠者的危险很小，但它不是强制性的[444]。同样，基督徒认为器官捐赠是一种爱和高贵的行为（如 *Corinthians* 和 *the Good Samaritan in Luke* 第 10 章第 25～37 节的寓言）[445]。

伊朗、以色列、土耳其和 10 个阿拉伯国家（阿尔及利亚、巴林、约旦、科威特、黎巴嫩、摩洛哥、阿曼、卡塔尔、沙特阿拉伯和突尼斯；表 78–2）都有相应的已故捐助者肾移植方案[86, 122, 446]。然而，尸体供者肾移植不足以解决目前对同种异体移植的需求，这些中东国家肾移植等待名单上的患者数量正在逐步增加。尽管活体捐赠肾脏的使用正在增加，但所有中东国家肾移植供需差距仍正在不断扩大。为了解决对肾脏日益增长的需求和捐赠者的短缺，一些国家已经启动了活体异体捐赠者器官的肾移植方案，将捐赠者的资格扩大到包括与受者没有遗传关系的个体。

尽管中东地区涉及已故捐赠者器官的肾移植数量一直在增加，但国家差异很大，在大多数中东国家仅占全部肾移植不到 21%[126, 447]。土耳其 2016 年进行了 3416 次肾移植，其中 22.8% 移植肾来自已故捐赠者[128]。沙特阿拉伯禁止活体非亲属捐赠者的肾移植。据 SCOT 报告，2016 年进行的 798 例肾移植中，16% 肾脏（125 例）来自已故捐赠者[448]，其余来自在世的亲属捐赠者。事实上，2006 年沙特阿拉伯的活体肾移植率在全世界最高，为 32pmp，其次是约旦（29pmp）、冰岛（26pmp）、伊朗（23pmp）和美国（21pmp）[371]。引用沙特统计数据应该谨慎解释，因为活体亲属供体肾移植率为 10.1pmp。Nöel 认为[449]，Horvat 及其同事的结论[371]可能有"移植旅游"现象，因为其中包含了部分沙特患者的肾移植数据，这些患者的供肾来自其他国家的活体非亲属捐赠者。

约 7% 的埃及 ESRD 患者在确诊同年接受了肾移植——80% 肾脏来自活体非亲属捐赠者；20% 来自活体亲属捐赠者。2013 年以色列进行的 264 次肾脏移植中，43.5% 移植肾来自已故捐赠者，54.5% 来自在世的亲属和非亲属捐赠者。根据以色列国家移植中心年度报告，死亡捐赠者与活体捐赠者比例并不稳定，但仍然高于大多数中东国家（例如，2017 年为 38.2%），可能是由于脑死亡后器官捐献的同意率较高（约 60%）。

叙利亚肾移植始于 1976 年，移植肾全部来源于活体亲属捐赠者。2003 年后已允许使用已故捐赠者的肾脏进行移植。截至 2010 年，进行的 13.2 次 pmp 肾移植中，22% 来自已故捐赠者 [119, 122]。不幸的是，叙利亚战争摧毁了医院的基础设施，肾脏移植中心从 8 个减少到 4 个，免疫抑制治疗也难以提供 [450]。

在卫生和医学教育部、伊朗器官移植科学学会、特殊疾病患者基金会以及透析和移植患者协会（DATPA）的密切监督下，伊朗开展了活体非亲属供者肾移植方案 [451]。需要肾移植的患者被转到 DATPA，这是一个由伊朗 ESRD 患者于 1978 年成立的慈善机构，是患者和潜在捐赠者之间的联络机构。利他主义志愿者也通过 DATPA 注册，并在基金会的诊所接受评估。肾移植活体非亲属供者的伊朗模型特点如下 [436]：①非强制性；②捐赠者双亲或配偶提供书面同意书；③捐赠者可获得政府的奖励；④非营利性；⑤医疗团队没有财务收益；⑥供者和受者必须是伊朗公民；⑦等候移植名单上最靠前的。

因此，伊朗每年的肾移植数量大幅增加，从 2000 年的 1421 例增加到 2010 年的 2285 例 [120, 436]。但 2000 年（20.1pmp）活体无关捐赠肾脏占 86%，2006 年降至 75%（23pmp），2010 年为 69%（21.8pmp）。这一变化主要是由于 2000 年《器官移植和脑死亡法》颁布后使脑死亡器官捐赠合法化后，脑死亡肾脏捐赠者同时大幅增加（2000 年为 2.2%，相当于 0.4pmp，2010 年增至 26% 和 7.9pmp）[120]。值得注意的是，在伊朗引入受控的活体非亲属供者肾移植计划 10 年后，国家肾移植等待名单被取消 [452, 453]。

Simforoosh 及其同事发现，2155 名伊朗受者接受活体非亲属捐赠者的肾脏，15 年后患者和移植物存活率分别为 76.4% 和 53.2%[454]。这些结果与 2003 年美国关于活体肾移植的生存数据差不多 [455]。然而，伊朗的模式因道德原因而受到批评，因为 85% 供者非常贫穷，这可能会增加隐瞒相关医疗信息的风险 [456]。Shiraz 移植中心的一项研究表明，与有血缘关系的捐赠者相比，伊朗付费的无血缘关系捐赠者生活质量较差，微量白蛋白尿发生率较高 [457]。因此，缺乏长期的捐赠者随访以及供者受者之间的直接财政联系是主要的薄弱环节，应从道德上加以审查 [120, 458–460]。

1. 商业化的肾移植

由于缺乏用于同种异体肾移植的已故捐赠者，再加上其他医疗因素（移植物存活时间的延长和手术技术的进步，包括腹腔镜肾切除术）和非医疗因素（经济和文化），许多 ESRD 患者从原籍国无血缘关系的活体捐赠者那里寻求肾脏移植。因为捐赠者是为了钱而卖自己的肾脏，所以这种做法通常被称为商业肾移植或器官旅游 [461]。世界各地的许多国家都在进行这类肾移植，如菲律宾、俄罗斯、印度、中国、巴基斯坦和南非；还有一些中东国家，如土耳其、伊拉克和埃及 [428, 462–464]。手术通常是在保密的情况下、不合格的条件下进行的。许多移植受者在移植后 1～2 周返回原籍国，没有关键信息（例如完整的医疗报告、关于供者的重要信息、HLA 分型，以及医疗、手术和术后护理的细节）。此外，受者还面临潜在的感染风险（如 HBV、HCV 或人体免疫缺陷病毒感染）以及由于捐赠者评估不足所带来的结核病。因此，这种商业肾移植的结局是不合格的 [461, 463, 464]。

为了从根本上消除全球的商业化肾移植，移植学会和 ISN 于 2008 年 4 月在土耳其伊斯坦布尔召开了一次国际首脑会议。这次会议的成果是《伊斯坦布尔关于器官贩运和移植旅游的宣言》，该宣言建议各国制定战略，增加捐赠库，鼓励合法的拯救生命的移植方案，防止器官贩运、移植商业化和移植旅游。战略应旨在制止和禁止不道德的活动，并鼓励安全和负责任的做法，在满足移植受者需要的同时保护捐赠者 [462, 465, 466]。许多中东国家需要在器官捐赠方面注重自我平衡，以打击器官旅游，实现器官移植的全球公正 [462, 465]。

2008 年以色列议会批准了《脑呼吸死亡法》和《器官移植法》两项法律，禁止为在国外进行的违反以色列法律的移植提供医疗保险补偿，并对代理器官销售实行刑事处罚。因此，以色列来自活体和死亡捐赠者的器官增加，在国外寻求移植的人数减少（从 2006 年的 150 人降至 2017 年的 44 人）[446, 467]。然而，尽管埃及 2010 年 4 月颁布了《器官移植法》，根据世卫组织《指导原则》和《伊斯坦布尔宣言》禁止并惩罚器官贩运并允许死者捐赠，但执法力度很小，活体器官黑市问题也日益严重 [428, 441, 462, 468]。

2. 肾移植受者的药物治疗

一般来说，在世界范围内用于治疗肾移植受者的所有批准的药物也在中东使用 [120, 435]。在所有有肾移植计划的中东国家，甲基泼尼松龙、淋巴细胞消耗剂或 IL-2 受体拮抗剂的诱导治疗被广泛使用。在大多数商业移植方案中，常规给予淋巴细胞消耗剂诱导治疗，以减少急性移植物排斥反应的频率，以便受体在移植术后早期出院。目前还没有关于这种常规治疗的长期并发症的报道，如骨髓抑制、巨细胞病毒感染和移植后淋巴增殖障碍。

在大多数中东国家，肾移植后的维持治疗包括皮质类固醇、硫唑嘌呤或霉酚酸酯和钙调神经磷酸酶抑制剂的三联治疗。少数肾移植中心已经开始使用西罗莫司预防移植排斥反应，该药可以抑制丝氨酸-苏氨酸激酶（哺乳动物西罗莫司 mTOR 的靶点）[120, 439]。大多数中东国家的急性排斥反应主要用甲基泼尼松龙（Solu-medrol）和兔抗胸腺细胞球蛋白（thymoglobin）来治疗，有指征时可使用高免疫球蛋白和血浆置换。

3. 移植后并发症

中东国家关于肾移植后结局以及患者和移植物存活率的文献较少。总的来说，中东沙特阿拉伯、科威特、埃及和北非国家的移植结局符合国际标准，尽管感染仍然是发病率和死亡率的主要原因[128, 149, 151, 432, 454, 464]。

一些中东国家特别关注特殊感染。结核病在沙特阿拉伯、也门、土耳其和北非国家的透析受者中普遍存在[431, 469–473]，这些国家的患者肾移植后活动性肺结核的风险增加，约 30% 发生在肺外器官，特别是淋巴结、胃肠道和腹腔。在肾移植受者中，Mantoux 测试多呈阴性，可能是由于细胞免疫的抑制。移植肾结核常表现为肉芽肿性间质性肾炎，尿检杆菌多为阴性。移植受者的确诊通常是在肾活检或肾切除术后，常出现不明原因的发热和移植肾功能恶化。

用异烟肼或利福平预防性治疗高危患者（Mantoux 皮肤试验反应＞10mm）降低了活动性结核病的发展。这种疗法的严重后遗症是抗结核药物诱导细胞色素 P_{450} 酶，导致循环钙调神经磷酸酶抑制剂水平明显下降，进而出现严重的急性排斥反应。这种情况下增加钙调神经磷酸酶抑制剂的剂量和动态监测其循环水平是非常必要的[431, 472]。

正如前面所讨论的，病毒性肝炎在中东很常见，特别是在透析患者中。符合条件的 HBV 和 HCV 感染患者通过适当的术前准备和管理后，可以在许多中东肾移植中心接受移植[406, 472, 474]。

> **临床意义 - 移植后卡波西肉瘤**
> 卡波西肉瘤在中东患者中更常见，可能与人类疱疹病毒 8 血清阳性率高于欧洲和北美有关。

肾移植受者中最常见的肿瘤类型是皮肤恶性肿瘤、淋巴增生性疾病和卡波西肉瘤。一般人群中这些不常见肿瘤（如卡波西肉瘤）的发病率在肾移植受者高 400～500 倍。卡波西肉瘤最常见于地中海、犹太人和阿拉伯语后裔的移植受者，大多数西方工业化国家的发病率为 0.5%，在沙特阿拉伯高达 5.3%[472, 475–478]。

某些族裔群体中的卡波西肉瘤病例似乎与人类疱疹病毒 8 感染有关，因为 80% 以上有卡波西肉瘤的移植受者在接受移植前血清人类疱疹病毒 8 即呈阳性[478]。

四、总结

中东处于全球战略性位置，迷人的地理环境与丰富的民族历史、文化和资源相结合。中东国家在经济、政治制度、文化和生物生态学方面存在差异，并最终转化为医疗保健系统及疾病流行病学特征、原因、管理和结局方面的差异。尽管可能低估了发展中国家的数据，所有中东国家的肾脏疾病负担都很高，并且因该区域的许多危险因素而加重。在中东的肾病科执业医师熟悉其患者的遗传背景、社会习惯和文化，但如今生活在非中东国家的许多中东人情况不同。这些国家的肾病科医生在诊断或治疗肾脏疾病时，需要考虑到这些因素及中东患者的普遍情况。许多中东国家现下糖尿病流行是相关的，本章回顾了生活在中东的各人群中普遍存在的遗传性肾脏疾病。

此外，中东在大型灾难和肾脏并发症管理方面很有经验，可供中东以外的其他区域参考。但目前仍有问题亟待解决，必须克服重重障碍，改善中东肾脏疾病的全方位管理。迫切需要开展良好的流行病学队列研究，建立区域及国家登记处，以确保公开和准确数据的来源。研究应准确评估 AKI、CKD 和 ESRD 的公共卫生负担、危险因素和共病情况，这些信息可以进一步提高患者的治疗质量。此外，还应侧重于遭受人为和自然灾害的国家难民的特殊需要。

国际肾脏病学界认为，改进现有的诊断方法并制定疾病早期阶段检测和治疗肾脏的预防策略至关重要，特别是资源或医保支出有限的国家。为了实现这些目标，中东国家需加大以下方面的投入：①培训合格的肾脏病医生和医务人员；②开展公共教育和宣传，改变生活方式预防肥胖和糖尿病，合理使用非处方药；③婚前遗传咨询，减轻遗传病负担；④加大包括传染病在内的公共疾病防治力度，以及制定热带中东国家预防脱水的战略；⑤使用低成本、非专利药物[52, 76, 86, 469, 479]。

移植是 ESRD 最有效的治疗方法，因此中东国家需要营造社会环境，推动和鼓励公民支持用于 ESRD 患者移植的器官捐赠。鼓励已故捐赠者、在世亲属捐赠者和配对交换肾移植项目的器官捐赠以及 MESOT 成员国之间的器官共享，将使中东国家能够达到国家的器官移植需求，有助于减少中东国家的移植等待名单，同时打击不道德的商业肾移植[76, 86, 96, 427]。

声明

特别感谢 Dvora Rubinger 博士对本章之前的版本所做的贡献。

第79章 印度次大陆

Indian Subcontinent

Vinay Sakhuja Harbir Singh Kohli 著
何 娟 魏 蕾 译
孙世仁 校

要 点

- 社区获得性急性肾损伤（AKI）继发于热带感染，使用民间药物、毒液和产科因素是该地区 AKI 的一些常见原因。
- 腹膜透析在危急情况下已被使用，并有望用于资源有限和偏远地区，使用腹膜透析可以用最少的专业知识和基础设施来治疗危及生命的肾衰竭并发症，特别是 AKI。
- 由于人口快速增长和糖尿病、高血压、肾结石等危险因素的高流行率，慢性肾脏病（CKD）成为该地区主要的非传染性疾病。
- 原因不明的 CKD 在该地区很常见，多见于年轻人，他们经常在农村和户外工作。患者出现临床表现通常较晚，提示慢性肾小管间质受累。多由于诸多环境因素或毒素与慢性脱水一起作用所致。
- 大多数终末期肾病（ESRD）患者无法获得长期肾脏替代治疗。然而，公共和私立卫生部门的联合努力在建立自我维持项目以提供治疗方面展示出希望。

印度次大陆位于亚洲大陆的南部，包括印度、巴基斯坦、孟加拉国、斯里兰卡、尼泊尔、不丹和马尔代夫。这个区域居住着世界上 20% 以上的人口，是世界上人口最稠密的地区。根据国际货币基金组织的“世界经济展望”报告，这些国家都处于大致相同的经济发展阶段，被认为是新兴和发展中经济体[1, 2]。该区域大部分人口生活在农村地区，以农业为生，获得医疗保健的机会有限。按人类发展指数衡量，次大陆国家属于中等人类发展国家[3]，该指数不仅考虑到购买力平价所决定的生活水平，还涉及文化水平和预期寿命。

印度是次大陆最大的国家，人口超过 10 亿，也是该地区最大的经济体。它的经济增长令人印象深刻，因此印度被归入“新兴工业化国家”，这是工业化国家和发展中国家之间的一种分类。印度的人均国民生产总值有所增长，但仍有 7 亿人每天生活费不足 1 美元。该区域主要国家的经济和发展指标见表 79-1[2, 3]。这种不发达加上经济快速增长的组合反映在疾病谱中，一方面，次大陆国家面临传染病流行的挑战；另一方面，糖尿病，即所谓的富人疾病，已经达到流行水平。这些国家的公共部门的医疗保健是以金字塔的形式组织起来的，初级卫生中心在底部，其次是中级医院和转诊医院。疾病的专门护理通常只在主要的转诊医院提供。印度只有 900 名肾病学专家。私营医疗行业蓬勃发展，但治疗成本相当昂贵，只有有钱人或雇主负担费用的患者才能负担得起这些医院的治疗费用。

生活水平和卫生保健可获得性的差异决定了疾病模式、管理实践和疾病预后的差异。肾脏疾病谱特点提示，该区域既有全球范围的疾病，也有次大陆特有

表 79-1 印度次大陆经济和发展指标

决定因素	印　度	巴基斯坦	孟加拉国	斯里兰卡
人口（数十亿）	1.22	0.193	0.163	0.021
人口增长率（%）	1.31	1.55	1.58	0.91
出生时预期寿命（年）	67.48	66.7	70.36	76.15
年龄中位数（岁）	26.7	22.2	23.9	31.4
老年人口占总人口的百分比（>65 岁）	5	4	5	8
识字率（%）	64.84（2011 年）	55（2009 年）	57.7（2011 年）	92.5（2010 年）
婴儿死亡率 /1000 名活产婴儿（2013 年）	44.6	59.35	47.30	9.24
人均国内生产总值购买力平价（美元；2012 年）	3800	3100	2000	6000
生活在国家贫困线以下的人口比例	29.8	22.3	31.5	8.9
人类发展指数	0.554	0.515	0.515	0.715
按人类发展指数对国家进行排名（179 个国家）	136	146	146	92

的疾病。后者可能由于特定种族群体的遗传易感性，或与暴露于环境因素，如气候条件、传染源、毒液和化学毒素有关。热带地区易患肾脏疾病的遗传因素包括葡萄糖-6-磷酸脱氢酶（G6PD）缺乏，导致血管内溶血和色素诱导的急性肾损伤（AKI）。土著医疗保健系统在农村地区仍然很受欢迎，患者经常接受草药和药剂治疗，这可能会增加肾脏疾病的负担。

一、急性肾损伤

关于 AKI 在该地区的模式和患病率没有可靠的统计数据，但它是最常见的肾脏急症[4-6]。例如，在笔者医院的所有住院病例中，有 0.1%～0.25% 是 AKI。在纳入印度北部一家大型三级护理医院的重症监护病房（ICU）的 536 名儿科住院患者的一项研究中，42.9% 的患者出现了 AKI[7]。然而，在相似的临床环境下，南印度的发病率较低，为 25.1%[8]。世界其他地方描述的大多数 AKI 的原因也发生在印度次大陆。然而，有几个原因要么是独一无二的，要么在世界范围内这一地区出现的频率更高。工业化国家 AKI 主要是老年疾病，主要见于住院患者，与之相比，该地区其他健康个体的社区获得性 AKI 在该地区国家很常见，这是它们与其他发展中国家的共同特征[9]。该地区的 AKI 患者比西方的同龄人年轻。西方 AKI 患者的平均年龄从 20 世纪 50 年代的 41.2 岁增加到 20 世纪 80 年代的 60.5 岁[10]；印度 AKI 患者的平均年龄为 37.1 岁[9]。医院获得性 AKI 患者老年人比年轻人更常见[11]。

多年来，AKI 的谱系发生了变化（表 79-2）[12]。在城市地区，AKI 的病因与工业化国家相似，但在农村地区，AKI 主要是由腹泻疾病、化学物质、蛇咬和昆虫叮咬产生的[13]。自杀性摄入硫酸铜后肾功能衰竭明显下降[14, 15]，可能是因为容易获得其他毒物，如有机磷杀虫剂[16]。在巴基斯坦的一家大型三级医疗中心，对苯二胺中毒是与 AKI 有关的最常见的中毒原因[17]。印度一家大型三级医疗转诊机构的数据显示，作为 AKI 的原因之一的脓毒症几乎增加了 7 倍，从 1983—1995 年的 1.57% 上升到 1996—2008 年的 11.43%。

治疗设施严重不足。患者转诊的时间较晚，只有在肾功能衰竭变得严重和并发症出现后才会转诊。他们经常需要立即透析，因此死亡率很高。间歇性腹膜透析（PD）仍然在几个地区使用[19-21]，因为血液透析（HD）设备仅限于较大的城市。AKI 在老年人中的转归比在年轻人群中更差[22]。印度次大陆特有的 AKI 病因将在下面几节中讨论。

（一）妊娠相关性急性肾损伤

产科护理的改善使得与妊娠相关的 AKI 在工业

表 79-2　印度次大陆某三级转诊中心急性肾损伤原因占比（%）

病　因	1965—1974 年 [a]	1975—1980 年 [a]	1981—1986 年 [a]	2001—2006 年 [b]
医疗原因	67	55	61	65
腹泻病	23	12	10	7.3
葡萄糖 -6- 磷酸脱氢酶缺乏性血管内溶血	12	12	6	1
肾小球肾炎	11	9	9.5	11
硫酸铜中毒	12	12	6	1
化学品和药物暴露	4	5	7	7.2
蛇咬和昆虫叮咬	3	3	2.5	6.5
脓毒症	0	3	4	17.8
其他	7	11	17	13.2
产科原因	22	21	9	5
外科原因	11	24	30	30

化世界中几乎消失。来自印度东部一家大型三级保健医院的数据显示，在两个 13 年的时间里（1996—2008 年和 1983—1995 年），产科 AKI 病例的比例大致持平，分别为 11.8% 和 12.8%[23]。然而，一些研究显示在过去 40 年中，印度产科 AKI 病例的比例从 22% 下降到 5%（表 79-2）[19]。

第一个高峰出现在妊娠 8～16 周，主要与脓毒症诱发流产有关。堕胎操作包括使用棍棒、插入致流产的化学品、糊剂和肥皂溶液，以及在不卫生的条件下由未经培训的人员进行刮宫[24]。流产后脓毒症在过去 30 年中仍然是产科 AKI 的最常见原因[23]。自从堕胎立法和管制以及医疗设施更易获得以来，AKI 的发病率有所下降[24, 25]，尽管存在异质性，来自其他国家的有限的数据也表明，流产后或产后脓毒症是产科 AKI 的主要原因[24, 25]。

产科 AKI 的第二个高峰出现在妊娠 34 周后，与子痫前期、子痫、胎盘早剥、产后出血和产褥期脓毒症有关。在一项以人群为基础的研究中，印度人口中子痫前期的发病率据报道为 28.7%[27]。来自巴基斯坦、孟加拉国和尼泊尔的数据还表明，与流产或产褥期、出血、低血压和子痫前期有关的脓毒症是与妊娠相关的 AKI 的主要原因[26]。在印度部分地区，25% 的产科 AKI 患者出现急性皮质坏死[23, 24, 27]。为复杂妊娠的患者提供机构护理以及早期转诊到专科中心，对于确保在这种环境下更好地预防和管理 AKI 非常重要。需要以社区为基础的教育和意识，以便患者尽快寻求适当的医疗救治。妊娠期 AKI 的处理方法与常规方法相同，如果有的话，还需要额外的病因特异性干预[26]。那些肾功能没有恢复的女性通常经肾脏的对比增强计算机断层扫描（CT）以明确急性皮质坏死。如果没有这一点，应对这些人群进行肾活检。妊娠和肾脏疾病将在第 48 章进一步讨论。

（二）与外科原因相关的急性肾损伤

外科原因引起的急性肾损伤的比例从 11% 增加到 30%（表 79-2）。梗阻性肾病是外科 AKI 的主要原因[28]。肾结石的高发病率与遗传性代谢紊乱、饮食因素和液体丢失有关。一些地区的肾结石患病率很高，暴露在高温环境中和腹泻疾病的高发共同导致脱水，增加了肾结石的发病率。民间药物溶解结石会导致手术干预的延误，并加速肾衰竭的发展。

（三）感染性急性肾损伤

1. 腹泻

继发于腹泻的 AKI 不仅见于儿童，也见于成人。在成人中，腹泻性疾病占所有 AKI 的 30%[9]，而所有因 AKI 接受透析的儿童中，有 35%～50% 以前曾有腹泻和脱水[28-30]。这一问题在农村地区和城市贫民窟很常见，那里的卫生条件很差，没有饮用水，夏季和雨季发病率增加。恶心呕吐是轮状病毒感染的早期特征，水样便表明可能感染了产肠毒素大肠埃希菌或霍乱弧菌。发热、抽搐、里急后重、便血和黏液提示是志贺菌、沙门菌或肠道侵袭性大肠埃希菌感染。霍乱的诊断可以通过显微镜来确认在悬滴制剂中高度活跃的霍乱弧菌；粪便培养是必要的，以确认其他微生物的存在。

早期、充足的补液是治疗的基础。世界卫生组织（WHO）推荐的口服补液剂的广泛使用已使该疾病死亡率显著下降。严重脱水、持续性呕吐或麻痹性肠梗阻的患者可能需要使用乳酸林格液进行静脉补液。随着代谢性酸中毒的纠正，低钾血症可能会恶化，可能需要大量的钾来预防危及生命的心律失常。因为腹膜透析液是无钾的，所以对于使用这种方法治疗的重度 AKI 患者，应该通过静脉注射（IV）或腹腔途径补充钾。继发于急性胃肠炎的容量耗竭被认为是肾损伤的最常见原因，偶尔也会发生急性皮质坏死。

2. 溶血性尿毒症综合征

在次大陆部分地区，溶血性尿毒症综合征占所有儿科 AKI 病例的 25%～55%，但这一比例已经下降 [8, 32–34]。在一项研究中，与腹泻相关的溶血性尿毒症综合征仅占印度南部儿科 ICU AKI 病例的 3.8% [8]。这种情况主要见于学龄前儿童，在成人中较少见。其主要特征是少尿性肾功能衰竭，约 70% 的病例出现腹泻先兆。30%～50% 的病例可见神经受累。查体可见面色苍白、轻度黄疸。肾功能衰竭病情严重，需要长期透析。血涂片上的红细胞碎裂和血小板减少可证实诊断。支持证据包括未结合的高胆红素血症和血浆乳酸脱氢酶水平升高。印度次大陆的致病微生物通常是志贺菌，而非大肠埃希菌 [35, 36]。这种情况的组织学特征是肾血管系统的血栓性微血管病变。组织学检查显示小动脉和细动脉受累频繁，内膜增生严重，管腔狭窄。高达 40% 的患者出现斑片状或弥漫性肾皮质坏死 [32]。对患者主要给予支持性治疗。血浆输注或血浆置换并未广泛使用，结果很差，死亡率为 60% [37]。在痊愈的患者中，很大一部分人残留肾功能障碍，最终发展为 ESRD。血栓性微血管病变的治疗将在第 34 章详细讨论。

3. 疟疾

疟疾是由原生动物疟原虫引起的，经按蚊传播。在 4 种疟原虫中，AKI 最常见于恶性疟原虫感染。一些报道描述了 AKI 与间日疟原虫感染的关系 [38, 39]。多器官功能障碍也与间日疟原虫有关 [40]。

这些类型的疟疾主要分布在次大陆更靠近赤道的温暖地区（印度、巴基斯坦、孟加拉国和斯里兰卡的部分地区），并与高发的全年传播有关。除了对当地居民造成影响以外，疟疾对前往流行地区无免疫力的旅行者来说也是一种危险 [41]。东南亚地区的疟疾负担仅次于非洲。印度、印度尼西亚、巴基斯坦和缅甸是受影响的主要国家 [41]。与 2000 年的发病率相比，预计未来几年的发病率将下降 50% 以上 [42]。2016 年，世卫组织宣布斯里兰卡无疟疾发病 [43]。预防措施旨在通过更好地病媒控制、卫生设施减少接触和防止疾病传播。来自非流行地区的旅行者应该意识到风险，并鼓励他们在任何需要的时候寻求治疗或化学预防。

疟疾中 AKI 住院总人数为 2%～39% [44]。在流行地区的人中，疟疾 AKI 的发病率为 2%～5%，但 25%～30% 的疟疾非免疫性访者出现肾功能衰竭 [45]。在严重寄生虫感染的患者中，多达 60% 的人患有 AKI [46]。在巴基斯坦，疟疾引起的 AKI 也大大加重了 AKI 的总负担。

(1) 临床特征：疟疾会引起典型的高热发作，伴随着不适、肌肉痛、头痛和寒战，这种疾病可能会与病毒性疾病混淆。恶心、呕吐、低血压在非免疫性个体中很常见。严重感染可能累及重要脏器，包括中枢神经系统，表现为深度昏迷和癫痫、非心源性肺水肿、休克和弥散性血管内凝血（DIC）。AKI 通常在第一周末出现，50%～75% 的病例为非少尿 [45]。在超过 75% 的病例中，AKI 与淤胆性黄疸有关。它通常与高分解代谢状态相关，肌酐水平迅速升高。在印度的一项研究中，在为期一年的 101 名疟疾 AKI 患者中，约 37% 需要透析支持，住院死亡率约为 10% [48]。其他表现包括非肾病蛋白尿、镜检血尿、血红蛋白尿和电解质异常。

通过 Giemsa 染色的外周血涂片显示寄生虫的无性形态，可以确定诊断。用荧光染料吖啶橙染色可以更快地诊断。此外，还介绍了简易而特异的基于抗体的卡片测试方法，用于检测手指末梢血样中的恶性疟原虫特异性富含组氨酸蛋白 2 或乳酸脱氢酶抗原。大多数患者出现发热和非特异性症状，通常接受经验性治疗，这取决于哪些是导致急性发热性疾病的最常见局部原因。这些简单的基于卡片的测试可以实现快速的床边诊断和早期治疗。它们能够区分非恶性疟原虫和恶性疟原虫。但结果可以在急性感染后几周内保持阳性。一个基于累及器官系统的评分系统已经被建议用来判断恶性疟疾的严重程度以及预测结果[49]。

(2) 组织学特征：急性肾小管坏死是组织学分析中最常见的病变。血管内溶血患者管腔内可见色素管型。不同程度的间质水肿和单核细胞浸润是常见的伴随表现[49]。

(3) 发病机制：疾病的严重程度与感染强度有关[50]。最重要的致病因素是红细胞流变学改变引起的血流动力学改变。由于细胞表面形成膜突起或小结，受感染的细胞变得更圆，变形更小。这些小结挤出一种高分子量的菌株特异性黏附性变异蛋白，它介导与静脉和毛细血管内皮细胞上的受体黏附，导致一种被称为“细胞黏附”的现象。主要的黏附蛋白家族称为“恶性疟原虫红细胞膜蛋白”。这些结节的细胞表面受体包括补体受体 1、糖胺聚糖、细胞间黏附分子 -1、硫酸软骨素 B、CD36、血小板内皮细胞黏附分子 1/CD31、血栓调节蛋白、E- 和 P- 选择素及血管细胞黏附分子 -1。其中一些受体是组成性表达的，而另一些则是由严重疾病中释放的炎症介质诱导的。感染的红细胞也黏附在未感染的红细胞、血小板、单核细胞和淋巴细胞上。这些聚集和隔离的红细胞干扰了肾脏和其他组织的微循环流动[51]。这种现象是恶性疟原虫所特有的，在感染其他物种的情况下尚未观察到。

(4) 治疗：疟疾 AKI 的死亡率介于 15%～50%[46]。重症恶性疟疾需要加强护理和密切的多学科护理[46]。迅速评估容量状况、血糖水平和酸碱水平至关重要。所有恶性疟原虫感染应当认定为氯喹耐药感染。金鸡纳生物碱（奎宁或奎尼丁）是治疗的主要药物，因为它们对氯喹抗药性菌株有活性。奎宁通常会引起高胰岛素血症和低血糖，许多中心建议所有患者持续输注 5%～10% 的葡萄糖[52]。由青蒿素（提取自中国草本植物青蒿素）衍生的化合物，如青蒿琥酯、蒿甲醚和蒿醚，在奎宁耐药的地区及奎宁引起的反复低血糖的患者中尤其具有治疗价值。

所有患者应接受杀灭配子治疗（四环素或乙胺嘧啶 – 磺胺多辛）。甲氟喹、氟喹啉、阿托瓦醌、青蒿素和乙胺嘧啶磺胺多辛（Fansidar）衍生物可能是耐药菌株的替代品。有溶血证据的恶性疟疾患者应该接受足够的水化和注射碳酸氢钠，使尿液碱化到 pH＞7.0。AKI 通常与高分解代谢状态有关，可能需要持续透析[53]。高钾血症应予以密切观察和充分治疗。由于感染的红细胞堵塞和血管收缩，腹膜微循环受损，降低了 PD 的疗效。尽管有这些局限性，对由疟原虫感染引起的 AKI 实施早期人工、即时 PD 治疗，已被证明可将存活率提高 16%[54]。交换输血也被尝试用于严重寄生虫血症的患者。

4. 钩端螺旋体病

钩端螺旋体病是世界上分布最广泛的人畜共患病[55]，在印度南部和西部的部分地区特别流行[56, 57]。动物宿主包括大鼠、小鼠、沙鼠、刺猬、狐狸、犬、牛、羊、猪和兔。即使是无症状的动物，其肾脏中也携带大量的微生物（$>10^{10}$/g），并在多年内由尿液排出钩端螺旋体[58]。人类感染是偶然发生的，要么是直接接触受感染动物的尿液或组织，要么是通过受污染的水、土壤或植被间接感染。通常的入口是破损的皮肤和暴露的黏膜。钩端螺旋体病是煤矿工人、污水处理厂、屠宰场工人、农场工人和水产养殖业工人的职业危险因素。钩端螺旋体属包括致病性问号钩端螺旋体和腐生型双曲钩端螺旋体。该疾病全年都会发生，在雨季期间或雨季过后不久发病率会增加，特别是在洪水之后。成年男性受影响最多。

(1) 临床特点：钩端螺旋体病的表现多种多样，从亚临床感染或自限性无黄疸发热性疾病到严重和潜在致命的疾病[55, 56]。症状在暴露后 1～2 周出现，典型的双相特征。钩端螺旋体病期的特点是高热，伴有寒战、头痛、严重的肌肉酸痛和压痛。肾功能衰竭发生在第二个免疫期，此时患者还会出现进行性黄疸、鼻出血、咯血、消化道出血、出血性肺炎和肾上腺出血。急性肾功能衰竭、胆汁淤积性黄疸、出血三联征，构成钩端螺旋体病引起的 Weil 综合征。AKI 发病率为 20%～85%[57, 59, 60]。在约 50% 的 AKI 病例中，肾功能衰竭与多尿和低钾血症有关，并伴有部分钾的排泄增加。在无黄疸的患者中，肾功能衰竭是轻微的、非少尿性的。60% 以上的病例出现低血压，对容量扩张和正性肌力支持通常无反应。低血压患者也更有可能患有成人呼吸窘迫综合征[61]。

诊断基于培养或血清学检测。微生物可以在第一阶段的血液培养中分离，然后从尿液中分离。然而，在 Fletcher 或 Stuart 半固体培养基中生长需要长达 4 周。肉眼凝集试验可用作筛查试验，但不具特异性。基准是显微凝集试验，但这是一个复杂的过程，需要保持活的钩端螺旋体培养。免疫球蛋白 M（IgM）特异性斑点酶联免疫吸附试验在钩端螺旋体病流行地区的诊断中具有特异性。钩端螺旋体病期的尿液分析显示轻度蛋白尿以及透明和颗粒管型。

(2) 组织学特征：肾脏通常肿胀，可能有胆汁染色。光镜下可见主要病变为间质水肿和单核细胞及嗜酸性粒细胞浸润。有时可观察到轻度和一过性系膜增生性肾小球肾炎，伴有 C3 和 IgM 沉积。

(3) 发病机制：肾脏损害是由于生物体直接侵入肾组织，导致酶、代谢产物和内毒素的释放，以及补体的激活。波摩纳钩端螺旋体感染小鼠后的超微结构观察表明，感染动物第 2 天肾小球毛细血管腔、第 4～8 天间质、第 10 天近端肾小管细胞和第 14 天肾小管腔内均有钩端螺旋体外膜蛋白的浸润[63]。在感染动物的近端小管和间质中，有几种钩端螺旋体外膜蛋白定位于近端肾小管和间质中，而在感染动物体内的近端小管和间质中，钩端螺旋体外膜蛋白已定位于近端肾小管和间质。钩端螺旋体内毒素刺激人巨噬细胞产生肿瘤坏死因子 -α（TNF-α）。内毒素的糖蛋白成分可抑制肾脏 Na^+-K^+-ATP 酶，进而影响顶端 Na-K-2Cl 共转运体，导致钾损耗[64]。在培养的髓袢升支粗段细胞中加入病原体外膜提取物后，核因子 κB 与 DNA 的结合上调；这伴随着诱导型一氧化氮合酶、单核细胞趋化蛋白 -1 和 TNF-α 的增加。血管内容量、血红蛋白尿和肌红蛋白尿的改变也是原因之一[62]。肾小管对血管升压素的作用变得不敏感。

(4) 治疗：钩端螺旋体病是一种自限性疾病，病情较轻的患者会自行康复。治疗重点应该放在对症治疗以及纠正低血压和水电解质失衡。使用结晶青霉素或多西环素可缩短发热和住院时间，并可能加速改善钩端螺旋体尿。在一项对照试验的 Meta 分析中，发现各种抗生素对治疗钩端螺旋体病的作用是不确定的，这一发现可能归因于缺乏足够的临床试验[65]。青霉素在治疗钩端螺旋体病中的作用有待商榷[65]。肾功能衰竭患者在必要时需要密切监测和透析。不良预后指标包括年龄增加和出现黄疸、肺部并发症、高胆红素血症、腹泻、高钾血症、肺部啰音和入院时低血压[66]。内出血和心肌炎是常见的死亡原因。

5. 接合菌病

接合菌病是一种罕见机会性感染，由毛霉菌目（Mucorales）根霉属（*Rhizopus*）、犁实霉属（*Absidia*）和毛霉属（*Rhizomucor*）的真菌引起。器官受累是通过血管侵入而发生的，可导致大小动脉血栓形成，并导致受累器官的梗死和坏死。主要表现为脑型、肺型、胃肠型和播散型。在过去 10 年中，主要在印度北部报道了涉及主要肾血管的肾脏毛霉病，可能作为孤立的肾脏受累或作为播散性疾病的一部分发生[67]。在一些患者中，静脉注射被真菌污染的液体可能是致病原因。双侧肾动脉受累导致少尿型 AKI。这种情况通常发生在免疫能力强的人身上，临床表现为发热、腰痛、脓尿和少尿。CT 显示增大的无强化的肾脏，伴有肾周集合和（或）肾内脓肿（图 79-1）[68]。通过抽吸或经皮活检获得的材料中出现菌丝，可以明确诊断。唯一的最终治疗方法是对受影响的组织进行广泛清创，这可能包括

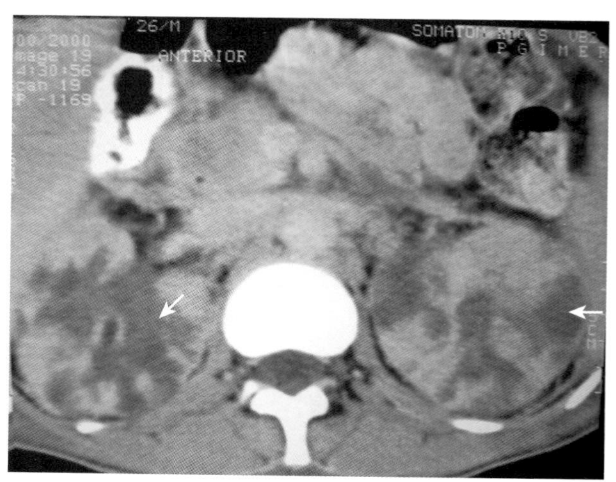

▲ 图 79-1　肾毛霉病

增强 CT 扫描显示肾体积较大，皮质和髓质有大片无强化区域（箭），骨盆肾系统无对比度

双侧肾切除术，以及用两性霉素 B 进行全身抗真菌治疗，双侧肾毛霉病的预后极差[67]。

6. 登革热

登革热是最流行的蚊媒病毒性疾病。有 4 种密切相关但血清学上不同的登革热病毒 – 黄病毒属的 DENV–1、DENV–2、DENV–3 和 DENV–4。感染主要由伊蚊传播，特别是埃及伊蚊。登革热是一种自限性疾病，症状包括发热、头痛、肌肉和关节疼痛。然而，威胁生命的登革热（DHF）在一小部分患者中发生，临床表现为血小板计数低、出血和毛细血管血浆泄漏[69]。在严重的情况下，患者可能会出现登革热休克综合征。DHF 的主要特征是血管通透性增加（血浆渗漏综合征）、明显的血小板减少、出血倾向（止血带试验阳性）和自发性出血。

在南印度的一项研究中，10.8% 的登革热患者出现了 AKI。根据急性肾损伤网络（AKIN）标准，其中轻度 AKI 12 例（5.4%），中度 AKI 7 例（3.1%），重度 AKI 5 例（2.2%）[70]。AKI 机制可能为毛细血管渗漏、休克导致低灌注和急性肾小管坏死。此外，溶血或横纹肌溶解也会导致 AKI。在住进 ICU 的 198 名登革热患者中，15 名（7.6%）需要透析支持[71]。登革热出血和登革热休克综合征的出现、神经系统受累和活化的部分凝血活酶时间延长被发现是 AKI 的独立预测因素。登革热和 AKI 患者的死亡率约 6%～9%。登革热住院期间的 AKI 是死亡的预测因子。病媒控制、改善卫生条件和防止暴露是预防这种疾病的主要策略[72]。

（四）蛇咬和昆虫叮咬致急性肾损伤

1. 蛇咬伤

蛇咬伤是一种职业危险，主要发生在人们赤脚在田野里工作时[73, 74]。在印度次大陆，AKI 是在被毒蛇家族的蛇咬伤后发生的，如罗素蝰蛇、锯鳞蝰蛇（*Echis Carinatus*）和蝮蛇。在印度，在被罗素蝰蛇或锯鳞蝰蛇咬伤后，AKI 的发病率为 13%～32%[75–77]，在斯里兰卡，在被不明毒蛇咬伤后，AKI 的发病率为 27%[78]。

(1) 临床特征：症状和体征的严重程度与毒液的类型有关，也与咬伤期间毒液注射剂量有关。严重中毒的患者会出现 DIC，经常会导致自发性出血和凝血障碍。后者往往主导临床过程，直到凝血恢复正常[79]。许多蛇毒中毒患者因大量失血导致低血容量性休克。牙印处可持续渗血，严重出血可表现为呕血、黑粪、咯血，或出血至肌肉、筋膜室、浆膜腔和蛛网膜下腔[80]。被咬部位的疼痛和肿胀通常是最早的症状，在几分钟内就会出现。由于血浆渗出或血液渗入皮下组织，肿胀可能扩散，累及整个肢体。在 1/3～1/2 的患者中观察到水疱或局部坏死。

在 AKI 患者中，少尿通常在最初的 24h 内迅速发展，但可能会推迟到咬伤后 2～3 天。一些患者出现无尿，但个别患者并非少尿。尿液可能显示肉眼或镜下血尿。一些患者在少尿之前主诉肾区疼痛，这可能是即将发生肾衰竭的线索。由血管内溶血引起的黄疸和血红蛋白尿在罗素蝰蛇或锯鳞蝰蛇叮咬后并不少见，在印度和斯里兰卡也有报道[77]。

实验室检查显示不同程度的贫血，由血管内溶血和失血共同引起。溶血导致未结合的高胆红素血症、网织红细胞增多症、血浆游离血红蛋白水平升高和血红蛋白尿。在一些患者中，外周血涂片可能显示红细胞碎裂，提示微血管病理性溶血。血液不能正常凝结，常常出现弥散性血管内凝血（DIC）的特征[80]。然而，即使在没有消耗性凝血障碍的情况下，也可能发生血小板减少症。

与蛇咬伤相关的 AKI 患者的死亡率随肾脏损害的性质而不同。根据一份报道，虽然只有 16% 的急性肾小管坏死患者死亡，但多达 80% 的皮质坏死患者的结果是致命的[77]。

(2) 组织学特征：肾组织学检查显示急性管状或皮质坏死。肾小球改变在罕见的病例中已被描述，但其意义尚不清楚。

① 急性肾小管坏死：急性肾小管坏死是 70%～80% 的蛇咬伤相关急性肾损伤患者的主要病变。光镜下，肾小管扩张，内衬扁平的上皮。严重者表现为细胞坏死，基底膜坏死细胞脱落。管腔内可见透明、颗粒状或色素管型。间质有不同程度的水肿、出血和炎细胞浸润。随后的活检标本显示再生的肾小管上皮细胞。肾内血管通常不受影响。

超微结构检查，近端小管可见致密的胞质内小体，代表退化的细胞器或蛋白吸收液滴，小块基底膜被剥蚀[81]。远端肾小管细胞有扩张的内质网和许多退化的细胞器。细胞凋亡是远端小管的一个显著特征，表明细胞周转率很高。间质中成纤维细胞活跃，细胞器和胞质突起增多。肥大细胞和嗜酸性粒细胞既有颗粒状又有部分脱颗粒。

② 急性皮质坏死：20% 的蛇咬伤致急性脑梗死患者出现双侧弥漫性或斑片性皮质坏死[77]。小动脉内有纤维蛋白血栓是这些患者的显著特征。狭窄的皮质被膜下边缘通常能免于坏死。而肾小球和肾小管上皮细胞显示坏死，坏死区的边界通常是充血和白细胞浸润的区域。

(3) 发病机制：由于缺乏可复制的动物模型，蛇咬伤后 AKI 的确切发病机制尚未完全确定。然而，许多因素也可能起作用，包括出血、低血压、循环衰竭、血管内溶血、DIC、微血管病理性溶血性贫血和蛇毒的直接肾毒性。组织内或外部出血，以及被咬伤的四肢失去血浆，都会导致低血压和循环衰竭。这些影响是由毒液金属蛋白酶引起的，它会降解血管壁周围的基底膜蛋白，导致完整性的丧失。已从许多蝰科和蝮蛇的蛇毒中分离出出血性毒素[79]。此外，血管扩张和毛细血管通透性增加可加重休克的循环障碍。

溶血是磷脂酶 A2 作用的结果，磷脂酶 A2 几乎存在于所有的蛇毒中。磷脂酶 A2 通过水解红细胞膜磷脂直接引起溶血，或通过从血浆卵磷脂产生强溶血性溶血磷脂间接引起溶血[82]。人体止血系统通过涉及血液蛋白、血小板、内皮细胞和内皮下结构的许多关键相互作用来调节。蛇毒，特别是那些来自蝰蛇和蝮蛇科的蛇毒，含有许多与凝血级联和纤溶途径成员相互作用的蛋白质[82]。

(4) 治疗：蛇咬伤后肾功能衰竭的治疗方法与任何其他原因引起的急性肾损伤的治疗方法相同。早期使用抗蛇毒血清至关重要；延迟使用会导致剂量需求的急剧增加。适应证包括凝血时间延长或凝血失败、自发性全身出血、血管内溶血和局部肿胀，可累及被咬肢体的两个以上节段。了解有害的蛇种可以使用单价抗蛇毒血清。免疫诊断技术有助于毒液抗原的鉴定。为此，酶联免疫吸附试验在泰国农村得到了广泛应用[83]。然而，目前可用的检测还不够快，不能用于临床应用。因为在亚洲大部分地区只有多价抗蛇毒血清可用，所以对蛇的精确识别对于管理来说并不是必不可少的。

印度的研究建议，最初注射 20～100ml 抗蛇毒血清，然后每 4～6h 重复注射 25～50ml，直到全身毒液效果消失[80, 84]。监测抗蛇毒血清治疗效果的一个简单方法是每天监测全血凝固时间 3～4 次。凝血一般在适当剂量后 6h 内恢复。凝血测试必须至少进行 3 天以上，因为毒液吸收延迟会导致凝血障碍复发。免疫测定法可以对毒液水平进行系列评估，并可用于指导抗蛇毒治疗。

其他治疗措施包括用新鲜血液或血浆补充失血，维持电解质平衡，注射破伤风免疫球蛋白，以及使用抗生素治疗化脓性感染。接受足量抗蛇毒血清治疗的患者预后良好。一项研究表明，毒液诱导的 AKI 使用 HD 的疗效比 PD 更好[85]，总体死亡率约为 30%[77]。

2. 蜜蜂、黄蜂和大黄蜂叮咬

蜜蜂、黄蜂、大黄蜂和胡蜂都是膜翅目有刺昆虫。单次叮咬只会引起局部过敏反应，但一群昆虫攻击会注入大剂量的毒液，足以引起全身症状[86-88]。这些症状包括呕吐、腹泻、低血压、意识丧失和 AKI。据报道，AKI 患者遭到 22～1000 次的针刺[89]。AKI 继发于溶血和（或）横纹肌溶解[89]。溶血是由碱性蛋白质组分以及毒液中存在的蜂毒素和磷脂酶 A 的作用引起的。横纹肌溶解可归因于多肽、组胺、5- 羟色胺和乙酰胆碱。这些毒液的直接肾毒性作用也已被提出。肾活检标本显示急性肾小管坏死。

（五）化学毒素致急性肾损伤

1. 硫酸铜中毒

硫酸铜是一种强腐蚀性物质，在摄入几分钟内就会出现症状，通常患者带有自杀意图。最初的症状是金属味、流涎过多、胸骨后和上腹部灼热及疼痛、恶心和反复呕吐。呕吐物是蓝绿色的，加入氢氧化铵后变成深蓝色，可由此区分胆汁。紧随其后的是腹泻、呕血和黑粪。严重者可出现黄疸、低血压、抽搐和昏迷。急性胰腺炎、肌红蛋白尿和高铁血红蛋白血症也有报道。AKI 出现在 20%～25% 的病例中，并且多表现为少尿。90% 的病例可能会出现血红蛋白尿。多尿期在 7～10 天后出现，在发病后通常肾脏完全恢复。

铜可产生相当大的氧化应激，并干扰 Na^+-K^+-ATP 酶、G6PD、谷胱甘肽还原酶和过氧化氢酶等几种关键酶的活性[90]。直接肾毒性、严重溶血和继发于液体丢失的血容量减少是导致肾脏损伤的主要因素。在实验动物中，硫酸铜对近端小管造成毒性损伤[90]。组织学检查通常显示急性肾小管坏死，主要累及近端小管。血管内溶血患者可见血红蛋白管型，急性皮质坏死罕见[90, 91]。

治疗需要使用 1% 亚铁氰化钾洗胃，这会导致不溶性亚铁氰化铜的形成。蛋白或牛奶可以作为解毒剂服用。不应该诱导呕吐。任何容量不足都应该迅速得到纠正。由于持续的溶血，高钾血症可能是严重的和持续的，需要早期和频繁地透析。

2. 乙二醇中毒

二甘醇和聚乙二醇已被用作丙二醇的廉价替代品，作为儿科糖浆制剂的载体。在一项大型研究中，孟加拉达卡一家儿童医院的 339 名不明原因 AKI 儿童中有 236 人死亡[92]。总共有 51 名儿童服用了一种已知含有二甘醇的对乙酰氨基酚（扑热息痛），而其余 85% 的患者服用了一种未知的退烧药物[92]，可能存在肝大、水肿、高血压的可能性。14 例患者在使用甘油降低颅内或眼内压后死于 AKI[93]。分析该制剂为 70% 的乙二醇。尸检显示急性皮质坏死是最常见的病变。

3. 二溴二乙烷中毒

二溴乙烷（EDB）是一种农药熏蒸剂，从皮肤、胃肠道和肠道黏膜吸收。EDB 的意外中毒和自杀中毒都有报道。AKI 和肝细胞损伤是主要表现[95, 96]。尽管采取了各种支持措施，死亡率仍然很高[97]。EDB 被认为通过细胞色素 P_{450} 途径导致氧自由基的产生，导致脂质过氧化和膜损伤。基于这两个化合物的结构相似性，已建议将二巯丙醇作为解毒剂。

4. 铬酸中毒

铬酸（H_2CrO_7）及其盐（铬酸盐和重铬酸盐）用于电镀、皮革制革和防腐金属处理工业。据报道，在急性摄入大量这类物质后，会出现肾脏损害[98, 99]。摄入最常带有自杀意图，随后即是剧烈的腹痛、呕吐、胃肠道出血和循环衰竭。重铬酸盐直接对肾有毒性，可引起广泛的近端肾小管坏死[100]。低血压和溶血也会导致肾小管损伤。治疗需要用碱性溶液（如碳酸氢钠）洗胃以防止吸收，并用静脉输液来对抗低血压。强迫利尿可增加肾脏对该化合物的排泄。还原剂，如维生素 C，已被证明可以防止铬酸引起的实验动物急性肾小管坏死[101]。

5. 染发剂相关性急性肾损伤

据报道，染发剂及其成分对苯二胺（PPD）在印度次大陆是一种意外和蓄意的中毒原因[102, 103]。由于意外或故意食用 PPD 引起的急性中毒导致面部和颈部水肿，导致严重呼吸窘迫，需气管切开。上述症状之后是横纹肌溶解症和 AKI。在一项研究中，使用染发剂的患者中有 32% 出现了 AKI[102, 103]。平均肾毒性剂量为 79ml[102]。AKI 的机制包括直接肾毒性、肌红蛋白尿、血红蛋白尿、低血容量和低血压[102, 103]。在接受活检的患者中，肾损害通常被发现为急性肾小管坏死或急性间质性肾炎。82% 的 AKI 患者需要肾脏替代疗法（RRT）[102]。总死亡率约为 26%，死亡主要归因于急性呼吸窘迫、心律失常和休克。

（六）血管内溶血和葡萄糖 -6- 磷酸脱氢酶（G6PD）缺乏症致急性肾损伤

G6PD 是保护红细胞免受氧化应激的关键酶。*G6PD* 基因突变导致的缺陷会导致血管内溶血[104]。该基因位于 X 染色体上，因此携带受影响基因的男性溶血更严重。严重程度还取决于基因缺陷的性质。在印度和巴基斯坦的部分地区，*G6PD* 突变体（地中海）只在对氧化应激做出反应时才会导致溶血[105]。缺乏该酶的人不能保持足够的还原型谷胱甘肽水平，导致红细胞中氧化血红蛋白的沉淀，然后将其隔离和裂解。暴露在压力下的几个小时内就会出现溶血危机，通常是以药物、毒素或感染的形式出现。具体原因包括伯氨喹、磺胺类、阿司匹林酸、呋喃妥因、萘啶酸、呋喃唑酮、硝唑、多柔比星和非那吡啶等药理物质、有毒化合物（如萘球）、病毒性肝炎、立克次体病、伤寒和泌尿系感染，以及任何原因的严重代谢性酸中毒。最常见的症状是排出黑色尿液，然后是少尿[106]。

由 G6PD 缺乏引起的溶血可能占 AKI 的 5%～10%，由多种药物和（或）感染引起的[6]。通过荧光斑点试验估计红细胞中 G6PD 的水平证实了这种缺乏。正常情况下，酶活性会随着细胞的老化而降低，酶活性最低的较老细胞在危机中首先会被破坏。在溶血期间，当存活的红细胞群体由较年轻的红细胞组成时，这一过程可能会导致假阴性测试结果，特别是在轻度缺乏症的个体中。因此，在患者从急性发作中恢复后，应重复检测以确认诊断。在实践中，患者在开出已知会导致此类患者溶血的药物之前，至少在较大的中心，会进行常规的 G6PD 缺乏症筛查。据报道，印第安人和选定部落群体的流行率分别为 8.5% 和 7.7%[107, 108]。

（七）急性皮质坏死

急性肾皮质坏死是所有类型 AKI 中最严重的。在印度北部的一项研究中，超过 2900 名 AKI 患者接受了超过 28 年的透析治疗，其中 3.8% 被发现患有急性皮质坏死[109]。它可以在各种情况下发展，最常见的是产科并发症和蛇咬伤。产科并发症占所有急性皮质坏死病例的 56%，而蛇咬伤占 14%。在儿童患者中，最常见的原因是溶血性尿毒症综合征。这种情况最显著的特征是长期少尿或无尿。这一阶段可能持续数周至数月，弥漫性皮质坏死患者可能永远不会进入多尿期[110, 111]。

肾脏恢复依赖于存活的皮质组织数量，这是缓慢和不完全恢复的，因为存活的肾单位肥大以补偿丢失的肾单位质量。在印度北部的这项研究中，只有 17% 的患者可以在 3 个月内停止透析[109]。部分功能恢复的患者的肾功能随着时间的推移而恶化。有记录的最长的非透析存活时间为 12 年[109]。

建立诊断的金标准是肾活检，虽然 CT 已经成为早期诊断急性皮质坏死的可靠的无创性成像手段[112, 113]。特征性的表现包括肾皮质缺乏强化，除了注射对比剂后的被膜下边缘，髓质强化，以及没有盆腔肾盏排泄物[109]。皮质轨道或蛋壳钙化形成较晚，可以在 X 线片、超声或 CT 扫描中发现。组织学检查显示肾实质各成分均有不同程度的坏死，尤以皮质区为甚[109]。包膜下及髓旁部分皮质组织可保留，其肥大是肾功能部分恢复的原因。其他发现包括肾小球毛细血管内纤维蛋白血栓、血管壁纤维素样坏死、坏死区钙化和皮质出血。病变可分为斑片型和弥漫型，根据所检查的全部肾组织或只有部分肾组织根据显示的急性皮质坏死的特征而定[109]。针刺活检只能大致估计病变的范围，并可能因抽样误差而低估或高估病变的程度。

急性皮质坏死的发病机制尚不清楚，主要假说是小血管痉挛和毒性毛细血管内皮损伤[109]。皮质部和髓质部血管持续痉挛均可导致实验动物皮质坏死。妊娠期间肾皮质坏死倾向增加的原因尚不清楚。由于性激素的影响，妊娠期间的肾血管可能更容易发生血管收缩。急性皮质坏死和实验动物注射内毒素引起的全身性 Shwartzman 反应之间也有相似之处[114]。不同于未妊娠的动物，间隔 24h 注射两次小剂量的内毒素会导致这种现象，妊娠兔只注射一次即可。

急性皮质坏死患者的血管系统中存在纤维蛋白血栓，因此认为血管内凝血是最初事件。内皮源性血管活性物质在急性皮质坏死的发生中的作用也被提及[110]。子痫前期女性内皮素 -1 水平升高可能导致肾缺血，内皮素 -1 基因多态性可能起作用[116]。然而，需要更多的研究来确定内皮素在急性皮质坏死发病机制中的确切作用。

（八）急性腹膜透析治疗急性肾损伤

与所有 AKI 一样，支持治疗和去除或逆转病因是主要的治疗方法，一些患者会及时恢复肾功能，避免透析。在资源匮乏的地方，可能无法进行急性透析，这些患者将会死亡。

PD 在这种资源受限的环境中变得很重要，因为它只需要最少的基础设施和专业知识。腹膜透析是否与血液透析相似或低于血液透析一直是 Cochrane 系统评价的主题，但似乎前者并不逊色[117, 118]。

然而，在需要的时候，如果条件具备，PD 很可能是救命的手段。在绝望和紧急情况下，有几名经急性腹膜透析挽救生命的成功病例[119]。床边柱头上插入的硬性临时导管和腹膜透析液很容易买到，而且价格便宜。急诊 PD 操作是一项很容易教授和习得的技能。事实上，许多普通医生，特别是军队医生，可能被派驻到遥远的地方或无法全天候进行血液透析的地方，需要时进行常规急性腹膜透析。由于设备可能不足和超负荷，而且不可避免的延误，透析的时间也是一个问题。在印度，一项单中心、非盲、随机对照试验研究了 208 名社区获得性 AKI 患者的早期透析开始情况与传统的基于适应证的起始透析情况。研究人员发现两组在 3 个月的死亡率或透析依赖性方面没有任何差异[120]。

二、慢性肾脏疾病

（一）慢性肾脏疾病的发病率和流行率

由于缺乏全国性登记数据，无法准确估计印度次大陆患有 CKD 或需要 RRT 的患者数量[121]。印度已经启动了一项针对早期 CKD 患者的全国队列研究。在接下来的 5 年里，将有 5000 名患者被纳入，并在接下来的 5 年里进行随访。该研究旨在描述发展中国家慢性肾脏病进展的流行病学和并发症（如心血管疾病）的发展。在印度，Mani 报道了 CKD 的患病率为 1.1%，该农村人口为 25 000 人，该计划只在有高血压或蛋白尿的患者中测量血清肌酐浓度[122]。Agarwal 及其同事对城市社区的 4700 名成年人进行了筛查，发现血清肌酐水平高于 1.8mg/dl 的患病率为每百万人口 7852 例[123]。

另一项横断面研究对来自印度不同地区的 5588 名成年人进行了筛查，结果显示，CKD 患病率为 17.2%，其中约 6% 的人处于 CKD 3 期或更严重的分期[124]。据报道，使用慢性肾病流行病学合作（CKD-EPI）或肾脏疾病饮食研究（MDRD）方程，在 3398 名原本健康的成年人中，早期 CKD（1 期～3 期）的患病率为 13.1%～15%[125]。来自巴基斯坦[126]、尼泊尔[127]和孟加拉国[128]的研究报道，CKD 在普通人群中的患病率分别为 25.3%、10.7%，以及 13.1%～16%。这些数字必须谨慎解读，因为慢性肾脏病的定义、研究方法和抽样人群有很大的不同。尽管慢性肾脏病的患病率很高，但对这种疾病的认知很低，在来自印度[124]和巴基斯坦[126]的研究中，分别只有 7.9% 和 2.3% 的受试者知道这种疾病。缺乏卫生保健资源和教育可能是疾病知晓率低的原因。

常用的肾小球滤过率（GFR）的估算公式，如 MDRD 方程，只在印度次大陆的少量人群研究中得到验证[219, 130]。身体习惯和饮食习惯的差异使得这些公式可能需要进一步的验证和校正，以便在该类人群中准确地评估 GFR[130]。另两项研究表明，在健康的印度成年人（肾脏捐赠者）中测得的 GFR 的平均值只有 81ml/min，远低于西方的报道[131, 132]。据估计，印度 ESRD 的发病率和年龄校正发病率分别为每百万人口 151 例和每百万人口 232 例[133]。这意味着每年有 25 万～30 万名新患者需要接受 CRRT。没有关于 ESRD 患病率的数据报道。

（二）慢性肾病和终末期肾病的人口学特征

过去，据报道，肾小球肾炎是印度次大陆最常见的 ESRD 病因[134]。肾小球疾病的高发与细菌和病毒感染的盛行有关。然而，在过去的 10 年中，因果关系谱发生了变化（表 79-3）。

糖尿病肾脏疾病，以前仅限于高收入的城市居民和老年人，现在已经成为该地区 CKD 的最重要原因 [见“糖尿病肾脏疾病”（第 39 章）]。根据拥有超过 57 000 名患者信息的印度 CKD 登记处，在 31% 的 CKD 病例中，糖尿病被列为主要诊断[135]。在发生 ESRD 的病例中，发病率增加到 40%[133]。在老年人（>60 岁）中，糖尿病肾脏疾病约占所有 CKD 病例的 58%[136]；然而，这并不是一个全国范围的登记。根据巴基斯坦透析登记处的数据，40%

表 79-3　印度和巴基斯坦慢性肾脏疾病和终末期肾脏疾病的病因占比（%）

病　因	印度（*N*=57 273）[a]	巴基斯坦（*N*=6127）[b]
糖尿病肾脏疾病	31.3	40.35
高血压	12.9	28.89
慢性肾小球肾炎	13.8	11.57
慢性间质性肾炎、结石病、梗阻性肾病	10.4	7.6
其他，未知病因	31.8	11.48

a. Rajapurkar MM，John GT，Kirpalani AL，et al. What do we know about chronic kidney disease in India: first report of the Indian CKD registry. *BMC Nephrol*. 2012;13:10.

b. The Kidney Foundation. Dialysis Registry of Pakistan 2007–2008. Karachi, Pakistan: The Kidney Foundation; 2008.

以上的 ESRD 病例是由糖尿病肾脏疾病引起的[137]。在斯里兰卡和孟加拉国，糖尿病肾脏疾病也是慢性肾病的一个重要原因[138, 139]。这一变化与普通人群中 2 型糖尿病患病率的增加同步，特别是在快速城市化的地区[140]。该区域糖尿病患病率的预计增加表明，这些数字在未来 15 年内将进一步上升。

子宫内环境在成人慢性疾病发展中的作用，特别是系统性动脉高血压和慢性肾脏病，已经显现出来，并可以解释母亲的贫困和营养不良与后代随后的慢性肾脏病发展之间的联系。低出生体重和早期营养不良，随后在成年生活中营养过剩，已被证明与代谢综合征、糖尿病和糖尿病肾脏疾病的发展有关[142]。肾脏的发育是否受到宫内营养不良和（或）任何不利的宫内环境的影响仍在持续研究中（见第 21 章关于肾单位以及血压和肾功能发育规划的讨论）。南亚儿童蛋白尿和高血压患病率高发可能是一部分病因[143, 144]。饮食习惯和民间药物的作用也没有纳入研究。目前尚不清楚这些因素是否对肾功能有不良影响。慢性乙型肝炎或丙型肝炎、艾滋病病毒和热带传染病等感染在世界这一地区很普遍，这些感染中肾脏受累并不少见。虽然没有可信的数据支持这些感染是 CKD 的重要原因，但不能排除这种可能性，因为很可能在实践中遗漏了这一点，因此没未记录。

CKD 患者的平均年龄，包括 CRRT 患者，在这个地区通常比世界其他地区低。根据印度慢性肾脏病登记处的数据，印度慢性肾脏病患者的平均年龄为（50.1 ± 14.6）岁；70.3% 为男性，29.7% 为女性[135]。这一较低的平均年龄可能与较年轻的独特环境因素暴露和医疗保健条件差有关，这延误了诊断，并失去了及时干预的机会，最终导致更快地发展为 ESRD。透析器的重复使用节省成本，这一点很普遍[146]。社会和基础设施的限制导致依从性差，即使提供免费透析也是如此[147]。正如后面讨论的那样，CKD 的某些原因已被证明在特定的地理位置占主导地位。

（三）肾小球肾炎所致慢性肾脏疾病

在没有活检登记的情况下，无法明确肾小球肾炎的确切谱系。然而，一项针对南印度一家医院 5400 多份肾脏活检样本的大型研究中，三级护理中心不仅治疗来自印度的患者，而且还接诊来自邻国的患者，从而能够深入了解该地区肾小球肾炎的范围[148]。在所有活检标本中，有 71% 被诊断为原发性肾小球肾炎。无 IgA 的系膜增生性肾小球肾炎最常见（20.2%），其次为局灶节段性肾小球硬化（FSGS）（17%）、微小病变（11.6%）、膜性肾病（9.8%）、IgA 肾病（8.6%）和膜增殖性肾小球肾炎（3.7%）。感染后肾小球肾炎占全部病变的 12.3%。

为了确定变化趋势，将 1971—1985 年间收集的活检数据与同一研究中后来的数据进行了比较。后者的数据显示，在 1986—2002 年，FSGS（17% vs. 8.6%）和膜性肾小球肾炎（9.8% vs. 6.4%）显著增加，而微小病变（11.6% vs. 16.5%）和膜增生性肾小球肾炎（3.7% vs. 7.2%）在同一时期显著减少。因此，与其他登记处相比，IgA 肾病的患病率远低于东亚人，而 FSGS 更为常见。来自次大陆北部地区的另一项研究也报道了类似的趋势[149]。对因原发性肾小球疾病出现肾病综合征的成年患者的数据分析显示，FSGS 在印度和巴基斯坦都是最常见的病变。表 79-4 列出了这些患者中其他原发性肾小球疾病的发生频率[149-151]。印度人群中 FSGS 的形态学类型与西方人群不同[152]。继发性淀粉样变性是次大陆肾小球疾病的重要原因，比原发性淀粉样变性更为常见。在印度，肺结核是继发性淀粉样变性的主要原因，占病例的 2/3，而类风湿性关节炎只占病例的 6%[153, 154]。

（四）血管性疾病所致慢性肾脏疾病

全世界肾血管性高血压最常见的原因是年轻人的肌纤维发育不良和老年人的动脉粥样硬化。然而，在印度次大陆，大动脉炎或非特异性大动脉炎是年轻人和儿童肾血管性高血压的主要原因，占这些群体所有病例的 59%～80%[155, 156]。老年人和其他地方一样，动脉粥样硬化是最常见的原因。

大动脉炎是一种原因不明的炎症性血管疾病，主要影响 10—30 岁的年轻女性，并与结核病有潜在的联系[157]。大动脉炎累及大的弹性动脉，导致闭塞或扩张性改变，主要发生在主动脉及其主要分支。印度患者的平均年龄在 25—30 岁[158]。

根据受累部位的不同，大动脉炎分为以下几种类型[159, 160]。

表 79-4　印度次大陆引起肾病综合征的原发性肾小球病变谱 [a]

病理类型	印度（N=324）[b]	巴基斯坦（N=316）[c]	尼泊尔（N=137）[d]
局灶节段性肾小球硬化	99（30.6）	126（39.9）	11（8.0）
膜性肾病	79（24.4）	84（26.6）	58（42.3）
膜增生性肾小球肾炎	58（17.9）	14（4.4）	30（21.9）
微小病变	48（14.8）	50（15.8）	14（10.2）
感染后肾小球肾炎	9（2.8）	9（2.8）	4（2.9）
IgA 肾病	6（1.8）	8（2.5）	3（2.2）
其他	25（7.7）	25（8.0）	17（12.4）

a. 表中括号中的数字表示百分比（%）

b. 数据引自 Rathi M，Bhagat RL，Mukhopadhyay P，et al. Changing histologic spectrum of adult nephritic syndrome over five decades in Northern India: a single center experience. *Ind J Nephrol*. 2014;24:13–18.

c. 数据引自 Kazi JI，Mubarak M，Ahmed E，et al. Spectrum of glomerulonephritides in adults with nephrotic syndrome in Pakistan. *Clin Exp Nephrol*. 2009;13:38–43.

d. 数据引自 Garyal，Kafle RK. Histopathological spectrum of glomerular disease in Nepal: a seven-year retrospective study. *Nepal Med Coll J*. 2008;10:126–128.

- Ⅰ型影响主动脉弓的分支。
- Ⅱ型主要影响升主动脉、主动脉弓及其分支。
- Ⅱb 型影响升主动脉、主动脉弓及其分支和胸降主动脉。
- Ⅲ型影响胸主动脉、腹主动脉和（或）肾动脉。
- Ⅳ型影响腹主动脉和（或）肾动脉。
- Ⅴ型是Ⅱ b 型和Ⅳ型的结合。

在任何一种类型附加后缀 C（+）或 P（+）代表冠状动脉或肺动脉受累 [161]。腹主动脉和（或）肾动脉的受累在印度和其他东南亚国家和南美洲比在日本更常见，因为日本的主动脉弓及其分支更常受累。在印度和孟加拉国患者中，Ⅲ型疾病最常见，占所有病例的 53%～76%。

在印度对 650 例患者进行的一项大型研究中，大动脉炎的临床表现包括脉搏不均（96%）、高血压（72%）、肾功能衰竭引起的少尿（30%）、间歇性跛行（25%）、神经系统症状（如一过性黑矇、晕厥、短暂性脑缺血发作；22.5%）、眼部改变（8.1%）和皮肤表现（如结节性红斑、雷诺现象、腿部溃疡；3.8%）。

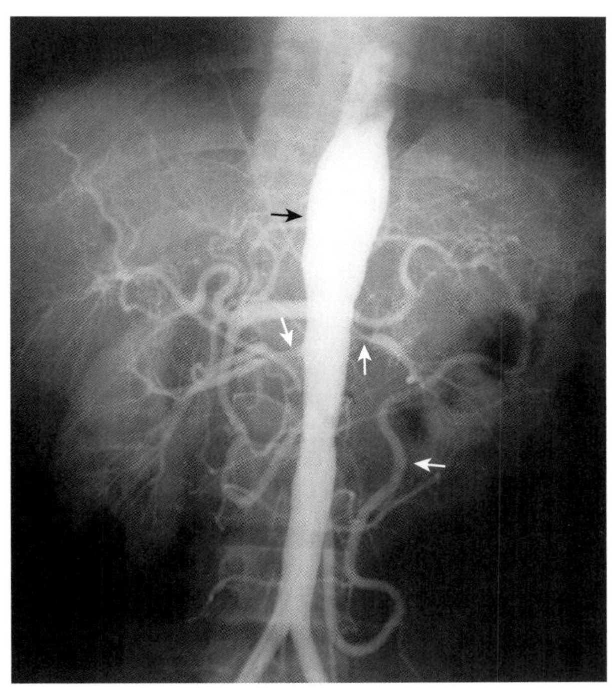

▲ 图 79-2　大动脉炎

双侧肾动脉狭窄（垂直箭），左侧狭窄后扩张，腹主动脉扩张不规则（黑色箭），肠系膜下动脉有一大侧支血管（水平箭）

肾动脉在其开口和近 1/3 处变窄。约 50% 的患者出现双侧肾动脉狭窄（图 79-2）。病变血管的组织学表现因疾病的不同阶段而不同。早期肉芽肿性炎症和多形细胞、单核细胞及多核巨细胞浸润见于各层，但外膜较中膜或起始部更明显 [163]。血管周围也可见这些特征，表现为血管内皮细胞增生和管腔闭塞。在更严重的疾病中，炎症过程不太明显，但外膜纤维化和内膜平滑肌增生和纤维化导致明显的管腔狭窄。

动脉狭窄和高血压引起的非特异性缺血性肾小球病变常见于肾动脉受累的患者。很少有肾小球病变，如系膜增生性、局灶性增生性、膜性增生性和新月体型肾炎的报道。肾淀粉样变性伴发大动脉炎的病例也很少见[164]。

泼尼松龙应用剂量为 1mg/(kg・d)，在 3 个月后逐渐减少到 15mg/d[165]，通常能显著改善炎症期疾病患者的躯体症状，阻止疾病进展，并降低血沉（ESR）接近正常。然而，血沉并非疾病活动性的可靠标志。如果接受类固醇治疗的患者病情恶化，可使用细胞毒性药物，如环磷酰胺或硫唑嘌呤[166]。或者，小剂量甲氨蝶呤可提高类固醇治疗的疗效和促进类固醇持续作用[166]。在狭窄的动脉内植入支架的球囊血管成形术的结果非常令人鼓舞[166]。对于不能植入支架的患者，可以在疾病变得不活跃后进行手术重建。

（五）肾结石所致慢性肾病

由尿石症引起的梗阻性肾病在巴基斯坦和印度北部的邻近地区很常见。这就是所谓的“肾结石带”，肾结石占所有 ESRD 病例的 5%[167]。

现有的关于泌尿系结石的文献显示了世界各地不同的结石模式，突出了不同的地理和致病因素。印度北部的研究表明，绝大多数结石（＞90%）是草酸钙结石，主要是一水草酸钙（80%）[168]。磷灰石、鸟粪石和尿酸结石各占不到 2%。这种一水草酸钙结石的发病率明显高于西方国家，在西方国家，这类结石占结石总数的 55%[169]。鹿角形结石通常由钙镁磷铵组成。然而，在印度的研究中，甚至鹿角状结石也被发现主要由草酸钙组成。该地区草酸钙结石发病率高的原因可能包括富含草酸的素食、高碳水化合物类含量，以及饮用水中高矿物质和高氟化物含量。人们认为氟化物通过增加尿液中的草尿酸和不溶性氟化钙来促进结石的形成

（六）本土疗法导致的慢性肾脏疾病

1. 草药毒性

在次大陆，无知、贫困、无法获得医疗保健设施、现代药物的高昂成本，以及对土著制度的普遍信仰，促使人们寻求本土药物治疗。人们普遍认为这些疗法比较温和，没有不良反应。出于监管和营销的目的，草药通常被归类为膳食补充剂，因此可以免除严格的安全测试。然而，草药掺假在许多国家很常见。一份州政府报告援引说，在加州销售的 32% 的亚洲专利药物中发现了未申报的药物或重金属[171]。本土草药的重金属含量高可能是由于土壤或灌溉水受到严重污染造成的。Dwivedi 和 Dey 发现印度药用植物叶片中的铅和镉含量非常高[172]。

医学界越来越多地认识到这些药物在对包括肾脏在内的各种器官系统造成伤害方面的潜在风险。本土疗法可能会导致 AKI 和 CKD。在 AKI 中，因果关系更容易建立，因为药物摄入量和损伤之间存在时间关系。然而，医生通常不会查询天然药物的摄取史。此外，很少对这类药物进行化学分析。Prakash 和他的同事描述了一名 60 岁的男子患有不明原因的肾衰竭的病例[173]。调查显示，他一直在服用一种从印度进口的含有大量铅的草药。在停止草药和几个疗程的铅螯合治疗后，他的肌酐水平下降了。铅中毒应该被认为是传统药物引起的肾脏损伤的后果[174]。到目前为止，不建议在没有任何科学证据的情况下支持替代药物。然而，试图找到在社区中使用它们的原因，并发现它们的益处（如果有的话），可能是一个研究领域。

2. 动物源天然药物的毒性研究

在东印度的部分地区，淡水和草鱼的生胆囊或胆汁被用来退热、治疗咳嗽、降低高血压、提高视力、治疗风湿和保健用途[175]。据报道，接触过这种物质的患者出现急性肝肾衰竭综合征[175]。摄取后几分钟到几个小时出现症状，包括腹痛、恶心、呕吐和水样腹泻。60% 以上的患者出现肝细胞性黄疸。AKI 在 48h 内出现，大多数患者为少尿，超过 75% 的患者还表现为镜下血尿。AKI 的持续时间为 2～3 周。症状学上的差异可能与鱼的种类或胆汁摄入量的不同有关，也可能与个体易感性的不同有关。肾组织学检查显示肾小管坏死和间质水肿。

AKI 发生的机制尚不清楚，可能包括由于胆盐的心脏毒性作用导致的心动过缓和低血压[175]。胆盐还抑制肠道 Na^{+}-K^{+}-ATP 酶，从而增加黏膜通透性，导致腹泻[175]。胆盐在大鼠中产生利尿、过量

的盐丢失和心脏抑制[176]。低血压和溶血也可能导致肾衰竭。在及时就医的患者中，大多患者预后较好，死亡只发生在那些报告晚和有多器官衰竭的患者中。

（七）原因不明的慢性肾病

很大比例的印度 ESRD 患者前来接受治疗，肾脏问题和晚期肾功能衰竭病史相对较短，且无健康记录[167]。这使得确定原发病的任务变得困难。因此，不明原因的 ESRD（CKDu）患者比例很大，占笔者所在中心所有患者的 1/3 以上。CKDu 的 CKD 报道也出现在斯里兰卡的中北部省份。一项详细的流行病学调查表明，通过当地食物链潜在的镉暴露可能与 CKDu 有关。病区 CKDu 患者尿镉平均浓度分别为 1.039μg/g 明显高于病区对照组（后者为 0.646μg/g，$P<0.001$）以及非病区对照组（后者为 0.345μg/g，$P<0.05$）[177]。此外，膳食硒缺乏和遗传因素也被认为可能是发生 CKDu 的危险因素[177, 178]。在最近的一项系统回顾中，阳性家族史、男性、农业职业、中年、蛇咬和可能的重金属暴露与 CKDu 有关[179]。大多数受影响的人是社会经济地位较低的男性稻农，他们患有进行性非蛋白尿性 CKD[180, 181]。活检标本显示肾小管间质肾炎、轻度炎症和广泛纤维化。这种疾病与巴尔干肾病和中草药肾病有很大的相似之处。CKDu 将在第 76 章中进一步讨论。

（八）终末期肾病

1. 财务和报销问题

与西方国家不同，印度次大陆的医疗保险概念（包括政府出资和私人出资）仍处于原始阶段。因此，康复治疗的费用须由大部分患者自费支付[182]。一些政府和私营机构支付雇员及其家属的治疗费用，作为就业福利的一部分。以美元计算，RRT 的总成本低于工业化国家，因为那里的工作人员工资较低，药品成本也较低。尽管如此，它仍然比人均国民生产总值高出几倍，对大多数人而言仍然遥不可及。

印度的一项研究报告说，大约 2/3 需要 RRT 的患者从雇主那里获得经济援助或接受慈善，1/3 出售财产或家庭贵重物品，1/4 通过贷款支付费用[122]。许多患者通过多种方式筹集资金。只有 4% 的人能够使用他们的家庭资源来支付这笔费用。

根据印度 CKD 登记处的数据，57% 的 ESRD 患者没有接受任何替代疗法[135]。在印度的一个诊疗所开始透析的患者中，28% 的人能够持续治疗 3 个月以上[183]。在老年人中，一项研究报道指出，在开始透析的人中，只有 18% 在 1 年结束时仍在接受透析支持[136]。在巴基斯坦提供免费透析的信德大学泌尿外科和移植研究所（Sindh Institute Of Uroology And Transmination）[147] 也观察到类似的高辍学率（18%），说明恶劣的卫生条件、炎热潮湿的气候和过度拥挤容易引发各种危及生命的感染。据报道，在所有接受透析的患者中，有 12%～18% 最终患上了肺结核[184]。

2. 血液透析

印度大约有 5500 个透析中心，其中 90% 以上为私营。2004 年巴基斯坦有 140 个透析中心，这一数字增加到 2009 年的 175%[185]，分布在 53 个城市，30% 是政府资助的，45% 为私营。其余的由社区支持或慈善机构运营。在这两个国家，大量的透析室都是小型的最低限度护理设施，由非肾病科医生甚至技术人员日常管理。

HD 疗程的频率和持续时间的决定取决于患者的症状、财务因素和透析时段的可行性。大多数患者接受每周 1～2 次，每次 4h 的治疗。透析器的重复使用实际上是普遍的，并且再处理通常是人工进行的。缺乏政府或专业协会的监管阻碍了透析程序的标准化，包括建立透析机、水质、透析器类型和重复使用政策的最低标准。

病毒性肝炎是透析患者最常见的病毒感染之一。尽管血清转换率较低，但接种乙肝疫苗已将印度患者的患病率从 32% 降至 4.7%[186]。丙型肝炎病毒（HCV）已成为维持性血液透析患者病毒性肝炎的主要原因。据报道，在印度 HD 中心的患者中，抗 HCV 抗体检测到的 HCV 感染的年发病率高达 18%，而在接受持续门诊 PD 的患者中，这一比例约为 2%[187]。在三级护理医院接受 HD 的患者进行 HCV-RNA 测试时，发现 HCV 的患病率为 27.7%[188]。HD 单位的 HCV 高发病率可能与接受 HD 的患者中 HCV 血清阳性的高流行率、总输血量、缺乏普遍预防措施的执行、高并存的疾病负担相关。结果表明，透析期间隔离丙型肝炎病毒感染者可显著降低丙型肝炎病毒血清转换率，从 36.2%

降至 2.7%。

研究显示，营养不良影响该地区大多数透析患者（44%～77%）[190]。对已经在食用低热量饮食的患者实施蛋白质限制、延迟透析和透析不充分是造成这一问题的原因。事实上，在一项研究中发现，在开始透析后，多达 86% 的印度患者蛋白质营养不良增加。

3. 腹膜透析

血液透析设施只存在于较大的城市。由于 PD 可以在家中进行，因此它被认为是大多数居住在农村和小城镇的患者的首选透析方式。尽管有这一优势，PD 仍未广泛开展。主要原因是与次大陆的 HD 相比，它的成本更高。其他原因包括延迟透析，这使患者教育和准备时间缺乏，以及许多肾病医生没有接受足够的培训来提供 PD。人们经常担心，受教育程度低的患者很可能不遵守医嘱，而且由于炎热潮湿的气候和恶劣的卫生条件，腹膜炎的风险更大。

虽然 PD 在印度已经有近 25 年的历史，但在我们的中心，这种方式的使用率不到 20%。2008 年，印度和巴基斯坦接受长期 PD 治疗的患者数量分别只有 6500 人和 100 人左右 [192]。患者被分配到 PD 不是出于选择的问题，主要是因为他们对其他 RRT 方式存在禁忌。在一家大型医院，只有 8% 的 PD 接受治疗；92% 的 PD 受者在接受 HD 治疗后更换透析方式，平均持续时间约为 6 个月。在这些患者中，2/3 是因为他们对 HD 的耐受性差，30% 是因为共病和血管通路问题，3% 是因为生活方式问题 [193]。最初接受 PD 的患者更有可能患有糖尿病和冠心病 [193]。他们的平均年龄为 63 岁，而 HD 人群的平均年龄为 34 岁。

患者的经济状况也决定了 PD。最常见的做法是患者每天 3 次 2L 腹膜透析 [194]。随着经济资源的减少，患者减少透析的次数，并最终死于透析不充分的并发症，这并不少见。Cycler 辅助的 PD 和使用较新的解决方案仍然是富人的专有特权。

除了与 PD 直接相关的因素外，心血管疾病是一个重要的杀手。患者通常不接受心血管评估，因为他们已经耗尽了 PD 的资源。这种情况与墨西哥 PD 实践的最初几年相似，当时激进的营销导致非肾科医生开始 PD 而不注重质量 [195]。

腹膜炎仍然是印度次大陆与帕金森病相关的主要问题。腹膜炎的初始发病率为每 5～6 个月一次 [196]，但随着训练的改善和患者转向双袋系统，这一比例已显著下降。一些项目报告夏季月份的感染率较高 [196]。现在每年每名患者的腹膜炎发病率为 0.39～0.41 次 [197-201]。印度患者 PD 相关感染的两个独特特征是培养阴性病例比率高以及革兰阴性腹膜炎占主导地位，主要在印度北部。培养阳性腹膜炎仅在 63%～72% 的病例中被发现。

革兰阴性菌占接受 PD 患者培养的所有微生物的 60%～66% [202-205]，通常为大肠埃希菌。其他细菌有肺炎克雷伯菌、醋酸钙不动杆菌、铜绿假单胞菌和肠杆菌属。总体而言，粪便来源的生物体比皮肤来源更常见。这一发现可能与该地区排便后洗澡的独特习惯有关，这有助于粪便有机体转移到手中。革兰阴性腹膜炎患者需要更频繁的住院治疗，并且有更高的导管脱落率、改用 HD 和死亡率。

在印度南部、巴基斯坦和尼泊尔，革兰阳性感染占主导地位，这与印度北部的感染模式形成鲜明对比 [202, 205]。真菌性腹膜炎在所有腹膜炎事件中占 10%～14% [203]。其中 90% 以上是念珠菌感染。大多数发作之前都有细菌性腹膜炎。及时拔除导管可改善预后。尽管社区中分枝杆菌感染的频率很高，但结核性腹膜炎在印度 PD 患者群中并没有出现明显的问题。

营养不良是这些患者的主要问题。Prasad 和他的同事已经证明，腹膜透析开始时的营养状况可以预测腹膜炎的发生率。与营养状况正常的患者相比，患者发生腹膜炎的次数明显增加（每年 1.0 次 vs. 0.2 次）[206]。

4. 肾移植

有效的维持性透析计划的运作受到限制，使得肾移植成为 ESRD 患者唯一可行的选择。然而，移植活动严重供不应求、缺乏资金、缺乏有组织的身体捐赠者移植计划及社会问题是主要的绊脚石。尽管有这些限制，社区参与加上公共和私营部门强有力的努力可以建立一个免费和自给自足的 RRT 方案，巴基斯坦卡拉奇已经证明了这一点，据报道，移植物 1 年和 5 年存活率分别为 92% 和 85%，这是非常令人鼓舞的。

因为缺乏器官采购网络或效率低下，缺乏照顾潜在捐赠者的设施，以及公众教育不力，导致缺乏器官捐赠。这一过程取决于个别移植医生、外科医生和合作的 ICU 的主动性。尽管 2014 年印度每年有 70 000 多人死于交通事故[208]，由于缺乏及时运输和无法获得生命支持服务，即使在可以与家属取得同意的情况下也无法捐赠器官[209]。在印度每年进行的 4 000 例肾移植中，只有 2% 使用器官捐赠者的肾脏。对于涉及印度在世亲属捐赠者的移植，配偶捐赠者（主要是妻子）的比例在过去 10 年中有所增加，他们约占所有捐赠者的 40%。

负担能力是另一个主要障碍。即使患者不必在国家补贴的医院承担住院费用，免疫抑制治疗的费用也无法报销。在对印度 50 名肾移植受者的前瞻性分析中，肾移植的直接费用，即医生费用、药物费用一次性费用、透析费用、实验室检查费用和住院的费用，即估计在 2151～23 792 美元；间接费用，即旅行、食物、住院和收入损失费用为 226～15 283 美元（全部以美元计算）[211]。总体上，分别约有 54%、8% 和 10% 的家庭遭受严重、中度或某种程度的财政危机。移植前丙型肝炎病毒感染也经常得不到治疗。患者不遵守昂贵药物，如钙调神经磷酸酶抑制剂的治疗方案，导致高移植物损失率。治疗类固醇抗药性排斥反应的费用高得令人望而却步。经常采用的降低成本的策略包括将诱导治疗限制在高危患者，使用细胞色素 P_{450} 抑制剂（如酮康唑、非－二氢吡啶钙通道阻滞剂），使用硫唑嘌呤而不是霉酚酸酯，长期持续泼尼松龙治疗，以及使用生物等效的仿制药。

20 世纪 80 年代和 90 年代初，由于世界范围内移植器官的短缺，印度出现了富人从贫穷捐赠者手中购买肾脏的做法[212]。购买者来自国内和国外，因此有了“移植旅游”一词。对捐赠者的剥削和提供的不合格医疗服务的做法受到广泛谴责，并促使印度议会于 1994 年颁布法律，正式禁止这种做法。自那以后，这种做法只在印度秘密进行，在巴基斯坦一些地区更为常见，但确切数字不得而知[213, 214]。巴基斯坦 2007 年 9 月通过的“人体器官和组织移植条例”坚决明确将买卖人体器官定为犯罪行为，并禁止将巴基斯坦人的器官移植给外国人[215]。最近，据非专业媒体报道，斯里兰卡正在进行更多非亲属活体捐赠者的移植手术。

在该地区 50%～75% 的肾移植受者中，感染使病程复杂化，死亡率为 20%～60%[190]。Rubin 将这些感染归为三类，即发生在移植后第一个月内的感染，发生在 2～6 个月内的感染，以及移植后发生的感染。这反映了该地区免疫抑制患者共存感染所引起的易感性模式的改变，以及地方性感染的较高流行。

在印度，结核病是由于静止的病灶重新激活所致，影响 10%～13% 的肾移植受者[218–220]。超过 50% 的患者在移植后第一年发病。虽然胸膜肺受累是最常见的，但 30% 的患者会发生播散性疾病。不寻常的受累部位包括皮肤、扁桃体、声带和前列腺。

患有肺结核的肾移植受者表现出许多诊断困难。Mantoux 试验通常没有帮助，经典的放射学结果只在少数情况下才能看到，痰涂片检查抗酸杆菌的成功率很低，培养需要 4～6 周。必须进行支气管肺泡灌洗、骨髓活检和肝活检才能做出结核病的诊断。

移植受者的结核病治疗也存在问题，特别是在选择抗结核药物和确定疗程方面。利福平是一种众所周知的肝脏 P_{450} 微粒体酶诱导剂，可增加泼尼松龙和钙调神经磷酸酶抑制剂的清除率。钙调神经磷酸酶抑制剂的剂量需要增加 3～4 倍才能维持治疗性药物浓度。这一变化提高了治疗成本，是绝大多数患者无法接受的。已经成功使用的替代方案包括异烟肼、乙胺丁醇、吡嗪酰胺和氧氟沙星或环丙沙星的组合[221]。最佳治疗时间是一个有争议的问题。对于联合使用利福平和异烟肼的患者，建议治疗 9 个月[221]。然而，没有接受利福平的患者的疗程增加到 18 个月[218]。这类患者通常接受两种药物，通常是氟喹诺酮和异烟肼，为期 18 个月。透析期间启动异烟肼化学预防可防止移植后结核的发展。然而，异烟肼会导致肝功能障碍，因此经常必须停用[222]。耐药性分枝杆菌菌株也令人担忧，初级异烟肼耐药性的发生率一直在稳步增加[223]。因此，异烟肼预防的作用仍然存在争议[224]。

移植受者的其他常见感染是乙型肝炎和丙型肝炎，这两种病毒在接受透析的患者中都非常流行。乙肝的发病率约为 5%，而丙型肝炎的发病率为 15%～20%。干扰素治疗的费用和丙型肝炎病毒感染治疗期间的间接费用（包括透析）非常昂贵，以至于大多数丙型肝炎病毒阳性患者（约为 75%）在没有接受抗丙型肝炎病毒治疗的情况下接受了肾移植 [225]。然而，随着新的直接作用的抗病毒药物出现，这种模式正在迅速改变。大多数患者现在接受治疗并进入持续缓解状态。尽管在 HCV 阳性和 HCV 阴性的患者中，患者和移植物 5 年的存活率相似，但严重的细菌感染在 HCV 阳性的患者中明显更常见 [226, 227]。在一系列尸检中，发现巨细胞病毒感染率从钙调神经磷酸酶抑制剂广泛使用之前的 4% 上升到钙调神经磷酸酶抑制剂时代的 17% [184]。由于绝大多数供者和受体都是血清阳性的，原发感染很少见 [184]。机会性真菌感染发生在 4%～7% 的受者中，但死亡率高，超过 65% [228, 229]。痢疾和利什曼病也有发生 [230]。

三、总结

印度次大陆的急性和慢性肾脏疾病的范围与工业化国家和其他发展中国家的情况有很大不同。社区获得性 AKI 在该地区其他健康个体中仍然很常见。虽然肾小球肾炎一直是 ESRD 最常见的原因，但它正在被糖尿病肾脏疾病所取代。缺乏足够数量的肾病科医生和高昂的治疗费用对世界上这一地区的肾病患者的管理构成了最大的挑战。

第80章 远东地区

The Far East

Tak Mao Daniel Chan 著
万 程 熊 薇 宋安妮 译
张 春 校

要 点

- 随着经济的飞速发展，糖尿病肾脏疾病正迅速成为许多亚洲国家慢性肾脏病和终末期肾脏病的首要病因。现有肾活检登记数据显示，IgA 肾病是最常见的原发性肾小球疾病，而狼疮性肾炎则是最常见的继发性肾小球疾病。
- 糖皮质激素联合霉酚酸酯治疗活动性重型狼疮性肾炎有效，而且相较于联用糖皮质激素与环磷酰胺的经典治疗方案，其不良反应更少。最新数据表明，联用低剂量糖皮质激素和霉酚酸酯维持治疗的患者复燃率相对较低。
- 近期多项 IgA 肾病大型临床试验的结果强调了大剂量糖皮质激素治疗的潜在风险，以及在治疗决策中权衡潜在获益与风险的重要性。
- 环境毒素在急性肾损伤以及病因已知或未知的慢性肾脏病患者中具有潜在致病作用，马兜铃酸肾病和巴尔干地方性肾病的经验强调了这一认知的重要性。
- 抗中性粒细胞胞质抗体相关性血管炎在白种人中以肉芽肿性多血管炎和抗蛋白酶 3 抗体阳性常见。在东亚和东北亚，患者多表现为显微镜下多血管炎和抗髓过氧化物酶抗体阳性，并且肾活检慢性病变更为显著。
- 目前核苷（酸）类似物治疗乙型肝炎效果显著，乙型肝炎表面抗原（HBsAg）阳性肾移植受者的短期和中期存活率与未感染者相当。

一、概述

“远东”是指东亚（包括东北亚）、北亚部分地区和东南亚[1, 2]。亚洲幅员辽阔、人口众多，国家之间和大国内部在社会经济发展、种族和文化方面差异显著。这些差异与肾脏疾病流行病学的显著差异相关，其中包括急性肾损伤（AKI）和慢性肾脏病（CKD）的病因以及卫生保健的享有情况，后者直接影响疾病的临床预后，尤其是患者和肾脏的存活率。日本、韩国、新加坡和中国香港等发达地区的疾病模式与西方国家非常相似，糖尿病肾脏疾病是终末期肾脏病（ESRD）的主要病因，IgA 肾病（IgAN）是原发性肾实质疾病的主要病因。随着经济的快速发展，中国一些主要城市的疾病模式也在朝着这个方向发展，糖尿病肾脏疾病正迅速成为 ESRD 的主要原因。有一些肾脏疾病类型在亚洲更为常见，如 IgAN、狼疮性肾炎、乙型肝炎病毒（HBV）相关性肾炎和马兜铃酸（AA）引起的马兜铃酸肾病（AAN）。热带或亚热带地区的典型疾病，如疟疾或登革热，可能在其他亚洲国家作为输入型病例出现，同时，钩端螺旋体病、恙虫病或汉坦病毒所致的肾综合征出血热（HFRS）等感染引起的AKI在一些国家仍然存在。频繁的国际旅行和人员往来、国家之间的商品贸易及全球变暖相关的气候变化，都促使登革热等疾病向既往受灾较轻的地区传播。

肾脏疾病是重要的公共卫生问题，尤其AKI和CKD，其造成的全球性经济负担持续增加，然而有关肾脏疾病的种类、疾病负担及肾脏卫生保健系统的资料仍很零散。国际肾脏病学会（ISN）开展了“全球肾脏健康地图”项目，该项目是一项跨国的横断面调查，旨在收集当前世界范围内肾脏护理能力的信息。研究结果表明，亚洲地区肾病科医生的密度和机构提供的肾脏护理服务差异显著，一些亚洲国家存在相当大的知识缺口[3]。例如，只有拥有国民健康保险或肾脏疾病登记的国家或地区（如日本、韩国、中国台湾和中国香港、新加坡）可获取到维持性透析患者的资料，很少有国家能提供AKI或非透析CKD患者的资料。肾脏替代疗法价格昂贵，农村地区的AKI患者可能无法及时进行血液透析（HD）治疗。由于经济条件不佳或社会环境不便，AKI患者的结局可能受到不利影响。在这一背景下，ISN发起了“0by25”倡议，旨在通过普及知识、倡导促进早期诊断以及建立可持续能力以提供及时的临床管理，预防AKI相关的死亡[4]。通过提高认识、提升积极性、做好准备，该项目可使大范围的患者获益，从其直接影响区域（如一些南亚国家），延伸到亚洲其他地区，如中国的欠发达地区。

卫生支出和卫生保健筹资模式在亚洲国家之间差异很大，而且直接影响卫生保健的享有情况。远东地区的经济发展差异显著，包括从日本、韩国、新加坡、中国香港和中国台湾等高收入经济体，到朝鲜、菲律宾、印度尼西亚、越南、柬埔寨、老挝人民民主共和国、缅甸和蒙古等低收入或中低收入国家[5]。在亚洲国家中，日本的医疗保健支出最高，2014年占国内生产总值（GDP）的10.2%，而美国为17.1%[6]。日本、韩国、新加坡、中国台湾等国家及地区的医疗保健系统都建立在保险的基础上，并且发展良好，同时，在中国内地和中国香港等其他地区医疗保险的覆盖范围也正逐步扩大。

传统药物

亚洲许多国家和地区的传统医学历史悠久，传统草药的使用在全球华人及其他亚洲国家（如韩国、泰国和日本）中仍然非常普遍。传统医药在为欠发达地区和相对低收入经济体的患者提供医疗服务方面发挥了重要作用。据报道，传统中药在中国医疗保健服务中所占比例超过20%，年治疗人数约2亿[7]。中国内地及中国台湾、韩国和日本的健康保险计划在不同程度上覆盖了传统医学。中国和韩国均有正规的传统医学教育体系[8]。一些国家和地区建立了包括良好生产规范相关合规要求在内的监管体系，如中国国家中医药管理局、韩国卫生与福利部、中国台湾卫生与福利部，以及中国香港卫生署[9]。然而，由于植物分类学以及药物有效性或毒性有关成分的复杂性，有意或无意接触草药所带来的不良反应并不少见。例如雷公藤，它是一种治疗红斑狼疮、类风湿性疾病和银屑病的传统中药，其肾毒性已得到公认[10]。AAN的病因、暴露方式和致病机制则是另一例证[11]。中国台湾的一项研究报道表明，定期服用草药的受试者罹患CKD的风险增加了20%[12]。尽管传统医学的传承具有其价值和不可否认的贡献，例如青蒿素（来自植物青蒿）对疟疾的治疗，但考虑到商业利益及其在全球范围内的广泛使用，仍须谨慎对待。

本章聚焦于最新的研究数据和进展，探讨远东地区常见或特殊肾脏疾病。

二、急性肾损伤和慢性肾脏病

（一）急性肾损伤

AKI可由多种内源性或外界环境因素诱导，每年新发患者数超过1300万，但很少有国家登记AKI患者信息[4]。AKI是亚洲国家患者住院的重要原因之一，而AKI的主要病因取决于不同国家的社会经济发展状况和一般人群的生活水平[4, 13]。在基础设施欠缺及以务农为主的地区，社区获得性AKI很常见，其原因包括感染和动植物毒素（表80-1）[14]。还有一些病因与文化或民俗有关，例如商人用草鱼鱼胆代替昂贵的蛇胆而导致消费者意外接触草鱼鱼胆毒素，或食用生的或晒干的鲤鱼鱼胆作为保健补品或风湿病的治疗药物[15]，这些都可能诱发

表 80-1　东亚、东南亚和东北亚引起表现为 AKI 的继发性肾脏疾病的常见原因

病　因	举　例
自身免疫性疾病	• 狼疮性肾炎 • ANCA 相关性血管炎 • 抗肾小球基底膜病 • 其他肾小球肾炎
感染	• 钩端螺旋体病 • 登革热 • 汉坦病毒（肾综合征出血热） • 恙虫病 • 疟疾 • 严重发热伴血小板减少综合征
毒素	• 来自植物（如马兜铃酸、邻苯二酸） • 来自动物或昆虫（如蛇毒、草鱼鱼胆） • 化学药品（例如，氯胺酮滥用致尿路梗阻而表现为 CKD 或 AKI）

AKI. 急性肾损伤；ANCA. 抗中性粒细胞胞质抗体；CKD. 慢性肾脏病

AKI。由于 5α- 鲤胆甾醇硫酸酯具有肾毒素和肝毒素，AKI 患者可同时伴有肝损害和肌病[16]。另一个对公共卫生影响重大的例子是，传统药物中所含的 AA 不仅会导致 CKD，还会导致 AKI 和多灶性泌尿系统恶性肿瘤[17, 18]。在日本、韩国、新加坡等较发达的高收入国家，毒素或感染相关 AKI 较少见，而因心血管疾病、外科疾病或严重感染住院的危重患者常并发并 AKI。在经济快速发展的大国（如中国）中，AKI 的流行病学因地理位置和地形而异[19]。因此，了解 AKI 的地区流行病因对及时进行治疗干预至关重要。

（二）慢性肾脏病

CKD 在全球成年人中的发病率为 10%～15%[20-22]。2016 年的一项 Meta 分析显示，在中国、日本和韩国，1 期～5 期 CKD 的患病率约为 13%，而 3 期～5 期 CKD 的患病率为 10%～12%[21]。中国早期的一项研究报道 CKD 的患病率为 10.8%，这意味着中国约有 1.2 亿成年人患有肾功能不全和（或）蛋白尿[23]。据估计，2010 年全亚洲平均每 100 万人口中就有 218 名患者在接受透析治疗，232 位患者在接受肾脏替代治疗（RRT）。相比之下，同期美国平均每 100 万人口中有 1839 名患者在接受 RRT[24]。

韩国 2016 年的一份基于 2011—2013 年针对 23 280 名受试者的国家健康与营养检查调查报告显示，CKD 患病率在 20 岁及以上的成人中为 8.2%，CKD 1、2、3a、3b 和 4～5 期占比分别为 3.0%、2.7%、1.9%、0.4% 和 0.2%，其中 CKD 定义为尿蛋白肌酐比≥30mg/g，或者估算肾小球滤过率（eGFR）＜60ml/(min·1.73m^2)（CKD-EPI 公式）[25]。与 CKD 风险增加相关的因素包括高龄、糖尿病、高血压、心血管疾病、体重指数≥25kg/m^2 或＜ 18.5kg/m^2，以及居住在农村地区。韩国 CKD 患者结局队列研究（KNOW-CKD）调查了 2011—2015 年招募的 2238 名受试者，以研究影响 CKD 进展的因素[26, 27]。该队列人群平均年龄为（53.7 ± 12.2）岁，其中男性占 61.2%，eGFR 为（50.5 ± 30.3）ml/(min·1.73m^2)，研究发现较低的 eGFR 值与高龄、并发症、较高的收缩压和脉压、较低的收入水平和受教育程度有关。肾小球肾炎、糖尿病肾脏疾病、高血压肾病和多囊肾分别占所有病例的 36.2%、23.2%、18.3% 和 16.3%。既往心血管疾病的总体患病率为 14.4%，其中合并糖尿病者患病率最高。糖尿病患者还表现有更多心血管危险因素，包括更高的收缩压、更高的肌钙蛋白 T 水平、更高的左心室质量指数、更高的冠状动脉钙化评分，以及更快的肱 - 踝动脉脉搏波传导速度[27]。

一项基于人群的中国 CKD 全国调查研究调查

了肾功能与患者存活之间的关系。该研究从 2007 年开始在全国 13 个省招募成年受试者[23]，共 47 204 名受试者，中位随访时间 6.1 年。其结果显示，全因和心血管疾病死亡率随 CKD 严重程度和蛋白尿的增加而增加[28]。与基线尿蛋白肌酐比＜30mg/g 的受试者相比，≥300mg/g 的受试者全因死亡风险比（HR）为 2.07，心血管死亡 HR 值为 2.32。结果还显示，尽管 eGFR 与年龄相关，但在多因素分析中 eGFR 下降并未被确定为死亡风险的预测因子[28]。

卫生保健经济状况对获得临床护理以及选择治疗方案有直接影响。CKD 护理和肾脏替代疗法费用高昂，尤其是在器官移植率低、许多患者仍需常年透析的亚洲[3, 29]。在亚洲的低收入国家中，RRT 仍存在巨大缺口[24]。ISN 全球肾脏健康护理状况调查的数据显示，北亚和东亚的筹资模式多种多样，从政府全额出资到公立和私立混合供资，同时，基础保健水平的 CKD 监测和管理服务的提供情况也存在巨大差异[3, 30]。此外，很少有国家针对非透析 CKD（或 AKI）患者进行登记[3, 31]。在此背景下，2015 年日本发布了一项基于 29 名平均年龄为 59.9 岁的维持性 HD 患者（8 名患有糖尿病）的成本效益研究结果，其显示每年 HD 治疗的总医疗费用约为 45 200 美元，每质量调整生命年的增量成本效用比为（6.88 ± 4.47）× 10^4 美元，伴糖尿病的患者则更高，为（8.17 ± 6.28）× 10^4 美元[32]。经济发展常常导致预期寿命增加和 CKD 患病率上升，使得 CKD 卫生保健筹资面临更加复杂的挑战[24]。卫生保健支出、肾脏病护理和从业人员的发展状况及社会文化背景的异质性导致亚洲国家在医疗实践中存在很大的差异。2014 年日本的医疗支出占 GDP 的 10.2%，在亚洲国家中最高，韩国为 7.373%，中国为 5.548%，菲律宾为 4.710%，泰国为 4.122%，而澳大利亚为 9.4%，英国为 9.1%，德国为 11.3%，美国为 17.1%[6]。日本、中国台湾、韩国和新加坡等国家及地区的医疗保险为居民透析治疗提供了保障。出于经济或设施方面的考虑，中国香港、泰国和越南等国家及地区提倡优选腹膜透析（PD）用以 ESRD 患者的治疗，并以此作为公共卫生保健政策[33-38]。同样，政府资助的报销计划导致中国部分省份进行 PD 的患者比例增加，中国进行 PD 的患者数量从 2012 年的 37 942 人增加到 2015 年的 62 589 人[39, 40]。对于体形较小或有残存肾功能的患者，建议采用每周 2 次 HD 或逐渐增加 HD 次数，从而限制医疗费用[41, 42]。

在日本，ESRD 患者的维持性 HD 始于 1963 年[43]。2015 年日本透析治疗学会肾脏数据登记中心的一份报告显示，2011 年日本有 304 856 名在透患者（其中 HD 占 97%）。由于 65 岁以上的患者数量增加，透析患者的数量也逐年递增，2011 年透析患者的平均年龄为 66.6 岁，而 1981 年为 46.2 岁[44, 45]。糖尿病是导致 ESRD 的主要原因，约占新发病例的 40%，占现有病例的 45%。相比之下，肾小球疾病在 1983 年占新发病例的 75%，在 2011 年下降到 35% 左右。心血管疾病是死亡的主要原因，约占 40%。此外，30% 的透析患者年龄在 75 岁以上，8% 的患者透析时间超过 20 年[44]。

尽管肾移植可能为患者带来最大限度的康复，也可降低长期治疗成本，但目前的移植率仅能满足全球约 10% 的需求[46]。亚洲是世界上人口最多的地区，但也是器官移植率最低的地区[46]。社会经济、文化、政治、立法和发展问题导致总体的器官捐赠率较低，器官移植设施的发展滞后，患者获得移植的机会也较低[47]。近年来，经过不断努力，肾移植得到了快速发展，包括开展 ABO 血型不合肾移植[48]和交换供肾肾移植[49]，并改进了肾移植术后乙型肝炎的管理，使得感染 HBV 的肾衰竭患者可以被纳入肾移植受者范围[50, 51]，以及使用乙型肝炎表面抗原（HBsAg）阳性的供者肾脏[52]。

三、特定肾脏疾病

（一）IgA 肾病

IgAN 是全世界最常见的原发性肾小球肾炎，在亚洲也很常见（图 80-1）[53]。中国肾活检登记资料显示，IgAN 占原发性肾小球疾病的 45% 以上[54, 55]。IgAN 的发病机制与异常糖基化 IgA1（铰链区 *O*-连接糖链的半乳糖相对缺乏）过度产生，以及识别半乳糖基化缺陷 IgA1 分子的多糖特异性 IgA 和 IgG 自身抗体生成有关[53]。致肾炎的 IgA1 分子是由 B 细胞在黏膜感染（如扁桃体炎）后产生的，IgAN 中识别自身抗原 IgA1 的 IgA 和 IgG 分子通常也可

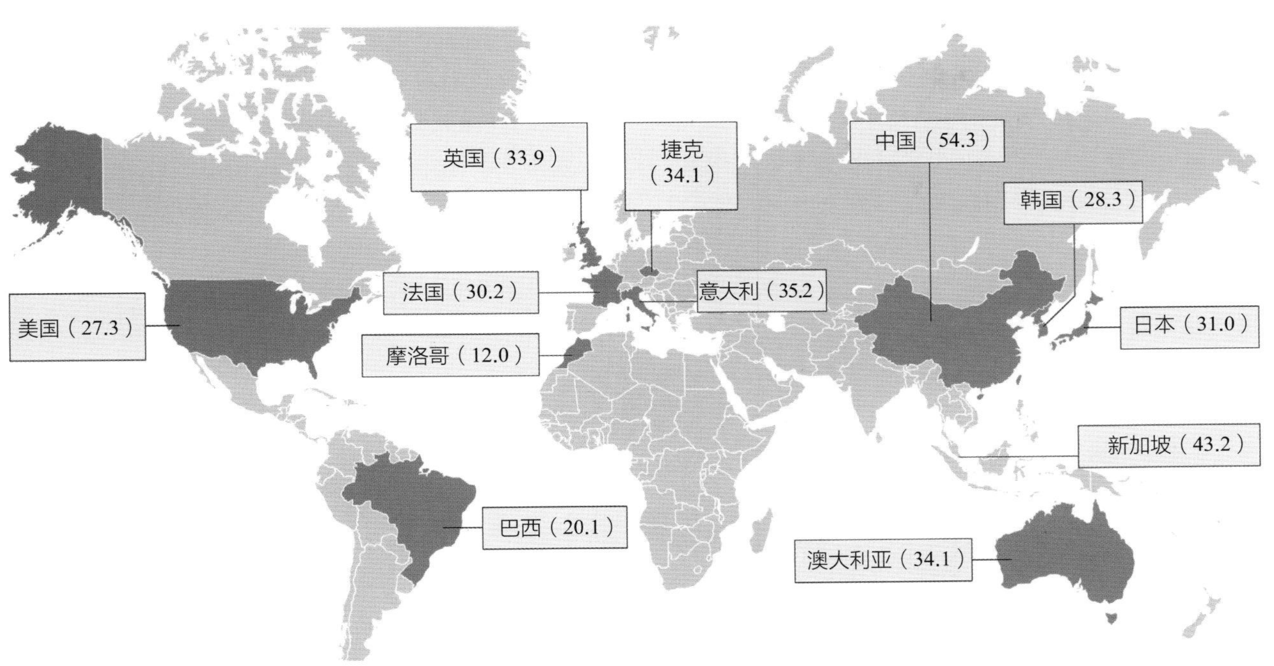

▲ 图 80-1　**世界各地 IgAN 患病率**

患病率显示为 IgAN 在经肾活检证实的原发性肾小球肾炎中所占百分比（%）（经 Macmillan Publishers Ltd. 许可转载，引自 Lai KN, Tang SCW, Schena FP, et al. IgA nephropathy. *Nat Rev Dis Primers* 2016;2:16001.）

与反复上呼吸道感染和胃肠道黏膜感染有关的微生物抗原发生抗原抗体反应，由此形成的免疫复合物在肾小球沉积导致系膜细胞活化，局部的细胞因子、趋化因子以及其他促炎和促纤维化介质过度产生，导致正常实质损伤并被纤维组织替代。

连锁和全基因组关联研究（GWAS）分析的结果显示了 IgAN 的易感基因位点[56, 57]。使用全外显子组测序对中国人家族性 IgAN 进行的研究确定了 4 个基因中的 6 个有害变异，即防御素 α4（*DEFA4*），MYC 靶点 1（*MYCT1*），募集结构域家族成员 8（*CARD8*）和锌指蛋白 543（*ZNF543*）[58]。疾病易感性还与涉及抗原加工和呈递的基因有关，例如主要组织相容性复合体位点、黏膜防御系统（*DEFA* 基因簇）及补体旁路途径[56, 59]。

IgAN 的临床表现多种多样，从无症状镜下血尿伴或不伴蛋白尿或肾功能损害，到伴有显著增生改变和新月体形成的快速进展性肾功能损害均可出现。总体而言，有 30%～40% 的患者在首次发病后的 20～30 年内发展至 ESRD，但不同患者的预后和进展速度差异很大[53]。IgAN 诊断没有特异性的血液或尿液生物标志物，主要是基于肾活检病理特征以及系膜区检出 IgA。致病的多聚体 IgA1 免疫复合物在肾小球系膜区沉积或原位形成，部分患者同时伴有 IgG 或 IgM 沉积，引起系膜细胞增生、细胞外基质合成增加，以及巨噬细胞、单核细胞和 T 细胞浸润。2009 年 IgAN 牛津分型建立，并于 2016 年进行了更新，旨在明确能更准确地预测肾脏疾病进展风险的病理特征[60–62]。根据牛津分型，IgAN 肾活检按照系膜细胞增生（M_0 或 M_1）、节段性肾小球硬化（S_0 或 S_1）、毛细血管内细胞增生（E_0 或 E_1）、肾小管萎缩或间质纤维化（T_0、T_1 或 T_2）及新月体形成（C_0、C_1 或 C_2）评分（MEST C 评分），这些指标对肾脏结局具有独立预测价值。对 3096 名患者（包括 700 名日本患者和 1017 名中国患者）的综合数据分析表明，新月体形成预示未经免疫抑制治疗患者达到肾脏复合终点（即 eGFR 至少下降 50% 或发展为 ESRD）的风险较高。当至少 1/6 的肾小球内出现新月体时，肾脏复合终点的 HR 值为 1.63；当至少 1/4 的肾小球内出现新月体时，HR 值为 2.29。无论是否行免疫抑制治疗，至少 1/4 的肾小球内出现新月体与复合事件独立相关[63]。在纳入 86 名日本 IgAN 患者的系列研究中，已证明牛津分型的 T 评分和日本组织学分类评分与肾脏预后相关[64]。

欧洲 VALIGA 研究对 IgAN 牛津分型进行了验证，研究调查了来自 13 个欧洲国家的 1147 名患者，涉及不同的 IgAN 临床和病理表现[65]，中位随访时间为 4.7 年，有 86% 的患者接受了肾素 – 血管紧张素 – 醛固酮系统（RAAS）阻断治疗，42% 的患者接受了免疫抑制治疗。结果显示，M、S 和 T 病变可以独立预测 eGFR 的下降和较低的肾脏存活率。仅在未经免疫抑制治疗的患者中，临床变量结合 M、S 和 T 病变才能显著增强预测疾病进展的能力[65]。此外，VALIGA 队列研究者对 261 名 23 岁以下的欧洲患者应用牛津分型，平均随访 4.9（2.5～8.1）年，发现肾功能下降速率为每年 –0.2ml/（min·1.73m^2）[四分位距：–2.7～0.5ml/（min·1.73m^2）]。M、S 和 T 评分可预测整个队列中 ESRD 或 eGFR 下降 50% 的复合终点生存，但无法预测 174 名 18 岁以下儿童亚组的复合终点生存[66]。新加坡的研究人员发现，牛津分型中的肾小球系膜细胞增生和肾小管萎缩或间质纤维化评分（M_1 和 T_1 或 T_2 病变）在长期随访中可独立预测 ESRD[67]。

治疗决策应考虑临床和组织学参数。血压正常、蛋白尿不明显、肾功能正常、肾组织学未表现出不良预后特征的患者可能只需要定期监测血压、尿蛋白和肾功能。高血压的优化治疗以及使用 RAAS 阻滞剂以减少蛋白尿、减缓肾功能恶化，是其他患者治疗策略的主体。2012 年改善全球肾脏病预后组织（KDIGO）指南建议，对于采用标准治疗方案蛋白尿持续＞1g/d 的患者可选用鱼油，但其对长期肾脏预后的影响仍不确定[68]。日本最近的一项研究表明，咪唑立宾对蛋白尿的治疗没有获益[69]。霉酚酸酯的治疗作用仍存在争议，2012 年 KDIGO 指南不推荐使用。导致不同研究得出相互矛盾结论的因素包括样本量不足、种族及组织学差异[70–75]。

德国 STOP–IgAN 试验纳入了 162 例进展型 IgAN 患者，结果显示，在超过 3 年的随访中，对于采取保守治疗仍表现为持续性蛋白尿（至少 0.75g/d）的患者，加用免疫抑制治疗（单用糖皮质激素或联用糖皮质激素和环磷酰胺或硫唑嘌呤）减少了尿蛋白，但没有减慢 eGFR 的下降速率（保守治疗组 24% 的患者及免疫抑制剂组 22% 的患者出现了 eGFR 下降至少 15ml/min）；同时，采用免疫抑制治疗的患者更容易发生感染（1 例患者因感染死亡）、糖耐量受损以及体重增加[76]。TESTING 试验研究了 262 例（其中包括 251 例中国患者）经保守治疗后蛋白尿持续大于 1g/d 的 IgAN 患者使用糖皮质激素的疗效和安全性[77]。糖皮质激素治疗方案为口服甲强龙 0.6～0.8mg/kg，持续 2 个月，然后每月减少 8mg/d，总疗程为 6～8 个月。由于甲强龙组严重不良事件的发生率显著升高，试验提前停止。甲强龙组与安慰剂组不良事件发生率分别为 14.7% 和 3.2%，主要原因为感染。在接受甲强龙治疗的患者中，8.1% 的患者出现严重感染，其中两人死亡，而安慰剂组没有出现严重感染。试验终止时，中位随访期为 2.1 年，甲强龙的主要疗效终点优于安慰剂（包括进入 ESRD、因肾衰竭死亡或 eGFR 下降 40%），甲强龙组和安慰剂组进入终点事件的发生率分别为 5.9% 和 15.9%，HR 值为 0.37[77]。在一项纳入 176 例细胞 / 纤维性新月体累及≥10% 的肾小球或毛细血管内细胞增生或肾小球坏死的中国 IgAN 患者的临床试验中，单用大剂量泼尼松治疗与霉酚酸酯联合小剂量泼尼松治疗在减少蛋白尿方面效果相当，每组患者中约有 50% 达到完全肾脏缓解，后者治疗相关不良反应发生率较低[78]。总的来说，涉及大样本中国患者的试验数据表明免疫抑制疗法可能对肾脏有益，特别是在肾组织学显示活动性增生性病变的患者中，而治疗决策需要根据患者个体特点平衡风险和潜在效益。由于组织学表现和临床疾病严重程度的显著异质性，以及不同研究在疾病自然病程中的诊断时间不同，目前的数据还不足以证明不同种族或民族对 IgAN 患者免疫抑制治疗反应的影响。

微生物病原体可以在扁桃体隐窝中繁殖，与对照组相比，IgAN 患者的扁桃体淋巴细胞二聚体 IgA1 的生成增加、糖基化改变[79, 80]。此外，扁桃体生发中心 B 细胞与发病机制有关[81]，但扁桃体切除术在 IgAN 治疗中的作用仍存在争议。在日本，扁桃体切除术被认为可以改善肾脏预后[82, 83]，是 IgAN 的标准治疗[84, 85]。日本的一项随机对照试验显示，扁桃体切除术联合糖皮质激素治疗可以降低患者尿蛋白[86]。最近一项针对 227 名日本患者的长期回顾性研究显示，在蛋白尿和血清肌酐水平较低的患者中，扁桃体切除术可能有益处，但其中一些患者同时也接受了糖皮质激素治疗[87]。相比之下，纳入 1147 名欧洲 IgAN 患者的 VALIGA 队列数据分析显示，在 4.7 年的随访中，扁桃体切除术与肾功能下降之间没有关联[88]。

（二）狼疮性肾炎

狼疮性肾炎在亚洲很常见。以往的研究表明，与白种人相比，系统性红斑狼疮（SLE）在亚洲人群中更常见，而且亚洲患者更容易出现肾脏受累[89, 90]。来自肾活检登记的数据显示，在中国、韩国和日本等国家，狼疮性肾炎是继发性肾小球疾病的首要病因，其比例超过 50%[54, 55, 91–93]。

最近一项 GWAS 数据的 Meta 分析显示，欧洲和中国 SLE 患者的风险变异具有显著的共性，中国人的风险变异频率总体较高，这表明东亚 SLE 遗传风险负担更大[94]。与其他种族或民族相比，亚洲患者更容易发展为严重的肾炎，导致狼疮性肾炎成为亚洲 ESRD 的重要病因[95]。基因关联性研究已经确定了 50 多种与狼疮性肾炎易感性或发病机制相关的基因多态性，包括功能异常，如程序性细胞死亡异常、程序性细胞死亡碎片免疫清除缺陷、先天或适应性免疫异常及肾脏特异性效应器机制[96]。例如，一项研究报道了 CCR6（Th17 效应细胞表面标志物）变异与狼疮性肾炎易感性之间的关系，研究纳入了超过 1100 名中国狼疮性肾炎患者、900 名健康对照组和 1063 名未累及肾脏的 SLE 患者[97]。

在亚洲，狼疮性肾炎的临床表现和诊断与世界其他地区并无不同[98]。然而在亚洲，由于各国之间卫生保健系统和基础医疗机构不同，就诊时机有明显的差异，这对患者的治疗和预后有重要影响。因为早期临床表现通常较轻，患者一般很少表现为慢性不可逆性损伤，治疗上使用的免疫抑制治疗强度较弱。减少免疫抑制剂物的使用，尤其是糖皮质激素，疗效获益大于风险，感染和其他并发症的风险降低，同时，肾脏损伤程度较低意味着更好的肾脏长期存活。除了一些南亚发展中国家以及中国和其他亚洲欠发达国家的贫困群体外，大多数患者都能进行狼疮性肾炎诊断所需的血液、尿液检测及狼疮血清学检查，但肾活检和定期血清学检测可能还存在一定的经济困难。基线血清肌酐水平高、肾活检提示显著的慢性损害均预示着肾脏长期预后不良，而组织学特征，如血管或内皮病变及新月体形成，则提示疾病活动[99–103]。来自中国的研究发现，抗中性粒细胞胞质抗体与新月体型狼疮性肾炎的发病有关[99, 104, 105]，而韩国的一项研究表明，48.8% 经活检证实的狼疮性肾炎患者体内可以检测到抗 Sm 抗体，且与肾脏预后不良有关[106]。此外，来自韩国的数据显示，50 岁以后发病的患者与发病年龄较小的患者相比，肾脏慢性化特征更明显，在随访期间的预后也更差[107]。狼疮性肾炎的肾脏组织学目前是根据 2003 年 ISN/ 肾脏病理学会分型来评估的[108]，尽管根据目前制订的诊断标准来评估个体的病变并不总是适用[109]。

鉴于亚洲地区的高发病率，对重型狼疮性肾炎进行及时有效的治疗显然是非常重要的。患者对疾病和治疗的了解不足，社会经济地位上存在巨大差距，卫生保健筹资方式不同，获得诊治的机会不等，治疗相关不良反应的易感性，基本医疗保健和针对严重危及生命的并发症的治疗获取途径和标准，依从性以及随访问题，都对亚洲一些地区提出了挑战[110–112]。

自 20 世纪 80 年代以来，狼疮性肾炎的免疫抑制治疗已经有了长足的发展，使得临床疗效显著改善、治疗相关的不良反应显著减少，并从糖皮质激素与环磷酰胺联合治疗转向糖皮质激素与霉酚酸酯联合治疗[113]。美国一项由食品药品管理局（FDA）支持的临床试验数据、马来西亚的一项临床试验数据及国际多中心 Aspreva 狼疮管理研究的数据（370 名随机患者，其中 123 名是亚洲人），均证实了中国狼疮性肾炎患者使用泼尼松龙和霉酚酸酯联合治疗疗效和耐受性的初步结果[114–119]。与环磷酰胺相比，霉酚酸酯治疗不良事件发生率的降低关系着生活质量的改善[120]。此外，这些试验的结果还表明，不同种族对治疗的反应存在差异，非洲裔和拉丁美洲人的疗效较差，而中国人的疗效较好[114, 115, 121]。中国患者良好的短期反应率意味着相对有利的长期患者及肾脏存活率，并且与较低的肾炎复燃率有关[122–124]。

霉酚酸的药代动力学在患者之间存在显著差异，药物浓度监测越来越多地被用于管理接受各种霉酚酸酯制剂治疗的器官移植受者[125–127]。对泰国狼疮性肾炎患者的研究表明，每日霉酚酸酯的常用剂量为 1.5～2g，大多数患者处于理想的药物浓度范围[128-130]。虽然选定的单一时间点药物浓度与曲线下面积数据总体相关，但是单一时间点相同浓度的药物暴露在患者之间可能有很大差异。鉴于霉酚酸酯在亚洲狼疮性肾炎患者的治疗中普遍具有较好的疗效和耐受性，同时考虑到药物水平监测的成本和有效性，血药浓度监测应优先用于治疗反应不佳的患者，包括多次复发或者出现骨髓抑制的患者，以及小儿患者[131]。他克莫司治疗狼疮性肾炎的临床数据日益增多，这些数据主要来自亚洲。由于钙调神经磷酸酶抑制剂除了免疫抑制作用外，对足细胞也有特殊作用，因此，其对狼疮性肾炎也有显著疗效，尤其是伴有膜性肾病病理改变时[132-139]。

中国的研究者报道了一项"多靶点治疗"研究，使用了包括糖皮质激素、他克莫司（4mg/d）和小剂量霉酚酸酯（1.0g/d）在内的 3 种药物联合治疗，结果显示，在Ⅳ型合并Ⅴ型狼疮性肾炎的患者中，多靶点方案比糖皮质激素联合静脉注射环磷酰胺治疗方案的短期完全缓解率更高（65% vs. 15%）[140]；在Ⅲ、Ⅳ或Ⅴ型狼疮性肾炎患者中，24 周时多靶点方案的完全缓解率（45.9%）相比使用静脉注射环磷酰胺（25.6%）更高[141]；多靶点方案的肾炎复燃率（5.47%）与硫唑嘌呤维持治疗 18 个月的肾炎复燃率（7.62%）相近，但后者出现了更多不良事件[142]。

日本研究人员对 15 名狼疮性肾炎患者进行了一项初步研究，以评估另一套"多靶点"免疫抑制治疗方案（治疗方案包括泼尼松龙、静脉注射环磷酰胺 3 个月以及每日标准剂量 3mg 他克莫司）的疗效结果显示，在 6 个月时完全缓解率为 80%，3 例患者最初表现为血清肌酐水平短暂升高，1 例巨细胞病毒抗原血症，1 例死于血栓性微血管病[143]。总的来说，他克莫司治疗狼疮性肾炎的结果是理想的，特别是在减少尿蛋白方面。考虑到他克莫司的潜在肾毒性（最初可能表现为亚临床状态）以及对血压、血脂和糖代谢的影响，我们需要长期的安全性数据，并且需要进一步研究明确最有可能从这种治疗方案中获益的患者群体。

在日本，咪唑立宾是第一个被批准用于狼疮性肾炎治疗的药物（1990 年），其作用机制与霉酚酸相似。为了减少激素的应用，该药在维持治疗中已被大量使用，具有普遍可接受的耐受性。最近报道的一项对 559 例长期使用咪唑立宾治疗的狼疮性肾炎患者的监测研究显示，总体上疾病活动性持续下降，26.5% 的患者在 24 个月时完全缓解，但在 12 个月的随访后发现肾功能逐渐恶化，严重不良反应发生率为 3.6%。此外，几乎所有患者都同时接受了糖皮质激素治疗，而 51.2% 的患者也接受了他克莫司治疗[144]。

亚洲狼疮性肾炎患者的资料显示，在过去的几十年里，由于免疫抑制治疗方案的改进和基础医疗环境的改善，患者临床结局随之改善，包括活动性疾病的治疗反应、患者和肾脏的长期存活率、疾病或治疗相关的病状、疾病复燃率及患者生存质量等。然而在治疗方案的优化、实现及时合理的诊治所面临的社会经济困难，以及感染的预防和管理等方面，仍然面临着诸多问题和挑战[110, 111]。

（三）糖尿病肾脏疾病

在亚洲，糖尿病肾脏疾病主要由 2 型糖尿病引起。随着经济发展，糖尿病肾脏疾病已经成为许多亚洲城市中 ESRD 的主要原因。自 1997 年以来，糖尿病肾脏疾病已经取代肾小球肾炎成为日本透析患者 ESRD 的首要原因，并且比例仍在持续增长（图 80-2）[44]。中国住院患者中，糖尿病肾脏疾病也已经超越肾小球肾炎成为 CKD 的首要病因（图 80-3）[145]。在韩国和新加坡，糖尿病和 CKD 之间的关系也同样得到了证实[146, 147]。新加坡一项对 1861 名 2 型糖尿病患者的横断面研究显示，53% 的糖尿病患者伴 CKD，与 CKD 显著相关的因素包括视网膜病变或神经病变、年龄、血压≥140/80mmHg、心血管疾病史及糖尿病病程[147]。

30%～40% 的 2 型糖尿病患者发展至糖尿病肾脏疾病，其发病机制与遗传和环境因素有关[148, 149]。与糖尿病肾脏疾病发生发展相关的基因仍在研究阶段。根据糖尿病肾脏疾病的病理生理和 GWAS，研究人员已经筛选出一些候选基因。研究数据提示，RAAS 在糖尿病肾脏疾病进展中发挥着重要作用，而 RAAS 阻滞剂已经成为缓解糖尿病肾脏疾病蛋白尿和减少肾功能损害的标准治疗[150]。在候选基因

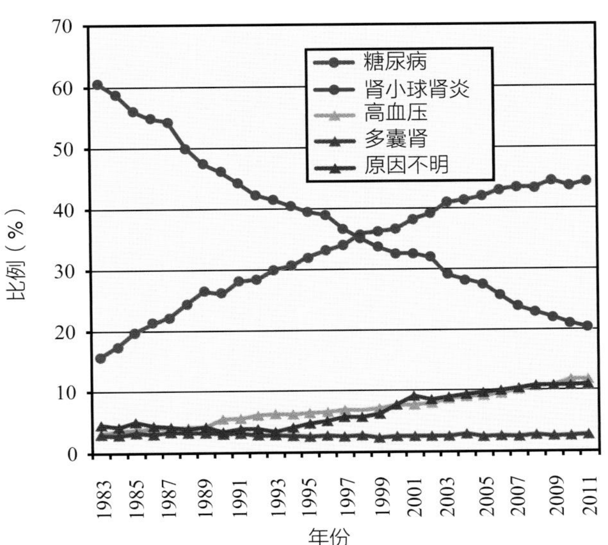

▲ 图 80-2　**日本透析患者终末期肾脏病的原发诊断疾病占比**
经 Elsevier 许可转载，引自 Hanafusa N，Nakai S，Iseki K，et al. Japanese Society for Dialysis Therapy Renal Data Registry –a window through which we can view the details of Japanese dialysis population. *Kidney Int Suppl*. 2015; 5:15–22.

中，血管紧张素转化酶基因（*ACE*）多态性备受关注。其中，*ACE* 第 16 个内含子中一段长度为 287 个碱基的 Alu 重复序列，可出现插入（Ⅱ）纯合突变、缺失（DD）纯合突变和插入 / 缺失（ID）杂合突变三种基因型，其中 D 等位基因与血清及肾脏组织 ACE 的高酶活性有关，并且单中心研究和 Meta 分析显示 D 等位基因和 DD 基因型与 ESRD 的高易感性有关[151-153]。除此之外，日本和中国患者体内乙酰辅酶 A 羧化酶 β 基因（*ACACB*）与肾小管上皮细胞促炎反应密切相关[154-155]。考虑到炎症浸润对糖尿病肾脏疾病的作用，中国河南省糖尿病肾脏疾病患者的研究数据显示，白介素 -10（*IL10*）-1082 G/A 的 AA 基因型和 A 等位基因与糖尿病肾脏疾病易感性增加有关，相较于野生型和 G 等位基因，调整优势比分别为 2.52 和 1.51[156]。

中国台湾对 568 名 2 型糖尿病患者的研究数据显示，*IL6* 基因多态性 *rs1800796* 和 *rs1524107* 预示糖尿病肾脏疾病进展[157]。在马来西亚患者中，已有研究报道糖尿病肾脏疾病与细胞内黏附分子 -1（*ICAM1*）K469E（A/G）多态性（*rs5498*）之间的关联[158]。另一项新加坡研究纳入了 1950 名亚洲 2 型糖尿病患者，结果显示较高的血管细胞黏附分子 1（VCAM1）血浆水平与肾功能下降及蛋白尿加重有关，而 ICAM1 与之无关[159]。至于脂质在疾病进展中的作用，研究发现韩国 2 型糖尿病患者中，高水平脂蛋白（a）与 CKD 进展有关[160]，而近期来自中国 2 型糖尿病患者的数据显示，糖尿病肾脏疾病与载脂蛋白 E（*APOE*）亚型之间存在关联，相较于未累及肾脏的糖尿病患者，糖尿病肾脏疾病患者中 *APOE ε2* 等位基因比 *APOE ε4* 等位基因更常见[161]。日本 2 型糖尿病患者中，高食盐摄入量和血清高尿酸水平都是肾脏损害的独立危险因素，优势比分别为 1.15 和 2.00[162]。其他提示糖尿病肾脏疾病易感和进展的基因多态性包括中国人群的 *ELMO1*[163]、5,10- 次甲基四氢叶酸合酶[164]，以及晚期糖基化终末产物受体基因的 2184AG 多态性[165]。在表观遗传学方面，中国台湾数据显示，伴严重蛋白尿的糖尿病患者体内 miR-21、miR-29a 和 miR-192 水平较高，而 miR-21、miR-29a、miR-29b、miR-29c 与进行性肾衰竭有关[166]。

与世界其他地区一样，亚洲糖尿病患者的心血管疾病风险也明显增加，因此，控制血管危险因素在患者管理中具有重要意义[167]。来自西方国家的研究数据表明，相较于单药治疗，联合使用 ACEI（赖诺普利）和血管紧张素受体拮抗剂（氯沙坦）能进一步减轻蛋白尿，但无法降低心血管死亡率，同时还可能增加高钾血症及 AKI 的风险[168]。对于糖尿病肾脏疾病患者，在使用氯沙坦的基础上加用肾素抑制剂（阿利吉仑）可以减轻蛋白尿，并可能更好地保护肾功能[169, 170]。随后，ALTITUDE 临床试验提前终止，因为中期分析提示，在 ACEI 或血管紧张素受体拮抗剂基础上加用 300mg/d 的阿利吉仑，尽管可以降低糖尿病患者的血压和蛋白尿，但高钾血症（≥6mmol/L）和低血压的发生率明显提高（高钾血症试验组 11.2% vs. 安慰剂组 7.2%；低血压试验组 12.1% vs. 对照组 8.3%，P 均<0.001）[171]。因此，当对 RAAS 进行双重阻断时需要格外注意，不过个体差异可能会影响潜在获益与风险的平衡。

在一项纳入了 563 名来自日本和中国香港的 2 型糖尿病患者的研究中，73.5% 的患者已经接受了 ACEI 治疗，在此基础上，加用血管紧张素受体拮抗剂奥美沙坦治疗可以减轻蛋白尿，这种作用独立于 ACEI，同时可减少心血管不良结局（HR=0.65，

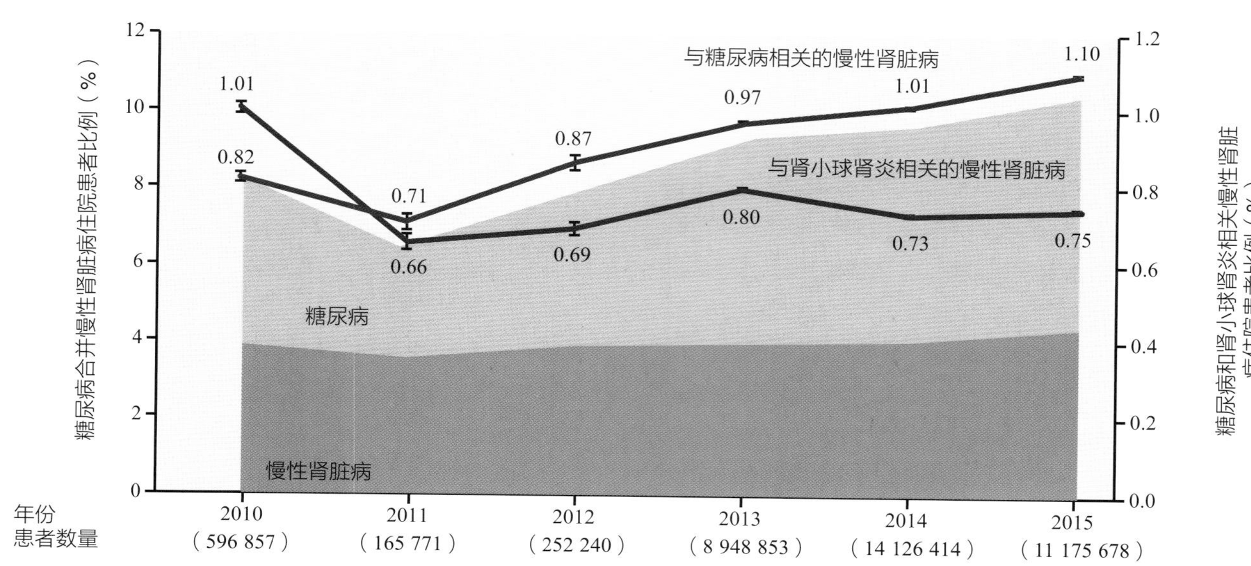

▲ 图 80-3　中国住院患者中糖尿病和肾小球肾炎相关慢性肾脏病的变化趋势

经 Massachusetts Medical Society 许可，引自 Zhang L, Long J, Jiang W, et al. Trends in chronic kidney disease in China. *N Engl J Med*. 2016; 375:905–906. © 2016. Massachusetts Medical Society.

P =0.042），但是对肾脏不良结局并没有影响[172]。另一项事后分析研究了收缩压对肾脏和心血管结局的影响[173]。该研究纳入了 566 名亚洲患者，平均随访 3.2 年，结果显示在尿蛋白肌酐比≥1g/g 的患者中，相较于随访平均收缩压≤ 130mmHg 的患者，随访平均收缩压＞130mmHg 的患者发生肾脏复合终点（血清肌酐增加 1 倍、ESRD 或死亡）的 HR 为 2.33（1.62～3.36）。在无心血管疾病病史的患者中，相较于收缩压＜140mmHg 的患者，随访平均收缩压≥140mmHg 的患者发生心血管结局的 HR 为 2.04（1.23～3.40）。在收缩压≤ 130mmHg、131～140mmHg 和＞140mmHg 的患者中，eGFR 的斜率中值分别为每年 –3.27dl/mg、–4.53dl/mg 和 –7.13dl/mg（收缩压≤ 130mmHg vs. 收缩压 131～140mmHg，*P*=0.008；收缩压≤ 130mmHg vs. 收缩压＞140mmHg，*P*＜0.001）。因此，研究人员得出结论，对于伴 CKD 和严重蛋白尿的亚洲 2 型糖尿病患者，血压控制需个体化，控制收缩压不超过 130mmHg 对患者可起到肾脏保护作用[173]。

（四）马兜铃酸肾病

20 世纪 90 年代早期，比利时一群年轻女性因摄入含草本成分的减肥药后出现肾小管间质性肾炎，肾功能迅速恶化[11, 174]，随后药物中的肾毒性成分被确认为 AA[175]。AA 是中草药广防己中的一种成分，经常被误认为传统中医利尿剂汉防己，因而引起中毒[176]。值得注意的是，AA 暴露易引发尿路上皮肿瘤，因此在 2002 年被世界卫生组织（WHO）国际癌症研究机构认定为人类一类致癌物[18, 177, 178]。与 AA 暴露相关的肾脏疾病被命名为 AAN。随后，世界各地相继报道了多例 AAN 病例，AAN 发病率较高的国家和地区包括中国内地、中国台湾、多瑙河流域的东欧和东南欧国家，这也是 20 世纪 50 年代巴尔干地方性肾病被发现的地方[179, 180]。在注意到 AAN 和巴尔干地方性肾病在肾脏组织病理及上尿路上皮细胞癌高发生率方面的相似性后，其与 AA 环境暴露之间的病因学联系得到了明确[181, 182]，证据包括在肾皮质和尿路上皮肿瘤组织中检测到了 AA–DNA 加合物及 A：T 碱基颠换为 T：A[183]。

AA 存在于含有硝基菲羧酸的马兜铃酸属植物中，其中 AA Ⅰ（8–methoxy–6–nitro–phenanthro–（3,4–d）–1,3–dioxolo–5–carboxylic acid）和 AA Ⅱ（6–nitro–phenanthro–（3,4–d）–1,3–dioxolo–5–carboxylic acid）是其主要成分[184]。在亚洲，AA 暴露主要和草药摄入有关，而巴尔干地方性肾病患者的数据表

临床意义 – 马兜铃酸肾病

马兜铃酸肾病发病机制涉及两个方面：①肾小管上皮细胞损伤伴随氧化信号通路改变和线粒体损伤，随后细胞发生凋亡，进而导致间质纤维化和肾小管萎缩；②尿路上皮过氧化物酶激活马兜铃内酰胺，结合 DNA 形成加合物，导致抑癌基因 *TP53* A∶T 碱基颠换为 T∶A，从而影响细胞周期检查点、DNA 修复和细胞凋亡，最终导致肿瘤发生。

明，AA 可能通过铁线莲状马兜铃污染的面粉制作的面包被摄入[185–187]。目前已经在不同的中药材中发现了 AA（表 80–2）[186]。AAN 的发病机制涉及肾小管上皮细胞损伤伴氧化信号通路改变和线粒体损伤，随后发生细胞凋亡和再生潜能受损，导致间质纤维化和肾小管萎缩[188–190]。人类尿路上皮含有丰富的过氧化物酶，其激活马兜铃内酰胺，结合 DNA 形成加合物，与抑癌基因 *TP53* A∶T 碱基颠换为 T∶A 有关[184, 187, 191, 192]，*TP53* 参与细胞周期检查点、DNA 修复和细胞凋亡[193]，从而解释了 AA 的致癌机制。肾组织中的 AA–DNA 加合物，如脱氧腺苷 – 马兜铃内酰胺 I（dA–AA I），可作为 AA 暴露的生物标志物[18, 184, 187, 194]。这种脱氧腺苷加合物可引起特异性 A–T 颠换，见于 AAN 和巴尔干地方性肾病患者肿瘤组织抑癌基因 *TP53* 中[181, 195]。近年来，通过全基因组和外显子组序列分析，在其他基因位点也观察到了 A∶T 颠换[196–198]。

表 80–2　含马兜铃酸的中草药

中草药名称	植物学名称
广防己	广防己（*aristolochia fangchi*）
细辛	细辛（*radix et rhizoma asari*）
关木通	木通马兜铃（*aristolochia manshuriensis*）
青木香	瓜叶马兜铃（*aristolochia cucurbitifolia*）
马兜铃	马兜铃（*aristolochia debilis*）
天仙藤	北马兜铃（*aristolochia contorta*）

改编自 Yang HY，Chen PC，Wang JD. Chinese herbs containing aristolochic acid associated with renal failure and urothelial carcinoma: a review from epidemiologic observations to causal inference. *Biomed Res Int*. 2014; 2014:569325.

AAN 以广泛的皮质间质纤维化、较轻微的肾小球损伤及尿路上皮肿瘤为主要特征。大多数病例表现为肾衰竭、中度高血压和重度贫血，接近 70% 的患者迅速进展至 ESRD[188, 199]。一些患者表现为 Fanconi 综合征[200, 201]。由于 AAN 主要损伤肾小管，蛋白尿相对轻微[202]。肾活检提示广泛的间质纤维化和肾小管萎缩，损伤往往从外周皮质开始[11, 174]。在疾病晚期，肾小球才会出现毛细血管襻塌陷和肾小球基底膜皱缩。间质的浸润细胞大多不突出，但在部分肾活检可观察到炎症浸润，提示免疫介导的损伤不能完全排除[180]。由于缺乏明确的病理诊断特征，AAN 为排他性诊断。在 300 名中国 AAN 患者中，13 位患者表现为 AKI，7 名患者表现为肾小管功能障碍但血肌酐相对正常，另有 280 名患者表现为 CKD[203]。值得注意的是，AKI 与高水平的 AA 暴露有关，患者在 1～7 年内可进展至肾衰竭。相反，表现为肾小管功能障碍但血肌酐相对正常的患者 CKD 进展则较为缓慢。这些结果表明 AA 暴露和肾脏损伤程度之间呈剂量依赖关系[204]。在这方面，当木通或防己（含 AA 草药）的累积暴露量达到 61～100g，ESRD 风险增加，其优势比分别为 1.47 和 1.60；当暴露量提高至＞200g 时，优势比分别增至 5.89 和 1.94[205]。

临床和动物研究揭示了 AA 暴露和尿路上皮恶性肿瘤之间的因果关系[17, 18, 191, 206–210]。部分患者先开始出现上尿路上皮癌，随后出现膀胱癌。因此，必须谨记，即使患者在确诊 AAN 后已处于长期透析阶段或接受了肾移植手术，肿瘤仍随时可能发生[18, 211]。肿瘤风险与 AA 累积暴露量相关，广防己的累积暴露量＞200g 时，尿路上皮肿瘤风险增加[18]。对于部分患者，尤其是计划接受肾移植手术或之前处于高剂量 AA 暴露的患者，推荐预防性切除肾脏和输尿管[18]。在确诊了巴尔干地方性肾病的东欧人和确诊为 AAN 的中国台湾患者中，上尿路上皮癌发生率尤其高，后者主要集中在女性[212, 213]。

超高效液相色谱–多级裂解质谱可用来检测草药产品中的 AA Ⅰ和 AA Ⅱ[214]，而中空纤维液相微萃取技术与高效液相色谱法联合应用可对人类尿液中的 AA Ⅰ进行提取和定量[215]。可将肾皮质或尿路上皮中的 AA-DNA 加合物作为之前 AA 暴露的生物标记[18, 184, 194]，使用 ^{32}P 标记或液相色谱–质谱法，或超高效液相色谱–三重四极杆质谱法检测脱落尿路上皮细胞[216–219]。

AA 的持续暴露应被终止，肾小管功能障碍或 CKD 患者应得到相应的管理。针对根据地理位置或家族史判断为巴尔干地方性肾病高风险的患者，目前已设计出标准诊断和管理流程[179]，但类似的流程是否适用于亚洲 AAN 患者尚有待研究。鉴于肾间质炎症浸润[220]，许多研究集中探究了糖皮质激素对 AAN 的作用。AAN 白种人患者的研究数据表明，糖皮质激素可减缓进展至 ESRD 的速度[221, 222]。在一项纳入了 43 名中国 AAN 患者的临床研究中，25 名患者接受 0.5mg/（kg·d）的泼尼松龙治疗 1～3 个月，随后每个月减少 0.05mg/kg，直至维持剂量每天 10mg，结果显示激素治疗组 CKD 进展速度较慢[223]。对于服用了含 AA 的草药或因职业、环境暴露于 AA 的人群应该定期随访，监测肾功能以及有无尿路上皮恶性肿瘤的表现。具有地方性肾病组织病理学特征和 CKD 3 期或以上（包括处于透析状态或肾移植术后）的患者上尿路上皮癌的风险增加，欧洲有关地方性肾病的共识建议患者每 6 个月进行一次尿细胞学和泌尿系统影像学检查[179]，这一建议也适用于既往膀胱癌患者。鉴于地方性肾病导致 ESRD 的患者尿路上皮癌发生率高，可根据患者切除的肾皮质中 AA-DNA 加合物水平决定是否推荐预防性切除双侧肾输尿管，尤其是拟行肾移植术或肾移植术后的患者[179, 224]。

（五）ANCA 相关性血管炎

抗中性粒细胞胞质抗体（ANCA）相关性血管炎（AAV）包括肉芽肿性多血管炎（GPA）、嗜酸性肉芽肿性多血管炎（EGPA）、显微镜下型多血管炎（MPA）和局限于肾脏的 MPA[225]。ANCA 是这一类小血管炎的血清学标志。蛋白酶 3（PR3）和髓过氧化物酶（MPO）是 ANCA 的两种主要靶抗原。ANCA 相关性肾小球肾炎（ANCA-GN）的组织病理学特征是寡免疫复合物坏死性肾小球肾炎，常伴大量新月体形成，免疫荧光典型表现为肾小球免疫球蛋白染色阴性或极少，部分患者肾活检可以检测到免疫复合物[226]。

AAV 的发病机制涉及基因易感性、环境诱因（如感染）与先天性及适应性免疫系统效应机制之间的相互作用。在静息状态的中性粒细胞中 ANCA 自身抗原隐蔽在胞质颗粒中，当中性粒细胞暴露于由感染或补体激活诱导产生的细胞因子和促炎介质等预激因子中，触发 ANCA 抗原转移至中性粒细胞表面并释放进入周围微环境中，ANCA 和抗原结合导致中性粒细胞活化和中性粒细胞胞外诱捕网释放，从而引起急性血管炎[227]。活化中性粒细胞释放的介质激活补体旁路途径，产生 C5a 趋化并预激活中性粒细胞，随后 ANCA 激活中性粒细胞。活化的中性粒细胞黏附渗透进入血管壁，释放氧自由基和破坏性酶，以小血管坏死性炎症的形式引起局部损伤[228]。

AAV 是白种人常见的自身免疫性疾病，年发病率为每百万人口中 10～20 例，发病高峰年龄为 65—74 岁[229]。在亚洲，AAV 是引起老年患者发生 AKI 的重要肾小球疾病[230]。白种人中 GPA 和 PR3 相关疾病多见，而中国和日本的数据显示 MPA 和 MPO 相关疾病更常见，且与肾活检中常表现为更多的慢性病变有关[231–236]。尽管报道显示 MPA 和 GPA 在各年龄段均有发生，但大多发生于老年人。一项纳入了 234 名中国 AAV 患者的研究显示，超过 40% 的患者确诊时年龄＞65 岁，94.9% 的老年患者有抗 MPO 抗体[237]。日本研究显示，＞65 岁群体中 MPA 年发病率是年轻群体的 10 倍[235]。除此之外，老年患者更易出现肺部受累和感染的风险。在亚洲，ANCA-GN 的典型表现是快速进展性肾小球肾炎，好发于老年患者。中国的一项回顾性研究显示，223 名 ANCA-GN 患者中有 27 名（12.1%）患者伴膜性肾病。这些患者较不伴膜性肾病者蛋白尿水平更高，肾损伤及肾小管间质疾病更严重。与特发性膜性肾病患者相比，这些患者血清学抗 M 型磷脂酶 A2 受体（PLA2R）抗体阳性率较低（12.5% vs. 65.0%）[238]。

2015 年欧洲抗风湿病联盟、欧洲肾脏学会–

欧洲透析和移植学会（EULAR/ERA–EDTA）关于 AAV 的指南建议，糖皮质激素联合环磷酰胺或利妥昔单抗可用于伴严重器官损害 AAV 的诱导缓解治疗，对血肌酐≥500μmol/L 的快速进展性肾小球肾炎或肺泡出血的患者可考虑血浆置换，低剂量糖皮质激素联合硫唑嘌呤、利妥昔单抗、甲氨蝶呤或霉酚酸酯可用以维持治疗[239]。糖皮质激素联合环磷酰胺仍是目前最常见的诱导缓解治疗方案[240–242]。考虑到 AAV 好发于老年人并且感染风险较高，免疫抑制剂的剂量需要平衡疗效与药物不良反应。中国一项对 398 名 AAV 患者的研究显示，135 名（33.9%）患者在随访过程中死亡，其中 83 名患者是在确诊后的第一年内死亡，死亡的首要原因是感染（39 例）。除此之外，发病时高龄、肺部受累和肾功能差常预示着死亡[243]。在接受透析的快速进展性肾小球肾炎患者中，感染（47.4%）和活动性血管炎（26.3%）是死亡的主要原因[244]。日本也报道了这一患者群体感染的高发率和不良结局，死亡率过高则归因于环磷酰胺，所以对许多患者，尤其是老年患者，建议单用糖皮质激素治疗，泼尼松龙的起始推荐剂量为＜0.8mg/（kg·d）[245, 246]。一项对 82 名日本 ANCA 阳性 MPA 患者的回顾性研究中，29 名患者联用糖皮质激素和环磷酰胺，另外 53 名患者单用糖皮质激素，两组缓解率相当，均超过 90%，但联用环磷酰胺组 5 年生存率更低（环磷酰胺组 5 年生存率为 50%，无环磷酰胺组 5 年生存率为 73%，P=0.041）[247]。另一项研究指出，发病时的疾病严重程度与随访中的复发风险和感染并发症有关[248]。

近年来，AAV 患者的临床预后（包括生存率）显著改善。在一项纳入了 398 名患者的研究中，平均约 2 年的随访期后超过 30% 的患者死亡[243]。日本数据显示，近年来伴快速进展性肾小球肾炎的 ANCA 阳性 MPA 患者由于早期诊断和治疗改进，肾脏和患者的预后都得到了改善[246, 249]。

（六）乙型 / 丙型肝炎病毒相关性肾脏疾病

乙型肝炎病毒（HBV）或丙型肝炎病毒（HCV）感染与多种肾小球疾病相关，因为其可能导致免疫复合物沉积或免疫复合物介导的血管炎[250–253]，伴或不伴冷球蛋白血症[254]，后者在 HCV 感染中更常见。

HBV 是一种嗜肝 DNA 病毒，完整病毒颗粒为直径 42nm、双层衣壳的球形颗粒，内含不完全环状双链 DNA，除此之外还有直径 22nm 的小球形颗粒和管型颗粒。在流行区，HBV 的传播通常是母婴垂直传播，其次是家庭成员间或无免疫力的成年人之间水平传播。在中等流行区，水平传播较为常见，感染年长儿童、青少年和成人。在低流行区，HBV 主要通过性传播和非胃肠道途径感染青少年和青壮年[255]。在疫苗出现之前的远东地区，围产期 HBV 的垂直母婴传播是导致持续地方传播的主要感染途径[256]。感染时间的不同造成 HBV 相关性肾病出现的年龄也不同。HBV 疫苗的大规模接种极大降低了 HBsAg 携带率，减少了 HBV 相关肝脏并发症的发生，包括肝细胞癌[257]。1984 年中国台湾启动的 HBV 疫苗项目在 20 年内将儿童 HBsAg 携带率从 9.8% 降低至＜1%[258]。HBV 感染儿童中 HBV 相关性膜性肾病的发生率从 1974—1984 年的 11.6% 降至 1994—2004 年的 2.1%，再降至 2004—2009 年的 0%[259]。在另一项南非的 HBV 相关性膜性肾病免疫计划中，疾病发生率也降低了约 90%[260]。

肝外表现如肾小球肾炎、血管炎或反应性关节炎，可发生于急性或慢性 HBV 感染，后者更为常见。发病机制与免疫复合物形成及补体激活有关。继发于 HBV 的肾脏疾病可表现为膜性肾小球肾炎、膜增生性肾小球肾炎、结节性多动脉炎或系膜增生性肾小球肾炎。低分子量 HBeAg（3×10^5Da）被认为可穿过肾小球基底膜形成上皮下免疫沉积物。中国一项纳入 2010—2015 年 5935 例肾活检的报告显示，1038 例（17.5%）患者被诊断为继发性肾小球疾病，HBV 相关性肾小球肾炎占继发病例的 9.2%[261]。肾脏病变以膜性肾病最常见，其次是膜增生性肾小球肾炎、结节性多动脉炎、IgA 肾病和局灶节段性肾小球硬化，但最后两种可能只是巧合[251]。HBV 相关性膜性肾病在儿童中更常见，当发生血清学转换后（HBeAg 转阴，抗 HBe 转阳），许多病例能够自发缓解。在成人中 HBV 相关性肾小球肾炎的自发缓解并不常见，部分患者随着时间推移出现进行性肾功能恶化[262]。确诊 HBV 相关性肾小球肾炎依赖于肾活检组织中检出 HBV 抗原，但并不是所有病例均会表现为 HBV 抗原阳性，而且阳性染色的解读需结合组织病理学特征进行[263]。

许多 HBV 相关性肾小球疾病的治疗数据来源于膜性肾病患者。据报道，干扰素或核苷类似物治疗可减少 HBV 相关性膜性肾病患者的蛋白尿。4～12 个月干扰素治疗与 20%～100% 的患者蛋白尿持续缓解有关，蛋白尿缓解常发生于 HBeAg 清除后 6 个月内[262]。

足细胞表面的 PLA2R 被证实为特发性膜性肾病的自身抗原，直接靶向 PLA2R 的自身抗体大多是 IgG4 亚型[264, 265]。包括亚洲患者在内，超过 80% 的原发性膜性肾病患者体内存在循环抗 PLA2R 抗体[266-271]。来自中国最近的一项对 179 名特发性膜性肾病患者、40 名膜性狼疮性肾炎患者和 26 位 HBV 相关性膜性肾病患者的研究显示，在 92.2% 的特发性膜性肾病患者和 7.7% 的 HBV 相关性膜性肾病患者中出现了沿肾小球毛细血管壁、呈细颗粒样排布的肾小球 PLA2R 表达[272]。除此之外，93.3% 的特发性膜性肾病患者主要表现为肾小球 IgG4 沉积，而 HBV 相关性膜性肾病患者则主要表现为 IgG3 沉积，IgG4 仅占 11.5%[272]。

冷球蛋白血症肾病在中国也有报道，但 HCV 相关病例比 HBV 更多见[254, 273-275]。在中国，一般人群中 HBV 患病率为 7.18%[276]。一项纳入了 12 名 2008—2015 年间诊断为 HBV 相关冷球蛋白血症患者的研究显示，75% 的患者出现肾脏受累，以肾病范围蛋白尿伴镜下血尿为特征，同时，58.3% 的患者表现皮疹[277]。所有患者补体水平降低、类风湿因子阳性。肾活检提示膜增生性肾小球肾炎，但均未检出 HBV 抗原。所有患者都单用糖皮质激素或其他免疫抑制剂联用，50% 的患者死亡或进展至 ESRD[277]。

迄今为止的数据表明，抗病毒治疗可以改善 HBV 相关性膜性肾病，然而这一结论是基于相对较小样本量的受试者，而不是随机对照试验[278-280]。近来一项 Meta 分析纳入 325 名亚洲 HBV 相关性肾小球肾炎患者[281]，其中 219 名（215 名中国人和 4 名泰国人）患者接受治疗，对照组有 106 人（96 名中国人和 10 名泰国人），结果显示核苷（酸）类似物在总体疗效上减少了蛋白尿，蛋白尿缓解率提高了 3.6 倍[281]。另一项纳入 127 名患者的 Meta 分析结果也支持了干扰素和核苷（酸）类似物治疗的疗效[282]。这些结果对其他患者群体的普适性尚不明确。

基于现有数据并考虑到 HBV 标准治疗推荐药物恩替卡韦的安全性，在 HBV DNA 复制活跃的 HBV 相关性肾脏疾病患者中推荐进行抗病毒治疗[283, 284]。根据一般 HBV 治疗建议，在 HBeAg 血清转换为抗 HBe 后，核苷（酸）类似物治疗应至少持续 12 个月，在治疗开始时 HBeAg 阴性的患者则通常需要终身治疗[285]。HBV 相关性肾脏疾病患者中，快速进展性肾小球肾炎或严重结节性多动脉炎患者应酌情使用免疫抑制剂，冷球蛋白血症病例可考虑血浆置换。

最近的流行病学报告显示亚洲一般人群 HCV 感染率为 3%～4%，中国香港为 0.08%，新加坡为 0.37%，菲律宾为 0.47%，日本为 0.49%，韩国为 0.6%～1.3%，中国内地为 1.6%～3.2%，泰国为 2.2.%，中国台湾为 1.8%～4.4%[286-289]。HCV 主要基因型也存在明显差异，中国内地约 70% 患者和韩国约 40% 患者为基因型 1b，而印度和巴基斯坦超过 80% 患者为基因型 3。基因型 6 则局限于某些地区，如中国香港和泰国[287]。注射吸毒者以及合并感染人类免疫缺陷病毒者的患病率分别为 48%～90% 和 32%～85%，年龄越大，患病率越高。中国 HCV 年发病率约为 6.01/10 万[288]。

慢性 HCV 感染患者中 38%～76% 的患者会出现肝外表现，主要表现为免疫介导的疾病，如混合型冷球蛋白血症、干燥综合征、自身免疫性甲状腺炎和 B 细胞淋巴增殖性疾病[290]。肾脏病变大多表现为膜增生性肾小球肾炎，发生于约 20% 的混合型冷球蛋白血症患者中[291]。对于 HCV 的肝外表现，包括肾小球肾炎和冷球蛋白血症血管炎综合征，直接作用的抗病毒药物治疗有效并推荐使用[291, 292]。在亚洲 HCV 相关冷球蛋白血症膜增生性肾小球肾炎患者中，抗病毒的疗效及对肾功能的改善均已得到证实[293, 294]。然而最近美国的一项病例报道描述了一位接受直接作用的抗病毒药物治疗的患者，尽管获得了持续的病毒学应答，但混合型冷球蛋白血症综合征仍复发[295]。除此之外，直接作用的抗病毒药物费用高昂，对许多亚洲国家都造成了巨大的经济负担，利妥昔单抗治疗 HCV 相关冷球蛋白血症血管炎同样面临这样的困境。

四、感染相关肾损伤

（一）钩端螺旋体病

钩端螺旋体病是最普遍的人畜共患病，在世界范围内流行，热带潮湿的农村环境中最常见，尤其是温暖潮湿的地区[296]。该疾病由钩端螺旋体引起，通过直接皮肤或黏膜传播或气溶胶进入人体[297]。啮齿动物和小型哺乳动物是钩端螺旋体的储存宿主，感染动物将钩端螺旋体随尿液排入水源和土壤，进而通过职业暴露（常发生于农民、污水处理工人和矿工）、家庭环境或娱乐活动暴露感染人类。钩端螺旋体感染的风险在洪涝后增加[298]。钩端螺旋体血清型常与特定的储存宿主密切相关。研究者运用多位点数目可变串联重复序列分析对钩端螺旋体进行基因型研究，分析了来自日本、菲律宾、中国台湾和越南的 110 种问号钩端螺旋体血清组的 11 个位点以及来自日本、菲律宾和中国台湾的 52 种博氏钩端螺旋体的 4 个位点，结果显示不同血清组菌株的遗传多样性不同，相较于问号钩端螺旋体，博氏钩端螺旋体宿主范围更广[299]。

约 90% 的钩端螺旋体感染都表现为亚临床或轻微自限性疾病。一项印度研究检测了 244 名矿工的血清样本，其中 38.5% 的样本抗钩端螺旋体抗体阳性，而非矿工对照中只有 13% 的阳性样本，并且血清组学分析显示与这一区域的携带动物一致[300]。钩端螺旋体是旅行医学中的一个重要主题，因为这种疾病可以作为输入病例出现在从亚洲返回西方国家的旅行者中[301]。然而，该病也可能发生在城市居住、近期无旅游史的人中[302]，尤其是大量啮齿动物聚集的区域。据报道，在美国巴尔的摩 65% 被诱捕的存活大鼠体内存在抗问号钩端螺旋体抗体[303]。钩端螺旋体病发生在流行环境中，或表现为暴发流行，尤其是在发展中地区或拥挤的城市地区。该病出现在世界各地，包括泰国、菲律宾和中国[304-307]。在日本，钩端螺旋体病卷土重来[308]。在中国江西省流行地区的野生和家养动物（包括大鼠和犬）中，致病性钩端螺旋体患病率高达 50%[309]。

钩端螺旋体病的潜伏期为 5～14 天。轻症的非特异性症状很难与其他发热性疾病鉴别。然而，高达 10% 的患者会出现严重的、甚至潜在致死性疾病，主要特征为发热、头痛、肌痛、急性间质性肾炎导致的 AKI、黄疸、出血并发症及多器官功能衰竭，死亡率达 5%～15%[297]。钩端螺旋体病的典型临床表现分为四类：①轻微流感样症状；②以黄疸、肾衰竭、出血、伴心律失常的心肌炎为特征的 Weil 综合征；③脑膜炎或脑膜脑炎；④肺出血伴呼吸衰竭[310]。据报道，感染黄疸出血型钩端螺旋体会增加重症或死亡的风险[296, 311]。严重钩端螺旋体病的主要特征包括非少尿性 AKI、高胆红素血症＞30mg/dl（512μmol/L）、转氨酶轻度升高、血小板减少和肺部受累[296]。急性肾小管间质性肾炎引起的 AKI 是钩端螺旋体病的早期表现[312]。少尿、心律失常和肺部受累提示不良结局[313]。该病常常出现近端肾小管功能障碍引起尿钠和尿钾流失进而导致的电解质紊乱[314]。近端肾小管功能障碍，如尿碳酸氢盐增多、肾性糖尿、近端肾小管钠重吸收减少、高磷酸盐尿、尿镁增多和尿酸增多也时有发生[315]。另外，横纹肌溶解也可能造成 AKI[316]。重症患者临床表现多变。一些患者经历初期的脓毒症后，在免疫阶段前会出现短暂的症状缓解期，进入免疫阶段后则可能出现严重的疾病表现；而其他患者则可能表现为症状持续恶化直至出现暴发性疾病[296]。因此，临床医生遇到发热、黄疸、AKI 三联征急性起病患者，应警惕钩端螺旋体病。

钩端螺旋体通过血液途径到达肾脏，最终定植在近端肾小管管腔[317]。感染钩端螺旋体的豚鼠表现为肾小管细胞损伤、间质性肾炎和相关的微血管损伤，尤其是在皮髓质交界处[318]。超微结构显示小鼠感染 4～8 天后钩端螺旋体从毛细血管管腔进入肾间质组织，引起间质水肿和细胞浸润[319]。在近端肾小管细胞和浸润的巨噬细胞中可检测到钩端螺旋体抗原，在肾间质中也可检测到大的细胞外抗原团块[320]。在慢性感染大鼠中，肾小管和血管腔内表达的钩端螺旋体糖脂蛋白参与了急性肾小管间质性肾炎和慢性肾小管间质性病变的发病[318, 321]。钩端螺旋体外层膜蛋白（OMP）主要通过 Toll 样受体（TLR）依赖途径引起肾小管损伤和炎症反应，其中涉及核转录因子 Kappa B 和丝裂原激活蛋白激酶激活，诱导下游小管炎症相关的趋化因子和细胞因子释放[312]。LipL32 是一种 32 kDa 的脂蛋白，是致病性钩端螺旋体种属中高度保守的主要钩端螺旋体蛋白[322]。在培养的肾小管上皮细胞中，LipL32 可通过转录生长因子 β1（TGF-β1）/Smad 依赖途径诱导炎性细胞因子释放和刺激细胞外基质产生[323, 324]，促炎过程主要涉及 TLR2 而不是 TLR4[325-327]。LipL32 也可以识别、黏附细胞外基质成分，包括层粘连蛋白、胶原蛋白Ⅰ和胶原蛋白Ⅴ[328, 329]。圣地罗西钩端螺旋体 Shermani 血清型 OMP 可以增加近端肾小管上皮细胞活化 TGF-β1 的分泌、Smad3 的核转录，以及Ⅰ型和Ⅳ型胶原蛋白信使 RNA 和蛋白的表达[324]。在慢性感染中，钩端螺旋体可能长期存在并定植于近端肾小管，这种现象与慢性肾小管间质性肾炎和纤维化相关[330]。最近一项流行病学研究结果揭示了既往钩端螺旋体暴露与肾损伤之间的联系，提示既往或慢性钩端螺旋体感染是 CKD 的危险因素之一[331]。

钩端螺旋体病的诊断主要依赖于血清学检测方法，如显微凝集反应检测抗体、聚合酶链反应（PCR）检测钩端螺旋体 DNA 或微生物培养[297]。钩端螺旋体病的诊断非常具有挑战性，因为培养需要特殊培养基，并且需要生长较长的一段时间[296, 297]。在疾病早期阶段，血清学检测常常呈阴性[332]，IgM 酶联免疫吸附法（ELISA）诊断急性钩端螺旋体病的敏感性和特异性尚可，可作为次选[333]。血液、尿液或脑脊液的 PCR 核酸扩增检测比微生物培养检测敏感性更强，可用于疾病早期阶段，但该方法没有广泛适用[302]。由于存在各种各样的限制，大多数诊断仍是依靠血清学检测。单份间接凝集试验效价≥1：200 但<1：800，提示钩端螺旋体感染，恢复期患者血清样本单份效价≥1：800 或增加 4 倍及 4 倍以上也可证实感染[334]。

指南和专家意见支持对疑似和确诊病例及时使用抗生素治疗[310, 313]。对 7 项随机对照试验的回顾性分析指出抗生素治疗证据不足，但在使用抗生素治疗后，患者疾病持续时间缩短，尽管无统计学差异[335]。也有临床研究显示，钩端螺旋体病早期进行抗生素治疗是有效的[336]。据报道，静脉注射青霉素治疗 2.7 ± 2.2 天后，患者血肌酐得到改善。临床特征怀疑钩端螺旋体病者，在微生物检测确诊前就应该开始使用有效抗生素治疗。抗生素治疗延迟 2 天及以上可能会加重病情[331]。一项临床研究对比了头孢曲松（1g/d）和青霉素（每 6 小时 150 万单位）使用 7 天的疗效，结果显示两者对发热的缓解时间无明显差异，但静脉用青霉素常被用来治疗重症患者，而口服多西环素则用于治疗轻症[338]。病情严重的成人应接受青霉素（每 6 小时 150 万单位，静脉给药）、多西环素（100mg，一天 2 次，静脉给药）、头孢曲松（1～2g，一天 1 次，静脉给药）或头孢噻肟（每 6 小时 1g，静脉给药）治疗至少 7 天。病情严重的孕妇可静脉使用青霉素、头孢曲松、头孢噻肟或阿奇霉素治疗，而不可使用多西环素。轻症患者可使用多西环素（成人 100mg，口服，一天 2 次）或阿奇霉素（成人 500mg，口服，一天 1 次，连续 3 天）治疗，孕妇须使用阿奇霉素或阿莫西林。治疗起效后可能出现赫氏反应。除此之外，鉴于最新研究表明既往钩端螺旋体病和 CKD 之间存在联系，因此建议跟踪随访这些患者的肾功能[331]。

（二）登革热病毒感染

登革热是热带和亚热带地区常见的虫媒病毒疾病[339-341]。据 WHO 估计登革热年发病数为 5000 万至 2 亿人[342]，这个数据极有可能被低估了，因为该病症状和体征无显著特异性，发热是其最常见的临床症状之一[343]。登革热在 100 多个国家流行，全球估计有 25 亿人口面临登革热感染的风险[344, 345]。

> **临床意义 – 钩端螺旋体病**
>
> 钩端螺旋体抗原和糖脂蛋白定位于近端肾小管细胞、浸润的巨噬细胞和血管腔，或以细胞外团块的形式存在于间质，参与了急性肾小管间质性肾炎和慢性肾小管间质性病变的发病。钩端螺旋体的外层膜蛋白，如 LipL32，可通过 Toll 样受体依赖途径引起肾小管损伤和炎症反应，其中涉及核转录因子 Kappa B 和丝裂原激活蛋白激酶激活并诱导下游炎症和纤维化相关的趋化因子和细胞因子释放，如 TGF-β1/Smad 依赖途径。长期定植于近端肾小管的钩端螺旋体与慢性肾小管间质性肾炎和纤维化有关。这些研究结果以及中国台湾最近的一项流行学调查数据提示，既往或持续钩端螺旋体暴露可能是 CKD 的潜在病因。

登革热发病率在过去 50 年内增加了 30 倍。全球变暖、航空旅行增加、全球化、城市化及蚊虫控制不佳等因素可引起登革热病毒的传播，并将多种登革热病毒血清型引入多地，导致许多热带地区变成多种血清型传播的高流行区（图 80-4）[346-352]。在南亚和东南亚国家，如马来西亚、泰国、印度尼西亚、越南和新加坡，登革热很常见[339, 353-355]，并且正在蔓延至亚洲其他国家和地区，如日本、韩国、中国内地、中国台湾和中国香港[343, 347-351, 356]。

登革热由黄病毒属的 4 种病毒血清型 DENV-1 至 DENV-4 引起，主要通过埃及伊蚊传播[344]。感染某种血清型后可获得该血清型的终身免疫力，对其他血清型则只具有短期免疫力，随后感染不同的血清型与严重并发症的风险增加有关。雌蚊通过从处于急性发热和病毒血症期的患者身上吸血而感染。在外潜伏期，病毒首先感染中肠细胞，然后在组织中大量复制传播，8～10 天后感染唾液腺。一旦唾液腺感染，蚊子就具有感染性，可将病毒传染给其他人，且终身保有感染性。目前尚无特异性抗病毒治疗。DENV 疫苗目前仍在研发中，其中一些已进入Ⅲ期临床试验检测其安全性和有效性。预防措施主要是减少蚊虫孳生地和数量，以及避免蚊虫叮咬暴露。

从人体感染到发病的这段时间称为内潜伏期，为 3～14 天，平均潜伏期为 4～7 天。临床症状包括发热（常常是首发症状，在儿童中可能是唯一症状）、头痛、肌痛、关节痛、持续时间可达 7 天的麻疹样皮疹，轻微腹痛和腹泻也可能出现，白细胞计数常常减少。在 2～5 天后患者可能恢复或恶化。小部分患者出现危及生命的登革出血热（DHF），表现为血小板减少、瘀点或瘀斑、弥散性血管内凝血、血浆渗漏导致血液浓缩、低蛋白血症、胸

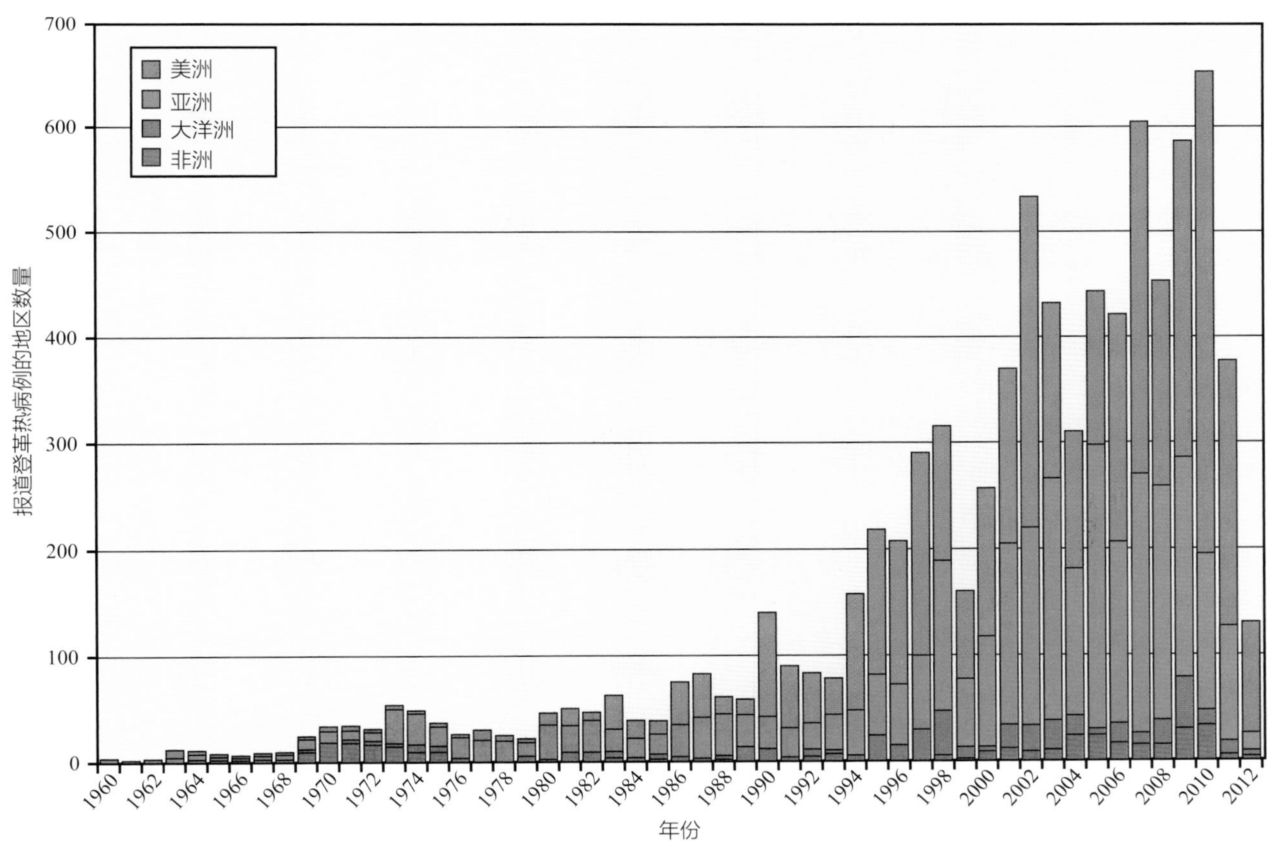

▲ 图 80-4 登革热随时间的流行病学变化

经 Macmillan Publishers Ltd. 许可，引自 Guzman MG, Gubler DJ，IzquierdoA，et al. Dengue infection. *Nat Rev Dis Primers* 2016;2:16055; 改编自 Messina JP，Brady OJ，Pigott DM，et al. A global compendium ofhuman dengue virus occurrence. *Sci Data* 2014;1:140004.

腔积液和腹水。病情更重者表现为登革休克综合征（DSS），即全身血浆渗漏和严重低血压[343]。登革热患者可同时伴发肝炎、神经系统疾病和心肌炎。未治疗病例死亡率达 20%，而包括静脉补液在内的支持治疗可将死亡率降至 1% 以下[344]。2009 年，WHO 修正了登革热的分类，分为伴或不伴预警征的登革热和重症登革热，以识别有严重疾病风险的患者[346]。有研究发现，当登革热免疫对象受到不同 DENV 血清型感染时，由于抗体依赖的增强作用可能出现严重的临床表现，如 DHF 和 DSS[357]。人类空中交通和（或）蚊虫导致了 DENV 的分散传播，因而具有临床和公共卫生方面的潜在影响。近期有研究显示大型交通枢纽，如泰国，可能成为了亚洲 DENV 的播散中心[352]。

蛋白尿在重症登革热中很常见。据报道，74% 的病例可检测到蛋白尿[358]。登革热造成肾损害的潜在发病机制是多因素的。AKI 是登革热感染的少见并发症，根据感染的严重程度，高达 13% 的患者可表现为 AKI。AKI 与登革热发病率和死亡率升高有关，据报道，伴 AKI 患者死亡率达 64%[359-362]。在重症登革热患者中，血流动力学紊乱、急性溶血和横纹肌溶解均可直接导致肾损伤[363-366]。不伴休克的登革热患者也可出现肾损伤，人和动物模型中可见免疫复合物介导的系膜增生，同时伴随补体水平的降低，这些均提示免疫反应可能同样参与肾损害的发病[367, 368]。

ELISA 检测抗 DENV IgM 抗体最常用于诊断急性感染，而恢复期患者通过 IgM 和 IgG 血清学转换可确诊[346]。对于登革热疑似病例，在急性期的第 6 天收集样本，检测 IgM 抗体可做出推断性诊断。在发热前 24～48h 内可检测到 DENV 病毒血症，持续 5～6 天。在此期间，患者血液、血清、血浆和死亡病例组织中可检测到感染性病毒、RNA 和 NS1 蛋白。若症状出现后的前 3 天采集的急性期样本中抗 IgM 抗体检测为阴性，可检测登革热病毒 RNA 或 NS1 抗原。DENV RNA 检测为明确病毒学诊断提供了一种快速、敏感且特异的方法。NS1 蛋白检测为早期病因诊断提供了可能性。DENV NS1 检测的敏感性和特异性取决于感染的血清型、样本的采集时间和是否初次感染 DNEV。由于都是黄病毒科，DNEV 和寨卡病毒间存在抗体交叉反应。急性期样本 DENV、基孔肯雅病毒、寨卡病毒 RNA 的检测可通过实时 PCR 实现。在合适的环境中，对临床疑似 DNEV 感染和寨卡病毒感染患者收集的血清样本进行 IgM 血清学检测时，应该通过 IgM 捕获 ELISA 法同时检测 DENV 和寨卡病毒。如果两者均为阳性，需要考虑是否为二次黄病毒感染。

由于登革热尚无特异性治疗，因此，支持治疗和密切监测十分重要。研究显示糖皮质激素或氯喹治疗没有作用[369, 370]。就诊前 24h 内补液与住院率降低显著相关[371]。解热镇痛药，如对乙酰氨基酚，成人和儿童可按常规剂量使用。不应使用阿司匹林或非甾体抗炎药。避免蚊虫叮咬可以阻止疾病传播。

液体疗法是登革热患者管理的关键，应根据疾病严重程度应用，毛细血管渗漏导致的体液丢失可通过静脉补充晶体溶液（如乳酸林格液）或生理盐水进行补充。热退可能提示病情恶化，此时患者需要小心监测。

（三）疟疾

疟疾是由 4 种主要的疟原虫（恶性疟原虫、间日疟原虫、三日疟原虫和卵形疟原虫）以及在许多东南亚国家存在的人畜共患的诺氏疟原虫引起的原虫性疾病[372, 373]。2015 年有 2 亿多例疟疾病例，死亡病例超过 42 万[372]。大部分感染病例发生在非洲（90%），随后是南亚和东南亚（6%）及地中海东部（2%）。得益于近几十年的疟疾防治工作，疟疾的全球发病率和死亡率有所下降，仅在某些地区传播率仍然较高。除此之外，东南亚出现了青蒿素抵抗性恶性疟疾，同时缺乏有效的保护性疫苗，是目前疟疾防治仍面临的挑战[374]。

疟疾由按蚊传播。无既往暴露史的感染患者往往表现为发热性疾病，伴随症状非特异，常包括寒战、头痛、恶心和肌痛。在该阶段，如果使用合适的药物，症状可在短时间内缓解，但患者会相当虚弱。对于恶性疟疾，治疗彻底可以根除感染，任何症状复发都意味着治疗不彻底、耐药或新发感染。在间日疟和卵形疟中，经过一段休眠期，肝脏中的休眠子复苏可引起感染复发，延长 8- 氨基喹啉疗程可以清除休眠子[375-377]。重症疟疾可通过临床和实验室标准进行诊断，这类患者需要积极的治疗，尤其是无既往免疫的旅行者[376, 378]。疟疾的临床特征与其他发热性疾病相似，因此，WHO 建议临床表现疑似疟疾的患者需通过寄生虫特异性检测确诊[376]。根据地理、临床、社会经济条件，可选择不同的实验室检查方法。最常见的实验室诊断方法包括血膜染色镜检和寄生虫抗原或核酸检测[379]，其中厚血膜和薄血膜染色镜检仍是金标准。快速抗原检测和分子扩增检测越来越多地用于辅助诊断。抗疟原虫抗体检测虽然已经商业化，但并不被推荐用于急性期检测。

据报道目前已发现约 120 种疟原虫，尽管只有 5 种对人类致病。全世界大多数疟疾感染为恶性疟原虫和间日疟原虫。致病性最强的恶性疟原虫也是非洲最流行的寄生虫，而间日疟原虫是非洲以外地区分布最广的寄生虫，如印度[380, 381]，三日疟原虫和卵形疟原虫的发病率则相对较低。三日疟原虫在分布上与恶性疟原虫或多或少有些重叠，主要是撒哈拉以南的非洲地区和太平洋西南部[382]，而卵形疟原虫分布则较为局限，主要是在非洲和一些太平洋岛屿[383]。然而，由于低水平疟原虫血症、与间日疟原虫形态学的相似性及混合感染的发生，三日疟原虫和卵形疟原虫的流行率可能被低估[384]。三日疟原虫、卵形疟原虫和间日疟原虫可在暴露数年后引起发热[385]。卵形疟原虫和间日疟原虫引起的迟发性疾病是由于休眠子的存在，休眠子是小部分在肝脏经休眠期的子孢子，不像其他大多数子孢子不经休眠直接完成红细胞外期的裂体增殖后进入红细胞内期。处于休眠期的子孢子可存活数年，从而引起迟发性疾病。对于三日疟原虫，低水平的疟原虫血症可存在数年，有时甚至在厚血膜检测中也难以发现，在初次感染十数年后可再次发病[382]。慢性三日疟原虫感染可导致免疫复合物形成，引起膜增生性或系膜增生性肾小球肾炎和蛋白尿（三日疟疾肾病）[386, 387]。分子检测和基因分型为疟疾分布提供了更准确的证据[388]。在东南亚大湄公河地区，包括柬埔寨、中国、老挝、缅甸、泰国和越南，感染人类的 5 种疟原虫共存，其中以间日疟原虫和恶性疟原虫为主，这些国家计划 2030 年之前实现区域性消灭疟疾[389]。最近的一项研究从中缅边境收集了 2701 份血液样本，通过巢氏 PCR 检测原虫基因组，发现了 561 例疟疾病例，包括 161 例恶性疟原虫感染，327 例间日疟原虫感染，66 例恶性疟原虫和间日疟原虫混合感染，4 例三日疟原虫感染和 3 例卵形疟原虫感染，恶性疟原虫和间日疟原虫分别占所有疟疾病例的＞60% 和约 30%[390]。除了南亚国家，三日疟原虫感染也可发生在中国[391]、泰国[392, 393]和越南[394]，并表现出丰富的基因多样性[395]。卵形疟原虫在南亚及周边国家包括柬埔寨、老挝、缅甸、泰国和越南均有发现[392]。中国报道的大多数卵形疟原虫都为输入型病例，主要来源于非洲[396]。中国在 2010 年启动全国消灭疟疾计划后本土疟疾病例明显减少[397]。中国江西省最近的一项研究显示，2011—2014 年间该省共报道了 1268 例疟疾，83.4% 为输入型恶性疟原虫感染，13.0% 为卵形疟原虫感染，2.8% 为三日疟原虫感染，其中许多是来自非洲和南亚国家的输入型病例[398]。

在韩国，恶性疟原虫感染曾出现在静脉吸毒者中，但自 1945 年后，韩国就再未报道过本土恶性疟病例[399]。1945 年以前，韩国也曾存在三日疟原虫感染，但 1945 年以后也未再出现。间日疟在韩国曾流行了几百年，自 20 世纪 70 年代起，其发病率迅速下降。韩国曾在 20 世纪 70 年代晚期宣布消灭了疟疾，但在 1993 年间日疟再次出现，最初分布在邻近朝鲜边境地区，随后自西向东蔓延[400–402]。

在新加坡非流行区，一项对 2000—2010 年某三级医院接受治疗的 214 例涂片阳性疟疾患者的回顾性分析表明，间日疟原虫病例占比 59.3%，而恶性疟原虫、三日疟原虫和混合感染分别占比 38.8%、0.3% 和 1.4%[403]。大多数患者常表现为发热和血小板减少。43 例重症患者主要是老年人，并表现为较高水平的疟原虫血症，所有患者最终都存活下来。

诺氏疟原虫是马来西亚最常见的疟原虫[405, 406]。由于只有 24h 的红细胞内期，诺氏疟原虫增殖迅速[406, 407]。它能造成严重甚至致死性疾病，因此早期诊断和治疗十分重要[408–411]。诺氏疟原虫的致死率并不比恶性疟原虫低[409, 410]。诺氏疟疾的严重程度，包括 AKI 并发症，都与高水平疟原虫血症密切相关[410, 412, 413]。由于诺氏疟原虫环状体与恶性疟原虫相似，而滋养体又与三日疟原虫相似，所以血膜镜检可能误诊。新型检测手段，如环介导等温扩增技术正在研究中[414]。

印度早期的研究显示重症恶性疟疾的临床并发症较多，包括多器官衰竭，如 AKI 时常发生，与疾病的高死亡率有关[415–417]。与恶性疟相比，间日疟病情严重程度通常较低。然而，重症间日疟病例报道越来越多，包括呼吸窘迫[418]、AKI[419]及脑型疟疾[420]。同时，温带地区也有相关病例报道[421]。一项研究纳入了 2005—2009 年确诊的 341 例韩国患者，包括 6 例复发病例，常见症状包括发热（98.8%）、血小板减少（99.7%）、寒战（62.5%）、转氨酶升高（54.8%）、白细胞减少（43.4%）、头痛（33.7%）、贫血（28.5%）和肌痛（24.9%）。较少发生但十分严重的并发症包括低血压（4.1%）、精神异常（0.6%）、AKI（0.9%）、脾梗死（0.6%）及脾破裂（0.3%）[421]。另一项研究纳入了 210 例 2006—2012 年诊断为间日疟的韩国患者，结果显示 11 例患者（5.2%）进入重症监护室治疗，这 11 例患者中有 5 例进行了机械通气，1 例进行了体外膜肺氧合治疗[399]。疾病重症率达 21.0%，肺部并发症最常见（21.9%），其次是脑部并发症（2.4%）、休克（1.9%）和出血（1.4%），AKI 只在 1.0% 的患者中出现，没有患者死亡。

重症疟疾导致器官损伤的机制涉及微循环中寄生虫滞留引起的直接损伤与伴多种细胞因子释放的宿主应答之间复杂的相互作用[422–425]。寄生的红细胞黏附于血管内皮细胞表面标志蛋白，如 ICAM1[426]。脑型疟疾和多器官功能障碍（包括 AKI）与特异的细胞因子、趋化因子表达谱有关，包括 IL-17、IL-10 和人类干扰素诱导蛋白 10（IP-10）[427]。AKI 的发生率可高达 60%[423]。恶性疟疾 AKI 并发症的发生率在过去的 10 年间有所增加[429–431]。除此之外，AKI 与间日疟也有关[419, 432]。恶性疟疾 AKI 并发症与急性肾小管坏死有关，肾小管细胞显示不同程度的水肿、变性和坏死。泰国近期的一项研究显示，损伤多发生在远端肾小管，并且肾小管损伤程度与血肌酐水平相关。肾小管病变包括细胞空泡变性，个别肾小管细胞或肾小管节段坏死，散在或弥漫肾小管细胞脱落，含铁血黄素沉积，以及少量慢性炎症细胞浸润[433]。

（四）恙虫病

恙虫病是由细胞内革兰染色阴性菌恙虫病东方体（曾称为恙虫病立克次体）引起的、由螨虫传播的感染性疾病。啮齿动物是主要的储存宿主，螨虫既是储存宿主也是传播媒介。当感染了恙虫病东方体的恙螨幼虫叮咬吮吸人类组织液时，容易出现人类感染[434, 435]。全世界每年估计有 100 万例恙虫病[436]，该病在东南亚地区、日本、中国和韩国很常见[437, 438]。临床表现从轻症或无症状感染到严重致死性疾病不一，症状包括高热、皮疹、头痛、肌痛、淋巴结肿大、胃肠道症状和咳嗽。大多数患者经历一段良性病程。螨虫叮咬处会出现典型的焦痂，但不总是存在。根据累及的器官，患者可以表现出肺炎、脑膜炎、脑炎、心肌炎、急性肺水肿、心包炎、肝炎或多器官功能衰竭[439]。重症以急性呼吸窘迫综合征、AKI、出血、凝血功能障碍、脑膜脑炎和休克为特征[440–444]。呼吸窘迫和脑炎是主要死因[445]。肾脏受累也很常见。尿液异常在 80% 的患者中都存在，如血尿、蛋白尿、脓尿和颗粒管型，8%～60% 的患者出现 AKI[441–444, 446–450]。致病机制包括直接的肾小管细胞损害，伴或不伴肾小管间质炎症细胞浸润[451, 452]。血清中性粒细胞明胶酶相关载脂蛋白增多与恙虫病 AKI 进展有关[453]。导致肾损伤的其他因素包括葡萄糖-6-磷酸脱氢酶缺乏患者血管内溶血、横纹肌溶解、低灌注及血管炎[446, 454]。组织病理学表现为急性肾小管坏死、间质性肾炎和系膜增生[451, 455–457]。一项纳入了 510 名 2001—2013 年确诊恙虫病的韩国患者的回顾性研究显示，35.9% 的患者出现 AKI，而 AKI 的危险因素包括高龄和伴随的并发症，如糖尿病和 CKD 病史[458]。另外，AKI 与高重症监护室入住率和高死亡率有关。研究中除一位患者外，其余 AKI 患者均康复。急性恙虫病的血清学诊断可根据相隔超过 14 天的两份样本效价升高 4 倍或以上判断[459]。血清或焦痂 PCR 检测细菌基因组也可用于诊断[460, 461]。多西环素及时治疗可以迅速改善病情，包括改善肾功能[442, 455]。老年患者面临更高的并发症和不良结局，这些可能也与临床表现迟发有关[462]。

（五）重症发热伴血小板减少综合征

重症发热伴血小板减少综合征（SFTS）是 2007 年前后在中国河南省和湖北省首次发现的[463]，在中国其他省份如浙江省和辽宁省[464, 465]，以及韩国[466]

和日本[467]也相继有报道。SFTS 由 SFTS 病毒（SFTSV；布尼亚病毒科，白蛉病毒属）引起，家养动物身上的蜱虫（如微小扇头蜱）是其传播媒介[463, 468–470]。研究人员发现，SFTSV 在韩国和中国的不同地区很常见，尤其是在蜱虫比较常见的温暖地区，疾病易发生在 4～10 月，在此期间，农民由于职业暴露处于感染高风险[470–473]。感染 SFTSV 的患者表现为发热、血小板减少、白细胞减少及出血征象，严重者出现多器官衰竭。死亡率为 8.7%～47.2%[472, 474]。约 20% 患者会出现 AKI，这部分患者死亡率升至 12%～30%[463]。中国研究报道显示，超过 70% 的患者有出血征象，其中 10% 的患者表现为消化道出血，大多数患者出现肝功能异常，23% 的患者出现 AKI 并需要进行透析，死亡率高达 27%[475, 476]。在另一项纳入了中国浙江省 129 例病例的研究中，死亡率为 12.4%，身体质量指数超标及诊断延迟都会导致死亡风险增加[477]。SFTS 的临床症状并不特异，与人粒细胞无形病（由嗜吞噬细胞无形体引起）、钩端螺旋体病及汉坦病毒感染所致 HFRS 症状重叠[471]，淋巴结肿大在 SFTS 中很常见，而 AKI 在汉坦病毒感染中更常见（>80%）[478]。患者体内的 $CD3^+$ 和 $CD4^+$ T 细胞较正常人低，而自然杀伤细胞计数增加[479]。β 干扰素生成障碍及细胞因子风暴均参与了疾病的发生[464, 480]。最近的研究显示 SFTSV 非结构性蛋白可抑制外源性 I 型干扰素诱导的 Janus 激酶 / 信号转导和转录激活因子（Jak/STAT）信号通路，使病毒逃脱宿主的免疫监视[481]。可通过 ELISA 血清学检测，或通过反转录 PCR 或反转录交叉引物扩增检测病毒基因组做出诊断[482–485]。支持疗法及多种并发症的治疗是目前疾病管理的主要手段[465]。

（六）汉坦病毒和肾综合征出血热

汉坦病毒属于布尼亚病毒科，是一种有包膜的单股负链 RNA 病毒[486]。汉坦病毒的命名源于韩国汉滩江，在汉滩江附近曾暴发过疫情。在 20 世纪 70 年代，病毒被分离出来[487]。这种人畜共患病在东亚包括中国、韩国及俄罗斯部分地区流行[488–490]。这些病毒通常感染啮齿动物，但不会造成这些动物发病，黑线姬鼠是主要的动物储存宿主。人类可能通过吸入分泌物气溶胶或直接接触啮齿动物的尿液、唾液或粪便感染汉坦病毒，人与人之间的传播见于南美洲安第斯病毒感染的报道[491]。汉坦病毒的某些病毒株可引起人类致死性疾病，如汉坦病毒 HFRS 和汉坦病毒肺综合征（也称作汉坦病毒心肺综合征）[487]。

HFRS（也称朝鲜出血热、流行性出血热或流行性肾病）是一组由多种汉坦病毒引起的临床相似的疾病。HFRS 可由汉滩病毒（HTNV）、阿穆尔病毒（AMV）、汉城病毒（SEOV）、多布拉伐病毒（DOBV）、普马拉病毒（PUUV）引起，疾病严重程度不一，通常 HTNV 和 DOBV 引起的症状更加严重[492]。HTNV 和 SEOV 是在中国发现的，其主要的自然宿主分别是黑线姬鼠和褐家鼠[493]。SEOV 在全球流行，可引起中度 HFRS，而 PUUV 在北欧呈地方性流行，一般引起轻症的 HFRS，也称为流行性肾病。据报道，每年约有 10 万例 HFRS[494]，大多集中于中国、韩国和俄罗斯，在欧洲、非洲和美洲也有报道[495]。PUUV 见于斯堪的那维亚、西欧和俄罗斯西部。DOBV 最早在巴尔干半岛被发现，SEOV 则分布在世界各地。萨拉马病毒见于欧洲中部和斯堪的那维亚。

汉坦病毒主要感染人类血管内皮细胞，引起毛细血管和小血管广泛损害。病毒通过整合素和 CD55 进入靶细胞，致病性病毒株主要利用 β3 整合素，而非致病性病毒株则利用 β1 整合素[496]。免疫介导机制，包括细胞因子和补体激活，参与了器官损害的发病机制[497–488]。临床表现包括 AKI、血管通透性增加和凝血功能异常。典型肾活检结果包括急性肾小管间质性肾炎、髓质出血、间质水肿、肾小管细胞坏死，在某些病例中会出现足细胞损伤，表现为足突融合，与连接蛋白错误定位有关，最终导致肾小球蛋白尿[500, 501]。尽管无明显的细胞病变，但亚细胞结构的改变常伴随着细胞功能的失调和细胞连接的受损，正如肾小球内皮细胞内所发生的[496]。体外研究也提示感染汉坦病毒的血管内皮细胞受血管内皮生长因子激活导致通透性增加[502]。AKI 与死亡率增加有关，尤其在那些低血压较为严重的老年患者中[503]。HFRS 临床上以 AKI 为主要特征，常伴随因肾小管和肾小球损害引起的大量蛋白尿[486]。汉坦病毒感染全球发病率和致死率较高，约 1/4 感染患者会发展成重症。韩国报道的死亡率为 5%～10%，而欧洲死亡率低至 0.5%[486]。

在病毒暴露后的 1～2 周后症状逐渐出现，但是也可延迟至数周后。首发症状可突然出现，包括严重头痛、背痛和腹痛、发热、寒战、恶心、面部潮红、结膜充血和皮疹。严重的临床表现包括低血压、血管渗漏和 AKI。

HFRS 病程较为典型（表 80–3）[486, 504]。初始"发热期"，持续 3～7 天，症状包括面部潮红、发热和出汗、头痛、不适、腹痛和背痛、非特异性呼吸系统症状，以及胃肠道症状（如恶心和腹泻）。随后进入"低血压和出血期"，持续约 2 天，这一阶段与血管通透性增加有关。患者可出现心动过速和低氧血症，白细胞增加，血小板减少，C 反应蛋白和乳酸脱氢酶升高。最后是"肾脏期"，持续 3～7 天，以 AKI 伴少尿、血尿、蛋白尿和低蛋白血症为主要特征。AKI 严重性与血小板减少程度及肾小球蛋白尿的出现有关[486, 503, 505]。少尿期后进入多尿期，最后进入恢复期。

疾病的诊断主要依靠多种方法进行，如汉坦病毒 IgM 血清学检测和逆转录 PCR[506, 507]。支持疗法仍是汉坦病毒感染患者主要的治疗方式[508]。必须注意液体管理和血流动力学，病情不稳定的患者可使用间断 HD 或连续 RRT。利巴韦林的作用目前仍有争议，近来研究显示其有效性和安全性不足[509–511]。

五、亚洲的透析现状

透析可以挽救 ESRD 患者的生命，同时也是一种昂贵的治疗方式。在发展中国家或国家医疗保险制度欠完善的国家，为满足患者透析需求，经济和伦理方面都存在诸多问题。据报道，2010 年全世界超过 260 万人接受 RRT，然而估计有 230 万人因为 RRT 的可及性有限而过早死亡，其中亚洲和非洲低收入国家的治疗缺口最大，受影响人口分别达 190 万和 40 万[24]。2000—2013 年，泰国 ESRD 的发生率增加了 13 倍，菲律宾、马来西亚和韩国增加了 2～3 倍。由于不同国家针对增加 RRT 可及性采取了不同方式，报道的数字受此影响[512]。尽管亚洲有近 100 万人接受维持性透析，但由于不同地区卫生保健系统发展状况的差异，地区患病率差异很大。在日本、中国台湾、中国香港、韩国、新加坡，透析治疗的获取不受个人经济条件的限制，在其他国家和地区，如泰国、马来西亚和中国内地许多地方，医疗保险正逐渐覆盖透析治疗。日本、韩国、马来西亚、中国台湾、中国香港、中国上海，泰国和新加坡都已经建立了透析登记[31]。经治疗的

表 80–3 汉坦病毒感染引起肾综合征出血热的典型临床阶段

疾病阶段	持续时间	典型特征	症状和体征	并发症
1. 发热期	1～7 天	发热	• 头痛 • 呕吐 • 腹痛 • 背痛 • 视力损害	• 急性脑脊髓炎 • 出血 • 休克 • 多器官衰竭 • 垂体出血
2. 低血压期	1～3 天	低血压	• 毛细血管渗漏 • 肺部症状	• 肾脏 • 肺水肿
3. 少尿期	2～6 天	尿量减少	• 严重少尿 • 体液潴留	• 急性呼吸窘迫综合征
4. 多尿期	2 周	尿量增加	• 体重减轻	• 弥散性血管内凝血
5. 康复期	3～6 月		• 乏力 • 疲劳	

改编自 Jiang H，Du H，Wang LM，et al. Hemorrhagic fever with renal syndrome: Pathogenesis and clinical picture. *Front Cell Infect Microbiol*. 2016; 6:1.

ESRD 发病率和患病率在日本、中国台湾、韩国和新加坡最高，分别为每百万人口 300～450 人和每百万人口 1800～3000 人，在菲律宾和印度尼西亚等低收入地区则要低得多[512]。到 2030 年 ESRD 患者预计将增加至 540 万，这对 RRT 项目施加了巨大的经济压力[24]。

（一）腹膜透析

HD 设施不足、RRT 严苛的选择标准、成本控制，以及至少短期内与 HD 相当的临床结局，这些因素导致了 20 世纪 80 年代中期中国香港对公众资助透析服务实行首选 PD 的政策，迄今为止，中国香港仍是全世界 PD 使用率最高的地区（占所有透析患者的 73%）[513-516]。2008 年以来泰国也实施了类似的首选 PD 的政策，目前公共医疗卫生系统中约 60% 的患者接受 PD，40% 的患者接受 HD。在泰国该政策已被证实能够控制医疗开销（每位患者每年医疗开销可减少约 1500 美元）并提高公众的透析利用率（ESRD 的患病率从 2007 年的每百万人口 420 人增至 2013 年的每百万人口 1073 人）[517]。近来印度尼西亚基于经济模型的一项研究报道，首选 PD 和首选 HD 政策均能延长 5.93 寿命年，但首选 PD 质量调整寿命年稍长，为 4.40 寿命年（首选 HD 为 4.34 寿命年），并且每位患者终身治疗费用更少，为 51 800 美元（首选 HD 为 54 400 美元），从长远来看节约了大笔卫生保健预算[518]。从临床和患者的角度出发，对于心血管状态不稳定、存在血管通路问题或居住地远离透析设施的患者来说，PD 比 HD 更适合。对于体格较大的患者，尤其是残余肾功能较差者，需要格外注意确保充足的透析量和超滤量[519]。由于连接系统的改进，PD 相关腹膜炎发生率明显降低，多个中心报道每名患者腹膜炎的年发生率<0.3 次，少于国际腹膜透析协会建议的每名患者每年 0.5 次[520, 521]。尽管生物相容性得以改善，但腹膜纤维化和腹膜透析功能减退的问题仍未解决，限制了 PD 的长期应用，同时对患者的预后产生了不利影响[524-526]。除此之外，尽管受影响的患者只占所有 PD 患者的小部分（据报道发病率为 0.7%～3.3%），包裹性腹膜硬化仍是一种严重的、致命的并发症，可发生于透析期间或肾移植后，尚无有效治疗，这使得许多患者长期遭受痛苦，导致最终死亡率超过 50%[527]。PD 持续时间是一个重要的危险因素，因为包裹性腹膜硬化主要影响 PD 超过 5 年的患者，并且发病率随着 PD 持续时间的延长而增加[528]。因此，实施鼓励患者长期 PD 的卫生保健政策必须结合长远考虑，尽可能减少长期 PD 腹膜纤维化所引起的并发症发生，否则，腹膜纤维化不仅会给患者带来痛苦，也会造成高昂的治疗费用。

（二）血液透析

日本 HD 服务以中心内 HD 占比高（>85%）为主要特征，这与过去几十年日本逐步建立 HD 中心有关。按照国际标准，HD 的临床结局被认为相当好，包括早期和长期生存率[512]。日本低肾移植率使得透析人群不断增加，尤其是老年和糖尿病患者[529]。2004—2008 年日本未调整 5 年生存率为 60%，美国为 39%[530]。1996 年，美国启动了透析预后与实践模式研究（DOPPS），并在 1998—2002 年将研究范围扩大到日本（J-DOPPS），在 2010 年扩大至中国（C-DOPPS）。DOPPS 和 J-DOPPS 结果显示，相较于西方国家，日本 HD 患者动静脉瘘的使用率更高（>90%）；贫血的管理强度较弱，体现在目标血红蛋白更低以及促红细胞生成素和静脉铁剂的使用更少；此外，甲状旁腺激素及 C 反应蛋白水平也更低。超过 80% 的日本患者透析治疗时间>4h，而美国仅有 40%[512, 531]。与血液透析研究和 DOPPS 结果类似，集中了全球的 MONDO 数据库的结果显示，HD 开始 6 个月内未将中心静脉导管替换至非导管血管通路会增加死亡率[532-534]。该数据库包含了来自全球不同网络的 HD 患者数据，包括亚太地区。在亚洲国家，尤其是 HD 设施不足或者患者自行支付治疗费用的国家，一周 2 次 HD 比较常见。在日本、欧洲和北美洲，一周 2 次 HD 的患者比例<3%，但是在中国该比例约为 20%[535]。J-DOPPS 多阶段的研究数据还显示了血压与全因死亡率之间呈 U 字形关系，基础收缩压为 140～159mmHg，舒张压为 65～74mmHg 的患者死亡率最低[536]；血管通路失败与透析超滤量过高有关（当超滤量为体重的 5.1%～13.7%，HR 为 1.41）[537]；HD 使用率与死亡率或住院率之间负相关[538]；与 Framingham 风险评分相比，包含 6 种变

量（年龄、糖尿病、心血管事件病史、每次透析时间、血磷水平和血清白蛋白水平）的新模型可提高对心血管事件的预测能力[539]。来自 C-DOPPS 中 1350 例患者的数据显示，血红蛋白＜90g/L 的患者占 21%，这一相对较高的比例要归咎于透析频率较低和经济困难[540]。

六、肾移植 - 亚洲专题

（一）跨越 ABO 血型屏障的肾移植

目前日本有超过 30 万患者接受长期透析治疗[44]。由于尸体供者器官移植的稀缺，日本开展了跨越 ABO 血型屏障的肾移植。1991 年报道的第一例 ABO 血型不相容（ABO-I）肾移植来自于一位日本活体供者[541]。随后，已进行了超过 3500 例 ABO-I 肾移植，并且与 ABO 血型相容（ABO-C）肾移植的预后相当[542-544]。手术的成功得益于术前脱敏治疗的不断改善，以防止移植后严重的急性抗体介导的排斥反应[544, 545]。日本许多移植中心开展了完善的 ABO-I 肾移植项目，约占日本活体供肾移植手术的 30%[544]。韩国进行 ABO-I 肾移植的中心和患者数量急剧增长，2010 年和 2014 年，ABO-I 肾移植分别占所有活体供肾移植的 10% 和＞20%[546-548]。在泰国、马来西亚、中国内地和中国香港，ABO-I 肾移植也在选定患者中开展。

在肾移植后的数周内，机体诱导适应后抗血型抗体介导的急性排斥反应不再出现[549]。因此，移植前脱敏治疗最重要的是去除已产生的抗体和抑制 B 细胞产生抗体。以前，这只能通过脾切除实现[550, 551]。自 2002 年起，在日本，利妥昔单抗被用于 ABO-I 肾移植，现在已经成为标准脱敏治疗方案的必要部分[552-553]。他克莫司和霉酚酸酯纳入免疫抑制治疗方案也有助于临床预后的改善[554]。日本 ABO-I 肾移植 5 年移植物存活率从 1989—1994 年的 68% 提高至 2001—2006 年的 90%，并在引入利妥昔单抗后进一步提高[543, 545]。据报道，ABO-C 肾移植、脾切除的 ABO-I 肾移植和使用利妥昔单抗的 ABO-I 肾移植移植物存活率分别是 88.4%、90.3% 和 100%[555]。一项对 1989—2013 年 1032 例活体供肾移植（其中 247 例 ABO-I 肾移植）的单中心研究显示，ABO-I 和 ABO-C 肾移植的 9 年移植物存活率相当（分别为 86.9% 和 92.0%），和 1998—2004 年相比，2005—2013 年间移植物存活率更高（HR 值为 0.30）[48]。

一项为期 1 年的前瞻性研究纳入了 18 名接受 ABO-I 肾移植的患者，脱敏治疗方案包括移植前 28 天开始霉酚酸酯和低剂量糖皮质激素治疗，术前血浆置换，术前第 14 天和术前第 1 天按 375mg/m^2 的剂量给予利妥昔单抗治疗，术后给予巴利昔单抗、糖皮质激素和他克莫司或环孢素免疫抑制治疗，结果显示治疗方案的耐受性高、疗效好，无抗 A 或抗 B 抗体介导的排斥反应发生[556]。其中一名患者出现了抗 HLA 抗体介导的排斥反应，在接受标准抗排斥反应治疗后好转。1 年后患者和移植物存活率均为 100%。

在一项纳入了 327 名接受了活体肾移植的日本患者的回顾性研究中，226 名 ABO-C 肾移植患者和 101 名 ABO-I 肾移植患者在移植后的第 3 个月和第 12 个月分别进行了程序性移植肾活检，两组移植肾组织学大体相似，第 3 个月时 ABO-C 和 ABO-I 肾移植患者亚临床急性排斥反应发生率分别为 6.9% 和 9.9%（P=0.4），第 12 个月时分别为 12.4% 和 10.1%（P=0.5），两组之间感染率（包括 BK 病毒肾病）及患者或移植物存活率无差异[557]。

合作移植研究报道了 2005—2012 年全世界 101 个移植中心的 1420 例 ABO-I 肾移植患者的预后[558]。ABO-I 移植的 3 年移植物存活率（89.9%）与 ABO-C 移植（90.1%）无差异。由于感染相关的死亡，接受 ABO-I 移植的患者初期生存率较低，但是两组之间的 3 年患者生存率相似，其中 ABO-I 组为 95.6%，ABO-C 组为 96.3%。2007—2010 年间韩国 125 名接受 ABO-I 肾移植患者的数据显示，2 年移植物和患者生存率分别为 97.5% 和 99.2%[546]。

（二）肾移植受者中的乙型肝炎

世界 1/3 的人口血清学检查提示 HBV 感染，超过 3.5 亿人口为慢性 HBV 携带者，全世界 HBsAg 血清阳性率为 3.61%[559-561]。亚洲各国 HBV 感染流行程度不同，HBsAg 血清阳性率从＜1% 至＞10% 不等（表 80-4）[561]。

预防肾移植受者 HBV 感染主要是通过接种乙型肝炎疫苗及匹配供受者 HBV 状态。自 20 世纪 80

表 80-4 部分亚洲国家一般人群中 HBsAg 血清阳性率和慢性 HBV 携带者数量

国 家	估算患病率（%，95%CI）	国家人口数量	HBsAg 阳性人口数量
中国	5.49（5.47～5.50）	1 359 821 465	74 601 204
日本	1.02（1.01～1.02）	127 352 833	1 294 431
马来西亚	0.74（0.70～0.77）	28 275 835	208 540
蒙古国	9.07（8.41～9.78）	2 712 738	246 070
菲律宾	4.63（4.53～4.73）	93 444 322	4 326 212
新加坡	4.09（3.87～4.33）	5 078 969	207 943
韩国	4.36（4.36～4.37）	48 453 931	2 111 914
泰国	6.42（6.37～6.47）	66 402 316	4 260 008
越南	10.79（10.29～11.31）	89 047 397	9 607 438

CI. 置信区间；HBsAg. 乙型肝炎表面抗原；HBV. 乙型肝炎病毒

改编自 Schweitzer A，Horn J，Mikolajczyk RT，et al. Estimations of worldwide prevalence of chronic hepatitis B virus infection: asystematic review of data published between 1965 and 2013. *Lancet* 2015; 386:1546–1555.

年代后期以来，部分亚洲国家人群出生后开始接种乙型肝炎疫苗，但这一举措并没有得到全面实施，尤其是在一些欠发达国家。EASL 临床实践指南推荐 ESRD HBV 血清阴性的患者接种疫苗 [562]。在一些中度至重度肾脏损害及免疫抑制的患者中，乙型肝炎疫苗疗效明显降低 [563, 564]，因此 CKD 患者需要尽早接种疫苗。一般建议通过加强针维持抗 HBs 效价≥100U/L，但在严重免疫抑制的抗 HBc 阳性患者中，乙型肝炎可能出现再激活，尽管这并不常见 [565, 566]。根据 HBV 血清学状态进行供受者匹配是为了阻止 HBV 从供者传播至受者。HBsAg 阳性供者的器官不可移植到 HBsAg 和抗 HBs 血清学双阴性的受者体内，除非迫切需要移植并且可进行抗病毒治疗者。HBV 从 HBsAg 阴性、抗 HBc 阳性供者传播至 HBsAg 阴性受者的风险较低，尤其是当受者抗 HBs 阳性时 [567]；而将 HBsAg 阳性供者的肾脏移植给抗 HBs 阳性受者目前看来也是安全的 [52]，但这两种情况都建议通过检测 HBsAg 和 HBV DNA 监测新发 HBV 感染。

免疫抑制可增强病毒复制，导致乙型肝炎再激活和肝脏疾病进展 [568, 569]。若不治疗，为治疗疾病或移植后防止排斥反应而使用免疫抑制剂的患者可能会发生 HBV 感染再激活。在抗病毒预防治疗出现以前，HBsAg 阳性肾移植受者 HBV 再激活率达 50%～94%，HBV 感染相关的肝脏并发症和非肝脏并发症（尤其是感染）与显著增加的发病率和死亡率有关 [50, 568, 570–573]。肾移植后，HBV 相关肝脏并发症的临床表现包括急性肝炎、纤维化胆汁淤积性肝炎、慢性肝炎暴发性再激活、慢性肝炎、肝硬化及其并发症以及肝细胞癌 [50, 51, 573–578]。未接受抗病毒治疗的 HBsAg 阳性肾移植受者 10 年和 20 年患者生存率分别为 85% 和 71%，而 HBsAg 阴性受者的 10 年和 20 年患者生存率分别为 98% 和 95% [51]。在抗病毒治疗出现以前，相较于 HBsAg 阴性的对照组，HBsAg 阳性肾移植受者的死亡风险增加了 9.7 倍，而肝脏相关的死亡率增加了 68 倍，而在目前这个拥有有效抗病毒药物核苷（酸）类似物的时代，这些患者的生存率与未感染 HBV 者相似 [50]。

干扰素可被用于乙型肝炎的治疗，但由于会引起移植物功能障碍和排斥反应，除为挽救生命，干扰素禁用于肾移植受者 [579]。有效抗病毒药物核苷（酸）类似物的出现极大地改善了 HBV 感染患者移植后的结局。抗病毒治疗可在肾移植时预防性使用，也可在循环 HBV DNA 水平升高提示即将发生乙型肝炎再激活时先一步进行，但前者更加方便，尤其是在现如今繁忙的医疗环境中。补救疗法是临床上肝脏出现明显恶化后再给药，这一举措与不良结局有关[580]。一项研究纳入了 26 名 HBsAg 阳性的中国患者，他们在 HBV DNA 水平升高时即接受了拉米夫定治疗，结果显示治疗后病毒复制得到有效抑制，肝脏生化指标恢复正常，生存率也提高至接近 HBsAg 阴性患者水平[50]。新型抗病毒药物（包括阿德福韦、恩替卡韦和替诺福韦）的面市，解决了拉米夫定耐药高发的问题[581, 582]。阿德福韦具有肾毒性，已被其他新型药物替代。目前，恩替卡韦和替诺福韦是被推荐使用的一线抗病毒药物[285]。由于替诺福韦与肾小管毒性有关，肾移植患者首选恩替卡韦，尤其是移植物功能欠佳时[583]。据报道，现如今通过抗病毒治疗，HBsAg 阳性肾移植受者的 20 年生存率达到 69%，远超抗病毒药物出现前的 40%[582]。总体而言，目前 HBsAg 阳性患者的短期和中期生存率与未感染 HBV 者相当[50, 584, 585]。尽管抗病毒治疗可以防止重度免疫抑制造成的病情严重恶化，但由于进行性肝病，在长期随访中仍可能发生肝脏相关死亡。一项回顾性研究纳入了 74 名接受抗病毒治疗的韩国患者，结果显示在平均 75.7 个月的随访中，HBsAg 阳性和 HBsAg 阴性患者间肾移植物存活情况相似，但 HBsAg 血清阳性患者死亡风险增加 2.19 倍，其中 1/3 的死亡与 HBV 有关[586]。另一项多中心研究纳入了 160 名 1999 年后行肾移植的 HBV 感染的韩国患者，结果显示 HBV 感染导致死亡风险增加 2.37 倍，死亡率与肾移植前肝活检中炎症反应的严重程度有关[587]。因此，在亚洲，肝功能检查以及通过甲胎蛋白和肝脏超声判断恶性肿瘤发展等监测手段是 HBV 感染肾移植受者临床护理的重要组成部分。

对于肾移植前具有抗血型或抗 HLA 抗体的患者，脱敏免疫抑制方案通常包括用利妥昔单抗耗竭 B 淋巴细胞[588]。然而，利妥昔单抗易导致乙型肝炎再激活，这不仅发生在 HBsAg 阳性患者，也发生于既往感染，临床表现为 HBsAg 血清阴性、抗 HBc 血清阳性的患者中[589-592]。据报道，在接受利妥昔单抗治疗的 HBsAg 阴性、抗 HBc 阳性患者中，乙型肝炎再激活的发生率为 11.3%～41.5%[593-595]。使用利妥昔单抗治疗自身免疫性疾病的患者也同样面临风险[596, 597]。韩国一项研究纳入了 49 名 HBsAg 阴性、抗 HBc 阳性肾移植受者，结果显示 5 名患者（10.2%）出现乙型肝炎再激活，其中 2 名患者临床表现严重，最终 1 名患者死亡[598]。

在安全有效的抗病毒药物出现前，鉴于肝脏相关死亡率过高，肝硬化患者大都被拒行肾移植术[599]。现如今，对于代偿性肝硬化、无门静脉高压表现者可考虑肾移植。韩国一项对 12 名既往患有 HBV 相关肝硬化肾移植受者进行的回顾性研究结果显示，1 名患者在肾移植后肝功能恶化，其余 11 名患者肝脏方面病情平稳[600]。既往伴或不伴肝硬化的患者 5 年生存率相近，分别为 100% 和 94%。失代偿性肝硬化患者和伴门静脉高压的代偿性肝硬化患者不符合肾移植条件，但可以考虑肝肾联合移植[599]。

七、总结

在过去的半个世纪里，远东地区的临床肾脏病学取得了显著进展。地形地貌和遗传背景的不同、城市环境及社会经济发展的快速变化，造成了该地区疾病谱的显著多样性，使得肾脏疾病的预防和治疗充满挑战。另一方面，亚洲许多地区相对较低的设施成本以及大量的患者和生物医学样本，为填补知识空白提供了宝贵的研究机会，而这对于不断努力改善临床结局至关重要。

第81章 大洋洲

Oceania Region

Yeoungjee Cho　Suetonia C. Palmer　David W. Johnson 著
远　航 译
许钟镐 校

要　点

- 大洋洲慢性肾脏病负担正在增加，主要由非传染性慢性疾病（如糖尿病）增多引起。
- 在大洋洲除澳大利亚和新西兰之外的其他许多国家中，从初级预防管理到肾脏替代疗法，医疗保健服务的获取有限，特别是对于无法支付医疗服务费用的人。
- 考虑到慢性肾脏病患病率增加，斐济等国家目前正在借助政府的资金支持来提高照护这些患者的能力。

一、概述

大洋洲（Oceania）是分布在太平洋大部分地区的陆地统称。广义上，大洋洲包括了亚洲与美洲之间的整个海岛区域。但是，该术语最常见的定义中不包含琉球（群岛）、千岛群岛、阿留申群岛、日本群岛、印度尼西亚、中国台湾和菲律宾，原因是这些岛屿的居民和文化在历史上更接近于亚洲。综上，按照最常见的定义，大洋洲包括1万个以上岛屿，总面积达852.6万km^2，人口估计超过4000万人。大洋洲可以进一步分为澳大拉西亚、美拉尼西亚、密克罗尼西亚和波利尼西亚四个地缘政治亚地区（图81-1），由14个国家和25个自治邦和属地组成，包括澳大利亚（人口2300万）、巴布亚新几内亚（800万）、新西兰（450万）及其他岛国（人口范围为45万～100万）（表81-1）。

澳大利亚原住民是澳大利亚大陆及其附近岛屿的原居民。尽管在细节上意见不一，科学家们大体上支持大洋洲的其他地区岛民为东南亚血统的理论。数年来，许多文化受到移民、侵略和殖民化的影响，使得文化、经济、语言和宗教发生多元化的变化。随着西方世界对大洋洲地区的影响越来越大，该地区的城市化增加，不良健康结局的负担也不断增加，包括肥胖症、高血压、糖尿病和慢性肾脏病（CKD）。

肾脏疾病是经社会传播的重要疾病之一，可导致医疗卫生资源使用增加、生活质量降低和严重不良结局，包括心血管疾病（CVD）、肾脏替代疗法（RRT）和死亡[1, 2]。尽管大洋洲地区肾脏疾病的确切发病率和患病率并不完全清楚，但据报道，CKD所引起的死亡率和因CKD所引起的伤残导致的寿命缩短的发生率分别达4.28%和2.24%（表81-1）。在肾病负担的量化方面，对最低收入国家中的肾病负担的量化了解得最少，而考虑到对医疗卫生资源利用的需求增加，会产生肾病相关的治疗费用，这一点需要结合当地政府的医疗卫生支出来理解。

大洋洲不包括生活成本的人均收入[名义人均国内生产总值（GDP）]从澳大利亚的44 820美元和新西兰的38 399美元（这两个国家是世界上收入

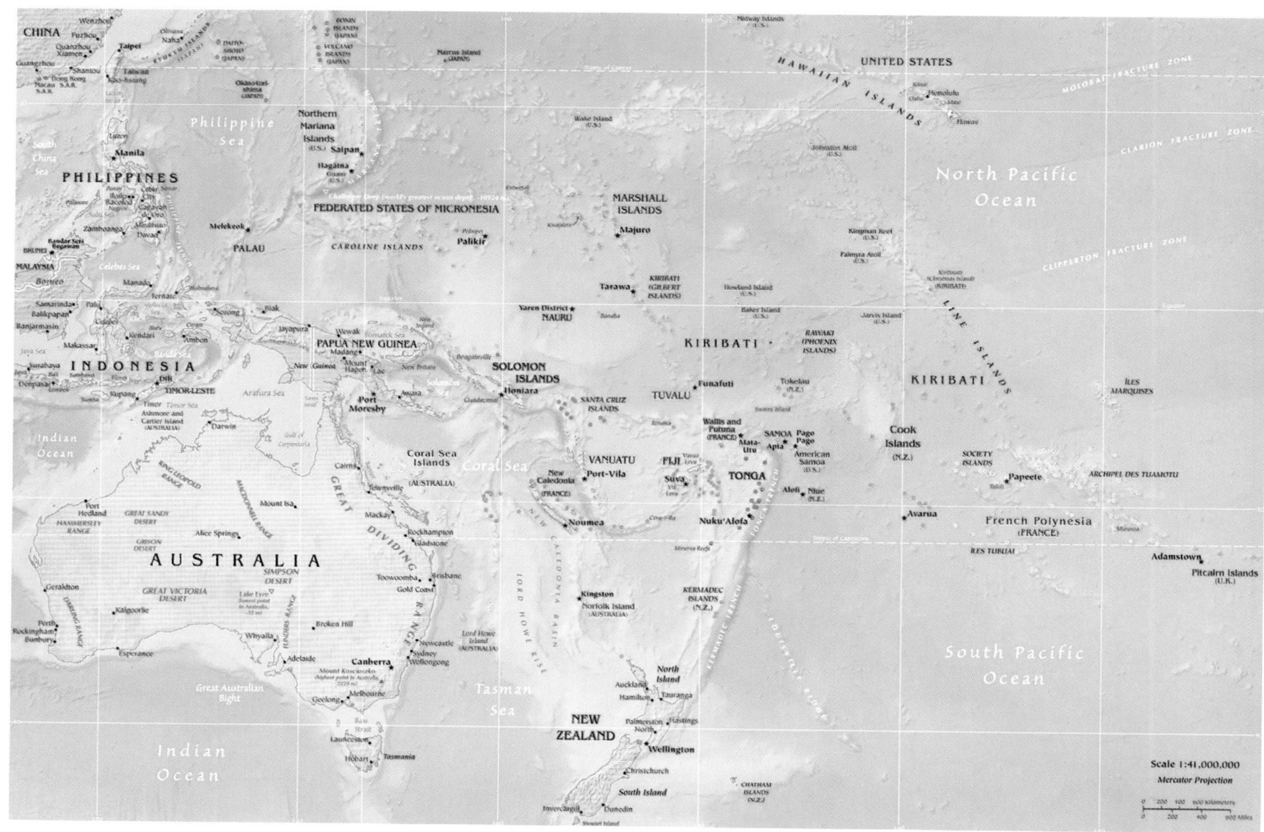

▲ 图 81-1 大洋洲地图（摘自 **Geographic Guide**，网址：**http://www.geographicguide.com/oceania-map.htm.** 末次访问时间为：**2019 年 1 月 24 日**）

最高的国家中的两个国家），到许多较小岛国、自治邦和属地的不到 1 万美元，差距很大。政府的医疗卫生支出比例也从 4%（巴布亚新几内亚、瓦努阿图）～29% [法属波利尼西亚（法国保护地）]。因此，慢性疾病的健康结局和危险因素有很大差异也是不足为奇的（表 81-1）。本章讨论了澳大利亚、新西兰及大洋洲各岛国的急慢性肾脏疾病的负担。但是，由于有关大洋洲各岛国的可用信息和数据相对少，本章将重点探讨澳大利亚和新西兰。

二、澳大利亚

（一）疾病负担

在澳大利亚，超过 170 万的 18 岁以上成人有 CKD 表现，例如，估计的肾小球滤过率（eGFR）降低或蛋白尿 [3]。这相当于每 10 名澳大利亚成人中就有 1 名成人有 CKD 表现，而在占澳大利亚总人口 3% 的澳大利亚原住民（截至 2011 年 6 月，原住民人口总数估计为 669 900）[5] 中发病率更高（1/5）[4]。非原住民中 CKD 负担似乎主要集中在大城市，而原住民中 CKD 负担最大的区域为偏远地区和非常偏远的地区（偏远 34% vs. 非偏远 13%）[4, 6]。这些患者中的一小部分将进展为终末期肾病（ESRD），需要接受肾脏替代疗法（RRT）。随着 CKD 负担加重，过去 10 年澳大利亚的 ESRD 患者数量翻 1 倍，目前超过 20 000 名患者 [7]。这一增长并不奇怪，这是澳大利亚人群中 CKD 相关的行为危险因素（例如，不活动 / 活动不充分人群比例为 56%；每天吸烟者占比为 16%）和生物医学危险因素 [例如，超重或肥胖者占比为 63%；高血压者占比为 32%（包括 22% 的未控制的高血压）] 增加所引起的不可避免的结果 [6]。例如，糖尿病患病率在 1989—1990 年至 2014—2015 年间增加 2 倍（1.5% vs. 4.7%），累及 120 万以上澳大利亚成人 [8]。这是增长最快的慢性疾病，因此，在澳大利亚，糖尿病性肾病成为 ESRD 的最常见原因（37%）[9]。CKD

表 81-1　大洋洲各国人口和人均国内生产总值（GDP）[176-178]

国家及地区	人口（以千计）[a]	人均 GDP [美元 /（人·年）]	政府的医疗卫生总支出，以在政府总支出中所占的百分比表示（%）	出生时预期寿命（岁）	5 岁以下死亡率（每 1000 名活产儿中 5 岁前死亡的概率）	血压升高（%）[b]	肥胖症（%）[b]	可归因于 CKD 的死亡（%）	可归因于 CKD 的伤残导致的寿命损失年（%）	可归因于 CKD 的伤残调整生命年
美属萨摩亚（美国）	57	9164	14	73	9.4	不适用	不适用	不适用	不适用	不适用
澳大利亚	23 470	44 820	17	73	4.0	21.4	26.8	2.38（1.99～3.45）	2.05（1.63～2.57）	1.85（1.6～2.21）
库克群岛（新西兰）	15	19659	14	72	10.3	32.4	63.7	不适用	不适用	不适用
密克罗尼西亚联邦	103	2223	20	70	39.0	不适用	不适用	不适用	不适用	不适用
斐济	859	6557	9	68	17.9	28.9	30.6	2.97（2.64～3.92）	1.07（0.84～1.38）	2.42（2.09～3.16）
法属波利尼西亚（法国）	270	16 803	29	75	2.2	不适用	不适用	不适用	不适用	不适用
关岛（美国）	175	22 991	9	79	0.7	不适用	不适用	不适用	不适用	不适用
基里巴斯	109	1701	10	75	47.3	23.6	46.0	2.97（1.55～6.43）	0.92（0.71～1.19）	2.24（1.24～4.53）
马绍尔群岛	54	2851	17	72	6.0	22.8	45.4	4.28（1.74～12.16）	1.01（0.79～1.31）	3.12（1.4～8.12）
瑙鲁	11	5462	10	61	37.0	31.1	71.1	不适用	不适用	不适用
新喀里多尼亚（法国）	260	36 637	10	77	5.0	不适用	不适用	不适用	不适用	不适用
新西兰	4242	38 399	10	不适用	6.6	21.6	28.3	2.43（1.98～3.19）	2.24（1.74～2.84）	2.14（1.86～2.52）
纽埃（新西兰）	1	21 043	18	74	16.1	不适用	不适用	不适用	不适用	不适用
北马里亚纳群岛（美国）	56	11 719	25	不适用	8.2	不适用	不适用	不适用	不适用	不适用
帕劳	18	8423	11	64	12.2	26.6	48.9	不适用	不适用	不适用

（续表）

国家及地区	人口（以千计）[a]	人均 GDP［美元 /（人·年）］	政府的医疗卫生总支出，以在政府总支出中所占的百分比表示（%）	出生时预期寿命（岁）	5 岁以下死亡率（每 1000 名活产儿中 5 岁前死亡的概率）	血压升高（%）[b]	肥胖症（%）[b]	可归因于 CKD 的死亡（%）	可归因于 CKD 的伤残导致的寿命损失年（%）	可归因于 CKD 的伤残调整生命年
皮特凯恩群岛（英国）	0.05	不适用	不适用	不适用	不适用	不适用	不适用	不适用	不适用	不适用
巴布亚新几内亚	7275	2133	4	62	75	16.7	16.2	1.55（1.05～2.18）	0.92（0.7～1.21）	1.2（0.82～1.68）
萨摩亚	188	408	7	74	19.4	30.6	54.1	3.66（1.22～9.81）	1.18（0.95～1.47）	2.63（1.18～6.09）
所罗门群岛	611	1954	9	67	15.5	21.2	30.0	2.09（1.59～2.98）	1（0.78～1.28）	1.71（1.28～2.35）
托克劳（新西兰）	1	1007	10	不适用	0.0	不适用	不适用	不适用	不适用	不适用
汤加	103	7738	5	71	23.0	30.0	57.6	1.69（0.94～4.03）	1.11（0.92～1.4）	1.27（0.85～2.57）
图瓦卢	11	3348	17	70	10.3	不适用	不适用	不适用	不适用	不适用
瓦努阿图	265	295 349	4	71	30.7	33.8	27.5	1.39（0.93～2.12）	1（0.76～1.29）	1.17（0.81～1.77）
瓦利斯和富图纳群岛（法国）	12	3800	24	76	不适用	不适用	不适用	不适用	不适用	不适用

a. 引自 World Health Organization, Health Information and Intelligence Platform (HIIP). Available from: http://hiip/wpro/who.int/portal/Countryprofiles.aspx. [Accessed December 2016].

b. 引自 World Health Organization, Noncommunicable diseases and mental health. Available from: http://www.who.int/nmh/countries/en/. [Accessed December 2016].]

CKD. 慢性肾病

1～5 期的患者相比于无 CKD 的患者更易出现 CKD 和 CVD 的共同的危险因素，包括糖尿病（14.2% vs. 6.6%）、高血压（39.1% vs. 27.8%）、吸烟（17.6% vs. 15.7%）和肥胖症（25.7% vs. 20.0%）[10]。从根本上来讲，CKD 的负担不仅与进展为 ESRD 患者的医疗保健要求有关联，而且由于与 CVD（累及 22% 的澳大利亚成年人）密切相关，还与更大范围的公共健康有关联[11]。据估计，2003 年，澳大利亚的疾病和外伤总负担中 2.6% 由 CKD 引起，而且该负担中近 95% 归因于早死导致的健康寿命损失年（years of life lost due to premature death）[10]。与无 CKD 的人群相比，CKD 患者所产生的医疗费用高 85%，与之相关的政府补贴则高 50%。2012 年，只与透析前 CKD 有关的总费用的估值为 41 亿澳元，其中直接医疗费用为 25 亿澳元。直接非医疗费用为 7 亿澳元。政府补贴为 9 亿澳元[12, 13]。据估计，接受透析和移植治疗的患者其费用超过 10 亿澳元 / 年[13]。

（二）透析

根据澳大利亚和新西兰透析和移植（ANZDATA）登记处的信息，2015 年澳大利亚共有 2654 名新患者接受 RRT（图 81-2），总发病率为 112/ 百万人口（pmp）。尽管该发病率在几年间保持稳定，现有患者数量持续增加，到 2015 年末时接受 RRT 的患者数量达 23 012 名（968pmp）[9]。该数据与世界范围内 ESRD 患病率差异悬殊的情况形成对比，患病率最高的地方是中国台湾（3170pmp），其次为日本（2620pmp），第三位为美国（2080pmp）。欧盟 28 个国家中平均值为 1090pmp，全球平均值为 450pmp[14]。各地区 ESRD 患病率有显著差异，可能与人口特征差异有关，但还表明了在许多国家中获取治疗资源的机会有限。

接受 RRT 的女性和男性新患者的平均年龄分别是 55.7 岁和 60.9 岁。在澳大利亚，接受 RRT 的新患者中 ESRD 最常见原因是糖尿病（37%），其次为肾小球肾炎（18%）、高血压（13%）、多囊肾病（6%）、反流性肾病（2%）等[9]。2015 年，超过一半的（54%）ESRD 患者接受透析治疗（图 81-3），其中包括医疗机构血液透析（38%）、腹膜透析（PD；11%）和家庭血液透析（5%）[15]。

澳大利亚的首例透析于 1954 年 2 月 10 日在皇家布里斯班医院的 Dique 医生指导下实施。Dique 医生发明了用玻璃纸管卷绕木制板条而成的透析机器[16]。多年来，接受血液透析的患者数量有所增加。2015 年，共 9947 名患者接受 RRT 血液透析，其中 2195 名患者是初次接受血液透析的新患者[17]。在澳大利亚，主要在两个地方进行血液透析，即医疗机构（88%）或在家（12%）[15]。医疗机构血液透析可在医院（亦称为中心内部）或卫星单位进行，

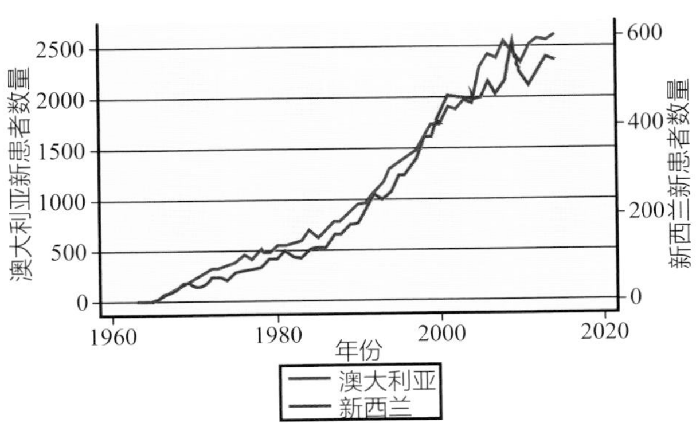

▲ 图 81-2　**澳大利亚和新西兰使用肾脏替代疗法的新患者数量**

引自 ANZDATA Registry. Chapter 1: Incidence of end-stage kidney disease. In: 38th Report. Adelaide, Australia; 2015. Available from: http://www.anzdata.org.au. Last accessed December 10, 2018.

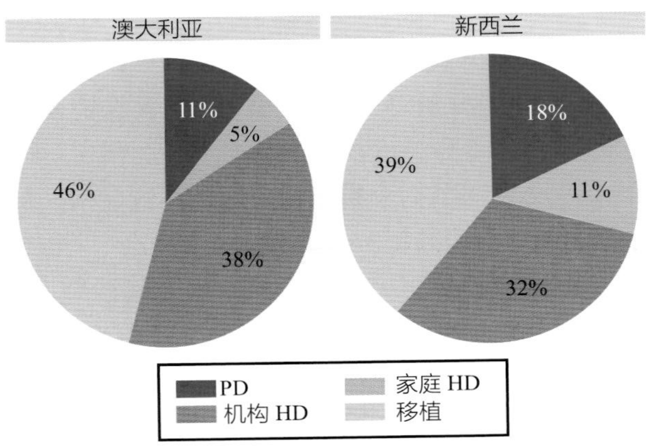

▲ 图 81-3　**2015 年末澳大利亚和新西兰肾脏替代疗法（RRT）的治疗模式总体分布**

HD. 血液透析；PD. 腹膜透析（引自 ANZDATA Registry. Chapter 2: Prevalence of end-stage kidney disease. In: 39th Report. Adelaide, Australia; 2016. Available from: http://www.anzdata.org.au. Last accessed December 10, 2018.）

后者通常是离三级医院远的地区医院或社区透析单位。在澳大利亚，卫星单位和腹膜透析的增加使得接受家庭血液透析的患者比例逐渐下降（20 世纪 70 年代中期，50% 的透析患者接受家庭血液透析，到 21 世纪初期，只有 10% 的透析患者接受家庭血液透析）[18]。尽管该比例看似相对小于接受医疗机构血液透析的患者比例，但澳大利亚接受家庭血液透析的患者比率（现患者使用率）位居世界第二，仅次于新西兰（15.6%）[19]。澳大利亚的家庭血液透析项目的使用有地区差异，新南威尔士州（包括澳大利亚首都领地，n=2700）使用该治疗项目的患者数量最大；其次依次为昆士兰州（n=284）、维多利亚州（n=214）和西澳大利亚州（n=81）。其他州接受家庭血液透析的现有患者数量少于 40 名 [17]。差异如此悬殊的原因仍不清楚 [18]。

此外，透析患者在澳大利亚旅行期间也有机会接受透析服务，包括提前联系旅行目的地附近的透析单位并安排相关事宜，或者参加提供流动透析服务的诸如“大红肾巴士”（Big Red Kidney Bus）的假期透析项目。该巴士开往各个热门的度假胜地，每次停留最长 6 周，并由有经验的护士和肾脏技师提供服务。这是澳大利亚肾脏健康组织（Kidney Health Australia）发起的项目，目前在澳大利亚的两个州（维多利亚州和新南威尔士州）开展 [20]。

澳大利亚的血液透析患者的最常见治疗频率是≤ 3 次 / 周（86%），5 小时 / 次（26%）[17]。这相当于平均治疗持续时间为 271.57 分钟 / 次，在透析预后与实践模式研究组织（Dialysis Outcomes and Practice Patterns Study，DOPPS）提供数据的国家中时间最长（与美国的 217.42 分钟 / 次相比）[21]。DOPPS 研究的数据分析显示，透析持续时间长的患者其死亡风险较低——每 30min 危险比：全因死亡为 0.94（95%CI 0.92～0.97）、心血管死亡为 0.95（95%CI 0.91～0.98）、猝死为 0.93（95%CI 0.88～0.98）[22]。数年来，血液透析滤过的使用明显增加，现已占血液透析治疗的近 21%[17]（图 81-4）。根据这些治疗措施和透析处方，90.9% 的患者达到了透析充分的指标，即：尿素降低率≥65%。该结果多年来一直相对稳定 [17]。

在澳大利亚，大多数接受血液透析的现有患者（约 85%）通过动静脉内瘘或移植物接受透析 [17, 23]。但令人遗憾的是，大部分新发 ESRD 患者在开始接受血液透析时使用导管，而这与患者较差的结局有关，包括感染、住院和死亡率要比使用动静脉内瘘或移植物的患者更高 [24]。尤其在女性患者、年轻患者（＜25 岁）以及在开始血液透析之前不到 3 个月才首次就诊于肾脏科医生的患者（延迟转诊）中，出现不良结局的风险更高 [17]。部分州级（如维多利亚州和南澳大利亚州）的临床网络工作组为了提高永久性血管通路使用率，已经将透析开始时建立永久性血管通路作为关键性评价指标之一 [25, 26]。

过去的数年间，接受血液透析患者的生存率相对保持不变，透析后 1 年、3 年和 5 年时未调整的生存率分别为 91%（95%CI 90%～92%）、71%（95%CI 70%～73%）和 54%（95%CI 52%～56%）[17]。

持续接受透析治疗的 ESRD 患者的护理费用非常高昂，其中在医疗中心内血液透析的护理费最高 [76 881 澳元 /（人・年）]，其次依次为卫星式血液透析室（63 505 澳元）、腹膜透析（51 640 澳元）和家庭血液透析（47 775 澳元）[27]。随着 ESRD 患者群增加，医疗机构血液透析的能力已饱和，关注点已转移到如何加强家庭血液透析，特别是腹膜透析治疗。在澳大利亚，所有家庭透析治疗患者中，腹膜透析占比增加至 68%。接受腹膜透析的患者数比从 2011 年的 93pmp 增加到 2015 年的 106pmp [28]。该比率低于中国香港（488.5pmp），但高于许多其他发达国家（例如德国 38.8pmp，英国 74.8pmp，美国 87.1pmp）[29]。腹膜透析由于其技术简单、成本 – 效果关系较好，并且患者可以在家中透析，因

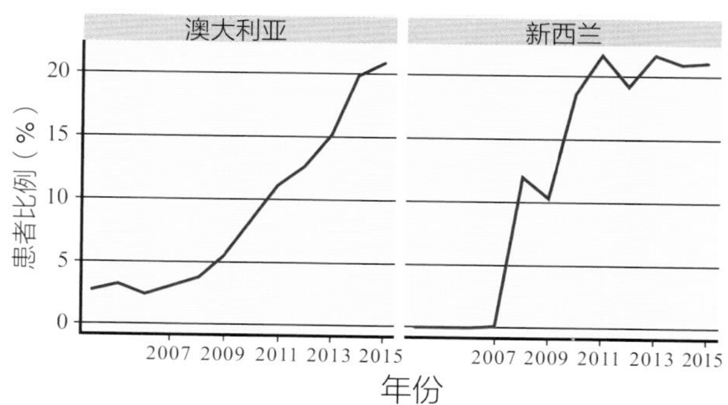

▲ 图 81-4 **2006—2015 年澳大利亚和新西兰接受血液透析滤过的维持血液透析治疗患者比例**

（引自 ANZDATA Registry. Chapter 1: Incidence of end-stage kidney disease. In: 39th Report. Adelaide, Australia; 2016. Available from: http://www .anzdata.org.au. Last accessed December 10, 2018.）

而是一种具有吸引力的透析模式。像澳大利亚这种地理分布广的国家，患者居住地可能离他们的肾脏诊疗单位较远，非常需要有条件在家进行独立透析。大部分开始接受腹膜透析的患者为新发患者（74%），较小部分来自于血液透析（24%）或因肾移植失败而接受腹膜透析（2%）[28]。自动化腹膜透析（APD）是最常用的腹膜透析形式（70%），澳大利亚的 APD 使用率高于发达国家的平均 APD 使用率（42.4%，95%CI 34.4%～50.5%）[29]。其他比较熟知的腹膜透析方法包括不断增加艾考糊精的使用（2015 年为 46%，而 2010 年为 37%）以及中性 pH、低葡萄糖降解产物腹膜透析液的使用率也不断增加（2015 年为 18%，而 2010 年为 4%）[28, 30]。

尽管接受腹膜透析的患者生存率与接受血液透析的患者相似 [1 年生存率为 96%（95%CI 95%～96%），3 年生存率为 79%（95%CI 75%～81%），5 年生存率为 63%（95%CI 60%～65%）]，但较差的技术存活率 [3 年存活率 49%（95%CI 45%～53%）] 阻碍了腹膜透析进一步使用 [28]。这些年来，尽管技术存活率已缓慢改善，但仍相对较低，而感染（22%；如腹膜炎）和透析不充分（13%；如液体超滤不充分、溶质清除不充分）的影响使得现状更加严峻。认识到腹膜炎带来的高负担，澳大利亚于 2003 年 10 月设立了腹膜炎登记处（Australian Peritonitis Registry）作为 ANZDATA 登记的一部分。该举措加上通过研究者发起的临床试验增加的现有证据，持续性分析 ANZDATA 登记处的数据，改良现行指南，建立关键性指标以符合循证实践要求，以及加强腹膜透析培训等活动，显著改善了腹膜透析相关腹膜炎的发病率 [31]（图 81-5）。但是，在 PD 实施单位之间腹膜炎发病率仍有很大的差异（相差 6 倍），不同州之间的差异高达 2 倍（图 81-6）。尽管其中一些差异来自于患者层面的危险因素（例如，居住地离腹膜透析单位远 [32]，或为原住民身份 [33]），而主要的危险因素与可改良的医疗中心水平（如透析中心的规模、腹膜透析比例，以及腹膜透析开始时腹膜平衡试验的使用）有关 [34]。

（三）肾移植

2015 年，在澳大利亚共进行了 949 例移植，为有史以来移植手术数量最高 [40pmp，大约仅占 ESRD 发病率（112pmp）[9] 的 30%] [35]。澳大利亚的移植率高于全球平均水平（11.08pmp），而且在西太平洋国家（平均 5.82pmp）中最高 [36]。约 26% 的移植病例为活体肾移植（n=242）[35]。

澳大利亚的第一例肾移植于 1965 年 2 月 21 日在南澳大利亚州阿德莱德实施。自此，肾移植数量持续增加（2004 年为 650 名患者；2015 年为 949 名患者），很大一部分归因于在澳大利亚器官组织捐献和移植管理局（AOTDTA）为提高器官捐献率而发起的国家改革项目“捐献生命”（Donate Life）的背景下，遗体肾移植实施率明显增加（www.donatelife.gov.au）。随着 CKD 和需要 RRT 的 ESRD

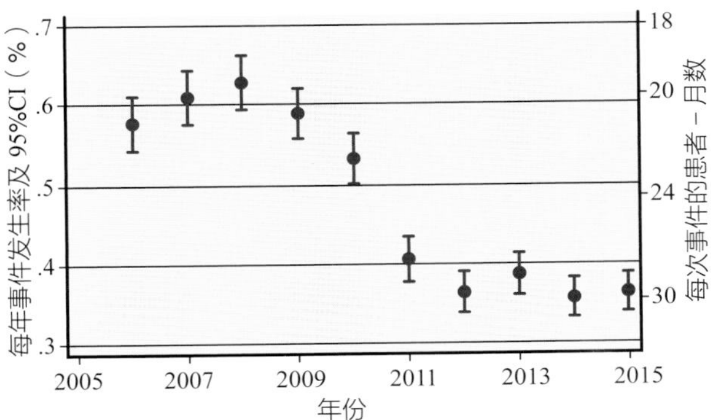

▲ 图 81-5　**2006—2015 年间澳大利亚的腹膜透析（PD）相关腹膜炎发病率**

CI. 置信区间（引自 ANZDATA Registry. Chapter 5: Peritoneal dialysis. In: 39th Report. Adelaide, Australia; 2016. Available from: http://www.anzdata.org.au. Last accessed December 10, 2018.）

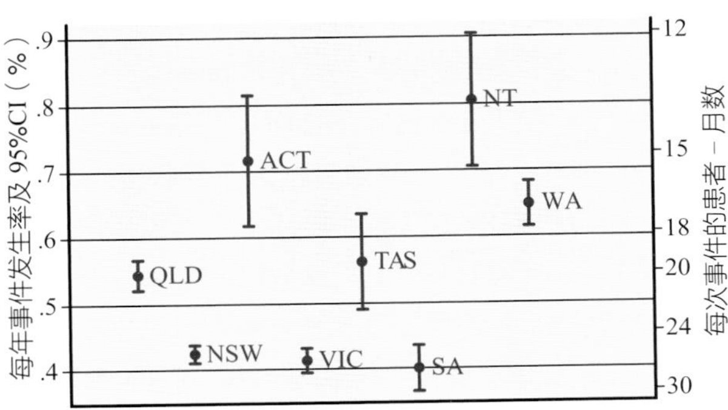

▲ 图 81-6　**2006—2015 年澳大利亚各州和领地腹膜透析（PD）相关腹膜炎发病率**

ACT. 澳大利亚首都领地；CI. 置信区间；NSW. 新南威尔士州；NT. 北领地；OLD. 昆士兰州；SA. 南澳大利亚州；TAS. 塔斯马尼亚州；VIC. 维多利亚州；WA. 西澳大利亚州（引自 ANZDATA Registry. Chapter 5: Peritoneal dialysis. In: 39th Report. Adelaide, Australia; 2016. Available from: http:// www.anzdata.org.au. Last accessed December 10, 2018.）

患者经济负担增加，移植治疗无论对患者（如生存率改善）[35] 还是政府而言 [如有成本效益的治疗，第一年费用估值为 65 375 澳元（遗体肾移植）–70 553 澳元（活体肾移植），此后持续费用为 10 749 澳元 / 年] 都有益处，故一直将重点放在提高移植率上 [10]。白种人患者中的移植率增加不成比例，而在接受透析治疗的原住民患者中移植率相对稳定（图 81–7）[35]。加拿大 [37] 和美国 [38] 也曾经报道了类似的国家内部不同少数族裔之间的移植率存在差异的情况。

AOTDTA 为增加活体肾移植数量而发起的另一个项目是澳大利亚配对交换捐肾项目（Australian paired kidney exchange program）。配对交换捐肾是针对活体供者想把肾脏捐献给配偶、朋友或亲戚，但因血液或组织不相容而无法捐献时进行的。该项目通过在其他登记的配对供者中寻找相匹配的供者，促使移植成功，从而增加活体肾移植。澳大利亚的交换捐肾项目自 2010 年 8 月开始招募供者 – 受者配对，截至 2015 年 12 月共有 154 名患者通过该项目接受移植 [39]。

肾移植率的增加使移植物功能正常的患者数增长，自 2005 年的 6981 名患者（341pmp）增加到 2015 年的 10 551 名患者（444pmp）[35]。与透析数据相似，各州接受移植的现患率也有差异，范围在 385pmp（西澳大利亚州）571pmp（南澳大利亚州 / 北领地）。接受活体供者移植肾的患者比例在年轻组最高（5—14 岁年龄组：活体供者 66%；遗体供者 34%）。澳大利亚首次肾移植受者中 1 年移植物存活率达到最佳水平，特别是活体肾移植受者（98%；vs. 遗体肾移植受者 94%）[35]。2000—2004 年实施的首次肾移植中，活体肾移植和尸体肾移植的 5 年存活率分别为 87.7% 和 80.9% [27]。到 2010—2014 年，5 年存活率有所改善，分别增加到 89% 和 83% [35]。尽管长期预后（即＞10 年移植物存活率）也在逐渐改善，其趋势不及短期预后改善明显 [35, 40]。美国 [41] 和英国 [42] 也得到了类似的数据。

根据 ANZDATA 登记处数据，2011—2015 年间移植物失功的最常见原因是移植肾功能正常的患者死亡（n=1049，46%），其次为慢性移植肾病（n=832，37%）。最常见死亡原因是癌症（n=309，29%），其次为心血管疾病（n=268，占死亡的 26%）[35]。过去 20 年间，心血管死亡率呈下降趋势（自 20 世纪 80 年代中期的每年每 100 例患者中有 1.8 例，下降到 21 世纪 00 年代中期的每年每 100 例患者中有 0.9 例）。而癌症所致死亡风险却进行性增加，现已成为肾移植受者死亡的最常见原因 [43]。据报告，实体器官移植受者与年龄超过 20—30 岁的非移植者的癌症发病率相似，故前述结果并不令人意外 [44]。移植后癌症风险增加的原因可归因于以下几个因素：新病毒感染和既往获得性病毒感染暴露，以及免疫抑制剂持续使用 [44]。尽管移植后患者的存活率优于接受透析治疗的患者，但死亡风险明显高于一般人群，达 10 倍以上 [40]。

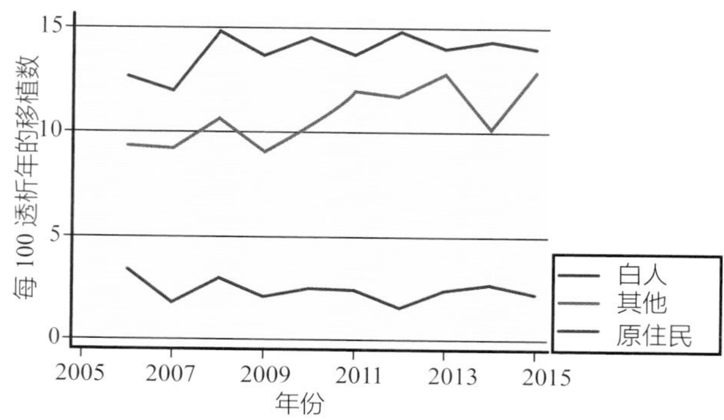

▲ 图 81–7 **2006—2015 年澳大利亚不同种族 15—64 岁透析患者的移植率**

引自 ANZDATA Registry. Chapter 8: Transplantation. In: 39th Report. Adelaide, Australia; 2015. Available from: http://www.anzdata.org.au. Last accessed December 10, 2018.

（四）针对 ESRD 的非透析支持治疗

如前所述，澳大利亚的 ESRD 患者数量正在增加。但应注意的是，过去 10 年中在患有多种共存病的老年患者中 ESRD 的增长人数最多 [45, 46]。这一变化导致澳大利亚接受 RRT 的 ESRD 现有患者的年龄增加，65 岁以上患者占总 RRT 人群的 39%[15]。但由于 ANZDATA 登记处没有保存未接受 RRT 的患者信息，出现 ESRD 后选择不接受透析的患者的确切数量和特征尚不清楚。治疗选择相关患者信息（Patient Information about Options for Treatment，PIVOT）研究显示，14% 的新发 V 期 CKD 患者选择非透析治疗 [47]，但由于未考虑到开始就从未被转至肾脏科的患者，真实的疾病负担可能被低估。尽管了解的信息并不完整，但有可能对于每位接受

RRT 期间死亡的患者，相对应地也有一名未接受 RRT 的患者死亡[10, 48]。

（五）急性肾损伤

急性肾损伤（AKI）指肾功能突然丧失引起机体代谢废物蓄积并无法维持水电解质和酸碱平衡的一种疾病。AKI 可由各种原因引起，是澳大利亚等发达国家中一般住院患者中最常见的并发症（例如，脓毒血症时或暴露于放射性对比剂后入住重症监护病房的危重患者）。另一个具有澳大利亚特征的 AKI 病因是含有血液毒性或肌肉毒性的蛇咬伤，例如：棕蛇引起的蛇咬伤占澳大利亚所有蛇咬伤住院病例的一半以上[49–51]。一些报道表明，棕蛇咬伤后患者出现血栓性微血管病样表现，最终导致重度 AKI 而需要临时性血液透析和血浆置换治疗[49]。

尽管 CKD 是 AKI 的一个危险因素[52]，AKI 也被视为 CKD 的独立危险因素[53]。在澳大利亚，AKI 相关的住院人数，从 2000—2001 年的 8050 例，增加到 2012 年—2013 年的 18 010 例，相当于每年增加 6%[54]。过去的 10 年间，尽管 AKI 相关的死亡人数保持相对稳定（2000—2012 年间平均为 4670 例 / 年），但 AKI 相关的平均住院时间是所有原因平均住院时间的 2 倍（11.4 天 vs. 5.6 天）[54]。住在偏远地区、社会经济方面弱势的地区以及具有原住民和托雷斯海峡岛民身份的患者具有较高的住院率和死亡风险[54]。

（六）澳大利亚原住民

澳大利亚原住民中，肾病发生和不良预后的风险存在很大差异，在疾病进展和治疗的各阶段均会出现[55]。例如，尽管澳大利亚原住民仅占澳大利亚总人口的 3%，但 2015 年进行治疗的 ESRD 新病例中，近 11% 为澳大利亚原住民。澳大利亚原住民中 ESRD 患者数量，2011—2015 年的增幅几乎是澳大利亚非原住民的 3 倍（25.7% vs. 8.7%）[55]。澳大利亚原住民中常规透析治疗相关住院率是其他澳大利亚人的 11 倍[55]，表明接受医疗机构血液透析治疗的患者比例更高（12.7% vs. 51.0%）[56]。与之相反的是，移植物功能正常的澳大利亚原住民现有患者比例仅占澳大利亚全部患者的 2%（241 名患者 vs. 10 310 名患者）[35]。澳大利亚原住民中，与透析无关的 CKD 相关住院风险在偏远和非常偏远地区的人群中显著增高（澳大利亚原住民与澳大利亚非原住民的住院率比值，大城市为 2.9；靠近大都市的人口密集区（inner regional）为 3.8；大都市边缘区域（outer regional）为 6.9；偏远 / 非常偏远区域为 12.8）[56]。以往的研究表明，居住地的偏远性与普遍的社会经济方面的劣势有密切关系，包括贫穷、营养不良、食品不安全、住房条件差、失业，以及获得各种服务的机会受限[57]。此外，澳大利亚原住民因 CKD 死亡的风险是澳大利亚非原住民的近 4 倍[55]。

同时，在澳大利亚原住民中 AKI 的发生也更为常见，相关住院率是澳大利亚非原住民的近 3 倍（男性：158/10 万人口 vs. 71/10 万人口；女性：229/10 万人口 vs. 70/10 万人口）[54]。同样，澳大利亚原住民中 AKI 死亡率是非原住民的 1.8 倍（35/10 万人口 vs. 19/10 万人口），并且在女性原住民中 AKI 的死亡风险更高（女性原住民 AKI 死亡率是非原住民的 2.1 倍 vs. 男性原住民 AKI 死亡率是非原住民的 1.6 倍）[54]。与 CKD 相同，在澳大利亚原住民身份、居住地的偏远性及社会经济状况相互作用，对 AKI 的发生和结局产生复杂的影响。

（七）种族不平等

与澳大利亚非原住民相比，澳大利亚原住民中肾脏疾病（AKI、CKD 和 ESRD）的负担存在极大差异而不成比例[55]，并且在患者较年轻时就已经出现。例如，2010—2014 年在澳大利亚为治疗 ESRD 而开始接受 RRT 的所有患者中，59% 的原住民患者小于 55 岁；相比之下，只有 31% 的非原住民患者小于 55 岁[58]。在澳大利亚，不论是原住民还是非原住民，糖尿病性肾病是 ESRD 的最常见原因，但是患有糖尿病性肾病的原住民患者的比例是非原住民患者比例的 2 倍以上（70% vs. 33%）[59]。由于没有建立 CKD 和 AKI 登记处（ANZDATA 只包括接受透析或肾移植的 ESRD 患者[54, 58]），导致没有可用的相关数据，因此，更加难以描述这两个组之间（原住民和非原住民）引起 CKD 和 AKI 的原因究竟有哪些差别。澳大利亚原住民中肾病负担存在种族不平等的普遍原因包括社会经济方面的落后[60, 61]，居住在澳大利亚的“偏远”和“非常偏远”的地区[54]，肾病的重要病因，如糖尿病等慢性疾病的花费巨大[58]。还有许多其他因素参与，包括营养水平较差、过多的吸烟和饮酒，以及教育、就业、社会支持和住房水平较低[58]。此外，较多的原住民患者居住在澳大利亚的偏远和非常偏远的地区，而在这些地区，接触和使用医疗服务的机会更具有挑战性[58]。认识到澳大利亚原住民患者的预后严重不良，澳大利亚政府委员会于 2007 年 12 月 20 日同意与原住民社区合作，以实现在原住民劣势方面“缩小差距”（Closing the Gap）的目标。“缩小差距”活动的目的不仅是应对医疗卫生领域的差距，还要缩小教育和就业方面的差距。医疗卫生方面的三大目标之一是应对预期寿命差距和慢性疾病，如慢性肾病和糖尿病。一些已列出的可改善该领域结局的目标包括实现 2 型糖尿病患者的血压达标，以及在 5～10 年内稳定 ESRD 全因发病率[62]。为帮助支持相关药物的获取，患有慢性疾病（如 CKD 或有 CKD 等）风险的原住民患者有资格参加“缩小差距药品福利计划共同支付”（Closing the Gap Pharmaceutical Benefits Scheme co-payment）项目，并根据资格标准以较低的价格或免费获得大部分处方药（http://www.humanservices.gov.au/）。该计划实施后，观察到在医疗卫生资源的获取上得到了改善，而且原住民的慢性疾病死亡率也呈下降趋势[63]。

（八）澳大利亚肾病诊疗领域

1. 卫生财政

澳大利亚的医疗卫生体系是由公共和私人提供者共同提供服务的复杂多元化网络构成。医疗服务提供者们通过各级渠道，提供从社区中的公共卫生和预防服务到初级医疗保健、急诊服务、医院治疗及姑息治疗看护在内的大量服务。对于大多数澳大利亚人，他们首次接触医疗系统是就诊于全科医生（GP）时。全科医生会通过临床评估识别肾功能损伤的特征或危险因素。随后，全科医生可能会根据患者的临床结果将其转诊给私人诊所或公立医院的专家。

公共部门的医疗服务由各州、地区和澳大利亚政府资助，但由各州和地区的政府管理。与之相反，私人医院归私营部门所有，并由私营部门运营。在公立医院就诊的患者（如 AKI 和 CKD），如果符合医疗保险条件，则可以免费享受所有检查和治疗。医疗保险是由联邦政府制定的提供一系列医疗服务的全民医疗保健计划，为在公立医院就诊的公费患者（public patient）提供低价处方药和免费治疗。所有有资格的澳大利亚居民和部分到澳大利亚的游客可参加医疗保险并接受这些服务。卫生部负责制定医疗保险政策，其资金一部分由澳大利亚纳税人提供，支付应纳税所得额 2% 的医疗保险税（低收入者除外），剩余部分则由政府通过一般收入提供。对于没有私人医疗保险的高收入者，额外征收 1% 的税。如果患者在公立或私人医院被作为自费患者（private patient）接受治疗，医疗保险将根据国民医疗津贴计划（Medicare Benefits Schedule，MBS）给予报销 75% 的相关服务和程序（如透析）费用。但是，医疗保险不包含医院住宿或者手术室治疗费用。如果患者通过私人医保机构享受私人保险，这些费用中的部分或所有费用可能会通过相关保险政策进行补贴，包括 RRT。

2. 基础药物和技术的获取

除了医疗保险之外，澳大利亚还有一个同样由联邦政府资助的药品福利计划（PBS；www.pbs.gov.au），对一系列处方药提供补贴。这两个计划共同促进澳大利亚全民医疗保健系统的实施。有资格的患有慢性疾病（如 CKD）或有 CKD 等慢性疾病风险的原住民患者可以从“缩小差距 PBS 共同支付”（Closing the Gap PBS Co-payment）计划获得额外益处。该计划通过对 PBS 补贴的药物进一步降低或取消患者共同支付额来改善药品获取。然而，作为一个较大的国家，澳大利亚大部分的大城市位于沿海地区，并且主要医疗机构也在沿海地区，但澳大利亚的很大一部分人口居住在大都市外的周边区域（regional area），接触和获得医疗服务 [例如，全科医生（GP）、肾病科医生，以及透析和移植在内的肾脏替代疗法（RRT）] 的机会有限。根据 ANZDATA 登记处的数据，5.9% 接受 PD 的新发患者（n=749）居住在澳大利亚可达性和偏远性指数（Accessibility and Remoteness Index of Australia，E. See，个人通信）中规定的偏远和非常偏远地区。意识到澳大利亚农村和周边地区对医护人员的需求非常大，到目前为止澳大利亚政府已提出多项计划，包括①澳大利亚全科医生培训项目（Australian General Practice Training，AGPT） 农村培训路径；②联合医疗地点计划（Bonded Medical Places（BMP）Scheme），即澳大利亚医学院校的所有第一年联邦政府补助名额（Commonwealth Supported Place，CSP）的一部分被分配到该计划中，申请成功的人承诺在服务回报期内在劳动力缺乏的区域工作，服务回报期是指获得专科研究员职位之后，同意在他们所选择的劳动力短缺地区工作一段时间，具体期限等同于他们获得医学学位的时间；③ 5 年海外医生计划（5-Year Overseas Trained Doctor Scheme），通过鼓励在海外接受培训的医生在澳大利亚偏远或难以招募医生的地区工作以减免 10 年 moratorium 期 [即海外医学毕业生在澳大利亚开始工作的 10 年内在大都市区无权申请全民医疗保险（Claim Medicare rebate）的支付][64]。但是，这些计划并没有解决患者获得专家诊疗机会有限的问题以及离家近的地点 RRT 服务有限的问题。研究显示，住在偏远地区的患者[33]以及离透析地点远的患者[32]，其结局相比于较易获得专家诊疗的患者更糟糕。此外，如果患者需要接受医疗机构血液透析治疗，但透析单位较远，不方便每周 3 次到达透析单位，则他们需要搬迁到离透析单位近的地方，而这会导致明显的社会混乱和动荡（参见 Kidney Health Australia 发表的文章 *Dialysis Unit Guide*，www.kidney.org.au/your-kidneys/support/dialysis/dialysis-unit-guide）。

3. 肾病的检测和监测

ESRD 患者中预测患者结局的主要因素之一是转诊延迟，转诊延迟定义为自转诊到开始 RRT 的治疗之间不足 3 个月[9]。尽管某些情况下不太可能预防或早发现 CKD，但大多数 CKD 病例可以在初级医疗保健机构中识别，并在将要接受 RRT 之前接受肾病科医生的评估。认识到早发现 CKD 的重要性之后，澳大利亚数年来已制定并逐步发展多个计划。这些计划旨在重点培养医疗保健专业人士，使他们有能力识别 CKD 的危险因素并进行筛查，以最佳方式管理危险因素，以延缓疾病的进展，并知道何时需要将患者转诊给专家。

澳大利亚肌酐共识工作小组（Australasian Creatinine Consensus Working Group）提出建议，开始自动报告病理实验室进行的每个血清肌酐检测中获得的 eGFR[65]。该建议旨在增加 CKD 的早期检测率，而实践结果显示，自实施该建议以来，诊断为 CKD 的患者数量显著增加[66]。此外还进行多项研究以指导如何以及由谁来筛查 CKD，例如，试行项目“Kidney Evaluation for You”（为您提供的肾脏评估）[67]。该研究目的是通过建立以社区为基础的筛查手段来识别发生 CKD 的风险（即有糖尿病、高血压、一级亲属有肾病，或年龄＞ 50 岁）的人群，评价该方案在改善危险因素管理方面的效果，以及了解参加者对 CKD 的认识水平。被招募的 402 名高危参加者中，20.4% 有 CKD 特征，且大部分参加者伴有 CKD 危险因素，包括高血压（69%）、糖尿病（30%）和血脂异常（40%）。根据此类项目的研究结果提出一些计划，例如，澳大利亚肾脏健康组织（Kidney Health Australia）的“肾脏健康检查”（Kidney Health Check）。该项目推荐有糖尿病、高血压或其他已知 CKD 危险因素的患者每年进行三项检测（即血液检测用于查 eGFR、尿液检测用于评估蛋白尿或血尿，以及血压测量）[68]。

全科医生通常是社区中首个参与管理 CKD 患者的医疗保健专业人士。因此，为全科医生增加相关资源和提供支持一直是重要的关注点。例如，澳大利亚肾脏健康组织由肾病科医生、全科医生、初级医疗保健护士、教育者和政府代表组成的初级医疗保健教育咨询委员会（Primary Care Education Advisory Committee for Kidney Health Australia），向全科医生提供免费的官方认可的教育，以提高他们对 CKD 的认识水平，并实施最佳的 CKD 检测和管理方法（www.kcat.org.au）。这些教育课程通过各种平台提供，包括互动式面对面讲习班、主动式学习模式、在线学习和会议形式[69]。其他用于改善初级医疗保健的服务质量的策略包括开发服务软件项目以整合初级医疗保健电子医疗记录；根据最佳实践指南做到实时提高 CKD 的检测和管理水平（eMAP:CKD）[70]；为医疗保健专业人士提供决策支持工具（Health Tracker，George Institute）[71]；通过澳大利亚初级医疗保健协作组（Australian Primary Care Collaborative，http://apcc.org.au）开发质量改善项目。

尽管澳大利亚有明确的关于何时将患者转诊给

肾脏科医生的指南[如 eGFR＜30ml/(min·1.73m^2)][72]，一些住在偏远地区的患者仍很难获得肾病科医生的评估。在配有远程医疗设施的地区，离患者最近的肾脏病医疗单位的肾病科医生已通过远程医疗，以及当地护理支持和协调成功管理了经挑选的 CKD 患者[73]。这些活动已获得联邦卫生部的额外资金支持，通过国民医疗津贴计划（Medicare Benefits Scheme，MBS）报销远程医疗服务费用。在澳大利亚，已经扩大了通过远程医疗支持患者和医疗保健专业人士的活动范围，纳入了接受 RRT 的患者，其中包括接受家庭透析的患者。例如，几个肾病医疗单位开发出移动电话应用程序，以便为家庭血液透析的患者提供持续的支持、沟通和监测[74]。肾移植单位也可以选择向区域性医疗中心定期提供移植诊所的远程医疗支持，以帮助改善患者的管理情况并为临床医生提供支持。

4. 卫生人力资源

2005 年，澳大利亚和新西兰肾脏病学会（ANZSN）报告有 171 名全职的成人肾病科医生（136 名全职，82 名兼职）参与了临床实践工作[75]。这一数据相当于 8.6pmp（或 1 名肾病科医生负责 116 000 名居民），或者说 1 名肾病科医生负责 79.5 名 ESRD 患者[75]。随后，澳大利亚肾脏病工作组在 2007 年结束的调查中发现了未来几年可能会影响肾脏科工作人员规模的几个因素，包括年轻的肾脏科医生过早退休的意愿，大部分肾病科医生年龄＞55 岁，以及工作量和临床需求被认为超出个人能力范围[76]。根据这些调查结果，工作组提出了几个建议，包括改善招募策略，以及更加强调固定工作量并限制超负荷工作量的需要。自报告发布以来，澳大利亚的肾病专业培训岗位增加了 1 倍以上（2014 年为 106 个岗位，而 2008 年只有 56 个岗位）。实际上，预测在某种程度上高估了所需要的肾病科医生数量，以至于到 2018 年时肾病科医生预测人数会超过实际需要量 94 名[透析肾病学和移植研讨会（Dialysis Nephrology & Transplant Workshop），澳大利亚塔斯马尼亚州朗塞斯顿，2015 年 3 月]。

5. 卫生信息系统和统计

ANZDATA 登记处收集了澳大利亚和新西兰所有肾病医疗单位中 ESRD 患者治疗结局的大范围统计数据（www.anzdata.org.au），有关接受 RRT 的 ESRD 患者信息也在该登记处有详细描述。每年主要的数据结果以报告形式发表，还包括该年度用于解决特定问题的会议论文，以及以研究项目形式发表的中期分析和出版物。与 CKD 有关的数据还可以通过澳大利亚健康和福利研究所（AIHW）的国家血管疾病监测中心（www.aihw.gov.au）及澳大利亚统计局的澳大利亚健康调查（http://www.abs.gov.au/australianhealthsurvey）收集。AIHW 也已经开始提供澳大利亚在 AKI 花费方面的信息，并于 2015 年发布其第一份官方报告[54]。为进一步加强对疾病和预后的理解，过去的 10 年里相继成立了几个新的登记系统，包括澳大利亚各州的全州协作性多学科研究和实践项目，如 CKD.QLD（昆士兰州的慢性肾病，www.ckdqld.org）、肾病登记处（维多利亚州；http://rokd.org.au），以及针对特定疾病组的登记处，如肾小球肾炎登记处（QLD.GN 登记处）。对于目前已有的卫生信息系统，主要问题之一是从事件发生至报告之间的时间过长。随着卫生系统不断提高技术水平，包括采用数字医院，使得实时捕获并报告数据成为可能，从而更有效地协助制定计划。

6. 策略和政策框架

从卫生信息系统收集的数据，有助于制定改善患者照护的指南和指导性策略、政策。在澳大利亚，最广为认可的国家级指南之一是澳大利亚肾脏健康组织制定的澳大利亚人肾损伤照护（Kidney Health Australia –Caring for Australasians with Renal Impairment,KHA–CARI; www.cari.org.au），该指南全面发布了关于透析前、透析中和移植患者的照护的推荐内容。为确保临床实践中正确使用 KHA–CARI 指南，KHA 组织还发布了几个涉及其他领域的实施内容，如铁治疗、血液透析血管通路建立及 PD 患者预防感染条例。KHA 组织一直是发起国家级指南政策的倡导者，包括以减少澳大利亚肾病负担为目的的全国肾脏活动计划[77]，而且该组织还是致力于减轻澳大利亚心血管（CVD）负担的国家血管疾病预防联盟（National Vascular Disease Prevention Alliance）中 4 个成员之一。澳大利亚政府也认识到 CKD 负担日益增加，因此在国家慢性疾病策略框架（National Strategic Framework for Chronic Conditions）中将 CKD 列为慢性疾病之一，该框架的目的是降低澳大利亚慢性疾病的影响[78]。在国家水平，各种工作小组发表了有重大意义的立场声明文件，如澳大利亚肌酐和 eGFR 共识（Australasian Creatinine and eGFR Consensus）[65]、澳大利亚蛋白尿共识（Australasian Proteinuria Consensus）[79]及家庭透析有利的位置（Home Dialysis Favored Position）[80]，以指导临床实践。在澳大利亚的每个州，还有各自独立的州内肾脏网络系统，以便在当地更加方便地进行实践指导。

7. 研发能力

在研发方面，澳大利亚是大洋洲各国中的主要贡献者。为进一步加强其研发能力，澳大利亚发起了一项由澳大利亚国家健康与医学研究理事会（National Health and Medical Research Council）项目基金资助的协作研究项目，即更多的证据和转化：慢性肾脏病（Better Evidence and Translation–Chronic Kidney Disease）（www.beatckd.org），旨在通过产生高质量的研究证据来指导医疗保健相关决策以改善 CKD 患者的生活。该项目支持四项现有的国家科研和临床转化平台，包括 ANZDATA 登记处、KHA-CARI 指南、Cochrane 肾脏与移植小组（Cochrane Kidney and Transplant Group）及澳大拉西亚肾脏实验网络系统（Australasian Kidney Trials Network，AKTN）。Cochrane 肾脏与移植小组最初成立于 1997 年，随后编辑部于 2000 年搬迁到澳大利亚悉尼。该小组是组成 Cochrane 协作网的 53 个 Cochrane 评价小组之一。Cochrane 协作网是致力于提供最新的医疗保健效果信息的独立组织。AKTN 是一个帮助设计、实施并支持研究者发起临床试验的非营利性协作研究组织，其目的是改善 CKD 患者的生活（www.aktn.org.au）[81]。自其 2004 年创立并获得 ANZSN 和 KHA 支持以来，AKTN 已成功完成 8 项试验，而且数量还在不断增加。近期，参与 CKD 患者照护的所有人员，包括患者、照护者、临床医生、研究员、政策制定者及其他利益相关方，越来越多地关注应优先考虑的指标。由此发起了肾病领域标准化结局（Standardised Outcomes in Nephrology，SONG）活动，旨在通过试验和其他形式的研究制定一系列的核心结局指标和结局检测指标（www.songinitiative.org）。目前正在开发有关血液透析（SONG-HD）[82-84]、移植（SONG-Tx）、腹膜透析（SONG-PD）、儿童和青少年（SONG-Kids）[85]，以及多囊肾病（SONG-PKD）的核心结局指标。

三、新西兰

奥特亚罗瓦 / 新西兰位于澳大利亚东南 2000 公里处。由两个大岛和几个较小的岛屿组成。13 世纪末毛利人横渡太平洋，作为土著居民首先在新西兰的岛屿上定居。毛利人在整个奥特罗亚定居，生活在 iwi（部落）、hapū（亚部落）和 whānau（大家庭）。Abel Tasman 作为第一个欧洲探险家于 1642 年到达新西兰。18 世纪，为了捕鲸和海豹，欧洲定居者逐渐定居于此。19 世纪英国皇室主导的渐进殖民导致 1840 年国王和 iwi 签署了《*Waitangi* 条约》。第二次世界大战后，太平洋的人们大量移民新西兰。目前，共有 460 万人生活在新西兰，其中 330 万人（71%）确认为新西兰欧洲人，69.2 万人（15%）为毛利人，34.4 万人（7%）为太平洋人，54.1 万人（12%）为亚洲人[86]。

（一）医疗保健服务的获取

新西兰医疗系统主要由公共税收资助。20 个地区卫生局（DHB）负责资助相应地理区域内的人群接受的医疗服务，并提供急诊服务和促进人群的健康。公共卫生系统中的所有公立医院和专科门诊服务是免费的，但初级医疗保健服务需要根据患者的收入支付一定费用。医院为住院和门诊患者提供的处方完全由政府补贴。RRT（透析或肾移植）几乎完全由公共卫生系统提供。肾脏病专科医生通过医院付费途径为患者提供透析和移植治疗，而不是通过接受酬金来提供特定的透析治疗模式。新西兰及其属地（纽埃、库克群岛和托克劳）的公民或永久居民在新西兰税收资助的公共卫生系统中接受 ESRD 治疗。

（二）慢性肾病负担

在奥特亚罗瓦 / 新西兰，由于未报告人口普查或系统性观察性数据，患有 CKD 的人口比例尚不清楚。根据 2011—2012 年澳大利亚数据显示，18 岁以上成人中 7.7% 出现白蛋白尿，其中 3.6% 的成人 eGFR＜60ml/(min・1.73m^2)[87]，据此估计，361 300 名新西兰成人可能有 CKD 的特征。欧裔新西兰人的白蛋白尿发生频率大约是伴有[88]或不伴有[89]糖尿病的毛利裔和太平洋裔成年人的 1/5～1/2。

每年大约有 500 名新西兰患者（包括 20 名儿童和青少年）因 ESRD 开始接受透析治疗，有 150 名接受肾脏移植，另有 472 名患者被纳入肾脏移植等待名单[90]。新西兰进行 RRT 的治疗率从 1986 年的 30pmp 增加到 2001 年的 120pmp；过去 15 年间，接受 RRT 治疗的患者数量已达到平台期，目前有 4500 名患者接受治疗。在新西兰 ESRD 的患病率有明显的地区差异，北部地区较高，但奥克兰收入较高的地区除外。

在新西兰，糖尿病是 ESRD 的最常见病因，54% 接受透析的患者和 22% 肾移植受者患有糖尿病。该比例在透析人群中每年增加约 1%，肾移植人群中每年增加约 0.5%。CKD 的诸多风险因素经常同时存在，包括社会经济资源匮乏、肥胖症、血脂异常和高血压。

在新西兰，疾病的花费与发生率没有关联，表明主要是多种慢性疾病（共同影响）而不是糖尿病等单个疾病对健康负担产生的影响。新西兰国民健康损失（health loss）大约 1/3 是由 CKD 等长期暴露于危险因素下的慢性疾病引起，例如，高血压参与引起 8.3% 的健康损失，而活动减少、膳食风险、高体重指数（BMI）和葡萄糖耐受异常分别导致 3%、9.4%、9.2% 和 5.7% 的健康损失。在新西兰，CKD 引起 2.1% 的健康损失，在前 20 位引起男性和女性健康损失的主要疾病中列位第 16 位。CKD 是高 BMI 值导致健康受损的重要表现，部分通过 2 型糖尿病引起[91]。

1990—2010 年，新西兰每年的人口增长率为 1.3%，而该国的卫生支出每年平均增加了 5.1%。2009/2010 年总卫生支出为 199 亿新西兰元，到了 2016 年时总卫生支出占到 GDP 的 9.2%，接近于经济合作与发展组织（OECD）中许多同等地位的国家[92, 93]。新西兰可归因于 CKD 的医疗卫生成本估值尚未有具体报告。根据既往研究的估算，在新西兰糖尿病的直接花费是 6 亿新西兰元，间接花费也是 6 亿新西兰元，占年度卫生支出的 6%[94]。据此估计，透析服务费用占新西兰卫生支出的 1%[95]。

（三）种族不平等

在新西兰，ESRD 的治疗率存在不平等现象。欧裔新西兰患者为 62pmp，而毛利裔和太平洋裔患者分别为 216pmp 和 272pmp，相比之下差值为 3.5 倍。同时，ESRD 的治疗率还存在很大的地区差异，北部地区较高，但不包括奥克兰市的较高收入区。特别是在新西兰的非欧裔患者中，糖尿病诊断年龄要小 10 岁。同样，毛利裔和太平洋裔患者中进入治疗的 ESRD 患者也比较年轻。

新西兰接受透析的新患者数在不同种族之间相差最大达 4 倍之多。欧裔新西兰患者中接受透析的新患者数为 62pmp，亚裔患者为 76pmp，毛利裔和太平洋裔患者分别为 216pmp 和 272pmp。在新西兰进入治疗的 ESRD 新发患者中，最常见的病因是糖尿病（占 39%），其次依次为肾小球肾炎（17%）、高血压（11%）、多囊肾病（5%）和反流性肾病（2%）。

新西兰的肾移植率也因种族不同而有明显的差异。尽管毛利裔和太平洋裔患者 ESRD 的年龄 - 标准化风险是欧裔新西兰患者的 2～10 倍，但肾移植率却明显低于欧裔。2015 年，28 名毛利裔患者接受了肾移植（38pmp），21 名太平洋裔患者接受肾移植（54pmp），相比之下，这两个群体接受透析的新患者数分别为 216pmp 和 272pmp。此外，近期完成的优先肾移植似乎更有利于欧裔新西兰患者。在澳大利亚、加拿大和美国同样观察到，在通过提供更好的服务来提高移植机会的阶段中，出现了移植率差异增加的现象（图 81-8）。此外，新西兰各肾脏中心之间肾移植率有很大差异，2015 年这些肾脏中心的肾移植率为 9～46pmp。

（四）透析

ANZDATA 登记处自 1978 年开始收录澳大利亚和新西兰接受治疗的 ESRD 患者数据（www.anzdata.org.au）。根据 ANZDATA 登记处的数据，2015 年新西兰共有 508 名成人及 19 名青少年开始接受 RRT，其中 503 名接受透析治疗，接受 RRT 的新患者数为 115pmp（图 81-9）[9, 96]。新西兰的 ESRD 治疗率与其邻国澳大利亚（2015 年，111pmp）相似，并且在过去 15 年间相对保持不变。接受透析的新患者数因卫生局服务区域不同而异，曼努考（包括奥克兰南部；611pmp）和怀卡托（496pmp）最高，南部（45pmp）和坎特伯雷（78pmp）地区最低，地区之间的差异在某种程度上与种族和社会

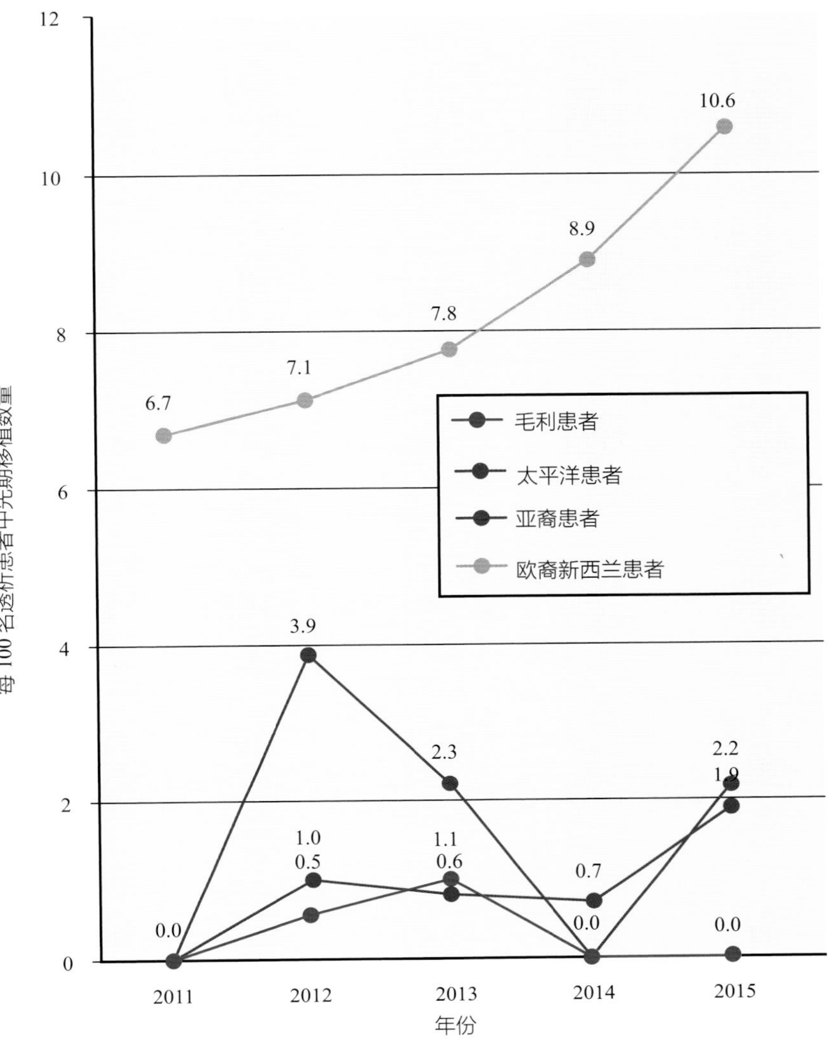

◀ 图 81-8　**2011—2015 年新西兰各种族优先肾移植率**

引自 Ministry of Health National Renal Advisory Board. *New Zealand Nephrology Activity Report 2015*. Wellington, New Zealand: Ministry of Health; 2015. Available from: http://www.health.govt.nz/about-ministry/leadership-ministry/expert-groups/national-renal -advisory-board/papers-and-reports. Last accessed December 10, 2018.

经济发展机会有关。

总体上，2015 年新西兰共有 2674 名患者接受透析治疗，治疗率相当于 582pmp。加上肾移植（369pmp），新西兰 2015 年接受 RRT 的总治疗率为 950pmp，与其邻国澳大利亚几乎相同（947pmp），而且与欧盟国家的平均值（1090pmp）相似。

老龄患者中接受 RRT 的比例最高（65—74 岁组为 311pmp，75—84 岁组为 260pmp；相比之下，25—44 岁组为 77pmp）。儿童和年轻成人（0—25 岁）中 RRT 治疗的比例为 13pmp。85 岁以上老人进行透析治疗的比例随时间推移下降，到了 2015 年透析治疗患者中已无 85 岁以上的老年人。

新西兰的首例 RRT 于 1954 年在惠灵顿医院进行，由 Neil Turnball 医生和 Dave Reid 医生共同实施了腹膜透析 [97]。第一例血液透析治疗也发生在新西兰惠灵顿医院，于 1958 年由 Verney Cable 医生使用 Kolff 透析机进行。第一例家庭透析治疗于 1968 年在奥克兰进行，而首个家庭透析培训项目由 Peter Little 医生领导下在基督城展开 [98]。

总体而言，在新西兰多数 ESRD 患者接受了透析治疗（61.2%；图 81-9），并且新西兰的家庭透析治疗率高居全球首位。但是由于 PD 治疗率下降，导致家庭透析治疗率也随之降低（图 81-10）。2015 年，新西兰有 18.0% 的透析患者接受了家庭血液透析治疗，29.6% 接受 PD 治疗，52.5% 接受医院血液透析治疗。

在新西兰，血液透析治疗通过医疗机构（医院或卫星单位）、社区服务站或家中进行 [99]。社区服务站透析是指患者在类似家庭的非医疗性社区环境中独立进行血液透析，没有护士或医生直接监测

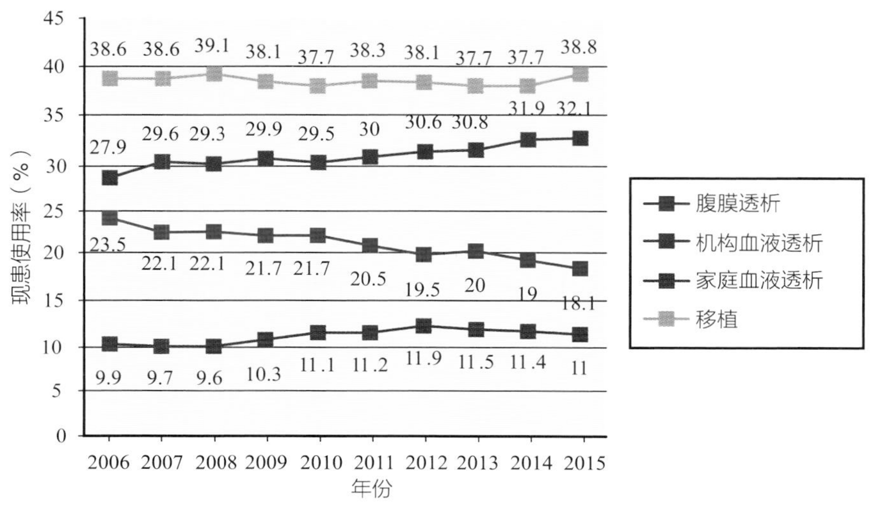

▲ 图 81-9 **2006—2015 年新西兰肾脏替代疗法各种模式的现患使用率。**

引自 Ministry of Health National Renal Advisory Board. *New Zealand Nephrology Activity Report 2015*. Wellington, New Zealand: Ministry of Health; 2015. Available from: http://www.health.govt.nz/ about-ministry/leadership-ministry/expert-groups/national-renal-advisory-board/papers-and-reports. Last accessed December 10, 2018.

其透析过程。目前有两个地区性卫生局（曼努考和霍克湾）采用这种透析方式，为 65 万人提供服务。2000—2010 年的 10 年数据分析显示，113 名患者在社区服务站（community house）中接受透析治疗。

新西兰的家庭血液透析率全球最高（18.0%），与澳大利亚的家庭血液透析率（15.6%）相似。过去 10 年，尽管医学共病逐渐增多，依赖透析的人口仍不断增加，新西兰的家庭血液透析率一直比较稳定。从长期变化来看，新西兰透析模式的主要变化是 PD 的使用减少（10 年间从 38.3% 下降至 29.6%），并转向了医疗中心血液透析（从 45.4% 增加到 52.5%；图 81-10）。家庭血液透析的使用有明显的地区差异，从 12%（在首都和海滨地区卫生局接受治疗的所有透析患者中，家庭血液透析占 12%）～58%（在南部地区卫生局接受治疗的所有透析患者中，家庭血液透析占 58%）。地区差异可能与政策（两个地区卫生局即坎特伯雷和南部地区卫生局普遍维持家族血液透析计划）、偏远性、共存病及社会经济因素有关。家庭血液透析患者中儿童罕见。

与透析模式的使用类似，血液透析处方也因地区而异，主要与基于家庭的治疗方式有关。新西兰的大部分血液透析患者每周接受 3 次血液透析治疗（范围从 51.6% 至＞95%）。在大多数中心，90% 以上的患者每周进行 3 次透析。在一些以家庭血液透析为主的中心，40%～50% 的患者每隔一天或更频繁地接受透析治疗。而从全国平均水平看，有 18% 的患者接受超过每周 3 次的血液透析。超过 90% 的新西兰患者单次血液透析时间≥4.5h。对已接受动静脉内瘘的患者常用血流速度是 300～349ml/min（59%），部分患者给予 250～299ml/min（16.7%）或 350～399ml/min（16.6%）。2007 年以来血液透析滤过的使用率发生明显变化，从最开始的接近 0% 迅速增长至 2010 年的 20%，随后 2010—2014 年间达到平台期。由于部分中心并不常规检测尿素降低率或尿素清除指数（Kt/V），尤其是在接受家庭透析治疗率高的中心，因此无法可靠地反映新西兰的血液透析患者的透析充分性。

新西兰约 1/3 的患者利用永久性动静脉血管通路（内瘘或移植物）开始血液透析治疗，甚至在肾病科医生评估需要 RRT 治疗前 3 个月就建立了永久性血管通路。约 80% 的现有血液透析患者建立了永久性血管通路，其使用率随着年龄增长而下降；75 岁以上年龄组 40% 的患者利用隧道式或非隧道式中心静脉导管进行透析治疗。新西兰的国家肾脏咨询委员会（National Renal Advisory Board）——为肾脏护理提供咨询并进行监督的国家领导机构，将首次透析（延迟转诊患者除外）时永久性血管通路的

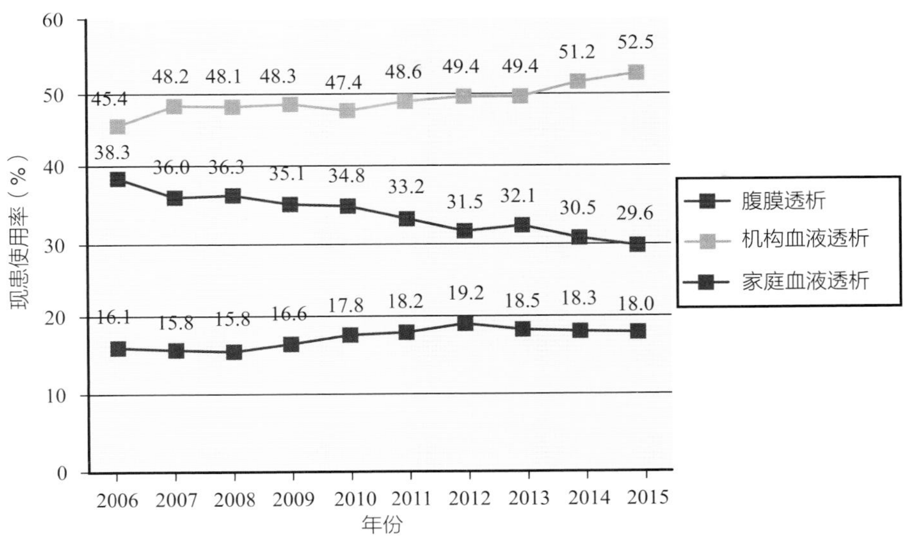

▲ 图 81-10　**2006—2015 年新西兰各种透析模式的现患使用率**

HD. 血液透析；PD. 腹膜透析（引自 Ministry of Health National Renal Advisory Board. *New Zealand Nephrology Activity Report 2015.* Wellington, New Zealand: Ministry of Health; 2015. Available from: http://www. health.govt.nz/about-ministry/leadership-ministry/expert-groups/national-renal-advisory-board/papers-and-reports. Last accessed December 10, 2018.）

高质量护理率设定为 80%，将现有患者的永久性血管通路护理率设为 70%，但在全国范围内一直难以达到这一目标[100]。

新西兰接受血液透析的患者中位生存期因透析模式、年龄和种族而异[101]。25—44 岁患者的中位生存期是 8 年，45—64 岁组 5.5 年，65—74 岁组 3.7 年，75—84 岁组 2.8 年，85 岁以上组 2.2 年。开始进行家庭血液透析治疗的 3 年期间，死亡风险降低 52%，但该差异在太平洋裔患者中可能不存在[102]。

2015 年，新西兰透析患者中有 791 名（30%）接受了 PD。与澳大利亚（105pmp）不同的是，尽管接受 PD 的患者数（现患率）172pmp 仍高于同等地位的国家，如德国（39pmp）、英国（75pmp）和美国（87pmp），但可能是受部分地区的治疗政策（家庭透析）和偏远地理位置的因素影响，该数值正在下降。超过 50% 的 PD 患者年龄在 55—84 岁，与 ESRD 进行治疗的患者数据相近（图 81-11）。在澳大利亚，65% 的 PD 患者使用自动化腹膜透析（APD），相比之下，新西兰的 APD 使用率大约为 50%，接近于较高收入国家中报告的 APD 使用率范围(42.4%，95%CI 34.4～50.5）的上限[29]。2015 年，在新西兰开始接受 PD 的 291 名患者中大部分(72%）患者为接受透析的新患者，而 27% 为从血液透析改用 PD 的患者，余下的 1% 在移植失败后开始接受 PD。

新西兰 PD 患者的中位生存期为 3.92 年(95%CI 2.11～6.34），但因患者年龄、共病和 PD 开始时间不同而有显著差异[102]。在新西兰，PD 治疗的前三年期间死亡风险降低了 20%，但治疗超过三年后死亡率增加 33%，从而可能抵消了前三年降低的死亡率。在毛利裔和太平洋裔患者中 PD 治疗带来的生存获益可能更低。目前糖尿病患者中 PD 治疗的 1 年、3 年和 5 年生存率分别为 92%、63% 和 37%；非糖尿病患者中 PD 治疗的 1 年、3 年和 5 年生存率分别为 95%、78% 和 63%[28]。

尽管过去 10 年里新接受透析治疗的患者中 PD 使用率增加（所有新接受透析的患者中从 32% 增加到 40%），但是 PD 的总体使用率却一直在下降，主要障碍是技术存活率低，以及后续改为医院血液透析[103]。目前在新西兰，6 个月、1 年、3 年和 5 年时腹膜透析相关技术存活率的估值分别为 95%、86%、46% 和 16%。技术故障的最常见原因是感染（44%），其次依次为透析功能故障（23%）、技术问题（19%），以及患者偏好引起透析模式的改变（7%）。澳大利亚自 2009 年开始，PD 相关腹膜炎的发生率降低，得益于几项质量改善活动[20]。但在新

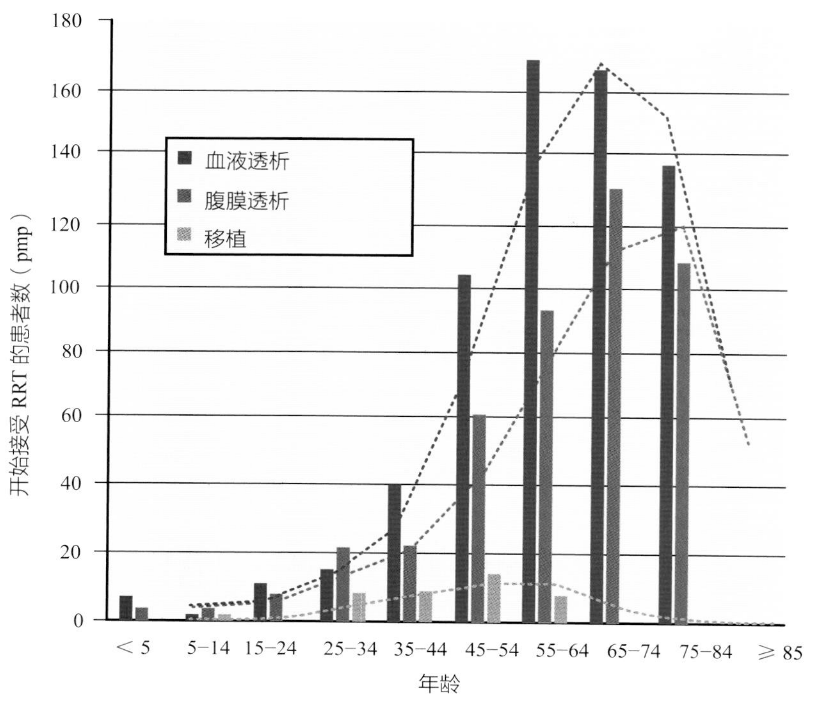

◀ 图 81-11 **2015 年新西兰不同年龄组不同模式 RRT 的新透析患者使用率**

pmp. 每百万人口；RRT. 肾脏替代疗法（引自 Ministry of Health National Renal Advisory Board. New Zealand Nephrology Activity Report 2015. Wellington, *New Zealand: Ministry of Health; 2015*. Available from: http://www.health.govt.nz/about-ministry/leadership-ministry/expert-groups/national-renal-advisoryboard/ papers-and-reports. Last accessed December 10, 2018.）

西兰，随着时间推移 PD 相关腹膜炎的发病率有小幅改善（图 81-12），但仍然略高于澳大利亚。

有关透析费用，尚无公开数据。透析和移植治疗费用的估值可从 2002—2004 年奥克兰地区肾脏病相关报告（Auckland Regional Renal Report）中了解。该报告指出，医院血液透析的费用（包括常规透析治疗、住院、与透析无关的医生评估、交通）每年估计为 44 053 美元，卫星单位血液透析为 32 995 美元、连续 APD 为 25 078 美元，家庭血液透析为 23 003 美元 [95]。APD 的治疗费用不详。

（五）移植

新西兰目前有 3 个中心可以实施肾移植，即奥克兰、惠灵顿和基督城。奥克兰可同时实施肾脏和胰腺移植，还可实施实体器官联合移植。在新西兰首例器官移植是肾移植，于 1965 年 5 月 28 日在奥克兰医院实施，这是继澳大利亚实施首例肾移植后 3 个月之后。肺移植开始于 1993 年，而肝脏和胰腺移植开始于 1998 年。新西兰器官捐赠组织（Organ Donation New Zealand）来源于 2005 年扩大并重新命名的国家移植捐赠者协调办公室（Transplant Donor Coordination Office），是国家遗体器官捐赠机构。2012 年，新西兰政府拨款 400 万新西兰元用于提高活体和尸体器官捐献率的活动项目，资助新西兰器官捐赠组织、曼努考地区卫生局“新西兰活体肾脏捐献”（Live Kidney Donation Aotearoa）计划以及奥克兰地区卫生局的肾交换项目（Kidney Exchange Program）。2014 年再拨款 400 万新西兰元，建立了国家肾移植服务中心（National Renal Transplant Service）用于增加和改善移植程序、提高捐赠者联络协调员能力，并为新西兰肾脏交换（New Zealand Kidney Exchange，NZKX）项目提供进一步资金支持。

2015 年新西兰的肾移植数量为 147 例，是该国历史上一年内实施的最大数量的肾移植（图 81-13），相当于移植率 32pmp。在过去的两年间，每年的移植手术量急剧上升，可能与政府在过去 10 年里资助的质量改善活动有关 [104]。

新西兰的移植率（32pmp）仍显著低于 ESRD 总发病率（115pmp），并且略低于澳大利亚的移植率（40pmp）。新西兰每年实施的肾移植数量（2015 年 147 例）是积极等待肾移植患者（472 名）的 31%。在澳大利亚，70% 的肾脏移植来自死亡供者。相比之下，2015 年新西兰只有 50% 的肾脏来自死亡供者。2015 年，优先肾移植数量为 19 例，占开始进行 RRT 患者的 4.6%。过去 10 年里，优先肾移

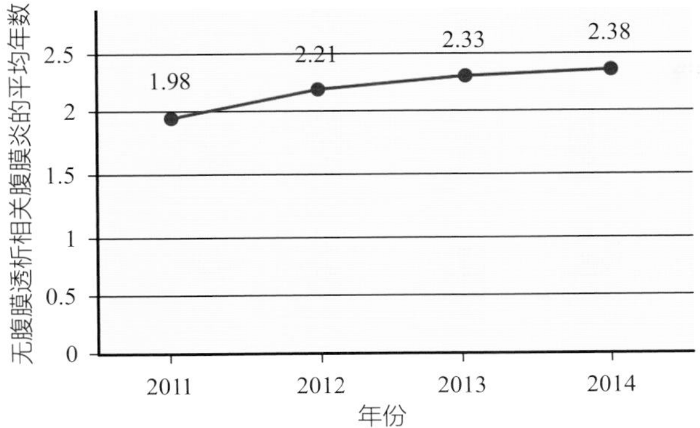

▲ 图 81-12　**2011—2014 年新西兰全国无腹膜透析（PD）相关感染的平均年数**

PD. 腹膜透析（引自 Ministry of Health National Renal Advisory Board. New Zealand Nephrology Activity Report 2015. Wellington, *New Zealand: Ministry of Health; 2015*. Available from: http://www.health.govt.nz/ about-ministry/leadership-ministry/expert-groups/national-renal-advisory -board/papers-and-reports. Last accessed December 10, 2018.）

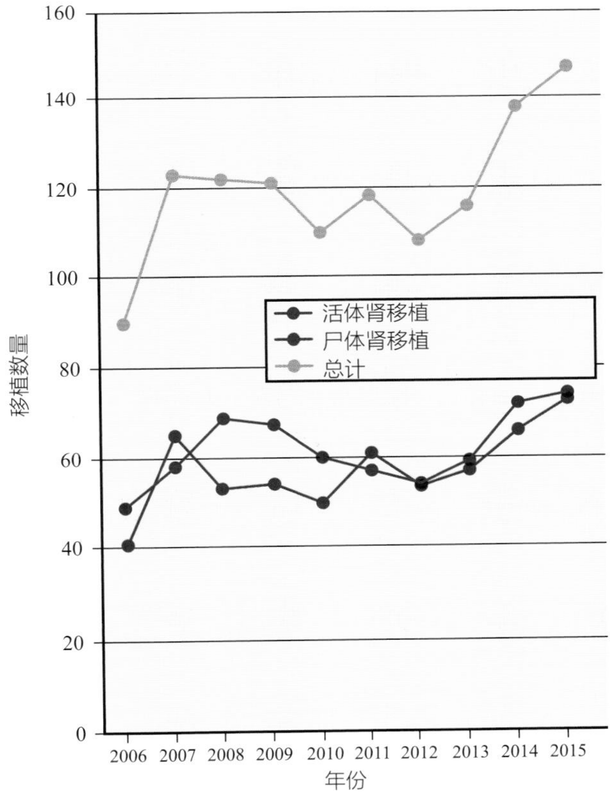

▲ 图 81-13　**2006—2015 年新西兰活体肾移植和尸体肾移植**

引自 Ministry of Health National Renal Advisory Board. *New Zealand Nephrology Activity Report 2015*. Wellington, New Zealand: Ministry of Health; 2015. Available from: http://www.health .govt.nz/about-ministry/leadership-ministry/expert-groups/national-renal -advisory-board/papers-and-reports. Last accessed December 10, 2018.

植率几乎没有变化，但有种族差异（图 81-8）。

与澳大利亚类似，近年来新西兰的移植发展项目包括了新西兰肾脏交换项目（NZKX）和 ABO 血型不相容肾移植。2015 年有两条肾脏交换链完成了 4 例肾脏移植，此外还完成了 9 例 ABO 血型不相容肾移植。

过去 5 年里，由于移植率的提高，具有正常功能的肾移植人数由 1483 名（338pmp）增加到 1694 名（369pmp）。在接受肾移植的总人数上，各地区卫生局之间仍有明显差异，范围在 238～508pmp。该差异反映了各地方的移植策略、患者共病及潜在的 ESRD 发病率。移植患者中，55—64 岁年龄组最常见，这与该年龄段的 ESRD 高发病率有关。在所有进行治疗的 ESRD 患者中，肾移植率最高的是 5—14 岁年龄组。超过 90% 的儿童和青少年接受肾移植后恢复了肾脏功能，其中大部分肾脏来源于活体供者。

表 81-2 列出了新西兰首次肾移植患者的移植物存活率。2008—2015 年，不论是尸体肾移植接受者还是活体肾移植接受者，患者和移植物 1 年存活率均保持稳定。活体肾移植受者和尸体肾移植受者的患者生存率和移植物存活率分别保持在 90% 和 80%～85%，但由于实施的移植数量相对较少，数据容易发生变化。

与澳大利亚的情况相同，移植物失功的最常见原因是肾功能稳定的移植受者死亡（2011—2015 年 185 名患者死亡，死亡率为 51.3%），其次为慢性移植性肾病（死亡 113 名患者，死亡率 31.3%）。移植受者的最常见死亡原因是癌症（59 名患者，占所有死亡患者的 32%）和心血管疾病（CVD，也占所有死亡患者的 32%）。观察发现，肾移植后身体多部位发生癌症的风险增加，包括已知或疑似病毒感染引起的癌症，表明免疫监视功能受损产生了影响[105]。

（六）针对 ESRD 的非透析支持治疗

在新西兰，随着越来越多的人认识到 ESRD 的非透析治疗，以医院为基础的肾病护理中心出现了非透析支持治疗服务，这与许多高收入国家中观察到的情况类似。在考虑是否开始透析治疗或者是否停止透析治疗时，以及在管理 ESRD 相关症状时，

表 81-2 按供者类型列出的 2010—2011 年新西兰首次肾移植患者生存率和移植物存活率（%）

结 局	1 个月	6 个月	1 年	5 年
患者生存率				
死亡的供者（n=103）	99（93～100）	99（93～100）	98（92～100）	88（79～93）
活体供者（n=111）	100	99（94～100）	97（92～99）	90（82～94）
移植物存活率				
死亡的供者（n=103）	96（90～99）	95（89～98）	94（87～97）	82（73～89）
活体供者（n=111）	97（92～99）	96（91～99）	95（88～98）	81（72～87）

数据显示括号中为含 95%CI 值

非透析支持性照护可以向患者提供相关信息和支持。新西兰的支持治疗服务并未在全国水平进行协调管理，而是依赖于现有的能力以及专业知识和技能的当地照护行动[100]。支持治疗机构通常包含了多学科团队，包括姑息治疗和社区护理服务。对于初级医疗保健中的许多患者，ESRD 的姑息治疗包含在全科诊疗范围，不涉及肾病相关的二级医疗保健服务。

（七）急性肾损伤

有关新西兰成人急性肾损伤（AKI）的发病率和结局的系统性数据很少。进入重症监护病房（ICU）时或在 ICU 住院的第一个 24h 期间 5.2% 的患者出现 AKI，而且在 1996—2005 年发病率呈上升趋势。AKI 的发病率随患者的年龄增加、共病增多而升高，在进入 ICU 的肝病（12.1%）患者或血液系统恶性肿瘤（10.5%）患者中更常见。1996—2005 年的 10 年间，虽然 AKI 患者的死亡率呈下降趋势，但 ICU 患者中粗略估计的院内死亡率 AKI 患者（42.7%）显著高于无 AKI 的患者（13.4%）[106]。在存活并出院的患者中，AKI 相关平均住院时间为 19.8 天，而且，AKI 患者中需要进一步转至急性照护中心或康复中心的可能性更大。

对于儿童，2001—2006 年 15 岁以下儿童的 AKI 年发病率是 4.0/10 万儿童，与之相关的最常见原因包括心脏手术（58%）、溶血性尿毒症综合征（17%）和脓毒症（13%）[107]。存活并出院的 AKI 患儿生存率是 89%，其中 40% 仍伴有肾功能损伤。种族方面，毛利裔和太平洋岛裔儿童接受 AKI 治疗的频率高于欧裔新西兰儿童。

（八）新西兰的肾脏疾病医疗

1. 卫生财政

第二次世界大战之前，新西兰的医疗卫生服务主要由私人资助，1925 年医疗总费用的 57% 来自私营部门[92]。随后，公共部门对卫生资源的投入增加，到了 1945 年时卫生支出的 74% 来自公共部门，到了 20 世纪 80 年代达到峰值（88%）。政府通过卫生部发放的直接资助是医疗卫生和残障部门资金的最大来源。

2000 年，新西兰公共卫生和残疾法（New Zealand Public Health and Disability Act）允许实施地区卫生局（DHB）计划。新西兰目前有 20 个地区卫生局，负责各自地理区域内的项目规划，并提供或购买包括医院急诊服务在内的医疗卫生和残障服务。

初级、二级和三级医疗保健领域的卫生部门联合管理 CKD 和 AKI 患者。目前已有 11 个地区卫生局为辖区内和其他卫生局的辖区提供医院透析服务。CKD 常在初级医疗保健机构确诊，随后被转诊到肾病服务部门以进行虚拟（通过计算机 / 网络）或面对面咨询。

2016 年，新西兰的卫生总支出是 156 亿新西兰元，相当于 2013 年 GDP 的 9.5%[108]。在全球经济危机以及对仿制药品花费增加（2013 年占总药物支出的 34%）的情况下，卫生总支出的增长放缓。2013 年，在 OECD 各国中医疗卫生支出 GDP 占比方面，新西兰位居第十二。

ESRD 的照护总支出约占医疗卫生总支出的 1%。ESRD 治疗费用几乎全部来自由税收提供的卫生系统资助。所有住院和门诊的二级医疗保健服务，包括基于医院的诊疗服务，以及在二级医疗服务中开具的药品处方均为患者免费提供。初级医疗保健服务有补贴，但当患者接受的服务费用超过其收到的补贴金额时，患者可能需要支付超出的费用。同样，初级医疗保健机构中开具的处方费用需要患者直接承担。

各地区卫生局会根据其辖区提供的服务以及对辖区内人群的人口统计学和社会经济学特征进行评估之后，获得一定预算，但会有预算限制。这会鼓励各地区卫生局合理分配可支配的经费，包括透析和移植治疗。私人保险可以补偿患者在初级医疗保健机构中支付的药品和咨询费，但不包括透析或移植治疗相关费用。近期，活体器官捐赠者相关法律发生变化，2016 年新出台了活体器官供者补偿法案（Compensation for Live Organ Donors Act 2016）。根据该法案，将为捐赠活体肾脏或肝脏组织的捐赠者提供捐赠后 12 周的误工费和育儿补助费。

2. 基本药物和技术的获得

新西兰药品管理局（Pharmaceutical Management Agency，Pharmac）是确定哪些药品在新西兰属于公共资助的政府机构。Pharmac 管理着由卫生部每年设定的药品综合预算（Combined Pharmaceutical Budget），包括对社区药品、部分医院药品及设备的资助。Pharmac 的资助决策列在药品补贴清单（Pharmaceutical Schedule）中，该清单规定了具体处方药品和（或）医疗设备的补贴。医药产品的联合支付方式由政府制定，对 13 岁以下儿童免费，对于一个家庭每年购买的前 20 个处方产品，每个产品花费约为 5 新西兰元。

许多新西兰患者的居住地距离透析和移植单位很远，而对于儿童患者，新西兰只有一家位于奥克兰的医院住院部和门诊部提供儿科肾脏病诊疗服务。全国旅行协助（National Travel Assistance）项目为需要旅行并住到离家远的区域以接受专家诊疗服务的患者提供交通费和住宿费。定性研究中曾记载了新西兰由透析治疗引发的非常严重的社会混乱现象，其原因就是居住地离透析和移植单位太远[109]。

3. 肾病的检测和监测

肾脏专科医生的评估延迟（需要 RRT 治疗的 3 个月内）会导致较差的临床结局，并降低优先肾移植的概率[110]。及时评估以确定是否需要进行 RRT 时，需要明确是否有进展期肾病，特别是在初级医疗保健机构，还需要初级与二级医疗保健机构之间的密切协作。在新西兰，估计有 13% 的患者经历评估延迟，但该比例在逐渐下降[90]。年轻成人和儿童被延迟转至专科医生的风险相对较高；2015 年，26% 的儿童和 25 岁以下成年人在 RRT 治疗开始前的 3 个月内被转诊。尽管经验数据表明，普通临床实践模式下实施大规模全球转诊指南 [改善全球肾脏病预后组织（KDIGO）] 可行性较低，但早发现肾病并对可能发展为 ESRD 的患者进行转诊可改善临床结局[111]。

新西兰已经建立了初级和二级医疗保健人员评估和转诊 CKD 患者的全国性指导项目。2015 年，新西兰卫生部发布了初级医疗保健中管理 CKD 的全国共识[112]，旨在明确初级医疗保健中识别和管理 CKD 的最佳方法。该声明中包括初级医疗保健中针对糖尿病和慢性心血管疾病的筛查项目，心血管风险管理，以及 CKD 照护中监测和召回系统的促进因素。

支持 CKD 初级医疗保健的策略包括 Health Pathways，这是初级医疗保健与专科服务之间就患者如何在当地医疗服务环境下有特定健康问题的管理达成的协议。HealthPathways 主要目的是为管理社区中初级医疗保健患者的临床医生提供支持，并指导如何转诊患者以使他们接受专科医生评估（www.healthpathwayscommunity.org）。已成立的患者权益倡导团体——新西兰肾脏健康组织（Kidney Health New Zealand）为患者和临床医生开发了如何选择 ESRD 治疗的决策辅助工具[113]。

一项在毛利裔和太平洋岛裔患者中进行的随机化临床试验中，护士带领的健康服务助理们通过进行社区访视，观察患者的用药依从性并根据监测结果进行血压管理。结果显示，这些患者的用药明显增加、血压降低、蛋白尿减少，表明试验中采用的模式是有效的 CKD 初级医疗保健模式[114]。而实际上广泛地采用新的防止 ESRD 的初级医疗保健模式面临诸多挑战，包括护理资源有限，是否有可提高初级医疗保健中临床医生技能的二级医疗保健服务，以及整合初级与二级医疗保健之间医疗管理的方案是否充分可行。近期一项有关调查澳大利亚、新西兰和加拿大中的原住民慢性疾病管理计划的有效性的研究综述证实，有效且可接受的计划具有以下特征：已整合到现有健康服务中，由护士领导，提供大量随访，有当地领导支持的治理结构，包含强大的临床交流系统，以及使原住民公共卫生工作者参与核心工作 [115]。新西兰的肾病相关二级医疗保健服务中远程医疗的使用尚未标准化。在澳大利亚和新西兰，慢性疾病的远程医疗服务方面仍缺乏高等级的有效性证据 [116]。

4. 卫生人力资源

目前，新西兰每年有 423 名医学生毕业。提高对医学教育的资助之后该数量预期会增加，到 2022 年会达到每年 553 名医科毕业生的平台期 [117]。随着国际医学毕业生数量的减少，新西兰卫生人力资源中的国内毕业生将有机会接受更多的培训。

近期的劳动力分析显示，新西兰在医院透析单位从事护理工作的相当于全职护士有 230 名，从事家庭血液透析护理的相当于全职护士有 21.5 名（R. Walker，个人通信）。据估计，2009 年新西兰每 6.3 名患者中有 1 名护士提供服务，而在澳大利亚每 4.2 名患者就有 1 名护士提供服务 [118]。在新西兰，在二级医疗保健系统中专门从事 CKD 服务的护士很少，在医院中仅有 2.5 名相当于从事全职护理工作。目前有 6.1 名相当于全职移植协调员和 3.9 名全职药剂师。

2015 年，新西兰有 45.4 名全职肾病科医生（11.3pmp），相当于每 96 名 ESRD 患者中有 1 名肾脏科医生（类似于 2004 年 3 月报告的每 102 名 ESRD 患者中有 1 名肾脏科医生），相比之下，在澳大利亚每 80 名 ESRD 患者中有 1 名肾脏科医生 [95]。从历史角度来讲，新西兰本土培训的肾病科医生数量一直不足以满足新西兰医疗服务行业的劳动力需求。因此，移民计划中肾病科医生成为优先移民职业。据预期，由于护理人员的老龄化、新西兰就业的国外护士数量减少以及有多种疾病的患者的健康服务复杂性增加，针对老年群体的新西兰护理劳动力将明显不足 [119]。新西兰卫生人力资源中现有的毛利裔和太平洋岛裔医疗从业人员不足。2009 年，毛利裔和太平洋岛裔的临床医生在新西兰执业医师队伍中分别占 3.1% 和 1.5%，在新西兰护理人力中分别占 6.3% 和 1.8% [120]。已设立特定的项目来增加毛利裔和太平洋岛裔医疗从业人员数量，目的是减少对毛利裔和太平洋岛裔社区不公平带来的后果 [121]。

5. 卫生信息系统和统计

自 1978 年以来，ANZDATA 登记处系统地汇总了已治疗的 ESRD 患者的健康信息。每年报告有关接受透析和移植治疗的新患者和现有患者的数据以及关于治疗实践和临床结局的信息，并以独立报告形式发送给各地区卫生局。尽管 ANZDATA 数据非常详尽，但不包括那些未进行治疗的 ESRD 或早期 CKD 患者的健康信息。

新西兰的全民健康索引编号（National Health Index，NHI），为新西兰每一位接受医疗保健服务的人员分配了唯一编号。该号码包含有关姓名、住址、出生日期和出生地、性别、居民和公民身份、种族及（适用情况下）死亡日期的信息 [122]。NHI 编号可与其他国内和国际健康信息库关联。健康信息用于推动医疗保健服务改善的一个重要内容是准确记录种族数据。其中描述了卫生和残障部门进行收集、记录和输出种族数据的具体方案，并特别强调了改善健康结局和减少医疗不平等现象 [123]。关键要求包括种族的自我认同，种族依具体情况而定且可以改变，可以记录一个以上种族，标准化的方法可提高决策制定方面种族数据的准确性。

新西兰尚未系统的记录 CKD 患者相关数据，因此目前 CKD 患者的人数不详。同样，在新西兰还没有检测 AKI 或未治疗的 ESRD 的系统性结构。由于各种大数据的可用性增加、诊断代码的常规获取以及全民健康索引编号的使用，使得今后出现更确切的肾脏疾病普查数据成为可能。

6. 策略和政策框架

新西兰卫生部设立了向卫生部、医疗保健部门及非政府组织提供支持的慢性疾病项目（Long-term Conditions Program），旨在提供领导管理、评估工作进展及临床质量控制支持 [124]。该框架中包含了 CKD 并将其视为一种对健康产生持续的、长期的、反复影响的疾病。2016 年发布的新西兰国民健康计划（National Health Strategy）中概括了 2016—2026 年着力于改善新西兰卫生系统的更高级别的指导和行动计划 [125]。

特别是对于 CKD，新西兰卫生部通过由来自地区卫生局的临床领导和管理层领导人以及专业群体和消费者群体组成的国家肾脏咨询委员会（National

Renal Advisory Board）发挥其领导作用[100]。该委员会负责制定国家战略，预测治疗需求，规定有关肾脏和尿路疾病的服务标准，以及将肾病服务领域中的卫生活动和结果上报给卫生部。如本章较早讨论的内容，国家肾脏移植服务组织（National Renal Transplant Service）于 2014 年成立，正着力于改进移植质量评价标准。质量改进评价标准包含以下内容：①做好供者－受者配对比例准备，保证患者在被移植服务机构接受的 4 个月内进行手术；②做好活体肾移植在优先或早期肾移植手术中的比例。此外，2016 年用于分配尸体供肾和非定向性活体供肾的新西兰肾脏分配计划（New Zealand Kidney Allocation Scheme）进行了更新，旨在最大限度地保持公平性、问责制和透明度[126]。

除了国家机构和实践性工作框架之外，新西兰还通过 KHA-CARI 提供有关透析、移植和早期 CKD 照护方面的临床实践指南。

7. 研发能力

新西兰的健康研究主要在高等教育机构和地区卫生局进行。2014 年，新西兰将 GDP 的 1.2% 用于科学研究和开发，显著低于 OECD 国家的平均值 2.4%。相同时期，新西兰政府用于研究的支出仅占 GDP 的 0.27%，明显低于其他发达小国，如以色列（>4%）、丹麦和荷兰（>3%）及新加坡（>2%）[127]。近期发布了由新西兰卫生部与新西兰商业、创新和就业部（MBIE）以及政府卫生研究的主要出资方健康研究委员会（Health Research Council）共同制定的新西兰健康研究战略计划（New Zealand Health Research Strategy）。该计划旨在提高健康研究成果的实施推广，并促使临床医生保持对健康研究的兴趣[128]。

在新西兰，肾病研究方面的相互协作有限，各类研究人员和小型研究机构从私人和公共资源中获取经费支持。澳大拉西亚肾脏试验网络（AKTN）是非营利性协作研究机构，支持在澳大利亚和新西兰之间共同开展肾病相关的临床试验，还支持用于试验的经费申请。新西兰太平洋研究机构（New Zealand Institute for Pacific Research）旨在促进和支持太平洋地区的研究取得卓越成就，但截至目前，新西兰与太平洋地区间还没有具体的肾病协作研究项目[129]。

四、萨摩亚

萨摩亚由 6 个岛屿组成，是英联邦的一个成员。第一次世界大战结束至 1962 年萨摩亚获得独立之前，萨摩亚一直由新西兰管制。与其他太平洋岛国一样，萨摩亚的糖尿病患病率很高，而 CKD 是该国十大死亡原因之一（2015 年列位第四）[130]。萨摩亚的卫生系统由公共和私人卫生部门组成，第一家血液透析中心（12 个透析机）在新加坡国家肾脏基金会（Singapore National Kidney Foundation）的协助下于 2002 年投入运营[131]。目前有两个中心位于两个主岛上 [乌波卢（Upolu）和萨瓦伊（Savaii）]，为等待接受治疗服务名单上的 88 名患者提供治疗。萨摩亚政府已认识到日益增加的 CKD 负担所带来的压力，目前致力于开展活动以提高公众意识水平，评估可促进健康生活方式的各种方法以降低 CKD 的危险因素，如高血压和糖尿病[132]。

（一）新西兰属地（库克群岛、纽埃、托克劳）

库克群岛、纽埃、托克劳均为南太平洋上的自我管辖国，与新西兰保持自由的结合关系。其中库克群岛人口最多，由 15 个岛组成。由于主要的自然资源缺乏，旅游业是其主要产业（约占 GDP 的 67.5%）[133]。尽管在医疗卫生指标方面，库克群岛要好于其他太平洋岛国，但糖尿病患病率在现有基础上仍增加了 40%～50%，进而 CKD 的患者数量也呈现增长（预期未来 10 年里数量将增加 1 倍以上）[134]。有报道称，以 CKD 为代表的非传染性疾病是库克群岛居民的主要死亡原因（导致 75% 的死亡）[135]。根据 2012 年的一项报道，库克群岛上有医生 26 名，但不清楚其中是否包括肾病科医生[136]。由于库克群岛没有能力实施 RRT，ESRD 患者与新西兰公民一样，目前在新西兰税收资助的公共卫生系统中接受透析治疗。根据患者偏好，大部分患者在新西兰接受医院血液透析治疗[131]。

纽埃位于新西兰东北部 2400km 处，在库克群岛的西方，人口主要由波利尼西亚人组成（截至 2016 年 11 月，为 1612 人）。90% 以上的纽埃人住在新西兰，而且纽埃是世界上第一个为其所有居民提供免费无线网络的国家[137]。与此类似，约 1400 人居住在托克劳——位于萨摩亚群岛北部的另一个岛国。

它是世界上第一个完全以太阳能发电的国家[138]。这两个岛国人口均很少，医疗卫生方面的可用数据有限，因此尚无有关 AKI 或 CKD 负担的信息。

五、巴布亚新几内亚

巴布亚新几内亚被列为中低收入国家，近 90% 的人口居住在农村地区。初级医疗保健机构是获取卫生资源的主要方式，但要获得这些医疗服务仍面临地理、文化、经济和体制方面的诸多挑战[139]。许多村落只能通过航空或步行的方式到达，而超过 90% 的现有道路尚未铺筑[140]。过去 20 年里，初级医疗保健服务短缺的情况恶化[141]，多达 40% 的救助站关闭，限制了获得医疗保健服务的可能性。此外，尽管医疗机构主要由公共资金投入设立，在某些区域还有国家卫生部拨款支持的教会运营机构，许多机构仍需患者支付费用，对没有能力支付医疗服务费的居民获得医疗服务构成进一步阻碍[142]。

巴布亚新几内亚的 CKD 患病率不详，2015 年 CKD 被列为引起死亡的第八个最常见原因[143]。糖尿病的患病率增加可能导致 CKD 负担增加，在巴布亚新几内亚 12.9% 的成年人患有糖尿病[144]。由于无法充分获得 RRT 治疗，这一情况令人担忧。尽管可以进行 PD，但可用的血液透析机数量十分有限（据报告，2014 年有两台）[145]，而且也无法实施肾脏移植。

六、太平洋岛屿

（一）法国保护地（法属波利尼西亚、新喀里多尼亚、瓦利斯和富图纳群岛）

法属波利尼西亚、新喀里多尼亚岛、瓦利斯和富图纳群岛构成了法国在大洋洲的保护地。法属波利尼西亚由分散在 2000km 海洋上的 118 个岛屿组成，分为 5 个群岛，其中 67 个岛上有居民[146]。塔希提岛是人口最多的岛，是法属波利尼西亚的主岛。尽管法国政府直接管控司法、大学教育、安全和国防，但卫生系统由当地政府负责管理[146]。法属波利尼西亚是中等发达经济体，其人均 GDP 在大洋洲的各个国家中也处于中等（表 81–1）。卫生设施尚可以达到标准，但在人口不多的岛屿上医疗服务的获取（包括透析）仍有局限性。只有一个位于塔希提岛的血液透析单位[147]。医生在私人诊所执业，全科医生的咨询费高达 3500 太平洋法郎（CFP franc），而专家评估则需要更高的费用[148]。糖尿病肾脏疾病是该地区 CKD 的主要原因[149]，基于该地区较高的糖尿病患病率（7.3%）[150]。在法属波利尼西亚，Alport 综合征是 ESRD 的另一个重要病因，有 18% 的透析患者受累[151]（与之相比，该综合征在欧洲累及 1%～2% 的 ESRD 患者，在美国累及 2.3% 的肾移植患者[152]）。这是在法属波利尼西亚发现的发病率最高的单基因遗传性疾病[151]。

新喀里多尼亚是法国的另一个海外特别行政区域（special collectivity），位于美拉尼西亚的次区域内，由多个岛组成，主要岛屿是格朗特尔岛（Grand Terre）。它是南太平洋上最大的经济体之一，人均 GDP 与新西兰相似（表 81–1）。一项来自 181 名新喀里多尼亚患者的 202 份肾活检样本的回顾性研究显示，患病率最高的原发性肾小球疾病是局灶节段性肾小球硬化；患病率最高的系统性肾小球病变是淀粉样变性。其他常见的病理表现包括感染后肾小球肾炎、微小病变肾病和糖尿病性肾病[153]。2009 年，需要长期治疗的常见性疾病包括糖尿病（9509 例，占 17.6%）和 1198 例肾衰竭（占 2.2%）。考虑到社区糖尿病负担不断增加，糖尿病肾脏疾病导致的 CKD 也随时间推移而增加。当地政府着力倡导“全民健康”（Health for All）政策，向居民提供公共和私人医疗卫生服务（可用床位数量为每 1000 人中 2.9 个医院床位）。新喀里多尼亚的经济增长和医疗保健覆盖的范围改善，使得全民享受自由医疗服务[154]。包括血液透析和 PD 均可选择[147]。

瓦利斯和富图纳群岛领地由 3 个主岛和少数小岛组成。绝大多数人口为波利尼西亚人，小部分为法国血统。大部分瓦利斯和富图纳群岛的居民由于国内的资源有限而移居新喀里多尼亚，导致本土人口呈下降趋势（1996 年 14 166 人 vs. 2013 年 12 197 人）[155]。瓦利斯和富图纳群岛的卫生局隶属于法国国家公共行政机构，旨在确保该地区的卫生防护。一项包含该地区 560 人（占居住在瓦利斯和富图纳群岛的成年人口的 6.71%）的研究显示，包括吸烟（49.1%）、肥胖症（59.5%）、高血压（34.1%）、糖尿病（17.1%）和血脂异常（16.1%）在内的慢性非传染性疾病的危险因素呈高流行趋势[156]。研究人群中，5.8% 的参与者为中度 CKD[定义为 eGFR 30～59ml/(min・1.73m²)] 患者[156]。而该地区目前仍没有透析单位。

（二）美国保护地（美属萨摩亚、关岛）

美属萨摩亚是美国的非建制领土，由 5 个主岛组成，属于发展中的小型经济体，两大经济来源为美国政府财政和金枪鱼罐头产业，占总经济的 93%[157]。最显著的健康问题是营养不良和缺乏身体活动导致的慢性疾病增加，如高血压、心血管疾病（CVD）、2 型糖尿病[158]。根据 2004 年 6 月—2004 年 8 月进行的美属萨摩亚非传染性疾病阶段性监测调查（STEPwiseapproach to Surveillance，STEPS）显示，74.6% 的美属萨摩亚人有肥胖症（定义为 BMI ≥30kg/m²），93.5% 为超重（BMI 25～29.9kg/m²）或肥胖，同时分别有 34.2% 和 47.3% 的成人有高血压和糖尿病[159]。尽管 CKD 负担的确切数据不详，考虑到 CKD 危险因素的负担增加，CKD 负担很可能是巨大的，并且仍在增加。美属萨摩亚有一个血液透析单位，位于帕果 - 帕果的强森热带医院（Lyndon B. Johnson Tropical Medical Center）[159]，共有 16 台透析机，160 名 ESRD 患者每周接受血液透析治疗[160]。美属萨摩亚接受血液透析的患者数量自 2006—2010 年增加了 33%[159]。

关岛是美国的另一个非合并建制领土。但与美属萨摩亚不同的是，关岛人出生时即为美国公民。关岛陆地面积为 544km²（新加坡面积的 75%），是密克罗尼西亚最大的岛。关岛居民里人数最多的种族是原住民查莫罗人（37.3%），其次依次为菲律宾人（26.3%）、白人（7.1%）和丘克人（7%）。关岛的经济主要依赖于旅游业[161]。与其他太平洋岛国一样，糖尿病肾脏疾病是 ESRD 的最常见原因[162]。美国专科医学会认证（board–certified）的各专业医生为关岛居民提供服务，关岛居民可通过公共和私人部门获得医疗保健服务[161]。2014 年关岛有 4 个透析单位和 6 名肾病科医生[163]，还没有开展肾移植项目。

（三）诺福克岛（澳洲保护地）

诺福克岛位于澳大利亚、新西兰和新喀里多尼亚之间，是澳大利亚联邦的一部分。诺福克岛与澳大利亚和新西兰关系密切，而且是一个小型经济体。因此，移居国外的人口数量增加，致使本岛内人口呈下降趋势（2001 年 2601 人降至 2011 年 1796 人）[164]。诺福克岛医院是该岛上唯一的医学中心，有 3 名医生[165]。与澳大利亚大陆类似，治疗费由医疗保险和药品福利计划（PBS）支付。但该医院缺乏可用于救治严重紧急情况的设备。诺福克岛上的居民在健康状况恶化的情况下，许多人被迫离开家乡，搬迁到新西兰或澳大利亚以获得医疗服务，包括 RRT[164]。

（四）皮特凯恩群岛（英国殖民地）

皮特凯恩群岛是英国在太平洋上的最后一个海外领地。四个岛屿（皮特凯恩岛、亨德森岛、迪西岛、奥埃诺岛）中，只有皮特凯恩岛有 50 名永久居民，包括一位政府雇用的医生，而且是世界上人口最少的具有管辖权的地区[166]。该岛只能通过快艇或船只到达，供给船只每 3 个月到达一次[167]。由于所处位置偏远加上无法获得各种服务，包括医院和可靠的电力供应，是阻碍该岛发展的主要障碍。据报道，与太平洋上的其他岛国一样，该岛的糖尿病患病率较高[168]，但 CKD 负担不详。

七、斐济

斐济是美拉尼西亚上的一个岛国，由 330 个以上岛屿组成，其中 110 个岛屿上有永久居民。超过 80% 的人口居住在维提岛（Vit Levu）和瓦努阿岛（Vanua Levu）两个主岛上。斐济自然资源丰富，而且属于热门的旅游胜地之一，因此是太平洋上最发达的经济体之一。2015 年，CKD 被认定为第四个最常见的死亡原因（自 2005 年增加 34.0%）[169]。近期一项 STEPS 调查显示，30% 的斐济成人患有糖尿病，且估计 CKD5 期发病率高居世界之首，约为 680pmp[170]。斐济的医疗系统不发达，只有 1 名接受过正规培训的肾病科医生（1.1pmp），导致对早期 CKD 的筛查和治疗非常困难。政府已认识到急需应对 CKD 等非传染性慢性疾病的迫切性。尽管有 3 个地区［苏瓦（Suva）、拉巴萨（Labasa）、南迪（Nadi）］能够提供长期血液透析治疗，但只对有能力支付治疗服务费用的患者开放，而且由于花费大，很少患者得到长期治疗。2016 年斐济共有 107

名透析患者。在斐济本土，目前没有 PD 和肾移植项目，活体肾移植治疗在印度实施[170]。政府已制定了多项计划支持斐济的 ESRD 患者，特别是对以往无法承担 RRT 费用的患者。近期政府宣布拨款 100 万斐济元用于建设国家肾脏病研究和治疗中心（National Kidney Research and Treatment Centre），另外再拨款 30 万斐济元用于透析治疗[171]。除了 3 个长期血液透析单位之外，3 个公立医院中的 2 个医院有能力对 AKI 患者提供透析治疗（A. Krishnan，个人通信）。在斐济，引起 AKI 的重要原因之一是钩端螺旋体病，该疾病被认定为引起重大公共卫生事件的 4 个主要气候敏感性疾病之一[172]。水灾时经常暴发钩端螺旋体病，2012 年报告了 576 例，其中 40 例死亡（致死率达 7%）[173]。一些已被公认的危险因素包括男性、斐济原住民身份、年轻成人（15—45 岁）、农村居民及屠宰厂工人，高峰季节是雨季和热带风暴过后[174, 175]。

八、结论

大洋洲是由 1 万个以上岛屿组成的地区，该地区人口总数估计超过 4000 万，且各岛屿间的经济水平有很大差异。由于糖尿病等非传染性慢性疾病持续增加，该地区的 CKD 负担也在增加中。大洋洲地区除了澳大利亚和新西兰之外的许多国家中，对医疗保健服务的获取和有关健康结局或疾病负担的数据变化不定，且获取途径非常有限。即便在澳大利亚和新西兰等富裕的国家中，由于健康结局存在不平等性而对原住民患者产生影响。为了应对 CKD 患病率和相关不良健康结局持续增加的情况，许多政府目前正着力改善对这些患者的照护。进行基础建设以及时获取疾病负担和健康结局的真实数据将是改善健康结局的重要策略。

声明

作者们非常感激澳大利亚和新西兰的整个肾脏病社区为 ANZDATA 数据库提供信息并维护该数据库方面所做的重要贡献。我们还感谢 ANZDATA 主管允许我们使用 ANZDATA 登记处的年度报告中的图片。

第十四篇

肾脏病学面临的挑战

Challenges in Nephrology

第82章

肾脏病学面临的伦理学困境：过去、现在和未来

Ethical Dilemmas Facing Nephrology: Past, Present, and Future

Alvin H. Moss　Catherine R. Butler　著
唐程远　蔡　娟　译
孙　林　校

要　点

- 肾脏病学所面临的伦理问题在生物伦理学领域的早期发展中扮演了重要的角色。这是由于透析和肾移植等维持生命的治疗方法先于其他领域的许多类似治疗方法出现，因此这些高度专业化的治疗不可避免地伴随着一些伦理问题，这些问题首先由肾脏病学家提出。
- 20 世纪 60 年代，西雅图人工肾脏中心使用的透析患者选择标准受到了广泛的批评。根据狭隘的社会价值来决定生死被认为是不可接受的。
- 美国医疗保险行业对终末期肾脏疾病（ESRD）的保险计划迅速超出了最初的承保范围，部分原因是透析开始应用于治疗并存病更多的老年患者。这些患者并发其他危及生命的疾病，如终末期心血管疾病、肺衰竭、痴呆症或无法治疗的癌症。
- 完成有计划的预先指示对透析患者尤其重要。大约一半的透析患者是老年人。老年人口接受透析治疗后的预期平均寿命最短，且退出透析治疗的可能性最大。预先指示已被证明有助于透析患者及其家属以一种平和的方式接受死亡。
- 透析的"限时医疗（time-limited trial）"是一种在治疗过程中对特定患者益处不确定时，避免治疗策略僵化的一种方法。在评估透析治疗是否达到预计目标的基础上做出继续或退出透析的决定。
- 在计划实施 2014 年制定的肾脏移植共享系统之前，就出现了令人不安的种族差异。与白人相比，黑人不被认为是合适的移植候选者，不被推荐进行移植评估、完成移植评估、不被列入移植等候名单以接受肾脏移植。
- 不良的医疗行为及其他有利于医生或医疗团体利益而非患者的行为，损害了医生的名声、医学的宗指和医患关系。
- 由于 ESRD 透析治疗机构的资金来源多来自投资机构，因此大型透析组织有强烈的动机挑选健康患者以获取更大的利益。年龄较大和病情较重的透析患者需要耗费更多透析中心工作人员的时间和资源，住院次数也更多。在共享风险透析中心将减少透析中心的收入。因此肾脏病学家和大型透析中心需要遵守职业道德，对包括重症患者在内的所有患者均应提供优质服务。

一、过去：美国透析和移植伦理的发展

（一）肾脏病学对生物伦理学发展的贡献

任何对肾脏病学伦理问题的思考都应该首先承认肾脏学在早期生物伦理学领域发展中所扮演的重要角色。由于透析和肾移植等维持生命的治疗技术先于其他领域类似治疗方法，因此，这些高度专业化的医学治疗不可避免地伴随着一些伦理问题，这些问题首先由肾脏病学家提出。本章重点讨论美国透析和肾移植伦理的发展，因为许多伦理学发展上遇到的挑战首先出现在美国。这些经验对其他国家伦理学发展具有重大的启发意义。本文稍后将以全球视角讨论在资源匮乏国家及不同卫生保健系统国家治疗终末期肾病患者所面临的伦理学挑战。

许多年前血液透析就被用于挽救急性肾损伤患者的生命，但是维持性血液透析在 1960 年才出现，这主要得益于动静脉内瘘的诞生。虽然人们沉浸在这一重大医学进展的兴奋中，但是肾脏病学家很快就发现了一个前所未有的伦理问题，即在昂贵的医疗成本及有限的医疗资源的情况下，哪些患者应该获得维持性血液透析（HD）治疗。很明显，这个决定需要的不仅仅是医疗所需，价值判断在其中也会有很大的影响。西雅图人工肾脏中心邀请了一群市民来做维持性血液透析的分配决定，这在以前都是由医生决定的[1]。历史学家 David Rothman 认为这种普通人的参与是生物伦理学进入医学伦理学的标志。生物伦理学家阿尔伯特·琼森（Albert Jonsen）同样认为，生物伦理学的出现是为了应付随之而来的全国性争议[2]。

Belding Scribner 博士是美国肾脏病学的早期创始人之一，1964 年他在美国人工内脏器官学会（American Society of Artificial Internal Organs）主席就职时发表的演讲中，指出了他和他的同事们面临的四大伦理问题：①透析患者的挑选；②终止透析，现在被称为“停止”或“退出”透析；③“有尊严的死亡”，其中包括对终末期肾病患者维持和退出透析；④移植供者选择[3]。Scribner 博士预见了肾病学和其他医学领域将面临的诸多伦理挑战。

在治疗慢性肾脏病（CKD）患者中所出现的伦理问题可以通过固定的“基本原则”来解决。这是一个被广泛接受的原则，即通过应用自主、有利、不伤害和公正四个伦理原则来识别和讨论伦理问题[4]。图 82-1 指出了这四个原则贯穿了 ESRD 治疗的整个过程。第四项原则，公正性，与 Scribner 博士在他的就职演讲中提出的第一个伦理挑战密切相关，即透析患者的挑选。随着肾病医疗保健技术的发展，分配公正的问题越来越受到人们的重视并得到妥善解决。

（二）美国挑选维持性血液透析患者的标准

动静脉内瘘的发明使得更多的患者可以从血液透析中获益。1962 年，当第一个美国透析中心——西雅图人工肾脏中心开业时，寻求透析治疗的患者人数远远超过了中心所能提供的能力。医生利用医疗标准将患者范围缩小到 18—45 岁较为健康的患者，但仍留下较多的候选者，但依然超出了中心可容纳的能力，而且没有确定的标准来决定他们中的哪些人可以接受透析治疗。公正性的伦理原则要求以最公平和（或）最有益的方式来分配，而且每个患者都应该得到使用的权利。1962 年，西雅图人工肾脏中心没有足够的透析机或专业人员来为所有 ESRD 患者提供透析，该中心就面临分配公正性问题。

由于医疗卫生资源有限，资源一般按治疗方案分配给需要长期维持透析的患者。西雅图人工肾脏中心面临的挑战就是如何分配透析。为此西雅图成立了针对该问题的委员会。这个团体由 12 名公民组成，他们代表当地广大的民众，他们的任务是在华盛顿州选择需要透析的患者。委员会最初考虑用抽签的方式来选择患者，但最终否定了这个想法。他们认为可以根据患者康复的能力以及最终他们回归社会及对社会的贡献，而决定是否进行维持性透析。委员会考虑的因素包括年龄和性别、婚姻状况和抚养人数、收入、净资产、情绪稳定性、教育背景、职业和未来的潜在贡献。随着时间的推移，出现了这样一种模式，即委员会的决定根据良好的个人品质和患者对社会的贡献[5]。

记者 Shana Alexander 在《生活》（Life）杂志上发表了一篇呼吁全国关注该委员会的文章：《他们决定谁生谁死，医学进步给该委员会带来了道德包袱》[5]。文章一经发表，西雅图透析患者的选择

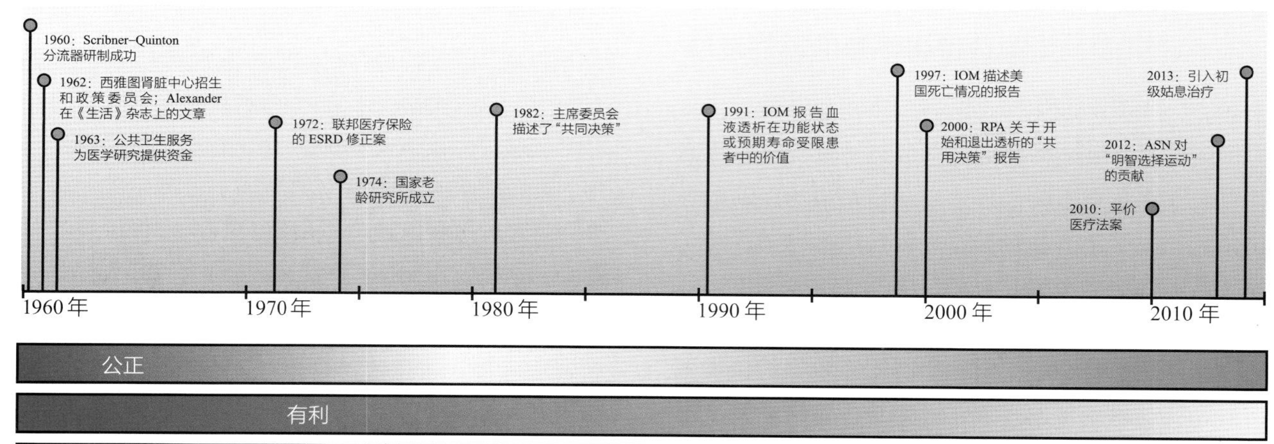

▲ 图 82-1　与透析发展相关重要事件和出版物的时间表

四个伦理原则尽管在各个时期有很大的重叠，但又存在很大的差异性。ASN. 美国肾脏病学会；ESRD. 终末期肾病；IOM. 美国医学研究所；RPA. 肾内科医师协会（引自 Butler CR，Mehotra R，Tonelli MR，Lam DY. The evolving ethics of dialysis in the United States: A principlist bioethics approach. *Clin J Am Soc Nephrol*. 2016;11:704–709.）

过程就受到了严厉的批评。该委员会因使用中上层阶级价值观和社会价值标准来做决策而受到严厉批评[6]。评论家认为：“偏见和愚蠢的陈词滥调污染了委员会的审议……西北太平洋地区（美国西雅图所在的地方）可不是肾脏不好的亨利·大卫·梭罗（Henry David Thoreau）该去的地方。”[7] 医学实践中日益复杂的伦理问题暴露在公众面前，这表明了几点：首先，公众对医疗决策的制定有伦理上的利害关系；其次，在需要分配医疗资源的情况下，即便尚未制订一套明确的准则，根据狭隘的社会价值定义做出生死决定是不被接受的。随后几年的政策决定者更倾向于全面配给，尽管要付出巨大的财政代价。

（三）美国医疗保险覆盖透析并扩大了透析人口的范围

路易斯安那州参议员 Russell Long 在美国进行了有争议的政策辩论，反映了人们对卫生保健配给制度的普遍反感。他强调：“我们是世界上最伟大的国家，人均最富有的国家。我们是否压力太大，无法支付延长 10—15 年寿命的医疗费用？”[8]1972 年，医疗保险中对 ESRD 的修正案通过，这实际上消除了透析的分配制度。美国国会通过了这项立法，因为维持透析对 ESRD 患者来说是生死攸关的事情，并且需要这种治疗的患者数量终究还是有限的。这项立法明确了 ESRD 患者如同残疾人一样，有资格获得社会保障，并将透析和移植纳入医疗保险范围[9]。国会和医生都认为由政府进一步指导哪些患者适合透析是没有必要或者是不合适的。虽然在早期的透析治疗中，接受透析治疗的医疗标准仅限于那些年轻且相对健康的患者，但许多人认为拒绝接受 ESRD 患者的透析治疗在道德上是不合理的[6]。10 年后，美国肾脏病数据库的第一份报告记录了透析患者的治疗接受率逐渐提高[10]。部分原因就是接受了预后不良的患者，尤其是老年人和糖尿病肾脏疾病患者[11]。到 2000 年，透析治疗的新增患者中有 48% 的年龄在 65 岁或以上，45% 的患者为糖尿病引起的 ESRD。有人对治疗预期寿命短和生活质量有限的患者是否适合透析提出了关注[9, 12]。也有人质疑为那些有生命危险的疾病（如终末期心血管疾病、肺衰竭或无法治疗的癌症）的患者提供透析的价值。对严重的神经系统疾病，如持续性植物人、严重的痴呆或脑血管疾病患者，其获益也不清楚[13]。

1991 年，医疗保健 ESRD 项目研究医学委员会强调，ESRD 治疗的公共权利并不意味着医生有义务对所有肾衰竭患者进行透析或移植治疗[9]。对一些人来说，透析的负担远远超过了益处。为这些患者提供透析将违反这一医学格言："对患者有益，不伤害患者。"换句话说，决定采用一种维持生命的治疗方法需要在有益和无害之间取得平衡。各种因素引起的最终平衡及区域差异可能导致卫生保健差异[14, 15]。委员会建议制定指导方针以确定此类患者，但应继续尊重医生在个人评估中的自主权。这些指南旨在帮助不同的肾病科医生在做出透析决定时采用一致的标准，并且是以帮助患者获利为最终目标。第一版的临床实践指南《如何正确决定透析治疗的起始与脱离透析时间》在 2000 年得已公布[16]。

（四）退出透析

在 20 世纪 60 年代，少数被透析选择委员会选中接受透析治疗的患者自我感觉是很幸运的。没有人预料到患者会选择放弃这种治疗，即便他们知道自己很快就会死去。医生们一直在思考，这种所谓的透析自杀究竟是一种精神上的病理状态，还是鉴于这种维持生命疗法的特殊特性。因此对"停止透析"的要求存在不同的解释。医生和伦理学家借鉴了天主教的道德神学理论，该理论区分了普通措施和特殊措施，特殊措施在道德上是不受束缚的。他们得出的结论是患者可能会拒绝或停止透析等激进的干预措施，因为它们代表着特殊措施来维持生命[17]。

在 1983 年美国伦理委员会的报告《决定放弃生命维持治疗》一文中，维持生命的治疗方法（如透析）引发的伦理和法律问题已经受到了关注。伦理委员会意识到，生物医学的发展使得死亡更像是一个深思熟虑的决定。曾经属于上帝决定的事情现在变成了人类个体可以选择的问题[18]。委员会得出了两个主要结论，这为决定维持和退出透析提供了依据：①有自我意识的患者可以自主选择是否进行维持生命的治疗；②专业的医疗保健人员以有利于维持生命的假设来为患者提供最好的服务，同时遵循有自我意识的患者有权选择放弃任何治疗，包括维持生命的治疗[18]。

同样地，在 1993 年终末期肾病数据咨询委员会年度报告中，明确了伦理要求及其具体的原则，用于决定是否停止或退出透析。该报告反映了由肾脏病学家、伦理学家和卫生政策专家组成的一个特设委员会的审议情况。该报告明确了放弃透析的两个伦理理由：①基于尊重患者伦理及其法律上的自主权，患者有拒绝透析的权利；②基于有益性和不伤害的伦理原则，判定透析不能提供有益的医学预后[19]。

一项早期研究试图描述这些原则是如何在实践中被采用的，该研究指出，在一个大型透析项目中，退出透析占死亡的 22%，排在心血管疾病和感染之后[20]。随后的研究发现，年龄较大的患者（65 岁以上）和糖尿病患者最有可能停止透析。某透析中心 1990 年的一份调查报告表明，在 1989 年，有 1/3 或接近 1/3 的患者退出了透析[14]。

这些专业委员会的建议强调在尊重患者自主权的同时，优化利益和减少伤害的重要性。但是，要在这些价值观之间取得平衡并结合来自肾病学家、患者和家属的意见的过程仍然不明确。很难得到一个确切的标准，因为对于不同认知能力和社会背景的患者，评估透析所得的有益性和伤害性是不一致的。

二、现在

（一）预先指示和透析患者

在 20 世纪 90 年代，研究表明 90% 的肾病学家会根据有决策能力的患者的要求停止透析[14, 15]。肾病学家也表示愿意对表达过该种诉求的患者停止透析。然而，在缺乏患者明确的预先指示的情况下，他们对如何治疗这些患者意见不一[15]。与早期透析类似，对于那些不能或没有表达意愿的患者，他们仍有一种对继续治疗的强烈意识。因此，患者放弃透析的权利在这种情况下很难行使。

《患者自主法案》于 1991 年 12 月生效，该法案要求参与医疗保险和医学治疗的机构对患者进行关于完成预先指示重要性的教育[21]。尽管 ESRD 治疗几乎完全由医疗保险资助，但透析似乎在不经意间被排除之外。这是有问题的遗漏，因为预先护理计划对透析患者特别重要，有以下几个原因[22]：①大约一半的透析人口是老年人，他们的透析预期寿命最短，最有可能退出或准备退出透析；②先前对预先指示的讨论已被证明有助于透析患者及其家属以一种平和的方式接近死亡[23]；③讨论并完成书面预先医疗指示的患者很有可能会希望其在家中死亡的愿望得到尊重；④除非在预先护理计划中明确表明了拒绝心肺复苏，否则它将默认被提供，即使它很少延长透析患者生存期[24]。

已经确定，许多透析患者有个人阈值，在这个阈值上，他们将选择停止继续治疗。当患者丧失表达自己意愿的能力后，预先医学指示保护了患者的自主选择权。基于这些原因，人们鼓励肾脏病学家与患者讨论在何种情况下想要停止透析和放弃心肺复苏，并敦促患者完成书面的预先医学指示[25]。当患者缺乏决策能力以及没有完成预先指示时，在讨论是否开始或停止透析时往往会出现复杂的伦理问题。在这种情况下，许多肾病学家表示他们会向伦理委员会寻求帮助[14]。关于这方面问题详见第 62 章。

（二）透析中心收入和利益冲突

当医生或医疗团体的利益与患者的利益不一致时，冲突就会发生。这些冲突对医患关系构成了严重挑战。医患关系建立的基础是医生将患者的目标置于自身目标之上。收费医疗服务总是会涉及一些利益冲突，但是当医生在营利性透析中心工作时，他们遇到的问题更多。在这些情况下，肾病科医生会因为降低成本而获得经济上的奖励。虽然成本降低本身没有问题，但如果降低成本需要减少透析时间，购买较差的设备，或者雇佣较少的护士、社会工作者和营养师，则可能损害患者的福利。

到 1990 年，营利性透析公司蓬勃发展，它们容纳了 2/3 的 ESRD 患者[26]。医生按接待患者的数量获得报酬，透析中心依靠治疗营利。虽然这种激励措施并不一定会导致不道德的做法，但依据目前的发展趋势，部分治疗发生了改变。美国很快成为世界上透析患者接受率最高的国家[11]。在以营利为目的的透析机构中，透析时间缩短，从而导致死亡率增加。在这些机构接受透析治疗的患者与非营利机构相比，其死亡率要高 20%，而转诊进行肾移植的比例低 26%[27]。

为了使透析机构对其提供的透析质量负责，ESRD 医疗保障项目计划通过 18 个 ESRD 网络建立评价指标，以此来评估透析机构的绩效。这些指标包括透析充分性、贫血管理、血管通路的建立和标准化死亡率。这一举措尽管有改善透析治疗的意图，但一些人担心，过分关注指标可能会导致医生“挑选”更健康的患者，同时限制接受病情更严重或社会关系更复杂的患者[28]。挑挑拣拣、招揽患者，以及其他有利于医生或医疗团体利益而非患者福利的行为方式，损害了医生的信托义务，损害了医学的根基和医患关系。

（三）老年人和 CKD 并发症患者的透析治疗

老年和 CKD 并发症不再被视为透析的禁忌证。随着人口老龄化和糖尿病等慢性病越来越普遍，老年患者（75 岁及以上）已成为透析患者中增长最快的人群[29]。决定是否让患有慢性肾病的老年患者开始透析，需要了解和考虑这个群体的共同特性，包括寿命缩短、复杂的共病、不同的个人价值观、不同的生活质量[30]。

1996—2003 年，80 多岁和 90 多岁的老人开始透析的比率几乎增长了 1 倍[31]。但是，85—89 岁开始透析的患者中位生存期仅为 8.4 个月，而 65—70 岁的患者中位生存期为 24.9 个月[31]。一些临床特征如高龄、不进行运动、营养不良、并发其他疾病等都与较短的寿命有关[31]。在患有 CKD 3～5 期且年龄在 75 岁以上的退伍军人中，其死亡的可能性远远大于发展成 ESRD 的可能性[32]。在一项比较 75 岁以上高龄慢性肾病患者透析和保守治疗的研究中，透析的存活率提高了 2.9 倍[30]。然而，在对这些老年患者的多变量亚组分析中，透析对缺血性心脏病患者或并发多器官功能障碍的患者没有益处。这一发现后来也被其他研究所证实[33, 34]。此外，研究人员发现，尽管并发症严重影响 CKD 患者的预后，但并发症并不影响开始透析治疗的决定[35]。

尽管益处不确定，但老年人口中医疗资源使用增加的趋势已导致一些人对“老龄化的生物医学化”感到担忧。在“生物医学化”中，技术是为了自身的利益而使用，而不是仅仅作为支持个人生存的一种手段[36]。医学人类学家 Sharon Kaufman 认为，不加区别地对老年人进行透析治疗是一个主要的例证。她描述了对老年患者进行透析的“常规化”，以及不考虑年龄而使用同一的医疗标准对社会造成的影响。她在文中写道：“肾病学家觉得有义务对高龄患者进行透析，即使他们对患者是否可以从中受益表示怀疑。”[37]

考虑到老年患者和多病共存人群的特性，美国肾脏病医师协会和美国肾脏病学会制定的临床实践指南强调了与老年患者及其家属讨论预后和治疗计划的重要性，以便做出个体化的决定[16, 31]。这些数据反对“年龄无关”的 CKD 处理方法，并强调需要预后评估工具，使临床医生能够分出最有可能从透析获益的老年患者亚群[32]。一种评估透析患者 6 个月死亡率的综合预后工具被开发出来，并进行了统计学验证。它考虑了年龄、血清白蛋白、痴呆、周围血管疾病和肾病学家对这个意外问题（“如果这个患者在接下来的 6 个月内去世，我会感到惊讶吗？”）的回答[38]。该方法在 CKD 5 期患者人群中的准确性仍有待进一步研究。有研究者提出了这样一种可能性，即透析知情同意的内容包含年龄因素。这种方法适合评估患有多种共病的老年患者透析的利弊[39]。美国老年病医学会已经提出了一种接近循证医学的模型用以预测预后[40]。有关老年慢性肾病患者治疗决策和临床管理详见第 84 章。

（四）ESRD 临终关怀中的伦理问题

Robert Wood Johnson 基金会 ESRD 工作小组在 2002 年指出，“大多数 ESRD 患者，尤其是那些不适合肾移植的患者，预期寿命明显缩短。”[41] 随着公众对慢性疾病临终关怀实践的不满，肾病医师团体，包括美国肾脏病医师协会和美国肾病学会，认识到他们有责任来改善患者的临终体验。考虑到这一人群的预期寿命短并且受疾病折磨严重，肾病专科医师和透析工作人员要学习基本的姑息治疗技术，必要时要咨询姑息治疗专家。肾病领域目前暂未对这种需求做出回应以及提供基本姑息治疗和临床关怀的培训，但受训者认为，他们有提供这种需求的义务[42]。

> **临床意义**
>
> 晚期慢性肾脏病患者的临床特征，如高龄、不能行走、营养不良、存在共病等与较短的生存期相关。在对老年患者进行的多变量亚组分析中，透析对缺血性心脏病患者或共病得分最高的患者没有生存益处。

姑息治疗策略尊重了慢性肾病患者的自主性，尽管预测寿命对于临床医生非常困难，但对于患者安排余生至关重要。“意外”问题的答案也提示了透析患者早期死亡的高风险。结果显示，如果肾病专科医生或肾病专科护士对患者死亡是否感到意外的回答是“不”，患者在 1 年内死亡的概率是医生回答“是”的患者的 3.5 倍[43]。肾科医生应该在每月的透析查房中思考这个问题，以筛选那些可能受益于姑息治疗干预的患者。

当透析被认定为没有益处的时候，有替代的治疗选择是至关重要的。当没有替代治疗方案时，医生在做出放弃透析的决定时也倍感为难。患者也同样感受到他们没有得到关于替代透析治疗的建议，在面对 ESRD 时表现出一种“无力感”[44]。由改善全球肾脏病预后（KDIGO）组织定义的“全面保守治疗”主要包括延缓进展，控制症状，以及提供社会支持，但不包括透析治疗[45]。为了使这一方法可行，仍然需要进一步的研究和证据支持，同时要建立透析相关的多学科护理途径。

即便经过充分的沟通和准备，患者通常也很难完全预料透析对他们生活的影响[46]。当特定的治疗方案对患者的益处不确定时，应当避免对患者做出肯定的承诺。可以在重新评估是否达到预期的基础上决定继续或退出透析。

（五）透析决策和临床实践指南的应用

在过去的几十年里，为了减少肾病科医生及各地域之间透析实践的差异，制定了透析临床实践指南。到 20 世纪 90 年代初，ESRD 人口与前几年相比发生了很大的变化。肾病科医生认为，他们被要求为那些似乎不能从透析中受益的患者提供透析，包括老年患者和患有多种疾病的患者。据美国肾病数据库分析，75—79 岁的患者透析接受率最高[47]。相反，研究发现，一些患者对决定透析治疗感到后悔，但他们别无选择[48, 49]。1991 年，美国医学研究所建议制订一项以循证医学为基础的临床实践指南，用于评估那些使用透析治疗获得的害处可能大大超过益处的患者[13]。

为了解决这个问题，“共同决策”被推广，并已成为卫生保健实践的伦理标准。通过这个过程，医生和患者在对每个治疗目标和治疗选择的风险和益处共同理解的基础上实行具体的治疗措施。然而，在患者的偏好和医疗团队对有益方案的判断无法统一的情况下，这一措施仍然具有一定的局限性。在这种情况下，患者有权拒绝透析，即便肾病科医生不同意这一决定。同样，当预期的益处未超过害处，肾病科医生有权拒绝提供透析服务。

2000 年，美国肾脏病医师协会和美国肾脏病学会制定了临床实践指南，即在适当的时机启动和停止透析中共同决策 [16]。该指南的目的是帮助那些涉及护理 CKD 和 ESRD 患者的人员，包括肾病专科医生、重症医学科医生、全科保健医生、肾病科护士、高级护师和肾病科社会工作者。指南对患者及其家属、肾脏病营养师、透析技术人员、肾脏管理人员、神职人员和政策制定者也可能有用。

在接下来的几年里，建立了一个关于透析决策的广泛的循证基础，包括以下五类情况：①部分 CKD 4 期和 CKD 5 期的老年患者预后不良，其中许多患者可能在透析开始前就死亡，或者透析可能无法提供比不透析更有利的生存优势；②透析患者存在普遍的认知功能障碍，需要定期评估其自我决策能力；③对透析患者疼痛及其他症状的认识和治疗不足；④透析患者中临终关怀不足；⑤根据 ESRD 患者的整体情况和个人偏好，他们的治疗目标有明显的不同。在 2010 年，肾脏病医师团体公布了指南第二版，以帮助临床医生、患者和家属做出决策。该指南涉及三项内容：①透析对不同情况患者的益处和负担评估的最新依据；②对急性肾损伤、CKD 和 ESRD 患者做治疗决策的建议；③帮助临床医生实施指南的实用策略 [50]。框 82-1 列出如何根据指南来系统地评估患者是否需要停止透析。

第二版指南还明确建议将姑息治疗纳入 CKD 和 ESRD 患者管理中，其治疗的目的是减少痛苦，并非延长患者的生命。它指出，良好的沟通可以改善患者对疾病的适应，提高患者治疗的依从性，并使患者及其家属更满意。第二版指南呼吁肾病科医生及其他学科团队与患者交流预后信息，让患者对透析和移植做出更明智的选择。第二版指南建议肾病科领域建立有效的沟通培训项目，这样患者的决定就可以在基于他们对自身整体状况的准确了解以及对治疗方案的利弊基础上进行 [50]。我们在第 62 章进一步讨论了姑息治疗的作用。

框 82-2 中列出了有关指南两个版本的目标。第二版提供了 10 条关于停止或终止透析以及放弃透析患者护理的决策建议（框 82-3）。这些指南在肾脏病学和保守治疗文献中被广泛引用，研究也证明了它们的有效性 [51-53]。至 2005 年，已有超过一半的美国肾病科医生了解并使用了这些指南和调查，通过对 1991—2005 年肾病科医生的认知和态度进行比较，发现指南越来越符合他们的建议。例如，在永久性认知缺陷患者的拒绝治疗实践中，更多的问题已被关注。一些美国透析中心已经制定了有关心肺复苏和透析终止的政策。肾病科医生更倾向于支持透析患者的“拒绝抢救”指令（1990 年为 66%，2005 年为 83%），并考虑咨询 ESRD 网络伦理委员会（1990 年为 39%，2005 年为 52%）[53]。尽管上述结果令人振奋，但最近的研究表明，共享决策仍不能很好地整合到晚期 CKD 患者治疗选择的透析前咨询中 [54]。

由于在实践中对个体化的早期认识导致了潜在的医疗差异和司法问题，临床实践指南将重点放在退出和维持透析的实践和过程上。最近的一项 Meta 分析引起了人们对肾脏学中广泛存在的伦理问题的关注，这些问题与各种不同的实践有关，包括从初级保健转诊至肾病科、转诊至移植科、提供预后信息及替代治疗意见 [55]。作者认识到透析护理指南虽然颁布，并建议制定更广泛的临床实践指南，以解决这些日益增长的问题。共同决策具有挑战性，因其需要对个体患者价值观和治疗方案进行充分的反复讨论；如果做得好，它可能会显著改善透析中以患者为中心的管理效果 [54]。

1. 美国肾脏移植情况

Scribner 博士具有先见之明，早在 1964 年他就

临床意义

共同决策的范例已成为卫生保健实践的道德标准。通过这一过程，医生和患者会根据对治疗目标以及每种选择的风险和益处的共同理解，在特定的治疗方案上达成共识。美国肾脏病学会和肾脏内科医师协会已建议在开始透析之前进行共同决策。

框 82-1　退出透析治疗的系统评估

- 确定患者 / 家属在提出退出透析治疗需求背后的原因或条件。这种评估应包括具体的医疗、躯体、精神和心理问题，以及可能适当的干预措施。评估中可能包括如下一些潜在的治疗因素。
  - 潜在的医学疾病，包括短期或者长期透析的预后。
  - 透析治疗困难。
  - 患者对其生活质量和功能的评估。
  - 患者的短期和长期治疗目标。
  - 持续治疗 / 药物治疗 / 饮食 / 交通的费用可能会对患者 / 家庭 / 其他人造成负担。
  - 患者的心理状况，包括抑郁以及可能由尿毒症引起的其他症状。
  - 来自外部的压力，如患者家庭。
  - 患者与他人之间的冲突。
  - 对透析方式、时间或治疗环境不满意。
- 如果患者希望退出透析，他或她是否同意转诊给心理辅导专家（如社会工作者、精神顾问、心理学家、精神病学家）？
- 如果患者希望退出透析，是否有干预措施可以改变患者的情况，让其重新考虑继续透析是否合理？
  - 描述可能的干预措施。
  - 患者是否接受这些干预措施？
- 在患者代理人决定继续或退出透析的情况下，能否确定患者代理人的判断与患者陈述的意愿一致？
- 当患者要求停止透析时需要考虑的问题。
  - 患者的决策能力是否因抑郁、脑病或其他疾病而减弱？
  - 为什么患者想停止透析？
  - 患者对透析技术或生活质量方面的认识是否准确?
  - 患者是否真正理解其所说的，还是停止透析的决定是为了获得关注和帮助?
  - 有什么改变可以改善透析患者的生活吗？
  - 在解决了导致患者要求停止透析的因素时，患者是否愿意继续透析？
  - 患者是否与家人、朋友或心理顾问等重要的人讨论过他或她停止透析的诉求？他们对患者的要求有什么看法？

框 82-2　制定关于停止透析共同决策的临床实践指南的目的

- 综合考虑现有的关于急性肾损伤和终末期肾脏疾病（ESRD）患者的研究证据，作为建议停止和退出透析的基础。
- 加强对基本原则和流程的理解，这些原则和流程对决定继续或停止透析是有用的。
- 在特殊情况下，综合考虑医学和伦理学做出健全的决策。
- 推荐使用预后评估工具，可促进对急性肾损伤或 ESRD 患者的共同决策。
- 为卫生保健提供者、患者及其家属之间的共同决策提供一个公众可理解和可接受的伦理框架。

把移植供者的选择确定为肾病学家将面临的主要伦理问题之一。毫无疑问，ESRD 患者的生活质量在移植后往往更好，并且大多数患者更喜欢肾移植而不是继续透析[56]。研究还表明，移植与降低卫生保健系统的成本有关。目前，器官短缺已取代免疫问题成为移植的主要障碍[57]。由于移植数量的增长跟不上 ESRD 发病率的上升，自 19 世纪 90 年代以来，透析患者的实际移植百分比逐年下降[29]。美国肾脏数据系统在 2016 年的年度报告中指出，有 88 231 人在肾脏移植等待名单上。该国许多地区平均等待时间超过 5 年[29]。

在增加供者库和合理分配可用供者肾脏的尝试中，都出现了伦理问题。正如在透析早期发现的那样，制订适当分配有限资源的标准是困难的，并且可能会被那些分配决策者的偏见影响。器官移植还带来了其他伦理问题，这些伦理问题与尊重器官是馈赠有关，无论捐献器官的人是在世还是已故。大部分移植的肾脏来自已故的供者。为了扩大这一供者库，新的政策允许更广泛地使用尸体肾脏，包括来自老年供者和心脏死亡后供者的移植。医学研究

框 82–3　肾脏内科医师协会共同透析决策的临床实践指南建议

建立共同决策关系

建议 1

建立共同决策的医患关系

共同决策是公认的医疗决策首选模型，因为它满足了伦理上的需要，即充分告知患者治疗的风险和益处，以及确保患者的价值观和选择偏好。由于肾衰竭治疗过程中的决策环节众多且复杂，因此，对于急性肾损伤（AKI）、4 期～5 期慢性肾脏病（CKD）以及需要透析的终末期肾脏病（ESRD）患者，医患的共同决策关系尤为重要。共同决策的参与者应至少包括患者和医师。此外，患者应确定一个在其失去决策能力的情况下可以充当其决策者的代理人。如果患者缺乏决策能力，这个由法律授权的指定人则可以代表无行为能力的患者做出医疗决定。此人通常是（但并非总是）家庭成员，在本文的其余部分中将称其为“法定代理人”（有关完整说明，请参见词汇表）。在患者的同意下，共同决策可能包括家人或朋友及医疗团队的其他成员。

告知患者

建议 2

充分告知 AKI，4～5 期 CKD 及 ESRD 患者其诊断、预后和所有的治疗决策。

在危重病症情况下，许多 CKD 患者将需要紧急透析，而绝大多数 AKI 患者除肾功能衰竭外，还将面临多种医疗问题。因此，共同决策需要多学科专家，包括肾脏病学家、危重病学专家和其他人员，在适当的情况下，应在理解其他维持生命治疗方法的基础上做出关于急性肾脏替代治疗的决定。例如，对同意并接受以多种其他形式维持生命治疗的患者拒绝透析的决定，就像对已决定放弃其他维持生命治疗的患者提供透析的决定一样不合适。重症监护病房（ICU）需要将重症监护医生纳入肾脏患者的共同决策中。

对于 ESRD 患者，共享的决策选项包括以下几方面。

- 可用的透析方式和肾脏移植（如果适用）。
- 不开展透析和继续医疗管理。
- 限时透析试验。
- 停止透析并接受临终护理。

患者应在决策方案中进行选择，如果患者缺乏决策能力，则应由其指定的法定代理人进行选择。他们的决定应知情且自愿。肾脏护理团队应与初级保健医生一起确保患者或法定代理人了解透析的益处和负担，以及不开展或停止透析的后果。研究表明，CKD 患者中具有以下两个或多个特征的人群预后特别差：①老年人（研究发现 75 岁及以上患者预后差）；②共病评分高的患者（例如，改良的 Charlson 共病指数评分≥8）；③明显的功能障碍（例如，卡诺夫斯基绩效状态量表（Karnofsky Performance Status Scale）得分＜40）；④严重的慢性营养不良（例如，使用溴甲酚绿法检测的血清白蛋白水平＜2.5g/dl）。该人群患者应被告知，与未进行透析的医疗管理相比，透析可能并不会赋予他们生存优势或改善其功能状况，并且透析带来的沉重负担，可能降低他们的生活质量。

建议 3

给予 AKI、5 期 CKD 或 ESRD 患者针对其总体状况的预后评估。

为了促进开展对 AKI、CKD5 期或 ESRD 患者透析的共同决策，应对这些患者的预后进行评估和讨论，并意识到预测患者个体生存期的能力是有限的。根据具体情况，由熟悉评估和传达预后的初级保健医师、专科医生或肾病科医生进行相关讨论（有关交流策略，请参见建议 10）。对于 ESRD 患者的一些“意外”问题，“如果这个患者明年就死了，我会感到惊讶吗？”，可以与已知的预后不良危险因素，包括年龄、并发症、严重营养不良和功能状态不良等一起评估。对于患有 CKD5 期的透析前期患者，应与患者或法定代理人、患者家属及医疗团队成员讨论预后评估，就治疗目标达成共识，无论是透析还是无透析的积极医疗管理都应是最佳实现这些目标的选择。这些讨论应在患者发现肾脏疾病的过程中尽早进行，并随着肾脏疾病的进展而继续进行。对于接受透析的 ESRD 患者，如果遇到可能会严重降低生存率或生活质量的重大共存病，则应重新评估治疗目标，包括考虑退出透析治疗。

实施预先护理计划

建议 4

院前护理计划。

预先护理计划的目的是帮助患者了解自身病情，确定自己的护理目标，并为可能出现的病情做准备。对于慢性透析患者，跨学科的肾脏护理团队应鼓励患者家属参与和讨论预先护理计划，并在每位患者的整体护理计划中纳入预先护理计划（参见第 10 部分的术语表：肾脏护理团队的定义）。肾脏护理团队应指定一名主要负责人，以确保为每个患者提供预先护理计划。强烈建议患者在其具有决策能力的时候，与法定代理人交谈，以确保法定代理人了解患者的意愿并同意根据这些意愿做出决定。

肾脏护理团队应尝试从所有透析患者那里获得书面的预先医疗指示。在法律允许的情况下，还应填写《医师生命维持治疗令》或类似的表格，作为预先护理计划流程的一部分。每个透析患者在特定的预先医疗指示中被要求至少指定一名法定代理人。透析中心、肾病科医生和其他肾脏病临床医生应尊重预先医疗指示，在预先指示要求与护理标准相违背的情况下则另当别论（参见建议 8 中关于冲突的解决）。

框 82-3（续）　肾脏内科医师协会共享透析决策的临床实践指南建议

不开展或停止透析的决策

建议 5

如果符合条件，停止（停止启动或退出正在进行的）AKI、CKD 或 ESRD 患者的透析

这包括以下四种情况

- 具有决策能力的患者，被充分告知并自愿做出选择，拒绝透析或要求终止透析。
- 不再具有决策能力的患者，他们先前曾在口头或书面的预先指示中表明拒绝透析。
- 不再具有决策能力的患者，他们任命的法定代理人拒绝透析或要求终止透析。
- 患有不可逆的、严重的神经系统疾病的患者，这些疾病使他们缺乏思想、感觉、有目的的行为以及对自我和环境的意识。

建议 6

对于那些预后很差或无法进行安全透析的 AKI、CKD 或 ESRD 患者，可以考虑放弃透析。

这包括以下三种类别的患者。

- 无法合作的患者（例如，那些会自行拔出透析针的严重老年痴呆症患者），或患者的状况过于不稳定（如严重的低血压）。
- 非肾脏原因的绝症患者（但也有些患者会感知透析的益处并选择进行透析）。
- 那些年龄＞ 75 岁的 CKD5 期患者，且符合以下两个或两个以上具有统计学意义的不良预后标准（请参见建议 2 和建议 3）：①临床医生对那个意外问题的回答是“不，我不会感到惊讶”；②共病评分高；③功能状态明显受损（例如，卡诺夫斯基绩效状态得分＜40）；④严重的慢性营养不良（例如，溴甲酚绿法测血清白蛋白浓度＜2.5g/dl）。

解决进行何种透析决策的问题

建议 7

对需要透析但预后不确定或无法就透析达成共识的患者进行限时透析试验。

如果进行了限时透析试验，肾病科医生、患者、患者的法定代理人和患者家属（在患者允许参与决策的情况下），应在限时试验期间和结束时事先征求对于试验时间和终止参数的一致许可，以确定透析是否有益于患者以及是否应继续进行透析。

建议 8

如果对透析的决定存在分歧，则应建立系统的正当程序以解决冲突。

患者或法定代理人与肾脏护理团队之间可能会发生“透析是否有益于患者”的冲突。肾脏护理团队内部或肾脏护理团队与其他医疗保健提供者之间也可能发生这样的冲突。当肾脏科医生坐下来与患者或法定代理人交谈时，应设法理解他们的观点，同时提供支持自己建议的数据，并纠正误解。在共同决策过程中，以下潜在的冲突根源已被认知：①对预后的误解或误传；②个人或人际关系问题；③特殊值。如果紧急指示需进行透析，则可在寻求解决冲突的同时提供透析，但应在患者或法定代理人要求下进行。

提供有效的姑息治疗

建议 9

为所有存在疾病负担的 AKI、CKD 和 ESRD 患者提供姑息治疗服务和干预措施，以促进以患者为中心的结局。

姑息治疗服务适用于选择接受或继续接受透析治疗的患者，以及选择不开始或停止接受透析治疗的患者。在患者允许的情况下，肾脏姑息治疗应当拥有综合的专业团队，包括肾病科医生、家庭或社区专业人员，以及临终关怀或姑息治疗提供者，共同参与管理患者的身体、心理、社会和精神等方面的治疗，包括临终护理。患者的身体和心理症状应当定期、常规地评估和积极管理。提供治疗的专业人员应经过培训，不仅能评估和管理症状，还需具备良好的沟通技巧。应该为患者提供可供他们选择的临终地点选项，包括在家中接受临终关怀护理，前提是有足够和适当的条件支持这一选择。还应向患者家属提供支持，包括适当的丧亲支持。对于以舒适为主要护理目标的透析患者，应采用不同于以功能优化为积极治疗目标的患者措施。

建议 10

应用系统性的方法来交流诊断、预后、治疗方案和护理目标。

良好的沟通改善了患者对疾病的适应，提高了治疗的依从性，提高了患者和家属对护理的满意度。患者对于传递预后信息的方式敏感，他们在保持希望和接受现实之间需要找到平衡。因此，在与患者沟通时，临床医生的关键任务是将复杂的生物医学事实和情况，与情感、社会和精神现实相结合。这些情感、社会和精神现实同样复杂，但在医学语言中并未得到很好的描述。这些信息必须以一种患者、法定代理人和家属都能理解和使用的方式进行沟通，以便就透析和移植选择做出明智的决定。患者的决定应该基于对自身状况，以及治疗方案利弊的准确了解。为了促进有效的沟通，需要依赖包括肾病科医生、重症医师和其他人员在内的多学科参与。有关 AKI 急性肾脏替代治疗的决定应与其他维持生命的治疗结合进行。重症监护医师应与 ICU 肾病患者共同决策，以促对整体疾病或损伤预后的讨论。学术奖金计划应包括培训，以帮助肾病科医生发展有效的、有同理心的沟通技巧，这对于照顾这些病患人群至关重要。

备注：纳入姑息治疗的医疗管理是决定放弃对 AKI、CKD 或 ESRD 患者进行透析决策的组成部分，对临终患者的舒适度和生活质量的关注应通过姑息治疗咨询和转诊至临终关怀项目来直接解决或管理（参见建议 9 关于姑息治疗服务）。

引自 *Shared Decision-Making in the Appropriate Initiation of and Withdrawal From Dialysis. 2nd ed. Rockville，MD: Renal Physicians Association; 2010.*

委员会最近考虑了多种其他方法来扩大肾脏捐赠来源（框 82-4）[58]。但是，即使有更多的捐助者，医学界也不太可能缩小供需之间的差距[59]。这种资源的绝对不足使得必须进行配给，但最公平地分配，且最大限度地利用这些器官的适当策略仍在争论中。器官共享联合网络分配系统是一条等待线，根据候选者被列出的时间长短来考虑相应候选者。这种平等主义策略旨在对所有参与者给予同等的重视。同时，为了满足分配公平的另一价值，即效用价值，其他标准将肾脏与可能受益最大的患者进行匹配。例如，优先考虑免疫学匹配特别好的。尽管所有标准都有其优点和缺点，但它们已被公开发布并可供讨论和更改。从 2014 年起，新的肾脏分配系统采用了“寿命匹配”策略，试图为年轻、健康的受者提供更健壮的肾脏，同时为老年受者配上仍足够其受用一生的移植肾，进而优化总体肾脏年限，不牺牲受体整体的寿命年限[60]。

移植分配系统造成了令人不安的差异，尽管不是有意的。研究发现，与白人相比，黑人具有下列情况的可能性较小：被认为是更合适的移植候选者，被推荐进行移植评估，完成移植评估，被添加到移植等待名单中，以及接受肾脏移植[61]。社会经济条件差的患者可能会被推迟申请候补名单，因此要花费更多的时间进行透析。为了减少这些不平等，系统将会继续调整其分配标准。新的肾脏分配系统对等待时间的定义进行了修改，从列入等待名单或从首次透析开始计算[60]。初步数据显示，在新的肾脏分配制度下，非洲裔美国人和西班牙裔美国人获得的移植比例更加公平[60, 62]。

与来自尸体供者的移植相比，来自活体供者的移植肾脏可提高患者和移植物的存活率。然而，活体器官捐赠带来了独特的伦理困境，即外科医生必须冒着损伤健康人安全的风险来改善患者的生活质量。活体器官捐赠分为三类：①对亲人或朋友的定向捐赠；②对等待名单上的普通患者提供非定向捐赠；③向陌生人的直接捐赠。每种策略都会引起伦理方面的担忧。在定向捐赠中，人们担心家人或朋友可能会感到压力或被迫捐赠。尽管有时是因为令人钦佩的利他主义，但人们往往担心非定向捐赠可能是出于道德上的焦虑动机，例如寻求补偿，希望引起媒体关注，或者期望成为受者生活的一部分。人们总是担心要向陌生捐赠者补偿，无论是经济上还是其他方式上的补偿。当没有国家机构对其进行监管时，这种现象会更加严重[63]。尽管器官共享联合网络禁止基于种族、性别、宗教或国籍的原因进行捐赠，但仍有许多违反这些规定的例子[63, 64]。

为了解决其中一些问题，活体器官捐献协商小组的一份声明对活体捐献的情况提出了要求。捐赠人必须有能力、愿意捐赠、不受强迫，并且在医学上和心理上是合适的。他或她还必须充分了解作为捐赠者的风险和益处，以及受者的风险、益处和替代治疗方案。此外，对供者和受体双方的益处必须超过捐赠和移植相关的风险[65]。2006 年，美国医学研究所的一个委员会指出，有必要提供科学证

框 82-4　医学研究院关于增加死后器官捐赠的建议

不推荐以下方法

- 提供财务激励。
- 如果需要器官移植，优先分配给那些注册了死后器官捐赠的患者。
- 强制性的选择要求，迫使人们承诺愿意成为死后器官捐赠者。
- 假设同意器官捐献后仍可以退出。

推荐以下方法

- 加强有关器官捐赠的公众教育。
- 通过影响社会文化氛围支持捐赠期望。
- 简化人们注册成为器官捐赠者的途径。
- 加大国家捐赠者登记机构的工作力度。
- 改善器官捐赠组织系统，从而使更多的家庭成员同意器官捐赠。

引自 Childress JF，Liverman CT，eds. *Organ Donation: Opportunities for Action*. Washington，DC: National Academies Press; 2006.

据，说明捐赠者面临的长期风险，以帮助告知该同意程序[66]。

有限的高价值资源所固有的经济压力导致患者到国外寻求新的市场。这创造了一种"移植旅游"文化，即富裕的患者从资源贫乏国家的弱势群体那里购买器官。《伊斯坦布尔关于器官贩运和移植旅游的宣言》以违反正义以及尊重人的尊严为由，严格禁止出售器官和以获得器官为目的前往一个国家旅行[67]。目前，除了伊朗，器官买卖在全世界都是非法的。尽管有这样的禁令，黑市还是蓬勃发展。贫穷、负债累累的捐赠者要接受危险且不受管制的手术，经常发生传染性并发症，导致长期健康状况不佳。他们得到的报酬通常比广告宣传的要少，这几乎不足以使其持久改变经济状况。虽然目前有关受者结局的研究模棱两可，但一些研究显示有些受者感染更严重，住院更频繁[68]。在 1988 年，伊朗的有偿器官移植制度终于被批准，随后，肾移植数量大幅增加，到了 1999 年时，伊朗成为了全世界唯一消灭了肾脏移植等待名单的国家[69]。慈善捐款限制了富人受体和穷人受体之间的差距。但是，捐赠仍然来自弱势的低社会经济群体，而这项经济刺激仍很少能转化为终身受益。

肾移植仍然是一个充满道德挑战的领域。关于如何最好地分配有限但可挽救生命的器官资源，仍是个悬而未决的问题。此外，医生对健康的供者进行外科手术的道德立场尚无定论，这很可能会继续引发伦理上的争论。

2. 透析患者的"困难"与冲突处理

近年来，透析中心治疗了越来越多的有破坏力的患者。这些患者可能在口头或身体上有虐待倾向，不遵守医嘱，或滥用药物。他们的行为可能会干扰自己的治疗，影响其他患者和工作人员的福利，或扰乱中心的正常运行[70, 71]。医学上虽然对需要维持透析治疗的患者负有强烈的道德和法律义务。但与此同时，对患者自主、不伤害、有利和公正等伦理原则的尊重，也同样在其他患者和工作人员上适用。透析中心的护理人员认为，缺乏应对这些情况的训练和指导方针，会使他们感到精神痛苦和疲劳[70]。早在 1990 年，"难缠"的透析患者就被确定为肾脏病学家面临的三大伦理挑战之一[72]。1998 年，当肾脏医师协会和美国肾脏病学会制定共同决策的临床实践指南时，医疗保险和医疗补助服务中心（CMS）主张用一整章的篇幅专门讨论这类患者（框 82–5）[50]。

解决破坏性透析患者义务与透析中心其他价值观之间冲突的第一步是试图改变这种状况，以减少道德冲突。ESRD 社区在"减少透析患者与提供者冲突"项目中进行了合作，为了努力改善医患关系并建立更安全的透析设施，开发资源以促进理解、教育和应对患者与提供者冲突的能力。目标是为了增强意识并提高缓解冲突的技能，包括创造一种共同的语言来描述和分类冲突[71]。

有时，尽管在减少冲突方面做出了努力，尊重患者偏好和健康的道德义务，仍然与保护其他患者、工作人员福利和权利的职责有矛盾。肾病科医生家和其他透析人员必须运用他们的判断来平衡道德义务，因为这会影响多个利益相关者。从行为只伤害自己的患者到行为危及其他患者及透析中心工作人员的患者，破坏性或难治性透析患者的范围各不相同[73]。道德义务的不同取决于患者的行为在这个范围内的地位。单纯的不依从通常不应导致拒绝对其治疗或从透析室出院。即使患者在涉及言语或身体虐待他人的情况下，也应尽力在框 82–5 中列出的其他策略用尽之后，才从透析中心出院[74]。这种方法使医护专业人员能够确定在某些限定情况下，非自愿从透析病房出院是合乎道德的[74]。

三、未来展望

（一）肾脏病学中的财务压力和成本控制策略

在 20 世纪 70 年代实施 ESRD 计划时，预计与挽救生命的治疗价值相比，该计划的成本不会太高。但是，早期的费用预算很快就不足以支撑不断增长的透析人口的需求，越来越多接受透析治疗的

临床意义

透析部门已经在治疗越来越多的破坏性和难治性患者。即使患者在涉及言语或身体虐待他人的情况下，从透析室出院也只能作为最后的手段。

框 82–5　处理干扰性或困难性透析患者的策略[73]

与患者合作的策略

1. 了解患者的故事，并试图理解他或她的观点。
2. 确定患者的治疗目标。
3. 与患者分享治疗的权利和责任。
   - 告知患者，以便他或她可以做出明智的决定。
   - 尽可能让患者参与到治疗中来。
   - 协商行为准则。
4. 为患者指定一位辩护律师

员工准备策略

1. 教导员工不要批评患者，不要辱骂患者。
2. 让员工使用"反思性聆听"来表明患者已经听取了意见。
3. 直接处理问题行为；让患者参与进来，利用患者的力量，并明确谁该做什么，什么时候做。
4. 采取不带偏见的方法。
5. 关注引起分歧的问题。
6. 用可理解的语言详细描述异常行为的后果。
7. 准备一份行为合同，详细说明患者和肾脏小组应该做什么。
8. 提前做好应对愤怒的准备。
9. 要有耐心和恒心。
10. 不要容忍言语虐待。
11. 为员工制订大纲，逐步应对躁动和破坏性患者。
12. 建立并公布申诉程序。
13. 有效解决冲突后，随诊患者以监控患者的进展，并向患者展示解决冲突的承诺。
14. 发生或被威胁身体虐待时，请与执法人员联系。
15. 作为最后的选择，可以考虑将患者转移到其他机构或出院。
16. 在制订出院计划之前，请先咨询法律顾问，请勿在未事先通知和未披露未来治疗方案的情况下让患者出院。
17. 如果使用这些策略仍未获得令人满意的解决方案，请联系终末期肾脏病网络。

引自 Johnson CC，Moss AH，Clarke SA，Armistead NC. Working with noncompliant and abusive dialysis patients: Practical strategies based on ethics and the law. *Adv Ren Replace Ther*. 1996;3:77–86.

ESRD 患者的生活质量受到影响，导致治疗效果被质疑。自医疗 ESRD 计划建立以来，整个医疗保险的高成本已成为更加紧迫的问题。20 世纪 80 年代末期，在美国医疗保险费用不断上涨的背景下，批评家们认为如果把资源投资到其他慢性疾病项目上，能带来更多的好处[75]。他们对 ESRD 方案的不公平性和没有充分利用有限的财政资源表示担心。换言之，ESRD 方案不满足分配公正的首要原则，即平等和效用。首先，人们不清楚为什么政府支持患有慢性肾脏疾病的患者（ESRD 患者）享有特权，而没有针对心力衰竭、肺衰竭或肝衰竭的类似项目[75, 76]。当数百万美国人没有基本的医疗保险时，很难证明将 2013 年医疗保险总预算的 7.2% 用于不到 1% 的医疗保险人口是否合理[29]。从成本效益的角度看，越来越多的数据显示，透析并不是人们所希望的康复治疗方案，这一点是令人沮丧。对许多人来说，透析治疗会导致身体功能丧失、长期抑郁及家庭功能紊乱[77]。此外，2011 年血液透析患者的 3 年调整生存率仅缓慢增加至 59%[29]。

医疗保险和医疗补助中心（Centers for Medicare and Medicaid）在 2013 年提议大幅削减透析设施的费用，并随后提出了各种控制成本的策略[78]。《平价医疗法案》建立了 ESRD 无缝护理组织（ESCO），鼓励透析服务提供者和中心分享经济利益和承担支出负担，从而促进价格和成本控制[79]。（ESCO 的道德挑战将在后面详细讨论。）还有人指出，医疗系统中的极端浪费是未来降低成本的重点。

鉴于定量配给可能节省大量费用，因此在成本控制中体现了其前景。目前已提出了基于年龄的配给方案，因为老年患者在透析人群中所占比例越来越高，他们的护理费用更高，并且生存期较短[80]。但《年龄歧视法案》禁止按年龄进行配给，并且大多数伦理学家认为这是不合理的[81]。英国国家卫生服务中心（British National Health Service，nhs）秘密地根据患者年龄配给透析资源引起了英国公众的愤怒[82]。随后提出的法规将改善向老年人提供的透析服务，使其与欧洲邻国更加一致。虽然公开的定量配给似乎不太可能获得公众或政治的支持，但成本意识的提高使人们需要创造性地思考如何在不牺牲质量的前提下，将财务因素纳入医疗保险考虑范围之内。在美国，医疗保险的《国家质量战略》主张支持以下三个目标来倡导多元价值的平衡：①更好地照顾个人；②改善人群的健康状况；③降低医疗保险成本[83]。这个战略包括在病程后期开始进行透析，且已经证明具有相似的预后结局，而且更具成本效益。其他人主张更多地采用和支持腹膜透析（PD），因为已经证明 PD 具有和血液透析（HD）相当的生存率和并发症发生率，并且比 HD 更便宜[84]。

（二）透析患者的选择模式

为了改善 ESRD 医疗保险计划的质量和控制成本，CMS（医疗保险和医疗补助服务）实施了综合 ESRD 护理模型[85]。CMS 与大型透析组织合作，测试了新的付款和服务交付模型在为受益人提供以人为本的高质量护理的有效性。这种 ESCO 护理模型是建立在责任关怀组织（ACO）模型的基础上，从一代 ACO 模型，到二代 ACO 模型，再到医疗储蓄共享计划。然而，尽管这一改善护理质量和控制成本的尝试值得称赞，但仍存在潜在的利益冲突。在现有的基于价值的采购系统中，透析中心要对他们的质量指标结果负责。因此，透析中心倾向于用相对健康的透析患者来充实自己的数据库。由于 ESCO 是基于共享风险模型来筹集资金的，因此大型透析机构有更大的动机来选择相对健康的透析患者。年龄较大，病情较重的透析患者需要消耗更多的透析中心人员时间和资源，并且住院的频率更高。在共享风险模型中，两者消耗都降低了透析机构的收入。根据目前的计划，已经进行了透析的患者在成为 ESCO 时，不能被排除出去，但肾脏病医生和科室管理人员可能会倾向于鼓励年老、病情更重而消耗更昂贵的患者退出透析。评论者呼吁采用“伦理透明”的方法来决定谁开始透析，谁不开始透析，并基于证据的指导方针进行有意义的共同决策，以抵制挑拣患者的诱惑[86]。

（三）透析中的职业道德

许多肾病科医生的收入中有很大一部分来自透析中心的工作，并且通常拥有一部分所有权。所有权为他们提供了将中心的任务分配给患者的机会，但同时也带来了利益冲突和潜在的违反职业道德的情况。几十年前，肾病学家，《新英格兰医学杂志》的编辑 Arnold Relman 就预见到了这种困境。他警告说，私营企业系统，即所谓的“新型医疗 - 工业联合体”，对透析治疗产生了特别显著的影响，并敦促医生将自己与任何利益完全分开，以保持职业操守[87]。

随着透析中心的扩大和市场的饱和，招募患者的压力增大。肾病科医生在医院遇到患者时，可能会鼓励患者转移到与医生自己有经济利益的其他透析中心。当没有客观的质量标准来支持治疗方案时，他 / 她可能会建议自己的透析中心更好。这种患者招揽行为不尊重医患关系、知情同意和护理的连续性，是一个明显的利益冲突的例子[88, 89]。

Relman 博士要求严格将行医与财务利益完全分开，这可能并不能完全实现，因为肾病科医生和透析中心都需要维持健康的财务状况来继续提供服务。然而，医学作为一种专业实践，与其他市场上的行为相比，有着不同的道德标准。与从事自由市场职业的商人相比，医学专业人士具有优先考虑患者福利的义务。考虑到这一点，肾脏病学会已经建立了有关透析实践中职业道德的建议。肾病科医生有责任为患者提供有关透析中心质量和治疗方案的循证信息，并充分抛弃其个人利益，以免影响专业判断[88]。

（四）肾脏病保健的全球视野

与其他发达国家相比，美国指导透析使用的方式和规范更加鲜明。例如，在比较美国和澳大利亚透析患者的治疗率时，发现美国 45 岁以下患者的治疗率与澳大利亚相似，但美国 85 岁以上患者的治疗率为 41%，而澳大利亚仅为 6.8%[35]。日本、中国台湾和新加坡也表现出老年 ESRD 人群透析率较高的模式，而其他高收入国家及地区的透析率相对较低[90]。这些差异体现了伦理政策的实践背景和价值依赖性。

随着世界范围内社会和医疗水平的进步，人们预期寿命的增加，包括糖尿病和高血压在内的慢性疾病也日益变得严重和普遍。ESRD 的比率也同样急剧上升。一项系统评估估计，2010 年全世界有 260 万人接受透析治疗，这与无法获得治疗而死亡的人数几乎相同[90]。他们进一步预计到 2030 年，全球 ESRD 患病率将增加 1 倍，增长主要集中在交通不便地区。KDIGO（改善全球肾脏病预后组织）关于支持性护理的指南中提出要注意低收入人群是一个具有"选择限制"的独特群体，强调根据高收入和低收入国家不同资源的现实制定政策的重要性[45]。在保持成本的同时保持治疗质量是香港的"PD（腹膜透析）优先举措"。告知患者可以自由选择 PD 或 HD，但如果没有 PD 疗法的禁忌证，则仅 PD 会得到补偿。这种做法使香港成为 PD 比例唯一高于 HD 的地区之一[91]。鉴于 PD 的生活质量和疗效与 HD 相似，使得这种治疗方式更适合资源有限的地区[91]。与 HD 相比，PD 更简单，需要更少训练有素的工作人员，且不需要电力或大量的过滤用水，最重要的是可以节省成本。随着各个国家建立更加紧密联系的全球社区，资源丰富的国家与贫穷国家的差异更加明显，资源丰富的国家对资源贫乏国家的伦理责任问题变得更加尖锐突出。

（五）CKD 遗传进展带来的伦理挑战

对某些特定疾病易感遗传因素的更好理解，已经彻底改变了对高外显率遗传性疾病（如常染色体显性遗传性多囊肾病）的检测和咨询。但是，随着对这些信息的了解，出现了一些更复杂的问题，例如如何将风险信息传达给有症状的携带者，如何告知有遗传关系的家庭成员，以及这些信息应如何影响生育选择。1997 年，世界卫生组织（世卫组织）就医学遗传学的许多伦理问题提出了国际准则。这些协议包括测试的知情同意协议、披露和保密协议、症状前测试协议[92]。它们突出了遗传检测的独特之处，涉及患者以外的人员。例如，家庭成员可能没有亲自检测医疗信息，但他们的生活却可能因此而改变。不幸的是，最近美国历史上出现了遗传信息处理不当的例子，导致了社会对医疗保健社区的歧视和不信任。20 世纪 70 年代，在明确了解携带者的临床意义之前，镰状细胞筛查就开始实施，这使许多非裔血统患者受到了歧视，也引起了对该社区医疗提供者的不信任。WHO 强调，绝对不能利用遗传数据来进行歧视和诬蔑[92]。

全基因组测序技术有潜力鉴定肾脏疾病的新的遗传危险因素。例如，在非裔美国人中，某些 *APOL1* 等位基因与进展性肾病的风险比例是其他人群的 1.8 倍[93]。虽然基因检测从实验室转向临床实践的前景令人兴奋，但它也引起了伦理上的关注。例如，如果预后意义和（或）治疗方案尚未明确，是否应该进行基因检测？在特定人群中更为普遍的潜在遗传风险因素，如非洲裔人群中的 *APOL1*，有造成医疗保健差异的风险。例如，*APOL1* 用作候选移植供者的筛选工具，以保护那些将来有较高肾脏疾病风险的人。然而，由于风险等位基因只在非洲人后裔中发现，因此，如果将许多黑人候选供者排除在外，可能会导致黑人捐助者向朋友和家人提供器官捐赠的能力出现差异。此外，随着种族概念在医学上的效用受到质疑，用许久前遗传共分离现象来划分人群将面临的伦理挑战。预计新的进展将带来新的伦理挑战，因此世卫组织提出的准则强调了多年来间隔调整的重要性[92]。总之，这些担忧提醒我们，医疗保健提供者并不是在不考虑伦理的情况下进行医疗实践，在确定研究重点、制定政策和临床实践时，纳入不同的社会视角仍然很重要。

四、总结

20 世纪 60 年代，肾病学家所面临的伦理问题引领了生物伦理学的发展。尽管已有数十年历史，但美国的 ESRD 计划仍面临着新的伦理挑战，包括联邦政府为医疗保险 ESRD 项目提供资金的比例为多少才公平，在新的资金结构中如何防止非故意的选择透析患者，对困难患者采取什么样的应对措施才适当，以及如何照顾越来越多的临终老龄和多病的人群。随着 CKD 和 ESRD 人口的增长，人口结构的变化，以及联邦政府巨额预算赤字对医疗保险 ESRD 项目造成的经济挑战，需要可持续和公平的融资策略。在肾移植中，为了利于肾移植接受者而将活体肾供给者的健康置于危险之中，这一命题在伦理上仍然是复杂的。随着对移植供者需求的持续增长，以及等待尸体供者移植时间的延长，在谨慎地规范公平分配的同时，增加供者数量的新策略拓展了我们的伦理基础。鉴于科学发现带来的新挑战，人们期待肾脏病学家将继续站在面对医学伦理挑战的前沿。

第83章 肾脏病医疗差异

Health Disparities in Nephrology

Yoshio N. Hall 著

杨叶猗 段彤月 罗世露 译

孙 林 校

要 点

- 在美国，最近发现，与穷人健康保险覆盖范围较窄的州相比，终末期肾脏病（ESRD）在穷人健康保险覆盖面较广的州的发病率明显降低，并且与健康保险相关的护理差距更小。
- 美国印第安人健康服务局（US Indian Health Service）通过改善糖尿病和高血压的筛查和管理，使过去20年中，美国印第安人糖尿病相关的ESRD发病率下降了54%；目前经过年龄校正的糖尿病相关ESRD发病率与非西班牙裔白人相同。
- 越来越多证据表明，透析中心可能在推动和促进肾脏移植（尤其是在少数族裔患者中）方面发挥着重要作用。
- 旨在提高美国特别是美国黑人的肾脏捐赠的项目，已使已故供者肾脏的捐赠率在该种族提高了30%，从2000年的每1000人18.1例增加到2014年的每1000人23.6例。
- 在实施新的肾脏分配系统后的最初几个月中，美国西班牙裔患者的已故供者肾移植率提高了13%，黑人患者提高了19%。
- 在过去20年中，与美国白人相比，由于美国黑人5年移植肾脏存活率的不同程度改进，在尸体和活体供肾移植中黑人与白人之间移植肾失败率的差异在稳步下降。

多年来，由于社会经济状况、种族和地理位置的不同，肾脏疾病的发病率、进展和治疗方法存在差异。这些相对差异通过多种媒介产生并持续存在，包括生物易感性、获得高质量医疗保健的机会不同，以及环境对健康生活的影响。本章提供了评估健康方面系统性差异的框架，描述了已知有关肾脏病和肾脏病护理差异根本原因的知识，并重点介绍了解决这些主要不平等因素的广泛策略。

一、差异性

术语“健康差异”通常是指人口统计学定义的群体在社会或经济不平等的背景下所经历的欠佳的医疗过程或结果。美国国家医学图书馆将“健康状况差异”定义为社会经济和（或）地理上所指的人群之间疾病发生率和残疾率的差异[1]。与之相对的是“医疗保健差异”，是指获得医疗保健设施和保健服务的差异[1]。健康状况和保健的差异与社会群体之间的系统性健康不平等有关，这些不平等可以通过合理手段预防。

本章涵盖了在社会弱势群体中观察到的肾脏病健康状况和保健差距的五大领域：①慢性肾脏病（CKD）危险因素的发生率和流行率的差异；②这些危险因素的治疗差异和CKD进展方面的差异；③终末期肾脏疾病（ESRD）的发病率差异；

④ESRD 治疗方面的差异；⑤减少这些差距的举措。

全球对 ESRD 发生率的估测差异很大，且受肾脏病治疗资金到位情况和相关危险因素的强烈影响[2]。2010 年，全球约有 260 万人接受了 ESRD 的治疗；但是，据估计约有 230～610 万人可能因为肾脏替代治疗被拒或无法获得肾脏替代治疗而死于 ESRD[3]。实际上，在 1972 年美国第 92–603 号公法通过之前，在美国能否获得维持性透析通常基于申请者的财务状况和社会价值等标准（如职业）[4]。这种偏见在许多国家仍然存在，在这些国家中，社会经济地位低的人和社会弱势少数群体的 ESRD 发病率过高[5-8]。例如，美国约 25% 的黑人生活在贫困中，而非西班牙裔白人则不到 10%[9]。美国黑人的 ESRD 比例也很高[2, 7]，但在过去 20 多年中，他们接受活体或尸体供者肾脏移植的机会一直低于白人[2, 10, 11]。尽管人们对那些不要求透析的肾病患者知之甚少，但报告显示，与患有早期 CKD 的美国成人相比，那些患有晚期 CKD 的人更年轻，非白人、穷人和没有医疗保险的人更多[2, 12]。在北美、澳大利亚和新西兰的土著居民中也存在 ESRD 发病率、治疗和危险因素等类似差异[13-21]。这些差异的严重性和持续性促使一些国家政府在试图减少肾脏疾病带来的整体负担和成本的同时也优先考虑消除差异[22, 23]。

二、卫生司法

1966 年，Martin Luther King，Jr 博士宣称：“在所有形式的不平等中，医疗保健中的不公是最令人震惊和不人道的。”在当代关于医疗保健的辩论中，追求相同的健康效果或平等获得医疗保健机会发挥着重要作用[24, 25]。在医疗保健方面获得平等机会和相同效果的例子反映了亚里士多德横向和纵向公平的原则[26]。然而，在医疗保健领域的这种争论往往包括相互矛盾的司法观点。例如，一种司法的医学模型将注意力集中在某个已经生病的人寻求获得稀缺和（或）昂贵服务（如透析或肾脏移植）的时间点上。（许多人将美国生物伦理学的诞生归功于 Belding Scribner 在 1960 年引入动静脉分流术，该分流术使得 ESRD 患者可以长期血液透析治疗）。相比之下，一种司法的社会模型突显了社会决定因素，例如受教育机会、就业机会、预防保健、社区安全和营养食品是如何影响人群健康的[25, 27]。换句话说，社会模型首先关注的是人们对医疗的需求是如何产生的。尽管在许多医学领域都存在分配不公平现象，如肾脏移植，但肾病患者的健康状况和保健差异已使人们越来越关注社会条件和危险因素之间的联系，如低出生体重、肥胖、2 型糖尿病和高血压。这些危险因素增加了人们进行性肾脏疾病的风险[24, 28]。

三、肾脏疾病差异的社会环境

Link 和 Phelan 最初提到的社会状况，包括社会阶层、种族、收入和教育水平，被视为“疾病的根本原因，因为这些条件影响健康和疾病的资源获取”[29]。先前的研究报道认为，生活在最贫困社区的人群中，进展性 CKD 和 ESRD 的发病率最高[6, 30, 31]。此外，据美国研究报道，缺乏健康保险和居住在高度贫困地区，与透析开始时肾相关生化异常情况恶化以及肾移植明显延迟有关[32-34]。尽管这些差异产生的机制有多种，如生物易感性和经济脆弱性等，但环境暴露因素，如影响健康生活的环境状况，可能起着核心作用。关于社会状况对不同生命阶段肾脏病差异性的假设影响的讨论如图 83-1 所示。

（一）产前环境与危险因素

Barker 1990 年指出，就成人疾病起源而言，“子宫可能比家庭更重要”[35]。在世界范围内，每年约有 1500 万新生儿（10% 的活产儿）早产，以及有 2200 万新生儿（16% 的活产儿）出生体重＜2500g（即低出生体重）[36, 37]。虽然宫内发育迟缓和低出生体重总是与孕产妇贫困程度相关[38-40]，围绕早期胎儿环境对随后出现包括肾脏疾病在内的慢性疾病风险的影响存在很多争议（详细讨论请参见第 21 章）。“临界期”模型是所提出的三种模型之一，该模型将解释生命过程中社会经济地位如何影响后续健康状态[41]。基于临界期模型的“胎儿工程”假说，指出宫内生长迟缓可导致胎儿生理的永久性改变，并造成成年后伤害[35]。Brenner 提出假设，低出生体重儿出现的肾脏发育迟缓既增加了出生后系统性风险和肾小球性高血压的风险，又使个体更易于丧失肾单位及发展为进行性肾损伤[42-44]。这一假说得到

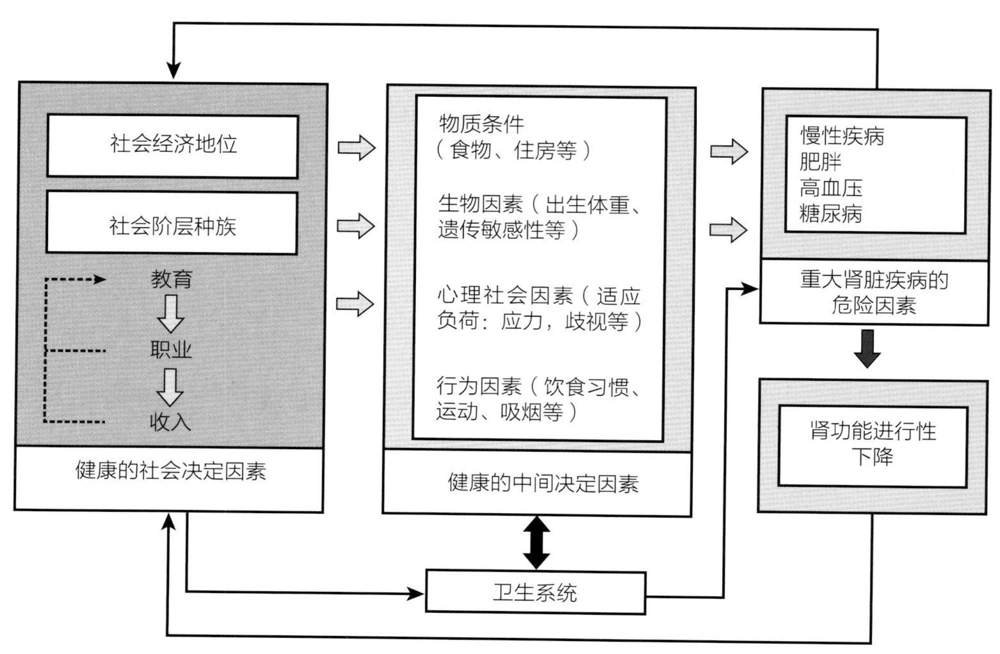

▲ 图 83-1　健康差异的社会决定因素框架

了以下报道的支持：①出生体重和肾单位数目之间直接相关[45]；②出生体重与日后高血压之间成反比[35, 46-48]；③肾单位数与血压成反比[49]。

除高血压外，低出生体重也与糖尿病和肥胖等危险因素有不同程度的联系，并与日后微量白蛋白尿、肾小球滤过率（eGFR）降低和 ESRD 的发生直接相关[50-53]。一项对 1944—1945 年荷兰饥荒期间出生为足月单胎的人群进行的队列研究发现，孕中期面临饥荒与微量白蛋白尿有关；孕晚期暴露于饥荒则与葡萄糖不耐受有关[51]。值得注意的是，在孕中期，肾单位数量快速增加，该期是决定出生时肾单位数量的关键时期[51]。此外，有宫内发育迟缓［和（或）低出生体重］史的患儿，其婴儿期和儿童期的快速生长和体重增加与胰岛素抵抗、肥胖、糖尿病和高血压风险增加有关[42, 53, 54]。

由于低出生体重与父母贫穷指数密切相关，并且在社会或经济上的弱势群体中更常见。研究人员推测，在先天性、高血压和超滤性肾病中的社会经济和种族差异，可能部分与低出生体重相关[55, 56]。例如，澳大利亚土著人的贫困率比非土著人高，患 ESRD 的风险高约 10 倍[8]。在一个偏远的澳大利亚原住民社区，其低出生体重儿约占活产婴儿的 25%。在该社区进行的一项研究发现，与出生体重较高者相比，出生体重较低者的肾脏体积更小，血压更高，晚年的尿白蛋白排泄量更高[49]。在最近的一项针对 447 名日本儿童的研究中，与正常出生体重儿相比，低出生体重儿的儿童期血清肌酐水平呈中度或重度升高的风险增加了近 5 倍，其主要原因为肾脏和泌尿系统的先天异常[57]。在 Bogalusa 心脏研究中，一项在美国南部儿童和青少年中进行的心血管危险因素的双种族前瞻性队列研究发现，在黑人中低出生体重的患病率高于白人[58]。该队列研究的后续报道显示，较低的出生体重与日后更高的血压相关联。报道还指出，低出生体重和高血压之间的关联程度似乎随着年龄的增长而增加[46, 47, 58]。

在全球范围内，许多高收入和中等收入国家中，孕产妇营养过剩的发生率越来越高[59-61]。在有些国家，孕产妇肥胖已取代吸烟成为不良妊娠结局（包括早产）最重要的可预防风险因素[59, 61]。除了早产外，妊娠期间体重过度增加也会增加后代肥胖、糖尿病和高血压的风险[59]。然而，关于妊娠期体重过度增加和母亲肥胖影响日后 CKD 危险因素的途径却知之甚少。同样，孕妇肥胖和妊娠期间体重过度增加的程度与新生儿肾脏病发病率升高的社会经济差异和种族差异的关系亦不得而知。低出生体重儿生存率的增加趋势，进一步强调了宫内胎儿环境的重要性，以及干预未来进行性肾脏疾病前兆发展的风险时机[55]。

（二）出生后环境与危险因素

在过去 20 年中，肾脏病学界越来越关注个人的生活环境如何影响随之产生的慢性病风险。越来越多文献证实了这种高度关注，这些文献从个体和区域层面调查了 CKD 患者护理相关的重要环节和结果的复杂影响[31, 62–64]。与来自非贫困地区的人相比，居住在贫困社区的人犯罪更多，他们获得高质量的教育和就业机会更少，健康状况也较差[63, 65]。多项当代研究表明，居住在贫困率较高地区的人的 ESRD 发病率更高，蛋白尿和 eGFR 降低的患病率更高[31, 62, 64]。然而，关于儿童期和成年早期的不良社会条件如何影响以及在多大程度上影响一个人随后患慢性肾脏疾病的风险仍有诸多争议[28]。许多作者认为，社会状况通过教育、住房和饮食等中介作用，从而塑造与健康相关的行为，这些行为反过来又增加了肾脏疾病的风险[28, 29, 63]。既往研究表明，教育可能会通过影响生活方式、社会支持和社会规范来影响健康行为方面的差异，而收入可能通过获得资源和服务，包括医疗保健，导致健康结果的差异[66, 67]。进行性肾脏疾病的重要危险因素，如吸烟、低出生体重、2 型糖尿病、高血压和肥胖症的社会分布在贫困地区更高，证明了这些说法[24, 28]。与进行性肾脏损伤相关的暴露因素不均匀分布，使得社会经济地位较低的人容易罹患某些疾病，如 ESRD。然后，因没有收入或缺乏重大疾病相关医疗费用，健康状况不佳对个人的社会经济地位产生强有力的反馈（图 83–1）[68]。

“非稳态负荷”的概念是指日常生活中反复受到刺激或慢性压力导致生理刺激的积累，作为一个解释慢性病过程和结果中社会经济（和种族）差异的模型，人们对此越来越感兴趣[69, 70]。衡量非稳态负荷的具体措施包括应激反应产生的激素水平，以及反映这些激素对身体影响的生物标志物[69, 71]。该概念基于累积暴露理论，即认为压力可能来自生活的早期，并表现为生理功能失调的积累[69, 72]。慢性应激因子，如食品没有保障、遭受歧视、居住在不合格的住房中、得不到充分的保健以及遭受暴力，在社会经济地位较低的人群中更为明显[70, 71]。这些社会心理压力源可能导致高血压和自主神经功能失调（如心率变异性降低），这又反过来增加了患 ESRD 的风险[70, 71, 73]。因此，穷人或少数族裔群体更容易接触和适应生活压力，这可能使他们通过上述途径患肾病的风险高于不那么贫困的人或白人[74–76]。

同样，许多工业化国家的当代研究越来越关注营养和儿童肥胖在日后慢性病发展风险中的作用[77, 78]。据估计，有 1/3 以上的北美和欧洲儿童以及 1/4 西太平洋和东南亚的儿童超重或肥胖[79, 80]。在美国，黑人和西班牙裔儿童的肥胖率明显高于非西班牙裔白人儿童[77]。公共卫生政策和营养专家认为，儿童肥胖的显著增长归因于高能量、低价格食物和现代日常生活的低能量需求[79]。

几项研究还发现，与生活在较富裕地区相比，居住在贫困地区居民的加工食品（富含钠和磷）消费量较高，体力活动较少，罹患心血管疾病、糖尿病和高血压等慢性病的风险较高[63, 81–84]。除了可负担得起的营养食物的供给更少外，较贫穷的社区往往没有多少（或不太吸引人的）地方（如公园和社区中心）来促进体育活动[83, 84]。与生活环境较好的社区相比，犯罪、住房质量差、教育和医疗基础设施欠佳等负面影响，也可能使贫困社区对健康生活方式的支持更少[65]。一项研究发现，儿童肥胖的种族差异与早期生活中的危险因素，如妊娠期糖尿病、婴儿期体重迅速增加、电视观看量过大、高糖饮料或快餐摄入等[78]相关。儿童肥胖与晚年高血压性和高滤过性肾病（肥胖、高血压、代谢综合征、2 型糖尿病）之间的密切关系表明，在幼年进行干预可大大减少肾脏病和其他慢性病的社会经济和种族差异[85]。

“迁移机会研究”项目给出了最有力的证据，社区社会经济困境可能会影响下游危险因素，并导致某些类型的肾脏疾病健康状况的差异[86, 87]。1994—1998 年，美国住房和城市发展部在 5 个城市（巴尔的摩，波士顿，芝加哥，洛杉矶和纽约）进行了“随机化社会实验”，以研究从一个较为贫困的社区搬迁到一个不那么贫困的社区对随后健康结果的影响程度。共 4498 名较贫困社区带有小孩的妇女（其中 90% 为黑人或西班牙裔）随机分配到以下三组：1788 名收到只有搬到低度贫困地区时才能兑换的住房券；1312 名收到了无限制的住房券；1398 名被分配到不提供上述机会的对照组。该研究发现，就肾脏疾病的危险因素而言，获得优惠券搬迁到较富裕社区的参与者与对照者相比，10～15 年后发生极度肥胖和糖尿病的绝对风险分别降低了 5% 和 4%[87]。值得注意的是，搬迁对个人收入没有明显影响[88]。换言之，就搬迁而言，一个人从一个较贫困的社区迁移到一个较富裕的社区中可能会获得降低进行性 CKD 发展的长期风险的收益。但是，在社区特征（如犯罪、教育和就业机会、娱乐，社会规范）之间的密切相关性，使得对产生这些结果特定路径的评估变得难以捉摸[27]。尽管具有挑战性，但“迁移机会研究”的结果突显了决策者和临床医生所面临的挑战，在 CKD 重要危险因素中探讨社会经济差异更接近的中介因素。这些发现还引发了关于我们如何改善个人或家庭健康的问题，这可以通过使用简单、低成本的教育手段，如短信和网络来改变社会支持。

（三）种族、社会环境和肾脏疾病的差异

令人遗憾的是，在世界许多地方，种族与社会经济状况高度相关。Link 和 Phelan[29] 强调，种族本身与社会和经济资源密切相关，因此也应被视为造成健康不平等的根本原因。然而，要洞悉肾脏疾病中种族差异的起源，就需要对产生不平等现象的社会背景有深刻了解。例如在美国，少数族裔群体中的 ESRD 发生率要高得多，其中最显著的是美国黑人，而不是美国白人[2, 7, 89]。美国黑人比美国白人更容易成为城市“下层阶级”的一员（居住在高度集中的贫困地区），并且缺乏医疗保险，无法获得常规的医疗资源[90]。这些数据导致了这样一种说法，即社会劣势在很大程度上解释了美国黑人和白人通过上述途径罹患进行性肾脏疾病风险的差异[90]。例如，参加“儿童慢性肾脏病”项目研究的 603 名非肾小球肾病儿童中（中位数年龄为 10 岁），与非黑人儿童相比，黑人儿童发生 ESRD 的时间显著缩短（中位数差异为 3.2 岁），这可归因于社会经济地位指数[91]。在“社区动脉粥样硬化风险研究”项目中，与白人成人相比，黑人发生蛋白尿或 eGFR 降低的风险增加[92, 93]。在美国普通人群的 3/4 可同样归因于社会经济状况和医疗保健渠道中，健康相关行为（如吸烟、体育锻炼、饮酒），共病危险因素（如糖尿病、高血压、肥胖）和获得医疗保健的渠道（如健康保险、日常护理就诊）似乎介导了收入与蛋白尿和（或）eGFR 降低之间的不同比例的相关性，分别占这些关联的 20%、32% 和 11%[94]。但是，美国其他医疗机构的研究表明，即使将 ESRD 危险因素分布差异、社会经济状况和获得医疗保健的机会方面差异考虑在内，美国黑人和白人中发生 ESRD 的风险仍有很大一部分无法解释[89, 95, 96]。即使在理论上降低了环境中社会经济梯度，ESRD 风险的显著种族差异仍持续存在，加上新出现的将非洲血统与某些进行性肾病联系起来的遗传数据（见后述），进一步强调了基因 – 环境相互作用对这些差异的复杂影响[96–98]。

我们对其他种族之间肾脏疾病的差异了解尚不够完善，但是这些差异的起源具有共同的社会结构。例如在北美，土著美国人（主要在美洲印第安人和加拿大原住民中）的 ESRD 患病率要比非西班牙裔白人高得多[2, 20, 21, 99]。在澳大利亚和新西兰，这种情况主要反映在土著居民（原住民、毛利人和其他太平洋岛民）中[8]。社会环境的差异和肥胖、糖尿病和高血压等重要危险因素，是导致土著居民 ESRD 风险过高的主要原因[8, 17, 99]。实际上，对澳大利亚原住民的长期队列研究表明，该人群中的糖尿病患者 ESRD 的终生患病风险可能高达 41%[15]。此外，许多土著社区地处偏僻，加上他们对待疾病的方法存在文化差异，常常妨碍为充分处理这些风险因素而采取的干预措施[14, 17, 19, 100, 101]。值得注意的是，从 20 世纪 90 年代开始，美国印第安人健康服务部开始努力系统地识别、筛查和解决主要包括控制血压和糖尿病在内的危险因素（见后述）[18–20]。在接下来的 20 年里，这些努力被广泛认为是美国印第安人 ESRD 发病率持续下降的主要原因[2, 18]。最后，肾脏病中种族差异的检测在很大程度上取决于健康统计数据的收集和组织方式。在许多欧洲国家中，健康统计通常根据职业或阶层等级来组织，而在北美，澳大利亚和新西兰的健康数据则历来包括种族或族裔。

四、肾脏病的种族差异

尽管建筑环境的不同在提升肾脏疾病的发病率和治疗方面的种族差异中无疑起着核心作用，但流行病学和遗传学研究也支持存在强烈的生物学影响[98, 102]。值得注意的是，与非西班牙裔白人相

比，少数民族群体 ESRD 发病率更高，即使在综合卫生系统（理论上享有平等的医疗服务）和社会经济弱势群体（社会经济梯度减弱）中也存在这种情况[96, 97, 103]。这些研究中，ESRD 风险的种族差异持续存在，表明除社会经济地位和卫生保健可及性之外的其他因素在决定疾病进展方面的作用更重要[98, 102]。

一些类型的肾脏疾病被认为是在易感人群中通过遗传倾向和环境暴露的复杂相互作用而发生[98, 102]。例如，在美国，黑人一级亲属中患 ESRD 的患者可能性是白人的 2 倍[104]。患 ESRD 的非西班牙裔黑人儿童的非糖尿病性肾小球疾病患病率（51%）也明显高于西班牙裔（39%）或非西班牙裔白人（35%）。共同暴露于贫困、营养和健康相关行为等家庭环境可能增加这些风险，但进一步研究表明，*APOL1* 基因突变与进行性肾脏疾病 [如局灶节段性肾小球硬化和人类免疫缺陷病毒（HIV）性肾病] 有关[98, 105]。部分原因是由于 *APOL1* 基因突变后对锥虫病和其他病原体的保护作用。*APOL1* 基因突变在西非后裔中相对常见，但在欧洲、东非和其他地区的人群中却几乎不存在[105]。据估计，如果能够克服 *APOL1* 危险变异导致的损伤机制，撒哈拉以南非洲裔群体中进行性非糖尿病性肾小球疾病增加的负担可以减轻多达 40%[106–108]。然而，*APOL1* 突变导致肾脏损伤的详细机制尚未完全阐明[109]。此外，生物学和人工环境对肾小球疾病中黑人与白人差异的相对贡献尚待阐明。关于其他族群中将 *APOL1* 突变与进行性 CKD 或 ESRD 联系起来的类似观察结果尚未见描述，相对于欧洲白人，这些群体 ESRD 风险显著增高，其具体“遗传”原因尚不清楚[98]。请参阅第 19 章和第 43 章，进一步讨论血统、基因和相关肾脏疾病之间的复杂关系。

五、卫生制度与肾脏病差异

30 多年前，Donabedian 提出了一个基于体系、步骤和结果的医疗质量评估模型。根据 Donabedian 模型，“其过程（提供医疗保健的方法）受其运行结构或环境的限制”[110]。卫生制度在调节肾脏病差异方面起着重要作用。该制度负责推动和实施干预措施，通过改变关键中介因素的暴露来改善健康状况。然而在许多国家，进入该卫生制度的差别和获得高质量综合保健待遇的不同，往往导致在接受促进和维持健康的关键干预措施方面存在相对差异。

（一）卫生制度和监督系统

与社会经济地位中等或较高的人相比，社会经济地位较低的人监测和治疗在 CKD 危险因素方面的差异，可能导致严重 CKD 的发生率更高。在美国，超过 1/3 的 ESRD 患者是经济能力极为有限的人（参加了美国针对穷人的联邦和州联合健康保险计划或医疗补助，或在 ESRD 发作时没有医疗保险）[2]。然而，来自贫困社区的 CKD 患者很难识别，因为大多数国家没有追踪贫困或无保险患者护理情况的国家制度[2, 5, 23]。换言之，非透析依赖性 CKD 的弱势患者在他们真正患上 ESRD 之前，在许多医疗系统中基本上是“隐形”的。在许多情况下，CKD 可以减慢或预防。诸如降低血压、使用血管紧张素抑制剂和避免肾毒性物质等干预措施在降低大多数肾脏疾病的发病率和减缓其进展方面是有效的[111–115]。然而，由于卫生制度可及性根据社会经济地位不同而存在差异，有效实施这些干预措施所需的时间和资源有限，穷人和未参保者对这些治疗的利用不足就是证明[12, 116]。

利用美国国家数据，我们既往报道与美国早期 CKD 的成年患者相比，那些晚期 CKD 患者更年轻，更有可能是非白人、穷人和没有保险的人[12]。与图 83-1 中的差异暴露表格相一致，未投保的 CKD 成人患 ESRD 的危险因素高于投保的同龄人，但接受基于临床实践指南和推荐的干预措施以减缓疾病进展的可能性要小得多[12]。来自美国的最新数据表明，基本医疗保险的覆盖范围在治疗肾脏疾病可改变的危险因素方面发挥关键作用。Kurella Tamura 等[117] 观察到，在美国贫困人口健康保险覆盖范围较广的州，ESRD 的发病率显著降低，而与医疗保险相关的医疗服务缺口也较小。这些证据充分显示了《平价医疗法案》的潜在影响（包括立法上的不确定性），该法扩大了准入标准，扩大了各州为穷人和未参保者提供医疗服务的工具和策略的范围[118–120]。

如前所述，先前研究表明，缺乏医疗保险、住宅贫困和非白人种族与进入透析时更为严重的代谢异常（包括更严重的低蛋白血症、氮质血症和贫血）独立相关，而且在进入移植等待名单和接受肾移植方面有明显的延迟[33, 34, 121]。这些报告表明，社会弱势群体在 CKD 早期阶段得到的护理可能较少，甚至达不到标准[63, 122]。尽管个体水平因素的差异，如对筛查和治疗建议的坚持程度，可能在一定程度上导致了这些差异，但在确定哪些群体接受这些干预措施方面，特别是在 CKD 早期阶段，获得卫生保健机会的差异可能起着中心作用[122]。然而在某种程度上，即使在享有普遍医疗服务的高收入国家，ESRD 发病率也似乎存在这种按社会经济地位划分的差异[6, 123]。

（二）卫生体制的重要性

大多数贫困和缺医少药的人群的医疗保健供给相对较少[124]。例如，由于目前的门诊治疗选择相对有限，许多美国穷人和低保户从公立医院门诊和安全网络保健诊所寻求治疗[125, 126]。即使在全民医疗保健体系内，一些少数民族社区的孤立性也强烈影响到接受保健的频率和质量[14, 15, 17]。一些基于美国的研究表明，社会经济和种族在护理方面的差异可以部分地解释为患者的治疗地点和治疗对象不同，从而导致护理环境、护理质量和获得护理机会的系统性差异[127–129]。例如，Bach 及其同事发现[127]，黑人和白人的医疗保险受益人大部分是由不同的医生治疗的。值得注意的是，在这项研究中 80% 的黑人患者的门诊初级保健由 22% 的医生完成。此外，为黑人患者提供初级保健医生很可能尚未获得执照，尚在培训中，在向患者提供高质量医疗时遇到体制障碍的可能性更大（例如，实现向专家转诊）。Varkey 及其同事[128]进一步发现，为较多的少数民族种族提供服务的诊所比其他诊所更混乱，组织特征也不同于其他诊所。最近对肾脏病学和初级保健提供者的定性研究发现，制度层面的因素，例如转诊过程延迟，建立良好医患关系的时间不足，肾脏病和基层医疗服务整合不良等，是在不同的医疗环境中为肾替代治疗进行最佳准备的主要障碍[130, 131]。这种体制性障碍也可能是美国黑人和西班牙裔患者对家庭透析和肾脏移植利用率历来低于白人的原因[132, 133]。简而言之，与提供高质量医疗服务有关的几个关键因素，如医疗保健的协调、专科医生的接诊和医疗提供者的经验因卫生制度不同而异。这些卫生体制 – 水平的决定因素可能会延迟或限制贫困和缺医少药的患者获得对常见肾脏病及其危险因素的适当治疗的机会。

六、慢性肾脏病的治疗差异

控制血压是降低 CKD 发病率和死亡率的主要目标[114]。高血压在美国的发病率超过 1/4，它是 ESRD 的主要诱因[2]。高血压也是美国无医疗保险 CKD 患者疾病进展最常见的可变危险因素，与肥胖（40%）、糖尿病（22%）和明显的蛋白尿（13%）相比，高血压影响了 57% 的人群[12]。然而，一些基于美国的研究已经描述了 CKD 患者在血压控制方面的显著差异，这种差异通过社会经济状况和卫生体制的径路来衡量。例如，来自美国国家健康和营养检查调查的数据表明，没有医疗保险的成年高血压患者，出现 eGFR 降低 [15～59ml/(min·1.73m^2)] 和（或）蛋白尿（≥30mg/g）后接受治疗的可能性远远低于有保险的患者[12]。此外，在有 eGFR 降低和（或）蛋白尿的高血压成人中，没有医疗保险的人接受血管紧张素抑制剂治疗的可能性比有保险的成人低 55%[12]（表 83–1）。同样，据 Olomu 及其同事报道[116]，在密歇根州一家联邦医疗机构，只有 38% 的高血压患者达到了血压控制目标，而美国的平均达标率是 54%[134]。在同一诊所中，达到血压控制目标的高血压糖尿病患者甚至更少（31%）[116]。

除了获得高质量护理的机会减少外，低收入和少数种族群体可能还存在一些危险因素，从而进一步增加了他们患病和死亡的可能性。在一个大型安全网络卫生系统的门诊患者中观察到，eGFR 中度或重度降低 [＜60ml/(min · 1.73m^2)] 的患病率高达 10%～35%，此外我们还发现，可能影响医疗结果的“社会决定”危险因素（如慢性病毒性疾病、药物滥用、无家可归和精神疾病）的发生率远远高于其他医疗机构[97, 135]。在卫生网络系统中，超过 7% 的中晚期 CKD 患者进展为 ESRD，并有 16% 的患者在中位时间为 6.6 年的随访中死亡[97]。值得注意的是，近 30% 的患者从未接受过蛋白尿评估，只有不到 20% 的患者在随访期间接受过肾脏病专家的检查[97]。该人群的流动性大，经常失去随访，获得专业护理的机会少，以及医疗服务提供者的责任感有限，使患者与医疗提供者之间的互动更加复杂。

表 83-1 患慢性肾脏疾病和高血压的未参保与参保的美国成年人之间高血压治疗和肾素 - 血管紧张素抑制剂使用的比值比（OR）

结 果	未校正 OR 值（95%CI）	校正后 OR 值（95%CI）
高血压治疗[a]	0.44（0.31～0.62）	0.59（0.40～0.85）
肾素 - 血管紧张素 - 醛固酮抑制剂的使用	0.34（0.20～0.59）	0.45（0.26～0.77）

a. 治疗：如果高血压患者报告说他们目前正在服用降低血压的药物，我们就认为他们已经得到了“治疗”

这些都突出表明，迫切需要采取更有效的策略，来优化传统上医疗不足人群的肾脏疾病常见危险因素的监控和管理，以缩小健康状况和医疗保健间的差距。

七、终末期肾脏疾病的治疗差异

保守估计，ESRD 至少影响了全球 490 万人，给社会带来了巨大的损失[3]。一些普及 ESRD 治疗的高收入国家，在接受某些类型的肾脏替代治疗方面，仍然存在着持续的种族和社会经济差异[2, 3]。在大多数中低收入国家，获得 ESRD 治疗的机会仍然有限，而这主要受社会经济地位和职业的制约[3, 5]。

（一）透析：实施和结果

在获得维持性透析方面，从国家卫生区域和卫生体制到患者个人，社会经济差异在多个层面上都很明显。在大多数情况下，定期接受维持性透析治疗的患者仍然局限于高收入和中等收入以上国家[2, 3, 5]。在大多数低收入和中低收入国家，由于费用限制，大多数开始透析的患者在头 3 个月内死亡或停止治疗[5, 23]。虽然未接受 ESRD 治疗的人数尚不清楚，但据估计，2010 年至少有 220 万人可能因无法获得肾脏替代治疗而过早死亡，而治疗差距最大的是亚洲和非洲的低收入国家[3]。在高收入国家，越来越多的研究将重点放在透析过程措施的差异上，以此作为透析质量的指标[133, 136–139]。这些研究中有很大一部分来自美国，可能反映了将其具体措施纳入设施绩效评估和护理偿付中，这些措施包括贫血管理和透析质控[138, 140]。

如前所述，透析开始时的处理措施存在明显且持续的种族 - 族裔差异，这在很大程度上反映了导致 ESRD 的医疗服务的现状和质量[33, 139, 141]。然而，来自美国医疗保险和医疗补助服务中心（CMS）的数据表明，随着时间的推移，这些差异在一些种族群体中会减弱，甚至可能逆转[142.143]。在 CMS 的 ESRD 临床表现测量项目的两项研究中，据 Frankenfield 等报道，接受血液透析的西班牙裔和亚裔患者，治疗过程中测量的指标（如动静脉瘘的使用和血清白蛋白、血红蛋白和透析充分性）是相等的，甚至在某些情况下优于那些在透析开始 1 年后的非西班牙裔白人患者，而黑人患者一直是所有被调查族裔中接受血液透析的经历最糟糕的[136, 142]。虽然第一项研究没有阐明减少族裔差异的具体机制，但建立一个可获得全面服务的机制（如社会工作、营养师、原发性肾病护理），可能抵消了在 ESRD 发病前的医疗保健缺乏或改变的影响。这些具体目标的实现是否确实反映了透析相关的护理质量，仍然是争论的焦点[133, 138]。最近有声音呼吁采用其他指标，如肾移植转诊率，以进一步了解所提供的透析服务整体质量[144]。无论如何，在普及透析服务的背景下，还需要更多的研究来确定如何有效地针对质量改进方法，以减少健康差异，同时不滥用低价值的医疗服务，不制造没有根据的和无用的激励措施，这也可能将易受伤害的患者排除在外[133, 145]。

（二）肾脏移植：程序

就生存率和生活质量而言，肾移植是大多数进展为 ESRD 患者的最佳治疗方法。然而，根据社会经济地位、种族和地域，在接受移植方面的巨大差异在世界范围内依然存在[2, 11, 13, 146–148]。在美国，穷人和大多数少数族裔群体的移植率明显较低[2]。在加拿大，尽管医疗保险覆盖面很广，但种族 - 族裔差异仍然存在。原住民、非洲裔、印度裔和东亚移民的肾移植率是加拿大白人的 1/2～2/3[146]。在澳大利亚，澳大利亚土著的移植率比非土著澳大利亚人低 77%。在新西兰，毛利人 / 太平洋岛民同样处于不利地位[8]。尽管移植治疗中种族差异的主要调节因素及其相关贡献因人口和卫生体制而异，但许多因素都与前面提到的社会状况直接相关。

例如在美国，与白人患者相比，印第安人和黑人患者在进入肾移植候补名单时遭遇延迟，部分原因是他们的社会经济地位较低，且糖尿病患病率较高[19, 34, 149, 150]。同样，与美国白人相比，美国印第安人、阿拉斯加原住民、黑人和西班牙裔的活体肾移植差异中，环境贫困和医疗保险覆盖面是造成差距最大的原因[148]。相比之下，地理上的差异（主要归因于器官的可获得性）导致了接受尸体器官供肾的巨大差异，等待名单包括美国拉美裔、太平洋岛国居民和美国印第安人 / 阿拉斯加原住民等[34]。

进一步的研究发现，与美国白人相比，美国黑人和西班牙裔在对肾移植的态度和知识方面存在差异[151]。由于沟通障碍和对肾移植和长期透析的误解，医疗机构也不容易推荐少数民族患者进行肾移植[151, 152]。越来越多的证据表明，透析中心可能在促进和鼓励肾移植方面发挥重要作用，特别是在少数民族患者中[153, 154]。文化和（或）语言隔阂对延误患者进入移植候补名单或接受肾移植的影响尚不清楚[34]。

社会不利因素影响获得移植的具体机制包括受教育程度低，医疗保险覆盖面欠佳，以及环境对健康生活的障碍。贫穷或缺乏医疗保险的患者在成功申请接受肾移植所需的复杂步骤方面，似乎比弱势群体的患者遇到更多困难，而且随着时间的推移，这种脆弱性几乎没有改变[149, 155, 156]。这可能是由于受教育程度低、保险范围不足、患者与医疗机构沟通欠佳以及缺乏透析中心对移植的支持和信息而造成的直接影响，所有这些都与进入移植等待名单、完成移植评估、成功接受移植手术等方面的延迟有关[100, 146, 149, 150, 152, 157, 158]。由于担心处方费用和手术费用的不足，肾病科医生也不愿推荐贫困患者进行移植[152, 159]。在一项针对美国移植计划的全国性调查中，超过 70% 的人经常或偶尔会将患者排除在肾移植等待名单之外，因为他们担心患者负担不起免疫抑制剂物的费用[160]。

虽然美国的社会经济状况和环境贫困与移植率的差异有关[30, 78, 149]。但在中等收入国家，如墨西哥，这种差异程度明显要高，在墨西哥，有保险的患者的移植率比无保险患者高出 10 倍以上[161]。在许多低收入和中等收入国家，为牟利而贩卖器官和剥削弱势群体的不道德行为令人担忧[161]。有报道称，大部分富裕的外国患者在一些中低收入国家接受了肾移植手术，这支持了活体供肾移植的普遍商业化[162]。尽管一些研究者认为付钱给人捐献肾脏是受者和捐赠者的互惠互利，但在印度进行的一项研究表明，这种交易不会带来长期的经济利益，这可能与捐赠者的健康状况下降有关[163]。

从历史上看，ABO 血型分布和人类白细胞抗原（HLA）抗体的种族差异与进入等待名单的患者接受已故供者肾脏移植的成功与否有关[34, 164, 165]。特别是黑人在接受已故捐赠者肾脏的过程中遇到了明显的延迟，部分原因是他们的 ABO 血型频率较高，因而导致等待时间更长[10, 22, 165–167]。与非黑人儿童相比，这些因素可能是黑人儿童肾移植明显延迟的原因，即使考虑到社会经济因素，这种延迟仍然存在[91]。然而，由于已故捐赠者分配政策的重大变化，导致移植途径中种族和民族差异的生物直接作用因素（如血型和 HLA 分布）的影响逐渐下降。美国决策者认识到 HLA 配型对接受已故捐赠者肾脏的种族差异的贡献，于 2003 年 5 月 7 日取消了 HLA-B 位点作为分配死亡供肾者的优先事项[168]。这一变化导致分配给在等待名单上的少数族裔候选者的已故捐赠者肾脏比例增加。具体来说，在政策改变后的 6 年里，少数民族受者接受的已故供者器官移植增加了 40%，而非西班牙裔白人接受已故供者器官移植增加了 8%，总体上增加了 23%[169]。此外，在政策改变后的最初阶段，少数群体获得移植机会的改善，并没有伴随短期移植存活率的下降[169]。

2013 年，美国器官获取和移植网络批准了对肾脏分配政策的额外修订，包括为促进更公平地获得已故捐赠者肾脏而进行的改革[166]。特别是有两个修正案，一项允许 B 型血受者从某些 A 型血亚型的捐赠者那里得到肾脏，另一项是计算从透析（或 eGFR ≤ 20ml/min）开始的等待时间。在新分配制度实施的前 9 个月，西班牙裔和黑人患者的已故供者肾移植发生率分别比旧分配制度提高了 13% 和 19%，但是由于移植功能延迟，少数民族获得移植的机会有所减少[166, 170, 171]。

在过去的 10 年里，肾脏交换在美国获得了长足的发展，并促使人们对全球肾脏病界如何利用这一方法来缓解肾移植中的种族和社会经济不平等进行了前瞻性思考。其他将患者分配到候选名单和活体供肾移植方面促进更大种族和社会公平的策略仍需要加强研究[154]。

（三）肾脏移植：结果

肾移植的社会经济和种族差异可延伸到接受功能性同种异体移植后的疗效。与移植可及性类似，造成同种异体移植存活率差异的具体原因可能因人口和卫生体制的不同而异，但其根源通常反映了不同的社会条件和获得高质量医疗保健的机会。例如，坚持移植后免疫抑制治疗仍然是决定同种异体移植物长期存活的关键因素。令人遗憾的是，无力负担免疫抑制剂物似乎是限制弱势患者接受肾移植及维持肾移植的一个主要问题[170, 172]。例如在美国，联邦的免疫抑制剂物处方药覆盖范围仅延伸到肾移植后 36 个月，几乎没有例外[173]。因此，弱势的患者尤其难以承受维持同种异体移植功能的长期经济负担[174]。在一项研究中，超过 40% 的移植受者在移植后出现财务困难，其与健康相关的自付费用平均每月约 475 美元[172]。在最近进行的一项针对 1171 名肾移植受者的单中心研究中，社会经济地位较低的美国黑人发生急性排斥反应的风险高 11%，发生移植物失功的风险高 77%[175]。在墨西哥和巴基斯坦等中等收入国家，维持移植状态的社会经济差异被放大。在这些国家，同种异体移植良好的长期存活率被免疫抑制和抗病毒药物的高昂成本所抵消。在这些国家，普通公民的移植获取和同种异体移植维护通常需要国家资助模式[5, 47, 161]。

在过去 20 年里，美国黑人和白人在同种异体移植物失功方面的差距一直在稳步下降。来自美国器官移植登记处的最新数据表明，黑人与白人在尸体供者肾移植后的 5 年移植物存活率方面均有不同程度的改善（黑人由 49% 升高至 69%，白人由 63% 升高至 75%）。类似的改善（黑人由 63% 升高至 79%，白人由 79% 升高至 86%）也使得黑人和白人在活体供肾移植后同种异体移植物存活率方面差距缩小[176]。已故捐赠者分配的时间变化、免疫抑制剂和脱敏策略认为是这些观察结果的主要贡献因素。

接受移植手术的年龄、HLA 不匹配、*APOL1* 基因型状态等生物学因素的种族差异，可能在一定程度上解释了某些种族群体之间，如美国黑人和白人之间的同种异体移植存活率仍然存在差异[10, 177, 178]。移植界目前正在寻求将 *APOL1* 基因型整合到临床实践中的方法，以加强对供者器官的评估，并使这种评估与受者的需求更好地匹配[179]。虽然普遍认为黑人受者移植物存活率的降低与免疫反应性增强和免疫学匹配较差有关，但很少有报道将 HLA 配型改善与该种族移植物存活率的提高联系起来[10, 164, 180]。此外，尽管存在与黑人受者相似的次优 HLA 配型，但亚洲受者的移植物存活时间是所有种族群体中最长的[10, 181]。此外，药代动力学研究报道表明，相较于白人移植受者，黑人中某些免疫抑制剂的清除率更高以及（或）生物利用度更低[182–184]。然而，这些生物因素对同种异体移植存活率种族差异的影响，可能至少部分是由于免疫抑制剂物治疗方案的差异和依从性差导致[173, 185–187]。在美国，依从性差与一些社会因素（如家庭收入、医疗保险的存在和类型及吸毒史）密切相关[10, 173, 188, 189]。

最后，研究提出了基于受者社会经济地位和种族的移植器官质量不平等的问题[190]。最新数据表现，与白人、较富裕者或受过大学教育的受者相比，黑人、低收入者或受教育程度较低的受者更易得到“质量较差的器官”，提供的相应数据，进一步说明同种异体移植获得和存活的社会差距背后的复杂细微差别[190, 191]。

八、缩小医疗差距的展望

目前，用于治疗肾脏疾病的全球成本仍然难以估算。仅在美国，CKD 的治疗每年就要花费联邦政府超过 500 亿美元，其中包括 330 亿美元用于 ESRD[2]。因此，迫切需要制定具有最佳成本效益的策略，以处理主要肾脏疾病的风险因素，特别是在疾病负担过重的人群中[2]。减少慢性病差异的策略一般包括三种方法：①目标计划；②差距计划；③梯度计划[68, 192]。“目标计划”包括旨在改善弱势群体健康的战略，这个群体在疾病负担或获得治疗方面处于特别不利地位。这些有针对性的计划之所以有利，是因为它们关注的是一个定义明确的、通常是很小一部分的人群。这便于监视和评估结果。

然而，这种有针对性的方法也有局限性，一是因为其关注范围狭窄，二是其不能保证减少比例最多和比例最少的弱势群体之间的差距。在某些情况下，目标群体的健康收益可能仍然落后于处境较好群体中，导致差距扩大[68]。一个例子就是试图在社会经济地位较低的患者中促进活体肾移植的计划。尽管此类计划可能会增加穷人的活体供肾移植率，但由于其他计划（如配对捐赠）或资源中介的不同（如互联网使用和社交网络），社会经济地位较低的患者与社会经济地位中等或较高的患者之间的差距实际上可能会扩大。

以健康差距为目标的战略解决了不平等问题，但这些方案比那些旨在改善目标群体健康状况的方案更具挑战性。为了取得成功，"差距方案"必须使社会经济地位最低的人的健康状况取得绝对改善，其改善率要超过对照组观察到的改善率。像有针对性的计划一样，"差距方案"通常只关注最弱势的人群，而忽略了中间群体健康状况及其梯度变化[68]。例如，在过去的 14 年里，美国黑人为提高肾脏捐赠而做出的集体努力，使这一种族群体的已故捐赠者肾脏捐赠率增加了 30%（从 2000 年的每 1000 死亡人数 18.1 例增加到 2014 年的每 1000 死亡人数 23.6 例）。相比之下，白人捐赠者的捐赠率仍然较高（2014 年为每 1000 死亡人数 29.8 例），但这一比率在同一时期相对停滞不前（注：美国印第安裔和亚裔已故捐赠者的捐赠率在同一时期大幅上升，但这些种族群体中发生的创伤性死亡人数较少，提供的估计值不太稳定）[2]。

解决卫生方面的社会经济梯度问题取决于涉及整个人口的综合战略。与目标计划和差距计划相比，"梯度战略"解决了整个社会经济体系中社会经济不平等对健康的影响。换言之，梯度模型不仅关注了弱势群体之间健康差距的中介因素，而且还关注了生活过程中暴露的系统性不公平（如教育和职业机会、营养、生活水平和医疗保健机会），这些因素严重影响个体在社会经济阶层中的地位[68]。毋庸置疑，梯度战略必须经常应对相互冲突的政治议程、重大的组织管理挑战和高昂的成本[193]。此外，这种策略通常只在较长时间内产生效果。这三种减少差异的战略（目标、差距和梯度）旨在相互补充，通常可以为解决社会经济（和种族、民族）不平等现象提供循序渐进的层次[68]。

在图 83-1 所示框架的基础上，研究人员确定了四个主要干预领域，以解决肾脏疾病中的社会经济和种族差异[68]。首先，减少教育、职业和收入等结构性决定因素分布的不平等，可能改变社会分层，并减轻其对健康结果的影响。第二，解决介导社会经济地位对健康影响的特定中介决定因素（如高热量食品和饮料的消费、缺乏体育锻炼、不健康的生活条件和吸烟），可以减少对健康有害的特定暴露，这些暴露对弱势群体的影响特别大。换言之，改变与社会经济地位相关危险因素的分布可能会减轻对弱势群体的长期健康后果[28]。第三，扭转健康状况对社会经济地位的影响，可能会使弱势群体面对健康损害的脆弱性减轻[24]。例如，将糖尿病和 CKD 等慢性病患者纳入工作队伍的计划[174]。最后，针对社会弱势群体提供医疗保健，可以减少疾病的不平等结局，并防止疾病进一步恶化和经济损失。这类策略可能会为那些患有与进展性 CKD 的过度负担相关的疾病（肥胖、糖尿病、高血压、无家可归）的弱势群体成员提供额外的医疗或健康保障[68]。

九、减少差距的举措

减少 CKD 危险因素的社会经济和种族差异的成功举措，可参考美国政府资助的儿童疫苗计划、由美国印第安卫生服务管理局制定的糖尿病和肾病护理标准计划，以及美国国家卫生服务团的奖学金和贷款偿还计划。约 30 年前，在美国的几个城市，以贫穷和少数民族为主的社区暴发了致命的麻疹疫情，凸显出疫苗接种覆盖率的显著差异，这使弱势儿童面临更高的患病风险。为了直接应对这些差距，美国政府启动了"儿童疫苗计划"，该计划在为那些特别容易受到疫苗接种覆盖面不足影响的儿童购买和提供疫苗（即那些没有保险、接受医疗救助、美国印第安人或阿拉斯加原住民血统，或者拥有的健康保险未涵盖普遍推荐的疫苗的儿童）。2000—2010 年，美国疫苗接种系列完成率的种族差异从 6% 下降到 4%（少数族裔与非西班牙裔白人儿童相比），并且贫困相关的不平等从 8% 下降到 3%[194]。

几十年前，由于许多美国印第安人社区对糖尿病引起的 ESRD 负担日益增加而担忧，印第安卫生服务部门建立了糖尿病护理标准方案（随后是肾脏疾病计划），以提高糖尿病和 CKD 患者的筛查和管理[18]。基于慢性病护理模式，这两个计划实施了 eGFR 的常规报告、蛋白质排泄的年度监测、肾素 – 血管紧张素系统拮抗剂的使用、血糖和血压的积极控制等，以及加强患者和服务提供者的教育（图 83–2）[18, 195]。到 2001 年，美国印第安人糖尿病患者经年龄调整后的 ESRD 发病率比 1990 年下降了 31%。到 2006 年，82% 患有高血压和糖尿病的美国印第安人接受肾素 – 血管紧张素 – 醛固酮系统抑制剂治疗。值得注意的是，在美国印第安人中，经年龄调整的糖尿病相关 ESRD 发病率下降了 54%，从 1996 年的 573/100 万下降到 2013 年的 265/100 万，现在与非西班牙裔白人发病率相同（图 83–3）[2, 18, 196]。澳大利亚政府的一项类似的差距倡议，即"医疗推广 – 原住民慢性病方案"，旨在通过改善土著人民获得最佳慢性病管理实践的机会，缩小土著和非土著澳大利亚人预期寿命的差距[23]。值得注意的是，五个最优先考虑的领域中包括糖尿病和 CKD。

在肾移植的差异方面，最近致力于解决移植转诊方面存在巨大种族差异的透析设施，而其他措施则旨在简化烦琐的医疗工作。一项由 ESRD 网络主导的旨在对 134 家透析机构减小获得肾移植机会差异（RaDIANT）的随机、实用的社区研究，对透析机构的患者、工作人员和领导层进行了为期 1 年的多因素干预（包括推广、教育和质量改善），测试了这些措施对肾移植转诊率的有效性[154]。经过时间和聚类调整，干预开始 1 年后转诊接受移植评估的干预组患者比对照组高 7.3%（95%CI 5.5%～9.2%）。值得注意的是，与对照组相比，干预组中黑人患者（6.4%）校正后的移植转诊率的增加比白人患者（3.7%）更为明显[154]。第二项研究为肾移植快速绿色通道 – 活体肾捐赠研究，旨在解决导致肾移植种族差异的一个主要因素，即较低的活体肾移植率。这项研究将通过一个为期 1 天的简化评估过程，并结合一项关于活体肾脏捐赠宣教干预的随机对照试验，来测试其有效性。该试验是一个有效的、对文化敏感的项目，旨在支持患者及其家属考虑活体肾移植[197–199]。

1970 年，美国政府成立了国家医疗服务团，帮助全国服务欠佳的社区获得急需的初级医疗、口腔以及心理行为保健。通过国家医疗服务队，临床医生承诺在服务不足的地区实习一段规定的时间，作为回报，他们可以获得奖学金和贷款偿还。自该项目启动以来，已有 40 000 多名初级保健临床医生参与了该项目。后来的报告显示，有 82% 的临床医生在完成服务的 1 年后继续留在服务不足的社区执业，55% 的临床医生在 10 年内继续执业。值得注意的是，

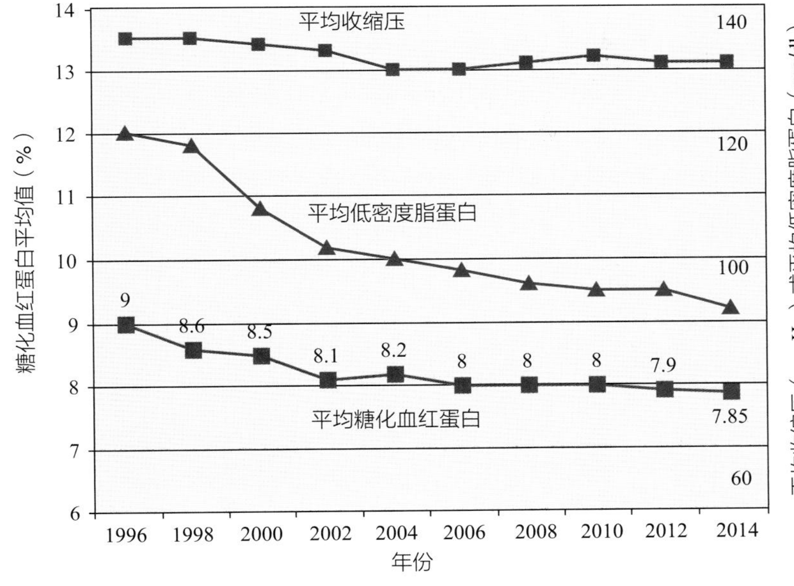

◀ **图 83–2　印第安卫生服务机构内美国印第安人糖尿病危险因素的控制**
引自 Indian Health Service website at http://info.ihs.gov/Diabetes.asp.

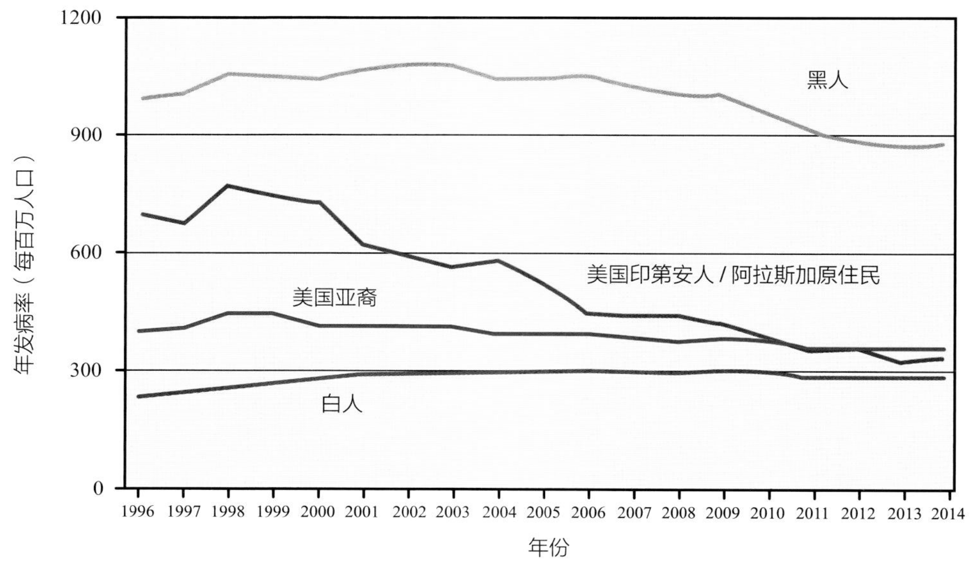

▲ 图 83-3 **美国经年龄和性别校正后的按种族划分的终末期肾病年发病率（每百万人口 / 年）趋势**

引自 US Renal Data System. *USRDS 2016 Annual Data Report: Atlas of Chronic Kidney Disease and End-Stage Renal Disease in the United States*. Bethesda, MD: National Institutes of Health, National Institute of Diabetes and Digestive and Kidney Diseases; 2016.)

与城市社区相比，农村地区的长期留用率更高[200]。

许多美国政策制定者和医疗保健提供者称赞《平价医疗法案》的通过，认为这是向着实现所有美国人平等获得医疗保健迈出的根本一步。然而自立法颁布以来，围绕其立法前途的不确定性，继续掩盖自颁布以来医疗保险覆盖范围的强劲增长[120]。此外，正如 Schrag[201] 在 1983 年指出的那样，支付医疗服务费用的能力并不一定能保证这些服务的提供。为了解决肾脏疾病治疗中的社会经济和种族间差异及其之前的风险因素，美国决策者将需要与卫生系统合作以解决资源分配不均的问题，包括在低贫困和高贫困地区提供经验丰富的医疗保健提供者。在肾移植方面，通过向有可能不遵守移植后治疗方案的弱势群体提供处方药来降低经济脆弱性，可能会部分地解决移植途径以及长期同种异体移植存活方面的社会经济和种族不平等问题[173]。迄今为止，游说工作仍未能说服美国国会延长在移植后 3 年内对患者免疫抑制剂物的支持。

十、总结

肾脏疾病的发生、治疗及其危险因素的差异在世界范围内存在，这些差异包括社会经济方面和种族、民族方面。它们发生在国家内部和国家之间，读者可参考本版书中“肾脏疾病的全球考量”章节（第 75～81 章），顾及到特定选区。人们对这些差距的日益认识推动了更多的研究和项目的开展，旨在解决社会经济地位较低的人与相对不那么贫困的人之间，以及少数种族群体和白人群体之间的差距。然而，尽管深入了解这些差距的根源和后果，包括其社会决定因素，但改变的进展仍然缓慢，导致这些差距的结构性因素依然存在。教育、生活条件和就业机会的显著差异，加上获得高质量医疗服务和遗传易感性的不均等，共同促进和维持慢性病的环境差异。在这种普遍不均等的背景下，我们应该预料，在可预见的未来，肾脏疾病等健康结局的差异将继续困扰肾脏病学界。肾脏病潜在可预防性差异的持续存在以及由此产生的成本标志着我们的领域仍然处于危机之中。

幸运的是，包括美国在内的一些国家，现在已将旨在缩小医疗保险覆盖范围、孕产妇保健、疫苗接种、吸烟、营养和儿童肥胖等方面的社会经济差距的举措列为优先事项，以提高医疗保健的整体质量，减轻社会环境对社会弱势群体的影响。在肾脏病领域，过去 20 年中的针对性努力，已使美国印第安人糖尿病相关的 ESRD 发病率大幅下降，并且改善了黑人和西班牙裔美国人获得死亡器官捐赠肾脏的机会。但是从长远来看，减少社会不平等造成的差距，可能比整体医疗技术的进步更能改善健康状况和保健质量[194]。早产、低出生体重、糖尿病、高血压和肥胖症的社会分布及其与肾功能进行性下降的密切联系进一步证明，采用这种方法有利于解决肾脏病学方面的差异[28]。不幸的是，在许多高收入和中等收入国家里，仍然能够目睹社会流动性继续停滞不前或减少，社会动荡加剧，生活条件日益不平等日益扩大。毋庸置疑，即使存在着旨在解决社会环境显著差异的精明的公共政策，在可预见的未来，减少肾脏病长期存在的差异仍将是一项重大挑战。

第84章 老年慢性肾脏病患者的护理

Care of the Older Adult With Chronic Kidney Disease

Gabrielle Lafreniere　Sarbjit Vanita Jassal　著
田秀娟　魏　蕾　译
孙世仁　校

要　点

- 用于评估肾小球滤过率（GFR）的常用方程在应用于老年人时具有更大的误差范围。这些可能会将慢性肾脏疾病（CKD）进行错误分类，导致关于是否应该根据当前的标准衡量70—90岁老人是否患慢性疾病的争论。
- 患有CKD的老年人似乎在老年综合征（GS）方面具有意想不到的高负担，如虚弱、认知障碍、功能受限、抑郁、尿失禁、感觉缺陷、营养不良和跌倒。
- CKD患者经常使用多药治疗。随着年龄的增长和CKD的出现，药代动力学和药效学的改变使老年人的多药治疗更加复杂。
- 建议对所有老年人进行全面评估（称为综合老年评估；CGA）。这应包括详细的病史（包括治疗靶目标）、评估家庭环境和社会支持结构、功能病史，以及评估个人价值观和生活方式偏好。
- 尽管人们通常认为透析治疗可以延长寿命并缓解晚期肾病的症状和体征，但越来越多的证据表明，并不是所有老年人均能获益。
- 一些研究表明，开始透析可能会加剧或加速功能和认知能力下降，导致严重跌倒伤害的风险增加1.6倍，需要专业护理的风险也增加。
- 在参与共同决策过程时，重要的是区分年轻人和老年人、健康个体或虚弱个体、单纯肾脏受累的CKD患者和合并多种慢性疾病患者。
- 大多数研究表明，与综合保守肾脏护理相比，透析只能呈现出一定的生存优势。

一、概述

虽然慢性肾脏病（CKD）是各年龄段患者的一个重要的公共健康问题，但是针对老年CKD患者护理的文献有限。然而，大多数医疗从业人员都同意，老年CKD的护理确实是一个挑战，因为患有CKD的老年人和年轻人之间存在着巨大的差异。在本章中，我们将概述与护理老年CKD患者有关的许多问题。我们讨论新出现的反对当前定义CKD的争论，详细阐述常见老年综合征（如跌倒、功能衰退、认知障碍）及其与肾脏疾病和治疗的关系，并介绍姑息性透析和综合保守治疗。

二、慢性肾脏疾病和年龄相关的肾小球滤过率变化

改善全球肾脏疾病预后组织（KDIGO）临床指南根据测量的血清肌酐水平和估算的肾小球滤过率（eGFR）定义CKD。传统意义上，eGFR＜60ml/

(min・1.73m²) 持续 3 个月以上定义为 CKD。按照这个定义，65 岁及以上的老年人中 CKD 患病率，是 50 岁以下人群的 10 倍（40% vs. 4%）[1]。发病率在不同的研究中差异很大，与用于评估肾功能的方法和研究人群高度相关。然而，观察结果一致反映，年龄个体越大，其肾功能较年轻人越低。使用基于肌酐估计的检测方法，发现 75% 以上的老年人可被定义为 CKD 3a 期 [eGFR=45～59ml/(min・1.73m²)][1, 2]。

老年人 CKD 高患病率归因于多种因素，包括合并糖尿病、高血压、心血管疾病等慢性病；寿命延长；采用新的人群筛查策略；新药或者因血管重建、癌症治疗或器官衰竭等医学干预导致肾脏损害[3]。不同个体的肾功能下降速率不同。但总体而言，老年人的肾功能下降速率低于年轻人，尤其是在 eGFR 水平较低的情况下。在一项对 4562 名 65 岁以上患者的观察研究中，Arora 等已经发现 62% 的 CKD 3b 期患者和 69% 的 CKD 4 期患者每年肾功能下降速率＜1ml/(min・1.73m²)[4]。其他研究也有类似的报道[5, 6]，即发现相对较少的 eGFR＜45ml/min 的老年患者合并蛋白尿[7, 8]。

（一）老年人肾功能评价

在大多数情况下，临床实践中的肾功能是根据血清肌酐或胱抑素 C 浓度进行估算的，而不是使用外源性过滤标志物，如菊糖、碘海醇或其他放射性对比剂清除率来进行估算。这将在第 23 章中详细讨论。在临床上，用菊糖或碘海醇评估肾功能不现实，且费用昂贵。同样，24h 尿液收集对老年人来说也很麻烦，而且如果收集不当、尿失禁或意外泄漏，会导致结果更不可靠。目前 KDIGO 指南[9]建议采用 2009 年慢性肾脏病流行病学协作组（CKD-EPI）基于肌酐方程的 eGFR 报告，并仅在特定的情况下，联合其他试验结果，如胱抑素 C 或清除率测量来进行验证性测试。欧洲指南针对老年人[10]，能够更灵活，不推荐一个方程优于其他方程。目前这两个指南都没有区分不同年龄组，或是也没有区分健壮、脆弱和虚弱的个体。然而，在老年人中，与 eGFR 估计值相关的误差幅度可能比年轻人更大，常用的公式可能高估或低估了老年人的真实 GFR。虽然超出了本章的范围，我们详细讨论了 GFR 评估的各种方法，但一些临床因素可以影响血清肌酐和胱抑素 C 水平，而与 GFR 无关。这些非 GFR 决定因素在老年人中更为常见，包括低蛋白质摄入和肌肉减少（这两个因素都是肌酸酐水平特有的）、亚临床炎症状态和因肥胖导致的身体改变。即使在没有明显疾病的情况下，老年人也更容易虚弱，或者罹患年龄相关的慢性炎症（有时称为“炎性衰老”）。这会导致系统性的偏差，如果将常用的公式应用于老年人，会出现更大的误差范围。在世界许多地方，CKD-EPI 方程[11]的使用已经取代了肾脏疾病饮食改良研究方程（MDRD）[12]，因其不太可能将 CKD[13]患者错误分类，尽管尚不清楚这种改进的准确性是否对老年人有临床意义。其他公式，包括最近已经提出的使用 cystatin C[14-16]和针对老年人群的公式，仍需进一步验证（表 84-1）

蛋白尿被认为是一项重要的临床表现，在不同年龄段和 eGFR 水平它与死亡率、血管事件和终末期肾病（ESRD）增加有关[17-19]。在柏林倡议研究（BIS）中，70 岁及以上的 2069 名成人的蛋白尿发生率为 26%。与青年人不同的是，仅有 3.6% 合并大蛋白尿 [白蛋白与肌酐比值（ACR）≥300mg/g][20]。在国家健康与营养调查（NHANES）Ⅲ人群中发现了类似的结果，70 岁及以上蛋白尿发生率 21%，80 岁及以上蛋白尿发生率为 32.7%[21]。老年人的蛋白尿患病率似乎明显低于异常的 eGFR 水平；超过 50% 的 75 岁以上老年人，依据 eGFR＜60ml/(min・1.73m²)，可以诊断为 CKD，但却没有蛋白尿（图 84-1）[22]。这进一步增加了对老年患者 CKD 现有定义的怀疑，该定义仅包括低 eGFR 而不考虑白蛋白尿或蛋白尿。

除了蛋白尿与血管健康相关外，CKD 与血管事件之间也有紧密联系[17, 23-25]。在心血管健康研究中发现，包括 65 岁及以上的美国成年人为基础的社区队列研究中，CKD 患者的冠状动脉疾病患病率是无 CKD 患者的 2 倍以上[26, 27]。3 个大型队列研究，即肾脏早期评估项目（KEEP；*N*=27017）、NHANES，1999 年至 2006 年（*N*=5538）和医疗保险 5% 样本（*N*=1236946），结果发现，CKD 患者糖尿病患病率为 21.4%～46.2%，高血压患病率为 90% 以上[25]。KEEP 和 NHANES 队列中也发现，高胆固醇、冠状动脉疾病、充血性心力衰竭、心血管疾病和癌症的发病率也很高（图 84-2）。各个年龄组均相同。

表 84-1　估计肾小球滤过率（eGFR）方程

研究组	内源性滤过标志物）单位	方　程	纳入人群	局限性
Cockcroft-Gault[301]	肌酐（mg/dl）	• CrCl=[（140- 年龄）× 体重）/（72×SCr）]×0.85（若为女性）	• *N*=505 例（236 例训练样本），白人；4% 女性住院患者；年龄范围 18—92 岁（只有 17 例患者＞80 岁）	• 值未对 BSA 进行调整 • 用于预测 CrCl 而不是 GFR • 低估老年人 GFR，特别是在较高水平 GFR
MDRD[302]	肌酐（μmol/l）	• eGFR=175×（血肌酐）$^{-1.154}$×（年龄）$^{-0.203}$×（0.742 若为女性）×（1.212 若为黑人）	• *N*=1628 例，白人加黑人；40% 为女性 • CKD 合并非糖尿病患者 • 平均年龄：（51±13）岁（年龄范围 18—70 岁）	• 往往低估 eGFR 正常患者的肾功能 • 在＞70 岁、超重或者某些少数民族（如亚洲民族）中没有进行验证
CKD-EPI[11, 303]	肌酐（mg/dl）	• eGFR=141×min Scr/κ，1）^{α}× 最大值（Scr/κ，1）$^{-1.209}$×0.993^{年龄}[×1.018（若为女性）][×1.159（若为黑人）]，其中 k=0.7 女性，k=0.9 男性	• *N*=8254 例非黑人和黑人，44% 为女性；平均年龄：（47±15）岁（仅 216 例患者＞70 岁，41 例患者＞80 岁）	• 很少在＞70 岁患者出现，而 80 岁患者几乎没有 • 在 BMI≥35kg/m 的男性患者中准确度较低
	胱抑素 C（mg/dl）	• eGFR=133×min(Scys10.8，1）$^{-0.499}$×max（Scys10.8，1）$^{-1.328}$×0.996^{年龄}[×0.932(若为女性）]，其中 min 表示血肌酐 /κ 最小值或 1，max 表示血肌酐 /κ 最大值或 1	• *N*=5352 例非黑人和黑人；42% 为女性；平均年龄：（47±15）岁（719 例患者＞65 岁）	
LMR[304]	肌酐（μmol/l）	• eGFR=$e^{X-0.0158×年龄+0.438×\ln（年龄）}$ • 女性：pCr＜150μmol/L： X=2.50+0.0121×（150-pCr） • 女性：pCr≥150μmol/L: X=2.50-0.926×ln（pCr/150） • 男性：pCr＜180μmol/L: X=2.56+0.009 68×（180-pCr） • 男性：pCr≥180μmol/L: X=2.56-0.926×ln（pCr/180）	• *N*=3495 例瑞典白人；47% 为女性；平均年龄 63 岁（年龄范围 21—86 岁；756 例患者为 70—79 岁，342 例患者≥80 岁）	• 难以实施 • 在 BMI＜20kg/m^2，尤其是男性，容易高估 • 不适用于其他种族和民族群体（如黑人、亚洲人） • 缺乏外部验证
FAS[305, 306]	肌酐（mg/dl）	• eGFR=107.3/（Scr/Qcrea）× 0 988$^{（年龄-40）}$ • 年龄＞40 岁的公式，其中 Qcrea=0.7mg/dl（女性），Qcrea=0.9mg/dl（男性）	• *N*=6870 例非黑人；47% 为女性；平均年龄 74 岁（1764 例患者年龄≥70 岁）	• 在健康人群和一般人群中可能比在 CKD 人群中应用更好 • 需要在其他人群中进一步验证（如黑人、亚洲人） • 临床效用需要进一步的研究证实
	胱抑素 C（mg/L）	• eGFR=107.3/×0.988$^{（年龄-40）}$。 • 其中，40—70 岁时，Q_{cysC}=0.82 mg/L；70 岁以上时，Q_{cysC}=0.95 mg/L	• *N*=6132 名非黑人；7% 女性； • 平均年龄（58±18）岁（1469 例患者年龄≥70 岁）	
BIS[307]	BIS1—肌酐（mg/dl）	• BIS1：3736× 肌酐$^{-0.87}$× 年龄$^{-0.95}$×0.82（若为女性）	• *N*=570 例（用于公式发展；整个队列，*N*=2073 例） • 德国白人参与者；43% 为女性 • 居住在社区的老年人≥70 岁 • 平均年龄 78 岁（208 例患者≥80 岁）	• 需要在其他人群中进一步确认（如黑人、亚洲人）
	BIS2—胱抑素 C（mg/L）	• BIS2：767× 胱抑素 C$^{-0.61}$× 肌酐$^{-0.40}$× 年龄$^{-0.57}$×0.87（若为女性）		

BIS. 柏林倡议研究方程；BMI. 体重指数；BSA. 体表面积；CKD-EPI. 慢性肾脏疾病流行病学协作方程；FAS. 全年龄谱方程；LMR. 修订的 Lund-Malmé 方程；MDRD. 肾脏疾病研究方程中饮食调整；Scr. 血清肌酐；Scys. 血胱抑素；Crcl. 肌酐清除率

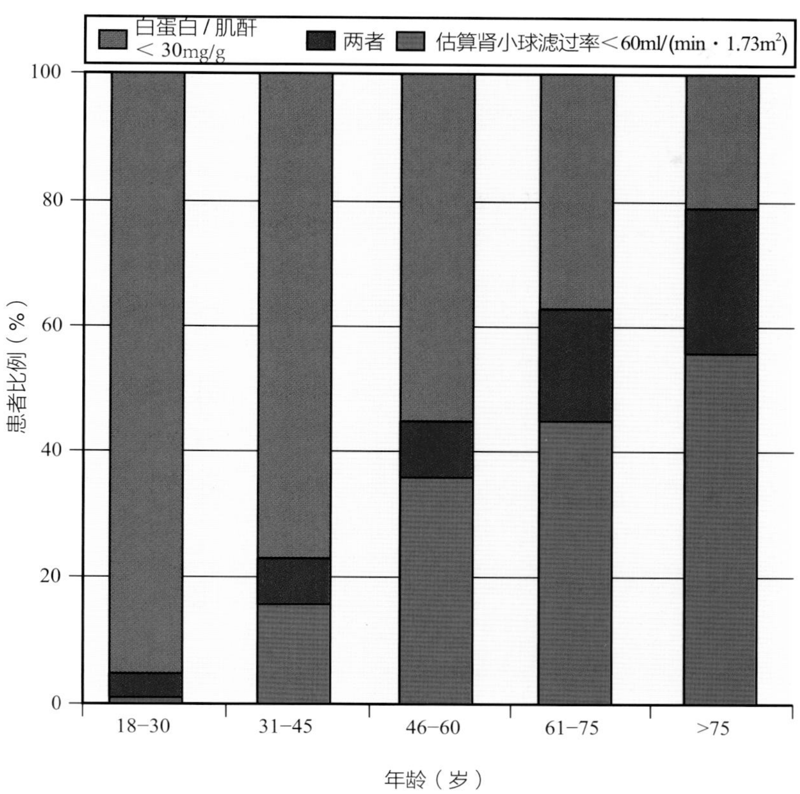

▲ 图 84-1　美国人群中由白蛋白与肌酐比值（ACR）、肾小球滤过率（GFR）或两者共同确定的慢性肾脏疾病患者的比例
改编自 James, MT, Hemmelgarn BR, Tonelli M. Early recognition and prevention of chronic kidney disease. *Lancet*. 2010;375(9722):1296–1309.

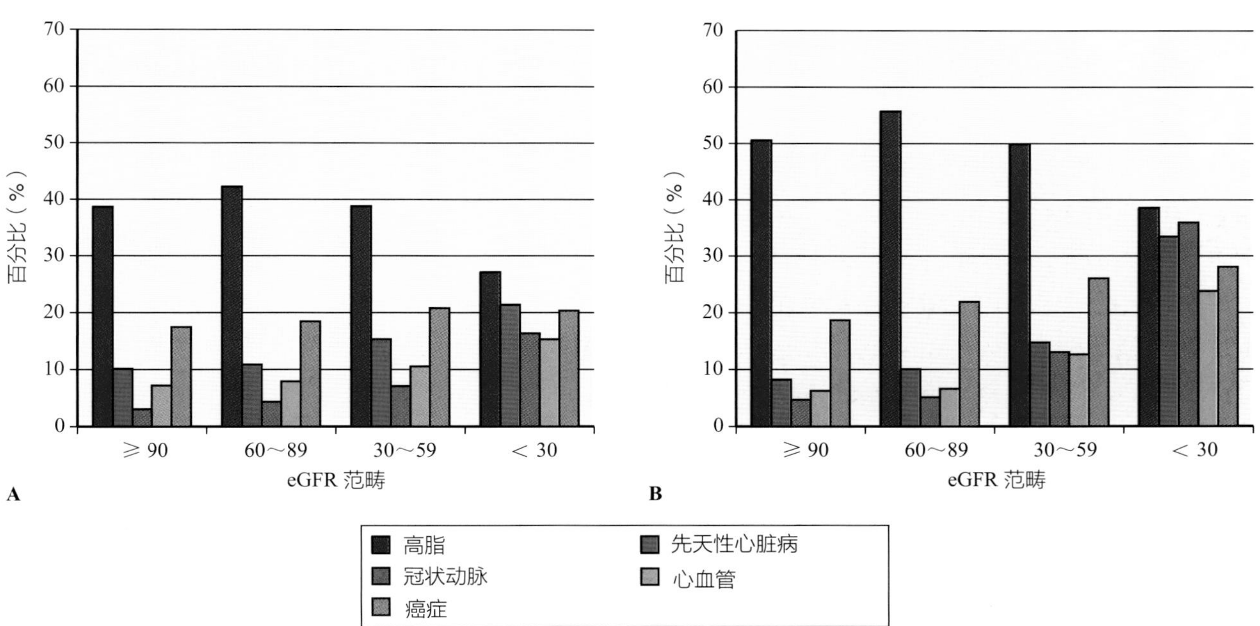

▲ 图 84-2　肾脏早期评估计划（A）和国家健康和营养检查调查（B）中按肾小球滤过率（eGFR）估计水平的共病情况
引自 Stevens LA，Li S，Wang C，et al: Prevalence of CKD and comorbid illness in elderly patients in the United States: results from the Kidney Early Evaluation Program（KEEP）. *Am J Kidney Dis*. 2010;55（Suppl 2）:S23–S33.

老年人尤其是 75 岁以上的老年人肾功能下降速率较慢，意味着即使 eGFR 严重降低，老年人死亡的可能性高于进展至 ESRD 的可能性。在一个大型退伍军人管理（VA）队列中，我们发现不管 eGFR 如何，85 岁以上的成年人死亡风险远超过透析风险（图 84–3）[5]。一项包含 1268 名老年人（平均年龄 75 岁）且 eGFR＜60ml/(min・1.73m^2) 的社区居住人群调查，跟踪随访 9.7 年，调查对象死亡的可能性是进展至 ESRD 的 13 倍，而 76—85 岁死亡风险则是进展至 ESRD 的 25 倍。即使是那些晚期 CKD[eGFR＜45ml/(min・1.73m^2)] 患者，死亡风险依然是进展至 ESRD 的 6 倍 [28]。评估老年 CKD 患者死亡风险的临床预测模型很少，也没有得到广泛应用 [29–31]。相反，评估个体进展为 ESRD 可能性的预测模型被越来越多地应用于临床实践。Tangri 等纳入加拿大两个大型队列，采用 eGFR 定义为 CKD 3～5 期患者，研究出了两个风险方程，称为八变量和四变量肾功能风险方程（KFRE）[32, 33]，随后在不同的全球队列（N=721 357）中进行了验证。更流行的四变量 KFRE 方程，使用年龄、性别、eGFR、尿 ACR，在 eGFR＜45ml/(min・1.73m^2)[10] 的老年患者中应用良好。但有反驳观点认为它不能解释急性疾病可能与肾功能急性急剧下降相关的风险，特别是在老年人群中。事实上，25%～50% 的患者在

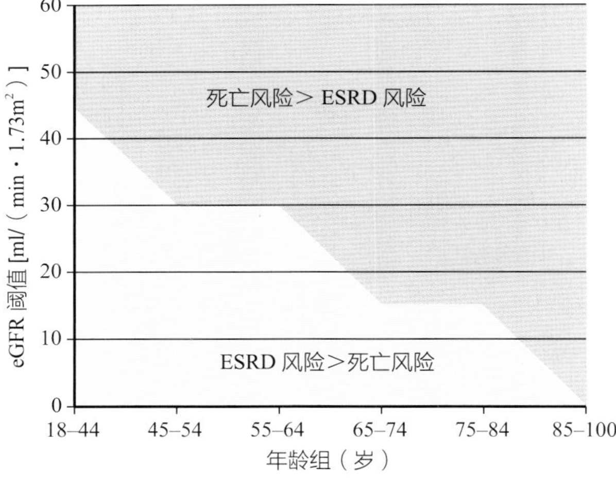

▲ 图 84–3 **基线估计肾小球滤过率（eGFR）阈值，低于该阈值，各年龄组的终末期肾病（ESRD）风险超过死亡风险**
引自 O' Hare AM, Choi AI, Bertenthal D, et al. Age affects outcomes in chronic kidney disease. J Am Soc Nephrol. 2007;18:2758–2765.

急性肾损伤（AKI）[34, 35] 后开始透析，并且有人提出，未来的模型方程应包括患者在透析前的死亡风险、肾功能下降速率和 AKI 风险相关信息 [36]。

（二）正常衰老与疾病：我们是否需要改变慢性肾脏病的定义？

eGFR 估计的不准确性，以及我们观察到老年患者白蛋白尿较少和肾功能下降速度缓慢，一直在引发人们讨论是否应该按照目前的标准，在他们 70—90 岁时定期为慢性病。最近，有几位作者认为老年人 CKD 的患病率被高估了 [37, 38]。他们指出肾功能下降是衰老的一个正常组成部分，并建议应该根据年龄修改用于定义 CKD 的术语 [39–41]。目前对 CKD 的定义并没有区分老年人和年轻人，很可能导致一些老年人被错误地贴上 CKD 的标签，并可能接受过度治疗 [42–45]。

有一些研究表明，随着正常衰老，肾小球滤过率稳步下降，下降速度通常很慢，而且没有蛋白尿。尽管这些改变通常归因于肾脏的纤维化改变，但没有足够的证据表明病理学发现与肾功能的改变平行。Rule 及其同事 [46] 通过对 1203 名健康的潜在肾脏供者进行评估，发现各个年龄组组织学上肾纤维化程度与使用碘锐特清除率测量的肾小球滤过率相关联。20 岁以后开始出现肾功能的下降，但最明显的是 50—70 岁 [47]。随着年龄的增加，纤维化更为常见，肾小球滤过率随着年龄的增长而下降 [男性每 10 年下降估计为 4.6ml/(min・1.73m^2)，女性每 10 年下降为 7.1ml/(min・1.73m^2)]，但在纤维化程度相似、年龄相仿的患者中，GFR 值存在显著的异质性，并由此得出两者之间的相关性较弱 [48]。（关于肾脏衰老的生理和病理生理的进一步讨论，详见第 22 章）

三、老年慢性肾脏病患者的共存病和老年综合征

“老年综合征”（GS）是用于描述老年人中不属于离散疾病范畴的一组常见健康状况，包括虚弱、功能受限、跌倒、抑郁、多重用药、营养不良和认知障碍。总的来说，GS 产生于老人与年龄相关的生理变化、慢性疾病和功能性压力之间的复杂相互作用。每一种症状都相互作用，而且往往是同时出

现的。

现有数据表明，在患有慢性肾脏病的老年人中，GS 的负担出乎意料的高。对于肾脏科团队来说，认识到这些老年疾病是非常重要的。透析护理等医疗干预措施的恰当性和有效性取决于患者的总体健康状况、GS 和一般健康状况。此外，从患者的角度来看，存在一个或多个 GS 几乎总是影响他们的生活方式，以及他们的家庭和社交圈。及时识别这些症状有助于制订治疗决策，并引发围绕护理目标的讨论和将护理计划提前。

通过老年视角识别 GS 并将其纳入临床护理，这种对患者的正式评估被称为综合老年评估（CGA）。理想情况下，CGA 评估是由除医生外的各种卫生保健专业人员进行的，包括护理、物理治疗、职业治疗和社会工作。评估包括详细的病史、治疗目标、对家庭环境和社会支持结构的评估、功能病史，以及对个人价值观和生活方式偏好的评估。然后将这些信息与医疗问题相结合，并对力量、平衡、感觉功能、认知、抑郁、营养和沟通技能进行评估，用于确定潜在的关注领域。多学科团队利用评估的结果，制订协调的计划，最大限度地提高健康，同时最大限度地减少老年损伤或正在启动的治疗对个人及其护理人员的影响。这种多层面和多学科的 GS 方法已被证明在一般人群[49-51]和多个肾脏临床情况中是有效的[52-55]。对 GS 的认识可以改善预后和幸福感[52-55]，并且常规 CGA 已被美国肾病学会老年咨询小组推荐用于所有老年 CKD 患者[56]。

（一）虚弱

在临床领域，虚弱是一种复杂的综合征（或状态），与脆弱性增加相关。它通常是由日常功能的不同领域（包括生理、感觉、心理和社会领域）出现的问题组合而成。虚弱有多种原因和因素，其特征是体力和耐力下降，生理功能下降，使个体容易产生依赖性和（或）死亡[57, 58]。确定虚弱的操作定义各不相同，并且大量经过验证的评估量表已被使用[59]。这在很大程度上导致估计患病率的变异性。唯一使用生理范畴作为整体虚弱性评估的替代度量方法，如 Fried 等的分类[60]，基于五项生理指标，即非故意的体重减轻、力量下降、运动耐力下降、步态速度降低和疲劳，对于衡量 CKD 患者的虚弱程度可能不准确。虚弱的社会决定因素，如与环境和心理健康相关的社会决定因素也很重要，可以通过更全面地评估来认识[61, 62]。临床虚弱性量表是一个简单且临床适用的验证工具，可用于评估总体虚弱状况。该量表主要基于医生的临床判断，对虚弱进行分级，使其成为一个易于应用的筛选工具，以确定哪些人最有可能从正式的 CGA 中受益（图 84-4）。

虚弱具有重要的临床意义，因其与发病率（如跌倒、住院、依赖、需要长期护理）和死亡率的风险增加有关[63-65]。在 CKD 的整个时期中，虚弱患者的死亡率是非肥胖患者的 2 倍。例如，纳入 MDRD 研究的 CKD 患者中，根据问卷调查发现虚弱与死亡率增加相关（HR=1.7，95%CI 1.3～2.3）[66]。美国肾脏数据系统（USRD）专题研究发现，开始透析的虚弱患者中，其死亡率 3 年内增长 1.8 倍（HR=1.8，95%CI 1.4～2.2）。

虚弱的患病率似乎随着肾功能下降[66, 67]而增加。据估计，与肾功能正常的人群相比，肾功能衰竭患者虚弱的发病率要高出 2～4 倍[67-69]。最近的流行病学估计，40%～60% 的透析患者具有虚弱特征[63, 70, 71]。尽管在年龄增长的人群中更为普遍，但在接受透析治疗的年轻人中，也存在着出乎意料高的虚弱负担[72, 73]。这种高患病率可能部分是由与 CKD 相关并发症引起的，如蛋白质能量消耗（PEW）、贫血、炎症、酸中毒及激素水平紊乱[74]。人们也越来越意识到肾脏护理和治疗可能会无意中促进疾病的发展，并妨碍了日常锻炼计划和其他积极的健康行为[63]。

虚弱是一个动态变化的过程，在这个过程中，虚弱状态之间的转变是常见的，但通常发展为更差的状态较发展为更好的状态更常见[75-77]。尽管其特征是身体功能的下降（包括体力活动和运动能力），但也常与社会参与和自我护理能力降低、抑郁和认知障碍有关。应该激发关于当前的护理目标、预后的公开探讨和更频繁的症状评估。迄今为止，还没有一种简单的一步干预措施可以逆转虚弱，但是多学科护理、营养补充、运动和康复可能会降低与虚弱相关的发病率，尤其是早期应用效果更好[24, 74]。

（二）功能损伤

功能状态描述一个人执行与个人护理和维持家

1. 非常健康——身体健壮、积极、精力充沛、有上进心的人。这种人通常有规律地锻炼。他们是适合他们年龄的人

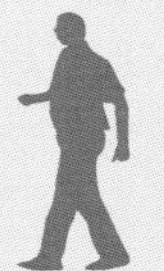
2. 良好——没有活动性疾病症状但健康程度低于第 1 类个体。通常，他们偶尔会运动或非常活跃，比如说，季节性的

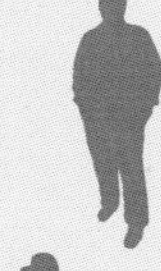
3. 管理得当——他们的健康问题得到了很好的控制，但是除了日常的散步之外，他们没有规律的活动

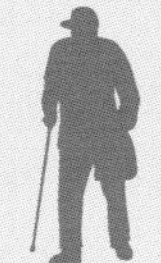
4. 脆弱——虽然日常生活不依赖他人，但症状往往限制活动。一个常见的抱怨是“慢下来”，或者是白天很累

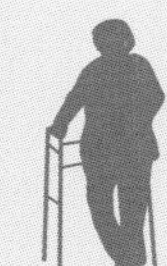
5. 轻度虚弱——这些人通常有容易的慢下来，需要高强度的 IADL（财务、交通、繁重的家务、药物治疗）的帮助。一般来说，轻度的虚弱会逐渐损害独自购物、外出散步、做饭和做家务的能力

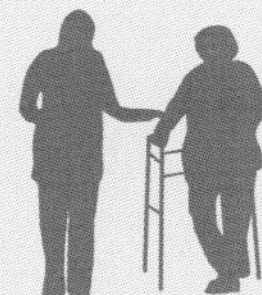
6. 中度虚弱——这些人需要外界的帮助来进行所有的户外活动，并且要把房子里里外外都打理好，他们经常有上下楼梯问题，洗澡需要帮助，穿衣服可能需要很少的帮助（提示，待命）

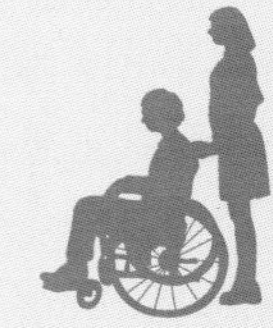
7. 严重虚弱——完全依赖他人照顾，无论什么原因（身体或认知）。即便如此，他们似乎很稳定，死亡风险也不高（在 6 个月内）

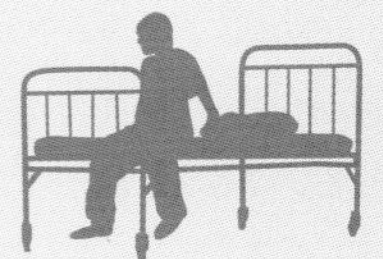
8. 非常严重的衰弱——完全依赖，接近生命的终点。通常，他们甚至不能从一场小病中康复

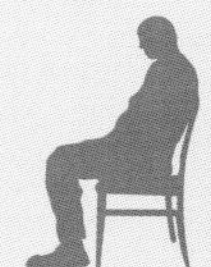
9. 绝症——接近生命的尽头。这一类人预期寿命小于 6 个月，他们在其他方面没有明显的虚弱

痴呆患者的虚弱程度与痴呆程度相对应
轻度痴呆的常见症状包括忘记最近事件的细节，尽管仍然记得事件本身，重复相同的问题 / 故事和社交退缩

中度痴呆，最近的记忆是非常受损，即使他们似乎能很好地记住他们过去的生活事件。他们可以在有提示的情况下进行个人护理

在严重的痴呆症中，他们不能在没有帮助的情况下进行个人护理

▲ 图 84-4 临床虚弱量表

引自 Rockwood K, Song X, MacKnight C, et al. A global clinical measure of fitness and frailty in elderly people. *CMAJ*. 2005;173(5):489–495.

庭生活相关的任务的能力。与休闲活动（如园艺、运动）相比，功能性任务通常被认为是日常生活的基础，而独立性丧失与患者及其照顾者生活质量（QOL）的降低有关。尽管具有虚弱特征的患者有很高的功能依赖负担，但虚弱和功能丧失可能是相互独立发生的。

最近的评估表明，与没有肾脏损害的个体相比，CKD 3b 期个体在日常活动（如洗澡、穿衣和个人护理）中产生依赖性的风险增加了 3 倍[78]。尽管原因还不能被证实，但一些研究已经表明，开始透析可能会加剧或加速功能的下降（图 84-5）[79-81]。最危险的是那些合并多种共病、高龄、透析开始时功能丧失的患者。针对维持性透析患者代表性的横断面研究 -DOPPS 研究，77% 的 70 岁以上老人表现为依赖性[82]，而在另一项心血管健康研究中发现，65 岁以上老人依赖性发生率为 15%[83]。

在一般的老年病文献中，功能依赖被认为是导致随后残疾、反复住院和死亡率增加的一个因素[84-89]。一些研究表明，较差的移动性状态（即需要协助或完全依赖转移和移动）和意外透析患者的死亡风险（表 84-2）[90-96]。对于功能丧失程度高的患者，其功能依赖（对护理的需求增加，社会角色的参与减少）与死亡率增加 2 倍密切相关（HR=2.4，95%CI 1.9～2.9）[82]。

许多因素可以导致老年慢性肾病患者功能依赖率升高。抑郁症发病率高、认知障碍、身体功能

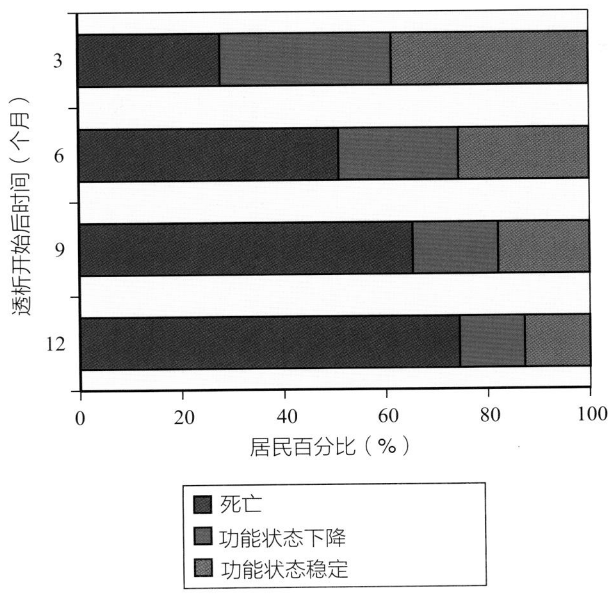

▲ 图 84-5　疗养院居民开始透析后的生存和功能状态

引自 Kurella Tamura M，Covinsky KE,Chertow GM，et al: Functional status of elderly adults before and after initiation of dialysis. *N Engl J Med*. 2009;361:1539–1547.

不良、多种共病、需要反复住院治疗，这些都可能导致患者整体健康和自我护理能力下降。早期识别 CKD 患者的功能障碍，可有效管理可改变的因素，提供支持及老年康复服务，引发家人和患者围绕预后和识别老年透析患者功能下降带来的局限性来进行讨论。

（三）跌倒

如前所述，GS 症状往往同时发生。意外跌倒在患有其他 GS 的个体中更为常见，例如伴随的虚弱和功能衰退，尽管这种关系不是绝对的 [97] 。跌倒在老年人中很常见，是与受伤相关的住院治疗的主要原因，通常伴有住院时间延长、功能衰退、长期护理及死亡率增加 [98–102]。在 65 岁以上的社区居民中，多达 1/3 的人每年都会摔倒，且常常是反复摔倒 [103]。其中 1/5 为伤害性跌倒，如造成骨折、头部受伤或割伤 [104, 105]，尽管通常一次跌倒会引发一个害怕跌倒的循环（超过 25% 的病例）和活动水平的降低，进一步增加后续跌倒的可能性和自理能力的下降 [106]。

维持性血液透析患者跌倒的发生率是腹膜透析（PD）患者的 2 倍以上 [107, 108]。虽然跌倒的常见危险因素很多（表 84–3），但对于血液透析患者，强制制动是导致血液透析患者跌倒的少见原因之一。患者长时间相对静止地坐在透析椅上可能会导致平衡的改变，感觉刺激的缺乏，随着时间的推移出现的肌肉萎缩。更令人担忧的是，透析后 1 年发生严重跌倒损伤（例如，导致骨折、头部受伤或关节脱位）的风险是开始透析前 1 年的 1.6 倍 [109]。临床资料也支持透析本身很可能是跌倒的原因之一。一个小型的社区老年人研究表明，透析日跌倒比非透析日更为常见（1.45 次 / 人 vs. 1.35 次 / 人），如果发生在透析日，透析后跌倒比透析前多 3 倍 [102]。跌倒与早期肾脏疾病的关系研究较少，但一些作者认为 eGFR 降低可能是跌倒风险增加的标志，ACR 的升高可能是骨折等严重跌倒损伤的独立易感因素 [98]。

临床常规询问既往是否有跌倒病史，并对步态和平衡进行简单的测试，可能是识别高危患者的关键策略。对这些高危患者需要更详细的评估，并需要转介到 CGA。多学科的风险评估，然后是量身定制多因素干预，如运动、疼痛治疗、辅助设备、药物检查和降低家庭危险因素，可能会有效降低跌倒的风险。

（四）抑郁

抑郁症状和临床抑郁症在整个 CKD 患者中很常见。抑郁症的患病率不同，这取决于评估工具使用和人口研究，但是，使用自我报告或筛选问卷，据估计，接近 40% 的人接受维持性透析有抑郁症状，即使他们不满足一次重度抑郁发作的所有标准。使用正式的精神病学家访谈评估，重度抑郁发作的患病率估计较低，波动于较早期的 21% 到维持性透析患者的 23% [110]。然而，这些估计可能受到一些研究观察结果的影响，即透析患者通常不愿接受正式的精神病学评估或治疗。年龄分层的数据虽然没有，但抑郁更常见于社会孤立人群和那些有功能或认知障碍的人身上，导致虚弱的老年人风险增加。此外，抑郁经常与其他 GS 同时发生，可伴有高负担的疼痛、疲劳、睡眠不佳、瘙痒和恶心 [111]。

识别老年人抑郁症之所以重要，有以下几个原因：除了公认的对 QOL 的影响外 [112–115]，透析患者和 75 岁以上患者是自杀风险最高的人群 [116]。此外，抑郁症与 CKD 和 ESRD 的住院率及死亡率增加

表 84-2 透析开始时功能损害与不良健康结局的关系

研究，研究年代	患者	研究设定	功能评估	结果	相关
Arai 等 [91] 2014 年	*N*=202，平均年龄 80 岁	单中心研究，透析年龄≥75 岁	机动性（能力或者如果没有辅助设备不能行走	6 个月死亡率	• 如果在没有帮助的情况下患者无法行走，死亡率会更高；6 个月死亡率风险：aHR=4.9，95%CI 1.4～17.1
Couchoud 等 [92] 2009 年	*N*=2500，平均年龄 81 岁	法国 REIN 登记数据，间歇性透析，年龄≥75 岁	移动性（无帮助步行、依赖或完全依赖于转运者）	6 个月死亡率	• 如果完全依赖于转运，死亡率更高；6 个月死亡率风险：aOR=1.7，95%CI 1.4～2.0
Couchoud 等 [93] 2015 年	*N*=12 500，年龄（中位数）81 岁	法国 REIN 登记数据，间歇性透析，年龄≥75 岁	移动性（无帮助步行、依赖或完全依赖于转运者）	3 个月死亡率	• 如果需要转运帮助，死亡率更高；3 个月死亡率风险：aOR=2.5，95%CI 2.1～2.9 • 如果完全依赖转运，死亡率更高；3 个月死亡率风险：aOR=6.5，95%CI 5.4～7.9
Dusseux 等 [90] 2015 年	*N*=8955，年龄（中位数）78 岁	法国 REIN 登记数据，间歇性透析，年龄≥75 岁	移动性（无帮助步行、依赖或完全依赖于转运者）	3 年死亡率	• 如果需要转运帮助，死亡率更高；3 年死亡率风险：aOR=1.7，95%CI 1.5～1.9 • 如果完全依赖转运，死亡率更高；3 年死亡率风险：aOR=3.0，95%CI 2.3～3.8
Glaudet 等 [94] 2013 年	*N*=557，平均年龄 71 岁	法国 REIN 登记数据，间歇性透析	移动性（无帮助步行、依赖或完全依赖于转运者）	4 年死亡率	• 如果需要转运帮助，死亡率更高；4 年死亡率风险：aHR=1.4，95%CI 1.2～-1.7 • 如果完全依赖转移，死亡率更高；4 年死亡率风险：aHR=1.4，95%CI 1.0～-2.0
Kurella 等 [96] 2007 年	*N*=83 996，平均年龄 84 岁	USRDS 登记数据，间歇性透析，年龄≥80 岁	机动性（不能行走或转移）	死亡率	• 如果不能行走或转运，死亡率更高 • 死亡率风险，aRR=1.5，95%CI 1.5～1.6
Thamer 等 [95] 2015 年	*N*=52 796，平均年龄 77 岁	USRDS 登记数据，间歇性透析，年龄≥67 岁	日常生活援助（需要日常生活援助、无法行走或截肢）	3 个月死亡率	• 如果需要日常生活或步行的帮助，死亡率更高;3 个月死亡率风险;aOR=1.4，95%CI 1.3～1.5

表 84-3　老年慢性肾病患者跌倒的常见危险因素

风　险	详细信息	参　考
既往跌倒	前 12 个月内一次或多次跌倒	[99, 102, 308]
害怕跌倒	害怕跌倒；使用跌倒疗效量表（高分）筛查可发现	[106]
虚弱	由于多种原因易跌倒（见正文）	[108, 309]
平衡和步态问题	姿势摆动增加，行走测试失败；关节炎或神经病变可加重	[310]
疼痛	疼痛，尤其是下肢和足部疼痛，可能导致保护性和姿势异常	
抑郁症和抗抑郁药	失眠症和睡眠障碍、注意力减退和精神运动迟缓，以及（或）使用镇静剂和抗抑郁药加重跌倒风险	[308,310]
处方口服药数量	特别是苯二氮䓬类、抗抑郁药、β 受体拮抗剂、其他抗高血压药、阿片类衍生物，增加跌倒风险	[310–312]
认知障碍	由于对环境风险的意识下降而导致跌倒；判断力的改变和执行功能的降低导致对与年龄或疾病相关的步态和平衡变化的有效补偿降低	[313]
感觉缺陷	视力和（或）听力差会影响环境认知、平衡和代偿策略	
糖尿病	视网膜病变、周围神经病变和低血糖发作导致视力受损，增加跌倒的风险	[310,314]
贫血	可能导致能量不足、运动耐力差和直立性低血压	
蛋白质能量消耗与肌萎缩	肌肉质量和力量的丧失导致代偿和防止摔倒的有效策略降低；运动能力降低	[308,315]
血液透析治疗	短暂或快速液体和电解质移位、低血压、心律失常的风险增加；僵硬和肌肉无力因被迫移动而加剧	[316]
腹膜透析治疗	环境风险 – 整夜与循环机相连接，床区周围的管道可能会造成绊倒风险；机械性因素 – 大量腹腔内液体导致重心改变	[107]

HD. 血液透析；PD. 腹膜透析

有关[117–122]。

治疗老年患者抑郁症的方法和治疗年轻患者抑郁症的方法是一样的。主要的治疗方法是针对抑郁症的心理治疗，如认知行为治疗（CBT）或人际关系治疗，以及抗抑郁药物的药理学治疗。一些研究表明，CBT 在 ESRD[123–125] 患者治疗时是有效的，如果可能的话，CBT 应被视为轻度至中度抑郁症患者的一线治疗方法[126]。然而，人们对身体疾病、虚弱和认知障碍对心理治疗的有效性或可行性的影响知之甚少。尽管抑郁症的发病率高，临床意义重大，但许多患者仍未得到治疗[127–131]。

药物治疗已应用于 CKD 或 ESRD 患者；然而，关于安全性、有效性和最佳剂量知之甚少[132, 133]。大多数抗抑郁药物蛋白结合率高，并且不会通过透析去除。尽管它们通常经历肝脏代谢，但活性代谢产物通过肾脏排出，因此剂量应根据 eGFR 水平进行调整（表 84-4）。基于目前数据，选择性 5- 羟色胺再摄取抑制剂（SSRI），如舍曲林、依地普仑和帕罗西汀，应被认为是治疗肾病患者抑郁症的一线药物[134, 135]。三环类抗抑郁药（TCAS）和单胺氧化酶抑制剂（MAOI）应避免在老年和（或）肾病疾病患者中使用，有可能出现心脏和中枢神经系统不良反应，包括 QT 间期延长、心律失常、抗胆碱能作用和直立性低血压。帕罗西汀在治疗伴有难治性瘙痒的抑郁症患者时可能是有用的，因为它有止痒作用；如度洛西汀等药物可能是处方药，对伴有疼痛的患者是非处方药。基于对 HD 患者进行的一项小型药代动力学研究的数据，度洛西汀的治疗剂量需要调整[136]，理想的给药间隔为 48h。值得注意的是，在世界许多地区，这是一种超说明书处方药，目前美国的产品标签建议，如果肌酐清除率（CrCl）< 30ml/min，则不给药。米氮平，一种去甲肾上腺

表 84-4 慢性肾病（CKD）和终末期肾病常用抗抑郁药物的安全性、剂量和疗效

药品类别，通用	CKD 中的剂量调整[132]	评 价	疗效研究	不良反应[132, 133, 317]
选择性 5- 羟色胺再摄取抑制剂（SSRI）				
舍曲林	• CKD 1 期～4 期：无须调整剂量；50～200mg/d • CKD 5 期～5D 期：从 25mg/d 开始，考虑降低最大剂量	• 尿液中排泄不超过 1% • 在单次给药研究中，CKD 患者药代动力学中保持不变，但没有关于多次给药的公开数据 • 透析可能不清除	• 三项前瞻性疗效研究[129, 318, 319]：舍曲林显著改善 BDI 评分	• 常见症状：失眠、烦躁、恶心、头痛、胃肠道不适、性功能障碍、兴奋（主要是氟西汀和舍曲林）
帕罗西汀	• IR：10～40mg/d • CR：12.5～50mg/d	• 尿液中排泄<2% • 当 GFR<30ml/min 时血浆浓度升高 • 如 GFR<30ml/min，从 10～20mg/d 开始，缓慢增加 • 透析可能不清除	• HD 患者（*N*=34）中的一项研究[320]：帕罗西汀显著改善抑郁症状和营养指标	• 罕见：SIADH、出血风险增加、锥体外系症状、5- 羟色胺综合征（与其他 5- 羟色胺能药物联合使用）和 QT 延长（西酞普兰剂量>40mg）
西酞普兰	• 无须调整剂量：10～40mg/d	• 尿液中排泄<15% • 如果 GFR<20ml/min，不建议使用 • 肾功能损害时通常不需要调整剂量，但当 GFR<10ml/min 时应谨慎使用 • 血液透析仅清除 1%	• HD 人群（*N*=44）的一项随机研究（西酞普兰与心理训练）[321]：西酞普兰和心理训练在 3 个月结束时均显著降低 HADS 评分	
依地酞普兰	• 无须调整剂量：10～20mg/d	• 尿液中排泄<10% • 如果 GFR<20ml/min，不建议使用 • 透析可能不清除	• 一项随机研究[322]（依地普仑与安慰剂）对 58 例 ESRD 患者的疗效 - 依地普仑与安慰剂相比显著改善 HADS 评分	
氟西汀	• 无须调整剂量：20～60mg/d	• 尿液中排泄 5%～10% • 半衰期长 • 如果 GFR<20ml/min，考虑隔日使用或低剂量使用 • 透析可能不清除	• 两个小的前瞻性疗效研究：氟西汀改善 6 例 HD 患者抑郁症状超过 25%[323]；与安慰剂相比，14 例 HD 患者在 4 周而不是 8 周改善抑郁[324]	

（续表）

药品类别，通用	CKD 中的剂量调整[132]	评　价	疗效研究	不良反应[132, 133, 317]
5- 羟色胺去甲肾上腺素再摄取抑制剂				
文拉法辛	• 正常剂量：75～225mg/d • eGFR 10～70ml（min · 1.73m^2）：考虑将剂量减少 25%～50%。 • 透析：每日总剂量减少 50%	• 尿中排泄率 5% • 肾损害患者清除率降低，半衰期延长 • 如果 GFR＜10ml/min，不建议使用 • 可能出现毒性代谢物蓄积，横纹肌溶解症和肾功能衰竭，但罕见	• 无疗效数据	• 类似于 SRI 加用，升高血压 • 度洛西汀会有肝脏毒性
度洛西汀	• 如果 eGFR＞30ml（min · 1.73m^2），剂量为 40～120mg/d，无须调整；eGFR＜30ml（min · 1.73m^2），不建议使用	• 晚期 CKD 患者和维持性透析在适应证外	• 无疗效数据	
去甲肾上腺素能和特异性 5- 羟色胺能抗抑郁药				
米氮平	• eGFR 10～50ml（min · 1.73m^2），不建议调整剂量：15～45mg/d • eGFR＜10：考虑减少剂量	• 75% 在尿液中排出 • GFR＜10ml/min 者清除率降低 50% • 可用于治疗肾衰竭引起的瘙痒	• 无疗效数据	• 刺激食欲、体重增加、镇静
去甲肾上腺素多巴胺再摄取抑制剂				
安非他酮	考虑减少剂量和（或）频率：150～450mg/d		无疗效数据	癫痫发作、失眠、焦虑、食欲下降的风险增加
三环类抗抑郁药（TCA）				
去甲替林	• 无须调整剂量：35～150mg/d • 不推荐用于：老年人，特别是患有 CKD 的老年人	• 尿液中排泄＜5% • 所有代谢物都高度亲脂	• 无疗效数据	• 抗胆碱能作用，直立性低血压，镇静，心脏毒性
阿米替林	• 无须调整剂量：10～200mg/d • 不建议：老年人，特别是患有 CKD 的老年人	• 尿液中排泄＜2%	• 无疗效数据	

BDI. BEK 抑郁量表；CR. 控制释放；HADS. 医院焦虑抑郁量表；IR. 即刻释放；SIADH. 不适当抗利尿激素综合征

素能和 5- 羟色胺能抗抑郁药物，具有催眠、食欲刺激和止痒作用，可用于伴有厌食症、睡眠障碍和（或）瘙痒的老年肾病患者。

（五）多药治疗

多药治疗常被定义为 5 种或 5 种以上的药物治疗[137, 138]。因为 CKD 患者平均服用 8 种药物，而透析患者服用 10～12 种药物，多药治疗可能是肾内科最大的问题之一。在老年人群中，多药治疗与死亡率增加、药物不良事件和药物相互作用、跌倒和其他 GS、药物依从性差和更高的医疗保健费用有关[139]。针对患有慢性肾脏病的老年人，安全的药物处方很复杂，不仅要考虑药物的数量和并发症，还要考虑高龄和 CKD 引起的药代动力学和药效学发生的改变。年龄和 CKD，使得老年患者更容易出现药物积聚和药物不良反应[40, 141]。指导处方的证据非常有限，因为很大一部分临床试验排除了 65 岁以上的患者，因此治疗决策通常是基于其他患者组推断的证据[142–144]。作为一般指南，建议临床医生考虑表 84–5 中列出的多种因素。只能在没有备选方法替代的情况下使用治疗谱窄 / 毒性大的药物，而且必须严密监测[145]。

有几种工具可以识别老年人使用药物的风险通常大于益处，或者识别被忽略但可能对患者有益的药物。最广泛使用的工具包括 Beers 标准[146]、提醒医生正确治疗筛查工具（START）[147]、老年人潜在不适当处方筛查工具（STOPP）[148]。START 重点是确保指出并可能提供益处的药物不会被错误地忽略，然而 Beers 标准和 STOPP 更侧重于尽量减少暴露于风险大于潜在益处的药物。2015 年 Beers 标准分为五个部分：大多数老年人应避免的药物、患有特定疾病或综合征的老年人应避免的药物、老年人应谨慎使用的药物、潜在的临床重要药物相互作用，以及根据肾功能避免或调整老年人剂量的药物。最近更新的 STOPP-START 标准[149]，显著改善药物的适用性，并减少潜在的不合理药物的不良后果[150]。将 Beers 标准和 STOPP-START 标准纳入日常药物处方审查过程，在对老年慢性肾病患者的药物管理过程中，可以最大限度地提高药物治疗的效率和安全性，并使错误的次数达到最小化。

（六）营养不良和蛋白质能量消耗

根据定义，25%～75% 的老年透析患者存在尿毒症营养不良、肌肉消耗和体脂减少[151]。肾脏文献中术语“蛋白质能量消耗”（PEW）更常用于营养不良，因为 CKD 相关因素促进消耗的发展，与营养素摄入量无关[152]。对 PEW 的全面综述虽然超出了本章的范围，但在老年患者中认识到 PEW

表 84–5　老年肾病患者处方时考虑风险和益处的关键因素

风险因素	利益因素
药物相关风险	
• 药物是否全部或部分通过肾脏清除？药物治疗窗口窄吗？ • 药物是否对一般老年人或患有与患者相似的共病患者具有高风险？ • 药物是否有潜在的中枢神经系统影响？ • 数据是否可用于指导肾病患者的给药（如药代动力学研究、药物水平监测）？	• 研究这种药物的人群是多少？是否包括老年人或肾病患者？有没有观察性或临床试验证据表明对肾病患者有益？ • 如果没有对肾病患者进行研究，药物在批准后研究中是否有安全性记录？ • 药物治疗的益处是由于症状的改善还是无症状疾病风险的降低？患者在添加新药物时有什么偏好？ • 药物是否解决了患者面临重大风险的问题（如肾病患者的心血管疾病）？患者是否有可能从新药物中获得显著的绝对风险降低？
患者相关风险	
• 患者已经服用多种药物了吗？ • 患者是否有认知功能障碍、视力低下、虚弱？这组患者服用其他药物的风险可能更高。 • 患者是否有依从性问题的病史，以及与患者相关的不稳定剂量会产生什么后果？	

引自 Rifkin DE, Winkelmayer WC: Medication issues in older individuals with CKD. *Adv Chronic Kidney Dis*. 2010;17:320–328.

是很重要的，因为其与虚弱、跌倒和死亡率增加有关，目前很大程度上存在着认识和治疗不足的问题[153, 154]。

食欲不振在老年 ESRD 患者中较为常见，估计有 1/3～1/2 患者随着 CKD 的进展，逐渐自发地减少食物摄入量[155, 156]。这种食欲不振常常导致营养素摄入量的最初变化[152]；然而，总营养的螺旋式下降则是由老年人中常见的多种因素造成的（图 84–6）。在肾脏病中，饮食摄入的限制会影响食物的种类、风味和适口性，并进一步促进营养不良的发生。在许多情况下，除了 PEW 外，失去饮食的社交乐趣会导致生活质量低下。

应特别关注老年人的营养状况，当发现存在 PEW 时（主观全面评估 SGA 和营养不良炎症评分 –MIS 都是可靠的筛查工具），肾脏病营养学家必须提供个性化意见。改善 PEW 的干预措施通常仅限于补充，并没有证据支持需要改变透析方案。便秘和（或）口干症状应积极治疗，如有可能，应避免使用已知的减少食欲的药物。虽然没有循证医学证据，但建议可以服用米氮平和（或）其他兴奋剂药物，并放宽饮食限制。

（七）认知障碍

认知障碍通过功能依赖和行为症状对患者产生负面影响，反过来对患者的幸福感和生活质量产生重要影响。认知障碍可能影响患者护理的多个领域，包括患者对治疗计划和药物治疗依从性，并可能导致过早住院和死亡[157–159]。肾脏疾病的病理生理学、患病率和神经疾病的治疗在本文其他部分讨论（见第 57 章）。筛选对所有人都很重要，相对快速的测试，如 Mini–Cog（三字回忆和时钟绘图）或小型精神状态测试（MMSE）在繁忙的实践中可能有用。由于认知障碍随着时间的推移而恶化，特别是在透析开始后[160]，认识和讨论目前存在认知障碍的特征，并向患者和家庭介绍进一步发展为痴呆症具有很高的可能性，这一点是非常重要的。实施适当的社会支持和规划未来患者的护理是讨论的关键部分。

四、老年慢性肾脏病治疗的争议与复杂性

在过去的 10 年里，已经出现许多临床实践指

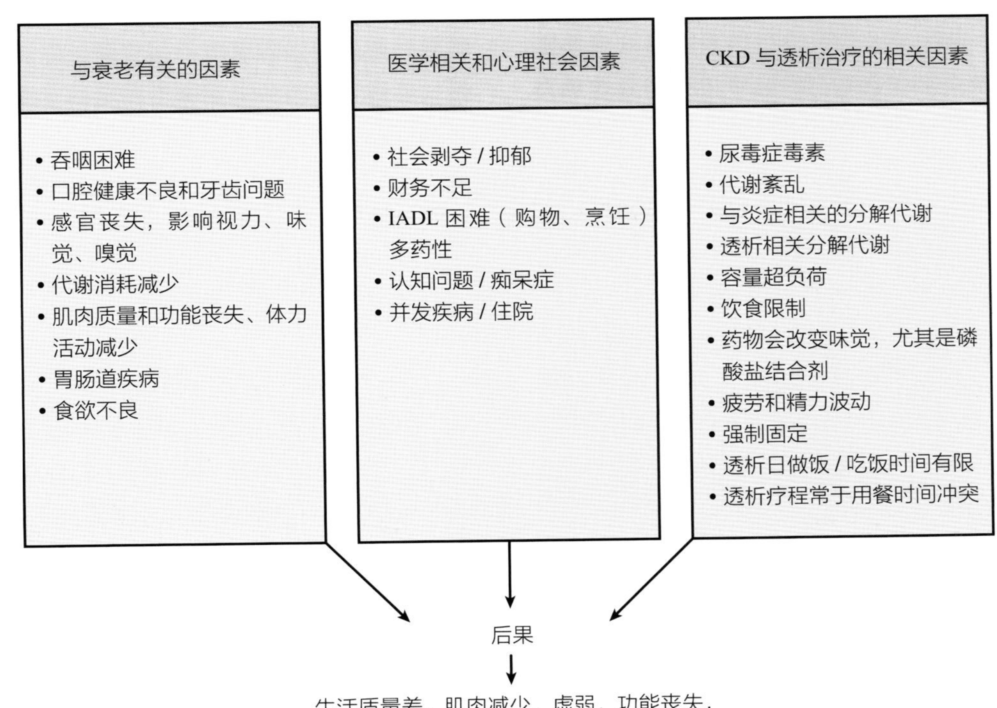

▲ 图 84–6　导致营养不良和蛋白质能量消耗的衰老和透析相关的常见因素（PEW）
CKD. 慢性肾病；IADL. 工具性日常生活活动

南，目前创建了一个基于证据的结构用于指导临床CKD护理。临床实践指南有助于使护理标准化，并确保所有患者采用统一的方法，包括最有可能降低死亡率和心血管事件以及减缓疾病进展的干预措施。指南包含了大量人口学的数据，因此它们的优势在于建立一个简化模型来指导一贯的高质量护理能力，这在某些方面也是它们最大的弱点。个别患者因其自身的复杂性、价值观和目标不同，尤其是那些接近生命终点的虚弱老年人，指南可能导致其护理要求与个人需求不一致。因此鼓励临床医生征求患者的个人目标和价值观，区分年轻人和老年人、健壮或虚弱的人，区分单纯肾脏受累的CKD患者和合并多种复杂慢性疾病的CKD患者。

在肾脏领域，指南就是否需要针对年老体弱患者进行调整引发了一些争议性讨论，这些有争议的问题将在后面的章节中介绍。

（一）虚弱的老年慢性肾脏病患者高血压：以血压为目标

数十年的研究明确表明，降压治疗可以降低包括老年和高龄患者在内的一些人群心血管疾病（CV）的风险。然而，目前尚不确定老年晚期肾脏病患者应如何严格控制血压[161, 162]。虽然对所有高血压的讨论超出了本章的范围，在其他地方也有详细的论述（见第49章），但针对老年CKD患者相关的数据将讨论如下。

较新的指南，如加拿大和澳大利亚的指南，纳入了2015年发表的收缩压干预试验（SPRINT）[163]中的数据，该试验建议收缩压目标＜120mmHg[164–166]。SPRINT是由国家卫生研究院资助的一项前瞻性随机对照试验，该研究将9361名心血管危险性高的患者随机分为以收缩压＜140mmHg为目标的标准治疗组和以收缩压＜120mmHg为目标的强化降压组。纳入患者包括50岁或50岁以上的成年人，他们有轻微的血管疾病风险，但没有糖尿病，最近没有脑卒中、心血管事件或心力衰竭。结果显示，在这个选定的人群中，将收缩压降低到＜120mmHg的目标会显著降低致命和非致命心血管事件的发生率以及任何原因导致的死亡。更严格的血压目标的益处在2636名75岁或75岁以上受试者的亚组分析中也得到了证实[167]。值得注意的是，虽然严重不良事件的总体发生率在两组之间没有差异（强化组为38.3%，对照组为37.1%，P=0.25），强化治疗组患者更容易出现AKI、晕厥、电解质异常和低血压（但无损伤性跌倒）。

然而，有人担心来自SPRINT的数据可能不适用年老、虚弱的晚期CKD患者[161, 162, 168]。尽管SPRINT招募的75岁或75岁以上的患者中，有一部分人的肌酐水平升高[16%的患者eGFR＜45ml/(min・1.73m^2)]，但很少有人具有肾病进展的其他特征（见之前探讨的仅根据eGFR阈值是否可以应用于老年人）[167]。蛋白尿＞1g/d及多囊肾病患者排除在外。与许多CKD患者不同，用最少的药物很容易控制血压。此外，患有痴呆症、非故意体重减轻＞10%或居住在养老院的患者除外，预期寿命在3年以内（包括癌症）的患者也不包括在内。

最近的一项涵盖了45 000名各个年龄段患者的Meta分析也证实了治疗高血压的益处[169]。但是对血压控制目标证据目前仍不是很清楚。Weiss等[161]提供了强有力的证据，表明血压＜150/90mmHg可以降低死亡率、心脏事件和脑卒中，但只有低至中度的证据表明血压＜140/85mmHg对60岁以上的成年人有益。此外，他们发现的血压目标较低与晕厥和药物负担增加有关，但与较高的跌倒率或认知能力下降无关。尽管所有血压指标的不良反应发生率似乎相似，但不良事件对老年患者的影响可能更高，尤其是住在养老院的患者[170]。因此建议谨慎些，至少目前，随着数据的不断涌现，读者最好将CGA的结果整合到医疗决策中，使治疗决策与个体复杂性相匹配。

（二）他汀类药物在八九十岁老年人中的作用

CKD患者的主要心血管事件和死亡率的风险增加，有时被认为是等同于糖尿病和高血压的冠状动脉风险[171]。虽然血脂异常是普通人群、其是50岁以上人群心血管疾病的一个重要可改变的风险因素，但它在老年CKD人群中的作用和相关性尚不清楚。目前KDIGO指南建议对50岁以上或eGFR＜60ml/(min・1.73m^2)的非透析患者，不考虑年龄或基线血脂水平，可单独或联合应用他汀类药物治疗[172]。许多证据都是基于心脏和肾脏保护研究（SHARP）的高质量数据[173]。与美国心脏病学会和美国心脏协会出版[174]的针对普通人群（20—79岁）指南不同，KDIGO 指南中没有年龄上限。因此，也许应该按照美国老年协会公布的指导原则，采取更为谨慎的方法，尤其是对合并多重病症的患者[175]。

2011 年发表的 SHARP 试验，将 CKD 患者随机分为试验组（20mg 辛伐他汀联合 10mg 依折麦布）或安慰剂对照组[173]。平均随访 5 年，结果显示心脏死亡、脑卒中、非致命性心肌梗死和心脏血运重建的发生率较低（11.3% vs. 13.4%）。参与者年龄多在 70 岁以上（占 SHARP 研究为 28%），辛伐他汀和依折麦布的干预效果相似。从所提供的数据来看，几乎没有证据表明这些老年参与者发生不良事件的风险增加。然而困境来自于这个研究没有被纳入的人群。许多患者因他们的医生认为其并不合适参与而被排除在外。许多人可能是具有社会或其他特征的老年人在这项研究中没有相关数据。在一篇的文章中，Butler 等认为，任何年龄段的 CKD 患者，均应用当前 KDIGO 指南提倡使用的他汀类药物可能是不合适的[176]。他们认为，参与研究的老年患者可能并不代表我们诊所的许多患者，并特别提到有心肌梗死、认知障碍或功能受限病史以及那些社会或心理脆弱的患者本应被排除在外。此外，他们提醒我们有必要制订出治疗偏好和目标，因为药物负担和费用对老年人往往比年轻患者更重要，同时药物不良反应的影响对他们来说更大。

虽然降脂对非透析 CKD 患者有好处，但这种好处似乎并没有惠及透析患者。一些大型随机试验和高质量的 Meta 分析表明，他汀类药物治疗对接受维持性透析的成年人心血管结局仅有很少获益或无获益[173, 177-183]。新的证据表明，他汀类药物可能加速透析人群中的血管钙化[184]。因此，老年患者，特别是虚弱或者合并多重病症、预期寿命仅有几年的患者，使用他汀类药物的证据较弱。目前，2014 年 KDIGO 血脂指南[172]和 2016 年加拿大心血管学会指南[185]建议接受透析的成年人起始阶段不需要常规服用他汀类药物，但在开始透析时已经接受他汀类药物治疗的患者可以继续服用他汀类药物。虽然没有证据或指南支持，但他汀类药物的停药可能对维持透析的老年人有一定影响，这些老年人虚弱、共病、多药性或营养不良会加重，并进入生命终点。

（三）心房颤动的抗凝治疗

肾功能受损患者心房颤动（AF）的患病率明显高于普通人群[186, 187]。接受维持性透析治疗的 65—74 岁的成年人，AF 患病率为 13%。85 岁及以上的患者中，这一比例增加到 23%[188]。这些患者中大部分使用口服抗凝药，特别是华法林，用于降低脑卒中和全身性栓塞的风险。

很多证据表明，华法林的获益 – 风险比可能不适用于 ESRD 患者。争论的焦点是，接受透析的房颤患者中使用华法林时，其降低脑卒中风险的效果会降低，并且会增加出血风险[189, 190]。最近的观察研究显示，早期停药率（47% 为 8 个月后停用）[191]和医生的不确定性很高[192, 193]。目前，世界范围内的指南存在相互矛盾。2012 年 KDIGO[9]和 2016 年加拿大心血管学会指南[194]都建议，对于肌酐清除率＜15ml/min 的房颤患者（包括透析患者），不需要抗凝；而 2014 年美国心脏病学会 / 美国心脏协会实践指南[195]建议非瓣膜性房颤患者使用华法林抗凝治疗，其国际标准化比值（INR）目标为 2.0～3.0，CA2DS2 VASc 评分为 2 或更高。2012 年美国胸科医学院[196]和 2016 年欧洲心脏病学会[197]没有对 ESRD 患者提出具体建议。对于老年患者，尤其是那些有一种或多种 GS 的患者，风险似乎等于或大于收益[198, 199]，并且至少在现有试验结果可用之前[200, 201]，在为预防脑卒中而开华法林处方时，特别是在年老体弱的患者中以及有大出血史和已知血管钙化患者，一定须谨慎。

目前较为欣慰的是，对于透析患者可以选择非维生素 K 拮抗剂口服抗凝药（NOAC）作为替代抗凝药[189]。达比加群、利伐沙班、阿哌沙班和伊多沙班已在非瓣膜性房颤患者开展大型Ⅲ期试验进行研究，与华法林相比，其总体上具有良好的风险 – 效益曲线[202]。然而，只有有限数量的小规模的 NOAC 对照试验包括了重度 CKD 患者（CrCl＜25～30ml/min），而且 HD 对其药代动力学的影响仍然知之甚少。尽管如此，这些药物的应用已经变得越来越普遍，估计有 12% 的抗凝透析患者正在接受 NOAC 治疗[203, 204]。

（四）抗吸收治疗：骨骼健康

骨骼健康仍然是肾脏护理具有挑战性的部分，

尤其是老年人又合并脆性骨折、无动力型骨病和使用多种药物。在本节中，我们回顾了支持在最近骨折的老年患者中使用抗吸收疗法的数据（或缺乏数据）。

脆性骨折是由于低能量创伤（如从站立高度或更低的位置跌落）而导致的骨折，在老年人中很常见，与死亡率高、长期康复、长期疼痛和高昂的医疗费用有关。尤其是髋部骨折，这对老年人的健康、生活质量和能力有重大影响，只有 50% 的患者恢复了骨折前的活动性和独立性[205]。2000 年，估计全世界有 160 万例髋部骨折[206]。这一数字预计将到 2050 年增加至 630 万例[207]。骨折的风险随着 CKD 的进展而增加，导致 CKD 老年患者的风险比肾功能正常老年人高 1.5～4 倍（图 84–7）[208, 209, 300]。尤其令人关注的是透析患者中发生的髋部骨折，因为透析人群髋部骨折后 1 年死亡率接近 65%，而美国普通人群为 20%[210]。

尽管数字惊人，但很少有数据可以指导临床医生为老年 CKD 患者提供骨折后护理。在评价药物治疗的临床试验中统一都把 CKD 4 期～5 期老年患者排除在外。CKD 患者的特殊性和复杂性，再加上年龄和绝经后骨质流失的原因，使得该人群在骨质疏松症的诊断和治疗方面面临很大挑战。积极治疗甲状旁腺功能亢进和降磷治疗可能存在骨折风险，也可能对其他易发风险，如跌倒、营养不良和衰老产生负面影响。

关于 CKD 4 期～5 期患者使用双膦酸盐或地诺单抗的研究很少。临床经验有限，必须慎重权衡使用抗吸收药物的理论风险与未知益处，特别是因为骨病理很难准确判定。因此，不鼓励在晚期 CKD 和（或）有矿物质和骨代谢异常的 CKD 患者中广泛使用骨质疏松症治疗，特别是在年老体弱的患者中，尽管骨折复发的风险增加，但可能会遭受不良影响和潜在危害[211]。抗吸收药物和其他骨质疏松治疗可用于 eGFR 轻度下降≥30ml/(min・1.73m^2) 和甲状旁腺激素（PTH）水平在正常范围内的患者[212]。然而，对于重度 CKD 患者（4 期～5D 期）和透析患者，减少骨折复发的治疗措施有限。骨质疏松症的标准疗法在这一人群中可能无效或有害。例如，抗吸收药物可能恶化骨转换、骨软化和混合性尿毒症骨营养不良，并加剧甲状旁腺功能亢进；地诺单抗可能导致显著的低钙血症[213]。2017 年 KDIGO 指南更新中提到，只有在考虑“根据生化异常的严重性和可逆性及 CKD 的进展后，并考虑骨活检”之后，才谨慎建议给予治疗[212]。

肾病学家应继续密切关注这一相对较新领域的新信息，同时开展专门为 CKD 患者设计的前瞻性研究。

（五）血管通路的建立

在接受血液透析的老年患者中，血管通路的建立是多年来一直在持续讨论的话题[214–217]。在老

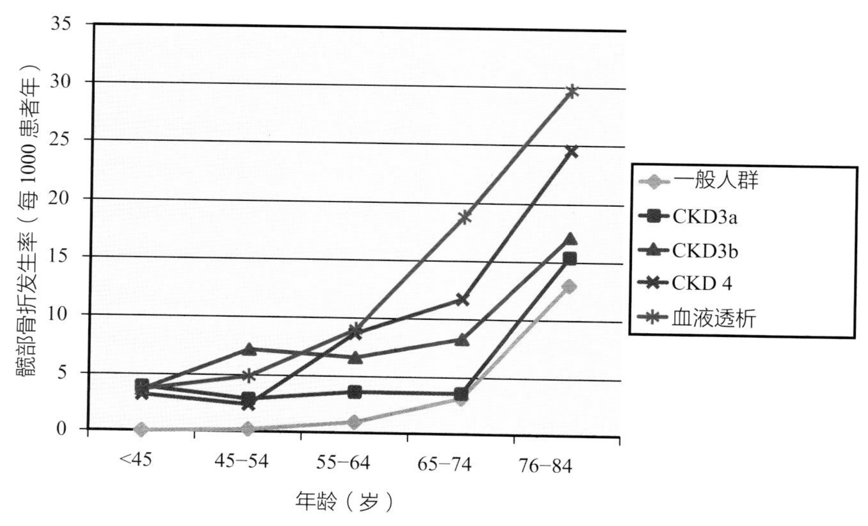

▲ 图 84–7 髋部骨折发生率随慢性肾脏病（CKD）进展而增加

引自 Moe SM，Nickolas TL. Fractures in patients with CKD: time for action. *Clin J Am Soc Nephrol*.2016;11(11):1929–1931.

年患者中，根据治疗目标优先选择透析通路更为重要。尽管高质量的研究表明，动静脉瘘（AVF）可以降低感染风险，很好的维持患者生存[218-220]，毫无疑问，在老年肾病领域，有几种情况下，瘘可能不是最合适的方法。

早期的研究将动静脉瘘与动静脉移植物（AVG）或中心静脉导管（CVC）进行比较，可能高估了通过 AVF 透析的患者的生存获益。通过比较造瘘失败和未造瘘的患者的预后，发现观察到的生存率增加归因于残余的混杂因素，产生于接受手术的个体可能比未尝试手术的个体更健康的固有偏见[221, 222]。此外，尽管相对收益可能与年龄无关，但就生存天数而言，绝对收益可能很小，因为老年人透析治疗的总体存活率较低。DeSilva 及其同事[223]分析了 115 425 名 67 岁及以上美国血液透析患者的数据。他们根据第一次血管通路情况来评估死亡率结果，但是发现 AVG 或 AVF 患者的死亡率并没有差异。Drew 等[224]结合当前不同通路的风险 – 获益比采用决策分析技术，也报道了类似的结果。尽管他们的研究因假设大多数患者用 CVC 开始透析而受到了轻微批评，但所使用的方法是稳健、有效的，并可以在全世界范围内推广。结果表明，当使用内瘘透析时，80 岁以上患者的平均估计生存效益是微乎其微的。例如，男性和非糖尿病患者的预期寿命增长最大，而 80 岁非糖尿病男性，AVF+CVC 透析估计寿命 8 个月，而 AVG 则为 6 个月。80 岁糖尿病女性的生存率最好用 AVG，与 AVF+CVC 相比，生存率仅相差 3 周[224]。

与通路相关的并发症发生率很高。与 CVC 患者相比，AVF 或 AVG 患者更易出现疼痛、出血、瘀伤和肿胀[225]。插管相关并发症更常见，部分原因为皮肤脆弱，大量使用抗血小板药物或抗凝药物[226]。通路建立也与握力降低、手臂和手功能受损相关[227]。AVF 或 AVG 可能影响患者的独立，限制穿衣、洗澡和其他日常生活活动。此外，对于透析前期造瘘的 80 多岁老人研究中发现，1/3～1/2 在需要肾脏替代治疗（RRT）之前就已经死亡[223, 228]。其他研究表明，老年人内瘘失败率很高，一些研究提出高达 60% 的老年人的内瘘不能成熟[229, -231]。功能正常的患者中，有些需要干预，特别是在临床早期干预，导致临床和经济负担较高而总体生存获益有限[217]。

理想的临床情况是当个人的 CGA 结果有助于选择血管通路[232]。在患者接近 HD 起始前行 AVG，可以有效保留 CVC[233]，比置 AVG 更节省成本[217]。尽管我们仍在等待正在进行的针对老年患者通路选择的随机对照试验的结果[234]，但基于“为合适的患者提供合适的服务”的原则，根据患者的喜好、优先级、预期寿命和生活质量等，为患者推荐合适的通路。

五、终末期肾病老年患者的护理

（一）透析

随着时间的推移，透析人口的统计数字一直在变化。与 21 世纪初相比，透析患者年龄更大，医疗复杂度更高[235]，其中超过 50% 的患者年龄在 65 岁以上，25% 的患者年龄在 75 岁以上[236]。直到最近，调整后的 ESRD 患病率也一直在上升，与 65 岁以下的患者相比，老年组人群 ESRD 患病率上升幅度更大。然而，这些趋势已经开始改变，来自 USRDS 的数据表明透析实践模式更加保守，开始透析的老年人数量明显下降，导致 2016 年的发病率是自 20 世纪 90 年代末以来 65 岁及以上老年人中最低的[236]。

尽管人们常常认为透析治疗可以延长寿命，缓解晚期肾脏病的症状和体征，但越来越多的证据表明，老年人未必总能从中受益。在美国，慢性透析开始后的平均预期寿命与许多癌症相当（或更糟），估计 75 岁或 75 岁以上患者的平均预期寿命低于 2 年。然而考虑到异质性，尽管几乎 25% 的 70 岁及以上的人生存不足 6 个月，相似的比例生存可以超过 4 年[79, 96]。所有年龄，透析后的相对中位预期寿命接近于一般人群年龄匹配值的 25%[236]。因此，老年人最有可能在数月或数年内获得最小的绝对收益。预测早期死亡率的因素包括虚弱、功能状态受损、低体重或低血清白蛋白浓度，以及在开始透析时需要护理[90, 95, 237-241]。有几种预测工具[92, 93, 237, 242]，但仅限于预测开始透析，而不能预测已经透析或者选择综合保守治疗的肾脏病患者的存活率。最近的一篇综述强调了最常用的预测工具的局限性和缺陷[243]。

透析方式的选择

在美国 65 岁及以上开始透析的患者中，如图 84-8 所示，绝大多数（92%）选择中心血液透析作为初始治疗模式，其次是 PD（7%）和优先移植（1%）[236]。直到最近，支持 HD 的主要论点之一是基于接受 PD 治疗的老年患者群体中的总体死亡率。最近的一篇 Meta 分析，涵盖了 631 421 名老年患者，PD 患者的死亡率高于 HD 患者（HR=1.10，95%CI 1.01～1.20）[244]。然而，特别是在老年肾脏病领域，重要的是要认识到 PD 的灵活性和温和性对老年人有很大的帮助，许多个体在短时间内感觉良好，但丧失了更长的存活时间。患者可能会被 PD 的其他几个方面所吸引，如增加饮食自由、减少住院次数、自我护理的掌控和个人自主感[245]。对于那些预后保守但症状严重的患者，PD 可能是一种全面保守肾脏护理的理想选择，它可以适应患者需要，沿着疾病的进程过渡至生命的终点[246]。例如，在肢体缺血逐渐恶化的患者中，患者正经历着健康状况的恶化，伴随着疼痛和挫败感的增加，透析交换频率可以降低，并且溶液的体积和浓度可以调整，以提高舒适度，防止呼吸急促，增强控制和自由的感觉。不能自行进行 PD 交换的年老体弱患者，可以通过辅助 PD 成功获得支持[247]。在辅助 PD 的情况下，家庭护理人员、家庭成员或长期护理机构中的工作人员将接受交换和监督透析的培训。不同国家使用的模型不同，目前包括功能依赖及认知障碍都不是 PD 治疗的绝对禁忌证[248-250]。

中心内 HD 相对家庭 PD 治疗可能更受一些人的青睐，因为他们的一天可以安排在预定和固定的时间，有助于家庭成员或提供支持的人员进行协调。其他益处则来源于透析机构的工作人员和其他患者的社会化，以及与透析人员的频繁接触，他们可以提供医疗和心理社会支持[245, 251]。然而，年老体弱的患者行 HD，更可能导致间歇性直立性低血压，并可能因心肌和大脑顿抑引起的认知能力加速下降。其他问题包括血管通路的建立和维持、透析后恢复时间相关的问题（如疲劳）和透析后跌倒的风险[252]。

因此，对于年老体弱的患者，没有一种固定的透析方式可供选择。建议临床医生使用来自 CGA

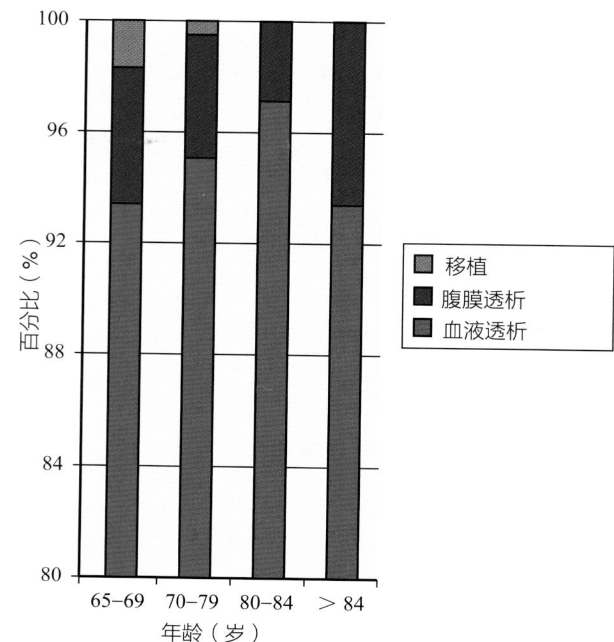

▲ 图 84-8 **2008 年美国按年龄组划分的初始肾脏替代治疗模式**

引自 Tamura MK, Tan JC,O'Hare AM: Optimizing renal replacement therapy in older adults: a frame-work for making individualized decisions. *Kidney Int*. 2012;82:261-269.

的信息来构建一个整体护理的框架，重点关注患者个人的需求和她或他的生活经历背景下的护理目标。

（二）肾移植

65 岁及以上的患者目前几乎占所有等待肾移植患者的 25%；19% 的受者是老年人[253]。在美国过去 20 年中，65 岁及以上接受肾移植的患者人数增加了 5 倍[253]。虽然高龄不再是肾移植的禁忌证，但在评估是否适合进行肾移植时，年龄仍然是一个重要的替代因素。与患者的虚弱程度、共病状态的负担和总体预后相比，年龄并不重要[254, 255]。通常，移植评估包括对心脏和癌症风险的更严格评估[256]。

尽管由于手术本身的伴随风险和免疫抑制剂物的不良反应，患者在最初几个月的死亡率增加，但移植对所有年龄段的患者都有生存益处。年轻患者手术后约 8 个月出现生存等效于维持性透析患者[257]，而 70 岁以上的患者直到移植后 10 个月以上才出现生存等效[258]。因此，在移植后最初的 18 个月里几乎没有生存优势。一些策略已被用于最大限度地提高肾移植的成功率，包括使用扩大标准的供者

（ECD）肾脏，以及将来自老年供者的器官与老年受者配对[259]。这些系统有优点，也有缺点，但总的来说，在北美最有益和最常用的策略是为老年患者提供 ECD 肾脏[260]。

在老年肾移植受者中，移植物失功的最常见原因仍然是移植物功能正常后死亡[261, 262]。在所有年龄组中，65 岁或以上患者死亡删失移植物失功风险最低，主要是由于寿命较短和急性排斥反应风险较低，但老年患者发生药物相关不良事件的风险较高，机会性感染和肿瘤发生率也较高[263, 264]。

（三）综合性保守肾脏护理

虽然透析利用率的变化是通过世界上几个地区透析登记，但很少有人知道晚期 CKD 患者选择不进行透析或不提供透析的频率。来自欧洲和澳大利亚的单中心研究表明，相当多的老年晚期肾病患者接受保守治疗，不接受透析[265, 270]。其他研究使用管理数据也发现相当多的老年患者不接受透析。这些研究通过选择那些至少间隔 3 个月测定有 2 次或 2 次以上肌酐水平且符合低 eGFR 标准的患者来鉴别哪些晚期 CKD 患者是否有透析风险。一项来自加拿大的研究，对所有肌酐值与 CKD 一致的个体，进行为期 2 年临床病程的追踪（图 84–9）[271]。在第二项研究中，来自退役军人部（VA），从电子图表数据中提取详细数据，用于确定患者是否接受了透析或者准备透析[272]。这两项研究发现老年人相对年轻人更加不能接受透析，这意味着存在一个肌酐很高（即 eGFR 很低）的储备池。由于许多原因，他们没有开始透析（图 84–10）。据报道，接受透析治疗的 AKI 住院患者的发病率也存在类似的模式[273]。尽管具有挑衅性，但这些数据无法区分那些不符合临床标准或需要透析的患者与那些没有接受透析或选择不接受透析的患者。

尽管登记数据库是针对评估接受透析治疗的老年 ESRD 患者的预后一个很有价值的信息来源，但对未接受透析治疗的患者的预后，了解相对较少，仅是一些小型的、单中心的研究，对接受综合性保守肾脏护理（CRCC）的晚期肾脏病患者的预后进行了研究。

大多数研究表明，透析相对于 CCRC 有一定的生存优势。然而，这种影响的程度在不同的研究中是不同的，而且这种潜在的优势共病负担高的老年患者亚组似乎消失了[274–276]。然而，CCRC 管理的患者与初始开始透析患者的比较颇具挑战性，因为并没有明确透析的起始点。通常很难知道确实选择 CCRC 的患者合适开始透析，而且研究可能存在提前时间偏倚。健壮的患者和肾功能快速下降的患者

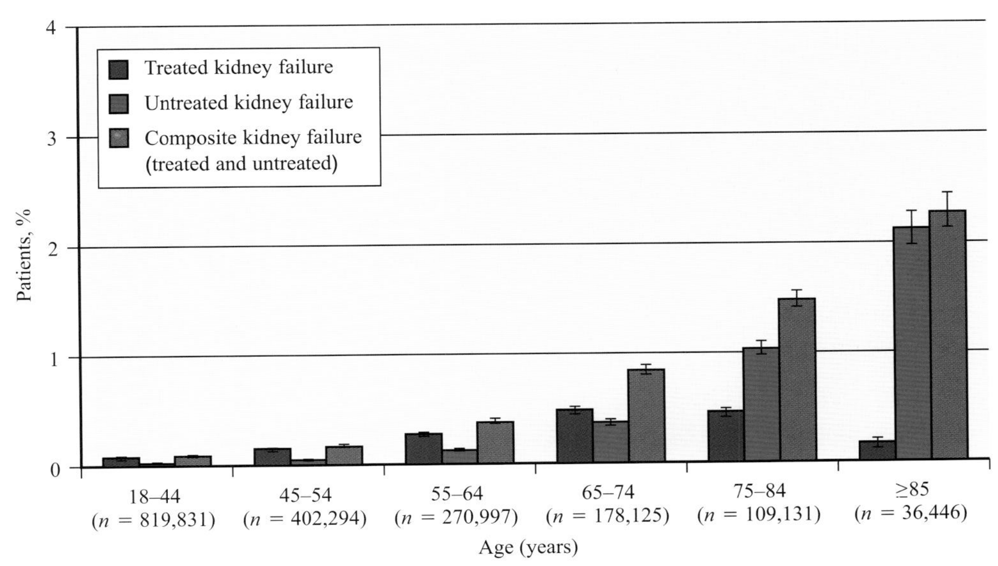

▲ 图 84–9　**Treated and untreated kidney failure as a function of age in Alberta, Canada**

From Hemmelgarn BR, James MT, Manns BJ, et al: Rates of treated and untreated kidney failure in older vs. younger adults. JAMA. 2012;307:2507–2515.

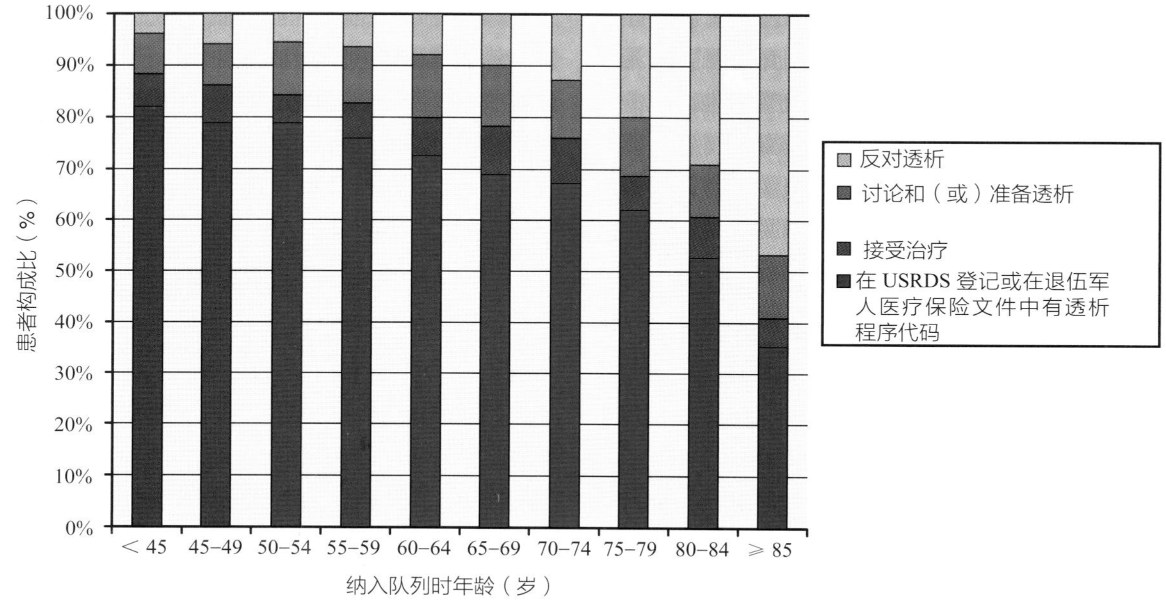

▲ 图 84–10 晚期肾病治疗决策和实践的年龄差异

这些数据是基于对随机抽样的患者的图表进行审查，这些患者在随访期间没有登记在美国肾脏数据系统（USRDS）中，也没有在医疗保险或退伍军人事务部（VA）管理文件中有透析程序代码 [引自 Wong SP，Hebert PL，Laundry RJ，et al. Decisions about renal replacement therapy in patients with advanced kidney disease in the US Department of Veterans Affairs，2000—2011. *Clin J Am Soc Nephrol.* 2016;11(10):1825–1833.]

更可能接受透析；虚弱或肾功能缓慢下降的患者更可能接受 CCRC。因此，使用由 eGFR 确定的时间点来设置透析开始的时间，可能会进一步导致系统性偏倚。

越来越多的文献已经认识到，许多老年患者可能从透析和 CCRC 中可以同样受益，尤其是在老年综合征负担沉重的老年人中，透析护理可能获得的寿命的小幅度延长需要与症状负担增加、依赖性加重以及对生活质量通常产生负面影响的高风险相平衡 [252, 277, 278]。总体获益不大，尤其是那些最近经历过一次或多次延长生命的手术，如插管、置入胃管和心肺复苏的患者 [279]。

选择 CCRC 路径的患者往往在几个月内表现良好。他们的症状负担和生活质量在生命的最后 1 个月或 2 个月内保持稳定，此时姑息治疗干预通常是有益的 [276]。功能状态通常维持到生命的最后几个月。总体而言，与开始进行 RRT 的患者相比，患者更可能在其家庭环境或临终关怀中死亡 [274]。尽管目前没有足够的信息来明确区分患者群体，但关于那些开始透析患者的发展轨迹的进一步信息已经出现。

（四）决策共享在终末期肾病中的重要性

决策共享是肾脏护理的一个重要组成部分，特别是对老年患者及其家属而言。见第 62 章和第 82 章，但请记住，讨论应该是开放的、协作的和结构化的。理想情况下，多学科的肾脏病治疗团队、患者和家庭应在场，并分享关于各种治疗方案的潜在益处和危害的讯息。讨论应针对个人及其生活方式和价值观。预后应与 CGA 的结果相结合，允许临床医生分享对日常生活和症状负担可能产生的积极和消极影响。重要的是，患者和其社会网络中的关键人通过不同治疗方案实现生命预期，帮助患者和家庭成为个体化管理中解决问题的方法的一部分，这样可以最大限度地提高治疗效益。

（五）老年患者特有的透析治疗

1. 透析和老年康复计划

老年康复计划旨在优化老年人的功能，这些老年人通常是由于急性疾病或损伤而丧失独立性身体虚弱的个体，这些疾病或损伤往往与慢性功能和医疗问题叠加在一起 [280]。老年康复提供评估、诊断和治疗干预，以恢复功能或增强残障老年人的剩余功能[281]。在 RRT 开始之前，分析 CKD 透析前的身体退化[282, 283]。一旦患者开始 RRT，他们的体力活动水平似乎会进一步降低[284]，导致骨骼肌消耗增加和整体身体功能下降[285, 286]。这种脆弱的状态会因多次或反复的疾病或住院而恶化，即使是短暂的，也可能导致持续的残疾[287]。在 6 个月的时间里，易受伤害的个体在日常生活的许多方面的依赖性增加，最终可能被安置在养老院[79, 80, 288]。及时转诊和进行老年康复治疗可以逆转近期的依赖性和残疾，并增加患者在康复后返回家庭或社区居住环境的可能性[289]。

专业的透析康复计划将主动康复与透析护理结合起来。由多个专业人员组成的跨学科团队，包括医生、护士、药剂师、理疗师、职业治疗师、言语病理学家、社会工作者、心理学家、营养师和娱乐治疗师，共同工作，通常角色重叠，提供干预措施，如治疗性锻炼、防坠落计划，以及在活动期间如何节约能源辅助设备的教育[290]。老年透析康复通常发生在患者疾病轨迹的转折点上，可以使患者在经历复杂的住院过程或近期的多系统疾病后恢复个人功能。这也是一个启动护理目标或者推进护理计划的恰当时机。如果可行的话，短时间内提供透析治疗可以提高该项目的成功率。短期每日透析（每周 6 次，每 2 小时 1 次）具有良好的耐受性，限制了医疗和康复治疗之间的时间冲突和干扰，并可能改善营养，更好地参与治疗过程。患者报告他们的疲劳感减轻，快速液体交换相关的症状也减少[291]。

有效的数据比较有限，其中一个最大的信息来自 164 个患者的单中心报告。在这个系列中，超过 70% 的患者达到了功能目标，并在个人独立性方面表现出了具有临床意义的改善[289, 292]。其他老年康复模式，包括门诊康复、社区康复和跌倒预防计划，在老年肾病患者中没有得到很好的研究，但是已证明这些模式对其他临床老年人群有效，因此值得在 CKD 人群中进行进一步调查。切实可行的第一步是让肾脏病团队通过收集 CGA 的信息考虑康复是否有益，例如在透析开始时、住院后或意外跌倒后，或社会地位发生变化（如迁居或护理人员或家庭主要成员死亡）时，肾脏病专家可以与康复小组重新评估健康治疗。

2. 姑息性透析

目前正在就姑息性方法在维持性透析患者护理中的作用展开对话[270, 295–296]。透析护理的姑息性治疗方法可以定义为：从传统的以疾病为导向的透析作为康复治疗转变为优先考虑舒适度并与患者偏好和护理目标相一致的方法，以改善维持性透析患者的生活质量并减轻其生命最后 1 年的症状负担[294]。

一种方法是将患者分为以下三个治疗组，每个治疗组有不同的预期结果。

(1) 当患者有望恢复正常生活活动时，透析作为一种过渡治疗或长期维持治疗。

(2) 当透析治疗用于缓解症状，但预计 CKD 和（或）非 CKD 疾病将继续恶化，透析作为最终目的。

(3) 无透析的积极医疗管理[297]。

那些有严重的共病、持续性伴随的非肾脏疾病或预后不明确的患者，可能最适合在第二个最终目的组，并且是那些最有可能受益于透析护理姑息性方法的患者。在共同决策后，可以定制透析治疗，以减轻患者的症状并尽量减少治疗相关的痛苦[298]。

姑息性透析常常被错误地认为等同于透析次数减少或透析中止的前兆。尽管经常有必要调整透析时间和处方，透析中止可能是一个组成部分，但这些干预措施不足以改善症状和痛苦[293]。需要进行症状评估和治疗干预（稍后简要讨论）。当采用姑息疗法进行肾脏护理时，预先制定护理计划变得至关重要。随着患者病情的恶化，他或她，连同直系亲属，将越来越需要支持，因为他们要学会接受死亡是一种自然的结果。随着死亡的临近，关注的重点要与改善死亡过程和临终关怀的干预措施相一致。在这一点上，患者的护理目标倾向于完全集中于生活质量和最大限度地减少痛苦，而不是生存，同时强调情感、社会和家庭支持[299]。姑息性透析是一种以患者为中心的透析形式，不断调整使护理与患者的偏好相一致。在姑息性透析中，护理的重点是预防和减轻痛苦。治疗需要与患者最重要的问题相适应，并进行调整，使患者个体能实现剩余生命的目标。这种防范也称为“以患者为中心的护理”，需要在临床医生重要的问题（如存活率、实验室目标）和影响患者的问题（影响生活质量、症状控制和身体功能的限制，图 84–11）[293]。临床医生可能因此需要放弃传统的治疗目标以及疾病为导

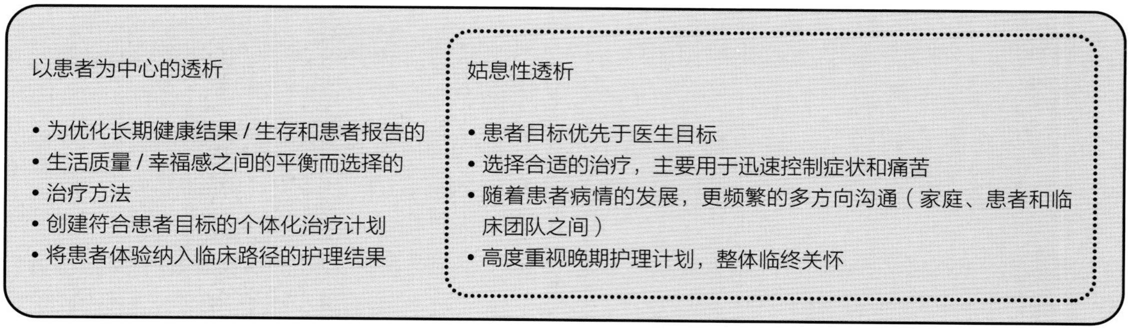

以患者为中心的透析	姑息性透析
• 为优化长期健康结果 / 生存和患者报告的 • 生活质量 / 幸福感之间的平衡而选择的 • 治疗方法 • 创建符合患者目标的个体化治疗计划 • 将患者体验纳入临床路径的护理结果	• 患者目标优先于医生目标 • 选择合适的治疗，主要用于迅速控制症状和痛苦 • 随着患者病情的发展，更频繁的多方向沟通（家庭、患者和临床团队之间） • 高度重视晚期护理计划，整体临终关怀

▲ 图 84-11 姑息性透析概念

在以患者为中心的透析中，治疗的选择与患者的目标一致。在姑息透析（以患者为中心的护理的一个分支）中，选择治疗方法，以便在需要时，患者的目标优先于医生的目标

向的指导原则，转而支持患者的症状管理和个性化的护理目标。这可能意味着较少强调长期健康结果的最大化，如血压、磷酸氯化钠平和其他实验室结果的最佳控制，除非它们能够立即导致症状改善。

与晚期 CKD 相关的常见症状包括疲劳、恶心和呕吐、睡眠障碍、不宁腿综合征、抑郁症状和瘙痒[293]。许多发生在复杂的集群中，治疗主要是为了缓解症状，最大限度地安慰，但并不总是可能完全缓解[277, 278]。透析次数减少很少有好处，可能导致症状加重和透析后疲劳，特别是如果需要增加超滤用于缓解呼吸急促时。然而，对于那些液体管理不是大问题，更喜欢待在家，减少往返透析中心，而不是有透析不充分症状的人来说，这是一个选择。让患者和家属参与讨论，往往有助于确定导致减少透析的问题和症状。有些患者如果大清早准备透析或不得不改变他们的常规，为了下午的透析，午饭提前吃、晚饭拖后吃，都会倍感压力。透析的剂量和时间可以相应地调整，以提高透析耐受性。一些症状也可以通过更频繁、但时间更短的透析治疗得到缓解，如睡眠障碍、呼吸窘迫和透析后疲劳。对于一些并不是因为透析本身而感到痛苦的患者，这种选择是可以接受的。

六、总结

因在高效、高质量的医疗护理与个性化、人性化老人护理之间取得平衡具有挑战，CKD 老年患者的护理成为肾脏病学的一个分支。在老年肾脏病领域，越来越多的信息和知识的涌现，预示着一个个性化优质护理时代的到来。其核心是在提供治疗建议或评估之前，我们需要更好和更深入地了解我们为其提供护理的个体。

第85章 干细胞、肾脏再生与肾脏病的基因与细胞治疗

Stem Cells, Kidney Regeneration, and Gene and Cell Therapy in Nephrology

Benjamin S. Freedman 著

何 娟 魏 蕾 译

孙世仁 校

要 点

- 肾单位丢失是慢性肾脏病和终末期肾病的主要原因，而目前的治疗方法不足以预防。
- 细胞培养和重新编程方面取得的最新进展，使患者产生新的肾单位祖细胞成为可能，这些细胞可以增殖分化为肾脏类器官。
- 干细胞疗法可以通过静脉注射、皮下注射或肾被膜下注射进行，但这些方法有待进一步优化，以证明其安全性和有效性。
- 更广泛的功能试验正在开展，包括后肾植入物、异种移植和生物人工肾脏，以确定它们替代整个肾脏的能力。
- 转基因技术的安全性和有效性有所提高，并开始应用于非肾脏疾病的临床阶段，通常与细胞疗法相结合。
- CRISPR 和相关技术能够精确编辑遗传分子和控制基因表达，但在治疗过程中仍然相对低效和不可预测。
- 干细胞疗法和基因疗法的联合使用将为未来的肾病科医生提供更多的治疗选择。

肾脏需要大量的肾单位以完成其日常工作。肾单位数量的减少与高血压和肾脏疾病风险增加有关[1, 2]。在出生后，哺乳动物的肾脏不具备再生新的肾单位来取代永久丧失功能的肾单位的能力[3–8]。因此，肾单位的丧失被认为是慢性肾脏病（CKD）和终末期肾脏病（ESRD）的主要原因。

肾移植在 60 多年前首次成功引入，至今仍是治疗终末期肾病的金标准。然而，可移植肾脏远远供不应求。在美国，每年大约有 80% 符合肾移植资格标准的患者没有接受移植[9]。在那些幸运地接受肾移植的患者中，移植并不是治愈的办法。同种异体移植的受者——即使是那些接受了所谓的“完美匹配”的人——必须在移植的整个生命周期内接受持续的免疫抑制治疗，这可能会产生严重的不良反应。约 10% 的受者在移植后 1 年内发生急性排斥反应，而移植肾的长期寿命约为 12 年[9–11]。

透析无须使用免疫抑制治疗，可以作为肾移植的替代方法，但可能存在更高的死亡率[9]。透析机通过膜与平衡盐溶液的交换来血液净化，但这不能完全取代肾单位复杂的过滤、重吸收、内分泌和代谢功能。此外，透析费用昂贵、耗时长，需要反复

接触血液，影响生活质量。除了肾移植和透析，为数不多的药物被批准用于肾病患者，包括降压以及延缓肾功能进一步恶化的血管紧张素转化酶抑制剂，以及减轻炎症反应的皮质类固醇药物。然而，这些药物相对较少，而且主要治疗疾病进展的晚期，而不是治疗原发病 [12]。

基于当前疗法的局限性，激发了具有预防或治疗肾脏疾病替代方法的研究和开发。几项新技术在对抗肾单位丢失方面有很大的希望，包括干细胞治疗、基因治疗和肾脏再生。本章总结了在亚临床实验和临床阶段应用这些策略的最新进展。

一、肾脏干细胞

干细胞是能够产生更广泛、复杂的多能细胞谱系的祖细胞。干细胞转变为更成熟细胞类型的过程称为分化。或者，干细胞可以自我复制产生两个完全相同的子细胞，这一过程被称为自我更新。自我更新和分化之间的平衡决定了组织或器官中干细胞与成熟细胞的比例。干细胞能够产生许多分化的后代，这使它们成为肾脏和其他器官有吸引力的潜在替代组织来源。

“干细胞”是一个统称，不限于任何特定的生物实体或品系 [13]。各种各样无关联的细胞种类，具有不同的来源和能力，被标记为干细胞。在胚胎发育的特定阶段，各种类型干细胞在体内短暂出现，以协调增殖和分化，形成各身体器官。相比之下，成体干细胞在出生后的整个生命中持续存在，有助于血液、皮肤、头发和肠道等快速生长器官的持续更新。在此，我们总结已知的肾脏发育和成体干细胞。

（一）多能干细胞（ES 和 IPS）

多能干细胞（pluripotent stem cell，PSC）可以分化为身体所有其他类型的细胞，例如它们具有分化为不同细胞的潜力。胚胎自然发育过程中产生的 PSC 称为胚胎干细胞（embryonic stem 细胞，ES 细胞）。脊椎动物胚胎干细胞是一个短暂的细胞群，在受精后不久出现，并在原肠胚形成后消失，此时建立起 3 个胚胎胚层。ES 细胞可以在特殊的培养基中进行体外培养和扩增，以维持自我更新 [14-16]。来自不同物种的 ES 细胞有不同的细胞培养需求、形态特征和基因表达模式。小鼠 ES 细胞类似于囊胚期胚胎的内细胞团，囊胚期胚胎是一个致密细胞团 [14, 15]。人的 ES 细胞类似于早期胚胎的外胚层，这是一种源自内细胞团的圆盘状柱状上皮，因此发育得更成熟 [16]。

通过改变细胞核的基因表达模式，细胞核可以被重新编程（转换）成 ES 细胞样状态。这可以通过将细胞核植入去核的卵细胞内来实现，这一过程被称为体细胞核移植（somatic cell nuclear transfer，SCNT）。重组的细胞类似于受精卵，可以通过胚胎发育产生一个完整的有机体，拥有与捐赠者相同的基因组 DNA，并与捐赠者的表型非常相似 [17, 18]。

自 1996 年成功克隆了绵羊多莉以来 [17]，已在各种物种中成功地进行了生殖克隆，包括狗和猴 [19, 20]、濒危动物 [21]，甚至是已经死亡数十年的小鼠 [22]。然而，克隆效率很低，成功克隆的动物经常患有各种先天性疾病，这些疾病可能是由于体细胞核的不完全重新编程造成的 [22]。必须先解决这些安全问题，然后才能在人类身上进行生殖性克隆的伦理尝试。

在包括人类在内的许多物种中，胚胎干细胞可以在体外从 SCNT 囊胚中获得 [23, 24]。这一过程被称为治疗性克隆，因为由此产生的胚胎细胞有望与捐赠者高度免疫相容，并可用于该个体的细胞治疗应用。然而，治疗性克隆仍然是一个低效的过程，并且依赖于人类卵子的可用性，而卵子是珍贵的，只能由适龄女性捐赠获得 [23, 24]。这极大地限制了将 SCNT 用于治疗的实用性。

诱导多能干细胞（induced pluripotent stem，iPS）是一种体细胞，不需要卵子或 SCNT，即已被直接重新编程为 ES 细胞样的多能状态。为了产生 iPS，来自任何器官的成熟分化细胞原代培养必须表达一组在 ES 细胞中正常表达的主调节基因 [25, 26]。当这些细胞在促进 ES 细胞自我更新的条件下培养时，小部分细胞被“诱导”（重新编程）为 PSC。一旦重新编程，iPS 细胞在未分化状态下稳定，不需要强制表达 ES 细胞基因来维持多能性 [25-29]。iPS 细胞和 ES 细胞是高度相似的细胞类型，以至于全基因组的基因表达分析不容易区分它们 [30]。

与 ES 细胞类似的方法，可以使 iPS 细胞产生各种分化的细胞 [31-35]。与来源于 SCNT 的 ES 细胞相比，iPS 细胞是更为方便的自体 PSC 来源，因为它们可以用传统的细胞培养技术产生，而不依赖于使用人类卵子。iPS 细胞已经从数百名患者身上获得[36, 37]。关于免疫相容性，iPS 细胞的线粒体与原始供者细胞的线粒体有相同的基因，不同于 SCNT 来源的 ES 细胞，后者的线粒体来自宿主卵子[23, 24]。

由于 iPS 细胞直接来自供者，它们应当是免疫相容的，在移植时不需要免疫抑制剂。在小鼠的研究中支持这一预测[31, 32]。在最近的一项人类研究中，一名湿性（新生血管）黄斑变性患者接受了自身 iPS 细胞的视网膜色素上皮细胞移植。25 个月后，尽管完全没有使用免疫抑制剂物，移植物没有任何排斥反应[38]。值得注意的是，由于担心 iPS 细胞在重编程过程中可能出现体细胞 DNA 突变的致癌风险，另一名患者没有进行移植[38]。这凸显了确定每个新细胞系的特征以确保其移植安全的重要性。

总体而言，ES 细胞和 iPS 细胞是目前实验室研究和临床使用的两种主要类型的 PSC。培养中的 PSC 代表着比受精卵发育较晚的阶段，不能自发形成囊胚。然而，在小鼠中，PSC 可以与胚胎外干细胞结合产生囊胚，囊胚可以发育成一个完整的、可生育的小鼠[40, 41]。这表明 PSC 是真正的多能性的，可以长出整个身体，包括肾脏。当培养的 PSC 被植入免疫缺陷动物体内时，它们生长并分化成称为畸胎瘤的大肿瘤，其中包含代表胚胎三个胚层的组织[16, 25]。PSC 的一个显著特征是，它们可以在未分化状态下广泛培养，传代数百代，并且功能仍然看起来类似于早期的传代。

即使经过广泛传代，PSC 在体外也可以很容易地分化为多种体细胞类型，包括心肌细胞、肠细胞、软骨细胞、胰腺细胞、内皮细胞等。需要特定生长因子的培养方案进行特定细胞类型的 PSC 分化，在某些情况下，这些细胞可以在实验室动物中形成功能性移植物[33–35]。现在已经从患有肾脏疾病的个体中产生了一些 PSC 系，包括多囊肾病（PKD）、Alport 综合征、Wilms 瘤、局灶节段肾小球硬化症（FSGS）和系统性红斑狼疮[42–52]。这些细胞系的直接用途是阐明人类的分子和细胞机制肾脏疾病，这最初是在非肾细胞类型中探索的[42, 52]。最近，也有可能成功地将 PSC 分化为肾脏谱系，如后文所述。

（二）肾单位祖细胞和类器官

在胚胎发育过程中，ES 细胞分化为胚胎的三个胚层，即内胚层、外胚层和中胚层。肾脏是通过两个干细胞群体，即输尿管芽（UB）和后肾间充质（MM）之间的相互作用而产的[53, 54]。UB 分化为集合管，而 MM 分化为小管、足细胞、血管和间质（基质）细胞。

肾单位祖细胞（nephron progenitor cell，NPC）是 MM 细胞的一个特殊亚群，分化为肾单位的足细胞、近端小管和远端小管（图 85–1A）。在哺乳动物中，NPC 和 PSC 一样是一个暂时性细胞群。NPC 表达特定的基因，如 *SIX2*，在胚胎肾脏发育过程中平衡自我更新和分化[6, 8]。最后一批分化大约在出生时完成，之后，在有机体的剩余生命中，肾脏的分化停止[3–8]。

在一些鱼类中，即使在成年期间，NPC 的储存库也存在特定生态位，并在肾脏受损后被激活[55]。这与成年哺乳动物不同，成年哺乳动物缺乏 NPC 和产生新肾单位的能力。然而，在某些情况下，NPC 可以在出生后的哺乳动物肾脏中持续存在。这方面的一个例子是 Wilms 肿瘤，这是一种儿童肾癌，它包含类似于发育中的肾脏的结构，表达 NPC 基因，并通过模拟肾脏生成的过程生长[56–58]。在转基因小鼠中，RNA 结合蛋白 LIN28 在 NPC 中的过表达导致 Wilms 肿瘤的形成，从而使肾脏长至巨大的比例[59]。利用该技术，出生后可通过维持 NPC 增殖肾脏组织。然而，目前还不清楚是否可以在成人细胞中重新激活肾脏初始的发育程序，或者如何控制成人肾脏的肾脏发育，以产生健康、功能正常的肾组织，而不是肿瘤。

NPC 的生存和生长有着特殊的要求。多年来，无法在实验室完成 NPC 的长期培养。然而，最近已经确定了特定的培养条件，能够使小鼠和人类 NPC 在体外稳定增殖，在某些情况下可以传代超过 50 代，或大约 6 个月（图 85–1B）[60–62]。

虽然多年来一直没有办法从 ES 或 iPS 细胞中获得出肾脏细胞，但最近一些研究小组的工作已经建立了 PSC 诱导分化为 NPC 的方法[50, 63–65]。用生长因子或化学激活剂的特定组合治疗 PSC，足以上调与原条中胚层、中间中胚层和人 PSC 的 NPC 相关的转录因子[66, 67]，这涉及经典的 WNT 信号通路的激活。这些方案的优化已经成功地将 PSC 分化为 NPC[50, 63–65]。因此，通过将体细胞重新编程为 iPS 细胞中间体，已经可以从任何个体分化和扩增新的 NPC。

肾脏类器官在体外是多细胞单位，含有类似肾单位的结构，包括小管和足细胞成分[61, 62]。类器官是 NPC 体外分化的产物。相反，分化成肾脏的潜能是检验是否存在真正 NPC 的试金石。培养中的肾类器官含有半透明的管状结构，可通过相差显微镜（图 85–1B）辨别[50, 60–65]。肾类器官至少存在三个主要的肾单位结构，即近端小管、远端小管和足细胞[50, 61–65]。这些结构在肾类器官小管内形成连续体，并以与肾单位相匹配的从近到远的顺序出现。它们的出现是不同方案之间的一个共同点，也是肾类器官的一个定义性特征（图 85–1C）[50, 61–65]。

肾类器官可由原代和 PSC 来源的 NPC 产生，在标志物表达和培养条件方面相似[50, 60–65]。根据所用方案的不同，类器官的范围从富含肾细胞类型的较小的贴壁结构（直径约 200μm）[50]，到包含肾脏和非肾细胞的未纯化聚集体（直径约 3mm）[63–65]。当受到具有明确肾毒性的顺铂或庆大霉素损伤时，肾类器官表现出剂量依赖的毒性，并表达肾损伤分子 1，即一种急性肾损伤特异性生物标志物[50, 62, 64, 65]。肾类器官中的小管段进一步吸收肾小管特有的物质[50, 65]。重要的是，这些生物标志物和转运体特征不同于未分化的 PSC 上皮细胞（表皮细胞），表明它们具有谱系特异性[50, 68, 69]。最令人印

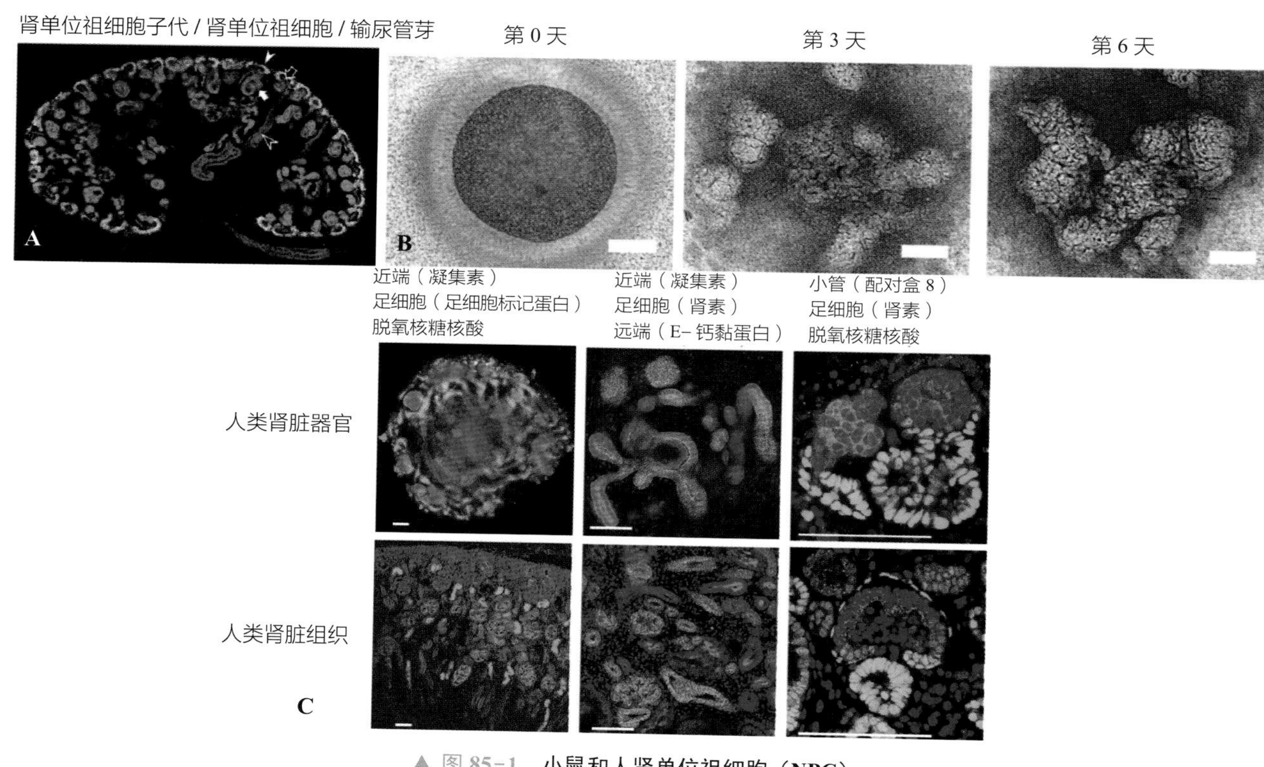

▲ 图 85–1 小鼠和人肾单位祖细胞（NPC）

A. 胚胎小鼠肾脏的分化情况，显示 NPC 在分化肾单位过程中的谱系追踪（引自 Kobayashi A，Valerius MT，Mugford JW，et al. Six2 defines and regulates a multipotent self-renewing nephron progenitor population throughout mammalian kidney development. *Cell Stem Cell* 2008;3:169–181.）。B. 人鼻咽癌培养 43 代（约 6 个月）向肾细胞分化。比例尺为 200μm（引自 Li Z，Araoka T，Wu J，et al. 3D culture supports long-term expansion of mouse and human nephrogenic progenitors，*Cell Stem Cell*. 2016;19:516–529）。C.PSC 来源的人肾器官与发育中的肾脏中的肾单位节段的比较。比例尺为 100μm[引自 Freedman BS，Brooks CR，Lam AQ，et al. Modelling kidney disease with CRISPR-mutant kidney organoids derived from human pluripotent epiblast spheroids. *Nat Commun* 2015;6:8715; Cruz NM，Song X，Czerniecki SM，et al. Organoid cystogenesis reveals a critical role of microenvironment in human polycystic kidney disease. *Nat Mater*. 2017;16:1112–1119; and Kim YK，Refaeli I，Brooks CR，et al. Gene-edited human kidney organoids reveal mechanisms of disease in podocyte development. *Stem Cells* 2017;35(12):2366–2378.]

象深刻的是，肾类器官可以概括遗传性肾脏疾病的三维表型，包括多囊肾和足细胞病。

目前形式的肾类器官也有其局限性。虽然几个研究组已经证明肾类器官含有足细胞、近端小管和远端小管，所有这些都来自 NPC[50, 61–65]。但对于这些培养物是否也含有 UB 和集合管网络存在意见分歧，这将代表着比 MM 衍生物本身更大的进步[65, 70]。使这个问题复杂化的原因是，不同个体的 PSC 形成肾类器官的能力不尽相同，这取决于分化的方案[68]。这种变异性，对于 PSC 衍生物来说并非罕见，这是一个重要的技术问题。也有人担心肾类器官内上皮细胞的成熟度。没有肾单位灌注的来源，这些小管不会形成扩张的管腔或刷状边界[50, 64]。足细胞不会形成真正的足突，具有二次和三次交错，似乎在肾小球发育的毛细血管环阶段停止[50, 69, 71]。哺乳动物肾脏的发育通过一系列连续的阶段进行，顺序为前肾、中肾和后肾。前肾是肾脏最原始的形式；后肾是最发达的，形成最终的成人肾。目前尚不清楚来源于 PSC 的类器官代表的是前肾、中肾还是后肾。

除了肾上皮细胞系外，肾类器官培养中还出现了其他类型的细胞。对于 PSC，这些非上皮性细胞类型的来源尚不清楚[60–62]。对于 PSC 来源的类器官培养，已经鉴定了几种非上皮性细胞类型，包括内皮细胞、成纤维细胞样基质细胞和神经元[50, 65]。考虑到这些方案始于 PSC，自然可以分化为任何细胞类型，非肾细胞类型的污染是意料之中的。这些非管状细胞类型的存在可能是有利的。例如，在这些培养物中，内皮细胞与肾小管细胞和足细胞相互作用[50, 65]。然而，非肾脏细胞也有缺点——它降低了所生成的肾脏结构的纯度和产量，而这些结构不容易从污染物中分离出来。

一种仍有待充分开发的策略是直接将患者细胞重编程为 NPC 或 UB，而不是 PSC。直接重编程方法已经在不同程度上成功地应用于其他类型的细胞，如心肌细胞和神经元[72, 73]。随着 NPC 培养条件的建立，已掌握许多重要的转录因子，该领域为这一进展做好了准备。现已在该领域成功地诱导了部分类似于 NPC 或肾小管的细胞的变化，尽管需要转基因的持续表达来维持表型，并且没有产生肾脏类器官，这表明重编程不足以诱导真正的 NPC[74, 75]。实现体细胞直接重编程为 NPC 的目标可能是建立一种更具重复性和实用性的肾细胞治疗策略的重要步骤。然而，这种方法的局限性是 NPC 或 UB 的潜力比 PSC 更有限，而且不能自发生成整个肾脏。

（三）成体干细胞

成体干细胞是一种特殊的细胞，在一生中不断地重新补充特定的器官。它们通常驻留在组织内的特定结构或微环境中。成体干细胞包括肠干细胞、表皮干细胞和肌肉卫星细胞。成体干细胞通常存在于体内稳态周转率较高的组织或器官中。它们首先出现在胎儿发育期间，并持续到老年并将持续机体的一生。

虽然哺乳动物的肾脏不能完全再生新的肾单位，但它们确实具有替换现有肾单位内细胞的能力。当受到急性肾小管损伤时，例如在缺血－再灌注损伤之后，新的肾小管上皮细胞在肾脏内出现，以修复受损的上皮细胞[76, 77]。来自携带特定谱系报告的小鼠实验证据表明，新的上皮细胞来自衰老的上皮细胞，这些细胞似乎以一种节段性的方式分化和重新填充基底膜[76–79]。

上皮细胞亚群更倾向于增殖和重新填充受损小管[77, 80]。然而，与皮肤、血液和肠道等组织中的经典成体干细胞相比，在肾单位的成熟、静止的上皮中不能容易地辨认出专门的干细胞龛。此外，在动态平衡条件下，这种上皮不会经历快速和持续的自我更新。由于这些原因，肾小管上皮细胞并不能完全代表典型的成体干细胞。相反，它们可能更类似于胰腺的 B 细胞，胰腺的 B 细胞通过其他终末分化的 B 细胞的自我复制过程生长并保持数量[81]。

与肾小管上皮细胞不同，成人肾脏中的足细胞永久退出细胞周期，并且在损伤后不能重新填充[82]。相反，足细胞对损伤的主要反应是肥大。然而最近的研究表明，在人类青春期，足细胞的数量增加了 20%，表明其来源于相同的祖细胞[84]。此外，肾病患者将足细胞排入尿液的速度比基于临床进展预期的速度更快，这表明身体可能具有先天的能力来取代丢失的足细胞[85, 86]。动物的谱系追踪实验表明，新生足细胞不是来自其他足细胞[87–89]。

替换细胞的储存库也许存在于肾小囊内的壁上

皮细胞（PEC）群中。这个分隔的空间中的一个细胞亚群共表达足细胞和 PEC 标志物，并因其在青春期或损伤后转分化为足细胞的能力而被称为“肾小球上皮移行细胞”或“壁足细胞”[86, 88-93]。然而，也有证据表明足细胞可以在损伤状态下过渡到顶叶室，因此移行足细胞在肾小球修复中的作用尚未确定。第二个可能的足细胞替代细胞储存库是肾素谱系细胞（CoIL），它是肾小球旁间隔中产生肾素的血管平滑肌细胞[94]。像壁层足细胞一样，CoRL 可以迁移到肾小球，并具有足细胞的特征，包括足细胞特异性标志物的表达和足突的细化[96, 97]。

非肾脏成体干细胞在损伤后促进肾脏修复的潜力也得到了研究。造血干细胞（HSC）自然地存在于骨髓中，并具有重新填充整个血液系统的能力。在其他部位也可以发现造血干细胞，如羊水和脐带血。最初，人们推测循环中的 HSC 可能也能分化成肾脏细胞。然而，一系列研究现在已经证实，HSC 在损伤后不会分化为肾小管上皮细胞[98, 99]。

间充质干细胞（mesenchymal stem cell，MSC）又称多能基质细胞，是一类具有扩张性增殖潜能的间质细胞。骨髓间充质干细胞的一个特点是在体外可以被诱导分化为脂肪、软骨和骨骼。MSC 最初是在骨髓中发现的，但现在被认为存在于各种不同的器官中。肾在肾小管周围间质和血管系统中含有间充质干细胞，在损伤后形成纤维化瘢痕[100, 101]。人间充质干细胞可以从肾动脉中纯化出来[102]。去除小鼠肾脏的间充质干细胞会导致急性肾小管坏死和毛细血管稀疏，但在慢性病中也可以防止血管钙化[103, 104]。

二、肾脏再生

包括心脏、肝脏和胰腺在内的几个器官的移植实验表明，来自干细胞的体细胞和组织可以移植到动物模型中并发挥作用[33-35]。目前正在通过实验模型研究来验证这种方法是否也能有效地治疗肾脏疾病，这些模型正在优化肾脏干细胞的输送，并测试它们在临床肾脏再生方面的潜力。

（一）干细胞治疗

细胞疗法即将细胞直接注入体内，以达到治愈的目的。这种方法的治疗单位是单细胞。对于再生医学来说，细胞治疗的最终目标是建立一种能够发挥器官功能的长期移植物。一个实际的例子是骨髓移植，在骨髓移植中，造血干细胞是治疗的单位，植入骨髓，然后重新填充整个血液系统[105]。

静脉给药是指使用注射器将游离细胞直接注射到血流中。它是细胞疗法最简单的输送途径，在临床上用于造血干细胞治疗。然而，肾细胞不同于血细胞，通常不会在全身循环。此外，肾脏是一个疏松器官，缺乏干细胞从血流进入肾单位的途径。因此，肾干细胞在静脉注射后是否具有移植和再生肾脏的能力，尚需要在动物模型中进行测试。在这些实验中，肾脏通常会受到急性损伤。这会破坏肾小球滤过屏障，从而增强细胞对肾脏的渗透和随后的植入。

在一个例子中，在注射肾毒性药物顺铂 24h 后，经小鼠尾静脉注射表达多种 NPC 和成人肾脏细胞标志物的人 iPS 细胞[106]。据报道，与注射生理氯化钠或未分化 iPS 细胞的对照动物相比，治疗组小鼠的近端小管广泛植入，同时尿素水平降低了 55%[106]。这些实验表明，iPS 来源的肾脏细胞可能对肾脏损伤有益。然而，分离的细胞没有显示出有能力形成节段性肾单位的肾器官。因此，目前还不清楚植入的细胞中是否含有真正的 NPC，或者是否真的形成了新的肾单位。

静脉给药也已应用于成人肾细胞群。化学诱导足细胞病变的小鼠模型中，在肾小球中发现了经静脉注射的人肾小球上皮过渡细胞（见上文），且与蛋白尿的减少相关[107]。这些细胞在急性损伤后也促进了小管的形成[80]。由于这些细胞不能形成新的肾单位，此方法在于寻求修复和替换，而不是完全再生。

例如，可以很容易地从患者的脂肪组织中获得 MSC。在实验模型中静脉注射 MSC 可以对缺血再灌注损伤获得有益的影响[99, 102, 108]。即使在没有 MSC 植入的情况下也可能通过旁分泌效应获得这种好处。然而，给予受损肾脏的 MSC 对新肾单位形成没有明显的促进作用，并且可以在肾小球内异位分化为不良的脂肪细胞或成纤维细胞[108, 109]。总的来说，这些研究结果表明，静脉注射细胞疗法在肾小球滤过屏障受损的情况下可能会有一些好处，但也可能存在不良反应。

在实质注射技术中，使用注射器将治疗细胞直接输送到肾皮质。在一项研究中，从人胎肾中提纯了 5×10^5 个原代 NPC，并将其直接注射到接受 5/6 肾大部切除术的免疫缺陷小鼠肾实质中[110]。随访发现 NPC 植入，并且与血清肌酐轻度改善有关[110]。在另一项研究中，新生小鼠的肾脏被植入来自人 ES 细胞的肾类器官培养物[50]。3 周后，利用荧光示踪剂的表达，观察到人类近端小管结构与小鼠皮质内的近端小管（图 85-2A）[62]。

实质注射的优点是使细胞与其他肾单位直接接触。然而，肾实质内密集地堆积着血管和肾单位。这限制了引入大量干细胞并将其定向到特定位置的能力。此外，注射细胞可能会损害现有的肾脏组织。为了说明这一点，人类 iPS 细胞被分化成表达 NPC 标志物 OSR1 和 SIX2 的细胞，用生长因子处理，并在诱导缺血再灌注损伤后立即注射到肾实质中[111]。虽然观察到一些细胞植入，但难以将大量细胞直接移植到实质中，且这种方法可能会对肾脏造成损害。

被膜下植入是指在肾皮质和肾被膜（一层包肾脏的薄纤维膜）之间插入细胞[111]。这个空间可以容纳大量的细胞。已经有几个实验室完成了将干细胞移植到小鼠肾脏被膜下的实验[63, 66, 111]。使用这种方法，外来生长可以与现有的肾脏结构区分开来，在区域内，很大程度上与现有的肾脏结构是分开的，并进行并列分析。

使用产生肾类器官的方案，将小鼠或人 NPC 植入免疫缺陷小鼠的被膜下[63, 71]。这些发育包含各种间质和上皮结构，其中一些类似于原始肾单位，包括小管和肾球状花结，两者都比邻近的肾组织更具弥漫性和嗜酸性（图 85-2B）[63, 71]。这些生长还含有来源于小鼠宿主的内皮结构[63, 71]。值得注意的是，

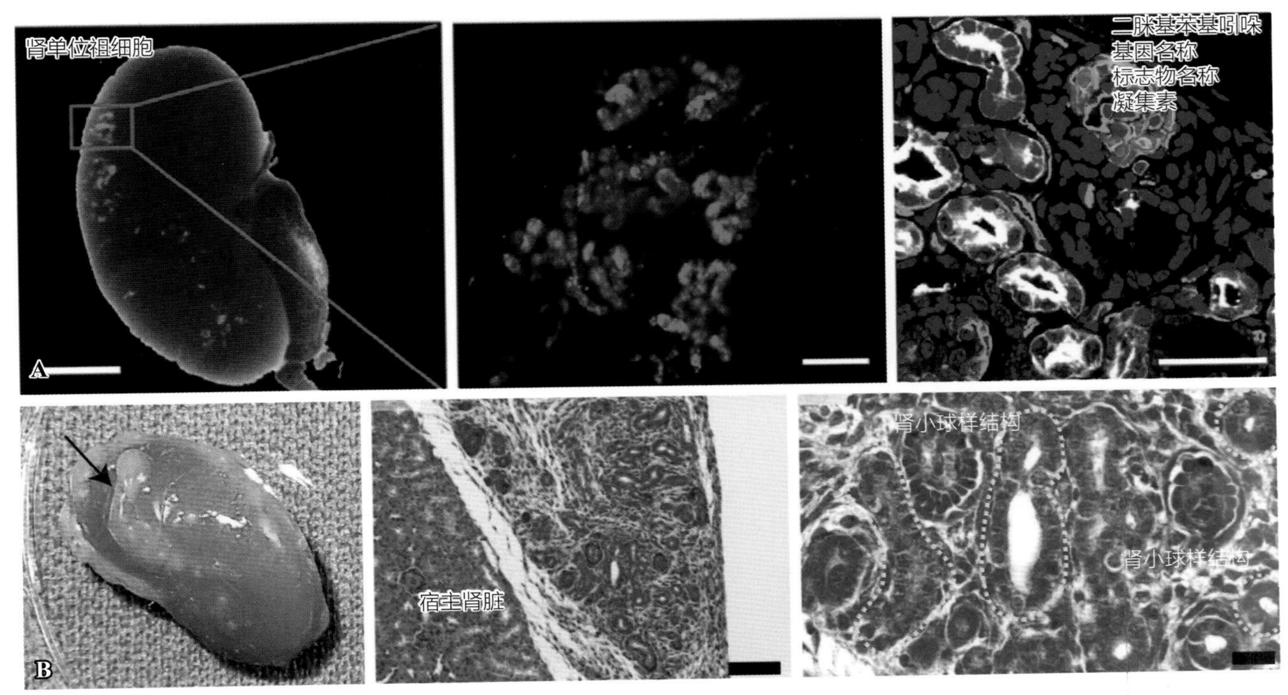

▲ 图 85-2　**肾细胞疗法的方式**

A. 8 天龄小鼠肾皮质注射 mCherry 标记的肾祖细胞（NPC；红色示）1 周后的肾脏。免疫荧光法观察到嵌合肾单位。比例尺分别为 1mm、100μm 和 50μm（左起）（引自 Li Z，Araoka T，Wu J，et al. 3D culture supports long-term expansion of mouse and human nephrogenic progenitors，*Cell Stem Cell*. 2016;19:516–529.）。B. 人鼻咽癌细胞来源于多能干细胞（PSC），并植入小鼠肾被膜下。箭示 NPC 衍生量。在组织学图像中，新生小管如图勾勒所示。比例尺为 100μm（低倍率）和 20μm（高倍率）（引自 Lam AQ，Freedman BS，Morizane R，et al. Rapid and efficient differentiation of human pluripotent stem cells into intermediate mesoderm that forms tubules expressing kidney proximal tubular markers. *J Am Soc Nephrol*. 2014;25:1211–1225，and Taguchi A，Kaku Y，Ohmori T，et al. Redefining the in vivo origin of metanephric nephron progenitors enables generation of complex kidney structures from pluripotent stem cells. *Cell Stem Cell* 2014;14:53–67.）

大部分生长区看起来是间质结构。同样，被膜下植入的来自人胚胎干细胞的类肾细胞大量生长，其表达 AQP1 的水平与邻近的肾皮质细胞相似[66]。然而，这些发育组织在形态上与邻近的实质组织并不相似，而似乎包含弥漫染色的基质而非管状结构。

在一项功能测试中，与接受未分化 iPS 细胞移植或模拟注射的小鼠相比，接受被膜下植入的人 iPS 细胞来源的 NPC 样细胞在移植前似乎显著改善了移植前肾脏缺血再灌注损伤，这一点由血清肌酐和尿素水平及组织学损伤评分确定。由于没有明显的方法与肾脏连接，这种功能的改善被假设为旁分泌效应[111]。NPC 样细胞表达多种可能促进功能恢复的旁分泌因子，如 VEGF 和 HGF[111]。本研究的局限性是 iPS 来源的细胞不能形成肾类器官，因此尚不清楚它们是否是真正的 NPC。

因为肾脏疾病有全身性的原因和影响，非肾脏细胞的移植也可能在治疗上是有益的。例如，将源自 iPS 细胞的促红细胞生成素表达的肝细胞植入被膜下，可改善小鼠模型中的肾性贫血[112]。类似的，移植来源于 PSC 的人 B 细胞（其经优化可在葡萄糖刺激下分泌胰岛素），可迅速降低少数糖尿病小鼠的高血糖[113]。目前尚不清楚肾被膜是否会为人类非肾脏细胞的植入提供合适的微环境。

综上所述，根据前面提到的研究，在活体内植入 NPC 可以使哺乳动物肾脏分化出新的肾单位样结构。然而，从目前形式的肾细胞疗法中获得的组织看起来杂乱无章和不成熟，它们是否能整合到现有的集合管或血管网络中还不清楚。只有在有限数量的这些细胞疗法研究中，肾脏疾病的动物模型才显示出有益的效果[106, 107, 110, 111]。应当充分评估其安全性，因为未成熟的肾细胞或污染的非肾细胞可能有害或致癌。最近的一些病例明确了这一点，在这些病例中，注射自体脂肪干细胞导致了肾脏或眼部的恶化，而不是改善了肾脏或眼部。因此，与肾移植的金标准相比，需要在动物模型中进行进一步的临床前研究，以建立治疗原则的证据。

（二）生物人工肾

生物医学工程或生物工程是对人造组织和器官的构建。例如，这可以包括天然材料和合成材料的组合，以创建一个图案支架，细胞在其上以特定的排列分层。生物工程通常在体外、实验室培养皿或硅芯片上进行。目前正在开发策略，以开发具有类似肾脏功能的人造设备。

> **临床意义**
>
> 全美有 700 多家诊所提供未经证实和未被 FDA 批准的干细胞疗法。治疗通常包括静脉或肌内注射非肾脏成体干细胞。这些疗法被宣传为治疗各种疾病，包括肾脏疾病。应该提醒患者，这些未经证实的干细胞治疗与重大风险相关，包括对肾小球的损害、意外的免疫反应和肿瘤发生，并可能损害保险索赔。在许多情况下，参与这些实践的医生可能会受到当地或州医学委员会的调查。

一种方法是利用现有的器官作为细胞的支架。整个肾脏灌注一种洗涤试剂，使器官去细胞，只留下细胞外基质保持原状（图 85-3A）。然后，细胞通过血管系统（顺行）或来自输尿管（逆行）被重新引入肾脏，使其重新细胞化。去细胞的啮齿动物肾脏可部分由原代肾细胞或 PSC 再细胞化[115, 116]，然而，没有明确的方法将特定的细胞类型靶向肾单位内的指定节段，也不清楚再细胞化是否赋予支架以肾脏或过滤尿液的能力[117, 118]。

"芯片上的肾"装置由种植有肾细胞的合成支架组成，并从通过导管连接到装置的储液器持续灌流[119–121]。支架本身可以由合成材料、自然产生的细胞外基质或它们的组合而构成。这些装置往往很小，大约一张信用卡大小，并且局限于肾单位的特定部分，如近端小管（图 85-3B）。毒性和转运分析表明，这些"三维"细胞培养设备比单层培养更准确地再现肾单位的功能[119–121]。目前，这些系统的主要应用是模拟人肾细胞的损伤反应。

为了改造更大的结构以适合移植，一项新兴的技术——3D 生物打印产生。这种方法利用机器人自动化在生物材料的图案层中种植细胞，从而制造宏观的、复杂的组织结构[122–124]。为了保持结构的完整性，细胞被嵌入到具有足够硬度的生物可降解水凝胶中以便于移植。生物打印构建物的模具可以基于数字化图像，可以通过微通道以增强扩散和细胞存活[122]。这项技术主要应用于结构和结缔组织，这些组织相对简单，但仍不如体内相应组织成熟或有序。此外，生物打印的组织结构还没有显示出长期的功能。由于肾脏的肾单位基础结构复杂，3D 生物打印这一器官尚未被尝试，这代表了这一研究领域的一个重要前沿。

人工肾是能够进行肾脏替代治疗的医疗设备。传统的人工肾（透析机）仅限于治疗期，其间穿插着非透析时期。相比之下，可穿戴式人工肾（WAK）是一种基于透析器生成吸附剂技术（图 85-3C）持续透析血液的微型移动式机器（图 85-3C）[125, 126]。最近的一项 WAK 试验表明，该设备可以在 24h 内实现尿毒症溶质的有效清除，未观察到不良事件发生情况。与传统透析相比，患者报告 WAK 的满意度更高，但也观察到了技术难度和性能差异。

生物人工肾，也被称为肾辅助装置（RAD），由一个中空的管状支架组成，内衬肾小管上皮细胞（类似于芯片上的肾脏装置），旨在模拟肾小管的重吸收和分泌功能。上皮细胞在管腔（内）和管周（外）滤液之间执行营养或毒素的矢量运输，这两种滤液被限制在单独的隔室中。然后，管腔滤液可以丢弃或回收，而管周滤液则返回给患者，富含营养物质，净化尿毒症溶质。

由 10 亿个猪肾细胞组成的原型 RAD，沿着传统血液透析滤芯的中空纤维内部生长汇合，在犬的急性尿毒症模型中是有效的[127]。该设备还提供了传统透析所不具备的肾脏代谢功能。随后，在临床试验中研究了一种类似的内衬人类细胞的装置，这表明它既安全又有效[128, 129]。然而，后续Ⅱ期研究还没有完成，需要更多的工作来重复这些发现。

一个雄心勃勃的提议是使生物人工肾可植入体内（图 85-3D）[130, 131]。据设想，这种设备可以使用专门的血液滤过膜，这种膜已经过优化，可以模仿肾小球裂隙隔膜[132, 133]。从这些膜中过滤出来的液体将被传递到一个生物反应器，该反应器将在体内维持。这种方法的主要技术和概念挑战包括：①保持设备内的细胞存活，不受患者免疫系统的攻击，并保持支持功能的完整的管状结构；②获得合适的泵功率和足够的供水，因为体外透析在 4h 内可以消耗多达 200L 水，而植入的生物人工肾中的水将被限制在饮用水标准内；③设计一种足够复杂和有组织的设备，以适当平衡分泌、重吸收和浓缩功能，从而维持血液循环。克服这些挑战就会产生一种与传统疗法截然不同的肾脏替代形式。

> **临床意义**
>
> 产生 WAK 设备的努力始于 20 世纪 70 年代，但由于微型化的进步，目前进程有所加快。新一代可穿戴或可植入的人工肾脏被设想为相当于心脏起搏器或胰腺胰岛素泵的肾脏。与传统的血液透析相比，该设备的持续运行将对血液容量和成分起到稳定作用，同时其移动性为患者提供了更大的能动性。然而，这些设备仍处于原型状态，需要进一步优化和测试，才能适合患者的常规使用。

（三）后肾植入物

细胞治疗和生物工程方法的局限性在于它们只涉及相对简单的细胞群体和结构，不能重现肾脏的复杂结构。后肾移植的目标是在活体宿主体内原位生长完整的肾脏器官。后肾第一次出现在人类发育的第 5 周，包含 NPC、UB、血管细胞和基质细胞，它们在生长的、分支的皮质中（图 85-4A）[7, 134]。当多个后肾（也称为肾类似物、雏形或原基）植入成年宿主时，它们可以生长并分化为肾样团块[135–139]。

后肾植入物可以生长在不同的身体位置，包括肾被膜下、眼前房和网膜内。将同种异体大鼠后肾植入肾被膜下或植入眼前房，移植物在 10 天内迅速血管化[135]。植入时含有后肾间充质和输尿管芽的移植物广泛分化为肾单位结构，并可见静脉注射的 IgG 累积。然而，快速生长的同种异体移植物也引发了强烈的免疫反应，并在 2 周后发生排斥[135]。大鼠受体和宿主品种的匹配使得植入的后肾可以存活长达 4 周。合成的后肾植入物长到了原来的几倍，尽管移植物的大小从来没有接近真正的成人肾脏的大小。

在大网膜生长的后肾允许后肾输尿管与被切除肾的宿主动物的输尿管有效地吻合（输尿管吻合术）[136, 137]。当随后切除对侧肾时，在受体大鼠中观察到尿液的产生和寿命的延长，尽管这种效果相对

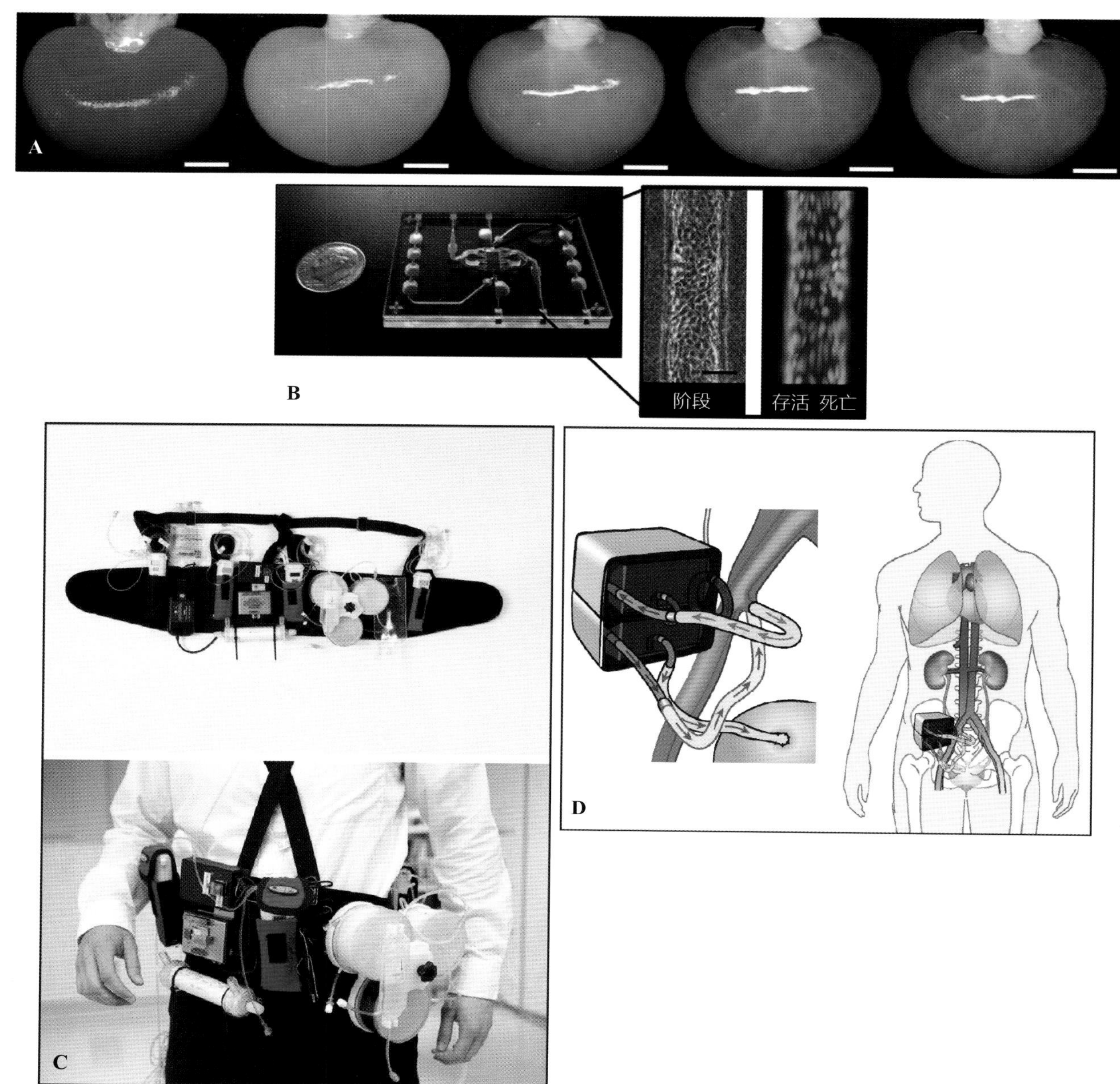

▲ 图 85-3 肾脏生物工程

A. 大鼠肾脏进行性去细胞化。比例尺为 5mm（引自 Caralt M, Uzarski JS, Iacob S, et al. Optimization and critical evaluation of decellularization strategies to develop renal extracellular matrix scaffolds as biological templates for organ engineering and transplantation. *Am J Transplant.* 2015;15:64–75.）。B. 芯片上的肾装置，秤上有一角硬币。插图显示中央小管内衬有肾小管上皮细胞。比例尺为 50μm（引自 Weber EJ，Chapron A，Chapron BD，et al. Development of a microphysi-ological model of human kidney proximal tubule function. *Kidney Int.* 2016;90:627–637.）。C. 在患者身上测试的可穿戴人工肾原型 [引自 Gura V，Rivara MB，Bieber S，et al. A wearable artificial kidney for patients with end-stage renal disease. *JCI Insight*. 2016;1(8):e86397.]。D. 植入式生物人工肾的理论示意图，使用髂血管作为血液供应，并将超滤液排入膀胱 [引自 Fissell WH，Roy S，Davenport A. Achieving more frequent and longer dialysis for the majority: wearable dialysis and implantable artificial kidney devices. *Kidney Int*. 2013;84:256–264.]

温和，不足以替代肾功能[136, 137]。虽然这个模型涉及大鼠品系的匹配，但仍然观察到免疫反应，耐受性仅限于后肾[136]，而以类似方式移植的成人肾脏却迅速遭到排斥。

免疫缺陷小鼠已被用作移植受体，以研究其他物种（包括猪和人类）的后肾移植物的形成[138]。

移植的成功取决于胎龄，与较老的后肾组织或成人肾脏相比，较年轻的移植物（胚胎第 7 周）生长得更好[138]。在这种情况下，在 8 周的生长过程中，人和猪的后肾在小鼠的肾被膜中都长得很大，形成了与附着的小鼠肾脏大小相当的移植物，其中包括结构良好的皮质区域（图 85-5B）[138]。

即使后肾植入物生长到合适的大小，为其提供可能正常发挥作用的条件也是很重要的。这既是为了赋予宿主期望的功能益处，也是为了确保移植物在没有疾病的情况下发育。带与不带泄殖腔（膀胱原基）的猪后肾植入物的比较显示，包含膀胱成分对于建立植入物的引流是重要的（图 85-4C）[139]。在没有泄殖腔的情况下，植入物生长，但显示有肾积水的迹象，而包含泄殖腔减少了肾小管的扩张和纤维化，并增加了移植物生成的尿液代谢产物中的尿毒症溶质数量和浓度[139]。移植输尿管与宿主输尿管的吻合也改善了大鼠和猪的移植健康，延长了无肾大鼠的存活时间[139]。

后肾移植也可以与生物工程和干细胞方法相结合，以产生免疫相容的组织结构。为了研究这一策略，通过生殖克隆产生 56 日龄的小牛胚胎的后肾，种植到聚碳酸酯和胶原的支架上，然后重新植入原始供者牛体内。由此产生的肾脏构建物分泌黄色的含有尿素氮和肌酐的液体“尿样”，在接下来的 12 周内在附着的储存库中积累（图 85-4D）[140]。因此，将 iPS 细胞、后肾和生物人工肾技术相结合有很大的潜力。

要使这种方法成为现实的选择，需要可靠的后肾来源。人后肾出现在发育早期，不能用于移植。与后肾相比，年龄较大的肾脏可能不太适合移

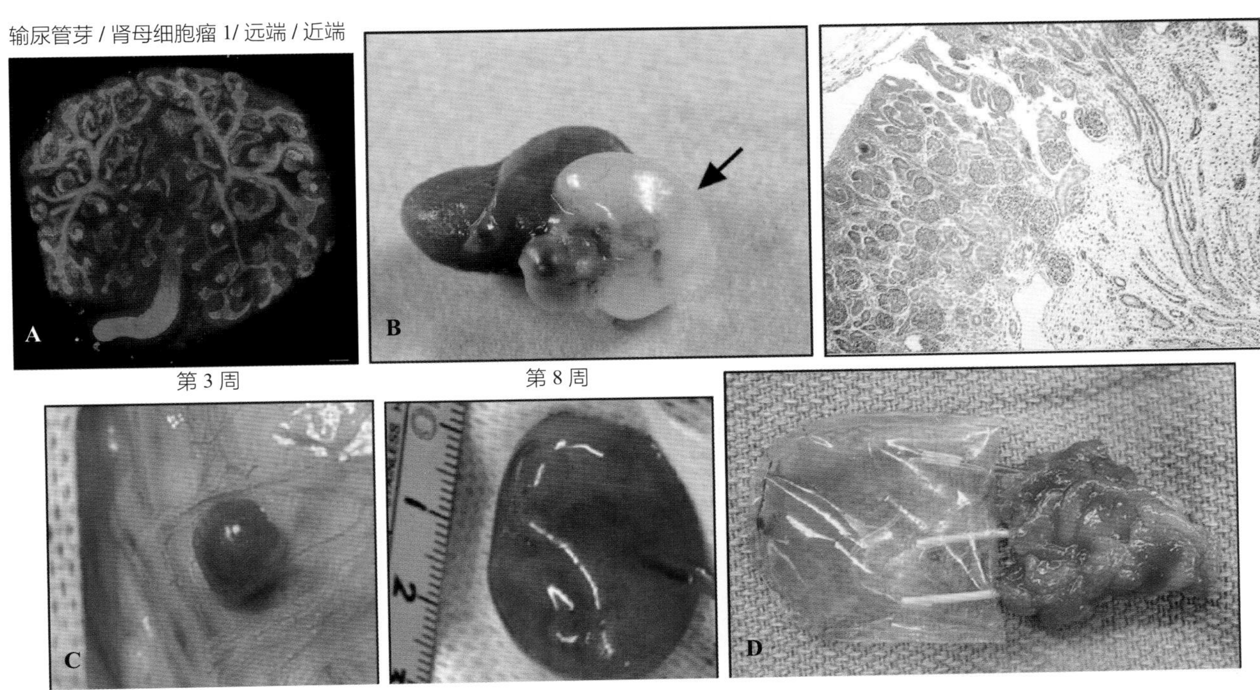

▲ 图 85-4 后肾异位生长

A. 体外培养的小鼠后肾，描绘了自然存在于这些结构中的肾单位谱系。比例尺为 100μm（引自 Barak H，Boyle SC: Organ culture and immunostaining of mouse embryonic kidneys. *Cold Spring Harb Protoc*. 2011;2011:pdb prot5558.）。B. 人体生长（箭），移植后 8 周，移植到免疫缺陷小鼠的肾被膜下的后肾组织。生长组织如右图所示（引自 Dekel B，Burakova T，Arditti FD，et al. Y: Human and porcine early kidney precursors as a new source for transplantation. *Nat Med*. 2003;9:53–60.）。C. 移植后 3 周（左）和 8 周（右），将猪后肾移植到同基因宿主的网膜内。在稍后的时间点观察到肾积水（引自 Yokote S，Matsunari H，Iwai S，et al. Urine excretion strategy for stem cell-generated embryonic kidneys. *Proc Natl Acad Sci U S A*. 2015;112:12980–12985.）。D. 生物工程肾构建植入克隆牛的后肾细胞，在组织相容移植 12 周后从 SCNT 供者取回（引自 Lanza RP，Chung HY，Yoo JJ，et al. Generation of histocompatible tissues using nuclear transplantation. *Nat Biotechnol*. 2002;20:689–696.）

植[136, 138]。因此，正在研究使用可以养殖的其他物种后肾的可能性。

（四）异种移植与嵌合体

异种移植是指移植来自与受体不同物种的移植物。如果成功，从其他物种获取器官的能力将为目前捐赠器官的短缺提供一个可能的解决方案。在 20 世纪 60 年代异种移植的早期临床试验中，黑猩猩被用作供者，但受体的存活时间不超过 2 个月。随后，猪成为这种手术的主要潜在供者物种，因为它们是驯化的、廉价的、容易获得的，而且它们的肾脏在大小、结构和生理上与人类的肾脏相似[141, 142]。

从历史上看，异种移植方法一直受到安全问题的阻碍。首先，由于存在大量的非自身抗原，人体的免疫系统会迅速排斥来自其他物种的细胞。因此，异种移植排斥反应比同种移植排斥反应更迅速和更严重。猪细胞特别脆弱，因为它们表达特定的糖类抗原，如半乳糖 -α1, 3，- 半乳糖（GAL），在人类和其他灵长类动物中会引起超急性（几分钟内）和急性（几天内）排斥反应，这可能会在移植后不久导致移植失败（图 85-5A）[143, 144]。

在减轻这些急性排斥反应方面已经取得了进展。通过对培养细胞系进行基因工程，然后进行生殖性克隆，已经培育出缺乏 Gal 的小型猪[145]。来自这些小型猪的肾脏超急性排斥反应减少，但仍然在移植后的几周内被排斥[143, 146]。缺乏 Gal 的肾脏与阻断共刺激补体级联的非传统免疫抑制方案组合进一步将猪异种肾移植的最大存活时间增加到 7 个月以上[147, 148]。这些实验已经在非人灵长动物身上进行，但还没有在人类身上进行。

已经提出的另一种方法是在动物体内培养人体器官。作为实现这一目标的一步，最近开发了一种称为种间囊胚互补（IBC）技术[149, 150]。在 IBC 中，来自供者物种的 PSC 被植入到缺乏生长特定器官能力的受体物种囊胚期胚胎中。结果，供者细胞"补充"了这一缺陷，并形成了一个器官，该器官主要是从供者来源的在其他外源宿主中获得的。因为合成的动物器官包含宿主组织和供者组织，所以它被称为嵌合体。IBC 仍处于起步阶段，尚未成功用于人类 PSC。然而，作为原则性实验的证明，研究人员已经在小鼠体内培养了各种大鼠器官，包括胰腺、心脏和眼睛，这些器官都长到了受体器官的大小（图 85-5B）[149, 150]。

然而，在成功地利用 IBC 培育人体器官之前，

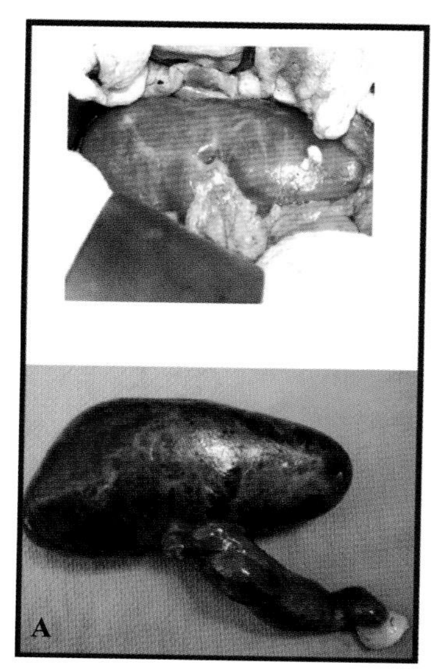

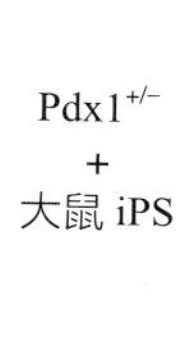

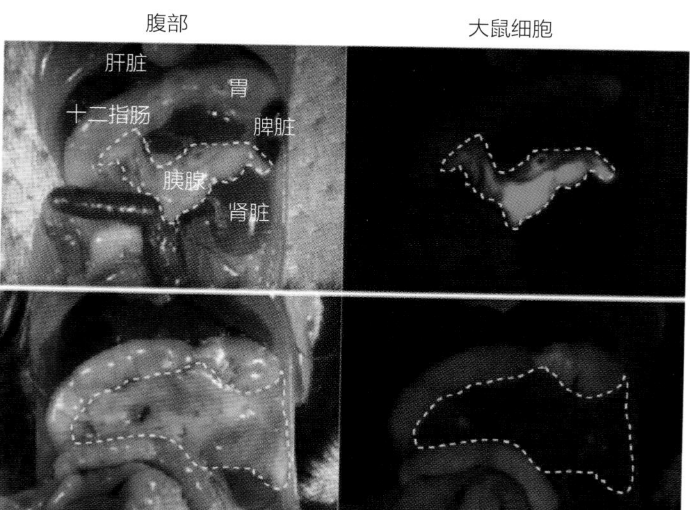

▲ 图 85-5 异种移植面临的挑战和解决方案

A. 猪肾移植后立即移植给狒狒受体（上），10min 后超急性排斥反应（下）（引自 Cooper DK, Ezzelarab MB, Hara H, et al. The pathobiology of pig-to-primate xenotransplantation: a historical review. *Xenotransplantation* 2016; 23:83–105）。B. 在小鼠体内生长的大鼠胰腺。腹部器官用速记法表示。纯合子突变体允许植入大鼠细胞（绿色）以形成胰腺（引自 Kobayashi T, Yamaguchi T, Hamanaka S, et al. Generation of rat pancreas in mouse by interspecific blastocyst injection of pluripotent stem cells. *Cell* 2010;142:787–799.）。iPS. 诱导多能干细胞

需要克服几个重大的技术障碍[151]。虽然 IBC 的器官对供者细胞高度富集，但这些器官仍然是嵌合的，含有宿主细胞和供者细胞的混合物。其中一个原因是器官由许多不同的细胞群产生，例如肾脏由 UB、MM、神经、血管和间质干细胞产生。遗传技术通常只在其中的一个种群中建立一个生态位，但为了在动物体内创造一个不会引发极端免疫排斥反应的“纯”人类器官，有必要针对所有这些种群。另一个问题是，一个物种的细胞在发育过程中可能与另一个物种的细胞相容性差，导致器官发生过程中的缺陷。

除了这些技术上的担忧之外，人类细胞可能以嵌合体的形式促进大脑或性腺的发育，从而引发人权和尊严问题。尽管嵌合体在非补充目标的器官中非常低（＜1%）[149, 150]，但以最具伦理责任感的方式进行这些实验仍然很重要。出于这个原因，涉及创造人类动物嵌合胚胎的研究受到美国国立卫生研究院（United States National Institutes Of Health）暂停资助的限制。因此，在 IBC 可以在人体上进行试验之前，必须克服伦理和技术挑战。

三、基因治疗

基因对个体患肾脏疾病的风险有重要影响。15% 的肾脏疾病是由单基因突变直接引起的[152]。10% 的肾衰竭患者诊断为多囊肾病（PKD），该病通常由 *PKD1* 或 *PKD2* 基因的常染色体显性突变引起[153–155]。除了孟德尔疾病（如 PKD）之外，大部分肾脏疾病的遗传学是复杂的，涉及以组合方式增加患者风险的序列变异，如基因工具 *APOL1*[156, 157]。因此，对疾病遗传学的深入理解与肾脏病学的相关性越来越大。

（一）植入前遗传学诊断

遗传性肾病的风险可根据家族史进行预测的。例如，常染色体显性 PKD（ADPKD）作为单个突变等位基因从患病的双亲之一遗传，因此有 50% 的概率影响该父母的任何一个后代。或者，可以通过产前筛查易导致各种影响肾脏的先天性疾病的基因突变来检测疾病风险，如 Alport 综合征、常染色体隐性遗传性 PKD（ARPKD）、枫糖尿症、Fabry 病和纤毛病。

如果检测到遗传病的风险，在未来，父母可能会选择接受植入前遗传学诊断（PGD）。PGD 是一种体外受精（IVF）技术，父母使用这种技术来避免将已知的疾病基因遗传给后代。在 PGD 中，基于由单个卵裂球细胞组成的活检样本，对几个体外受精胚胎中的每一个进行基因诊断。选择没有携带基因突变的胚胎进行子宫植入，而不植入带有突变的胚胎[158]。这样就有可能阻断疾病基因的世代传播。

虽然 PGD 可以用来预防任何可以预测遗传的肾脏疾病，但它最常用于生命早期具有严重影响的疾病，如 ARPKD[159]。必须在 PGD 分析之前知道可能导致疾病的突变，PGD 分析是在部分 DNA 样本上进行的。突变位点的测序可能很昂贵或需要专门的技术[160]。由于 PGD 是一种预防性方法，当它成功时，它完全可以预防这种疾病。然而，由于基因分型并不总是正确地识别突变，PGD 的成功可能只有在典型的症状开始出现之后才会变得明确。

（二）基因转移

对于出生后患有遗传病的患者，PGD 不再是一种选择。大多数遗传性疾病是由功能基因表达水平不足引起的。对于这类疾病，简单的方法是将一个健康的基因植入细胞。在过去的 30 年里，这种方法一直是基因治疗努力的基石。在此期间，在这些产品的安全性和有效性方面取得了重大进展。如今，基因疗法正在对多种疾病进行临床试验，美国食品

临床意义

许多正在考虑组建家庭的患者可能不知道 PGD。因此，如果父母双方都是隐性风险等位基因携带者，那么将 PGD 作为一种选择来呈现给有肾病遗传风险的患者是合适的。在这种情况下，一些选择不生孩子的患者可能会选择通过 PGD 生育。其他人可能会对 PGD 感到不舒服，无论是出于宗教或实际原因，甚至在强烈建议的情况下，他们也可能会选择放弃 PGD。最终，选择接受 PGD 是一个个人的选择，应该由未来的父母在知情的方式下做出，并与他们的医生仔细协商。

药品管理局（U.S.Food and Drug Administration）已经批准了其中几种用于临床。

基因传递是所有基因治疗的主要挑战。由于小片段的 DNA 不能在大多数组织中有效吸收，成功的基因治疗通常需要载体将基因输送到细胞中，这一过程被称为基因转移。最常用于基因转移的两种载体是反转录病毒（包括慢病毒）和腺病毒（AAV），反转录病毒整合到基因组中并且可以容纳高达 8kb 的 DNA，而 AAV 在包装大小上受到更多限制，并且主要以非整合的形式传播，它们的半衰期比反转录病毒载体短。AAV 和反转录病毒载体的安全性和有效性正在不断改善，它们各有优缺点，情况各异。对于肾脏，静脉注射慢病毒或 AAV 载体在技术上具有挑战性，且效率低下，至少在啮齿类动物中也是如此，而实质注射和逆行（输尿管）注射可能是有效的[161-163]。AAV 可以成功地诱导瞬时基因表达，是肾脏基因治疗的普遍首选载体。

在某些情况下，基因治疗载体可以直接注射到体内。例如，编码因子Ⅸ基因的基于 AAV 的血友病 B 疗法被静脉注射给 10 名患者，导致其持续表达，并在大多数试验对象中停止预防性输注重组因子Ⅸ[164]。然而，迄今为止，大多数基因疗法依赖于基因和细胞疗法的结合，在这种疗法中，首先对患者的细胞进行体外治疗，然后再将其送回体内。这种方法虽然比直接注射更费力，但克服了基因传递中的某些技术障碍，并提供了更多的质量控制机会，以降低风险。基因转移通常在成体干细胞中进行，成体干细胞可以从体内获取，并能够广泛自我更新。在最近的一个实验中，用层粘连蛋白亚型的健康拷贝转染的角质形成细胞克隆，构建了大型表皮移植物，使一名严重水疱性疾病的患者得到缓解（图 85-6A）[165]。

对于某些肾脏疾病，肾外干细胞基因治疗可能是治疗或预防疾病的可行策略。例如，在一个胱氨酸病的小鼠模型中，慢病毒将缺失的 CTNS 基因转移到 HSC 中，减少了肾脏中胱氨酸晶体的形成，并改善了肾脏功能[166]。更广泛地说，在肾移植的背景下，将免疫调节基因转移到 HSC 中可能会提高移植物的免疫耐受性。在猪模型中，肾移植受者首先接受自体 HSC 的骨髓移植，修饰后的骨髓表达供者特异性的主要组织相容性复合体Ⅱ类分子，从而在没有持续免疫抑制的情况下提高了移植的耐受性或接受度[167]。树突状细胞同样被证明是可修饰的，可以表达免疫调节细胞因子或受体，从而提高移植肾的存活率[168]。

与皮肤和血液不同的是，肾脏不包含可以在体外进行修饰并随后用于再生整个器官的成体干细胞。然而，肾脏是离体的，可为移植做准备，这为对整个器官进行基因治疗提供了机会。因此，基因治疗被认为是保护供者肾脏免受缺血再灌注损伤和免疫排斥的一种手段。在大鼠模型中，编码免疫调节受体的 AAV 可以在体外有效地转导动物肾脏，这可以避免移植后发生严重结果[169-171]。这些研究正在朝着提高移植物存活率的方向发展[9, 10]。

对于肾脏固有且不一定涉及移植的孟德尔疾病，如 ADPKD 或 Alport 综合征，基因治疗策略仍有待试验。除了修复缺失的基因之外，在适当的水平表达它也很重要，因为过度表达可能会产生有害的影响。例如，在转基因动物中过度表达 *PKD1* 和 *PKD2* 基因可能会矛盾地导致 PKD[172, 173]。即使明确责任地使用，基因转移也存在固有的不良反应风险。例如，HSC 中的反转录病毒基因转移最初似乎在治疗 X 连锁的严重联合免疫缺陷方面既安全又有效，但由于 T 细胞的克隆性增殖，基因整合到了基因组中的非目标片段，一些患者随后发展成白血病[174]。这样的案例已经引发了人们对更可控的、更安全的基因治疗方法的兴趣。

（三）基因编辑

基因编辑与基因转移的不同之处在于，它涉及对基因组中特定遗传序列的刻意编辑。自 20 世纪 80 年代以来，已经发展了各种不同的基因编辑技术，包括定点同源重组、锌指核酸酶、转录激活因子样核酸酶、Piggy Bac 转座子和腺病毒。最新也是最广泛地采用这些技术的是成簇规律间隔短回文重复序列（CRISPR）系统。使用该系统进行基因编辑需要两个成分，即 CRISPR 相关系统（Cas）内切酶和引导 RNA（gRNA）的瞬时表达[180, 181]。gRNA 结合了一个与 Cas 结合的不变的“支架”序列和一个长度约为 20bp 的可变“间隔区”，这决定了序列的特异性。间隔区中的每个位置有 4 个可能的核苷酸，提供多达 420 个可能的序列组合。这超过了任何已知基因组中的核苷酸数量，并提供了足够的序列特异性来靶向与间隔区互补的独特 DNA 序列。

为了启动基因编辑，Cas 与匹配位点的 gRNA 结合，在基因组 DNA 中引入双链断裂（DSB）。这样的损伤主要由细胞通过非同源末端连接（NHEJ）修复，在 NHEJ 中，DNA 末端被切断，然后连接在一起（图 85-6B）。这类事件经常导致小的插入或缺失突变。不太常见的是，DSB 可以基于相似序列的 DNA 模板进行校正，这种机制称为同源定向修复（HDR）。这个 DNA 模板可能驻留在基因组的其他地方，或者可以人工提供，从而提供了在 DNA 中引入特定编辑的机会。

虽然 CRISPR 可以位点特异性的方式诱导 DSB，但其影响仍然相对低效和不可预测。例如，在人类 PSC 中，使用 CRISPR 的 NHEJ 的效率为 4%～25%，而 HDR 的效率约为 1% 或更低[183, 185]。使用 CRISPR 和其他基因编辑方法固有的风险是，可能会无意中编辑到基因组中与目标相似的其他地方的核 DNA 序列。可以采取各种措施来降低这种“脱靶”效应的可能性，包括使用最大限度地提高序列特异性的计算算法[182, 183]，最大限度地减少基因组对 Cas 的暴露，以及仅仅“切割”DNA 的更复杂的策略[186]，尽管这些都不能完全消除风险。还可以执行大基因组测序以验证仅进行了所需的修改[187, 188]，虽然这在经济学上可能是不可行的。

尽管有这些限制，CRISPR 和相关技术正被用于从动物模型中开发新一波基因治疗，在啮齿动物模型中，CRISPR 已被用来灭活致病病毒（HIV）或遗传序列，方法是用 NHEJ 干扰它们[189, 190]。CRISPR 诱导的 HDR 同样被用于纠正肌肉营养不良[191-193] 和视网膜变性中的遗传缺陷[194-197]。这些研究表明 CRISPR 有望直接在体内应用。

在包括肾脏在内的许多器官中，已经启动了临床试验，以研究 CRISPR 介导的基因治疗的潜力，特别是免疫治疗，这显示出治疗某些癌症的巨大前景。在大多数这些试验中，CRISPR 被用来构建表达嵌合抗原受体（CAR-T 细胞）的 T 淋巴细胞，这种 T 淋巴细胞可以识别和攻击特定类型的肿瘤细胞。由于这种治疗可能有很强的不良反应，目前它们仅限于癌症患者，包括转移性肾癌。安全性的提高可能会使这种方法适用于其他类型的具有免疫调节成分的肾脏疾病，如狼疮性肾炎[198]。

CRISPR 也可以应用于人类单细胞阶段的胚胎。因为受精卵在体内产生了所有其他类型的细胞，所以在这个阶段成功的编辑将传递给整个有机体。然而，由于 CRISPR 的不可预测性，受精卵基因编辑可能更有可能产生非目标突变以及包含修饰和未修饰细胞的镶嵌胚胎[199-201]。如果 DSB 能够从第二个健康的等位基因修复，基因校正的效率可能会提高，尽管还需要更多的研究来重现这一点[184]。在任何情况下，在人类受精卵中使用 CRISPR 都会引起伦理问题，这种治疗的好处必须大于风险。在人类胚胎中，PGD 可能比 CRISPR 更安全和更实用，尽管可能有少数情况下 PGD 并不适用，例如在父母双方都携带常染色体隐性疾病中。

（四）设计治疗学

编辑基因组的能力与干细胞技术相结合，正在为人类肾脏疾病的评估和治疗提供新的工具。例如，传统上研究人类细胞中的疾病表型是具有挑战性的，因为这些培养物具有高度的异质性，不能概括肾脏的复杂性。肾类器官为疾病建模提供了更多生理上相关的结构，但患者的 PSC 仅限于自然发生的突变，并且由于与疾病无关的原因，其分化为肾脏谱系的能力表现出很大的变异性[68]。基因编辑提供了一种可能的解决方案，通过提供一种在其他相同（等基因）遗传背景上引入定制突变的方法来解决这些问题。为了建立人 PKD 细胞模型，用 CRISPR 将功能缺失突变导入人 ES 细胞的 *PKD1* 或 *PKD2*。来自这些细胞的肾类器官从肾小管产生囊泡，这在等基因对照中没有观察到[50]。去除粘连的线索大大增加了这些器官中的囊泡形成速率，导致它们膨胀成肉眼可以观察到的囊泡（图 85-6C）[68]。这些实验表明，PKD 的基本特征可以在体外的人类细胞系统中重建，这可以用来揭示疾病的机制和测试备选的治疗方法。

由于人类基因组的规模和复杂性，遗传图谱和基因组测序不足以最终明确许多罕见的突变是否致病[202]。基因编辑提供了一种快速验证这些基因的功能策略。例如，CRISPR 介导的 *GANAB* 敲除，这是一种的罕见遗传未缓解的 ADPKD 的候选基因，导致人肾皮质小管上皮细胞的特异性运输缺陷，这是

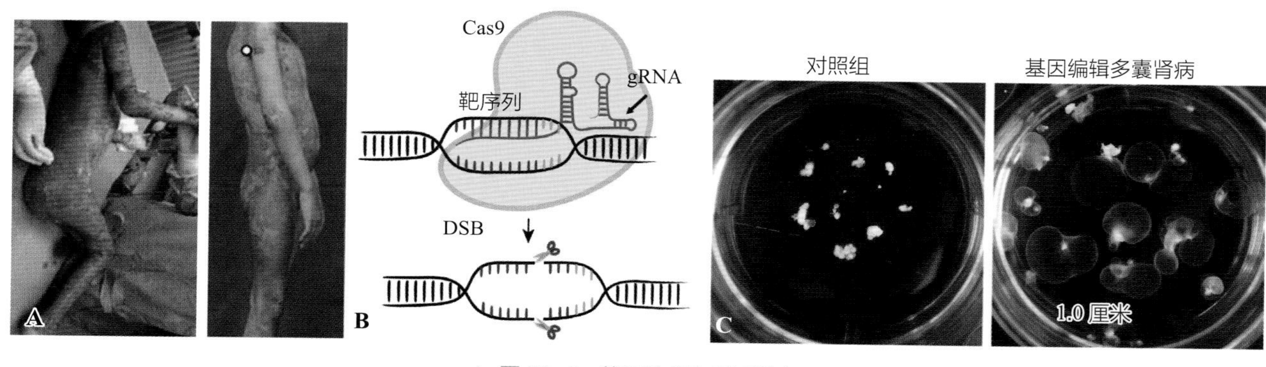

▲ 图 85-6　基因治疗和基因编辑

A. 大疱性交界性表皮松解症患者在接受基因治疗的皮肤移植前（左）和移植后（右）。白色圆圈表示罕见的非再生皮肤斑块（引自 Hirsch T，Rothoeft T，Teig N，et al. Regeneration of the entire human epidermis using transgenic stem cells. *Nature* 2017;551:327–332.）。B. CRISPR-CAS 复合物在目标位置启动 DSB 的示意图［引自 Cruz NM，Freedman BS. CRISPR Gene Editing in the Kidney. *Am. J. Kidney Dis*. 2018;71(6):874–883.］。C. 具有基因编辑的 PKD 突变的肾脏器官与具有相同遗传背景的对照器官进行比较［引自 Cruz NM，Song X，Czerniecki SM，et al. Organoid cystogenesis reveals a critical role of microenvironment in human polycystic kidney disease. *Nat Mater*. 2017;16:1112–1119］。Cas9. 规律成簇的间隔短回文重复相关蛋白 9；gRNA. 引导 RNA；DSB. 双链断裂

与 ADPKD 相关的分子表型 [203]。类似地，CRISPR 介导的 *PODXL* 敲除，这是局灶节段性肾小球硬化症的候选基因 [204]，导致肾脏器官中的连接迁移、微绒毛形成和足细胞之间的细胞间距缺陷，与在敲除小鼠中观察到的情况相似 [50, 69, 205]。随后在一例罕见的先天性肾病综合征患者中描述了 *PODXL* 的双等位、功能丧失突变，这与器官模型和小鼠模型的预测一致 [206]。

CRISPR 的使用并不局限于单个候选基因的定向编辑。全基因组的 CRISPR gRNA 文库可以应用于体外细胞收集，然后可以选择和分析与疾病相关的表型 [207]。这些筛选技术可以揭示肾脏疾病的新的候选基因，这些候选基因随后可以在遗传上未解决的家庭队列中得到验证，从而逆转了疾病基因发现的传统过程 [208]。例如 *PODXL*，其器官表型先于病例研究 [69, 206]。使用筛选方法，可以识别修饰基因，其激活或抑制可以挽救肾脏疾病的表型。CRISPR-Cas 的非剪切变异变体也已被开发出来，它们可以在不修改 DNA 的情况下，通过与 DNA 结合来沉默或激活基因 [209, 210]。在最近一个与肾脏相关的例子中，CRISPR 被用来激活肝脏中 *Klotho* 或 *IL10* 的表达，这对随后的急性肾损伤提供肾脏保护作用 [211]。

CRISPR 还可用于更快速、更经济地批量再生疗法。例如，CRISPR 的单次受精卵注射可以用来产生具有多个不同基因突变的转基因小鼠和小型猪 [182, 212, 213]。这种方法已经被用来敲除引起猪细胞急性排斥的 3 个表面抗原，以及 3 个 I 类主要组织相容性复合体基因，以使猪与人类更具免疫相容性 [214, 215]。CRISPR 还被应用于猪，干扰了 60 多个猪内源性反转录病毒活性所需的 DNA 序列，减少病毒跨物种传播的风险 [150]。

对于肾脏来说，一种前沿技术是利用基因编辑来制造免疫相容性好的“设计”的人类干细胞。例如，在将 NPC 植入患者体内之前，可以纠正 iPS 细胞中的疾病突变以及挽救在体外确认的肾脏器官中的表型 [42]。由于为每个患者生成 iPS 细胞和派生的 NPC 可能不实用或不经济 [218]，另一种策略是使用基因编辑来设计缺乏主要组织相容性基因和表达特定免疫调节分子的“通用供者”细胞，从而提高人源化小鼠的免疫耐受性 [219, 220]。虽然这些细胞的安全性和有效性还没有被证明，但这些细胞可能会为再生医学应用提供“现成”的解决方案，减少对免疫抑制的需求。这可能代表着肾脏疾病患者细胞疗法的安全性和可用性有了显著的改善。

四、结论

以上对新技术的回顾表明，在肾脏医学方面既有希望，也有谨慎之处。基因治疗和再生医学仍然是令人兴奋的前景，它们比以往任何时候都更接近临床转化。在许多方面，这些新技术是组合和互补

的。例如，来自干细胞领域的核移植技术对于产生用于增强异种移植的基因编辑动物方面至关重要。正如基因治疗试验所表明的，随着这些领域的成熟，临床转化的成果提供了对这些技术更现实和更细致入微的理解，揭示了必须克服的技术挑战和不良反应。因此，肾脏移植和透析的黄金标准在短期内不太可能发生根本性的改变。在临床实施这些新方法之前，为了避免伤害，在研究环境中仔细描述它们的特征是很重要的。

然而，随着这些技术谨慎和逐步适应，未来肾病的临床很可能会与今天的看起来截然不同。肾脏一直是干细胞和基因编辑领域许多重大发现的试验场，被视为一个具有挑战性的重要前沿。新的发明，例如几年前还不存在的人类肾类器官，已经在很大程度上改变了研究格局。包括透析、移植和基因治疗在内的多个方面的进展是并行的。这些成就是多个研究团队数十年研究的综合产物，建立了一个共同的医疗愿景，即医疗可以是什么，而不是它是什么。在实践中，未来的肾病科医生将需要从扩大的治疗选择菜单中谨慎地选择。这将需要在干细胞、遗传学、免疫学和分子病理生理学方面发展新的专业知识。这些努力的回报将是，在早期加强肾脏疾病的预防，并在后期改善治疗结果，以延长和改善数百万患者的生命。

声明

Freedman 实验室得到以下资助：NIH 奖 K01DK102826、R01DK117914、UG3TR002158、Allen 研究所转化科学基金、美国－以色列两国科学基金会定期奖、干细胞和再生医学创新试点奖、西北肾脏中心赠送给肾脏研究所的礼物，以及华盛顿大学的启动资金。Freedman 博士是人类肾脏器官分化相关专利申请的发明人。